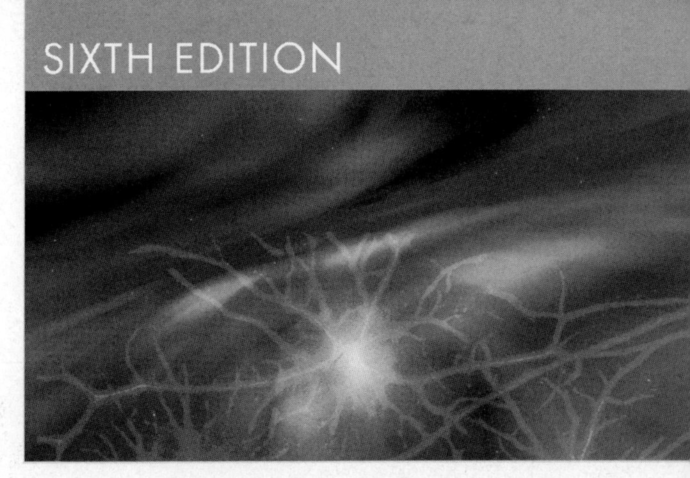


# RANG AND DALE'S PHARMACOLOGY

# 朗-戴尔药理学

（第6版）

## 注 意

医学知识在不断变化。权威的安全措施必须跟上，由于新的研究与临床经验扩展了我们的知识，治疗和药物疗法的改变可能是必要或适宜的。建议读者核对每种药品的制造商所提供的最新产品信息，核实推荐的剂量、给药方法、用药持续时间和禁忌证。确定针对每一位患者的剂量与最佳疗法是医师的职责，这依赖于医师的经验和患者的病情。出版者和作者均不对本出版物所造成的人身伤害或财产损失负责。

出版者

SIXTH EDITION

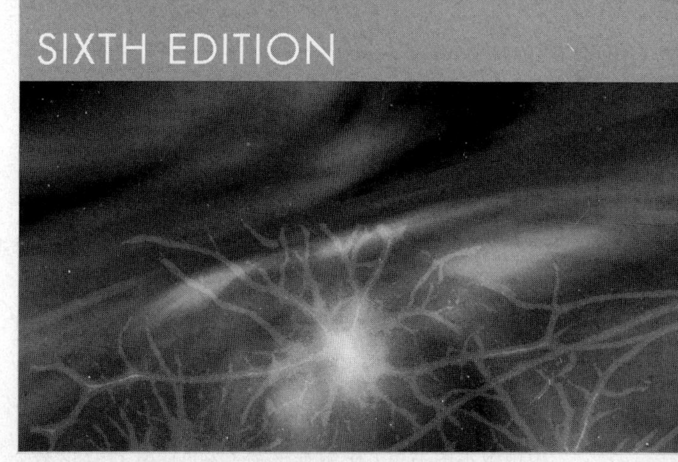

# RANG AND DALE'S PHARMACOLOGY

# 朗-戴尔药理学

**(第 6 版)**


主　　编　H P Rang

M M Dale

J M Ritter

R J Flower

主　　译　林志彬

副 主 译　(按姓氏汉语拼音排序)

金有豫　李学军　薛　明

杨宝学　章国良



**北京大学医学出版社**

**Peking University Medical Press**

**图书在版编目（CIP）数据**

朗-戴尔药理学：第6版/（英）H. P. 朗等编著；林志彬主译.
—北京：北京大学医学出版社，2010. 01
书名原文：RANG AND DALE'S PHARMACOLOGY，$6^{th}$ Ed
ISBN 978-7-81116-725-2

Ⅰ. R… Ⅱ. ①朗…②林… Ⅲ. 药理学 Ⅳ. R96

中国版本图书馆 CIP 数据核字（2009）第 119732 号

**北京市版权局著作权合同登记号：图字：01-2009-4285**

RANG AND DALE'S PHARMACOLOGY，$6^{th}$ Edition
H P Rang，M M Dale，J M Ritter，R J Flower
ISBN-13：978-0-443-06911-6
ISBN-10：0-443-06911-5

978-981-272-046-7
981-272-046-4

Elsevier (Singapore) Pte Ltd.
3 Killiney Road，#08-01 Winsland House I，Singapore 239519
Tel：(65) 6349-0200，Fax：(65) 6733-1817
First Published 2010
2010 年初版



**朗-戴尔药理学（第 6 版）**

**主　　译：** 林志彬
**出版发行：** 北京大学医学出版社（电话：010-82802230）
**地　　址：**（100191）北京市海淀区学院路 38 号　北京大学医学部院内
**网　　址：** http://www.pumpress.com.cn
**E - mail：** booksale@bjmu.edu.cn
**印　　刷：** 北京画中画印刷有限公司
**经　　销：** 新华书店
**责任编辑：** 邱　阳　　陈　碧　　**责任校对：** 杜　悦　　**责任印制：** 郭桂兰
**开　　本：** 889mm×1194mm　1/16　**印张：** 55.25　**字数：** 1821 千字
**版　　次：** 2010 年 1 月第 1 版　2010 年 1 月第 1 次印刷
**书　　号：** ISBN 978-7-81116-725-2
**定　　价：** 295.00 元

本书由

北京大学医学部

科学出版基金资助出版

**译校审人员** （按章节先后顺序排列）：

| | | | | |
|---|---|---|---|---|
| 祝晓玲 | 章国良 | 林志彬 | 金有豫 | 徐艳霞 |
| 杨宝学 | 李学军 | 高春艳 | 聂珍贵 | 薛　明 |
| 李　丹 | 毛一卿 | 谭焕然 | 王　蓉 | 杨　扬 |
| 赵树雍 | 李卫东 | 刘　青 | 梁建辉 | 吕丹瑜 |
| 汪明明 | 李宇航 | 罗大力 | 唐　玉 | 周　虹 |
| 王　昕 | 潘　燕 | 何朝勇 | 包　利 | 孙丽娜 |
| 铁　璐 | 熊　杰 | 成　亮 | 师晓荣 | 张永鹤 |
| 文睿婷 | 武　莉 | 刘　蕴 | 王　毅 | |

# 译　　序

H. P. Rang 和 M. M. Dale 在继承其老师 H. O. Schild 编著的 *Applied Pharmacology*（Churchill Livingstone 出版）的基础上，紧跟药理学和相关科学的理论发展，于 1987 年出版了 *Pharmacology* 第 1 版。随后分别于 1991、1995、1999 和 2003 年 4 次再版。从本版（第 6 版）起以创始编者命名本书，更名为 *RANG AND DALE'S PHARMACOLOGY*，编者增加至 4 人。本书作为教学参考书，主要的读者对象是医学生，后者学习药理学的目的是为临床治疗学奠定理论基础。同时，本书也适合药理学和相关学科人员以及临床医生在工作中参考。

1987 年在澳大利亚悉尼参加第 10 届世界药理学大会期间，笔者购得此书第 1 版，作为教学、教材编写的参考书。尽管每版必购，但前 5 版只是根据需要读一些章节，从未系统读完全书。此次主持 *RAND AND DALE'S PHARMACOLOGY*（$6^{th}$ ed）的翻译工作，责任在身，在审校译稿的基础上，认真地阅读了此书。因此，对作者的编写思路及书中内容有了深入的了解。

本书既然是为临床治疗学奠定理论基础，那么阐述药理作用及其机制自然是本书的重点。作者重视细胞、分子水平的药物作用机制，但更重视它们在整体条件下对生理、病理机制的影响。作者强调药物在细胞、分子水平的作用必须要能反映药物在体内的作用（有利作用和有害作用）才有意义。本书的大部分章节前均用一定篇幅介绍了与药理作用有关的生理、生化、病理知识，这便于读者学习药理作用等后续内容。与详尽描述药理作用及其机制不同，各章节仅概括地介绍药物的主要临床应用，并将其总结在临床应用要点框中，非常醒目。书中还分别用大、小号字来区分主要的学习内容（5 号字）和一些新的进展性、可能尚不成熟的资料（小 5 号字），读者阅读时可跳过后者，并不影响对主要内容的理解，但对于想更深入地了解这方面内容的读者，阅读这部分内容极具启发性。

书中大量脚注丰富并延伸了正文的论述。脚注或是正文内容的进一步注解，或是某一研究的历史回顾，或是引用文学作品或名人的话形象地解释药理学或治疗学中的现象，或是正文内容的出处等。脚注增加了此书的知识性和趣味性。

自第 5 版以来本书（英文原版）采用彩色印刷，这使得其表达方式更为灵活。全书图文并茂，有 340 幅彩色图和 132 个表格。各章节的重点内容如药物分类、药理作用和作用机制、临床应用等还简要列于不同的要点框中，便于读者总结记忆。医学生如能记住这些方框中的内容，通过药理学考试应该不成问题。

各章后所附参考文献与扩展阅读资料为需要深入学习者提供了方便。

原版书的主编在第 6 版前言中已详细介绍了本版的再版指导思想和更新的主要内容等，在此不再赘述。此外，译者还对原书中的个别错误进行了修正。

最后，我诚挚地感谢：北京大学医学部出版基金的资助；北京大学医学部和首都医科大学的药理学同仁积极支持和参与本书的译校及审定工作；北京大学医学出版社邱阳副编审和陈碧编辑认真、细致的编辑加工工作。大家的共同努力和扎实的工作是本书顺利出版的保证。

林志彬

2009 年 6 月于北京大学医学部

# 前　言

正如本书的前几版一样，在本版中，我们的出发点不是只阐述药物的作用，而是更强调药物作用的机制。这不仅需要知识和技术快速发展的细胞和分子水平上的分析，也需要生理机制和病理异常水平上的分析。药理学植根于治疗学，而治疗学的目的是改善疾病，因此，当因治疗或其他原因应用药物时，我们一直试图将分子和细胞水平上的作用与人类所能体验到的利弊范围相联系。治疗药物有很高的淘汰率，每年都有新的药物出现。正确评价属于新药的一类药物的作用机制为正确地理解和应用一种新化合物提供了良好开端。

药理学本身是一门充满活力的科学学科，其重要性并不限于提供治疗用药的依据，我们知道某些读者学习的目的可能是成为科学家或从事其他学科的从业者，而非当医生。因此，即使某些化合物还未应用于临床，对作为探针工具用于阐明细胞和生理功能的药物，也适当地作了简短介绍。

介质的名称依据其用法而建立，因此有时常用名称不止一个。当介质用做药物时，它们像其他医药物质一样，按推荐的国际非专利名称（rINN）开具处方。我们在治疗应用时，使用 rINN 的命名法则，但作为内源性介质时（相应地）使用普通名称；比如“前列腺素 $I_2$”写成“依前列醇”（rINN），而“促肾上腺皮质激素”写成“促皮质素”（rINN）。有时英语和美语用法有差异（如“adrenaline”对应“epinephrine”；“noradrenaline”对应“norepinephrine”）。在欧盟成员国中，“adrenaline”和“noradrenaline”是官方名称，并且明确地与诸如“noradrenergic”、“adrenoceptor”和“adrenal gland”等术语相关，因而我们更倾向于使用它们。

只有在体内情况下才能理解药物作用。因此在大多数章节的开头，我们会简要讨论与那一章中所述药物作用相关的生理和生化过程。至于药物的化学结构，我们仅在其化学结构有助于理解这些药物如何起作用之处纳入它们。

在很多章内含有小字体印刷部分。这些内容是更为详尽的、有时是推测性的材料；匆忙的读者可跳过它们而不失去主要内容，但对于想更深入地了解一个特别主题的读者则将是引人入胜的。

书中新的三章是：

- 关于大麻素的一章（第 15 章）。此主题以前主要关注大麻在社会上的使用，现在已经转入到药理学的主流中，反映出大麻素作为内源性介质和潜在治疗药的日益增长的重要性。（热衷于应该控制大麻的观点已过时了。）
- 关于生活方式相关药物和体育用药的一章（第 54 章）。主要讨论愈发频繁的非医学目的用药，特别是那些增进运动成绩的药物。
- 关于基因疗法的发展和生物制药的一章（第 55 章）。主要反映了生物技术对治疗药物开发的影响。这似乎在未来的药理学中非常重要。

第 5 版中所有其他章节都进行了广泛修改和更新，并加入了新的信息。特别在以下方面均为新内容：

- 核受体和相关信号转导机制（第 3 章）；
- 对组织再生和药理学上促进这种再生的可能性的讨论（第 5 章）；
- 疾病的动物模型以及临床试验原理（第 6 章）；
- 肺动脉高压（第 19 章）及其治疗——你知道后可能会吃惊，它竟然包括西地那非（伟哥，第 30 章）；
- 动脉粥样硬化疗法中的胆固醇吸收抑制药（第 20 章）；
- 作为神经变性疾病共同特征的蛋白质错误折叠和积聚及其对未来治疗策略的意义（第 35 章）；
- 更新过的对药物成瘾和依赖的讨论（第 43 章）；
- 细胞凋亡诱导表面受体负向调控 T 细胞，对未来治疗慢性病毒性感染（如 HIV）和某些癌症的意义（第 5 章和第 47 章）；

• 与进口新药相关的规章制度壁垒的信息（第 56 章）。

在本书新内容的选择上，我们不仅考虑到新药，也考虑了那些预示未来药物开发基础知识的新近扩展，尽可能对新的治疗途径进行了简要概括。

对于新读者，我们提请注意本书两个特别方面。

• 书里有两章是关于细胞机制的（第 4 章和第 5 章），它们被放在一起，对通常分散于大多数药理学教科书中的信息进行了更新和拓展。旨在建立包括使用中的、研发或计划中的很多药物作用的共同基础，这些药物作用初看很不相同。

• 第 4 章涉及诸如兴奋、收缩和分泌这种短期反应的机制；它们是影响心血管、神经、呼吸和内分泌系统的许多药物快速作用的基础。

• 第 5 章阐述了发生得相当缓慢的反应：细胞增殖和凋亡。它们涉及诸如炎症、免疫反应、组织修复和恶性肿瘤这样的渐进发展的现象——长期用药可影响这些状态。

• 书中关于用于治疗感染和癌症的药物总论的一章对作用于各种细菌、病毒和寄生物感染的药物以及抗癌药物共同的药物作用基本机制作了概述。其目的主要是针对非医学专业学生；这些学习药理学的学生需要大致了解这些主题，但他们又没有足够的微生物学、寄生虫学和癌症病理学方面的背景知识来理解后面更详细的章节。

最后，在每章的结尾列出了参考文献与扩展阅读部分。这些部分相当广泛，因为大多数医学和科学课程强调课题工作和特殊研究单元的准备。为了使得这部分更易于学生使用，对大多数参考文献添加了简短描述，总结了文献覆盖的主要方面。我们感谢不辞辛劳给我们写信的读者，他们对第 5 版提出了建设性的评论和建议。我们已尽最大努力将这些评论和建议融入本版本。欢迎大家对此新版本进行评价。

**致谢**

谨向在本版本准备时给予帮助和建议的下列人员表示谢意：J. Mandelstam 教授，Chris Corrigan 教授，George Haycock 教授，Jeremy Pearson 教授，Tony Wierzbicki 博士，Martin Wilkins 教授和 Ignac Fogelman 教授。

谨向为本版工作的 Elsevier 团队表示我们的谢意：Alex Stibbe 及其继任、Kate Dimock（执行编辑）、Louise Cook 和 Stephen McGrath（发行编辑）、Gemma Lawson（项目经理）、Bruce Hogarth（插图经理）、Peter Lamb 和 Antbits（自由职业绘图者）、Kim Howell（自由职业文字编辑）、Pat Pole（自由职业校对者）和 Susan Boobis（自由职业索引者）。

伦敦 2007 年

H. P. Rang
M. M. Dale
J. M. Ritter
R. J. Flower

（祝晓玲 译，章国良 校，林志彬 审）

# 目　录

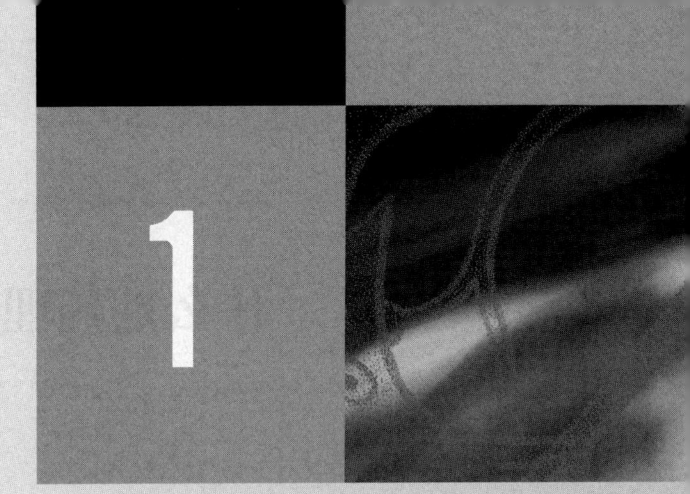


# 总　论

# GENERAL PRINCIPLES

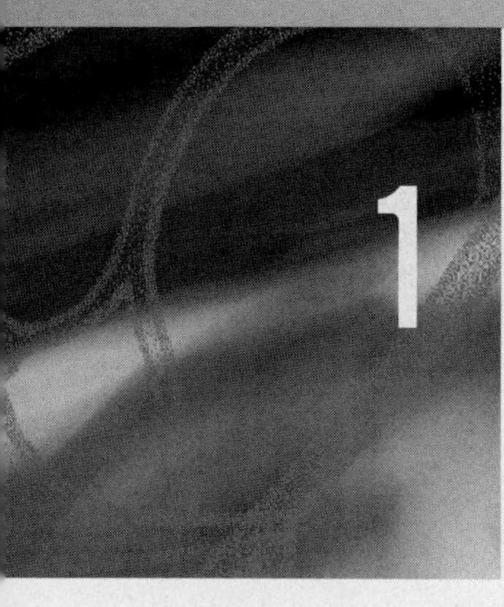

# 1 什么是药理学？



## 概　述

本章阐述药理学如何产生并发展成为一门科学的学科，讲述目前的药理学学科结构及其与其他生物医学科学的联系。此学科结构组成了本书其他部分的基础。希望立刻学习药理学知识的读者可放心地略过此章。

## 什么是药物？

出于本书的目的，药物可以定义为一种结构已知的化学物质，而非营养素或基本的饮食成分，当这种化学物质被施予活体时会产生生物效应。

有几点值得注意。药物可以是合成的化合物、从植物或动物获得的化学制品或基因工程产品。药品是化学物质制剂，它通常含有一种或多种活性药物，用药的目的是产生治疗效果。为更方便使用，除活性药物外，药品通常还含有其他物质（赋形剂、稳定剂、溶剂等）。一种物质要成为药物，必须是以外源性方式给予的，而非由机体生理机制所释放。很多物质如胰岛素或甲状腺素是内源性激素，但当它们被有目的地施用时，也是药物。很多药物不用于临床，但却是有用的研究工具药。在日常用语中，药物一词被赋予了一种不幸的否定含义，常与成瘾、麻醉或精神改变的物质相关联，因此容易引起对任何形式的化学治疗的偏见。在本书中，我们主要关注用于治疗目的的药物，但也叙述用做实验工具药的重要例证。尽管毒物严格说来也属于药物的范畴，但它们不包括在本书中。

## 起源和先驱者

药理学研究药物对生命系统功能的影响。作为一门科学，它诞生于 19 世纪中叶，是众多的新生生物医学科学之一，基于实验原理，而非基于那个异常时期所出现的教义。此前的很长时期——实际上从文明起始以来，草药疗法就被广泛使用，并编撰了药典；药剂师行业亦很发达，但还没有类似的科学原理用于治疗学。即使是在 17 世纪中叶奠定了化学科学基础的 Robert Boyle，在对待治疗学时（《精选治疗法集成》，1692），也满足于推荐蠕虫、粪、尿和死亡男人头骨上的苔藓的调和物。此时，医生们虽能熟练地进行临床观察和诊断，但是在治疗时却大多很不成功[1]，因此，医生对改善治疗效果的需求推动了药理学的发展。直至 19 世纪后期，关于身体的正常和异常功能的知识仍不成熟，因而不能提供理解药物作用的粗略基础；同时，疾病和死亡被看做半宗教性的问题，被认可的处置是用专制教条而非科学学说。临床实践往往表现出顺从权威，而忽视那些看来容易确定的事实。例如，金鸡纳树皮被认可作为疟疾的特异而有效的治疗，早在 1765 年 Lind 就提出了其合理的应用方案。然而，在 1804 年 Johnson 声称在退热之前它是不安全的，他推荐在早期用大剂量甘汞（氯化亚汞）代替——这一要命的建议在以后的 40 年中被盲目遵从。

理解药物能和不能发挥作用的动机源于临床实践，但这门科学只能建立在生理学、病理学和化学的可靠基础之上。直到 1858 年 Virchow 才提出细胞学说。首次用结构式描述化合物是在 1868 年。细菌作

[1] 杰出的内科医师 Oliver Wendell Holmes 在 1860 年写道：“……坚信如果把目前应用的所有药物都扔到海底的话，对人类将是好事，而对鱼类则是坏事。”（Porter，1997）

为一种病因是在 1878 年由 Pasteur 发现的。以前，药理学难有立足之地，因此，我们都惊讶于 Rudolf Buchheim 的先见之明，1847 年他在爱沙尼亚（在他自己家中）创立了第一个药理学研究所。

起初，在合成有机化学出现之前，药理学本身只关注于了解天然产物（主要是植物提取物）以及一些化学物质（主要是毒性物质）如汞和砷的作用。化学的早期发展是纯化来自植物的活性化合物。1805 年，年轻的德国药剂师 Friedrich Sertürner 从鸦片中提纯了吗啡。随后很快出现了其他物质，尽管它们的结构未知，但这些化合物表明，植物提取物对机体产生作用是化学物质而非其他魔法或神秘的力量所致。早期的药理学家更多地把注意力放在源自植物的药物，如奎宁、洋地黄、阿托品、麻黄碱、士的宁等（其中很多一直应用到今天，并且在你阅读完此书前，他们已成为你的老朋友）❶。

## 20 世纪与 21 世纪的药理学

20 世纪开始，合成化学的新风开始了制药工业的革命，并因此带动了药理学科学的革命。新的合成药如巴比妥和局部麻醉药开始出现，1909 年 Paul Ehrlich 发现砷化合物可用于治疗梅毒，从而开始了抗微生物化学治疗的纪元。1935 年 Gerhard Domagk 发现第一种抗菌药磺胺类药物，Chain 和 Florey 基于 Fleming 的早期工作，在第二次世界大战中开发出青霉素，进一步的突破就到来了。

这几个不多的众所周知的例子表明了合成化学的发展以及天然产物化学的复苏如何在 20 世纪上半叶引起治疗学戏剧般地再生。那时，出现的每一类新药均给药理学家以新的挑战，然后药理学家再确定其特性和在生物医学中的地位。

在治疗分子大量增加（主要由化学合成）的同时，药理学家对此给予了很多的思考，生理学也在快速发展，特别是在与化学介质的关系方面，本书其他部分对此进行了深入讨论。在此期间发现了许多激素、神经递质、炎症介质，并认识到化学传递在几乎每一种身体调节机制中均扮演了重要的角色，这直接确定了生理学和药理学大范围的共同基础，因为化学物质和生命系统的相互作用从一开始就是药理学家所关注的。Langley 于 1905 年首次提出化学介质受体的概念，并迅速被药理学家如 Clark、Gaddum、Schild 等接受，在今天的药理学中，它已是一个永恒的主题（你在进入下两章时即可发现）。

受体的概念和据此发展起来的技术对药物的发现及治疗学有重大的影响。生物化学在 20 世纪初期已成为一门独立的学科，酶的发现以及生化通路的阐明又提供了理解药物作用的另一种架构。从这个简短的历史概览中显现出的药理学原貌（图 1.1）就是从远古蒙昧的治疗学演化而来的一个主题的缩影，它从 17 世纪之后涉足商业，并在 19 世纪中叶立即披上科学的外衣而受到重视。现在的药理学仍然附有以往商业投机家的烙印，因为制药工业已成为非常大的商业，且当今许多药理研究发生在商业环境中，这是一个比学术界更艰险和讲求实用的环境❷。没有别的生物医学科学如此地接近财富。

### 替代治疗的原理

现代医学很大程度上依靠药物作为主要的治疗工具。其他治疗方式如外科手术、饮食、运动等当然也很重要，因为这些都属于非介入性的，但没有一种像基于药物的疗法那样应用广泛。

在基于科学的方式来临之前，对构建各种治疗体系作了反复尝试，其中许多甚至产生了比纯粹经验疗法更坏的结果。其中之一是 James Gregory (1735-1821) 所支持的对抗疗法。此疗法包括放血、催吐和导泻，一直使用到疾病的明显症状减弱为止。许多患者死于这种治疗，因此它在 19 世纪早期 Hahnemann 引入顺势疗法实践时遭到了反对。顺势疗法的指导原则是：

- 以毒攻毒；
- 稀释可增强活性。

---

❶ 在合成化学时代开始前的长时间里，只有少数合成物质达到药理学的要求。16 世纪首次利用乙醚制成的“低硫油（sweet oil of vitriol）”和 1799 年由 Humphrey Davy 调制的氧化亚氮在 19 世纪中叶被用作麻醉药以前，一直用于社交活动中活跃气氛（第 36 章）。亚硝酸异戊酯（amyl nitrite）（第 18 章）于 1859 年制成，可以说是第一个“理性的”的治疗药，它对心绞痛的治疗作用是基于其生理作用预测出的，它是真正的“药理学家的药物”，是含硝基的血管扩张药的先驱，直到今天仍广泛应用。历史上使用最广泛的治疗药阿司匹林（第 14 章）于 1853 年首次合成，当时并未注意其治疗用途。1897 年德国拜尔公司的实验室在寻找水杨酸的低毒衍生物时重新发现它。1899 年拜尔使阿司匹林商业化并因此而致富。

❷ 某些最杰出的药理学先驱者在行业中成就他们的事业，如 Henry Dale 奠定了化学传递和自主神经系统知识的基础，George Hitchings 和 Gertrude Elion 叙述了抗代谢药物原理并制出首个有效的抗肿瘤药，James Black 推出第一个 β-肾上腺素受体拮抗药和组胺 $H_2$ 受体拮抗药。本书中没有偶然事件，我们把焦点放在药理学的科学原理上，我们的大多数例子是工业产品，而不是天然产物。

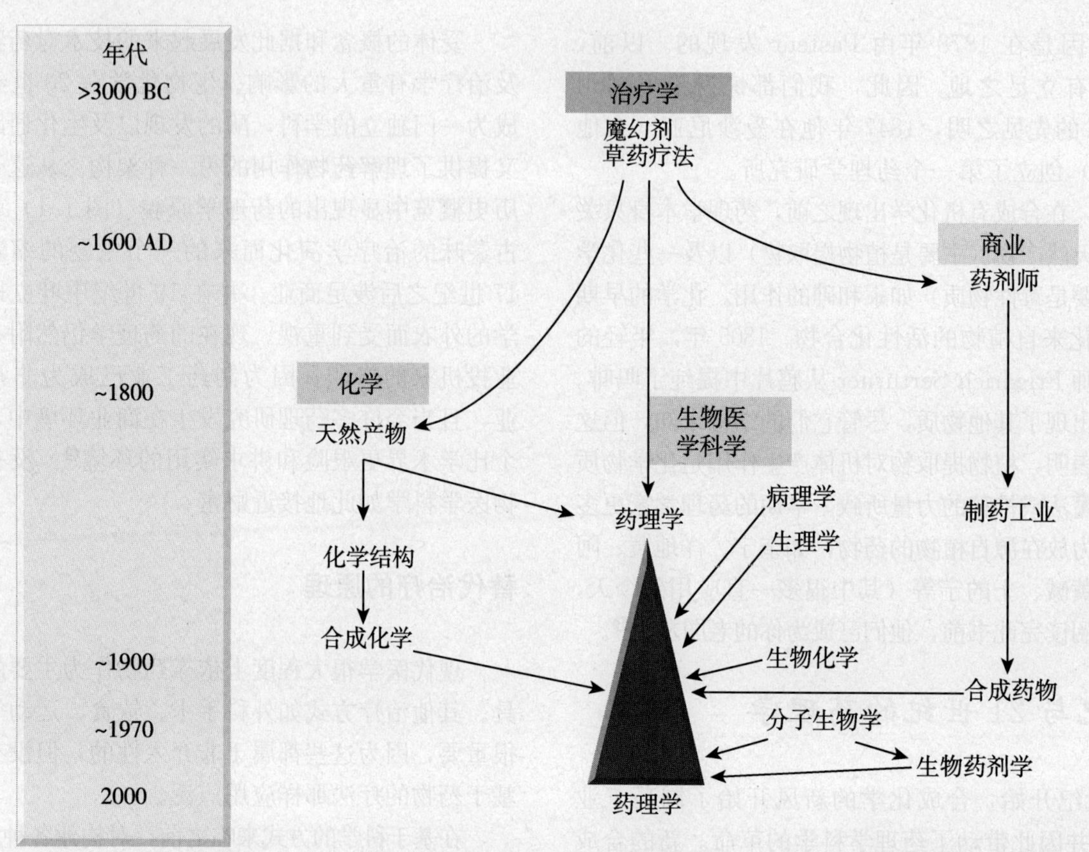


图 1.1 药理学的发展。

这种体系很快地陷入荒谬：例如 Hahnemann 推荐应用按 1∶$10^{60}$ 比例稀释的药物，这相当于在海王星轨道大小的范围中有一个分子。

很多其他治疗体系出现又消失，而它们所体现的各种教条化原则实际上是阻碍而不是推动科学进步。当前，基于科学领域之外的治疗体系事实上是在“替代的”或“补充的”医学的旗帜下占据一席之地。通常，它们拒绝“医学模型”，该模型把疾病归因于正常功能的潜在紊乱，这种紊乱可被生物化学或结构学术语定义，可用客观方法检测到，并用恰当的化学或物理干预纠正。它们主要把焦点放在与疾病相关或不相关的主观不适，放弃确定和测量疾病的客观性，评价疗效与风险背离科学的原则，结果是其原理和实践会得到认同，但这种认同不能满足任何可以让严格的科学家信服的有效性标准，而后者正是一种新药在引进治疗前法律所要求的。公众认同与证实的效能并没有多大关系。

## 生物技术的出现

从 20 世纪 80 年代起，生物技术成为抗体、酶和各种调节蛋白——包括激素、生长因子和细胞因子——这类新治疗药的主要来源（Buckel，1996；Walsh，2003）。尽管这类产品（称之为生物药品）通常由基因工程生产，而不是由化学合成，但其药理学原理在本质上是与传统药物相同的。展望未来，尽管基于基因和细胞的治疗（第 55 章）仍在初级阶段，但它们将把治疗学带进新的领域。引进细胞的功能性人工基因或引入人体工程细胞的设计、传递及控制的原理与基于药物的治疗学有很大区别，它们需要不同的概念框架，如果它们要与现代医学治疗相并列，则这类概念的相关信息需要越来越多地被人们接受。

## 药理学的今日

与其他生物医学学科一样，药理学的范围不能严格地确定，也不是恒定不变的。药理学的大师们如同实用主义者一样，随时准备侵占其他学科的地盘和技术。如果药理学曾经有过真正能称得上它自己的概念上和技术上的核心，那现在这个核心已缩小到几乎消失，因此本门学科现在是由它的目的（理解药物对机体有什么作用，特别是如何把药物的作用用于治疗学）

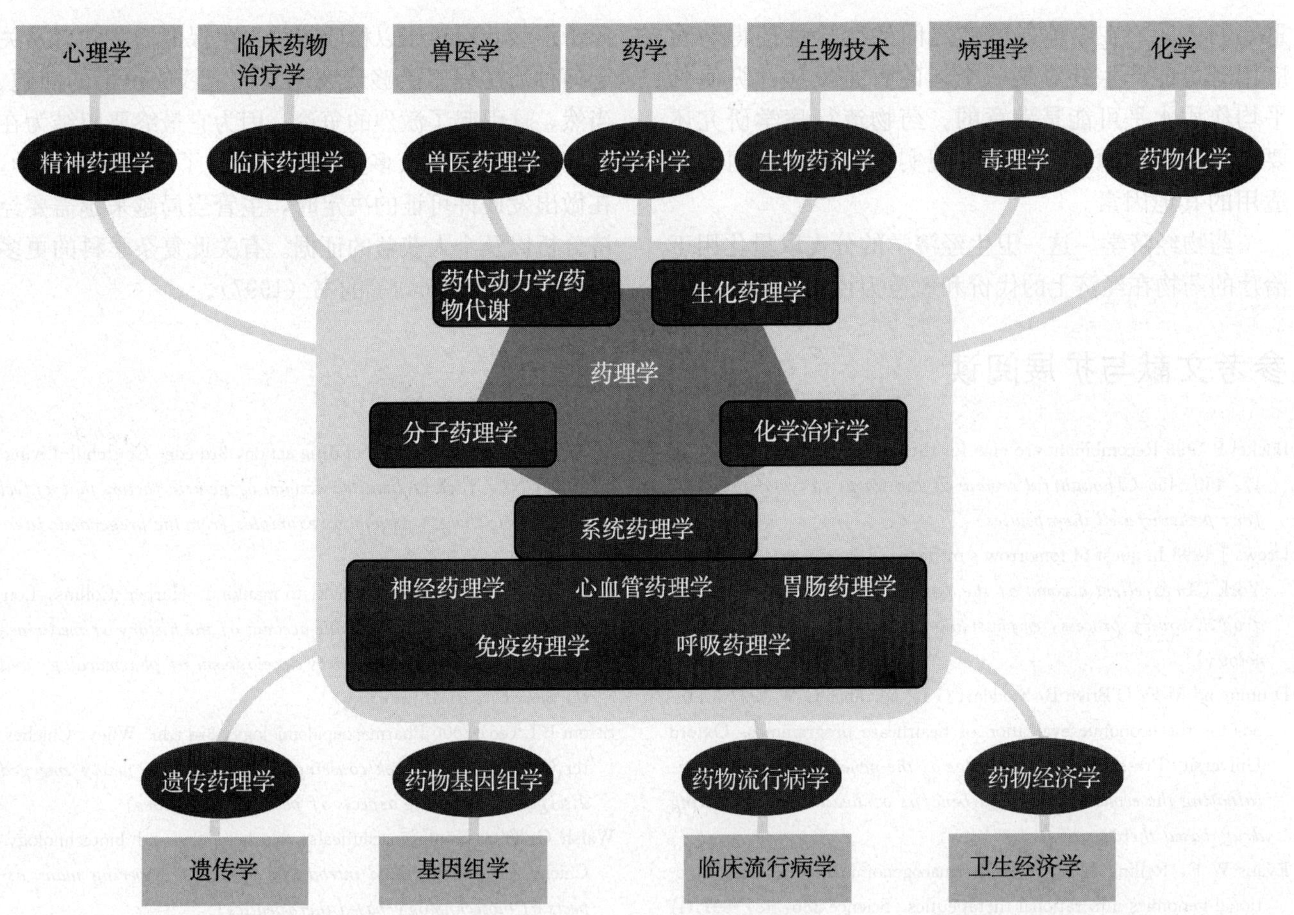


**图 1.2 当今药理学及其分支学科。**边缘学科（椭圆形框）连接药理学和其他主流生物医学学科（浅灰色方框）。

而不是由其科学上的相关性来定义的。

图 1.2 显示了当今药理学所展示的结构。在主学科中列出一系列分支（神经药理学、免疫药理学、药代动力学等），这是方便但不严密的细分。这些主题构成了本书的主学科题材。周边是一些不包括在本书中的几个交叉学科，它们形成了药理学和其他生物医学领域之间的重要的双向桥梁。药理学常比其他学科有更多这方面的内容。目前的边缘学科有药物基因组学、药物流行病学和药物经济学等。

生物技术。起初，生物技术是用生物学方法生产药物或其他有用产品的（如用微生物生产抗生素或单克隆抗体）。目前，在生物医学领域，生物技术主要指重组 DNA 技术，它可用于多种目的，包括制造治疗蛋白、诊断、基因分型、生产转基因动物等。许多非医学应用包括农业、法医、环境科学等。

遗传药理学。它研究遗传对药物反应的影响。最初，遗传药理学聚焦于家族特异性的药物反应，在该情况下被影响的个体显示出对一类药物异常的（通常是不良的）反应（Nebert & Weber，1990）。目前，它涵盖了药物反应中的广泛变异，在此情况下的遗传基础更复杂。

药物基因组学。这是与遗传药理学重叠的学科，它描述应用遗传信息指导个体的选择用药。根本的原则是对治疗药反应的个体差异可根据其基因构成预测。可以证实这方面的例子正在稳步增加（第 51 章）。迄今为止，它们主要牵涉药物代谢酶或受体的遗传多态性（Weinshilboum & Wang，2004）。最终，把特异性基因变异与治疗的变动或某一特殊药物的副作用联系起来，从而选择适合个体基因型的治疗。这样治疗的结果具有深远意义❶。

药物流行病学。这是在人群层面上研究药物作用的学科（Strom，1994）。它关注在人群中个体之间和人群之间的药物作用变异性。它是决定新药是否可以得到许可用于临床治疗的主管当局眼中日益

❶ 近来一个有趣的例子是关于一种新引进的抗癌药吉非替尼（gefitinib），它在治疗肺癌时是高效的，但仅对 10% 的病例起作用。有效者存在受体酪氨酸激酶突变（第 3 章），该突变受体是吉非替尼的靶点，并可预先由基因分型鉴定（Lynch 等，2004）。

重要的主题。在个体或群体之间的变异性使得药物应用有可能产生针对某一个体的有害反应，纵使其平均作用水平可能是满意的。药物流行病学研究还要考虑患者的顺从性以及在现实生活条件下用药时适用的其他因素。

药物经济学。这一卫生经济学的分支以量化用于治疗的药物在经济上的代价和效益为目的。它的产生源于很多政府对于以税收提供卫生保健的关注以及关于何种治疗程序能够最大地发挥金钱的价值的问题。当然，这引起了激烈的争论，因为它最终要归结为在健康和长寿上投入多少钱。由于有了药物流行病学，在做出发放许可证的决定时，主管当局越来越需要经济分析以及个人获益的证据。有关此复杂学科的更多信息见 Drummond 等的书（1997）。

## 参考文献与扩展阅读


Buckel P 1996 Recombinant proteins for therapy. Trends Pharmacol Sci 17：450-456（*Thoughtful review of the status of, and prospects for, protein-based therapeutics*）

Drews J 1998 In quest of tomorrow's medicines. Springer-Verlag, New York（*An excellent account of the past, present and future of the drug discovery process, emphasising the growing role of biotechnology*）

Drummond M F, O'Brien B, Stoddart G I, Torrance G W 1997 Methods for the economic evaluation of healthcare programmes. Oxford University Press, Oxford（*Coverage of the general principles of evaluating the economic costs and benefits of healthcare, including drug-based therapeutics*）

Evans W E, Relling M V 1999 Pharmacogenomics：translating functional genomics into rational therapeutics. Science 286：487-501（*A general overview of pharmacogenomics*）

Lynch T J, Bell D W, Sordella R et al. 2004 Activating mutations in the epidermal growth factor receptor underlying responsiveness of non-small-cell lung cancer to gefitinib. N Engl J Med 350：2129-2139（*An important early example of a genetic determinant of therapeutic efficacy depending on mutations affecting the drug target—a likely pointer to what is to come*）

Nebert D W, Weber W W 1990 Pharmacogenetics. In：Pratt W B, Taylor P (eds) Principles of drug action, 3rd edn. Churchill-Livingstone, New York（*A detailed account of genetic factors that affect responses to drugs, with many examples from the pregenomic literature*）

Porter R 1997 The greatest benefit to mankind. Harper-Collins, London（*An excellent and readable account of the history of medicine, with good coverage of the early development of pharmacology and the pharmaceutical industry*）

Strom B L (ed) 2000 Pharmacoepidemiology, 3rd edn. Wiley, Chichester（*A multiauthor book covering all aspects of a newly emerged discipline, including aspects of pharmacoeconomics*）

Walsh G 2003 Biopharmaceuticals：biochemistry and biotechnology. Chichester, Wiley（*Good introductory textbook covering many aspects of biotechnology-based therapeutics*）

Weinshilboum R, Wang L 2004 Pharmacogenomics：bench to bedside. Nat Rev Drug Discov 3：739-748（*Discusses, with examples, the growing importance of the correlation between genetic make-up and response to therapeutic drugs*）


（林志彬 译，祝晓玲 校，章国良 审）

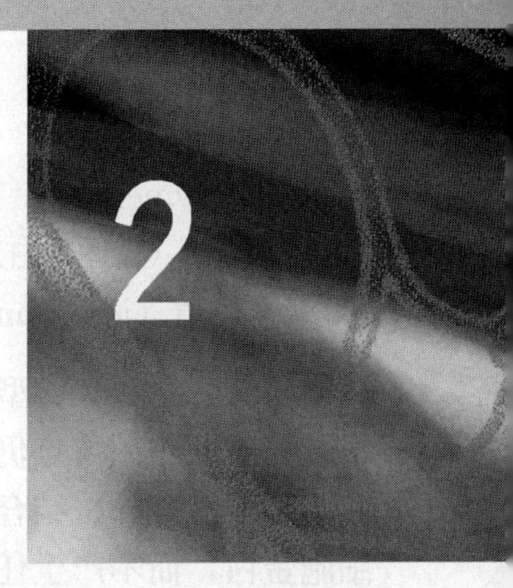

# 药物如何作用：基本原理



## 概　述

当人们对药物的研究重点从描述药物的作用转变为阐述其如何起作用时，药理学就成为了一门学科。本章中，我们列出了一些药物与机体相互作用的基本原理(其分子作用机制详见第3章)，描述了药物与细胞的相互作用以及对于不同类型药物-受体相互作用的更详尽的检测。我们距预测新化合物的药理效应或从头开始设计具有特定疗效的化合物这一目标尚十分遥远。不过我们能认识一些重要的基本原理，这就是本章的目的。

## 药物分子与细胞的结合

首先感谢Paul Ehrlich的建议，包括：药物作用必须以药物与组织间传统的化学作用方式来解释，摈弃神奇“活力”干预的迷信观念，即某些药物能够超出化学和物理范围之外，具有显著的效应力和特异性。虽然很多药物在很低的剂量和浓度下即可发挥作用，但低浓度仍然涉及大量的分子。一滴浓度仅为$10^{-10}$mol/L的药物溶液包含了$10^{10}$个药物分子，因此事实上它产生明显的药理作用并非源于魔力。一些细菌毒素（如白喉毒素）的作用非常精确，以单个分子结合一个靶细胞就足以杀死该细胞。

药理学的基本原理之一是药物分子必须对细胞的一个或多个成分产生化学作用以发挥药理效应。换句话说，药物分子必须与这些组成细胞结构的分子足够接近，以使二者发生化学上的相互作用，引起后者功能改变。当然，机体的分子数目远远多于药物分子数目，若药物分子仅仅是随机分布，那么其与特殊类型的细胞分子相互作用的几率则可忽略。因此一般情况下，药理作用需要药物分子在机体或组织内非均一分布，即药物分子必须与特异的细胞和组织成分结合以发挥作用。Ehrlich将其总结为：“除非发生结合，否则药物不会发挥作用。”[1]

这些关键的结合区域通常被称为“药物靶点”（影射了Ehrlich著名的短语“魔术子弹”，该短语用于描述抗微生物药的效力）。药物分子与其靶点结合引发生理效应的机制研究大大推动了药理学发展。大多数药物靶点是蛋白质分子。甚至过去长期被认为是通过与膜脂相互作用而发挥疗效的全麻药（第36章）现在看来也主要是与膜蛋白相互作用（Franks & Lieb, 1994）。但也有例外，很多抗微生物药和抗肿瘤药（第45和51章）以及诱变剂和致癌剂（第51章）直接与DNA而非蛋白质相互作用；过去用于治疗骨质疏松症的双磷酸盐（第31章）与骨基质中的钙盐结合，表现为破骨细胞毒性，毒性类似于杀鼠药。

### 药物结合的蛋白质靶点

通常有四种主要的调节蛋白质可作为基本的药物靶点，即：

- 受体（receptor）；

---

[1] 严格讲，Ehrlich的总结有例外情况，即那些不与任何组织成分相结合而起作用的药物（如：渗透性利尿药、渗透性泻药、抗酸药、重金属螯合剂）。尽管如此，这个原理对大多数药物仍然适用。

- 酶（enzyme）；
- 载体分子（转运蛋白）[carrier molecule (transporter)]；
- 离子通道（ion channel）。

还有一些其他类型的蛋白质可作为药物靶点，但很多药物的作用位点仍然不清。而且，很多药物（除其基本的靶点外）结合血浆蛋白（第5章）以及多种细胞蛋白，而不产生任何明显的生理作用。然而，通常大多数药物与上述四种蛋白质中的一种或其他几种作用，可作为一个发挥作用的好起始点。

本书对这种结合产生细胞效应的机制进行了更深入的讨论，详见第3～5章。

## 药物受体

### 什么是受体?

◆ 正如第1章所强调的，受体概念是药理学的中心内容，可溶性生理介质，如激素、神经递质、炎症介质等，常常通过其靶分子即受体产生效应。例如，在本书中大量出现的乙酰胆碱受体、细胞因子受体、类固醇受体以及生长激素受体。受体通常指一种识别化学介质的分子。

受体有时也指与药物分子结合产生特殊效应的靶分子（如外源性化合物而非内源性介质）。例如，电压敏感性钠通道有时亦被称做局麻药的受体（第44章），二氢叶酸还原酶作为甲氨蝶呤的受体（第14章），但在这里被称做药物靶点更合适。

在更广义的细胞生物学上，受体指各种细胞表面分子（如T细胞受体、整联蛋白、Toll受体等），这些分子参与对外源性蛋白质的免疫应答以及细胞之间、细胞与细胞外基质之间的相互作用。它们在细胞生长和迁移过程中发挥了很多重要作用（第5章），也可作为药物的靶点。这些受体和传统药理学意义上的受体的不同之处在于，它们与附着在细胞表面或胞外结构域的蛋白质发生反应，而非与可溶性介质反应。

各种载体蛋白也常被称做受体，例如低密度脂蛋白受体在脂质代谢中发挥关键作用（第19章），转铁蛋白受体参与铁吸收（第21章）。但它们和药理学意义上的受体很少相同。

### 生理学系统中的受体

受体构成了化学通讯系统的重要部分，所有多细胞机体借此协调细胞与器官的活动。没有受体，人体就会像一群阿米巴一样无序运动。

从肾上腺素对心脏的作用示意图可了解受体的一些基本特性。肾上腺素首先与受体蛋白（β-肾上腺素受体，见第11章）结合，该受体蛋白识别肾上腺素（epinephrine）和其他儿茶酚胺类物质。之后启动一系列反应，引起心率加快和心收缩力加强。若缺乏肾上腺素，则其受体不发挥功能。绝大多数内源性介质（如激素、神经递质、细胞因子等）的受体就是如此。当然现在有例外，有一些受体是“组成性激活”，即不需要化学介质可自发产生活性而发挥调控作用（第3章）。

激动药与拮抗药重要的不同之处在于：激动药激活受体，而拮抗药和同一受体结合但不激活受体，并能阻断激动药对受体的作用。激动药和拮抗药的区别仅针对具有生理性调节作用的这类受体而言；而对药物作用于更广泛意义上的药物靶点，如去甲肾上腺素转运体、电压敏感性钠通道、二氢叶酸还原酶或转铁蛋白受体等，我们不能称其为激动药。

药理学意义上的受体特性及常用表示方法参见Neubig等人2003年的综述。受体概念的起源及其药理学意义参见Rang在2006年的讨论。

## 药物的特异性

药物既可作为治疗用药，也可作为科研工具，但都必须选择性地作用于特定细胞和组织。换句话说，它必须具有高度特异的结合位点。相反，作为药物靶点的蛋白质应具有高度的配体特异性，仅精确地识别某一类型的配体，且不会与相近的分子结合。

这些结合位点和配体特异性的原理在诸如血管紧张素一类介质的作用中得到阐明（第19章）。这种肽强有力地作用于血管平滑肌和肾小管，但对其他部位的平滑肌或肠上皮几乎不起作用。不同介质影响的细胞和组织不同，是由不同介质的受体蛋白特异性表达模式决定的。即使是很小的化学改变，例如血管紧张素中一个氨基酸从*L*型转换为*D*型，或从多肽链上移去一个氨基酸，就可使分子完全失活，因为受体不能与这种改变后的形式结合。配体与结合位点互补的特异性赋予蛋白质非常精确的分子识别特性，此为阐释药理学现象的核心内容。可以毫不夸张地说，蛋白质与包括其他蛋白质在内的别的分子高度选择性地相互作用是构成生命体的基础。这也是理解本书中反复述及的药物作用的相关基础。

最后，必须强调目前还没有完全特异性的药物。

### 药物作用的靶点

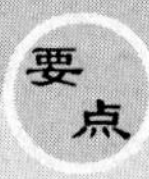


- 药物是一种以特异的方式作用于机体并影响其生理功能的化学制品。
- 绝大多数药物作用的靶蛋白是：
  — 受体；
  — 酶；
  — 载体；
  — 离子通道。
- 有不同的方式描述受体。药理学上，受体是指能够识别并对内源性化学信号做出反应的蛋白质分子。与药物相互作用并产生效应的其他大分子也是药物靶点。
- 特异性是相互的：一类药物只结合某一种靶点，而一种靶点只识别某类药物。
- 没有完全特异的药物作用。增加药物剂量除了作用于主要的靶点外，常还会影响其他的靶点，由此产生副作用。

因此三环类抗抑郁药（tricyclic antidepressant drug，39 章）通过阻断单胺转运蛋白发挥作用，但还可通过阻断各种其他受体而产生副作用（例如口干）。一般来讲，药物效价越低，所需药物剂量越大，作用的部位很可能不是引起主要效应的主要位点。对临床而言这常意味着产生不必要的副作用，尚无一种完全无副作用的药物。

自 20 世纪 70 年代起，药理学研究成功地鉴别出很多不同类型药物的蛋白质靶点。如阿片类镇痛药（第 41 章）、大麻素类药（第 15 章）以及苯二氮䓬类镇静药（第 37 章）等，其药理作用在很多年前就得以详尽地描述，但直到基因克隆技术应用（第 3 章），才使得这些药物作用的靶受体被阐明。

## 受体分类

◆ 药物作用的位点与其特异的受体密切相关，这为药物的分类和精确设计提供了有价值的方法。例如，对组胺（histamine）作用的药理学分析（第 13 章）表明其某些作用（如 $H_1$ 平滑肌收缩的作用）可被当时已知的竞争性组胺拮抗药显著拮抗。Black 及其同事早在 1970 年就提出组胺还有一些其他作用，如刺激胃酸分泌，表明可能还有第二类组胺受体（$H_2$）存在。他们检测了大量组胺类似物，发现其中一些选择性地产生 $H_2$ 作用，几乎没有 $H_1$ 作用。通过分析到底是组胺分子中的哪些部分赋予了这种特异性，他们研发出能阻断胃酸分泌的选择性拮抗药（第 25 章），具有较大的治疗意义。后来进一步发现了另外两种组胺受体（$H_3$ 和 $H_4$）。

根据药理学效应进行的受体分类仍然有价值，并得到广泛应用。新的实验探索也产生出其他的受体分类标准。直接测定结合受体的配体（第 11 章）可定义许多新的受体亚型，而单靠研究药物效应则不容易区分这些受体亚型。分子克隆（第 3 章）与药理学分析相比，提供了一种全新的受体分类基础，使得受体分类能够达到更精细的水平。最后，对受体激活后相关生化信号转导途径的分析也提供了另外一种受体分类基础。

大量数据的出现使得受体分类一下子变得更为详细，针对所有主要配体的受体亚型激增。更令人担心的是，不同的分子和生物化学分类开始涌现，且与已被公认的药理学定义的受体分类相抵触。鉴于由此引起的混乱状况，国际药理学联合会召集专家工作组，综合药理学、分子和生物化学信息，对主要类型的受体分类制定了统一标准（见 http://www.iuphar.org）。这对这些睿智的人来说也仍是艰巨的任务，他们的结论注定不会完美无缺，也不会是最终的，但必须是确定一致的学术用语的基础。对学生来讲，这似乎可能是一次神秘的分类学练习，非常琐碎细致又难以阐释清楚。因此可能出现这样的局面，即学科复杂化的药物名称、作用和副作用的冗长列表将被代之以详尽无遗的受体、配体和信号转导途径表格。本书中，我们竭力避免根据个人兴趣的细述，只论述本身令人关注的或有助于解释代表性药物作用的受体分类知识。目前，每年公布一次实用的已知受体分类的总结（Alexander 等，2006）。

## 药物-受体的相互作用

药物分子占领受体后可能激活或不激活该受体。若激活受体，意味着药物分子结合并作用于受体，引起组织反应。受体激活相关的分子机制见第 3 章。结合和激活代表了激动药引起的经受体介导而产生效应的两个不同阶段（图 2.1）。如果一个药物结合受体而不激活它，从而阻止激动药与受体的结合，则被称做受体拮抗药。药物结合受体的趋势大小由药物的亲和力决定。一旦药物结合并激活受体，产生的最大效应表示为效能。这些术语更精确的定义见下文。高效价的药物通常亲和力高，即使很低浓度也能够占领大部分受体。激动药具有高效能，而拮抗药在最单纯的情况下效能为零。具有中等水平效能的药物，即使占领 100% 的受体，也不能引起最大效应，称做部分激动药。而完全激动药与之不同，能够产生最大的组织效应。虽然现在看来这些描述分子水平事件（第 3

章）的概念过于简单，但仍不失为描述药物作用特点的有用的基础。

我们对药物结合、激动药的量-效曲线、竞争性拮抗、部分激动药、效能的性质以及储备受体加以讨论。在定性水平上理解，这些概念已能解决很多问题，但如果要进行更为详尽的分析则需要定量的公式。

## 药物与受体的结合

◆ 利用一种或多种放射性原子（常用$^{3}H$、$^{14}C$或$^{125}I$）标记药物分子，可直接测定药物与受体的结合。最主要的要求是：放射性配体（可以是激动药或拮抗药）与受体的结合必须具有高亲和力和特异性，能够标记上足够的特异的放射性，以使每分钟的结合量能够被检测。通常的步骤为：将组织样本（或膜碎片）与不同浓度的具有放射活性的药物共同孵育，直至达到饱和。弃去组织，或经过滤或离心去除膜碎片，滤液溶于闪烁液中，测其放射性含量。

此实验中，常有一些“非特异性结合”（例如药物结合非受体结构）发生，这种结合掩盖了特异性结合，应该尽量减至最低。通过测量在饱和浓度的非标记配体存在下的放射活性，可估计非特异性结合的量。饱和的非标记配体可以完全阻止放射性药物与受体的结合，留下的是非特异性结合成分。然后从总的结合量中减去非特异性的结合量即得到特异性结合的估计量（图 2.2）。结合曲线（图 2.2 B）定义了药物浓度与药物结合量（$B$）之间的关系，多数情况下，与理论预测很符合（图 2.12），能够估计药物与受体的亲和力、结合能力（$B_{max}$），代表了组织中的受体密度。

亲和力调控受体的占领　　效能调控受体的激活效应

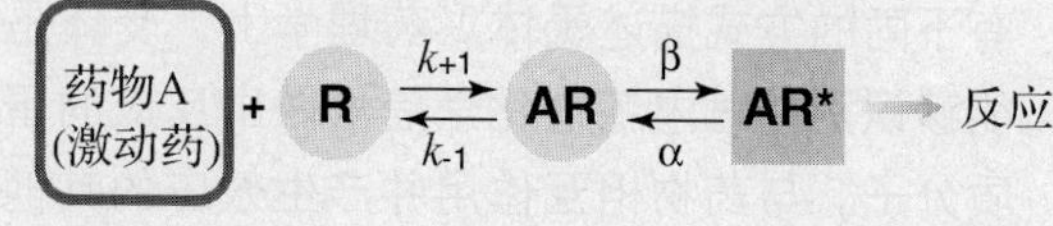


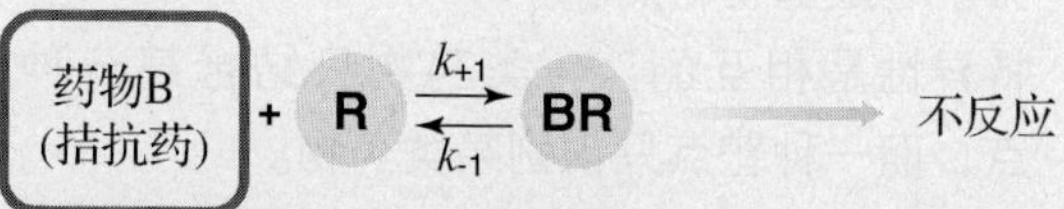


**图 2.1 药物结合与受体激活的区别。**$k_{+1}$、$k_{-1}$、β 与 α 分别表示结合和激活反应的速率常数，详见文中所述。配体 A 是激动药，可激活受体（R）；而配体 B 为拮抗药。

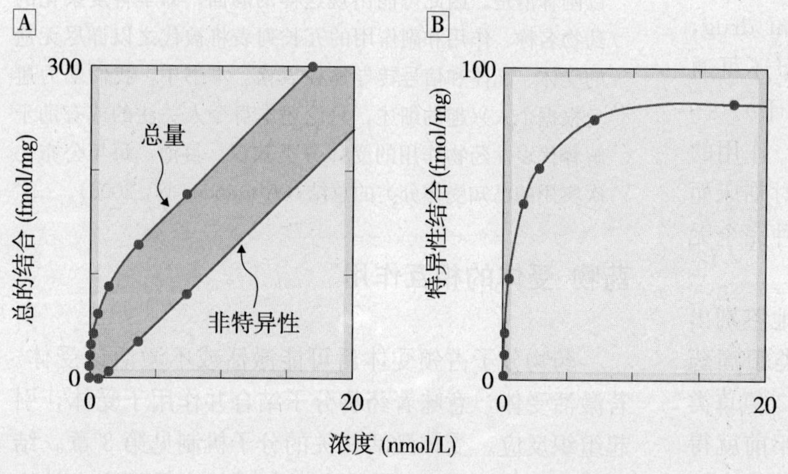


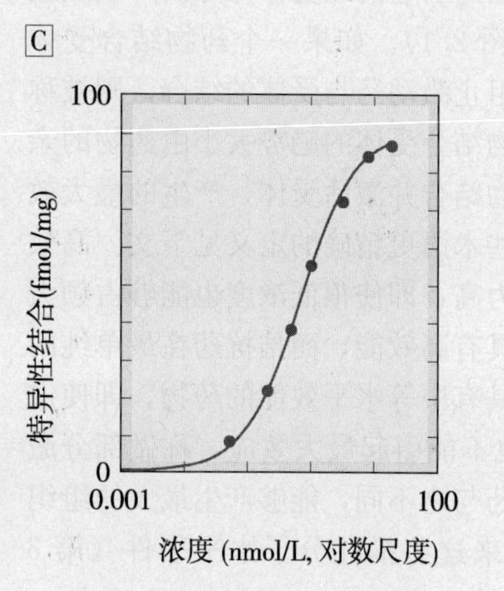


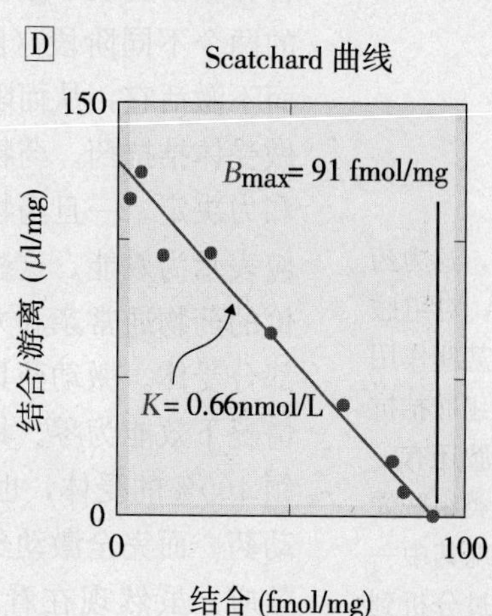


**图 2.2 受体结合的测定（心肌细胞膜上的β-肾上腺素受体）。**配体为[$^{3}H$]标记的吲哚洛尔衍生物 cyanopindolol（第 11 章）。Ⓐ测定达到平衡时总的结合和非特异性结合。加入饱和浓度的非放射性标记的β-肾上腺素受体激动药，用以阻止放射性标记的配体结合 β-肾上腺素受体，测定非特异性结合。两条线间的差距表示特异性结合。Ⓑ特异性结合对浓度作图。曲线为直角双曲线（方程 2.5）。Ⓒ特异性结合对对数浓度作图。S 形曲线为对数曲线，代表 B 中直角双曲线的对数图。Ⓓ Scatchard 图（方程 2.7）。为一直线，从中可得到结合参数 $K$ 和 $B_{max}$。

放射自显影也可用于研究受体在机体组织（如脑）中的分布，用正电子发射的同位素直接标记配体，经正电子发射断层扫描图像显示受体在人体中的分布。此技术已用于测量抗精神病药阻断精神分裂症患者脑中多巴胺受体的程度（第38章）。若与药理学研究相结合，此种结合测量法则极具价值。例如，证实了平滑肌M受体的储备受体假说是正确的；一般来说，激动药低亲和力地结合、占领少数受体即可产生最大生物学效应。已证实将骨骼肌和其他组织去神经，可导致靶细胞上受体数目增加，这至少部分解释了去神经性超敏感现象。更常见的是，如果相关激素或递质缺乏或不足，几天后受体数目增加，而如果适应了持续过度给药或激素后，受体数目减少。

阐释激动药的结合曲线比拮抗药的更困难，因为它们常常显示出明显的受体异质性。例如：结合M受体的激动药（第10章）也可结合β-肾上腺素受体（第11章），提示至少有两类具有不同亲和力的结合位点。这可能是因为受体既可脱偶联也可偶联膜内另一大分子——G蛋白（第3章），G蛋白构成信号转导系统的一部分，受体通过其发挥调节作用。拮抗药的结合没有这么复杂，可能是因为拮抗药就其本质不会引起G蛋白偶联的下游信号激活。激动药的亲和力确实是一难懂的概念，因而在药理学文献中出现了代数分析推导，并有许多狂热的追随者。

尽管能直接测定结合，但根据我们感兴趣的生物学效应，如血压升高、器官浴槽内平滑肌条的收缩或舒张、酶的活化，可绘出药物浓度-效应或剂量-效应曲线，如图2.3所示。这种曲线图使我们能够测得药物产生的最大效应（$E_{max}$）以及达到50%最大效应时的浓度或剂量（$EC_{50}$或$ED_{50}$），这些参数有利于比较可引起性质类似作用的不同药物的效价（第4章）。虽然这些曲线与图2.2的结合曲线看起来相似，但量-效曲线不能用于测量激动药与其受体的亲和力，因为生理效应的产生通常并不与受体的占领成直接的比例关系。对一个完整的生理效应来说，例如肾上腺素所致动脉血压的升高，源于很多因素间的相互作用。肾上腺素（第11章）增加心排血量、收缩某些血管，同时舒张另外一些血管，而动脉血压自身变化所引起的反射性反应可使药物产生的最初效应改变。很明显在此例中最终的效应并不是由于直接测量到的受体占领所致，很多药物诱导的效应即属于此类情形。

诠释量-效曲线时，必须记住体内作用于受体的药物浓度可能与器官浴槽中已知的离体药物浓度不同。激动药在体内可能迅速被酶降解，或在朝着药物作用的位点表面散布时被细胞摄取，激动药作用受体达到稳态时的浓度可远远小于器官浴槽中的浓度。例如，乙酰胆碱会被大多数组织中存在的乙酰胆碱酯酶水解（第10章），到达受体的浓度可能不到器官浴槽中浓度的1%。去甲肾上腺素的这种差别更大，去甲肾上腺素还会被很多组织中的交感神经末梢迅速摄取（第11章）。因此，即使量-效曲线（如图2.3所示）看起来与结合曲线（图2.2C）一模一样，也不能直接用于测定激动药对受体的亲和力。

## 部分激动药和效能的概念

迄今为止，人们看待一种药物时，或者认为它是激动药，占领受体并经某些途径激活受体；或者认为它是拮抗药，不能激活受体。然而实际上，药物分子激活受体是一个渐进的过程，而非全或无的特征。如果在设定的生物学系统中对一系列化学结构相关且作用于相同受体的激动药进行测试，常常发现各药的最大效应（药物在高浓度时所产生的最大反应）不同。一些化合物（即完全激动药）能够产生最大效应（组织能够产生的最大反应），但其他化合物（部分激动药）只能产生次最大效应（图2.4）。完全激动药与部分激动药之间的区别在于受体占领和效应之间的关系。

图2.5显示了对受体亲和力相同的两种药物受体占领和药物浓度间的关系，浓度为1.0μmol/L的药物使50%的受体被占领。a药为完全激动药，在大约

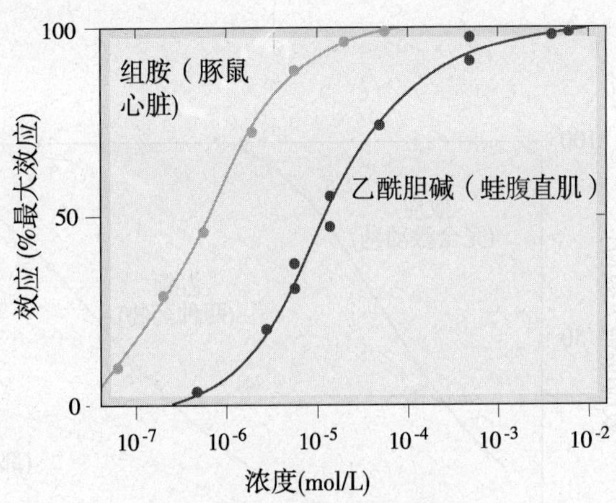


**图2.3 实验观察所得浓度-效应曲线。**虽然按照结合方程2.5画出线性图，各点连接呈线性，但此曲线不能用作药物对受体亲和力的校正估计，因为受体占领与效应之间的关系常常是非线性的。

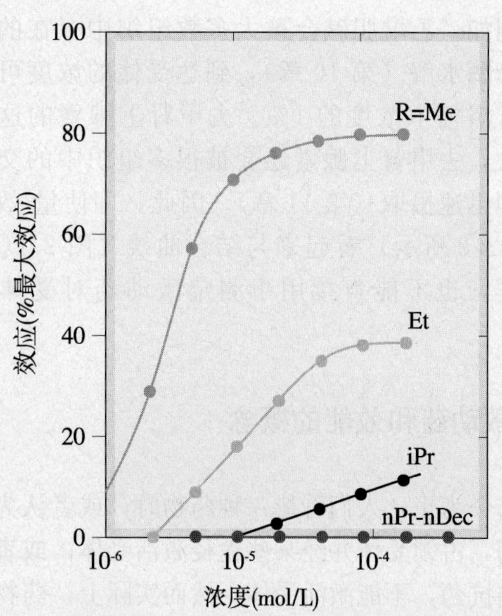


**图 2.4 部分激动药。**取代的三甲季铵化合物作用于青蛙腹直肌的浓度-效应曲线。该化合物属于十烷双胺系列 $RMe_2N^+(CH_2)_{10}N^+Me_2R$ 的成员（第7章），随着R大小的增加，最大效应减小（即效能减小）。当R＝nPr或更大时，化合物不能引发效应，成为纯拮抗药。（Results from Van Rossum J M 1958 Pharmacodynamics of cholinometic and cholinolytic drugs. St Catherine's Press，Bruges.）

0.2μmol/L 浓度时即可产生最大效应，图 B 中的陡曲线显示了效应和受体占领之间的关系。与完全激动药相比，图 A 和 B 中部分激动药（b）显示为低平曲线，最根本的区别在于不管受体被占领的程度如何，部分激动药所引起的效应均小得多，即使受体被100％占领，也不能产生最大效应。激动药-受体复合物引起的组织效应大小可用 1956 年 Stephenson 最先采用的效能（*e*）来定量表示。在图 2.1 所示的简单公式中，效能所指的是药物-受体复合物处于激活态（AR*）而非静息态（AR）的趋势。效能为零（*e*＝0）的药物没有激活受体的趋势，不能引起组织效应。完全激动药的效能最大（*e*＝1），部分激动药的效能位于它们之间。

◆ 随后人们认识到组织特性（例如组织上受体分布的数量以及受体-效应偶联的特性；参见第3章）以及药物本身的重要性，由此衍生出内在效能的概念（Jenkinson，1996；Kenakin，1997）。因此受体占领与效应之间的关系可表示为：效应$=f\left(\frac{\varepsilon N_{tot}\chi_A}{\chi_A+K_A}\right)$

此公式中，*f*（换能作用）和 $N_{tot}$（受体总数）表示组织特性；ε（内在效能）和 $K_A$（平衡常数）表示激动药的特性。此表达法的重要之处在于，它解释了同样的激动药作用于相同受体，因不同组织受体数目和换能作用的不同引起的效应可不同，在这种组织表现为完全激动药，在另一种组织则可能表现为部分激动药。同样地，即使作用的受体相同，两种激动药在不同的组织中相对效价强度也可不同。

关于药物-受体的更详尽的讨论见 Jenkinson（1996）和 Kenakin（1997）的文献。

用物理学术语可很好地解释效能的含义，有助于理解为什么一种药物是激动药，而与之化学结构相似的另一种药却是拮抗药。人们已开始认识受体激活的分子事件（第3章），尽管下述简化的二态模型理论

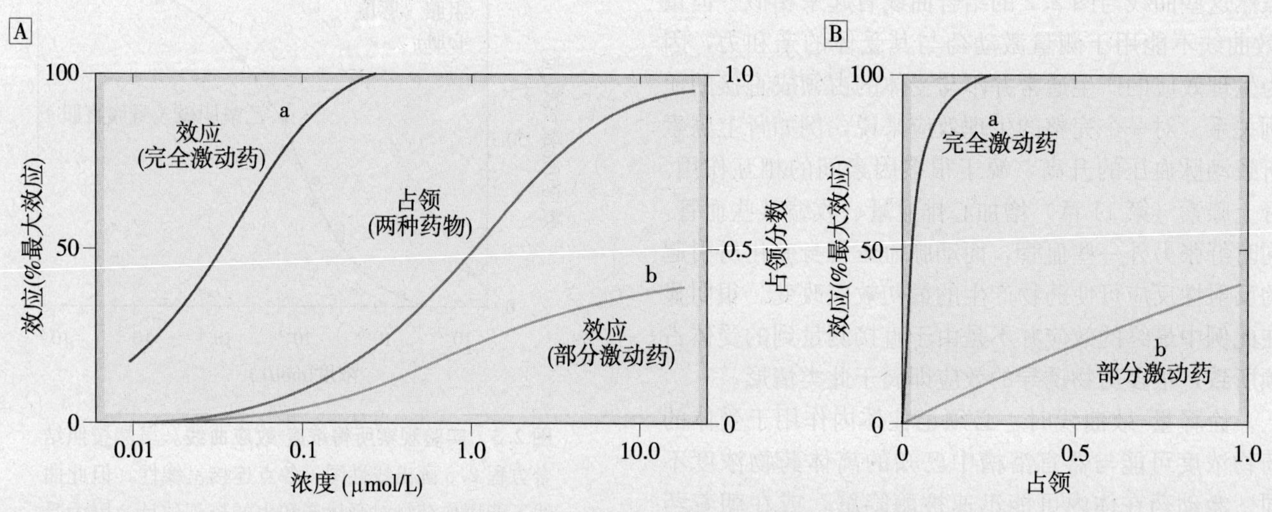


**图 2.5 理论测定的完全和部分激动药受体占领与效应曲线。**A两种药物的受体占领曲线，a 和 b 分别为完全激动药和部分激动药的反应曲线。B对应于 A 中反应曲线的完全和部分激动药受体占领与效应之间的关系。注意曲线 a 在大约 20％占领时产生最大反应，而曲线 b 在 100％占领时只能产生次最大反应。

提供了有用的出发点，但对为什么有些配体是激动药而另一些则为拮抗药的问题，仍无明确答案。虽然未确定效能这一概念的理论地位，但其在实际应用中有着重要作用。肾上腺素和普萘洛尔对β-肾上腺素受体的亲和力相近，但它们的效能却不同。倘若医生和学生混淆了它们，就会带来灾难。明确其效能的不同至关重要。

## 组成性受体激活与反向激动药

◆ 尽管人们习惯性地认为只有当激动药分子结合受体后，受体才被激活，但也有例外（De Ligt 等，2000；Teitler 等，2002），即使没有配体存在，受体也能在一定程度上被激活。例如苯二氮䓬类受体（第 37 章）、大麻素类受体（第 15 章）、5-羟色胺受体（第 12 章）和一些其他介质的受体。此外，受体自然发生、某些疾病状态引起或实验造成（第 4 章）突变后，即使没有任何配体，也会引起受体一定程度地激活（组成性激活）。正常条件下静息时活化程度很低以至于不引起任何效应，但若受体过表达，则引起明显效应，β-肾上腺素受体即代表性例子（Bond 等，1995），该受体过度表达与病理生理状态相关。在无任何激动药的情况下，1%的受体激活，一个正常细胞也许表达10 000个受体，意味着仅有 100 个受体是激活的。若增加受体表达水平 10 倍，则有 1000 个受体激活，产生明显效应。这种情况下，反向激动药（图 2.6；见 De Ligt 等，2000）有可能作为配体降低受体组成性激活的水平，由此可以与简单的竞争性拮抗药相区别，后者本身不影响受体激活水平。反向激动药可视做负效能药，区别于激动药（正效能）和竞争性拮抗药（零效能）。新的组成性活化受体和反向激动药的例子出现的频率越来越高（主要为 G 蛋白偶联受体，Daeffler & Landry，2000；Seifert & Wenzel-Seifert，2002）。2002 年 Kenakin 在文中报道超过 80%的 G 蛋白受体拮抗药，若用显示组成性受体激活的系统去检测，实际上是反向激动药。然而，大多数受体（如猫）似乎偏向于失活状态，因此在竞争性拮抗药和反向激动药之间没有实际区别。有人提出 5-羟色胺受体的反向激动药可能与抗精神病药相关（第 38 章），但反向激动药原理在治疗上是否具有普遍的重要性仍有待证明。迄今为止，几乎所有反向激动药的例子均来源于 G 蛋白偶联受体家族（见第 3 章；Costa 与 Cotecchia 的综述，2005），其他受体家族是否具有类似现象尚不清楚。

下述二态模型以不同配体对受体静息态和激活态的相对亲和力，解释了正常和反向激动药。受体组成性激活是新近的发现，其重要的药理学意义可能比目前认识到的要大（Milligan 等，1995）。

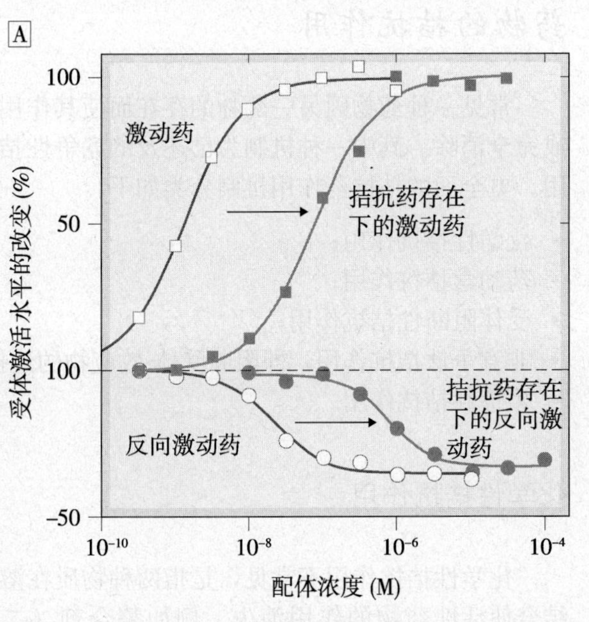


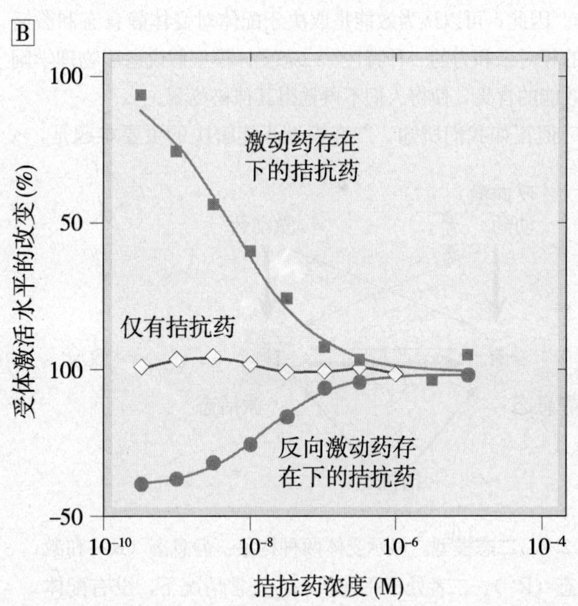


**图 2.6 竞争性拮抗药与正常和反向激动药在系统中的相互作用，反映出在没有任何配体存在下的受体激活（组成性激活）。** Ⓐ纵坐标表示激动药（空心方块）使受体激活程度增加，而反向激动药（空心圆）使受体激活程度减小。加入竞争性拮抗药后，二条曲线均右移（实心标记）。Ⓑ拮抗药本身并不影响受体组成性激活的水平（空心标记），因其对受体激活态和失活态的亲和力相等。激动药（实心方块）或反向激动药（实心圆）存在时，拮抗药使受体恢复组成性激活水平。数据来源于克隆的表达人 5-羟色胺（5-HT）受体的细胞株。（reproduced with permission from Newman-Tancredi A et al. 1997 Br J Pharmacol 120：737-739.）（激动药：5-羧基酰胺基色胺；反向激动药：螺哌隆；拮抗药：WAY 100635；配体浓度 M=mol/L；5-HT 受体的药理学见第 9 章。）

### 二态受体模型

◆ 如图 2.1 所示，激动药和拮抗药均可结合受体，但只有激动药可激活受体。用理论术语如何表达该区别呢？图 2.1 给出了最简单的公式来表示，被占领的受体可从“静息态”(R) 转变为“激活态”($R^*$)，$R^*$ 优先结合激动药，不结合拮抗药分子。

被占领受体由静息态（AR）向激活态（$AR^*$）转变的趋势依赖于反应的平衡常数 β/α。对一个纯拮抗药而言，β/α=0，意味着不能向激活态转变。但若是激动药，β/α>0，则不同的药有所不同。假定某药 X，其 β/α 值小，即使将近 100%的受体被占领，也只有很少一部分的被占领受体能够被激活。然而对药物 Y，其 β/α 值大，大多数被占领的受体均可被激活。因此常数 β/α 可估算效能的大小。目前已知，受体有组成性激活（即没有任何配体结合，也可处于激活态，药物作用时，受体处于静息态与激活态相平衡的状态，图 2.7)。如果药物对激活态的亲和力大于静息态，可使平衡向激活态移动（即该药物促进受体激活，成为激动药)。如果药物对激活态亲和力更强，几乎所有被占领的受体都处于激活态构象，则该药物为完全激动药（正效能)；如果药物对受体静息态和激活态的亲和力没有区别，则此平衡方程不发生移动，该药物为竞争性拮抗药（零效能)；若药物偏向结合静息态，则会使平衡向静息态移动，该药为反向激动药（负效能)。因此，可以认为效能是取决于配体对受体静息态和激活态的相对亲和力的一种特性。二态受体模型假说运用物理学阐述效能的含义，使得人们不再觉得其神秘莫测。

但正如我们所知，二态模型不能解决的主要难题是，实际上受体并不只限于两种构象，而是有更多的构象变化，以致存在不止一种非活化形式和活化形式。受体的不同构象使其能优先结合不同的配体而稳定，激活不同的信号转导途径，产生不同的功能效应（第 3 章)。用多态模型重新定义效能是困难的，将需要一个较上述更为复杂的受体多态转化理论。

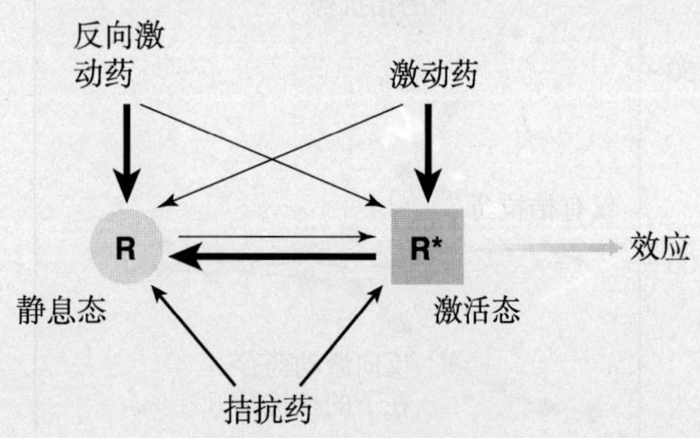


**图 2.7 二态模型。**显示受体两种构象：静息态（R）和激活态（$R^*$)，二者处于平衡状态。正常情况下，没有配体存在时，平衡极大地偏向左侧，很少有受体处于激活态。但即使在没有任何配体的情况下，一定比率的组成性激活受体处于激活态。激动药对激活态的亲和力高于静息态，平衡向激活态移动。相对于静息态而言，激动药对激活态的相对亲和力越大，其效能越大。反向激动药对静息态的亲和力大于激活态，平衡向左移。“中间”拮抗药对静息态和激活态的亲和力相等，本身不影响受体构象的平衡，但其亲和力可被其他竞争性结合配体降低。

### 储备性受体

◆ 1956 年 Stephenson 在离体组织中研究乙酰胆碱拟似药作用时发现，很多完全激动药往往在小于 1% 的低占有率时即可发挥最大效应。这提示效应与受体占领之间存在一种重要的储备力，即存在储备受体或受体储备。常见于引起平滑肌收缩的药物，而在受体介导的其他组织效应中少见，例如，分泌、平滑肌松弛或心脏刺激兴奋效应的大小几乎总与受体占领的多少成比例。储备受体的存在并非意味着受体池功能的细分，只不过是受体池中受体数目比引起完全效应所需的受体数更多而已。这种超过实际需要的剩余受体似乎是一种不经济的生物学安排。然而，这意味着若提供较多的受体，则只需要更低浓度的激素或神经递质，即能使一定数量的激动药-受体复合物产生相应水平的生物学效应。因此，可在损失更多受体的条件下，节省激素或递质的分泌。

## 药物的拮抗作用

常见一种药物因另一药物的存在而使其作用减弱或完全消除。其中一种机制为已述及的竞争性拮抗作用。更全面的拮抗药作用机制分类如下：

- 化学性拮抗作用；
- 药动学拮抗作用；
- 受体阻断性拮抗作用；
- 非竞争性拮抗作用，即阻断受体-效应物的连接；
- 生理性拮抗作用。

### 化学性拮抗作用

化学性拮抗作用不常见，是指两种物质在溶液中结合使活性药物的作用消失。例如螯合剂（二巯丙醇）和重金属结合，降低重金属的毒性；还有最近临床采用的治疗策略，用中和抗体拮抗细胞因子和生长因子这些蛋白质介质的作用（第 14 章)。

### 药动学拮抗作用

药动学拮抗作用指拮抗药以各种方式有效地降低

作用部位上的活性药物浓度。这可发生在不同情况：增加活性药物的代谢降解率（例如当促进肝代谢药苯巴比妥与华法林合用时，可降低华法林的抗凝血作用，见第 8、52 章），也许降低活性药物在胃肠道的吸收率，或增加肾排泄率。这种相互作用在临床上有重要意义，更多讨论见第 52 章。

## 受体阻断性拮抗作用

受体阻断性拮抗作用涉及两个重要机制：

- 可逆的竞争性拮抗作用；
- 不可逆或非平衡的竞争性拮抗作用。

### 竞争性拮抗作用

竞争性拮抗作用描述的是为什么药物选择性结合特定类型的受体但不激活受体，并且在此情况下还阻止激动药与受体的结合。激动药分子与拮抗药分子的化学结构常具有相似性。由于同一时间受体只能结合一种药物分子，因此激动药与拮抗药相互竞争结合位点。激动药浓度一定时，如果存在拮抗药，则会降低激动药与受体的结合。然而由于存在竞争，增大激动药浓度能够恢复激动药与受体的结合从而恢复组织效应。因此，竞争性拮抗作用可被克服，而其他类型的拮抗作用即使增大激动药浓度也不能克服阻断作用（见下述）。用一种简单的理论分析即可预测，加入固定浓度的拮抗药，激动药对数浓度-效应曲线右移，斜率及最大效能不变，此为竞争性拮抗作用的标志。曲线的移动用剂量比来表示（在拮抗药存在时，激动药必须按此比例来增大浓度，以恢复原有水平的效应）。理论上预测剂量比随拮抗药浓度呈线性增加。这些预测常被实践证实（见图 2.8），

**激动药、拮抗药、效能** 要点

- 作用于受体的可能是激动药或拮抗药。
- 激动药引起细胞功能改变，产生各种效应；拮抗药结合受体但不会引起此效应。
- 激动药的效应强度依赖于两个参数：亲和力（即结合受体的倾向）和效能（即一旦与受体结合，引起细胞功能改变从而产生效应的能力）。
- 拮抗药的效能为零。
- 完全激动药（能产生最大效应）效能高；部分激动药（产生次最大效应）效能中等。
- 按照二态模型理论，效能反映化合物对静息态和激活态受体的相对亲和力。激动药选择作用于激活态；拮抗药的作用无选择性。该模型尽管有用，但不能阐释激动药作用的复杂性。
- 反向激动药选择性作用于受体的静息态，但只在受体处于具有组成性激活活性的特殊情况时才有意义。

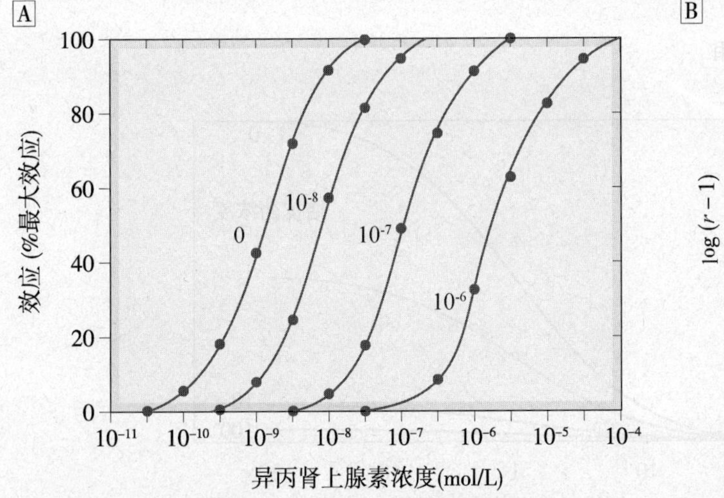


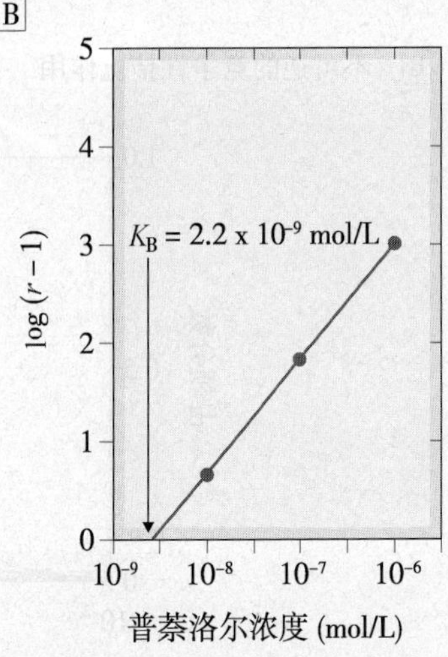


**图 2.8 异丙肾上腺素与普萘洛尔对豚鼠离体心房的竞争性拮抗作用。**Ⓐ在普萘洛尔不同浓度（曲线中所示）时的浓度-效应曲线。曲线逐渐右移，但斜率和最大效应不变。Ⓑ Schild 作图（方程 2.10）。普萘洛尔的平衡常数（$K$）由横坐标截距得到，为 $2.2 \times 10^{-9}$ mol/L。（Rusults from Potter L T，1967，J Pharmacol 155：91.）

药理学上的竞争性拮抗作用非常常见。拮抗药的阻断作用可被克服有其重要的实际意义，因为加大激动药的浓度就可恢复原来的功能效应。而其他类型的拮抗作用（见下述）对受体的阻断往往是不能被克服的。

竞争性拮抗作用的主要特征是：

- 激动药对数浓度-效应曲线右移，斜率或最大效能不变；
- 激动药剂量比与拮抗药浓度呈线性关系；
- 受体结合研究证明存在竞争作用。

一种药物降低另一种药物（或内源性介质）作用的最直接的机制是竞争性拮抗作用。竞争性拮抗作用的一些例子见表 3.1。其他常见的作用机制见下述。

上述可逆的竞争性拮抗作用的特征反映了这样的事实，即如果拮抗药分子的解离率够大，那么只要加入激动药，新的平衡就会很快建立。事实上，激动药

**竞争性拮抗作用**

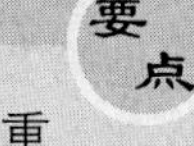


- 可逆的竞争性拮抗作用是最常见和最重要的拮抗作用类型，其两个主要特征为：
  —拮抗药存在时，激动药的对数浓度-效应曲线右移，但斜率和最大效应不变，由右移的程度可测得剂量比；
  —剂量比随拮抗药浓度呈线性增加，由直线的斜率可测得拮抗药对受体的亲和力。
- 经此法测得的拮抗药亲和力作为受体分类的基础被广泛应用。

A 可逆的竞争性拮抗作用

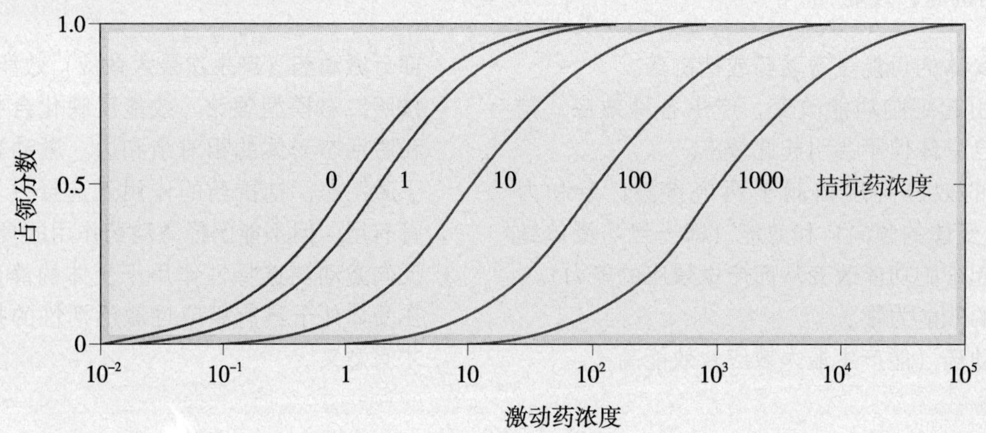


B 不可逆的竞争性拮抗作用

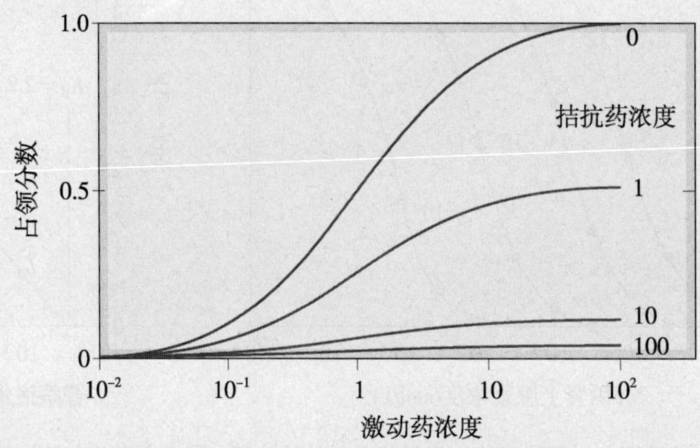


**图 2.9 在可逆的和不可逆的竞争性拮抗药存在时，假定的激动药浓度-受体占领曲线。**浓度用平衡常数 $K$ 进行标准化（即对应于平衡常数为 1.0 的药物浓度引起 50%受体占领）。A可逆的竞争性拮抗作用。B不可逆的竞争性拮抗作用。

能够从受体上置换出拮抗药分子，当然并不能消除结合的拮抗药分子。激动药通过占领一定比率的空闲受体实现置换以降低拮抗药分子的结合。结果解离率暂时超过了结合率，所有拮抗药的结合减少。

当拮抗药与受体解离非常慢或完全不解离时，即发生不可逆或非平衡的竞争性拮抗作用。此时加入激动药，拮抗药的占领也不改变[1]。

理论预测的可逆性和不可逆性拮抗药的作用比较见图 2.9。

◆ 图 2.10A 显示某些情况下，理论上的作用可准确重现，但可逆的和不可逆的竞争性拮抗作用（或非竞争性拮抗作用，见下述）之间的区别并非总是如此清楚。由于存在储备受体现象，如果激动药只需要与很少量（比如说受体池总数的 1%）受体结合即可产生最大生物学效应，那么有可能约 99%的受体被不可逆阻断，而最大效应仍不变。降低拮抗药占领受体的程度会使对数浓度-效应曲线平行移动，但此移动与可逆的竞争性拮抗作用无法区别（见图 2.10 B）。事实上，人们发现组胺的不可逆竞争性拮抗药能够降低平滑肌条对组胺的敏感性将近 100 倍，但最大效应不变，由此首次提出储备受体假说。

药物的反应基团与受体形成共价键，产生不可逆的竞争性拮抗作用。不可逆的竞争性拮抗药主要作为研究者的实验工具药以研究受体功能，很少用于临床。但像阿司匹林（aspirin，第 14 章）、奥美拉唑（omeprazole，第 25 章）以及单胺氧化酶抑制药（monoamine oxidase inhibitor，第 39 章）等有类似作用的不可逆性酶抑制药可用于临床。

### 非竞争性拮抗作用

非竞争性拮抗作用是指拮抗药阻断激动药产生效应过程中的某些环节所致的拮抗作用。如维拉帕米（verapamil）、硝苯地平（nifedipine）这类药物阻滞钙离子通过细胞膜内流（第 19 章），从而非特异性地阻断其他药物的收缩平滑肌作用。通常，如图 2.10B 所示，尽管很可能也会发生一定程度的右移，但激动药的对数浓度-效应曲线斜率和最大效能均降低。

### 生理性拮抗作用

生理性拮抗作用不很确切地说明了两种药物的相互作用，彼此在体内的相对作用倾向于抵消。例如组胺作用于胃黏膜壁细胞上的受体刺激胃酸分泌，而奥美拉唑通过抑制质子泵阻断该作用，因此可认为这两种药是生理性拮抗药。

## 脱敏与快速耐受

持续或重复给药时，药物作用常常逐渐变小。同义词脱敏与快速耐受用于描述此在几分钟的过程中形成的现象。习惯上耐受是指对药物的应答更缓慢地减

[1] 这种拮抗作用有时也称非竞争性拮抗，但此术语最好留给不涉及受体位点占领的拮抗作用。

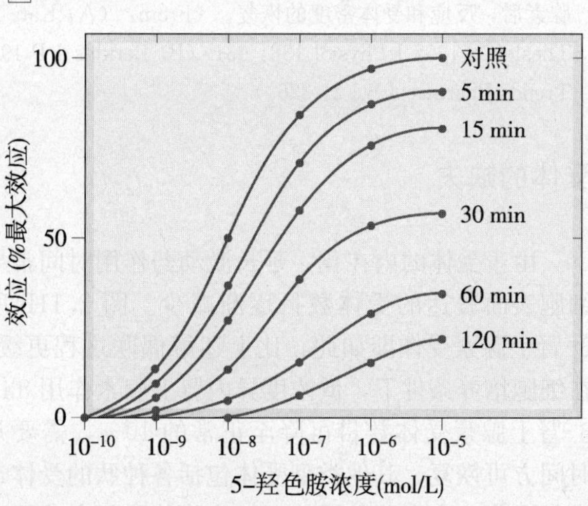

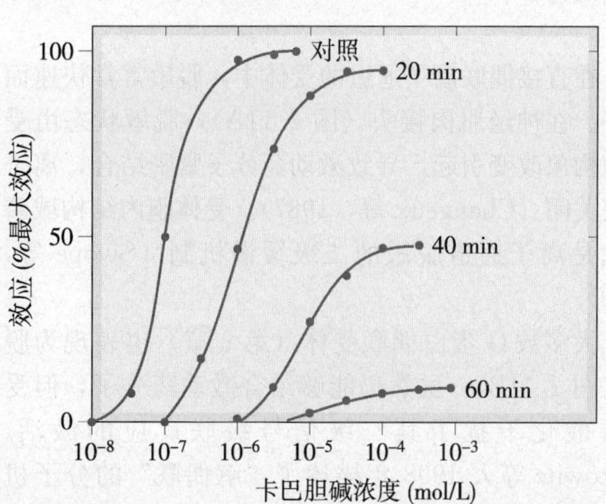


**图 2.10 不可逆竞争性拮抗药对激动药浓度-效应曲线的影响。** A加入美西麦角（$10^{-9}$ mol/L）后，在不同时间点，大鼠胃平滑肌对 5-羟色胺的反应。B加入氯乙双苄胺（$10^{-5}$ mol/L）后，在不同时间点，兔胃平滑肌对卡巴胆碱的反应。（After：(A) Frankhuijsen A L，Bonta I L 1974 Eur J Pharmacol 26：220；(B) Furchgott R F 1965 Adv Drug Res 3：21.）

**药物的拮抗作用**

要点

药物拮抗作用可由多种机制产生：

- 化学性拮抗（溶液中相互作用）；
- 药动学拮抗（一种药影响另一种药的吸收、代谢和排泄）；
- 竞争性拮抗（两种药物结合相同的受体），拮抗作用可以是可逆的或不可逆的；
- 非竞争性拮抗（拮抗药干扰受体-效应物的连接）；
- 生理性拮抗（两种药物产生相反的生理效应）。

少，通常为几天或几周，而不是急剧地降低。有时也使用术语“不应性”，该术语主要与疗效丧失有关。耐药性指抗生素或抗肿瘤药（见第45和51章）失去疗效。有很多不同的机制可引起此现象，包括：

- 受体改变；
- 受体缺失；
- 介质耗竭；
- 药物代谢降解增加；
- 生理性适应；
- 药物从细胞中主动排除（主要与癌症化学治疗相关，见第51章）。

## 受体改变

在直接偶联离子通道的受体中，脱敏常常快速而显著。在神经肌肉接头（图2.11A），脱敏状态由受体的构象改变引起，导致激动药分子紧密结合，离子通道关闭（Changeux等，1987）。受体胞内结构域磷酸化是离子通道脱敏的二级缓慢机制（Swope等，1999）。

大多数G蛋白偶联受体（第3章）也表现为脱敏（图2.11B）。虽然仍能够结合激动药分子，但受体磷酸化干扰了其二级信号级联反应的激活。Lefkowitz等人1998年描述了“解偶联”的分子机制，详见第3章。此类脱敏形成往往需要几分钟，当撤除激动药时，可以同样的速率恢复。

前述二态受体模型过于简单，需要纳入受体的脱敏状态才能更详细地阐释。

A

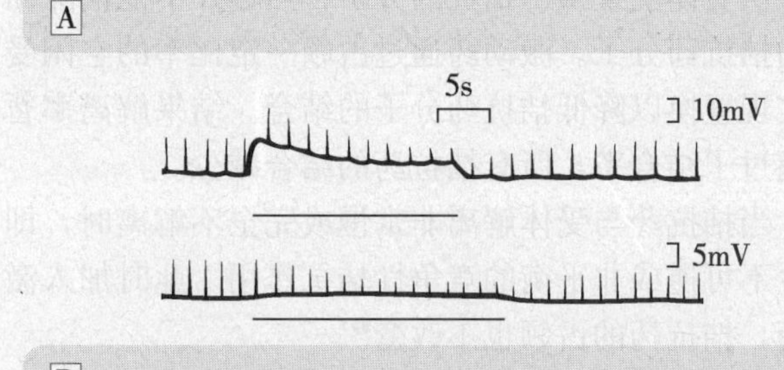


B

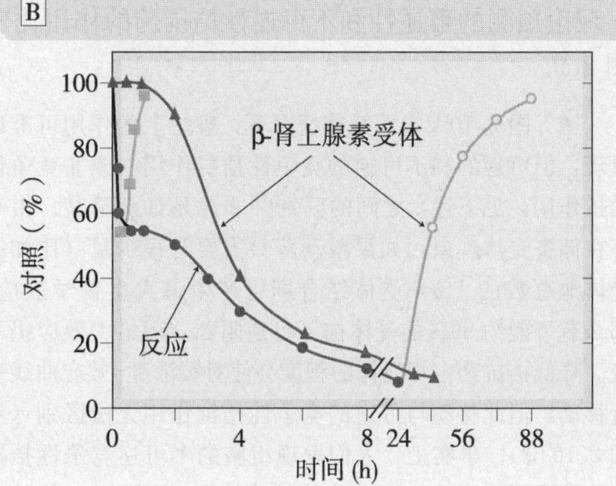


**图2.11 两种受体的脱敏。**A乙酰胆碱（ACh）作用于青蛙运动终板。微量吸管短暂脉冲式给予ACh引起短暂的去极化（向上偏转）。由于受体的脱敏，肺脉冲（水平线）在大约20s时间内引起反应下降，而后在同样的时间内恢复。B组织培养中大鼠神经胶质瘤细胞的β-肾上腺素受体。异丙肾上腺素（1μmol/L）在0点加入，在不同时间点测定腺苷酸环化酶的反应以及β-肾上腺素受体的密度。解偶联早期，反应（●）下降，但受体密度（▲）不变。之后反应进一步下降并伴随细胞膜上受体内在化而消失。（■）和（○）线显示早期或晚期洗脱异丙肾上腺素后，反应和受体密度的恢复。（From：（A）Katz B，Thesleff S 1957 J Physiol 138：63；（B）Perkins J P 1981 Trends Pharmacol Sci 2：326.）

## 受体的缺失

由于受体的内在化，延长激动药作用时间常导致细胞表面表达的受体数目逐渐减少。图2.11B所示β-肾上腺素受体即如此，比上述解偶联过程更缓慢。在细胞培养条件下，低浓度异丙肾上腺素作用8h后，β-肾上腺素受体数目可降至正常的10%，需要几天时间方可恢复。其他类型受体包括各种肽的受体也有类似变化。内在化的受体经细胞膜片胞吞方式摄入细胞，也是依赖于受体磷酸化的过程。激素受体常见这种适应，与药物作用时间延长时产生的效应明显相关。它使得临床用药时常发生不良并发症，但也可加以利用。例如，促性腺激素释放激素（第 30 章）用于治疗子宫内膜异位症或前列腺癌，如果持续用药，这种激素反而抑制促性腺激素的释放（与生理性分泌的脉冲式的正常刺激作用相反）。

### 介质的耗竭

有时，受体脱敏与必需的中间介质耗竭相关。例如苯丙胺，通过神经末梢释放胺类物质起作用（见第 11 和 32 章），因胺类物质储存被耗竭，出现明显的快速耐受。

### 改变药物代谢

某些药物的耐受，如巴比妥类（第 37 章）和乙醇（第 43 章），部分原因是代谢性降解加强，即反复给予相同剂量，引起血浆浓度逐渐降低造成。其产生的耐受程度一般不大，实际上巴比妥类和乙醇发生更大的耐受是由其他机制引起。另一方面，硝基血管扩张药（见第 17 和 19 章）发生明显的耐受主要由于代谢降低，减少了活性介质一氧化氮的释放所致。

### 生理性适应

药物效应降低可能因体内稳态反应使其无效而引起。例如，由于逐渐激活肾素-血管紧张素系统（第 19 章），噻嗪类利尿药的降血压效应受限。这种稳态机制很常见，如果其缓慢发生会逐渐发展成为耐受。人们大多有此体验，药物的很多副作用如恶心或嗜睡，当持续给药时会趋于减轻。我们推断可能是产生了某种生理性适应，可能与基因表达改变有关，导致很多调节分子水平改变，但所涉及的机制几乎未知。

## 药物-受体相互作用的定量特性

◆ 我们在此提出所谓的受体理论，是基于质量作用定律在药物-受体相互作用中的应用，也很好地用做解释大量定量实验数据的框架。

### 结合反应

◆ 药物作用于特异性受体的第一步是形成可逆性药物-受体复合物，反应遵守质量作用定律。假如肾上腺素作用于一块组织如心肌或平滑肌的受体总数用 $N_{tot}$ 表示，当肾上腺素以 $x_A$ 的浓度作用于这些组织，达到某一平衡，一部分受体被占领，用 $N_A$ 表示，则空闲受体数为 $N_{tot}-N_A$。在正常情况下，溶液中作用于组织的肾上腺素分子数大大超过 $N_{tot}$，因此结合反应不会只略微降低 $x_A$。虽然确切机制不清，但肾上腺素效应的大小与受体占领数有关，因此预测 $N_A$ 与 $x_A$ 之间存在何种定量关系是有意义的。反应由下列方程表示：

$$\underset{\substack{\text{药物}\\(x_A)}}{A} + \underset{\substack{\text{游离受体}\\(N_{tot}-N_A)}}{R} \underset{k_{-1}}{\overset{k_{+1}}{\rightleftharpoons}} \underset{\substack{\text{药物-受体复合物}\\(N_A)}}{AR}$$

该反应适用于质量作用定律，该定律描述了化学反应速率与反应物浓度的乘积是成比例的。

$$\text{正向反应速率} = k_{+1}x_A(N_{tot}-N_A) \qquad (2.1)$$

$$\text{逆向反应速率} = k_{-1}N_A \qquad (2.2)$$

达到平衡时正向反应速率与逆向反应速率相等：

$$k_{+1}x_A(N_{tot}-N_A) = k_{-1}N_A \qquad (2.3)$$

被占领受体比率或占领率（$P_A$）为被占领受体数/受体总数（$N_A/N_{tot}$），不依赖于受体总数（$N_{tot}$）。

$$P_A = \frac{x_A}{x_A + k_{-1}/k_{+1}} \qquad (2.4)$$

定义结合反应的平衡常数 $K_A = k_{-1}/k_{+1}$，方程 2.4 可改写为：

$$P_A = \frac{x_A/K_A}{x_A/K_A+1} \qquad (2.5)$$

◆ 此重要结果即为已知的 Hill-Langmuir 方程式。❶

平衡常数❷ $K_A$ 反映了药物及其受体的特性，具有浓度量纲，其浓度数值等于达到平衡时 50%受体被占领所需的药物浓度（可由方程 2.5 得到，当 $x_A = K_A$，$P_A = 0.5$）。药物对受体的亲和力越高，$K_A$ 值越低。方程式 2.5 描述了受体占领与药物浓度之间的关系，产生如图 2.12A 所示的直角双曲线。药理学上常用对数浓度将其转变为对称的 S 形曲线（图 2.12B）。

采用同样的方法处理直接测定药物结合得到的实验数据（图 2.2），结合量（$B$）及配体浓度（$x_A$）之间的关系应为：

$$B = B_{max}x_A/(x_A + K_A) \qquad (2.6)$$

$B_{max}$ 指药剂中的结合位点总数（常以蛋白质的 pmol/mg 表示）。以线性形式表示此结果，方程 2.6 重新列为：

$$B/x_A = B_{max}/K_A - B/K_A \qquad (2.7)$$

以 $B/x_A$ 对 $B$ 作曲线图（已知的 Scatchard 图，见图 2.2C），得到一直线，据此经统计学处理可估计 $B_{max}$ 和 $K_A$。现在常通过迭代的非线性曲线模拟程序，从未经转化的结合值来估计这些参数。

---

❶ 1909 年 A. V. Hill 仍为一名医学生时，就首次发表此方程式。Langmuir 是一名研究气体吸附的物理化学家，他于 1916 年也独立推导出此方程，后来二人均获得诺贝尔奖。迄今，药理学家们称其为 Langmuir 方程式，当然 Hill 也应享此荣誉。

❷ 平衡常数有时也称解离常数。有的作者喜欢用 $K_A$ 的倒数形式，称其为亲和力常数，容易混淆，对此需小心。

**药物与受体的结合** 要点

- 药物结合受体必定遵守质量作用定律。
- Hill-Langmuir 方程式（2.7）指出，达到平衡时，受体占领与药物浓度相关。
- 药物对受体的亲和力越高，占领一定数量受体所需的药物浓度越低。
- 该定律也适用于两种或更多种药物竞争同一受体时；每一种药物可降低其余药物的表观亲和力。

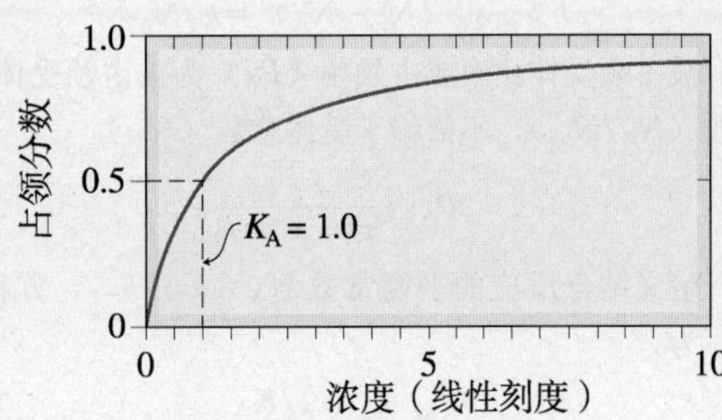

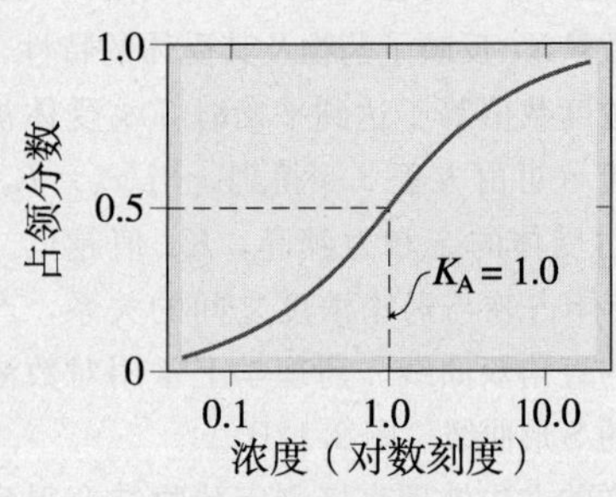


**图 2.12 占领与配体浓度之间的理论关系。** 按照方程 2.5 作出此关系图。A如果用药物浓度作图，得到直角双曲线。B如果用药物对数浓度作图，得到对称的 S 形曲线。

此处，我们分析的是一种配体结合同一类的受体。为了更接近药理学的现实，必须考虑到①当多种配体存在时会发生什么以及②组织反应如何与受体占领相关。

## 存在多种药物时的结合

◆ 假设两种药物 A 和 B 结合相同的受体，其平衡常数分别为 $K_A$ 和 $K_B$，药物浓度分别为 $x_A$ 和 $x_B$。如果这两种药物是竞争性的（即受体一次仅能结合一种药物），那么与前述只有一种药物作用时相同地推理，药物 A 的受体占领率为：

$$P_A = \frac{x_A/K_A}{x_A/K + x_B/K_B + 1} \qquad (2.8)$$

将此结果与方程 2.5 比较显示，加入药物 B，减少药物 A 的受体占领率，与预期相符。图 2.9A 预测了增加药物 B 的浓度时药物 A 的结合曲线，证实移动后的曲线斜率和最大效应不变，此为竞争性拮抗药的药理作用特征（见图 2.8）。曲线右移程度，以对数表示，代表药物 A 的浓度以此比率（$r_A$ 为 $x_A'/x_A$ 之比，$x_A'$ 为药物 A 增加的浓度）增加方能克服药物 B 的竞争。重排方程 2.8 得到：

$$r_A = (x_B/K_B) + 1 \qquad (2.9)$$

因此 $r_A$ 只与竞争性药物 B 的浓度及平衡常数相关，与药物 A 的浓度或平衡常数无关。

如果药物 A 是激动药，药物 B 是竞争性拮抗药，假设组织对药物的反应为 $P_A$ 的函数（不一定是线性函数），则由不同拮抗药浓度时激动药浓度-效应曲线的移动得到的 $r_A$ 值可用以估算拮抗药的平衡常数 $K_B$。$r_A$ 值常称为激动药剂量比（尽管老的药理学家大多喜欢用此旧的、不确切的术语，但称其浓度比更确切）。此简单又很实用的方程（2.9）叫做 Schild 方程，以首先用它分析药物拮抗作用的药理学家的名字命名。

方程 2.9 以对数形式表示为：

$$\log (r_A - 1) = \log x_B - \log K_B \qquad (2.10)$$

以 $\log (r_A - 1)$ 对 $\log x_B$ 作图，通常称为 Schild 曲线，如图 2.8 所示，为一直线，斜率为 1，横坐标截距为 $\log K_B$。在使用 pH 和 pK 符号之后，用 $PA_2$ 值表示拮抗药效应强度。在竞争性拮抗作用条件下，$PA_2 = -\log K_B$。在数值上，$PA_2$ 定义为拮抗药使激动药的剂量比为 2 时所需拮抗药的摩尔浓度的负对数值。正如 pH 值，这样表示的最大好处是得到的是一些简单的数字，比如 $PA_2$ 值为 6.5 相当于 $K_B$ 值 $3.2 \times 10^{-7}$ mol/L。

竞争性拮抗作用的分析显示了剂量比 $r$ 的下列特征：

- 只与拮抗药的浓度和平衡常数有关，与被选中用于测量的参考点的反应大小无关。
- 与激动药的平衡常数无关。
- 随 $x_B$ 线性增加，以 $(r_A - 1)$ 对 $x_B$ 作图得到的斜率为 $1/K_B$。这种关系对所有作用于相同受体群的激动药均是相同的，与激动药的特性无关。

很多竞争性拮抗作用的例子均证实了上述预测（图 2.8）。

本章已避免过于详细的讨论，并已将大量理论过分单纯化。随着人们更多地获得关于受体如何产生生理效应的真实分子细节（第 3 章），这种理论处理的缺陷会日渐突出。当我们把 G 蛋白也包括到反应系统中，当我们考虑到受体激活并非如二态模型所假设的只有简单的开或关的状态，

**药物作用** 要点

- 药物主要作用于细胞的靶点，在不同的功能水平上产生效应（例如生化细胞水平，生理和结构水平）。
- 药物直接作用于其靶点，引起急性的细胞生化水平或生理水平反应。
- 急性反应常产生延迟的长期效应，如：受体脱敏或下调、肥大、萎缩或组织重构、耐受、依赖和成瘾。
- 长期延迟反应是由于基因表达改变所致，虽然急性反应引起长期延迟反应的机制尚不清。
- 治疗作用可能基于急性反应（如支气管扩张药治疗哮喘，见第23章）或延迟反应（如抗抑郁药，见第39章）。

而是可能有不同的状态，会变得特别复杂。这就好像同一受体引起不同的效应，取决于哪一种激动药发挥作用。理论家尝试提出了一些晦涩难懂的代数学和设想的三维图，但理论似乎总是落后于实际分子状态。尽管存在缺陷，二态模型仍为发展药物作用定量模型提供了有用的基础。Kenakin在1997年所写的书可作为入门介绍，其在2002年所写的综述提供了更详尽的理论方法。

## 药物作用的性质

本章讨论药物如何发挥作用，我们主要聚焦于受体激活后的效应。受体及其与效应联系的细胞水平细节在第3章叙述。目前，我们对此水平有相当明确的理解。然而，尤其就治疗用药而言，重要的是，药物对细胞功能的直接作用常常引起继发的延迟作用，常与跟治疗功效和副作用有关的临床表现高度相关（见图2.13）。例如，激活心β-肾上腺素

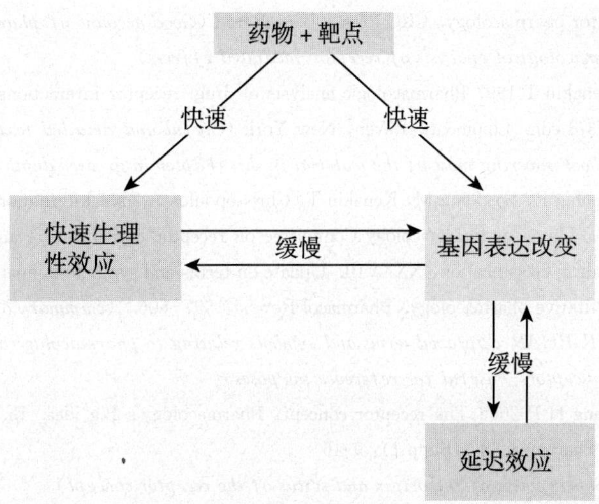


**图2.13　药物的早期和晚期反应。**很多药物直接作用其靶点产生即刻生理效应（左侧箭头所示）。如果作用长期持续，可能引起基因表达的改变，从而导致延迟效应。有一些药物主要影响基因表达，产生延迟的生理效应（右侧箭头所示）。药物也可经即刻生理效应和延迟的生理效应这两条途径发挥疗效。注意基因表达和效应之间有双向的相互作用。

受体（见第3和18章）引起心肌功能迅速改变，而受体的功能状态改变（如受体脱敏）较慢（几分钟至数小时），甚至基因表达的改变更慢（数小时至数天），导致心脏结构和功能的长期改变（如肥大）。与此类似，抗抑郁药即刻作用于脑中神经递质的代谢（第39章），需要几周时间方产生疗效。阿片制剂（opiate，见第41章）即刻产生镇痛作用，但过一段时间后跟着发生耐受和依赖，有的可致长期成瘾。在上述以及其他很多例子中，尽管总的来讲任何长期表型的改变必然涉及基因表达的改变，但确切的干预机制仍然不清楚。药物常用于治疗慢性疾病，认识长期以及急性药物的作用正变得越来越重要。药理学家传统上倾向于关注更容易研究的短期生理反应，忽视延迟效应。现在关注的焦点正好相反。

## 参考文献与扩展阅读

**综合文献**


Alexander SP, Mathie A, Peters JA 2006 Guide to receptors and channels, 2nd edition. Br J Pharmacol 147 (suppl 3): S1

Changeux J-P, Giraudat J, Dennis M 1987 The nicotinic acetylcholine receptor: molecular architecture of a ligand-regulated ion channel. Trends Pharmacol Sci 8: 459-465 (*One of the first descriptions of receptor action at the molecular level*)

Franks N P, Lieb W R 1994 Molecular and cellular mechanisms of general anaesthesia. Nature 367: 607-614 (*A review of changing ideas about the site of action of anaesthetic drugs*)

Jenkinson D H 1996 Classical approaches to the study of drug-receptor interactions. In: Foreman J C, Johansen T (eds) Textbook of receptor pharmacology. CRC Press, Boca Raton (*Good account of pharmacological analysis of receptor-mediated effects*)

Kenakin T 1997 Pharmacologic analysis of drug-receptor interactions, 3rd edn. Lippincott-Raven, New York (*Useful and detailed textbook covering most of the material in this chapter in greater depth*)

Neubig R, Spedding M, Kenakin T, Christopoulos A 2003 International Union of Pharmacology Committee on receptor nomenclature and drug classification: XXXVIII. Update on terms and symbols in quantitative pharmacology. Pharmacol Rev 55: 597-606. (*Summary of IUPHAR-approved terms and symbols relating to pharmacological receptors—useful for reference purposes*)

Rang H P 2006 The receptor concept: Pharmacology's Big idea. Br J Pharmacol 147 (Supp 1): 9-16

(*Short review of the origin and status of the receptor concept*)

Stephenson R P 1956 A modification of receptor theory. Br J Pharmacol 11: 379-393 (*Classic analysis of receptor action introducing the concept of efficacy*)

Teitler M, Herrick-Davis K, Purohit A 2002 Constitutive activity of G-protein coupled receptors: emphasis on serotonin receptors. Curr Top Med Chem 2: 529-538.

### 受体机制：激动药与效能

Bond R A, Leff P, Johnson T D et al. 1995 Physiological effects of inverse agonists in transgenic mice with myocardial overexpression of the $\beta_2$-adrenoceptor. Nature 374: 270-276 (*A study with important clinical implications, showing that overexpression of β adrenoceptors results in constitutive receptor activation*)

Costa T, Cotecchia S 2005 Historical review: negative efficacy and the constitutive activity of G-protein-coupled receptors. Trends Pharmacol Sci 26: 618-624. (*A clear and thoughtful review of ideas relating to constitutive receptor activation and inverse agonists*)

Daeffler L, Landry Y 2000 Inverse agonism at heptahelical receptors: concept, experimental approach and therapeutic potential. Fundam Clin Pharmacol 14: 73-87

De Ligt R A F, Kourounakis A P, Ijzerman A P 2000 Inverse agonism at G protein-coupled receptors: (patho) physiological relevance and implications for drug discovery. Br J Pharmacol 130: 1-12 (*Useful review article giving many examples of constitutively active receptors and inverse agonists, and discussing the relevance of these concepts for disease mechanisms and drug discovery*)

Kenakin T 2002 Drug efficacy at G protein-coupled receptors. Annu Rev Pharmacol Toxicol 42: 349-379. (*A theoretical treatment that attempts to take into account recent knowledge of receptor function at the molecular level*)

Milligan G, Bond R A, Lee M 1995 Inverse agonism: pharmacological curiosity or potential therapeutic strategy? Trends Pharmacol Sci 16: 10-13 (*Excellent review of the significance of constitutive receptor activation and the effects of inverse agonists*)

Seifert R, Wenzel-Seifert K 2002 Constitutive activity of G-protein-coupled receptors: cause of disease and common properties of wild-type receptors. Naunyn-Schmiedeberg's Arch Pharmacol 366: 381-416 (*Detailed review article emphasising that constitutively active receptors occur commonly and are associated with several important disease states*)

### 脱敏作用

Lefkowitz R J, Pitcher J, Krueger K, Daaka Y 1998 Mechanisms of β-adrenergic receptor desensitization and resensitization. Adv Pharmacol 42: 416-420

Swope S L, Moss S I, Raymond I A, Huganir R L 1999 Regulation of ligand-gated ion channels by protein phosphorylation. Adv Second Messenger Phosphoprotein Res 33: 49-78 (*Comprehensive review article describing the role of phosphorylation in desensitisation*)

**（祝晓玲　译，林志彬　校，章国良　审）**

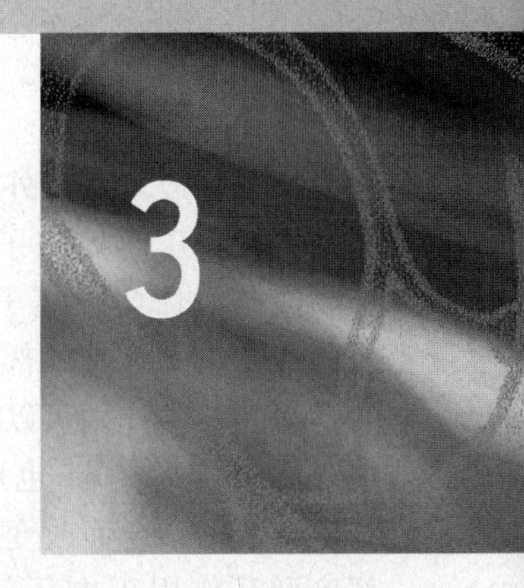


# 药物如何作用：分子方面



## 概　述

在本章中，我们从第 2 章药物作用的一般原理概述转到涉及识别化学信号以及将它们转为细胞反应的分子学问题。近年来，分子药理学发展迅速。新的知识不仅改变了我们对于药物作用的了解，也使许多新治疗有了可能，将在其他章节进一步讨论。

首先，我们论述药物所作用的靶蛋白类型。然后，我们将描述已经过克隆和进行结构研究揭示的受体和离子通道的主要家族。最后，我们讨论可以使受体产生细胞功能调节的受体-效应器连接（信号转导机制）的各种形式。受体分子结构及其与特殊类型效应器的功能性连接之间的关系，是一个重要的主题。在以下的两章，我们将领会这些分子事件如何改变细胞的重要功能——用于了解药物对完整活体作用的基础。这里阐述的内容比基本理解当今药理学所需要的知识更详细，读者如果愿意，可跳过或略读这些章节而不致失去主线；然而，我们相信，明天的药理学将无疑地基于我们在这里所讨论的细胞和分子生物学的进展。

## 药物作用的靶点

本章所叙述的哺乳动物细胞的药物作用的蛋白质靶点（target，图 3.1）大致可分为：

- 受体（receptor）；
- 离子通道（ion channel）；
- 酶（enzyme）；
- 载体分子［carrier molecule，转运蛋白（transporter）］。

绝大部分的重要药物可作用于这些类型中的一种或另一种蛋白，但也有例外。例如秋水仙碱（第 14 章）可与结构蛋白质微管蛋白（tubulin）相互作用，而有些免疫抑制药（如环孢素，第 14 章）则与被称为亲免素（immunophilin）的细胞质蛋白结合。也有应用通过封闭细胞因子（涉及炎症的蛋白介质）起作用的治疗性抗体的（第 14 章）。目标为抑制侵入的微生物或癌细胞的化学治疗药物（第 45～51 章）的靶点则包括 DNA 和细胞壁的组成成分以及其他的蛋白质。

### 受体

受体（图 3.1A）是化学传导系统中的敏感元件，该系统可协调体内各类细胞的功能，化学信使可以是在第 2 篇中讨论的各种激素、递质和其他介质。许多有用的治疗药物，或是作为激动药，或是作为拮抗药，作用于已知的内源性介质的受体。表 3.1 列出了一些例子。在大多数情况下，内源性介质常在受体的药理学和生物化学的特点被鉴定之前（往往在很多年之前）就被发现，但也有些例子，合成药物分子［如苯二氮䓬类药物（第 33 章），磺酰脲类药物（第 26 章）］的受体没有确定内源性介质。下面就更详细地讨论受体。

### 离子通道❶

一些离子通道［称为配体门控离子通道（ligand-gated ion channel）或离子型受体（ionotropic receptor）］与受体结合在一起，只有当受体被激动药占

❶ 离子通道及其所赋予细胞的电性质涉及在一定领域里把人类和石头区分开来的每一特点（Armstrong C M 2003 Voltage-gated K channels http://www.stke.org）。

领后才会开放，而另外一些离子通道则由不同的机制门控，电压门控离子通道尤为重要。一般而言，药物或与配体门控离子通道的受体部位相互作用，或与通道分子的其他部分相互作用而影响离子通道的功能。相互作用可以是间接的，涉及G蛋白和其他介质（见下文），也可以是直接的，如药物本身与通道蛋白结合而改变其功能。最简单的例子是局部麻醉药作用于电压门控钠通道（第44章），药物分子机械地插入通道（图3.1 B）而阻滞离子渗透。

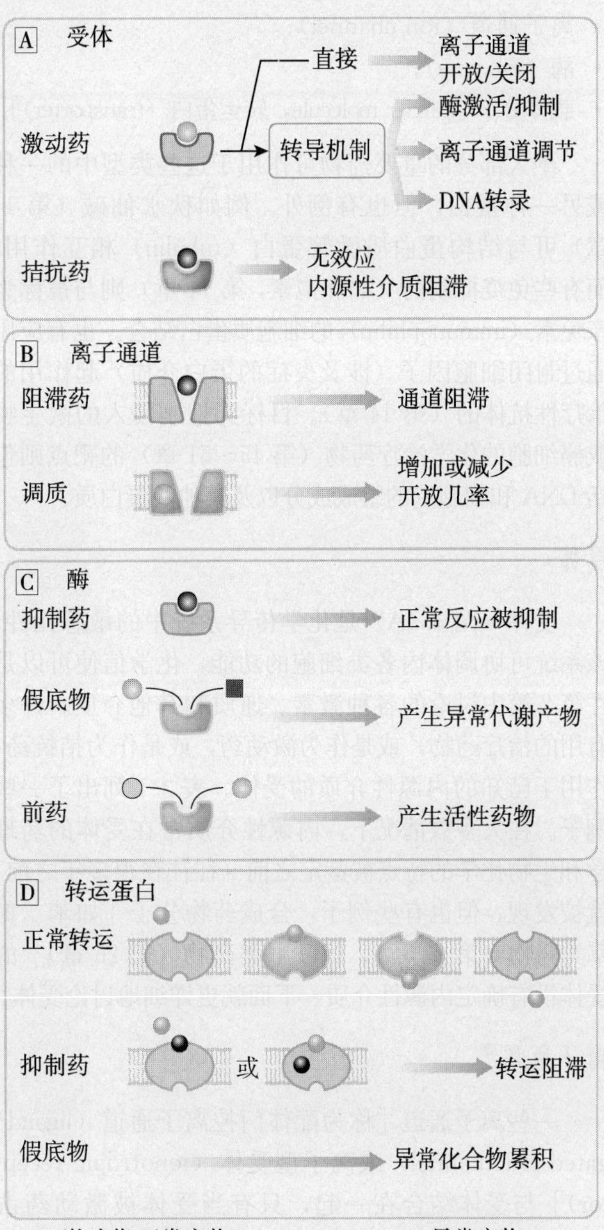


图3.1 药物作用靶点的类型。

药物与通道蛋白的附属部位结合、从而影响通道门控的例子如下：

- 二氢吡啶类血管扩张药（第19章），它抑制L型钙通道开放（第4章）。
- 苯二氮䓬类安定药（第37章）。这些药物与GABA受体-氯离子通道复合物（一种配体门控通道，见上文）的一个区域结合，这一区域有别于GABA的结合部位。大多数苯二氮䓬类药物可通过抑制神经递质GABA（第33章）促使通道开放。但众所周知，有些反向激动药（inverse agonist）产生相反的效果，引起焦虑，而并非平静。
- 用于治疗糖尿病的磺酰脲类（第26章）。它作用于胰腺β细胞的ATP敏感性钾通道，从而增加胰岛素分泌。

下文列出不同的离子通道家族及其功能的概要。

## 酶

许多药物的作用靶点是酶（图3.1C），举例列于表3.1。药物分子常是一个底物的类似物，它作为酶的竞争性抑制剂而起作用（如作用于血管紧张素转换酶的卡托普利，见第19章）；在其他的例子，其结合为不可逆的和非竞争性的（如作用于环加氧酶的阿司匹林，见第14章）。与环孢素相结合的亲免素（见上文）则具有异构酶的活性，可以催化蛋白残基脯氨酸的顺-反异构作用，这一反应对于表达蛋白的正确折叠很重要。抑制这种酶的活性是环孢素引起免疫抑制的机制之一。药物也可作为假底物而起作用，其中，药物分子经过化学转化而形成一种不正常的产物，这就破坏了正常的代谢途径。其例子是抗癌药氟尿嘧啶，它在嘌呤的生物合成过程中作为一个中间体替代了尿嘧啶，但不能转化为胸苷酸，从而阻滞了DNA合成，防止细胞分裂（第51章）。

还应提及的是，药物可能需要酶降解以使它们从无活性的形式［前药（prodrug），见第8章］转换为有活性的形式。举例列于表8.3。此外，如在第53章讨论的，药物毒性往往由药物分子经酶转化为活性代谢产物所产生。就药物的主要作用而言，这是不良反应，但它具有重大的实践意义。

## 载体分子

离子和有机小分子的跨细胞膜转运常需要载体蛋白，因为渗透的分子极性常太强（即脂溶性不佳），本身难于透过脂质膜。在这类载体（图 3.1D）方面有许多例子，包括那些负责向细胞内转运葡萄糖和氨基酸的载体，由肾小管转运的离子和许多有机分子，向细胞外转运的 $Na^+$、$Ca^{2+}$ 以及神经递质前体（如胆碱）或神经递质本身（如去甲肾上腺素，5-羟色胺，谷氨酸和肽）被神经末梢的摄取。胺转运蛋白属于一个结构清楚的家族，它有别于相应的受体。在大多数情况下，有机分子的转运常与离子（通常是 $Na^+$）的转运相偶联，如在第 24 章讨论的，或是向相同的方向（同向转运，symport），或是向相反的方向转运（反向转运，antiport）。载体蛋白具备一个识别部位，这一部位使它们对某一渗透物具有特异性，而且这些部位也能成为阻断转运系统的药物的靶点。表 3.1 列出了一些例子。

**表 3.1 一些药物作用靶点的举例**[a]

| 靶点的类型 | 效应器 | | 涉及的章号 |
|---|---|---|---|
| **受体** | **激动药** | **拮抗药** | |
| 烟碱型乙酰胆碱受体 | 乙酰胆碱 | 筒箭毒碱 | 10 |
| | 烟碱 | α-银环蛇毒素 | |
| β-肾上腺素受体 | 去甲肾上腺素 | 普萘洛尔 | 11 |
| | 异丙肾上腺素 | | |
| 组胺（$H_1$ 受体） | 组胺 | 美吡拉敏 | 18 |
| 阿片（μ 受体） | 吗啡 | 纳洛酮 | 41 |
| 多巴胺（$D_2$ 受体） | 多巴胺 | 氯丙嗪 | 35 和 38 |
| | 溴隐亭 | | |
| 雌激素受体 | 炔雌醇 | 他莫昔芬 | 30 |
| 表皮生长因子受体 | | 群司珠单抗 | 55 |
| **离子通道** | **阻滞药** | **调节药** | |
| 电压门控钠通道 | 局部麻醉药 | 藜芦定（veratridine） | 44 |
| | 河鲀毒素 | | |
| 肾小管钠通道 | 阿米洛利 | 醛固酮 | 24 |
| 电压门控钙通道 | 二价阳离子（如 $Cd^{2+}$） | 二氢吡啶类 | 18 和 19 |
| | | 阿片类 | 41 |
| ATP 敏感钾通道 | ATP | 磺酰脲类 | 26 |
| GABA 门控氯通道 | 印防己毒素 | 苯二氮䓬类 | 33 |
| **酶** | **抑制药** | **假底物** | |
| 乙酰胆碱酯酶 | 新斯的明 | — | 10 |
| 环加氧酶 | 阿司匹林 | — | 14 |
| 血管紧张素转换酶 | 卡托普利 | — | 19 |
| HMG-CoA 还原酶 | 辛伐他汀 | — | 20 |
| 单胺氧化酶 A | 异丙烟肼 | — | 39 |
| 磷酸二酯酶 V | 西地那非 | — | 30 |
| 二氢叶酸还原酶 | 甲氧苄啶 | — | 46 |
| | 甲氨蝶呤 | — | 14 和 51 |
| 胸苷激酶 | 阿昔洛韦 | — | 47 |
| HIV 蛋白酶 | 沙奎那韦 | — | 47 |

续表

| 靶点的类型 | 效应器 | | 涉及的章号 |
|---|---|---|---|
| **载体** | **抑制药** | **假底物** | |
| 去甲肾上腺素转运蛋白 | 三环类抗抑郁药 | — | 39 |
| | 可卡因 | — | 11 和 53 |
| | — | 苯丙胺 | 11 和 42 |
| | — | 甲基多巴 | 19 |
| 弱酸性载体（肾小管） | 丙磺舒 | — | 24 |
| $Na^+/K^+/2Cl^-$ 协同转运蛋白（Henle 袢） | 袢利尿药 | — | 24 |
| 质子泵（胃黏膜） | 奥美拉唑 | — | 25 |
| **其他** | | | |
| 亲免素 | 环孢素 | — | 17 |
| | 他克莫司 | — | 17 |
| 微管蛋白 | 秋水仙碱 | — | 17 |
| | 紫杉醇 | — | 50 |

注：HMG-CoA，3-羟基-3-甲基戊二酰辅酶 A。

[a]这是些代表性例子，绝非全部。用于化学治疗的药物的其他生物化学靶点于 44～51 章讨论。

# 受体蛋白

## 受体的分离和克隆

在 20 世纪 70 年代，随着使提取和纯化受体物质成为可能的受体标记技术的发展（第 2 章），一直只是理论上的受体在生物化学水平成为现实，药理学进入了一个新阶段。该技术利用两个天然奇特生物首先在烟碱型乙酰胆碱受体（第 7 章）获得成功。第一个是许多鱼类，如电鳐（*Torpedo* sp.）和电鳗（*Electrophorus* sp.）的电器官，它是由改性的肌肉组织所组成，其中乙酰胆碱敏感的膜非常丰富，而且这些器官比任何其他组织都含有更多的乙酰胆碱受体。第二个是含有多肽的眼镜蛇家族的蛇毒，它具有很高的与烟碱型乙酰胆碱受体结合的特异性。这些物质称为 α-毒素（α-toxin），可以被标记，并用来测定组织和组织提取物的受体含量。最著名的是马来金环蛇（banded krait，*Bungarus multicinctus*）❶ 蛇毒的主要成分 α-银环蛇毒素（α-bungarotoxin）。以非离子型洗涤剂处理肌肉或发电组织，使与膜结合的受体蛋白溶解，然后就可以用亲和层析技术进行纯化。现在，类似的做法已用来纯化许多激素受体和神经递质受体、离子通道、载体蛋白以及其他类型的靶点分子。

◆　一旦受体蛋白被分离和纯化，就有可能成段分析其氨基酸序列，推导出相应的 mRNA 碱基序列，并从富含所感兴趣的受体的组织获得的 cDNA 库，经传统的克隆方法，将整段的 DNA 分离出来。第一个受体克隆就是采用这种方式获得的，之后不需要事先分离和纯化受体蛋白，表达克隆（expression cloning）和基于序列同源性（sequence homology）的克隆策略已被广泛地使用，因而现在全部四个结构性家族（见下文）的几百个受体已经被克隆。经基因克隆所确定的许多“受体样（receptor-like）”分子的内源性配体迄今尚未查明，因而它们被说成是“孤儿受体（orphan receptor）”❷。确定这些假定受体的配体往往很困难。然而，迄今也有重要的配体已被联系到孤儿受体的例子［如大麻素样受体（cannabinoid receptor），见第 15 章］，而且，很可能这一群无人认领的受体将成为更多的具有生理学和治疗意义的受体。

通过将克隆的编码特定受体的 DNA 引入细胞株，产生可以表达具有功能形式的外源受体的细胞，已获得很多资料。这样的工程细胞，使对所表达受体的控制比在自然细胞或完整的组织精确得多，而且该技术

❶　自然界非常明智地使这些有防卫器官的鱼类和蛇类独处。具有足够讽刺意味的是，金环蛇（*B. multicinctus*）受到需要其蛇毒的科学家们的威胁，现在已被官方定为一种濒于灭绝的物种。进化对于生存可能已走得太远。

❷　这一奇怪的狄更斯（小说家——译者注）式的名词，似乎有些不恰当地屈尊，因为我们可以想当然地认为这些受体在生理信号转导过程中发挥确定的作用——它们的“孤儿身份”反映了我们的无知，而不是它们的地位。

已被广泛地用于研究所克隆受体的结合和药理学特性。

受体的克隆揭示了许多已知受体的分子变异体（亚型），它们并非是从药理学研究中搞清楚的。这就产生了一些分类的混乱，但长期以来，受体的分子学特性是重要的。受体克隆领域的重要人物之一 Barnard 大胆地把很多药理学家认为已经清楚的受体进行分子亚型扩展。他引用 Thomas Aquinas 的话："新的里程碑的出现使分类和不实在的事物结束。" Barnard 信心十足地宣称这新的里程碑是分子生物学。对于人类和其他哺乳动物基因组的分析表明，有数以百计的受体样基因存在，但到目前为止，只有少数具有药理学特性。现在，大多数基因已经被鉴定，并建立了完整的分子档案，重点已转移到从药理学方面分析受体的特征并确定其生理功能。

## 受体的类型

受体可引起许多不同类型的细胞效应。有些效应非常迅速，如那些涉及突触传递的效应，几毫秒之内即启动。而其他受体介导的效应，如甲状腺激素或各种类固醇激素所产生的效应，则发生在几小时或几天内。也有很多中等时间引起效应的例子，如儿茶酚胺类，通常是以秒计，而许多肽类，则需更长时间才能产生效应。毫不奇怪，受体的占位和随后的反应之间的联系类型也有很大的差别。根据分子结构和这种联系（转导机制）的性质，我们可以将受体分为 4 种类型或超家族（superfamily）（见图 3.2、3.3 以及表 3.2）。

- 1 型：配体门控离子通道（也称为离子型受体）[1]。这些是与其他离子通道结构类似的膜蛋白，包含一个配体结合（受体）部位，通常是在胞外域。典型情况下，它们是快速神经递质作用的受体。例如烟碱型乙酰胆碱受体（nAChR，见第 10 章）、$GABA_A$ 受体（第 33 章）以及 NMDA、AMPA 和红藻氨酸型（kainate type）的谷氨酸（glutamate）受体（第 33 章）。
- 2 型：G 蛋白偶联受体（G-protein-coupled receptor，GPCR）。这些也被称为代谢型受体（metabotropic receptor）或 7-跨膜（螺旋）受体［7-transmembrane-spanning（heptahelical）receptor］。它们是通过 G 蛋白与细胞内效应器系统偶联的膜受体（见下文）。它们组成了最大的家族[2]，并包括许多激素和慢性递质的受体，例如毒蕈碱型乙酰胆碱受体（mAChR，见第 10 章）、肾上腺素受体（第 11 章）和趋化因子受体（chemokine receptor，见第 16 章）。
- 3 型：激酶连接的和相关的受体。这是一个大而杂的、主要对蛋白介质起反应的膜受体组。它们组成了一个细胞外配体结合域（extracellular ligand-binding domain），该外域可通过单一的跨膜螺旋（helix）与细胞内域连接。在许多情况下，细胞内域在性质上是一种酶（具有蛋白激酶或鸟苷酸环化酶活性）。3 型受体包括胰岛素以及各种细胞因子和生长因子的受体（见第 16 章和第 26 章）。心钠素（ANF，见第 18 章和第 19 章）是鸟苷酸环化酶型的主要例子。这两种型尽管转导机制不同，但在结构上非常相似。
- 4 型：核受体。这些是调节基因转录的受体。核受体一词有些欠妥，因为实际上它们有些是在胞质溶胶中，当配体出现时才迁移到核中。它们包括类固醇激素受体（第 28 章）、甲状腺激素受体（第 29 章）和其他药物（如维 A 酸和维生素 D）的受体。

[1] 此处，就受体而言，我们认为配体门控离子通道可以作为一个受体家族的例子。其他类型的离子通道将在后面描述，其中许多也是药物靶点，虽然严格地说它们并非受体。

[2] 可能有 1000 个以上由约为 3% 基因组组成的 GPCR。人们相信其中约有半数都是涉及嗅觉和味觉的气味受体，其余的则为已知或未知的内源性介质的受体——这就足以使药理学家忙一段时间。

表 3.2　四种主要类型的受体

| | 1 型：配体门控离子通道 | 2 型：G 蛋白偶联受体 | 3 型：激酶连接的受体 | 4 型：核受体 |
|---|---|---|---|---|
| 部位 | 膜 | 膜 | 膜 | 细胞内 |
| 效应器 | 离子通道 | 通道或酶 | 蛋白激酶 | 基因转录 |
| 偶联 | 直接 | G 蛋白 | 直接 | 通过 DNA |
| 举例 | 烟碱型乙酰胆碱受体，$GABA_A$ 受体 | 毒蕈碱型乙酰胆碱受体，肾上腺素受体 | 胰岛素，生长因子，细胞因子受体 | 类固醇受体 |
| 结构 | 围绕于中央孔的亚单位寡聚体 | 由单体的二聚体结构组成 7 个跨膜螺旋 | 单个跨膜螺旋将细胞外受体域与细胞内激酶域相连 | 具有分开的受体域和 DNA 结合域的单体结构 |

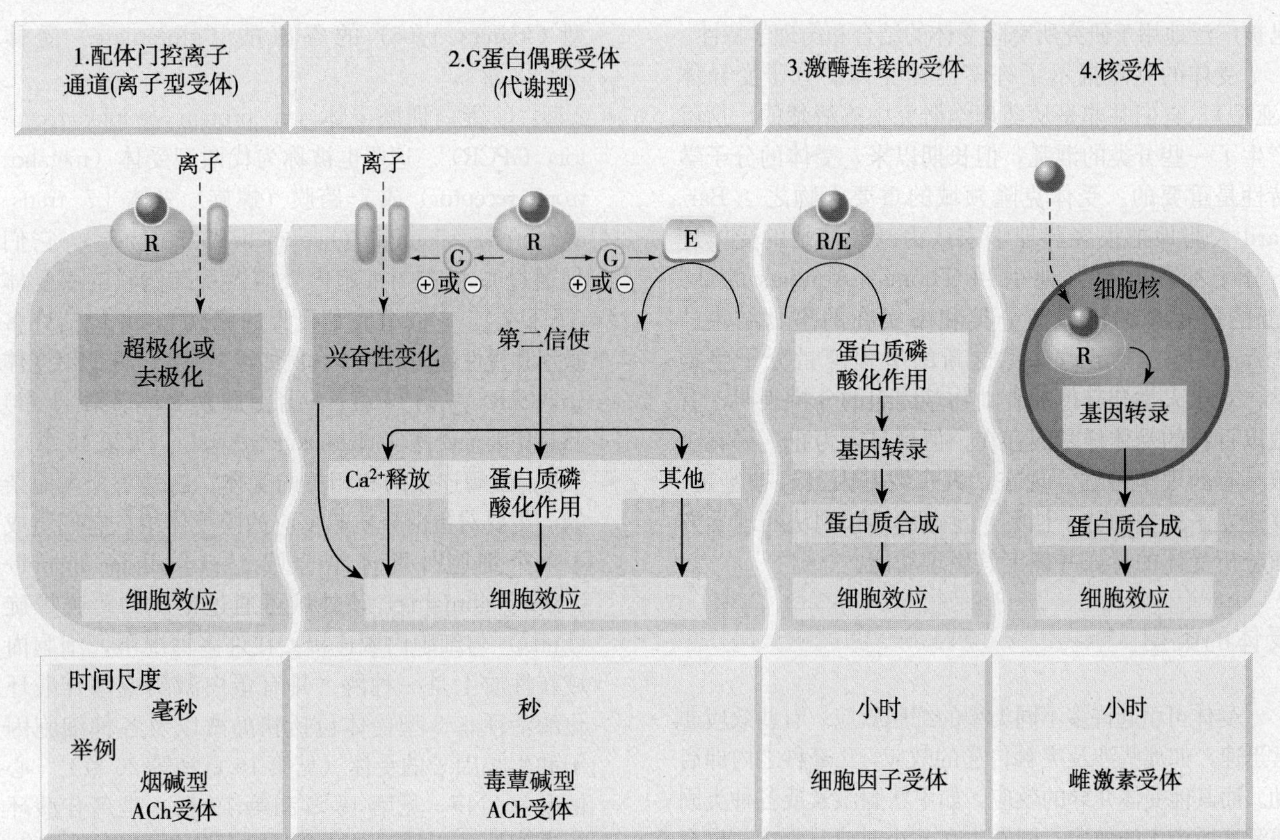


**图 3.2 受体-效应器连接类型。**ACh，乙酰胆碱；E，酶；G，G 蛋白；R，受体。

## 受体的分子结构

上述 4 型受体超家族中各个典型成员的分子构成列于图 3.3。虽然个别受体在特定区域序列有相当大的差异，而且在同一家族内各自的主要细胞内域和外域的长度也不同，但整个结构模式和相关的信号转导通路非常一致。现已认识到恰恰是这 4 个受体超家族为解释一大部分已经研究过的药物的复杂而混乱的作用信息提供了一个坚固的框架，这个认识已成为现代药理学最令人耳目一新的发展之一。

### 受体的异质性（heterogeneity）和亚型

某一特定家族的受体常存在一些分子的差异或亚型，在序列方面具有类似结构，但又有显著差异，而且常有药理学特性的差异❶。在这方面烟碱型乙酰胆碱受体是个典型。在不同脑区有不同的亚型，而它们又不同于肌肉中的受体。肌肉的和脑的乙酰胆碱受体之间某些已知的药理学差异（如对阻滞剂的敏感性）与它们特殊的序列差异有关系；然而，据我们所知，所有的烟碱型乙酰胆碱受体对同样的生理介质都可发生反应，并产生相同的突触反应，因此，为什么存在许多变异仍是一个谜。

◆ 引起受体多样性的大多数序列变异发生于基因水平，即不同的基因产生不同的受体亚型。还有一些变异发生于 mRNA 的选择性剪接，这种剪接意味着一个单一的基因可以产生一种以上的受体同工型（isoform）。从基因组 DNA 翻译后，mRNA 一般含有非编码区（内含子），内含子在信息翻译成蛋白质前被从 mRNA 剪掉。根据剪接的部位，剪接可以加入或删除一个或更多的 mRNA 编码区，使蛋白质肽链延长或缩短。这是一个重要的变异源，特别是在 GPCR（Kilpatrick 等，1999），它可以产生具有不同结合特性和不同信号转导机制的受体，虽然其药理学的关联性尚不清楚。另外一个可以从同一个基因产生不同受体的途径是 mRNA 编辑，它涉及 mRNA 中的一个碱基被另外一个碱基错误替换，因而，在受体的氨基酸序列产生小的变异。

这种分子异质性是所有类型受体（其实就是功能性蛋白）的一种特征。新的受体亚型和同工型不断地被发现，而且定期更新其目录（Alexander 等，2004；

❶ 5-羟色胺（5-HT）受体（第 12 章）在多样性方面目前是冠军，已有 14 个克隆的亚型。

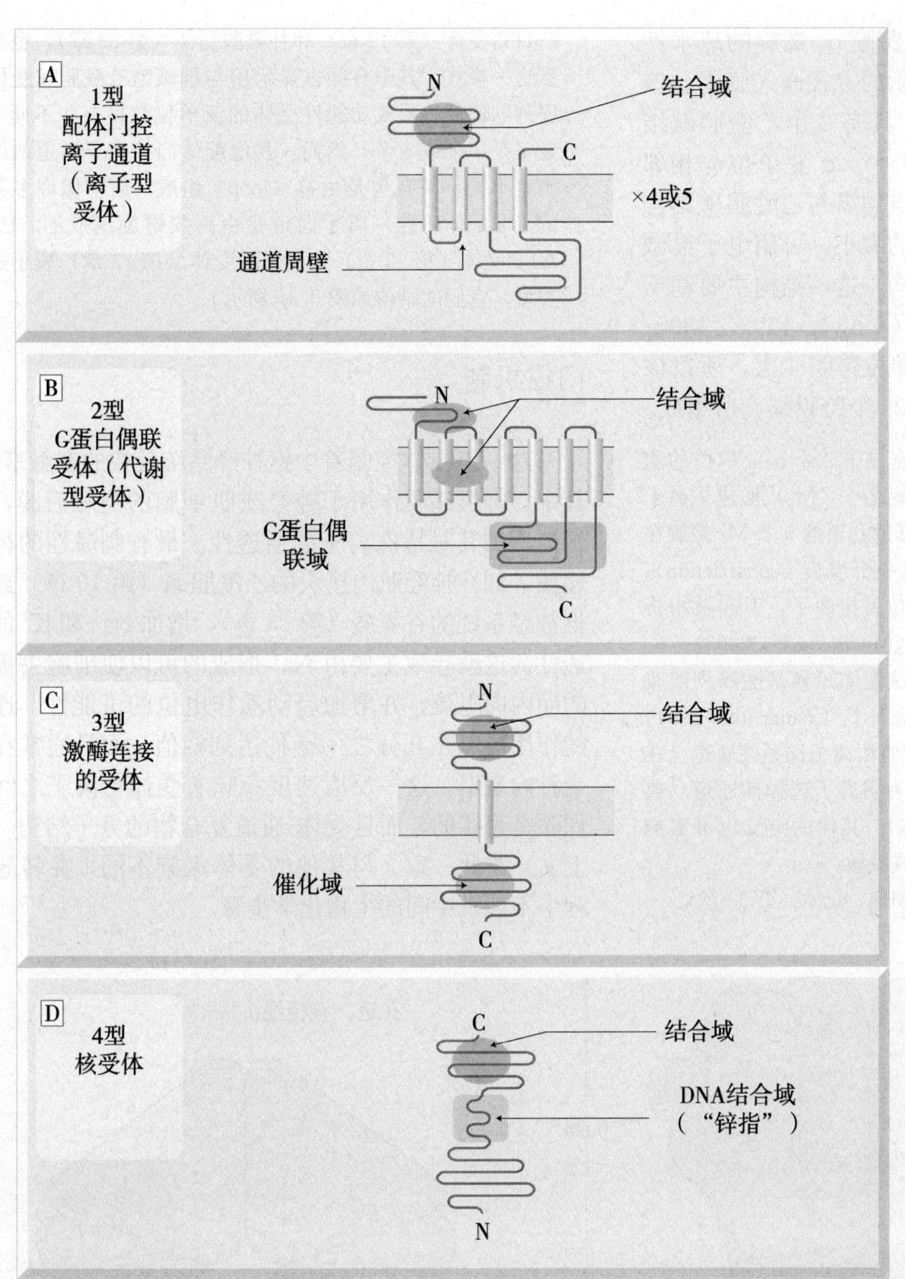


**图 3.3　4 个受体家族的一般结构。**矩形片段表示由形成受体跨膜区的约 20 个氨基酸组成的蛋白疏水性 α-螺旋区。Ⓐ 1 型：配体门控离子通道。许多配体门控离子通道含有 4 或 5 个所示类型的亚单位，整个复合物含有16～20个跨膜片段，围绕于 1 个中心离子通道。其他类型结构，示于图 3.16。Ⓑ 2 型：G 蛋白偶联受体。Ⓒ 3 型：激酶连接的受体。大多数生长因子受体整合配体结合域和酶（激酶）域在同一分子，如图所示，而细胞因子受体缺乏细胞内激酶域，但可以与胞质激酶分子结合。也有其他结构变种存在。Ⓓ 4 型：控制基因转录的核受体。

IUPHAR Receptor Database and Channel Compendium）。从这大的数据库所产生的分类、命名和类别问题在前文已叙述。从药理学的角度来看，我们关注的是了解个别药物及它们如何对生命体起作用，并设计一个更好的药物，保持分子药理学的客观很重要。更新的里程碑已由各种方法得到证明，分子行为的复杂性意味着我们还需要走很长的路才能达到分子生物学所许诺的简化乌托邦（reductionist Utopia）。我们做到的时候，这本书将会简短得多。同时，我们试图选择一些共同原则，以免陷入更深的细节讨论。

下面我们分别描述 4 个受体超家族的特点。

## 1 型：配体门控离子通道

### 分子结构

这些分子与其他离子通道的共同结构特征（Ashcroft，2000）已在前文描述了。第一个被克隆的烟碱型乙酰胆碱受体（图 3.3A）已有非常详尽的研究（Karlin，1993）。它由 4 种不同类型的亚单位（名为 α，β，γ 和 δ，每个分子量为 40～58 kD）所组成。这 4 种亚单位具有明显的序列同源性，通过进行能够确定哪一部分有可能形成跨膜α-螺旋的疏水性分析，认为它们是以图3.4所示的方式嵌入膜中。该五聚体的结构（$\alpha_2$，β，γ，δ）具有2个乙酰胆碱结合位点，每个位点隐蔽在其中一个α亚单位与相邻的亚单位之间的界面。每个位点均需与乙酰胆碱结合以激活受体。该受体具有足够的大小，可用电子显微图观测，图3.4显示了它的结构，这一结构主要基于高分辨率的电子衍射研究（Unwin 1993，1995；Miyazawa等，2003）。每个亚单位跨膜4次，所以该通道由围绕着中央孔的不少于20个跨膜螺旋所组成。

◆ 2个乙酰胆碱结合位点位于2个α亚单位的胞外侧。每5个亚单位中的跨膜螺旋之一（$M_2$）形成了离子通道的周壁（lining）（图3.4）。形成孔道的5个$M_2$螺旋在跨膜中途急剧地向内扭折而形成一个缢痕（constriction）。当结合了乙酰胆碱分子，α亚单位就扭曲了，引起被扭折的$M_2$段以回转的方式开放通道（Miyazawa等，2003）。

采用定点突变的方法（该方法能缩短氨基酸序列或改变单一氨基酸残基）显示了（Galzi & Changeaux，1994）$M_2$螺旋中关键性残基的突变可以将阳离子选择性通道（在突触功能方面是兴奋性的）转变为阴离子选择性通道（典型的抑制性递质如GABA的受体）。其他的突变也可影响其特性，如配体门控通道的门控或脱敏。

其他快速递质的受体，如$GABA_A$受体（第33章）、$5\text{-}HT_3$受体（第12章）和甘氨酸受体（第33章），也是基于这一模式，其中有些也显示出与烟碱型乙酰胆碱受体的序列同源性。形成功能性受体的亚单位数目有些不同，但常常是4个或5个。然而，其他配体门控离子通道的结构稍有不同，其孔道是由袢（loop）组成，而不像许多其他的（非配体门控）离子通道是由跨膜螺旋组成的。$P_{2x}$型ATP受体（第12章）和谷氨酸受体（第33章）属于这一类型，它们的结构如图3.18所示。

## 门控机制

这一型受体控制着中枢神经系统最快的突触事件，其中，神经递质作用于神经或肌细胞的突触后膜，短暂地增加其对特殊离子的通透性。最有刺激性的神经递质，如在神经肌肉接头的乙酰胆碱（第10章）或中枢神经系统的谷氨酸（第33章），增加$Na^+$和$K^+$的通透性。这就导致主要由$Na^+$形成的可以使细胞去极化的净内向电流，并增加启动动作电位的可能性。递质的作用可以在几分之一毫秒达到峰值，而且通常在几毫秒内衰退。这一反应速度意味着受体与离子之间的偶联是直接的，而且受体-通道复合物的分子结构（见上文）与此一致。与其他的受体家族不同，在转导过程中不涉及中间的生物化学步骤。

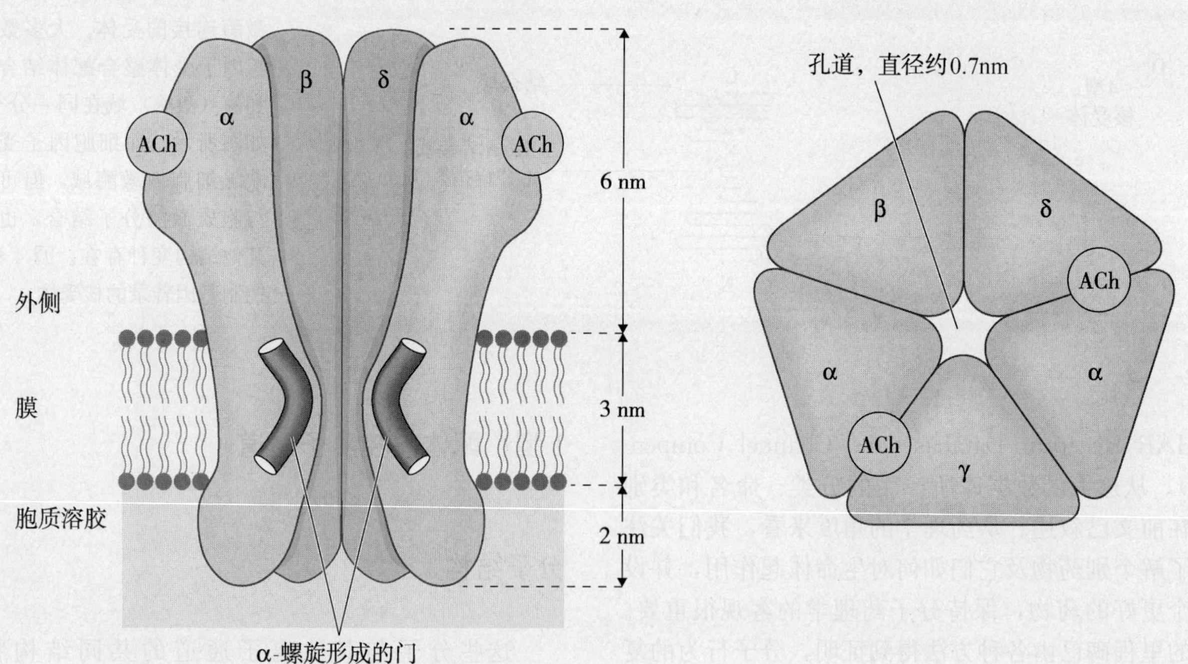


**图3.4 烟碱型乙酰胆碱受体（典型的配体门控离子通道）结构的侧视图（左）和平视图（右）。**5个受体亚单位（$\alpha_2$，β，γ，δ）围绕中央跨膜孔道形成一簇。每个亚单位的$M_2$螺旋节段形成孔道的周壁（lining）。它们常有一个负电荷占优势的氨基酸，这就形成了通道的阳离子选择性。受体的细胞外部分有两个乙酰胆碱结合部位（它们各位于α亚单位和其毗邻的亚单位之间）。当与乙酰胆碱结合时，扭结的α-螺旋被向外抻直或排除挡道，这就使通道孔开放。(Based on Unwin 1993，1995.)

◆ Katz和Miledi于1972年的突破使利用噪声分析的方法首次研究个别配体门控通道的特性成为可能。在关于乙酰胆碱对运动终板的作用研究中，他们观察到膜电位的微小不规则波动是叠加于乙酰胆碱所引起的稳态去极化的（图3.5）。这些波动的出现是因为有激动药时能在离子通道的开、闭之间达到一种动态平衡。处于稳态时，开放率能与关闭率均等，但随时随刻开放的通道数目可随机波动于平均值左右。通过对这些波动幅度的测量，可以计算出单个离子通道的电导；而且通过测量波动的频率［通常是一个功率谱（power spectrum），在该谱内，信号的噪声乘方是频率的函数］，也可计算出单一通道开放状态的平均持续时间（平均开放时间，mean open time）。乙酰胆碱作用于终板时，通道的电导约20picosiemen (pS)，它相当于在正常生理状况下，一秒钟由单一通道流入$10^7$个离子，其平均开放时间为1～2ms。单一通道电导的强度证实了膜的通透是经过跨膜的物理性孔通道，因为离子流过大以致不适合载体机制。不同的乙酰胆碱类激动药所产生通道电导相同，但其通道平均有效时间（lifetime）不同。

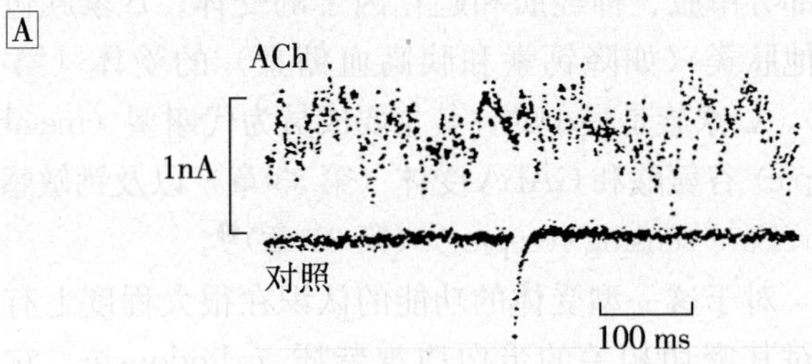


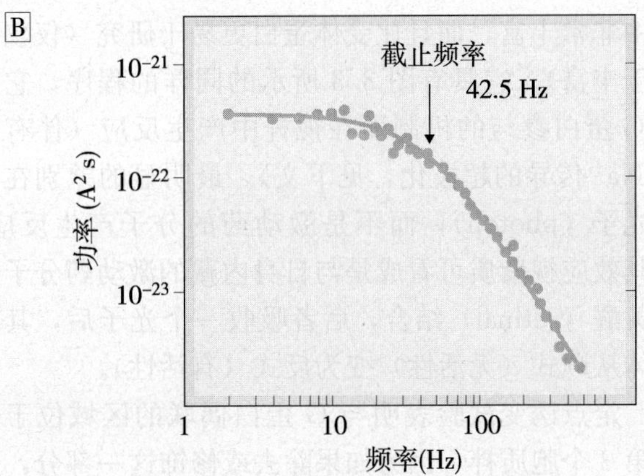


**图3.5 蛙运动终板乙酰胆碱引起的噪声。** A经电压钳高放记录的膜电流。上面的噪声记录图是在经微吸管给予乙酰胆碱（ACh）期间记录的。下面的记录图是在没有乙酰胆碱的情况下记录的。其中间的尖头信号（blip）是由于运动神经自发定量释放ACh束引起的。ACh信号的稳态（DC）组分已被电子滤器除去，剩下了高频噪声信号。B在一类似上述试验所记录的ACh引起的噪声功率谱（power spectrum）。该谱是经傅里叶分析，并以拟合理论性曲线（Lorentzian curve，它符合所测的单一群体通道的行为，但它们的有效时间长短不一）计算出来的。截止频率（cut-off frequency，在该处频率是其限定低频率值的一半）提供了计算平均通道有效时间的方法。（From：(A) Anderson C R, Stevens C F 1973 J Physiol 235：655；(B) Ogden D C et al. 1981 Nature 289：596.）

图2.1是离子通道门控模型的简单模式图。构象$R^*$表示离子通道的开放状态，这种构象在所有的激动药都相同，这也是通道电导不变的原因。从动力学上来说，平均开放时间主要取决于关闭速率常数α，而各药的α值均不相同。如在第2章中所阐明的，高效能激动药可以激活它所占领的大部分受体，其特征为β/α>>1，而低效能药物的β/α值较低。

Neher和Sakmann所创建的膜片钳（记录）技术能直接测量通过单一离子通道的微小电流（图3.6），而且其结果完全证实了根据噪声分析对于通道特性的解释。这一技术提供了单独从生物学观察单个蛋白质的实时生理学行为的机会，并且为配体门控通道和电压门控通道的门控反应和渗透性特点提出了许多新观点。单一通道的记录显示，许多激动药可以引起个别通道对不同电导水平的一个或者多个电导开放。在谷氨酸激活的通道则似乎是不同的激动药可以使不同电导的通道产生不同的受体构象（Jin等，2003）。配体门控离子通道的脱敏作用也涉及一个或更多附加的激动药引起的构象状态。这些发现使图2.1的简单模式需要详尽的叙述，而在图2.1中，只有一个单一的开放状态$R^*$，而且这些发现也是受体的实际行为使我们的理论模型显得乏力的一个例子。

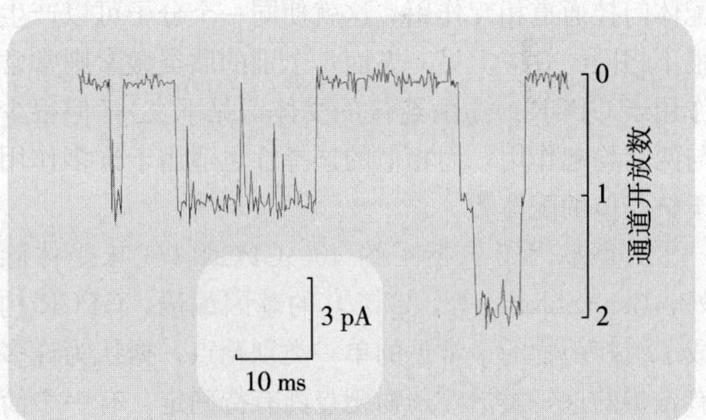


**图3.6 以膜片钳技术记录的蛙运动终板单一乙酰胆碱操纵的离子通道。** 紧贴在膜表面的吸管内含有10μmol/L的ACh。其向下的波线显示出流经吸管尖处小膜片的单一离子通道电流。在记录的终端处可见到两个通道同时开放。这些通道的电导和平均有效时间与采用噪声分析的间接测定一致（见图3.5）。（Figure courtesy of D Colquhoun and D C Ogden.）

**配体门控离子通道**

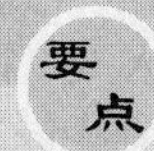


- 它们有时称为离子型受体；
- 它们主要参与快速突触传递；
- 有几个结构家族，最常见的是由4或5个亚单位组成的异源聚体，含有围绕在中央水通道的跨膜螺旋；
- 配体结合和通道开放发生于以毫秒计算的瞬间；
- 例子有烟碱型乙酰胆碱受体、GABA的A型受体（$GABA_A$）、5-羟色胺3型受体（5-$HT_3$）。

## 2型：G蛋白偶联受体

丰富的G蛋白偶联受体（GPCR）家族包括药理学家所熟悉的许多受体，如mAChR、肾上腺素受体、多巴胺受体、5-HT受体、阿片受体、许多多肽受体、嘌呤受体等，也包括涉及嗅觉和信息素探测的化学受体以及许多"孤儿"受体（Pierce等，2002）。采用不同激动药和拮抗药进行的定量药理学研究，揭示了其中大多数存在许多亚型。有许多GPCR已被克隆，展现出它们在分子结构方面有惊人的一致性。

许多神经递质（肽除外）能够既与GPCR又与配体门控通道相互作用，这就使同一个分子可以产生很不相同的效应。另一方面，个别的肽类激素则常常作用于GPCR或激酶连接的受体（见下文），但很少与两者均起作用，而相似的选择性也适用于许多作用于核受体的配体❶。

人类基因组包括了约400 GPCR（气味受体除外，Ben-Shlomo等，2003）的基因编码。GPCR构成了治疗药物的最常见的单一类别靶点，据认为许多有希望的这一类治疗药物靶点尚有待确定。有一个简短的综述，见Hill（2006）的文章。

### 分子结构

第一个被全面确定其特征的是1986年就已被克隆的β-肾上腺素受体。随后分子生物学迅速赶上了药理学，而且通过药理学特征确认的大多数受体现已被克隆。在1986年被认为是大变革，现在已司空见惯了，而如今任何有希望的受体在受重视之前必须被克隆出来。

G蛋白偶联受体由含多达1100个残基的单一多肽链组成，其一般结构示于图3.3B。其特征性结构含有7个跨膜α-螺旋（类似上文讨论过的离子通道的结构），它具有一个不同长度的细胞外N末端域和一个细胞内C末端域。GPCR可分为3个不同的家族（Schwantz，1996）。

在一个家族的各个成员之间有相当大的序列同源性，但是在不同家族之间则没有。它们均具有一样的7螺旋（heptahelical）结构，但在其余的方面则不同，主要表现在细胞外N末端的长度和激动药结合域的位置方面（表3.3）。迄今为止A家族是最大的，它包括大部分单胺、神经肽和趋化因子的受体。B家族包括其他肽类（如降钙素和胰高血糖素）的受体（第14章）。C家族是最小的，其主要成员为代谢型（metabotropic）谷氨酸和GABA受体（第33章）以及钙敏感受体（$Ca^+$-sensing receptor）（第31章）❷。

对于这一型受体的功能的认识在很大程度上有赖于对其密切相关的蛋白质视紫质（rhodopsin，它对视杆中的传导有重要作用）的研究。该蛋白质在视网膜中非常丰富，而且比受体蛋白更易于研究（仅仅是由于丰富）；它具有图3.3所示的同样的程序，它通过G蛋白参与的机制而在视杆中产生反应（伴有抑制$Na^+$传导的超极化，见下文）。最明显的差别在于是光子（photon），而不是激动药的分子产生反应。在其效应视紫质可看成是与自身内藏的激动药分子即视黄醛（retinal）结合，后者吸收一个光子后，其异构体从顺式（无活性）变为反式（有活性）。

定点诱变试验表明与G蛋白偶联的区域位于长的第3个胞质袢，因为如果除去或修饰这一部分，受体仍然可以结合配体，但是不能与G蛋白结合或不能产生反应。通常，一个特殊的受体亚型可以有选择地与一个特殊的G蛋白偶联，因而，将不同的受体之间的胞质袢的某些部分进行交换，则可以改变其G蛋白选择性。

---

❶ 尽管如此，不规则的例子越来越多。类固醇激素，正常情况下是作用于核受体，但偶尔可通过离子通道和其他靶点（Falkenstein等，2000）；某些类花生酸（eicosanoid）可作用于核受体和GPCR。尽管这些例子易使药理学家蹙额和使学生丧失信心，但是其性质是完全可以接受的新思想。

❷ 钙敏感受体（Conigrave等，2000）是一种不寻常的受体，它不被常规的介质激活，而是被细胞外1～10mM浓度的$Ca^{2+}$所激活，与其他的GPCR激动药相比，其亲和力极低。它由甲状旁腺细胞表达，通过控制甲状旁腺激素的分泌而起到调节细胞外钙浓度的作用。这一稳态机制与第4章所讨论的细胞内$Ca^{2+}$的机制完全不同。

表 3.3　G 蛋白偶联受体家族[a]

| 家族 | 受体[b] | 结构特征 |
|---|---|---|
| A：视紫质家族 | 最大的一类。大多数胺类神经递质、许多神经肽、嘌呤、前列腺素和大麻素等的受体 | 短的细胞外（N 末端）尾部。配体与跨膜螺旋（胺类）或细胞外袢（肽类）结合 |
| B：胰泌素/胰高血糖素受体家族 | 肽类激素受体，包括胰泌素、胰高血糖素和降钙素受体 | 中等的细胞外尾部整合配体结合域 |
| C：代谢型谷氨酸受体/钙敏感受体 | 一小类。代谢型谷氨酸受体，$GABA_B$ 受体，钙敏感受体 | 长的细胞外尾部整合配体结合域 |

注：[a]第 4 个独特的家族包括许多信息素受体，但没有药理学的受体。
[b]可从 http：//www.iuphar-db.org 查阅全部名单。

对于一些小分子，如去甲肾上腺素，配体结合域埋藏在膜内 α-螺旋片段之间的空隙中（图 3.3B），类似于视紫质分子中视黄醛所占领的狭槽（slot）。肽类配体如 P 物质（第 16 章）与细胞外袢结合得更表浅一些，如图 3.3B 所示。根据单一位点突变试验绘出这些受体的配体结合域图是可能的，而且希望不久就有可能根据关于受体结合部位的结构而设计合成配体，这是制药工业的重要里程碑，因为至今制药工业仍主要依靠内源性介质（如组胺）或植物生物碱（如吗啡）作为化学启示❶。迄今为止还未得到 GPCR 的结晶体，因而不能采用强有力的 X 线晶体学技术更详细地确定这些受体的分子结构。在此之前，设计新的 GPCR 配体仍然是个不可预测的事情。

## 受体激活的其他机制

◆ 尽管 GPCR 的激活通常是与激动药结合的结果，但也可通过其他机制发生激活。上面提到的视紫质，就是被光诱导的、将其所结合着的视黄醛顺-反异构而激活的。另外一个例子是蛋白酶激活受体（protease-activated receptor，PAR），至今已经确认了其中的 4 个（Vergnolle 等，2001）。许多蛋白酶，如凝血酶（参与血液凝固级联的蛋白酶，见第 21 章），可以通过将受体的细胞外 N 末端的尾部剪去而激活 PAR（图 3.7）。其后，所暴露出来的 N 末端残基与细胞外袢的受体相结合，起到了"限制性激动药（tethered agonist）"的作用。很多组织存在这一类型的受体（Ossofskaya & Bunnett，2004，Vergnolle，2004），而且它们在炎症或组织损伤（此时，组织蛋白酶释放）的其他反应中起作用。PAR 家族中的成员之一 PAR-2 可被肥大细胞所释放的蛋白酶激活，并且在感觉神经元表达。它可能在炎症性疼痛中起作用（第 41 章）。这种类型受体激活的一个结果是它只被激活一次，因为其裂解是不可逆的，因此需要受体蛋白的不断合成。由涉及到磷酸化的脱敏作用（见下文）引起失活，失活后，受体内化（interalised）和降解，被新合成的蛋白质替代。

已有描述（见下文）认为人类的一些疾病状态或与导致受体组成性激活中的自发性受体突变有关，或与由受体细胞外域（拟似激动药的作用）产生的自身抗体有关。

## G 蛋白及其作用

G 蛋白构成了一个膜蛋白的家族，它的功能是识别已激活的 GPCR，并且向可以启动细胞反应的效应器系统传送信息。它们相当于有组织的统治集团的中间管理层，介于受体和效应器酶或离子通道之间，其中，受体以挑剔、复杂而讲究的语言提醒注意选取它们的首选化学物，而效应器像蓝领阶层，只要获得任务，并不需要知道哪种激素批准该过程。它们是蛋白质的中间人，而实际上被称为 G 蛋白是因为它们与鸟嘌呤核苷酸 GTP 和 GDP 相互作用。关于 G 蛋白结构和功能的更多资料，可见 Offermanns（2003）以及 Milligan Kostenis（2006）的综述。

G 蛋白由 3 个亚单位 α、β 和 γ 组成（图 3.8）。鸟嘌呤核苷酸与 α 亚单位结合，α 亚单位具有酶活性，催化 GTP 转化为 GDP。β 和 γ 单位就以 βγ 复合物而保留下来。所有这 3 个亚单位均通过脂肪酸链锚定于膜。经过已知的异戊烯化作用（prenylation）而与 G 蛋白偶联。G 蛋白似乎可以在膜平面自由扩散，因此细胞中的单一 G 蛋白库能够与一些不同的受体和效应器以基本上无规则的方式相互作用。在"静止"状态（图 3.8），G 蛋白呈现为独立的 αβγ 三聚

❶ 近年来，通过筛选海量的化学数据库（见第 56 章）已经获得了许多先导化合物。不需要灵感，只要有强大的测定方法、大型计算机和高效的机器人技术就行。

体，GDP 占领着 α 亚单位上的结合部位。GPCR 被激动药分子激活时，就发生构象改变，影响到受体的胞质域（图 3.3B），引起它获得对 αβγ 的高亲和力。αβγ 与受体的结合使得被结合的 GDP 解离并且被 GTP 所替代（GDP-GTP 交换），转而使 G 蛋白三聚体解离，释放 α-GTP 和 βγ 亚单位；这些均为 G 蛋白的“活性”型，它们可以在膜内扩散并与不同的酶和离子通道相结合，激活靶点（图 3.8）。原来以为只有 α 亚单位具有信号转导功能，而 βγ 复合物仅仅作为伴侣分子使易于激动的 α 亚单位不介入各种以另外方式被激动的效应蛋白质。然而，βγ 复合物实际上制定了它们自己的安排，以与 α 亚单位非常相似的方式控制效应器（Clapham & Neer，1997）。总之，似乎需要 αβγ 复合物的浓度比 α 亚单位的浓度更高，因此发生 βγ 介导的效应时受体占领水平要高于发生 α 介导的效应时的受体占领水平。α 亚单位与靶点酶的结合能够引起激活或抑制，这取决于所涉及的 G 蛋白（见表 3.4）。

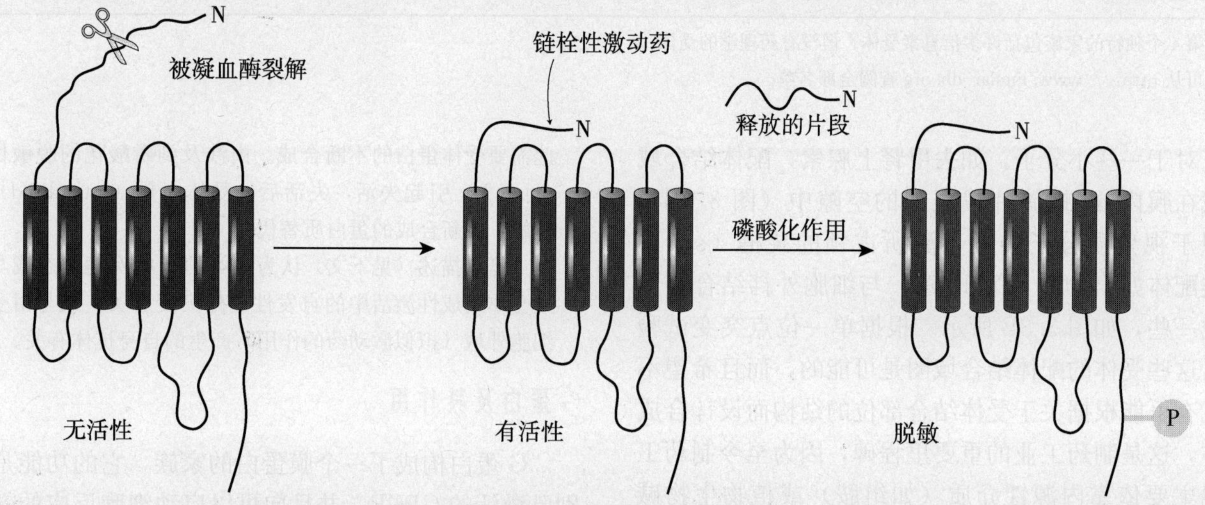


**图 3.7 凝血酶受体被细胞外域的 N 末端蛋白酶裂解而激活。**磷酸化作用使之失活。需要合成受体才能恢复。

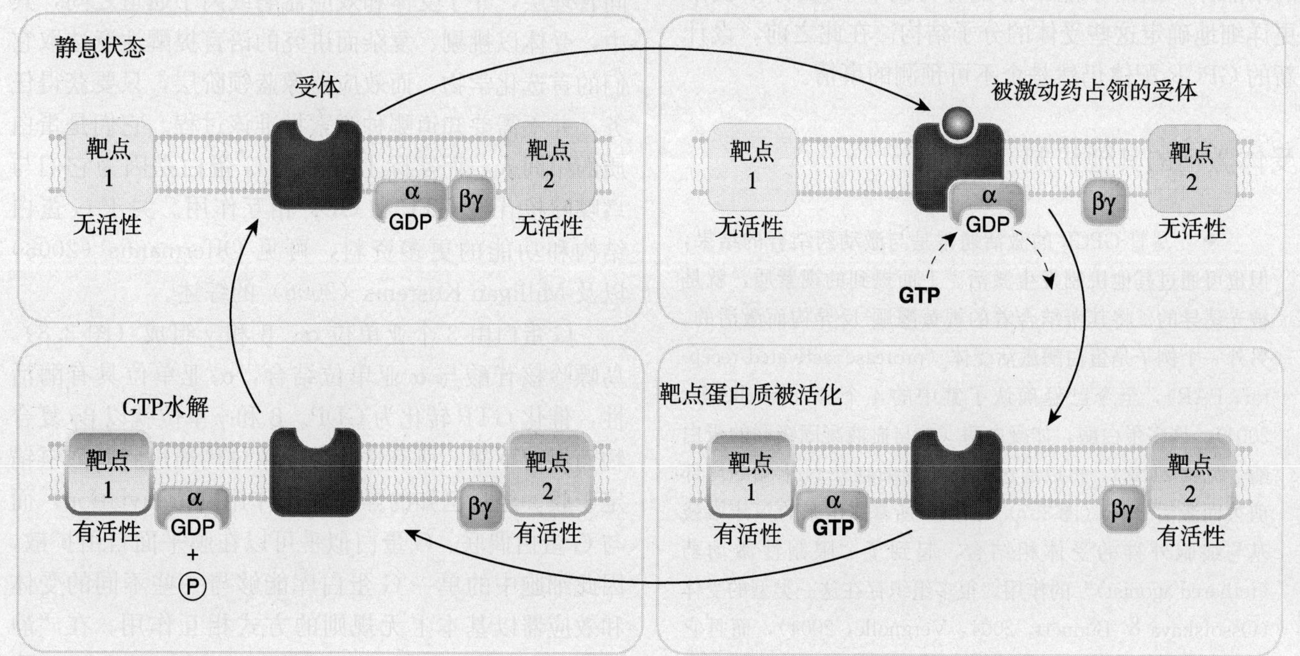


**图 3.8 G 蛋白的功能。**G 蛋白由 3 个亚单位（α、β 和 γ）组成，它们通过连接在脂质残基上而锚定于膜上。α 亚单位与被激动药占领的受体相连接可以引起被结合的 GDP 与细胞内的 GTP 交换；α-GTP 复合物从受体解离而生成 βγ 复合物，并与一个靶蛋白相互作用（靶点 1 可能是酶，如腺苷酸环化酶或离子通道）。βγ 复合物也可激活一个靶蛋白（靶点 2）。靶蛋白被结合后，α 亚单位的 GTP 酶活性增强，引起被结合的 GTP 水解成 GDP，于是 α 亚单位就重新与 βγ 组合。

**表 3.4　主要的 G 蛋白亚型及其功能**[a]

| 亚型 | 相关受体 | 主要效应器 | 注释 |
|---|---|---|---|
| Gα 亚单位 | | | |
| $G\alpha_s$ | 多种氨基酸和其他受体（如儿茶酚胺类，组胺，5-羟色胺） | 刺激腺苷酸环化酶，增加 cAMP 生成 | 可被霍乱毒素激活，阻断 GTP 酶活性，从而阻止失活 |
| $G\alpha_i$ | 同 $G\alpha_s$ 以及阿片、大麻素受体 | 抑制腺苷酸环化酶，减少 cAMP 生成 | 可被百日咳毒素阻断，阻止 αβγ 复合物解离 |
| $G\alpha_o$ | 同 $G\alpha_s$ 以及阿片、大麻素受体 | ？α 亚单位作用有限（主要由 βγ 亚单位发挥效应） | 可被百日咳毒素阻断。主要存在于神经系统 |
| $G\alpha_q$ | 氨基酸、肽类和前列腺素受体 | 激活磷脂酶 C，增加第二信使肌醇三磷酸和二酰甘油的生成 | — |
| Gβγ 亚单位 | 所有 GPCR | 同 Gα 亚单位（见上文），此外，激活钾通道；抑制电压门控钙通道；激活 GPCR 激酶；激活促细胞分裂原活化的蛋白激酶级联反应 | 已鉴定出多种 Gβγ 亚型，但是其特定功能尚不明确。较之 Gα，Gβγ 介导的效应可能需要更高水平的 GPCR 活化 |

注：GPCR，G 蛋白偶连受体。

[a]此表只列出了具有主要药理学意义的亚型。现已鉴定出更多其他亚型，部分在嗅觉、味觉、视觉换能和其他生理功能方面发挥作用（Offermanns，2003）。

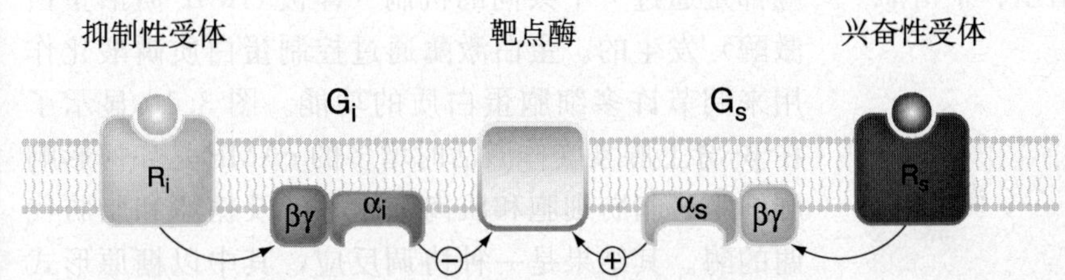


**图 3.9　靶点酶的双向控制，如环化酶的腺苷酰化被 $G_s$ 和 $G_i$ 控制。**G 蛋白的异源性可以使不同的受体对同一个靶点酶发生相反的作用。

当 α 亚单位的 GTP 酶活性使 GTP 水解成 GDP 时，信号转导就终止了。所形成的 α-GDP 从效应器解离下来，重新与 βγ 结合，完成一个循环。α 亚单位与效应器分子的结合实际上可以增加其 GTP 酶的活性，这种增加的幅度在各种类型的效应器有所不同，因为 GTP 的水解是一个终止 α 亚单位产生其效应能力的步骤，所以由效应器蛋白调节其 GTP 活性就意味着效应器的激活趋向于自限性。这种机制导致了扩增（amplification），因为一个单一的激动药-受体复合物能够顺序激活好些 G 蛋白分子，每个分子能够保持与效应器酶结合足够长的时间以产生许多产物分子。该产物（见下文）往往是一个“第二信使”，在最后的细胞反应产生之前，可以发生更多的扩增。

各类型受体如何可产生独特的细胞反应模式？同一贮库不同的 G 蛋白均可与细胞的不同受体和效应器系统结合，看起来似乎全部失去了特异性，但情况并非完全如此。例如，在心肌细胞有 mAChR 和 β-肾上腺素受体，但可产生相反的功能效应（第 10 和 11 章）。其主要原因在于 α 亚单位内的分子差异，其中，已确定了 20 个亚型[❶]（Wess，1998；表 3.4）。4 种主要的 G 蛋白类别（$G_s$，$G_i$，$G_o$，$G_q$）对药理学来说是很重要的。如表 3.4 所概括的，它们显示出与哪些受体或效应器偶联的特异性，即在它们与受体和效应器分子的特异性 G 蛋白结合域的互补性结构中具有特异的识别域。$G_s$ 和 $G_i$ 分别刺激和抑制腺苷酸环化酶（图 3.9）。G 蛋白可以被认为是膜内的管理者，奔忙于受体和效应器之间，控制着这一微观世界而几乎不与外部世界相交往。

这些 G 蛋白的 α 亚单位结构各不相同。有一种功能性差异已经被用做区分哪种情况下由哪一类 G

❶　除了已知的二十多种 Gα 亚型以外，还有 6 种 Gβ 亚型和 12 种 Gγ 亚型，在理论上，它们提供了三聚体的 1500 种变异体。关于不同的 α、β、γ 亚型的作用，我们知之不多，但是可以草率地假设，这些变异在功能方面是不相关的。至此，你可能对所展示的这种分子异质性毫不惊奇（即使有些困惑），因为它是进化的方式。

蛋白参与的实验工具，这种功能性差异涉及两种细菌毒素（霍乱毒素和百日咳毒素）的作用（见表3.4）。这些毒素是催化G蛋白α亚单位结合反应（ADP核糖基化）的酶。霍乱毒素只作用于$G_s$，而且引起持续的激活。霍乱的许多症状，如从胃肠上皮组织分泌过量的液体，就是由于所发生的不受控制的腺苷酸环化酶激活所致。百日咳毒素则特异性地防止G蛋白三聚体的解离从而阻滞$G_i$和$G_o$。

## G蛋白的靶点

G蛋白的主要靶点［GPCR通过靶点控制细胞的不同功能（Milligan，1995；Gudermann等，1996；Nahorski，2006；表3.4）］有：

- 腺苷酸环化酶，催化生成cAMP的酶；
- 磷脂酶C，催化产生肌醇磷酸和二酰甘油（DAG）的酶；
- 离子通道，特别是钙通道和钾通道；
- Rho A/Rho激酶，控制细胞生长和增殖、平滑肌收缩等信号转导通路的活性管理系统。

**G蛋白偶联受体**

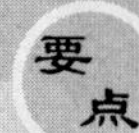


- 它们有时被称为代谢型受体。
- 其结构由7个α跨膜螺旋组成，常结合成二聚体。
- 其中一个细胞内袢较其他的长，并且与G蛋白相互作用。
- G蛋白是一种膜蛋白，由3个亚单位（α，β，γ）组成，α亚单位具有GTP酶活性。
- 当三聚体与激动药所占领的受体结合时，α亚单位发生解离，然后可激动效应器（膜酶或离子通道）。在有些情况下，βγ亚单位是激活剂。
- 当结合的GTP分子被水解，效应器的激活被终止，α亚单位又重新与βγ亚单位结合。
- G蛋白有几个类型，它们可以与不同的受体相互作用，并控制不同的效应器。
- 例子包括毒蕈碱型乙酰胆碱受体、肾上腺素受体、神经肽和趋化因子受体以及蛋白酶激活型受体。

### 腺苷酸环化酶/cAMP系统

Sutherland及其同事发现环腺苷酸（cyclic 3′，5′-adenosine monophosphate，cAMP）的作用为细胞内介质，一举摧毁了生物化学和药理学之间的屏障，并且引出了信号转导的第二信使概念。cAMP是在细胞内，经过膜结合酶（腺苷酸环化酶）的作用而从ATP合成的核苷酸。它可以连续不断地生成，并且可经磷酸二酯酶（phosphodiesterase，PDE）家族的作用水解为5′-AMP而失活。许多不同的药物（激素和神经递质）作用于GPCR，通过增加或减弱腺苷酸环化酶的催化活性，从而升高或降低细胞内的cAMP浓度产生效应。该酶有多种不同分子异构体，其中有几个可选择性地与$G\alpha_s$或$G\alpha_i$起反应（Si-monds；1999）。

cAMP可以调节许多细胞功能，如涉及能量代谢的酶、细胞分裂和细胞分化、离子转运、离子通道以及平滑肌的收缩蛋白质。然而，这些各异的效应都是通过一个共同的机制（即被cAMP激活蛋白激酶）发生的。蛋白激酶通过控制蛋白质磷酸化作用来调节许多细胞蛋白质的功能。图3.10显示了在β-肾上腺素受体激活时增多的cAMP是如何影响肝细胞、脂肪细胞和肌肉细胞中涉及糖原和脂肪代谢的酶。其结果是一种协调反应，其中以糖原形式储存的能量和脂肪则成为葡萄糖而为肌肉收缩提供燃料。

其他的cAMP依赖性蛋白激酶调节的例子还包括心肌细胞中增加的电压激活钙通道的活性（第18章）。这些通道的磷酸化作用可使动作电位期间的$Ca^{2+}$进入量增多，从而增加心肌收缩力。

在平滑肌，cAMP依赖的蛋白激酶可以磷酸化另一种酶（从而失活）——肌球蛋白轻链激酶，这是收缩所需要的酶。这可说明许多在平滑肌增加cAMP产生的药物可引起平滑肌松弛（第19章）。

如上所述，受体与$G_i$（而不是$G_s$）相连接抑制腺苷酸环化酶，从而减少cAMP形成，例如某些类型的mAChR（如心肌的$M_2$受体，见第10章），平滑肌的$\alpha_2$-肾上腺素受体（第11章）和阿片受体（第41章）。腺苷酸环化酶可以被某些物质直接激活，包括毛喉素（forskolin）和氟离子，这是一些在实验中用以研究cAMP系统作用的试剂。

cAMP在细胞内经磷酸二酯酶（PDE，这是一个很重要和普遍存在的酶家族）水解（Beavo，1995，综

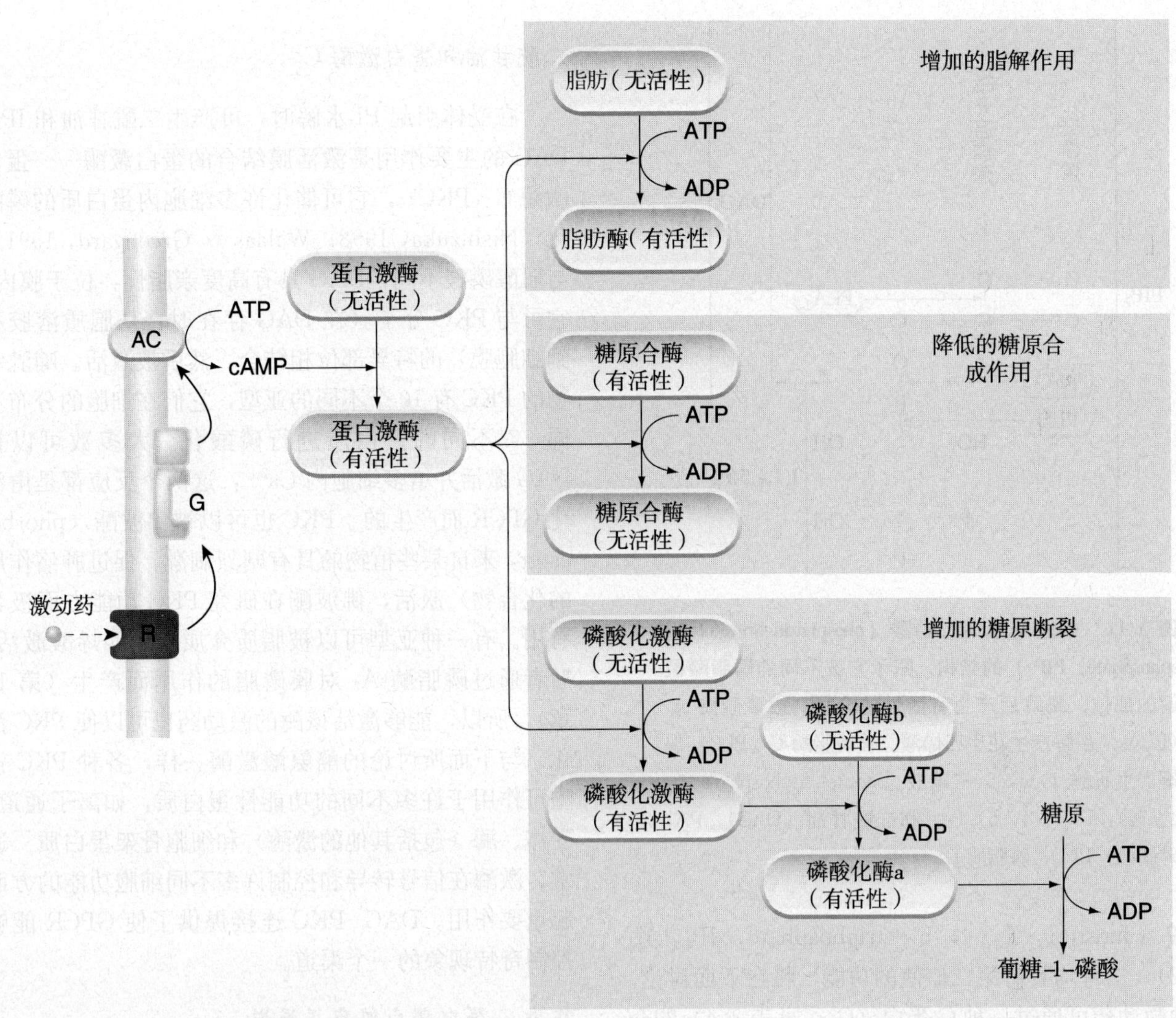


**图 3.10　cAMP 对能量代谢的调节。**AC，腺苷酸环化酶。

述）。PDE 有很多亚型，其中有一些（如 $PDE_3$ 和 $PDE_4$）对 cAMP 具有选择性，而其他的（如 $PDE_5$）对 cGMP 有选择性。大多数的酶可被甲基黄嘌呤类药物（如茶碱和咖啡因，见第 23 和 42 章）轻度抑制。咯利普兰（rolipram，用于治疗哮喘，见第 23 章）可以选择性地抑制炎症细胞 $PDE_4$ 表达；米力农（milrinone，用于治疗心力衰竭，见第 18 章）可选择性抑制心肌的 $PDE_4$ 表达；西地那非［sildenafil，即伟哥（viagar，第 30 章）］可选择性抑制 $PDE_5$，从而增强 NO 以及释放 NO 的药物的舒血管作用，这一作用是通过 cGMP 介导的（第 17 章）。这些药物的某些作用与儿茶酚胺类的作用的相似性可能反映了它们增加细胞内 cAMP 浓度的共同特性。已经研发出对于不同的 PDE 的选择性抑制剂，主要用于治疗心血管或呼吸系统疾病。

### 磷脂酶 C/肌醇磷酸系统

肌醇磷酸系统，一个重要的细胞内第二信使系统，首先由 Hokin 等于 20 世纪 50 年代发现，其深奥的兴趣在于海鸟鼻腺的盐分泌机制。他们发现其分泌伴有一小类膜磷脂（磷酸肌醇，phosphoinositide，总称为 PI，图 3.11）的翻转增加。随后，Michell 和 Berridge 发现许多增加细胞内游离 $Ca^{2+}$ 浓度的激素（还包括作用于平滑肌和唾液腺的毒蕈碱类激动药和 α-肾上腺素受体激动药以及作用于肝细胞的加压素）也可以增加 PI 的翻转。随后又发现 PI 家族中一个特殊成员磷脂酰肌醇-4，5-二磷酸（phosphatidylinositol-4，5-bisphosphate，$PIP_2$），其结构是在肌醇环上有一个附加的磷酸基，起到关键的作用。$PIP_2$ 是膜结合酶磷脂酶 Cβ（phospholipase Cβ，PLCβ）的底物，该酶将 $PIP_2$ 分解成 DAG 和肌醇-1，4，5-三

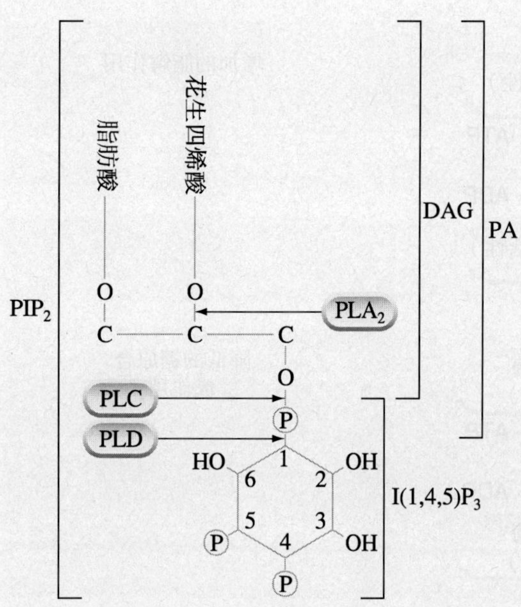


**图 3.11 磷脂酰肌醇二磷酸（phosphatidylinositol bisphosphate，$PIP_2$）的结构，图示它被不同的磷脂酶裂解的部位，裂解后产生有活性的介质。**被磷脂酶 $A_2$（$PLA_2$）裂解产生花生四烯酸。被磷脂酶 C（PLC）裂解产生肌醇-1，4，5-三磷酸［inositol triphosphate（1，4，5，），I（1，4，5）$P_3$］和二酰甘油（DAG）。PA，磷脂酸；PLD，磷脂酶 D。

磷酸（inositol－1，4，5－triphosphate，$IP_3$，图 3.12），二者均具有第二信使的功能，将在下面讨论。各种激动药可通过一种 G 蛋白（$G_q$，见表 3.4）的介导激活 PLCβ。在 $PIP_2$ 裂解后，恢复状态如图 3.12 所示，DAG 经磷酸化成为磷脂酸（phosphatidic acid，PA），而 $IP_3$ 被去磷酸化，然后与 PA 重新偶联成为 $PIP_2$❶。锂（用于精神病的药物，见第 39 章）可以阻滞这一循环通路（见图 3.12）。

肌醇磷酸和细胞内钙

肌醇-1，4，5-三磷酸是水溶性介质，它被释放到胞质溶胶中，并作用于特殊的受体——$IP_3$ 受体，后者是位于内质网膜的配体门控钙通道。$IP_3$ 的主要作用是控制 $Ca^{2+}$ 从细胞内贮库释放（将在第 4 章详述）。因为许多药物和激素的效应涉及细胞内 $Ca^{2+}$，所以这一通路特别重要。$IP_3$ 在细胞内被特异的激酶转化为 1，3，4，5-四磷酸盐（$IP_4$）。$IP_4$ 的确切作用仍不清楚（Irvine，2001），但有证据表明它也参与 $Ca^{2+}$ 信号转导。一种可能性是它使 $Ca^{2+}$ 易于通过质膜而内流，这就避免了因 $IP_3$ 的作用而产生的细胞内贮库耗竭。

二酰甘油和蛋白激酶 C

在受体引起 PI 水解时，可产生二酰甘油和 $IP_3$。DAG 的主要作用是激活膜结合的蛋白激酶——蛋白激酶 C（PKC），它可催化许多细胞内蛋白质的磷酸化（Nishizuka，1998；Walaas & Greengard，1991）。与肌醇磷酸不同，DAG 具有高度亲脂性，位于膜内。它可与 PKC 分子（在 DAG 存在时，从胞质溶胶移到细胞膜）的特异部位相结合，然后被激活。哺乳动物的 PKC 有 10 个不同的亚型，它们在细胞的分布不同，对不同的蛋白质进行磷酸化。大多数可以被 DAG 激活并增多细胞内 $Ca^{2+}$，这两个反应都是由活化 GPCR 而产生的。PKC 也可以被佛波酯（phorbol ester，来自某些植物的具有剧烈刺激、促进肿瘤作用的化合物）激活，佛波酯在研究 PKC 功能方面极为有用。有一种亚型可以被脂质介质花生四烯酸激活，后者通过磷脂酶 $A_2$ 对膜磷脂的作用而产生（第 13 章），所以，能够激活该酶的激动药也可以使 PKC 活化。与下面所讨论的酪氨酸激酶一样，各种 PKC 亚型可作用于许多不同的功能性蛋白质，如离子通道、受体、酶（包括其他的激酶）和细胞骨架蛋白质。通常，激酶在信号转导和控制许多不同细胞功能的方面起重要作用。DAG-PKC 连接提供了使 GPCR 能够控制奇特现象的一个渠道。

**作为 G 蛋白靶点的离子通道**

G 蛋白偶联受体能够直接（不涉及 cAMP 或肌醇磷酸等第二信使机制）控制离子通道的功能。它首先在心肌发现，但现在发现直接与 G 蛋白通道相互作用似乎相当普遍（Wickhan & Clapham，1995）。早期的例子来自关于钾通道的研究。例如在心肌，已知 mAChR 可以加强 $K^+$ 通透性（从而使细胞超极化和抑制电活性，见第 18 章）。类似机制发生在神经元，许多抑制性药物，如阿片类镇痛药通过开放钾通道降低其兴奋性（第 41 章）。这些作用都是 $G_0$ 的 βγ 亚单位与通道直接相互作用而产生的，并不涉及第二信使。

**Rho/Rho 激酶系统**

◆ 近期发现的这一信号转导通路（Bishop & Hael，2000）

❶ 这些介质还有另外的缩写方式：PtdIns（PI），PtdIns（4，5）-$P_2$（$PIP_2$），Ins（1，4，5）-$P_3$（$IP_3$），Ins（1，2，4，5）- $P_4$（$IP_4$）。

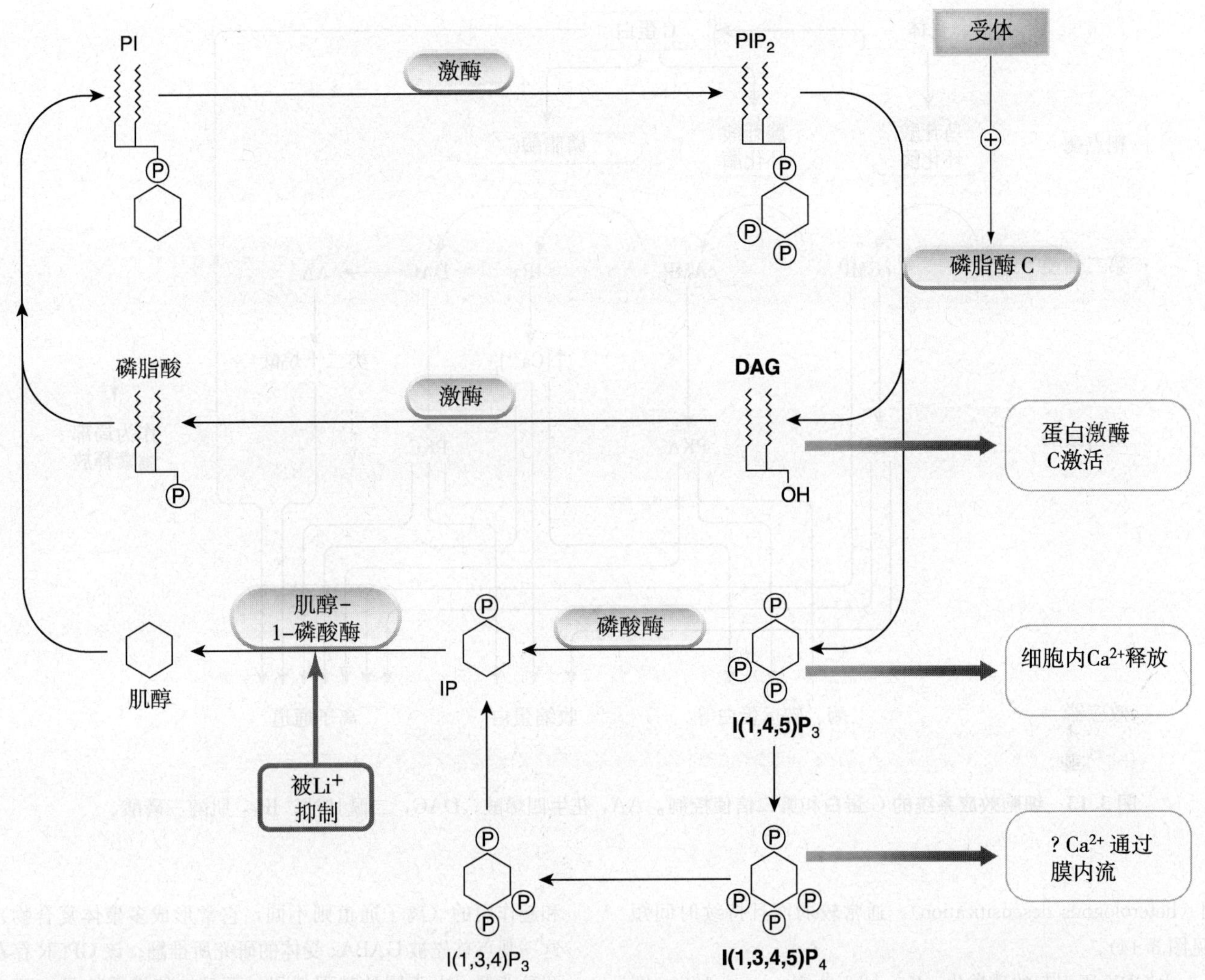


**图 3.12 磷脂酰肌醇循环。**经受体介导激活的磷脂酶 C 可使磷脂酰肌醇二磷酸（$PIP_2$）裂解而生成二酰甘油（DAG）和肌醇三磷酸（$IP_3$）。DAG 可激活蛋白激酶 C；$IP_3$ 可使细胞内 $Ca^{2+}$ 释放。由 $IP_3$ 和其他肌醇磷酸生成的肌醇四磷酸（$IP_4$）作用尚不明，但它可能促使 $Ca^{2+}$ 通过质膜而内流。$IP_3$ 可经去磷酸化作用而失活生成肌醇。DAG 可被转换为磷酸，这两种产物可用于再生 PI 和 $PIP_2$。

可被某些 GPCR（也可由非 GPCR 机制）激活，GPCR 与 $G_{12/13}$型 G 蛋白相偶联。游离的 G 蛋白 α 亚单位与鸟嘌呤核苷酸交换因子相互作用，它促使另外的 GTPase 进行 GDP-GTP 交换。静止状态的 Rho、Rho-GDP 没有活性，但发生 GDP-GTP 交换时，Rho 被激活，并转而激活 Rho 激酶。Rho 激酶可以磷酸化许多蛋白质底物，并控制很多细胞功能，包括平滑肌收缩和增殖、血管生成和突触重构。通过加强缺氧诱导的肺动脉收缩，Rho 激酶的激活在肺动脉高压的发病机制中很重要（第 19 章）。在大范围临床适应证的发展方面，特异的 Rho 激酶抑制剂是一个有待开发的领域。

图 3.13 概述了 GPCR 在控制酶和离子通道方面所起的主要作用。

### 脱敏作用

◆ 如第 2 章中所述，脱敏作用（desensitization）是所有 GPCR 的特征，对于它的机制已进行了广泛研究。它涉及两个主要过程（Koenig & Edwardson，1997；Krupnick & Benovic，1998；Ferguson，2001）：

- 受体磷酸化；
- 受体内化作用（internalisation）[胞吞作用（endocytosis）]。

GPCR 的序列含有某些残基（丝氨酸和苏氨酸），主要在 C 末端的胞质尾部，它能够被激酶 [如蛋白激酶 A（PKA）、PKC 和特异性膜结合 GPCR 激酶（GRK）] 等磷酸化。

由许多 GPCR 所激活的 PKA 和 PKC 引起的磷酸化作用通常可导致被活化的受体和 G 蛋白之间偶联的损伤，因而降低其激动药的效应。这些激酶的选择性并不高，所以除脱敏性激动受体以外的受体也受到影响。这一效应（一种激动药可以使另外一些受体脱敏）就称为异源性脱敏作

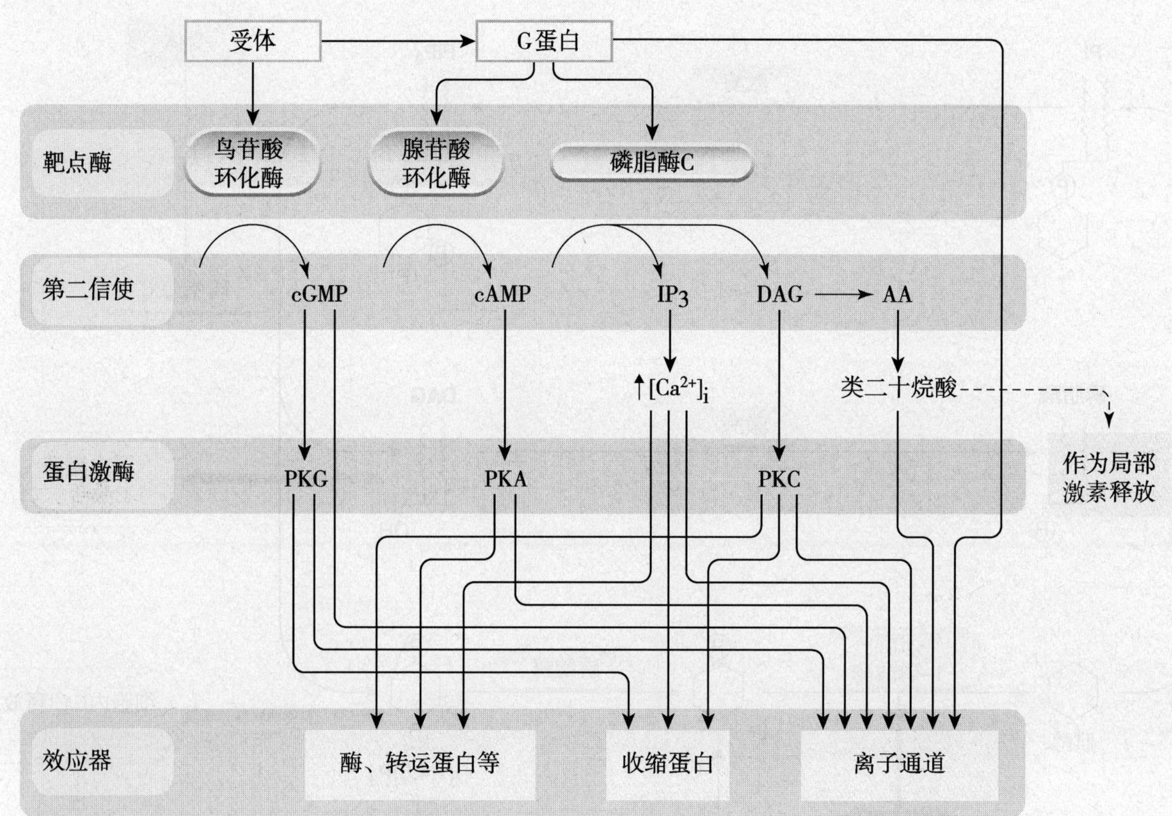


**图 3.13 细胞效应系统的 G 蛋白和第二信使控制。** AA，花生四烯酸；DAG，二酰甘油；$IP_3$，肌醇三磷酸。

用（heterologous desensitization），通常较弱而且持续时间短（见图 3.14）。

由 GRK 所引起的磷酸化（Krupnick & Benovic，1998；图 3.14）具有或多或少的受体特异性，主要影响受体的激活（即激动药结合）状态，而呈现异源性脱敏作用。IGRK 所磷酸化的残基与被其他激酶所磷酸化的靶点不同，其所磷酸化的受体起到如同抑制蛋白（arrestin）结合部位的作用，抑制蛋白是细胞内蛋白，它可以阻滞 G 蛋白的相互作用，并且也针对受体的胞吞作用，产生更完全的和更持久的脱敏作用。第一个被确认的 GRK 是 β-肾上腺素激酶 BARK，其后又发现一些其他的 GRK，这一类型的脱敏作用似乎发生于大多数的 GPCR。

## 一些新进展

◆ 我们关于 GPCR 生物学的知识迅速增多，在此仅描述一些对于未来的药理学可能有重要意义的新进展（Pierce 等，2002，综述）。只希望了解 GPCR 功能的基本知识的读者可放心略过本部分内容。

### GPCR 二聚化

◆ 按照传统的观点，GPCR 是以单体蛋白的形式存在和起作用的（离子通道则不同，它常形成多聚体复合物），这一观点首先被 $GABA_B$ 受体的研究所推翻。该 GPCR 存在两种亚型，由不同的基因编码，而且功能性受体是由两个异源二聚体组成。现在看来，虽非全部，但也有大部分的 GPCR 是以寡聚体（oligomer）的形式存在的（Angers 等，2002）。在阿片受体家族（第 41 章）已发现稳定而且有功能的 κ 和 δ 受体的二聚体，它们的药理学特点与其他的家族成员不相同。也发现更多不同的 GPCR 结合，如在多巴胺（$D_2$）受体与生长抑素（somatostatin）受体之间，在这些受体上，两个配体均可产生增强作用。远离配体的搜索，多巴胺受体 $D_5$ 能够直接与配体门控离子通道 $GABA_A$ 受体偶联，抑制后者的功能而不需要任何 G 蛋白的干预（Liu 等，2000）。至今，已经主要在工程细胞系研究了这些相互作用，它们在天然细胞中的重要性尚不明。然而有证据（AbdAlla 等，2001）指出，在人血小板存在血管紧张素（$AT_1$）受体和缓激肽（$B_2$）受体之间的功能性二聚体复合物，并且显示出它对血管紧张素的敏感性比"纯" $AT_1$ 受体更强。在患有高血压的孕妇（先兆子痫毒血症）中，由于 $B_2$ 受体的表达增强而使这些二聚体的数量增多，导致反常地对血管紧张素的血管收缩作用敏感性增高。

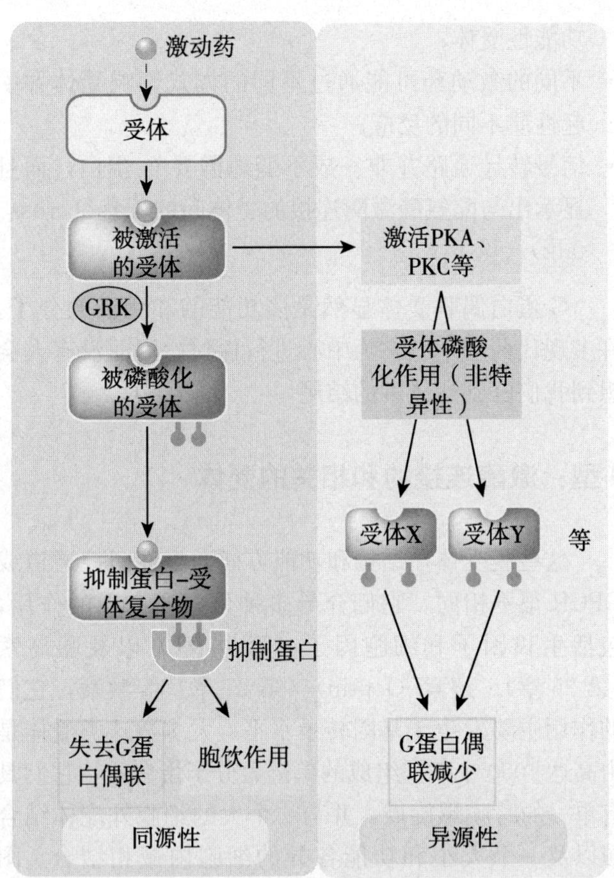


**图 3.14　G蛋白偶联受体（GPCR）的脱敏作用。**同源（激动药特异）的脱敏作用包括被特异激酶（GPCR 激酶，GRK）激活的受体磷酸化作用。然后，被磷酸化的受体（P-R）与抑制蛋白（arrestin）结合，使其失去与G蛋白结合的能力，并发生可以将受体从膜移入的胞饮作用。异源（交叉）脱敏作用是作为一种类型受体被另一类受体激酶激活而产生磷酸化的结果发生的。PKA 和 PKC 分别为蛋白激酶 A 和蛋白激酶 C。

如果说这一新发现的 GPCR 与其他受体连接形成功能性结合的多面性将对传统的药理学和治疗学产生什么影响，还为时过早，但是影响可能是相当重要的。

### 组成性活性受体

◆　G蛋白偶联受体在没有任何激动药时也可能具有组成性（即自发）活性（见第 2 章，Costa & Cotecchia，2005，综述）。它首先显示于 β-肾上腺素受体（第 11 章），在其第 3 个细胞内袢突变或受体简单过表达（overexpression）时，可导致组成性受体激活。目前有许多天然的 GPCR 在体外表达时显示组成性活性的例子（Teitler 等，2002）。组胺 $H_3$ 受体也可以在体内显示组成性活性，而且已证明这是一种十分普遍的现象。它意味着抑制基础活性的反向激动药（inverse agonist）可能具有与那些中性拮抗药（可阻滞激动药的效应而不影响基础活性）不同的作用。

### 激动药特异性

◆　据认为一个特定的 GPCR 与一个特定的信号转导通路相结合主要取决于受体的结构，特别是在第 3 个细胞内袢部位，它赋予一个特定的 G 蛋白特异性，由于这种特异性，信号转导通路随之结合。这就暗示，与第 2 章所讨论的二态模型相一致，所有激动药作用于一特定的受体，稳定同样的活化状态（R*），并且可以激活同样的信号转导通路而产生同样类型的细胞反应。现已明了，这是一种过度单纯化作用。在许多情况下，例如，激动药作用于阿片受体或反向激动药作用于 β-肾上腺素受体，其细胞效应在性质上与其他的配体是各不相同的，这暗示可能存在一个以上（或是更多的）R* 状态［有时可认为它是激动药交通（trafficking）或是多变性激动（protean agonism），Kenakin，2002］。其普遍性如何尚不清楚，需要求证，但它可能具有重要含义——这对许多惯于认为激动药与其亲和力及效能有关的药理学家来说，无疑是个邪说。如果它被证实了，则这将在我们所认为药物效能和特异性的方法方面增加一个新特征。

### 受体活性修饰蛋白和 G 蛋白信号转导调节物蛋白

◆　受体活性修饰蛋白（receptor activity-modifying protein，RAMP）是一个膜蛋白家族，它与 GPCR 相结合，并改变它们的功能特性。它们是在 1998 年被发现的，当时有人发现神经肽降钙素基因相关肽（calcitonin gene-related peptide，CGRP，见第 13 章）的功能活性受体是由 GPCR——所谓的降钙素受体样受体［calcitonin receptor-like receptor（CRLR），它自己缺乏活性］与另外的膜蛋白（membrane protein）$RAMP_1$ 的复合物所组成。奇怪的是，当 CRLR 与另一个膜蛋白 $RAMP_2$ 偶联后，CRLR 就显示出完全不同的药理学作用，被一个不相关的肽——肾上腺髓质素（adrenomedullin）所激活。换言之，激动药特异性是由相结合的 RAMP 以及 CPCR 本身所赋予的。其他 GPCR 家族是否存在这一类型的调节尚不清楚。

G 蛋白信号调节物（regulator of G-protein signalling，RGS）蛋白（Hollinger & Hepler，2002，综述）是大而多样的细胞蛋白家族，该家族具有一个与 Gα 亚单位特异结合的保守序列。它们可以极大地增加有活性的 GTP-Gα 复合物的 GTP 酶活性，从而加速 GTP 的水解而使复合物失活。因此它们可抑制 G 蛋白的信号转导，其机制被认为是由于它具有能调节很多状态的功能。RAMP 和 RGS 蛋白是关于蛋白-蛋白的相互作用以另一种方式影响受体药理学行为的两个例子（Pierce 等，2002）。

### 不依赖 G 蛋白的信号转导

◆　采用“G 蛋白偶联受体”一词描述这类具有 7 螺旋结构特点的受体，遵循了传统教科书的定理，但却忽视了这一事实：G 蛋白并不是 GPCR 与其所调节的各种效应器系统之间的唯一连接。在上文我们提到过 GPCR 与离子

**G蛋白控制的效应器**

要点

有2个重要的通路经G蛋白被受体控制。它们均可被药理型配体激活或抑制，这取决于受体和G蛋白的性质。

- 腺苷酸环化酶/cAMP：
  ——催化细胞内信使cAMP的生成；
  ——cAMP可激活许多蛋白激酶，这些激酶可引起各种酶、载体和其他蛋白质的磷酸化，从而通过不同的方式来控制细胞功能。
- 磷脂酶C/肌醇三磷酸（$IP_3$）/二酰甘油（DAG）：
  ——催化由膜磷脂生成两种细胞内信使$IP_3$和DAG；
  ——$IP_3$的作用是通过细胞内钙贮库的释放而增加胞质内的游离$Ca^{2+}$；
  ——增加的游离$Ca^{2+}$启动许多事件，包括收缩、分泌、酶活化和膜超极化；
  ——DAG激活蛋白激酶C（PKC），PKC可以通过使多种蛋白质磷酸化而控制许多细胞功能。

受体连接的G蛋白也可以控制：

- 磷脂酶$A_2$（继而可以生成花生四烯酸和类花生酸类物质）；
- 离子通道（如钾和钙通道，继而影响膜兴奋性、递质释放和收缩等）。

通道直接连接的例子。还有很多的例子说明将酪氨酸激酶型受体与其效应器（见下文）相连接的各种“衔接蛋白（adaptor protein）”也可以与GPCR相互作用（Brzostowski & Kimmel，2001），因而使得同一个效应器系统可以被其他类型的受体调节。在这方面，参与脱敏作用（见上文）的特异性受体激酶可能与信号转导有关，因为GPCR的C末端区的磷酸化产生信号转导通路分子的识别部位，类似于激酶连接受体的功能化（见下文；Bockaert & Pin，1999，综述）。

总之，支持关于我们对GPCR所了解的更多的现代知识的简单定理，即

一个GPCR基因——一个GPCR蛋白——一个功能性GPCR——一个G蛋白——一个反应，

开始显得过时，特别是：

- 一个基因，通过选择性剪接、RNA编辑等，能够产生一种以上的受体蛋白；
- 一个GPCR蛋白可以与另一个GPCR蛋白，或是与另一个蛋白（如RAMP）产生一种以上类型的功能性受体；
- 不同的激动药可能通过不同的方式影响受体并引起性质不同的反应；
- 信号转导通路并非一成不变地需要G蛋白，而且显示出与酪氨酸激酶连接的受体间的干扰（cross-talk）（见下文）。

G蛋白偶联受体显然是多功能的和积极的分子，许多现代药理学以它为中心进行探讨，因而没有人会想到我们已到达故事的结尾。

## 3型：激酶连接的和相关的受体

这些膜受体在结构和功能方面与配体门控通道或GPCR很不相同。它们介导多种蛋白质介质的作用，包括生长因子和细胞因子（第16章）以及胰岛素（第26章）、瘦素（leptin）（第27章）等激素，它们的作用主要发生于基因转录水平。大多数这类受体是由高达1000个残基组成的单链大分子蛋白质，它们具有单一的跨膜螺旋域，并与一个大的细胞外配体结合域以及一个大小和功能各异的细胞内域相结合。图3.3C显示其基本结构，但可能存在许多变异体（见下文）。已有100个以上这类受体被克隆，而且存在结构上的变异体。可参阅Barbacid（1996），Ihle（1995），Schenk & Snaar-Jakelska（1999）的综述以了解更详细的内容。它们在控制细胞分裂、生长、分化、炎症、组织修复、凋亡和免疫应答方面起主要作用，将于第5章和第13章进一步讨论。其主要类型如下：

- 受体酪氨酸激酶（receptor tyrosine kinase，RTK）。这些受体具有图3.15A所示的基本结构，在细胞内区掺入酪氨酸激酶部分。它们包括许多生长因子受体，如表皮生长因子、神经生长因子以及Toll样受体类，它可以识别细菌脂多糖，并在机体对感染的反应方面起重要作用（第13章；Cook等，2004，综述）。胰岛素受体（第26章）虽然有更复杂的二聚体结构，但也属于RTK类。
- 丝氨酸/苏氨酸激酶。这一较小的类别在结构上类似RTK，但可磷酸化丝氨酸和/或苏氨酸残基而不是酪氨酸。主要的例子是转化生长因子（transforming growth factor，TGF）的受体。
- 细胞因子受体。这些受体（图3.15B）缺少内在酶活性。当被占领时，它们与胞质酪氨酸激酶，如Jak（Janus激酶）或其他激酶结合并激活之。这些

受体的配体包括细胞因子，如涉及免疫应答的干扰素和集落刺激因子。

- 鸟苷酸环化酶连接的受体。其结构类似于 RTK，但其酶的部分是鸟苷酸环化酶，因此它们通过刺激 cGMP 生成而发挥作用。其主要例子是 ANF 受体（第 18 章）。

## 蛋白质磷酸化和激酶级联机制

近期研究（Cohen，2002）显示的重要原理之一是：蛋白质磷酸化作用在控制参与细胞过程的蛋白质功能（如酶、离子通道、受体、转运蛋白）方面是关键的机制。磷酸化作用和去磷酸化作用分别由激酶和磷酸酶完成，在人类基因组存在这些酶的数百个亚型，根据它们自己的磷酸化状态而自行调节。近来在绘制涉及药物作用和病理生理学过程（如肿瘤发生、神经退行性变、炎症等）中的信号分子间的复杂相互作用方面，投入了巨大的力量。在此，我们仅讨论已成为药理学重要课题的少数相关方面。

在许多情况下，配体与受体结合可引起二聚体形成。两个细胞内激酶域的结合可以发生细胞内酪氨酸残基的相互自磷酸化作用（mutual autophosphorylation）。继而磷酸化的酪氨酸残基就成为在信号转导级联中形成次级反应的其他细胞内蛋白质的高亲和力停靠部位。这种重要的“衔接（adapter）”蛋白是 SH2 域蛋白（SH2 domain protein）（代表 Src 同源性，因为它首先被确认为 Src 癌基因产物）。它们具有一个约为 100 个氨基酸的高度保守序列，形成一个对受体磷酸酪氨酸残基的识别部位。个别的 SH2 域蛋白，有些是现在已经知道的，可以选择性地与某些特异受体结合，故被某一特异生长因子触发的反应模式也是高度特异的。其机制概括于图 3.15。

SH2 域蛋白与磷酸化的受体结合后产生的反应在很大程度上取决于所涉及的受体；许多 SH2 域蛋白是酶，如蛋白激酶或磷脂酶。有些生长因子可激活某一特异的磷脂酶 C 亚型（PLCγ），因而引起磷酸酯降解，形成 $IP_3$ 并释放 $Ca^{2+}$（见上文）。其他的含有 SH2 的蛋白可以使很多其他的功能性蛋白（包括很多涉及控制细胞分裂和分化的蛋白）与含有磷酸酪氨酸的蛋白相偶联。其最终结果是经过磷酸化而激活或抑制许多转录因子，这些因子可以迁移到核并抑制或诱导特异基因的表达。更详细的内容见 Pawson（2002）的文章。核因子 κB（NF-κB）是在炎症反应中起重要作用的转录因子（第 13 章；Karin 等，2004）。正常情况下，它以与抑制物（IκB）结合的形式存在于胞质溶胶中。当一个特异的激酶（IKK）被各种炎症性细胞因子和 GPCR 激动药引起的反应所激活时，就可以产生 IκB 的磷酸化。这就使 IκB 自 NF-κB 解离，而NF-κB 向核迁移，在那里它促发很多促炎症基因。

◆ 两个已经确认的转导通路概括于图 3.15。Ras/Raf 通路（图 3.15A）介导许多生长因子和促细胞分裂剂的作用。原癌基因产物 Ras 的功能类似 G 蛋白，传递（经过 GDP/GTP 交换）来自 SH2 域蛋白 Grb（由 RTK 磷酸化）的信号。Ras 的激活转而激活 Raf，Raf 是 3 个丝氨酸/苏氨酸激酶序列中的第一个，每一个都可以磷酸化和激活下一个。其中最后一个，促分裂原活化蛋白（mitogen-activated protein，MAP）激酶磷酸化一个或更多个启动基因表达的转录因子，引起许多包括细胞分裂的细胞反应。这三层 MAP 激酶级联形成了许多细胞内信号转导通路的一部分（Garrington & Johnson，1999），这些信号转导通路涉及许多疾病过程，包括恶性肿瘤、炎症、神经退行性变、动脉粥样硬化等。这些激酶组成一个大家族，具有起特异作用的不同亚型。在未来的治疗药物方面，它可能是一个重要的靶点。许多癌症是由编码涉及这一级联的蛋白基因突变所引起，导致无生长因子信号而引起级联的激活（见第 5 章和第 51 章）。详情见 Marshall（1996），Schenk & Snaar - Jakelska（1999），Chang & Karin（2001）的综述。

第二条通路，Jak/Stat 通路（图 3.15B），涉及许多对细胞因子的反应。这些受体与细胞因子结合时形成二聚体，且它可引起细胞质中的酪氨酸激酶单位（Jak）结合并磷酸化受体二聚体。Jak 属于一个蛋白家族，不同的成员对于不同细胞因子具有特异性。被 Jak 磷酸化的靶点是一个转录因子家族（Stats）。它们是与受体的磷酸酪氨酸基团结合的 SH2 域蛋白-Jak 复合物，而且是被自身磷酸化的。因而，激活的 Stat 迁移到核并且激活基因表达（Ihle，1995）。

关于信号转导通路的近期研究已经产生了大量扑朔迷离的分子学细节，往往采用难懂的词来表达。然而，坚持不懈将会获得回报，因为毫无疑问，有些重要的新药，特别是在炎症、免疫和肿瘤领域的，将源自这些蛋白的靶点（Cohen，2002）。最新的突破是引入了第一个特异性激酶抑制药伊马替尼（imatinib）治疗慢性骨髓性白血病，此药抑制涉及疾病发病机制的特异性酪氨酸激酶（第 51 章）。

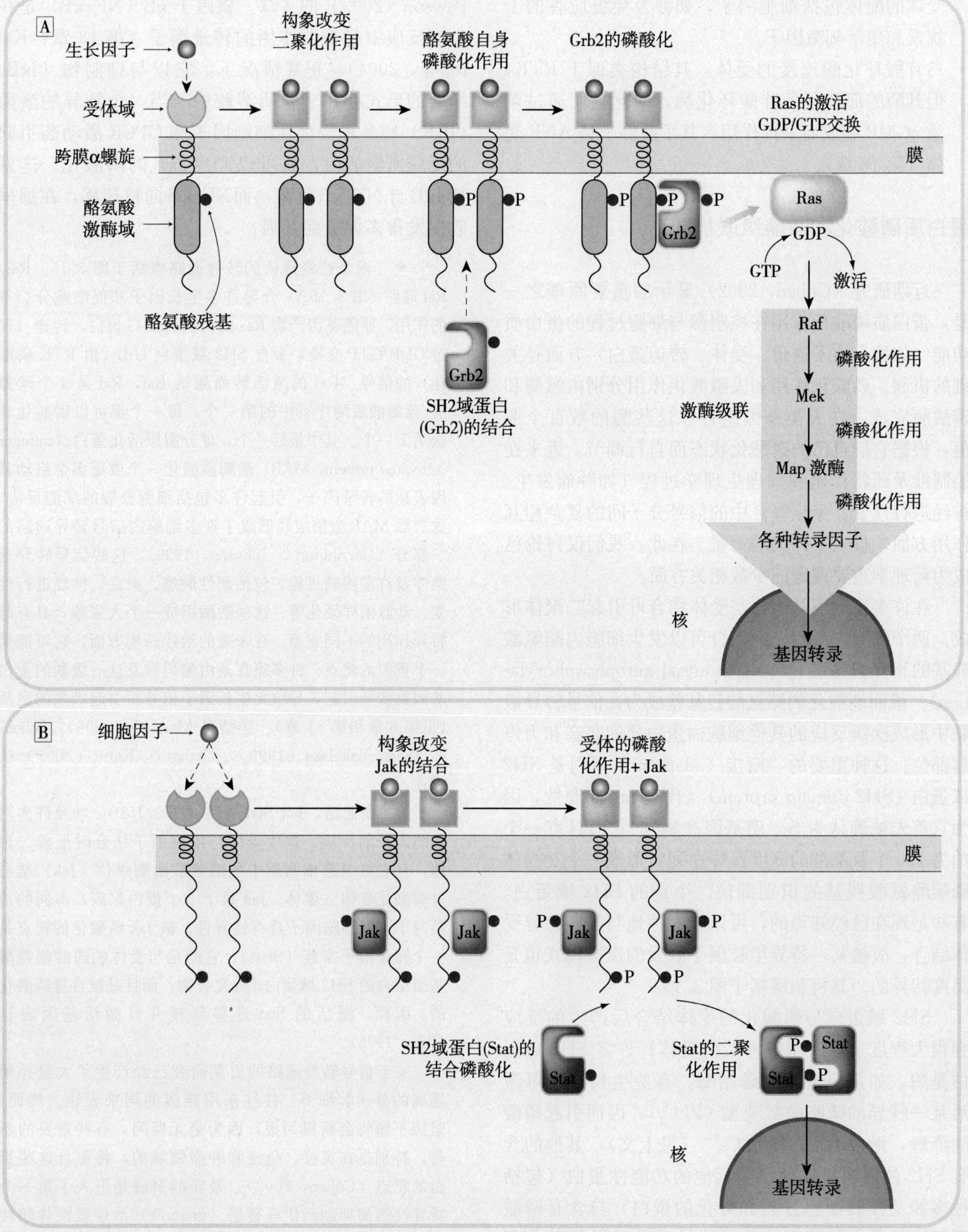

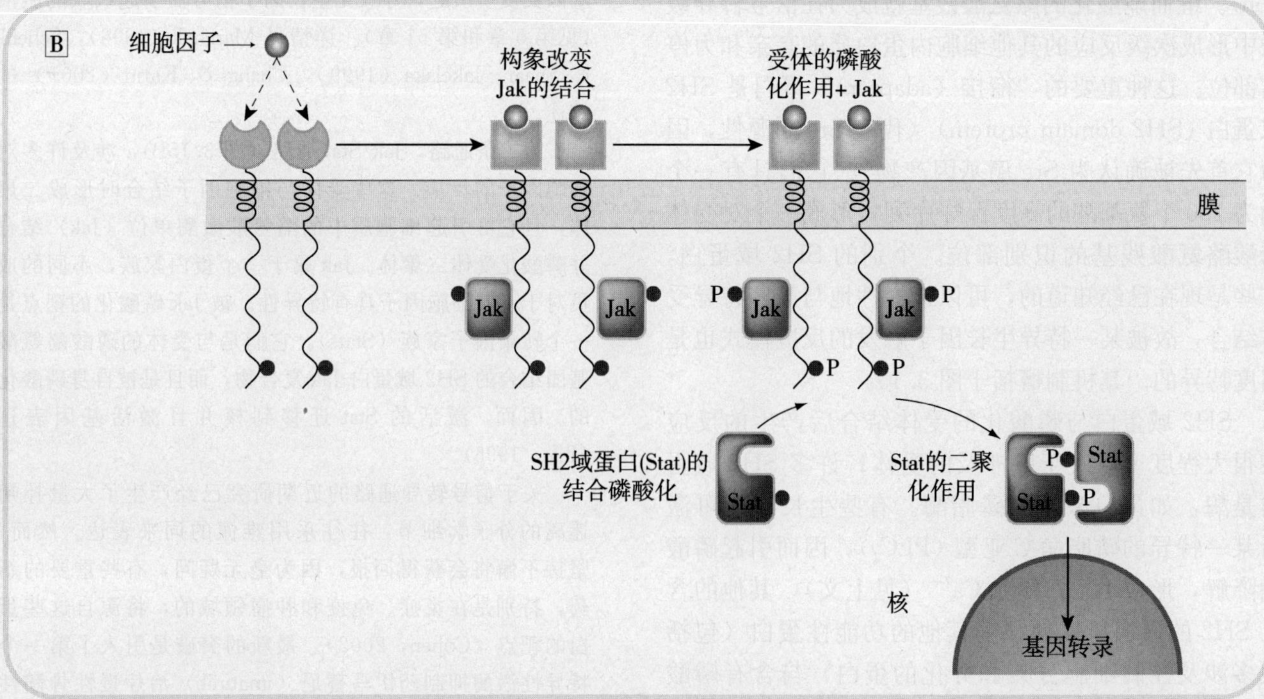


**图 3.15 激酶连接的受体的转导机制。**激动药结合之后的第 1 个步骤是二聚化，它导致各受体的细胞内域自身磷酸化。然后，SH2 域蛋白与被磷酸化的受体结合并且自身被磷酸化。图示两个通路的特性：Ⓐ生长因子［Ras/Raf/促分裂原活化蛋白（MAP）激酶］通路（第 5 章）；Ⓑ细胞因子（Jak/Stat）通路（第 13 章）。还有几个其他通路，而且这些磷酸化级联可与 G 蛋白系统的组分相互作用。

**激酶连接的受体**

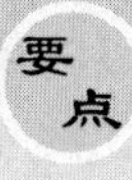


- 各种生长因子的受体细胞内域整合到酪氨酸激酶。
- 细胞因子受体具有一个细胞内域，当受体被占领时，该域可以结合并激活细胞质内的激酶。
- 本类受体均具有一个共同的结构，该结构是一个大的细胞外配体结合域，这个结合域通过单一的跨膜螺旋与细胞内域相连。
- 信号转导常涉及伴随酪氨酸残基自身磷酸化作用的受体二聚化。磷酸酪氨酸残基作为许多细胞内蛋白 SH2 域的接纳体（acceptor）而起作用，进而控制许多细胞功能。
- 它们主要参与控制细胞生长和分化，并且是通过调节基因转录间接作用。
- 两个重要的通路是：
  ——Ras/Raf 促细胞分裂原活化蛋白（MAP）激酶通路，它对细胞分裂、生长和分化很重要；
  ——Jak/Stat 通路，可被许多能控制各种炎症介质合成和释放的细胞因子所激活。
- 少数激素受体（如心钠素）具有类似的结构，并与鸟苷酸环化酶相连。

膜结合型的鸟苷酸环化酶，一种与肽（如心房钠尿肽）结合后产生第二信使 cGMP 的酶（第 16 和 18 章），与酪氨酸激酶家族一样，当与激动药结合后以类似的途径被二聚化而激活（Lucas 等，2000）。

图 3.16 以高度简化和模式图的方式阐明了蛋白激酶在信号转导通路中的重要作用。所涉及的许多蛋白质，但并非全部，包括受体和激酶本身，都是激酶的底物，因此，在各种信号转导通路之间有许多反馈和干扰机制。考虑到有 500 种以上的蛋白激酶以及同样多的受体和其他信号转导分子，其相互作用的网络看起来像迷宫一样复杂，对它们的详细分析就成为细胞生物学的主题。对于药理学家来说，尽管将信号转导通路的复杂事物吸收到关于药物作用的新的思考方法中去尚需要一定的时间，但无疑地，在整个 20 世纪作为指导思想的受体与反应之间的简单连接的概念正在瓦解。

## 4 型：核受体

下面讨论的第 4 型受体属于核受体家族。在 20 世纪 80 年代以前，已经清楚了类固醇激素（如雌激素和糖皮质激素）的受体存在于细胞质，在与其类固醇配体结合后转位于细胞核内。也发现其他激素，如甲状腺激素 $T_3$（第 29 章）以及脂溶性维生素 D 和 A（维 A 酸）及其可以调节生长和发育的衍生物，也以类似的方式起作用。基因组和蛋白序列的数据显示出这些受体之间的密切关系，这就使人们认识到它们是更大的相关蛋白家族的成员。除了已经认识到其配体特征的糖皮激素受体和维 A 酸受体之外，核受体家族还包括许多孤儿受体——含有未知配体的受体。其中第一个是在 20 世纪 90 年代被描述的 RXR，这是一个在类似维生素 A 的基础上克隆出来的受体，随后发现它可以与维生素 A 的衍生物 9-顺-维 A 酸相结合。过了一段时间，虽非全部，有许多孤儿受体的结合物已被确定，尽管配体已被确认或被接受（如 RXR），但仍有作者继续采用“孤儿受体”一词。现已经清楚的是在人类基因组至少有 48 个核受体家族成员，尽管它只是所有受体的很小一部分（约为 GPCR 总数的 1/10 以下），但核受体是重要的药物靶点，在内分泌以及代谢调节方面的信号转导中起重要作用。

今天，将全部核受体家族看作配体激活的转录因子是适宜的，它们通过修饰基因转录而转导信号。不像在本章前文中所描述的那些受体，核受体并不是嵌在膜内而是存在于细胞的可溶相中。有一些受体，例如类固醇受体，在其配体存在时可移动，从胞质转位至细胞核，而另外一些核受体，例如 RXR，可能一直主要存在于细胞核内。许多核受体起到脂质传感器的作用，密切地参与细胞内的脂质代谢的调节。在这方面，在我们的饮食与代谢状态之间以及调节脂质代谢和分布方面是一种关键的连接。从药理学方面来说，整个核受体家族都非常重要，它们能够识别多种多样的基因。它们可以调节许多药物代谢酶和转运蛋白，并且与约 10% 处方药物的生物反应有关。也有很多疾病与核受体系统的功能失常有关，包括炎症、癌症、糖尿病、心血管疾病、肥胖和生殖障碍（Murphy & Holder，2000 和 Kersten 等，2000）。

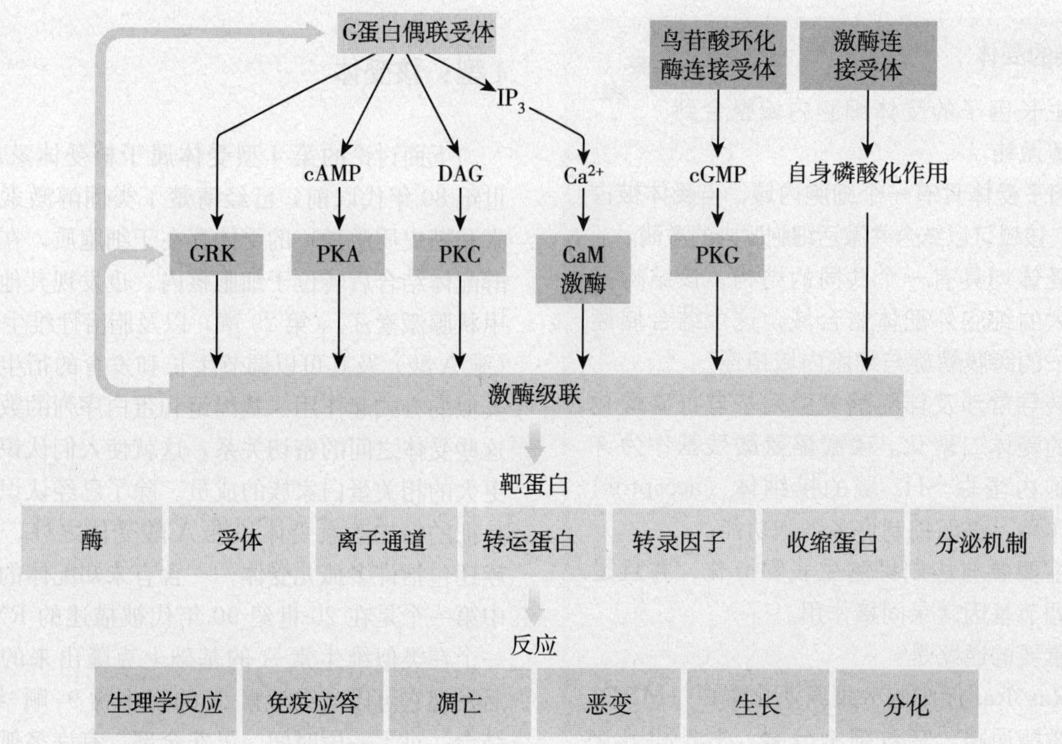


**图 3.16 激酶级联在信号转导中的中心作用。**激酶级联（如图 3.15 所示的级联）或者被 GPCR 直接或经不同的第二信使激活，或者被产生 cGMP 的受体激活，或者被激酶连接的受体激活。激酶级联可调节各种靶蛋白，继而产生各种短或长期的效应。CaM 激酶，$Ca^{2+}$/钙调素依赖性激酶；DAG，二酰甘油；GC，鸟苷酸环化酶；GRK，GPCR 激酶；$IP_3$，肌醇三磷酸；PKA，cAMP 依赖性蛋白激酶；PKC，蛋白激酶 C；PKG，cGMP 依赖性蛋白激酶。

**信号转导中的蛋白质磷酸化作用** 要点

- 许多受体介导的事件涉及蛋白质磷酸化作用，该作用可控制细胞内蛋白质的功能和结合特性。
- 受体结合的酪氨酸激酶、环核苷酸激活的酪氨酸激酶和细胞内的丝氨酸/苏氨酸激酶组成一个"激酶级联"机制，该机制可以扩增受体介导的事件。
- 有许多具有不同的底物特异性而使之有通道特异性的激酶，可以被不同的激素激活。
- 被特异的受体激酶磷酸化使得受体失去功能和被内化，导致发生 G 蛋白偶联受体的脱敏作用。
- 有一个作用为逆转激酶作用的磷酸酶大家族。

## 结构问题

◆ 核受体均具有十分相似的、由 4 个序列组件（module）组成的结构图像（见图 3.17。详见 Bourguet 等，2000）。其 N 末端域呈现极大的异质性。其结构中含有一个活化功能 1（activation function 1，AF1）部位，该部位可以采用不依赖配体的方式与其他细胞的特异性转录因子相结合，并且修饰受体本身的结合或活性。基因的选择性剪接（alternative splicing）可以产生几个受体异构体，每个的 N 末端区各有轻微不同。受体的核心域是高度保守的，含有与识别和结合 DNA 有关的结构。在分子水平，它的氨基酸链含有两个锌指（zinc finger）——富含半胱氨酸（或胱氨酸/组氨酸）的袢，结合锌离子而保持特殊构象。这一分子部分的主要功能是识别和结合位于基因（对于调节核受体家族敏感）的激素反应元件（hormone response element），但它在调节受体二聚体化方面也起作用。

在分子中的高度易弯曲的铰链区使之能与其他核受体二聚化，并且也显示出可以在不同的构象中与 DNA 结合。最后，C 末端域含有配体结合序列元件，并且在每一类受体均系特异的。高度保守的 AF2 区在配体依赖性激活中非常重要。位于 C 末端附近的是许多基序（motif），它们含有核定位信号，在有些受体可能与辅助性热激蛋白和另外的蛋白质结合。

## 核受体的分类

核受体超家族由主要的两大类和具有这两类的某些特点的第三类组成（见图 3.17，详见 Novac & Henzel，2004）。Ⅰ类核受体由大量激素受体组成，包括糖皮质激素受体（glucocorticoid receptor，GR）、盐皮质激素受体（mineralocorticoid receptor，MR）以及雌激素受体（oestrogen receptor，ER）、孕酮受体（progesterone receptor，PR）和雄激素受体（androgen receptor，AR）。在没有其配体的情况下，这些受体主要位于胞质，与热激蛋白质和其他蛋白质结合成复合物，也可与细胞骨架或其他结构可逆地结合。随着它们的配体扩散（或可能是转运）进入细胞并高亲和力地结合，这些受体通常形成同源二聚体（homodimer）并转入核内，在其中它们可以通过与“正性”激素反应元件或“负性”激素反应元件相结合，而能够反式活化（transactivate）或反式阻抑（transrepress）基因（第 28 章）。大量基因能够通过这一方式被单一的配体所调节。例如，据估计，被激活的 GR 本身能够直接地或间接地调节高达 1% 的基因组。Ⅰ类受体通常可以识别那些以负反馈的方式控制生物学事件的激素（见第 28 章关于这一问题的更多讨论）。

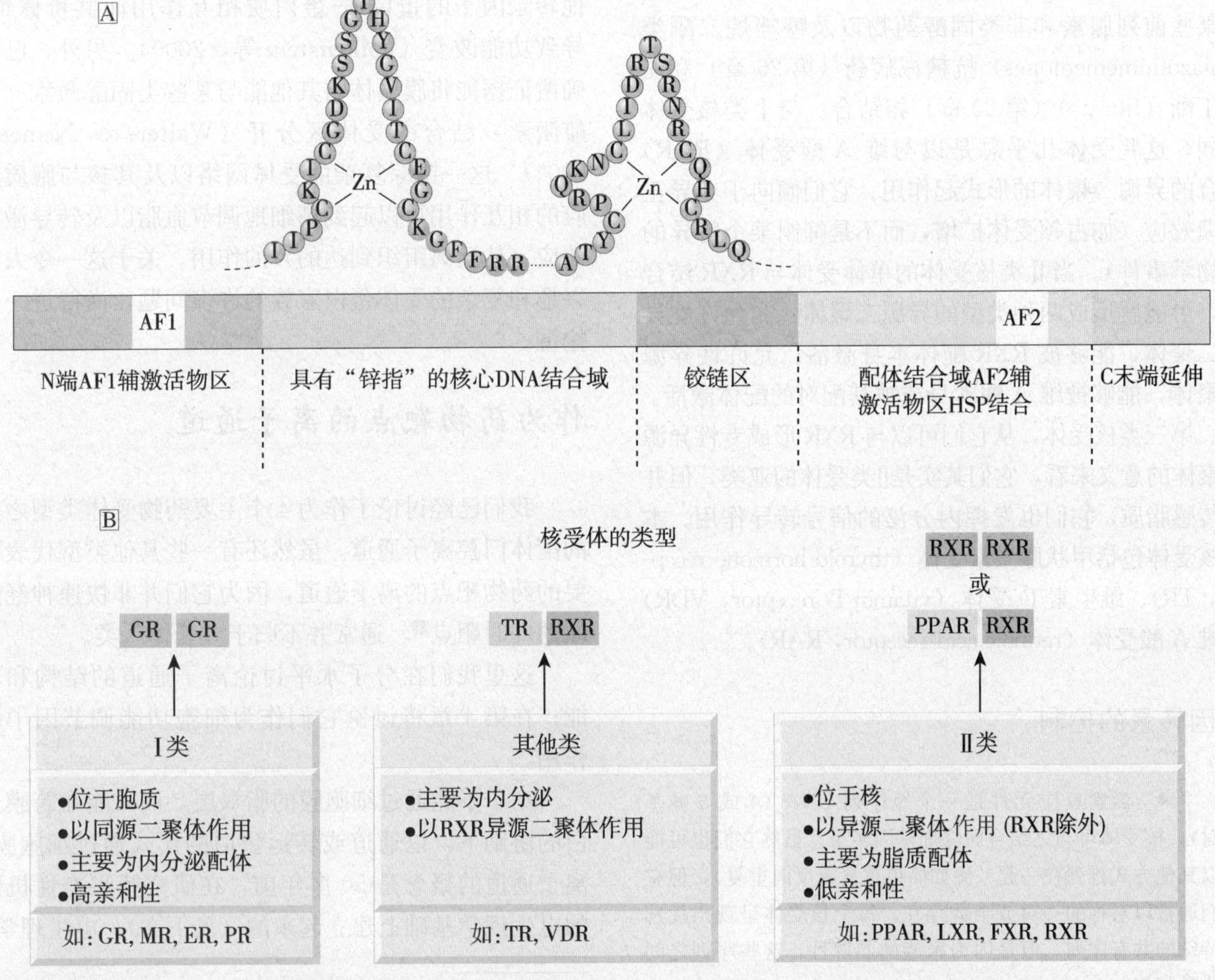


**图 3.17 核受体。**Ⓐ核受体的结构，图示不同的域。上图采用氨基酸编码的单一字母显示锌指的部分结构。其 C 末端延伸部分的残基实际上与 DNA 相接。Ⓑ主要的两类核受体。ER，雌激素受体；FXR，法尼醇受体；GR，糖皮质激素受体；LXR，肝氧固醇受体；MR，盐皮质激素受体；PPAR，过氧化物酶体增生物活化受体；PR，促乳素受体；RXR，维 A 酸受体；TR，甲状腺素受体；VDR，维生素 D 受体。

Ⅱ类核受体以稍不同的方式发挥功能。它们的配体常是在细胞内含有一定量的脂质。本类包括可以识别脂肪酸的过氧化物酶体增生物活化受体（peroxisome proliferator-activated receptor，PPAR），可以识别并作为胆固醇感受器的肝氧固醇受体（liver oxysterol receptor，LXR），法尼醇［farnesoid（胆汁酸）］受体（FXR），一种可以识别许多外源性物质（包括治疗药物）的生物异源物质受体（SXR，在啮齿类为 PXR）以及一些不仅能识别类固醇雄甾烷（androstane）而且也能识别其他药物（如苯巴比妥，第 40 章）的组成性雄甾烷受体（constitutive androstane receptor，CAR）。后者很像是机场的安全警卫，当发现可疑行李时，他们向炸弹处置小组报警。它们诱导药物代谢酶，如 CYP3A（与约 60%的处方药物的代谢有关，见第 8 章和 Synold 等，2001），并且也与某些前列腺素和非类固醇药物以及噻唑烷二酮类（thiazolidinemediones）抗糖尿病药（第 26 章）和氯贝丁酯（fibrate）（第 20 章）相结合。与Ⅰ类核受体不同，这些受体几乎总是以与维 A 酸受体（RXR）结合的异源二聚体的形式起作用。它们倾向于介导正反馈效应（如占领受体扩增，而不是抑制某个特异的生物学事件）。当Ⅱ类核受体的单体受体与 RXR 结合时，可能就形成两种类型的异源二聚体：非允许性异源二聚体，能够被 RXR 配体本身激活；允许性异源二聚体，能够被维 A 酸本身或被其配对的配体激活。

第三类核受体，从它们可以与 RXR 形成专性异源二聚体的意义来看，它们其实是Ⅱ类受体的亚类，但并非传感脂质，它们也发挥内分泌的信号转导作用。本类核受体包括甲状腺激素受体（thyroid hormone receptor，TR）、维生素 D 受体（vitamin D receptor，VDR）和维 A 酸受体（retinoic acid receptor，RAR）。

### 基因转录的控制

◆ 激素反应元件是一个短序列 DNA（4 或 5 碱基对），核受体可与之结合而修饰基因转录。虽然它们也可能以其他方式排列在一起（例如简单重复或反向重复），但它们通常以对称的一对或半数存在。每个核受体呈现出优选特殊的共有序列，但是因为家族的同源性，这些序列之间非常相似。

在核内配体结合的受体可募集更多的蛋白质，包括辅激活物（coactivator）或辅阻遏物（corepressor），通过其 AF1 和 AF2 域修饰基因表达。这些辅激活物中的某一些是参与染色质重构的酶，如组蛋白乙酰基转移酶（histone acetylase），与其他酶一道调节 DNA 的拆解，以便易于被聚合酶接近，从而基因转录。辅阻遏物复合物由某些受体所募集并由组蛋白乙酰基转移酶和其他引起染色体紧密包装的因子组成，防止更进一步的转录性激活。某些无配体化（unliganded）的Ⅱ类受体，如 TR 或 VDR，是在核内与这些阻遏物复合物组成性结合，从而使基因“沉默（silencing）”。该复合物可通过结合配体解离，允许一个激活物复合物结合。CAR 的情况非常有趣，就像本章前面所描述的某些类型的 G 蛋白那样，CAR 也可以形成组成性活性复合物，而当它与配体结合后，其活性即被终止。

我们在此处只能泛泛地讨论核受体家族的作用，因为许多其他类型的相互作用均已被揭示。例如，某些成员可能由于胞质溶胶中一些因子的直接相互作用而引起非基因组作用，或者它们可以被磷酸化或与其他转录因子的蛋白质-蛋白质相互作用而共价修饰，导致功能改变（Falkenstein 等，2000）。另外，已有确凿证据能将膜受体与其他能与某些类固醇激素（如雌激素）结合的受体区分开（Walters & Nemere，2004）。这一错综复杂的受体网络以及其核与胞质溶胶的相互作用可以起到精细地调节血脂以及转导激素效应（从远离组织到达的）的作用。关于这一令人感兴趣和复杂的受体蛋白家族的许多问题，尚待进一步挖掘。

## 作为药物靶点的离子通道

我们已经讨论了作为 4 个主要药物受体类型之一的配体门控离子通道。虽然还有一些其他类型代表重要的药物靶点的离子通道，因为它们并非快速神经递质的即时靶点❶，通常并不归于“受体”类。

这里我们在分子水平讨论离子通道的结构和功能；在第 4 章将讨论它们作为细胞功能调节因子的作用。

离子不能通过细胞膜的脂双层，而只能在跨膜蛋白的协助下，以通道或转运蛋白的形式通过细胞膜。离子通道的概念是 50 多年前，在研究膜兴奋性机制的电生理学基础上建立起来的（见下文）。电生理学，

❶ 事实上，配体门控通道与其他离子通道的区别是一种武断的区别。我们是鉴于 Langley 等人首次确定了受体以及乙酰胆碱在神经-肌肉接头作用的历史传统，在本书中分为配体门控通道和其他类型受体。分子生物学的进展力促我们将来要重新考虑这种语义的问题，但现在我们也并不需要对维持药理学传统而抱歉。

**核受体**

要点

- 含有 48 个能感受脂质和激素信号并调节基因转录的可溶性受体家族。
- 两个主要的类别：
  — 一类位于胞质，在其配体存在时，可以形成同源二聚体，移入核中。其配体主要是天然内分泌物质（如固醇类激素）；
  — 一类常固定存于细胞核，可与维 A 酸类（retinoid）X 受体形成异源二聚体，其配体多为脂质（如脂肪酸）；
  — 第三个亚类主要转导内分泌信号，但它起到与维 A 酸类 X 受体结合的异源二聚体的作用（如甲状腺激素）。
- 配体-受体复合物通过与基因的启动子中的激素应答元件相结合而启动基因转录的改变，并募集辅激活物和辅阻遏物。
- 所有处方药物中，约 10% 的药理学和 60% 的药动学与核受体家族有关。

特别是电压钳技术（第 4 章），是研究离子通道的生理学和药理学特性方面的重要工具。20 世纪 80 年代中期，在日本 Numa 克隆了第一个离子通道，自那时起，电生理学家与分子生物学家的高度富有成效的合作揭示了许多关于这些复合分子结构和功能的详细情况。利用能够实时地研究单个离子通道行为的紧密密封的膜片钳（tight-seal patch clamp）记录，至今已成为以通道的电导和门控特性为基础区分通道的特别有用的工具。详见 Hille（2001），Ashcroft（2000）和 Catterall（2000）等的报道。

离子通道由蛋白分子组成，该分子可以形成跨膜的充水（water-filled）孔，并且可以在开放状态和关闭状态之间转换。离子经过孔转运的速度和方向取决于所通过离子的电化学梯度（即膜两侧浓度的函数）和膜电位。离子通道的特征表现为：

- 它们对特定的离子的选择性取决于孔的大小和衬里的性质；
- 它们的门控特性（即控制通道在开放状态和关闭状态之间转换的刺激性质）；
- 它们的分子结构。

## 选择性

通道往往不具有阳离子选择性就具有阴离子选择性。阳离子选择性通道可使阳离子 $Na^+$、$Ca^{2+}$ 或 $K^+$ 选择性透过，或对三种离子无选择地透过。阴离子通道主要使 $Cl^-$ 透过，虽然有些其他阴离子也可透过。离子通道的调节对细胞功能的作用于第 4 章讨论。

## 门控

### 电压门控通道

当细胞膜去极化时，这些通道开放。由于它们是膜兴奋性机制的基础，所以它们是很重要的一类（第 4 章）。其中最重要的通道是选择性钠、钾或钙通道。

通常，膜去极化引起的通道开放（激活）持续时间短，尽管去极化状态仍然存在。这是因为，对于某些通道来说，通道的初始激活后就跟随着一个较慢的失活过程。

电压门控通道在动作电位产生和控制其他细胞功能方面的作用，将在第 4 章讨论。

### 配体门控通道

通道分子的部位与一个化学配体结合，可以激活这些（见上文）通道。快速神经递质，如谷氨酸、乙酰胆碱、GABA 和 ATP（第 10、12 和 33 章），就是以这种方式与膜外侧的部位相结合而起作用。香草酸受体（vanilloid receptor）TRPV1 介导辣椒素（capsaicin）刺激感觉神经引起疼痛的效应（第 41 章）。

某些质膜的配体门控通道可对细胞内信号起反应，而不对细胞外信号起反应，最重要的问题如下：

- 在大多数细胞，当 $[Ca^{2+}]_i$ 增加时，被钙激活的钾通道开放，然后使细胞超极化。
- 当细胞内 ATP 浓度因细胞缺乏营养物而降低时，ATP 敏感性钾通道开放。这些通道与介导细胞外 ATP 兴奋作用的通道有很大区别，它们存在于许多神经和肌肉细胞内，也存在于分泌胰岛素的细胞内（第 26 章）。在那里，它们是胰岛素分泌与血糖浓度相关的机制的一部分。

其他的与细胞内配体起反应的受体的例子还包括花生四烯酸敏感性钾通道和 DAG 敏感性钙通道，它们的功能尚不清楚。

**钙释放通道**

它们存在于内质网或肌质网，而不在质膜。主要的是 $IP_3$ 和 ryanodine 受体（第4章），为一类特殊的配体门控钙通道，它们控制钙自细胞内贮库释放。

**贮库操纵的钙通道**

当细胞内 $Ca^{2+}$ 贮库被耗竭时，质膜的通道开放，以使 $Ca^{2+}$ 内流。对这一连接的机制知之甚少（Barritt，1999），但在许多引起 $Ca^{2+}$ 释放的 GPCR 的作用机制中贮库操纵的钙通道（store-operated calcium channel，SOC）十分重要。SOC 的开放可以使 $[Ca^{2+}]_i$ 继续升高，即使在储存很少的情况，因而提供了一种使贮库可以重新充满的方式（第4章）。

## 分子结构

◆ 离子通道是大而复杂的分子。因为早于20世纪80年代中期克隆了第一个配体门控通道（烟碱型乙酰胆碱受体）和第一个电压门控钠通道时，就积累了关于它们序列和结构的资料，所以现已揭示出它们的结构基序特征。图3.18显示了其主要结构亚型。所有通道均由几个（常为4个）域组成，这些域相互间相似或相同，由一个分开的亚单位的寡聚排列组合，或由一个大蛋白组合。每个亚单位或域含有一束2～6个跨膜螺旋。大多数配体门控通道均具有图3.18A所示的基本结构，即含有一个非全同的五聚排列亚单位，每个亚单位含有4个跨膜螺旋，其中每个亚单位的一个节段（$M_2$）在孔道排列成行。大的细胞外N末端区含有配体结合区。近来有人发现了这种简单配体门控通道结构的例外情况。它们包括（见图3.18）谷氨酸NMDA受体（第33章）、嘌呤 $P_{2x}$ 受体（第12章）和香草酸样受体（不仅对香草酸样化学物起反应，对热和质子也起反应，见第41章）。在这些通道，也像许多其他类型通道那样，分子中形成孔道的部分在两个螺旋之间含有一个发夹环（hairpin loop）——一种孔环。

电压门控通道有一个跨膜螺旋，它含有许多碱性（即带正电荷）氨基酸。当膜去极化时，致使细胞内部负电荷减少，这一区域（电压敏感器）就稍向细胞膜外表面移动，具有开放通道的作用。许多电压门控通道也呈现失活，它发生于通道蛋白的细胞内附属物移动并从内侧塞住通道时。电压门控钠通道和钙通道的显著特点在于其4个6次螺旋域的整个结构是由一个单一的巨大蛋白分子组成的，各区域由不同长度的细胞内袢连接在一起。钾通道是一类最多和最不均一的通道❶。电压门控钾通道与钠通道相近似，不同的是它是由4个亚单位组成，而不是由一个单一的长链组成。钾通道类因为它们的生物物理特性，又称为“内流通道（inward rectifier channel）”，具有图3.18C所示的2螺旋结构，而其他的则分类为“2孔域”通道（“2-pore domain” channel），因为其每个亚单位含有2个P环。

图3.18所示的各种结构基序只揭示了离子通道分子多样性的表面。在所有的情况下，单个的亚单位可以有好几个分子学变种，而且这些变种能够以不同的组合，如异源寡聚体（hetero-oligomer）[与由相同亚单位组成的同源寡聚体（homo-oligomer）不同] 而组成功能性通道。再者，所描述的通道形成的结构常与其他膜蛋白结合在一起，这就明显地影响了它们的功能特性。例如，ATP门控钾通道常以与磺酰脲受体（sulfonylurea receptor，SUR）结合的形式存在，因此许多药物（包括磺酰脲类抗糖尿病药，见第26章）可通过这种连接而调节通道（Ashcroft & Gribble，2000）。虽然在了解分子结构与离子通道功能之间的关系方面已获得良好的进展，但我们对于许多这类通道的生理学作用仅有片断的了解。许多重要的药物是通过直接或间接地影响通道的功能而发挥其作用。

## 离子通道的药理学

◆ 本书中所描述的许多药物和生理学介质均通过改变离子通道的行为而产生作用。在此我们以电压门控钠通道的药理为例来概述其共同机制（图3.19）。离子通道药理学可能为将来的新药提供巨大的发展可能性（Clare 等，2000）。

电压门控和配体门控离子通道的门控和通透可由许多因子进行调节，它们包括：

- 直接与通道蛋白不同位点结合的配体。包括许多神经递质，也包括通过不同方式作用（例如通过阻滞通道或影响门控过程）的许多药物和毒素，因而促使或抑制通道开放。
- 主要激活 GPCR 而间接作用的介质和药物。药物主要通过影响位于通道蛋白的细胞内侧区的个别氨基酸的磷酸化状态而产生作用。如前所述，这一调节可涉及激活蛋白激酶的第二信使的产生。促进或抑制通道的开放取决于哪一个残基被磷酸化。例如阿片类药物（第41章）和β-肾上腺素受体激动药（第11章）以这一方式影响钙通道和钾通道的功能，产生广泛的细胞效应。
- 细胞内信号，特别是 $Ca^{2+}$ 和核苷酸，如 ATP 和 GTP（见第4章）。许多离子通道具有这些细胞内介质的结合点。

---

❶ 人类基因组编码了70个以上不同的钾通道亚型，对于药理学家来说，既是可怕的事物，又是绝好的机会，这就取决于他的观点如何。

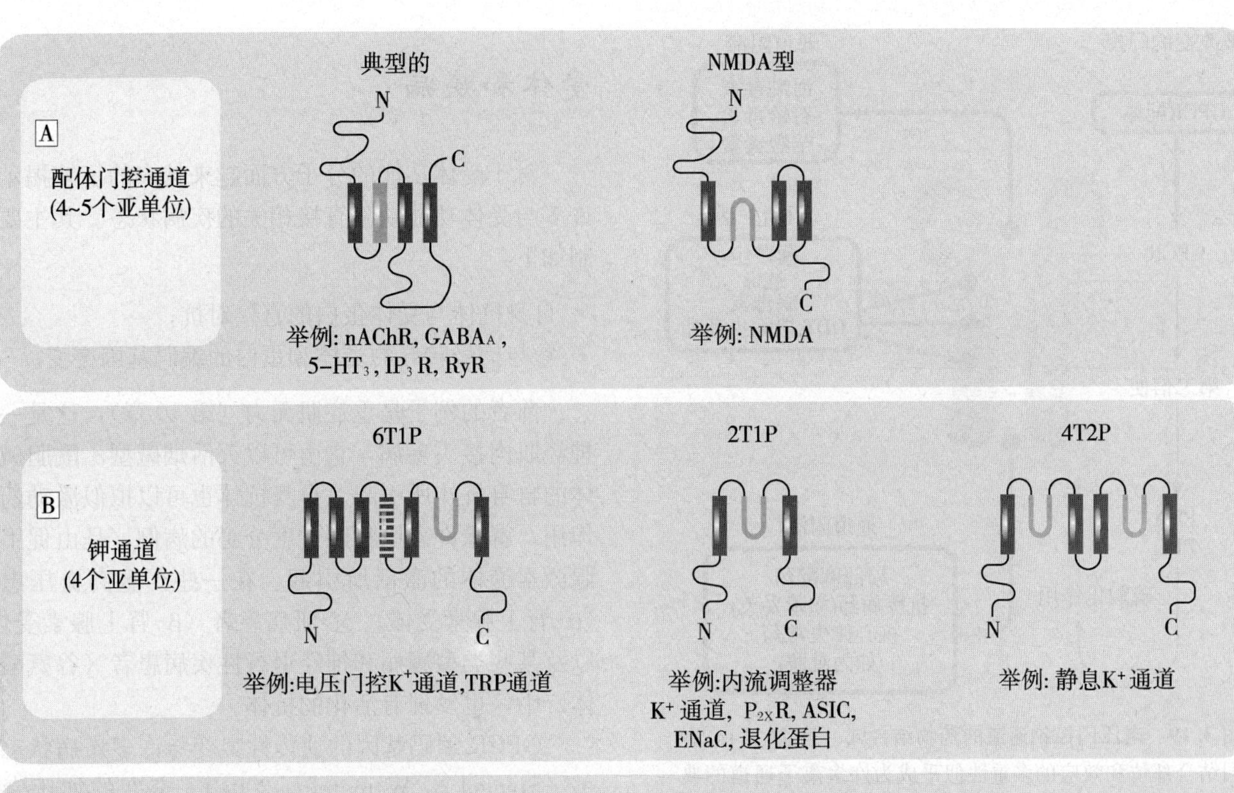


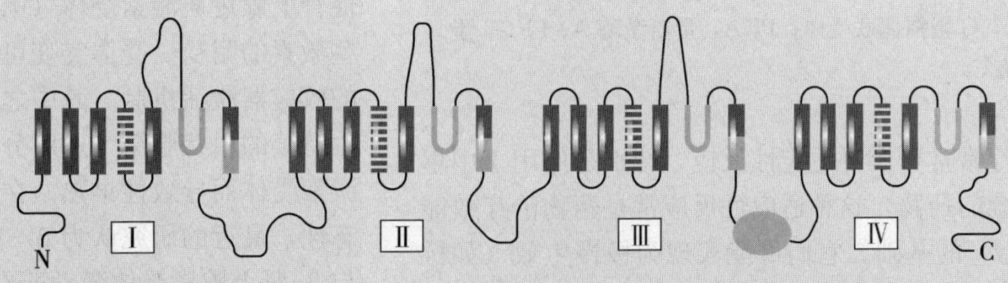


**图 3.18 离子通道的分子结构。**黑色和灰色长方形代表跨膜 α 螺旋。灰色发夹是许多通道中的孔道袢（P）域，灰色长方形是跨膜 α 螺旋的孔道形成区。黑、灰交替的长方形代表电压门控通道电压敏感区。椭圆形符号代表电压控钠通道失活部分。钾通道是根据跨膜螺旋的数目（T）以及每个亚单位中的孔道形成袢而命名的。在第 4 章还将讨论关于离子通道的详细内容。5-$HT_3$，3 型 5 羟色胺受体；ASIC，酸敏感离子通道；ENaC，上皮钠通道；$GABA_A$，A 型 GABA 受体；$IP_3R$，肌醇三磷酸受体；nAChR，烟碱型乙酰胆碱受体；$P_{2X}R$，嘌呤 $P_{2X}$受体；RyR，ryanodine 受体。

$[Ca^{2+}]_i$ 增加可以使某些类型的钾通道开放，使电压门控钙通道失活。如第 4 章中所述，$[Ca^{2+}]_i$ 本身可以受离子通道和 GPCR 功能的影响。磺酰脲类药物（第 26 章）可选择性作用于 ATP 门控的钾通道。

图 3.19 概括了药物影响电压门控钠通道的主要部位和机制，是这类药物靶点的典型例子。

## 受体表达的控制

受体蛋白由表达它们的细胞所合成，通过受体介导的事件，按以上论述的途径，自身控制其表达水平。我们再也不能认为受体在细胞控制系统中是一个固定的元件，对配体浓度的改变发生反应和启动信号转导通路组分的变化——它们本身就可进行调节。通常通过如前所述的脱敏作用使受体功能受到短暂的调节。通过增加或减少受体的表达而使受体功能受到长期的调节。这种类型调节的例子（Donaldson 等，1997，综述）包括各种突触后受体在去神经后的增殖，各种 G 蛋白偶联和炎症反应中细胞因子受体的上调（第 13 章）以及某些肿瘤病毒对生长因子受体的诱导（第 5 章）。长期的

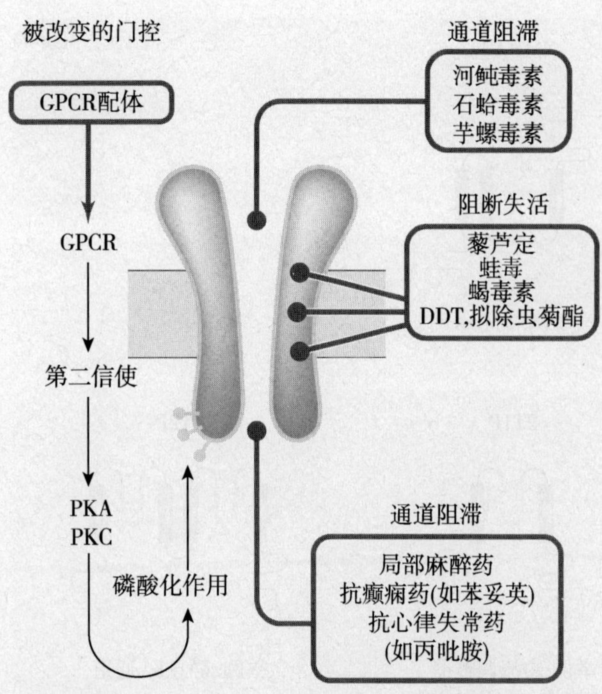


**图 3.19 电压门控钠通道的药物结合域（第 44 章）。**不同结合部位和效应的多重性似乎成为许多离子通道的典型。DDT，二氯二苯三氯乙烷（著名的杀虫药）；GPCR，G蛋白偶联受体；PKA，蛋白激酶 A；PKC，蛋白激酶 C。

药物治疗常常可诱导适应性反应，特别是作用于中枢神经系统的药物，这种适应性反应常是药物治疗效能（efficacy）的基础。它们可能表现为极慢生效（如抗抑郁药，见第 39 章）或发生药物依赖性（第 43 章）。虽然其详情尚不清楚，但最有可能涉及到继发于药物的即时作用的受体表达变化，一种现在才比较清楚其重要性的"继发性药理学"。这一原理还可以运用于受体以外的药物靶点（离子通道，酶，转运蛋白等），长期应用这些药物也能导致表达和功能的适应性变化，例如，对某些抗癌药的抗药性（第 51 章）。

## 受体和疾病

对于受体功能的分子方面越来越多的了解揭示了许多与受体功能缺陷直接相关的疾病状态。其主要机制如下：

- 自身抗体与受体蛋白的直接对抗；
- 参与信号转导的受体和蛋白的编码基因突变。

前者的例子是重症肌无力（第 10 章），这是一种神经肌肉接头疾病，它由可以灭活烟碱型乙酰胆碱受体的自身抗体所引起。自身抗体也可以拟似激动药的作用，就像许多甲状腺过度分泌的病例，是由促甲状腺激素受体的激活所引起。在一些严重高血压患者（α-肾上腺素受体）、心肌病患者（β-肾上腺素受体）以及某些类型癫痫和神经退行性疾病患者（谷氨酸受体）中，也发现有活化的抗体。

GPCR 编码基因的遗传性突变与许多疾病状态有关（Spiegel & Weinstein，2004）。突变的加压素和促肾上腺皮质激素受体（第 24 和 28 章）可引起对这些激素的耐受。受体突变可以导致在无激动药存在时的效应器激活机制。其中之一涉及促甲状腺激素，产生持续的甲状腺激素过度分泌；另一个则涉及促黄体激素受体而导致性早熟。在人类常见肾上腺素受体多态性，最近的研究认为 $\beta_2$-肾上腺素受体的某些突变与 β-肾上腺素受体激动药在治疗哮喘（第 23 章）时效能降低和心力衰竭患者（第 18 章）预后不佳有关，尽管它们并不直接引起疾病。G 蛋白突变也能引起疾病（Farfel 等，1999；Spiegel & Weinstein，2004）。例如特异的 Gα 亚单位突变可导致一种类型的甲状旁腺功能减退症，而 Gβ 亚单位突变则可引起高血压。

许多癌症与编码信号转导相关生长因子受体、激酶和其他蛋白质的基因突变有关（第 5 章）。

# 参考文献与扩展阅读

**综合文献**

Alexander S P H，Mathie A，Peters J A 2004 Guide to receptors and channels. Br J Pharmacol 141 Supplement 1 (*Comprehensive catalogue of molecular and pharmacological properties of known receptors—also transporters and some enzymes involved in signal transduction*)

Ben-Shlomo I，Hsu S Y，Rauch R et al. 2003 Signalling receptome：a genomic and evolutionary perspective of plasma membrane receptors involved in signal transduction. STKE website：http：//www. stke. org

Donaldson L F，Hanley M R，Villablanca A C 1997 Inducible receptors. Trends Pharmacol Sci 18：171-181 (*Emphasises processes controlling receptor expression*)

IUPHAR receptor database and channel compendium. http：//

www. iuphar-db. org (*Online catalogue and coding scheme for receptors and channels. Not yet complete, but planned to be updated regularly*)

Laudet V, Adelmant G 1995 Lonesome receptors. Curr Biol 5: 124-127 (*Short review of 'orphan' receptors*)

Walaas S I, Greengard P 1991 Protein phosphorylation and neuronal function. Pharmacol Rev 43: 299-349 (*Excellent general review*)

## 受体

### G 蛋白偶联受体

AbdAlla S, Lother H, El Massiery A, Quitterer U 2001 Increased $AT_1$ receptor heterodimers in preeclampsia mediate enhanced angiotensin II responsiveness. Nat Med 7: 1003-1009 (*The first instance of disturbed GPCR heterodimerisation in relation to human disease*)

Angers S, Salahpour A, Bouvier M 2002 Dimerization: an emerging concept for G protein-coupled receptor ontogeny and function. Annu Rev Pharmacol Toxicol 42: 409-435 (*Review of the unexpected behaviour of GPCRs in linking together as dimers*)

Bockaert J, Pin J P 1999 Molecular tinkering of G protein-coupled receptors: an evolutionary success. EMBO J 18: 1723-1729 (*Short review covering some newer aspects of GPCR function*)

Conigrave A D, Quinn S J, Brown E M 2000 Cooperative multi-modal sensing and therapeutic implications of the extracellular $Ca^{2+}$-sensing receptor. Trends Pharmacol Sci 21: 401-407 (*Short account of the $Ca^{2+}$-sensing receptor, an anomalous type of GPCR*)

Costa T, Cotecchia S 2005 Historical review: negative effcacy and the constitutive activity of G-protein-coupled receptors. Trends Pharmacol Sci 26: 618-624 (*A clear and thoughtful review of ideas relating to constitutive receptor activation and inverse agonists*)

Ferguson S S G 2001 Evolving concepts in G protein-coupled receptor endocytosis: the role in receptor desensitization and signaling. Pharmacol Rev 53: 1-24 (*Detailed account of the role of phosphorylation of receptors in fast and slow desensitisation mechanisms*)

Gudermann T, Kalkbrenner F, Schultz G 1996 Diversity and selectivity of receptor-G protein signalling. Annu Rev Pharmacol Toxicol 36: 429-459 (*Discusses how selectivity is achieved between many ligands, receptors and interlinking transduction pathways*)

Hill S J 2006 G-protein-coupled receptors: past, present and future. Br J Pharmacol 147 (Suppl): 27-37 (*Good introductory review*)

Kenakin T 2002 Efficacy at G-protein-coupled receptors. Nat Rev Drug Discov 1: 103-110 (*Mainly theoretical discussion of the implications of agonist trafficking*)

Kilpatrick G, Dautzenberg F M, Martin G R, Eglen R M 1999 7TM receptors: the splicing on the cake. Trends Pharmacol Sci 20: 294-301 (*Review of the importance of mRNA splicing as a source of variation among GPCRs—a salutary reminder that cloning genes is not the last word in defining receptor diversity*)

Koenig J A, Edwardson J M 1997 Endocytosis and recycling of G protein-coupled receptors. Trends Pharmacol Sci 18: 276-287 (*Excellent review of the complex life cycle of a receptor molecule*)

Krupnick J G, Benovic J L 1998 The role of receptor kinases and arrestins in G protein coupled receptor regulation. Annu Rev Pharmacol Toxicol 38: 298-319 (*Review on GPCR phosphorylation, arrestins and desensitisation*)

Liu F, Wan Q, Pristupa Z et al. 2000 Direct protein-protein coupling enables cross-talk between dopamine $D_5$ and γ-aminobutyric acid A receptors. Nature 403: 274-280. (*The first demonstration of direct coupling of a GPCR with an ion channel. Look, no G-protein!*)

Milligan G 1995 Signal sorting by G-protein-linked receptors. Adv Pharmacol 32: 1-29 (*More on the selectivity problem*)

Ossofskaya V S, Bunnett N W 2004 Protease-activated receptors: contribution to physiology and disease. Physiol Rev 84: 579-621 (*Review of current knowledge of pathophysiological role of protease-activated receptors*)

Pierce K L, Premont R T, Lefkowitz R J 2002 Seven-transmembrane receptors. Nat Rev Mol Cell Biol 3: 639-650 (*Useful general review of GPCRs, including desensitisation mechanisms, signal transduction pathways and dimerisation*)

Schwartz T W 1996 Molecular structure of G-protein-coupled receptors. In: Foreman J C, Johanesen T (eds) Textbook of receptor pharmacology. CRC Press, Boca Raton (*Useful account without unnecessary detail*)

Spiegel A M, Weinstein L S 2004 Inherited diseases involving G proteins and G protein-coupled receptors. Annu Rev Med 55: 27-39 (*Short review article*)

Teitler M, Herrick-Davis K, Purohit A 2002 Constitutive activity of G-protein coupled receptors: emphasis on serotonin receptors. Curr Top Med Chem 2: 529-538 (*Review of evidence that spontaneous activity is common among both native and mutated GPCRs*)

Vergnolle N 2004 Modulation of visceral pain and inflammation by protease-activated receptors. Br J Pharmacol 141: 1264-1274 (*Describes properties of PARs, which are likely to be useful therapeutic targets when specific inhibitors are discovered*)

Vergnolle N, Wallace J L, Bunnett N W, Hollenberg M D 2001 Protease-activated receptors in inflammation, neuronal signalling and pain. Trends Pharmacol Sci 22: 146-152 (*Short review article on this recently discovered family of GPCRs*)

Wess J 1998 Molecular basis of receptor/G-protein-coupling selectivity. Pharmacol Ther 80: 231-264 (*Detailed review of molecular biology of GPCRs and G-proteins, emphasising what is known about the thorny question of how selectivity is achieved*)

### 激酶连接的受体

Barbacid M 1996 Neurotrophic factors and their receptors. Curr Biol 7: 148-155 (*Useful review of neural growth factors and their associated tyrosine kinase-linked receptors*)

Cohen P 2002 Protein kinases—the major drug targets of the twenty-first century? Nat Rev Drug Discov 1: 309-315 (*General review on pharmacological aspects of protein kinases*)

Cook D N, Pisetsky D S, Schwartz D A 2004 Toll-like receptors in the pathogenesis of human disease. Nat Immunol 5: 975-979 (*Review emphasising the role of this class of receptor tyrosine kinases in* many human disease states)

Ihle J N 1995 Cytokine receptor signalling. Nature 377: 591-594

Pawson T 2002 Regulation and targets of receptor tyrosine kinases. Eur J Cancer 38: S3-S10 (*Short review of RTK signalling*)

Schenk P W, Snaar-Jakelska B E 1999 Signal perception and transduction: the role of protein kinases. Biochim Biophys Acta 1449: 1-24 (*General review of receptor-protein kinase interactions*)

## 核受体

Bourguet W, Germain P, Gronemeyer H 2000 Nuclear receptor ligand-binding domains: three-dimensional structures, molecular interactions and pharmacological implications. Trends Pharmacol Sci 21: 381-388 (*Review concentrating on distinction between agonist and antagonist effects at the molecular level*)

Chawla A, Repa J J, Evans R M, Mangelsdorf D J 2001 Nuclear receptors and lipid physiology: opening the X-files. Science 294: 1866-1870 (*Accessible review that deals mainly with the role of nuclear receptors in lipid metabolism*)

Falkenstein E, Tillmann H-C, Christ M et al. 2000 Multiple actions of steroid hormones—a focus on rapid, non-genomic effects. Pharmacol Rev 52: 513-553 (*Comprehensive review article describing the non-classical effects of steroids*)

Giguere V 1999 Orphan nuclear receptors: from gene to function. Endocr Rev 20: 689-725 (*Very comprehensive review for the serious reader*)

Kersten S, Desvergne B, Wahli W 2000 Roles of PPARs in health and disease. Nature 405: 421-424 (*General review of an important class of nuclear receptors*)

Murphy G J, Holder J C 2000 PPAR-γ agonists: therapeutic role in diabetes, inflammation and cancer. Trends Pharmacol Sci 21: 469-474 (*Account of the emerging importance of nuclear receptors of the PPAR family as therapeutic targets*)

Novac N, Heinzel T 2004 Nuclear receptors: overview and classification. Curr Drug Targets Inflamm Allergy 3: 335-346 (*Excellent general review*)

Synold TW, Dussault I, Forman BM 2001 The orphan nuclear receptor SXR coordinately regulates drug metabolism and efflux. Nature Med 7: 584-590

Walters MR, Nemere I 2004 Receptors for steroid hormones: membrane-associated and nuclear forms. Cell Mol Life Sci 61: 2309-2321 (*Good discussion about alternative types of steroid hormone receptors*)

## 信号转导

Beavo J A 1995 Cyclic nucleotide phosphodiesterase. Functional implications of multiple isoforms. Physiol Rev 75: 725-748 (*Useful account of the numerous PDE subtypes, selective inhibitors of which have many potential therapeutic applications*)

Bishop A L, Hall R A 2000 Rho-GTPases and their effector proteins. Biochem J 348: 241-255 (*General review article on the Rho/Rho kinase system and the various pathways and functions that it controls*)

Brzostowski J A, Kimmel A R 2001 Signaling at zero G: G-protein-independent functions for 7TM receptors. Trends Biochem Sci 26: 291-297 (*Review of evidence for GPCR signalling that does not involve G-proteins, thus conflicting with the orthodox dogma*)

Chang L, Karin M 2001 Mammalian MAP kinase signalling cascades. Nature 410: 37-40 (*Short and rather dense review article*)

Clapham D, Neer E 1997 G-protein βγ subunits. Annu Rev Pharmacol Toxicol 37: 167-203 (*On the diversity and role in signalling of G-protein bg subunits—the poor relations of the a subunits*)

Farfel Z, Bourne H R, Iiri T 1999 The expanding spectrum of G protein diseases. New Engl J Med 340: 1012-1020 (*Review of recent work revealing how G-protein mutations lead to disease—useful for reference*)

Garrington T P, Johnson G L 1999 Organization and regulation of mitogen-activated protein kinase signaling pathways. Curr Opin Cell Biol 11: 211-218

Hollinger S, Hepler J R 2002 Cellular regulation of RGS proteins: modulators and integrators of G protein signaling. Physiol Rev 54: 527-559 (*Describes the nature of this family of proteins that bind to a subunits and modulate G-protein signalling in many situations*)

Irvine R F 2001 Does $IP_4$ run a protection racket? Curr Biol 11: R172-R174 (*Discussion of possible second messenger roles of* $IP_4$)

Karin M, Yamamoto Y, Wang M 2004 The IKK-NFκB system: a treasure trove for drug development. Nat Rev Drug Discov 3: 17-26 (*Describes the transcription factor NFκB, which plays a key role in inflammation, and its control by kinase cascades*)

Lucas K A, Pitari J M, Kazerounian S et al. 2000 Pharmacol Rev 52: 376-413 (*Detailed review of guanylyl cyclase and its role in signalling. Covers both membrane receptors linked to guanylyl cyclase, and soluble guanylyl cyclases that respond to nitric oxide, etc.*)

Marshall C J 1996. Ras effectors. Curr Opin Cell Biol 8: 197-204 (*Account of one of the most important signal transduction pathways*)

Milligan G, Kostenis E 2006 Heterotrimeric G-proteins: a short history. Br J Pharmacol 147 (Suppl): 46-55

Nahorski S R 2006 Pharmacology of intracellular signalling pathways. Br J Pharmacol 147 (Suppl): 38-45 (*Useful short review*)

Nishizuka Y 1988 The molecular heterogeneity of protein kinase C and its implications for cellular regulation. Nature 334: 661-665 (*As above*)

Offermanns S 2003 G-proteins as transducers in transmembrane signalling. Prog Biophys Mol Biol 83: 101-130 (*Detailed review of G-protein subtypes and their function in signal transduction*)

Simonds W F 1999 G-protein regulation of adenylate cyclase. Trends Pharmacol Sci 20: 66-72. (*Review of mechanisms by which G-proteins affect adenylate cyclase at the level of molecular structure*)

## 离子通道

Ashcroft F M 2000 Ion channels and disease. Academic Press, London (*A useful textbook covering all aspects of ion channel physiology and its relevance to disease, with a lot of pharmacological informa-*

*tion for good measure*)

Ashcroft F M, Gribble F M 2000 New windows on the mechanism of action of $K_{ATP}$ channel openers. Trends Pharmacol Sci 21：439-445

Barritt G J 1999 Receptor-activated $Ca^{2+}$ inflow in animal cells：a variety of pathways tailored to meet different intracellular $Ca^{2+}$ signalling requirements. Biochem J 337：153-169（*Useful overview of mechanisms involved in $Ca^{2+}$ signalling*）

Catterall W A 2000 From ionic currents to molecular mechanisms：the structure and function of voltage-gated sodium channels. Neuron 26：13-25（*General review of sodium channel structure，function and pharmacology*）

Clapham D E 1995 Calcium signaling. Cell 80：259-268（*Excellent general review*）

Clare J J, Tate S N, Nobbs M, Romanos M A 2000 Voltage-gated sodium channels as therapeutic targets. Drug Discov Today 5：506-520（*Useful review dealing at a basic level with the therapeutic potential of drugs affecting sodium channels*）

Galzi J-L, Changeux J-P 1994 Neurotransmitter-gated ion channels as unconventional allosteric proteins. Curr Opin Struct Biol 4：554-565（*Review focusing on molecular mechanisms of channel activation*）

Hille B 2001 Ionic channels of excitable membranes. Sinauer Associates, Sunderland（*A clear and detailed account of the basic principles of ion channels，with emphasis on their biophysical properties*）

Jin R, Banke T, Mayer M et al. 2003 Structural basis for partial agonist action at ionotropic glutamate receptors. Nat Neurosci 6：803-819（*Shows that partial agonists for glutamate receptors induce different conductance states of the channel*）

Karlin A 1993 Structure of nicotinic acetylcholine receptors. Curr Opin Neurobiol 3：299-309（*Excellent general review*）

Miyazawa A, Fujiyoshi Y, Unwin N 2003 Structure and gating mechanism of the acetylcholine receptor pore. Nature 423：949-955.（*Description of how the channel is opened by agonists，based on high-resolution crystallography*）

Unwin N 1993 Nicotinic acetylcholine receptor at 9A resolution. J Mol Biol 229：1101-1124（*The first structural study of a channel-linked receptor*）

Unwin N 1995 Acetylcholine receptor channel imaged in the open state. Nature 373：37-43（*Refinement of 1993 paper，showing for the first time how channel opening occurs—a technical tour de force*）

Wickham K D, Clapham, D E 1995 G-protein regulation of ion channels. Curr Opin Neurobiol 5：278-285（*Discusses direct and indirect regulation of ion channels by G-protein-coupled receptors*）

**转运蛋白**

Nelson N 1998 The family of $Na^+/Cl^-$ neurotransmitter transporters. J Neurochem 71：1785-1803（*Review article describing the molecular characteristics of the different families of neurotransporters*）

**（金有豫　译，徐艳霞　校，林志彬　杨宝学　审）**

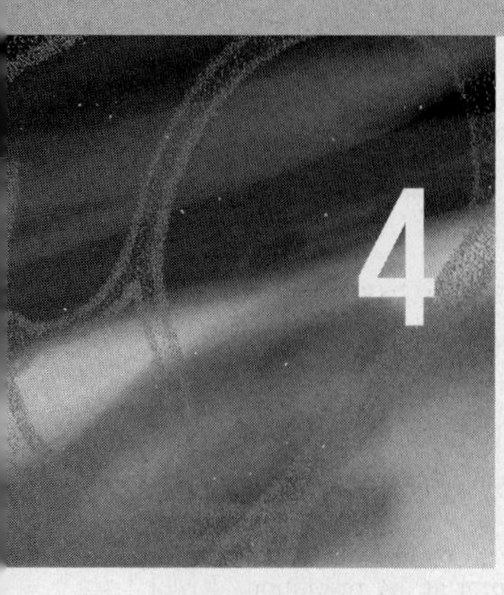

# 4 药物作用方式：细胞方面——兴奋，收缩和分泌



## 概　述

作用于分子靶点的药物及其在病理生理学水平的效应（如血糖浓度的变化或肿瘤萎缩）之间的联系涉及细胞水平的活动。无论何种特殊的生理学功能，细胞通常共同使用信号转导机制中很多相同的成分。在接下来的两章中，我们将阐述对理解药物在细胞水平作用有特殊意义的部分内容。本章我们将阐述主要发生于短时程（毫秒至小时）的作用机制，特别是负责许多生理学反应的兴奋、收缩和分泌。第 5 章着重于更慢的时程（通常数天至数月），包括决定机体结构和组成的细胞分裂、生长、分化和细胞死亡。

细胞功能的瞬时调控主要取决于下列因素和机制，它们调节或受调节于胞质溶胶中游离 $Ca^{2+}$ 的浓度，即 $[Ca^{2+}]_i$：

- 质膜中的离子通道和转运体；
- 细胞器内 $Ca^{2+}$ 的储存和释放；
- $Ca^{2+}$ 依赖的酶、收缩蛋白质和囊泡蛋白质的调节。

有关本章涉及的更详细的内容可参阅 Nicholls 等（2000），Nestler 等（2001），Levitan 和 Kaczmarek（2002）等的文章。

由于 $[Ca^{2+}]_i$ 在细胞功能中起关键作用，各类药物可通过干涉这些机制中的一个或几个而起作用。如果是爱使世界运转，那么 $[Ca^{2+}]_i$ 在细胞中起同样作用。在过去的十年中，对分子和细胞的认识已有显著进展，这里我们着重讨论有助于解释药物作用的相关方面。

## 细胞内钙水平的调节

自从 Sidney Ringer 的技术员偶然发现用自来水代替蒸馏水配制的缓冲液引起离体的青蛙心脏发生收缩，$Ca^{2+}$ 作为细胞功能最重要的调节因子从来没有受过怀疑。许多药物和生理学机制通过直接或间接影响 $[Ca^{2+}]_i$ 起作用。这里我们考虑它受调节的主要方式，然后阐述 $[Ca^{2+}]_i$ 调控细胞功能的一些方式。详细的分子组成和药物靶点见第 3 章，药物对整体生理学功能的作用在以后的章节阐述。

20 世纪 70 年代，随着 $Ca^{2+}$ 敏感的发光蛋白 aequorin 和染料如 Fura-2 的研发，对 $Ca^{2+}$ 调控的研究进展了一大步，使在瞬时高分辨率的条件下连续监测活细胞内游离 $[Ca^{2+}]_i$ 成为可能。

在静息细胞，大部分 $Ca^{2+}$ 储存在细胞器，特别是在内质网或肌质网（ER 或 SR）和线粒体，游离 $[Ca^{2+}]_i$ 维持在低水平，大约 $10^{-7}$ M。组织液 $Ca^{2+}$ 浓度 $[Ca^{2+}]_o$ 大约为 2.4 mM，因此有很大的浓度梯度适于 $Ca^{2+}$ 内流。$[Ca^{2+}]_i$ 保持低水平是通过：①主动转运机制将胞质 $Ca^{2+}$ 越过质膜排出细胞和泵入内质网；②正常的质膜和内质网膜低 $Ca^{2+}$ 通透性。$[Ca^{2+}]_i$ 的调节涉及 3 个主要机制：

- 控制 $Ca^{2+}$ 内流；
- 控制 $Ca^{2+}$ 外排；
- 胞质溶胶和细胞内储存 $Ca^{2+}$ 的交换。

这些机制在下文和图 4.1 详细描述（Berridge 等，2000，2003，综述）。

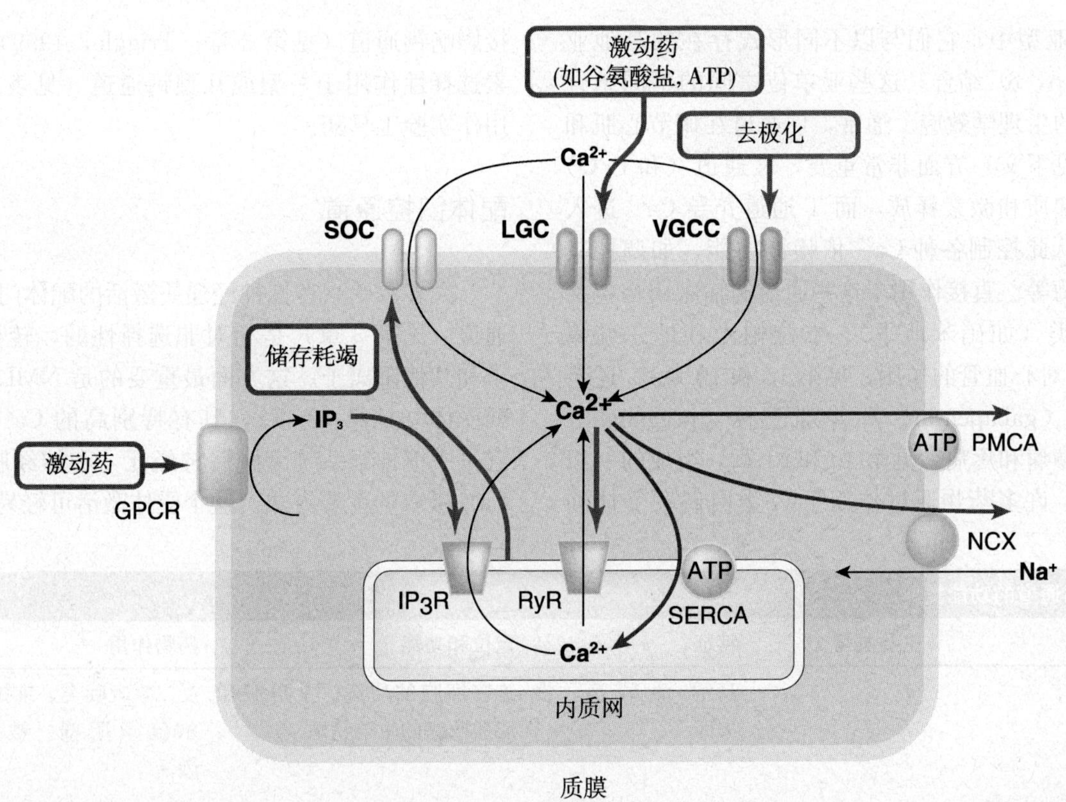


**图 4.1 细胞内钙的调节。**$Ca^{2+}$ 进入和排出胞质溶胶和内质网的主要途径用一典型细胞表示（详见正文）。细黑箭头：进入胞质溶胶的途径。粗黑箭头：出胞质溶胶的途径。灰箭头：调节机制。通道和转运体中的多数已经在分子水平阐明其特征，但储存操纵钙通道（SOC）与细胞内钙储存状态相关联的机制尚不清楚。正常情况下，$[Ca^{2+}]_i$ 在静息细胞被调节到大约 $10^{-7}$ mol/L。线粒体（没有表示）也作为 $Ca^{2+}$ 储存细胞器，但只在病理情况（如缺血）下才释放 $Ca^{2+}$。也有证据表明细胞内储存（没有表示）可通过第二信使烟酸二核苷磷酸激活。GPCR，G 蛋白偶联受体；$IP_3$，肌醇三磷酸；$IP_3R$，肌醇三磷酸受体；LGC，配体门控阳离子通道；NCX，$Na^+$-$Ca^{2+}$ 交换转运体；PMCA，质膜 $Ca^{2+}$-ATP 酶；RyR，ryanodine 受体；SERCA，肌质网/内质网 ATP 酶；VGCC，电压门控钙通道。

## 钙内流机制

$Ca^{2+}$ 通过质膜进入细胞有 4 个主要途径：

- 电压门控钙通道；
- 配体门控钙通道；
- 储存操纵钙通道（SOC）；
- $Na^+$-$Ca^{2+}$ 交换（可双向，见钙外排机制）。

### 电压门控钙通道

Hodgkin 和 Huxley 对神经动作电位的离子基础（见下文）的开拓性工作鉴定出电压依赖性 $Na^+$ 和 $K^+$ 转导是主要参与者。后来发现一些无脊椎动物神经和肌肉细胞依赖 $Ca^{2+}$，而非 $Na^+$ 产生动作电位，并且改善的电压钳方法揭示了脊椎动物细胞也具有电压激活的钙通道，其在膜去极化时能允许大量的 $Ca^{2+}$ 进入细胞。这些电压门控通道对钙有高度选择性（虽然它们也传导 $Ba^{2+}$，$Ba^{2+}$ 经常在电生理学实验中被用作替代物），它们不传导 $Na^+$ 或 $K^+$；它们在可兴奋细胞内是普遍存在的，并且在膜去极化的时候（例如通过传导的动作电位），允许 $Ca^{2+}$ 进入细胞。

结合电生理学和药理学的标准，可将电压门控钙通道划分为 5 个亚型：L，T，N，P 和 R。[1] 各亚型之间在其活化和失活动力学、电压激活阈、传导、对阻滞药的敏感性等方面各不相同，总结于表 4.1，这些差异的分子基础已经被很详细地研究。主要的孔形成亚单位（称作 α1 亚单位，见图 3.4）存在于至少

[1] 现已发现第六种亚型（Q），但是其性质与 P 型非常接近，所以常常把它们归为一型。各亚型的命名原则：L 代表长效；T 代表瞬时；N 代表非长效非瞬时；P，Q，R 则是接着 N 之后（省略 O）按字母顺序命名的。

10个分子亚型中，它们与以不同形式存在的其他亚单位（β，ρ，δ）结合。这些亚单位之间的不同结合引起不同的生理学效应。通常，L通道在调节心肌和平滑肌（见下文）方面非常重要，N通道（和P/Q）涉及神经递质和激素释放，而T通道介导$Ca^{2+}$进入神经元，从此控制各种$Ca^{2+}$依赖性功能，如调控其他通道、酶等。直接作用于这些通道的临床用药包括二氢吡啶类（如硝苯地平）、维拉帕米和地尔硫䓬（利用它们对心血管的作用，见第18和19章），还有加巴喷丁（gabapentin）和普瑞巴林（pregabalin，用于治疗癫痫和疼痛，见第40和41章）组成的一组钙拮抗药。许多药物通过作用于G蛋白偶联受体间接影响钙通道（见第3章；Triggle，1999）。许多毒素选择性作用于一型或几型钙通道（见表4.1），被用作实验工具药。

## 配体门控通道

大多数受兴奋性神经递质激活的配体门控阳离子通道（见第3章）是相对非选择性的，转导$Ca^{2+}$离子和其他阳离子。这方面最重要的是NMDA型谷氨酸受体（见第33章），其有特别高的$Ca^{2+}$通透性，它是中枢神经系统突触后神经元（和神经胶质细胞）$Ca^{2+}$摄取的主要方式。这个受体激活可轻易引起大量

**表4.1 钙通道的功能类型**

| 门控类别 | 主要类型 | 特征 | 定位和功能 | 药物作用 |
|---|---|---|---|---|
| 电压 | L | 高激活阈值，慢失活 | 许多细胞的质膜。平滑肌和心肌收缩的主要钙源 | 受二氢吡啶类、维拉帕米和地尔硫䓬阻滞。被BayK8644激活 |
| | N | 低激活阈值，慢失活 | 神经末梢递质释放的主要$Ca^{2+}$源 | 被ω芋螺毒素（*Conus*蜗牛毒液成分）阻滞 |
| | T | 低阈值，快失活 | 广泛分布。在心脏起搏点和心房重要（作用于心律失常） | 受米贝拉地尔阻滞 |
| | P/Q | 低激活阈值，慢失活 | 神经末梢。递质释放 | 受ω-agatoxin（漏斗网蜘蛛毒液成分）阻滞 |
| | R | 低阈值快失活 | ? | — |
| 肌醇三磷酸 | $IP_3$受体 | 受$IP_3$激活的配体门控通道 | 定位在内质网/肌质网。介导GPCR激活产生的$Ca^{2+}$释放 | 不直接受药物作用。有一些已知的实验阻滞药（如细胞内注射肝素）。在许多细胞中对GPCR激动药和拮抗药反应 |
| $Ca^{2+}$，对环化ADP核糖敏感 | ryanodine受体 | 在横纹肌通过T管的二氢吡啶受体直接激活 | 定位在内质网/肌质网。在肌肉介导$Ca^{2+}$引起的$Ca^{2+}$释放。也由第二信使环化ADP核糖激活 | 受咖啡因（高浓度）激活。被ryanodine阻滞。突变可导致药物引起的恶性高热 |
| 储存耗竭 | 储存操纵通道 | 间接偶联内质网/肌质网$Ca^{2+}$储存 | 定位在质膜 | 受耗竭细胞内储存的因素（如GPCR激活药，毒胡萝卜素）间接激活。不直接受药物作用 |
| NAADP | — | 由NAADP形成的第二信使激活 | 定位在溶酶体。功能不清楚 | — |

GPCR，G蛋白偶联受体；NAADP，烟酸二核苷磷酸。

$Ca^{2+}$ 内流，导致细胞死亡，主要通过 $Ca^{2+}$ 依赖性蛋白酶活化，并启动凋亡（见第 5 章）。这个机制被称为兴奋性毒性，可能在各种神经退行性疾病中起作用（见第 35 章）。

许多年来，有争议的是平滑肌是否有对肾上腺素、乙酰胆碱和组胺等介质直接反应的“受体操纵的通道”。目前由 ATP 激活的 $P_{2X}$ 受体（见第 3 章）似乎是唯一真正的平滑肌配体门控通道，它构成 $Ca^{2+}$ 内流的重要途径（Kuriyama 等，1998）。作用于 G 蛋白偶联受体的其他介质主要通过调节电压门控钙通道或钾通道间接影响 $Ca^{2+}$ 内流。

## 储存操纵钙通道

这些通道定位在细胞质膜，在内质网储存耗竭时开放，允许 $Ca^{2+}$ 内流。它们有别于其他膜钙通道，属于一大组近来发现的 TRP（代表“瞬时受体电位”）通道，其有许多不同功能（Clapham，2003）。由于还不清楚它们靠何种联系与内质网偶联，SOC 仍然保持几分神秘（Berridge，1997；Barritt，1999）。类似于内质网和肌质网通道，它们能放大由储存 $Ca^{2+}$ 释放引起的 $[Ca^{2+}]_i$ 升高。至今，只有用于实验的化合物可阻滞这些通道，但治疗用松弛平滑肌的特异性阻滞药的研发正在努力进行着。

## 钙外排机制

跨越质膜的外向和跨越内质网膜和肌质网膜的内向 $Ca^{2+}$ 主动转运取决于 $Ca^{2+}$ 依赖性 ATP 酶的活性，其类似于将 $Na^+$ 泵出细胞以交换 $K^+$ 的 $Na^+/K^+$-ATP 酶。已经克隆出几个亚型的 $Ca^{2+}$ 依赖性 ATP 酶，但其异质性的生理学意义仍不清楚。它们还没有引起药理学领域的关注，例外的是毒胡萝卜素（从地中海植物 *Thapsia garganica* 中提取）特异性阻滞内质网泵，引起内质网来源 $Ca^{2+}$ 的损失。它是有用的实验工具但无治疗意义。

钙也通过 $Na^+$-$Ca^{2+}$ 交换排出细胞而置换 $Na^+$。具有该功能的转运体已经完全被鉴别和克隆，并且（像你可能期望的）来源于功能一直被关注的几个分子亚型。交换器用三个 $Na^+$ 换一个 $Ca^{2+}$，因此当它排出 $Ca^{2+}$ 时产生去极化电流。用于 $Ca^{2+}$ 排出的能量来源于 $Na^+$ 的电化学梯度，而不直接来源于 ATP 水解。这意味着由 $Na^+$ 内流引起的 $Na^+$ 浓度梯度降低将减少由交换器介导的 $Ca^{2+}$ 排出，导致 $[Ca^{2+}]_i$ 继发性升高，该机制在心肌尤其重要（见第 18 章）。如果 $[Na^+]_i$ 过高，交换器可反向工作，增加 $Ca^{2+}$ 向细胞内流入（见上文）。地高辛以该方式在心肌起作用（见第 18 章）。

## 钙释放机制

在内质网膜和肌质网膜有两个主要的钙通道类型，其在控制储存的 $Ca^{2+}$ 释放中起重要作用。

- 肌醇三磷酸受体（$IP_3R$）可由肌醇三磷酸（$IP_3$）激活，$IP_3$ 是许多配体作用于 G 蛋白偶联受体而产生的第二信使（见第 3 章）。$IP_3R$ 是配体门控离子通道，但它的分子结构与质膜中其他配体门控通道不同。这是通过 G 蛋白偶联受体引起 $[Ca^{2+}]_i$ 增加的主要机制。
- ryanodine 受体（RyR）的命名是由于它是因植物生物碱 ryanodine 的特异性阻滞作用而被发现的。它在骨骼肌中特别重要，在肌质网的 RyR 和 T 管的二氢吡啶受体之间有直接偶联（见下文）；这个偶联导致伴随肌纤维动作电位的 $Ca^{2+}$ 释放。RyR 也存在于缺乏 T 管的其他类型细胞；它们受 $[Ca^{2+}]_i$ 小幅升高激活，产生钙诱导性钙释放（CICR），其作用是放大由其他机制，如质膜中钙通道开放产生的钙信号。CICR 意味着释放是可再生的，因为起始 $Ca^{2+}$ 释放多，可引起局部 $Ca^{2+}$ 释放的“火花（瞬间放电）”或“波”（Berridge，1997）。

$IP_3R$ 和 RyR 的功能受各种其他的细胞内信号调节（Berridge，et al.，2003），这些信号影响 $Ca^{2+}$ 信号的强度和时空分布。荧光影像技术已经揭示了 $Ca^{2+}$ 信号的惊人的复杂程度，该模式与生理学和药理学机制之间关系的重要性仍需进一步阐明。咖啡因增加 RyR 对 $Ca^{2+}$ 的敏感性，引起在 $[Ca^{2+}]_i$ 静息水平时 $Ca^{2+}$ 从肌质网释放。其被用于实验模型，但很少用于人，因为咖啡因在非常低剂量时就有其他药理学作用（见第 42 章）。丹曲林（一种与 ryanodine 相关的化合物）的阻滞作用可用于治疗，在罕见的恶性高热情况下缓解肌肉痉挛（见第 36 章），其与遗传性 RyR 蛋白异常相关。迄今为止几乎没有药物直接影响这些 $Ca^{2+}$ 释放机制的其他例子。

图 4.2 表示典型的由 G 蛋白偶联受体激活的 $[Ca^{2+}]_i$ 信号。细胞外 $Ca^{2+}$ 缺乏产生的反应代表细胞内 $Ca^{2+}$ 释放。当细胞外 $Ca^{2+}$ 出现时，大的和更加延

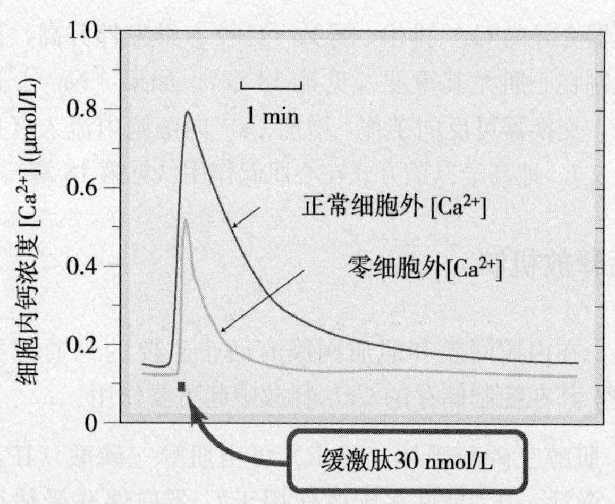


**图 4.2 受体激活后细胞内钙浓度增加。**记录从组织培养的单个大鼠感觉神经元获得。给予荧光钙指示剂 Fura-2，用荧光显微镜监视单一细胞的信号。短暂地暴露于能引起感觉神经元兴奋的缓激肽（第 41 章），引起 $[Ca^{2+}]_i$ 从大约 150nmol/L 的静息值瞬时增加。当 $Ca^{2+}$ 从细胞外液排除时，缓激肽引起的 $[Ca^{2+}]_i$ 增加仍然存在，但更小、更短暂。缺乏细胞外 $Ca^{2+}$ 时的反应代表细胞内肌醇三磷酸产生引起储存的细胞内钙的释放。其与 $Ca^{2+}$ 在细胞外存在时的更大反应的差别代表通过细胞膜内储存操纵离子通道的 $Ca^{2+}$ 内流。（Figure kindly provided by G M Burgess and A Forbes，Novartis Institute for Medical Research.）

长的反应表示 SOC 介导的 $Ca^{2+}$ 内流。

## 其他第二信使

◆ 两个细胞内代谢产物，环 ADP 核糖（cADPR；Guse，2000）和烟酸二核苷磷酸（NAADP；Chini & De Toledo，2002），由泛化辅酶烟酰胺腺嘌呤二核苷酸（NAD）和 NAD 磷酸形成，也影响钙信号传递。cADPR 通过增加 RyR 对 $Ca^{2+}$ 的敏感性起作用，因此增加 CICR 作用的"效益"。NAADP 通过激活尚未鉴别的通道，但明显不是 $IP_3R$ 和 RyR，从溶酶体释放 $Ca^{2+}$。

哺乳动物细胞中这些信使的水平主要通过对细胞代谢状态变化的反应而调节，虽然详细机制还不清楚。异常 $Ca^{2+}$ 信号涉及许多病理生理学过程，如缺血性细胞死亡，内分泌失调和心律失常。cADPR 和 NAADP 的作用及它们与其他调节 $[Ca^{2+}]_i$ 的机制的相互作用是目前许多研究的方向（Berridge，2003）。

## 线粒体的作用

◆ 正常条件下，相对于胞质溶胶的线粒体内强负电位使线粒体被动地积累 $Ca^{2+}$。这个负性电位通过质子主动排出维持，如果细胞缺乏 ATP，例如在低氧时，$Ca^{2+}$ 被释放进入胞质溶胶，负电位消失。这只发生在极端条件下，导致 $Ca^{2+}$ 释放，产生与严重代谢紊乱相关的细胞毒性。由脑缺血或冠状动脉缺血引起的细胞死亡（见第 18 和 35 章）涉及这个机制，与其他机制一起导致 $[Ca^{2+}]_i$ 过高。

## 钙调蛋白

钙通过调节许多不同蛋白质的活性，包括酶（特别是激酶和磷酸酶）、通道、转运体、转录因子、突触囊泡蛋白和许多其他蛋白质，控制细胞功能。在多数情况下，钙结合蛋白作为 $Ca^{2+}$ 和受调节的功能蛋白质之间的中介，比较清楚的如作为泛化钙调蛋白的结合蛋白。它调控至少 40 种不同的功能蛋白质，是真正的强有力的固定器。钙调蛋白是一二聚体，带四个 $Ca^{2+}$ 结合位点。当全部位点被占领时，它产生构象变化，暴露"黏性"疏水域，吸引许多蛋白质与其结合，从而影响它们的功能特性。

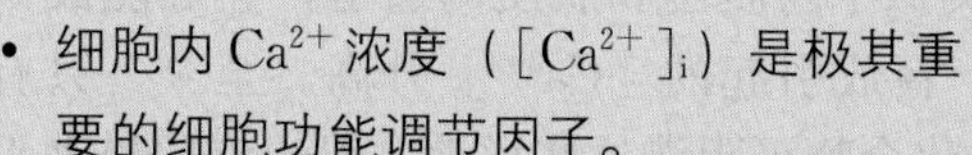

**钙调节** 要点

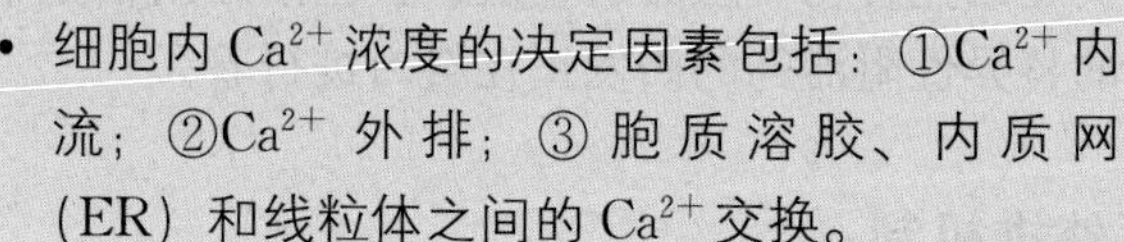

- 细胞内 $Ca^{2+}$ 浓度（$[Ca^{2+}]_i$）是极其重要的细胞功能调节因子。
- 细胞内 $Ca^{2+}$ 浓度的决定因素包括：①$Ca^{2+}$ 内流；②$Ca^{2+}$ 外排；③胞质溶胶、内质网（ER）和线粒体之间的 $Ca^{2+}$ 交换。
- 钙通过不同途径内流，包括电压门控和配体门控钙通道以及 $Na^+$-$Ca^{2+}$ 交换。
- 钙外排主要依赖于 ATP 驱动的 $Ca^{2+}$ 泵。
- 钙离子由 ER 或肌质网（SR）储存，对各种刺激发生反应时释放。
- 钙离子由 ER/SR 释放通过：①第二信使肌醇三磷酸作用于肌醇三磷酸受体；②增加的 $[Ca^{2+}]$ 本身作用于 ryanodine 受体，称作 $Ca^{2+}$ 诱导的 $Ca^{2+}$ 释放机制。
- 其他第二信使，环 ADP 核糖和烟酸二核苷磷酸，也促进 $Ca^{2+}$ 从 $Ca^{2+}$ 储存释放。
- ER/SR $Ca^{2+}$ 储存耗竭促进 $Ca^{2+}$ 通过储存操纵通道跨质膜内流。
- 钙离子通过与钙调蛋白等蛋白质结合影响许多方面的细胞功能，这些蛋白质再与其他蛋白质结合影响它们的功能。

## 兴 奋

兴奋性指细胞对其膜去极化所表现出再生的全或无的电反应能力，此膜反应被称为动作电位。这是多数神经元和肌细胞（包括横纹肌、心肌和平滑肌）及许多内分泌腺细胞所具有的特征。在神经元和肌细胞，一旦动作电位起始，即传送至细胞膜的所有部分，并且经常扩散到邻近细胞，这解释了膜兴奋在细胞内和细胞间信号传递的重要性。在神经系统和横纹肌，动作电位传递是长距离高速度交通的机制，其对于大而快速运动的动物是必不可少的。心肌和平滑肌以及一些中枢神经元具有自发节律活动。在腺细胞，动作电位的作用是放大引起细胞分泌的信号。在每种组织中，兴奋过程的特性反映离子通道活动过程的特征。离子通道的分子性质和它们作为药物靶点的重要性已在第 3 章讨论，这里我们讨论主要依赖于离子通道功能的细胞过程。更详细的内容见 Hille (2001)。

### “静息态”细胞

静息细胞一点也不静息，而是非常忙于控制它的内部状态，为此它需要连续的能量供应。针对本章讨论的主题，下列特征是特别重要的：

- 膜电位；
- 质膜对不同离子的通透性；
- 细胞内离子浓度，特别是 $[Ca^{2+}]_i$。

在静息状态，所有细胞维持内部负电位，根据细胞类型大约在－30～－80mV。其存在是由于：①膜对 $Na^+$ 是相对不通透的，并且②$Na^+$ 离子通过能量依赖的 $Na^+$ 泵（即 $Na^+$-$K^+$ ATPase）被主动由细胞泵出以交换 $K^+$ 离子。结果是相对于细胞外来说，细胞内 $K^+$ 浓度（$[K^+]_i$）更高，$[Na^+]_i$ 更低。在许多细胞中，其他离子，特别是 $Cl^-$，也被主动转运以致在膜两侧分布不平衡。在许多情况下（如在神经元），膜对 $K^+$ 的通透性相对高，膜电位保持在－60～－80mV，接近 $K^+$ 的平衡电位（图 4.3）。在其他细胞（如平滑肌），阴离子起更大作用，膜电位通常更低（－30～－50mV），并且更少地依赖于 $K^+$。

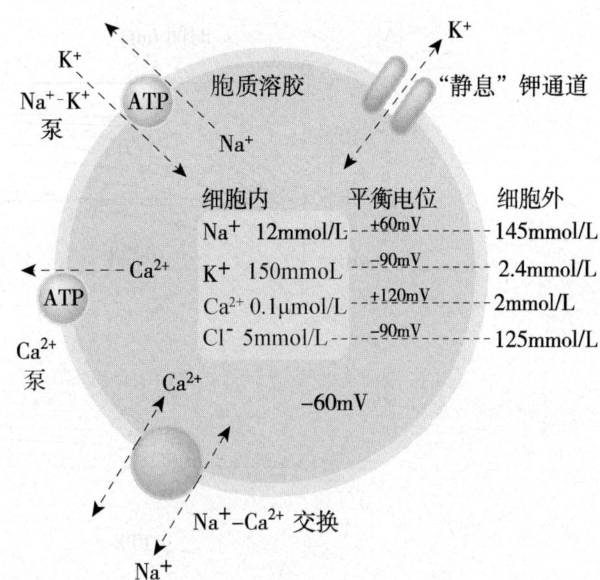


**图 4.3 典型“静息”细胞离子平衡简图。**维持跨质膜离子梯度的主要转运机制是 ATP 驱动的 $Na^+$-$K^+$ 泵和 $Ca^{2+}$ 泵及 $Na^+$-$Ca^{2+}$ 交换转运体。由于钾通道在静息时开放，膜相对通透 $K^+$，但不通透其他阳离子。在膜两侧不相等的离子浓度引起“平衡电位”出现。典型的静息膜电位大约为－60mV，但因细胞类型而异，其决定因素包括平衡电位、各种相关离子的通透性及转运体的产电作用。为简明，阴离子和其他离子，如质子，没有表示，虽然它们在许多类型的细胞起重要作用。

### 引起动作电位的电和离子活动

我们目前对电兴奋的理解基本基于 Hodgkin、Huxley 和 Katz 于 1945-1952 年发表的关于乌贼轴突方面的工作。他们的实验（Katz，1966）揭示了电压门控离子通道的存在（见上文），并且表明动作电位由两个过程的相互作用而产生：

1. 当膜去极化超过－50mV 时，$Na^+$ 通透性快速、瞬时增加；
2. 更慢的、持续性的 $K^+$ 通透性增加。

由于膜两侧 $Na^+$ 和 $K^+$ 浓度的不均衡，$Na^+$ 通透性增加引起 $Na^+$ 离子内流，而 $K^+$ 通透性增加引起外流。这两种流动的个别特性可以通过用药物阻滞钠通道和钾通道清楚阐明，如图 4.4 所示。在神经冲动生理性起始和传递过程中，首发事件是膜的一个小的去极化，是通过递质活动或动作电位沿着轴突传导产生。其开放钠通道，允许 $Na^+$ 内流，使膜进一步去极化。因此该过程是可再生的，$Na^+$ 通透性的增加足以使膜电位接近 $E_{Na}$。由于通道迅速失活，膜恢复到静息状态，增加的 $Na^+$ 电导只是瞬时的。

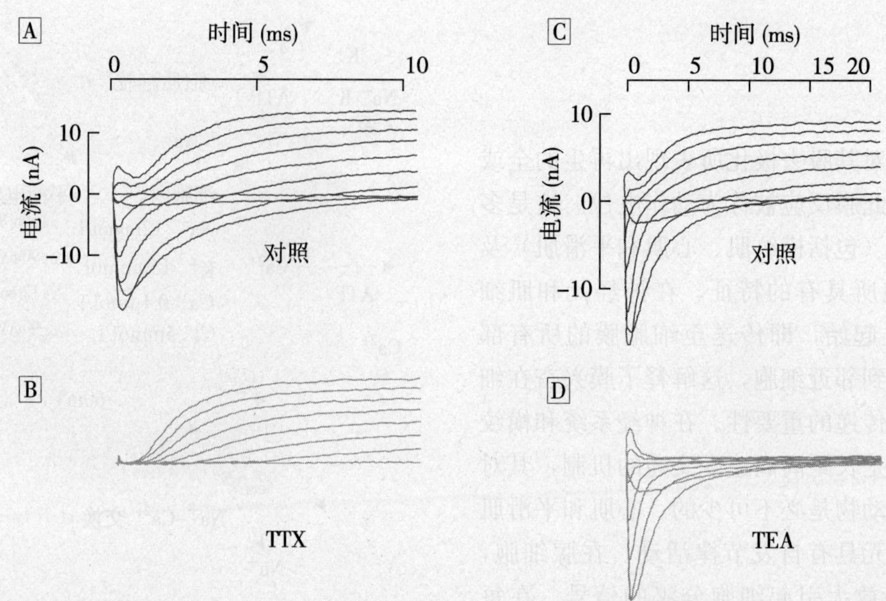


**图 4.4 神经膜钠电流和钾电流的分离。** 来自单一青蛙神经纤维 Ranvier 结的电压钳记录。在 0 时，膜电位被设为去极化水平，范围从－60mV（每个系列中更低的图线）到＋60mV（每个系列中更高的图线），幅度 15mV。Ⓐ Ⓒ 从两个纤维获得的对照记录。Ⓑ河鲀毒素（TTX）的作用，消除 $Na^+$ 电流。Ⓓ四乙铵（TEA）的作用，消除 $K^+$ 电流。(From Hill B 1970 Prog Biophys 21：1.)

在许多类型的细胞中，包括多数神经细胞，电压依赖钾通道开放有助于复极化。这些功能很像钠通道，但它们的激活动力学大约慢十倍，并且失活不明显。这意味着钾通道比钠通道开放更晚，促使动作电位迅速终止。钠通道和钾通道在动作电位过程中的活动如图 4.5 所示。

以前的解释基于 Hodgkin 和 Huxley 50 年前的工作，只涉及钠和钾通道。之后（Hille，2001），电压门控钙通道（见图 4.1）被发现。它们的功能基本

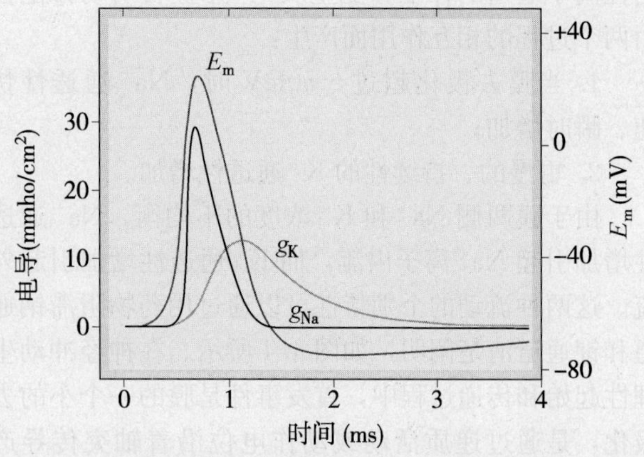


**图 4.5 在传导动作电位的过程中钠通道和钾通道的活动。** 在动作电位向上的过程中钠通道迅速开放。钾通道延迟开放和钠通道失活引起复极化。$E_m$，膜电位；$g_{Na}$、$g_K$，膜对 $Na^+$、$K^+$ 的转导。

上与钠通道相同，在许多细胞中参与动作电位的产生，特别是在心肌细胞和平滑肌细胞，并且也在神经元和分泌细胞。像上文描述的那样，通过电压门控钙通道的 $Ca^{2+}$ 内流在细胞内信号转导过程中起关键作用。

## 通道功能

可兴奋细胞的活动方式差别很大。骨骼肌纤维是静息的，除非神经冲动到达神经肌肉接头。心肌纤维以规律的速率自发地活动（见第 18 章）。神经元通常是静息的，它们可以规律或者突发形式自发活动。平滑肌细胞则表现为与点火相似的方式。正常情况下不同细胞动作电位活动频率大不相同，从快传导神经元的几百赫兹（Hz），到心肌细胞的大约 1Hz。这些非常显著的功能差别反映出在不同细胞类型表达的离子通道的不同特征。

改变通道特性的药物，或者通过与通道本身直接作用，或者通过第二信使间接作用，影响许多器官系统的功能，包括神经、心血管、内分泌、呼吸和生殖系统，这些是本书经常谈到的话题。这里我们阐述一些涉及可兴奋细胞调控的关键机制。

通常，动作电位通过膜电流引起细胞去极化而起

始。这些电流可产生于突触活动，来源于细胞另一部分的动作电位、感觉性刺激或自发性起搏点活动。此电流起始动作电位的趋势在细胞的兴奋性控制之下，主要取决于①电压门控钠和/或钙通道和②静息膜的钾通道的状态。任何增加有效钠通道或钙通道数量或降低它们激活阈值的因素都倾向于增加兴奋性，而增加静息 $K^+$ 转导则降低兴奋性。通过阻滞通道或干扰其开放的拮抗药物有相反的作用。图 4.6、4.7 及表 4.1 提供了一些例子。

## 使用依赖性和电压依赖性

◆ 电压门控通道可以三个功能状态存在（图 4.8）：静息（正常静息电位时的关闭状态），活化（短暂去极化诱发的开放状态）和失活（由阀门样闭塞引起的阻滞状态——就像通道被柔软的细胞内通道蛋白附属物所堵塞）。当动作电位过去后，许多钠通道处于失活状态；在膜电位恢复到静息值时，失活的通道转变到静息状态，因此为再次活化作准备。同时，膜暂时不起反应。每次动作电位都导致通道循环经过这些状态。不应期的时间决定动作电位发生的最大频率，取决于从失活状态恢复的速率。阻滞钠通道的药物，如局部麻醉药（第 44 章）、抗心律失常药（见第 18 章）和抗癫痫药（第 40 章），通常对通道的这些功能状态中的一个或几个表现选择性亲和力，并且当它们存在时，高亲和力状态的通道比率有所增加。特别重要的是能强结合于失活状态通道的药物，更偏向于这个状态，因此延长不应期，减少动作电位产生的最大频率。这类阻滞称为使用依赖，因为此类药物的结合增加动作电位速率，控制药物敏感通道失活产生的速率。由于高频率活动被抑制而不影响正常频率的兴奋性，这对一些抗心律失常药物（第 18 章）和抗癫痫药物（第 40 章）是重要的。轻易阻滞静息状态钠通道的药物（如局部麻醉药，见第 44 章）防止低和高频率的兴奋性。

多数钠通道阻滞药在生理 pH 时带正电荷，受跨细胞膜电压梯度的影响，故它们的阻滞作用更适于去极化状态。这个现象称作电压依赖性，与抗心律失常药物和抗癫痫药物的作用相关，因为心律失常和癫痫发作时细胞通常是去极化的，因此比“健康”细胞被更强地阻滞。相似的道理也适用于钾通道或钙通道的阻滞药，但我们对这些通道的使用依赖性和电压依赖性的重要性比对钠通道知道得更少。

## 钠通道

在多数可兴奋细胞，激活动作电位的再生性内向电流由电压门控的钠通道活化所形成。如上文所述，Hodgkin 和 Huxley 早期在乌贼巨大轴突进行的电压钳研究工作揭示了这些通道的基本功能特性。之后，利用河鲀毒素（TTX，见第 44 章）强而高选择性阻滞作用的优点标记和纯化通道蛋白质，最后将其克隆，揭示了如图 3.18 所示的复杂结构。它有四个相似的功能域，每个都由六次跨膜螺旋组成，（Catterall，2000，综述）。这些螺旋中的一个，S4，含有几个碱性氨基酸，形成电压敏感器，当膜去极化时，其朝外移动，因此开放通道。当 S4 被置换时细胞内环之一来回摆动而阻滞通道，使通道失活。

由生理学研究发现的心脏和骨骼肌的钠通道在几方面与神经元不同。与多数神经元钠通道相比，心脏钠通道对 TTX 相对不敏感，并且它们的动力学更慢（类似一些感觉神经元）。至今已经有九个不同的分子亚型被鉴定，足以解释功能的多样性。

各种实验化合物影响钠通道门控和失活，最重要的是一种高强度和选择性的阻滞药河鲀毒素（见第 44 章）以及某些阻止失活而引起钠通道在活化后保持开放状态的物质（如蛙毒和黎芦定）。通过阻滞钠通道作用的治疗性药物包括局部麻醉药（第 44 章）、抗癫痫药（第 40 章）和抗心律失常药（见第 18 章）。在多数情况，这些药的钠通道阻滞作用是在它们被用于临床之后很长时间才被发现；它们当中许多缺乏特异性并且产生各种不必要的副作用。目前利用在细胞系表达诱导突变的钠通道，阐明通道大分子中哪个区域涉及特异药物的结合，希望这个信息可用于将来更多特异性药物设计。某些遗传性神经异常与钠通道突变相关（Ashcroft，2000）。

## 钾通道

在典型的静息细胞中（见上文），膜选择性通透 $K^+$，膜电位（大约 $-60mV$）对 $K^+$ 平衡电位（大约 $-90mV$）是相对正性的。静息通透性的发生是由于钾通道的开放。如果更多的钾通道开放，膜超极化，细胞被抑制，而钾通道关闭时则发生相反的情况。以这个方式影响兴奋性，钾通道也在调解动作电位间期和动作电位执行的模式方面起重要作用；总之，这些通道在调控细胞功能方面起重要作用。像在第 3 章提到的，钾通道亚型的数目和多样性是超常的，意味着从

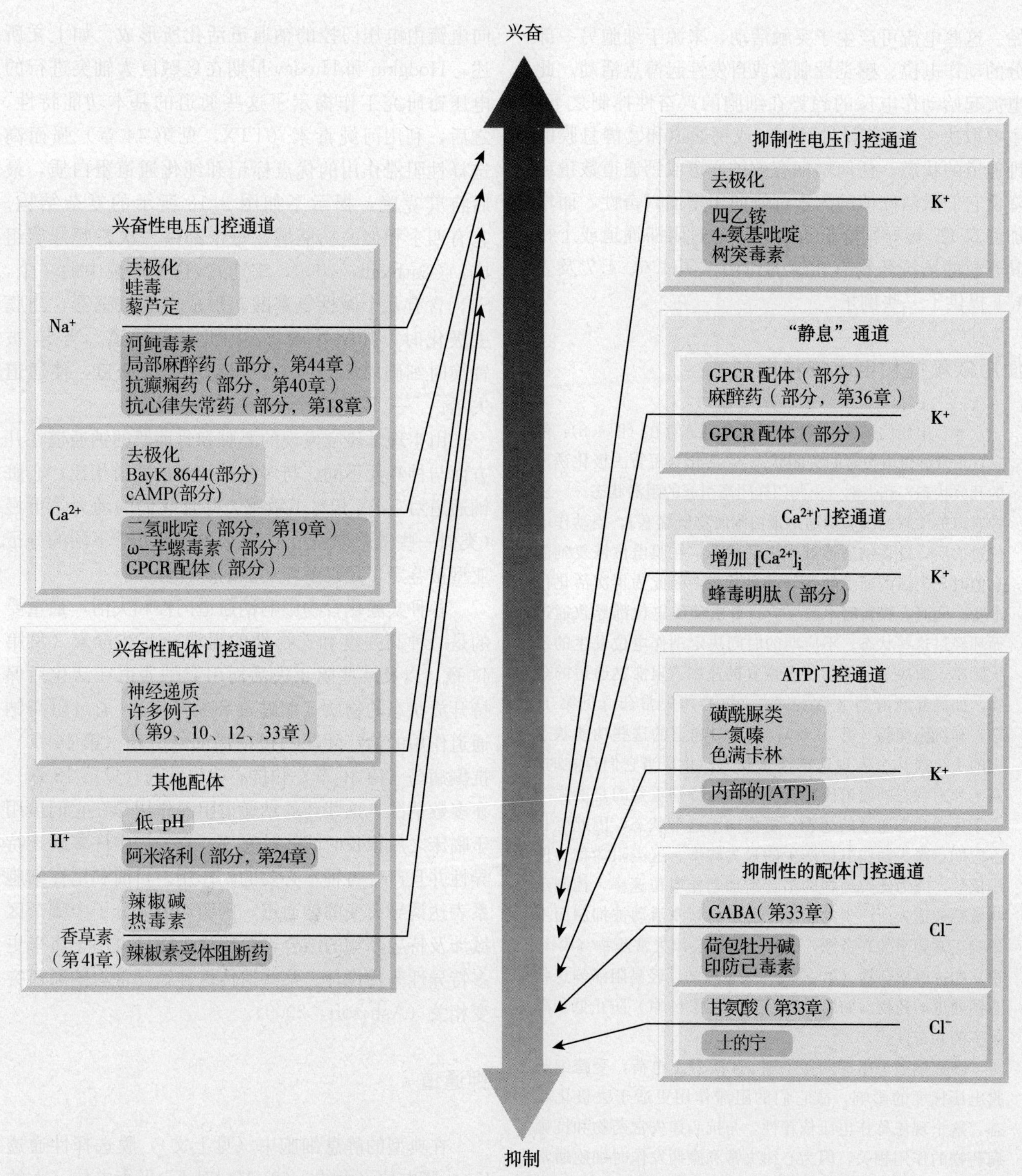


**图 4.6 与兴奋性和抑制性膜效应相关的离子通道及影响它们的相关药物和其他配体。** 通道开放药用浅灰色方框表示，阻滞药和抑制药用深灰色方框表示。GPCR，G蛋白偶联受体。

这些通道功能特性的精细变异获得的生物学优势促进了进化。一个最近的清单列出了超过 60 种不同的成孔亚单位，附加另外大约 20 个辅助亚单位。一个印象深刻的进化展示可能很难打动我们大多数。这里我们概括了在药理学方面有重要作用的主要类型。有关钾通道及各类影响它们的药物和毒素的详细内容可见 Shieh 等（2000），Gutman 等（2003）和 Jenkinson（2006）的文章。

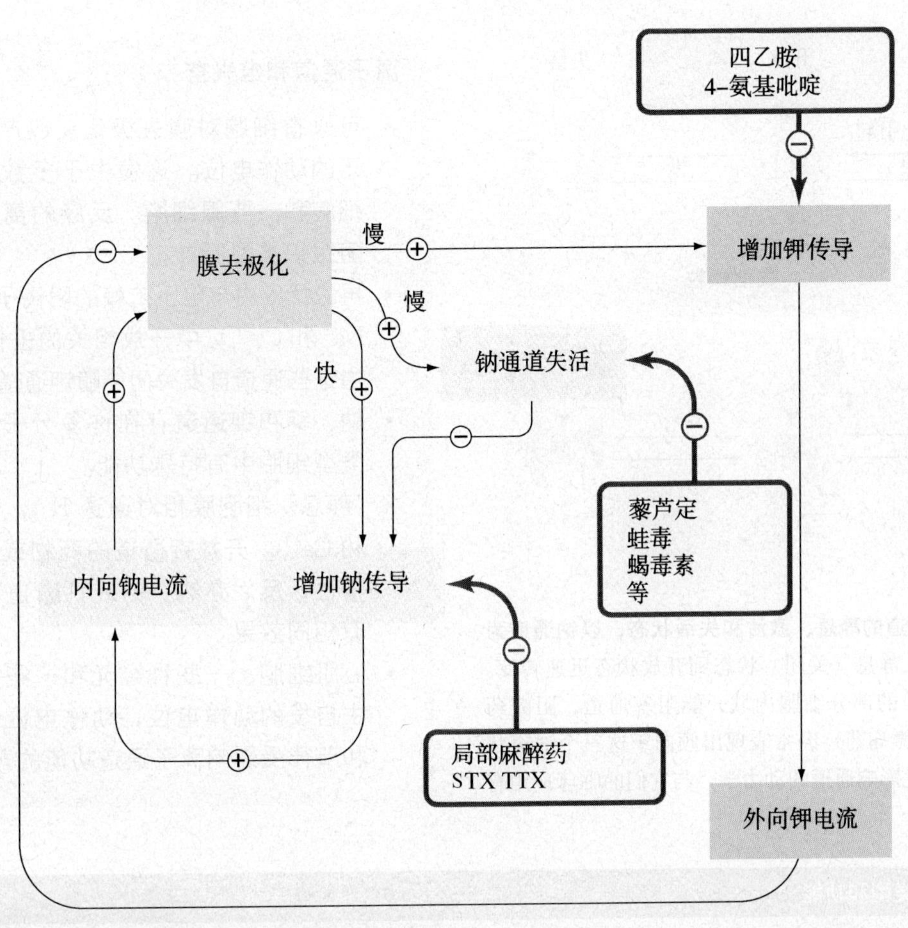


**图 4.7 影响与动作电位产生有关的通道的药物和毒素作用位点。**许多其他介质经膜受体通过磷酸化或改变表达间接影响这些通道。STX，石蛤毒素，TTX，河鲀毒素。

◆ 钾通道分成主要的三类（表 4.2）❶，其结构如图 3.18 所示。

- 电压门控钾通道，具有六次跨膜螺旋，其中一个是电压敏感器，在膜去极化时引起通道开放。这组包括 Shaker 家族的通道，代表了电生理学家熟悉的大多数电压门控钾通道和其他的如 $Ca^{2+}$ 激活钾通道以及在心脏的两个重要亚型，HERG 和 LQT 通道。由遗传突变或药物副作用引起的这些通道失调是导致心律失常的主要因素，能引起猝死（第 18 章）。这些通道中很多可受四乙铵和 4-氨基吡啶等药物阻滞。
- 内向整流钾通道，如此命名是因为其允许 $K^+$ 内向运转比外向运转迅速得多（Reimann & Ashcroft，1999，综述）。这些通道有两个跨膜螺旋和一个成孔环（P 环）。这些通道受 G 蛋白相互作用的调节（见第 3 章），介导许多作用于 G 蛋白偶联受体的激活药的抑制作用。一些类型的通道在心脏中很重要，特别在调节心脏动作电位间期方面（第 18 章）；还有的类型是磺酰脲类药物（通过阻滞它们刺激胰岛素分泌的抗糖尿病药，见第 26 章）和平滑肌松弛药，如色满卡林和二氮嗪（可使通道开放，见第 19 章）作用的靶点。
- 双孔域钾通道，带有四个螺旋和两个 P 环（Goldstein，等，2001，综述）。这些通道表现外向整流，因此较强地影响复极化，抵抗任何兴奋倾向。在许多细胞中，它们可能对静息 $K^+$ 转导起到作用，对 G 蛋白调控敏感；某些亚型参与挥发性麻醉药的作用，如氟烷（第 36 章）。

钾通道遗传异常（通道病）导致心脏、神经和其他疾病数目快速增长。这些包括与心脏电压门控钾通道相关的长 QT 综合征，引起室性停搏发作而导致猝死。某些家族性耳聋和癫痫与电压门控钾通道的突变相关。其他涉及钾通道的遗传病（多数非常罕见）见 Ashcroft（2000）的文章。

---

❶ 委婉地讲，钾通道概念比较模糊。

电生理学家命名 $K^+$ 电流是如实地遵照它们的功能特性（$I_{KV}$，$I_{KCa}$，$I_{KATP}$，$I_{KIR}$ 等）；遗传学家有些幻想地遵照突变相关的表型来命名基因（shaker，ether-a-go-go 等）；而分子生物学家引进了以序列资料为基础的合理但不好记忆的命名法（KCNK，KCNQ 等，附上数字后缀）。其余的人们不得不从令人讨厌的行话中创造出如 HERG（代表人 ether-a-go-go 相关基因）、TWIK、TREK 和 TASK 等字眼。

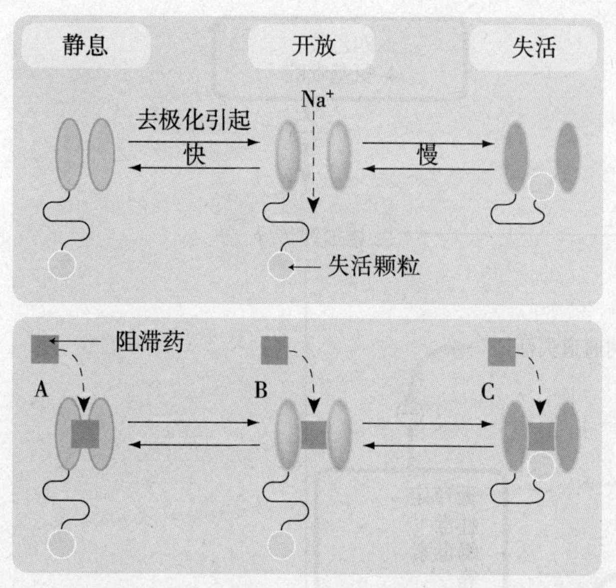


**图 4.8 电压门控通道的静息、激活和失活状态，以钠通道为例。**膜去极化引起从静息（关闭）状态到开放状态迅速转变。失活颗粒（通道蛋白的部分细胞内域）能阻塞通道。阻滞药（如局部麻醉药和抗癫痫药）经常表现出倾向于这三个通道状态中的某一个，因此影响通道的动力学，与它们的临床应用有直接关系。

**离子通道和电兴奋**

要点

- 可兴奋细胞对膜去极化反应产生全或无的动作电位。这发生于多数神经元、肌肉细胞和一些腺细胞。反应的离子基础和时相随组织类型而异。
- 再生反应由与电压依赖的阳离子通道（主要是 $Na^+$ 和 $Ca^{2+}$）中开放相关的去极化电流引起。由这些通道自发关闭伴随钾通道开放而终止。
- 钠、钙和钾通道存在许多分子差异，在不同类型细胞中有特殊功能。
- “静息”细胞膜相对通透 $K^+$，但不通透 $Na^+$ 和 $Ca^{2+}$。开放钾通道的药物或介质降低膜兴奋性，反之亦然。钠或钙通道功能的阻滞药有相同效果。
- 心肌细胞、一些神经元和一些平滑肌细胞产生自发的动作电位，动作电位的幅度、速率和节律受影响离子通道功能的药物影响。

**表 4.2 钾通道的类型和功能**

| 结构分类[a] | 功能亚型[b] | 功能 | 药物作用 | 说明 |
|---|---|---|---|---|
| 电压门控（6T，1P） | 电压门控钾通道 | 动作电位复极化。限制最大启动频率 | 受四乙铵、4-氨基吡啶阻滞。一些亚型受树突毒素（从曼巴蛇毒提取）阻滞 | 在心脏的亚型包括 HERG 和 LQT 通道，涉及先天性和药物诱导的心律失常。其他亚型可能涉及遗传性癫痫 |
| | $Ca^{2+}$ 激活的钾通道 | 对 $[Ca^{2+}]_i$ 增加的刺激的抑制 | 某些亚型受蜂毒明肽（从蜂毒提取）和北非蝎毒素（从蝎毒提取）阻滞 | 在许多可兴奋组织，也在分泌细胞，限制重复活动 |
| 内向整流（2T，1P） | G 蛋白激活的 | 通过增加 $K^+$ 转导介导许多引起抑制的 GPCR 的作用 | GPCR 激活药和拮抗药。没有重要的直接相互作用 | 其他内向整流钾通道在肾很重要 |
| | ATP 敏感的 | 在许多细胞发现。当 ATP 浓度低时开放，引起抑制。在控制胰岛素分泌方面重要 | 一个亚型与磺酰脲受体结合导致通过磺酰脲类的调节（如格列本脲），关闭通道。而通过钾通道开放药（如二氮嗪，吡那地尔）松弛平滑肌 | — |
| 双孔域（4T，2P） | 几个亚型已被确定（TWIK，TRAAK，TREK，TASK 等） | 多数是电压不敏感的；一些在正常情况下开放，保持“静息” $K^+$ 转导。受 GPCR 调控 | 某些亚型受挥发性麻醉药（如氟烷）激活。无选择性阻滞药。受 GPCR 激动药和拮抗药调控 | 近期才发现，所以资料尚不完整 |

GPCR，G 蛋白偶联受体。

[a] 钾通道结构（图 3.17）按照每个 α 亚单位中跨膜螺旋（T）的数目和孔形成袢（P）的数目定义。功能通道含有几个（通常 4 个）亚单位，可以是相同的也可是不同的，且它们经常与附加的 β 亚单位结合。

[b] 在每个功能亚型内，均已经发现几个分子变异体，通常限于特异细胞和组织。异质性的生理学和药理学意义还不清楚。

## 肌肉收缩

由于平滑肌是大多数生理系统的重要组成部分，包括血管、胃肠道和呼吸道，针对平滑肌收缩结构的药物作用是许多治疗手段的基础。几十年来，平滑肌药理学伴随它的卓越技术——离体器官浴槽——占据了药理学舞台的中心，其主题和技术没有表现出任何衰落的征象，甚至舞台已经变得越来越挤。心肌收缩性也是重要的药物作用靶点，而横纹肌收缩性很少受药物影响。

虽然在不同情况下收缩的分子基础是相似的，即肌动蛋白和肌球蛋白之间的相互作用，由 ATP 供能和由 $[Ca^{2+}]_i$ 增加启动，这三种肌肉之间存在的差别说明了它们对药物和化学介质的不同反应。

这些差别（图 4.9）涉及：①膜活动和 $[Ca^{2+}]_i$ 增加之间的联系；② $[Ca^{2+}]_i$ 调节收缩的机制。

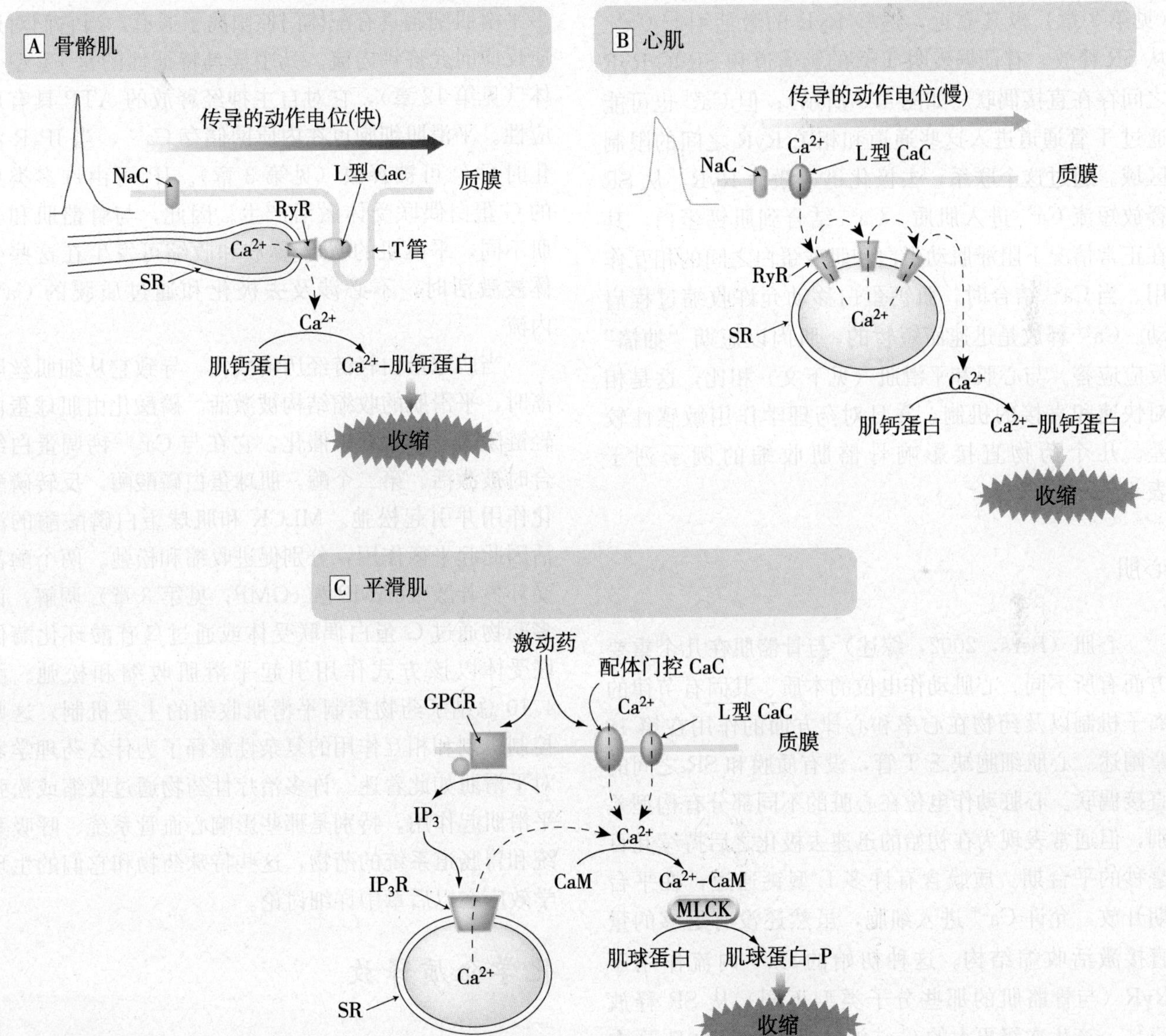


**图 4.9 横纹肌Ⓐ、心肌Ⓑ和平滑肌Ⓒ的兴奋收缩偶联对比。**横纹肌和心肌主要在膜极化和 $Ca^{2+}$ 释放偶联机制方面不同。在横纹肌，通过 L 型 CaC 和 ryanodine 受体（RyR）T 管膜紧密地与肌质网（SR）偶联。在心肌，经电压门控钙通道的钙内流通过激活 $Ca^{2+}$ 敏感 RyR 启动再生性释放。在平滑肌，收缩产生可通过电压门控或配体门控钙通道的钙内流，或通过肌醇三磷酸（$IP_3$）介导的 $Ca^{2+}$ 从 SR 释放。钙激活收缩的机制是不同的，与横纹肌或心肌相比，平滑肌活动更慢。CaC，钙通道；CaM，钙调蛋白；ER，内质网；GPCR，G 蛋白偶联受体；MLCK，肌球蛋白轻链激酶；NaC，电压门控钠通道；RyR，ryanodine 受体。

### 骨骼肌

骨骼肌具有横向排列的从质膜延伸进入细胞的T管。像多数神经细胞一样，质膜的动作电位依赖于电压门控钠通道，并从起始点运动终板（见第10章）迅速扩散到肌纤维的其余部分。T管膜含有L型钙通道，当质膜受到动作电位刺激时，通道对沿着T管被动传来的膜去极化产生反应。

这些钙通道与邻近的SR膜内的ryanodine受体（见第3章）极其靠近，这些RyR的激活引起$Ca^{2+}$从SR释放。有证据表明T管的钙通道和SR的RyR之间存在直接偶联（如图4.9所示）；但$Ca^{2+}$也可能通过T管通道进入这些通道和相关RyR之间的限制区域。通过这个联系，去极化迅速激活RyR，从SR释放短流$Ca^{2+}$进入肌质。$Ca^{2+}$结合到肌钙蛋白，其在正常情况下阻滞肌动蛋白和肌球蛋白之间的相互作用。当$Ca^{2+}$结合时，肌钙蛋白移动允许收缩过程启动。$Ca^{2+}$释放是迅速而短暂的，肌肉以短期"抽搐"反应应答。与心肌和平滑肌（见下文）相比，这是相对快速和直接的机制，并且对药理学作用敏感性较差。几个药物直接影响骨骼肌收缩的例子列于表4.1。

### 心肌

心肌（Bers，2002，综述）与骨骼肌在几个重要方面有所不同。心脏动作电位的本质、其固有节律的离子机制以及药物在心率和心律方面的作用在第18章阐述。心肌细胞缺乏T管，没有质膜和SR之间的直接偶联。心脏动作电位在心脏的不同部分有构型差别，但通常表现为在初始的迅速去极化之后持续几百毫秒的平台期。质膜含有许多L型钙通道，在平台期开放，允许$Ca^{2+}$进入细胞，虽然还没有足够的量直接激活收缩结构。这种初始的$Ca^{2+}$内流作用于RyR（与骨骼肌的那些分子类型不同）从SR释放$Ca^{2+}$，产生次级更大的$Ca^{2+}$波。由于心肌的RyR本身被$Ca^{2+}$激活，$[Ca^{2+}]_i$波是再生的全或无事件。启动这个过程的初始$Ca^{2+}$内流高度依赖动作电位间期和膜L型通道的功能。一些影响它的药物在表4.1列出。除了微小差别，$Ca^{2+}$激活收缩结构的机制与骨骼肌相同。

### 平滑肌

平滑肌的特性在不同器官差别极大，相对其他类型肌肉膜活动和收缩之间的联系，平滑肌的更不直接，并且了解得很少。与非常军事化的骨骼肌和心肌行为相比，平滑肌的动作电位产生得相当懒散和模糊，并且它通过组织的传播更慢和不确定。在多数情况，动作电位由L型钙通道而不是由电压门控钠通道产生，这是$Ca^{2+}$内流的一个重要通路。另外，许多平滑肌细胞具有配体门控阳离子通道，当它们对递质反应时允许钙内流。其中最具特征性的是$P_{2X}$型受体（见第12章），它对自主神经释放的ATP具有反应性。平滑肌细胞也在内质网储存$Ca^{2+}$，当$IP_3R$活化时$Ca^{2+}$可被释放（见第3章）。$IP_3$可由许多类型的G蛋白偶联受体激活产生。因此，与骨骼肌和心肌不同，平滑肌的$Ca^{2+}$释放和收缩可发生在这些受体被激活时，不必涉及去极化和通过质膜的$Ca^{2+}$内流。

当肌球蛋白轻链经历磷酸化，导致它从细肌丝脱离时，平滑肌的收缩结构被激活。磷酸化由肌球蛋白轻链激酶（MLCK）催化，它在与$Ca^{2+}$-钙调蛋白结合时被激活。第二个酶，肌球蛋白磷酸酶，反转磷酸化作用并引起松弛。MLCK和肌球蛋白磷酸酶的激活因此起平衡作用，分别促进收缩和松弛。两个酶都受环核苷酸（cAMP和cGMP；见第3章）调解，许多药物通过G蛋白偶联受体或通过鸟苷酸环化酶偶联受体以该方式作用引起平滑肌收缩和松弛。图4.10总结了药物控制平滑肌收缩的主要机制。这些控制机制和相互作用的复杂性解释了为什么药理学家对平滑肌如此着迷。许多治疗性药物通过收缩或松弛平滑肌起作用，特别是那些影响心血管系统、呼吸系统和胃肠道系统的药物，这些特殊药物和它们的生理学效应在以后章中详细讨论。

## 化学介质释放

许多药理学基于机体自身化学介质的相互作用，特别是神经递质、激素和炎性介质。这里我们讨论涉及这些介质释放的常见机制，毫不奇怪$Ca^{2+}$起了中心作用。药物和影响调解$[Ca^{2+}]_i$的各种控制机制的其他因素也影响介质释放，这说明它们产生了许多生理学作用。

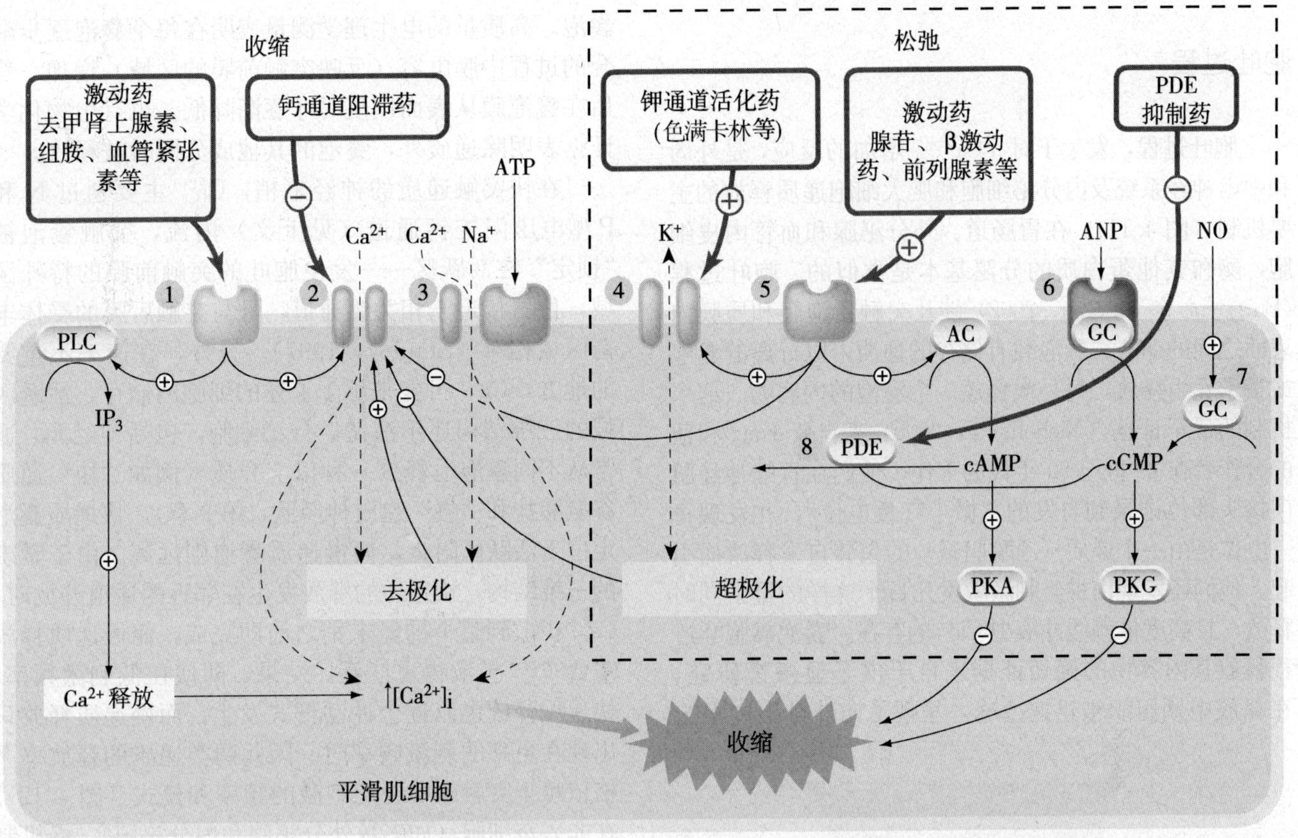

**图 4.10　平滑肌收缩和松弛的控制机制。**1. 适于兴奋激动药的 G 蛋白偶联受体主要调控肌醇三磷酸形成和钙通道功能。2. 电压门控钙通道。3. 配体门控阳离子通道（ATP 的 $P_{2X}$ 受体是主要例子）。4. 钾通道。5. 抑制性激活药的 G 蛋白偶联受体主要调控 cAMP 形成和钾、钙通道功能。6. 心房钠尿肽（ANP）直接与鸟苷酸环化酶（GC）偶联。7. 一氧化氮（NO）激活的可溶性鸟苷酸环化酶。8. 磷酸二酯酶（PDE），cAMP 和 cGMP 失活的主要途径。AC，腺苷酸环化酶；PKA，蛋白激酶 A；PKG，蛋白激酶 G；PLC，磷脂酶 C。

从细胞释放的化学介质主要分成两类（图 4.11）：

- 在储存囊泡预先形成和包装的介质——有时称作储存颗粒——它们通过胞吐过程释放。这个大类包括全部常规的神经递质和神经调质（第 9 和 32 章）以及许多激素。它也包括分泌的蛋白质如细胞因子（第 13 章）和各种生长因子（第 16 章）。
- 按需产生并通过扩散或膜载体释放的介质。这类包括一氧化氮（第 17 章）和许多脂质介质（如类前列腺素，见第 13 章；内大麻素类，见第 15 章）❶。

在这两种情况，钙都起关键作用，原因是 $[Ca^{2+}]_i$ 的升高启动胞吐过程，且也是负责合成可扩散介质的酶的激活剂。

除从细胞释放的介质以外，某些是从血浆中的前体形成的，两个重要例子是激肽（第 13 章）和血管紧张素（第 19 章），它们是由蛋白酶介导的循环蛋白质裂解所产生的。

**自主神经系统的基本解剖学**

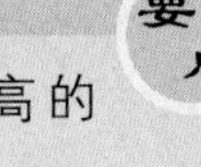

- 肌肉收缩发生于对 $[Ca^{2+}]_i$ 升高的反应。
- 在骨骼肌，去极化引起肌质网（SR）迅速释放 $Ca^{2+}$；在心肌，$Ca^{2+}$ 通过电压门控通道流入，此初始的流入启动从 SR 进一步释放 $Ca^{2+}$；在平滑肌，$Ca^{2+}$ 信号部分是由于 $Ca^{2+}$ 内流，部分是肌醇三磷酸（$IP_3$）介导的从 SR 释放 $Ca^{2+}$。
- 在平滑肌，收缩可在没有动作电位时发生，例如在 G 蛋白偶联受体激动药导致 $IP_3$ 形成时。
- 平滑肌收缩结构激活涉及肌球蛋白轻链磷酸化，其机制受不同的第二信使系统调控。

❶　载体介导的释放也发生于储存在囊泡的神经递质，但在数量上不如胞吐过程有意义（第 9 章）。

## 胞吐过程

胞吐过程，发生于对 $[Ca^{2+}]_i$ 增加的反应，是外周和中枢神经系统及内分泌细胞和肥大细胞递质释放的主要机制（图 4.11）。在胃肠道、外分泌腺和血管内皮细胞，酶和其他蛋白质的分泌基本是类似的。胞吐过程（Burgoyne & Morgan，2002）涉及突触囊泡膜和质膜内表面之间的融合。囊泡载有储存的递质，以分离的囊泡或量子发生释放，每一次释放一个囊泡的内容物。这个机制的最早证据（Nicholls 等，2000）来自于 Katz 和他的合作者在 20 世纪 50 年代的工作，他们在青蛙神经肌肉接头部位记录到自发的“微小终板电位”，并发现每一电位是由一个递质（乙酰胆碱）的包装自发释放而引起。他们还发现由神经刺激激发几百个这样的量子同时释放，且高度依赖缓冲液中 $Ca^{2+}$ 的存在。囊泡靠胞吐过程释放其内容物的确切证据来自于电子显微镜研究，在释放中期组织被迅速冷冻，呈现了向外排出过程的囊泡。高质量的电生理学测量表明在每个囊泡逐步融合的过程中膜电容（反映突触前膜的区域）增加，然后在囊泡膜从表面恢复时才逐渐降低。也有生物化学证据表明除递质外，囊泡的其他成分同时被释放。

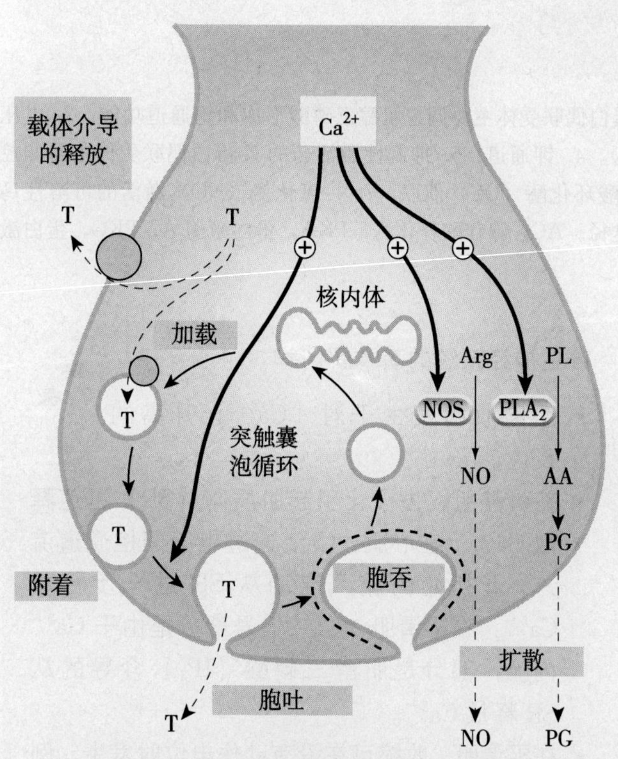


**图 4.11 胞吐、载体介导的转运和扩散在介质释放过程的作用。**单胺和肽类介质释放的主要机制是 $Ca^{2+}$ 介导的胞吐过程，但载体介导的从胞质溶胶的释放也起作用。T 代表典型的胺类介质，如去甲肾上腺素或 5-羟色胺。钙激活的一氧化氮合酶（NOS）和磷脂酶 $A_2$ 分别从精氨酸（Arg）和花生四烯酸（AA）形成一氧化氮（NO）和前列腺素类（PGs）（详细情况见第 16 和 17 章），NO 和 PGs 即通过扩散释放。

在快突触递质的神经末梢，$Ca^{2+}$ 主要通过 N 和 P 型电压门控钙通道（见上文）内流，突触囊泡被“锁定”在活跃区——发生胞吐的突触前膜的特殊区域，位置接近于相关钙通道，且与突触后膜的受体丰富区域相对（Stanley，1997）。另外，在速率不重要的地方，$Ca^{2+}$ 可能来源于上述的细胞内储存，活跃区域的三维结构还不清楚。分泌细胞，包括神经元，通常从不同囊泡池释放一种以上介质（例如“快”递质谷氨酸盐和“慢”递质神经肽，第 9 章）。快递质囊泡定位于活跃区附近，而慢递质囊泡则远离。由于紧凑的三维结构，快递质的释放发生在邻近的通道开放时，$Ca^{2+}$ 扩散到整个神经末梢之前即完成，而慢递质释放需要 $Ca^{2+}$ 扩散得更广泛。结果，即使在低刺激频率，快递质释放也以逐个冲动形式发生，而慢递质释放只出现在更高的刺激频率时。因此两类递质的释放率严格依赖于突触前神经元刺激的频率和模式（图 4.12）。在非兴奋细胞（如多数外分泌腺和内分泌腺），慢机制占优势，其主要由细胞内储存的 $Ca^{2+}$ 释放激活。

- 钙通过结合到囊泡结合蛋白 synaptotagmin 引起胞吐，这得益于在质膜内表面的次级囊泡结合蛋白 synaptobrevin 和相关蛋白 synaptotaxin 的结合。此结合导致囊泡膜紧密附着于质膜，引起膜融合。这组蛋白质共同称为 SNARE，在胞吐过程中起关键作用。

完成胞吐过程以后，空囊泡[1]由胞吞过程回到末梢内部，与大的核内体膜融合。核内体出芽放出新的囊泡，利用特殊转运蛋白从胞质溶胶摄取递质，再附着在突触前膜上。这个过程通常需要几分钟，由各种与质膜、囊泡和胞质蛋白相关的交通蛋白控制。关于胞吐和囊泡循环的更详细过程可见 Calakos 和 Scheller（1996），Nestler 等（2001）和 Südhof（2004）的文章。至今，有几个例子表明药物通过与突触蛋白作用影响递质释放，但肉毒杆菌神经毒素（第 10 章）通过溶蛋白性裂解 SNARE 蛋白质起作用。

## 非囊泡释放机制

即使对递质打包的这种精确和恰当的描述是可行的，在等待对 $Ca^{2+}$ 流反应而释放到细胞外的过程却显得有点过于完美而不真实，其余的过程也不是如此

[1] 囊泡内容物可能不总是完全被排出。囊泡可能瞬时与细胞膜融合，在脱离之前只是释放部分内容物（称作吻-跑胞吐过程，kiss and run exocytosis）（Burgoyne & Morgan，2002）。

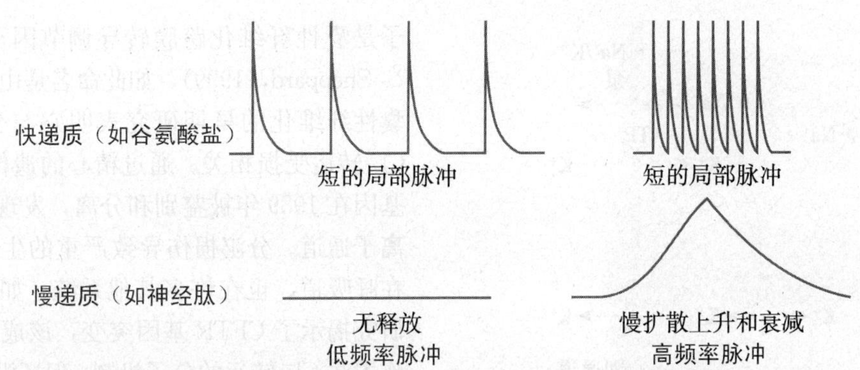


**图 4.12 “快”和“慢”递质释放的时相和频率依赖性。**快递质（如谷氨酸盐）被储存在突触囊泡中，囊泡“附着”在神经末梢膜内电压门控钙通道附近，当膜去极化时（如通过动作电位），递质以短的脉冲形式释放。慢递质（如神经肽）被储存在远离膜的囊泡中。由于它们必须首先迁移到膜，因此释放更慢，并且只是在 $[Ca^{2+}]_i$ 足够高时才释放。

简单。乙酰胆碱、去甲肾上腺素和其他介质能利用质膜载体从神经末梢的胞质漏出，不依赖于囊泡融合（图 4.11）。药物如苯丙胺可从中枢和外周神经末梢释放胺（第 11 和 32 章），把囊泡内储存的内源性胺运到胞质溶胶中，因此它通过不依赖 $Ca^{2+}$ 的质膜内单胺转运体运输。

一氧化氮（第 17 章）和花生四烯酸代谢物（如前列腺素，见第 19 章）是通过跨膜扩散或载体介导的外排而不依赖于胞吐过程的两个主要例子。介质不被储存，当它们一旦被合成即从细胞排出。在两种情况下，合成酶由 $Ca^{2+}$ 激活，合成速率的即时控制取决于 $[Ca^{2+}]_i$。这类释放比经典胞吐机制更慢，但一氧化氮却足够快，可作为真正的递质行使功能（第 17 章）。

**介质释放**

要点

- 多数化学介质被包装入储存囊泡，并且靠胞吐过程释放。一些介质按需合成，靠扩散或膜载体控制释放。
- 胞吐过程是发生于对 $[Ca^{2+}]_i$ 增加的反应时，$[Ca^{2+}]_i$ 增加是由 $Ca^{2+}$ 介导突触囊泡和质膜的蛋白质相互作用导致膜融合引起的。
- 在释放内容物后，囊泡再循环重新装载递质。
- 许多分泌细胞含有一种以上的囊泡，载有不同介质并且独立分泌。
- 储存的介质（如神经递质）通过利用膜转运机制相互作用的药物不依赖于 $Ca^{2+}$ 和胞吐过程直接从胞质溶胶释放。
- 非储存介质，如前列腺素和一氧化氮，通过 $[Ca^{2+}]_i$ 增加而释放，$[Ca^{2+}]_i$ 激活催化它们合成的酶。

## 上皮离子转运

液体分泌型上皮包括肾小管、唾液腺、胃肠道和呼吸道上皮。在每种情况下，上皮细胞排列成片分隔内部（血液灌注）与外腔部分，向里或向外分泌。液体分泌涉及两个不同的机制，经常在同一细胞共存并且相互作用。Greger（2000）和 Ashcroft（2000）给予了更详细的说明。两个机制分别与 $Na^+$ 和 $Cl^-$ 转运相关（图 4.13）。

在 $Na^+$ 转运情况下，分泌发生是由于 $Na^+$ 在一侧被动地进入细胞而在另一侧主动地泵出细胞，伴随水被动跟进。对于此机制，必不可少的是一类高度受调控的允许 $Na^+$ 内流的上皮钠通道（ENaC）。

上皮钠通道（De la Rose 等，2000）广泛表达，不仅在上皮细胞，也在神经细胞和其他可兴奋细胞表达，在那里它们的功能大多尚未明确。它们主要受醛固酮调节，醛固酮是一种由肾上腺皮质产生的增强 $Na^+$ 在肾重吸收的激素（第 24 章）。像其他类固醇激素一样，醛固酮通过调节基因表达起作用（第 3 章），引起 ENaC 表达增加，因此增加 $Na^+$ 和液体转运速率。这需数小时，醛固酮也通过其他快机制影响 ENaC 的功能，但详细机制还不清楚。ENaC 可被某些利尿药选择性阻滞，特别是阿米洛利（amiloride，见第 24 章）这是一个被广泛用于研究其他情况下 ENaC 功能的化合物。

氯离子转运在呼吸道和胃肠道特别重要。在呼吸道，它对于液体分泌是必需的，而在结肠它介导液体重吸收，差别是由于与细胞极性相关的各种转运体和通道的不同排列方式。示意图 4.13B 表示的情况，在胰分泌依赖于氯离子转运。氯离子转运的关键分

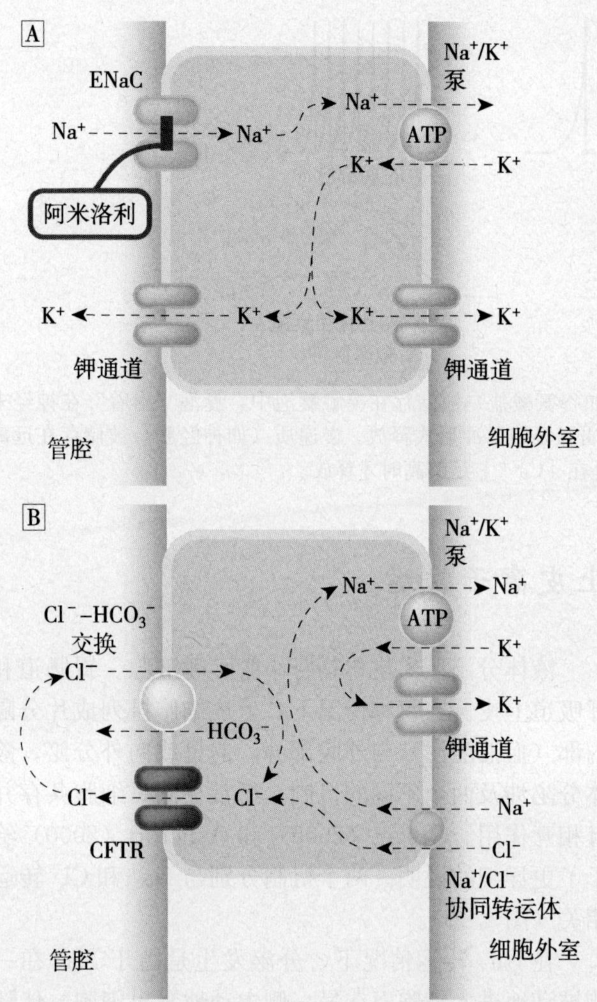


**图 4.13 上皮离子转运机制。**该机制在肾小管（详细内容见第 43 章）和许多其他情况，如胃肠道和呼吸道，很重要。A钠转运。特殊类型的上皮钠通道（ENaC）控制 $Na^+$ 从管腔面进入细胞，$Na^+$ 通过 $Na^+$-$K^+$ 交换泵在基底面（原书误为 apical surface，应为 basal surface，译者注）主动泵出。$K^+$ 通过钾通道被动转运。B氯转运。$Cl^-$ 在基底面（原书误为 apical surface，应为 basal surface，译者注）通过 $Na^+/Cl^-$ 协同转运体或在管腔面通过 $Cl^-/HCO_3^-$ 协同转运体进入细胞后，通过特殊的膜通道——囊性纤维化跨膜转导调节因子（CFTR）排出。

子是囊性纤维化跨膜转导调节因子（CFTR；Hwang & Sheppard，1999），如此命名是由于关于遗传性疾病囊性纤维化的早期研究表明它与分泌上皮细胞膜内 $Cl^-$ 转运受损相关。通过精心的遗传连锁研究，CFTR 基因在 1989 年被鉴别和分离，发现它编码转运 $Cl^-$ 的离子通道。分泌损伤导致严重的生理学异常，尤其是在呼吸道，也在许多其他系统，如汗腺和胰。遗传学研究揭示了 CFTR 基因突变，该成果使大量的研究工作关注 $Cl^-$ 转运的分子机制，但还没有治疗方面的显著进展。至今，尚未发现特异作用于 CFTR 的药物。

$Na^+$ 和 $Cl^-$ 转运受细胞内信使调节，尤其是 $Ca^{2+}$ 和 cAMP，后者通过激活蛋白激酶引起通道和转运体磷酸化而起作用。CFTR 本身被 cAMP 激活。在胃肠道，cAMP 生成增加引起液体分泌速度大量增加，导致腹泻，可由霍乱感染（第 3 章）和前列腺素增加引起的炎症（第 13 章）产生。引起 $Ca^{2+}$ 释放的 G 蛋白偶联受体激活也刺激分泌，可能也是通过激活 CFTR。许多通过激活或阻滞 G 蛋白偶联受体影响上皮分泌的治疗性药物的例子将出现在后面章节中。

### 上皮离子转运

要点

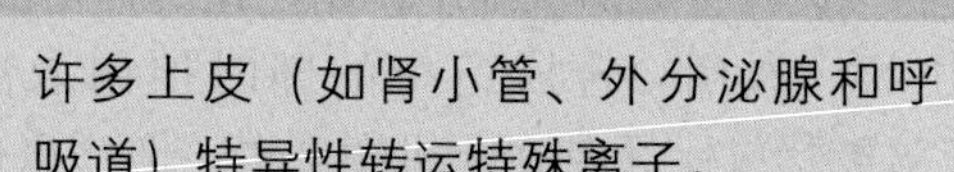

- 许多上皮（如肾小管、外分泌腺和呼吸道）特异性转运特殊离子。

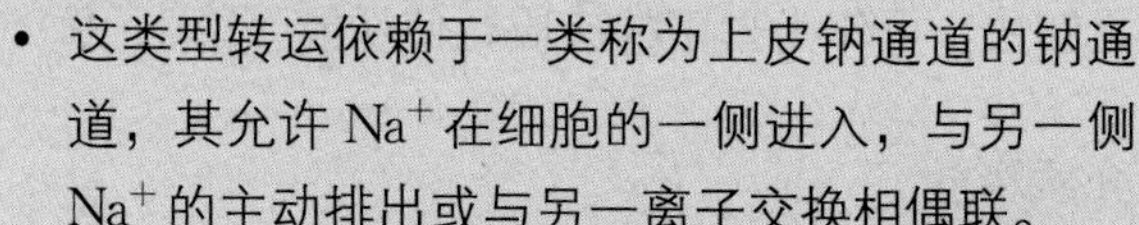

- 这类型转运依赖于一类称为上皮钠通道的钠通道，其允许 $Na^+$ 在细胞的一侧进入，与另一侧 $Na^+$ 的主动排出或与另一离子交换相偶联。
- 阴离子转运依赖于特殊的氯通道（囊性纤维化跨膜转导调节因子），其突变导致囊性纤维化。
- 通道、泵和交换转运体的活性受各种第二信使和核受体的调控，其以特殊方式控制离子转运。

## 参考文献与扩展阅读

### 综合文献

Katz B 1966 Nerve, muscle and synapse. McGraw Hill, New York (*A classic account of the ground - breaking electrophysiological experiments that established the basis of nerve and muscle function*)

Levitan I B, Kaczmarek L K 2002 The neuron: cell and molecular biology, 3rd edn. Oxford University Press, New York (*Useful textbook covering ion channels and synaptic mechanisms as well as other aspects of neuronal function*)

Nestler E J, Hyman S E, Malenka R C 2001 Molecular neuropharmacology. McGraw-Hill, New York (*Excellent modern textbook*)

Nicholls J G, Fuchs P A, Martin A R, Wallace B G 2000 From neuron to brain. Sinauer, Sunderland (*Excellent, well-written textbook of neuroscience*)

### 第二信使和钙调节

Barritt G J 1999 Receptor-activated $Ca^{2+}$ inflow in animal cells: a variety of pathways tailored to meet different intracellular $Ca^{2+}$ signalling requirements. Biochem J 337: 153-169 (*Useful overview of mechanisms involved in $Ca^{2+}$ signalling*)

Berridge M J 1997 Elementary and global aspects of calcium signalling. J Physiol 499: 291-306 (*Review of $Ca^{2+}$ signalling, emphasising the various intracellular mechanisms that produce spatial and temporal patterning— 'sparks', 'waves', etc.*)

Berridge M J, Bootman M D, Llewellyn Roderick H 2003 Calcium signalling: dynamics, homeostasis and remodelling. Nat Rev Mol Cell Biol 4: 517-529

Berridge M J, Lipp P, Bootman M D 2000 The versatility and universality of calcium signalling. Nat Rev Cell Mol Biol 1: 11-21

Chini E N, De Toledo F G H 2002 Nicotinic acid adenine dinucleotide phosphate: a new intracellular second messenger. Am J Physiol Cell Physiol 292: C1191-C1198 (*Current state of knowledge of NAADP as a second messenger involved in $Ca^{2+}$ signalling*)

Guse A H 2000 Cyclic ADP-ribose. J Mol Med 78: 26-35 (*Review article describing the role of cADPR, a recently discovered second messenger similar to $IP_3$*)

### 兴奋和离子通道

Ashcroft F M 2000 Ion channels and disease. Academic Press, San Diego (*A very useful textbook that describes the physiology of different kinds of ion channels, and relates it to their molecular structure; the book emphasises the importance of 'channelopathies', genetic channel defects associated with disease states*)

Catterall W A 2000 From ionic currents to molecular mechanisms: the structure and function of voltage-gated sodium channels Neuron 26: 13-25 (*Useful review article*)

Clapham D E 2003 TRP channels as cellular sensors. Nature 426: 517-524 (*Review article on the recently discovered multipurpose TRP family of channels*)

De la Rosa D A, Canessa C M, Fyfe G K, Zhang P 2000 Structure and regulation of amiloride-sensitive sodium channels. Annu Rev Physiol 62: 573-594 (*General review on the nature and function of 'epithelial' sodium channels*)

Goldstein S A N, Bockenhauer D, Zilberberg N 2001 Potassium leak channels and the KCNK family of two-P-domain subunits. Nat Rev Neurosci 2: 175-184 (*Review on the current state of knowledge of a recently discovered class of potassium channels*)

Gutman G A et al 2003 IUPHAR compendium of voltage-gated ion channels: potassium channels. Pharmacol Rev 55: 583-586

Hille B 2001 Ionic channels of excitable membranes. Sinauer Associates, Sunderland (*A clear and detailed account of the basic principles of ion channels, with emphasis on their biophysical properties*)

Jenkinson D H 2006 Potassium channels-multiplicity and challenges. Br J Pharmacol 147 (Suppl): 63-71

Reimann F, Ashcroft F M 1999 Inwardly rectifying potassium channels. Curr Opin Cell Biol 11: 503-508 (*Review describing the various mechanisms by which the inwardly rectifying potassium channels are modulated*)

Shieh C-C, Coghlan M, Sullivan J P, Gopalakrishnan M 2000 Potassium channels: molecular defects, diseases and therapeutic opportunities. Pharmacol Rev 52: 557-593 (*Comprehensive review of potassium channel pathophysiology and pharmacology*)

Triggle D J 1999 The pharmacology of ion channels: with particular reference to voltage-gated $Ca^{2+}$ channels. Eur J Pharmacol 375: 311-325 (*Review focusing mainly on various types of calcium channel blockers, many of which are important therapeutically*)

### 肌肉收缩

Bers D M 2002 Cardiac excitation-contraction coupling. Nature 415: 198-205 (*Short, well-illustrated review article*)

Kuriyama H, Kitamura K, Itoh T, Inoue R 1998 Physiological features of visceral smooth muscle cells, with special reference to receptors and ion channels. Physiol Rev 78: 811-920 (*Comprehensive review article*)

### 分泌和胞吐

Burgoyne R D, Morgan A 2002 Secretory granule exocytosis. Physiol Rev 83: 581-632 (*Comprehensive review of the molecular machinery responsible for secretory exocytosis*)

Calakos N, Scheller R H 1996 Synaptic vesicle biogenesis, docking and fusion: a molecular description. Physiol Rev 76: 1-29 (*Summarises recent advances in the understanding of the mechanism of exocytosis*)

Greger R 2000 The role of CFTR in the colon. Annu Rev Physiol 62: 467-491 (*A useful résumé of information about CFTR and epithelial secretion, more general than its title suggests*)

Hwang T-C, Sheppard D N 1999 Molecular pharmacology of the CFTR channel. Trends Pharmacol Sci 20: 448-453 (*Description of approaches aimed at finding therapeutic drugs aimed at altering the function of the CFTR channel*)

Stanley E E 1997 The calcium channel and the organization of the presynaptic transmitter release face. Trends Neurosci 20: 404-409 (*Discusses the microphysiology of vesicular release*)

Südhof T C 2004 The synaptic vesicle cycle. Annu Rev Neurosci 27: 509-547 (*Summarises recent advances in the understanding of vesicular release at the molecular level*)


**（杨宝学　译，林志彬　校，李学军　审）**

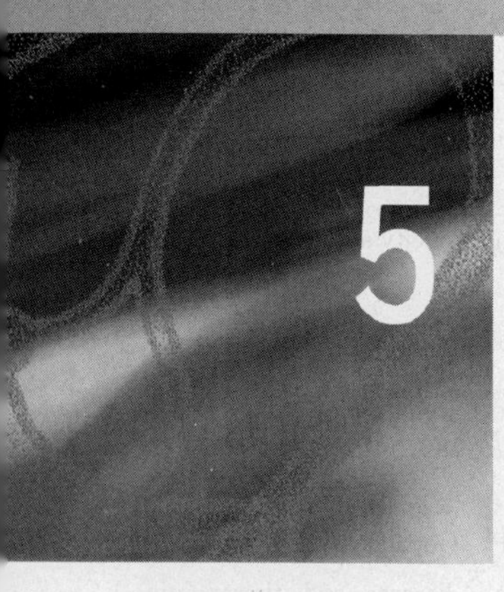

# 5 细胞增殖和凋亡



## 概　述

胚后机体通过分裂现有的细胞每天生成约 100 亿个新细胞，这种产出数目十分惊人，机体为保持平衡，必须要清除相似数目的细胞。在胚胎发生与发育过程中，细胞的生成与清除间的平衡也是严格的。本章将阐述参与细胞增殖与细胞清除过程的主要因素；讨论当单个细胞受到生长因子刺激后、准备分裂为两个子代细胞时细胞内发生的变化；讨论在细胞增殖过程中细胞、生长因子和细胞外基质之间的相互作用；探讨细胞凋亡现象（导致细胞死亡的程序性系列事件），详述在准备接受死亡时细胞内所发生的改变，并描述导致细胞死亡的细胞内通路。

最后，将描述细胞增殖与凋亡的病理生理学重要性，并简短讨论它们在开发潜在的临床有效药物方面的意义。

## 细胞增殖

细胞增殖参与许多生理学和病理学过程，包括生长、愈合、修复、肥大、增生和肿瘤发生。许多这些过程都需要血管发生（即形成新的血管）。

细胞增殖所经历的过程称为细胞周期，在此周期中细胞将所有自体成分复制，随后将自己对分为两个完全相同的子代细胞。在增殖细胞中重要的信号通路物质是受体酪氨酸激酶或受体偶联激酶和丝裂酶激活的激酶级联（第 3 章）。所有情况下，信号转导通路最终都会导致调控细胞周期的基因转录。

### 细胞周期

细胞周期是一个有序的系列过程，它由几个序贯的时期组成：$G_1$、S、$G_2$ 和 M 期（图 5.1）❶。

- M 期是有丝分裂期。
- S 期是 DNA 合成期。
- $G_1$ 期是有丝分裂期（引发细胞有丝分裂过程）与 S 期之间的间期，在 $G_1$ 期，细胞为 DNA 合成做准备。
- $G_2$ 期是处于 S 期与有丝分裂期（即将产生两个子代细胞）之间的间期，在 $G_2$ 期，细胞为有丝分裂成两个子代细胞做准备。

细胞分裂需要细胞周期中两个关键过程即 S 期（DNA 合成期）和 M 期（有丝分裂期）的时限控制。进入这两个时期的任一期均受到严格的调控，因而在细胞周期中有两个检验点（check point，或限制点）❷：一个在 S 期的起始点，另一个在 M 期的起始点。DNA 损伤可导致周期停止于其中一个检验点。检验点的完整性对保持遗传稳定性至关重要（见下文解释），癌症的特点就是其检验点无法在适当的时候终止细胞周期。

❶ 在连续分裂的细胞中，$G_1$、S 和 $G_2$ 期组成了分裂间期——一个有丝分裂期与下一个有丝分裂期之间的时期。

❷ 一些专家已经质疑细胞会同时停滞于细胞周期检验点的概念，而是基于细胞培养研究，更倾向于连续模型的细胞周期不终止在特定的检验点。

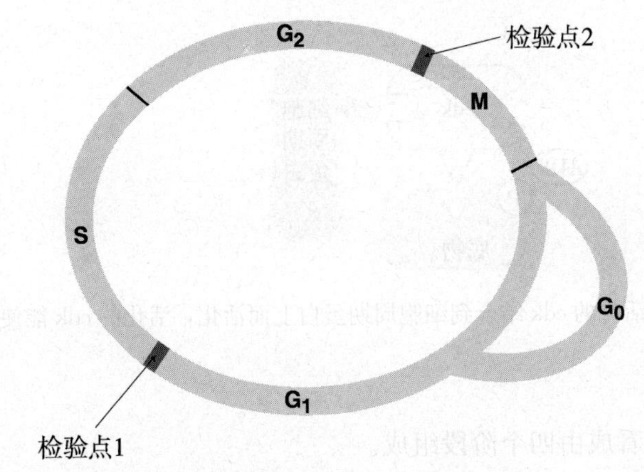


**图 5.1 细胞分裂周期的主要阶段。**

在成年人，大多数细胞不是持续不断地分裂，而是处于细胞周期外的静止期，称为 $G_0$ 期（图 5.1）。神经元和骨骼肌细胞生命周期中大多处于 $G_0$ 期，而骨髓细胞和胃肠道上皮细胞每天都在进行分裂。

当静止期细胞受到化学刺激引起损伤时会被激活而进入 $G_1$ 期，例如当静止期皮肤细胞受到伤害刺激时会进入分裂期以便对损伤部位进行修复。一些刺激因子可启动细胞周期（即从 $G_0$ 期进入 $G_1$ 期），最重要的刺激因子是生长因子，其通过 G 蛋白偶联受体作用，也刺激细胞增殖。配体对 G 蛋白偶联受体的作用也能刺激细胞进入细胞周期（Johnson & Walker，1999；Cummings 等，2004）。

生长因子可刺激两类信号转导蛋白产生：

- 细胞周期正调控蛋白，调控细胞分裂所必需的反应；
- 细胞周期负调控蛋白，调控正调控蛋白。

正调控因素和负调控因素应处于平衡状态，以维持组织和器官中正常细胞的数目。细胞凋亡也为控制细胞数目起到一定作用（见下文）。

## 细胞周期正调控蛋白

当生长因子作用于静止期细胞，细胞便开始启动细胞周期并引起细胞分裂。生长因子的一个重要作用就是刺激细胞周期调控蛋白的产生，细胞周期调控蛋白是由延迟反应基因所编码的（见下文解释）。

调控细胞周期过程的系统的主要成员是两个蛋白家族：细胞周期蛋白（cyclin）❶ 和细胞周期蛋白依赖性蛋白激酶（cyclin-dependent kinase，cdk）。最近又发现另外一个蛋白激酶家族，即 polo 样激酶（PIK），它在细胞周期中已显示出十分重要的作用（见下文）。

cdk 使各种蛋白质（如酶）磷酸化，磷酸化后使一些蛋白质活化而另外一些蛋白质抑制，从而协调这些蛋白质的作用。

几种不同的 cdk 的功能是启动细胞周期，推动细胞周期进程。每一个 cdk 直到与细胞周期蛋白结合后才能被激活，结合后可使 cdk 具有使细胞周期特殊步骤所需蛋白质磷酸化的能力。细胞周期蛋白决定使哪些蛋白质磷酸化。这些蛋白质磷酸化后细胞周期蛋白即被泛素/蛋白酶系统所降解（图 5.2）。几个酶（$E_1$、$E_2$、$E_3$）的连续作用将小分子泛素连接到细胞周期蛋白，泛素聚合物就像“地址标签”，引导细胞周期蛋白在蛋白酶体进行降解。

细胞周期蛋白主要有 8 种，其中重要的调控细胞周期的为 cyclin A、B、D 和 E。每一种细胞周期蛋白都要与相应的 cdk 结合并使之活化。cyclin A 激活 cdk1 和 2；cyclin B 激活 cdk1；cyclin D 激活 cdk4 和 6；cyclin E 激活 cdk2。这种精确的同步激活是非常重要的，许多周期蛋白执行完自己的使命后即被降解。图 5.3 描述了 cyclin/cdk 复合物在细胞周期中的作用。

cyclin/cdk 复合物的活性受到许多负调控因素的调控（具体分析见下文），大多数复合物在细胞周期中一个或两个检验点处发挥作用。

### 细胞 $G_0$ 期

在静止的 $G_0$ 期细胞，cyclin D 呈现低浓度水平，一个重要的调节蛋白——Rb 蛋白❷被低磷酸化。

低磷酸化 Rb 蛋白通过抑制几种影响细胞周期进程的关键性蛋白质的表达，使细胞周期停留在细胞周期检验点 1。Rb 蛋白通过与 E2F 转录因子结合来完成这一工作，E2F 转录因子调控编码 S 期内 DNA 复制所必需的所有重要蛋白质的基因表达，如 cyclin E 和 A、DNA 聚合酶、胸苷激酶、二氢叶酸还原酶等。

生长因子作用于 $G_0$ 期细胞使其进入 $G_1$ 期。

---

❶ 细胞周期蛋白（cyclin）是一类经历细胞分裂周期的合成和断裂过程的蛋白质，这一名称由此而来。

❷ Rb 蛋白由 *Rb* 基因编码。*Rb* 基因的名称是因为这种基因的突变与视网膜母细胞瘤有关。

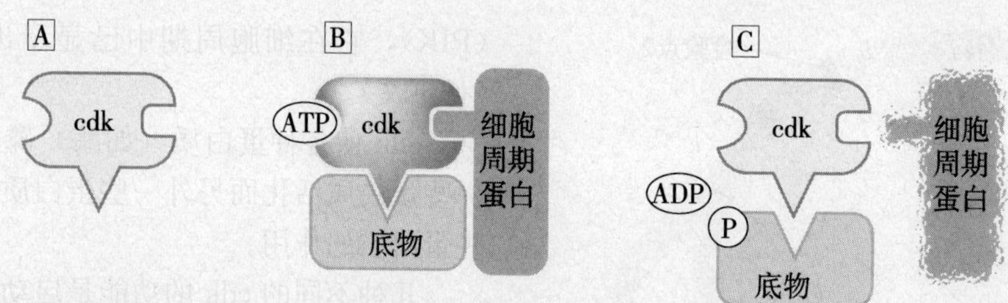


**图 5.2 图示细胞周期蛋白依赖性激酶的激活。** Ⓐ非活化的 cdk；Ⓑ非活化的 cdk 结合到细胞周期蛋白上而活化，活化的 cdk 能使蛋白质底物（如酶）磷酸化；Ⓒ磷酸化发生后，细胞周期蛋白被降解。

### $G_1$ 期

$G_1$ 期合成信使 RNA 和 DNA 复制所需要的蛋白质，是为 S 期做准备的阶段。在 $G_1$ 期，cyclin D 浓度增加，cyclin D/cdk 复合物磷酸化并激活必要的蛋白质。

在 $G_1$ 期中期，cyclin D/cdk 复合物使 Rb 蛋白磷酸化，释放 E2F 转录因子；E2F 转录因子激活编码上述 DNA 合成期所需的重要蛋白的基因，即 cyclin E 和 A、DNA 聚合酶等。

cyclin E/cdk 复合物是由 $G_1$ 期过渡至 S 期所必需的物质，即通过细胞周期检验点 1。一旦通过细胞周期检验点 1，接下来的过程即被固定，不能逆行，细胞就会忠实地进行 DNA 复制和有丝分裂。

### S 期

cyclin E/cdk 复合物和 cyclin A/cdk 复合物在 S 期调控细胞周期进程，使参与 DNA 合成的蛋白质或酶磷酸化而被激活。

### $G_2$ 期

在 $G_2$ 期，染色体数目已经翻倍，细胞还必须复制所有其他的细胞内成分以便均分到两个子代细胞中去。合成必需的信使 RNA 和蛋白质。

cyclin A/cdk 和 cyclin B/cdk 复合物在 $G_2$ 期被活化，是进入 M 期所必需的步骤，即通过细胞周期检验点 2。细胞核中出现 cyclin B/cdk 复合物是开始有丝分裂所必需的条件。

不像 cyclin C、D 和 E 那样短命，cyclin A 和 B 在整个分裂间期保持稳定，但是在有丝分裂过程中它们就会被泛素依赖途径的蛋白酶水解。

### 有丝分裂

细胞的有丝分裂虽然是一个连续变化过程，但可以看成由四个阶段组成。

- 前期（prophase）。被复制的染色体（直到形成缠结的团块充满整个核）凝聚，每个染色体是由两个子染色单体组成的（其中一条是原有的，而另外一条是复制得到的）。当核膜降解时，染色体会释放到胞质中。
- 中期（metaphase）。染色体被排列于细胞的赤道板上（图 5.3）
- 后期（anaphase）。一个专门化的装置即有丝分裂装置（纺锤体）捕获染色体并牵引它们向分裂细胞方向相反的两极移动（图 5.3）。
- 末期（telophase）。核膜形成，将各自的染色体包裹起来。最终细胞质在两个已形成的子细胞中间分开。每个子细胞会进入并维持 $G_0$ 期，除非它们受到刺激才会如上所述过程进入 $G_1$ 期。

在细胞的有丝分裂中期，cyclin A 和 B 复合物会使细胞骨架蛋白质、组蛋白磷酸化，还可能使纺锤体的成分（即纺锤体微管，在中期染色单体沿微管移动）磷酸化。

### Polo 样激酶

Polo 样激酶（Plk）是一个蛋白激酶家族，参与细胞周期的调控（Dai，2005）。人体内有四种 Plk：Plk 1～4。在 $G_1$ 期，当中心体动态变化和 DNA 损伤时，Plk 活化；在细胞进入有丝分裂期时 Plk 具有十分重要的作用，它们影响纺锤体的装配，其活动峰值从有丝分裂的后期到末期周期性出现，当细胞进入 $G_0$ 期时 Plk 影响细胞分裂期后的功能。

### 细胞周期负调控蛋白

其中一个重要的细胞周期负调控蛋白 Rb 蛋白在前面已经谈到过，Rb 蛋白低磷酸化时使细胞周期

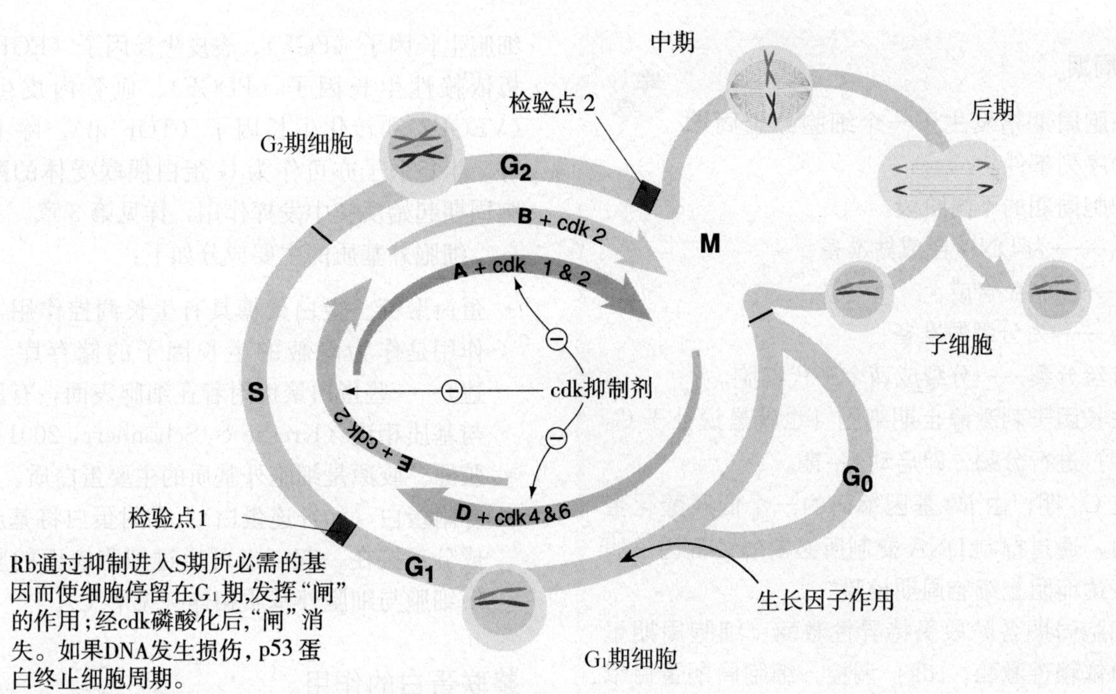


**图 5.3 细胞周期图示，图中表示出了细胞周期蛋白/细胞周期蛋白依赖性激酶复合物的作用。**发生在一个细胞内的细胞周期的简单过程如图 5.4 所示。一个静止细胞（处于 $G_0$ 期）当受到生长因子刺激分裂，就被推进 $G_1$ 期并为 DNA 合成做准备。cyclin/cdk 复合物的连续作用推进细胞周期的进程，图中用箭头表示，箭头用相关细胞周期蛋白命名：D，E，A 和 B 。与 cdk（细胞周期蛋白依赖性激酶）相关的细胞周期蛋白也被指出。每个箭头的粗细代表细胞周期中箭头所指部位 cdk 的作用强度。cdk 的活化受到 cdk 抑制因子的调控。如果 DNA 损伤，肿瘤抑制基因 *p53* 的产物就会使细胞周期停止于检验点 1，允许进行修复。如果修复失败，凋亡（图 5.5）被启动。染色质在每个 G 期的状态被简单显示——如 $G_1$ 期为单体，$G_2$ 期每个单体复制成为两个子染色单体。一些发生于有丝分裂期（中期、后期）的变化用一个附加环表示。在有丝分裂期后，子代细胞进入 $G_1$ 期或 $G_0$ 期。Rb，视网膜母细胞瘤基因。

停留在细胞周期检验点。

另外一个细胞周期负调控蛋白机制是 cdk 的抑制剂的作用，cdk 抑制剂通过与 cdk 复合物结合而抑制其活性，它们主要作用于检验点 1。

有两个抑制剂家族：

- CIP 家族（cdk 抑制蛋白，又叫 KIP 或激酶抑制蛋白）——p21、p27 和 p57；
- Ink 家族（激酶抑制剂）——p16、p19 和 p15。

以 p21 为例介绍 cyclin/cdk 抑制剂的作用（具体分析见下文）。p21 蛋白受 *p53* 基因的调控，*p53* 基因是在检验点 1 起负调控作用的特别重要的蛋白。

### 在检验点 1 抑制细胞周期

*p53* 基因被称为基因组的守卫者。它编码蛋白转录因子，即 p53 蛋白。在正常的健康细胞内，p53 蛋白稳定地低水平表达。但当 DNA 受到损伤时，p53 蛋白就会积聚并刺激某些基因转录，其中一个就是编码 p21 蛋白的基因。p21 蛋白阻止 cyclin/cdk 复合物活化，以阻止 Rb 蛋白磷酸化，这意味着细胞周期会被阻止于检验点 1，允许 DNA 进行修复。一旦修复成功，细胞周期会通过检验点 1 进入 S 期。如果修复失败，*p53* 基因就会引发细胞凋亡，即细胞自杀行为（见下文）。

### 在检验点 2 抑制细胞周期

有证据显示 DNA 损伤时细胞周期会停留在检验点 2，但是人们对于这一机制的了解不如对检验点 1 了解得那么清楚。抑制 cyclin B/cdk 复合物在核内积聚可能是其中的一个因素。

至于详尽的细胞周期调控内容请参见 Swanton (2004) 的文章。

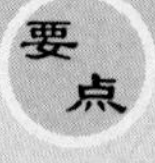

**细胞周期** 要点

- 细胞周期指发生于一个细胞分裂周期的序列事件。
- 细胞周期的不同阶段：
  $G_1$——为DNA合成做准备；
  S——DNA合成；
  $G_2$——为分裂做准备；
  有丝分裂——分裂成两个子代细胞。
- 生长因子刺激静止期细胞（也就是说处于$G_0$期）进行分裂，即启动$G_1$期。
- 在$G_0$期，由*Rb*基因编码的一个低磷酸化蛋白，通过抑制DNA复制所必需的关键因子的表达而阻止细胞周期校验。
- 细胞周期各阶段受特异性激酶（细胞周期蛋白依赖性激酶，cdk）调控，细胞周期蛋白依赖性激酶通过与细胞周期蛋白（cyclin）结合而激活。
- 四种主要的cyclin/cdk复合物（包括细胞周期蛋白D、E、A和B）推进细胞周期；第一个复合物cyclin D/cdk释放Rb蛋白，Rb蛋白介导抑制作用。
- 几个蛋白质家族发挥cdk抑制因子作用。p21蛋白是其中重要的一个，当DNA损伤时它表达并引起*p*53基因转录。p21蛋白阻断细胞周期于检验点1。

## 细胞、生长因子和细胞外基质间相互作用

在细胞增殖过程中，细胞、生长因子、细胞外基质和基质金属蛋白酶间存在相互作用整合。细胞外基质为细胞体提供支持框架，是由细胞本身分泌。细胞外基质通过细胞整联蛋白深深地影响着细胞行为（见下文）。基质的表达受到生长因子和细胞因子作用的调控（Chang & Werb，2001；McCawley & Matrisian，2001）。基质对一些生长因子的激活情况起决定作用，因为生长因子通过与基质成分间的相互作用而隐蔽起来，在细胞所分泌的酶（如金属蛋白酶，见下文）的作用下释放出来。

显然，生长因子通过作用于受体酪氨酸激酶或受体偶联激酶（第3章）启动细胞周期，这是一个基本的步骤。生长因子数目众多，其中较重要的有成纤维细胞生长因子（FGF）、表皮生长因子（EGF）、血小板依赖性生长因子（PDGF）、血管内皮生长因子（VEGF）和转化生长因子（TGF-β）。除上述作用外，生长因子亦可作为G蛋白偶联受体的配体在细胞周期起始反应中发挥作用，详见第3章。

细胞外基质的主要成分如下：

- 蛋白聚糖。蛋白聚糖具有生长调控作用，一部分作用是作为隐蔽的生长因子的储存库（如上所述）。一些蛋白聚糖附着在细胞表面，有助于细胞与基质相连（Kresse & Schönherr，2001）。
- 胶原。胶原是细胞外基质的主要蛋白质。
- 黏附蛋白（如纤连蛋白）。黏附蛋白将基质的各种成分连接在一起，也可通过细胞表面的整联蛋白使细胞与细胞外基质相连（见下文）。

### 整联蛋白的作用

整联蛋白是跨膜受体，有α和β两个亚单位，整联蛋白与细胞外基质成分（如纤连蛋白）的相互作用介导各种细胞反应，例如细胞骨架重排（此处不考虑它）和协同调节生长因子功能。通过生长因子受体和整联蛋白介导的细胞内信号通路对于最佳细胞增殖是很重要的（图5.4）。整联蛋白刺激能激活细胞内信号转导途径，通过衔接蛋白和一种酶（黏着斑激酶）激活激酶级联反应，形成部分生长因子信号通路（图5.4）。还有许多其他途径使整联蛋白和生长因子信号转导途径发生交联。整联蛋白活化作用可增强生长因子受体的自身磷酸化作用（第3章）；整联蛋白介导的黏附细胞外基质的作用不仅抑制cdk抑制因子p21和p27的浓度，而且是表达cyclin A和D所必需的条件，因此整联蛋白可推进细胞周期进程。此外，整联蛋白还可以刺激凋亡抑制信号（见下文），从而进一步增强生长因子的作用。参阅Schwartz & Baron（1999），Dedhar（2000），Eliceiri（2001）和Schwartz（2001）的综述。

### 基质金属蛋白酶的作用

组织生长、修复和重构过程中，基质金属蛋白酶必须将细胞外基质降解。局部细胞分泌这些酶作为失活前体。当生长因子刺激细胞进入细胞周期时，它们也同时刺激基质金属蛋白酶分泌，基质金属蛋白酶塑造基质，发生一些细胞数目增加所必需的局部变化。

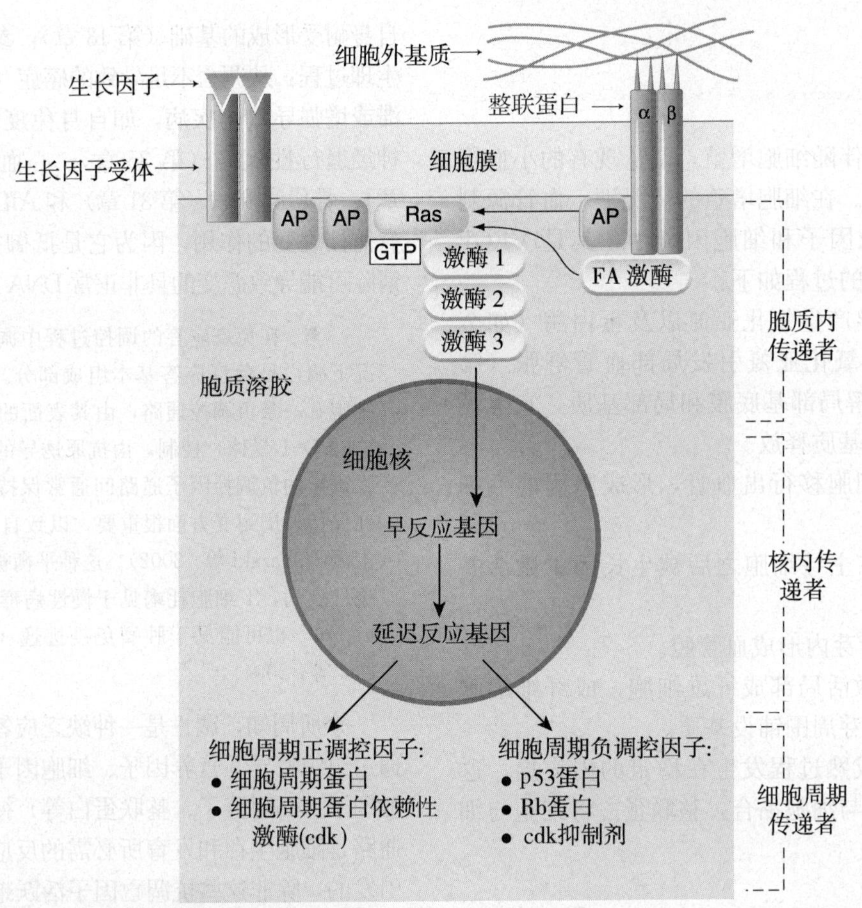


**图 5.4 生长因子对 $G_0$ 期细胞影响的简图。**生长因子的全部作用是产生细胞周期传递者 。如图所示，一个细胞即将进入 $G_1$ 期。大多数生长因子受体有完整的酪氨酸激酶（图 3.15）。这些受体由两部分组成（成对），二者相互作用使酪氨酸残基磷酸化。早期的胞质内传递者包括结合在磷酸化酪氨酸残基上的蛋白质。产生最好效应需要与整联蛋白协同作用。整联蛋白（含有 α 和 β 两个亚单位）通过细胞内信号通路与细胞外基质相关联，当然也与细胞骨架相联系（图中未显示）。G 蛋白偶联受体也能刺激细胞增殖，因为细胞内通路可与 Ras/激酶级联反应有关联（图中未显示）。AP，衔接蛋白；FA 激酶，黏着斑激酶；Rb，视网膜母细胞瘤。

如上所述，基质金属蛋白酶参与生长因子从基质释放，有时还参与某些物质（如白介素 IL-1β）由前体转化为活性形式的过程。

基质金属蛋白酶的作用受 TIMPS（金属蛋白酶的组织抑制剂）的调控，TIMPS 亦由局部细胞分泌。

除了上述生理功能，金属蛋白酶也参与各种疾病的组织损伤过程，例如类风湿关节炎、骨关节炎、牙周炎、黄斑变性（macular degeneration）和心肌（梗死血管）再狭窄（myocardial restenosis）。基质金属蛋白酶在肿瘤的生长、侵袭和转移等过程中也起关键性的作用。参见 Chang & Werb（2001），McCawley & Matrisian（2001），Sternlicht & Werb（2001），Von Adrian & Engelhardt（2003），Skiles 等（2004）的综述。

**细胞、生长因子和细胞外基质间相互作用**

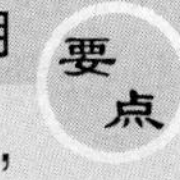


- 细胞嵌入在细胞外基质（ECM）中，细胞外基质由细胞自身分泌。
- ECM 通过整联蛋白对细胞产生深远影响，通过隐蔽作用，ECM 也形成一个生长因子的储库。
- 整联蛋白是跨膜受体，它与细胞外基质成分相互作用，与生长因子信号通路协同作用（这对适度的细胞分裂是必需的条件），还介导细胞内细胞骨架的调整。
- 受到生长因子刺激，细胞释放基质金属蛋白酶，后者降解局部基质为细胞数量增加做准备。
- 基质金属蛋白酶从 ECM 释放生长因子，并能使某些生长因子的前体活化。

## 血管发生

血管发生往往伴随细胞增殖，是从现有的小血管形成新的毛细血管。在细胞增殖的情况下，血管源刺激物包括各种生长因子和细胞因子，尤其是VEGF的作用。血管发生的过程如下：

1. VEGF诱导产生氧化亚氮以及蛋白酶（如金属蛋白酶）表达。氧化亚氮引发局部血管舒张（第17章）；蛋白酶降解局部基底膜和局部基质，它也可使更多生长因子从基质释放。

2. 血管内皮细胞移行出血管，形成坚固的毛细血管芽。

3. 内皮细胞在主导细胞之后被生长因子激活并开始分裂。

4. 在毛细血管芽内形成血管腔。

5. 生长因子激活局部成纤维细胞，成纤维细胞增殖并在毛细血管芽周围铺设基质。

6. 毛细血管成熟过程发生在稳定的内皮层，这时黏附蛋白将细胞与细胞黏合，整联蛋白将细胞与细胞外基质黏合。

**血管发生** 要点

血管发生是在现有血管上生成新的毛细血管，血管内皮生长因子（VEGF）是重要的刺激物。血管发生事件序列如下：

1. 基底膜被蛋白酶局部降解；
2. 内皮细胞移行出血管腔，形成血管芽；
3. 内皮细胞在VEGF作用下随着主导细胞增殖；
4. 在新生毛细血管周围铺设基质。

## 细胞凋亡与清除

细胞凋亡是固有的自毁机制导致的细胞自杀现象，包括一系列由遗传学设定顺序的生化反应。细胞凋亡不像细胞坏死，后者是受损伤细胞瓦解的过程，其产物会触发炎症应答。

凋亡在胚胎发生期起重要作用，即在胚胎发育期通过清除多余细胞来帮助器官形成。不夸张地说人体每天清除100亿个细胞，清除机制就是凋亡。凋亡还参与许多生理过程：肠内皮细胞脱落、服役期满的中性粒细胞死亡和组织由新生到成熟的循环过程。凋亡是免疫系统自身耐受形成的基础（第13章），参与许多疾病的病理生理过程：从凋亡不足导致的癌症（第51章）到凋亡阻滞或增强导致的疾病，如自身免疫性疾病（第13章）、神经退行性疾病（第35章）、心血管疾病（第19、20章）、骨代谢疾病（第31章）和AIDS（第47章）。凋亡有监控癌变的作用，因为它是抵御突变的第一道防线，清除可能导致恶变的具非正常DNA的细胞。

◆ 在免疫应答的调控过程中凋亡尤其重要，许多情况下凋亡是免疫应答基本组成部分。近来有证据表明，T细胞有一条负调控通路，由其表面的程序性细胞死亡受体（如PD-1受体）控制，由抗原诱导的刺激因子通路与由凋亡诱导的负调控因子通路间通常保持平衡状态。这种平衡在保持外周耐受方面很重要，以致自身反应性T细胞受体上调（Okazaki等，2002）。这种平衡被打破就会导致自身免疫性疾病，T细胞耗竭见于慢性病毒性疾病，如HIV（第47章），也可能见于肿瘤免疫逃逸（Greenwald等，2002；Zha等，2004）。

众所周知，凋亡是一种缺乏应答的反应，也就是说通过组织特异性营养因子、细胞因子、激素和细胞间接触因子（黏附分子、整联蛋白等）持续不断地激活信号通路是细胞生存和发育所必需的反应。自杀机制是自主引发的，除非这些抗凋亡因子活跃地、持续不断地抑制自杀机制。不同类型的细胞需要不同的生存因子，这些生存因子只在局部发挥作用。如果一个细胞迷路或受旁分泌生存信号操纵移出特定区域，它最终都会死亡。

撤除这些细胞存活因子不是唯一的凋亡途径（图5.5），这些细胞存活因子曾被称为“死亡逃逸”因子。刺激死亡受体的配体（“设计的死亡”）以及DNA损伤可激活死亡机制。但是公认的观点是细胞增殖过程与细胞凋亡紧密相连（见下文）。

### 凋亡细胞形态学变化

当细胞（程序性）死亡时，它会聚集，细胞核染色质凝聚形成浓缩的染色质块，胞质皱缩。然后胞质膜起泡，最后将细胞转化成为一个膜结合实体群构成的细胞遗骸；这显示“吃掉我”的信号，信号就是膜表面暴露出的磷脂酰丝氨酸和膜表面糖基发生的变化。巨噬细胞识别这些信号并迅速吞噬细胞遗骸。细胞遗骸是膜结合的，这一点很有重要，因为如果细胞内成分（酶、线粒体成分、DNA片断等）释放到细胞环境会引发不必要的炎症反应。另外一个防御炎症反应的卫士就是从事细胞遗骸清除工作的巨噬细胞，因为巨噬细胞可以释放抗炎介质，如TGF-β和IL-10。

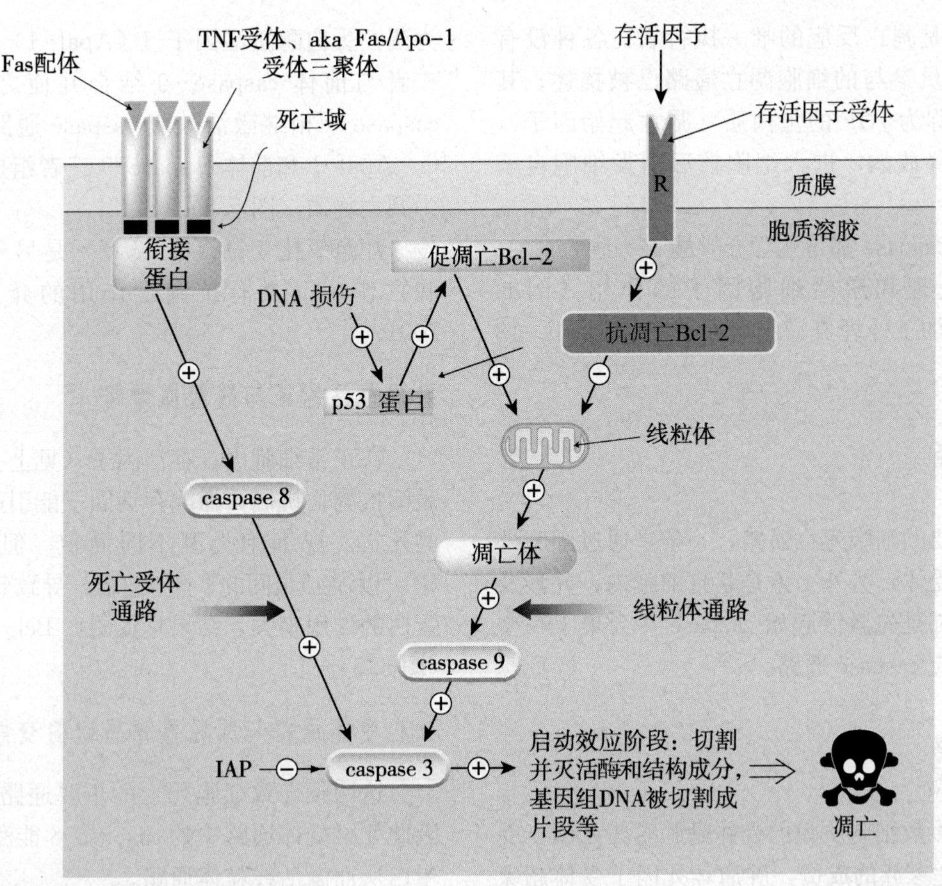


**图 5.5 凋亡的两条主要信号转导通路简图。**当死亡因子受体诸如肿瘤坏死因子（TNF）家族成员受到特异性死亡配体刺激时，死亡受体通路被激活。继而招募衔接蛋白激活起始 caspase（如 caspase 8），然后依次激活效应 caspase，如 caspase 3。线粒体通路被各种信号激活，其中一个是 DNA 损伤。当不可修复的 DNA 损伤出现，p53 蛋白（见正文及图 5.3 和 5.4）激活一个亚通路最终导致细胞色素 C 从线粒体释放，凋亡体和一个起始 caspase 即 caspase 9 的激活有关。凋亡体是前体 procaspase 9、细胞色素 C 和凋亡激活蛋白酶因子-1（Apaf-1）构成的复合物。这两条通路都汇聚于效应 caspase（如 caspase 3），引起细胞死亡。存活因子亚通路（深灰色表示）通常在入口处抑制线粒体通路而抑制凋亡，是通过激活抗凋亡因子 Bcl-2 而抑制。标记“R”的受体代表营养因子、生长因子、细胞间接触因子（黏附分子、整联蛋白）等的各自受体。持续刺激这些受体是细胞生存或增殖的必要条件。如果这条通路是无功能的（图中用深灰色显示），抗凋亡推进力就会撤除。IAP，凋亡抑制因子。

## 凋亡过程的主要参与因子

参与凋亡过程的因子是极其复杂的，不仅因种属不同而不同，还因细胞类型不同而不同。一些专家认为，导致细胞生存及死亡的极其重要的反应是受单个基因或基因组调控的。如果事实真的如此，那么这些基因有可能成为治疗增生性疾病的新的药物靶点。

◆ 此处只给出一个凋亡反应成分的简单轮廓。有趣的是，人们对于凋亡关键控制点的了解来源于对哺乳动物与线虫（*caenorhabditis elegans*）比较研究。这种线虫经历一种不变的细胞凋亡过程，在其蠕虫发育成过程中，1090 个细胞中的 131 个死亡，因此最终成熟的线虫仅由 959 个细胞组成。哺乳动物与线虫细胞的死亡关键控制点似乎没有什么不同（Danial & Korsmeyer，2004）。近期，一个更有趣的、可能非常有益的凋亡途径细节研究方法被提出：应用 RNA 干扰（RNAi）技术导致的基因沉默。这可有效、准确地沉默特定基因表达，用于鉴定抗凋亡基因（Milner，2004）。简单的 RNA 沉默综述，参见 Black & Newbury（2004）和 Zhang（2004）的文章。

凋亡的主要参与者是 caspase，是存在于非活性状态中的半胱氨酸蛋白酶家族。这种蛋白酶不是履行通常的蛋白酶解功能，它们承担精确的蛋白质手术工作，选择性切割特异性靶蛋白（酶、结构蛋白），从而灭活一些蛋白质而激活另外一些蛋白质。一个大约九种不同 caspase 的级联反应诱发凋亡，一些凋亡的起始者传导最初凋亡信号，一些负责细胞死亡的最终效应期（图 5.5）。

caspase不是凋亡反应的唯一执行者。各种没有caspase家族成员参与的细胞凋亡通路已被描述。其中一条涉及被称为AIF的蛋白质（凋亡起始因子），它是由线粒体释放的，进入细胞核后引发细胞自杀行为。

不是所有caspase都是死亡介导酶，一些caspase还具有加工处理和激活细胞因子的作用（例如caspase 8具有加工处理炎症细胞因子IL-1和IL-18的活性）。

## 细胞凋亡途径

有两条主要的细胞死亡通路，一条是通过细胞外配体刺激死亡受体，另外一条是起自细胞内，并涉及线粒体。两者都是先激活起始caspase并会聚于一个共同的最终效应caspase通路。

### 死亡受体通路

镶嵌于大多数细胞质膜的受体是肿瘤坏死因子受体（TNFR）超家族的成员，肿瘤坏死因子受体超家族的功能是作为死亡受体（图5.5）。重要的家族成员是TNFR-1和CD95（aka Fas或Apo-1），当然该家族还有许多其他成员❶。每个受体都有一个位于胞质的末端死亡结构域。当死亡受体被细胞外配体如TNF本身或TRAIL❷刺激，会引起死亡受体积聚成三聚体，并招募衔接蛋白，通过与死亡域连接而与三聚体结合。这种复合物激活caspase-8，caspase-8是一种起始caspase，可依次激活效应caspase（图5.5）。

### 线粒体通路

该通路在两种情况下发挥作用：DNA损伤和细胞存活因子作用撤除。

#### DNA损伤与线粒体通路

当出现不可修复的DNA损伤时，p53蛋白激活包括p21蛋白的亚通路（见上文）以及Bcl-2蛋白家族的促凋亡成员（Bid、Bax和Bak）。除这些促凋亡个体之外，Bcl-2蛋白家族还有抗凋亡成员。❸ 它们相会于线粒体表面并相互竞争。家族中的促凋亡成员（如Bax）促进细胞色素C从线粒体释放；抗凋亡成员则抑制这一过程。释放出来的细胞色素C与被称为凋亡蛋白酶激活因子-1（Apaf-1）的蛋白质结合，二者与前体caspase-9结合并使之活化。活化的caspase-9相继激活效应caspase通路。由细胞色素C、Apaf-1和前体caspase-9三者组成的复合物被称为凋亡物质（图5.5）。

注意氧化亚氮（第17章）是另外一个既具有促凋亡作用又具有抗凋亡作用的介质（Chung等，2001）。

#### 撤除存活因子与线粒体通路

在正常细胞内，存活因子（见上文）持续不断地激活抗凋亡机制，撤除存活因子能引起几种不同方式的死亡，视细胞类型不同而定。但共同的机制是Bcl-2家族成员间的平衡被打破，导致刺激抗凋亡Bcl-2蛋白的作用丧失，结果是促凋亡Bcl-2蛋白作用增强（图5.5）。

#### 死亡受体通路与线粒体通路间的交联

这两条导致细胞死亡的主要通路是相互连接的，因此死亡受体通路中的caspase-8能激活促凋亡Bcl-2蛋白从而激活线粒体通路。

### 效应阶段caspase

效应阶段caspase（如caspase-3）切割并灭活细胞成分，如DNA修复酶、蛋白激酶C和细胞骨架成分。脱氧核糖核酸酶（DNase）被活化并在核小体间切割基因组DNA，产生大约为180个碱基对的片段。

### 最后阶段：遗骸处理

当效应caspase履行完自己的职责后，细胞减缩成为一个膜结合实体群，每一实体都含有各种细胞器。这就是细胞的遗骸，如上所述，遗骸被巨噬细胞吞噬。

❶ 有两个基因家族，包括28个受体和18个配体。PD-1是一个死亡受体，在活化T细胞上能被诱导产生。

❷ TRAIL是肿瘤坏死因子-α相关的凋亡诱导配体。TRAIL的其他作用参见文献Janssen等（2005）。PD-L1是PD-1受体的配体，在所有造血细胞、许多其他组织和许多小鼠肿瘤都能发现PD-L1。

❸ 另外一种阻止细胞死亡的机制，就是caspase抑制蛋白家族，被称为凋亡蛋白抑制因子（IAP）。

**凋亡** 要点

- 凋亡是一种程序性细胞死亡，在胚胎发生和组织内环境稳定中很重要，主要是被一种蛋白酶 caspase 级联反应引发。两组起始 caspase 汇聚于同一组效应 caspase。
- 有两条主要的通路激活效应 caspase：死亡受体通路和线粒体通路。
  - — 肿瘤坏死因子受体家族成员激活死亡受体通路，主要的起始 caspase 是 caspase-8。
  - — 内源性因素，如 DNA 损伤，激活线粒体通路，DNA 损伤时引起 *p*53 基因转录。p53 蛋白激活亚通路导致细胞色素 C 从线粒体释放。然后细胞色素 C 与 Apaf-1 蛋白形成复合物，并一起激活起始 caspase-9。
- 未损伤的细胞内，存活因子（细胞因子、激素、细胞间接触因子）持续不断地激活抗凋亡机制。撤除存活因子作用后则通过线粒体通路引起细胞死亡。
- 效应 caspase（如 caspase-3）启动一条信号通路引发细胞成分裂解，包括 DNA、细胞骨架成分、酶等。结果使细胞缩减为一个膜结合实体的聚合物，最终被巨噬细胞吞噬。

## 病理生理学意义

### 概　述

以上简要提及细胞增殖和凋亡参与许多生理学和病理学过程。包括：

- 胚胎及儿童的组织、器官生长；
- 补充丢失及服役到期的细胞，如白细胞、肠上皮细胞和子宫内膜细胞；
- 对宿主蛋白质形成免疫耐受；
- 损伤或炎症后的修复及愈合；
- 与慢性炎症、超敏反应和自身免疫性疾病（第 13 章）有关的增生（细胞数量增长和结缔组织增多）；
- 肿瘤的生长、侵入和转移；
- 组织再生。

细胞增殖和凋亡在表中列出的前两个过程中的作用已很明显，无需进一步说明，它们参与免疫耐受过程也已在上文进行了简要讨论。但是其他过程仍需进一步讨论。

### 修复及愈合

当某些组织受到损伤及丢失时，会进行修复，但需要将修复与由病原体或化学刺激物引发的局部炎症反应加以辨别。在某些情况下，组织损伤或丧失能导致组织再生，再生与修复完全不同，再生将在下文分开讨论。

在修复及愈合过程中，包括一系列的有序事件，如细胞迁移、血管发生、结缔组织细胞增殖、细胞外基质合成和最终重构，所有的过程受到组织特异性的生长因子和细胞因子的协调。在其中几个过程中，TGF-β 是一个关键性的细胞因子（炎症反应和细胞修复在细胞和活化机制方面存在相当多的重叠）。

### 增　生

增生（细胞增殖和基质增多）是许多疾病的标志，例如慢性炎症、超敏反应和自身免疫性疾病（如类风湿关节炎，第 13 章）、银屑病、慢性溃疡、慢性阻塞性肺病——基于慢性支气管炎的支气管高反应性过程（第 23 章）和肾小球肾炎。参与增生的细胞和各种反应将在第 13 章更详细地阐述。

细胞增殖与凋亡事件也参与动脉粥样硬化、再狭窄、梗死后心肌的修复。

### 肿瘤组织的生长、侵入和转移

即使不是本研究领域的顶级科学家，也会知道肿瘤细胞增殖，但不一定很清楚地了解生长因子信号通路、抗凋亡通路和细胞周期控制因子功能的紊乱在恶性肿瘤发病机制中的重要作用。近年来对这方面的了解引领我们采用新的治疗癌症的途径。详见下文和第 51 章。

再生是一个区别于上述过程的特殊过程，需要更详细地讨论。

## 再 生

损伤或组织损失后再生意味着重建或替代原有组织，以便生长出与以前相同的组织。

许多动物（如两栖动物和其他低等动物）有神奇的组织再生能力，甚至可再生器官，如肢体。重要的过程是干细胞激活，干细胞是多功能的原始细胞，换言之它们有发育为任何或大多数机体功能化细胞的潜能。两栖动物的器官中有大量原始细胞，此外许多功能化细胞能去分化变回干细胞。这些干细胞繁殖并折回到胎儿期产生器官（如四肢）的通路，不断地增殖，最终分化成各种类型细胞用来替代失去的部分。

然而在进化过程中，一般而言哺乳动物已经失去这种能力，仅在一小部分组织中具有再生能力。血细胞、肠上皮和皮肤外层自始至终持续不断地更新。更多的个别器官存在低水平循环和细胞更新，如肝、肾和骨。这是基本的生理性更新，是由局部组织特异性干细胞完成。

**修复、愈合和再生**

要点

- 当组织受损或缺失时会发生修复和愈合，由病原体或化学刺激物引发的局部炎症反应消退过程中也存在修复和愈合。修复和愈合引起结缔组织细胞、白细胞和血管的活化和增殖。
- 再生是损伤或缺失组织或器官的更新过程，再生涉及原始干细胞的激活，原始干细胞具有发育成体内任何细胞的潜能。哺乳动物组织或器官再生是很罕见的。假如哺乳动物受到损伤或组织被切除，修复过程常使损伤得以修复，常常还伴随瘢痕形成。
- 也许这种修复（迅速将组织缺失后造成的缺陷部封闭）是一种失去再生能力的哺乳动物的进化选择。但是最近研究表明激活哺乳动物原始再生途径是可能的，至少是在一定程度上和某些器官中可能发生。

如果大部分肝被切除，它仍具有有效的自我更新能力，这种现象几乎是独一无二的。假设至少有25%肝组织完好无损，肝就可以在非常短的时间内恢复到原有大小❶。除了其他的肝细胞成分外，成熟的肝实质细胞也参与这一过程。

哺乳动物和两栖动物具有不同再生能力的原因是虽然干细胞已知存在于成年哺乳动物的大多数组织中，但是数量很少，绝大多数组织中的细胞发生不可逆的分化。如果一个哺乳动物受到伤害或它的组织被切除，修复过程通常伴随瘢痕形成，这一过程通常是有益的。组织损失后快速地闭合缺损部位（通过修复机制完成要迅速得多）似乎先于再生过程。直到最近，除了上述提及的少数情形，人们一致认为这是一种不可改变的状况。

但是最近的研究表明激活哺乳动物原始再生通路是可能的，至少在一定程度上和某些器官如此。虽然在人体很显然不可能发生像两栖动物那样肢体再生，但有限的局部组织或少部分器官再生可能是可行的。若要使其发生，必须促使某些干细胞在相关部位增殖、发育并分化，或者使一些局部功能化细胞去分化，当然在人体内这只是一个远期设想而已。一些哺乳动物在特殊情况下可如此（见下文）。尽管如此，也许修复是再生的另一面，哺乳动物因进化选择而失去再生的能力使其转化为修复功能。

◆ 负责再生过程的相关干细胞在哪里？它们是哪种类型的干细胞？有两种可能性：

- 胚后期一些组织（如骨髓）有一组多能干细胞❷储备，是为胎儿期形成其他组织做准备，正确信号使它们发育成为必需的组织特异性细胞。
- 在胎儿期，一些组织包含胎儿期发育而成的组织特异性干细胞。

第一种情形，成体干细胞不得不持续自我更新，伴随一个独特的初次有丝分裂过程，即当一个子代细胞到达一个特定的组织，会发育成熟为一种或另外一种类型的组织特异性细胞❸，而另外一个子代细胞仍然是一个多能干细

---

❶ 在希腊神话中有肝再生的描述。普罗米修斯从宙斯偷了火种，并将他送给人类。为了惩罚他，宙斯将他锁在高加索山的峭壁上，每天有一只鹰啄食他的肉和很多肝。但是夜晚他的肝再生，到早上又恢复成整个肝。传说没有说鹰吃肝以后是否留下了必需的25%肝组织，这种再生速度是非生理性的，因为大鼠的肝66%切除以后需要两周或更长时间恢复到原有大小。

❷ 指在发育潜能方面可塑或本身具有可塑性。

❸ 不是所有专家认为干细胞具有可塑性，即任何干细胞虽然是多能的，但只能转移或定位于特定器官，才形成该器官的特异性实质细胞。

胞。假定特定器官内的组织特异性细胞是进入细胞分化途径的一步，然而仍为“干细胞”的子细胞不时经历第二次有丝分裂。

这一论题太复杂以至于这里无法涵盖，但是 Raff（2003）和 Rosenthal（2003）所写综述各自对这一论题进行了精彩的描述。这里主要讨论利用自体干细胞库治疗疾病的可能性，通过应用药理学方法（如细胞因子）诱导干细胞再次服役是目前研究的热点。

## 取代一部分组织或器官所必需的物质

如果一部分组织如肝或心丢失后将要再生，这时需要发生什么呢？替代丢失的特异性实质细胞是一个绝对必要条件，生长因子刺激局部组织特异性干细胞启动细胞周期和持续增殖将是修复所必需的首要条件。但是还有一些其他的重要步骤将会发生：

- 血管发生以补充必需的血管；
- 基质金属蛋白酶活化以便置换基质，使新生细胞可以嵌入；
- 基质、整联蛋白及纤连蛋白间相互作用，将新生组分连接在一起。

伴随的丢失的结缔组织成分（成纤维细胞、巨噬细胞等）补充也是必需的。

不是所有再生过程都涉及替换组织中的所有成分。以外周神经损伤或切断后再生为例，因为位于脊髓内的胞体是完好的，所以只是感觉轴突被替换。这与从损伤部位向背根神经节神经元传递退行性损伤信号有关。这些信号引发调控再生过程的基因表达（Blesch & Tuszynski，2004）。

## 在人体内可能刺激损伤组织再生吗？

这是一个重要问题，因为可以唤醒丢失的再生能力的药物在许多疾病治疗中有很高的价值。

为了知道从药理学角度刺激再生是否可能，我们需要考虑到那些受到损伤或丢失时很少或根本不能再生的组织，而且要考虑到组织丢失的程度，另外还应考虑受到恰当刺激时可以再活化的组织的休眠程度。这里以中枢神经系统和心肌为例，但是其他组织的再生能力和干细胞对再生的重要作用也在研究中。

### 中枢神经系统

不像外周神经系统那样，成年人的中枢神经系统事实上没有再生能力。虽然我们知道损伤部位发生的一些致死事件，但是具体机制还不完全清楚。细胞凋亡肯定参与其中。有证据表明，脊髓损伤引发损伤部位神经元和其他细胞死亡受体 CD95/Fas 表达增加，而且 CD95/Fas 的天然配体数目也会上调从而导致凋亡（Barthélémy & Henderson，2004）。当然也会发生坏死。

两个主要障碍阻止中枢神经系统损伤后再生：

- 受到髓鞘衍生因子抑制。髓鞘衍生因子中有三个成员已被鉴定，它们的受体至少一个成员的受体已被克隆，Rho 家族中的小 GTP 激酶被认定与再生抑制作用有关（进一步的分析讨论见第 35 章）。
- 星形胶质细胞形成的神经胶质瘢痕。

近年来，关于方面的实验工作已使轴突再生方面取得重大进展。这一点将在第 35 章进一步探讨（Filbin，2003）。

### 心　肌

通常认为心肌没有再生能力。一个特殊品系的小鼠部分心脏因冰冻受到损伤时，没有突然出现修复过程，但是在几个月内受损组织被新生组织所代替。这一现象暗示在这个品系的小鼠体内，指导心肌修复机制的基因已被关闭，而指导再生的基因被激活（在其他品系小鼠体内和人体内沉默）。

小鼠不是唯一的具有心肌置换能力的哺乳动物：狗发生急性心力衰竭后就可心脏组织再生。正常人心肌细胞也可以进行有丝分裂，有报道心肌梗死后心肌细胞会立即增殖。实际上，在啮齿类动物体内上述序列事件（必要的部分组织或器官更替）在心肌梗死后的重构过程中也会发生（Nian 等，2004）。

◆ 心肌梗死所致缺血性损伤会产生诸如 TNF-α 和 IL-6 这样的细胞因子，细胞因子直接参与的过程包括：细胞死亡、炎症细胞聚集和修复。细胞因子的持续出现在重构过程发挥作用，如激活基质金属蛋白酶、血管发生、整联蛋白调控和祖细胞募集。TNF-α 通过作用于核转录因子 NF-κB 能自我增殖并开启正反馈通路，因为 NF-κB 激活促进细胞存活的保护基因表达（Nian 等，2004）。

人们不敢肯定心肌损伤后的增殖是否起源于局部干细胞或来自其他组织最终迁移到心脏的干细胞（Anversa & Nadal-Ginard，2002）。

一些研究者认为人体内处于休眠状态的再生途径可能被唤醒。如果这种设想有可能，那么它就具有巨大的治疗学意义，因为心肌细胞死亡是心肌梗死和其他严重的心脏疾病的基础。

## 治疗学意义

人们正在相当努力地寻找抑制或改变本章上述病理过程的化合物，许多工作是以寻找治疗癌症的新药为目标的。理论上说，所有过程都可以作为新药的靶点。这里我们集中于那些正处于试验阶段或有可能取得进展的途径。

### 凋亡机制

如上所述，干扰凋亡是几种疾病的致病因素之一，可以改变凋亡的化合物正在进行深入研究（Nicholson，2000；Reed，2002；Melnikova & Golden，2004）。

伴有细胞死亡增多的过度凋亡例子（Melnikova & Golden，2004）包括：

- 神经退行性疾病如阿尔茨海默病、多发性硬化和帕金森病（第35章）；
- 伴有组织损伤或细胞损失的情形，如心肌梗死（第18章）、脑卒中、脊髓损伤（第35章）；
- HIV感染时T细胞耗竭；
- 骨关节炎（第31章）；
- 血液病如再生障碍性贫血（第22章）。

缺乏凋亡的例子（Melnikova & Golden，2004）包括：

- 癌细胞免疫逃逸和癌症化疗耐药性（第51章）；
- 自身免疫性疾病和炎症性疾病，如重症肌无力、类风湿关节炎（第13、14章）和支气管哮喘（第23章）；
- 无法清除病毒感染细胞的病毒感染（第47章）。

人们正在起积极研制潜在的凋亡调控化合物（Cummings等，2004；Melnikova & Golden，2004）。这里我们仅能简要介绍一些比较重要的进展。

### 凋亡启动子

#### Bcl-2家族作为新药作用的靶点

Bcl-2蛋白具有致癌作用，因为它抑制凋亡并增强癌症化疗的耐药性，Bcl-2家族中另外一些抗凋亡成员是Bcl-$x_L$和Mcl-1。它们都是目前抗癌药物作用的靶点。

◆一个用于治疗多发性骨髓瘤和白血病的抗Bcl-2反义化合物（oblimerson）正在进行Ⅲ期临床试验。抗Mcl-1反义化合物正在研发过程中（Melnikova & Golden，2004）。

#### 死亡受体及其配体作为新药的靶点

死亡受体的配体如TRAIL（见上文）在癌细胞中表达，当TRAIL与受体结合时导致细胞凋亡。用于癌症化学治疗的TRAIL单克隆抗体目前处于Ⅰ期临床试验阶段（Melnikova & Golden，2004），并且在免疫应答需要增强的情况下这种单克隆抗体显得更为重要（Janssen等，2005）。

◆ 病毒感染很大程度受细胞毒性T细胞的调控（图13.3），持久性的慢性病毒感染（如HIV）主要由于T细胞溶解活性耗竭和细胞因子产生耗竭。单克隆抗体能阻断凋亡诱导产生的PD-1受体及其配体间的相互作用，并能逆转慢性淋巴细胞性脉络丛脑膜炎小鼠体内的这种耗竭现象（Barber等，2006）。这种应用PD-1受体的阻滞性抗体和它的类似物的方法拟作为一种潜在的开发治疗HIV、乙型肝炎病毒和丙型肝炎病毒感染的方法的新途径，全世界有大于5亿的人患这三种慢性感染性疾病，除这三种慢性病毒感染性疾病外，也用于其他慢性感染和某些表达PD-1受体的配体的癌症（Williams & Bevan，2006）。

#### 间接的凋亡启动子

各种影响细胞存活和增殖途径的物质能间接地诱导细胞死亡，参见“细胞周期调控因子为靶点的新药”部分的内容（见下文）。

一个新的间接靶点是蛋白酶体，蛋白酶体是用来降解包括参与凋亡的蛋白质的结构的一部分。bortemozib是一个已经上市的通过抑制蛋白酶体用于治疗某些癌症的新药。它可引起Bax累积，Bax是Bcl-2家族中一个能抑制抗凋亡Bcl-2的凋亡启动蛋白。bortemozib的抗癌作用还部分与抑制NF-κB的作用有关❶。

存活素survivin是一个内源性caspase抑制剂，某些肿瘤中有高浓度存活素，其基因是基因组中最具肿瘤特异性的基因之一。人们正在探索开发抑制这种抑制剂（IAP）的化合物，研究目标是释放caspase以诱导癌细胞自杀。根据反义途径研发的药物存活素抑制剂正准备进入临床试验（Cummings等，2004）。

---

❶ 核因子κB是一种转录因子，在它的众多其他作用中包括对许多存活信号通路的整合作用。NF-κB通过使caspase-8抑制因子FLIP上调而抑制caspase-8的活性（图5.5）。

### 凋亡抑制剂

凋亡抑制剂如 caspase 是被损伤或坏死组织刺激所激活。几个用于心肌梗死、脑卒中、肝病、器官移植和脓毒症治疗的 caspase 抑制药正在研究过程中。一个有好几个名称的 caspase 抑制药正在进行Ⅱ期临床试验。

## 血管发生和金属蛋白酶

如上文简要叙述的那样，金属蛋白酶和血管发生在许多体内过程中发挥重要作用，如一些生理过程（如生长、修复）和一些病理性生长（如肿瘤生长、慢性炎症反应），这些过程的紊乱与许多疾病相关联。人们做了大量的工作试图寻找到临床有效的金属蛋白酶和血管发生抑制药，但是到目前为止还没有取得成功。目前只有一个新药被核准用于癌症治疗：即血管生成抑制药贝伐珠单抗，它是拮抗 VEGF 的单克隆抗体。

## 细胞周期调控因子作为新药研究的靶点

主要的内源性细胞周期正调控因子是 cdk。在过去十年，cdk 已经被克隆，并且已经寻找到 cdk 的小分子抑制剂（Senderowicz，2003）。

### 周期依赖性蛋白激酶

几个以这些激酶的 ATP 结合位点为靶点的小分子化合物已经开发出来，例如黄酮类抗肿瘤药、roscovitine 和 UCN-01（7-羟基十字孢碱）。黄酮类抗肿瘤药抑制所有的 cdk，从而抑制细胞周期，它也可促进凋亡，还有抗血管生成以及诱导分化的作用。所有这三种化合物都处于早期临床试验阶段（Senderowicz，2003；Swanton，2004）。

一些化合物影响 cdk 激活的上游途径，例如洛伐他汀（lovastatin）和哌立福辛（perifosine）。

### 以蛋白酶体介导的细胞周期蛋白降解为靶点

硼替佐米是一个硼酸盐化合物，以共价键与蛋白酶体结合。黑色素瘤患者的Ⅲ期临床试验早期结果表明有一定的应用前景（Richardson 等，2005）。

### 生长因子信号通路

生长因子信号通路的各种化合物，如受体酪氨酸激酶、Ras 蛋白和细胞质激酶，已经成为人们最感兴趣的靶点，几个与之相关的新药已被开发出来。它们的主要用途是治疗癌症，将在第 51 章和图 51.1 详述。

## 干细胞和再生途径作为新药靶点

胚胎干细胞在人类疾病治疗方面的潜在应用是一个棘手的争议很大的话题，并且已经超出本书的讨论范围。在将来可能会实现内源性成体干细胞在再生和修复方面发挥治疗作用（见上文）。一些实验结果表明细胞因子和分泌性蛋白质也许可以开启再生途径（Bock-Marquette 等，2004；Liberto 等，2004）。维 A 酸是维生素 A 的活性代谢产物，已显示可诱导实验性肺气肿或各种有毒物质引发肺泡破裂的大鼠和小鼠的肺泡再生（Maden & Hind，2003）。

许多从事再生药物研究的学者相当乐观地认为丧失的再生通路至少在一定程度上在一些器官中可以最终被唤醒。

## 参考文献与扩展阅读

**凋亡（综合）**

Ashkenasi A 2002 Targeting death and decoy receptors of the tumour necrosis receptor superfamily. Nat Rev Cancer 2：420 - 429（*Exemplary review，comprehensive；good diagrams*）

Chung H T，Pae H O，Choi B M et al. 2001 Nitric oxide as a bioregulator of apoptosis. Biochem Biophys Res Commun 282：1075-1079

Cummings J，Ward T，Ranson M，Dive C 2004 Apoptosis pathway-targeted drugs—from the bench to the clinic. Biochim Biophys Acta 1705：53-66（*Good review discussing—in the context of anticancer drug development—Bcl-2 proteins，IAPs，growth factors，tyrosine kinase inhibitors，and assays for apoptosis-inducing drugs*）

Danial N N，Korsmeyer S J 2004 Cell death：critical control points. Cell 116：205 - 219（*Definitive review of the biology and control of apoptosis；includes evidence from C. elegans，Drosophila and mammals*）

Friedlander R M 2003 Apoptosis and caspases in neurodegenerative disease. N Engl J Med 348：1365 - 1375（*Reviews evidence linking apoptosis to central nervous system diseases；discusses new therapeutic strategies*）

Hipfner D R，Cohen S M 2004 Connecting proliferation and apoptosis in development and disease. Nat Rev Mol Cell Biol 5：805 - 811

(*Extensive, detailed review*)

Melnikova A, Golden J 2004 Apoptosis-targeting therapies. Nat Rev Drug Discov 3: 905-906 (*Crisp overview*)

Milner J 2004 Death without stress: the stiletto approach against disease. Biochemist October: 16-18 (*Pithy article; when new gene targets for anticancer therapy are identified, RNAi provides the means for their selective therapeutic silencing*) Also in the journal are related articles that provide helpful reading: Zhang (pp. 20-23) and Black & Newbury (pp. 7-10) (*Both give an overview of RNAi*)

Nicholson D W 2000 From bench to clinic with apoptosis-based therapeutic agents. Nature 407: 810-816 (*Useful review that covers the potential of apoptosis modulation for the treatment of human disease*)

Reed J C 2002 Apoptosis-based therapies. Nat Rev Drug Discov 1: 111-121 (*Excellent coverage, useful tables, good diagrams*)

Riedl S J, Shi Y 2004 Molecular mechanisms of caspase regulation during apoptosis. Nat Rev Mol Cell Biol 5: 897-905 (*Systematic review*)

Salvesen G S, Duckett C S 2002 IAP proteins: blocking the road to death' s door. Nat Rev Mol Cell Biol 3: 401-410 (*Review covering the molecular biology of IAPs—inhibitors of apoptosis proteins—and their functions*)

### 凋亡诱导的表面受体 PD-1

Barber D L, Wherry E J, Masopust D et al. 2006 Restoring function in exhausted CD8 T cells during chronic viral infection. Nature 439: 682-687 (*Antibody that blocks the interaction between the PD-1 receptor and its ligand reverses T-cell exhaustion in a chronic viral infection*)

Greenwald R J, Latchman Y E, Sharpe A H 2002 Negative co-receptors on lymphocytes. Curr Opin Immunol 14: 391-396

Janssen E M, Droin N M, Lemmens E E 2005 $CD4^+$ T-cell-help controls $CD4^+$ T cell memory via TRAIL-mediated activation-induced cell death. Nature 434: 88-92 (*Control of TRAIL expression could explain the role of $CD4^+$ T cells in $CD8^+$ T-cell help*)

Latchman Y E, Liang S C, Wu Y et al. 2004 PD-L1-deficient mice show that PD-L1 on T cells, antigen-presenting cells, and host tissues negatively regulates T cells. Proc Natl Acad Sci USA 101: 10691-10696 (*Covers down-regulation of T-cell activity by the interaction of PD-1 ligand in peripheral tissues with the apoptosis-inducing PD-1 receptor on T cells*)

Okazaki T, Iwai Y, Honjo T 2002 New regulatory co-receptors: inducible co-stimulator and PD-1. Curr Opin Immunol 14: 779-782 (*Coreceptor signalling has a pivotal role in the control of autoreactive lymphocytes*)

Rodig N, Ryan T, Allen J A et al. 2003 Endothelial expression of PD-L1 and PD-L2 down-regulates $CD8^+$ T-cell activation and cytolysis. Eur J Immunol 33: 3117-3126 (*The PD-1 receptor ligand on endothelium can activate apoptosis of cytotoxic T cells*)

Williams M A, Bevan M J 2006 Exhausted T cells perk up. Nature 439: 669-670 (*Succinct article assesses the work on reversing T-cell exhaustion*)

Zha Y, Blank C, Gajewski T F 2004 Negative regulation of T-cell function by PD-1. Crit Rev Immunol 24: 229-237 (*Article on the balance between stimulatory and inhibitory signalling and its relevance to self tolerance and the pathogenesis of autoimmune diseases*)

### 生长因子信号转导和细胞周期

Blume-Jensen P, Hunter T 2001 Oncogenic kinase signalling. Nature 411: 355-365 (*Excellent article, which emphasises oncogenic receptor tyrosine kinases and cytoplasmic tyrosine kinases; useful figures and tables. Note that there are eight other relevant articles in the same issue of Nature*)

Dai W 2005 Polo-like kinases, an introduction. Oncogene 24: 214-216 (*Short overview of the role of Plks in the control of cell proliferation; useful diagram*)

Dispenzieri A 2005 Bortezomib for myeloma—much ado about something. N Engl Med J 352: 2546-2548 (*Assesses the role of bortezomib in the treatment of myeloma*)

English J M, Cobb M H 2002 Pharmacological inhibitors of MAPK pathways. Trends Pharmacol Sci 23: 40-45 (*Lists mitogen-activated protein kinases (MAPKs) and discusses small molecule inhibitors under investigation*)

Favoni R E, de Cupis A 2000 The role of polypeptide growth factors in human carcinomas: new targets for a novel pharmacological approach. Pharmacol Rev 52: 179-206 (*Thorough coverage; outlines growth factor signalling; describes 14 growth factor families and their possible role in cancer; discusses possible drug action on signalling pathways*)

Johnson D G, Walker C L 1999 Cyclins and cell cycle checkpoints. Annu Rev Pharmacol Toxicol 39: 295-312 (*Admirably clear description of the cell cycle, detailing the progression from $G_0$ through the cycle, the inhibitors of cdks, the alterations seen in cancer, and therapeutic targets*)

Li J M, Brooks G 1999 Cell cycle regulatory molecules (cyclins, cyclin-dependent kinases and cyclin-dependent kinase inhibitors) and the cardiovascular system: potential targets for therapy. Eur Heart J 20: 406-420 (*Adroit overview of the cell cycle; considers cycle control in vascular disease and potential therapeutic manipulation*)

Richardson P G, Sommeveld P et al. 2005 Bortezomibor high-dose dexamethasone for relapsed multiple myeloma. N Engl Med J 352: 2487-2498 (*Results of clinical trial*)

Senderowicz A M 2003 Novel small molecule cyclin-dependent kinase modulators in human clinical trials. Cancer Biol Ther 2 (suppl 1): S84-S95 (*Review*)

Swanton C 2004 Cell-cycle targeted therapies. Lancet 5: 27-36 (*Definitive review of the protein families controlling the cell cycle and their alterations in malignancy as targets for new drugs*)

Talapatra S, Thompson C B 2001 Growth factor signaling in cell survival: implications for cancer treatment. J Pharmacol Exp Ther 298: 873-878 (*Succinct overview of death receptor-induced apoptosis, the role of growth factors in preventing it, and potential drugs*)

## 整联蛋白、细胞外基质、金属蛋白酶和血管发生

Carmeliet P, Jain R K 2000 Angiogenesis in cancer and other diseases. Nature 407: 249 - 257 (*Gives details of mechanisms involved in angiogenesis; lists biological activators and inhibitors, and agents in clinical trials; excellent figures*)

Chang C, Werb Z 2001 The many faces of metalloproteinases: cell growth, invasion, angiogenesis and metastasis. Trends Cell Biol 11: S37 - S43 (*Covers the role of matrix metalloproteinases in cell proliferation, the release of growth regulators, and angiogenesis*)

Dedhar S 2000 Cell-substrate interactions and signaling through ILK. Curr Opin Cell Biol 12: 250-256 (*Discusses the role of integrin-linked kinase in the cross-talk between integrin and growth factor signalling for cell cycle progression and cell growth*)

Dimmler S 2005 Platelet-derived growth factor CC—a clinically useful angiogenic factor at last? N Engl J Med 352: 1815 - 1816 (*Pithy article; clear diagram*)

Eliceiri B P 2001 Integrin and growth factor receptor cross-talk. Circ Res 89: 1104 - 1110 (*Gives experimental evidence for cooperation between integrins and growth factors in cell growth and angiogenesis*)

Ferrara N, Hillan K J, Gerber H P, Novotny W 2004 Discovery and development of bevacizumab, an anti - VEGF antibody for treating cancer. Nat Rev Drug Discov 3: 391-400 (*Comprehensive coverage of the discovery and development of bevacizumab, an angiogenesis inhibitor*)

Griffioen A, Molema G 2000 Angiogenesis: potentials for pharmacologic intervention in the treatment of cancer, cardiovascular diseases and chronic inflammation. Pharmacol Rev 52: 237 - 268 (*Comprehensive review covering virtually all aspects of angiogenesis and the potential methods of modifying it*)

Kresse H, Schönherr E 2001 Proteoglycans of the extracellular matrix and growth control. J Cell Physiol 189: 266 - 274 (*Describes how proteoglycans can affect cell growth directly and through modulation of growth factor activities*)

McCawley L J, Matrisian L M 2001 Matrix metalloproteinases: they' re not just for matrix anymore. Curr Opin Cell Biol 13: 534 - 540 (*Succinct coverage; discusses matrix and non - matrix metalloproteinase substrates involved in cell growth, apoptosis or tumour progression*)

Schwartz M A 2001 Integrin signalling revisited. Trends Cell Biol 11: 466-470 (*Good readable review*)

Schwartz M A, Baron V 1999 Interactions between mitogenic stimuli, or a thousand and one connections. Curr Opin Cell Biol 11: 197-202 (*Discusses cross-talk between integrins, G-protein-coupled receptors and tyrosine kinase receptors in cell proliferation*)

Skiles J W, Gonnella N C, Jeng A Y 2004 The design, structure and clinical update of small molecular weight matrix metalloproteinase inhibitors. Curr Med Chem 11: 2911-2977 (*Results of trials with early matrix metalloproteinases were disappointing; the authors discuss the proposed usefulness of matrix metalloproteinase inhibitors and review newly patented drugs*)

Sternlicht M D, Werb Z 2001 How matrix metalloproteinases regulate cell behaviour. Annu Rev Cell Dev Biol 17: 463-516 (*Comprehensive review of the regulation of metalloproteinases, their regulation of cell signalling, and their role in development and disease*)

Von Adrian U H, Engelhardt B 2003 $\alpha_4$ Integrins as therapeutic targets in autoimmune disease. N Engl J Med 348: 68 - 72 (*Describes physiological and pathological functions of $\alpha_4$ integrins (with good diagram), and a recombinant antibody against $\alpha_4$ integrins in clinical trial for multiple sclerosis and Crohn' s disease*)

## 再生和修复

Anversa P, Nadal - Ginard B 2002 Myocyte renewal and ventricular remodeling. Nature 415: 240-243 (*Discusses promising results of animal experiments*)

Barthélémy C, Henderson C 2004 Spinal cord alive and kicking. Nat Med 10: 229 - 340 (*Discusses the significance for axonal regeneration of blocking a death receptor; lucid précis of a more detailed article in the same journal*)

Blesch A, Tuszynski M H 2004 Nucleus hears the axon' s pain. Nat Med 10: 236 - 237 (*Brief discussion of importins—proteins that transport injury signals from axon to nucleus—in the context of enhancing regeneration in the central nervous system*)

Bock - Marquette I, Saxena A et al. 2004 Thymosin $\beta_4$ activates integrin-linked kinase and promotes cardiac cell migration, survival and cardiac repair. Nature 432: 466-472. (*After obstruction of the coronary artery in mice, injection of the secreted protein thymosin $\beta_4$ reduces myocyte death, scarring and heart dysfunction*)

Curt A, Schwab M E, Dietz V 2004 Providing the clinical basis for new interventional therapies: refine diagnosis and assessment of recovery after spinal cord injury. Spinal Cord 42: 1-6 (*Concise review*)

David S, Lacroix S 2003 Molecular approaches to spinal cord repair. Annu Rev Neurosci 26: 411 - 440 (*Endogenous axon growth inhibitors can now be neutralised; this could be the basis of new approaches to stimulate regeneration after spinal cord injury*)

Eickelberg O 2001 Endless healing: TGF - β, SMADS, and fibrosis. FEBS Lett 506: 11-14

Filbin M T 2003 Myelin-associated inhibitors of axonal regeneration in the adult mammalian CNS. Nat Rev Neurosci 4: 703-713 (*Excellent review*)

Lee D H S, Strittmatter S M, Sah D W Y 2003Targeting the Nogo receptor to treat central nervous system injuries. Nat Rev Drug Discov 2: 872 - 879 (*Discusses the Nogo receptor as target for potential regenerative drugs*)

Liberto C M, Albrecht P J et al. 2004 Pro-regenerative properties of cytokine-activated astrocytes. J Neurochem 89: 1092-1100 (*Review of studies that support the view that cytokines elicit potent neuroprotective and regenerative responses from astrocytes*)

Maden M, Hind M 2003 Retinoic acid, a regeneration - inducing molecule. Dev Dyn 226: 237-244

Nat Rev Drug Discovery August 2006 vol 5 has a series of articles on nerve regeneration (*The articles 'highlight recent progress in knowledge of the molecular, cellular and circuitry, level responses to injuries to the adult mammalian CNS, with a view to understanding the underlying mechanism that will enable the development of appropriate therapeutic strategies'.*)

Nian M, Lee P, Khaper N, Liu P 2004 Inflammatory cytokines and postmyocardial infarction remodeling. Circ Res 94: 1543-1553 (*Excellent, forward-looking article on the possibility of using cytokines to improve healing and cardiac remodeling*)

Varus T J, Wickenhauser C, Kvasnicka H M et al. 2004 Regeneration of heart muscle tissue: quantification of chimeric cardiomyocytes and endothelial cells following transplantation Histol Histopathol 19: 201-209

Wilson C 2003 The regeneration game. New Scientist 179: 2414-2427 (*Very readable article on the possibility of regeneration of mammalian tissues and organs*)

Woolf C J 2001 Turbocharging neurons for growth: accelerating regeneration in the adult CNS. Nat Neurosci 4: 7-9 (*Succinct overview*)

### 干细胞

Dorkin K 2002 Multilineage development from adult bone marrow stem cells. Nat Immunol 3: 311-313 (*Crisp review*)

Raff M 2003 Adult stem cell plasticity: fact or artifact? Annu Rev Cell Biol 19: 1-22 (*Outstanding review; considers a question the answer of which is important for possible regenerative therapy*)

Rosenthal N 2003 Prometheus's vulture and the stem-cell promise. N Engl J Med 349: 267-286 (*Excellent article, entrancingly written; discusses the problem of regeneration of tissues and organs*)

Sylvester K G, Longmaker M T 2004 Stem cells: review and update. Arch Surg 139: 93-99 (*Concise review*)

（高春艳 译，聂珍贵 校，杨宝学 审）

# 6 药理学方法与测定



## 概　述

我们在第 2 章和第 3 章中强调了药物的本质是分子，其效应是通过与其他分子相互作用而产生的❶。这种相互作用导致生物组织从分子到人群的所有水平均可产生效应（图 6.1）。

本章中，我们全面阐述了在各种组织水平进行测定的原理，其范围从实验室方法到临床试验。在群体水平对药物作用进行评估则涉及药物流行病学（pharmacoepidemiology）和药物经济学（pharmacoeconomics）（第 1 章），这些学科的内容超出了本章的范围。

我们首先考察生物测定的一般原理及其在人类研究中的范围；我们描述了动物模型的研究进展，这些模型可作为通过动物生理学预测人类疾病的桥梁；接着我们讨论了用于评价临床实践中的治疗效果的临床试验方面的问题；最后，我们对如何权衡利弊的原则进行了推敲。实验设计和统计学分析是解释各类药理学数据的核心。Kirkwood & Sterne（2003）对此进行了精彩的介绍。

## 生物测定

测定药物效应的方法为比较不同物质的性质或同样物质在不同环境下的特性所必需，这需要采用合适的生物测定（bioassay）技术，定义为通过测定某种物质产生的生物学反应来估算该物质的浓度或效价强度。

### 生物测定的应用

生物测定用于：

- 测定新的或化学上尚未明确的物质的药理学活性；
- 考察内源性介质的功能；
- 测定药物的毒性及副作用。

◆ 有关生物测定在新药研发中所起的关键作用，在第 56 章进行详述。

以往生物测定常用于检测药物及其他活性物质在血液或其他体液中的浓度，目前其应用已被分析化学技术所取代。

生物测定有助于研究新的激素或其他化学介导的调控系统。该系统中的调节物质常常是首先通过其产生的生物效应而被识别。最初的线索也许是发现了某种组织提取物或其他生物样本可对分析系统产生某种影响。例如，在 20 世纪初就已观察到了神经垂体提取物有引起血压升高和子宫收缩的能力。这些作用是通过定量分析手段发展起来的，并于 1935 年建立了国际公认的提取物标准制备方法。应用这些分析方法，结果显示，两种截然不同的肽，即血管升压素（vasopressin）和催产素（oxytocin）起了作用，并最终于 1953 年被鉴定和合成。生物测定已揭示了大量有关激素合成、储存和释放的信息，并且成为激素纯化和鉴定的基础。如今，对于化学性质不明的新激素，采用费力的生物测定方法进行鉴定尚不足 50 年❷，但生物测定仍起着关键作用。

### 生物学试验系统

如今，生物测定的一个重要用途是提供可预测药

❶ 应考虑到分子相互作用对人群和社会行为的影响，例如可卡因对于有组织犯罪的影响，有机磷酸酯类“神经毒气”对专制政权稳定性的影响，麻醉对外科手术可行性的影响。

❷ 1988 年，一个日本研究小组（Yanagisawa 等，1988）在一篇著名的论文中描述了一种新的血管肽，即内皮缩血管肽（endothelin）的生物测定、纯化、化学分析和合成以及 DNA 克隆（第 19 章）。

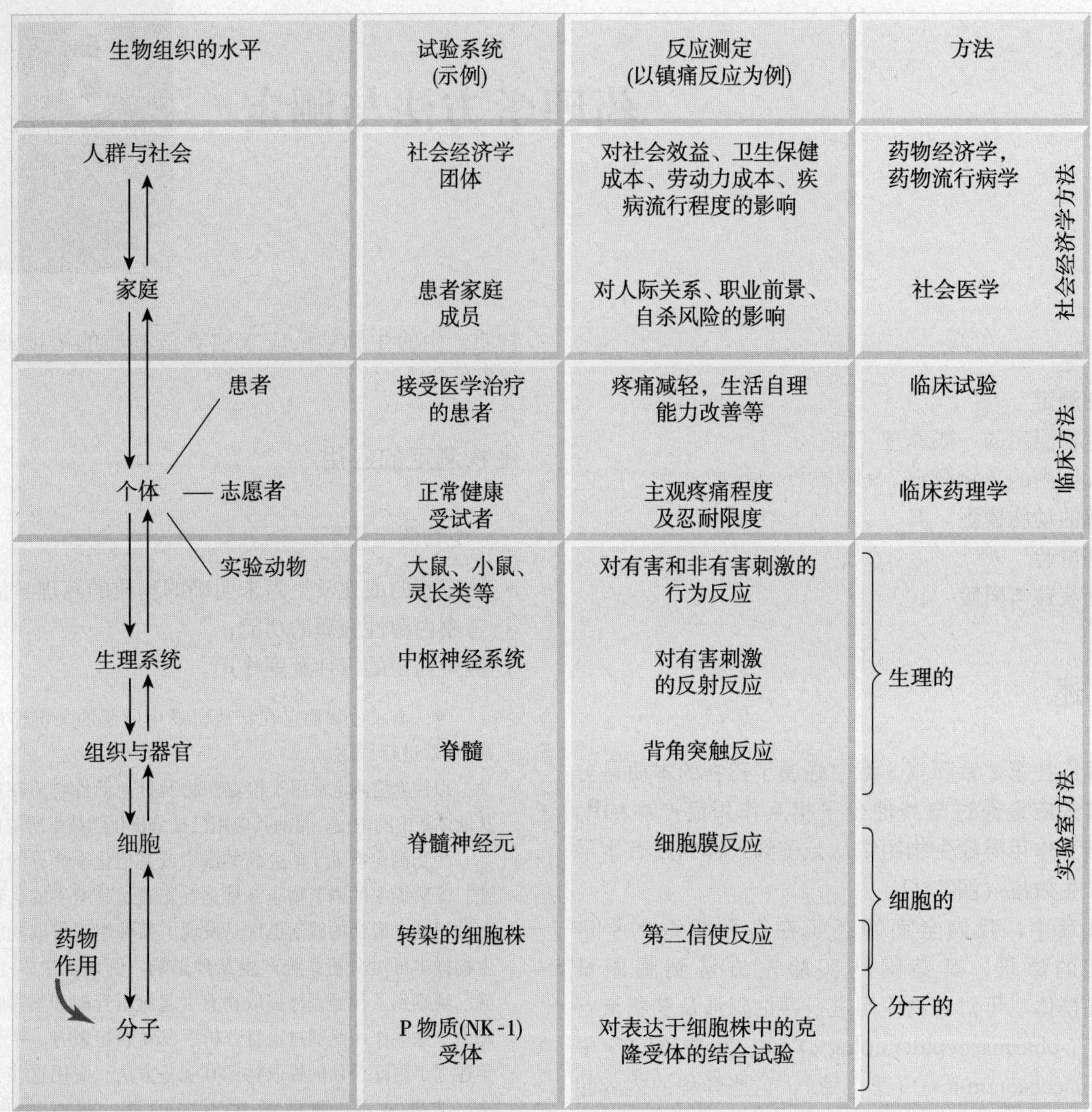

生物组织的水平
试验系统
(示例)
反应测定
(以镇痛反应为例)
方法
人群与社会
社会经济学
团体
对社会效益、卫生保健
成本、劳动力成本、疾
病流行程度的影响
药物经济学，
药物流行病学
社会经济学方法
家庭
患者家庭
成员
对人际关系、职业前景、
自杀风险的影响
社会医学
患者
接受医学治疗
的患者
疼痛减轻，生活自理
能力改善等
临床试验
临床方法
个体
— 志愿者
正常健康
受试者
主观疼痛程度
及忍耐限度
临床药理学
实验动物
大鼠、小鼠、
灵长类等
对有害和非有害刺激的
行为反应
生理系统
中枢神经系统
对有害刺激
的反射反应
生理的
组织与器官
脊髓
背角突触反应
实验室方法
细胞
脊髓神经元
细胞膜反应
细胞的
药物
作用
转染的细胞株
第二信使反应
分子
P 物质(NK-1)
受体
对表达于细胞株中的克
隆受体的结合试验
分子的


**图 6.1　生物组织的水平和药理学检测的类型。**

物临床疗效的信息（其目的是改善患者受疾病影响的功能）。选择合适的实验室试验系统（体外和体内“模型”）可提供这样的预测线索，也是一种重要的定量药理学手段。正如我们对于药物作用在分子水平的研究进展所理解的那样（第 3 章），这些知识及相应的技术已经极大地扩展了可用于测定药物效应的模型的范围。直至 20 世纪 60 年代以前，药理学家已经成为采用离体器官和实验动物（通常在麻醉下）进行定量实验的行家，并已建立了生物测定的原理以通过这些有时是困难的且难以预知的试验系统建立可靠的测定方法。

在不同的试验体系，生物测定共同揭示某种未知调节物质的活性轮廓。Vane 及其同事将其发展成为一种近乎巴洛克艺术风格的工作，他们采用瀑布式序贯灌流（cascade superfusion）技术研究了诸如前列腺素类（第 13 章）内源性活性物质的产生和破坏（图 6.2）。在该技术中，样本连续与一系列所选择的试验制剂作用，以区分样本的不同活性组分。通过产生的这种反应模式可以鉴定活性物质，使用这种“在线”分析生物样本的检测系统，在研究短寿调节物质如前列腺素类和来源于内皮细胞的舒血管因子的产生和命运中具有极其重要的价值（第 14 章）。

“传统的”的分析系统强调生理水平的药物作用

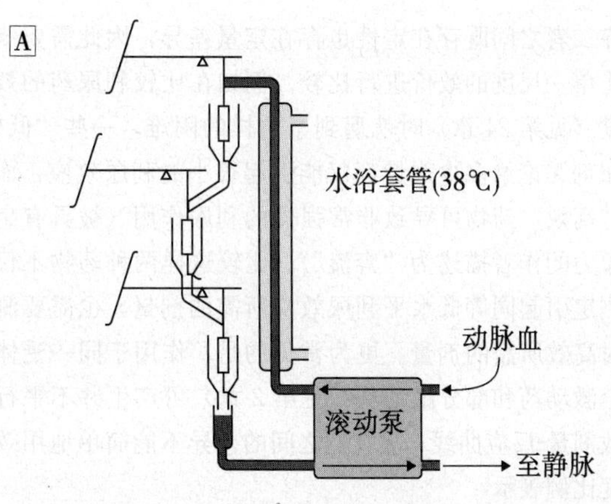


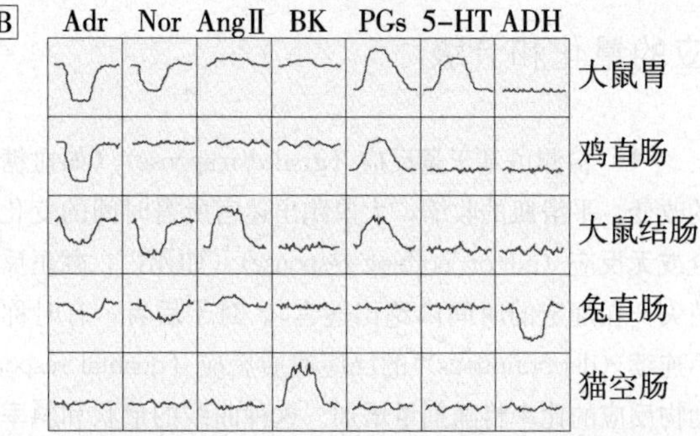


**图 6.2 采用瀑布式序贯灌流技术进行平行分析。** Ⓐ血液从实验动物持续地泵入实验器官，其反应通过简单的传感器系统测定。Ⓑ这些器官对不同测试物质（0.1～5 ng/ml）的反应如图 6.2 所示。每一种活性物质产生一种特殊反应模式，能够使存在于血液中的未知物质被鉴定和分析。5-HT，5-羟色胺；ADH，血管升压素；Adr，肾上腺素；Ang Ⅱ，血管紧张素 Ⅱ；BK，缓激肽；Nor，去甲肾上腺素；PG，前列腺素。（From Vane J R 1969 Br J Pharmacol 35：209-242.）

——大致在组织层次的中间范围，如图 6.1 所示。此后有用的实验模型的研发向两个不同的方向拓展，即分子水平方向和临床水平方向。20 世纪 70 年代结合测定方法的引入（第 3 章）对于分子水平的分析是重要的一步。最近，采用工程细胞系（cell lines engineered）表达特异性人受体亚型的方法已广泛地用作药物发现的筛选工具（第 56 章）。的确，目前在分子和细胞水平上分析药物效应的技术范围是非常鼓舞人心的。然而，欲填平在生理学效应与治疗水平之间的鸿沟，仍是极为困难的，这是由于在许多情况下，人类疾病往往无法在实验动物模型中被精确地复制。采用转基因动物模拟人类疾病则表现出一种真实性的提高，在下文中将予以更为详细的阐述。

## 生物测定的一般原理

### 标准品的应用

J H Burn 于 1950 年指出：“如今的药理学家拘泥于‘国王的手臂’，但他们却轻信青蛙、大鼠和小鼠（的反应结果），更不必说豚鼠和鸽子了。”他提到了一个事实，即长期以来一直用“国王的手臂”这样并不规范的尺度作为一种长度的测量标准，反之，药物的活性则一直用引起某种效应所需的剂量来表示，比方说，鸽子呕吐或小鼠心跳停止。虽有大量的“鸽子单位”、“小鼠单位”及诸如此类的度量标准单位，但没有哪两个实验室是一致的，这些度量单位充斥于文献之中❶。尽管两个实验室的活性单位无法一致——因为他们的鸽子不同——某种活性物质在同样样本中鸽子单位的活性都不会一致，但这些活性单位应该还是能够进行度量的，比如说，鸽子试验中药品 X 的活性是标准品 Y 的 3.5 倍。因此，如果生物学分析的目的是测定两种药品的相对效价强度，一般是用一种标准品和另一种未知药物进行比较。标准品当然最好是纯物质，但也可能需要建立各种激素、天然产物和抗血清的标准制备方法，以校准实验室样本，即便标准品并不一定是化学纯品。

### 生物测定的设计

假设目的是要比较两种制剂的活性，一种为标准品（S），而另一种为未知的特定制剂（U），生物测定必须考察与已知剂量或浓度的 S 所致生物效应相等同的 U 的剂量或浓度。如图 6.3 所示，给定的 S 和 U 的对数剂量-效应曲线是平行的，等效剂量的比率 M 并不依赖于所选定反应的强度。因此，M 给定了两种制剂效价强度比例的一种估测方法。而比较相等剂量的 S 与 U 所产生效应的大小并不给定对 M 的评估（见图 6.3）。

所有类型的生物测定中的主要问题均为生物学变异，生物测定的设计应该着眼于：

---

❶ 这种更令人匪夷所思的绝对化度量单位的例子是 PHI 和 mHelen。PHI 是由 Colquhoun（1971）所提出的，用以表示“心脏指数的纯度”，并据此测量一名处女在适当的条件下，对一只雄山羊变成一位美少年时情绪转变程度的能力。mHelen 则是一种测量美貌的单位，1 mHelen 就足以开动一条船。

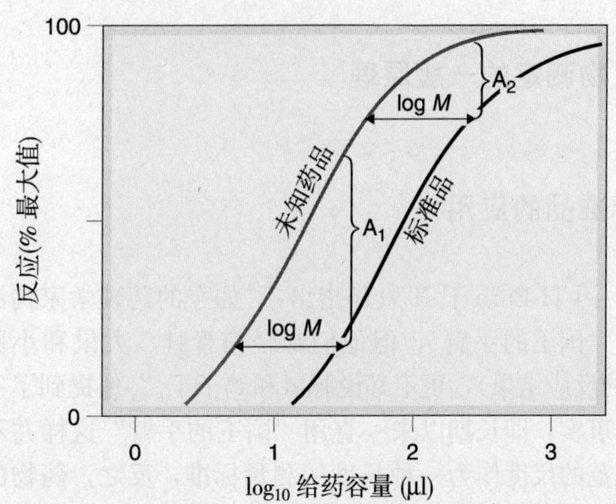


**图 6.3 通过生物测定比较未知药物与标准品的效价强度。**注意比较由相同剂量（即容量）的标准品和未知试剂所致反应的大小并不给定其相对效价强度的定量性评估。（$A_1$ 和 $A_2$ 的差异取决于所选择的剂量。）比较标准品和未知药品的等效剂量可给定其相对效价强度的有效测定尺度。由于线条是平行的，所选定用于比较的效应大小并不重要，即 log*M* 在曲线上的所有数据点均相同。

- 将变异最小化；
- 避免由变异导致的系统误差；
- 评估测定结果误差限度。

◆ 人们已设计了许多不同的实验以优化生物测定的效率和可靠性（Laska & Meisner，1987）。一般在剂量-反应曲线分析的基础上，通过估算 S 与 U 的相匹配剂量进行比较。如果剂量-反应曲线是线性的，这种分析就简单得多，通常采用对数剂量尺度和限定性观测即可达到以 10 为底数对数剂量-效应曲线的中间区域，该区域通常近似一条直线（见第 2 章）。采用对数剂量尺度意味着 S 和 U 的曲线通常是平行的，其效价强度比例（*M*）可从两条曲线之间的水平距离加以估算（图 6.3）。这种类型的检测被称为平行线检测（parallel line assay），最小限度的设计是 2+2 检测，采用了标准品的两个剂量（$S_1$ 和 $S_2$）和未知药品的两个剂量（$U_1$ 和 $U_2$）。选择的剂量应位于以 10 为底的对数剂量-反应曲线的线性部位，并可随机反复给出，假设一种关于试验系统变异性的固有测定方法可用的话，采用简单的统计学分析，即可评估最终结果的置信限（confidence limit）。

实际上，大多数生物测定所得结果的 5% 置信限位于 ±20% 之内，许多结果还更优于此。

2+2 测定也考察两条对数剂量-效应直线是否显著偏离平行状态。如果直线不是平行的，则可能是比较的两个药物的作用机制不同所致，无法用简单的比例明确表示 S 与 U 的相对效价强度。那么实验人员必须面对这样的事实，即在二者之间既存在定性也存在定量差异，因此需要测定不止单一尺度的效价进行比较。例如在比较利尿药的效价强度（见第 24 章）时就遇到了这样的困难。一些“低效”利尿剂无论给多少剂量都仅能引起很小的利尿效应，而其他“高效”药物可导致非常强烈的利尿作用（被具有生动想象力的作者描述为“奔流”）。比较这样两种药物不仅需要测定引起同等低水平利尿效应所需的剂量，也需要测定相对高效所需的剂量。更为常见的是，作用于同一受体的完全激动药和部分激动药（见第 2 章）可产生并不平行的对数剂量-反应曲线，故它们之间的差异不能简单地用效价强度比例表示。

## 反应的量化和分级

◆ 检测可基于量反应（graded response）（如血糖浓度的改变，平滑肌的收缩，大鼠跑出迷宫所需时间的变化）或全或无反应（all-or-nothing response）（如死亡，翻正反射的消失，在规定的时间内跑出迷宫）。对于后者，有时称之为不连续（discontinuous）的反应或质反应（quantal response），动物反应的比率将随剂量增加。这种曲线的形状和斜率由动物间的个体差异决定——群体越均衡，曲线越陡峭，检测也越精确。采用分级反应，剂量-反应曲线的陡度是试验系统的一种性质，而且与生物学的变异无任何关系。质反应在本质上也能像分级反应那样用于生物测定，虽然适合于二者的统计学程序略有不同。

## 人体内的生物测定

以人体为对象的研究分为截然不同的两大类。第一种为人体药理学（human pharmacology），其重点是基本上如同使用实验动物一样使用人体受试者（有健康志愿者或患者），例如，考察在其他种属作用的机制是否适用于人，或利用与大鼠相比人类所具有更丰富的反应能力。虽然测定所基于的科学原理是相同的，但伦理学和安全性是首要问题，医学伦理委员会与所有的医学研究中心都保持着密切的联系，对所能做的实验类型加以严格的控制。

◆ 如图 6.4 所示的例子为比较两个镇痛药（见第 41 章）对人体影响的实验。虽然已经设计了许多动物实验（例如测定一种镇痛药对各组小鼠从加热到能引起轻微疼痛温度的表面跳离所需的平均时间的影响），但是这些试验往往无法精确地预测人体对疼痛减轻的主观感受。如图 6.4 所示在改良的 2+2 设计基础上比较了吗啡和可待因对人体的作用。四名受试者中每人均随机给予四种剂量，且受试者和观察者均不知道所给予的药物和剂量。由受过训练

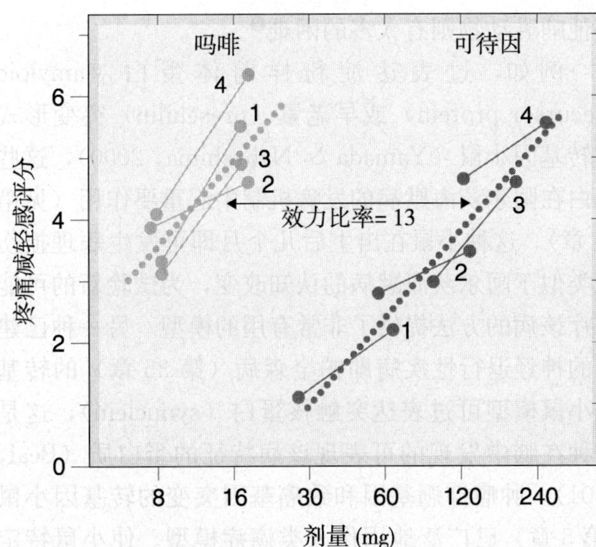


**图 6.4 测定吗啡和可待因对人体的镇痛作用。**四名患者为一组（编号为 1～4），随机连续给予四种不同的治疗（经肌内注射吗啡的高、低剂量以及可待因的高、低剂量），对每个受试者进行主观疼痛减轻感评分。通过回归分析可得出两个药物的效力比例为 13。（After Houde R W et al. 1965 In：Analgetics. Academic Press，New York.）

的观察者对受试者疼痛感的减轻进行评价，结果显示，吗啡的效价强度是可待因的 13 倍。当然，这样做并不证明其优越性（即吗啡更好），仅表明要产生同样的效应，吗啡所需的剂量更小。然而，这种检测是一种用以考察两种药物的相对治疗获益的基本的和初步的评价方法，对于任何其他因素的比较，例如副作用、作用的持续时间、耐受性或依赖性，尚需要在镇痛药等效剂量的基础上进行考察。

人体内检测的第二种类型是临床试验（clinical trial），是以检测治疗效果为目的而设计的，是生物测定的一种重要的和高度专门化的形式。必须要用患者进行的实验受到许多限制。我们在下文中阐述了与临床试验相关的一些基本原理，这些试验在药物研发过程中所起的作用详见第 56 章。

## 疾病的动物模型

有许多简单直观的模型可相当准确地预测人体治疗效应。将白鼬饲养于摇动的笼中，可观察到呕吐反应，可预防该反应的药物也可缓解人类的运动病及其他类型的恶心。将化学刺激物注射入大鼠的足爪致使其发生肿、痛，这种试验可很好地预测药物减轻如人类风

> **生物测定** （要点）
>
> - 生物测定是通过测定某个药物或未知调节物质所引起的生物效应大小以检测其效价强度。
> - 生物测定通常包括未知制剂与标准品之间的比较。如果不在与标准品比较的基础上进行评价，结果通常是不可靠的，并且在各实验室之间也有差异。
> - 最好是在剂量-反应曲线的基础上进行比较，可采用未知药品与标准品的等效浓度的评估作为效价强度比较的基础。平行线检测遵循这一原则。
> - 生物学反应可以是量反应（但在一个给定的全或无效应中亦可按比例产生试验结果），亦可是分级反应。应根据具体情况适当地选择不同的统计学处理程序。
> - 根据所需测定的药物效应的不同生物组织水平采用不同的测定标准。方法可从分子和化学技术、体外和体内动物研究、在志愿者和患者身上进行的临床研究，到在社会经济学水平上进行的效应测定。

湿关节炎等的炎性症状的作用。如本书其他章节所述，动物模型可用于考察多种重要疾病，例如癫痫、糖尿病、高血压和胃溃疡，基于已有的生理学知识，非常有用，而且已经成功地用于生产新药，尽管它们在成功地预测治疗效果上远不够完美❶。

一般来说，一种理想的动物模型应该在以下方面与人类疾病类似：

1. 相似的病理生理学表型（亦可称之为表面效度，face validity）；

2. 相似的病因（亦可称之为结构效度，construct validity）；

3. 相似的治疗反应（亦可称之为预测效度，predictive validity）。

实际上存在许多困难，动物模型的缺陷是从基础医

❶ 已有许多关于药物在实验动物中甚为有效（例如减轻脑缺血后的脑损伤），但对人类中却无效（脑卒中患者）的例子。与此相似，最近关于 P 物质拮抗药的研究（第 16 章）表明其在动物实验中的镇痛作用非常明显，而对人却无效。由于这些药物可能并未在人体上进行过试验，因此，我们绝不会知道存在着多少相反结果的错误。

学到治疗改善的主要障碍之一。其难点包括以下几方面。

- 许多疾病，尤其是精神疾病，是特定在人类才有的现象，难以或不可能在动物身上观察到，因此从标准1中被排除。就目前所知，在大鼠尚不能复制出躁狂或幻觉，我们也无法在大鼠身上识别出任何类似于偏头痛发作或自杀的行为。病理生理学相似性在抑郁或焦虑条件下也不适用，尚无法给出这些症状的明确的脑病理学定义。
- 人类许多疾病的"病因"（标准2）是复杂的或未知的。对于许多退行性疾病（例如阿尔茨海默病，骨关节炎，帕金森病），我们需要模拟的是疾病的上游因素（病因），而不是下游特征（症状），尽管至今所用的症状模型仍然是大多数简单生理模型的基础。
- 依赖治疗效果（标准3）作为一种有效性的检验方法，可能导致漏掉具有新作用机制的药物的危险，因为模型是在已知药物反应性的基础上选择的。以精神分裂症为例（见第38章），已明确多巴胺拮抗药对其有效，因此设计了许多模型用于反映多巴胺在脑中的功能，而不是在研究中评价是否存在有其他潜在作用机制的药物。

### 遗传和转基因动物模型

目前，遗传学方法日益成为传统的生理学和药理学方法制备疾病模型的辅助手段。

通过选择性饲养，有可能获得具有接近某种人类疾病特点的纯动物品系。这种遗传学模型包括自发性高血压大鼠、遗传性肥胖小鼠、具有癫痫倾向的犬和小鼠、血管升压素分泌缺陷大鼠等。但在大多数情况下，致病基因仍未被确定。

最近，愈来愈多地采用种系的基因操作来生产转基因动物（transgenic animal），作为在实验动物中复制人类疾病状态的一种手段，以期使提供的动物模型能更好地预测药物对人类的治疗效果（Rudolph & Moehler，1999；Törnell & Snaith，2002，综述）。这种通用的技术于1980年首次报道，并能够在多方面使用，例如：

- 使某个基因失活或使该基因的病理表型变异；
- 引入新的（如人类的）基因；
- 通过插入额外的拷贝而使基因过表达；
- 人为控制基因的表达❶。

一般来说，大多数转基因技术均用于小鼠，用于其他哺乳动物则有太多的困难❷。

例如，过表达淀粉样前体蛋白（amyloid precursor protein）或早老素（presenilin）突变形式的转基因小鼠（Yamada & Nabeshima，2000），这些蛋白在阿尔茨海默病的发病机制中起重要作用（见第35章）。这种小鼠在出生后几个月即可发生病理损伤及类似于阿尔茨海默病的认知改变，为试验新的可能治疗该病的方法提供了非常有用的模型。另一种已建立的神经退行性疾病即帕金森病（第35章）的转基因小鼠模型可过表达突触核蛋白（synuclein），这是一种在脑中发现的可表现该病特征的蛋白质（Beal，2001）。肿瘤抑癌基因和致癌基因突变的转基因小鼠（第5章）已广泛地用作人类癌症模型。使小鼠特定的腺苷受体亚型基因失活可表现出行为学和心血管异常，例如攻击性增加，对有害刺激的反应减少，血压升高（Ledent 等，1997）。这些发现可用于查明迄今功能未明的受体的生理学作用，提示采用这些受体的激动药或拮抗药可开辟新的治疗途径（例如减少攻击行为或治疗高血压）。然而转基因小鼠亦可误导对于人类疾病的理解。例如引起囊性纤维化的基因缺陷，在人类主要表现为肺部疾病，在小鼠复制时则主要引起肠病变。

转基因动物在药理学研究中的应用愈来愈快地促进了技术进步，更为详尽的信息见 Offermanns & Hein（2004）。

## 临床试验

临床试验是一种通过前瞻性研究客观地比较两种或更多种治疗方式的结果的方法。临床试验是在新药的第Ⅲ期临床研究阶段进行的（第56章）。直至大约30年前，人们仍尚未认识到其重要性，对治疗方法的选择依据仍是基于临床印象和个人经验，而非客观的试验❸。

---

❶ 采用常规的转基因技术，遗传变异在整个发育过程中均可表达，有时可引起致命性的或主要的发育异常。目前，条件性转基因已成为可行的方法，可以在给予某种化学启动剂（例如四环素类似物、多西环素，已广泛用于 Cre-Lox 条件系统）之前，使突变保持沉默。这就避免了发育效应和长期适应的并发症，可更精确地模拟成人疾病。

❷ 另一方面，线虫类、果蝇和斑马鱼——已被广泛地用于遗传学研究的能快速繁殖的物种，是非常可靠的转基因手段，这些物种与小鼠的区别在于可用于自动化的高通量药物筛选检测（第56章）。

❸ 无独有偶，James Lind 在1753年用12名水手进行了一项对照试验，试验表明柑橘和柠檬具有抗维生素C缺乏病的作用。然而，40年后英国海军才采纳了该项建议，再1个世纪之后，美国海军才采纳。

虽然许多药物具有确实的疗效，但其作用仍未经对照临床试验验证，而目前任何新药均需采用这种方法进行试验后，方能被批准广泛用于临床❶。

另一方面，洋地黄（digitalis，见第 18 章）用于治疗心力衰竭已有 200 年，但后来的对照试验显示，除了某些特定类型的患者外，洋地黄的治疗价值非常有限。

Friedman 等（1996）对临床试验的原则和组织进行了明确的说明。临床试验的目的在于将接受新疗法的受试患者组（A）的反应与接受现有“标准”疗法的对照组患者（B）的反应进行比较。疗法 A 可能是某种新药或某种老药的新联合用法，或任何其他类型的治疗干预，如外科手术、饮食疗法、物理疗法等。用于判定该疗法的标准（疗法 B）可以是目前常用的药物疗法或一种安慰剂（如果目前没有可采用的有效疗法），或根本不治疗。

在临床试验中，应用对照（control）是至关重要的。如果评价治疗效果是基于如下报告，则有一定价值。例如，在 20 名患者中，有 16 名服用药物 X 治疗后在 2 周内好转，这种结果是没有价值的，因为不知道 20 名患者未被治疗时，或采用别的治疗方法时是何种情况。通常，对照组是一组单独接受试验治疗的患者，但有时可将同样的患者设计为交叉试验，即从试验治疗组转为对照治疗组，反之亦然，之后再进行结果的比较。随机取样（randomization）对于避免发生偏倚很重要，将个体患者均匀分配至试验组或对照组中。因此，随机临床对照试验（randomized controlled clinical trial）目前被作为评价新药临床效果的基本工具。

当主治医生相信可从试验性治疗获益时，如何将患者随机地分配到不经治疗的对照组就不可避免地涉及了伦理学问题。然而，设置对照试验的原因是许多医生对治疗的有效性存在质疑，因此对这些医生来说，不会因为伦理学问题而左右为难。如果医生本人确信可从治疗获益，显然他们就会避免参加对照试验。所有受试者均应遵守知情同意原则（principle of informed consent）❷，即每一名患者均应被告知该试验的性质和风险，并在同意参与该项试验的基础上被不知不觉地随机地分配入试验组或对照组。

与前文所述的那种生物测定不同，临床试验通常并不能给出任何有关剂量-反应曲线形状或效价强度的信息，而仅仅是比较两种规定的治疗方案所致的反应。此外，亦可能考察其他问题，例如副作用的患病率和严重程度，或对特定类型患者的治疗效果是更好还是更差，但并不是试验愈复杂和患者人数增加得愈多就愈好，大多数试验应尽可能地简单。研究人员必须预先决定给药剂量和给药间隔，试验应仅仅揭示选定的治疗方案是优于还是劣于对照疗法。无法断言增加还是减少剂量会改善反应，因为这需要通过另一个试验来确定。因此，由临床试验所提出的基本问题比大多数常规的生物测定的问题更简单。然而，临床试验组织出于避免偏倚的考虑，较之任何实验室检测

**动物模型**

要点

- 疾病的动物模型对于新治疗药物的研发具有重要意义。一般动物模型仅能不完整地复制人类疾病状态的某些方面。尤其是精神疾病模型更困难。
- 转基因动物是将突变体导入动物的生殖细胞（通常为小鼠），从而使新基因导入（基因敲入，knock-in）或使现有的基因失活（基因敲除，knock-out）或使某个品系克隆的动物发生突变。
- 插入或删除某些基因有时会引起与人类疾病相类似的表型改变，已愈来愈多地采用该方法建立疾病模型以进行药物试验。目前有许多这样的模型可以利用。
- 诱导的突变影响动物的发育和一生，而且还可能是致命的。条件性突变是一项新的进步技术，可使异常的基因在选定的时间内敲入或敲除。

❶ 来自某些团体的流行观点认为，在对照试验中要求治疗方法效果的证据，与“整体”医学的学说相反。这根本就是一种反科学的观点，因为科学进步只能通过从假说中产生预测，并根据预测的条件进行试验性验证来实现。仅有很少的几种“替代疗法”或“补充”疗法，例如顺势疗法、芳香疗法、针刺疗法或解毒疗法已被验证过。科学方法的基础是循证医学（evidence-based medicine）的发展（Sackett 等，1996），该方法是以随机、对照的临床试验为基础，设置了严格的评价治疗效果的标准，并促进了对那些疗效尚未被证实的治疗学说的质疑。

❷ 尽管对人体试验存有争议，因为昏迷、痴呆或有精神病患的患者无法表示同意与否，但仍没有什么人想要去阻止试验的进行，因为对这些贫困的患者来说，也许试验能提供治疗上的改善。在儿童进行的临床试验尤其存在问题，但这却是必需的，因为适用于成人的治疗依据未必适合于儿科疾病的治疗。有许多已经验证的实例显示儿童的反应与成人不同，目前制药公司面临着日益增加的压力迫使其完成儿童试验，无论进行这样的研究有多么困难。同样在老年患者中进行的试验亦受到了关注。

往往更复杂，使其更费时和更昂贵。

## 避免偏倚

主要有两种策略可使临床试验中的偏倚最小化，即：

- 随机抽样；
- 双盲法。

如果选择一些患者来对A和B两种治疗方案进行比较，最简单的随机分组方式是根据一系列随机的编号将每一名患者分配至A或B组。简单随机抽样的难点之一在于，尤其是分组很小时，两组的某些性质可能不匹配，例如年龄、性别或疾病的严重程度等。常采用分层随机抽样（stratified randomization）以规避该难点。这样受试者就可归入不同的年龄类别，在每一类别之内被随机地分配入A或B组。采用这种方法可处理具有两个或更多特点的受试人群，但层数亦能迅速变大，而每组内的受试者人数则会变得太少，这反而不利于样本的处理。同样地为了规避在A与B分组时不匹配所致的误差，分层化也可得出明确的结论，例如对B组来说，在某一特定患者群中其疗效可能优于A组，即使并未见全面的显著性改善。

双盲法（double-blind technique），是指受试者和研究人员当时均不知道要采用何种治疗进行评估，其目的在于使主观的偏倚最小化。这已被国际上大量的研究反复证实是最佳方法，如果受试者和研究人员知道试验是如何进行，则双方均可参与偏倚的产生，所以采用双盲法是一种重要的策略。然而这并不总是可行的。例如饮食疗法或外科手术，就很难加以掩饰，即便使用药物，药理效应也可能使患者知道他们所服用的是哪种药物而倾向于相应的报告❶。但一般来说，双盲法是一个重要的原则，要警惕是否需要掩饰两种药物的味道或外观这样的线索。

双盲的维持也是难以解决的问题。在一项尝试测定褪黑激素是否具有倒时差效应的研究中，一位药理学家挑选了一组到澳大利亚参加会议的药理学同事，给他们服用没有标记的含褪黑激素或安慰剂的胶囊，并让他们在到达时填写一份时差问卷表。其中许多人（包括一名作者在内）很容易掌握分析的方法，当他们打开了胶囊发现是安慰剂时，就将试药扔到了箱子里。所以药理学家也不过是人而已。

## 样本的大小

出于伦理学和经费上的考虑，参与试验的受试者人数应尽可能地少，大量统计学思想用于预先确定纳入多少受试者才能得到有效的结果。一项试验的结果，不能（仅）根据其性质，就得出绝对性的结论。这是因为它是以患者的样本为基础的，而样本来源于非典型人群的几率常常会出现。这就有可能得出两种类型的错误结论，即Ⅰ类错误（type Ⅰ error）和Ⅱ类错误（type Ⅱ error）。如果A与B之间的差异实际上并不存在（假阳性），就出现Ⅰ类错误。而虽然没有发现A与B之间的差异但二者又确实存在差异（假阴性），就产生Ⅱ类错误。决定所需样本大小的主要因素是调查人员要找出确定性的程度以避免这两类错误。导致Ⅰ类错误的概率以结果的显著性（significance）来表示。比如A与B在0.05水平上具有显著性差异，就意味着得到一种假阳性结果（即导致Ⅰ类错误）的概率低于二十分之一。对于大多数研究目的来说，这种水平的显著性被认为是可以接受的，并以此作为描述结论的依据。

避免Ⅱ类错误（即无法确定A与B之间的真实差异）的概率被称为试验的效力（power）。相对于Ⅰ类错误，我们往往更为宽容地看待Ⅱ类错误，试验设计常采用0.8～0.9的效力。为增加试验的显著性和效力，就需要纳入更多的患者。决定所需样本大小的第二个因素是A与B之间差异的大小，这被看成是临床显著性。例如，要检测某一特定疗法在一定条件下使死亡率降低至少10个百分点，假设从50%（在对照组中）到40%（在治疗组中），根据我们要达到的0.05水平的显著性和0.9的效力，应该需要850名受试者。如果我们仅满足于显示降低了20个百分点（很有可能错过10个百分点的减少），那就仅需210名受试者。在这个例子中，没有得出死亡率真正降低10%这个结论，可能会导致放弃对每1000名接受治疗的患者中那本可挽救的100人的治疗——从社会学角度来看是一个非常严重的错误。这个简单的例子强调在设计试验时，需要兼顾到评估临床受益（常常难以量化）与统计学考量（相当直观明了）两方面的重要性。

---

❶ 真实的药理学反应与有益的临床效果之间的区别是对药物的药理学效应的认识所产生的，即一种活性药物在服用过程中未必容易引起反应，因而，我们不应期待仅靠临床试验就可以解决这么精确的概念性问题。

◆ 试验可能在拟纳入的患者人数被招募完毕之前即得出一个显著性的结果，因此该试验通常作为期中分析手段（采用一个独立组，以使试验组一直不知道结果）。如果这种分析得出了一个明确的结果，或者显示即使继续下去也不可能得出明确结果，则可终止试验，这样就可减少受试者的人数。在一项评价心脏病后长时间采用β-肾上腺素受体阻断药普萘洛尔（第18章）治疗的效果的大规模试验（β-阻断药心脏事件试验研究组，1982）中，其期中分析结果显示死亡率显著降低，因此得以及早地终止了该试验。在序贯试验（sequential trial）中，将结果一个接一个地加以比较（每一病例均配有一例对照）以评估试验获益，一旦结果达到了预先确定的显著性水平就终止试验。

人们已经设计出了各种具有序贯试验优势的“混合性”试验方法，即可使试验所需患者人数最小化，但并不需要严格的受试者配对的方法（Friedman 等，1996）。

## 临床结果测量

临床结果的判定是一项复杂的工作，而且正变得越来越复杂，因为社会变得更关注于治疗方法对生活质量、社会和经济效益等方面的改善，而不是客观临床效果，例如降低血压、改善呼吸道通气或增加预期寿命等方面的改善。人们已经设计和试验了各种“健康的生活质量”的评价尺度（Drummond 等，1997；Walley & Haycocks，1997），其趋势是将这些评价指标与预期寿命的检测指标相结合，以测定“质量校正的生存年数（quality-adjusted life years，QALYs）”，以便将存活时间与减轻病痛相结合进而全面地评价治疗获益❶。在前瞻性临床试验（planning clinical trial）中，需要预先决定试验的目的，并规定相应的结果测量。

## 频率论与 Bayesian 方法

◆ 对于科学数据（包括临床试验数据）的传统分析方法称为“频率论”，它建立在零假设（null hypothesis）的基础之上，例如，表面上疗法A并不比疗法B更有效。拒绝假设意味着A比B更为有效。假设有试验表明，采用A方法治疗的患者平均较B疗法的患者存活更久。传统的频率论统计学致力于探讨以下问题：如果A实际上并不比B更有效，那么实际从试验获得结果的概率（$P$）是什么？换句话说，假定治疗A并不优于治疗B，然而，经过反复多次地试验，我们能得出疗法A效果更好的结论的频率是多少？如果这种概率是低值（即小于0.05），我们就可拒绝零假设并推断A疗法最有可能是更好的。如果$P$值比较大，就能相当容易地得到这样的结果，即在A与B之间不存在任何真正的差异，因此不能拒绝零假设。

如果我们事先并不知道A将优于B，频率论的方法是非常合适的，这是未知药物试验的通用原则。但是常常在实际生活中，基于以往的试验或临床经验，就可有足够的理由认为A实际上优于B。采用 Bayesian 方法（Bayesian approach）使这一点有可能通过定义A效应的先验概率（prior probability）被正式、明确地加以考虑。新试验的数据可能较之传统试验的数据更少，那么就可在先验概率曲线的统计学重叠上，产生一条后验概率（posterior probability）曲线，实际上先验概率曲线的校正考虑到了新的数据。关于 Bayesian 方法还存在争议，因为该方法常常以清楚的数学用语来表示主观的预先假设，而统计学分析是复杂的。尽管如此，当解释新的数据是未确定的，甚至是不合伦理的时候，可以完全不考虑以往的知识和经验。因此，Bayesian 方法可以被接受，尽管大多数试验仍是基于概率论的原理。

Bayesian 方法的原理正愈来愈多地应用于临床试验，该方法的基本原理已由 Spiegelhalter 等（1999）和 Lilford & Braunholtz（2000）进行了阐述。

## 安慰剂

◆ 安慰剂（placebo）是一种不含活性成分的对照药物（或者说，是一种仿真的手术、饮食或其他种类的治疗干预），在相关的对照试验中，患者相信安慰剂是（或可能是，在对照试验环境下）真实的事物。“安慰剂反应”被广泛地认为具有强有力的治疗效果，约1/3的患者可产生明显有益的效应。尽管许多含有一个安慰剂组的临床试验显示病情得到了改善，但仅有很少的试验将安慰剂治疗组与未治疗的对照组进行了比较。最近一项有关这些试验结果的调查显示（Hróbjartsson & Grøtsche，2001），一般来说，安慰剂效应是不显著的，除了减轻疼痛的病例之外，后者效果虽然小但具有显著性。研究者认为，有关安慰剂的效果强度的普遍观念是错误的，并且它部分地反映了许多症状具有自发性改善的倾向以及患者想要迎合医生所产生的报告性偏倚。采用安慰剂治疗的伦理学问题已经成为很多公众讨论的问题，这种治疗方法的效果可能比过去认为的要差。亦不应低估安慰剂治疗的风险。因为可能会推迟有活性药物的应用。还要冒着不可避免的欺骗性因素的风险，这会破坏患者对医生诚实性的信赖。“治疗依赖”状态亦可在没有病的人中产生，因为无法评价一个患者是否仍然“需要”安慰剂。

---

❶ 想想看，是选择延长寿命还是保持生活质量这样的问题就足以令许多人明显地感到紧张。然而经济学者却不这样，他们通过询问以下的问题来探讨这个难题：“以你目前的感受来说，你打算牺牲寿命中的多少年以换取保持生活自理能力？”甚至提出更让人不安的问题：“你是愿意生活在不能自理的状态下侥幸度过你的余生，还是（不幸你已没有继续生存机会了）愿意哪怕立刻就死也要生活自理，你打算选择哪种？”假设这个问题是由你的医生提出来的。“但我只是想治喉咙痛。”你只能无力地抗议。

### 荟萃分析

◆ 通过统计学方法，使在几个独立试验中获得的数据相结合（倘若每一个试验都是按照随机化设计进行），以期获得更大的效力和显著性，这是可行的。这种方法，被称之为荟萃分析（meta-analysis）或综述分析（overview analysis），对于想在几个已经发表了的试验的基础上得出一个明确的结论来说是非常有用的，因为其中有些试验声称试验性治疗的优越性超过了对照组，而另一些试验却不这么认为。作为一种客观的方法，它的确更优于"随你挑（take your pick）"的方法进行结论推断，当遇到矛盾的数据时这种形式可为大多数人所采纳。然而该方法具有一些不足之处（Naylor，1997），其主要之一是"发表性偏倚"，因为一般认为阴性研究结果很少引起人们的兴趣，因此与阳性研究结果相比更不可能被发表。由同一数据合并多个试验报告所致的双重计算，则构成了另一个问题。

### 临床试验的组织

大规模临床试验的组织纳入了数百或数千名来自许多不同医学中心的患者，是一项庞大的和昂贵的工作，这构成了新药研发的主要成本之一，而且还容易走弯路。

一项大型试验（磺吡酮再梗死试验研究组，1978）纳入了来自美国和加拿大26个研究中心的1620名患者、98名合作研究人员和一个权威的组织委员会名单，其中包括两个独立的审计委员会来核查研究工作是否严格按照既定的方案进行。所得结论是受试药物（磺吡酮）在试验条件下减少了复发性心脏事件所致近半数的死亡率，在第一次发生心脏事件后的8个月内，挽救了许多生命。但是，美国食品与药物管理局批评该试验并不可靠，且在多个方面具有统计学偏倚，拒绝批准该药物上市。批评者对数据单独分析，显示该药有益的效果是微乎其微的，并不显著。然而通过进一步的分析和试验，支持了最初的结论，但是由于之前在这种条件下阿司匹林的效能已经确立，所以磺吡酮的应用从未得到过临床的青睐。

## 平衡获益与风险

### 治疗指数

Ehrlich认为对药物的评价不仅需要考察其有效性，也需要考察其毒性效应，他将药物的治疗指数（therapeutic index）以一组受试者中平均最小有效剂量与平均最大耐受剂量的比值来表示，即：

$$治疗指数=\frac{最大非中毒剂量}{最小有效剂量}$$

令人遗憾的是，该定义未考虑个体差异。即使对于某一特定的受试者来说，在最大耐受剂量与最小有效剂量之间仍有很大的范围，而不同个体的敏感性则可能相差非常大，因此，很有可能对某些人来说是有效剂量，但对另外一些人来说则是中毒剂量。

**临床试验** 要点

- 临床试验是生物测定的一种特殊类型，旨在将一种新药或新方法的临床效能与已知的药物或方法（或安慰剂）进行比较。
- 一般来说，试验目的是将未知的A与标准的B在单一剂量水平直接进行比较。其结果可能是：B优于A、B劣于A或未检测到差异性。所比较的是效能（efficacy），而非效价强度（potency）。
- 为避免偏倚（bias），临床试验应该遵循：①对照（比较A与B，而非仅研究A）；②随机（在随机的基础上将受试者分配到A或B中）；③双盲（受试者和研究人员均不知道使用的是A还是B）原则。
- 可出现Ⅰ类错误（差异实际上是由于偶然因素所引起的，却得出A优于B的结论）和Ⅱ类错误（A与B实际上存在差异，由于未能检出，而得出A并不优于B的结论），出现两类错误的可能性随着样本大小和终点事件数量的增加而减少。
- 数据的期中分析（interim analysis）由一组独立的人员进行，如果由此数据已可得出明确的结论，或者继续研究下去也不可能得到明确的结果，可作为及早终止试验的依据。
- 所有有关人体受试者的试验均需经过独立伦理委员会批准。
- 临床试验需要非常仔细地制订计划和实施，并且无法避免高额费用。
- 临床结果的测定可包括：生理学测定（例如血压，肝功能检查）；远期结果（例如生存率）；主观评价（例如疼痛减轻）；全面的"生活质量"测定；"质量校正的生存年数（QALYs）"，是使寿命与生活质量相结合的评价方法。
- 荟萃分析（meta-analysis）是一种统计学方法，用以汇总来自于几个独立试验的数据。

经常被引用的旨在评估个体变异的定义是：

$$治疗指数=LD_{50}/ED_{50}$$

其中 $LD_{50}$ 是引起群体中 50% 死亡的剂量，而 $ED_{50}$ 是（群体中）50%有效的剂量。

因此，治疗指数可表明某个药物应用的安全范围（margin of safety），关注有效剂量和中毒剂量之间的相关性，但由于它具有明显的局限性，因此很少作为数字被引用。由于多种原因，它不能指导临床安全用药。

- $LD_{50}$ 并不反映治疗实践中的毒性，其可引起有害的效应，但很少引起死亡。
- $ED_{50}$ 常常是不确定的，因为它取决于效应的测定方法。例如，治疗轻度头痛时阿司匹林的 $ED_{50}$ 远低于阿司匹林作为一个抗风湿药时的 $ED_{50}$。
- 某些非常重要的毒性形式是特异质（idiosyncratic）（即个体中仅有极低比例是易感的，见第 53 章）。在其他情况下，毒性极其依赖于患者的临床状态。因此，对于一个哮喘患者来说是极其危险剂量的普萘洛尔，对于正常人却是无害的。更为常见的是，我们可以认为个体差异（第 52 章）广泛存在于药物的有效剂量和毒性剂量中，使其本身难以预测，因此更不安全，尽管这在治疗指数中并未反映出来。

结语：治疗指数在测定某个药物的临床有效性时价值很小。在过量服用某种药物时，作为一种无损性的检测方法也许具有一定的作用。因此苯二氮䓬类取代巴比妥类作为催眠药（第 37 章）的原因之一，就是前者的治疗指数要大得多，并且当这些药物被有意或无意地过量服用时致死的可能性要小得多。相反，尽管沙利度胺（反应停，thalidomide）由于其异常高的治疗指数而受到特别地推崇，但也许是曾经上市过的最有害的药物。

虽然治疗指数通过强调在风险和获益之间进行平衡，表示了一种大体上正确的概念，但其虚假的定量精密度可产生误导，而且不能提供对某个药物有效性的测定。

**风险与获益的确定** 要点

- 治疗指数（使群体中 50% 致死的剂量与 50% 有效的剂量之比）提供了粗略检测药物安全性的尺度，如同实际使用的一样。其主要的局限性是：
  - — 基于动物毒性的数据，可能并不能反映临床上重要的毒性形式或不良反应；
  - — 未考虑特异质的毒性反应。
- 已开始采用更加高级的测定方法用于临床用药获益-风险分析，包括需治疗数原则[number needed to treat（NNT）principle]。

## 其他获益和风险的测量

可供选择的定量分析临床用药获益和风险的方法已引起了极大的关注。一个有用的方法是评估临床试验数据中的受试组和对照组患者的比例，这些患者将体验 ① 临床获益的规定水平（例如存活 2 年以上，疼痛减轻至预定的水平，通过采用给定的数量延缓认知功能的下降）以及②不良反应的确定程度。这些评估显示获益还是受害反应的患者的比例，可表示为需要治疗的人数（NNT；使需要治疗的患者人数依次地显示给定的效应，而不管这些效应是获益还是受害）。例如，在最近的一项比较抗抑郁药与安慰剂的减轻疼痛效应的研究中发现：获益（疼痛减轻的确定水平）为 NNT ＝ 3；较小的副作用为 NNT ＝ 3；较大的不良反应为 NNT ＝ 22。因此采用药物治疗的 100 名患者中，平均 33 人将感受到疼痛减轻，33 人将感受到较小的副作用，还有 4 或 5 人将感受到较大的不良反应，这些信息有助于指导治疗药物的选择。这种分析的优势之一是在定量评估获益时能够兼顾到基础疾病的严重性。因此，如果药物 A 使某种常见的致命性疾病的死亡率减半（如从 50% 减少到 25%），挽救生命的 NNT 为 4；如果药物 B 使某种罕见的致命性疾病的死亡率减半（如从 5% 减少到 2.5%），则挽救生命的 NNT 为 40。虽然考虑到其他因素，但药物 A 仍被评价为比药物 B 更有价值，尽管二者均可减少一半的死亡率。此外，临床医生必须明白，当用药物 B 挽救一个人的生命时，会有 40 名患者面临不良反应的风险，而用药物 A 挽救 1 名患者时，仅有 4 名患者面临不良反应的风险。

## 参考文献与扩展阅读


### 综合参考文献

Colquhoun D 1971 Lectures on biostatistics. Oxford University Press, Oxford (*Standard textbook*)

Drummond M F, O'Brien B, Stoddart G I, Torrance G W 1997 Methods for the economic evaluation of health care programmes. Oxford University Press, Oxford (*Includes good explanation of the principles of pharmacoeconomics*)

Kirkwood B R, Sterne J A C 2003 Medical statistics, 2nd edn. Blackwell, Malden (*Clear introductory textbook covering statistical principles and methods*)

Lilford R J, Braunholtz D 2000 Who's afraid of Thomas Bayes? J Epidemiol Community Health 54: 731-739 (*Explains the principles of Bayesian analysis in a non-mathematical way*)

*Walley T, Haycocks A* 1997 *Pharmacoeconomics: basic concepts and terminology. Br J Clin Pharmacol* 43: 343 - 348 (*Useful introduction to analytical principles that are becoming increasingly important for therapeutic policy makers*)

Yanagisawa M, Kurihara H, Kimura S et al. 1988 A novel potent vasoconstrictor peptide produced by vascular endothelial cells. Nature 332: 411-415 (*The first paper describing endothelin—a remarkably full characterisation of an important new mediator*)

### 生物测定

Laska E M, Meisner M J 1987 Statistical methods and the applications of bioassay. Annu Rev Pharmacol 27: 385-397 (*Useful references for those concerned with statistical principles of assay design and analysis*)

### 动物模型

Beal M F 2001 Experimental models of Parkinson's disease. Nat Rev Neurosci 2: 325 - 332 (*Review of the various approaches to producing valid models for Parkinson's disease, including transgenics; although the focus is on one disorder, the principles apply generally*)

Ledent C, Veaugois J-M, Schiffmann S N et al. 1997 Aggressiveness, hypoalgesia and high blood pressure in mice lacking the adenosine $A_{2a}$ receptor. Nature 388: 674 - 676 (*Examples of the use of a transgenic model to study receptor function*)

Maerki U, Haerri A 1996 Transgenic technology: principles. Int J Exp Pathol 77: 247-250 (*Short review article*)

Offermanns S, Hein L (eds) 2004 Transgenic models in pharmacology. Handb Exp Pharmacol 159 (*A comprehensive series of review articles describing transgenic mouse models used to study different pharmacological mechanisms and disease states*)

Plueck A 1996 Conditional mutagenesis in mice: the Cre/loxP recombination system. Int J Exp Pathol 77: 269-278 (*An emerging technology for allowing genes to be switched on or off during the lifetime of an animal*)

Polites H G 1996 Transgenic model applications to drug discovery. Int J Exp Pathol 77: 257-262 (*Useful general review*)

Rudolph U, Moehler H 1999 Genetically modified animals in pharmacological research: future trends. Eur J Pharmacol 375: 327-337 (*Good review of uses of transgenic animals in pharmacological research, including application to disease models*)

Törnell J, Snaith M 2002 Transgenic systems in drug discovery: from target identification to humanized mice. Drug Discov Today 7: 463-470

Yamada K, Nabeshima T 2000 Animal models of Alzheimer's disease and evaluation of anti-dementia drugs. Pharmacol Ther 88: 93-113 (*Good review of models of Alzheimer's disease, including transgenics*)

### 临床试验

Anturane Reinfarction Trial Research Group 1978 Sulfinpyrazone in the prevention of cardiac death after myocardial infarction. N Engl J Med 298: 289-295 (*Example of a large-scale clinical trial*)

Beta-blocker Heart Attack Trial Research Group 1982 A randomised trial of propranolol in patients with acute myocardial infarction. 1. Mortality results. JAMA 247: 1707 - 1714 (*A trial that was terminated early when clear evidence of benefit emerged*)

Friedman L M, Furberg C D, DeMets D L 1996 Fundamentals of clinical trials, 3rd edn. Mosby, St Louis (*Standard textbook*)

Hróbjartsson A, Grøtsche P C 2001 Is the placebo powerless? An analysis of clinical trials comparing placebo with no treatment. N Engl J Med 344: 1594-1601 (*An important survey of clinical trial data, which shows, contrary to common belief, that placebos in general have no significant effect on clinical outcome, except—to a small degree—in pain relief trials*)

Naylor C D 1997 Meta-analysis and the metaepidemiology of clinical research. Br Med J 315: 617 - 619 (*Thoughtful review on the strengths and weaknesses of meta-analysis*)

Sackett D L, Rosenburg W M C, Muir-Gray J A et al. 1996 Evidence-based medicine: what it is and what it isn't. Br Med J 312: 71-72 (*Balanced account of the value of evidence-based medicine—an important recent trend in medical thinking*)

Spiegelhalter D J, Myles J P, Jones D R, Abrams K R 1999 An introduction to Bayesian methods in health technology assessment. Br Med J 319: 508-512 (*Short non-mathematical explanation of the Bayesian approach to data analysis*)


（章国良 译，薛 明 校，林志彬 审）

# 7 药物的吸收与分布



## 概　述

药物需进入靶组织并达到足够浓度后方可起效。在某一时间内机体某部位呈现的药物浓度取决于两个基本过程:

- 药物分子的转运;
- 化学转化。

本章介绍了药物的转运以及决定吸收、分布的因素。该内容对于选择合理的给药途径至关重要，故加以重点介绍。药物代谢引起的化学转化以及药物消除的其他相关过程，详见第 8 章。

## 药物分子的转运

药物分子以两种方式进行体内转运:

- 总体流转运（即药物随血流运动）;
- 扩散（即分子随分子通过短程转运）。

药物的化学性质对于其总体流转移无差异。心血管系统为之提供了一个快速的长程分布体系。与之相反，扩散特性因药物不同而具有明显差异。尤其是脂溶性可明显影响药物跨疏水扩散屏障的能力。膜孔扩散也是药物转运总体机制的一部分，因为正是由于这个过程，才可以递送药物分子往返于非水溶性的屏障间。物质的扩散速率主要取决于其分子的大小，小分子物质的扩散系数与其分子量的平方根成反比。因此，尽管大分子量的物质比小分子量的扩散更慢，但由分子量引起的差异并不显著。许多药物的分子量介于 200～1000 之间，其膜孔扩散速率的差异对总体药物代谢动力学行为的影响较小。在多数情况下，机体可被视作由一组相互连接并转运良好的隔室组成，且每个隔室的药物浓度相同。正是隔室间的药物转运（通常与穿过非水溶性的扩散屏障有关）决定了用药后药物在体内的存在位置和存留时间。可借助简单的隔室模型来分析讨论药物的转运，详见第 8 章。

### 药物分子的跨细胞屏障转运

细胞膜构成了体内水相隔室间的屏障。单层细胞膜可将细胞内、外隔室分开。上皮细胞屏障由一层紧密连接的细胞组成（如胃肠黏膜、肾小管），因此药物分子从一侧转运至另一侧时，必须横跨至少内、外两层细胞膜。血管内皮细胞则更为复杂，其解剖结构及通透性具有组织特异性。在内皮细胞间隙中充满了疏松的蛋白基质，可充当滤器阻留大分子而使小分子透过。大、小分子的界线并不严格：水分子可快速转运，但分子量为 80 000～100 000Da 的分子转运非常缓慢。在某些器官特别是中枢神经系统（CNS）及胎盘中，脑毛细血管内皮细胞间连接紧密，且内皮细胞包有一层不透水的外膜细胞（周细胞）。该特点可防止潜在的有害分子从血液渗漏至上述器官，且对药物分布产生明显的药物代谢动力学后果❶。

❶ 现通过品系及种属差异加以说明。例如，柯利（collie）犬体内缺乏多药耐药基因（*mdr1*）和 P-糖蛋白，而该蛋白主要参与构成血脑屏障，此在兽医治疗中可导致严重后果。当驱虫药伊维菌素（ivermectin，第 50 章）用于多种由柯利犬繁育的后代品系时，可造成严重的神经毒性（Mealey 等，2001；Neff 等，2004）。

其他器官（如肝、脾）的内皮并不连续，允许细胞间的自由通透。在肝中，肝细胞可构成血管内、外隔室间的屏障，发挥某些内皮细胞的功能。内分泌腺存在有孔的内皮，激素或其他分子可借助内皮孔隙转运至血流中。有孔内皮的血管发生受一种特殊的内分泌腺源性血管内皮生长因子（称做 EG-VEGF）调控。毛细血管后微静脉的内皮细胞具有与白细胞迁移及炎症形成有关的特殊功能：该细胞间连接的复杂功能可源于下述观察，即当未检测到任何水分子或小离子渗漏时，白细胞亦可发生迁移（见第 13 章）。

小分子跨细胞膜有四个主要途径（图 7.1）：

- 直接通过脂质扩散；
- 通过由特殊的跨脂质蛋白（水通道蛋白）形成的水通道扩散；
- 与跨膜载体蛋白结合：该蛋白在膜一侧与分子结合后发生构象改变，可在膜的另一侧将分子释放；
- 胞饮作用。

在这些途径中，通过脂质扩散、经载体介导的转运对于药代动力学机制尤为重要。水通道蛋白是一种膜糖蛋白，汞制剂如对氯汞苯磺酸酯（para-chloromercurobenzene sulfonate）可将其阻断。经水通道扩散对于气体转运（如二氧化碳）可能较为重要；但其孔径太小（约 0.4nm），故大多数药物分子（直径通常大于 1nm）均无法通过。因此，水通道蛋白受累的遗传病患者体内药物分布并无明显异常。胞饮作用为细胞膜部分内陷后，将小囊泡（含胞外成分）摄取入细胞内。随之囊泡内成分可释放于细胞内或从细胞另一侧排出。该机制对于某些大分子的转运较为重要（如胰岛素可通过这个过程透过血脑屏障），但对于小分子转运则并不重要。对于通过脂质扩散及经载体转运，下面将予以更为详尽的阐述。

## 通过脂质扩散

非极性分子（电子为均匀分布）可完全溶解于膜脂质（体温时呈液态）中，因而较易跨细胞膜扩散。单位时间单位面积的跨膜分子数目取决于通透系数（$P$）和跨膜浓度差。为了迅速透过细胞膜，通透分子必须在膜内具有足够数目并可在膜内迁移。故 $P$ 值取决于两个物理化学因素，即在膜中的溶解度（可以表述为物质在膜相和水相之间分布的分配系数）与扩散率（测定分子在脂质内的迁移力，表述为扩散系数）。如前所述，扩散系数在不同药物分子间的区别甚微，故分配系数是最为重要的变量（图 7.2）。因此，

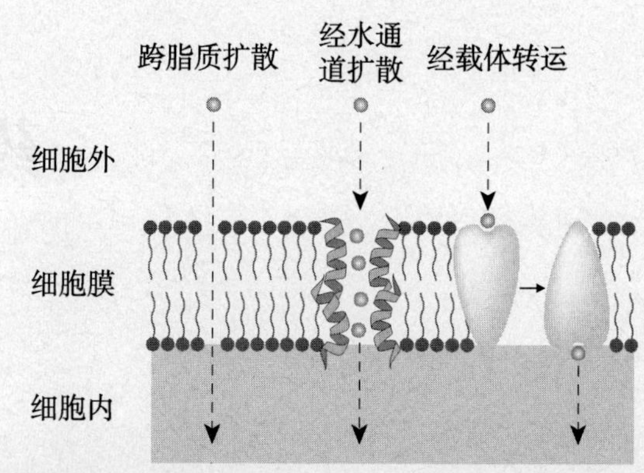


**图 7.1 溶质的跨膜方式。**（分子亦可经胞饮作用跨过细胞屏障。）

脂溶性与不同物质的膜通透性密切相关。故脂溶性是决定药代动力学特点的最重要的因素之一；而许多特点，例如肠吸收速率、脑和其他组织的通透性以及肾的消除程度等，均可通过药物的脂溶性加以预测。

### pH 值与解离度

影响膜通透性较为重要而复杂的因素是许多药物为弱酸或弱碱，故以离子型与非离子型同时存在，且两者之比可随 pH 值变化。弱碱的解离反应如下：

$$BH^+ \xrightleftharpoons{K_a} B + H^+$$

解离常数（$pK_a$）可由 Henderson-Hasselbalch 方程得到：

$$pK_a = pH + \log_{10}\frac{[BH^+]}{[B]}$$

弱酸则为：

$$AH \xrightleftharpoons{K_a} A^- + H^+$$

$$pK_a = pH + \log_{10}\frac{[AH]}{[A^-]}$$

无论是弱碱还是弱酸，其离子型（$BH^+$ 或 $A^-$）的脂溶性均很小，除非存在特殊的转运机制，否则实际上无法透过膜。非离子型（B 或 AH）的脂溶性则取决于药物自身的化学性质。大多数非离子型药物的脂溶性均足以使其快速透过细胞膜；但亦有例外，即使是非离子型分子，其脂溶性亦不足以实现跨膜转运（如氨基糖苷类抗生素；参见第 46 章）。该现象通常是由于氢键基团（如氨基糖苷类含糖部分的羟基）的存在，使得非离子型分子呈现亲水性。

### pH 值分配与离子障效应

解离作用不仅影响药物的跨膜速率，亦可影响药物分子在不同 pH 值的水相隔室间的稳态分布。图 7.3 显

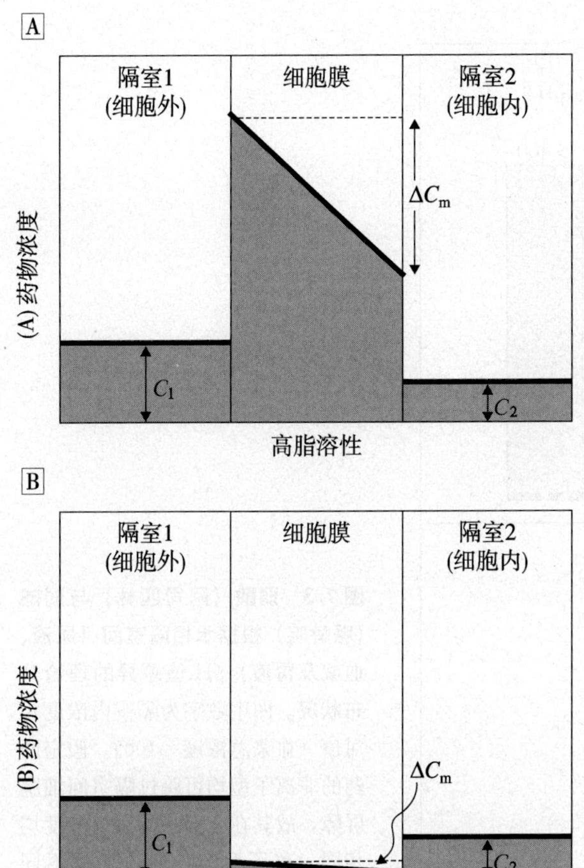


**图 7.2 脂溶性对于膜通透性的重要性。**图A和B显示了介于两个水相隔室间的脂质膜内的药物浓度。脂溶性药物A的跨膜浓度梯度（$\Delta C_m$）远远大于非脂溶性药物B，故药物A扩散更快［即使二药所处的水相隔室浓度差（$C_1-C_2$）相同］。

示了在血浆（pH＝7.4）、碱性尿（pH＝8）及胃液（pH＝3）三个机体隔室内，弱酸［如阿司匹林（aspirin），$pK_a$ ＝ 3.5］及弱碱［如哌替啶（pethidine），$pK_a$＝8.6］如何实现平衡分布。在每个隔室中，离子型/非离子型药物的比例取决于药物的 $pK_a$ 值和每个隔室的 pH 值。假定非离子型可跨膜，那么药物在各隔室间达到相同的浓度；而离子型药物完全不能跨膜。故平衡时两个隔室内的药物总浓度（离子型＋非离子型）出现差异，即酸性药物被富集在 pH 值较高的隔室中（离子障，ion trapping），反之亦然。从理论上讲，若隔室间 pH 值的差异较大，则离子障效应产生的浓度梯度会非常大。故阿司匹林在碱性肾小管中的浓度可达到血浆浓度的 4 倍以上，而其在血浆中的浓度约为酸性胃内容物中浓度的 6000 倍。然而，实际上不太可能达到如此巨大的浓度差，这主要由以下两个原因所致。首先，实际上离子型药物并非完全不可通透，仅少量的通透即可达到明显减小膜两侧浓度差的结果。其次，体内隔室几乎很少达到平衡。胃内容物及肾小管液并非都静止不动，药物分子的流动性使浓度梯度减少，只能接近理论上的平衡。即便如此，pH 值的分配机制仍可正确地解释体内不同隔室中 pH 值的变化对弱酸或弱碱药物的药代动力学的某些性质的影响，尤其是对经肾排泄和血脑屏障通透的影响。

pH 值分配并非是决定药物胃肠道吸收部位的主要因素。这是由于胃的表面积较小，而回肠绒毛、微绒毛的吸收面积相对巨大且重要得多。因此，尽管胃内 pH 值偏酸性确实有助于弱酸的吸收，然而促胃排空的药物［如甲氧氯普胺（metoclopramide）］可增加阿司匹林等酸性药物的吸收，而延缓胃排空的药物［如丙胺太林（propantheline）］可减少其吸收。一些常用药物的 $pK_a$ 值如图 7.4 所示。

pH 值分配可导致一些重要后果：

- 酸化尿液可加快弱碱、减慢弱酸的排泄。
- 与之相反：碱化尿液可减慢弱碱、加快弱酸的排泄。
- 提高血浆 pH 值［如使用碳酸氢钠（sodium bicarbonate）］可使弱酸性药物从中枢神经系统（CNS）转运至血浆。相反，降低血浆 pH 值［如使用碳酸酐酶抑制药乙酰唑胺（acetazolamide 等）］可使弱酸性药物浓集于中枢神经系统而增加其神经毒性。该原理的实际意义在于，在治疗阿司匹林过量时应该选择何种方法来碱化尿液：碳酸氢盐（bicarbonate）和乙酰唑胺（acetazolamide）均可提高尿液的 pH 值，故可加快水杨酸盐（salicylate）的消除；但碳酸氢盐可降低水杨酸盐在 CNS 中的分布，而乙酰唑胺可增加其在 CNS 中的分布。

## 载体介导的转运

多种细胞膜均具有独特的转运机制以调控重要的生理学分子出入膜内外，如糖类、氨基酸、神经递质和金属离子。这种转运体通常含有一个载体分子（跨膜蛋白），其与单个或多个分子或离子结合后可发生构象改变，在膜的另一侧将物质释放。这种系统可以是完全被动转运，不需要耗能；在这种情况下，转运体仅仅是顺电化学梯度促进被转运物质尽快达到跨膜平衡，这种机制称作易化扩散。此外，转运体亦可偶联于 $Na^+$ 电化学梯度，在这种情况下进行逆电化学梯度

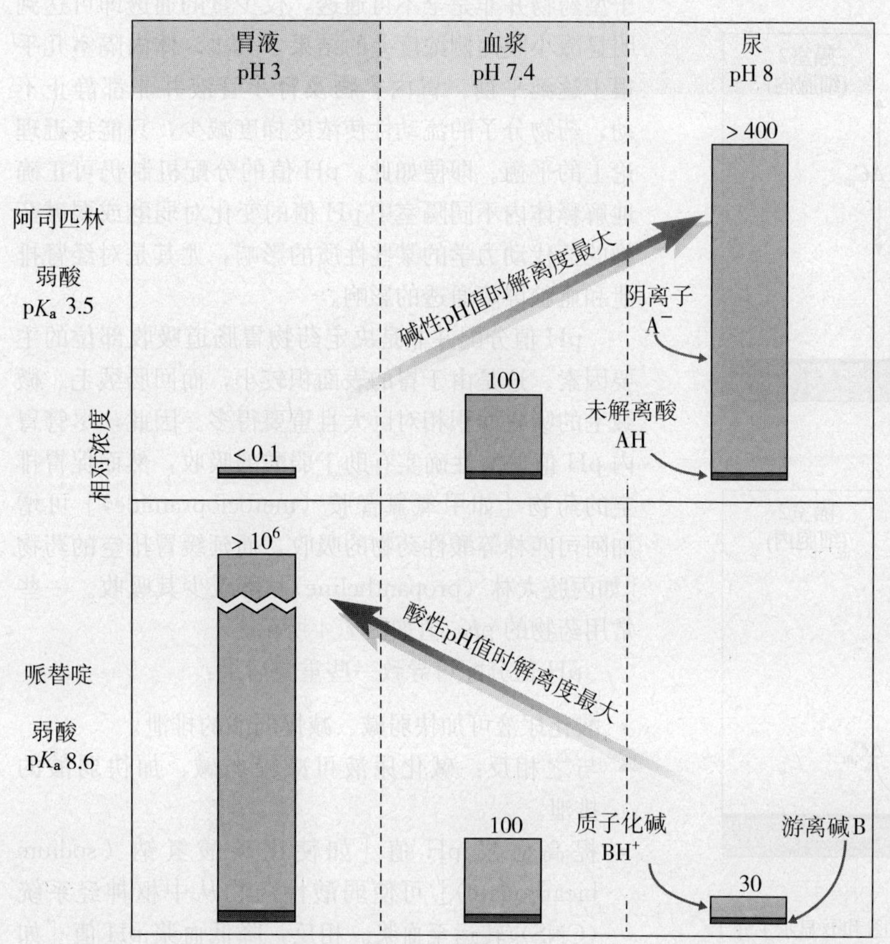


**图 7.3 弱酸（阿司匹林）与弱碱（哌替啶）根据水相隔室间（尿液、血浆及胃液）pH 值差异的理论分布状况。**图中数字为隔室内浓度相对值（血浆总浓度＝100）。假定两药的非离子型均可跨过隔室间细胞屏障，故其在全部三隔室内浓度均相同。离子型药物所占比率不同（pH 值的函数）造成各隔室内总浓度的巨大差异（相对于血浆总浓度）。

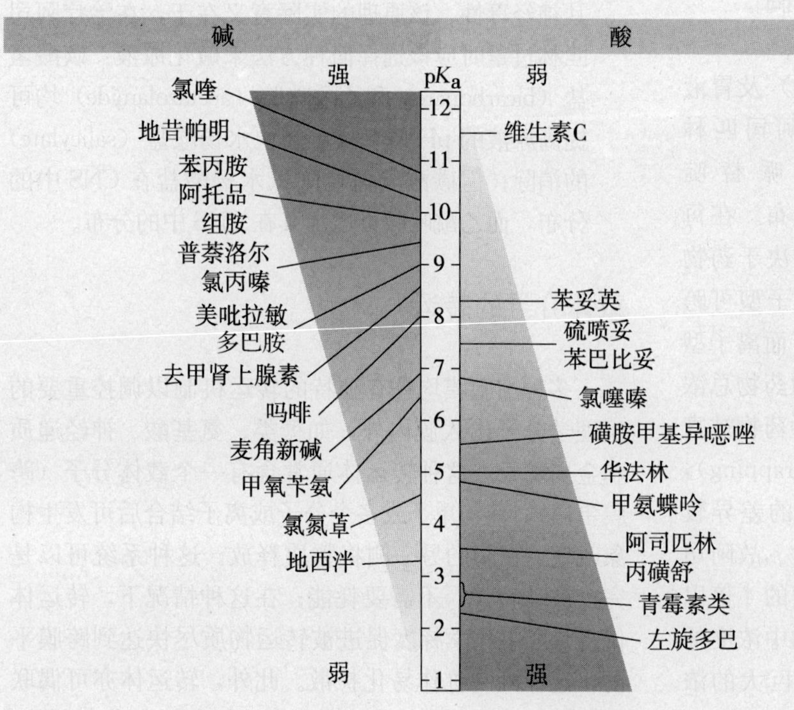


**图 7.4 一些酸性和碱性药物的 $pK_a$ 值。**

转运，称作主动转运。载体介导的转运包含一个结合步骤，故具有可饱和的特点。在单纯扩散中，转运速率随浓度梯度成正比例增加；然而在载体介导的转运中，高浓度配体可使载体位点呈现饱和，若高于该浓度则转运速率不再增加。此外，当第二种配体存在时，亦可与载体结合，则该转运会发生竞争性抑制现象。

这类载体是普遍存在的，且许多药物通过对载体的干扰作用来产生药效。因此神经末梢有积累特殊神经递质的转运机制，这里有许多例子，即药物通过抑制这些转运机制来产生作用（参见第 10、11 和 32 章）。然而，就一般的药代动力学观点而言，载体介导药物转运的重要位点为数不多，主要位于：

- 血脑屏障；
- 胃肠道；
- 肾小管；
- 胆管；
- 胎盘。

P-糖蛋白（该药物转运体可导致肿瘤细胞的多药耐药现象）存在于肾小管的刷状缘膜、胆小管、脑微血管的星形胶质细胞足突以及胃肠道。P-糖蛋白对于许多药物的吸收、分布及消除都起了重要的作用。后文将对该转运体系的特征以及体内分布、消除过程进行全面的和更为详尽的阐述。

除了目前已介绍的药物分子在不同水相隔室间的跨膜屏障转运过程，另有两个影响药物分布及消除过程的重要因素。如下所述：

- 血浆蛋白结合；
- 体内脂肪和其他组织的分布。

**药物跨细胞屏障运动** 要点

- 为了跨越细胞屏障（如胃肠黏膜、肾小管、血脑屏障、胎盘），药物需要跨过脂质膜。
- 药物跨过脂膜的主要方式为：①经过被动扩散转运；②经载体介导转运。
- 被动扩散的跨膜转运速率主要取决于药物的脂溶性。分子量并不重要。
- 多数药物为弱酸或弱碱；药物的解离状态可因 pH 值而改变，并遵循 Henderson－Hasselbalch 方程。
- 对于弱酸或弱碱，仅非离子型（弱酸呈质子化型；弱碱呈非质子化型）可跨脂膜扩散；故产生 pH 值分配。
- pH 值分配是指弱酸易集聚在 pH 值相对较高的隔室中，而弱碱则与之相反。
- 对于某些化学结构与内源性物质相类似的药物，载体介导的转运（如位于肾小管、血脑屏障、胃肠上皮细胞）较为重要。

## 药物与血浆蛋白质结合

多数药物在血浆治疗浓度时主要以结合形式存在。游离于水溶液的药物比率可低至 1%，其余药物均与血浆蛋白质结合。仅游离型药物具有药理学活性。最重要的与药物结合有关的血浆蛋白为白蛋白。白蛋白可结合多种酸性药物［如华法林（warfarin），非甾体类抗炎药，磺胺类药］以及为数不多的碱性药［如三环类抗抑郁药和氯丙嗪（chlorpromazine）］。其他血浆蛋白质包括 β-球蛋白、酸性糖蛋白（在炎性疾病中表达增加），亦可与某些碱性药物结合，如奎宁（quinine）。

药物与蛋白质结合的量取决于三个因素：

- 游离药物浓度；
- 结合位点的亲和力；
- 蛋白质浓度。

首先，结合反应可被视为药物分子与有限结合位点间简单的相互作用，恰好类似于药物与受体的结合（参见第 2 章）。

$$\underset{\text{游离药物}}{D} + \underset{\text{结合位点}}{S} \rightleftharpoons \underset{\text{复合物}}{DS}$$

血浆白蛋白的浓度通常约为 0.6 mmol/L（4g/100ml）。每一个白蛋白分子均有两个结合位点，故血浆白蛋白的药物结合能力约为 1.2 mmol/L。大多数药物发挥临床效应所需的总的血浆浓度远远小于 1.2 mmol/L，故在常规治疗量时，结合位点远远没有达到饱和状态。结合药物的浓度［DS］几乎与游离药物浓度［D］成正比例变化。在这种情况下，结合药物比例［DS］/（［D］＋［DS］）并不依赖于药物浓度。然而，对于某些药物，如甲苯磺丁脲（tolbutamide，见第 26 章）及某些磺胺类药（第 46 章），在血浆治疗浓度时与血浆蛋白的结合即几乎达到饱和状态（即结合曲线的平台部分）。这意味着血浆药量增加，使游离药物浓度不成比例地升高。故当上述药物剂量加倍时，其游离（有药理活性）药物浓度的增加大于一倍，如图 7.5 所示。

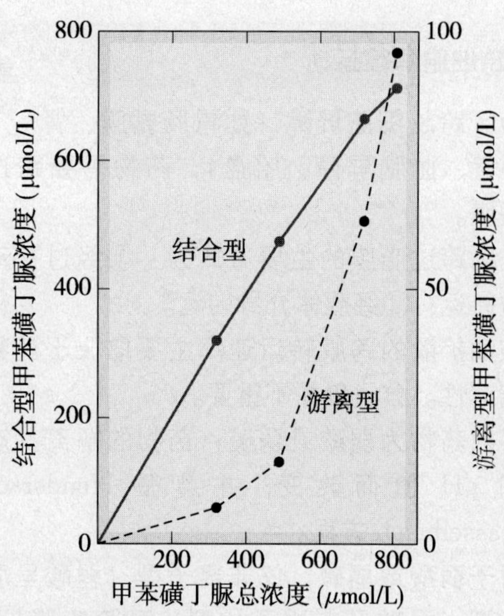


**图 7.5 甲苯磺丁脲与血浆白蛋白的结合。**该图显示由于结合位点接近饱和，游离药物浓度增加与总浓度增加并不成比例。（Data from Brodie B，Hogben C A M 1957 J Pharm Pharmacol 9：345.）

血浆白蛋白可以结合许多不同种类的药物，故不同药物间存在着竞争。若两药（A 和 B）以该方式竞争，给予 B 药可减少 A 药的蛋白结合量，故可增加 A 药的血浆游离药物浓度。为此，B 药需要占领大部分的结合位点。由于药物在治疗血浆浓度下仅与极少部分的可结合位点相结合，故为数不多的治疗药物可对其他药物的结合产生影响。磺胺类药物（第 46 章）较为特殊，因其在治疗浓度下可占领约 50% 的结合位点，故可使其他药物或早产儿胆红素的游离型增加而导致不良反应（第 52 章）。上述蛋白结合相互作用曾作为引起临床不良反应的药物相互作用来源之一而备受重视，然而该类竞争作用并非如先前认为的那么重要（第 52 章）。

## 体内脂肪与其他组织分布

脂肪组织是一个较大的非极性隔室。实际上，其仅对少数药物较为重要，主要是由于大多数药物的有效脂∶水分配系数相对较低。例如，虽然吗啡（morphine）的脂溶性很好，足以跨过血脑屏障，然而，其脂∶水分配系数仅为 0.4，因此，由体脂造成的药物隔离并不重要。与之相比，硫喷妥（thiopental）的脂∶水分配系数约为 10，可大量存积在体脂内。故可导致严重后果，并使其应用受到限制，仅可静脉给药用于短期启动（诱导）麻醉（第 36 章）。

限制药物蓄积于体脂内的第二个因素是体内脂肪的血供较少（低于心输出量的 2%）。因此，药物转运至体内脂肪相当缓慢，并较慢地达到脂肪与体液间的理论分布平衡。故实际上急性给药时体脂分配仅对于少数脂溶性高的药物较为重要（如全身麻醉药；第 36 章）。然而慢性给予脂溶性药物时，体脂蓄积通常较为明显（如苯二氮䓬类；第 37 章）。此外，杀虫剂等某些环境污染物（“外源性物质”）在体内不易被代谢。若这些外源物经常被人体吸收，可在体脂内进行性缓慢蓄积。

体脂并非能够蓄积药物的唯一组织。氯喹（chloroquine，第 49 章）为一种抗疟药，亦可治疗类风湿关节炎（第 14 章），因其与黑色素的亲和力较高并可被视网膜等组织吸收而富集于黑色素颗粒中，这可解释为什么类风湿病患者长期用药治疗期间会出现视网膜病变。四环素类（第 46 章）与钙具有高亲和力，故可缓慢沉积于骨骼、牙而无法应用于儿童。胺碘酮（amiodarone，一种抗心律失常药，第 18 章）在极高浓度时可蓄积于肝及肺中，分别导致肝炎、肺间质纤维化等不良反应。

## 药物的处置

现将介绍前文所提及的物理过程（扩散、跨膜通透、血浆蛋白结合、在脂肪与其他组织中的分布）如何影响体内药物分子的总体处置过程。药物的处置可分为四个阶段：

- 从给药部位吸收；
- 体内分布；
- 代谢；
- 排泄。

本章介绍吸收、分布，第 8 章将介绍代谢、排泄。给药与药物消除的主要途径概括如图 7.6 所示。

**药物与血浆蛋白质结合** 要点

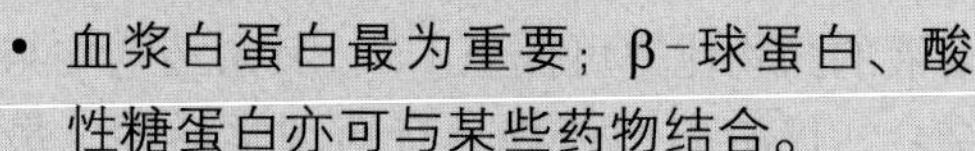
- 血浆白蛋白最为重要；β-球蛋白、酸性糖蛋白亦可与某些药物结合。

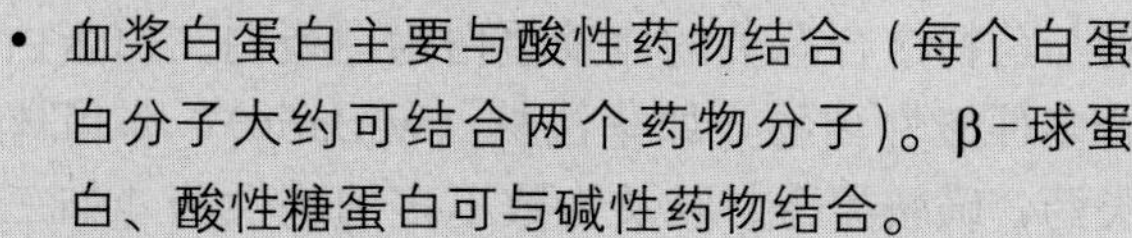
- 血浆白蛋白主要与酸性药物结合（每个白蛋白分子大约可结合两个药物分子）。β-球蛋白、酸性糖蛋白可与碱性药物结合。
- 结合的可饱和性有时可使给药剂量与游离（活性）药物浓度之间呈现非线性关系。
- 药物与蛋白质大量结合，可减慢其消除（代谢和/或肾小球滤过）过程。
- 药物与蛋白质竞争结合可（较少）导致临床上重要的药物相互作用。

## 药物的吸收

### 给药途径

吸收即药物由给药部位进入血浆的过程。故对于所有给药途径而言（静脉注射除外），吸收均很重要。在少数情况下，药物发挥疗效并不需要该吸收过程，如吸入支气管扩张气雾剂来治疗哮喘（第 23 章）；然而在多数情况下，药物必须首先进入血浆，方可到达其作用的靶点。

主要的给药途径如下：

- 口腔。
- 舌下。
- 直肠。
- 用于其他上皮细胞表面（如皮肤、角膜、阴道及鼻黏膜）。
- 吸入。
- 注射：
  - 皮下。
  - 肌内。
  - 静脉。
  - 鞘内。

### 口服给药

大多数药物均为口服吞咽给药。药物需到达小肠后才可大部分被吸收。

#### 药物从肠吸收

药物吸收机制与其他上皮细胞屏障相同，即被动转运速率取决于药物分子的解离度与脂溶性。如图 7.7 所示，一组弱酸和弱碱的吸收过程可表示为 $pK_a$ 值的函数。强碱（$pK_a$ 值≥10）与强酸（$pK_a$ 值≤3）因全部为解离型而吸收均较差，与理论预测一致。南美印第安人使用的箭毒马钱子含有季胺类化合物，可阻断神经肌肉传递（第 10 章）。因该强碱从胃肠道吸收差，故用此药捕杀的动物肉可安全食用。

在为数不多的情况下，肠吸收需经载体介导的转运而非单纯脂质扩散。例如左旋多巴（levodopa）通过常规转运苯丙氨酸的载体进行吸收，可用于治疗帕金森病（第 35 章）；氟尿嘧啶（fluorouracil，见第 51 章）为一种细胞毒性药物，可经运载天然嘧啶类（胸腺嘧啶、尿嘧啶）的载体系统进行转运。铁可通过位于空肠黏膜表面的特殊载体被吸收，钙可通过维生素 D 依赖性载体系统被吸收。

#### 影响胃肠吸收的因素

约 75% 的药物通常在口服后 1～3h 内被吸收，但可受到生理特征、药物剂型等诸多因素的影响。主要影响因素如下：

- 胃肠蠕动；
- 内脏血流量；
- 颗粒大小与剂型；
- 物理化学因素。

胃肠蠕动的影响巨大。许多疾病（如偏头痛、糖尿病神经病变）可引起胃潴留，减慢药物吸收。治疗药物亦可改变胃蠕动，可使其减弱（如毒蕈碱受体阻断药；见第 10 章）或增强（如止吐药甲氧氯普胺 metoclopramide，可促进镇痛药的吸收，用于治疗偏头痛）。肠内容物若排出过快（如不同程度的腹泻）可使药物吸收减少。相反，饭后服药可使药物延迟到达小肠，通常吸收更慢。但亦有例外，对于少数药物［如普萘洛尔（propranolol）］饭后服用时血浆浓度更高，可能由于食物导致内脏血流量增加。反之，若低血容量症或心力衰竭时内脏血流量明显降低，故使得药物吸收减少。

药物的颗粒大小与剂型可明显影响其吸收。1971 年，有人发现纽约一家医院患者服用的地高辛（digoxin）维持剂量异常增大（第 18 章）。一项在健康志愿者中进行的研究发现，即使不同制造商生产的标准片剂中地高辛含量相同，因其颗粒大小的差异，也可使血浆浓度明显不同（图 7.8）。由于地高辛吸收非常差，故微小的制剂配方差异即可造成巨大的吸收程度差别。

治疗药物可通过制剂的配方设计实现预期的吸收特点。所设计的胶囊剂在服药后数小时内仍可保持完整，借此延缓药物的吸收；具有稳定包衣的片剂亦可以达到相同的效果。在一些情况下，某种胶囊含有快速和缓慢释放颗粒的混合物，其吸收快速且持久。更精细的药物释放系统包括各种改良的释放剂型，如每日服用一次的长效硝苯地平（nifedipine）。上述剂型不仅可以延长给药间隔，而且可减少服用常规剂型后因血浆峰浓度较高引起的不良反应（如服用常规剂

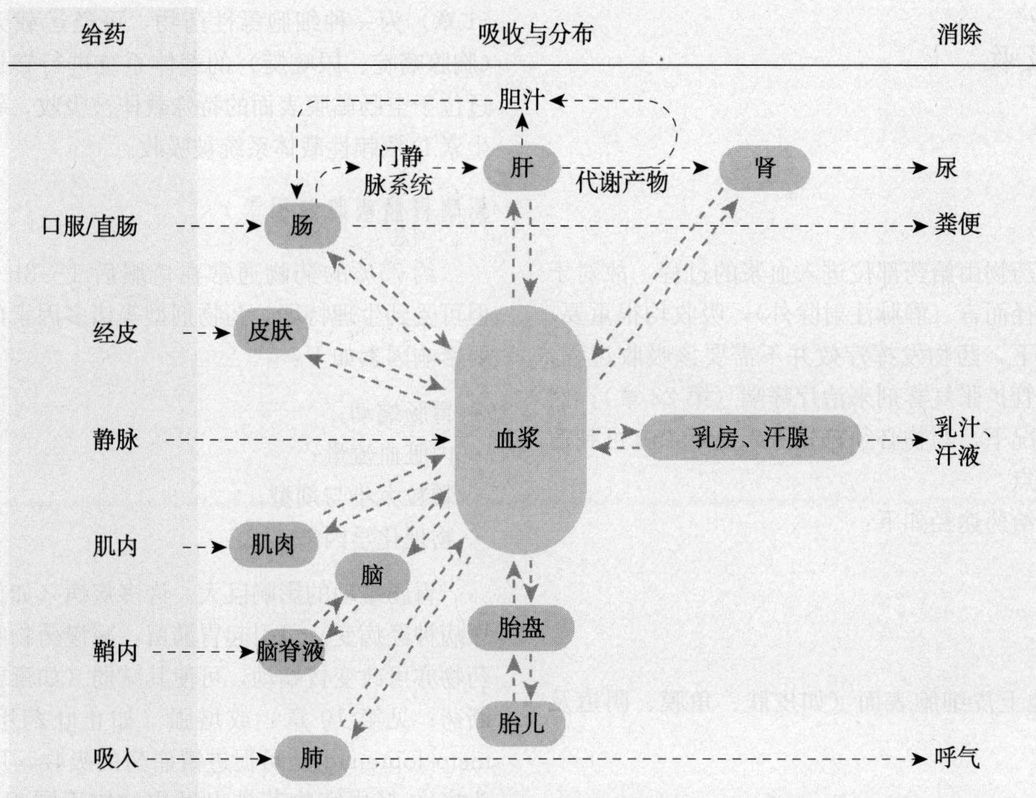


**图 7.6 给药与药物消除的主要途径。**

型硝苯地平引起的面色潮红)。临床某些口服缓释剂则利用了顺渗透压"微泵"植入的实验原理，其片剂中含有具渗透活性的内核并包裹于不透膜内，通过精确设计的孔隙可使药物释放至溶液且近于恒速地转运至肠腔。然而，该制剂可因肠局部药物浓度过高而产生一些问题，如抗炎药吲哚美辛（indometacin）的顺渗透压释放剂，因造成小肠穿孔而被迫撤出市场

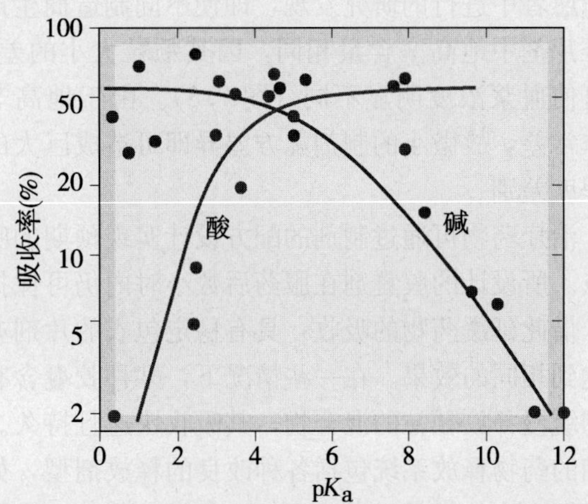


**图 7.7 酸/碱性药物的肠吸收（$pK_a$ 值的函数）。**弱酸/碱吸收较好；强酸/碱吸收比较差。（Redrawn from Schanker L S et al. 1957 J Pharmacol 120：528.）

（第 14 章）；同时对于老年人和疾病患者，药物的小肠通过时间个体差异较大。

物理化学因素（包括某些药物的相互作用；第 52 章）可影响药物的吸收。四环素（tetracycline）可与 $Ca^{2+}$ 牢固结合，富含 $Ca^{2+}$ 的食物（特别是牛奶）

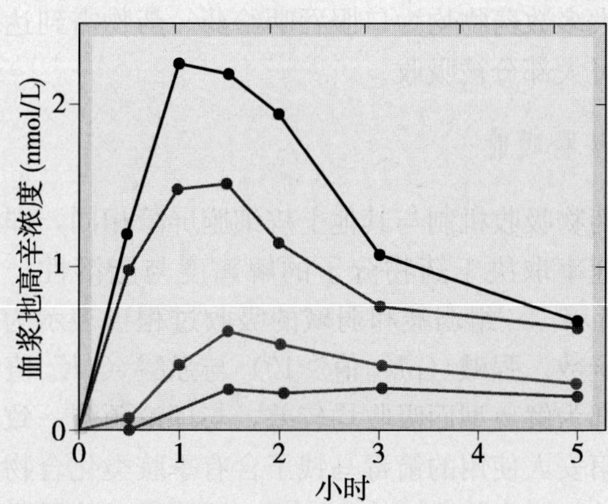


**图 7.8 不同的地高辛剂型引起口服后吸收差异。**图中四条曲线显示由四个不同剂型得到的平均血浆浓度（各药分别单独给予 4 名受试者）。自从该项研究发表后，上述巨大差异已使得地高辛片剂的制作实现了标准化。（From Lindenbaum J et al. 1971 N Engl J Med 285：1344.）

可阻碍其吸收（第 46 章）。胆汁酸结合树脂，如考来烯胺（colestyramine，用于治疗胆汁酸引起的腹泻）可与某些药物如华法林（warfarin，第 21 章）和甲状腺素（thyroxine，第 29 章）结合。

口服给药的目的通常是经吸收以达到全身疗效，但亦有例外。万古霉素（vancomycin）口服给药后吸收很少，但可消灭肠道内产毒的艰难梭状芽胞杆菌（clostridium difficile）而用于治疗假膜性结肠炎（因肠道内出现该菌群而引起，为广谱抗生素的不良反应）。美沙拉嗪（mesalazine）是由 pH 依赖性丙烯酸树脂包被的 5-氨基水杨酸制剂，其包衣可降解于回肠末端及近侧结肠内，用于治疗该段肠道的炎性肠道疾病。奥沙拉嗪（olsalazine），由两分子 5-氨基水杨酸组成的二聚体（前体药物），可在远端肠道内被结肠细菌裂解，用于治疗远端结肠炎。

### 生物利用度

药物从小肠腔进入体循环，不仅需要透过肠黏膜，还需避免被肠壁与肝中的酶灭活。所谓生物利用度（$F$）通常是指经口服给药后可进入体循环的原形药的药量比率（考虑到局部代谢降解和吸收）。测定 $F$ 值的方法是通过使一组受试者分别经口服、静脉给药后（两者分开单独给予）求得血药浓度-时间曲线（将其中静脉给药后吸收的吸收比率规定为 1）。通过计算两种给药途径的血药浓度-时间曲线下面积（$AUC$）的比值即得到 $F$ 值，即 $F = AUC_{口服}/AUC_{静脉}$。$AUC$ 可由“梯形法”计算得到，即每对数据点之下均视为梯形（矩形加上方的三角形）并计算其面积。所有梯形面积相加求和，此时最后一个时间数据点到无限时间的面积的估测值为 $C_{last}/k$（$C_{last}$ 为最后测定的浓度，$k$ 为最慢消除相的消除速率常数）。生物利用度不只表征药物的剂型特征，同时受到肠壁或肝的酶活性、胃 pH 值或肠蠕动变化的影响。正因为如此，严格讲，“某剂型的生物利用度”并不确切，而应为“该剂型在特定条件下、某个体中的生物应用度”。一组健康志愿者的 $F$ 测定值可与胃肠疾病或循环系统疾病患者的明显不同。

即便考虑到上述影响，该概念的应用仍很有限，因其忽略了药物的吸收速率，而仅表示药物进入体循环的总比率。与吸收较慢时相比，药物若在 30min 内完全吸收则峰浓度明显更高且药效更显著。故药品监督管理机构（需审批“具有同类生物等效性”专利药的药品生产许可）认为根据生物等效性评价较为重要，即需证明新药与其替代上市药的特征足以相近且不伴临床不良事件发生。

## 舌下给药

如需快速产生药物疗效，且药味尚可耐受，有时可直接经口腔吸收，尤其是当药物在胃 pH 环境中并不稳定或在肝中可被迅速代谢时。例如硝酸甘油（glyceryl trinitrate）通常为舌下给药（第 18 章）。药物可经口腔吸收直接进入体循环而绕过门静脉系统，故可避免肠壁和肝中酶的首关代谢。

## 直肠给药

直肠给药可用于需发挥局部疗效（例如抗炎药用于溃疡性结肠炎）或全身疗效时。直肠给药后通常吸收不稳定，但可用于呕吐或无法口服给药（如术后）的患者。该给药方式可用于地西泮（diazepam）治疗癫痫持续状态的患儿（第 40 章），因较难建立该病患儿的静脉给药通路。

## 应用于上皮细胞表面

### 经皮给药

经皮给药可用于产生局部皮肤疗效（如局部使用类固醇）。但仍可能因吸收较多而导致全身效应。

大多数药物经无破损皮肤的吸收很差。但许多有机磷酸酯类杀虫剂（见第 10 章）需穿透昆虫角质层才能产生作用，可经皮肤吸收而导致农场工人发生意外中毒。

◆ 现详述 1932 年发生的某 35 岁花匠案例。“当时他在一个工作台前进行光电修补操作，并坐在一个洒有‘尼古丁气味液体’（一种含有 40%尼古丁的溶液）的椅子上。他感觉到液体浸湿衣服后粘到左臀皮肤上，面积约为其手掌大小。但他并未在意。继续工作了约 15min 后，忽然恶心、头晕……同时发现自己大汗淋漓。在被送往医院的途中失去意识。”经治疗 4 天后他得以幸存：“出院时归还给他入院时所穿的那件衣服。该衣服被保存于一个纸袋中，曾被尼古丁液体浸湿的部位仍然潮湿。”这种后患是可以预见的。该花匠虽得以幸存，但此后感到“无法进入喷洒尼古丁的花房”。尼古丁经皮制剂现被用来减少戒烟后的戒断症状（第 54 章）。

在经皮给药的制剂中，涂满药物的贴皮剂使用日益增多，一些药物如激素替代治疗中的雌激素（第

30章）即具有该类剂型。该贴皮剂可以稳定的速率释放药物，可以避免体循环前代谢。但该方式仅适合于脂溶性药物，且价格相对昂贵。

### 鼻喷雾剂

某些肽类激素的类似物，如血管升压素（第24章）、促性腺激素释放激素（第30章）及降钙素（第31章）均可经鼻喷雾剂给药。现认为其吸收是通过与淋巴组织相连的鼻黏膜进行的。这类似于小肠集合淋巴小结（Peyer's patch）上的黏膜吸收，均具有很好的通透性。

### 滴眼剂

许多药物可作为滴眼剂，经结膜囊上皮吸收产生疗效。可实现预期的眼内局部疗效且不伴有全身副作用；例如碳酸酐酶抑制药多佐胺（dorzolamide），其滴眼剂用于降低青光眼患者的眼内压。该药可达到疗效而不影响肾（第24章），从而避免口服乙酰唑胺（acetazolamide）后发生的酸中毒。然而，滴眼剂亦可少量地从眼部吸收进入体循环，从而导致不良反应的发生［如哮喘症患者使用噻吗洛尔（timolol）滴眼剂时可诱发支气管痉挛；见表10.4］。

### 吸入给药

吸入给药可用于挥发性和气体麻醉剂（见第36章），其给药与消除均经肺。肺的表面积巨大、血供丰富，可迅速实现物质交换并快速调整血药浓度。吸入性麻醉药的药代动力学行为将在第36章中详细介绍。肺作为肽类和蛋白质的潜在吸收部位，目前已被广泛接受，还出现了吸入性人源胰岛素用于治疗糖尿病（见第26章）。

吸入给药亦可用于肺病治疗药物，通常使用气雾剂。该剂型的糖皮质激素［如倍氯米松（beclometasone dipropionate）］和支气管扩张药［如沙丁胺醇（salbutamol）；第23章］可以实现局部肺高浓度而使全身副作用最小化。但吸入药物通常可部分吸收入体循环而导致全身副作用（如沙丁胺醇用药后发生震颤）。通过药物的化学修饰可以使其吸收最小。例如，毒蕈碱受体拮抗药异丙托铵（ipratropium，第10、23章）为阿托品的季铵离子类似物。该药吸收少，故全身副作用轻，可用作吸入性支气管扩张药。

## 注射给药

静脉注射为最快速、最确定的给药途径。单次快速静脉注射可达到很高的血药浓度，药物先到达右心和肺，然后进入体循环。药物进入组织的峰浓度严格取决于注射速度。匀速静脉输注给药可避免从其他部位给药的不稳定吸收，亦可避免单次快速静脉注射导致较高的初始血浆浓度（此处原作者有误，"peak"用词不当）。可经静脉给予的药物包括一些抗生素、丙泊酚（propofol）等麻醉药（第36章）和用于治疗癫痫持续状态的地西泮（第40章）。

皮下或肌内注射给药通常较口服给药更快产生疗效，但其吸收速率主要取决于注射部位及局部血流。影响从注射部位吸收的限速因素包括：

- 通过组织扩散；
- 经局部血流转运。

药物从注射部位的吸收可随血流的增加而增大。透明质酸酶（一种能破坏细胞间基质而使扩散增加的酶）亦可增加药物从注射部位的吸收。与之相反，循环衰竭（休克）的患者组织灌流减少，吸收减少（第19章）。

### 延缓吸收的方法

有时希望减慢药物吸收以产生局部作用或延长全身疗效。例如，在局部麻醉药中加入肾上腺素可以使麻醉药吸收入体循环减慢，通常可延长麻醉的效果。在胰岛素中加入鱼精蛋白或锌可以延长其疗效（第26章）。普鲁卡因青霉素（第46章）为吸收较差的青霉素盐，若使用水混悬液注射剂则可延缓吸收且延长疗效。类固醇激素［如醋酸甲羟孕酮（medroxyprogesterone acetate）、丙酸睾酮（testosterone propionate）；第30章］及抗精神病药［如氟奋乃静癸酸酯（fluphenazine decanoate）；第38章］经酯化后，其脂溶性增加，若使用油性溶液注射剂可以减慢其吸收速率。

皮下植入固体片为另一种用于达到某些类固醇激素［如雌二醇（estradiol）；第30章］缓慢和连续吸收的方法。其吸收速率与植入剂的表面积成比例。

### 鞘内注射

通过腰椎穿刺针可将药物注射入蛛网膜下腔而用于某些特殊目的。以该方式给予甲氨蝶呤（methotrexate，第51章）可治疗某些儿童期白血病以预防中枢神经系统疾病复发。局部麻醉药如布比卡因（bupivacaine，第 44 章）可进行鞘内注射以发挥局部麻醉效应；阿片类镇痛药亦可以该方式给药（第 41 章）。巴氯芬（baclofen）为一种 GABA 类似物（第 33 章），用于治疗失用性肌痉挛。鞘内注射给药可将不良反应的发生减至最低。一些抗生素（如氨基糖苷类）跨越血脑屏障较为缓慢，在为数不多的临床状况下必须使用该药治疗（如罹患神经系统细菌感染且对其他抗生素耐药），则可以鞘内注射或经贮存泵直接注射入脑室内。

## 药物体内分布

### 体液隔室

机体水分主要分布在四个隔室，如图 7.9 所示（译者注：根据图 7.9 所示，主要的体液隔室应为五个）。全身含水量占体重的 50 %～70%不等，且女性较男性少。

细胞外液包括血浆（约占体重的 4.5%）、组织间液（16%）和淋巴液（1.2%）。细胞内液（30%～40%）为机体所有细胞内的液体总量。细胞透过液（2.5%）包括脑脊液、眼内液、腹膜液、胸膜液、滑膜液和消化性分泌液。胎儿亦可被视为特殊类型的跨细胞隔室。在上述水相隔室中，药物分子通常以游离型和结合型存在；此外，弱酸或弱碱性药物则为离子型和非离子型药物平衡后的混合物，其平衡点取决于 pH 值。

故各类隔室之间药物分布平衡的形式取决于：

- 透过组织屏障的通透性；
- 隔室内的结合；
- pH 分配；
- 脂：水分配。

药物从细胞外隔室进入跨细胞隔室，必须穿过细胞屏障，例如药代动力学研究中尤其重要的血脑屏障。

### 血脑屏障

Paul Ehrlich 最先引入了血脑屏障的概念，用来解释他观察到的现象：静脉注射染料可使除脑组织外的大多数组织着色。血脑屏障为一层连续的内皮细胞经紧密连接，并被周细胞包绕。许多药物的脂溶性不足以使其透过血脑屏障，故无法到达脑组织内，包括许多抗癌药和氨基糖苷类等抗生素。然而，炎症可以破坏血脑屏障的完整性，允许通常无法透过的物质进入脑内（图 7.10）；故可静脉给予（非鞘内给药）青霉素（第 46 章）治疗细菌性脑膜炎（该病伴随严重的炎症）。

此外，中枢神经系统内的某些部位包括化学感受触发区的屏障是可以通透的。这使得止吐药多潘立酮（domperidone），一种无法透过血脑屏障的多巴胺受体拮抗药（第 25 章），可以到达化学感受触发区，故在治疗进行性帕金森病时用于防止多巴胺受体激动药如阿扑吗啡（apomorphine）引起的恶心。这并不影响多巴胺受体激动药的效能，这是由于只有透过血脑屏障的药物才可接近基底核的多巴胺受体。

阿片类受体拮抗药（ADL 8-2698）从胃肠吸收非常少，现已被开发用于预防肠梗阻（暂时的肠蠕动减少并常使腹部手术更为复杂）。该药无法透过血脑屏障，术后口服给药可以加速肠功能的恢复而不影响阿片类镇痛药缓解疼痛的疗效。

**药物的吸收与生物利用度** 要点

- 脂溶性很低的药物（包括强酸或强碱）通常从肠吸收较差。
- 少数药物（如左旋多巴）可经载体介导的转运被吸收。
- 药物从肠吸收取决于多种因素，如下：
  — 胃肠蠕动；
  — 胃肠 pH 值；
  —（药物）颗粒大小；
  —（药物）与肠内容物的物理化学相互作用（如钙与四环素类抗生素可发生化学相互作用）。
- 生物利用度是指（非血管内）给药后药物进入体循环的比率。生物利用度较低，可能是由于吸收不完全或药物进入体循环前在肠壁或肝被代谢。
- 生物等效性表明当某药物剂型替代另一种剂型时，无临床不良后果的发生。

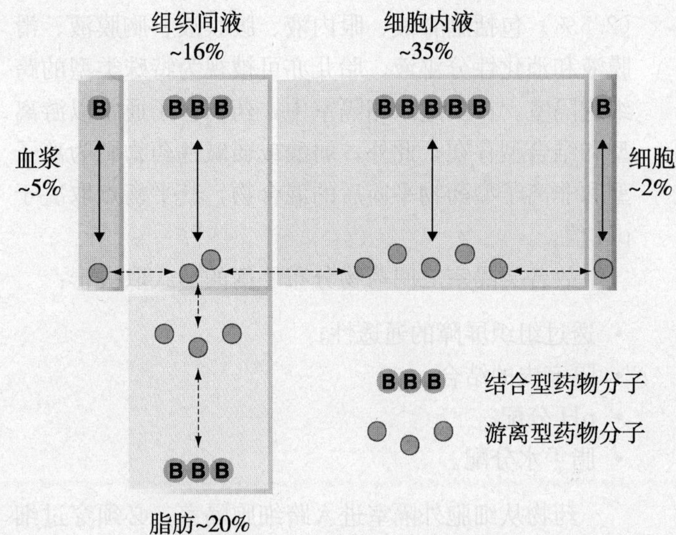


图 7.9 主要的体液隔室（所示为占体重百分比）。各隔室中药物分子以结合型或游离型存在，但仅游离型药物能够出入隔室间。

一些肽类可以增加血脑屏障的通透性，包括缓激肽和脑啡肽。故有望利用这个优点来提高脑肿瘤治疗中化学治疗药的透过性。此外，极端的应激状态可使通常作用于外周的药物如吡斯的明（pyridostigmine，第 10 章）透过血脑屏障❶。

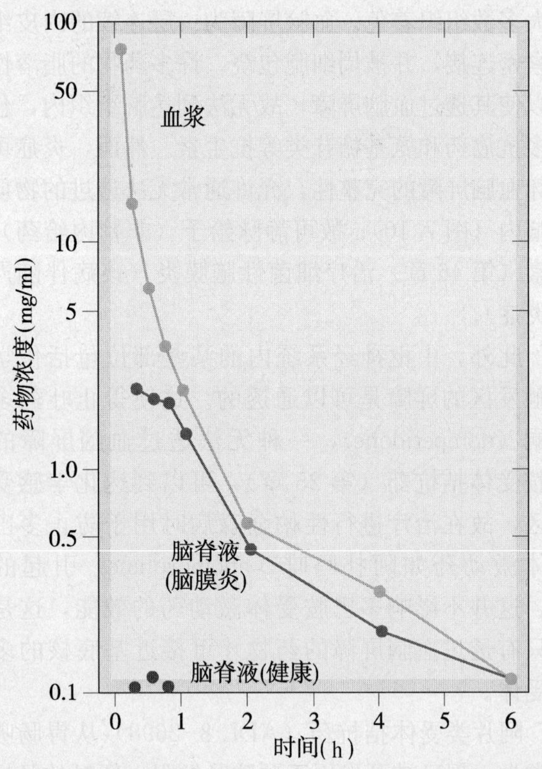


**图 7.10 单次静脉给予（25mg/kg）抗生素噻烯霉素（thienamycin）后血浆、脑脊液的药物浓度。**药物无法进入健康家兔的脑脊液（CSF）中，但在大肠杆菌（*Escherichia coli*）脑膜炎的实验动物中，脑脊液药物浓度与血浆浓度接近。(From Patamasucon & McCracken 1973 Antimicrob Agents Chemother 3：270.)

## 分布容积

表观分布容积（$V_d$）定义为当血浆药物浓度（$C_p$）与体内组织药物浓度相等时，包含体内药物总量 $Q$ 所需的体液容积。

$$V_d = \frac{Q}{C_p}$$

许多药物的 $V_d$ 值已经测定❷（表 7.1）。可以选择一些常用方法进行估算，但需注意 $V_d$ 值的测定范围不应过于接近特定的解剖隔室容积。例如，胰岛素的 $V_d$ 测定值近似于血浆容积，但其疗效是通过位于组织间液（而不是血浆）的受体作用于肌肉、脂肪和肝（第 26 章）。

### 药物限制分布于血浆隔室

血浆体积约为 0.05L/kg 体重。少数药物，如肝素（第 21 章），因其分子太大而不易越过毛细血管壁，故被限制在血浆中。更常见的是单次给予后药物滞留于血浆中，反映药物与血浆蛋白的结合力强。虽然如此，却是位于组织间液的游离药物发挥药理学作用。经多次给药后，达到平衡且 $V_d$ 测定值增加。某些染料，如伊文思（Evans）蓝，可牢固地与血浆白蛋白结合，因此在实验中可用其 $V_d$ 值来测定血浆容积。

---

❶ 这可用来解释在海湾战争期间一些士兵所表现的乙酰胆碱酯酶抑制时的中枢症状。这些士兵在战争压力的情况下，可能已经接触了乙酰胆碱酯酶抑制药（被开发为化学武器，而且，多少有点奇怪的是在战斗中亦可外用以预防昆虫的侵扰）。

❷ 实验测定 $V_d$ 值较为复杂，这是由于当药物在不同的体内隔室间分布时，$Q$ 并非保持恒定（由于药物的代谢和排泄），且上述隔室对总体 $V_d$ 值均有贡献。因此需间接通过一系列随时间变化的血浆浓度测定值而计算得到（图 8.6）。

## 药物的分布

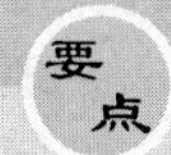


- 主要隔室如下：
  - 血浆（占体重的5%）；
  - 组织间液（16%）；
  - 细胞内液（35%）；
  - 细胞透过液（2%）；
  - 脂肪（20%）。
- 分布容积（$V_d$）定义为当体内药物浓度与血浆药物浓度相等时，可包含体内总的药物量的血浆容量。
- 非脂溶性药物主要位于血浆及组织间液中；大多数药物在急性给药后不能进入脑。
- 脂溶性药物可以到达所有隔室，且可蓄积于脂肪中。
- 对于蓄积于血浆隔室外（如位于脂肪或结合于组织）的药物，$V_d$ 值可大于体液总容积。

### 药物分布于细胞外隔室

细胞外隔室的总体积约为0.2L/kg，近似于许多极性化合物的 $V_d$ 值，如维库溴铵（vecuronium，第10章）、庆大霉素（gentamicin）和羧苄西林（carbenicillin，第46章）。这些药物的脂溶性低，故不易进入细胞，更无法自由通过血脑屏障或胎盘屏障。

### 分布于所有体液中

全身含水量约为0.55L/kg。该值近似于相对脂溶性的易于跨膜的药物分布，如苯妥英（第40章）及乙醇（第43章）。当药物结合于血浆隔室外组织或分配至体脂肪时，$V_d$ 值增大且超出体液总量。因此许多药物的 $V_d$ 值可大于总体液量，如吗啡（第41章）、三环类抗抑郁药（第39章）及氟哌啶醇（haloperidol，第38章）。该类药物不能通过血液透析的方法从体内有效清除，故血液透析对于这类药物过量的处理无效。

**表7.1 部分药物的分布容积（与体液隔室容积相比）**

| 体积（L/kg体重） | 隔室 | 分布容积（$V_d$；L/kg体重） | 药物 | |
|---|---|---|---|---|
| 0.05 | 血浆 | 0.05～0.1 | 肝素 | heparin |
| | | | 胰岛素 | insulin |
| | | 0.1～0.2 | 华法林 | warfarin |
| | | | 磺胺甲噁唑 | sulfamethoxazole |
| | | | 格列本脲 | glibenclamide |
| | | | 阿替洛尔 | atenolol |
| 0.2 | 细胞外液 | 0.2～0.4 | 筒箭毒碱 | tubocurarine |
| | | 0.4～0.7 | 茶碱 | theophylline |
| 0.55 | 总体液 | | 乙醇 | ethanol |
| | | | 新斯的明 | neostigmine |
| | | | 苯妥英 | phenytoin |
| | | 1～2 | 甲氨蝶呤 | methotrexate |
| | | | 吲哚美辛 | indomethacin |
| | | | 对乙酰氨基酚 | paracetamol |
| | | | 地西泮 | diazepam |
| | | | 利多卡因 | lidocaine |
| | | 2～5 | 硝酸甘油 | glyceryl trinitrate |
| | | | 吗啡 | morphine |
| | | | 普萘洛尔 | propranolol |
| | | | 地高辛 | digoxin |
| | | | 氯丙嗪 | chlorpromazine |
| | | ＞10 | 去甲替林 | nortriptyline |
| | | | 丙咪嗪 | imipramine |

## 特殊的药物传递系统

现正研制一些方法以试图改善药物的递送，包括：

- 生物溶蚀性微球；
- 前体药物；
- 抗体-药物结合体；
- 脂质体包封；
- 涂层植入装置。

### 生物溶蚀性微球

可制备生物溶蚀性微球聚合物（Varde & Pack，2004）并使其黏附于肠黏膜上皮。该微球可运载分子量大的药物，既可通过黏膜上皮吸收，又可经集合淋巴小结覆盖上皮吸收，为提高药物吸收的方法之一。该方法仍有待应用于临床，尽管利用反相纳米包囊技术，由延胡索酸（反丁烯二酸）和癸二酸的聚酸酐共聚物制成的微球已用于大鼠口服给予胰岛素及质粒DNA以实现两者的全身吸收。由于药物转运为基因治疗（第55章）中的关键问题，故上述方法具有潜在的重大意义。

### 前体药物（前药）

前体药物为无活性的前体，可被代谢为活性代谢物，详见第8章所述。一些前体药物的临床应用实例未见明显优势，仅在回顾性研究中发现为前体药物，而并未在药物设计时加以考虑。然而某些前药的确具有优势。例如，细胞毒性药物环磷酰胺（cyclophosphamide，第51章）仅在肝代谢后才具有活性；故可口服给药，不会严重损伤胃肠上皮细胞。左旋多巴可从胃肠道吸收，通过氨基酸转运机制透过血脑屏障，再于基底核神经末梢转化为具活性的多巴胺（第35章）。齐多夫定（zidovudine）仅在含有适当反转录酶的细胞内，才可被磷酸化为具有活性的三磷酸盐代谢物，故可选择性地对HIV感染的细胞产生毒性（第47章）。伐昔洛韦（valaciclovir）和泛昔洛韦（famciclovir）则分别为阿昔洛韦（aciclovir）和喷昔洛韦（penciclovir）的酯类前体药物。两者的生物利用度远远大于阿昔洛韦和喷昔洛韦，并均在病毒感染细胞内转化为活性代谢物（第47章）。

从理论上讲，可以利用合适的前体药物来克服其他一些问题；例如，药物在胃pH条件下不稳定，直接胃刺激（在试图开发口服可耐受的水杨酸前体药物时，于19世纪合成了阿司匹林），药物无法跨过血脑屏障等。然而，前体药物技术进展缓慢，而乐观的前体药物设计者早在1965年即被告诫："人们需认识到生物体对于外源物的正常反应是将其作为食物加以燃烧利用。"

### 抗体-药物结合体

癌症化学治疗的目标之一是提高细胞毒性药物的选择性（见第51章）。一种引起关注的可能的方法是将药物与抗体（可结合肿瘤特异性抗原）相连接，使得药物可与肿瘤细胞选择性结合。该方法在实验动物研究中前景乐观，但在人体中的有效性仍言之尚早。

### 脂质体包封

脂质体为磷脂的水混悬液经超声波分散后生成的小囊泡。脂质体可填充非脂溶性药物或核酸（第55章），填充物被保留于脂质体中直至其破碎。脂质体可被网状内皮细胞（特别是肝处）所吸收。脂质体亦可集聚于恶性肿瘤中，并以这种方法实现药物选择性递送的可能性。两性霉素（amphotericin），一种用于治疗系统性真菌病的抗真菌药（第48章），可制成一种脂质体制剂，尽管与常规剂型相比，其价格要昂贵得多，但其肾毒性较小且耐受性更好。展望未来，通过将抗体分子融合到脂质体膜表面有可能使药物或基因直接选择性地导入特定的靶点中。

### 涂层植入装置

已研制浸渍涂层以允许药物从植入体局部递送。例如激素从宫内装置递送到子宫内膜；抗凝血药和抗增殖药（药物或放射性药物）可从支架（在对病变冠状动脉进行球囊扩张术后，经导管植入该装置）递送到冠状动脉。支架可减少再狭窄的发生，但在装置的边缘仍可能出现再狭窄。嵌在一种聚合物表面的药物[如西罗莫司（sirolimus），一种强效免疫抑制药；见第14章]涂层支架可防止上述重要临床问题的发生。

## 参考文献与扩展阅读

### 药物分布（包括血脑屏障）

Abbott N J 2002 Astrocyte-endothelial interactions and blood-brain barrier permeability. J Anat 200：629-638（*'The BBB phenotype develops under the influence of ... astrocytic glia, and consists of more complex tight junctions than in other capillary endothelia, and a number of specific transport and enzyme systems which regulate molecular traffic across the endothelial cells. Transporters characteristic of the BBB phenotype include both uptake mechanisms (e.g. GLUT-1 glucose carrier, L1 amino acid transporter) and efflux transporters (e.g. P-glycoprotein) ... endothelial cells are involved in both long-and short-term chemical communication with neighbouring cells, with the perivascular end feet of astrocytes being of particular importance.'*）

Bauer B, Hartz A M S, Fricker G, Miller D S 2005 Modulation of P-glycoprotein transport function at the blood-brain barrier. Exp Biol Med 230：118-127（*Reviews mechanisms by which P-glycoprotein activity can be modulated, including direct inhibition by specific competitors, and functional and transcriptional modulation*）

Cooper G J, Boron W F 1998 Effect of pCMBS on the $CO_2$ permeability of *Xenopus* oocytes expressing aquaporin 1 or its C189S mutant. Am J Physiol 275：C1481-C1486（*Carbon dioxide acidification depends on transfer via a channel called aquaporin 1, rather than free diffusion as thought previously*）

de Boer A G, van der Sandt I C J, Gaillard P J 2003 The role of drug transporters at the blood-brain barrier. Ann Rev Pharmacol Toxicol 43：629-656（*Reviews the role of carrier-and receptor-mediated transport systems in the blood-brain barrier; these include P-glycoprotein, multidrug-resistance proteins 17, nucleoside transporters, organic anion transporters, and large amino acid transporters, the transferrin-1 and-2 receptors, and the scavenger receptors SB-AI and SB-BI*）

Doan K M M, Humphreys J E, Webster L O et al. 2002 Passive permeability and P-glycoprotein-mediated efflux differentiate central nervous system (CNS) and non-CNS marketed drugs. J PET 303：1029-1037（*Study on 48 CNS and 45 non-CNS drugs, comparing permeability and P-glycoprotein-mediated efflux between compounds; concludes that for CNS delivery, a drug should ideally have an in vitro passive permeability > 150 nm/s and not be a good P-glycoprotein substrate*）

Eraly S A, Bush K T, Sampogna R V et al. 2004 The molecular pharmacology of organic anion transporters: from DNA to FDA? Mol Pharmacol 65：479-487（*Reviews aspects of the molecular biology and pharmacology of the organic anion transporters, and discusses their structural biology, paired genomic organisation, developmental regulation, toxicology, and pharmacogenetics*）

Friedman A, Kaufer D, Shemer J et al. 1996 Pyridostigmine brain penetration under stress enhances neuronal excitability and induces early immediate transcriptional response. Nat Med 2：1382-1385（*Peripherally acting drugs administered during severe stress may unexpectedly penetrate the blood-brain barrier; see also accompanying comment: Hanin I The Gulf War, stress and a leaky blood brain barrier, pp.* 1307-1308）

Koepsell H 2004 Polyspecific organic cation transporters: their functions and interactions with drugs. Trends Pharmacol Sci 25：375-381（*Reviews organic cation transporters [OCT] 1-3, which are expressed in gut, liver, kidney, heart, placenta, lung and brain and facilitate diffusion of structurally diverse organic cations including monoamine neurotransmitters and many drugs; studies in knockout mice implicate OCT1 in the hepatic uptake and biliary excretion of cationic drugs, and OCT1 and 2 in renal proximal tubules participate in secreting cationic drugs into urine*）

McNamara P J, Abbassi M 2004 Neonatal exposure to drugs in breast milk. Pharm Res 21：555-566（*Review*）

Mealey K L, Bentjen S A, Gay J M, Cantor G H 2001 Ivermectin sensitivity in collies is associated with a deletion mutation of the *mdr*1 gene. Pharmacogenetics 11：727-733（*Reports a deletion mutation of the mdr1 gene that is associated with ivermectin sensitivity. The deletion results in premature termination of P-glycoprotein synthesis. Dogs that are homozygous for the mutation are exquisitely sensitive to ivermectin, while those that are homozygous normal or heterozygous are not.*）

Neff M W, Robertson K R, Wong A K et al. 2004 Breed distribution and history of canine mdr1-1 delta, a pharmacogenetic mutation that marks the emergence of breeds from the collie lineage. Proc Natl Acad Sci USA 101：11725-11730（*The breed distribution and frequency of mdr1-1δ have applications in veterinary medicine, whereas the allele's history recounts the emergence of formally recognised breeds from an admixed population of working sheepdogs*）

Ritter C A, Jedlitschky G, Schwabedissen H M Z et al. 2005 Cellular export of drugs and signaling molecules by the ATP-binding cassette transporters MRP4 (ABCC4) and MRP5 (ABCC5). Drug Metab Rev 37：253-278（*Members of the multidrug resistance-associated protein [MRP] subfamily of ATP-binding cassette transporters, MRP4 and 5 are organic anion transporters; they transport nucleotides and nucleotide analogues, and also cyclic nucleotides, so are implicated in signal transduction. MRP4 also transports conjugated steroids, prostaglandins, and glutathione.*）

Sasaki M, Suzuki H, Aoki J et al. 2004 Prediction of in vivo biliary clearance from the in vitro transcellular transport of organic anions across a double-transfected Madin-Darby canine kidney Ⅱ monolayer expressing both rat organic anion transporting polypeptide 4 and multidrug resistance associated protein 2. Mol Pharmacol 66：450-459（*Double-transfected Madin-Darby canine kidney cell monolayer may be useful in analysing hepatic transport of organic anions and in predicting in vivo biliary clearance*） van Montfoort J E, Hagenbuch B, Groothuis G M M et al. 2003 Drug uptake systems in liver and kidney. Curr Drug Metab 4: 185-211 (*Reviews the tissue distribution, substrate specificity, transport and regulation of the organic anion - transporting polypeptide superfamily [solute carrier family SLC21A] and the SLC22A family-containing transporters for organic cations and organic anions*)

Zhang Y, Schuetz J D, Elmquist W F et al. 2004 Plasma membrane localization of multidrug resistance-associated protein homologs in brain capillary endothelial cells. J PET 311: 449 - 455 (*Predominantly apical plasma membrane distribution for MRP1 and MRP5, and an almost equal distribution of MRP4 on the apical and basolateral plasma membrane of bovine brain microvessel endothelial cells; MRPs in the endothelial cells forming the blood-brain barrier is different from that observed in polarised epithelial cells, and may contribute to the reduced entry and enhanced elimination of organic anions and nucleotides in the brain*)

## 药物递送

Blanc E, Bonnafous C, Merida P et al. 2004 Peptide-vector strategy bypasses P-glycoprotein efflux, and enhances brain transport and solubility of paclitaxel. Anti-Cancer Drugs 15: 947-954 (*Paclitaxel coupled to a peptide vector enhances the solubility of paclitaxel and its brain uptake in mice. In wild-type mice, vectorised paclitaxel bypasses P-glycoprotein present at the lumenal side of the blood-brain barrier—cf. P-glycoprotein-deficient mice. The effect of vectorised paclitaxel on cancer cells was similar to that of free paclitaxel. 'Vectorization of paclitaxel may have significant potential for the treatment of brain tumors.'*)

Cornford E M, Cornford M E 2002 New systems for delivery of drugs to the brain in neurological disease. Lancet Neurol 1: 306 - 315 (*Reviews augmentation of pinocytosis to deliver drugs to the brain. Macromolecules can be conjugated to peptidomimetic ligands that bind peptide receptors, and are then internalised and transported in small vesicles across the cytoplasmic brain-capillary barrier. Such conjugates can remain effective in animal models of neurological disease.*)

Goldberg M, Gomez-Orellana I 2003 Challenges for the oral delivery of macromolecules. Nat Rev Drug Discov 2: 289 - 295 (*Reviews the current status and future prospects of oral macromolecular drug delivery*)

Le Couter J et al. 2001 Identification of an angiogenic mitogen selective for endocrine gland endothelium. Nature 412: 877 - 884 (*See also accompanying editorial comment: Carmeliet P Creating unique blood vessels, 868-869*)

Mahato R I, Narang A S, Thoma L, Miller D D 2003 Emerging trends in oral delivery of peptide and protein drugs. Crit Rev Ther Drug Carrier Syst 20: 153 - 214 (*Various strategies currently under investigation include amino acid backbone modifications; formulation approaches; chemical conjugation of hydrophobic or targeting ligand; and use of enzyme inhibitors, mucoadhesive polymers, and absorption enhancers*)

Mathiovitz E, Jacob J S, Jong Y S et al. 1997 Biologically erodable microspheres as potential oral drug delivery systems. Nature 386: 410-414 (*Oral delivery of three model substances of different molecular size: dicoumarol, insulin and plasmid DNA*)

Medina O P, Zhu Y, Kairemo K 2004 Targeted liposomal drug delivery in cancer. Curr Pharm Des 10: 2981 - 2989 (*Reviews in vivo trafficking of liposomes visualised by positron emission tomography and discusses the characteristics of liposomes that affect the targeting of drugs in vivo*)

Mizuno N, Niwa T, Yotsumoto Y, Sugiyama Y 2003 Impact of drug transporter studies on drug discovery and development. Pharmacol Rev 55: 425-461 (*Reviews drug transport in intestine, liver, kidney and brain, and its roles in absorption, distribution and excretion*)

Schinkel A H, Jonker J W 2003 Mammalian drug efflux transporters of the ATP binding cassette (ABC) family: an overview. Adv Drug Deliv Rev 55: 3-29 (*Overviews mammalian ATP-binding cassette (ABC) transporters known to transport clinically important drugs*)

Skyler J S, Cefalu W T, Kourides I A et al. 2001 Efficacy of inhaled human insulin in type 1 diabetes mellitus: a randomized proof-of-concept study. Lancet 357: 324-325 (*Preprandial inhaled insulin is a less invasive alternative to injection*)

Taguchi A, Sharma N, Saleem R M 2001 Selective postoperative inhibition of gastrointestinal opioid receptors. N Engl J Med 345: 935-940 (*Speeds recovery of bowel function and shortens hospitalisation: notionally 'poor' absorption is used to advantage by providing a selective action on the gut*)

Varde N K, Pack D W 2004 Microspheres for controlled release drug delivery. Exp Opin Biol Ther 4: 35 - 51 (*Describes methods of microparticle fabrication and factors controlling the release rates of encapsulated drugs; recent advances for delivery of single-shot vaccines, plasmid DNA and therapeutic proteins are discussed*)

(李 丹 译，章国良 校，薛 明 审)

# 药物消除与药代动力学



## 概　述

本章第一部分将介绍药物代谢的主要途径以及影响药物经肾、胆汁排泄和肠肝循环等药物消除过程的因素。第二部分将介绍定量药代动力学的一般研究方法，旨在阐明药物清除率如何决定恒速给药后的稳态血浆浓度，药物的吸收、分布（第 7 章）、代谢和排泄特征如何决定血药浓度达稳态前、后药物浓度的时相变化，以及采用不同给药方案时，上述特征如何发生变化。

## 引　言

药物消除是指药物从机体内发生的不可逆丢失，包括代谢和排泄两个过程。代谢是指体内一种化学物质转化为另一种化学物质的酶促反应，而排泄是指化学原形药或其代谢物从体内清除。药物及其代谢物离开机体的主要途径如下：

- 经肾；
- 经肝胆系统；
- 经肺（对于挥发性/气体麻醉药尤为重要）。

药物大多以原形药或其极性代谢物的形式经尿离开机体。有些药物经肝分泌至胆汁，而这些药物的大部分经肠重吸收。然而，在健康人体内亦有原形药大部分经粪便排出而清除的例子，如利福平（rifampicin，见第 46 章）；又如地高辛（见第 18 章），正常时经尿排泄，在进展型肾衰竭患者中，其经粪便排出就显得越发重要。肺排泄仅限于高挥发性或气体药物（如全身麻醉药；见第 36 章）。有些药物亦可少量经分泌液排泄，如经乳汁、汗液。与肾的排泄量相比，这些途径的排泄量可忽略不计，但药物自乳汁排泄可影响婴儿（McNamara & Abbassi，2004），有时很重要。

亲脂性物质不能被肾有效清除。因此，多数亲脂性药物代谢产生极性增强的产物后，再经尿排泄。药物代谢主要在肝发生，特别是由细胞色素 P450（CYP）酶系催化。亦有表达于肝外组织的 P450 酶，主要参与类固醇激素（steroid hormone，第 28 章）、类花生酸类物质（eicosanoid，第 13 章）的生物合成。本章主要介绍肝 P450 酶系催化的药物分解代谢。

## 药物代谢

动物通过进化形成了针对外源性化学物质的复杂解毒体系，包括对有毒植物中的致癌物和毒素。药物作为一种特殊的外源性物质，通常与植物生物碱一样，具有不同的手性特征（即至少有一对立体异构体），可影响其总体代谢。药物代谢包括两种反应，即Ⅰ相反应和Ⅱ相反应。两种反应经常（但并非总是）序贯发生。

Ⅰ相反应为分解代谢（氧化、还原或水解），与母体药物相比，其产物的化学活性常常增强，故其毒性或致癌性有时反而增加。Ⅱ相反应为合成代谢，包括结合反应，其产物通常无活性［虽然亦有例外，如米诺地尔（minoxidil）的活性硫酸盐代谢产物，作为一种钾通道激活药可治疗重症高血压，见第19章］。通常，Ⅰ相反应可在药物分子中导入一个活性基团，如羟基，称作“功能化反应”。该基团可作为结合反应的攻击靶点与葡糖醛酸苷（图8.1）等取代基结合，故Ⅰ相反应通常先于Ⅱ相反应发生。两类反应均可使药物的脂溶性降低，因此增加了肾消除。

虽然有些药物可以在血浆［例如琥珀胆碱（suxamethonium）可被血浆胆碱酯酶水解，见第10章］、肺［如各种类前列腺素（prostanoid），见第13章］或肠［如酪胺（tyramine）和沙丁胺醇（salbutamol）；见第9章和第23章］中代谢，但Ⅰ相反应和Ⅱ相反应主要发生在肝。包含CYP酶系在内的多数肝药物代谢酶（肝药酶）均嵌在滑面内质网上。此内质网经匀浆及差速离心后，可形成很小的碎片，CYP酶系是微粒体部分经过长时间超速离心后的沉降物，因此肝药酶亦称作微粒体酶。药物为了接触到生命的代谢酶必须透过质膜。与非极性分子相比，极性分子除具有特殊转运机制外（第7章），其跨膜转运难得多，所以，极性药物的细胞内代谢一般不如脂溶性药物重要，而且前者更易以原形药经尿排泄。反之，尽管非极性药物更易接触到细胞内酶，但由于肾小管的被动重吸收而使这类药物很少能有效地经肾清除。

#### 立体选择性

许多临床重要药物是其立体异构体的混合物，如索他洛尔（sotalol，第18章）、华法林（warfarin，第21章）和环磷酰胺（cyclophosphamide，第51章）。这些异构体不仅药理效应不同，而且在药物代谢上亦存在差异，其代谢途径可能完全不同。几种临床重要药物的相互作用包括一种药物对另一药物的代谢（第52章）具有立体特异性抑制作用。有时，药物毒性主要与其中一种立体异构体相关，但并不一定是具药理活性的立体异构体。药品监督管理机构敦促只要切实可行，新药应仅含有一种立体异构体以减少并发症的发生[1]。

## Ⅰ相反应

### P450单加氧酶系

#### P450酶的性质、分类及机制

细胞色素P450酶是血红素蛋白类，由一类相关却有差异的大家族（“超家族”）酶组成（每个酶命名为CYP，其后为定义的一套家族数字和一个字母）。

[1] 毋庸置疑的一个好思路；不容乐观的是，药品工业中有人已从中发现了商机，将实际上只是疗效明确且安全的外消旋体药物的活性异构体作为“新药”而被批准大量上市。

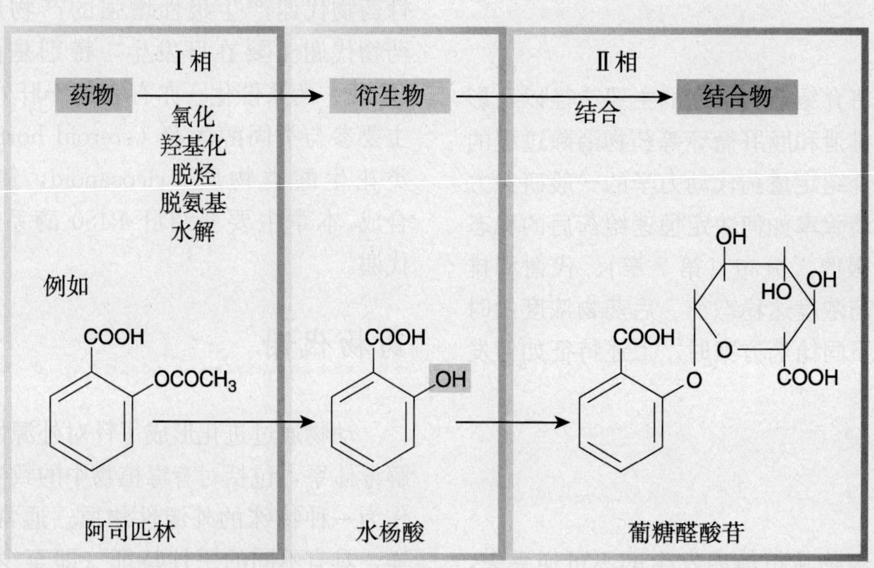


图8.1 药物代谢的两相反应。

这些酶在氨基酸序列、对抑制剂和诱导剂的敏感性以及催化反应的特异性等方面均有差异（Coon，2005，综述）。酶家族中不同成员的底物特异性具有差异却又常常重叠，即有些酶的作用底物相同但反应速率不同。目前，基于氨基酸序列相似性的 P450 酶纯化和互补 DNA 克隆技术形成了酶的分类基础。已有 74 个 CYP 基因家族得到阐述，其中三个主要家族成员（CYP1、CYP2 和 CYP3）参与人肝药物代谢。一些重要的 P450 同工酶的治疗药物底物列举于表 8.1。P450 单加氧酶系催化的药物氧化过程需要药物（底物"DH"）、P450 酶、分子氧、NADPH 及黄素蛋白（NADPH-P450 还原酶）参与。其反应机制包括一个复杂的循环（图 8.2），而反应的总体净效应很简单，可概括为一个氧原子（来自分子氧）加到药物上形成羟基（产物，"DOH"），而另一个氧原子被转化生成水分子。

◆ P450 酶具有独特的光谱学特性，其还原型与一氧化碳结合后生成粉红色的化合物（故名"P"），在波长 450nm 附近（范围为 447～452nm）有最大吸收峰。最初提示 CYP 具有多种亚型的线索即来源于光谱学的观察结果：3-甲基胆蒽（3-methylcholanthrene，见后文）作为诱导药处理大鼠后，CYP 的最大吸收峰由 450 nm 移到 448nm。

细胞色素 P450 酶具有独特的氧化还原特性，这是其发挥多种功能的基础。该特性与血红素铁的多种自旋态（高/低）相关。血红素铁位于含有六个配体的八面复合体中，可为五配位或六配位构型。NADPH-P450 还原酶可提供氧化反应所需的一个或两个电子，使 P450 恢复氧化还原态。当血红素铁进行氧化/还原循环时，酶与底物结合并激活氧。游离型 P450 中高价铁（$Fe^{3+}$）多为低自旋态。当与底物（DH）结合后发生构象改变，高价铁 $Fe^{3+}$ 转变为高自旋态，使其易被还原。由 $Fe^{3+}$ 还原至 $Fe^{2+}$ 需要一个电子，该电子从 NADPH（电子供体）通过黄素蛋白 NADPH-P450 还原酶传递至 P450。还原型 $Fe^{2+}$ · DH 复合物结合分子氧后形成 $Fe^{2+}O_2$-DH 复合物。该复合物再接受来自 NADPH-P450 还原酶（或细胞色素 $b_5$）的第二个电子，并接受一个质子形成过氧化复合物 $Fe^{2+}OOH$-DH。$Fe^{2+}OOH$-DH 接受第二个质子后，可分解生成一个水分子和一个高价氧化铁 $(FeO)^{3+}$-药物复合物：$(FeO)^{3+}$-DH。$(FeO)^{3+}$ 可从 DH 接受一个氢原子并形成一对瞬时自由基——D · 和 $Fe^{2+}$OH · 。当自由基 D · 获得结合型 OH · 后可生成药物羟化产物（DOH），并从复合物中脱离，而 P450 则再生回复初始态。

**表 8.1　细胞色素 P450 同工酶的药物底物举例**

| P450 同工酶 | 药物 |
|---|---|
| CYP1A2 | 咖啡因，对乙酰氨基酚（→NAPQI），他克林，茶碱 |
| CYP2B6 | 环磷酰胺，美沙酮 |
| CYP2C8 | 紫杉醇，瑞格列奈 |
| CYP2C19 | 奥美拉唑，苯妥英 |
| CYP2C9 | 布洛芬，甲苯磺丁脲，华法林 |
| CYP2D6 | 可待因，导喹胍，S-美托洛尔 |
| CYP2E1 | 乙醇，对乙酰氨基酚 |
| CYP3A4，5，7 | 环孢素，硝苯地平，茚地那韦，辛伐他汀 |

（Adapted from http：//medicine. iupui. edu/flockhart/table. htm.）

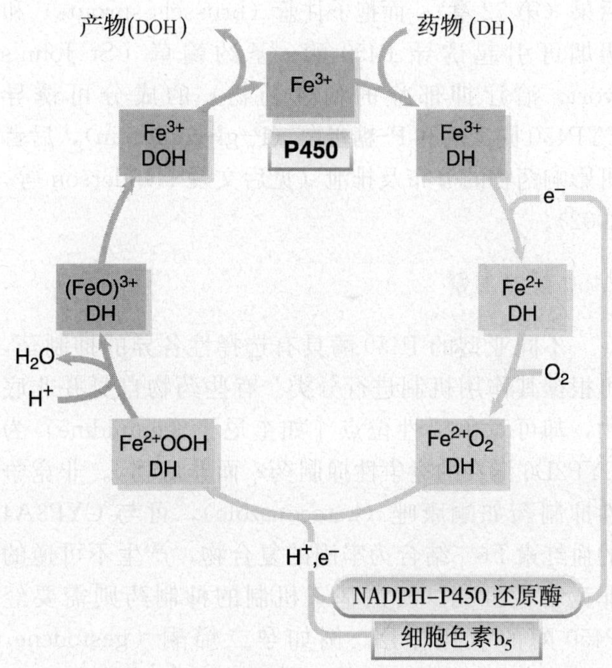


**图 8.2　P450 单加氧酶循环。** P450 含有高价铁（$Fe^{3+}$），并与药物分子（DH）结合；接受 NADPH-P450 还原酶传递的一个电子，使 $Fe^{3+}$ 还原为 $Fe^{2+}$；结合分子氧、一个质子和第二个电子（来自 NADPH-P450 还原酶或细胞色素 $b_5$），生成 $Fe^{2+}OOH$-DH 复合物；结合第二个质子后生成一个水分子和一个高价氧化铁复合物 $(FeO)^{3+}$-DH；$(FeO)^{3+}$ 从 DH 接受一个氢原子，生成一对瞬时自由基（详见正文所述），氧化型药物（DOH）从复合物中脱离，P450 酶得到再生。

### P450 酶和生物学差异

P450 酶的表达及调控具有重要的种属差异。例如，有些食物的杂环胺类（烹饪肉类时产生）可被 P450 超家族成员之一（CYP1A2）活化后生成遗传毒性产物。CYP1A2 固定表达于人和大鼠（接触这种胺类可产生结肠肿瘤），在短尾猴则不表达（无结肠肿瘤）。在进行研发人用新药的药物毒性和致癌性实验时，P450 酶的种属差异对于选择动物种属具有重要意义。

人群中 P450 酶的个体差异有几个主要来源，均具有重要的治疗意义。其中包括遗传多态性，例如一种 CYP2D6 基因变异可使异喹胍（debrisoquine）的羟基化代谢呈现弱代谢或强代谢型。环境因素(第 52 章)也很重要，饮食和环境中均存在酶的抑制剂和诱导剂。例如葡萄柚汁（grapefruit juice）中的成分可通过抑制药物代谢引起心律失常等潜在恶性后果（第 52 章）；而抱子甘蓝（brussels sprouts）和吸烟可引起诱导 P450 酶。圣约翰草（St John's wort，治疗抑郁症的备选药物）的成分可诱导 CYP450 同工酶和 P-糖蛋白（P-glycoprotein），后者可影响药物的分布及排泄（见后文及 Henderson 等，2002）。

### P450 酶的抑制

不同亚型的 P450 酶具有选择性各异的抑制药，可根据其作用机制进行分类。有些药物自身并非底物，却可竞争活性位点［如奎尼丁（quinidine）为 CYP2D6 潜在的竞争性抑制药，而非底物］。非竞争性抑制药如酮康唑（ketoconazole），可与 CYP3A4 的血红素 $Fe^{3+}$ 结合为牢固的复合物，产生不可逆的非竞争性抑制。所谓基于机制的抑制药则需要经 P450 酶的氧化作用。例如孕二烯酮（gestodene，CYP3A4）和乙胺嗪（diethylcarbamazine，CYP2E1）。其中氧化产物（例如推测的孕二烯酮环氧化物中间产物）可通过与酶共价结合，使酶自身破坏（称作“自杀性抑制”）。P450 酶的抑制可造成许多重要的临床药物相互作用（第 52 章）。

## 其他Ⅰ相反应

并非所有的药物氧化反应均由 P450 酶系催化。例如，乙醇除被 CYP2E1 代谢外，还可被一种可溶性细胞质酶，即醇脱氢酶代谢。其他不依赖于 P450 的药物氧化酶包括可使 6-巯基嘌呤（6-mercaptopurine）失活的黄嘌呤氧化酶（第 51 章）以及可以灭活多种生物活性胺（如去甲肾上腺素、酪胺及 5-羟色胺，见第 11 和 12 章）的单胺氧化酶。

还原反应比氧化反应少见得多，但有些还原反应非常重要。例如华法林（第 21 章）经 CYP2A6 使酮基转变为羟基而代谢失活。

水解反应（如阿司匹林，图 8.1，见第 14 章）发生于血浆及多种组织中，与肝微粒体酶无关。酯键和酰胺键（相对较不易）对于水解反应较为敏感。

## Ⅱ相反应

若药物的母体分子或Ⅰ相代谢产物分子中存在合适的“把手”（如羟基、巯基或氨基），则易于结合取代基发生结合反应。该合成步骤称作Ⅱ相反应。其结合产物几乎总是失去药理学活性，且其脂溶性较前体药物降低，可经尿或胆汁排泄。

常见的取代基包括葡糖醛酸基（图 8.3）、硫酸根、甲基、乙酰基和甘氨酰基等。三肽类物质谷胱甘肽亦可通过巯基与药物的代谢物结合，见于对乙酰氨基酚（paracetamol）的解毒反应（图 53.1）。葡糖醛酸苷的合成先要生成一种高能磷酸化合物，即尿苷二磷酸（UDP）葡糖醛酸（UDPGA），而后葡糖醛酸可传递至底物中富含电子的原子上（N、O 或 S），形成酰胺、酯或巯键。上述反应可由 UDP-葡糖醛酸基转移酶催化，该酶具有广泛的底物特异性，包括许多药物及其他外源性分子。有些重要的内源性物质，如胆红素和肾上腺皮质激素亦经上述体系发生结合反应。

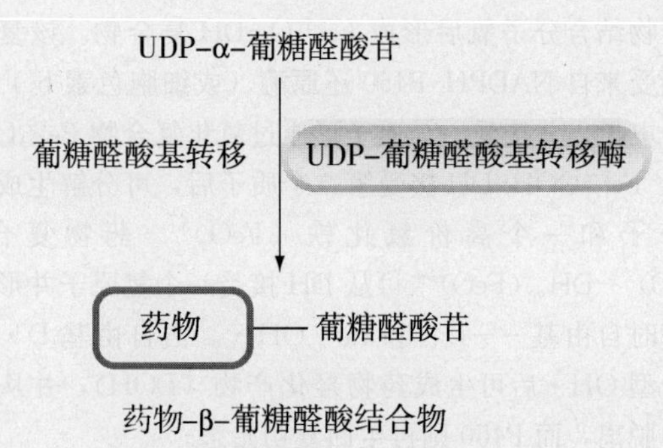


**图 8.3 葡糖醛酸结合反应。**

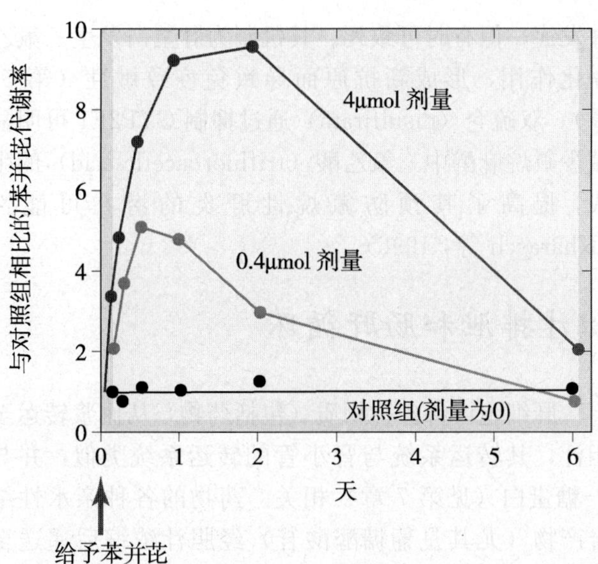


**图 8.4 苯并芘（benzpyrene）刺激肝代谢。**给予幼年大鼠图中所示剂量的苯并芘（腹腔注射）后，间隔测定 6 天内肝匀浆的苯并芘代谢活性。（From Conney A H et al. 1957 J Biol Chem 228：753.）

乙酰化和甲基化反应分别需要乙酰辅酶 A 和 S-腺苷甲硫氨酸作为供体化合物。这些结合反应大多发生在肝，但亦可发生在其他组织，如肺和肾。

## 微粒体酶的诱导

许多药物如利福平（第 46 章）、乙醇（ethanol，第 43 章）和卡马西平（carbamazepine，第 40 章）重复给药后可使微粒体氧化酶及结合体系活性增强。许多化学致癌物（例如苯并芘、3-甲基胆蒽）亦有上述作用，且效应显著；图 8.4 显示单次给予苯并芘，两天后其代谢率可增加近 10 倍。该效应称作诱导，其机制为微粒体酶合成的增加和/或破坏的减少——详见近期综述，如 Park 等（1996）和 Dickins（2004）的综述。

酶的诱导可增加药物的毒性及致癌性（Park 等，2005），这是由于有些Ⅰ相代谢产物具有毒性或致癌性，其中对乙酰氨基酚是药物具有高毒性代谢物的一个重要例子（第 53 章）。

诱导机制尚未完全阐明，但类似于类固醇激素和其他激素与核受体的结合作用（第 3 章）。研究最彻底的诱导剂为多环芳香烃类，可与被称作芳香烃（Ah）受体的一种可溶性蛋白的配体结合域结合。该复合物被 Ah 受体核转位子转移至细胞核内，再与 DNA 中的 Ah 受体反应元件结合，促进 CYP1A1 基因转录。有些诱导剂（如诱导人 CYP2E1 的乙醇）除可增加转录外，亦可稳定 mRNA 或 P450 蛋白。

## 首关（循环前）代谢

有些药物可经肝或肠壁被大量摄取，使进入体循环的药量比吸收量少得多。该效应称作首关效应或循环前代谢，即使肠道吸收良好的药物仍可使生物利用度（第 7 章）降低。循环前代谢对于许多治疗药物（如表 8.2 所示）均具有重要的影响，原因如下：

- 经口服给药剂量需比其他途径的给药剂量大得多；
- 药物首过代谢的程度具有明显的个体差异（第 52 章），因此口服给药后较难预测药物的代谢结果。

## 具有药理活性的药物代谢物

在一些情况下，有些药物（表 8.3）经代谢后才具有药理活性。例如免疫抑制药硫唑嘌呤（azathioprine，第 14 章）被代谢为 6-巯基嘌呤（mercaptopurine）；血管紧张素转换酶抑制药依那普利（enalapril，第 19 章）经水解生成具活性的依那普利拉（enalaprilat）。上述药物的母体分子自身缺乏活性，称作前体药物。有时有意设计前药用以解决药物递送问题（第 7 章）。药物代谢可从根本上改变药物的药理作用。阿司匹林抑制某些血小板的功能，具有抗炎活性（第 21 和 14 章）。其水解产物水杨酸（图 8.1）则仅具有抗炎活性而无抗血小板活性。有些药物的代谢物具有与母体分子相似的药理作用，例如许多苯二氮䓬类（benzodiazepines）可生成半衰期长的活性代谢物，在母体药物被消除后仍可维持镇静作用（第 37 章）。有些药物代谢物亦可产生毒性。例如对乙酰氨基酚产生肝毒性（第 53 章）；又如环磷酰胺的毒性代谢产物丙烯醛（acrolein）产生膀胱毒性

**表 8.2 经首关效应大量消除的药物**

| | |
|---|---|
| 阿司匹林 | 美托洛尔 |
| 硝酸甘油 | 吗啡 |
| 硝酸异山梨酯 | 普萘洛尔 |
| 左旋多巴 | 沙丁胺醇 |
| 利多卡因 | 维拉帕米 |

**药物代谢**

**要点**

- Ⅰ相反应包括氧化、还原及水解。它们:
  — 通常形成更具有化学反应性的产物，具有药理活性、毒性或致癌性;
  — 通常与单加氧酶系相关，尤其细胞色素P450起关键作用。
- Ⅱ相反应为反应基团（常在Ⅰ相反应中引入）的结合过程（如葡萄糖醛酸化），通常生成无活性的极性产物而易于排出体外。
- 有些结合产物通过胆汁排泄，在肠中被再活化后又重吸收（“肠肝循环”）。
- 诱导P450酶可明显促进肝的药物代谢。毒性代谢物可增加药物毒性。
- 一些药物经口腔给予后，肝或肠壁的循环前代谢可减少其生物利用度。

（第51章）。甲醇和乙二醇均可被醇脱氢酶代谢产生毒性。乙醇可以竞争该酶的活性位点，故可用于治疗上述化合物中毒（或使用更强效的抑制药）。特非那定（terfenadine）为非镇静类抗组胺药，可通过阻滞心脏钾通道而造成严重的心律失常，尽管比较罕见。其代谢物非索非那定（fexofenadine）亦具药理活性，可阻断组胺 $H_1$ 受体，但并不影响心脏钾通道，故目前在临床治疗中大多已经取代了特非那定。

肝坏死是氟烷（halothane）麻醉后发生的罕见并发症，但有时可致死。其机制为肝蛋白发生三氟乙酰化作用，形成新抗原而导致免疫致敏性（第53章）。双硫仑（disulfiram）通过抑制CYP2E1可明显减少氟烷麻醉中三氟乙酸（trifluoroacetic acid）的生成，提高了其预防氟烷性肝炎的潜在可能性（Kharasch 等，1996）。

## 胆汁排泄和肠肝循环

肝细胞可将各种物质（包括药物）从血浆转运至胆汁，其转运系统与肾小管的转运系统类似，并与P-糖蛋白（见第7章）相关。药物的各种亲水性结合产物（尤其是葡糖醛酸苷）经胆汁浓缩后递送至肠，在肠内，葡糖醛酸苷通常被水解，并再次释放出活性药物，随后游离型药物可被重吸收并循环往复（肠肝循环）。这种效应可生成一个“贮存库”，其中参与再循环的药物约占体内总药量的20%，并使其药理作用延长。重要的药物包括吗啡（第41章）和炔雌醇（ethinylestradiol，第30章）。有些药物可大量排泄至胆汁。例如维库溴铵（vecuronium，非去极化型肌肉松弛药；第10章）主要以原形药排泄至胆汁。利福平（第46章）在肠被吸收，缓慢脱乙酰基并维持生物活性。其原形药及脱乙酰基产物均可排泄至胆汁，但后者不能被重吸收，故多数药物终以脱乙酰基形式经粪便排出体外。

**表8.3 产生活性或毒性代谢物的药物**

| 非活性（前体）药物 | 活性药物 | 活性代谢物 | 毒性代谢物 | 参见章节 |
|---|---|---|---|---|
| 硫唑嘌呤 → | | 6-巯基嘌呤 | | 14 |
| 可的松 → | | 氢化可的松 | | 28 |
| 泼尼松 → | | 泼尼松龙 | | 28 |
| 依那普利 → | | 依那普利拉 | | 19 |
| 齐多夫定 → | | 三磷酸齐多夫定 | | 47 |
| 环磷酰胺 → | | 磷酰胺芥子气 → | 丙烯醛 | 51 |
| | 地西泮 → | 去甲西泮 → 奥沙西泮 | | 37 |
| | 吗啡 → | 6-葡糖醛酸吗啡 | | 41 |
| | 氟烷 → | | 三氟乙酸 | 36 |
| | 甲氧氟烷 → | | 氟化物 | 36 |
| | 对乙酰氨基酚 → | | N-乙酰-*p*-苯醌亚胺 | 14 和 53 |

## 药物和代谢物的肾排泄

药物经肾排泄的速率差异极大，其范围从青霉素（第 46 章）经肾一次处理过程即可从血中几乎完全清除，到药物清除极其缓慢的地西泮（第 37 章）。多数药物介于上述两者之间，而且药物代谢物的清除几乎总是比母体药物更迅速。药物经肾排泄的三个基本途径如下：

- 肾小球滤过；
- 肾小管主动分泌；
- 跨肾小管上皮被动扩散。

### 肾小球滤过

分子量约低于 20 000 的药物分子可经肾小球毛细血管扩散到肾小球滤过液中。血浆白蛋白（分子量约为 68 000）几乎完全不能透过，但是除大分子药物如肝素（第 21 章）外，大多数药物均可自由通过上述屏障。若药物与血浆白蛋白略有结合，则肾小球滤过液中的药物浓度将低于总血浆浓度。若约 98%的药物与白蛋白结合，如华法林（第 21 章），则肾小球滤过液中的浓度仅为其血浆浓度的 2%，故经肾小球滤过的清除率相应减少。

### 肾小管分泌

经肾小球滤过的肾血浆流量最多占 20%，剩余至少 80%的运载药物可继续到达近端小管的小管周毛细血管。在此处药物分子可通过两个独立、相对非选择性的载体系统转运至肾小管管腔内。一种载体转运酸性药物（和各种内源性酸，如尿酸），而另一种则转运有机碱。一些重要的药物均可由上述两个载体系统转运，见表 8.4 所示。载体可以逆电化学梯度转运药物分子，因此，几乎可以将血浆药物浓度降至零。由于至少有 80%的药物由载体负责运送，所以肾小管的分泌作用有可能是最有效的药物肾消除机制。与肾小球滤过不同，即使大部分药物与血浆蛋白结合，载体介导的转运仍可实现药物的最大清除率❶。例如青霉素（第 46 章）约 80%为蛋白结合型，故仅经肾小球滤过清除缓慢，而经近端小管分泌则几乎可以完全清除，因此药物的总消除率很高。

许多药物可竞争相同的转运系统（表 8.4）而导致药物相互作用。例如，最初研发的丙磺舒（probenecid）即通过延缓青霉素的肾小管分泌，从而使其药理作用延长。

**表 8.4 主动分泌至肾近端小管的重要药物及相关物质**

| 酸 | 碱 |
|---|---|
| 对氨马尿酸 | 阿米洛利 |
| 呋塞米（速尿） | 多巴胺 |
| 葡糖醛酸结合物 | 组胺 |
| 甘氨酸结合物 | 米帕林 |
| 吲哚美辛 | 吗啡 |
| 甲氨蝶呤 | 哌替啶 |
| 青霉素 | 季铵 |
| | 丙磺舒化合物 |
| 硫酸结合物 | 奎宁 |
| 噻嗪类利尿药 | 5-羟色胺（5-羟色胺） |
| 尿酸 | 氨苯蝶啶 |

### 跨肾小管扩散

当液体通过肾小管时，水分被重吸收，形成的尿液体积仅约为肾小球滤过液的 1%。若药物分子可自由透过肾小管，则滤过药物中的 99%将被动重吸收。因此脂溶性药物的排泄较差，而极性药物因肾小管通透性低可存留在管腔内，伴随水分的重吸收而逐渐被浓缩。经上述机制处置的药物包括地高辛及氨基糖苷类抗生素等。它们代表了一类数量相对较少却很重要的药物（表 8.5），因不会经代谢失活，肾消除率成为决定药物作用持续时间的主要影响因素。肾功能可能受损的老年人、肾病或重症急病患者（第 52 章），应慎用此类药物。

可用 pH 值来改变许多弱酸或弱碱性药物的解离

❶ 肾小球滤过为水分和溶质的等渗转运，不影响血浆中游离型药物的浓度。因此血液透过肾小球毛细血管时，游离型与结合型药物之间的平衡未受干扰，结合型药物并无解离趋势。故药物的滤过清除率降低，且与结合型药物所占比率成正比。肾小管主动分泌却与上述过程不同。即使大部分药物为结合型，其主动分泌亦很少被阻滞。这是由于药物分子可经载体转运而不伴水分转运。因此游离型药物分子从血浆中被带走，血浆游离型药物浓度降低，使得结合型药物与血浆白蛋白解离。因此，药物（包括结合型及游离型）100%可经载体有效转运。

程度，进而明显影响其肾排泄。离子障效应意味着碱性药物在酸性尿液中排泄更快，因肾小管内 pH 值降低可使药物易于解离而抑制重吸收。反之，酸性药物在碱性尿液中排泄最快（图 8.5）。在处理阿司匹林过量的病例中，碱化尿液可加速水杨酸盐的排泄。

### 肾清除率

肾清除率（renal clearance，$CL_r$）是反映药物经肾消除的最佳定量指标。其定义为包含单位时间内经肾清除药量的血浆体积。可通过公式由血药浓度（$C_p$）、尿药浓度（$C_u$）及尿流量速率（$V_u$）计算得到：

$$CL_r = \frac{C_u \times V_u}{C_p} \tag{8.1}$$

$CL_r$ 对于不同的药物，差别很大，可从不足 1ml/min 至理论最大值约 700 ml/min，即通过对氨马尿酸（p-aminohippuric acid，PAH）清除率（PAH 可 100% 被肾提取）求得的肾血浆流量。

**药物经肾消除** 要点

- 除血浆蛋白结合率较高的药物外，大多数药物均可自由通过肾小球滤过液。
- 许多药物可主动分泌至肾小管中而被迅速清除，尤其是弱酸性和弱碱性药物。
- 脂溶性药物通过肾小管扩散而被动重吸收，因此不能通过尿液有效排泄。
- 因为 pH 值的分配作用，弱酸性药物在碱性尿液中排泄更快，反之亦然。
- 几种重要药物的主要清除途径为肾排泄，故用于老年人及肾病患者时易产生毒性。

**表 8.5 大部分以原型药经尿排泄的药物举例**

| 比率 | 排泄的药物 |
|---|---|
| 100～75 | 呋塞米（速尿），庆大霉素 |
| | 甲氨蝶呤，阿替洛尔，地高辛 |
| 75～50 | 青霉素，西咪替丁 |
| | 土霉素，新斯的明 |
| 约 50 | 丙胺太林，筒箭毒碱 |

## 药代动力学

### 药代动力学的定义和应用

药代动力学（“机体对药物的处置”）是指给药期间和给药后机体不同部位药物浓度的经时变化关系，应区别于药物效应动力学（“药物对机体的作用”），后者描述药物与受体或其他主要作用位点的相互作用结果。虽然这两个词使语源学的纯化论者感到沮丧，但仍有必要加以区别。

药代动力学知识对于药物研发至关重要，既对临床前毒性试验和整体动物药理学研究有意义[1]，亦可在关键的Ⅲ期药效研究中合理地确定给药方案。掌握药代动力学的基本原理对于临床医生亦很重要，他们需要了解上市药物产品说明书中推荐剂量的制订依据，用以实现最佳疗效且掌握其限制。尤其当临床医生治疗重病患者时常需使给药方案个体化，此时取决于需要多快达到治疗血药浓度以及是否患有肾病或肝病而使药物的清除受阻。

### 范　围

本部分介绍了药物总清除率如何决定连续给药时的稳态血浆浓度，继而建立了将机体视为单个均一隔室（体积为 $V_d$）的简单模型，并使用消除半衰期（$t_{1/2}$）描述其达稳态前的特点。本节主要介绍了三种给药方案：连续静脉输注、快速推注和重复给药。最后，介绍了当简单模型不适用时，需使用二室模型或清除率随药物浓度而变化的（“非线性动力学”）模型。详情可参见 Rowland & Tozer（1995）及 Birkett（2002）。Atkinson 等（2002）提供了备选的研究方案。

### 用清除率表示药物消除

药物总清除率（$CL$）定义为单位时间内含有从机体清除的总药量的血浆体积。$CL$ 是药物代谢动力学的基本参数，可将药物的消除速率与其血浆浓度（$C$）联系起来：

[1] 例如，实验动物的给药量通常远远大于人的给药量（单位体重的给药量），这是由于啮齿类动物的药物代谢通常要快得多。

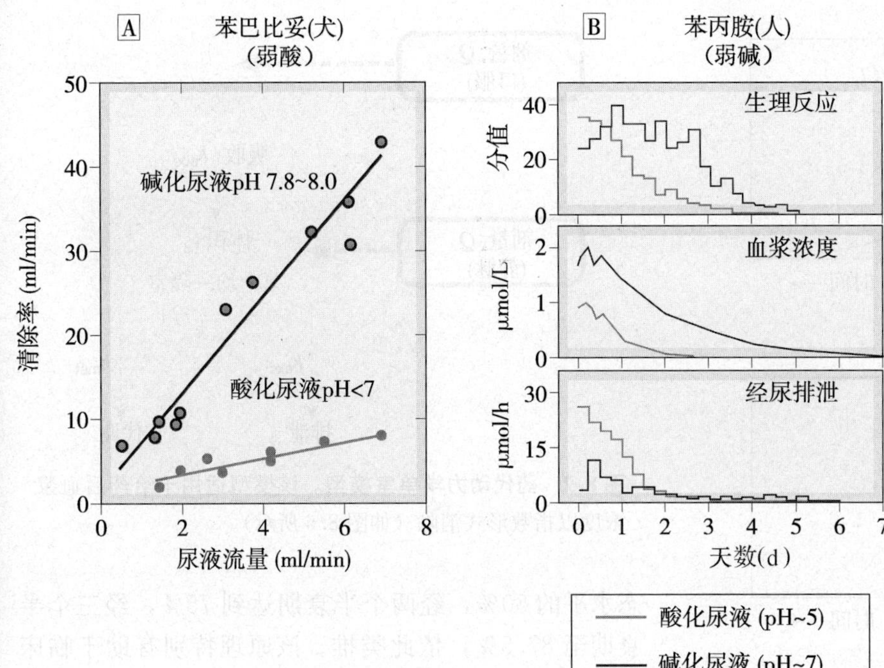


**图 8.5 尿 pH 值对药物排泄的影响。** A 苯巴比妥（phenobarbital）消除率作为犬尿流量的函数作图，因苯巴比妥为酸性，故碱化尿液可使清除率增加近五倍。B 人苯丙胺（amphetamine）排泄。酸化尿液可增加苯丙胺的肾清除率，减少其血浆浓度及个体精神症状。（Data from Gunne & Anggard 1974 In：Torrell T et al.（eds）Pharmacology and pharmacokinetics. Plenum，New York.）

$$药物消除速率=C\times CL \tag{8.2}$$

确定个体的药物清除率可以在恒速静脉输注给药（$X$ mg/h）时，间隔测定血浆药物浓度（单位为mg/L），直至接近稳态浓度（图 8.6A）。当达到稳态时，药物输入机体的速率与从机体清除的速率相等，故：

$$X=C_{SS}\times CL \tag{8.3}$$

整理公式后，

$$CL=\frac{X}{C_{SS}} \tag{8.4}$$

其中 $C_{SS}$ 为稳态血药浓度，$CL$ 表示为体积/时间单位（举例中为 L/h）。

当给药量变化时，许多药物在某个体中清除率保持不变（至少限于治疗量范围内，但亦有例外，见后述的饱和动力学部分），故已知 $CL$ 值可以计算达到目标稳态血药浓度所需的剂量率（公式 8.3）。

$CL$ 值估测亦可通过单次静脉快速推注给药 $Q$ mg（图 8.6B）后，间隔测定血药浓度而得到。

$$CL=\frac{Q}{\mathrm{AUC}} \tag{8.5}$$

其中 AUC 为血药浓度-时间曲线下面积（见第 7 章以及 Birkett，2002 中详述的 AUC 及其计算方法）。

## 单室模型

单室模型是将人体设想为高度简单化的单个均一隔室模型，其体积为 $V_d$（分布容积），药量 $Q$ 可经静脉注射后迅速进入该隔室，亦可经代谢或排泄从隔室中排出（图 8.7）。对于大多数药物来说，$V_d$ 为表观容积，并非解剖隔室的容积。$V_d$ 将体内的总药量与其血药浓度联系起来（第 7 章）。在单次快速推注给药时，体内药量等于给药量 $Q$。故初始血药浓度 $C_0$ 可由下列公式计算：

$$C_0=\frac{Q}{V_d} \tag{8.6}$$

在实际当中，$C_0$ 值可由血药浓度（$C$）的半对数对时间作图得到的直线外推部分来估算，外推直线交于 0 时间点的 Y 轴截距即为 $C_0$（图 8.6C）。后续时间点 t 的血药浓度 $C_t$ 则取决于药物消除速率（即总清除率 $CL$）。许多药物呈现为一级动力学，药物消除速率与血药浓度成正比。故血药浓度呈指数形式递减（图 8.8），如下列公式所示：

$$C（t）=C_{(0)}\exp\frac{-CL_s}{V_d}t \tag{8.7}$$

取对数：

$$\ln C（t）=\ln C_{(0)}-\frac{-CL_s}{V_d}t \tag{8.8}$$

用 $C_t$ 的对数值对时间 $t$（线性坐标）作图后得到一条直线，其斜率为 $CL_s/V_d$。该斜率（$CL_s/V_d$）的倒数即为消除速率常数 $k_{el}$。消除半衰期 $t_{1/2}$ 参数则较易理解，与 $k_{el}$ 成反比。其定义为 $C_t$ 降至 50% 所需的时间，数值等于 $\ln2/k_{el}$（$0.693/k_{el}$）。故可根据 $V_d$ 和 $CL_s$ 求得血浆半衰期。

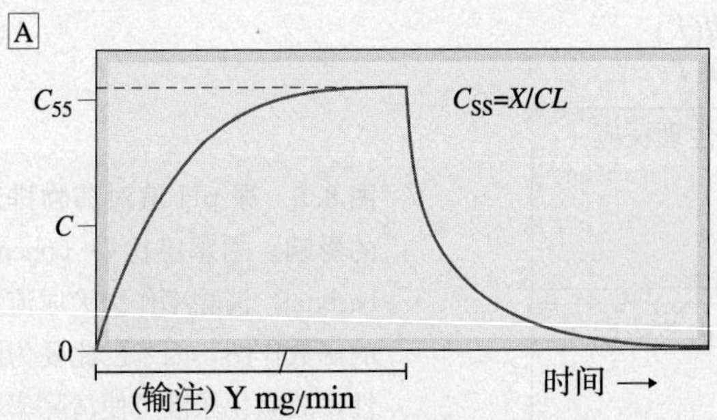


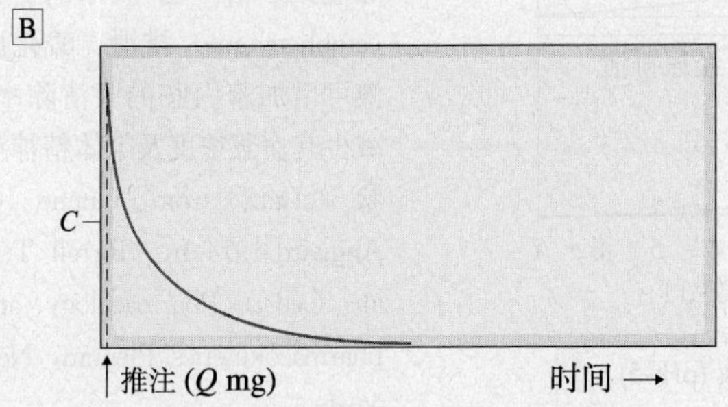


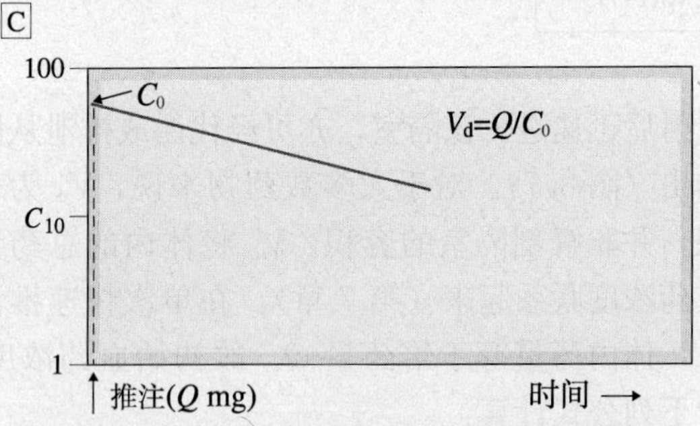


**图 8.6 血药浓度-时间曲线。**Ⓐ恒速静脉输注，速度为 Xmg/min（如水平标尺所示），血浆浓度（$C$）由 0 升高至稳态值（Css）：当输注停止时，$C$ 降至 0。Ⓑ静脉快速推注（Qmg）后，血浆浓度迅速升高，随后逐渐降至 0。使用 B 图中数据。取 $C$ 的对数值进行作图，其中直线部分为血药浓度以近似指数形式下降。该直线外推反交于纵坐标时间点为 0 时，即为 0 时间点血药浓度（$C_0$）的估测值，故可求得分布容积 $V_d$。

单室模型适用时，若恒速输注给药（图 8.6A），血药浓度以接近指数的形式达到稳态值。若停止输注，则血药浓度以指数形式降至零：经过一个半衰期后，浓度将下降至初始浓度的一半；经两个半衰期后降至初始浓度的 1/4；经三个半衰期后降至 1/8；依此类推。直观上可明显发现，药物的半衰期越长，则停药后药物在体内存留的时间越长。另一不太明显的事实是，当长期给药时，药物半衰期越长，则积累至稳态水平所需的时间就越长：经一个半衰期后达到稳

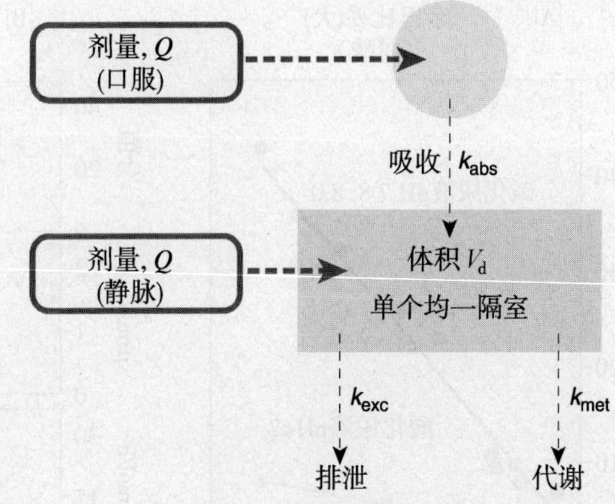


**图 8.7 药代动力学单室模型。**该模型适用于给药后血浆浓度以指数形式消除（如图 8.6 所示）。

态水平的 50%，经两个半衰期达到 75%，经三个半衰期至 87.5%，依此类推。该原理特别有助于临床医生决定如何开始药物治疗。例如，若待用药物的半衰期约为 24h，则恒速输注给药 3～5 天后可达到近似的稳态血药浓度。若主要临床表现较重，则上述时间显得太长，故可使用负荷剂量给药（见后文）。该剂量取决于分布容积（公式 8.6）。

## 多次给药的影响

多次给药比单次注射或恒速输注更为常见。静脉输注时血药浓度以指数形式平稳升高，多次注射给药（单剂量为 $Q$）则更复杂，但两者原理相同（图 8.9）。血药浓度以近似指数的形式随时间升高至平均稳态浓度，但会有所波动（范围为 $Q/V_d$）。给药剂量越小且越频繁，则越接近于持续输注给药，其浓度波动越小。然而，具体的给药方案并不影响平均稳态浓度值，亦不影响其达稳速度。实际上，在给药 3～5 个半衰期后方可有效达到稳态值。根据前述原理，增加初始给药量可更快地达到稳态。若药物的半衰期长且临床情况紧急，初次治疗时有时给予负荷剂量，例如胺碘酮（amiodarone）或地高辛等药物用于治疗心律失常时（第 18 章）。

## 吸收速率差异的影响

药物在肠或注射部位处可经缓慢吸收进入血浆，就仿佛药物（视为隔室模型）缓慢注射入血。为了建

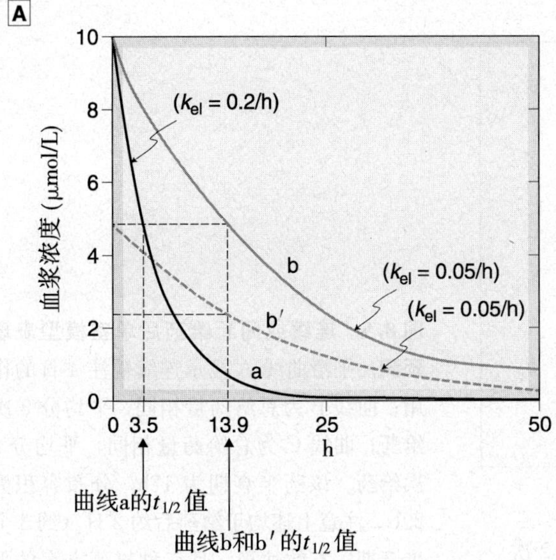


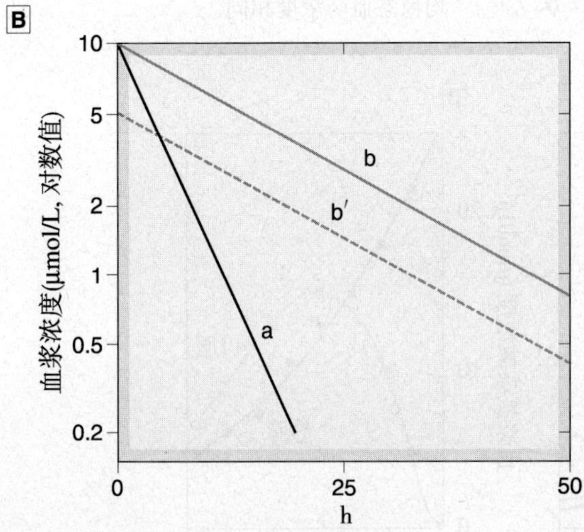


**图 8.8 0 时静脉给药后预测单室模型特征。** a 药和 b 药仅消除速率常数 $k_{el}$ 不同。曲线 b′为给予更小剂量的 b 药后的血药浓度-时间曲线。注意半衰期（$t_{1/2}$，虚线所示）与剂量无关。Ⓐ线性浓度。Ⓑ对数浓度。

立动力学模型，可使用速率常数 $k_{abs}$ 近似表示药物从给药部位进入中央室的转运（图 8.7）。上述需假定任何时候的吸收速率均与尚未吸收的药量成正比，但该假定充其量为实际情况的粗略近似。若药物吸收缓慢，则可影响其血药浓度升高/降低的经时变化，如图 8.10 所示。图中曲线显示了总给药量相同而吸收时间不同产生的影响。尽管各条曲线中药物均完全吸收，但是吸收减慢时其峰浓度呈现延迟、降低且变钝。在少数情况下，某些剂型可使药物经过回肠时恒速释放（第 7 章），此时近似于恒速输注。一旦药物完全被吸收，血药浓度则以相同的半衰期下降，而与吸收速率无关。

◆ 在本章讨论的药代动力学模型中，血药浓度-时间曲线下面积（AUC）与进入血浆隔室内的总药量成正比，而与吸收速率无关。若药物为不完全吸收或经首过代谢分解后再进入血浆隔室，则口服给药后 AUC 值降低（第 7 章）。但吸收速率的差异并不会影响 AUC 值。需再次强调，只要药物完全吸收，则 $k_{abs}$ 不会影响给药速率与稳态血药浓度之间的相关性（公式 8.4），尽管当吸收减慢时各剂量给药后的血药浓度波动幅度会减小。

## 更复杂的动力学模型

到目前为止，我们介绍了一种单室的药代动力学模型，该模型假定药物的吸收、代谢和排泄的速率均与转送到隔室内的药物浓度成正比。上述假定有助于阐明一些基本原理，但用来描述生理状态则明显过于简单。机体的不同部位如脑、体脂肪和肌肉等，在血液供给、药物分配系数以及毛细血管的药物通透性等方面的特征均存在很大差异。上述差异在单室模型中均被忽略，却可显著影响药物的分布及作用的经时变化，故许多理论研究已深入探讨了更为复杂的模型的数学分析（Rowland & Tozer，1995；Atkinson 等，2002）。该研究并不在本书讨论的范围内，亦可能超出了实用范围，这是由于在药代动力学性质的实验中，实验数据的精确度或重现性很少能够满足严格的复杂模型检验。

二室模型通过引入一个单独的“周边”室，用来代表与血浆“中央”室进行交换的组织，则更接近于真实情况，而且并未使模型过度复杂化。

## 二室模型

二室模型是广泛应用的近似模型，该模型将组织集中在一起作为周边室。药物分子出入周边室仅可通过中央室（图 8.11）进行，中央室通常为血浆（对于少数分布极快的药物，则为血浆及血管外间隙之和）。因模型中引入第二个隔室，故预测血药浓度经时变化时需引入第二个指数项，因此由快相及慢相组成。上述特征通常可于实验中发现，当进行血药浓度的半对数作图时大多可清晰显示（图 8.12）。若中央室与周边室之间的药物转移相对快于其消除速率（较为常见），则快相（常称为 α 相）可用于反映药物的再分布（即药物分子从血浆转运至组织，故血药浓度会迅速下降）。当快相结束而消除尚未开始时，达到的血药浓度可用来计算两个室的总分布容积。通过慢

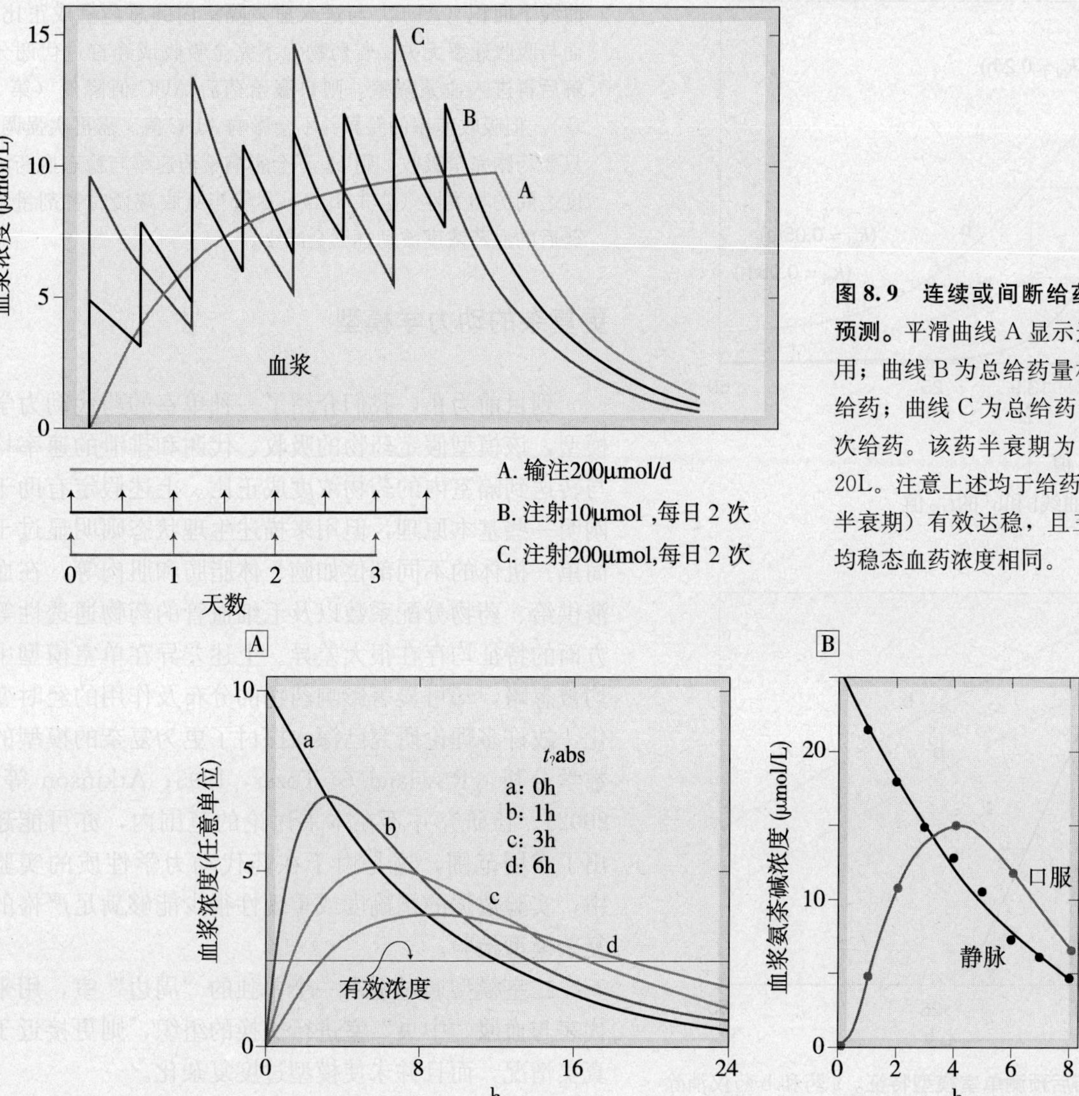


**图 8.9 连续或间断给药后单室模型表现预测。** 平滑曲线 A 显示连续输注 4 日的作用；曲线 B 为总给药量相同，平均分 8 次给药；曲线 C 为总给药量相同，平均分 4 次给药。该药半衰期为 17h，分布容积为 20L。注意上述均于给药后约 2 日（约 3 个半衰期）有效达稳，且三种给药方案的平均稳态血药浓度相同。

**图 8.10 药物吸收缓慢对血药浓度的影响。** Ⓐ预测药物从肠或注射部位以不同速率被吸收的单室模型特征。消除半衰期为 6h。吸收半衰期（$t_{1/2}$abs）如图所示（0 则为瞬间吸收，即静脉给药）。注意缓慢吸收可使血浆峰浓度降低且延迟出现，持续时间略延长。Ⓑ口服和静脉给予相同药量时，人氨茶碱（aminophylline）血浆浓度测定。（Data from Swintowsky JV 1956 J Am Pharm Assoc 49：395.）

相（β 相）半衰期可估计 $k_{el}$ 值。若药物迅速被代谢，则 α 相与 β 相不易分开，且无法直接计算 $V_d$ 和 $k_{el}$ 值。对于某些药物（如脂溶性很强的药物）使用该模型亦存在一些问题，此时将全部外周组织集中为一处则脱离实际。

## 饱和动力学

少数药物，如乙醇、苯妥英（phenytoin）和水杨酸盐（salicylate），从血浆中消除的经时变化规律并不符合指数或双指数模式（如图 8.8 和 8.12），而是原本即为线性模式（即药物呈恒速消除而与血药浓度无关）。上述通常称作零级动力学，用以区别于目前已讨论的较为常见的一级动力学（这些命名均源于化学动力学理论）。饱和动力学是一个更恰当的术语。图 8.13 为乙醇示例。图中可见乙醇的血浆消除速率为常数（约每小时 4mmol/L），而与血药浓度无关。上述现象可解释为由于辅因子 $NAD^+$ 的效应有限，在低浓度乙醇时，醇脱氢酶的氧化反应速率即达到最大值。

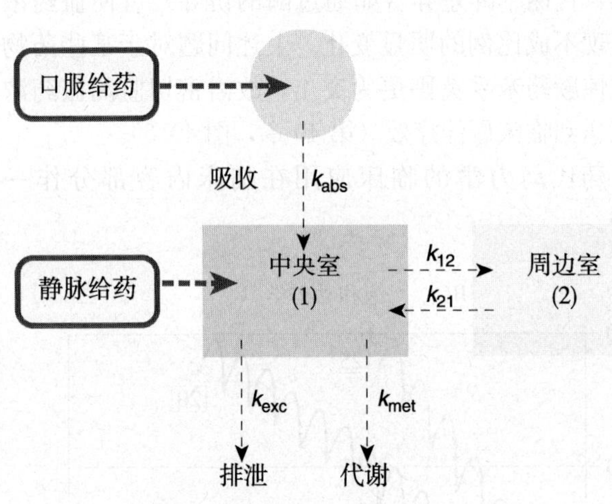


**图 8.11　药物代谢动力学二室模型。**

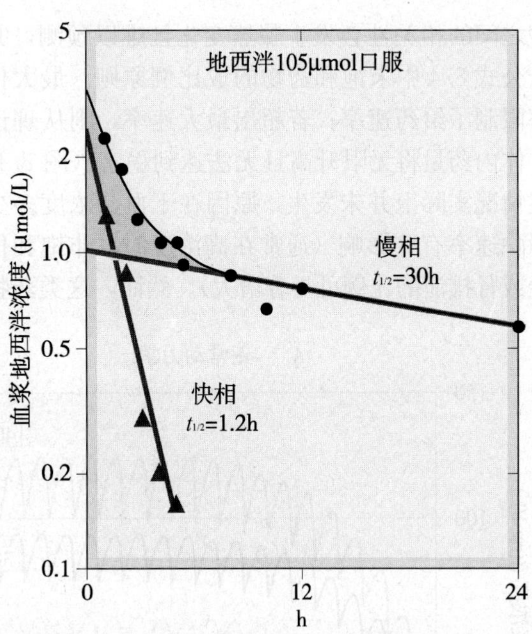


**图 8.12　人单次口服地西泮 (diazepam) 的消除动力学。**图中所示为血药浓度与时间的半对数图。约 8h 后，实测浓度（●）呈直线（慢相，slow phase）。根据该直线外推可得到早期实测浓度对应的外推浓度，取两者之差（阴影区）作图（▲）则为快相（fast phase）。上述两相消除方式即为二室模型（图 8.11），适用于多种药物。（Data from Curry S H 1980 Drug disposition and pharmacokinetics. Blackwell，Oxford.）

## 药物代谢动力学

要点

- 药物总清除率（$CL$）是反映药物消除的基本参数：消除速率等于 $CL$ 乘以血药浓度。
- 通过 $CL$ 可确定稳态血药浓度值（$C_{ss}$）：$C_{ss}$=给药速率/$CL$。
- 许多药物从血浆中清除的经时变化近似指数形式。对于该类药物，可将机体视为单个分布均一的隔室的模型（体积为 $V_d$）进行描述。$V_d$ 为表观分布容积，可将任意时间点的体内药量与血药浓度联系起来。
- 消除半衰期（$t_{1/2}$）与 $V_d$ 成正比，与 $CL$ 成反比。
- 多次给药或连续给药时，经过 3～5 个血浆半衰期后，血药浓度达到稳态。
- 当情况紧急时，可能需要使用负荷剂量以迅速达到治疗浓度。
- 要达到期望的初始血药浓度所需的负荷剂量取决于 $V_d$ 值。
- 常需要二室模型。此时动力学呈现双指数形式。该双相可大致反映药物在血浆与组织之间的传递（α 相）以及药物从血浆中消除（β 相）。
- 一些药物呈现非指数形式的“饱和”动力学，可引起严重的临床后果，尤其是当日剂量增加时，稳态血药浓度出现不成比例的增加。

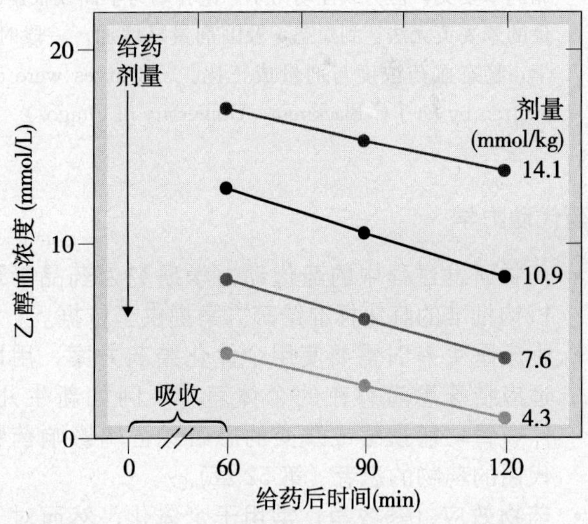


**图 8.13　乙醇从人体内消除的饱和动力学。**乙醇血浓度的下降呈线性而非指数形式，其下降速率不随剂量改变。（From Drew G C et al. 1958 Br Med J 2：5103.）

饱和动力学可导致几个严重的后果（图 8.14）。其一为与无代谢饱和的药物相比，该药物作用的持续时间更多地依赖于剂量。另一后果为剂量与稳态血药浓度之间的相关性会发生骤然变化且难以预测，并不符合公式 8.4 中未饱和药物的成比例原则。最大代谢速率限制了给药速率；若超出最大速率，则从理论上说，体内药量将无限升高且无法达到稳态（图 8.14）。上述情况实际上并未发生，原因在于血药浓度多少会对消除速率有些影响（通常在高浓度时，非饱和代谢途径或肾排泄的比例可显著增大）。然而，这类药物的稳态血浆浓度差异极大，且难以依据剂量进行预测。同样，代谢率的差异（如通过酶的诱导）可使血药浓度出现不成比例的明显变化。上述问题对于某些药物如抗惊厥药苯妥英则更为突出，故需密切监测血药浓度以达到临床最佳疗效（第 40 章，图 40.3）。

药代动力学的临床应用在临床内容部分作一总结。

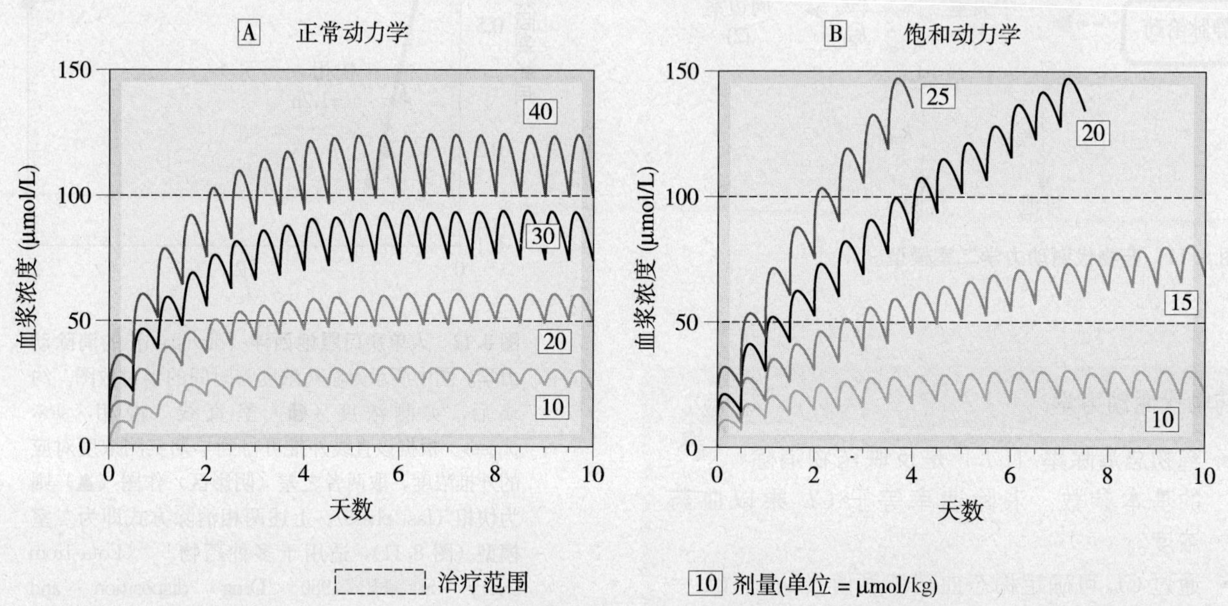


**图 8.14 非饱和动力学与饱和动力学比较（每隔 12h 口服给药）。**曲线所示为一假想药物，类似于最低剂量的抗癫痫药苯妥英，但为线性动力学。饱和动力学曲线根据已知的苯妥英代谢动力学参数得到（第 40 章）。注意Ⓐ更高剂量的苯妥英无法达到稳态，及Ⓑ剂量略增加，一段时间后可对血浆浓度产生不成比例的巨大影响。根据线性动力学，稳态血药浓度与剂量成正比。（Curves were calculated with the Sympak pharmacokinetic modelling program written by Dr J G Blackman，University of Otago.）

## 药代动力学

临床

- 药物研发过程中的药代动力学研究为药品管理机构批准的临床标准给药方案提供了依据。
- 临床医生有时需要使用个体化给药方案，用以适应特殊患者存在的个体差异，例如新生儿、伴有肾功能损害或改变的患者或合用影响药物代谢的药物的患者（第 52 章）。
- 药物效应（药效学）常用于个体化，然而对于治疗血浆浓度范围已明确的药物（包括一些抗惊厥药、抗心律失常药和抗肿瘤药），调整剂量以达到治疗浓度范围是有用的。
- 动力学知识使合理的剂量调整得以实现。例如：
  —经肾排泄而消除的药物如庆大霉素（gentamicin）在肾衰竭患者中可能需要明显延长给药间隔（第 46 章）。
  —饱和动力学的药物，如苯妥英（第 40 章，图 40.3），为达到目标血浆浓度范围，所需增加的剂量比线性动力学药物所需增加的剂量小得多。
- 即使治疗浓度未知，掌握药物的近似 $t_{1/2}$ 值仍很有用处：
  —用于开始常规治疗后正确解释相当长时间内发生的不良事件（如苯二氮䓬类；第 37 章）。
  —开始用药物治疗时确定所需剂量或初始负荷剂量，如地高辛和胺碘酮（第 18 章）。
- 药物分布容积（$V_d$）决定了所需的负荷剂量大小。若 $V_d$ 值大（如许多三环类抗抑郁药），当用药过量时，血液透析并不是增加消除速率的有效治疗方法。

# 参考文献与扩展阅读


## 药代动力学

Bertilsson L, Dahl M L, Dalen P, Al-Shurbaji A 2002 Molecular genetics of CYP2D6: clinical relevance with focus on psychotropic drugs. Br J Clin Pharmacol 53: 111-122 (*Reviews the influence of genetic variability in CYP2D6 on the clinical pharmacokinetics and therapeutic effects/adverse effects of psychotropic drugs*)

Walker D K 2004 The use of pharmacokinetic and pharmacodynamic data in the assessment of drug safety in early drug development. Br J Clin Pharmacol 58: 601-608 (*A factor in the assessment of safety during early drug development is the pharmacokinetic profile of the compound, which allows safety data such as QT interval to be considered in the light of systemic drug exposure before human exposure. CYP2D6 genotype can result in widely differing systemic drug exposure in the patient population due to polymorphic expression.*)

## 药物代谢

Dickins M 2004 Induction of cytochromes P450. Curr Top Med Chem 4: 1745-1766 (*Recent advances*)

Gonzalez F J, Korzekwa K R 1995 Cytochromes P450 expression systems. Annu Rev Pharmacol Toxicol 35: 369-390 (*Catalytically active P450 enzymes can be expressed in bacterial, yeast or mammalian cells*)

Gooderham N J, Murray S, Lynch A M et al. 1996 Heterocyclic amines: evaluation of their role in diet associated human cancer. Br J Clin Pharmacol 42: 91-98 (*Heterocyclic amines are formed during cooking; they are absorbed after eating meat and converted into genotoxic hydroxylamines by CYP1A2 in human liver, and they are both mutagenic and carcinogenic in bioassays.*)

Hutt A J, Tan S C 1996 Drug chirality and its clinical significance. Drugs 52: 1-12 (*Short review*)

Kharasch E D, *Hankins D*, Mautz D, Thummel K E 1996 Identification of the enzyme responsible for oxidative halothane metabolism: implications for prevention of halothane hepatitis. Lancet 347: 1367-1371 (*Evidence that CYP2E1 is important in human oxidative halothane metabolism: 'single dose disulfiram may prove effective prophylaxis against halothane hepatitis'*)

Kim D, Guengerich F P 2005 Cytochrome P450 activation of arylamines and heterocyclic amines. Annu Rev Pharmacol Toxicol 45: 27-49 (*Arylamines are of particular interest as carcinogens; the activation of these, and also some arylamine drugs, involves N-hydroxylation, usually by CYP 1A2*)

Kinirons M T, O'Mahony M S 2004 Drug metabolism and ageing. Br J Clin Pharmacol 57: 540-544 (*Reviews age-related changes in drug metabolism*)

Park B K, Kitteringham N R, Maggs J L et al. 2005 The role of metabolic activation in drug-induced hepatotoxicity. Annu Rev Pharmacol Toxicol 45: 177-202 (*Reviews the evidence for reactive metabolite formation from hepatotoxic drugs, including paracetamol, tamoxifen, diclofenac, and troglitazone, and the current hypotheses of how this leads to liver injury*)

## P450 酶诱导和抑制

Halpert J R 1995 Structural basis of selective cytochrome P450 inhibition. Annu Rev Pharmacol Toxicol 35: 29-53 (*Complementary properties of isoform-selective P450 inhibitors and their target enzymes determine inhibitor selectivity*)

Henderson L et al. 2002 St John's wort (Hypericum perforatum): drug interactions and clinical outcomes. Br J Clin Pharmacol 54: 349-356 (*Reviews the induction of CYP450 isoenzymes and of P-glycoprotein by constituents in this herbal remedy*)

Lin J H, Lu A Y 2001 Interindividual variability in inhibition and induction of cytochrome P450 enzymes. Annu Rev Pharmacol Toxicol 41: 535-567

Park B K, Kitteringham N R, Pirmohamed M, Tucker G T 1996 Relevance of induction of human drug-metabolizing enzymes: pharmacological and toxicological implications. Br J Clin Pharmacol 41: 477-491 (*Reviews the mechanism and biological importance of enzyme induction, including implications for toxicity/carcinogenicity testing of new drugs*)

Sueyoshi T, Negishi M 2001 Phenobarbital response elements of cytochrome P450 genes and nuclear receptors. Annu Rev Pharmacol Toxicol 41: 123-143

## 药物消除

Keppler D, Konig J 2000 Hepatic secretion of conjugated drugs and endogenous substances. Semin Liver Dis 20: 265-272 (*'Conjugate export pumps of the multidrug resistance protein—MRP—family mediate ATP-dependent secretion of anionic conjugates across the canalicular and the basolateral hepatocyte membrane into bile and sinusoidal blood, respectively. Xenobiotic and endogenous lipophilic substances may be conjugated with glutathione, glucuronate, sulfate, or other negatively charged groups and thus become substrates for export pumps of the MRP family'*)

McNamara P J, Abbassi M 2004 Neonatal exposure to drugs in breast milk. Pharm Res 21: 555-566

## 其他

Atkinson A J, Daniels C E, Dedrick R L et al. (eds) 2002 Principles of clinical pharmacology. Academic Press, London (*Section on pharmacokinetics includes the application of Laplace transformations, effects of disease, compartmental versus non-*

*compartmental approaches, population pharmacokinetics, drug metabolism and transport*)

Birkett D J 2002 Pharmacokinetics made easy (revised), 2nd edn. McGraw-Hill Australia, Sydney (*Excellent slim volume that lives up to the promise of its title*)

Coon M J 2005 Cytochrome P450: nature's most versatile biological catalyst. Annu Rev Pharmacol Toxicol 45: 1-25 (*Summarises the individual steps in the P450 and reductase reaction cycles*)

Mangoni A A, Jackson S H D 2004 Age - related changes in pharmacokinetics and pharmacodynamics: basic principles and practical applications. Br J Clin Pharmacol 57: 6-14 (*Reviews the main age-related physiological changes affecting different organ systems, and their implications for pharmacokinetics and pharmacodynamics*)

Rowland M, Tozer T N 1995 Clinical pharmacokinetics: concepts and applications, 3rd edn. Williams & Wilkins, Baltimore (*Excellent text, over - modestly described by its authors as a 'primer'; emphasises clinical applications*)

(李 丹 译，章国良 校，薛 明 审)

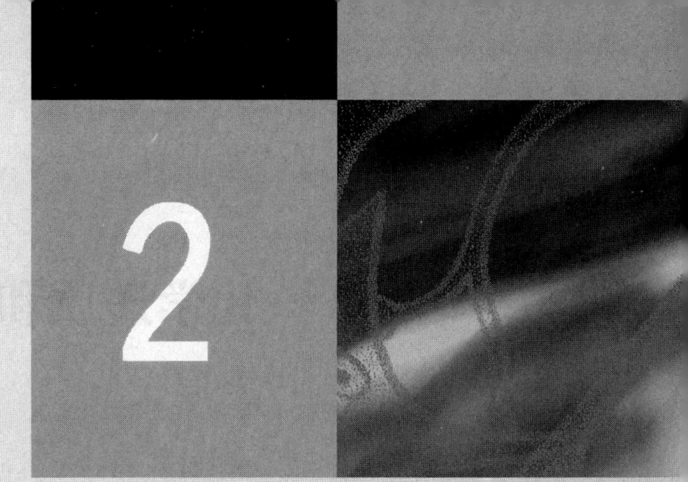

# 2

# 化学递质
# CHEMICAL MEDIATORS

# 9 化学递质和自主神经系统



## 概　述

作为机体细胞联系的桥梁，化学信号及相关受体形成的网络为药物作用提供了诸多靶点，一直是药理学家们关注的焦点。本章着重讨论周围神经系统的化学传递及其中多条可发生药理学“翻转”作用的途径。在这里，可粗略地把神经传递及其他尚不太明确的过程统称为神经调节，许多神经调质和药物通过神经调节来控制神经系统的功能。周围神经系统解剖学和生理学的相对简单性已经使其成为大多数化学传递重大发现的实验基础，并提供了许多同样适用于中枢神经系统的一般性原理（第 32 章）。如需更多信息，请参见 Broadley (1996)，Brading (1999) 和 Cooper (2004) 等人的著作。

## 发展史

◆ 在人们对诸多药物主要作用的认识和分类的过程中，周围神经系统的研究逐渐占据中心地位，故有必要简述其历史。详见 Bacq (1975) 和 Valenstein (2005)。

19 世纪中期，实验生理学被确立为生物体功能研究的一种方法。外周神经系统，尤其是自主神经系统受到极大关注。电刺激神经可引起一系列生理效应——从皮肤发热到心脏停搏——这些现象给人们的认知能力带来了挑战，特别是信号从神经到效应组织的传递途径。1877 年，Du Bois-Reymond 首先明确提出假设：“在已知的可能传递兴奋的自然过程中，我认为值得一提的仅有两点：①收缩物质周边存在刺激性分泌物质；②自然状态下该现象与电有关。”后一种观点逐渐被接受。1869 年，一项研究显示外源物质——毒蕈碱可模拟刺激迷走神经的效应，而阿托品可以抑制毒蕈碱和神经刺激的作用。1905 年，Langley 指出烟碱和箭毒在神经肌肉接头起相同作用。大多数生理学家把这些现象分别解释为神经末梢的兴奋和抑制，而非化学传递的证据。因此，TR Elliott 在 1904 年提出肾上腺素作为化学递质介导交感神经系统的作用，但基本未被接受。直到一年后，当时非常有名的剑桥生理学教授 Langley 指出骨骼肌处的传递涉及一种由神经末梢分泌的与烟碱相关的物质。

Elliott 的一个重要发现是交感神经末梢的变性并不取消平滑肌标本对肾上腺素的敏感性（被电理论预测到的），而实际上是提高了敏感性。1907 年，Dixon 将化学传递假说付诸实验，他试图证明刺激迷走神经后，从一条狗的心脏释放入血的一种物质可以抑制另一条狗的心脏。但最终实验失败，怀疑论气氛盛行。

直到 1921 年，德国 Loewi 的研究才表明：对离体蛙心进行灌流，刺激连接蛙心的迷走神经干，可引起一种物质（“迷走神经素”）释放进入灌流液，如果将灌流液从第一个心脏传递到第二个心脏，那么将会抑制第二个心脏。这是一个经典且被频繁引用的实验，但即使对于 Loewi 来说，重复该实验都是极其困难的。Loewi 在自传中告诉我们化学传递的观点出现在 1903 年的一次讨论中，但是他没有合适的实验方法来证明它，直到 1920 年的一天夜里，他梦到了恰当的实验方案。他在半夜将这个非常重要的梦做了笔记，但到了早上却无法阅读出来。第二天夜里，梦又亲切地出现了，这次为了力求万全，他在凌晨 3 点去实验室成功地进行了实验。虽然 Loewi 的实验可能、也确实存在许多可被批评的理由（例如，作用于受体心脏的是钾离子而不是神经递质），但一系列深入实验证明他是对的。他的研究结果总结如下：

- 刺激迷走神经后，在蛙心灌流液中产生一种物质，这种物质可以在另一个心脏中引起类似迷走神经刺激产生的一种抑制作用。
- 刺激交感神经系统可产生能够兴奋另一个心脏的物质。通过荧光测量，Loewi 后来推断这种物质是肾上腺素。
- 阿托品阻止迷走神经对心脏的抑制作用，但不阻止迷走神经素的释放。因此，阿托品阻止的是递质的作用而不是递质的释放。
- 与心肌一同培养时，迷走神经素的活性消失。这种作用现已被认为是胆碱酯酶所引起的乙酰胆碱的破坏。
- 毒扁豆碱能增强迷走神经刺激对心脏的作用，阻止心肌对迷走神经素的破坏。证据表明，增强作用是源于对胆碱酯酶的抑制，后者通常破坏递质乙酰胆碱。

几年后，在 20 世纪 30 年代初期，Dale 用确凿的证据证明乙酰胆碱也是自主神经节和横纹肌神经肌肉接头处的递质。Dale 取得成功的关键之一在于采用了高灵敏度的生物测定方法，尤其是用水蛭背肌来测量乙酰胆碱的释放。通过类似的方法，交感神经末梢的化学传递与胆碱能传递几乎同时被证明。Cannon 和他哈佛大学的同事利用在体实验首先明确通过体内实验阐明了交感神经末梢的化学传递现象。该体内实验通过对组织去除交感神经使之对肾上腺素高敏感，稍后，该组织即对交感神经刺激后释放到身体其他部分的递质产生反应。该递质具有类似于肾上腺素但又不完全与其相同的化学特性，因此被混淆多年。直到 1946 年，von Euler 才证明它是非甲基化的衍生物去甲肾上腺素。

## 周围神经系统

周围神经系统包括以下几个主要部分：

- 自主神经系统，包括肠神经系统；
- 躯体传出神经，支配骨骼和肌肉；
- 躯体和内脏的传入神经。

本章重点阐述长期在化学传递药理学处于中心地位的自主神经系统。有关躯体传出系统方面的内容安排在第 10 章。传入神经（特别是用于感受疼痛及其他功能的无髓神经；见 41 章）在外周也有重要的效应器功能，主要由神经肽介导（16 章）。虽然许多传入纤维存在于自主神经，在解剖学上是自主神经系统的一部分，但本章主要关心它的传出路径。

### 自主神经系统的基本解剖学与生理学

自主神经系统（Appenzeller & Oribe，1997）包括三个主要的解剖学分区：交感神经、副交感神经（图 9.1）以及肠神经系统。后者是由胃肠道的固有神经丛构成，它与交感神经和副交感神经系统紧密相关。

自主神经系统传递除骨骼肌运动神经支配以外的所有从中枢神经系统传到身体其他部位的神经冲动。肠神经系统具有足够的整合能力，使之能够独立于中枢神经系统而自主活动，但交感神经和副交感神经系统是中枢神经系统的一部分，没有中枢神经系统便无法实现功能。自主神经系统基本不能随意控制。它调节的主要过程有：

- 血管和内脏平滑肌的收缩和松弛作用；
- 所有的外分泌和某些内分泌；
- 心脏搏动；
- 能量代谢，特别是肝和骨骼肌的能量代谢。

某种程度的自主调节也影响许多其他的系统，包括肾、免疫系统和感觉系统。自主神经通路和躯体神经传出通路的主要区别是前者是由顺序排列的两个神经元组成，而后者是由单个运动神经元将中枢神经系统和骨骼肌神经纤维连接在一起（图 9.2）。自主通路里的两个神经元——节前纤维和节后纤维被人熟知。在交感神经系统中，中间的突触位于中枢神经系统以外的自主神经节内部，包含有节前神经纤维的神经末梢和节后神经元胞体。在副交感神经通路中，节后细胞主要在靶器官里，离散分布的副交感神经节（例如睫状神经支）只位于头部和颈部。

节前交感神经元胞体存在于脊髓胸、腰段灰质的侧角。脊神经中的神经纤维在胸、腰段离开脊髓成为交感神经纤维。交感神经节脊旁链中的节前纤维突触位于脊柱的任一侧。这些神经节包含节后交感神经元胞体，而其轴突重新汇合成脊神经。其中，许多节后交感神经纤维是通过脊神经的分支到达外周靶器官或者靶组织。其他支配腹部和盆腔脏器的自主神经的胞体则是在腹腔椎前神经节非成对出现。两种神经元排列的唯一例外是肾上腺髓质的神经分布。肾上腺髓质的儿茶酚胺分泌细胞实际上可被节后交感神经元调节，支配该腺体的神经相当于节前纤维。

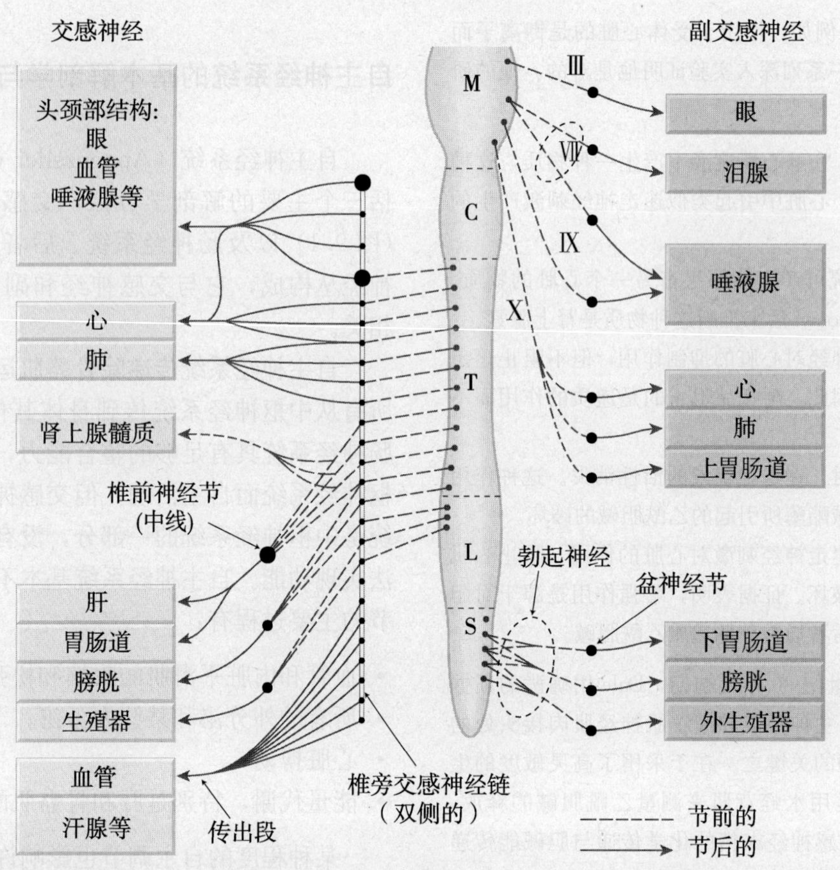


**图 9.1 哺乳动物自主神经系统示意图。**C，颈的；L，腰的；M，延髓的；S，骶骨的；T，胸的。

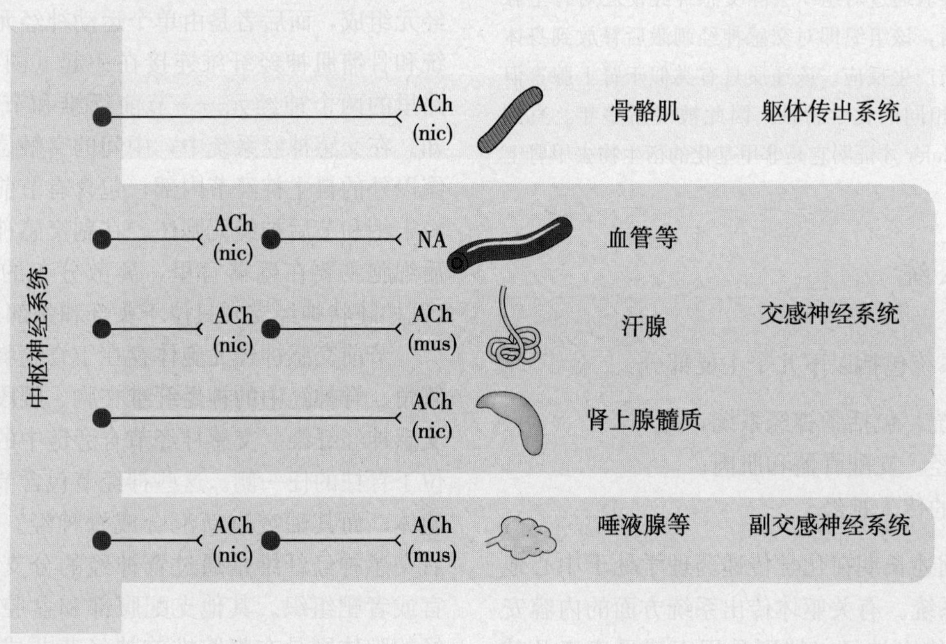


**图 9.2 周围神经系统中的乙酰胆碱和去甲肾上腺素递质。**图示了两种主要的乙酰胆碱（ACh）受体类型：烟碱型（nic）和毒蕈碱型（mus）（第 10 章）。NA，去甲肾上腺素。

副交感神经则从中枢神经系统两个相隔的区域发出来。颅侧传出纤维由某些颅神经的节前纤维组成，即动眼神经（支配眼的副交感神经纤维）、面神经和舌咽神经（神经纤维走行到唾液腺和鼻咽）以及迷走神经（神经纤维走行到胸和腹腔内脏）。这些神经节在靶器官周围弥散分布；而且其节后神经元较交感神经系统相比非常短。支配骨盆和腹腔内脏的副交感神经纤维伴随很多从骶骨发出的脊神经传出纤维，其中以勃起神经为代表（由于刺激该神经会引起生殖器官勃起，故对于家畜的人工授精具有一定重要性），一起走行。这些神经纤维突触位于一群散在的盆神经节中，在那里短的节后纤维分布到靶组织（如膀胱、直肠和外生殖器）。盆神经节传送交感神经和副交感神经的纤维。在该区域内，两者在解剖学上没有差别。

肠神经系统由神经元组成，这些神经元的胞体位于肠壁的壁内丛。据估计肠神经系统里的细胞数目比在脊髓中的还要多，且功能上不能简单地用交感神经和副交感神经来进行划分。交感神经和副交感神经系统的传入神经终止于肠神经元，而且直接分布于平滑肌、腺和血管。一些肠神经元的功能是机械感受器或化学感受器，它们提供无外部输入时控制胃肠功能的局部反射通路。在药理学上，肠神经系统比交感神经系统或副交感神经系统更为复杂，它包括许多神经肽及其他递质（例如5-羟色胺、一氧化氮和腺苷三磷酸）。

在一些部位（如肠和膀胱的内脏平滑肌）交感神经和副交感神经产生相反的效应，但是也有例外，即由单一的自主神经系统进行控制。例如，汗腺和大部分的血管仅受交感神经支配，而眼睫状肌则仅受副交感神经支配。支气管平滑肌仅由副交感（缩肌）神经支配（尽管这种支配对循环血中的肾上腺素高度敏感——它的抑制作用是针对神经支配的，而不是对平滑肌的直接抑制）。阻力动脉（第 19 章）由交感神经支配起到血管收缩作用，它没有副交感神经支配；相反，内皮细胞释放的一氧化氮可拮抗这种缩血管作用（第 17 章）。另外，如唾液腺，两个系统产生相似的而不是对立的作用。

因此，不能简单认为交感神经和副交感神经系统在生理学是对立的。两个系统各自发挥它们的生理功能，且根据当时的需要，在特定的器官或组织中被不同程度地激活。Cannon 恰当地指出交感神经系统在危急时唤起“战斗或逃避”反应的一般功能，但是对于大部分动物来说，紧急事件是罕见的。在日常生活中，自主神经连续作用以控制特定的局部功能，如对姿势变化、锻炼以及环境温度的调整（Jänig & McLachlan，1992）。流行的从极端的“休息和消化”状态（副交感神经激活，交感神经静息）到极端紧急情况下的“战斗或逃避”状态（交感神经激活，副交感神经静息）连续的这一概念过于单纯。表 9.1 列举了人类中一些更重要的自主反应。

**表 9.1 自主神经系统的主要效应**

| 器官 | 交感神经效应 | 肾上腺素受体类型[a] | 副交感神经效应 | 胆碱受体类型[a] |
|---|---|---|---|---|
| **心** | | | | |
| 窦房结 | 心率↑ | $\beta_1$ | 心率↓ | $M_2$ |
| 心房肌 | 肌力↑ | $\beta_1$ | 肌力↓ | $M_2$ |
| 房室结 | 自动节律性↑ | $\beta_1$ | 传导速率↓ | $M_2$ |
| | | | 房室传导阻滞 | $M_2$ |
| 心室肌 | 自动节律性↑ | $\beta_1$ | 无效应 | $M_2$ |
| | 肌力↑ | | | |
| **血管** | | | | |
| 小动脉 | | | | |
| 冠状动脉 | 收缩 | $\alpha$ | 无效应 | — |
| 肌肉 | 舒张 | $\beta_2$ | 无效应 | — |
| 内脏、皮肤、脑 | 收缩 | $\alpha$ | 无效应 | — |
| 勃起组织 | 收缩 | $\alpha$ | 舒张 | $M_3^b$ |
| 唾液腺 | 收缩 | $\alpha$ | 舒张 | $M_3^b$ |
| 静脉 | 收缩 | $\alpha$ | 无效应 | — |
| | 舒张 | $\beta_2$ | 无效应 | — |

续表

| 器官 | 交感神经效应 | 肾上腺素受体类型[a] | 副交感神经效应 | 胆碱受体类型[a] |
|---|---|---|---|---|
| **内脏** | | | | |
| 支气管 | | | | |
| 平滑肌 | 无交感神经支配，但由循环中的肾上腺素引起舒张 | $\beta_2$ | 收缩 | $M_3$ |
| 腺体 | 无效应 | — | 分泌 | $M_3$ |
| 胃肠道 | | | | |
| 平滑肌 | 运动性↓ | $\alpha_1$，$\alpha_2$，$\beta_2$ | 运动性↑ | $M_3$ |
| 括约肌 | 收缩 | $\alpha_2$，$\beta_2$ | 舒张 | $M_3$ |
| 腺体 | 无效应 | — | 分泌 | $M_3$ |
| | | | 胃酸分泌 | $M_1$ |
| 膀胱 | 松弛 | $\beta_2$ | 收缩 | $M_3$ |
| | 括约肌收缩 | $\alpha_1$ | 括约肌松弛 | $M_3$ |
| 子宫 | | | | |
| 妊娠 | 收缩 | $\alpha$ | 可变 | — |
| 未妊娠 | 松弛 | $\beta_2$ | | |
| **性器官，男性** | 射精 | $\alpha$ | 勃起 | $M_3$ |
| **眼** | | | | |
| 瞳孔 | 舒张 | $\alpha$ | 收缩 | $M_3$ |
| 睫状肌 | 松弛（轻微） | $\beta$ | 收缩 | $M_3$ |
| **皮肤** | | | | |
| 汗腺 | 分泌（主要由胆碱 $M_3$ 受体引起） | — | 无效应 | |
| 立毛肌 | 竖毛 | $\alpha$ | 无效应 | — |
| **唾液腺** | 分泌 | $\alpha$，$\beta$ | 分泌 | $M_3$ |
| **泪腺** | 无效应 | — | 分泌 | $M_3$ |
| **肾** | 肾素分泌 | $\beta_1$ | 无效应 | — |
| **肝** | 糖原分解<br>糖异生 | $\alpha$，$\beta_2$ | 无效应 | |

注：[a] 肾上腺素受体和胆碱受体类型的完整描述请见第 7、8 章。除乙酰胆碱和去甲肾上腺素外，其他递质也在这些反应中的大部分起作用（表 9.2）。

[b] $M_3$ 受体的血管舒张效应与内皮细胞的一氧化氮（NO）释放有关（第 15 章）。

## 自主神经系统的递质

控制自主神经系统活动的两个主要神经递质是乙酰胆碱和去甲肾上腺素，二者作用的位点显示于图 9.2 中。此图也显示出与递质在不同位点互相作用的突触后受体的类型（在 10 章、11 章有更加充分的论述）。一些普遍的规则如下：

- 中枢神经系统发出的所有运动神经纤维释放乙酰胆碱，并作用于烟碱受体（而在自主神经节中，兴奋的一个次要成分是由毒蕈碱受体活化所致；第 10 章）。

- 所有节后副交感神经纤维释放乙酰胆碱，并作用于毒蕈碱受体。
- 所有节后交感神经纤维（有一个除外）释放去甲肾上腺素，它们可作用于α或β肾上腺素受体（第11章）。例外是汗腺的交感神经支配，在那里传递是由作用于毒蕈碱受体的乙酰胆碱完成的。在一些非人类的种属中，骨骼肌血管舒张是由胆碱能交感神经纤维完成的。

乙酰胆碱和去甲肾上腺素在自主神经递质中是主要的，它对于理解自主神经系统药理学是很关键的。然而，许多其他的化学介质也是自主神经元释放的（见下文），他们在功能上的重要性正越来越清晰。

## 化学传递的一般原理

化学传递的实质过程——介质的释放以及其与靶细胞受体的相互作用分别在第4和第3章中介绍。这里我们考虑的是一些与药理学密切相关的化学传递的普遍特征。其中许多原则也适用于中枢神经系统，在第32章中也将出现。

**自主神经系统的基本解剖学**

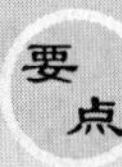

- 自主神经系统包含三种：交感神经、副交感神经和肠神经。
- 交感和副交感神经系统的基本（二神经元）模型包含一个节前神经元和一个节后神经元，前者的胞体位于中枢神经系统（CNS），后者的胞体位于自主神经节。
- 副交感神经系统与CNS的连接是通过：
  — 脑神经传出（Ⅲ，Ⅶ，Ⅸ，Ⅹ）；
  — 骶神经传出。
- 副交感神经节通常靠近靶器官或在靶器官内。
- 交感神经从中枢神经系统的胸、腰部脊神经根发出；交感神经节与一些中线节形成两个椎旁链。
- 肠神经系统包含一些位于胃肠道壁内丛的神经元。它可接受来自交感和副交感神经系统的神经冲动传入，但它也能作用于自身以调控肠的运动和分泌功能。

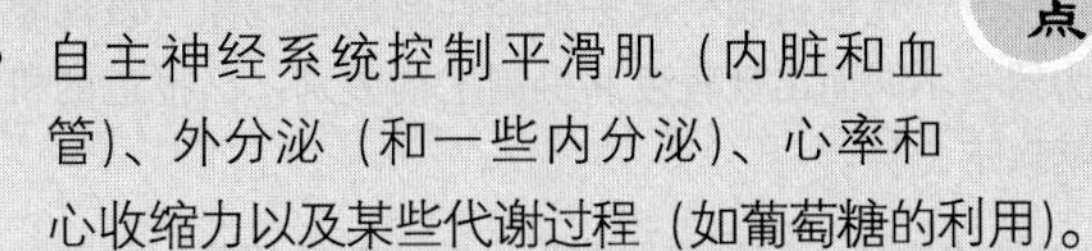

**自主神经系统的生理**

- 自主神经系统控制平滑肌（内脏和血管）、外分泌（和一些内分泌）、心率和心收缩力以及某些代谢过程（如葡萄糖的利用）。
- 交感和副交感神经系统在某些情形下（如心率控制，胃肠平滑肌）作用相反，而在其他一些情形（如唾液腺，睫状肌）则作用相同。
- 在压力下（应激反应），交感神经活性增加；而在饱食和睡眠时，副交感神经活性居主导地位。当机体未处于这两种极端状态时，两个系统共同发挥持续的生理调节作用，使相应器官维持正常功能。

### Dale原理

◆ 1934年提出的Dale原理（Dale's principle）的一个现代的提法是："一个成熟的神经元在所有突触上释放同样的递质。" Dale认为单一神经元不可能在不同神经末梢储存和释放不同递质，他的这个观点得到了生理学和神经化学证的据支持。举例来说，众所周知，运动神经元的轴突有分支与脊髓里的中间神经元形成突触；而在外周，他的主分支支配骨骼肌神经纤维。依照Dale原理，在中枢和外周神经末梢的递质都是乙酰胆碱。但是最近的工作表明同一神经元的不同末梢可以释放不同的递质。进一步讲，我们已知大部分神经元均释放一种以上递质（参看下文的共同传递），并且可以改变其递质成分，比如在发育或创伤期间。此外（图4.12），神经末梢释放的各种调质残余的平衡可以随着刺激条件变化而变化，以便对突触前调节作出反应。当然，Dale原理在这些复杂情况被发现以前就已制订，也许现在它已失去实际的意义，虽然纯粹主义者似乎不愿意让它退出历史的舞台。

### 去神经性超敏感

据Cannon关于交感神经系统的工作可知，如果一根神经被切断，而其末梢发生变性，那么该神经支配的组织对于末梢释放的物质将变得非常敏感。正常状态下，只有在动脉直接注射大剂量乙酰胆碱时，骨骼肌才会出现反应。但神经变性之后，小剂量乙酰胆碱即可使之挛缩。其他的器官，如唾液腺和血管，当节后神经发生变性时，也会对乙酰胆碱和去甲肾上腺素显示出类似的超敏反应。有证据表明中枢神经系统通路也有同样的现象出现。

◆ 几种机制引起去神经性超敏感现象。该现象会因为器官不同而出现程度和机制上的差别。已报道的机制包括以下几种：

- 受体增殖。在骨骼肌尤为显著，神经切除后，乙酰胆碱受体的数目增加 20 倍或更多；通常局限于神经纤维终板区域的受体此时会遍布整个表面。在别处，较小增长（约 2 倍）的受体数字也经常被报道，也有受体数目没有变化的例子。
- 递质消除机制缺如。在去甲肾上腺素突触处，去甲肾上腺素的神经元摄取功能缺如（第 11 章）实质上有助于发生去神经性超敏感现象。在胆碱能神经突触处，则发生胆碱酯酶部分缺失（第 10 章）。
- 节后纤维反应性增加。有时受体的数目没有相应增加，而是突触后细胞超敏感。平滑肌细胞发生部分去极化和过度兴奋，这种现象对于细胞超敏化有一定的促进作用。这种改变的机制及其对其他突触的重要性至今还不为人所知。

当冲动传递因其他神经阻断过程而中断时，也可发生超敏化，但较不显著。例如对神经节传导的药理学阻断持续几天，就会引起靶器官一定程度的超敏化。对突触后受体进行长期阻断也可引起节后受体增殖，当阻断剂被去除后细胞可处于超敏状态。此现象在中枢神经系统里是很重要的。如当给予削弱突触传递的药物一段时间后突然停药，上述超敏现象将会引起“反弹”效应。

## 突触前调节

神经纤维的突触前末梢在有电信号刺激时合成和释放神经递质，并且对该神经递质和其他局部组织产生的物质非常敏感（Starke 等，1989；Fuder & Muscholl，1995；综述）。通常情况下，该突触前效应大多抑制递质释放，但有时也可增强。图 9.3 显示来自肠副交感神经节后末梢的肾上腺素抑制乙酰胆碱的释放（由电刺激引起）。来自附近的交感神经末梢的去甲肾上腺素的释放也可以抑制乙酰胆碱的释放。去甲肾上腺素能和胆碱能神经末梢常一起位于肠肌丛里，所以交感和副交感神经系统的相反作用不仅由平滑肌细胞上两种递质的相反效应引起，而且通过去甲肾上腺素作用于副交感神经末梢从而抑制乙酰胆碱的释放引起。心脏也存在相似的突触前相互抑制的情况，与肠肌丛里的情况一样，去甲肾上腺素抑制乙酰胆碱释放，乙酰胆碱也抑制去甲肾上腺素释放。这是一个神经递质影响另一个神经递质释放的异位互动的例子。通过递质与突触前自身受体的结合影响释放该递质的神经末梢的同位互动也会发生。这类主动抑制反馈在去甲肾上腺素能神经末梢作用强大（Starke 等，1989）。强有力的证据之一是：在有阻断突触前去甲肾上腺素受体的拮抗药时，反复刺激交感神经使组织释放的去甲肾上腺素数量增加 10 倍或更多。这表明释放的去甲肾上腺素可以抑制至少 90% 的进一步释放。在脑中，乙酰胆碱释放是由相似的涉及突触前乙酰胆碱 M 受体的主动反馈抑制来调节的。

在去甲肾上腺素能和胆碱能系统中，突触前自身受体在药理学上不同于突触后受体（第 10 和 11 章），可将选择性地作用于突触前或突触后受体的药物作为激动药或拮抗药。

如上所述，胆碱能和去甲肾上腺素能神经末梢不仅对乙酰胆碱和去甲肾上腺素有反应，而且对释放的共同传递的其他物质也有作用，比如 ATP 和神经肽-Y（NPY），或者其他来源的物质，如一氧化氮、前列腺素、腺苷、多巴胺、5-羟色胺、GABA、阿片样肽、内源性大麻素和许多其他物质。这些不同的相互作用的生理学功能和药理学价值还不清楚（Vizi，2001，综述），图 9.2 中所描绘的自主神经系统无疑过于简单了。图 9.4 显示自主神经元之间主要的突触前相互作用，概括了调节去甲肾上腺素能神经元递质释放的许多化学反应。

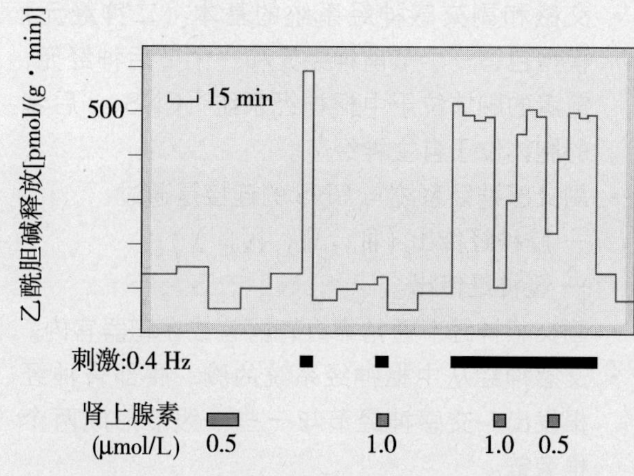


**图 9.3 肾上腺素对豚鼠回肠副交感神经节后纤维乙酰胆碱释放量的抑制作用。**对肠壁神经进行已标记的电刺激，对已释放的乙酰胆碱用生物检定法进行测定。肾上腺素强烈抑制乙酰胆碱的释放。（From Vizi E S 1979 Prog Neurobiol, 12：181.）

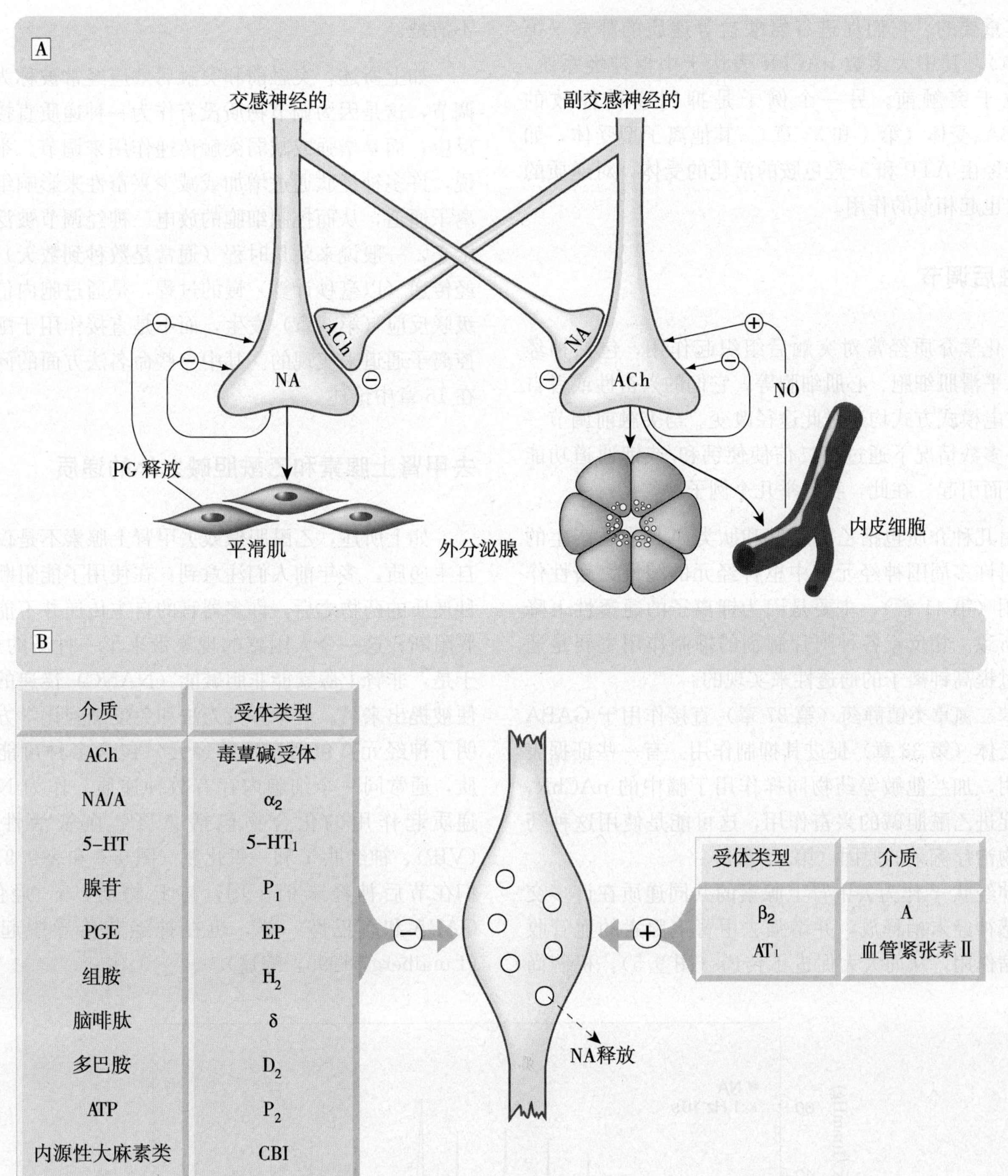


**图 9.4 去甲肾上腺素能和乙酰胆碱能神经末梢递质释放的突触前调节。** A假定交感神经和副交感神经的同向和异向相互作用。B对交感神经末梢去甲肾上腺素释放的一些已知的抑制和促进作用。5-HT，5-羟色胺；A，肾上腺素；ACh，乙酰胆碱；NA，去甲肾上腺素；NO，一氧化氮；NPY，神经肽 Y；PG，前列腺素；PGE，前列腺素 E。

突触前受体调控递质释放主要是通过影响 $Ca^{2+}$ 进入神经末梢（第 4 章）。大部分的突触前受体是 G 蛋白偶联受体（第 3 章），具有控制钙通道和钾通道的功能，其机制是通过第二信使控制孔道蛋白磷酸化，或通过 G 蛋白与通道直接作用。当钙通道开放被抑制或者钾离子通道开放增加时（第 4 章），抑制递质的释放；多数情况下，两机制是同时进行的。突触前调节也是通过受体与离子通道（离子型受体；第 3 章）直接结合而不是与 G 蛋白结合（MacDermott 等，1999）。在这方面，烟碱型乙酰胆碱受体（nAChR）是极其重要的。它们促进谷氨酸盐等递质的释放（第 33 章），其中大多数 nAChR 表达于中枢神经系统，并位于突触前。另一个例子是抑制递质释放的 $GABA_A$受体（第 4 和 33 章）。其他离子型受体，如那些经由 ATP 和 5-羟色胺的活化的受体，对递质的释放也起相似的作用。

## 突触后调节

化学介质经常对突触后组织起作用，包括神经元、平滑肌细胞、心肌细胞等，它们的兴奋性或者自发放电模式方式均通过此途径改变。与突触前调节一样，多数情况下通过第二信使使钙和/或钾通道功能改变而引起。在此，我们举几个例子。

- 由几种介质包括乙酰胆碱和肽类如 P 物质产生的对许多周围神经元和中枢神经元的缓慢兴奋性作用（第 41 章），主要是因为钾离子的通透性下降所致。相反，各种阿片制剂的抑制作用主要是通过提高钾离子的通透性来实现的。
- 苯二氮䓬类镇静药（第 37 章）直接作用于 GABA 受体（第 33 章）促进其抑制作用。有一些证据表明，加兰他敏等药物同样作用于脑中的 nAChR，促进乙酰胆碱的兴奋作用，这可能是使用这种药物治疗痴呆的原因（第 35 章）。
- 神经肽 Y 作为去甲肾上腺素的共同递质在许多交感神经末梢释放，并增强去甲肾上腺素的血管收缩作用，从而大大促进了传递（图 9.5），机制尚不清楚。

如上所述，突触前和突触后效应经常被称为神经调节，这是因为调节物质没有作为一种递质直接参与反应，而是增强或减弱突触传递作用来调节。举例来说，许多神经肽通过增加或减少兴奋性来影响细胞膜离子通道，从而控制细胞的放电。神经调节被泛泛地定义，一般说来就是时程（通常是数秒到数天）比神经传递（以毫秒计算）慢的过程，是通过胞内信使的级联反应（第 3 章）发生，而不是直接作用于配体门控离子通道来实现的。其中一些命名法方面的问题将在 16 章中论述。

## 去甲肾上腺素和乙酰胆碱之外的递质

如上所述，乙酰胆碱或去甲肾上腺素不是仅有的自主递质。多年前人们注意到，在使用了能阻断上两种递质的药物之后，许多器官的自主传递并不能被彻底阻断；这一令人困惑的现象带来了一种新的理念。于是，非肾上腺素能非胆碱能（NANC）传递的概念便被提出来了。后来，荧光法和免疫细胞化学方法证明了神经元（包括自主神经元）包含多种可能的递质，通常同一个细胞内存有数种递质。作为 NANC 递质起作用的化合物包括 ATP、血管活性肠肽（VIP）、神经肽 Y 和一氧化氮（图 9.6 和表 9.2），它们在节后神经末梢作用，与 P 物质、5-羟色胺、GABA 和多巴胺一样，也在神经节传导中起作用（Lundberg，1996，综述）。

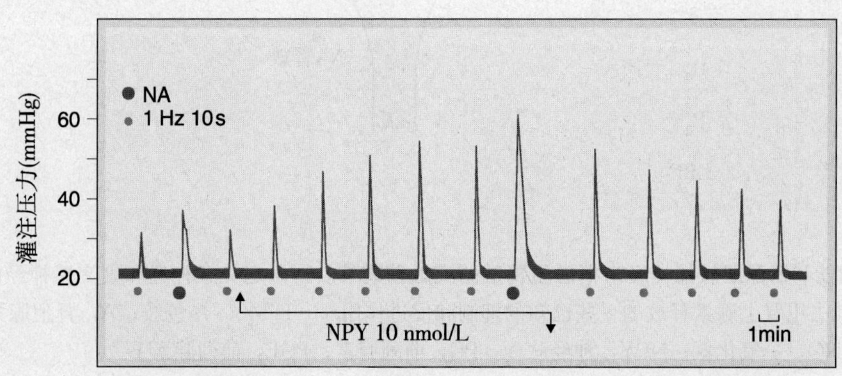


**图 9.5 神经肽 Y（NPY）对去甲肾上腺素传递的作用。**注射去甲肾上腺素（NA）或短暂刺激交感神经使兔耳动脉产生收缩反应（曲线骤升）。反应可通过注射低剂量 NPY 大幅度增加。（From Rand M J et al. 1987 Cardiovasc Pharmacol 10（suppl 12）：S33-S44.）

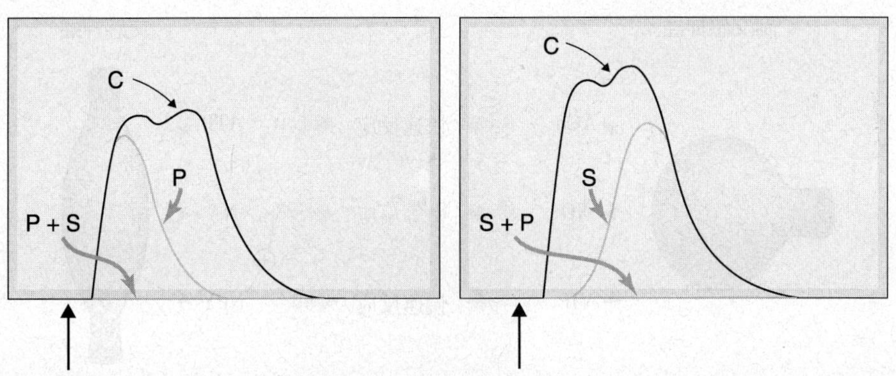


**图 9.6 豚鼠输精管的去甲肾上腺素/ATP 共同传递现象。**使用单一电刺激引起交感神经末梢兴奋从而使组织发生收缩反应。不给予阻断药时产生一个双峰反应（C）。第一个峰可被 ATP 阻断药苏拉明（S）抑制，第二个峰可被 $\alpha_1$-肾上腺素受体阻断药哌唑嗪（P）抑制。如果两药联合使用，整个反应被抑制。（Reproduced with permission from von Kugelglen & Starke 1991 Trends Pharmacol Sci 12：319-324.）

**表 9.2 周围神经系统非去甲肾上腺素能非胆碱能递质和共同递质**

| 递质 | 位置 | 功能 |
|---|---|---|
| **非肽类** | | |
| ATP | 节后交感神经元（例如血管，输精管） | 快速去极化/平滑肌细胞收缩 |
| GABA，5-HT | 肠神经元 | 蠕动反射 |
| 多巴胺 | 一些交感神经元（如肾） | 血管舒张 |
| 一氧化氮 | 骨盆神经 | 勃起 |
| | 胃神经 | 胃排空 |
| **肽类** | | |
| 神经肽 Y | 节后交感神经元（如血管） | 促进去甲肾上腺素的收缩作用，抑制去甲肾上腺素释放 |
| 血管活性肠肽 | 唾液腺副交感神经<br>气道平滑肌 NANC 神经支配 | 血管舒张，与乙酰胆碱共同传递支气管扩张 |
| 促性腺激素释放激素 | 交感神经节 | 缓慢去极化，与乙酰胆碱共同传递 |
| P 物质 | 交感神经节<br>肠神经元 | 缓慢去极化<br>与乙酰胆碱共同传递 |
| 降钙素基因相关肽 | 非髓感觉神经元 | 血管舒张，血管渗漏，神经源性炎症 |

注：NANC，非去甲肾上腺素能非胆碱能。

## 共同传递

这可能是一种规律而不是例外：神经元能释放多种递质或调质（Lundberg，1996），每一种都与相应受体相互作用，通常同时影响突触前和突触后。我们才刚刚开始理解这种功能的含义（Kupfermann，1991）。在图 9.6 中展示了交感神经末梢的去甲肾上腺素/ATP 共同传递，而最好的研究例证和机制概括在表 9.2 和图 9.7、9.8 中。

与作用于各种不同受体的单一递质相比，我们要了解的问题是：共同传递的功能优势何在？可能的优势包括如下：

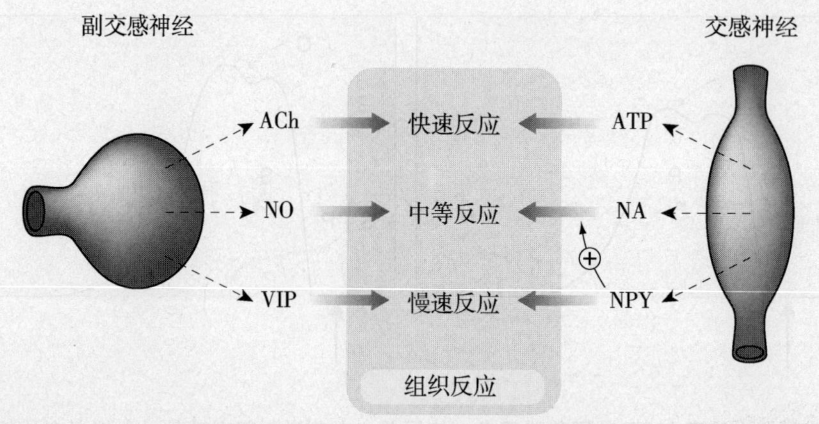


**图 9.7 交感/副交感神经元节后共同传递的主要递质。** 不同递质可以使靶器官产生快速、中等和慢速反应。ACh，乙酰胆碱；NA，去甲肾上腺素；NO，一氧化氮；NPY，神经肽 Y；VIP，血管活性肠肽。

- 混合物（如肽）成分的消除或灭活可能比单一成分的消除或灭活（如单胺）慢，因此从释放位点到达靶点需要较长时间，并可产生较为持久的作用。例如，乙酰胆碱和促性腺激素释放激素在交感神经节的情形（Jan & Jan，1983）。
- 递质释放的平衡可能因不同情况而改变。比如在交感神经末梢，去甲肾上腺素和神经肽 Y（NPY）储存在不同的囊泡里，高频刺激时 NPY 优先释放（Stjarne，1989），而不同的脉冲模式可引起某种或其他介质的差别释放。突触前递质的差别效应也有可能发生；例如，β-肾上腺素受体活化会抑制 ATP 的释放，同时促进交感神经末梢的去甲肾上腺素释放（Gonçalves 等，1996）。

**自主神经系统的递质**

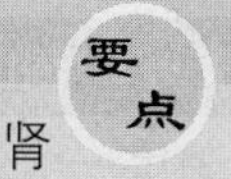


- 主要递质是乙酰胆碱（ACh）和去甲肾上腺素。
- 节前神经元属胆碱能，其神经节传导经烟碱型乙酰胆碱受体实现（虽然节后细胞也可存在兴奋性毒蕈碱型乙酰胆碱受体）。
- 节后副交感神经元属胆碱能，作用于靶器官的毒蕈碱型受体。
- 尽管部分节后交感神经元属胆碱能（例如汗腺），但主要还属去甲肾上腺素能。
- 去甲肾上腺素能和乙酰胆碱能之外的递质（NANC 递质）也广泛存在于自主神经系统。主要有一氧化氮、血管活性肠肽（副交感神经系统）、ATP 和神经肽 Y（交感神经系统）。其他如 5-羟色胺、GABA 和多巴胺也发挥了一定作用。
- 共同传递是一个普遍现象。

## 递质作用的消除

为了快速处理释放的递质，除了肽的多样化，化学传递突触（16 章）也常纳入使其作用短暂而局限的机制。在胆碱能突触（10 章），释放的乙酰胆碱在突触间隙里被乙酰胆碱酯酶快速灭活。在其他大部分情况下（图 9.9），递质作用在突触前神经或支持细胞（如神经胶质）被主动再摄取而终止。这样的再摄取依靠转运蛋白，每种递质都有特异的转运蛋白（Nelson，1998；Torres 等，2003）。它们属于拥有 12 个跨膜螺旋的不同的膜蛋白家族。不同的家族成员表现出主要单胺递质的选择性（如传递去甲肾上腺素的去甲肾上腺素转运体 NET 和传递 5-羟色胺的 5-羟色胺转运体 SERT）；谷氨酸盐和 GABA 的转运体极具多样性，每种均已报道存在几种亚型。载有递质分子的突触小泡（4 章），即囊泡转运体与膜转运体有密切的联系。膜转运体通常是 $Na^+$、$Cl^-$ 和递质分子的共转运体，$Na^+$ 的向内、直接“下坡”的梯度为递质向内的、“上坡”的运动供给能量。与递质同步的离子传递是一个产生跨膜净电流的过程，它可以直接监测并且用于跟踪转运过程。非常相似的机制参与其他生理学转运过程，如葡萄糖摄取（26 章）和肾小管氨基酸的转运。因为驱动递质分子向内运输的是 $Na^+$ 的电化学梯度，这个梯度的降低可以减少或甚至逆转递质流。

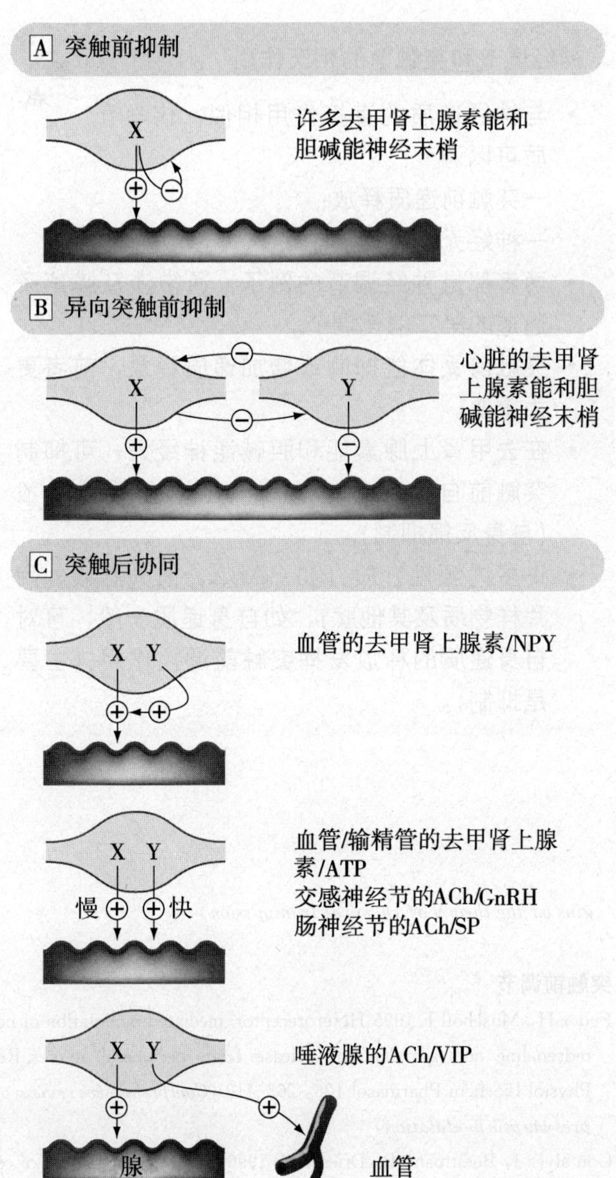


**图 9.8 共同传递与神经调节——一些例子。**A突触前抑制。B异向突触前抑制。C突触后协同。ACh，乙酰胆碱；GnRH，促性腺激素释放激素（促黄体激素释放激素）；NPY，神经肽 Y；SP，物质 P；VIP，血管活性肠肽。

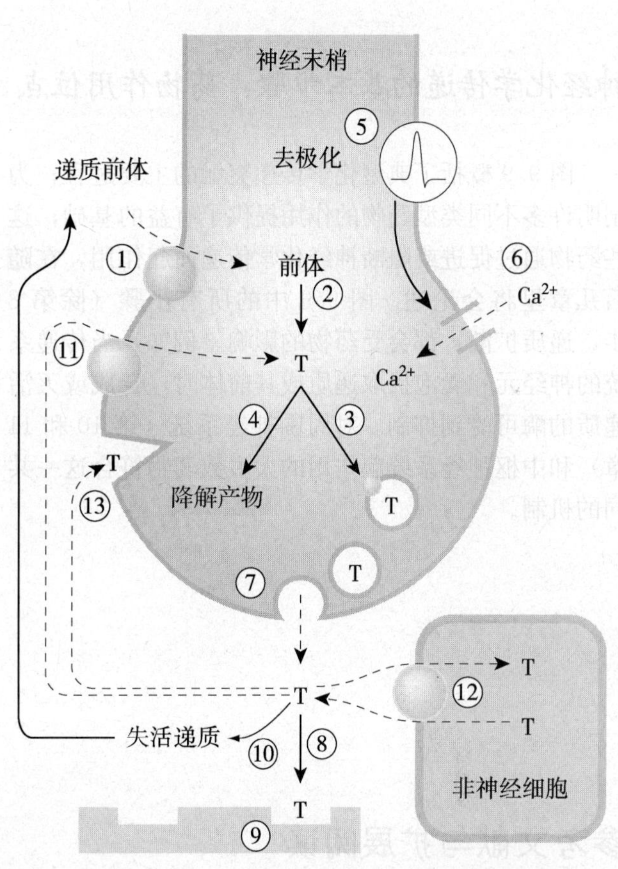


**图 9.9 胺/氨基酸类递质合成、储存和释放的主要过程。**①前体的摄取；②递质的合成；③递质向囊泡转运和摄取；④剩余递质的降解；⑤动作电位扩散引起去极化；⑥去极化引起钙离子内流；⑦通过胞吐作用释放递质；⑧扩散至突触后膜；⑨与突触后受体相互作用；⑩递质失活；⑪神经末梢对递质及降解产物重摄取；⑫非神经细胞对递质的重摄取；⑬与突触前膜受体相互作用。转运体（⑪和⑫中的）在特定条件下可以逆向运输递质。以上过程很好地描述了许多递质（如：乙酰胆碱，单胺，氨基酸和 ATP）的相应过程。肽类递质（第 16 章）则有所不同，它们的合成和包装发生在胞体而非神经末梢处。

在正常情况下这也许不重要，但是当神经末梢去极化或非正常钠负荷（如缺血情况下）时，在缺血对心脏和大脑等组织的影响中，递质非囊泡释放（以及正常突触再摄取机制抑制）可能起了重要作用（第 18 和 35 章）。转基因“敲除”鼠（Torres 等，2003）的研究表明，在缺乏膜转运体的动物中，可释放递质的储备实质上已经耗尽，这表明如果重摄取机制受损，合成的递质就不能得到储存。

我们在后来的几章中将会看到，膜转运体和囊泡转运体均是各种药物作用的靶点，明确这些分子的生理学作用和药理学性质是当前研究的焦点。

## 神经化学传递的基本步骤：药物作用位点

图 9.9 概括了典型化学传递突触的主要过程，为阐明许多不同类型药物的作用提供了有益的基础，这些药物通过促进或阻断神经化学传递而起作用，在随后几章里将会论述。图 9.9 中的所有步骤（除第 8 步，递质扩散）都会受药物的影响。例如，当传递系统的神经元和囊泡摄取递质或其前体时，合成或灭活递质的酶可受到抑制。对周围神经系统（第 10 和 11 章）和中枢神经系统起作用的大多数药物符合这一共同的机制。

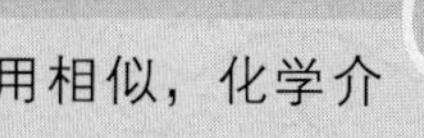
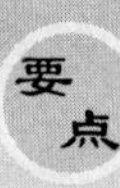


**神经调节和突触前的相互作用**

- 与神经递质的直接作用相似，化学介质可以调节：
  —突触前递质释放；
  —神经元的兴奋性。
- 两者都是神经调节的例子，通常涉及膜离子通道的第二信使调节。
- 突触前受体能抑制或增加递质释放，前者更为重要。
- 在去甲肾上腺素能和胆碱能神经元，可抑制突触前自身受体，从而抑制本递质的释放（自身反馈抑制）。
- 许多内源性介质（如 GABA，前列腺素，阿片样物质及其他肽），如自身递质一般，可对自身递质的释放发挥突触前调控作用（主要是抑制）。

## 参考文献与扩展阅读


### 综合文献

Appenzeller O, Oribe E 1997 The autonomic nervous system: an introduction to basic and clinical concepts, 5th edn. Elsevier, New York (*Comprehensive textbook*)

Bacq Z M 1975 Chemical transmission of nerve impulses: a historical sketch. Pergamon Press, Oxford (*Lively account of the history of the discovery of chemical transmission*)

Brading A F 1999 The autonomic nervous system and its effectors. Blackwell, Oxford

Broadley K J 1996 Autonomic pharmacology. Taylor & Francis, London (*Comprehensive textbook*)

Cooper J C, Bloom F E, Roth R H 2004 The biochemical basis of neuropharmacology, 8th edn. Oxford University Press, New York (*Excellent general account covering a broad area of neuropharmacology*)

Goyal R K, Hirano I 1996 The enteric nervous system. N Engl J Med 334: 1106-1115 (*Excellent review article*)

Jänig W, McLachlan E M 1992 Characteristics of function-specific pathways in the sympathetic nervous system. Trends Neurosci 15: 475-481 (*Short article emphasising that the sympathetic system is far from being an all-or-none alarm system*)

Nestler E J, Hyman S E, Malenka R C 2001 Molecular neuropharmacology. McGraw-Hill, New York (*A very good advanced textbook covering the actions of mediators and neuroactive drugs at the molecular and cellular level*)

Valenstein E S 2005 The war of the soups and the sparks. Columbia university Press, New York (*Readable and informative account of origins of the theory of chemical transmission*)

### 突触前调节

Fuder H, Muscholl E 1995 Heteroreceptor-mediated modulation of noradrenaline and acetylcholine release from peripheral nerves. Rev Physiol Biochem Pharmacol 126: 263-412 (*Comprehensive review of presynaptic modulation*)

Gon alves J, Bueltmann R, Driessen B 1996 Opposite modulation of cotransmitter release in guinea-pig vas deferens: increase of noradrenaline and decrease of ATP release by activation of prejunctional β-receptors. Naunyn - Schmiedeberg's Arch Pharmacol 353: 184 - 192 (*Shows that presynaptic regulation can affect specific transmitters in different ways*)

MacDermott A B, Role L W, Siegelbaum S A 1999 Presynaptic ionotropic receptors and the control of transmitter release. Annu Rev Pharmacol 22: 442-485 (*Detailed review of presynaptic ionotropic receptor mechanisms-as distinct from the more familiar G-protein coupled receptors-controlling transmitter release*)

Starke K, Gothert M, Kilbinger H 1989 Modulation of neurotransmitter release by presynaptic autoreceptors. Physiol Rev 69: 864 - 989 (*Comprehensive review article*)

### 共同递质

Jan Y N, Jan L Y 1983 A LHRH-like peptidergic neurotransmitter capable of ' action at a distance' in autonomic ganglia. Trends Neurosci 6: 320 -325 (*Electrophysiological analysis of cotransmission*)

Kupfermann I 1991 Functional studies of cotransmission. Physiol Rev 71：683-732（*Good review article*）

Lundberg J M 1996 Pharmacology of co-transmission in the autonomic nervous system：integrative aspects on amines，neuropeptides，adenosine triphosphate，amino acids and nitric oxide. Pharmacol Rev 48：114-192（*Detailed and informative review article*）

Stjarne L 1989 Basic mechanisms and local modulation of nerve impulse induced secretion of neurotransmitters from individual sympathetic nerve varicosities. Rev Physiol Biochem Pharmacol 112：1-137（*Excellent review on presynaptic regulation*）

**转运体**

Nelson N 1998 The family of $Na^+/Cl^-$ neurotransmitter transporters. J Neurochem 71：1785-1803（*Review article describing the molecular characteristics of the different families of neurotransporters*）

Torres G E，Gainetdinov R R，Caron M G 2003 Plasma membrane monoamine transporters：structure，regulation and function. Nat Rev Neurosci 4：13-25（*Describes molecular，physiological，and pharmacological aspects of transporters*）

Vizi E S 2001 Role of high-affinity receptors and membrane transporters in non-synaptic communication and drug action in the central nervous system. Pharmacol Rev 52：63-89（*Comprehensive review on pharmacological relevance of presynaptic receptors and transporters；useful for reference*）

**（毛一卿 译，谭焕然 林志彬 校，杨宝学 审）**

# 10 胆碱能传递



## 概　述

本章主要关注胆碱能在外周的传递以及药物对其作用的方式。此章我们描述不同类型的 ACh 受体、它们的作用以及 ACh 的合成和释放。本章还讲述许多已用于临床的作用于 ACh 受体的药物。中枢神经系统的胆碱能机制及其与痴呆的关系将在第 32 和 35 章讨论。

## 乙酰胆碱的 M 样作用和 N 样作用

◆ ACh 的药理学作用发现于一个看起来很荒谬的对肾上腺的研究，众所周知肾上腺的提取物可以使血压升高，这是因为它们含有肾上腺素。1900 年 Reid Hunt 发现从提取物中去除肾上腺素后，它们的作用由升高血压变为降低血压。他把血压降低归结为是由于胆碱存在引起的，但后来推断出主要是由更有效的胆碱衍生物引起的。Taveau 测定了许多胆碱衍生物，发现在降低家兔血压方面，ACh 的作用是胆碱的 100 000 倍。那时 ACh 的生理学作用还不明确，在 20 世纪 30 年代 Loewi、Dale 和他们的同事发现 ACh 的递质作用前，它仍然是药理的关注点。

1914 年，Dale 通过对 ACh 药理作用的分析，将胆碱能活性分为毒蕈碱型和烟碱型两种类型。ACh 的毒蕈碱样作用（M 样作用）可以通过注射毒蕈碱产生，可以通过小剂量的阿托品阻断。毒蕈碱是毒蘑菇毒蝇鹅膏菌的有效成分。M 样作用与副交感神经兴奋产生的效应相似（表 9.1）。当阿托品阻断 M 样作用后，大剂量的 ACh 会产生另外一些作用，这与烟碱的作用很相似。它们包括：

- 所有自主神经节兴奋；
- 随意肌兴奋；
- 肾上腺髓质分泌肾上腺素。

ACh 的 M 样作用和烟碱样作用（N 样作用）如图 10.1。小剂量和中剂量 ACh 产生短暂的降压作用，这是由于微动脉舒张，心率减慢——M 样作用，可以被阿托品阻断。在阿托品后给予大剂量的 ACh 可产生 N 样作用：由于交感神经节兴奋而引起血管收缩，血压先升高；后由于肾上腺素的分泌再升高。

Dale 的药理学分类与 ACh 在体内的主要生理功能一致。M 样作用对应节后副交感神经末梢释放的 ACh 作用。但有两个明显的例外：

- 尽管许多血管不受副交感神经支配，但是乙酰胆碱引起广泛的血管舒张。这是一种间接作用：ACh（像其他许多介质一样）作用于血管内皮细胞，使其释放一氧化氮（nitric oxide，NO），NO 使平滑肌舒张。由于 ACh 通常不存在于循环血液中，其生理功能尚不明确。
- ACh 引起汗腺分泌，这受交感神经系统胆碱能纤维支配（表 9.1）。

N 样作用与 ACh 对交感和副交感神经系统的自主神经节、随意肌运动终板以及肾上腺髓质分泌细胞的作用相一致。

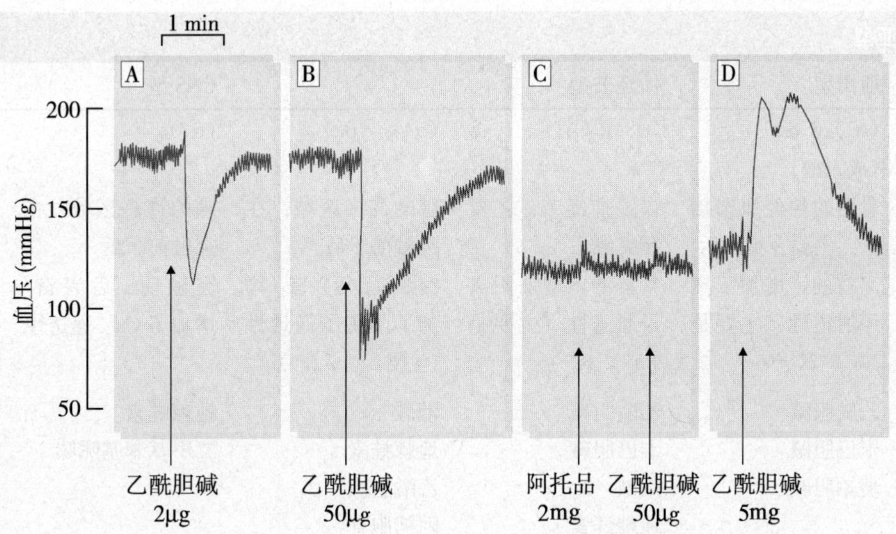


**图 10.1 Dale 的实验表明乙酰胆碱（ACh）对猫血压产生两种作用。**用水银压力计记录猫脊椎动脉压。Ⓐ由于血管舒张，ACh 引起血压下降。Ⓑ大剂量也引起心动过缓。Ⓐ和Ⓑ都是 N 样作用。Ⓒ阿托品（M 拮抗药）后，相同剂量的 ACh 没有作用。Ⓓ仍在阿托品作用下，更大剂量的 ACh 引起血压升高（交感神经节兴奋引起），伴心动过速，继发性升高（由于肾上腺释放肾上腺素引起）。这些是 N 样作用引起的。(From Burn J H 1963 Autonomic pharmacology. Blackwell, Oxford.)

## 乙酰胆碱受体

尽管 Dale 自己用诡辩而非科学的观点解释了受体的概念，但他对胆碱能受体的分类为区分 ACh 受体的两个主要类型提供了依据（第 3 章）。

### 烟碱受体

N 型 ACh 受体（nAChR）分三种主要类型：肌肉型，神经节型，CNS 型（其亚型组成见表 10.1）。肌肉型受体只限于骨骼神经肌肉接头；神经节受体参与交感和副交感神经节传递；CNS 型受体广泛存在于脑，它们的分子组成和位置不同。

◆ 所有的 nAChR 都是五聚体结构，是配体门控离子通道（第 3 章）。五个亚单位形成受体通道复合物，这五个亚单位在结构上是相似的，到目前为止，已确定和克隆了 16 个不同的家族成员，分为 α（9 型）、β（4 型）、γ、δ、ε（后三者每个各一型）。各亚单位都具有 4 个跨膜螺旋域。每个亚单位的螺旋之一（$M_2$）形成中央孔（见第 3 章）。nAChR 亚型一般包括 α 和 β 亚单位，但同聚体 $(\alpha7)_5$ 亚型是一个例外，它主要存在于脑（第 35 章）。成人肌肉型受体的成分是 $(\alpha1)_2/\beta1\gamma\varepsilon$，而主要的神经节亚型是 $(\alpha3)_2(\beta4)_3$。ACh 的两个结合位点（它们都需要被占有，这样才能引起通道开放）位于每一个 α 亚单位的胞外域与其相邻单位的界面。在 20 世纪 80 年代出现克隆研究，nAChR 家族的多样性（Hogg 等，2003）带给药理学家一些惊奇。尽管他们知道神经肌肉和神经节突触在药理学上有差异，并怀疑 CNS 的胆碱能突触可能也有差异，但它的多样性远不止这些，其功能意义还不清楚（McGehee & Role，1995；Cordero-Erauskin 等，2000；综述）。

激动药和拮抗药对神经节和神经肌肉突触的不同作用具有实践重要性，它主要反映了肌肉和神经 nAChR 的不同（表 10.1）。

### 毒蕈碱受体

M 受体（mAChR）是典型的 G 蛋白偶联受体（第 3 章），已知五种分子亚型（$M_1$～$M_5$）（Wess，1996）。亚型的奇数组受体（$M_1$，$M_3$，$M_5$）与 $G_q$ 结合激活肌醇磷酸途径，而偶数受体（$M_2$，$M_4$）通过 $G_i$ 抑制腺苷酸环化酶，从而减少细胞内 cAMP（Goyal，1989）。

**表 10.1 烟碱受体亚型**

| | 肌肉型 | 神经节型 | | CNS 型 | 注意 |
|---|---|---|---|---|---|
| 主要分子结构 | $(\alpha1)_2\beta1\delta\varepsilon$ (成人型) | $(\alpha3)_2$ $(\beta4)_3$ | $(\alpha4)_2$ $(\beta2)_3$ | $(\alpha7)_5$ | — |
| 主要突触位置 | 骨骼的神经肌肉接头：主要在突触后 | 自主神经节：主要在突触后 | 脑的许多区域：在突触前、后 | 脑的许多区域：在突触前、后 | — — |
| 膜反应 | 兴奋的，增加阳离子通透性（主要是 $Na^+$，$K^+$） | 兴奋的，增加阳离子通透性（主要是 $Na^+$，$K^+$） | 突触前、后兴奋，增加了阳离子通透性（主要 $Na^+$，$K^+$） | 突触前、后兴奋，增加了 $Ca^{2+}$ 通透性 | $(\alpha7)_5$ 使大量的 $Ca^{2+}$ 进入，引起递质释放 |
| 激动药 | 乙酰胆碱<br>卡巴胆碱<br>琥珀胆碱 | 乙酰胆碱<br>卡巴胆碱<br>烟碱<br>地棘蛙素<br>二甲基苯基哌嗪 | 烟碱<br>地棘蛙素<br>乙酰胆碱<br>阿糖胞苷 | 地棘蛙素<br>二甲基苯基哌嗪 | $(\alpha_4)_2$ $(\beta_2)_3$ 是脑"烟碱受体"（第 34 章） |
| 拮抗药 | 筒箭毒碱<br>泮库溴铵<br>阿曲库铵<br>α-银环蛇毒素<br>α-芋螺毒素 | 美卡拉明<br>樟磺咪芬<br>六烃季铵<br>α-芋螺毒素 | 美卡拉明<br>甲基乌头碱 | α-银环蛇毒素<br>α-芋螺毒素<br>甲基乌头碱 | |

注：本表表明在哺乳动物组织只表达主要亚型。几个其他亚型表达在特定脑区、周围神经系统和非神经组织。更多内容见 34 章以及 Lindstrom (2000)，Cordero-Erausquin 等 (2000)，Dajas-Bailador & Wonnacott (2004) 的综述。

其中三个受体（$M_1$，$M_2$，$M_3$）的特征描述见表 10.2。$M_1$受体（"神经的"）主要位于 CNS、外周神经元、胃壁细胞。它们介导兴奋作用，例如在交感神经节和中枢神经元 ACh 介导的缓慢的 M 样兴奋作用（9 章）。这是由于 $K^+$ 电导降低，膜去极化而产生的兴奋作用。在脑中，ACh 介导的这种作用缺乏可能与痴呆有关（第 35 章），尽管 $M_1$受体基因敲除小鼠仅表现出轻微的认知损害（Wess，2004）。$M_1$受体也参与迷走神经兴奋引起的胃酸分泌增加（第 25 章）。

$M_2$受体（"心脏的"）分布于心脏以及外周和中枢神经元的突触前末梢。它们主要通过增加 $K^+$ 电导、抑制钙通道而起抑制性作用（第 4 章）。$M_2$受体激活引起心脏的胆碱能抑制以及 CNS 和外周的突触前抑制（第 9 章）。它们与 $M_3$受体共表达于内脏平滑肌，在一些器官中参与毒蕈碱激动剂的平滑肌兴奋效应。

$M_3$受体（"腺的/平滑肌的"）主要产生兴奋作用，即刺激腺体（唾液的、支气管的、汗腺等）分泌，引起内脏平滑肌收缩。$M_3$受体也介导平滑肌舒张（主要是血管），这是由附近内皮细胞释放 NO 引起的（第 17 章）。$M_1$、$M_2$、$M_3$受体也存在于 CNS 的特定部位（第 34 章）。$M_4$、$M_5$受体主要局限在 CNS，尽管缺乏这些受体的小鼠表现出行为改变（Wess，2004），但它们的作用还不是很清楚。

依据某些激动药和拮抗药的选择性对这些受体类型进行药理学分类，从而区分它们。许多激动药没有选择性，但两个实验化合物 McNA343 和氧化震颤素（oxotremorine）对 $M_1$ 受体有选择性。卡巴胆碱（carbachol）对这些受体相对无活性。最近发现了其他 $M_1$ 选择性激动药［如呫诺美林（xanomeline)］，可能发展为治疗痴呆的药。拮抗剂有更多的选择性。尽管很多典型的毒蕈碱拮抗药［例如，阿托品（atropine)，东莨菪碱（scopolamine)］缺乏选择性，但哌仑西平（pirenzepine）对 $M_1$受体有选择性，达非那新（darifenacin）对 $M_2$ 受体有选择性。加拉明（gallamine）是公认的神经肌肉阻滞药，它也是一种弱的 $M_2$ 受体选择性拮抗药。近来，发现绿树蛇毒物里的毒素是高选择性的 mAChR 拮抗药（表 10.2），还有一些人工合成化合物也有一定选择性（Eglen 等，1999）。已经批准在临床使用的化合物叙述如下。

## 胆碱能传递的生理学

Nicholls 等（2001）详细叙述了胆碱能传递的生理学。药物影响胆碱能传递的主要方式如图 10.2 所示。

表 10.2 毒蕈碱受体亚型[a]

| | $M_1$（神经的） | $M_2$（心脏的） | $M_3$（腺的/平滑肌的） | $M_4$ | $M_5$ |
|---|---|---|---|---|---|
| 主要位置 | 自主神经节<br>腺体：胃的，唾液的等<br>大脑皮质 | 心脏：心房<br>CNS：分布广泛 | 外分泌腺：胃的，唾液的等<br>平滑肌：胃肠道，眼，气道，膀胱<br>血管：内皮<br>CNS | CNS | CNS：在黑质特定表达<br>唾液腺<br>虹膜/睫状肌 |
| 细胞应答 | $IP_3$，DAG↑<br>去极化<br>兴奋（慢 epsp）<br>$K^+$电导↓ | cAMP↓<br>抑制<br>$Ca^{2+}$电导↓<br>$K^+$电导↑ | $IP_3$↑<br>兴奋<br>$[Ca^{2+}]_i$↑ | cAMP↓<br>抑制 | $IP_3$↑兴奋 |
| 功能应答 | CNS兴奋<br>（？记忆）<br>胃分泌 | 心脏抑制<br>神经抑制<br>中枢M样作用（如震颤，低温） | 胃、唾液分泌<br>胃肠平滑肌收缩<br>肌肉收缩<br>眼调节功能<br>血管舒张 | 运动增强 | 未知 |
| 激动药（除了斜体字表示的药物，其余都是非选择性的）<br>也可见表 10.3 | 乙酰胆碱<br>卡巴胆碱<br>氧化震颤素<br>*McNA343*<br>*他沙利定* | 同 $M_1$ | 同 $M_1$ | 同 $M_1$ | 同 $M_1$ |
| 拮抗药（除了斜体字表示的药物，其他都是非选择性的）<br>也可见表 10.5 | 阿托品<br>双环维林<br>奥昔布宁<br>托特罗定<br>异丙托铵<br>*哌仑西平*<br>*树蛇毒素 MT7* | 阿托品<br>双环维林<br>奥昔布宁<br>托特罗定<br>异丙托铵<br>加拉明 | 阿托品<br>双环维林<br>奥昔布宁<br>托特罗定<br>异丙托铵<br>*达非那新* | 阿托品<br>双环维林<br>奥昔布宁<br>托特罗定<br>*异丙托铵*<br>*树蛇毒素MT3* | 阿托品<br>双环维林<br>奥昔布宁<br>托特罗定<br>异丙托铵 |

注：CNS，中枢神经系统；DAG，二酰甘油；epsp，兴奋性突触后电位；$IP_3$，肌醇三磷酸。

[a]这个表仅仅给出了在哺乳动物组织表达的主要亚型。更多详情见 34 章以及 Caulfield & Birdsall（1998）和 Wess（2004）的综述。

◆ 许多缺乏胆碱能支配的组织，例如胎盘和角质层，均能合成和储存乙酰胆碱。尽管推测了可能的调节和营养功能（Wessle 等，1998，综述），但无神经的乙酰胆碱的作用仍不确定。

## 乙酰胆碱的合成和释放

Parsons 等（1993）很好地总结了乙酰胆碱的代谢。ACh 在神经末梢由胆碱合成，通过特异载体吸收进入神经末梢（第 9 章），这与许多递质的吸收相似。不同的是它转运的是前体胆碱而不是 ACh，因此终止递质的功能是不重要的。血液和体液中胆碱浓度正常的大约是 10μmol/L，但当释放的 ACh 被水解并且多于 50% 的胆碱被神经末梢重摄取时，胆碱神经末梢附近的胆碱浓度增加到大约 1mmol/L。神经末梢内游离的胆碱被一种细胞溶质酶——胆碱乙酰基转移酶（CAT）乙酰化。CAT 从乙酰辅酶 A 中转移乙酰基。胆碱的转运过程是 ACh 合成的限速过程。根据 ACh 释放的速率调节胆碱的转运活性。胆碱酯酶存在于突触前神经末梢，ACh 不断被水解和再合成。抑制神经末梢胆碱酯酶会导致“过剩的”ACh 在胞质溶胶聚集，这不利于神经冲动的解除（尽管通过胆碱载体可以渗漏）。然而许多合成的 ACh 被包装在突触囊泡中，在那里它的浓度很高（约 100mmol/L），$Ca^{2+}$进入神经末梢引发胞吐作用，使 ACh 从突触囊泡中释放（见第 4 章）。

胆碱囊泡通过一种特殊的转运体（Usdin 等，

1995；Liu & Edwards，1997）有效聚集 ACh，该转运体属于第 9 章所述的胺转运体家族。ACh 的聚集伴随着质子的大电化学梯度，电化学梯度存在于细胞内的细胞器和细胞液之间，实验药物 vesamicol 可以选择性阻断它（Parsons 等，1993）。随着 ACh 的释放，ACh 在突触间隙扩散并与突触后细胞上的受体结合。一些 ACh 被结合在突触前、后膜之间基底膜上的 AChE 水解失活。快速胆碱能突触（如神经肌肉和神经节的突触）而非慢胆碱能突触（平滑肌、腺细胞、心脏等）释放的 ACh 被快速水解（在 1ms 内），因此其作用非常短暂。

**乙酰胆碱受体** 要点

- 主要分为烟碱型（nAChR）和毒蕈碱型（mAChR）。
- nAChR 直接偶联阳离子通道，并调节神经肌肉接头、自主神经节和中枢神经系统（CNS）不同部位的快速兴奋性突触传递。肌肉和神经的 nAChR 的分子结构和药理学均不同。
- mAChR 和 nAChR 不仅存在于突触后，也存在于突触前，调节递质释放。
- mAChR 是 G 蛋白偶联受体：
  —激活磷脂酶 C（因此形成第二信使肌醇三磷酸和二酰甘油）；
  —抑制腺苷酸环化酶；
  —激活钾通道或抑制钙通道。
- mAChR 调节节后副交感神经突触的乙酰胆碱作用（主要是心脏、平滑肌、腺），并促进神经节的兴奋。它们存在于 CNS 的许多部位。
- mAChR 存在三种主要类型：
  —$M_1$ 受体（“神经的”）引起神经节缓慢兴奋。它们被哌仑西平选择性阻断。
  —$M_2$ 受体（“心脏的”）引起心率减慢，收缩强度降低（主要是心房）。它们被加拉明选择性阻滞。$M_2$ 受体也调节突触前抑制。
  —$M_3$ 受体（“腺体的”）引起分泌、内脏平滑肌收缩、血管舒张。
- 另外两个 mAChR 分子亚型 $M_4$ 和 $M_5$，主要存在于 CNS。
- 全部 mAChR 能被乙酰胆碱激活，被阿托品阻滞。还有亚型的选择性激动药和拮抗药。

◆ 神经肌肉接头是一种非常特殊的突触，一个神经冲动可使神经末梢释放大约 300 个突触囊泡（共有约 300 万 ACh 分子）供给一个肌肉纤维（共含有约 350 万个突触囊泡）。大约有 200 万 ACh 分子与受体结合，其他被水解而不能与受体结合。每个肌肉纤维大约有 3000 万个受体。ACh 分子与受体结合平均约 2ms，分离后迅速水解，故不能与第二个受体结合。因此递质作用非常迅速和短暂，这对于突触引起快速肌肉应答和高频并如实地传递信号非常重要。肌肉细胞比神经元要大得多，需要更多的突触电流来产生动作电位。因此，所有化学反应的范围比神经突触更广；一个量子的递质分子数、释放的量子数、每个量子激活的受体数都是 10～100 倍。如果脑的突触按照神经肌肉接头的工业化范围建立，那么我们的脑将虽大，但并不聪明。

## 突触前调节

ACh 的释放受介质的调节，包括 ACh 本身，介质作用于突触前受体（第 9 章）。在节后副交感神经末梢，抑制性 $M_2$ 受体参与 ACh 释放的自身抑制调节；其他介质，如去甲肾上腺素，也抑制 ACh 的释放（第 9 章）。另一方面，在神经肌肉接头处，突触前 nAChR 有利于 ACh 释放（Prior 等，1995），这可能是突触在持久高频活动时可靠地起作用的一个机制。在脑（Dajas-Bailador & Wonnacott，2004，综述），大多 nAChR 位于突触前，通过其他介质，例如谷氨酸盐和多巴胺，使之易于传递。

## 快速胆碱能突触传递时的电反应

ACh 作用于烟碱型突触（神经肌肉或神经节）的突触后膜，引起阳离子通透性极大增加，尤其是 $Na^+$ 和 $K^+$，其次是 $Ca^{2+}$。$Na^+$ 的流入引起突触后膜去极化。这种递质介导的去极化在骨骼肌纤维被称为终板电位（epp），在神经节突触被称为快速兴奋性突触后电位（fast epsp）。在肌肉纤维，局部 epp 扩散到毗邻的肌肉纤维电兴奋部位；如果幅度达到兴奋阈值，就会激发动作电位，而后传送到纤维的其他部分，引起收缩（见第 4 章）。

在神经细胞，fast epsp 使树突或胞体去极化，从而引起局部电流。这使细胞的轴丘区域去极化，如果 epsp 足够大，就会激发动作电位。图 10.3 表明，筒箭毒箭（tubocurarine），一种阻断突触后 ACh 受体的药物，降低了 fast epsp 的幅度直到不能激发动作

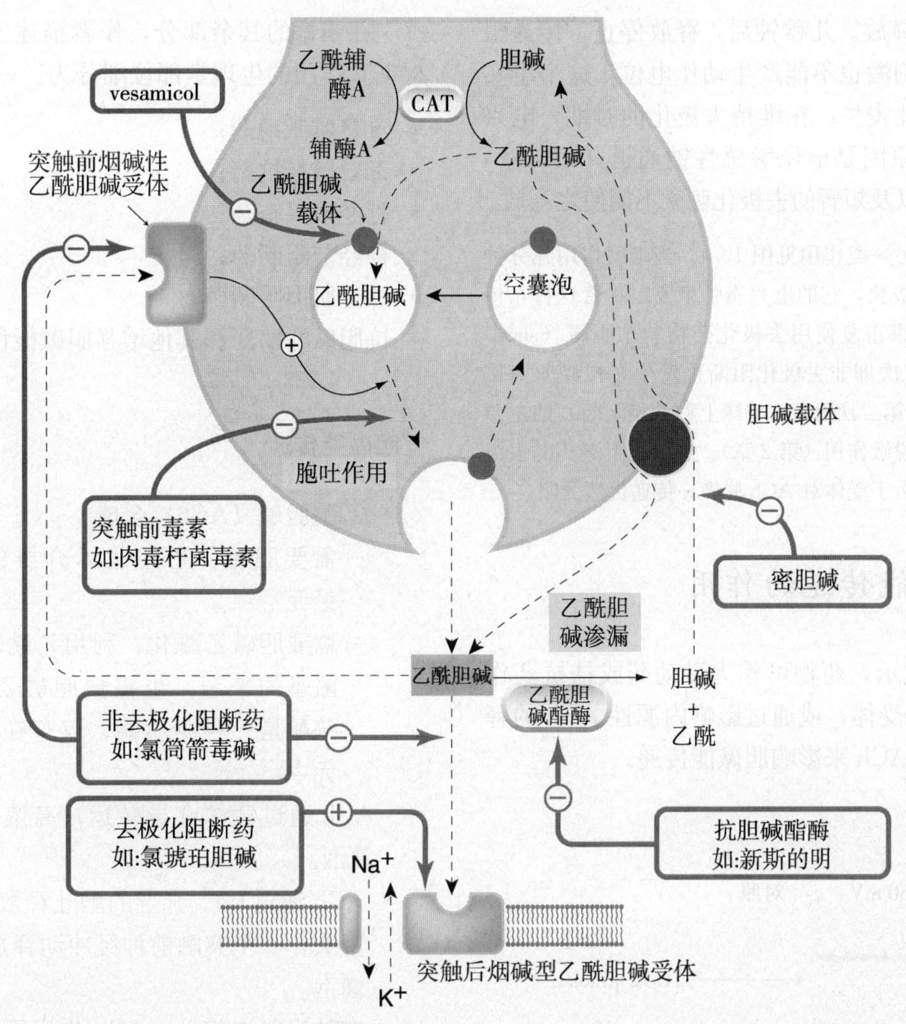


**图 10.2 烟碱型胆碱能突触药物作用及位点。** ACh 作用于突触后 N 受体，控制阳离子通道（例如，在神经肌肉或神经节突触)，也作用于突触前 N 受体以在维持突触活性时利于 ACh 释放。神经末梢也有乙酰胆碱酯酶（未给出)；当它被抑制时，游离 ACh 的量以及经胆碱载体的 ACh 渗透速率增加。在正常情况下，ACh 的渗漏不重要。在 M 胆碱结合处（例如心脏、平滑肌、外分泌腺)，突触前（抑制性的）和突触后受体都是毒蕈碱型的。CAT，胆碱乙酰基转移酶。

电位，尽管在受到逆向刺激时细胞仍然能够发生反应。许多神经节细胞通过几个突触前轴突提供电荷，它需要多于一个的刺激性活动使节后细胞激活。在神经肌肉接头处，一个神经纤维仅供应一个肌肉纤维。然而，正常时 epp 的幅度足够激发动作电位——的确，当 epp 降低 70%～80%时，传递仍能发生，据说还表现出大的安全范围，因此递质释放（例如重复性刺激）的波动不影响传递。

◆ 在神经节突触的传递要比在神经肌肉接头处的复杂得多。尽管二者都是主要通过 ACh 作用于 nAChR 产生 epp 或 fast epsp，这之后是神经节一系列更慢的突触后反应，由以下组成：

- 一个缓慢的抑制性（超极化）突触后电位（slow ipsp）持续 2～5s，这主要反映 $M_2$ 受体介导的 $K^+$ 电导增加，但其他递质，例如多巴胺和腺苷，也起作用。
- 一个缓慢的 epsp 持续大约 10s。这是由 ACh 作用于 $M_1$ 受体，关闭钾通道产生的。
- 一个晚期缓慢 epsp 持续 1～2min。它是由肽共同传递介导的，在一些神经节中可能为 P 物质，而其他部位可能为促性腺激素释放激素样肽（第 9 章）。像慢 epsp 一样，它是由 $K^+$ 电导性降低引起的。

## 去极化阻滞

当兴奋的 nAChR 被持续激活，胆碱能突触发生去极化阻滞，它由突触后细胞电兴奋性降低引起。见图 10.4。在交感神经节使用烟碱引起细胞去极化，它首先激发动作电位释放。几秒钟后，释放停止，传递阻滞。此时，逆向刺激也不能产生动作电位，这个事实表明此时电兴奋性丧失。在维持去极化的时期，电兴奋性丧失的主要原因是电压敏感性钠通道（第4章）失活（即不应）以及短暂的去极化刺激不能使之开放。

◆ 实验中另一类作用见图10.4。当烟碱作用几分钟后，细胞部分复极化，它的电兴奋性恢复，尽管这样，传递仍然阻滞。如果重复使用去极化药物琥珀胆碱（succinylcholine），第二次即非去极化阻断也发生在神经肌肉接头处（见下文）。第二次阻断（临床上称Ⅱ相阻断）的主要原因似乎是受体脱敏作用（第2章）。这引起阻滞药的去极化作用减弱，但由于受体对ACh脱敏，传递仍然受阻。

## 药物对胆碱能传递的作用

如图10.2所示，药物可作为激动药或拮抗药作用于突触后ACh受体，或通过影响内源性ACh的释放或破坏内源性ACh来影响胆碱能传递。

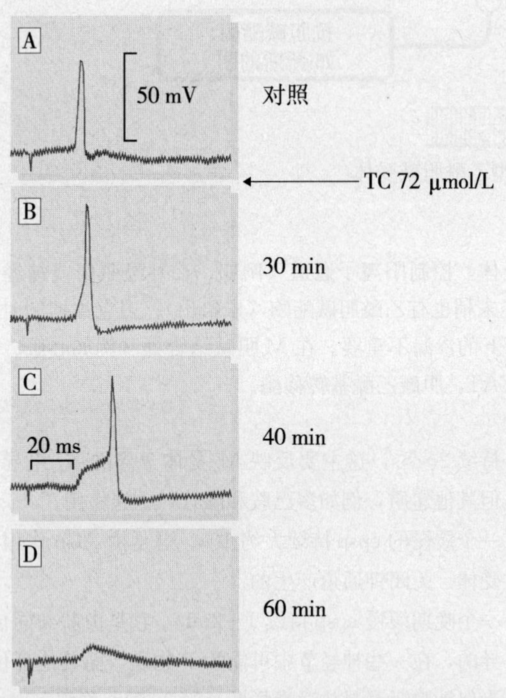


**图10.3 自主神经节细胞胆碱能传递。**人为用细胞内微电极记录豚鼠副交感神经节细胞。每个图像开始的假象表明节前神经兴奋。筒箭毒碱（TC），乙酰胆碱拮抗药，引起epsp变小。在Ⓒ图中，成功引发动作电位。在Ⓓ图，降到阈值以下。完全阻滞后，逆行刺激（没给出）仍将产生一个动作电位（cf，去极化阻滞；见图10.4）。（From Blackman J G et al. 1969 J Physiol 201：723.）

在本章的其余部分，作者描述了以下各组药物，根据其作用的生理学部位细分为：

- 毒蕈碱激动药；
- 毒蕈碱拮抗药；
- 神经节兴奋药；
- 神经节阻断药；
- 神经肌肉阻断药；
- 抗胆碱酯酶药和其他增强胆碱能传递的药物。

### 胆碱能传递

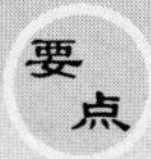


- 乙酰胆碱（ACh）合成：
  —需要胆碱，它经载体介导的转运进入神经元；
  —需要胆碱乙酰化，利用乙酰辅酶A作为乙酰基的来源，也需要胆碱乙酰基转移酶。该酶是一种胞质酶，仅存在于胆碱能神经元中。
- ACh通过载体介导转运，高浓度贮存于突触囊泡。
- ACh通过$Ca^{2+}$介导的胞吐释放。在神经肌肉接头，一个突触前神经冲动释放100～500个囊泡。
- 在神经肌肉接头，ACh作用于烟碱受体使阳离子通道开放，迅速去极化（终板电位），通常在肌肉纤维引发一个动作电位。与其他快速胆碱能突触传递（例如神经节的）是相似的。
- 在“快速”胆碱能突触，ACh在约1ms内被乙酰胆碱酯酶水解，因此一个突触前动作电位仅产生一个突触后动作电位。
- 通过毒蕈碱受体介导的传递时程慢得多，并且不能清楚说明突触结构。在许多情况下，ACh作为一个调质而不是作为直接递质起作用。
- 药理学阻滞的主要机制：抑制胆碱摄取，抑制ACh释放，突触后受体或离子通道阻断，持续突触后去极化。

## 作用于毒蕈碱受体的药物

### 毒蕈碱受体激动药

#### 构效关系

毒蕈碱激动药经常被归诸为拟副交感神经药，因为他们在整体动物产生的主要效应与副交感神经兴奋时产生的效应类似。最重要的化合物结构见表 10.3。ACh 本身和相关的胆碱酯既是 mAChR 激动药，也是 nAChR 的激动药，但是对 mAChR 的作用更强（图 10.1），目前只有氨甲酰甲胆碱（bethanechol）和毛果芸香碱（pilocarpine）在临床使用。

ACh 分子起作用的重要结构是季铵基团和酯基，前者具有一个正电荷，后者具有局部的负电荷并对胆碱酯酶的快速水解敏感。胆碱酯结构的变异体（表 10.3）可以减少化合物对胆碱酯酶水解的敏感性，改变对 mAChR 和 nAChR 的相对活性。

卡巴胆碱（carbachol）和醋甲胆碱（methacholine）被用作试验工具。氨甲酰甲胆碱是这两个分子的杂合分子，它对水解稳定并对 mAChR 有选择性，偶尔在临床使用。毛果芸香碱是部分激动药，对刺激汗腺、唾液腺、泪腺和支气管腺的分泌及收缩虹膜平滑肌（见下文）有一定选择性，对胃肠平滑肌和心脏有弱的作用。

#### 毒蕈碱受体激动药的作用

毒蕈碱激动药的主要作用容易从副交感神经系统来理解。

心血管的作用。包括心率减慢，心排血量减少。后一作用主要是心房收缩力减弱所致，因为心室仅有稀少的副交感神经分布，对毒蕈碱激动药敏感性低。也可出现广泛的血管扩张（一氧化氮介导的作用；见第 17 章），这两个作用联合使动脉压急剧下降（图 10.1）。毒蕈碱激动药对心脏的作用机制见第 18 章。

平滑肌。除血管平滑肌外，毒蕈碱激动药也使其他平滑肌收缩。胃肠道蠕动增加，这可引起绞痛，膀胱和支气管平滑肌也收缩。

汗腺、泪腺、唾液腺和支气管腺的分泌。这些由外分泌腺兴奋引起。支气管分泌和收缩的综合效应可干扰呼吸。

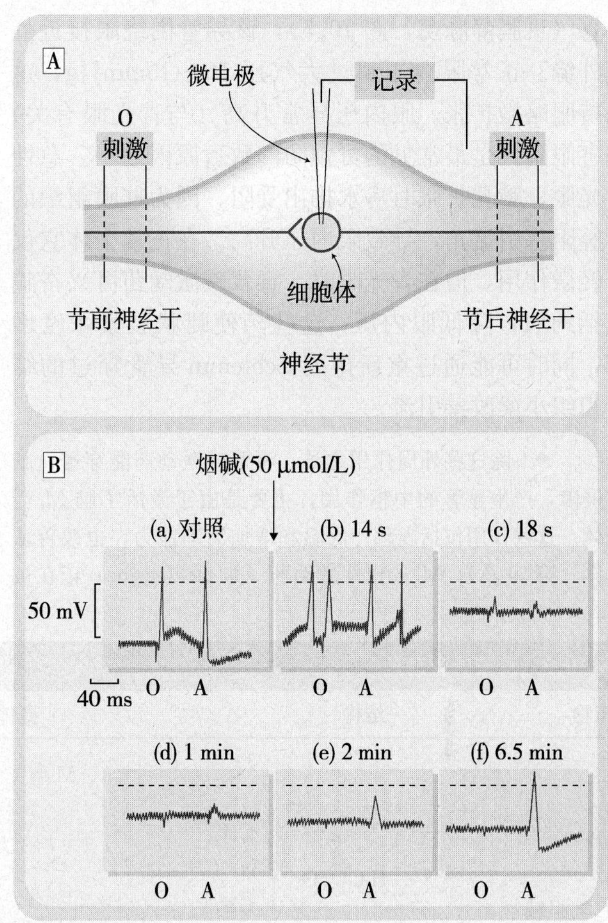


**图 10.4 烟碱引起神经节传递的去极化阻滞。**Ⓐ记录了蛙交感神经节细胞，指出了顺向（O）和逆向（A）刺激电极。刺激 O 通过胆碱能突触兴奋细胞，而刺激 A 通过动作电位电传导兴奋它。Ⓑ烟碱的作用：（a）对照记录。膜电位 −55mV（虚线＝0mV），细胞在 O 和 A 均有应答。（b）加入烟碱不久后，细胞轻微去极化，同时自发活化，但仍对 O 和 A 有反应性。（c、d）细胞进一步去极化，到 −25mV，仅产生残留动作电位。它对 A 无应答，表明对电无反应。（e、f）烟碱持续存在，细胞复极重新获得对 A 的应答，但仍对 O 无应答，因为 ACh 受体被烟碱脱敏。（From Ginsborg B L，Guerrero S 1964 J Physiol 172：189.）

对眼的作用。这些作用很重要。副交感神经对眼的作用在于瞳孔括约肌，它作用于周围虹膜和睫状肌，睫状肌可调节晶状体的曲率（图 10.5）。mAChR 激活向前、向内拉动睫状体，使睫状肌收缩，因此使晶状体悬韧带放松，晶状体凸出更多，焦距减少。副交感反射对调节眼近距视觉是十分必要的。瞳孔括约肌不仅对光线强度变化时的瞳孔调节是重要的，而且在调节眼内压方面也是重要的。房水由睫状体上皮细胞慢慢、连续地分泌，排入 Schlemm

导管（巩膜静脉窦，图 10.5），该导管围绕眼接近虹膜外缘。正常眼内压超过大气压 10～15mmHg，这保持眼略微扩张。眼内压异常升高（与青光眼有关）损害眼睛，是最常见的可预防的致盲原因之一。急性青光眼，瞳孔扩张时房水排出受阻，因为虹膜组织的折叠阻塞引流角，导致眼内压升高。在正常个体它仅有轻微作用，但在青光眼时，毒蕈碱激动药可兴奋瞳孔括约肌，降低眼内压。这些药使睫状肌紧张度增加，同时可能通过重新排列 Schlemm 导管穿过的结缔组织小梁改善引流。

◆ 除这些外周作用之外，毒蕈碱激动药能穿透血脑屏障，产生显著的中枢作用，主要是由于激活了脑 $M_1$ 受体。这些作用包括震颤、低温和增加活动能力，也改善认知（第 34 章）。$M_1$ 选择性激动药（如 taclifensine）正在被研究，因为它可能用于治疗痴呆（Eglen 等，1999；第 35 章）。

### 临床应用

毒蕈碱激动药主要以滴眼剂形式局部滴注，用于治疗青光眼。毛果芸香碱实际是一种叔胺，它可以透过结膜，是最有效的。它是一种稳定化合物，作用大约可持续一天。现有的许多治疗青光眼的药物作用机制是不同的，总结于表 10.4。

氨甲酰甲胆碱有时被用来加速膀胱排空或促进胃肠蠕动（表 10.3）。它主要作用于 $M_3$ 受体，对心脏有轻微作用。原则上，选择性的 $M_2$ 激动药将用于治疗心律失常，但这样的药仍然有待发现。

**表 10.3 毒蕈碱激动药**

| 药物 | 结构 | 受体特异性 | | 被乙酰胆碱酯酶水解 | 临床应用 |
|---|---|---|---|---|---|
| | | M 型 | N 型 | | |
| 乙酰胆碱 | | +++ | +++ | +++ | 无 |
| 卡巴胆碱 | | ++ | +++ | − | 无 |
| 醋甲胆碱 | | +++ | + | ++ | 无 |
| 氨甲酰甲胆碱 | | +++ | − | − | 膀胱[a]和胃肠张力减弱 |
| 毒蕈碱 | | +++ | − | − | 无[b] |
| 毛果云香碱 | | ++ | − | − | 青光眼 |
| 氧化震颤素 | | ++ | − | − | 无 |

注：[a] 首先必须确定膀胱颈未阻塞。
[b] 是毒蕈中毒引起的。

| 表 10.4 降低眼内压的药物 | | | |
|---|---|---|---|
| 药物[a] | 机制 | 注意 | 参考 |
| **毛果云香碱** | M 激动药 | 作为滴眼药广泛应用 | 本章 |
| 碘依可酯 | 抗胆碱酯酶药 | 作为滴眼药广泛应用，可导致肌肉痉挛和全身效应 | 本章 |
| **噻吗洛尔**<br>卡替洛尔 | β-肾上腺素受体拮抗药 | 作为滴眼药使用但有全身副作用：心动过缓，支气管收缩 | 第 11 章 |
| 乙酰唑胺<br>多佐胺 | 碳酸酐酶抑制药 | 乙酰唑胺全身给药。副作用包括多尿，食欲缺乏，麻刺感，中性粒细胞减少症。多佐胺作为滴眼药使用，副作用包括苦味和灼热感 | 第 24 章 |
| 可乐定<br>阿可乐定 | $\alpha_2$-肾上腺素受体激动药 | 作为滴眼药使用 | 第 11 章 |
| 拉坦前列素 | 前列腺素类似物 | 可引起眼色素沉着 | 第 13 章 |

注：[a] 最重要的药物用黑体字标识。

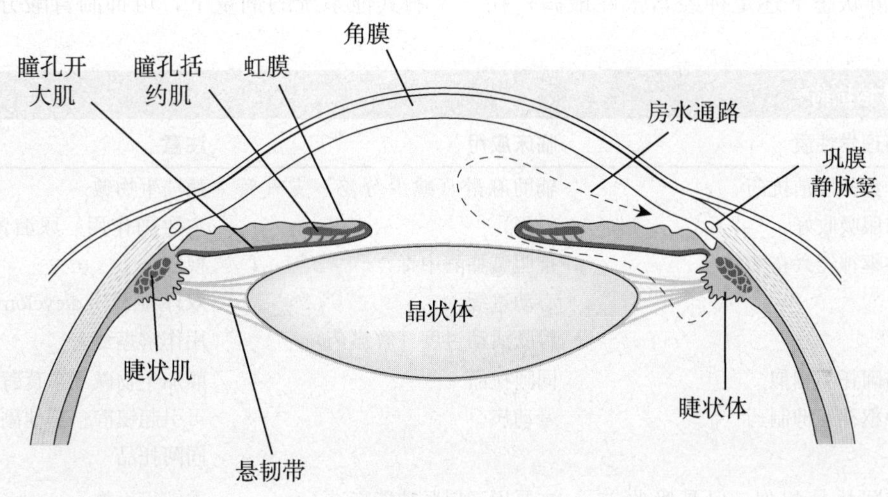


**图 10.5** 眼前房显示房水分泌和引流途径。

## 毒蕈碱受体拮抗药

毒蕈碱受体拮抗药（副交感神经阻断药见表 10.5）是竞争性拮抗药，它的化学结构通常包含酯和碱基，与 ACh 一样，但是它们具有庞大的芳香基，代替了乙酰基。两种天然存在的化合物，阿托品（atropine）和东莨菪碱（scopolamine）是在茄科植物中发现的生物碱类。颠茄（*Atropa belladonna*）主要含有阿托品，然而曼陀罗（*Datura stramonium*）主要含有东莨菪碱。这些是叔胺化合物，具有足够的脂溶性，很容易被肠或结膜囊吸收，重要的是能穿透血脑屏障。阿托品的季铵衍生物——甲硝阿托品（atropine methonitrate）的外周作用与阿托品类似，但它不能进入脑，缺乏中枢作用。异丙托铵（ipratropium），另一个季铵化合物，通过吸入作为支气管扩张药使用。环喷托酯（cyclopentolate）和托吡卡胺（tropicamide）是叔胺，以滴眼剂形式用于眼。哌仑西平（pirenzepine）是一种相对选择性 $M_1$ 受体拮抗药。奥昔布宁（oxybutynin）、托特罗定（tolterodine）、达非那新（darifenacin）（$M_3$ 选择性）是一些作用于膀胱，用于抑制排尿和治疗尿失禁的新药。它们产生典型的毒蕈碱拮抗药的副作用，例如口干、便秘和视物模糊，但较早期药物轻。

### 毒蕈碱受体拮抗药的作用

所有毒蕈碱受体拮抗药产生相似的外周作用，尽管某些带有一定程度的选择性，例如心或胃肠道，对 mAChR 的反应程度不同。

阿托品的主要效应如下：

抑制分泌。极低剂量的阿托品即可抑制唾液腺、泪腺、支气管腺体、汗腺的分泌，产生不舒适的口干和皮肤干燥。胃液分泌仅轻微减少。支气管黏膜纤毛清除受抑制，导致残留分泌物易于聚集在肺。异丙托铵无此作用。

对心率的作用。阿托品通过阻断心 mAChR 引起心动过速。心动过速在人是适度的，达到 80～90beats/min。这是因为它仅抑制副交感神经的张力，而对交感神经系统没有影响。心动过速在青年人群最显著，青年人在安静状态下迷走神经紧张性最高；在老年人则经常缺乏。极低剂量阿托品引起自相矛盾的心动过缓，这可能是由于中枢作用引起。心脏对运动的反应不受影响。由于大多数阻力血管没有胆碱能神经分布，动脉血压不受影响。

对眼的作用。阿托品引起瞳孔扩大（瞳孔散大）和对光反应消失。睫状肌松弛引起调节麻痹（睫状肌麻痹），近距视觉受损。眼内压可能上升；尽管在正常个体这并不重要，但它对狭角性青光眼患者而言非常危险。

对胃肠道的作用。阿托品抑制胃肠蠕动，与其他列出的作用相比，这需要大剂量阿托品，并且不完全。这是因为 ACh 之外的兴奋性递质对肠肌丛的正常功能很重要（第 9 章）。阿托品用于胃肠蠕动增加的病理学条件，正在研发 $M_3$ 受体选择性药，这可能更可取。哌仑西平由于对 $M_1$ 受体有选择性，在不影响其他系统的剂量下，可抑制胃酸分泌。

**表 10.5 毒蕈碱受体拮抗药[a]**

| 化合物 | 药理学性质 | 临床应用 | 注意 |
|---|---|---|---|
| 阿托品 | 非选择性拮抗药<br>口服吸收好<br>中枢神经兴奋药 | 辅助麻醉（减少分泌，支气管舒张）<br>抗胆碱酯酶中毒<br>心动过缓<br>胃肠活动过度（解痉药） | 颠茄生物碱<br>主要副作用：尿潴留，口干燥，视物模糊<br>双环维林（dicyclomine）相似，主要用作解痉药 |
| 东莨菪碱 | 与阿托品相似<br>中枢神经抑制药 | 同阿托品<br>晕动病 | 颠茄生物碱（东莨菪碱）<br>可引起镇静；其他副作用同阿托品 |
| 甲硝阿托品 | 与阿托品相似，但是吸收差，缺乏中枢神经系统作用；显著的神经节阻滞作用 | 主要用于胃肠功能亢进 | 季铵衍生物<br>相似药物包括甲基东莨菪碱（methscopolamine），丙胺太林（propantheline） |
| 噻托溴铵 | 与甲硝阿托品相似<br>不会抑制支气管黏膜纤毛清除作用 | 吸入治疗哮喘、支气管炎 | 季铵化合物<br>与异丙托铵相似 |
| 托吡卡胺 | 与阿托品相似<br>可能使眼内压升高 | 眼科用于瞳孔扩大和睫状肌麻痹（滴眼药）<br>短效 | — |
| 环喷托酯 | 与托吡卡胺相似 | 与托吡卡胺相同（长效） | — |
| 哌仑西平 | $M_1$ 受体选择性<br>作用于神经节细胞抑制胃液分泌<br>对平滑肌或 CNS 几乎无作用 | 消化性溃疡 | 副作用较其他毒蕈碱拮抗药小<br>被其他抗溃疡药物代替（第 25 章） |
| 达非那新 | $M_3$受体选择性 | 尿失禁 | 副作用小 |

注：[a]化学结构见 Hardman J G，Limbird L E，Gilman A G，Goodman-Gilman A et al. 2001 Goodman and Gilman's pharmacological basis of therapeutics，10th edn. McGraw-Hill，New York.

对其他平滑肌的作用。阿托品使支气管、胆管、泌尿道平滑肌松弛。阿托品抑制支气管反射性收缩（例如在麻醉期间），然而局部介质例如组胺（histamine）和白三烯（leukotriene）引起的支气管收缩（例如哮喘；见第23章）不受影响。胆管、泌尿道平滑肌仅受轻微影响，可能因为除了ACh之外，在这些器官中，其他递质起了重要作用。阿托品和类似的药用于有前列腺肥大的老年人常会导致尿潴留。

对CNS的作用。阿托品对CNS主要产生兴奋作用。低剂量可引起轻微烦乱不安；较高的剂量引起激动和定向障碍。阿托品中毒主要发生在食颠茄浆果的儿童，极度兴奋和应激性导致活动过强和体温极度升高，后者主要因不能出汗引起。这些中枢效应主要是阻断脑mAChR引起的，可用抗胆碱酯酶药，例如毒扁豆碱（physostigmine）来对抗，它是阿托品中毒的有效解毒药。低剂量的东莨菪碱引起显著的镇静作用，但高剂量也有类似的作用。东莨菪碱能有效止吐，并用于晕动病。毒蕈碱拮抗药也影响锥体外系统，减少不随意运动和帕金森病患者的强直（见第35章），并且抵消许多抗精神病药（见第38章）的锥体外系副作用。

### 临床应用

毒蕈碱拮抗药主要应用见表10.5和临床方框。除了哌仑西平（$M_1$选择性），目前使用的毒蕈碱拮抗药仅有轻微的亚型选择性。$M_3$选择性拮抗药可能作为有效的平滑肌松弛药正在研发，但是迄今为止还没有被批准临床使用。

> **毒蕈碱拮抗药的临床应用**
>
> 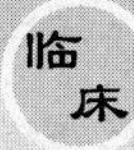
> 
>
> **心血管**
>
> - 窦性心动过缓的治疗（例如心肌梗死后；见第18章）：阿托品。
>
> **眼**
>
> - 散瞳：例如托吡卡胺或环喷托酯滴眼药。
>
> **神经病学**
>
> - 晕动病预防：例如东莨菪碱（口服或经皮）。
> - 帕金森病（见第35章），尤其抵消抗精神病药引起的运动障碍（见第38章）：例如苯海索，苯扎托品。
>
> **呼吸作用**
>
> - 哮喘和慢性阻塞性肺病（第23章，临床方框）：吸入异丙托铵或噻托溴铵。
>
> **术前麻醉用药**
>
> - 干燥分泌：例如阿托品，东莨菪碱（现在的麻醉药相对无刺激性，见第36章，因此这些用途现在是次要的）。
>
> **胃肠**
>
> - 通过舒张胃肠平滑肌便于内镜检查和胃肠放射学（解痉作用；见第25章）：例如东莨菪碱。
> - 作为肠应激综合征或结肠憩室病解痉药：例如双环维林（双环胺）。
> - 通过抑制胃酸分泌治疗消化性溃疡（第25章）：例如哌仑西平（$M_1$选择性拮抗药）。因为组胺$H_2$受体拮抗药和质子泵抑制药的使用，这些已很少使用了。

## 作用于自主神经节的药物

### 神经节兴奋药

大多数nAChR激动药作用于神经节和运动终板受体，但是尼古丁（nicotine）、洛贝林（lobeline）和二甲基苯基哌嗪（dimethylphenylpiperazinium，DMPP）最先影响神经节（表10.6）。

尼古丁、洛贝林是叔胺，分别在烟草叶和山梗菜属植物中发现。尼古丁是民间常用的一种药理学物质，它曾是存在于兰利（Langley）画笔尖端的物质，可以作用于终板区引起肌肉纤维的兴奋，使得他在1905年提出纤维的表面存在一种“接受物质”的假设（见第9章）。DMPP是一种对神经节受体有选择性的人工合成化合物。

仅尼古丁在临床使用（帮助人戒烟；见第43章）；其他这些药仅用做实验工具。它们引起复杂的外周效应，与自主神经节广泛的兴奋有关。尼古丁对胃肠道和汗腺的作用对初吸烟者来说很熟悉（见第43章），虽然通常不足以作为有效的戒除药。

### 神经节阻断药

神经节阻滞经常用于自主神经系统的实验研究，临床重要性小，通过以下几个机制起作用。

**作用于毒蕈碱受体的药物**

要点

**毒蕈碱受体激动药**

- 重要的化合物包括乙酰胆碱、卡巴胆碱、醋甲胆碱、毒蕈碱和毛果芸香碱。它们对毒蕈碱/烟碱选择性不同，并且对胆碱酯酶的敏感度不同。
- 主要效应是心动过缓和血管舒张（内皮依赖性的）导致血压下降；内脏平滑肌收缩（肠，膀胱，支气管等）、外分泌、瞳孔缩小和睫状肌收缩导致眼内压降低。
- 主要用途是治疗青光眼（尤其毛果芸香碱）。
- 大多数激动药的受体亚型选择性小，但正在研发有更多选择性的化合物。

**毒蕈碱受体拮抗药**

- 最主要的化合物是阿托品、东莨菪碱、异丙托铵和哌仑西平。
- 主要效应是抑制分泌；心动过速，瞳孔扩张和调节麻痹；平滑肌松弛（肠，支气管，胆管，膀胱）；抑制胃酸分泌（尤其是哌仑西平）；中枢神经系统作用（阿托品主要有兴奋性作用；东莨菪碱引起镇静，包括遗忘症），包括止吐和抗帕金森作用。

- 通过干预神经肌肉接头处 ACh 释放（见第 9 章）。肉毒杆菌毒素（botulinum toxin）和密胆碱（hemicholinium）以这种方式起作用。
- 通过延长去极化。烟碱（图 10.4）以这种方式在初期的兴奋之后阻滞神经节。如果胆碱酯酶被抑制，ACh 本身可以发挥对突触后膜的持续作用。
- 通过干扰 ACh 的突触后作用。少数神经节阻滞药通过阻滞神经 nAChR 或相关离子通道起重要作用。

◆ 五十多年前，Paton 和 Zaimis 研究了一系列线性的双季铵化合物。在连接两个季铵基团的亚甲基链上含有五或六个碳原子的化合物（六烃季铵，hexamethonium；表 10.6）产生神经节阻滞，然而具有九或十个碳原子的化合物（十烷双胺 decamethonium）产生神经肌肉阻滞❶。

六烃季铵虽然不再使用，但是作为被公认的第一个有效抗高血压药（见第 19 章），值得认识。当前在临床使用的唯一的神经节阻滞药是咪芬（trimetaphan）（表 10.6；见下文）。

### 神经节阻断药的作用

神经节阻断药的作用多而复杂，因为自主神经系统两部分都被阻断。没有比 Paton 的“六烃季铵男人”的描述更好的了。

◆ 除了长时间排队可能变得苍白和昏厥之外，他的脸总是粉红色的。他的手温暖、干燥。他是一个平静、放松的同伴；例如他可以笑，但他不能哭，因为流不出眼泪。你的最粗野的描述不会使他脸红，并且使人最不愉快的环境也不会使他失色。他的衣领和短袜非常清洁、芳香。如果你遇到他外出，他束着围腰，并可能非常烦躁不安（围腰压迫他的内脏血管池，坐立不安使静脉血从腿部回流）。他不喜欢多说话，除非喝些东西湿润他干燥的口和喉。他远视，易被亮光致目眩。他眼球的红色可能暗示不规律的生活习惯，事实上他的头是相当虚弱的。但他总是很绅士，从不打嗝或呃逆。他易患感冒，总是包裹严实。他的健康很好；他不生冻疮，高血压和消化性溃疡等现代文明疾病与他无缘。因为他的胃口不大，所以变得瘦弱；他从不感觉饥饿，他的胃也从不辘辘响。他容易便秘，因此服用很多石蜡油。当变老时，他将会患尿潴留和阳痿，但他不用担心尿频、尿急和尿痛。不可肯定的是他将如何结束，可能的是如果不注意吃得越来越少和感到越来越冷，他将会陷入无症状的低血糖昏迷和死亡，被认为是一种普遍的衰退死亡。

（From Paton W D M 1954 The principles of ganglion block. Lectures on the scientific basis of medicine, vol. 2.）

实际上，最主要的作用是对心血管系统的作用。主要是阻滞了交感神经节，引起小动脉血管扩张，导致动脉血压显著降低。大多数心血管反射被阻滞。特别是静脉收缩减少，当一个人站立时正常应存在静脉收缩，这可阻止中心静脉压急剧下降。因此站立引起心排血量和动脉压突然降低（体位性低血压），可导致昏厥。同样地，在运动时骨骼肌血管扩张通常伴随交感神经活跃引起的其他血管收缩（例如内脏区域）。如果这些调节被抑制，那么总的外周阻力降低，血压下降（运动后低血压）。

❶ 由于他们的结构与 ACh 相似，这些化合物原来被认为是竞争性拮抗药。但现在众所周知，它们主要是阻滞离子通道而不是受体部位本身。

表 10.6　烟碱受体激动药和拮抗药

| 药物 | 主要位点 | 作用类型 | 注意 |
|---|---|---|---|
| **激动药** | | | |
| 尼古丁 | 自主神经节 | 先兴奋后阻断 | 见第 43 章 |
| | CNS | 兴奋 | 对 CNS 的作用，见第 43 章 |
| 洛贝林 | 自主神经节 | 兴奋 | — |
| | 感觉神经末梢 | 兴奋 | — |
| 地棘蛙素（epibatidine） | 自主神经节<br>CNS | 兴奋 | 从蛙皮肤中分离的<br>高效<br>不在临床使用 |
| 琥珀胆碱 | 神经肌肉接头 | 去极化阻断 | 临床作为肌肉松弛药 |
| 十烷双胺 | 神经肌肉接头 | 去极化阻断 | 不在临床使用 |
| **拮抗药** | | | |
| 六烃季铵 | 自主神经节 | 传递阻断 | 不在临床使用 |
| 咪芬 | 自主神经节 | 传递阻断 | 血压——在手术时降低血压（很少使用） |
| 筒箭毒碱 | 神经肌肉接头 | 传递阻断 | 现在很少使用 |
| 泮库溴铵<br>阿曲库铵<br>维库溴铵 | 神经肌肉接头 | 传递阻断 | 广泛应用于麻醉时的肌肉松弛药 |

### 作用于自主神经节的药物

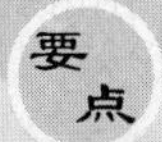


**神经节兴奋药**

- 化合物包括尼古丁、DMPP。
- 交感和副交感神经节都兴奋，因此作用复杂，包括心动过速和血压升高；对胃肠蠕动和分泌的作用；增加支气管、唾液腺和汗腺分泌。其他神经结构，包括感觉和去甲肾上腺素能神经末梢兴奋引起另外的作用。
- 神经节兴奋后，发生去极化阻断。
- 尼古丁也有重要的中枢神经系统作用。
- 除尼古丁帮助戒烟外，其他不用于治疗。

**神经节阻滞药**

- 化合物包括六烃季铵、咪芬、筒箭毒碱（还有尼古丁；见上文）。
- 全部自主神经节和肠神经节阻滞。主要效应：低血压，心血管反射缺失，分泌抑制，胃肠麻痹，排尿受损。
- 除在麻醉时偶尔用咪芬造成控制性低血压外，临床上已不用这些药物。

### 临床应用

由于神经节阻滞药有许多副作用，除咪芬外，均已被临床废弃。咪芬是一种短效药，可以作为某种类型麻醉时的静脉内给药。手术台倾斜可导致控制性低血压，用来使某些类型手术中的出血降至最低。咪芬还可以在紧急状况时降低血压。

## 神经肌肉阻断药

Bowman（1990）很好地总结了神经肌肉功能的药理学。药物通过作用于突触前抑制 ACh 合成或释放，或作用于突触后，从而阻滞神经肌肉传递，后者是所有重要临床药物的作用位点（除肉毒杆菌毒素外；见下文）。

临床上，当采用人工通气时，神经肌肉阻断仅被用来辅助麻醉。它不是一种治疗措施。使用的药物都通过干预 ACh 的突触后作用而起效。它们分成两种：

- 非去极化阻断药（大多数）通过阻断 ACh 受体起作用（有时也通过阻滞离子通道）。
- 去极化阻断药是 ACh 受体激动药。

## 非去极化阻断药

1856年 Claude Bernard 在一个著名的实验中指出，箭毒引起的麻痹是通过阻断神经肌肉传递，而不是通过取消神经传导或者肌肉收缩性实现的。箭毒发现于南美的多种植物中，是一种天然存在的生物碱混合物，它被南美印第安人作为箭头毒药使用。最重要的成分是筒箭毒碱（tubocurarine），它的结构在1935年被阐明。筒箭毒碱现在很少用于临床医学，改善了性质的合成药物取代了它。最重要的是维库溴铵（vecuronium）、阿曲库铵（atracurium）、泮库溴铵（pancuronium）（表10.7），它们主要是作用持续时间不同。加拉明（gallamine）是第一个使用的代替筒箭毒碱的人工合成化合物，但是已经被较少副作用的化合物取代。这些物质全部是季铵化合物，这表明它们的吸收很差，排泄迅速。它们也不能通过胎盘，这对于它们在产科麻醉中的应用非常重要。筒箭毒碱口服吸收量小，这使它可安全用于获取食物的打猎。

### 作用机制

非去极化阻断药全部是终板 ACh 受体的竞争性拮抗药（第2章）。一个神经冲动释放 ACh 的量通常超过引发肌肉纤维动作电位需要量的好几倍。因此欲使传递失效，必须阻断70%～80%的受体。当这种阻断发生时，仍然可能记录到肌肉纤维的一个域下 epp

表10.7 神经肌肉阻断药的特性[a]

| 药物 | 起始速度 | 作用持续时间 | 主要副作用 | 注意 |
|---|---|---|---|---|
| 筒箭毒碱 | 缓慢（>5min） | 长（1～2h） | 低血压（神经节阻断和组胺释放）<br>支气管收缩（组胺释放） | 植物碱，现在很少使用<br>阿库氯铵（alcuronium）是一种具有类似性质的半合成衍生物，但是副作用小 |
| 泮库溴铵 | 中等（2～3min） | 长 | 轻微的心动过速<br>无低血压 | 第一个类固醇化合物<br>副作用比筒箭毒碱小<br>应用广泛<br>哌库溴铵相似 |
| 维库溴铵 | 中等 | 中等（30～40min） | 副作用少 | 应用广泛<br>有时引起延迟麻痹，可能因为活性代谢产物<br>罗库溴铵相似，但起始快 |
| 阿曲库铵 | 中等 | 中等（<30min） | 短暂低血压（组胺释放） | 消除机制特殊（血浆中自发的非酶化学降解作用）；酸中毒时降解减慢<br>应用广泛<br>杜什库铵化学上相似，但在血浆中稳定，作用时间长<br>顺-阿曲库铵是阿曲库铵的纯异构体，相似，但组胺释放少 |
| 美维库铵 | 快速（1～2min） | 短（～15min） | 短暂低血压（组胺释放） | 新药，化学上与阿曲库铵相似，但在血浆中因胆碱酯酶快速失活（因此在有肝病或遗传性胆碱酯酶缺乏症时作用时间变长） |
| 琥珀胆碱 | 快速 | 短（～10min） | 心动过缓（M激动作用）<br>心律失常（血浆 $K^+$ 浓度增加，烧伤或严重创伤患者禁用）<br>眼内压升高（眼外肌的烟碱激动作用）<br>术后肌肉痛 | 终板去极化作用（N样激动作用）——这类型中唯一使用的药物<br>麻痹前有短暂的肌束震颤<br>作用时间短，是因为血浆胆碱酯酶的水解作用（有肝病或遗传性胆碱酯酶缺乏症时作用时间延长）<br>用于短的治疗过程（例如气管插管，电休克治疗）<br>罗库溴铵起始和恢复速度相似，副作用少 |

注：[a] 化学结构见 Hardman J G，Limbird L E，Gilman A G，Goodman-Gilman A et al. 2001 Goodman and Gilman's pharmacological basis of therapeutics，10th edn. McGraw-Hill，New York.

值（图 10.6）。在任何个体肌肉纤维中传递都是全或无，所以阻断程度代表了不能应答肌肉纤维的不同比率。在这种情况下，所有纤维 epp 幅度接近阈值（某些在阈值以上，其他在阈值以下），递质释放总量或其被破坏的速率的很小变化都将大大影响纤维收缩比例，所以阻断程度容易随不同的生理学环境而改变（例如兴奋频率、温度和胆碱酯酶抑制作用），通常生理学环境对传递效率的作用相对较小。

某些非去极化阻断药似乎也阻滞突触前自身受体，因而在反复刺激运动神经时抑制 ACh 释放（Prior 等，1995）。这些药物可能对引起强直收缩抑制起一定的作用。

### 非去极化阻滞药的作用

非去极化神经肌肉阻断药的主要作用是运动麻痹，尽管一些药物临床上也产生显著的自主神经效应。首先受影响的肌肉是外部眼肌（引起复视）和面部、四肢、咽（引起吞咽困难）的小肌肉。呼吸肌最后受影响并最先恢复。1947 年的一项试验中，勇敢的志愿者在人工通气下，被完全箭毒化，使之按顺序被麻痹，即使肌肉完全麻痹时，意识和痛觉也完全正常。非去极化阻断的特点和方式不同于去极化阻断，见下文。

### 副作用

筒箭毒碱的主要副作用是动脉压降低，主要由于神经节阻断引起。另外的一个原因是组胺从肥大细胞释放（第 13 章），这在敏感个体可引起支气管痉挛。这与 nAChR 无关，但也发生在阿曲库铵和美维库铵（以及某些无关药物，例如吗啡，41 章）。另一些非去极化阻断药缺少这些副作用，因此较少引起低血压。加拉明阻断 mAChR，尤其是在心脏，导致心动过速，泮库溴铵程度比加拉明小。

### 药代动力学

神经肌肉阻断药主要用于麻醉，产生肌肉松弛作用。静脉内给药，但作用开始和恢复的速率不同（图 10.7 和表 10.7）。

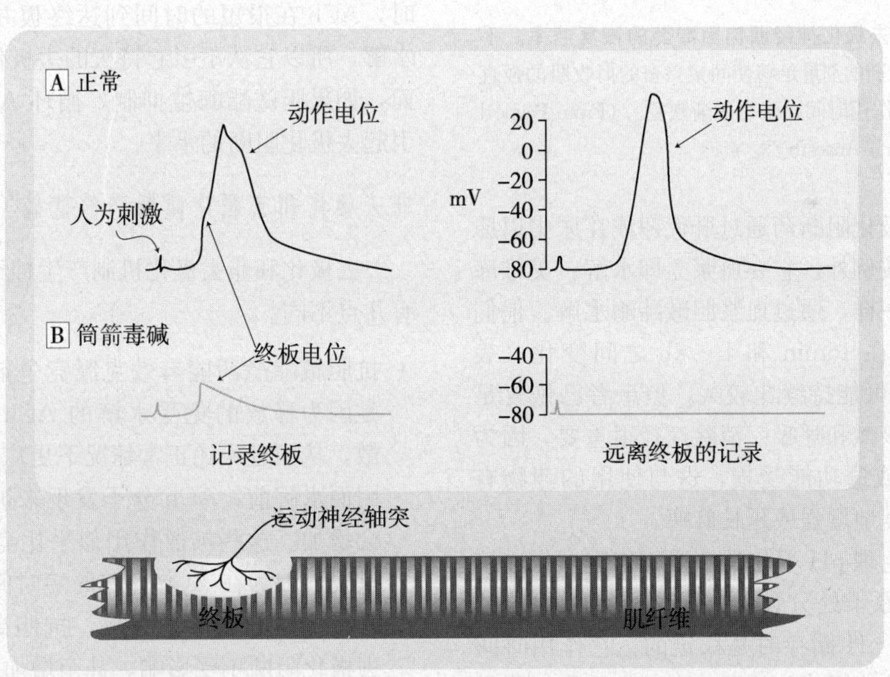


**图 10.6　筒箭毒碱对神经肌肉传递的作用。** A 正常时终板（左）的微电极记录显示神经元兴奋的综合应答，它由终板电位（epp）组成，动作电位由 epp 峰值时激发。递质局部增加了电导性使动作电位扭曲。记录终板远处的传播动作电位。B 筒箭毒碱减小 epp 的幅度，因此动作电位不能产生。

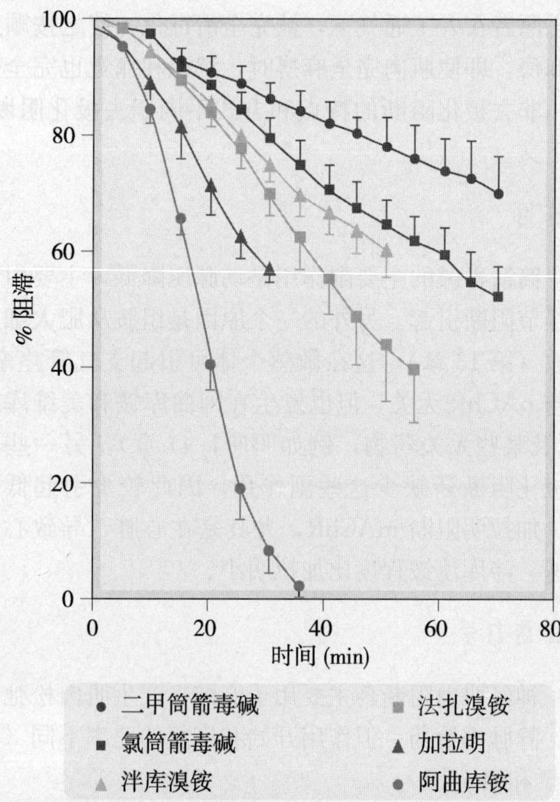


**图 10.7 各种人非去极化神经肌肉阻滞药的恢复速率。**手术患者静脉给药。给药的剂量足够使间接兴奋的拇收肌的强直张力 100%阻滞。随作用时间，张力逐渐恢复。（From Payne J P, Hughes R 1981 Br J Anaesth 53：45.）

大部分非去极化阻断药通过肝代谢或在尿中以原型排泄，阿曲库铵例外，它在血浆立即水解。美维库铵，像琥珀胆碱一样，通过血浆胆碱酯酶水解。他们的作用持续时间在 15min 和 1～2h 之间变化（表 10.7），尽管虚弱可能持续比较久，但患者已恢复足够的力量以适当咳嗽和呼吸。消除途径很重要，因为许多麻醉患者肾或肝功能受损，这与使用的药物有关，可以某种程度地增强或延长麻痹。

阿曲库铵在生理 pH 下化学性质不稳定（在连接四个碳原子的氮原子处分裂，分成两个无活性的片段），尽管在酸性 pH 储存时是稳定的。它作用时间短，不受肾或肝功能影响。然而，由于它的降解非常依赖 pH，在通气过度引起呼吸性碱中毒时，它的作用变得相当短。

## 去极化阻断药

Paton 和 Zaimis 在研究对称双季铵化合物时发现了这种神经肌肉阻断药。其中之一，十烷双胺在没有明显的神经节阻断活性时可引起麻痹。其作用的几个特点表明它不同于竞争性阻断药，如筒箭毒碱。尤其是，它在阻断前产生瞬间骨骼肌颤动（肌束震颤），将其注射至小鸡时，它引起有力的伸肌痉挛，相反，筒箭毒碱仅引起松弛性麻痹❶。1951 年，Burns 和 Paton指出它作用于肌肉纤维终板引起一个持续的去极化，这导致电兴奋性丧失，引起去极化阻断。肌束震颤发生是因为终板逐渐去极化引起肌肉纤维动作电位释放。纤维终板区域电兴奋性消失后几秒钟，肌束震颤也消失。

十烷双胺本身已在临床应用，缺点是作用持续时间太长。琥珀胆碱（表 10.7）在结构上与十烷双胺和 ACh 两者均相关（由两个 ACh 分子通过乙酰基连接组成）。它很快地被血浆胆碱酯酶水解，因而作用时间比十烷双胺短。琥珀胆碱和十烷双胺与 ACh 一样是运动终板受体的激动药。然而，作为药物时，它们相对缓慢地扩散到终板，且停留时间足够长，以便去极化引起电兴奋性丧失。相反，从神经释放 ACh 时，ACh 在很短的时间到达终板并且迅速地在原处水解，所以它从不引起持久的去极化而导致阻断。然而，如果胆碱酯酶被抑制，循环 ACh 浓度可能达到引起去极化阻断的水平。

### 非去极化和去极化阻断药的比较

去极化和非去极化机制产生神经肌肉阻断的方式有几点不同。

- 抗胆碱酯酶药能有效克服竞争剂的阻断作用。这是因为释放的免受水解的 ACh 能在突触间隙扩散，从而进入比正常情况下更广的突触后膜区域。因而水解前，ACh 分子发现未被占领的受体的机会增加。这些扩散作用似乎比竞争性相互作用更重要，因为在 ACh 存在的短时间内，不太可能预测拮抗药的解离。相反，抗胆碱酯酶药作用下，去极化阻断不受影响，甚至增加。
- 琥珀胆碱发生的肌束震颤（表 10.7）作为麻痹的前奏，在竞争药不发生。似乎肌束震颤量与术后

❶ 鸟拥有一种特殊类型的骨骼肌，在哺乳动物罕见。这种特殊类型的骨骼肌的每个肌肉纤维表面都散布许多终板，引起终板去极化的药物在上述肌肉产生广泛的去极化，导致持续挛缩。在正常骨骼肌，每一纤维仅仅有一个终板，终板去极化太局限以致不能引起其自身挛缩。

肌肉痛的严重程度有关，琥珀胆碱经常产生肌肉痛。

- 与正常肌肉相比，非去极化阻断药增加了强直收缩抑制（该术语指神经刺激频率在短期内足够高以产生融合强直时，肌张力却不能维持）。这可能主要是由于突触前的 nAChR 阻断，正常时在强直期间维持递质释放（Prior 等，1995），并且不发生在去极化阻滞。这成为麻醉师用来发现存在哪种类型阻断的简单检测的基础。电极放于周围神经如尺神经上面的皮肤，在短时期强直刺激时可观察到肌肉收缩。

### 去极化药物的危险性和副作用

琥珀胆碱，唯一在临床使用的这类型药物，产生许多重要的副作用（表 10.7）。

心动过缓。可能是毒蕈碱直接作用引起的，可用阿托品预防。

钾的释放。运动终板的阳离子渗透性增大，引起肌肉 $K^+$ 净损失，因此血浆 $K^+$ 浓度略微升高。在正常个体，这不重要，但是在创伤时，尤其烧伤或损伤引起肌肉神经支配缺失时，它可能是重要的（图 10.8）。这是因为去神经使 ACh 受体散布到远离终板的肌肉纤维区域（第 9 章），以致膜的大量区域对琥珀胆碱敏感。结果造成高钾血症，足够引起心室节律障碍甚至心脏停搏。

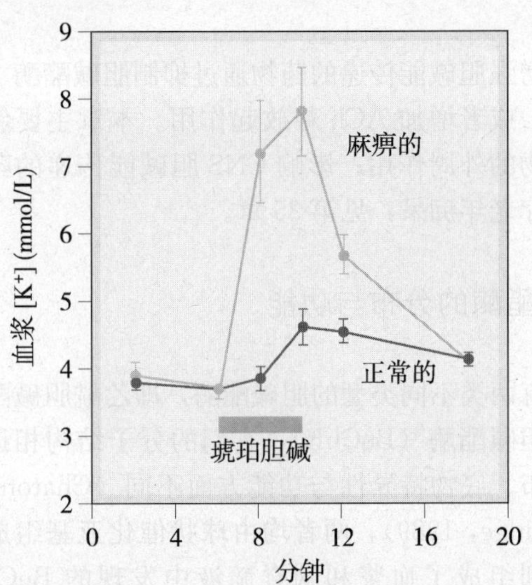


**图 10.8 琥珀胆碱对人血浆钾浓度的影响。**从 7 个行手术的受伤患者的麻痹和未麻痹肢体收集静脉血。受伤导致运动神经退变，因此受累肌肉发生去神经性超敏感现象。（From Tobey R E et al. 1972 Anaesthesiology 37：322.）

眼内压升高。这是由造成眼球压力的眼外肌挛缩引起。如果眼球已经损害，避免其发生尤其重要。

延长麻痹。琥珀胆碱静脉内给药，作用通常持续不足 5min，因药物被血浆胆碱酯酶水解。其作用被各种减少该酶活性的因素延长。

- 血浆胆碱酯酶异常者的遗传变异（见 52 章）。严重的缺陷足够使作用持续时间增加到 2h 以上，在 2000 人中仅有约 1 人发生。罕见的情况下，此酶完全缺乏，麻痹可持续许多小时。
- 抗胆碱酯酶药。有机磷酸酯用来治疗青光眼（表 10.4），可以抑制血浆胆碱酯酶和延长琥珀胆碱的作用。血浆胆碱酯酶的竞争性底物（例如普鲁卡因，丙泮尼地）也具有这个作用。
- 婴儿和有肝疾病的患者血浆胆碱酯酶活性可能较低，用琥珀胆碱时出现延长麻痹。

#### 神经肌肉阻断药

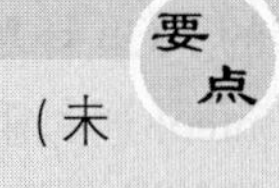


- 阻断胆碱摄取的物质：如密胆碱（未在临床上使用）。
- 阻断乙酰胆碱释放的物质：氨基糖苷类抗生素，肉毒杆菌毒素。
- 在麻醉期间引起麻痹的药物如下：
  —非去极化神经肌肉阻断药：筒箭毒碱，泮库溴铵，阿曲库铵，维库溴铵。这些作为烟碱型胆碱受体的竞争性拮抗药主要是作用持续时间不同。
  —去极化神经肌肉阻断药：氯琥珀胆碱。
- 非去极化和去极化阻断药的重要特征：
  —抗胆碱酯酶药使非去极化阻断逆转，去极化阻断不可逆。
  —去极化阻断初期产生肌束颤动，常见手术后肌肉痛。
  —氯琥珀胆碱被血浆胆碱酯酶水解，作用常短效，但在少数先天性胆碱酯酶缺乏个体中可能引起持久麻痹。
- 主要副作用：筒箭毒碱引起神经节阻滞、组胺释放，从而造成低血压、支气管收缩；新的非去极化阻断药副作用较少；氯琥珀胆碱可能引起心动过缓、心律失常、眼内压增加、恶性高热（少见）。心律失常是由于 $K^+$ 释放引起（特别是烧伤或受伤患者）。

恶性高热。这是罕见的遗传疾病，由于肌质网 $Ca^{2+}$ 释放通道（ryanodine 受体，见第 4 章）突变引起，当使用某些药物时引起强烈的肌肉痉挛和显著的体温升高（见第 51 章）。尽管它可以被多种其他药物引起，最常见药物是琥珀胆碱和氟烷（halothane）。这种情况具有很高的死亡率（约 65%），给予丹曲林（dantrolene）治疗，该药通过阻止 $Ca^{2+}$ 从肌质网释放而抑制肌肉收缩。

## 作用于突触前的药物

### 抑制乙酰胆碱合成的药物

ACh 在突触前神经末梢的合成过程见图 10.2。合成的限速过程是胆碱转运进入神经末梢。密胆碱（hemicholinium）阻断转运从而抑制 ACh 合成。它作为实验工具很有用，但不在临床应用。因为需待储存的 ACh 耗尽，它对传递的阻断作用发展缓慢。vesamicol 通过阻滞 ACh 转运到突触囊泡而起作用，具有相似的作用。

### 抑制乙酰胆碱释放的药物

神经冲动使 $Ca^{2+}$ 进入神经末梢释放乙酰胆碱；$[Ca^{2+}]_i$ 增加促进胞吐作用，增加量子释放率（图 10.2）。抑制 $Ca^{2+}$ 进入的试剂包括 $Mg^{2+}$ 和许多氨基糖苷类抗生素（例如链霉素和新霉素；见第 46 章），它们在临床使用时，有时产生肌肉麻痹的副作用。

两个有效的神经毒素即肉毒杆菌毒素（botulinum toxin）和 β-银环蛇毒素（β-bungarotoxin）特异抑制 ACh 释放。肉毒杆菌毒素是厌氧菌肉毒杆菌产生的一种蛋白质，肉毒杆菌是一种微生物，可以在加工的食物中繁殖，并可引起肉毒杆菌中毒，这是一种非常严重的食物中毒。肉毒杆菌毒素作用非常强大，在小鼠最小致死剂量小于 $10^{-12}$ g——只需几百万分子。它属于一组强的细菌外毒素，外毒素还包括破伤风和白喉毒素。它们拥有两个亚基，其中一个结合膜受体，与细胞特异性有关。用这种方法，毒素进入细胞，另一个亚基产生毒效应（Montecucco & Schiavo，1995）。肉毒杆菌毒素包含几个成分（A—G）。它们是可以分解与胞吐作用有关的特异蛋白质（突触小泡蛋白、突触融合蛋白等；见第 9 章）的肽酶，从而产生持久的突触阻断作用。每种毒素成分使不同的功能蛋白失活——细菌协调攻击哺乳动物生理学的重要成分。



肉毒杆菌毒素中毒引起进展性副交感神经和运动麻痹，伴随口干燥、视物模糊和吞咽困难，继而逐渐呼吸麻痹。只有在症状出现前用抗毒素治疗才有效，一旦毒素被结合，其作用就不能逆转。死亡率很高，康复则需要几个星期。抗胆碱酯酶药和增加递质释放的药物不能恢复传递。肉毒杆菌毒素中毒最惊人的暴发是 1922 年发生在苏格兰 Loch Maree 的一个事件，参加钓鱼会的全部八名成员在午餐时吃了鸭肉酱后死亡，而他们的仆从只用低级得多的食物而幸免于难。旅馆经理因而自杀。

肉毒杆菌毒素肌内注射，用来治疗持续的和丧失能力的眼睑痉挛（blepharospasm）以及其他类型的局部肌肉痉挛，例如痉挛状态（Tsui，1996）。Botox 是一种流行的皱纹去除药，通过麻痹产生皮肤褶皱的表皮肌肉来除去皱纹。必须每隔数月重复注射来维持效应。同一种药品既用作美容治疗又用作生物学战争的武器反映现代社会的不可思议。

- β-银环蛇毒素是一种蛋白质，眼镜蛇家族的各种成员均包含这种毒液，尽管它的活性成分是一种磷脂酶而不是肽酶，但它具有与肉毒杆菌毒素相似的作用。同样的毒液也包含 α-银环蛇毒素，它阻断突触后 ACh 受体，因此这些蛇引起不幸事件与引起受害者麻痹有关。

## 增强胆碱能传递的药物

增强胆碱能传递的药物通过抑制胆碱酯酶（主要类型）或者增加 ACh 释放起作用。本章主要叙述上述药物的外周作用；影响 CNS 胆碱能传递的药物用来治疗老年痴呆，见第 35 章。

### 胆碱酯酶的分布与功能

有两类不同类型的胆碱酯酶，即乙酰胆碱酯酶和丁酰胆碱酯酶（BuChE），它们的分子结构相近，但在分布、底物特异性与功能方面不同（Chatonnet & Lockridge，1989）。两者均由球状催化亚基组成，它们分别组成了血浆和脑脊髓液中发现的 BuChE 和 AChE 的可溶形式。另外，催化单位与胶原样蛋白质或糖脂连接，通过这些就像一串气球一样被结合到各个部位的细胞膜或基底膜，包括胆碱能突触（奇怪的是，也在红细胞膜上，在此处酶的功能尚不清楚）。

在胆碱能突触，结合的AChE水解释放出ACh，其作用迅速终止。可溶性的AChE也存在于胆碱能神经末梢，在此，它似乎能调节游离的ACh浓度并分泌AChE；分泌的AChE的功能迄今为止还不清楚。AChE对于ACh十分特异，并与酯密切相关，如醋甲胆碱。AChE使某些神经肽类如P物质失活，但是否具有生理学意义尚不清楚。总的说来，在脑和外周，胆碱能突触分布和AChE的分布之间很不一致，并且大多数AChE除了消除ACh外可能还具有其他功能，但细节仍然不清楚（Soreq & Seidman，2001，综述）。

丁酰胆碱酯酶（或假性胆碱酯酶）分布广泛，存在于肝、皮肤、脑和胃肠平滑肌等组织中，并以可溶性形式存在于血浆中。它与胆碱能突触没有明显关系，其生理功能还不清楚。其底物特异性比AChE广。它水解合成底物丁酰胆碱比水解ACh和其他酯，例如普鲁卡因、琥珀胆碱和丙泮尼地（一种短效麻醉药；见第36章），更迅速。这些血浆酶与上述药物的失活有关。BuChE存在遗传变异型（见第52章），这些可以部分解释这些药物作用持续时间的可变性。ACh在血浆迅速水解，故静脉内给药作用持续时间非常短（图10.1）。通常，AChE和BuChE保持血浆ACh低水平，因此ACh（不同于去甲肾上腺素）绝对是神经递质而非激素。

AChE和BuChE都属于丝氨酸水解酶类，该酶类包括许多蛋白酶，例如胰蛋白酶。AChE的活性部位包括两个不同的区域：一个是阴离子部位（谷氨酸残基），与ACh碱基部分结合；另一个是酯解部位（组氨酸与丝氨酸）。因为含有另外的丝氨酸水解酶，底物的酸性基团（乙酰基）被转移到丝氨酸羟基，剩下（瞬时地）乙酰化酶分子和游离的胆碱分子。丝氨酸乙酰基迅速发生自发水解，AChE的总酶变率非常高（单个活性部位每秒水解ACh超过10 000分子）。

## 抑制胆碱酯酶的药物

作用于外周的抗胆碱酯酶药按照它们与活性部位（决定其作用持续时间）相互作用的性质主要分成三类。它们中的大多数都同等地抑制AChE和BuChE。主要作为抗胆碱酯酶药，研发成为治疗痴呆的药，见第35章。

### 短效抗胆碱酯酶药

短效抗胆碱酯酶药之中唯一重要的是依酚氯铵（edrophonium）（表10.8），一种季铵化合物，仅仅与酶的阴离子部位结合。形成的离子键是可逆的，药物的作用非常短暂。主要应用于诊断，重症肌无力的特点之一就是通过抗胆碱酯酶改善肌力，但当其他原因引起肌虚弱时，它不起作用。

### 中效抗胆碱酯酶药

中效抗胆碱酯酶药（表10.8）包括新斯的明（neostigmine）和吡斯的明（pyridostigmine），这些是临床重要的季铵化合物，毒扁豆碱是一种叔胺，天然存在于毒扁豆中[1]。

这些药物全部是氨基甲酰酯，与乙酰酯不同，都拥有与阴离子部位结合的碱基。与ACh一样，氨基甲酰转移到酶的酯解部位丝氨酸羟基，但是氨基甲酰基酶水解非常缓慢（图10.9），需要数分钟而不是几微秒。与ACh相比，这些抗胆碱酯酶药以可忽略的速率被水解，氨基甲酰基酶恢复缓慢表明这些药物的作用时间相当长。

### 不可逆抗胆碱酯酶药

不可逆抗胆碱酯酶药（表10.8）是五价的磷化合物，包含一个易变基团，例如氟化物［异氟磷（dyflos）］，或一个有机基团［对硫磷（parathion）和依可碘酯（ecothiopate）］。这个基团被释放，离开磷酸化酶的丝氨酸羟基（图10.9）。这些有机磷酸酯化合物大部分作为战争毒气和杀虫剂，也在临床应用；它们只同酶的酯解部位相互作用，并且没有阳离子基团。依可碘酯是一个例外，有一个与四个碳原子相连的氮原子，同时用来结合阴离子部位。

无活性的磷酸化酶通常很稳定。药物例如异氟磷，无明显的水解发生，酶活力恢复取决于新的酶分子合成，这个过程可能需要几个星期。其他的药物，例如依可碘酯，几天内缓慢地水解，因此它们的作用不是绝对不可逆的。异氟磷和对硫磷是脂溶性高的挥发性非极性物质，可迅速被黏膜吸收，甚至可透过未破损的皮肤和昆虫表皮；根据这些性质，这些制剂能作为军用毒气或杀虫剂使用。尽管它们的药理学作用主要来自胆碱酯酶抑制作用，但季胺基团缺乏特异性，意味着这些药物大部分阻滞其他的丝氨酸水解酶（例如胰蛋白酶，凝血酶）。

---

[1] 在中世纪，毒扁豆的提取物被用来测定被控告犯罪或信奉异教的人是否有罪。死亡意味着有罪［故称“神判”豆（oreal beam）］。

**表 10.8 抗胆碱酯酶药**

| 药物 | 结构 | 作用持续时间 | 主要作用部位 | 注意 |
| --- | --- | --- | --- | --- |
| 依酚氯铵 | 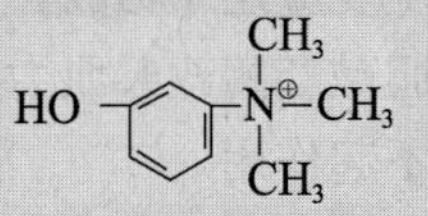 HO, $CH_3$, $\overset{\oplus}{N}$, $CH_3$, $CH_3$ | 短 | NMJ | 主要用于重症肌无力的诊断，治疗用作用时间太短 |
| 新斯的明 | 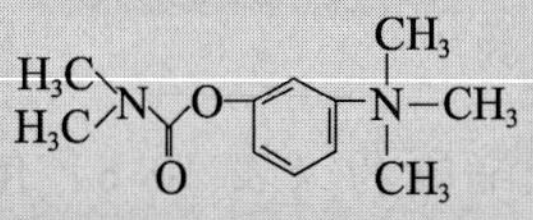 $H_3C$, $H_3C$, N, O, O, $CH_3$, N, $CH_3$, $CH_3$ | 中 | NMJ | 静脉给药用于逆转竞争性神经肌肉阻滞，口服治疗重症肌无力，内脏副作用 |
| 毒扁豆碱 | 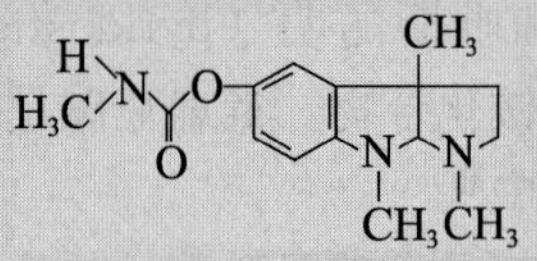 H, $H_3C$, N, O, O, $CH_3$, N, N, $CH_3$, $CH_3$ | 中 | P | 滴眼剂治疗青光眼 |
| 吡斯的明 | 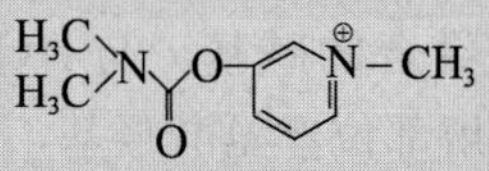 $H_3C$, $H_3C$, N, O, O, $\overset{\oplus}{N}$, $CH_3$ | 中 | NMJ | 口服治疗重症肌无力，吸收比新斯的明好，作用时间长 |
| 异氟磷 | 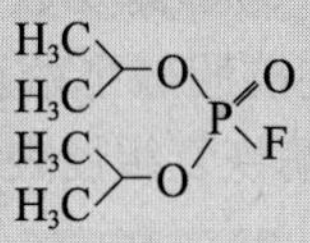 $H_3C$, $H_3C$, O, P, O, F, $H_3C$, $H_3C$, O | 长 | P | 高毒性有机磷酸盐，长效，滴眼剂用于青光眼 |
| 依可碘酯 | 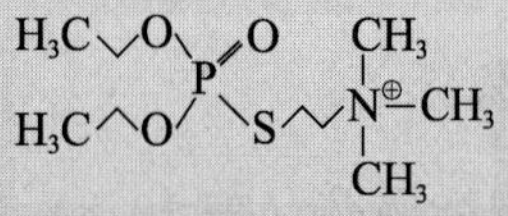 $H_3C$, O, O, P, $H_3C$, O, S, $CH_3$, $\overset{\oplus}{N}$, $CH_3$, $CH_3$ | 长 | P | 滴眼剂用于青光眼，长效，可引起全身效应 |
| 对硫磷 | 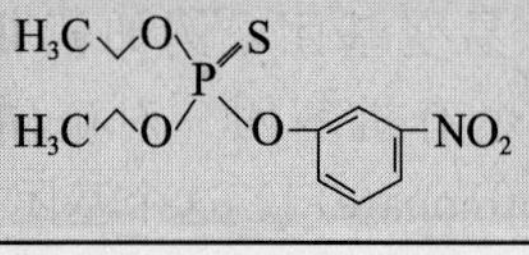 $H_3C$, O, S, P, $H_3C$, O, O, $NO_2$ | 长 | — | 通过氧取代硫黄转变成活性代谢物作为杀虫剂使用，但经常引起人中毒 |

注：NMJ，神经肌肉接头；P，节后副交感神经接头。

### 抗胆碱酯酶药的作用

胆碱酯酶抑制药影响外周以及中枢胆碱能突触。

另外某些有机磷酸酯化合物可以产生严重的神经毒性。

对自主神经系统胆碱能突触的作用。主要表现为副交感神经节后突触 ACh 活性增强（即唾液腺、泪腺、支气管和胃肠腺体的分泌增加，胃肠蠕动增加，支气管收缩，心动过缓和低血压，瞳孔收缩，近距视觉调节固定，眼内压降低）。大剂量可以先兴奋、后阻断自主神经节，产生复杂的自主神经效应。如果发生阻断，它是一种去极化阻断，且与血浆和体液 ACh 蓄积有关。新斯的明和吡斯的明对神经肌肉传递的影响往往比自主神经系统大，然而毒扁豆碱和有机磷酸盐则显示相反的作用。原因不清楚，但是治疗利用了这些部分选择性的优势。

急性抗胆碱酯酶中毒（例如与杀虫剂或军用毒气接触）引起严重的心动过缓、低血压和呼吸困难。与去极化神经肌肉阻断和中枢作用相结合（见下文），可能是致命的。

对神经肌肉接头的作用。由于肌肉纤维反复发放冲动同时伴随 epp 的延长，抗胆碱酯酶药可以增加由运动神经兴奋的肌肉牵张力。通常 ACh 很快被水解，因此每个刺激仅仅引发肌肉纤维一个动作电位，但是当 AChE 被抑制，这就变为一短系列的肌肉纤维动作电位，由此张力增加。更重要的是竞争性阻断药如筒箭毒碱阻断传递时产生的作用。在这种情况下，使用抗胆碱酯酶药可以极大地恢复传递。如果大部分受体被阻断，多数 ACh 分子将在到达空闲受体前，遇到 AChE 并被 AChE 破坏；抑制 AChE 为 ACh 提供了一个更大的在被破坏之前寻找到空受体的机会，因而增加 epp，达到阈值。重症肌无力时（见下文），因为 ACh 受体太少，传递失败，抑制胆碱酯酶可改善传递，这与它在箭毒麻痹的肌肉中一样。

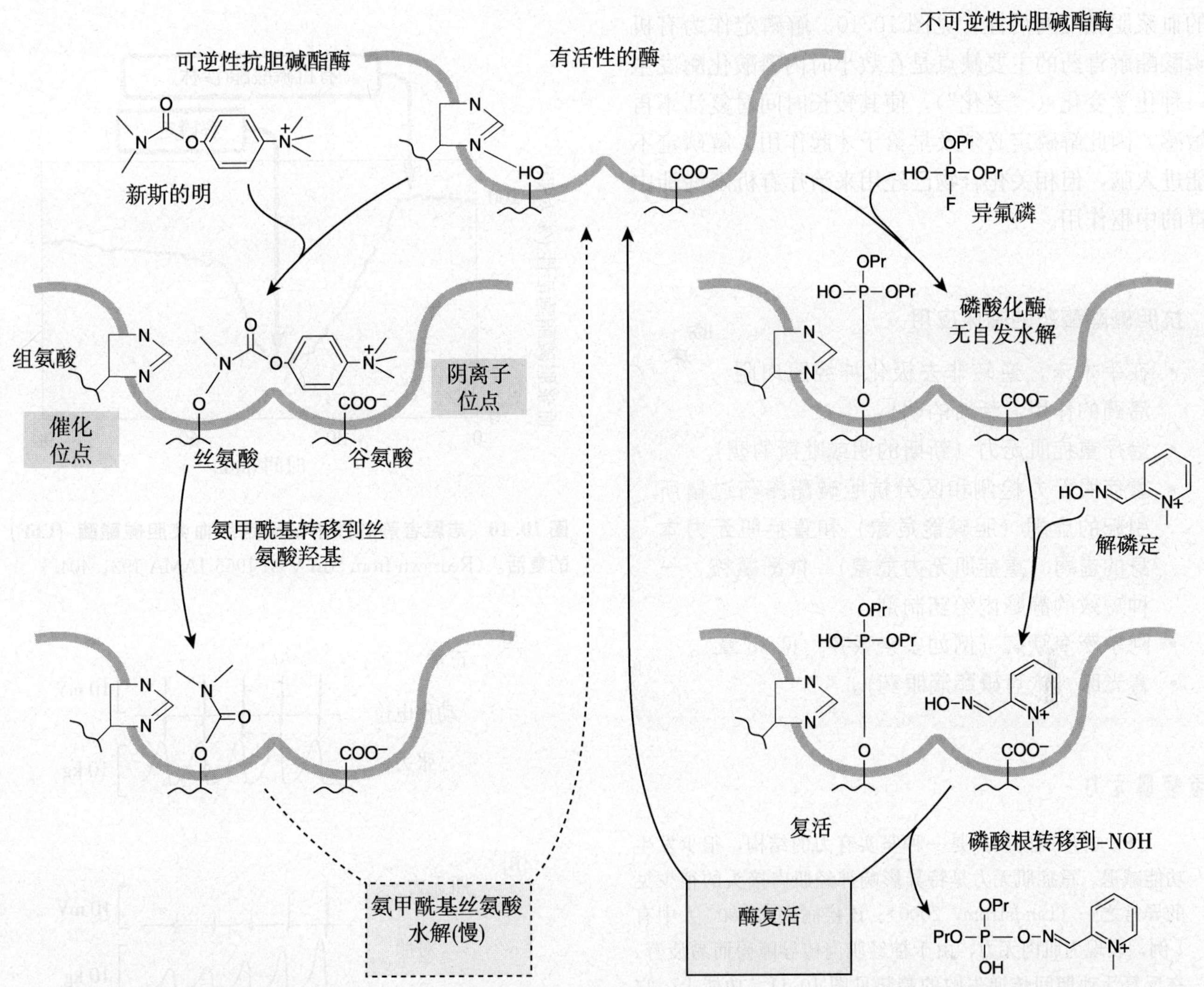


**图 10.9　抗胆碱酯酶药的作用。** 可逆性抗胆碱酯酶药（新斯的明）：通过氨基甲酰基酶的水解恢复活性需要很多分钟。不可逆的抗胆碱酯酶药（异氟磷）：通过解磷定复活磷酸酶。

大剂量，例如发生在中毒时，抗胆碱酯酶药起初引起肌肉抽动。这是因为 ACh 自发释放可以引起 epp 达到发放阈值。后来，由于去极化阻断，可能发生麻痹。去极化阻断与血浆和组织液中 ACh 蓄积有关。

对 CNS 的作用。三元化合物例如毒扁豆碱和非极性的有机磷酸酯可自由地穿透血脑屏障影响脑。最初引起兴奋，导致惊厥；随后抑制，可引起意识丧失和呼吸衰竭。这些中枢作用主要是由于 mAChR 激活所致，阿托品可以拮抗这个作用。抗胆碱酯酶药用于治疗老年痴呆，在第 35 章讨论。

有机磷酸酯的神经毒性。许多有机磷酸酯可以引起严重的周围神经脱髓鞘，导致进展性虚弱和感觉缺失。临床应用的抗胆碱酯酶药不会引起该问题，但偶尔发生于误服杀虫剂中毒。1931 年，估计 20 000 各个美国人受有机磷酸酯杀虫剂污染的果汁影响，某些致命。其他类似的暴发也已经被报道。这个反应机制部分被认识，似乎是抑制髓磷脂特异性酯酶（不是胆碱酯酶本身）引起的。临床方框总结了抗胆碱酯酶药的主要应用。

## 胆碱酯酶复活

磷酸化胆碱酯酶自发水解非常缓慢，这使得有机磷酸酯中毒非常危险。解磷定（pralidoxime）（图 10.9 和 10.10）通过传递肟基团到邻近的磷酸化酯解部位而恢复酶活性。这些基团是强大的亲核体，使磷酸基远离酶的丝氨酸羟基。解磷定有效恢复中毒患者的血浆胆碱酯酶活性，见图 10.10。解磷定作为有机磷酸酯解毒药的主要缺点是在数小时内磷酸化酶发生一种化学变化（“老化”），使其较长时间对复活不再敏感，因此解磷定必须及早给予才起作用。解磷定不能进入脑，但相关化合物已经用来治疗有机磷酸酯中毒的中枢作用。

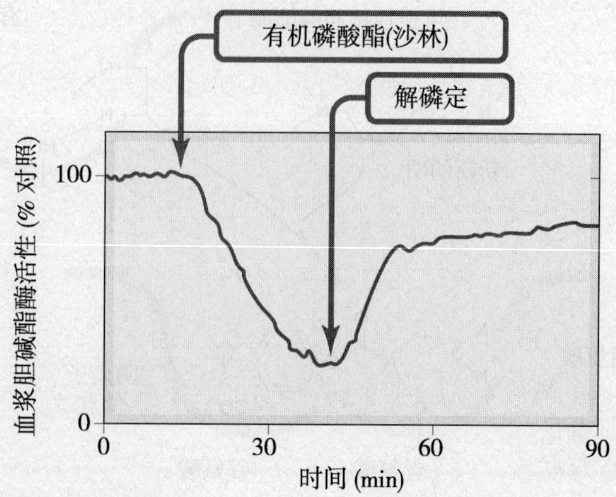


**图 10.10 志愿者静脉注射解磷定后血浆胆碱酯酶（ChE）的复活。**（Redrawn from Sim V M 1965 JAMA 192：404.）

**抗胆碱酯酶药的临床应用**

临床

- 在手术末，逆转非去极化神经肌肉阻滞药的作用（新斯的明）。
- 治疗重症肌无力（新斯的明或吡斯的明）。
- 重症肌无力检测和区分抗胆碱酯酶药过量所引起的虚弱（胆碱能危象）和重症肌无力本身的虚弱（重症肌无力危象）：依酚氯铵，一种短效的静脉内给药制剂。
- 阿尔茨海默病（例如多奈哌齐；见 35 章）。
- 青光眼（依可碘酯滴眼药）。

## 重症肌无力

◆ 神经肌肉接头是一种坚实有力的结构，很少发生功能减退。重症肌无力是特异影响神经肌肉接头的很少见的异常之一（Lindstrom，2000）。该疾病大约 2000 人中有 1 例，表现为肌肉无力，由于神经肌肉传导障碍而易疲劳。在反复活动期间传递失败的趋势见图 10.11。功能上，它导致肌肉不能产生持久性收缩，重症肌无力患者的特征之一是眼睑下垂。在病因已知前很久，1931 年就已发现抗胆碱酯酶药可有效改善肌无力患者的肌力。

传递障碍的原因是自身免疫反应，该反应引起神经肌肉接头处 nAChR 损失。研究首次表明肌无力患者终板银环蛇毒素结合部位数目与正常相比减少约 70%。已经怀疑肌无力有免疫因素，因为去除胸腺经常有效。用纯化的 ACh 受体免疫家兔，过后，出现类似于人重症肌无力的症状。在重症肌无力患者血清中发现了抗 ACh 受体蛋白的抗体，但是人自身免疫反应的形成原因仍然不明（Lindstrom，2000）。

通过抗胆碱酯酶药治疗，可显著改善神经肌肉功能（图 10.11），但是如果疾病发展，剩余受体数目变得太少而不能产生足够的 epp，抗胆碱酯酶药将失效。

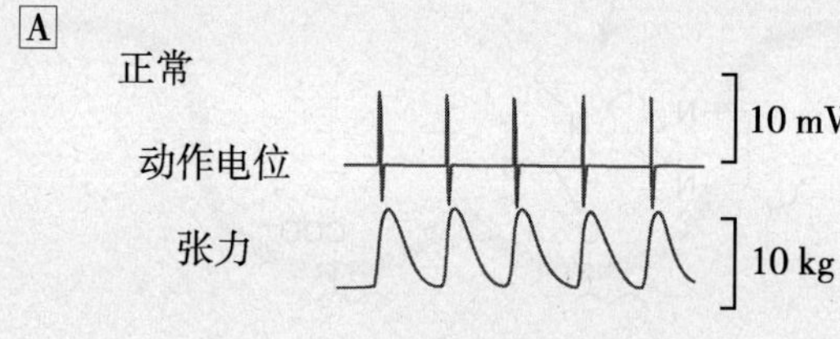


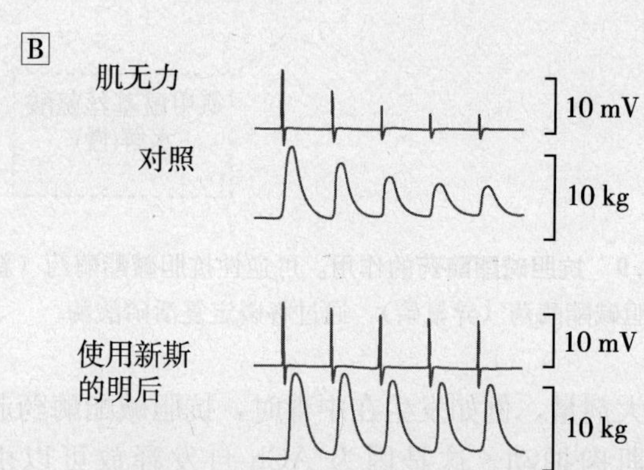


**图 10.11 在正常人和肌无力患者中的神经肌肉传递。**刺激腕尺神经（3Hz）应答时，用针电极记录拇收肌电活性。A 在正常个体，电和机械应答持久。B 在肌无力患者，当刺激神经时，传递迅速失败。用新斯的明治疗可改善传递。（From Desmedt J E 1962 Bull Acad Roy Med Belg VII 2：213.）

肌无力治疗的替代方法是通过血浆交换除去循环抗体，这是个效果是暂时，或为了获得更长时间的作用，用类固醇（如泼尼松龙）或免疫抑制药（如硫唑嘌呤；见 14 章）抑制抗体产生。

## 其他增强胆碱能传递的药物

◆ 许多年前观察到著名的神经节阻滞药四乙铵（tetraethylammonium）可以逆转筒箭毒碱的神经肌肉阻滞作用，这是因为它刺激了神经，增加递质释放。后来，发现氨基吡啶（aminopyridine）有同样的作用，阻断钾通道（见 4 章,）从而延长突触前神经末梢动作电位，并且它的作用和选择性比四乙铵大得多。这些试剂不是对胆碱能神经有选择性，而是增加许多不同递质的诱导释放，所以用来治疗神经肌肉疾患时有太多副作用。

**胆碱酯酶和抗胆碱酯酶药** 要点

- 胆碱酯酶有两种主要形式：乙酰胆碱酯酶（AChE），主要与膜结合，对乙酰胆碱相对特异，使乙酰胆碱在胆碱能突触迅速水解；丁酰胆碱酯酶（BuChE）或假性胆碱酯酶，相对非选择性，存在于血浆和许多组织中。两种酶都属于丝氨酸水解酶家族。
- 抗胆碱酯酶药有三种主要类型：短效（依酚氯铵）；中效（新斯的明、毒扁豆碱）；不可逆的（有机磷酸酯，异氟磷，依可碘酯）。它们与胆碱酯酶活性部位相互作用的化学性质不同。
- 抗胆碱酯酶药的作用主要是由于胆碱能自主神经突触和神经肌肉接头处的胆碱能传递增强引起的。抗胆碱酯酶药能通过血脑屏障（例如毒扁豆碱，有机磷酸酯），也有明显的中枢神经系统作用。自主神经效应包括心动过缓，低血压，过度的分泌，支气管收缩，胃肠运动过强，眼内压降低。神经肌肉作用引起肌肉肌束颤动和痉挛张力增加，并且可以产生去极化阻滞。
- 暴露于杀虫剂或神经毒气可能发生抗胆碱酯酶药中毒。

## 参考文献与扩展阅读


**综合文献**

Nicholls J G, Martin A R, Wallace B G, Fuchs P 2001 From neuron to brain. Sinauer, Sunderland (*Excellent general textbook*)

Wessle I, Kilpatrick C J, Racke K 1998 Non-neuronal acetylcholine, a locally-acting molecule, widely distributed in biological systems: expression and function in humans. Pharmacol Ther 77: 59-79 (*Speculative review describing possible roles of non-neuronal ACh*)

**乙酰胆碱受体**

Caulfield M P, Birdsall N J 1998 International Union of Pharmacology. XVII. Classification of muscarinic acetylcholine receptors. Pharmacol Rev 50: 279-290 (*The accepted definitions and characteristics of mAChRs*)

Cordero-Erauskin M, Marubio L M, Clink R, Changeux J-P 2000 Nicotinic receptor function: new perspectives from knockout mice. Trends Pharmacol Sci 21: 211-217

Dajas-Bailador F, Wonnacott S 2004 Nicotinic acetylcholine receptors and the regulation of neuronal signalling. Trends Pharmacol Sci 25: 217-324 (*Short review article focusing on the presynaptic actions of nAChRs in the CNS and periphery*)

Eglen R M, Choppin A, Dillon M P, Hedge S 1999 Muscarinic receptor ligands and their therapeutic potential. Curr Opin Chem Biol 3: 426-432 (*Review of the future development of muscarinic agonists and antagonists for different indications*)

Goyal R K 1989 Muscarinic receptor subtypes: physiology and clinical implications. New Engl J Med 321: 1022-1029 (*Good general review*)

Hogg R C, Raggenbass M, Bertrand D 2003 Nicotinic acetylcholine receptors: from structure to brain function. Rev Physiol Biochem Pharmacol 147: 1-46 (*Comprehensive review covering all aspects of nAChR structure and function*)

McGehee D S, Role L W 1995 Physiological diversity of nicotinic acetylcholine receptors expressed by vertebrate neurons. Annu Rev Physiol 57: 521-546 (*Summarises molecular and physiological diversity among neuronal receptors in the CNS and periphery*)

Wess J 1996 Molecular biology of muscarinic acetylcholine receptors. Crit Rev Neurobiol 10: 69-99 (*Describes receptor subtypes in detail*)

Wess J 2004 Muscarinic acetylcholine receptor knockout mice: novel phenotypes and clinical implications. Annu Rev Pharmacol Toxicol 44: 423-450 (*Progress in assigning function to different receptor subtypes by studying gene knockouts*)

### 胆碱能传递

Lindstrom J M 2000 Acetylcholine receptors and myasthenia. Muscle Nerve 23: 453-477 (*Good review article on nAChR subtypes and current views on the pathophysiology of myasthenia gravis and related neuromuscular disorders*)

Liu Y, Edwards R H 1997 The role of vesicular transport proteins in synaptic transmission and neural degeneration. Annu Rev Neurosci 20: 125-156 (*Review of recent ideas about the functional role of transporters*)

Parsons S M, Prior C, Marshall I G 1993 Acetylcholine transport, storage and release. Int Rev Neurobiol 35: 279-390 (*Useful review of the local metabolism of ACh*)

Usdin T B, Eiden L E, Bonner T I, Erickson J D 1995 Molecular biology of the vesicular ACh transporter. Trends Neurosci 18: 218-224 (*Short review article*)

### 影响神经肌肉接头的药物

Bowman W C 1990 Pharmacology of neuromuscular function. Wright, Bristol (*Detailed textbook*)

Montecucco C, Schiavo G 1995 Structure and function of botulinum neurotoxins. Q Rev Biophys 28: 423-472 (*Discusses the mode of action of an important group of presynaptic neurotoxins*)

Prior C, Tian L, Dempster J, Marshall I G 1995 Prejunctional actions of muscle relaxants: synaptic vesicles and transmitter mobilization as sites of action. Gen Pharmacol 26: 659-666 (*Emphasises the role of presynaptic inhibition in the action of neuromuscular - blocking drugs*)

Tsui J K C 1996 Botulinum toxin as a therapeutic agent. Pharmacol Ther 72: 13-24 (*A lethal toxin can be useful in therapeutics*)

### 胆碱酯酶

Chatonnet A, Lockridge O 1989 Comparison of butyrylcholinesterase and acetylcholinesterase. Biochem J 260: 625-634 (*Short review on the nature and functions of cholinesterases*)

Soreq H, Sediman S 2001 Acetycholinesterase-new roles for an old actor. Nat Rev Neurosci 2 294-302 (*Speculative review of evidence suggesting functions for AChE other than ACh hydrolysis*)

(王 蓉 译， 谭焕然 林志彬 校，杨宝学 审)

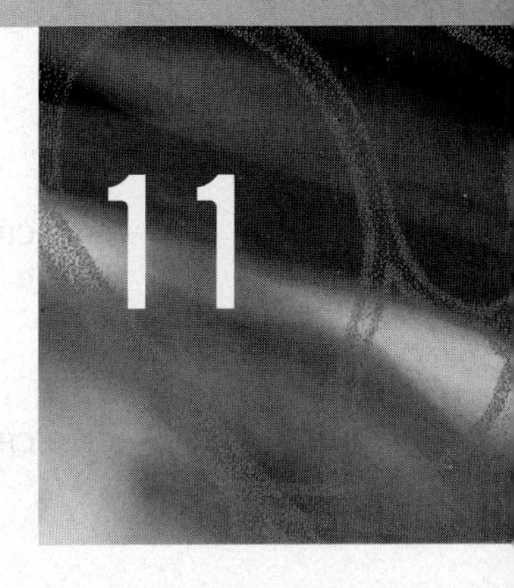

# 去甲肾上腺素能传递



## 概　述

无论是出于研究其自身功能的目的，还是作为临床有效药物的作用点，外周肾上腺素能神经元都是一个重要的药物作用靶点。在本章中，我们叙述了去甲肾上腺素能神经元的生理学功能以及肾上腺素受体性质，并探讨了影响它们的各类药物。方便起见，许多药理学方面的信息在本章最后进行了总结。

## 儿茶酚胺类

儿茶酚胺类药物是含有一个儿茶酚部分（一个苯环连接两个邻位羟基）和一个胺侧链的化合物（图11.1）。在药理学方面，最重要的几种药物是：

- 去甲肾上腺素（noradrenaline，norepinephrine[1]），一种交感神经末梢释放的递质；
- 肾上腺素（adrenaline，epinephrine），一种肾上腺髓质分泌的激素；
- 多巴胺，去甲肾上腺素和肾上腺素的代谢前体，同样是一种中枢神经系统的递质/神经调质；
- 异丙肾上腺素（isoproterenol，曾经称作 isoprenaline），一种合成的去甲肾上腺素衍生物，不存在于人体。

## 肾上腺素受体的分类

1896 年，Oliver 和 Schafer 证明了注射肾上腺提取物引起动脉压升高。之后随着肾上腺素作为活性成分被分离出来。Dale 于 1913 年揭示了肾上腺素引发的两种不同的效应，即对特定血管床［通常占主导地位，并与其对心脏的作用（见下文）一起引起动脉压升高］的血管收缩作用和对其他血管的扩张作用。Dale 的实验表明当对动物第一次注射一种麦角衍生物[2]时收缩血管的作用消失，他注意到此后肾上腺素引起了动脉压下降，而不是升高。这个结果与 Dale 展示的乙酰胆碱的毒蕈碱和烟碱作用一致（第 10 章）。他没有以不同受体类型的观点进行解释，然而后来从 Ahlquist 于 1948 年开展的药理学工作开始，清楚地阐释了有几种肾上腺受体亚型的存在。Ahlquist 发现许多儿茶酚胺，包括肾上腺素、去甲肾上腺素和异丙肾上腺素的作用强度的排序，有两种不同的模式，依赖于被测量的是哪种作用。他推测存在 α 和 β 两种受体，用如下顺序表示它们的激动作用强度：

α：去甲肾上腺素＞肾上腺素＞异丙肾上腺素；

β：异丙肾上腺素＞肾上腺素＞去甲肾上腺素。

后来认识到 Dale 研究的这种麦角生物碱是选择

---

[1] 虽然现推荐的国际非专利药名（INN）为 epinephrine 和 norepinephrine，但传统的英国名称（如 adrenaline，noradrenaline）仍在使用。

[2] Dale 是 Wellcome 制药公司实验室的新成员，他的工作是检验从药厂成批运来的肾上腺素的效能。他在一天的实验将要结束前，在一只事先注射了麦角制剂的家猫身上检验一批药物。由于实验中家猫血压下降而不是如预期的上升，他考虑判定这批昂贵的药物不合格。但令他不解的是，他在几天后用同样的样品进行实验，却得到正常的结果。没有记录下来当时他是如何对 Wellcome 公司经理解释的。

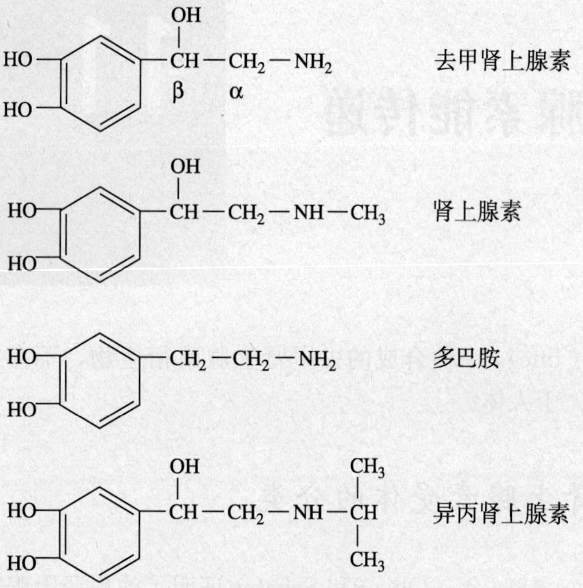

去甲肾上腺素

肾上腺素

多巴胺

异丙肾上腺素

**图 11.1 主要儿茶酚类胺类的结构。**

性作用于 α 受体的拮抗剂，而 Dale 的肾上腺素反转作用实验揭示了 α 受体阻断后肾上腺素的 β 效应。选择性 β 受体拮抗剂在 1955 年才被发现，这些拮抗剂的作用完全印证了 Ahlquist 独创的分类方法，并提示 α 受体和 β 受体分别存在着更多的亚类。后续的对于激动剂和拮抗剂的亚类研究确认存在 2 种主要的 α 受体亚型（$\alpha_1$ 和 $\alpha_2$）以及 3 种 β 受体亚型（$\beta_1$，$\beta_2$ 和 $\beta_3$ 受体；表 11.1）。

所有亚型都是典型的 G 蛋白偶联受体，克隆实验揭示 $\alpha_1$ 和 $\alpha_2$ 受体分别由 3 种在不同部位表达的亚类组成，但它们的主要功能大部分还不清楚（Bylund，1994；Insel，1996）。

每一种受体类型都与特定的第二信使系统有关（表 11.1）。$\alpha_1$ 受体与磷脂酶 C 结合并主要靠细胞内 $Ca^{2+}$ 释放而产生作用；$\alpha_2$ 受体被腺苷酸环化酶抑制性结合，减少 cAMP 的生成，同时抑制钙通道；而所有 3 种 β 受体的作用均通过腺苷酸环化酶激活来产生。这些受体产生的主要作用和作用于这些受体的主要药物列于表 11.1。

$\beta_1$ 和 $\beta_2$ 受体的区别是个重点，因为 $\beta_1$ 受体主要在心脏中被发现，在这里他们负责儿茶酚胺的正性肌力和变时作用（第 18 章）。另外，$\beta_2$ 受体参与许多器官中平滑肌的松弛。后者常为有效的治疗性作用，而前者通常是有害的；所以人们付出了相当大的努力来寻找能使平滑肌松弛同时又不影响心脏的选择性 $\beta_2$ 受体激动药以及可以产生有用的心脏拮抗作用同时又不拮抗支气管平滑肌上 $\beta_2$ 受体的选择性 $\beta_1$ 受体拮抗药（表 11.1）。认识到这些药物的选择性是相对的而非绝对的是很重要的。因此常用作选择性 $\beta_1$ 受体拮抗药的化合物总会对 $\beta_2$ 受体产生例如支气管收缩之类的副作用。

与血管控制相关，事实上 $\alpha_1$ 和 $\beta_2$ 受体主要对平滑肌细胞本身产生作用，而 $\alpha_2$ 受体是作用于突触前末梢，但在不同的血管床可偏离此规律。α 受体和 β 受体亚型都是在平滑肌细胞、神经末梢和内皮细胞中表达的，它们对心血管系统的生理调节和药理学反应的作用仅有部分已知（Guimaraes & Moura，2001）。

**表 11.1 肾上腺素受体的特点**

| | $\alpha_1$ | $\alpha_2$ | $\beta_1$ | $\beta_2$ | $\beta_3$ |
|---|---|---|---|---|---|
| **组织（分布）及效应** | | | | | |
| 平滑肌 | | | | | |
| 血管 | 收缩 | 收缩/扩张 | — | 扩张 | — |
| 支气管 | 收缩 | — | — | 扩张 | — |
| 胃肠道 | 松弛 | 松弛（突触前效应） | — | 松弛 | — |
| 胃肠括约肌 | 收缩 | — | — | — | — |
| 子宫 | 收缩 | — | — | 松弛 | — |
| 膀胱逼尿肌 | — | — | — | 松弛 | — |
| 膀胱括约肌 | 收缩 | — | — | — | — |
| 输精管 | 收缩 | — | — | 松弛 | — |

续表

| | $\alpha_1$ | $\alpha_2$ | $\beta_1$ | $\beta_2$ | $\beta_3$ |
|---|---|---|---|---|---|
| 虹膜（放大肌） | 收缩 | — | — | — | — |
| 睫状肌 | — | — | — | 松弛 | — |
| 心脏 | | | | | |
| 心率 | — | — | 加快 | 加快[a] | — |
| 收缩力 | — | — | 加快 | 加快[a] | — |
| 骨骼肌 | — | — | — | 震颤<br>增加肌肉合成和收缩速度<br>糖原分解 | 产热作用 |
| 肝 | 糖原分解 | — | — | 糖原分解 | — |
| 脂肪 | — | — | — | — | 脂肪分解<br>产热作用 |
| 胰岛 | — | 胰岛素分泌减少 | — | — | — |
| 神经末梢 | | | | | |
| 肾上腺素能 | — | 释放减少 | — | 释放增加 | — |
| 胆碱能 | — | 释放减少 | — | — | — |
| 唾液腺 | $K^+$ 释放 | — | 淀粉酶分泌 | — | — |
| 血小板 | — | 聚集 | — | — | — |
| 肥大细胞 | — | — | — | 抑制组胺释放 | — |
| 脑干 | — | 抑制交感神经传出 | — | — | — |
| **第二信使及效应器** | 磷脂酶 C 激活<br>↑肌醇三磷酸<br>↑二酰甘油<br>↑$Ca^{2+}$ | ↓cAMP<br>↓钙通道<br>↑钾通道 | ↑cAMP | ↑cAMP | ↑cAMP |
| **激动效能排序** | NA≥A≫ISO | A>NA≫ISO | ISO>NA>A | ISO>A>NA | ISO>NA=A |
| **选择性激动药** | 去氧肾上腺素<br>甲氧明 | 可乐定 | 多巴酚丁胺，扎莫特罗 | 沙丁胺醇，特布他林，沙美特罗，福莫特罗，克仑特罗 | BRL 37344 |
| **选择性拮抗药** | 哌唑嗪<br>多沙唑嗪 | 育亨宾<br>咪唑克生 | 阿替洛尔<br>美托洛尔 | 布他沙明 | |

注：A，肾上腺素；ISO，异丙肾上腺素；NA，去甲肾上腺素。

[a]正常情况下含量很少，心脏肥大时含量增加。

## 部分激动药作用

◆ 许多作用于肾上腺素受体的药物具有部分激动药的特点（见第 2 章），即它们阻断受体并拮抗完全激动药的作用，但其本身也有微弱的激动作用。例如麦角胺（$\alpha_1$ 受体）和可乐定（$\alpha_2$ 受体）。一些 β-肾上腺素受体阻断药物［如阿普洛尔（alprenolol）、氧烯洛尔（oxprenolol）］在静息时产生加快心率的作用，同时又能对抗交感神经刺激产生的心动过速。这种作用被认为是部分激动作用，尽管有证据表明除了 β 受体活化以外另有产生心动过速的机制。

有许多附加因素使 β 受体药理学变得比最初发现时更加复杂，同时可能会影响 β-肾上腺素受体拮抗药的临床应用。

- 在实验动物身上发现的某些化合物的高度受体特异性很少在人体中发现。
- 与 $\beta_1$ 受体一样，$\beta_2$ 受体同样对儿茶酚胺的心脏兴奋效应发挥作用。正常情况下，$\beta_1$ 受体的作用占主导地位，但对于衰弱的心脏（见第 18 章），$\beta_2$ 受体更重要。

- 有证据表明 β-肾上腺素受体激动药和部分激动药有可能不仅通过生成 cAMP 来发挥作用，同时还可能依靠其他信号转导通路（如促细胞分裂剂活化的蛋白激酶通路，第 3 章）作用，而且不同药物对这些信号的相对作用亦不同。另外，通路表现出不同水平的组成性激活作用，这可被起反相激动药功能的配体减弱。临床应用的 β-肾上腺受体阻断药的这些性质有区别，分类上属于部分激动药的药物实际上可能激活了一种信号通路而阻断了另外的通路（Baker 等，2003）。

拮抗药、部分激动药和反向激动药的可能的临床重要性将在本章后面环节中按不同药物分标题讨论。麦角衍生物的药理学将在第 12 章讨论。

### 肾上腺素受体的分类

要点

- 最初基于激动药的效能顺序，后来基于选择性拮抗药，主要的药理学分类为 α 和 β 亚型。
- 肾上腺素受体亚型：
  —两种主要的 α 受体亚型，$\alpha_1$ 和 $\alpha_2$，每种再进一步细分为 3 个亚型；
  —三个 β-肾上腺素受体亚型（$\beta_1$，$\beta_2$，$\beta_3$）；
  —全部属于 G 蛋白偶联受体超家族。
- 第二信使：
  —$\alpha_1$ 受体激活磷脂酶 C，产生肌醇三磷酸和二酰甘油作为第二信使；
  —$\alpha_2$ 受体抑制腺苷酸环化酶，减少 cAMP 生成；
  —所有类型的 β 受体激活腺苷酸环化酶。
- 受体激活的主要作用如下：
  —$\alpha_1$ 受体：血管收缩，胃肠平滑肌松弛，唾液分泌和肝糖原分解；
  —$\alpha_2$ 受体：抑制递质释放（包括去甲肾上腺素和乙酰胆碱从自主神经释放），血小板聚集、血管平滑肌收缩，抑制胰岛素释放；
  —$\beta_1$ 受体：增加心率和心肌收缩力；
  —$\beta_2$ 受体：支气管扩张，血管扩张，内脏平滑肌松弛，肝糖原分解和肌肉震颤；
  —$\beta_3$ 受体：脂肪分解。

## 去甲肾上腺素能传递的生理学

### 去甲肾上腺素能神经元

去甲肾上腺素能神经元在外周是交感神经节后神经元，其胞体位于交感神经节。他们通常有一长的轴突，其末端有连续的膨体（varicosity）串联成的末梢分支网络。其中包含大量突触小泡，是合成和释放去甲肾上腺素以及共释放 ATP、神经肽 Y 等介质的部位（见第 12 章）。用甲醛处理后儿茶酚胺可转化为有荧光的醌类衍生物，这种荧光组织化学方法显示在膨体处有高浓度去甲肾上腺素储存于大的致密核心囊泡中，并依赖胞吐作用释放。在大多数外周组织中，去甲肾上腺素含量与交感神经分布的密度接近正比。除肾上腺髓质外，交感神经末梢构成了所有外周组织中去甲肾上腺素的总量。一些器官如心、脾、输精管和一些血管尤其富含去甲肾上腺素（5～50nmol/g 组织），并被广泛用于去甲肾上腺素能传递的研究。关于去甲肾上腺素能神经元更详细的内容，见 Trendelenburg & Weiner（1988）和 Cooper 等（1996）。

### 去甲肾上腺素的合成

去甲肾上腺素的生物合成路线见图 11.2。去甲肾上腺素的代谢前体是 L-酪氨酸，这是一种存在于体液内的芳香族氨基酸，由肾上腺素能神经元摄取。酪氨酸羟化酶（tyrosine hydroxylase）是一种细胞溶质酶，它催化酪氨酸向二羟苯丙氨酸（多巴）转化，发现该酶仅存在于含儿茶酚胺的细胞中。这是一种选择性酶；不同于儿茶酚胺代谢中的其他酶类，它不以吲哚衍生物为底物，所以不参与 5-羟色胺（5-HT）的代谢。第一步羟化反应是去甲肾上腺素合成的主要限速步骤。酪氨酸羟化酶受此生物合成途径的终产物——去甲肾上腺素抑制，这构成了合成速率的即时调节机制；更缓慢的调节需要花费数小时至数天，通过酶的生成速率变化实现。

$\alpha_1$ 受体激动引发的心脏肥大可能是由于一种类似于血管和前列腺平滑肌肥大的机制。这在高血压和心力衰竭的病理生理学中可能是重要的（见第 18 章）。

代谢

儿茶酚胺类促使储存的能量（糖原和脂肪）转化成可自由利用的燃料（葡萄糖和游离脂肪酸），并使后者在细胞质中的浓度增加。其详细的生物化学机制（Nonogaki，2000，综述）因种属不同而异，但大多数情况下，肝和肌肉对碳水化合物的代谢（图 11.6）是通过 $\beta_1$ 受体介导的（虽然肝的葡萄糖释放还可以被 α 激动药引起），而刺激产生脂解作用的是 $\beta_3$受体（表 11.1）。胰岛素分泌是通过 $\alpha_2$ 受体作用，此作用又促进了高血糖。另外，脂肪组织产生瘦蛋白（leptin）被抑制（见第 27 章）。肾上腺素在人体内引起的高血糖在联合用 α 和 β 拮抗药时被完全阻断，而单独使用时则没有效果。选择性 $\beta_3$ 受体激动药（如 BRL37344）已经被开发为可能治疗肥胖症的药物，但是从临床上来讲，其作用过于短暂。

其他作用

肾上腺素作用于 $\beta_2$ 受体而影响骨骼肌，尽管这一作用比对心脏的作用弱得多。肾上腺素增加快收缩肌纤维（白肌）的颤动张力，特别是当肌肉疲劳时，然而慢收缩肌纤维（红肌）的颤动是减少的。这些作用依赖于收缩蛋白质的活动，而不是通过膜的活动，而且机制还不清楚。在人体内，肾上腺素及其他 $\beta_2$ 激动药引起明显的震颤，伴随恐惧、激动或在治疗哮喘时过度使用 $\beta_2$ 激动药［如沙丁胺醇（salbutamol）］出现颤抖是其例证。这可能是由对纤维收缩动力学有影响的肌梭放电增加引起的，这些作用共同产生一种在反射调节肌肉长度时的不稳定性。β 受体拮抗药有时被用于调节病理性震颤。$\beta_2$ 激动药同样引起调节收缩动力学的肌质网蛋白质表达的长期变化，并因此增加骨骼肌收缩的速率和强度（Zhang 等，1996）。克仑特罗（clenbuterol）（我国民间称“瘦肉精”——译者注），一种“合成代谢性”药物，被运动员违法应用来改善运动成绩（见第 54 章），也是一种通过此方式发挥作用的 $\beta_2$ 激动药。

过敏性激发引起的人和豚鼠肺组织组胺释放（见第 13 章）显然是被作用于 $\beta_2$ 受体上的儿茶酚胺类所抑制。

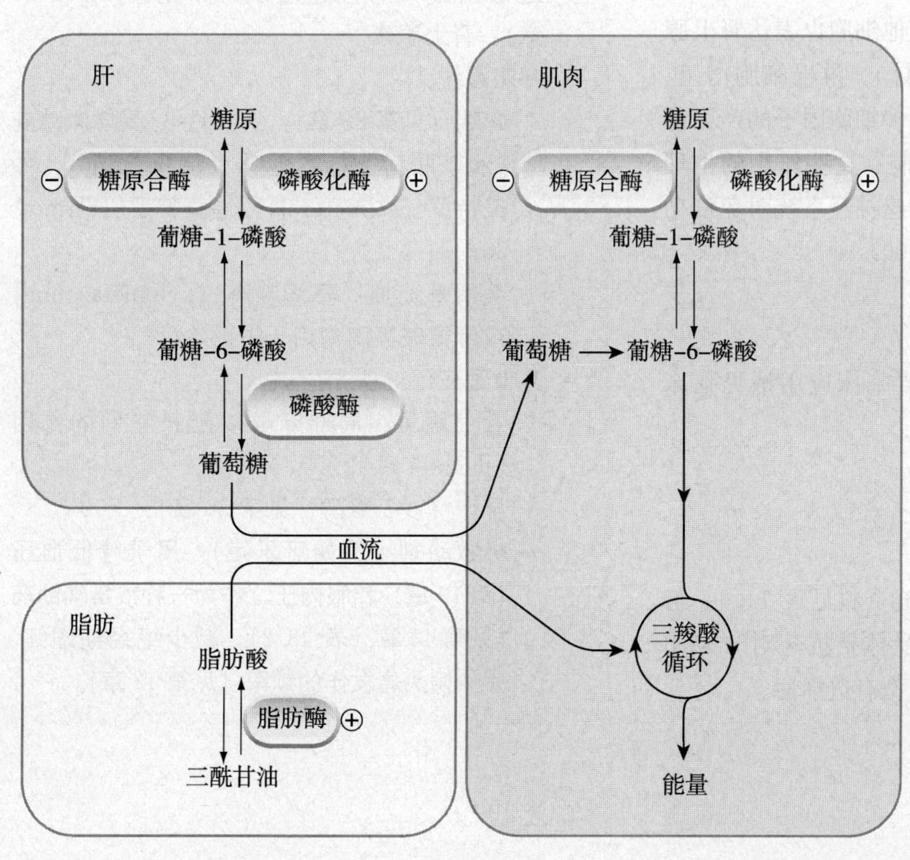


**图 11.6 儿茶酚胺类对能量代谢的调节。**受 β-去甲肾上腺受体激活影响的主要酶促反应步骤用“+”和“-”号表示，分别代表激活和抑制。整体作用是活化糖原和脂肪储存以满足能量需求。

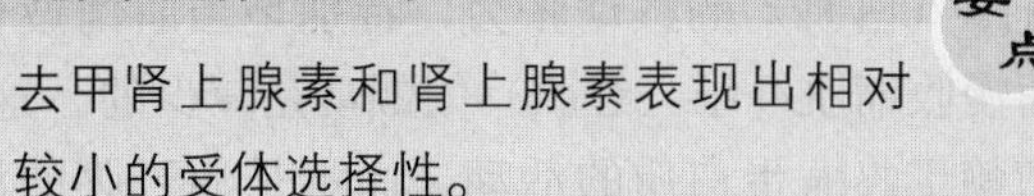

**肾上腺素受体激动药**　要点

- 去甲肾上腺素和肾上腺素表现出相对较小的受体选择性。
- 选择性 $\alpha_1$ 受体激动药包括：去氧肾上腺素和羟甲唑啉。
- 选择性 $\alpha_2$ 受体激动药包括：可乐定和 α-甲基去甲肾上腺素。它们可降低血压，部分是通过抑制去甲肾上腺素的释放，部分是通过中枢作用。甲基去甲肾上腺素是由甲基多巴形成的假递质，用作降压药（目前大多已不再使用）。
- 选择性 $\beta_1$ 受体激动药包括：多巴酚丁胺，加强心肌收缩力，可能对临床有益，但是所有的 $\beta_1$ 受体激动药均可造成心律失常。
- 选择性 $\beta_2$ 受体激动药包括：沙丁胺醇、特布他林、沙美特罗，主要用于哮喘时的支气管扩张。
- 选择性 $\beta_3$ 受体激动药可能会用于控制肥胖症。

淋巴细胞及免疫系统中的其他细胞也表达肾上腺素受体（主要是 β-肾上腺素受体）。淋巴细胞增殖、淋巴细胞介导的细胞杀伤以及许多细胞因子的产生都被 β-肾上腺素受体激动药所抑制。这些作用的生理学和临床重要性还未被阐明。交感神经系统对免疫功能影响的综述见 Elenkov 等（2000）。

### 临床应用

肾上腺素受体激动药的主要临床应用请见临床方框。

## 肾上腺素受体拮抗药

表 11.1 列出了代表药，补充资料见表 11.3。与激动药相比，大多数肾上腺素受体拮抗药对 α 或 β 受体有选择性，并且许多还对亚型有选择性。

### α-肾上腺素受体拮抗药

α-肾上腺素受体拮抗药主要分为以下几组：

- 非选择性 α 受体拮抗药［如酚苄明（phenoxybenzamine），酚妥拉明（phentolamine）］；
- $\alpha_1$ 选择性拮抗药［如哌唑嗪（prazosin），多沙唑嗪（doxazosin），特拉唑嗪（terazosin）］；
- $\alpha_2$ 选择性拮抗药［如育亨宾（yohimbine），咪唑克生（idazoxan）］；
- 麦角衍生物［如麦角胺（ergotamine），氢麦角胺（dihydroergotamine）］。本组混合物除了 α 受体阻断之外还有许多作用，将在第 12 章进行讨论。它们对 α-肾上腺素受体的作用具有药理学研究意义，但不用于治疗。

**肾上腺素受体激动药的临床应用**

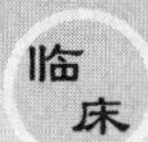

- 心血管系统：
  — 心脏停搏：肾上腺素；
  — 心源性休克（见第 19 章）：多巴酚丁胺（dobutamine）（$\beta_1$ 激动药）。
- 过敏反应（急性超敏反应，见第 13 和 23 章）：肾上腺素。
- 呼吸系统：
  — 哮喘（见第 23 章）：选择性 $\beta_2$ 受体激动药［沙丁胺醇，特布他林（terbutaline），沙美特罗（salmeterol），福莫特罗（formoterol）］；
  — 缓解鼻充血：赛洛唑啉（xylometazoline）或麻黄碱等滴剂用于短期治疗。
- 其他适应证：
  — 肾上腺素：局部麻醉以延长它们的作用（见第 44 章）；
  — 早产（沙丁氨醇；见第 30 章）；
  — $\alpha_2$激动剂（例如可乐定）：用于降低血压（第 19 章）和眼内压，作为一种戒毒辅助药（见第 43 章；表 43.2），减少绝经期潮红，减少偏头痛发作的频率（见第 12 章）。

### 非选择性α-肾上腺素受体拮抗药

酚苄明并非特异性针对α受体，它还拮抗乙酰胆碱、组胺及5-羟色胺的作用。由于它共价结合到受体上，故其作用是长效的。酚妥拉明是高选择性的，但其结合是可逆的，且作用是短效的。在人体内，这些药物引起动脉压降低（由于阻断α受体介导的血管收缩）以及体位性低血压。增加心排血量和心率。这是通过β受体调控的对动脉压降低产生的反射性反应。伴随$\alpha_2$受体阻断往往增加去甲肾上腺素释放，并因此增强任何降压药产生的反射性心动过速。酚苄明可适当用于（但很重要）嗜铬细胞瘤患者的手术准备；其不可逆转的拮抗作用及使激动药的剂量-反应曲线最大值降低的作用（比较第2章，图2.10）对嗜铬细胞瘤手术操作中可能向循环中释放大量升压胺的情况是适宜的。

拉贝洛尔（labetalol）和卡维地洛（carvedilol）是混合型α、β受体阻断药，虽然临床上它们主要作用于β受体。很多事实表明，它们同一个分子结合着两种活性。对惯于将作用的特异性列为药理学上完美优点高端的药理学家，这似乎是退步而不是进步。卡维地洛主要用于治疗高血压和心力衰竭（见第18、19章）；拉贝洛尔用于治疗妊娠高血压。

### 选择性$\alpha_1$拮抗药

哌唑嗪是第一个选择性$\alpha_1$拮抗药。现在有了类似的具有更长半衰期的药物［如多沙唑嗪（doxazosin），特拉唑嗪（terazosin）］，具有每日给药一次的优势。它们对$\alpha_1$-肾上腺素受体有高度选择性，引起血管舒张和动脉压降低，但与非选择性的α受体拮抗药相比，较少产生心动过速，大概是因为它们不增加从交感神经末梢释放的去甲肾上腺素。可能发生体位性低血压。

$\alpha_1$受体拮抗药引起膀胱颈和前列腺囊的平滑肌松弛，并抑制这些组织的过度生长，因此可有效治疗良性前列腺肥大有关的尿潴留。坦洛新（tamsulosin），一种$\alpha_{1A}$受体拮抗药，显示对膀胱有一定的选择性，且比哌唑嗪等作用于$\alpha_{1B}$受体调节血管紧张度的药物较少引起低血压。

人们相信$\alpha_{1A}$受体不仅在前列腺及血管平滑肌的病理性肥大中具有一定的作用，对高血压产生的心脏肥大也起作用，而利用选择性的$\alpha_{1A}$受体拮抗药治疗这些慢性疾病还在研究中。

### 选择性$\alpha_2$拮抗药

育亨宾是一种天然生物碱；已经有各种类似物被合成出来，如咪唑克生（idazoxan）。这些药用于实验分析α受体亚型，而育亨宾可能由于其血管扩张作用，在历史上享有“催欲药”这一恶名，但是它们不用于治疗。

### α-肾上腺素受体拮抗药的一般临床应用和副作用

α-肾上腺素受体拮抗药的主要作用与它们对心血管的作用有关，总结于临床方框中。它们已被试用于多种目的，但仅具有限的治疗应用。高血压时，非选择性α阻断药是不能解决问题的，因为它们倾向于产生心动过速及心律失常，并会增加胃肠道活动。然而，选择性$\alpha_1$受体拮抗药，尤其是长效化合物多沙唑嗪和特拉唑嗪是有用的。它们不明显影响心脏功能，并且比用哌唑嗪或非选择性α受体拮抗药较不易产生体位性低血压。它们在治疗严重高血压方面占有一席之地，在那里他们被用作一线和二线药的辅助治疗，但不用作一线药（见第19章）。尽管这些表面上的有益作用的临床重要性还不确定，但不同于其他抗高血压药，它们引起适度的低密度脂蛋白减少，并且增加高密度脂蛋白胆固醇（见第20章）。它们也用于控制良性前列腺肥大患者的尿潴留。

嗜铬细胞瘤是一种分泌儿茶酚胺的嗜铬组织肿瘤，它引起严重高血压发作。联合α和β受体拮抗药是控制血压的最有效的途径。肿瘤可以用外科手术切除，而为避免肿瘤受到干扰时突然释放儿茶酚胺类的影响，手术开始之前阻断α和β受体是必须的。联合使用酚苄明和阿替洛尔可有效达到这一目的。

**α-肾上腺素受体拮抗药的临床应用** 临床

- 严重高血压（见第19章）：$\alpha_1$选择性拮抗药（如多沙唑嗪）与其他的药物合用。
- 良性前列腺肥大（如坦洛新，一种选择性$\alpha_1$受体拮抗药）。
- 嗜铬细胞瘤：酚苄明（不可逆拮抗药），为手术准备。

## β-肾上腺素受体拮抗药

β-肾上腺素受体拮抗药是一组重要的药物。它们在 1958 年首先被发现，10 年后 Ahlquist 假定了β-肾上腺素受体的存在。第一个化合物二氯异丙肾上腺素（dichloroisoproterenol）有相当低的效能，并且是一种部分激动药。进一步开发得到了普萘洛尔（propranolol），它更加有效，并且是同等阻断 $\beta_1$ 和 $\beta_2$ 受体的纯拮抗药。具有部分激动药活性和/或选择性 $\beta_1$ 受体药物的潜在临床优势，导致开发出普拉洛尔（practolol，选择 $\beta_1$ 受体，但由于它的毒性而被撤销）、氧烯洛尔（oxprenolol）和阿普洛尔（alprenolol，具有相当大的部分激动药活性的非选择性药）和阿替洛尔（atenolol，没有激动药活性有 $\beta_1$ 选择性）。两个新药卡维地洛（非选择性 β-肾上腺素受体拮抗药，并有 $\alpha_1$ 阻断活性）和奈必洛尔（nebivolol，同样通过内皮依赖机制引起血管扩张的 $\beta_1$ 选择性拮抗药）。这两个药均被证实比传统的治疗心力衰竭的 β-肾上腺素受体拮抗药更有效（见第 18 章）。最重要的化合物特征列于表 11.3。大多数 β 受体拮抗药对 $\beta_3$ 受体没有活性，所以不影响脂解作用。

作用

β 受体拮抗药的药理作用可以从表 11.1 推论出。在人产生的作用取决于交感神经的活性，对静息状态者作用微弱。对心血管系统和支气管的平滑肌（见第 19、23 章）的作用最重要。

对于静息的个体，普萘洛尔引起心率、心排血量或动脉压的轻微变化，但减少运动或刺激对这些变量的作用（图 11.7）。具有部分激动药活性的药物，例如氧烯洛尔，增加静息时心率，但是减少运动时心率。正常个体最大耐受运动量明显降低，部分是由于限制了心脏反应，部分是由于 β 受体介导的骨骼肌血管舒张减少。冠状动脉血流量减少，但是较心肌耗氧量的减少相对较弱，故心肌供氧获得改善，这对治疗心绞痛有重大意义（见第 18 章）。对正常机体，心肌收缩力的减小没有重要意义，但是对心脏病患者可能引起严重后果（见下文）。

β 受体拮抗药的一个重要的而且有点意外的作用是它们的抗高血压作用（见第 19 章）。高血压患者（尽管不是血压正常的个体）显示动脉血压逐渐降低，数天时间可完全降低。机制很复杂的，涉及以下几项：

- 心排血量减少；
- 从肾的肾小球旁细胞释放的肾素减少；
- 中枢作用，降低交感神经活性。

卡维地洛和奈必洛尔（见上文）因为其额外的血管扩张特性而在降低血压方面特别有效。

阻断突触前 β 受体促进去甲肾上腺素释放的作用（表 11.1）可能参与抗高血压作用。β 受体拮抗药的抗高血压作用在临床上非常有用。因为反射性血管收缩依然存在，与许多其他抗高血压药相比，较少产生体位性和运动性低血压（见第 19 章）。

许多 β 受体拮抗药对心脏有抗心律失常作用，具有临床重要性（见第 18 章）。

β 受体拮抗药仅略微增加正常受试者的气道阻力，并无重要意义。然而对哮喘患者，非选择性 β 受体拮抗药（如普萘洛尔）可以引起严重的支气管收缩，当然对常用剂量的沙丁胺醇或肾上腺素不会产生反应。用 $\beta_1$ 选择性拮抗药的危险较小，但是没有一种药有足够的选择性以致可以忽视危险。

尽管 β 受体涉及肾上腺素产生高血糖的作用，β 受体拮抗药仅在正常个体引起较小的代谢变化。它们不影响胰岛素注射后产生的低血糖，但是多少延迟血糖浓度的恢复。使用 β 受体拮抗药的糖尿病患者可能会增加运动引起低血糖的可能性，因为正常的肾上腺素诱导的肝葡萄糖释放减少。

**α-肾上腺素受体拮抗药** 要点

- 阻断 $\alpha_1$-和 $\alpha_2$-肾上腺素受体的药物（例如 酚苄明和酚妥拉明）曾被用于治疗周围血管疾病，引起血管舒张，但是这些用途现在多已不用。
- 选择性 $\alpha_1$ 拮抗药（例如哌唑嗪，多沙唑嗪，特拉唑嗪）用于治疗高血压。副作用是体位性低血压和阳痿。
- 育亨宾是一种选择性 $\alpha_2$ 拮抗药。它不在临床上使用。
- 坦洛新具有 $\alpha_{1A}$ 选择性并主要作用于泌尿生殖道。
- 某些药物（例如拉贝洛尔，卡维地洛）阻断 α-和 β-肾上腺素受体。

临床应用

β 受体拮抗药的主要应用与它们对心血管系统的作用有关，将在第 18、19 章讨论。并在临床方框中作了总结。

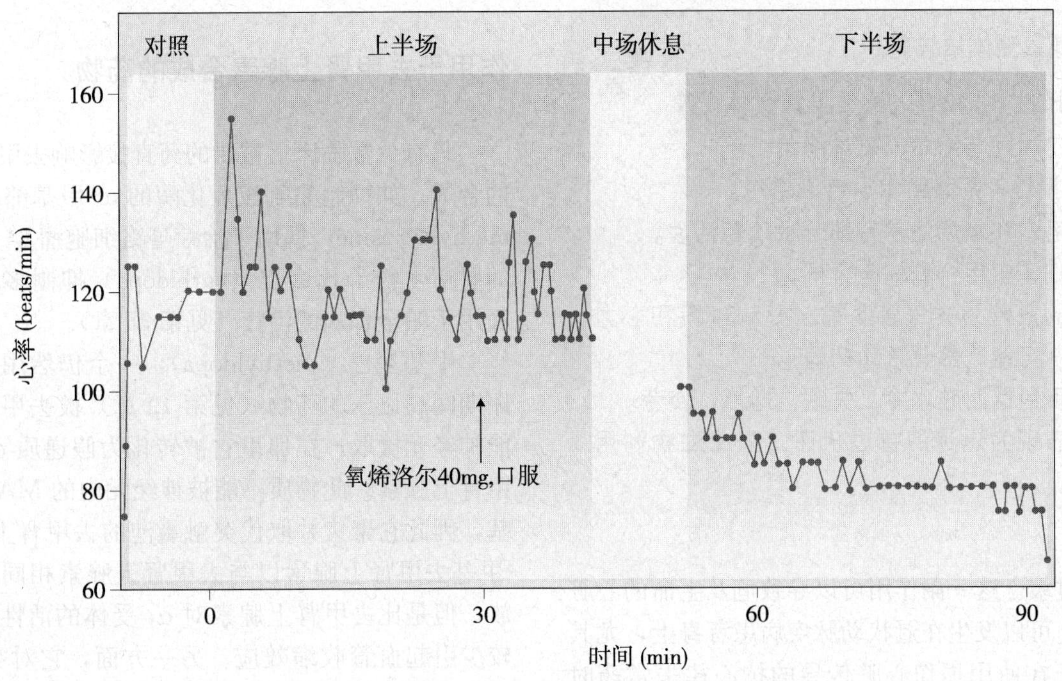


**图 11.7　连续记录现场观看足球比赛的观众的心率，显示 β-肾上腺素受体拮抗药氧烯洛尔的作用。**（From Taylor S H, Meeran M K 1973 In：Burley et al.（eds）New perspectives in beta-blockade. CIBA Laboratories，Horsham.）

β 受体拮抗药在心力衰竭方面的应用值得特别提出，因为临床观点近年来经历了一个 180°转变。心脏病患者可能依靠交感神经对心脏一定程度的推动来维持足够的心排血量，而用阻滞 β 受体来除去这一作用可以加重心力衰竭，故认为给心力衰竭患者应用这些药物是有害的。理论上，具有部分激动药作用的药物（如氧烯洛尔、阿普洛尔）往往具有一定优势，因为它们自己的作用可以维持一定程度的 $\beta_1$ 受体活化，而同时使心脏对增强的交感神经活性或循环中的肾上腺素反应迟钝。然而临床试验未见到这些药物降低心力衰竭发生率的明显益处。

自相矛盾地，低剂量 β 受体拮抗药正被越来越多地用于治疗心力衰竭，尽管开始有加剧该病的危险。几种机制可能与之有关，包括抑制中枢交感神经传出，直接的血管扩张作用（Pfeffer & Stevenson，1996，综述），通过干扰信号通路来预防心脏肥大，而并非主要的 cAMP 通路——一种仍然未知的现象。卡维地洛常用于这一目的。

### 副作用

β 受体拮抗药的主要副作用源于它们的受体阻断作用。

支气管收缩。对没有气道疾病者不重要，但是对于哮喘患者，这一作用会很严重并且危及生命。它也对有其他形式的阻塞性肺病患者（例如慢性支气管炎，肺气肿）具有临床重要性。

心脏抑制。可能发生心脏抑制，导致心力衰竭症状，尤其对年龄较大的患者。心力衰竭的患者给予 β 受体拮抗药（见上文）经常在有效作用产生前的几周症状加重。

> **β-肾上腺素受体拮抗药的临床应用**
>
> 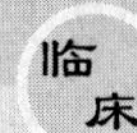
> 
>
> - 心血管（见第 18、19 章）：
>   — 心绞痛；
>   — 心肌梗死；
>   — 节律障碍；
>   — 心力衰竭；
>   — 高血压（不再首选；见第 19 章）。
> - 其他应用：
>   — 青光眼［如噻吗洛尔（timolol）滴眼剂］；
>   — 甲状腺毒症（见第 29 章），作为确定性治疗的辅助（例如手术前）；
>   — 焦虑（见第 37 章），控制身体的症状（例如心悸，震颤）；
>   — 预防偏头痛（见第 12 章）；
>   — 良性特发性震颤（家族性疾病）。

β-肾上腺素受体拮抗药

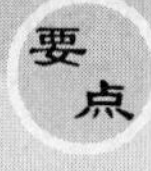


- 非选择性 $\beta_1$-和 $\beta_2$-肾上腺素受体：普萘洛尔、阿普洛尔、氧烯洛尔。
- $\beta_1$ 选择性：阿替洛尔、奈必洛尔。
- 阿普洛尔和氧烯洛尔有部分激动药活性。
- 许多临床应用（见临床方框）。
- 主要的危险为支气管收缩、心动过缓和心力衰竭（可能比部分激动药弱）。
- 副作用包括四肢冰冷，失眠，抑郁，疲劳。
- 某些表现为迅速的首过代谢，因此生物利用度低。

心动过缓。这一副作用可以导致危及生命的心脏传导阻滞，可以发生在冠状动脉疾病患者身上，尤其是他们当正在使用损伤心脏传导的抗心律失常药时（第18章）。

低血糖。肾上腺素引起的葡萄糖释放是一个安全的机制，它对糖尿病患者可能是重要的，而对其他个体则易于引起低血糖症。对低血糖的交感反射产生的症状（尤其心动过速）可以警告患者急需碳水化合物（通常以含糖饮料的形式）。β受体拮抗药减轻这些症状，因此患者对初期的低血糖很可能未留意。糖尿病控制得不好的患者通常不能使用β受体拮抗药。使用 $\beta_1$ 选择性的药物在理论上有一定优势，因为肝葡萄糖释放受 $\beta_2$ 受体调节。

疲劳。这可能是由于心排血量减少从而降低了肌肉在运动时的灌注。这经常被使用β受体阻滞药的患者抱怨。

四肢冰冷。这大概是由于降低了β受体介导的表皮血管舒张，这是一个常见的副作用。理论上，$\beta_1$ 选择性药物较少产生这些作用，但是还不清楚这在实践中将如何。

其他与β受体拮抗药有关的副作用与阻断β受体的关系不那么明显。其中之一是做噩梦，主要发生于使用高脂溶性药物如普萘洛尔时，它较易进入脑中。

## 作用于去甲肾上腺素能神经元的药物

本章重点讨论外周交感神经传递。而同样的原则适用于中枢神经系统（见第34章），在那里许多此处提到的药物也起作用。

### 作用于去甲肾上腺素合成的药物

只有少数临床上重要的药直接影响去甲肾上腺素的合成。如抑制酪氨酸羟化酶的α-甲基酪氨酸（α-methyltyrosine，偶用于治疗嗜铬细胞瘤），还有多巴的肼衍生物卡比多巴（carbidopa）抑制多巴脱羧酶而用于帕金森病的治疗（见第35章）。

甲基多巴（methyldopa），一个仍然用于治疗妊娠期间高血压的药物（见第19章）被去甲肾上腺素能神经元摄取，在那里它被转化为假递质α-甲基去甲肾上腺素。此物质不能被神经元内的MAO脱去氨基，因此它聚集并取代突触囊泡的去甲肾上腺素。α-甲基去甲肾上腺素以与去甲肾上腺素相同的方式释放，但是比去甲肾上腺素对 $\alpha_1$ 受体的活性弱，因而较少引起血管收缩效应。另一方面，它对突触前 $\alpha_2$ 受体的活性更大，因此自反馈抑制机制比正常情况下更强，递质释放降低到正常水平以下。此两种作用（以及中枢作用，可能由同样的细胞学机制引起）均与其降压作用有关。它产生中枢抗肾上腺素能药的典型副作用（如镇静作用），也有引起免疫性溶血反应和肝毒性的风险，故除晚期妊娠高血压外，目前很少用。

6-羟多巴胺（6-hydroxydopamine，与多巴胺相同，只是它具有额外的环羟基）是一个欺骗性的神经毒素。它被去甲肾上腺素能神经末梢选择性摄取，在那里它被转化为活性醌，破坏神经末梢，产生“化学性交感神经切除术”。由于细胞体幸存，最后该交感神经支配得到恢复。此药具有试验性用途，但是没有临床意义。如果直接注射到脑中，它选择性地破坏那些摄取它的神经末梢（即多巴胺能、去甲肾上腺素能和肾上腺素能神经末梢），全身用药6-羟多巴胺不能到达脑部。MPTP（1-甲基-4-苯基-1，2，3，5-四氢吡啶；见第35章）是一个极其类似的选择性神经毒素。

### 作用于去甲肾上腺素储存的药物

利舍平（reserpine）是一种从萝芙木属灌木中提取出的生物碱，因为能治疗精神障碍已在印度被使用了几个世纪。利舍平在极低浓度下通过阻断囊泡的单胺转运体阻断去甲肾上腺素及其他胺类转运到突触囊泡。代之以去甲肾上腺素积聚在细胞质，被MAO降解。去甲肾上腺素的组织含量降低到一个低水平，交感传递被阻滞。利舍平还引起脑神经元中5-羟色胺和多巴胺的耗竭，在脑中这些胺类是递质（见第34章）。利舍平曾经一度被用作抗高血压药，现在仅仅被用于实验。它的中枢作用，尤其是抑制作用，可能是脑内去甲肾上腺素能和5-羟色胺介导的传递损伤引起的（见第39章），这是一个严重的缺点。

## 作用于去甲肾上腺素释放的药物

药物能以4种主要途径影响去甲肾上腺素的释放：

- 直接阻断释放（去甲肾上腺素能神经元阻断药）。
- 在神经末梢未去极化时引起去甲肾上腺素的释放（间接作用的拟交感神经药）。
- 通过与突触前受体作用间接抑制或增强去极化作用引起释放（例如 $\alpha_2$ 激动药，血管紧张素Ⅱ，多巴胺和前列腺素）。通过 $\alpha_2$-肾上腺素受体介导的作用在本章其他部分讨论；另外的机制可能在中枢比在外周神经系统更重要。
- 通过增加或减少可用的去甲肾上腺素储备（如利舍平，见上文；MAO抑制剂，见第39章）。

### 去甲肾上腺素能神经元阻断药物

去甲肾上腺素能神经元阻断药物［如胍乙啶（guanethidine）］作为神经节阻断药的替代品于20世纪50年代中期被首次发现，并期望用于治疗高血压。胍乙啶的主要作用是抑制去甲肾上腺素从交感神经末梢的释放。它对肾上腺髓质作用较小，而对释放去甲肾上腺素以外的其他递质的神经末梢无作用。与它非常相似的药物包括溴苄铵（bretylium）、倍他尼定（bethanidine）和异喹胍（debrisoquine，主要用作研究药物代谢的工具药；见第8章）。

#### 作用

此类药物降低或消除组织对交感神经兴奋的反应，但是不影响（或可能加强）循环中去甲肾上腺素的作用。

胍乙啶对去甲肾上腺素能传递的作用是复杂的（Broadley，1996）。它作为摄取1的底物被去甲肾上腺素能神经末梢有选择性地积聚。它最初的阻断活性是由于阻断了选择性聚集该药物的神经末梢的冲动传导。它的作用可被药物预防，例如三环类抗忧郁药（见第39章）后者可阻断摄取1。

胍乙啶还被突触囊泡转运体浓缩于突触囊泡，可能是干扰它们的胞吐作用，并且取代去甲肾上腺素。这样，它引起交感神经末梢去甲肾上腺素逐渐而持久的耗竭，类似于利舍平的作用。

给予大剂量胍乙啶引起去甲肾上腺素能神经元结构被破坏，这可能是由于该末端聚集的药物浓度过高。因此它可以作为一个选择性神经毒素被用于实验。

因为有了更好的抗高血压药，胍乙啶、倍他尼定和异喹胍已不再用于临床。尽管在降低血压方面非常有效，但它们产生与交感神经反射丧失有关的严重副作用。最多见的是体位性低血压、腹泻、鼻充血和射精障碍。

### 间接作用的拟交感胺类

#### 作用机制和结构活性间的关系

间接作用的拟交感胺类中最重要的药物是酪胺（tyramine）、苯丙胺（amphetamine）和麻黄碱（ephedrine），他们在结构上与去甲肾上腺素相关。那些有类似作用并用于中枢的药物（见第42章）包括哌甲酯（methylphenidate）和托莫西汀（tomoxetine）。

这些药物对肾上腺素受体仅有微弱的作用，但能充分拟似去甲肾上腺素通过摄取1转运到神经末梢。一旦进入神经末梢，它们便被囊泡单胺转运体摄取到囊泡内，替换出去甲肾上腺素，使其逸出到胞质溶胶。一些胞质溶胶中的去甲肾上腺素被MAO降解，其余经摄取1避开，替换外部的单胺，作用于突触后受体（图11.8）。胞吐不包含在释放过程中，因此它们的作用不需要 $Ca^{2+}$ 的存在。它们的作用不完全是特异性的，部分是对肾上腺素受体的直接作用，部分是由于摄取1抑制（从而增强去甲肾上腺素释放的作用），部分是由于抑制MAO。

正如所期待的，这些药物的作用深受其他改变去甲肾上腺素能传递药物的影响。因此利舍平或6-羟多巴胺通过耗尽去甲肾上腺素能神经末梢来消除它们的作用。另一方面，MAO抑制药通过防止末梢中来自囊泡的递质失活显著地加强它们的作用。MAO的抑制特别增强了酪胺的作用，因为此物质本身就是MAO的一个底物。通常，膳食中的酪胺在进入全身循环前就会被肠壁和肝处的MAO破坏。当MAO被抑制，这一作用就被阻止，而摄取富含酪胺的食物例如发酵的乳酪（如成熟的布里干酪）可引起血压突然而危险地升高。摄取1抑制药，例如丙咪嗪（imipramine，见下文），通过阻止它们被摄取到神经末梢而干扰间接作用的拟交感胺类的作用。

这些药物，尤其是苯丙胺，对中枢神经系统有很大影响（见第39章），这不但依赖于它们能释放去甲肾上腺素的能力，也依赖于从脑中的神经末梢释放5-羟色胺和多巴胺的能力。间接作用的拟交感胺类的作用的一个重要特点是发生显著的耐受性。例如重复给予苯丙胺或酪胺，收缩血管反应逐渐变弱。这可能是由于可释放的去甲肾上腺素储存耗竭所致。类似的对中枢作用的耐受性也在重复给药时产生，部分地解释了苯丙胺和有关药物易于产生依赖性的原因。

### 作用

间接作用的拟交感神经胺类的外周作用包括支气管扩张，动脉压升高，外周血管收缩，心率增加，心肌收缩力增强和肠道运动抑制。它们有重要的中枢作用，因此它们有被滥用的可能性，且治疗用途有限（第43和54章）。除了麻黄碱因中枢作用微弱有时仍被用作减少鼻充血药外，这些药物不再被用作外周拟交感神经药。

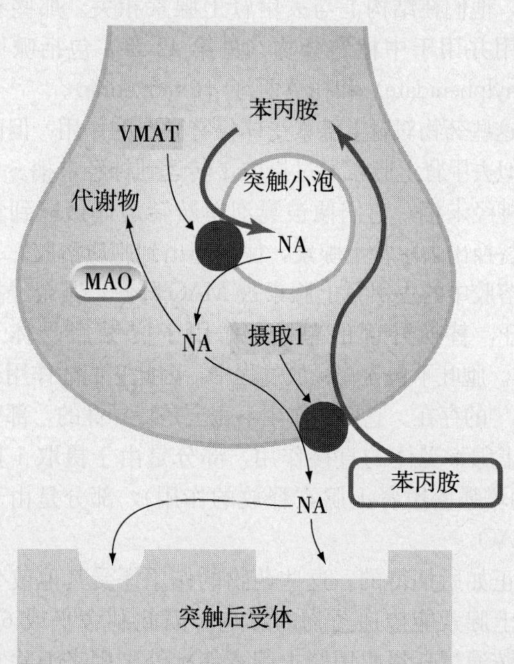


**图11.8 间接作用的拟交感神经胺——苯丙胺的作用方式。**苯丙胺通过去甲肾上腺素（NA）转运体进入神经末梢（摄取1），并通过囊泡单胺转运体（VMAT）进入突触囊泡，交换蓄积在胞质溶胶中的NA。一些NA被神经末梢中的单胺氧化酶（MAO）降解，另一些逃逸出去，通过去甲肾上腺素转运体作用于突触后受体置换苯丙胺。苯丙胺同时通过载体减少NA的再摄取，以增强释放的NA的作用。

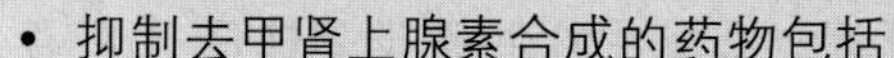
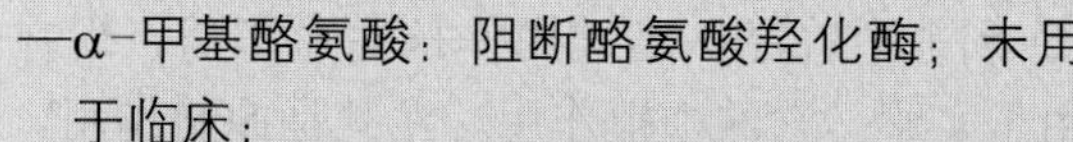

**作用于去甲肾上腺素能神经末梢的药物** 要点

- 抑制去甲肾上腺素合成的药物包括：
  —α-甲基酪氨酸：阻断酪氨酸羟化酶；未用于临床；
  —卡比多巴：阻断多巴脱羧酶，用于治疗帕金森病（第35章）；对去甲肾上腺素合成没有太大影响。
- 甲基多巴引起假递质增加（甲基去甲肾上腺素），它是一个有效的$\alpha_2$激动药，因此引起很强的突触前反馈抑制（中枢作用也相同）。很少用作抗高血压药。
- 利舍平阻断载体介导的去甲肾上腺素在囊泡中的积聚，从而耗竭去甲肾上腺素储存并阻断传递。对高血压有效，但可能引起严重的抑郁。临床上已不用。
- 去甲肾上腺素能神经元阻断药物（如胍乙啶，倍他尼定）选择性聚集于末梢（摄取1）和囊泡（囊泡转运体），并且阻断递质释放，部分通过局部麻醉作用。对高血压有效，但是引起严重的副作用（体位性低血压，腹泻，鼻充血等），因此现已少用。
- 6-羟多巴胺是去甲肾上腺素能神经元的选择性神经毒素，被摄取并转变为毒性代谢物。用于实验性去除去甲肾上腺素能神经元，不用于临床。
- 间接作用的拟交感胺类（如苯丙胺，麻黄碱，酪胺）被摄取1聚集，并取代囊泡中的去甲肾上腺素，使它被释放。其作用因为单胺氧化酶（MAO）的抑制作用而增强，这可导致使用MAO抑制药的患者在摄取富含酪胺的食物后产生严重的高血压。
- 间接作用的拟交感神经药是中枢神经系统兴奋药。哌甲酯和托莫西汀用于治疗注意力缺陷——多动症。
- 抑制摄取1的药物包括可卡因和三环类抗抑郁药。交感神经作用被这些药物增强。

## 去甲肾上腺素摄取抑制药

神经元对释放的去甲肾上腺素再摄取（摄取1）

是使其作用终止的最重要的机制。许多药物抑制这一转运，从而增强交感神经活性和循环中去甲肾上腺素的作用。摄取 1 不能清除循环中的肾上腺素，因此这些药物不影响对这种胺类的反应。

直接作用是抑制摄取 1 的主要的一类药物是三环类抗忧郁药（见第 39 章），例如地昔帕明（desipramine）。这些药物主要作用于中枢神经系统，但也引起心动过速和心律失常，反映它们对交感神经传递的外周作用。可卡因（cocaine），主要由于它的滥用倾向（见第 43 章）和局部麻醉活性（见第 44 章）而出名，能增强交感神经传递，引起心动过速并升高动脉压。其中枢的欣快和兴奋作用（见第 42 章）可能是作用于脑的相同机制的表现。在实验动物或交感神经末梢完整的离体组织中，它显著增强去甲肾上腺素的作用。

许多主要作用于交感神经传递其他步骤的药物也在某种程度上抑制摄取 1，大概因为载体分子有和其他去甲肾上腺素识别部位相同的结构特点，例如受体和降解的酶类。

具有重要的从血流中清除循环肾上腺素作用的神经元外摄取（摄取 2），不受大部分阻滞摄取 1 的药物的影响。它被酚苄明抑制，然而还被多种皮质类固醇（corticosteroid）抑制（见第 14 章）。皮质类固醇的这种作用也许与它们对疾病如哮喘的治疗作用有一定关系，但不太重要。

影响肾上腺素能传递的药物作用主要部位总结在图 11.9 中。

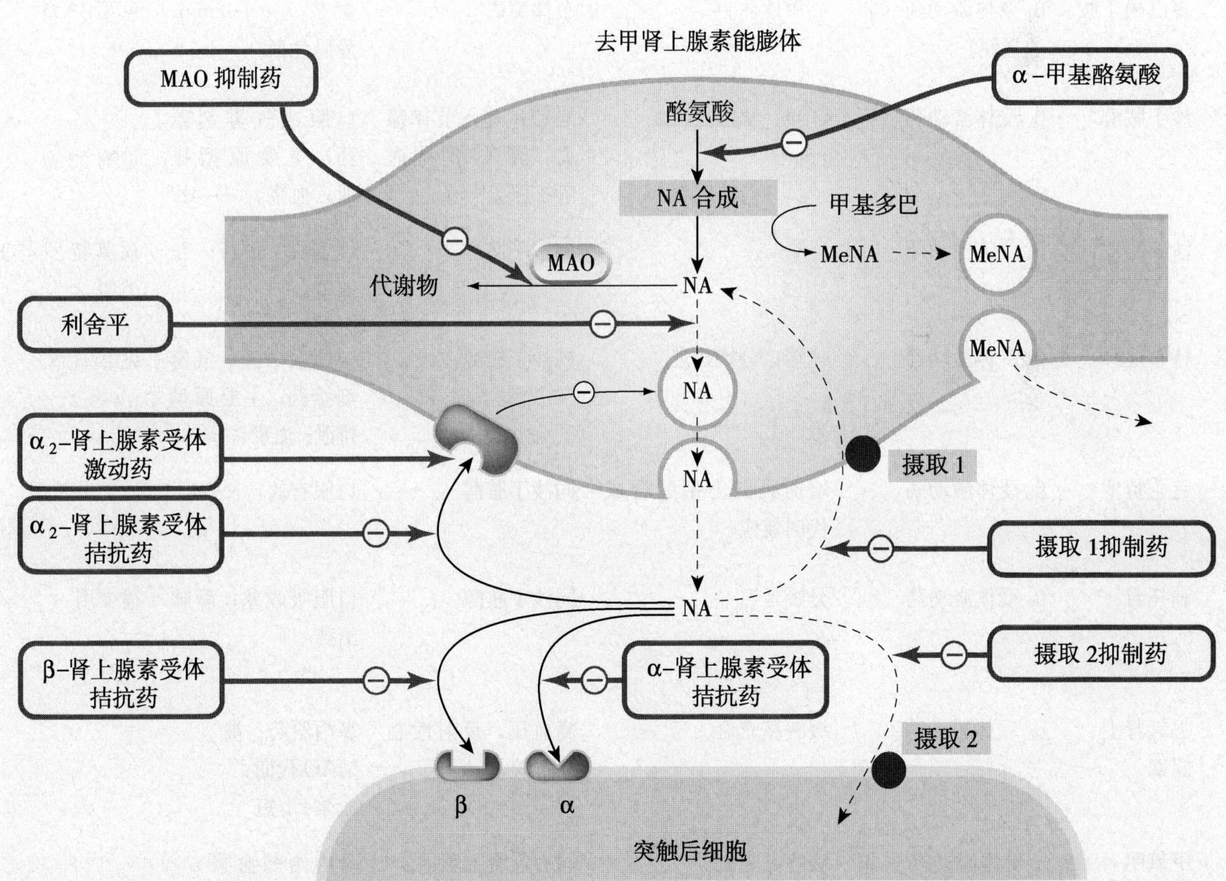


**图 11.9　去甲肾上腺素能神经末梢概括图，显示药物作用位点。**MAO，单胺氧化酶；MeNA，甲基去甲肾上腺素；NA，去甲肾上腺素。

**表 11.3 影响去甲肾上腺素能传递的药物小结**

| 类型 | 药物[a] | 主要效应 | 用途/功能 | 副作用 | 药代动力学 | 备注 |
|---|---|---|---|---|---|---|
| 拟交感神经（直接作用） | 去甲肾上腺素 | α/β 受体激动药 | 不用于临床；节后交感神经元及中枢神经系统递质；肾上腺髓质激素 | 高血压血管收缩心动过速，（或反射性心动过缓），室性心律不齐 | 口服吸收差；被组织 MAO 及 COMT 快速代谢、消除；血浆 $t_{1/2}$ ~ 2min | — |
| | 肾上腺素 | α/β 受体激动药 | 哮喘（紧急治疗）；过敏性休克；心脏停搏；加入局部麻醉药中使用；肾上腺髓质的主要激素 | 同去甲肾上腺素 | 同去甲肾上腺素；肌内或皮下给药 | 见第 23 章 |
| | 异丙肾上腺素 | β 受体激动药（非选择性） | 哮喘（已不用）；非内源性物质 | 心动过速，节律障碍 | 部分组织摄取，随后被 COMT 灭活；血浆 $t_{1/2}$ ~ 2h | 哮喘治疗现已被沙丁胺醇代替（见第 23 章） |
| | 多巴酚丁胺 | $\beta_1$ 受体激动药（非选择性） | 心源性休克 | 节律障碍 | 血浆 $t_{1/2}$ ~ 2min；静脉注射 | 见第 18 章 |
| | 沙丁胺醇 | $\beta_2$ 受体激动药 | 哮喘；早产 | 心动过速，节律障碍，震颤，外周血管扩张 | 口服或气雾剂给药；主要原型排泄；血浆 $t_{1/2}$ ~ 4h | 见第 23 章 |
| | 沙美特罗 | $\beta_2$ 受体激动药 | 哮喘 | 同沙丁胺醇 | 气雾剂给药；长效型 | 福莫特罗与其类似 |
| | 特布他林 | $\beta_2$ 受体激动药 | 哮喘；分娩延迟 | 同沙丁胺醇 | 口服吸收差；气雾剂给药；主要原型排泄；血浆 $t_{1/2}$ ~ 4h | 见第 23 章 |
| | 克仑特罗 | $\beta_2$ 受体激动药 | 增加肌肉力量的合成代谢效应 | 同沙丁胺醇 | 口服有效；长效型 | 运动员禁用 |
| | 利托君 | $\beta_2$ 受体激动药 | 分娩延迟 | 同沙丁胺醇 | 口服吸收差；静脉给药 | 很少用 |
| | 去氧肾上腺素 | $\alpha_1$ 受体激动药 | 缓解鼻充血 | 高血压，反射性心动过缓 | 鼻内给药；被 MAO 代谢；血浆 $t_{1/2}$ 短 | — |
| | 甲氧明 | α 受体激动药（非选择药） | 缓解鼻充血 | 同去氧肾上腺素 | 鼻内给药血浆 $t_{1/2}$ ~ 1h | — |
| | 可乐定 | $\alpha_2$ 受体部分激动药 | 高血压，偏头痛 | 困倦，体位性低血压，水肿且体重增加，高血压反弹 | 口服吸收好；原型或结合型排泄血浆 $t_{1/2}$ ~12h | 见第 18 章 |

续表

| 类型 | 药物[a] | 主要效应 | 用途/功能 | 副作用 | 药代动力学 | 备注 |
|---|---|---|---|---|---|---|
| 拟交感神经（间接作用） | 酪胺 | 引起 NA 释放 | 无临床应用价值；存在于各种食物 | 同去甲肾上腺素 | 正常时被肠内 MAO 破坏；不能进入脑内 | 见第 39 章 |
| | 苯丙胺 | 引起 NA 释放；MAO 抑制药；摄取 1 抑制药；CNS 兴奋药 | 作为中枢兴奋药用于发作性睡病，也用于多动症儿童；食欲抑制药；药物的滥用 | 高血压；心动过速；失眠症；过量引起急性精神依赖；依赖性 | 口服吸收好；可自由穿过脑；以原型经肾排泄；血浆 $t_{1/2}$～12h，并与尿量及 pH 有关 | 见第 42 章；与哌甲酯及托莫西汀类似（中枢作用；见第 42 章） |
| | 麻黄碱 | 引起 NA 释放；β 激动药；弱的中枢兴奋作用 | 缓解鼻充血 | 同苯丙胺，但效果明显稍弱 | 同苯丙胺 | 用 MAO 抑制药时禁用 |
| 肾上腺素受体拮抗药 | 酚苄明 | α 受体拮抗药（非选择性，不可逆）摄取 1 拮抗药 | 嗜铬细胞瘤 | 低血压，潮红，心动过速，鼻充血，阳痿 | 口服吸收；血浆 $t_{1/2}$～12h | 药物在血浆持续时间长（与受体共价结合） |
| | 酚妥拉明 | α 受体拮抗药，（非选择性）血管扩张药 | 已少用 | 同酚苄明 | 常用静脉给药；肝代谢；血浆 $t_{1/2}$～2h | 类似于妥拉唑啉 |
| | 哌唑嗪 | $α_1$ 受体拮抗药 | 高血压 | 同酚苄明 | 口服吸收；肝代谢；血浆 $t_{1/2}$～4h | 多沙唑嗪和特拉唑嗪类似，但更长效；见第 19 章 |
| | 坦洛新 | $α_1$ 受体拮抗药；"尿道选择性" | 前列腺增生 | 射精障碍 | 口服吸收；血浆 $t_{1/2}$～5h | 选择性作用于 $α_{1A}$-肾上腺素受体 |
| | 育亨宾 | $α_2$ 受体拮抗药 | 未用于临床；催欲剂 | 激动；高血压 | 口服吸收；肝代谢；血浆 $t_{1/2}$～4h | 咪唑克生类似 |
| | 普萘洛尔 | β 受体拮抗药（非选择性） | 心绞痛，高血压，心律失常，焦虑，震颤，青光眼 | 支气管收缩，心力衰竭，四肢发冷，疲劳，抑郁，低血糖 | 口服吸收广泛，首过代谢；约 90% 与血浆蛋白结合；血浆 $t_{1/2}$～4h | 噻吗洛尔类似，主要用于青光眼；见第 18 章 |
| | 阿普洛尔 | β 受体拮抗药（非选择性，部分激动药） | 同普萘洛尔 | 同普萘洛尔 | 口服吸收；肝代谢；血浆 $t_{1/2}$～4h | 氧烯洛尔及吲哚洛尔类似，见第 18 章 |
| | 普拉洛尔 | $β_1$ 受体拮抗药 | 高血压，心绞痛，节律障碍 | 同普萘洛尔，亦用于动眼神经无力综合征 | 口服吸收；肾原型排泄；血浆 $t_{1/2}$～4h | 已退出临床 |
| | 美托洛尔 | $β_1$ 受体拮抗药 | 高血压，心绞痛，节律障碍 | 同普萘洛尔，但治疗支气管收缩风险小 | 口服吸收；主要肝代谢血浆 $t_{1/2}$～3h | 阿替洛尔类似，半衰期更长；见第 18 章 |
| | 奈必洛尔 | $β_1$ 受体拮抗药；一氧化氮介导的递质传递增强药 | 高血压 | 疲劳，头疼 | 口服吸收 $t_{1/2}$～10h | — |
| | 布托沙明 | $β_2$ 受体拮抗药；弱 α 激动药 | 不用于临床 | — | — | — |

续表

| 类型 | 药物[a] | 主要效应 | 用途/功能 | 副作用 | 药代动力学 | 备注 |
|---|---|---|---|---|---|---|
| 肾上腺素受体拮抗药 | 拉贝洛尔 | α/β 受体拮抗药 | 妊娠高血压 | 体位性低血压；支气管收缩 | 口服吸收；肝中结合；血浆 $t_{1/2}$～4h | 见 18 和 19 章 |
| | 卡维地洛 | α/β 受体拮抗药 | 心力衰竭 | 与其他 β 受体阻滞药同；用于心力/肾衰竭恶化初期 | 口服吸收；$t_{1/2}$～10h | 额外效应可能对临床有益；见 18 章 |
| 影响 NA 合成的药物 | α-甲基-p-酪氨酸 | 抑制酪氨酸羟化酶 | 偶用于嗜铬细胞瘤， | 低血压；镇静 | — | — |
| | 卡比多巴 | 抑制多巴脱羧酶 | 辅助左旋多巴预防其外周效应 | — | 口服吸收；不能进入脑 | 见 35 章 |
| | 甲基多巴 | 假递质前体 | 妊娠高血压 | 低血压，困倦，腹泻，阳痿，超敏反应 | 口服吸收缓慢；原型或结合型排泄；血浆 $t_{1/2}$～6h | 见 19 章 |
| 影响 NA 释放的药物 | 利舍平 | 抑制囊泡摄取 NA 以耗竭 NA | 高血压（已不常用） | 同甲基多巴；抑郁症，帕金森病，男子乳房发育 | 口服吸收差；代谢缓慢；血浆 $t_{1/2}$～100h；乳汁排泄 | 抗高血压效应缓慢，但停药后药效仍持续存在 |
| | 胍乙啶 | 抑制 NA 释放；耗竭 NA；不可逆损伤 NA 神经元 | 高血压（已不常用） | 同甲基多巴；首剂高血压 | 口服吸收差；主要经尿以原型排泄；血浆 $t_{1/2}$～100h | 作为摄取 1 抑制药发挥效应，倍他尼定及异喹胍类似 |
| 影响 NA 摄取的药物 | 丙咪嗪 | 阻断摄取 1；亦产生阿托品样作用 | 抑郁症 | 阿托品样副作用，过量时节律障碍 | 口服吸收好；95% 与血浆蛋白质结合；转化为活性代谢物（去甲丙咪嗪）；血浆 $t_{1/2}$～4h | 地昔帕明和阿米替林类似；见 39 章 |
| | 可卡因 | 局部麻醉药；阻断摄取 1；中枢兴奋药 | 局部麻醉已少用；滥用的主要药物 | 高血压，兴奋，惊厥，依赖性 | 口服或鼻吸收好 | 见 42 和 53 章 |

注：COMT，儿茶酚氧位甲基转移酶；MAO，单胺氧化酶；NA，去甲肾上腺素。

[a]其化学结构见 Hardman J G, Limbird L E, Gilman A G, Goodman-Gilman A et al. 2001 Goodman and Gilman's pharmacological basis of therapeutics, 10th edn. McGraw-Hill, New York.

## 参考文献与扩展阅读

### 综合文献

Broadley K J 1996 Autonomic pharmacology. Taylor & Francis, London (*Detailed textbook*)

Cooper J R, Bloom F E, Roth R H 1996 The biochemical basis of neuropharmacology. Oxford University Press, New York (*Excellent standard textbook*)

Trendelenburg U, Weiner N 1988 Catecholamines. Handbook of experimental pharmacology, vol 90, parts 1 and 2. Springer-Verlag, Berlin (*Massive compilation of knowledge to date*)

### 肾上腺素受体

Baker J G, Hall I P, Hill S J 2003 Agonist and inverse agonist actions of β-blockers at the human $\beta_2$-adrenoceptor provide evidence for agonist-directed signalling. Mol Pharmacol 64：1357-1369 (*Recent studies showing that β-blockers differ in their ability to activate and block cAMP and mitogen-activated protein kinase pathways, possibly explaining why some are better than others in treating heart disease*)

Guimaraes S, Moura D 2001 Vascular adrenoceptors：an update. Pharmacol Rev 53：319-356 (*Review describing the complex roles of different adrenoceptors in blood vessels*)

Insel P A 1996 Adrenergic receptors—evolving concepts and clinical implications. New Engl J Med 334：580-585 (*Excellent review focusing on applications*)

### 去甲肾上腺素能神经元

Bylund D B 1994 Nomenclature of adrenoceptors. Pharmacol Rev 46：121-136 (*Rationalisation of the taxonomy of adrenoceptors*)

Cunnane T C 1984 The mechanism of neurotransmitter release from sympathetic nerves. Trends Neurosci 7：248-253 (*Points out important differences between adrenergic and cholinergic neurons*)

Elenkov I J, Wilder R L, Chrousos G P, Vizi E S 2000 The sympathetic nerve—an integrative interface between two supersystems：the brain and the immune system. Pharmacol Rev 52：595-638 (*Detailed catalogue of effects of catecholamines and the sympathetic nervous system on the immune system*)

Gainetdinov R R, Caron M G 2003 Monoamine transporters：from genes to behaviour. Annu Rev Pharmacol Toxicol 43：261-284 (*Review article focusing on the characteristics of transgenic mice lacking specific monoamine transporters*)

Liu Y, Edwards R H 1997 The role of vesicular transport proteins in synaptic transmission and neural degeneration. Annu Rev Neurosci 20：125-156 (*Review of recent ideas about the functional role of transporters*)

Lundberg J M 1996 Pharmacology of co-transmission in the autonomic nervous system：integrative aspects on amines, neuropeptides, adenosine triphosphate, amino acids and nitric oxide. Pharmacol Rev 48：114-192 (*Comprehensive and informative review*)

Starke K, Göthert M, Kilbinger H 1989 Modulation of transmitter release by presynaptic autoreceptors. Physiol Rev 69：864-989 (*Comprehensive review*)

### 其他

Eisenhofer G, Kopin I J, Goldstein D S 2004 Catecholamine metabolism：a contemporary view with implications for physiology and medicine. Pharmacol Rev 56：331-349 (*Review that dismisses a number of fallacies concerning the routes by which catecholamines from different sources are metabolised and excreted*)

Nonogaki K 2000 New insights into sympathetic regulation of glucose and fat metabolism. Diabetologia 43：533-549 (*Review of the complex adrenoceptor-mediated effects on the metabolism of liver muscle and adipose tissue; up to date, but not a particularly easy read*)

Pfeffer M A, Stevenson L W 1996 β-adrenergic blockers and survival in heart failure. New Engl J Med 334：1396-1397 (Shows that β-adrenergic blockers in low doses can be beneficial in heart failure)

Zhang K-M, Hu P, Wang S-W et al. 1996 Salbutamol changes the molecular and mechanical properties of canine skeletal muscle. J Physiol 496：211-220 (*Surprising finding that salbutamol affects muscle function by non-receptor mechanisms*)

（杨　扬　译，谭焕然　林志彬　校，杨宝学　审）

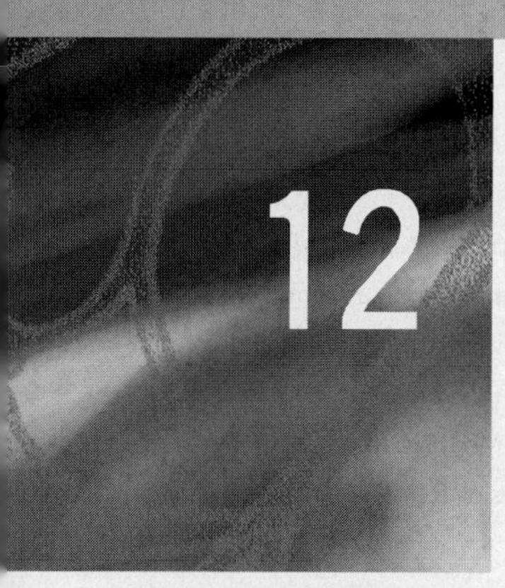

# 12 其他外周介质：5-羟色胺和嘌呤



## 概　述

在本章，我们讨论两类介质，它们在脑和外周都具有神经递质和局部激素的作用。5-羟色胺（5-hydroxytryptamine，5-HT）的药理学历史长于嘌呤（核苷和核苷酸），目前使用的许多药物中已证实有不少于15种是完全或部分作用于5-HT受体。如今，嘌呤药物药理学仍是一个开发不够的领域，但是这一现状正出现转变，并且人们对嘌呤药物在血栓形成和呼吸系统疾病治疗中所具有的潜在作用的关注正日益增加。对于这两类介质的不同受体亚型的生理学意义和由此而来的与治疗的关联仍然不清楚。因此我们讨论的重点将放在更为可靠的假设上，而对其总体的认识远未完成。有益的综述文章包括Burnstock（2002）和Gershon（2004）的论文。

## 5-羟色胺

血清素是在血液凝固后的血清中发现的一种未知的缩血管物质。1948年采用化学的方法鉴定其为5-羟色胺，并且发现它来源于血小板。随后发现它存在于胃肠道以及中枢神经系统中，并且发现它在外周血管系统中具有神经递质和局部激素的功能。本章涉及的主要内容为外周5-羟色胺的代谢、分布和可能的生理学作用，以及不同类型的5-HT受体和作用于它们的药物。关于5-HT在脑中的作用、它与精神疾病的关系以及精神治疗药物的作用的进一步信息见第32、38和39章。对肠5-HT进行调节的药物的使用见第25章。

### 分布、生物合成和降解

在下列三种器官中5-羟色胺的浓度最高：

- 在肠壁：机体总量90%以上的5-羟色胺都分布在肠的肠嗜铬细胞（具有特定染色性质的内分泌细胞）中。这些细胞起源于神经嵴并与肾上腺髓质的细胞类似。它们与黏膜细胞一起散在分布，主要存在于胃和小肠中。还有一些5-HT由肠肌丛的神经细胞产生，在这里它是一种兴奋性神经递质（第9和25章）。
- 在血液中：血小板中的5-羟色胺浓度很高，它通过主动转运系统从血浆中聚集5-羟色胺，当血小板聚积于损伤组织部位时，释放5-羟色胺（第21章）。
- 在中枢神经系统（CNS）：5-羟色胺是一种中枢神经递质，在中脑局部区域浓度很高。它的作用将在34章讨论。

尽管食物中含有5-羟色胺，但大多在吸收入血流之前被代谢。内源性5-羟色胺的生物合成途径与去甲肾上腺素相似（第11章），只是前体氨基酸是色氨酸，而不是酪氨酸（图12.1）。色氨酸在色氨酸羟化酶作用下转变为5-羟色氨酸（在嗜铬细胞和神经元中，不在血小板中），色氨酸羟化酶仅存在于生成5-羟色胺的细胞中。5-羟色氨酸在普遍存在的氨基酸脱羧酶的作用下脱羧生成5-羟色胺，这个酶也参与儿茶酚胺类（第 11 章）和组胺（第 13 章）的合成。血小板（和神经元）拥有高亲和力 5-羟色胺摄取机制，当 5-羟色胺穿过肠循环时，那里 5-HT 局部浓度相对高，血小板即装载 5-羟色胺。5-羟色胺的合成、储存、释放、再摄取机制与去甲基肾上腺素非常相似。许多药物都不加选择地影响两者的处理过程（见第 11 章），已开发的选择性 5-羟色胺再摄取抑制药是重要的抗抑郁药（见第 39 章）。5-羟色胺常常与各种肽类激素，如生长抑素、P 物质或血管活性肠肽等，一起作为共同递质存在于神经元和嗜铬细胞。

5-羟色胺主要通过单胺氧化酶催化的氧化脱氨基作用而降解（图 12.1），继而氧化成 5-羟基吲哚乙酸（5-HIAA），这个途径与去甲基肾上腺素的分解代谢相同。5-HIAA 从尿排出，是体内 5-羟色胺含量的指示剂。例如作为类癌综合征的诊断标志（见下文）。

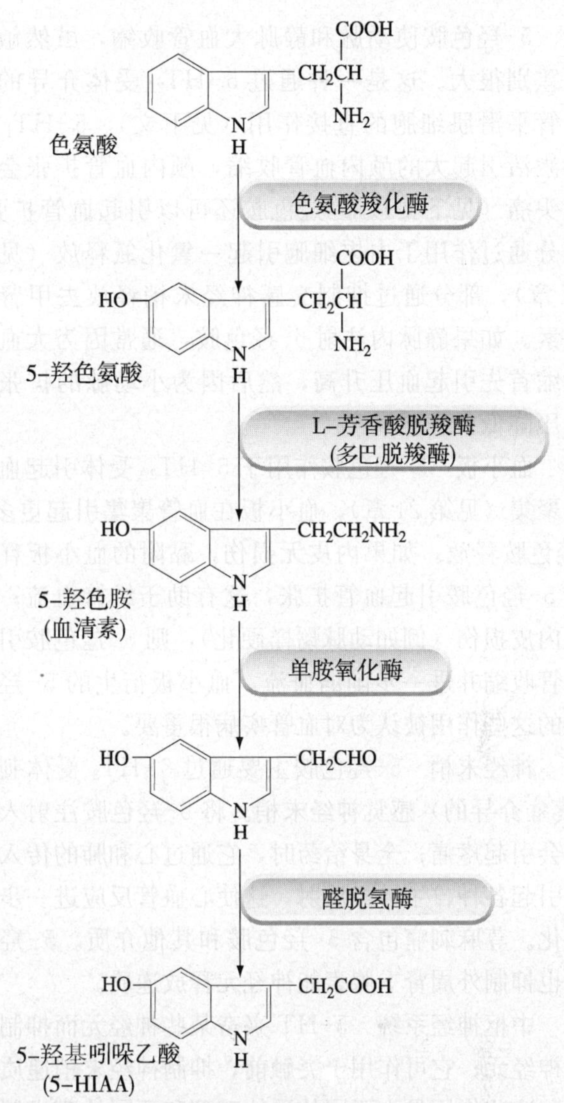

图 12.1　5-羟色胺的生物合成和代谢。

## 药理学作用

5-羟色胺的作用多而复杂，存在相当大的种属差异。这种复杂性反映了5-羟色胺受体亚型多，近年来已揭示了这些受体亚型（见下文）。主要作用部位如下。

胃肠道　5-羟色胺对胃肠功能的调节复杂而重要（Gershon，2004）。肠道中仅有约 10% 的 5-HT 位于神经元作为一种神经递质，其余的作为传递肠状态信息的感受器位于肠嗜铬细胞。5-羟色胺从肠嗜铬细胞释放到固有层里，兴奋肠神经元的受体。5-羟色胺作用于 5- $HT_{1B}$受体可以促进分泌，引起蠕动反射。突触前 5- $HT_4$ 受体兴奋可增强一些肠神经元的神经传递，引起肠促运动活性增强，可能也调节结肠运动。5-$HT_3$ 受体兴奋可减慢运动，调节涉及 CNS 的肠感受知觉的神经传递。

广泛分布的5-羟色胺摄取转运体更加说明 5-HT 在肠中的重要性，转运体迅速而高效地除去释放的 5-羟色胺，限制它的作用。已经鉴定了备用的转运体。有趣的是，有证据表明在过敏性肠综合征中 5-HT再摄取系统缺陷（见第 25 章），这可能为该病令人迷惑的症状提供了一种解释。

平滑肌　在许多种属（尽管在人类程度较低）中，5-羟色胺使平滑肌（例如子宫和支气管树）收缩。

血管　5-羟色胺对血管的作用取决于多种因素，包括血管的大小、种属和占优势的交感神经活

### 药物作用的靶点　要点

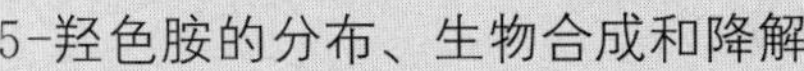

5-羟色胺的分布、生物合成和降解

- 富含 5-羟色胺的组织有：
  胃肠道（嗜铬细胞和肠神经元）；
  血小板；
  中枢神经系统。
- 代谢作用与去甲基肾上腺素代谢相似。
- 5-羟色胺由饮食中的色氨酸形成，色氨酸通过色氨酸羟化酶转变为 5-羟色氨酸，然后通过非特异性脱羧酶转变为 5-羟色胺。
- 5-羟色胺通过特异性转运体系转运到细胞里。
- 主要被单胺氧化酶降解，生成 5-羟基吲哚乙酸（5-HIAA），它通过尿排泄。

性。5-羟色胺使动脉和静脉大血管收缩，虽然敏感性差别很大。这是一种通过 5-$HT_{2A}$受体介导的对血管平滑肌细胞的直接作用（见下文）。5-$HT_1$ 受体激活引起大的颅内血管收缩，颅内血管扩张会引起头痛（见下文）。5-羟色胺还可以引起血管扩张，部分通过作用于内皮细胞引起一氧化氮释放（见第 17 章），部分通过抑制交感神经末梢释放去甲肾上腺素。如果静脉内注射 5-羟色胺，通常因为大血管收缩首先引起血压升高，然后因为小动脉的扩张使血压降低。

血小板　5-羟色胺作用于 5-$HT_{2A}$受体引起血小板聚集（见第 21 章），血小板在血管聚集引起更多 5-羟色胺释放。如果内皮无损伤，黏附的血小板释放的 5-羟色胺引起血管扩张，这有助于维持血流；如果内皮损伤（例如动脉粥样硬化），则 5-羟色胺引起血管收缩并进一步削弱血流。血小板衍生的 5'-羟色胺的这些作用被认为对血管疾病很重要。

神经末梢　5-羟色胺主要通过 5-$HT_3$ 受体刺激（疼痛介导的）感觉神经末梢。将 5-羟色胺注射入皮肤会引起疼痛；全身给药时，它通过心和肺的传入纤维引起各种自主神经反射，这使心血管反应进一步复杂化。荨麻刺痛包含 5-羟色胺和其他介质。5-羟色胺也抑制外周肾上腺素能神经元释放递质。

中枢神经系统　5-HT 兴奋某些神经元而抑制其他神经元；它可作用于突触前，抑制神经末梢递质释放。这些作用是由不同的受体亚型和不同的膜机制介导的（见表 12.1；Barnes & Sharp，1999；Branchek & Blackburn 2000）。CNS 的 5-羟色胺的作用见 34 章。

## 5-羟色胺受体分类

◆ 人们很早就认识到 5-羟色胺的作用不全是通过同一类型受体介导的，因而不断提出和否定各种药理学分类。现在的分类系统（Hoyer 等，1994）是 1992 年在 5-羟色胺研究者的高级会议上经过长期协商同意的。总结见表 12.1。这个分类考虑了由克隆得到的序列数据、信号转导机制和药理学特异性。5-羟色胺受体的多样性令人惊讶。当前，有 15 个已知的受体亚型（Kroeze 等，2002）。它们被分成七类（5-$HT_{1-7}$），其中 5-$HT_3$ 是配体门控离子通道，其余的为 G 蛋白偶联受体（GPCR；见第 3 章）。根据这六个 GPCR 家族的序列和药理学特点，进一步被分成 13 种受体类型。迄今为止，研究发现大多数类型在所有种属中都存在，并且 GPCR 结构高度保守，但是有某些例外（在小鼠中发现 5-$HT_{5B}$，但是可能不存在于人）。除了某些成员（5-$HT_2$ 亚型）可以激活磷脂酶 C 产生磷脂衍生的第二信使（见第 3 章），最常见的第二信使似乎是腺苷酸环化酶激活后产生的 cAMP。

已获得这些受体家族的某些功能成员缺陷的转基因小鼠（Bonasera & Tecott，2000）。上述动物的功能缺陷通常相当微弱，表明这些受体可能是调节而不是启动生理学反应。表 12.1 概述了最重要的受体。其中包括以下更重要药物靶点。

5-$HT_1$ 受体　主要存在于脑，根据它们的分布位点和药理学特异性来进行分类。它们的主要作用是抑制突触前受体和抑制腺苷酸环化酶。5-$HT_{1A}$亚型在脑中特别重要，与情绪和行为相关。5-$HT_{1D}$亚型在脑血管表达，在偏头痛中有重要作用（见下文），它是治疗偏头痛急性发作的激动药舒马普坦（sumatriptan）的作用靶点。脑血管是不同的，因为它通过 5-$HT_1$ 受体介导血管收缩；在大多数血管中，5-$HT_2$ 受体起作用。而“5-$HT_{1C}$”受体——事实上是第一个被克隆的——已经被正式宣布不存在，因为在发现它与肌醇三磷酸的产生相关而非腺苷酸环化酶相关后，它被重新归类为 5-$HT_{2C}$受体。

5-$HT_2$ 受体　它们在外周尤其重要。多年前已经知道，5-羟色胺对平滑肌和血小板的作用是通过 5-$HT_{2A}$受

**5-羟色胺受体的作用与功能**

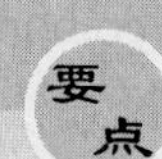


- 重要的作用有：
  —胃肠运动增加（直接兴奋平滑肌和经由肠神经元间接作用）；
  —其他平滑肌收缩（支气管，子宫）；
  —混合型血管收缩（直接和由交感神经支配）和舒张（内皮依赖性的）；
  —血小板聚集；
  —外周痛觉神经末梢兴奋；
  —中枢神经系统神经元兴奋/抑制。
- 假设的生理学和病理生理学作用，包括：
  —外周：蠕动，呕吐，血小板聚积和止血，炎性介质，痛觉敏感，微血管调节；
  —CNS：许多假设功能，包括调节食欲，睡眠，情绪，幻觉，空间定位行为，疼痛感觉和呕吐。
- 临床情况与 5-羟色胺功能紊乱相关，包括偏头痛、类癌综合征、情感障碍和焦虑。

体介导的，同样也涉及麦角酰二乙胺（LSD）药物的一些行为学作用（见表 12.1 和 42 章）。5-$HT_2$ 受体与磷脂酶 C 偶联，促进肌醇三磷酸生成。5-$HT_{2A}$ 亚型的功能最重要，其他亚型的分布及功能都比较有限。5-$HT_2$ 受体的作用在正常生理学过程可能是微弱的，但是在如哮喘和血管血栓形成等病理学条件下，它的作用会变得显著（见 21～23 章）。

5-$HT_3$ 受体　它们主要存在周围神经系统，特别是痛觉神经元（第 41 章）和自主神经系统、肠神经元。在这些地方 5-羟色胺发挥强的兴奋性作用。局部注射 5-羟色胺，其本身可以引起疼痛；当静脉内给药时，它引起精细自主神经反射，这是由多种血管、肺和心脏感觉神经纤维兴奋引起。5-$HT_3$ 受体也存在于脑，特别是最后区，这是参与呕吐反射的一个髓质区，选择性 5- $HT_3$ 拮抗药被用作止吐药（第 25 章）。5-$HT_3$ 受体比较特殊，它直接与膜离子通道相连（第 3 章），并且直接引起兴奋，无需任何第二信使参与。

5-$HT_4$ 受体　存在于脑和外周器官，例如胃肠道、膀胱和心脏。它们的主要生理学作用似乎在胃肠道，它们使神经元兴奋并介导 5-羟色胺促进蠕动的作用。

**表 12.1　5-HT 受体的主要亚型[a]**

| 受体 | 位置 | 主要效应 | 第二信使 | 激动药 | 拮抗药 |
|---|---|---|---|---|---|
| 1A | CNS | 神经元抑制；<br>行为效应：睡眠，进食，体温调节，焦虑 | ↓cAMP | 5-CT<br>8-OH-DPAT<br>丁螺环酮（PA） | 螺哌隆<br>美赛西平<br>麦角胺（PA） |
| 1B | CNS，血管平滑肌 | 突触前抑制；行为效应；肺血管收缩 | ↓cAMP | 5-CT<br>麦角胺（PA） | 美赛西平 |
| 1D | CNS<br>血管 | 脑血管收缩；<br>行为效应：行进 | ↓cAMP | 5-CT<br>舒马普坦 | 美赛西平<br>麦角胺（PA） |
| 2A | CNS，PNS，平滑肌，血小板 | 神经元兴奋；<br>行为效应；平滑肌收缩（肠，支气管等）；血小板聚集；血管收缩/血管舒张 | ↑$IP_3$/DAG | α-Me-5-HT<br>LSD（CNS）<br>LSD（外周） | 酮色林<br>赛庚啶<br>苯噻啶（非选择性）<br>美西麦角 |
| 2B | 胃底 | 收缩 | ↑$IP_3$/DAG | α-Me-5-HT | - |
| 2C | CNS，脉络丛 | 脑脊液分泌 | ↑$IP_3$/DAG | α-Me-5-HT<br>LSD | 美西麦角 |
| 3 | PNS<br>CNS | 神经元兴奋（自律的，痛觉神经元）；呕吐；行为效应：焦虑 | 无配体门控阳离子通道 | 2-Me-5-HT<br>氯苯基-双胍 | 昂丹司琼<br>托烷司琼<br>格拉司琼 |
| 4 | PNS（胃肠道）<br>CNS | 神经元兴奋；胃肠活力 | ↑cAMP | 5-甲氧色胺<br>甲氧氯普胺<br>替加色罗 | 各种实验化合物（如 GR113808，SB207266） |
| 5 | CNS | 未知 | 未知 | 未知 | 未知 |
| 6 | CNS | 未知 | 未知 | 未知 | 未知 |
| 7 | CNS<br>胃肠道血管 | 未知 | ↑cAMP | 5-CT<br>LSD<br>无选择性激动药 | 各种 5-$HT_2$ 拮抗药，无选择性拮抗药 |

2-Me-5-HT，2-甲基-5-HT；5-CT，5-羧基酰胺基色胺；8-OH-DPAT，8-羟基-2-（二-*n*-丙胺）-四氢化萘；CNS，中枢神经系统；DAG，二酰甘油；$IP_3$，肌醇三磷酸；LSD，麦角酰二乙胺；PA，部分激动药；PNS，周围神经系统；α-Me-5-HT，α-甲基-5-HT。

[a] 更多详情见 Hoyer 等（1994）的文章。列出的激动药和拮抗药仅包括熟知的化合物，许多新的选择性 5-HT 受体配体正在研发，仅知道其代号。

## 作用于 5-羟色胺受体的药物

表 12.1 列出了不同受体类型的一些激动药和拮抗药，其中很多具有部分选择性。然而，对不同受体亚型定位与功能的认识逐渐深入，改善受体选择性的化合物的研发兴趣高涨，有效的新药很可能不久就会出现。作用于外周 5-羟色胺受体的重要药物包括如下：

**5-羟色胺受体** 要点

- 有七种类型（5-$HT_{1-7}$），进一步分 5-$HT_1$（A—F）和 5-$HT_2$（A—C）亚型。除 5-$HT_3$ 外都是 G 蛋白偶联受体，5-$HT_3$ 是配体门控阳离子通道。
- 5-$HT_1$ 受体主要存在于中枢神经系统（CNS）（全部亚型）和某些血管（5-$HT_{1D}$ 亚型）。通过抑制腺苷酸环化酶介导神经抑制和血管收缩作用。特异性激动药包括舒马普坦（用于治疗偏头痛）和丁螺环酮（用于治疗焦虑）。麦角胺是部分激动药。特异性拮抗药包括螺哌隆和美赛西平。
- 5-$HT_2$ 受体存在于 CNS 和许多外周部位（尤其是血管、血小板、自主神经元）。对神经元和平滑肌的作用是兴奋性的。某些血管由于内皮细胞释放一氧化氮而扩张。5-$HT_2$ 受体通过磷脂酶 C/肌醇三磷酸途径起作用。特异性配体包括麦角酰二乙胺（LSD；CNS 激动药，外周拮抗药）。特异性拮抗剂有酮色林、美西麦角和赛庚啶。
- 5-$HT_3$ 受体存在于周围神经系统，尤其是痛觉传入神经元、肠神经元和 CNS。有兴奋性作用，通过直接受体偶联离子通道介导。特异性激动药有 2-甲基-5-HT。特异性拮抗药包括昂丹司琼和托烷司琼。拮抗药主要用作止吐药，但也可能有抗焦虑作用。
- 5-$HT_4$ 受体主要存在于肠神经系统（也存在于 CNS）。有兴奋性作用，通过兴奋腺苷酸环化酶，引起胃肠蠕动增加。特异性激动药包括甲氧氯普胺（常用于促进胃排空）。
- 5-$HT_{5-7}$ 受体的功能和药理学迄今为止知道得很少。

- 选择性 5-$HT_{1A}$ 激动药，例如 8-羟基-2-（二-$n$-丙胺）-四氢化萘（表 12.1），是有效的降血压药，通过中枢机制起作用，但未用于临床。
- 5-$HT_{1D}$ 受体激动药，如舒马普坦，用于治疗偏头痛（见下文）。
- 5-$HT_2$ 受体拮抗药，如氢麦角胺（dihydroergotamine）、美西麦角（methysergide）、赛庚啶（cyproheptadine）、酮色林（ketanserin）、酮替芬（ketotifen）、苯噻啶（pizotifen），主要作用于 5-$HT_2$ 受体，并且阻滞其他的 5-羟色胺受体、α-肾上腺素受体及组胺受体（见第 14 章）。氢麦角胺和美西麦角属于麦角家族（见下文），主要应用于偏头痛预防。其他的一些 5-$HT_2$ 拮抗药可用来控制类癌瘤的症状。
- 5-$HT_3$ 受体拮抗剂如昂丹司琼（ondansetron）、格拉司琼（granisetron）、托烷司琼（tropisetron）被用作止吐药（第 25、51 章），特别是用于控制各种癌症化学治疗所致的严重恶心和呕吐。
- 5-$HT_4$ 受体激动药促进协调蠕动（众所周知的“促运动作用”），用于治疗胃肠功能紊乱（见第 25 章）。甲氧氯普胺（metoclopramide）以这种方式起作用，尽管它也影响多巴胺受体。新药替加色罗（tegaserod）选择性更强，用于治疗肠易激综合征。

5-羟色胺作为一种 CNS 神经递质也很重要，一些重要的抗精神病药和抗抑郁药由于它们对此途径的作用而有效（见第 34、38、39 章）。LSD 是一个相对无选择性的 5-羟色胺受体激动药或部分激动药，它主要作为有效的致幻剂起作用（见第 42 章）。

## 麦角生物碱

麦角生物碱是一组很难分类的药物，药理学家关注它们已经超过一个世纪。它们中很多作用于 5-羟色胺受体，但不是有选择性的，它们的作用复杂多样。

◆ 麦角包含许多活性物质，它们的药理学性质研究使 Dale 在乙酰胆碱、组胺和儿茶酚胺类方面有了许多重要的发现。麦角生物碱天然存在于真菌（麦角菌），该菌感染谷类作物。当污染的谷物被食用时，发生了麦角中毒流行病，且还会再发生。产生的症状包括精神障碍和外周血管收缩导致坏疽引起的剧烈疼痛。这些在中世纪被称为“圣-安东尼火（St Anthony ' s fire）”，因为人们相信，去圣-安东尼圣殿（正巧那是法国的无麦角区域）即可以治愈。

麦角生物碱是以麦角酸（天然存在的四元环碱）为基础的络合分子。重要的成员（表 12.2）包括各种各样天然存在的和用不同的取代基团排列于碱核周围所合成的衍生物。这些化合物显示出许多不同的药理作用，而且在化学结构和药理学性质之间很难辨别任何明确的关系。

## 作用

麦角生物碱的大部分作用是通过肾上腺素受体、5-羟色胺或多巴胺受体（表 12.2）介导的，尽管有些作用可能是通过其他机制产生的。全部生物碱类都能使平滑肌兴奋，某些对血管平滑肌有相对选择性，其他的主要作用于子宫。麦角胺（ergotamine）和氢麦角胺分别是α-肾上腺素受体的部分激动药和拮抗药。溴隐亭（bromocriptine）是多巴胺受体激动药，特别在 CNS（第 28 章），而美西麦角是 5-$HT_2$ 受体拮抗药。

这些药物的主要药理作用和应用总结于表 12.2。此类药物具有很多作用，它们的生理学作用复杂，但人们对之了解甚少。这里讨论的有麦角胺和氢麦角胺、美西麦角。关于麦角新碱（ergometrine）和溴隐亭的更多内容见第 28、30 和 35 章。

血管作用。当给麻醉动物注射麦角胺时，它激活α-肾上腺素受体，引起血管收缩和血压持续升高。同时，麦角胺反转肾上腺素的加压效应（第 9 章）。麦角胺的血管收缩作用引起圣-安东尼火外周坏疽，并且可能引起麦角对 CNS 的一些作用。美西麦角和氢麦角胺的血管收缩作用较小。美西麦角是有效的 5-$HT_2$受体拮抗药，而麦角胺和氢麦角胺选择性地作用于 5-$HT_1$ 受体。尽管通常被分类为拮抗药，但在某些组织中它们显示部分激动药的活性，这可能解释它们治疗偏头痛发作的作用（见下文）。

临床应用。麦角胺唯一的应用是治疗对单纯镇痛药无反应的偏头痛发作（见下文）。美西麦角有时被用来预防偏头痛，但是它的主要用途是治疗类癌瘤的症状（见下文）。所有这些药物均可口服或注射使用。

副作用。麦角胺常引起恶心和呕吐，因为它的血管收缩作用，所以有周围血管疾病的患者应禁用。美西麦角也引起恶心和呕吐，但其最严重的副作用是腹膜后和纵隔纤维化，纤维化可损伤胃肠道、肾、心脏和肺的功能，这大大限制了它的临床应用。其机制还不清，但是值得注意的是类似的纤维化反应也发生在类癌综合征（见下文），类癌综合征有高水平的循环 5-羟色胺。

表 12.2　麦角生物碱的性质

| 药物 | 5-HT 受体 | α-肾上腺素受体 | 多巴胺受体 | 子宫收缩 | 主要应用 | 副作用等 |
|---|---|---|---|---|---|---|
| 麦角胺 | 拮抗药/部分激动药（5-$HT_1$） | 部分激动药（血管）拮抗药（其他部位） | 无活性 | ++ | 偏头痛 | 呕吐，血管收缩（周围血管病患者禁用），妊娠妇女禁用 |
| 氢麦角胺 | 拮抗药/部分激动药（5-$HT_1$） | 拮抗药 | 无活性 | + | 偏头痛（很大程度已废除） | 比麦角胺引起的呕吐少 |
| 麦角新碱 | 拮抗药/部分激动药（5-$HT_1$）（弱的） | 弱的拮抗药/部分激动药 | 弱的 | +++ | 产后出血的预防 | — |
| 溴隐亭 | 无活性 | 弱的拮抗药 | 激动药/部分激动药 | — | 帕金森病（35 章），内分泌症（28 章） | 呕吐 |
| 美西麦角 | 拮抗药/部分激动药（5-$HT_2$） | — | — | — | 类癌综合征，偏头痛（预防） | 腹膜后和纵隔纤维化，呕吐 |

**麦角生物碱** 要点

- 这些活性物质通过真菌感染谷类作物产生；它偶尔引起中毒事件。最重要的化合物有：
  —麦角胺，氢麦角胺，用于偏头痛；
  —麦角新碱用于产科，防止产后出血；
  —美西麦角，常治疗类癌综合征，有时候用于预防偏头痛；
  —溴隐亭，用于帕金森病和内分泌紊乱。
- 主要作用部位是 5-羟色胺受体、多巴胺受体和肾上腺素受体（混合型激动药、拮抗药和部分激动药作用）。
- 副作用包括恶心和呕吐，血管收缩（麦角生物碱在周围血管疾病患者中禁用）。

## 5-羟色胺在临床疾病中的作用

本部分我们讨论 5-羟色胺的外周作用在两种疾病（即偏头痛和类癌综合征）中的重要性。更多内容见 Houston & Vanhoutte（1986）。利用 5-$HT_3$ 拮抗药治疗药物引起的呕吐在 25 章中讨论。5-HT 介导的 CNS 传递调节是抗抑郁药和抗精神病药作用的重要机制（第 34、38、39 章）。

### 偏头痛和抗偏头痛药物

偏头痛是一种普遍、虚弱的疾病，影响 10%～15%的人，尽管原因不是很清楚（Moskowitz，1992；Edvinsson，1999；Villalon 等，2003）。教科书上的偏头痛发作包括初期的视力障碍（先兆），为闪烁图案，继之一个盲点（闪光暗点），逐渐围绕视野的一个区域发展。随后视力障碍大约 30min，出现严重的搏动性头痛，开始是单侧的，经常伴有畏光、恶心、呕吐和虚脱，持续数小时。事实上，仅约 20%的偏头痛患者有视觉先兆发生，而许多人有其他类型的先兆感觉经历。有时特别的食物或视觉刺激可诱发，但是更多的是无明显原因。

#### 病理生理学

尽管争论很多，众说纷纭，但是关于偏头痛生理机制的基本观点有三个，主要与血管、脑或感觉神经的初始事件相关。

经典的“血管”理论，首先由 Wolff 于约 50 年前提出，指出最初体液介导大脑内血管收缩，引起先兆，继之脑外血管扩张引起头痛。然而，最近在偏头痛患者采用无创监控技术进行的血流研究并不支持这个古老的假说（Friberg，1999）。有先兆的偏头痛发作的确有双相性脑血流量变化（图 12.2），先兆前，脑血流量减少 20%～30%，继之以类似幅度的剧烈增加。然而头痛通常开始于起始的血管收缩阶段，类似幅度的血流变化由其他因素引起，不产生症状。后来血管开始收缩并逐渐地向前传播穿过大脑半球，表明这是由神经而不是由体液引起的。这些变化发生仅仅与先兆相关，不发生在其他 80% 的偏头痛患者。无持续血流变化与头痛本身相关。

头痛不从脑本身开始，而是位于颅腔内的脑外结构，该结构受三叉神经痛觉神经纤维支配，例如脑脊膜和大的动脉。血管理论认为头痛是由于这些大的动脉扩张引起的。然而，某些研究显示大脑中动脉单侧扩大，扩大侧与头痛感觉侧相同，其他无明显变化。总的说来，动脉扩张作为头痛的一种原因仍然有争议（Thomsen，1997）。

“脑”假说（Lauritzen，1987）把偏头痛与皮层扩散性抑制现象联系起来。这是一种显著的但很难理解的现象，可通过实验动物的皮层局部应用 $K^+$ 而引发，并产生震荡。这引起深度的神经抑制前进波，以 2mm/min 的速度渐渐发展到脑皮层的表面。在抑制区，离子平衡被严重干扰，细胞外 $K^+$ 浓度非常高，并且血流减少。有强有力的证据表明发作的先兆阶段与扩散性抑制波相关，尽管还不清楚它是如何引起的。然而，动物模型引发的扩散性抑制不会引起三叉神经传入的激活或敏感（Ebersberger 等，2001）。现在仍认为先兆与扩散性抑制相关，但这并不是偏头痛发作机制中的必需过程。

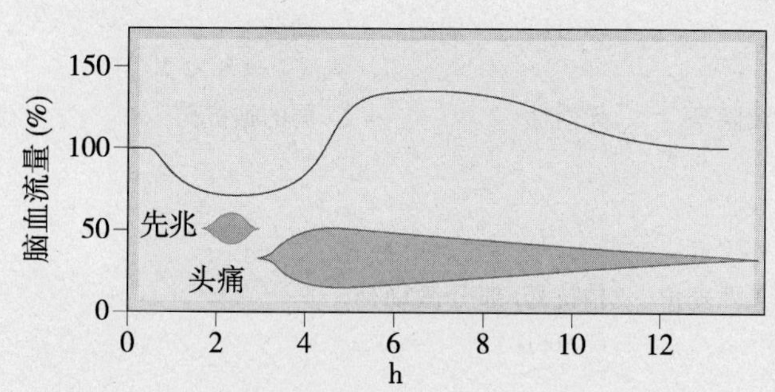


**图 12.2 偏头痛时脑血流量的变化。**（After Olesen et al. 1990 Ann Neurol 28：791-798.）

“感觉神经”假说（Moskowitz，1992）认为脑脊膜和颅外血管的三叉神经末梢激活是偏头痛发作的初期事件。它将直接引起疼痛并且通过感觉神经末梢神经肽的释放引起炎性变化（神经源性炎症；见16和41章）。一些实验证明了这些理论，实验表明上述的一种肽（降钙素基因相关肽；见16章）在偏头痛发作时被释放到脑脊膜循环。

这些理论总结于图12.3。已经提出的相关机制有多种，但是值得注意的是没有一种机制能从生物化学的水平解释是什么引起了偏头痛的发作或确定使某些特殊个体属于发作偏头痛的基础异常。在某些稀有的家族性偏头痛类型中，已经发现有遗传性突变影响了钙通道和 $Na^{+}$-$K^{+}$ ATP 酶，表明偏头痛可能与膜功能异常有关，但是大多数类型的偏头痛仍没有明确的遗传原因。有一个观点倾向于认为偏头痛是一种血管异常，自发性震荡类型，一种炎性疾病或仅仅是一种糟糕的头痛，有两个重要因素表明5-羟色胺参与它的发病机制。

- 在发作期间，排泄的尿中5-羟色胺主要代谢物5-HIAA急剧增加。5-羟色胺血浓度下降，这可能是因为血小板5-羟色胺耗竭。
- 许多可有效治疗偏头痛的药物是5-羟色胺受体激动药或拮抗药。见图12.3，更加详尽的资料见临床方框。

### 抗偏头痛药物

用于治疗偏头痛的主要药物见表12.3，它们作用的部位见图12.3。区分治疗偏头痛急性发作的药物（当发作相当少时是适当的）和预防偏头痛的药物是很重要的。除 $5\text{-}HT_2$ 受体拮抗药外，预防的药物是混合型的，对它们的作用机制了解甚少。

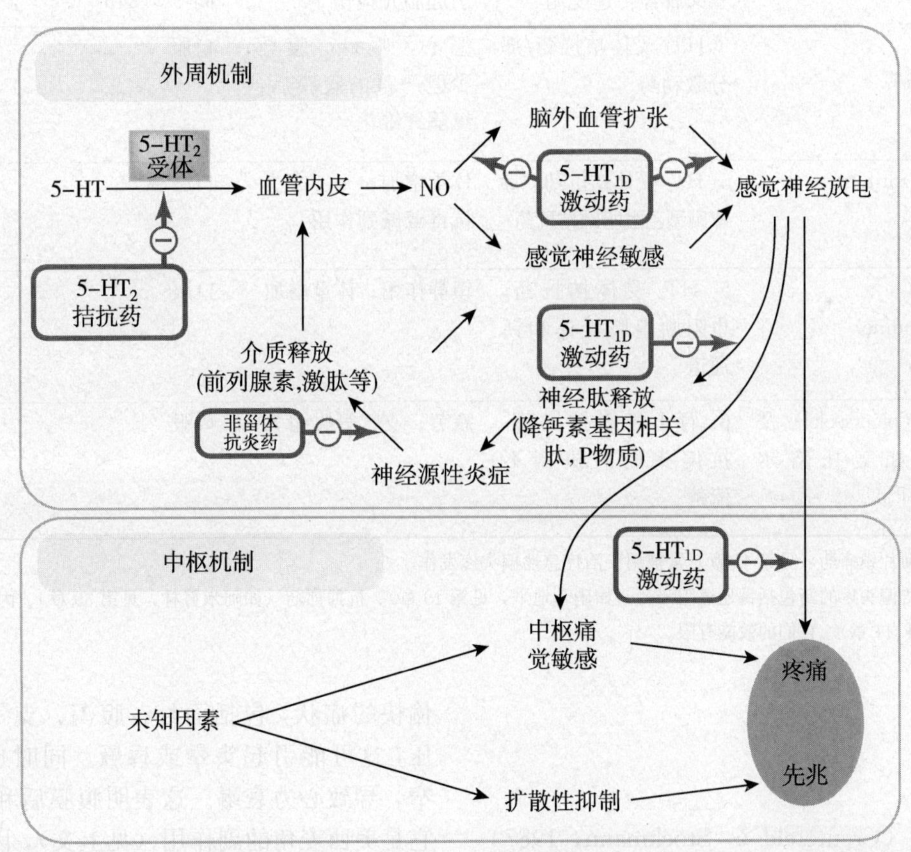


**图12.3 偏头痛的发病机制假说初始事件尚不确定，但可能是情绪或生物化学障碍引起的异常神经元放电。**它引起局部扩散性抑制，产生先兆，可能导致中枢性疼痛途径敏感。没有先兆的偏头痛，初始事件是脑脊膜血管痛觉神经末梢兴奋（原因未知），引起神经源性炎症。见图的上半部分。5-HT，5-羟色胺；NO，一氧化氮。

**表 12.3 抗偏头痛药**

| 应用 | 药物 | 作用方式 | 副作用 | 药代动力学方面 | 注意 |
|---|---|---|---|---|---|
| 急性 | 舒马普坦（sumatriptan） | 5-$HT_{1D}$受体激动药，收缩大动脉，抑制三叉神经传递 | 冠状动脉收缩节律障碍 | 口服吸收差，因此有延迟反应；可以皮下给药；不能通过血脑屏障；血浆半衰期 1.5h | 对约 70% 的偏头痛发作有效，缺点是作用持续时间短；有冠心病者禁用 |
| | 阿莫曲坦（almotriptan）<br>依来曲普坦（eletriptan）<br>夫罗曲坦（frovatriptan）<br>那拉曲坦（naratriptan）<br>利扎曲普坦（rizatriptan）<br>佐米曲坦（zolmitriptan） | 与舒马普坦相同，另对中枢神经系统有作用 | 副作用比舒马普坦少 | 与舒马普坦相比生物利用度增加，作用持续时间增加；可以通过血脑屏障 | 基本与舒马普坦相似，改善了药代动力学，心脏副作用减少 |
| 急性 | 麦角胺（ergotamine） | 5-$HT_1$受体部分激动药；也影响α-肾上腺素受体；血管收缩；三叉神经传递受阻 | 周围血管收缩，包括冠状血管；恶心，呕吐；子宫收缩，可能引起胎儿损伤 | 吸收差；有时通过吸入剂或栓剂皮下给药；作用持续时间 12～24h | 有效，但副作用限制了其应用 |
| 预防 | 美西麦角（methysergide） | 5-$HT_2$受体拮抗药/部分激动药 | 恶心，呕吐，腹泻；少但严重的腹膜后或纵隔纤维化 | 口服 | 有效，但由于其副作用和潜在毒性很少使用 |
| 预防 | 苯噻啶（pizotifen） | 5-$HT_2$受体拮抗药；毒蕈碱型乙酰胆碱拮抗药； | 体重增加；抗毒蕈碱副作用 | 口服 | — |
| 预防 | 赛庚啶（cyproheptadine） | 5-$HT_2$受体拮抗药；也阻断组胺受体和钙通道 | 镇静作用；体重增加 | 口服 | 很少使用 |
| 预防 | 普萘洛尔（propranolol）及相似药［如美托洛尔（metoprolol）］ | β-肾上腺素拮抗药；抗偏头痛的机制不清楚 | 疲劳；支气管收缩 | 口服 | 有效，在偏头痛广泛使用 |

注：1. 阿司匹林样或阿片镇痛药（见第 41 章）常被用于治疗急性偏头疼发作。
2. 其他被用于预防偏头疼的药包括钙通道阻滞药（如硝苯地平，见第 19 章）、抗抑郁药（如阿米替林，见第 39 章）、丙戊酸盐（见第 40 章）和可乐定（见第 11 章）。它们的效能有限。

## 类癌综合征

类癌综合征（Creutzfeld & Stockmann，1987）是一种与肠嗜铬细胞恶性肿瘤相关的罕见病症，通常出现在小肠并转移到肝。这些肿瘤分泌各种化学介质，5-羟色胺最重要，但是也产生神经肽，如 P 物质（见第 16 章）及其他物质，如前列腺素和缓激肽（见第 13 章）。这些物质释放到血流引起一些使人不愉快的症状，包括面红、腹泻、支气管收缩和低血压，这可能引起头晕或昏厥。同时也出现心瓣膜狭窄，导致心力衰竭。这表明腹膜后和纵隔的纤维化，它是美西麦角的副作用（见上文），因此这可能与 5-羟色胺的未知作用相关。

这个综合征可通过检测 5-羟色胺主要代谢物 5-HIAA 的尿排泄量而很容易被诊断。此疾病的排泄量可能增加 20 倍，甚至在肿瘤无症状期间也升高。5-$HT_2$拮抗药，例如赛庚啶，能有效控制类癌综合征

**用于治疗偏头痛的药物**

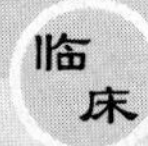


**急性发作**

- 单纯镇痛（例如阿司匹林，对乙酰氨基酚；见第 14 章）有或无甲氧氯普胺（见第 25 章）时都可加快吸收。
- 麦角胺（5-$HT_{1D}$受体部分激动药）。
- 舒马普坦，佐米曲坦（5-$HT_{1D}$激动药）。

**预防**

- β-肾上腺素受体拮抗药（如普萘洛尔、美托洛尔；见第 11 章）。
- 苯噻啶（5-$HT_2$ 受体拮抗药）。
- 其他的 5-$HT_2$ 受体拮抗药：
  —赛庚啶：同时有抗组胺作用；
  —美西麦角：很少应用，因为有腹膜后纤维化的风险。
- 三环类抗抑郁药（例如阿米替林；见第 39 章）。
- 可乐定，一种 $\alpha_2$-肾上腺素受体激动药（见第 11 章）。
- 钙拮抗药（二氢吡啶类、维拉帕米；见第 18 章）：这些药的一个副作用就是头痛，与此相矛盾的是它们可能会降低偏头痛发作的频率。

的一些症状。使用奥曲肽（生长抑素的长效类似物）是一种补充治疗方法，能抑制激素从神经内分泌细胞包括类癌瘤细胞分泌（见第 28 章）。

## 嘌　呤

核苷（尤其是腺苷）和核苷酸（尤其 ADP 和 ATP）产生许多与它们在能量代谢中的作用无关的药理学效应。1929 年发现，把腺苷注射到麻醉动物中引起心动过缓、低血压、血管舒张和肠运动抑制。此后，明确知道了嘌呤参与许多生理学的调控机制，包括冠脉血流量和心肌功能调节（见第 18、19 章），血小板聚集和免疫反应（见第 13、21 章）以及中枢和周围神经系统的神经传递（见第 9、34 章；Illes 等，2000；Cunha，2001）。图 12.4 总结了嘌呤释放和转化的机制以及它们作用的主要受体类型。

### 作为神经递质的腺苷三磷酸（ATP）

作为常见代谢物的 ATP 可能是神经递质成员这个观点已经被抵制了很长时间，但是现在已得到了确证。ATP 是外周递质，既是初级介质，又是去甲肾上腺素能神经末梢的共同递质（Burnstock，1985；Lundberg，1996；Khakh，2001）。核苷酸位于肾上腺素能和胆碱能神经元的突触囊泡，它能解释刺激自主神经产生的许多作用，这些作用不是由乙酰胆碱或去甲基肾上腺素引起的（见第 9 章）。这些作用包括交感神经兴奋引起肠平滑肌松弛，副交感神经引起膀胱收缩。Burnstock 和他的同事证实神经兴奋时引起 ATP 以 $Ca^{2+}$ 依赖方式释放，并且一般而言，外源性 ATP 可以模拟出多种制剂引起的神经兴奋作用。此外，ATP 受体拮抗药苏拉明（suramin，许多年前发现的治疗锥虫感染的药物）阻滞这些突触反应。最近的研究表明 ATP 是一种 CNS 和自主神经节（Khakh，2001）的传统快递质。ATP 以毫摩尔的浓度存在于全部细胞，如果细胞损伤（例如局部缺血），它通过胞吐作用单独释放。ATP 从细胞释放后被组织特异性核苷酸酶迅速地脱磷酸，生成腺苷二磷酸（ADP）和腺苷（图 12.4），这两者均产生各式各样的受体介导作用。腺苷由 ATP 水解产生，对 CNS 和外周兴奋性递质释放起突触前抑制作用。细胞内 ATP 对膜钾通道的控制作用完全不同于它的递质功能，这在控制血管平滑肌和胰岛素分泌方面是重要的（见第 19 章）。

### ADP 和血小板

血小板分泌小泡储存高浓度的 ATP 和 ADP，血小板被激活时释放它们（见第 20、21 章）。ADP 的作用之一就是促进血小板聚集，这个系统提供正反馈——控制这些过程的一个重要机制，氯吡格雷（clopidogrel）的疗效证明了这些，氯吡格雷通过对抗血小板 ADP 受体起作用（见第 21 章）。

### 作为介质的腺苷

腺苷不同于 ATP，因为它不储存在分泌小泡，也不是从分泌小泡释放的。它游离存在于所有细胞的胞质溶胶中，主要通过膜转运体被转运进、出细胞。它的调控方式还不很清楚。组织中的腺苷部分来源于此，部分来源于细胞外水解释放的 ATP 或 ADP（图 12.4）。

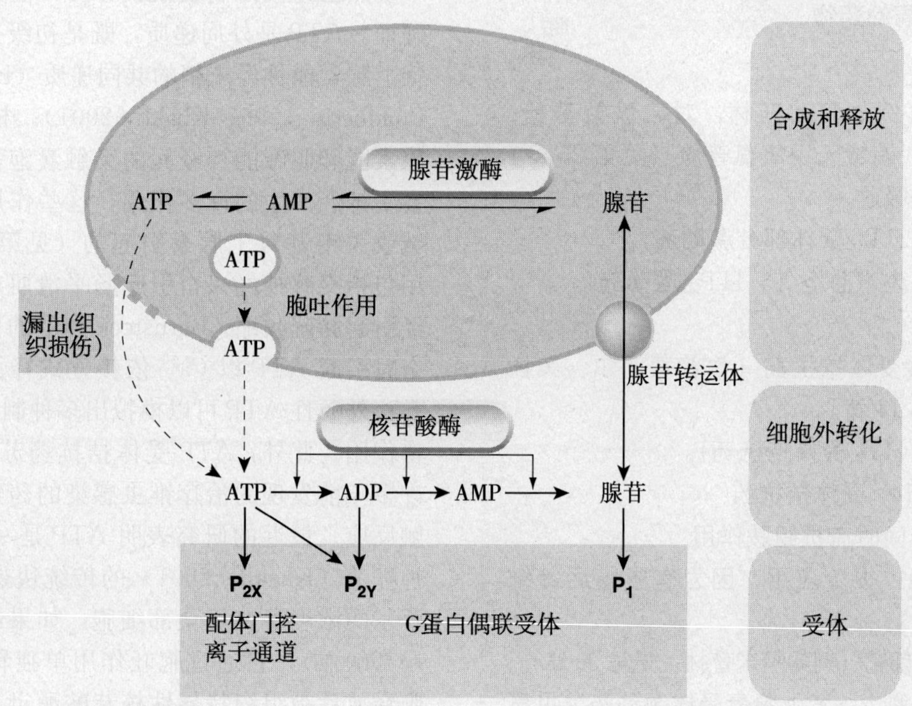


**图 12.4 嘌呤作为介质。**ATP（在血小板内为 ADP）储存于囊泡，通过胞吐作用释放。它也存在于所有细胞的胞质溶胶中，细胞损伤时被大量释放。腺苷存在于所有细胞的胞质溶胶中，经特异性膜转运体摄取和释放。释放的 ATP 和 ADT 在核苷酸酶的作用下迅速转化为腺苷。

腺苷在 CNS 和外周产生许多药理学作用（Brundege & Dunwiddie 1997；Cunha，2001）。基于它抑制细胞功能的作用，因而能减少细胞的代谢需求，它的功能之一可能是作为组织完整性受损时释放的保护剂（如冠状动脉或脑缺血；第 18 和 35 章）。在并非严峻的条件下，腺苷释放的变化可能控制血流和（通过颈动脉体）呼吸，使其与组织代谢的需要相匹配。

静脉给药后（作为治疗室上性心动过速的治疗；见 18 章）腺苷在几秒钟内被破坏或耗尽，但是已经发现持续时间更长的类似物，且受体选择性更大。腺苷摄取可以被双嘧达莫（dipyridamole）阻滞，这是一种血管扩张药和抗血小板的药物（第 21 章）。

腺苷的另一个应用发展方向是哮喘（Adriaensen and Timmermans，2004）。腺苷已经被确认是肥大细胞释放的细胞因子的潜在介质，迷走神经及其他气道神经元高反应性的潜在介质，也可能具有直接或间接与疾病有关的其他作用。

## 嘌呤受体

嘌呤受体，像其他介质的受体一样，经历了几次分类和再分类，现在已经有了合理的方案。它有两个主要类型（Fredholm 等，1994）。

- $P_1$ 受体（$A_1$、$A_2$、$A_3$ 亚型）。这些是与腺苷反应的 G 蛋白偶联受体，存在于许多不同的组织中。它们与腺苷酸环化酶的兴奋或抑制相关。
- $P_2$ 受体（$P_{2X}$和 $P_{2Y}$亚型，每个可进一步地再分成几个）。它们对 ATP 和/或 ADP 起反应。$P_{2X}$受体是多聚亲离子型受体（第3章），而 $P_{2Y}$受体是与腺苷酸环化酶或肌醇磷酸代谢相关的 G 蛋白偶联受体。

这些亚型的区别是基于它们对激动药和拮抗药选择性以及分子结构不同（von Kügelglen & Wetter，2000；Fredholm 等，2001；Khakh，2001；综述）。尽管有许多实验化合物有不同程度的受体选择性，但迄今为止几乎还没有作用于这些受体的治疗药，我们将确定某些功能方面的价值，因此有可能在未来发现治疗药物。

## 功能方面

### 腺苷受体

腺苷及其受体的主要作用如下。

- 除肾外，包括冠状血管（$A_2$）在内的血管扩张，$A_1$ 受体在肾使血管收缩。腺苷灌注引起血压下降。
- 抑制血小板聚集（$A_2$）。
- 阻滞心脏房室传导（$A_1$）以及减小收缩力。
- 支气管收缩，特别是哮喘患者（$A_1$）；甲基黄嘌呤抗哮喘作用可能部分反映了 $A_1$ 受体的拮抗作用。
- 肥大细胞释放介质（$A_3$）：这促使支气管收缩。
- 痛觉传入神经元兴奋，特别是在心（$A_2$）：缺血引起的腺苷释放已经表明它是心绞痛的一种机制（第 18 章）。颈动脉体传入也兴奋，引起反射性通气过度。
- 抑制许多外周和中枢突触递质释放。在中枢神经系统，腺苷常有突触前和突触后抑制作用，减弱运动活性，抑制呼吸，诱导睡眠和减轻焦虑，所有的作用均与甲基黄嘌呤产生的作用相反（第 42 章）。
- 脑缺血时，神经保护作用可能是通过 $A_1$ 受体抑制谷氨酸释放实现的。

通常，$A_1$ 受体的在许多组织中已经成为具有保护功能的“稳态”受体，而 $A_2$ 受体有更多特殊的调节功能，特别是在脑，它在脑广泛表达。

### $P_2$ 受体和作用

$P_2$ 受体对各种各样的腺嘌呤核苷酸起反应，与 ADP 或 AMP 相比更倾向于与 ATP 反应。ATP 作为一种快速递质（见上文），它的作用与 $P_{2X}$受体相关，已经确定了 $P_{2x}$受体的七个亚型。这些以各种混合的（异质的）组合形式出现（Khakh，2001）。它们的功能并不完全清楚，但是以下作用是普遍认可的。

- $P_{2X1}$受体表达于各种平滑肌细胞。ATP 是一种交感神经释放的共同递质（第 11 章），$P_{2X1}$受体与启动收缩有关。
- $P_{2X2}$受体在很多脑区表达，且通过 ATP 介导脑的快速传递。
- $P_{2X3}$受体存在于痛觉传入神经元，可能参与组织损伤释放 ATP 相关的疼痛。
- $P_{2X7}$受体是例外，因为激活它引起大的和非选择性的膜通透性增加。它们主要表达于免疫系统细胞，调节某些细胞因子释放。

哺乳动物 ATP 的其他作用通过 $P_{2Y}$受体的某八个亚型介导。它们是 G 蛋白偶联受体，并与各种第二信使系统相关。它们存在于许多组织，缺乏选择性拮抗药，因而难以阐明它们各自的功能，虽然 ADP 对血小板和血管内皮细胞的作用被归于 $P_{2Y1}$ 亚型。选择性作用于 $P_2$ 受体的药物尚未被开发为临床应用的药物。

## 药理学方面

### 腺苷的应用

由于抑制心脏传导，腺苷可能用于静脉内快速注射终止室上性心动过速（第 18 章）。它比可供选择的药物如 β-肾上腺素受体拮抗药或维拉帕米（verapamil）安全，因为它的作用时间短。另外，尽管 $A_1$ 受体激动药持续时间较长，它可能对各种状态（例如高血压，缺血性心脏病和脑卒中）有效，但腺苷不用于治疗。选择性的腺苷受体拮抗药在治疗哮喘时比茶碱有更多优点（第 23 章）。

### 作用于嘌呤受体的药物

甲基黄嘌呤，特别是茶碱类似物（第 23 章），是 $A_1$/ $A_2$ 受体拮抗药；然而，它们也通过抑制磷酸二酯酶增加 cAMP，这引起了与腺苷受体拮抗作用无关的一些药理作用。甲基黄嘌呤如咖啡因使 CNS 兴奋是 $A_1$/$A_2$ 受体部分阻断的结果（第 42 章）。据报道，某些茶碱衍生物对腺苷受体较之磷酸二酯酶有更大的选择性。苏拉明和实验化合物 PPADS 可阻滞 $P_2$ 受体。

改善受体选择性的治疗药物的研发一直在努力进行。上述化合物在不同的适应证，包括心脏病、脑卒中、疼痛和免疫障碍，有很大的应用潜力。或许它们的应用时代即将来临。

## 嘌呤介质

要点

- ATP 是外周神经效应器接头和中枢突触的一种神经递质（或共同递质）。
- ATP 储存于囊泡并经胞吐作用释放。当细胞损伤时胞质 ATP 可能释放。它也是一种细胞内介质，抑制膜钾通道开放。
- ATP 作用于两种嘌呤受体（$P_2$）。一种（$P_{2X}$）是配体门控离子通道，引起快速突触反应。另一种（$P_{2Y}$）与各种第二信使偶联。苏拉明阻滞 $P_{2X}$ 受体。
- 释放的 ATP 迅速转变为腺苷二磷酸和腺苷。
- ADP 作用引起血小板聚集。这对于血栓形成很重要。它同时作用于血管及其他类型的平滑肌，也作用于中枢神经系统（CNS）。
- 腺苷影响许多细胞和组织，包括平滑肌和神经细胞。它不是一种传统的递质，但作为一种局部激素和“稳态的调质”可能是重要的。
- 腺苷通过 $A_1$、$A_2$ 和 $A_3$ 受体起作用，引起腺苷酸环化酶的抑制或兴奋。$A_1$ 和 $A_2$ 受体被茶碱等黄嘌呤阻滞。腺苷的主要用途是：
  —低血压（$A_2$）和心脏抑制（$A_1$）；
  —房室传导抑制（抗心律失常作用，$A_1$）；
  —抑制血小板聚集（$A_2$）；
  —支气管收缩（可能继发于肥大细胞的激活，$A_3$）；
  —CNS 突触前抑制（与神经保护作用相关，$A_1$）。
- 腺苷作用时间非常短，有时被用来抗心律失常。
- 正研发新腺苷激动药和拮抗药，主要用于治疗缺血性心脏病和脑卒中。

# 参考文献与扩展阅读


### 5-羟色胺

Barnes N M, Sharp T 1999 A review of central 5-HT receptors and their function. Neuropharmacology 38: 1083-1152 (*Useful general review focusing on CNS*)

Bonasera S J, Tecott L H 2000 Mouse models of serotonin receptor function: towards a genetic dissection of serotonin systems. Pharmacol Ther 88: 133-142 (*Review of studies on transgenic mice lacking 5-HT$_1$ or 5-HT$_2$ receptors; shows how difficult it can be to interpret such experiments*)

Branchek T A, Blackburn T P 2000 5-HT$_6$ receptors as emerging targets for drug discovery. Annu Rev Pharmacol Toxicol 40: 319-334 (*Summary of what is known about 5-HT$_6$ receptors, with emphasis on future therapeutic opportunities*)

Gershon M D 2004 Review article: serotonin receptors and transporters—roles in normal and abnormal gastrointestinal motility. Aliment Pharmacol Ther 20 (*suppl 7*): 3-14

Houston D S, Vanhoutte P M 1986 Serotonin and the vascular system: role in health and disease, and implications for therapy. Drugs 31: 149-163

Hoyer D, Clarke D E, Fozard J R et al. 1994 VII International Union of Pharmacology classification of receptors for 5-hydroxytryptamine. Pharmacol Rev 46: 157-203 (*The official view on 5-HT receptor classification*)

Kroeze W K, Kristiansen K, Roth B L 2002 Molecular biology of serotonin receptors structure and function at the molecular level. Curr Top Med Chem 2: 507-528

Taniyama K et al. 2000 Functions of peripheral 5-hydroxytryptamine receptors, especially 5-HT$_4$ receptor, in gastrointestinal motility. J Gastroenterol 35: 575-582 (*Review describing the role of various 5-HT receptors in the gastrointestinal tract*)

### 嘌呤

Adriaensen D, Timmermans J P 2004 Purinergic signalling in the lung: important in asthma and COPD? Curr Opin Pharmacol 4: 207-214

Brundege J M, Dunwiddie T V 1997 Role of adenosine as a modulator of synaptic activity in the central nervous system. Adv Pharmacol 39: 353-391 (*Good review article*)

Burnstock G 1985 Purinergic mechanisms broaden their sphere of influence. Trends Neurosci 8: 5-6 (*Ideas about the functional role of purinergic transmission by the scientist who did much to establish this concept*)

Burnstock G 2002 Potential therapeutic targets in the rapidly expanding field of purinergic signalling. Clin Med 2 (1): 45-53

Cunha R A 2001 Adenosine as a neuromodulator and as a homeostatic regulator in the nervous system: different roles, different sources and different receptors. Neurochem Int 38: 107-125 (*Speculative review on the functions of adenosine in the nervous system*)

Fredholm B B, Abbrachio M B, Burnstock G et al. 1994 Nomenclature and classification of purinoceptors. Pharmacol Rev 46: 143-156 (*Useful review*)

Fredholm B B, Arslan G, Halldner L et al. 2001 Structure and function of adenosine receptors and their genes. Naunyn-Schmiedeberg's Arch

Pharmacol 362：364-374 (*General review article*)

Gourine A V, Dale N, Gourine V N, Spyer K M 2004 Fever in systemic inflammation: roles of purines. Front Biosci 9：1011-1022

Illes P, Klotz K-N, Lohse M J 2000 Signalling by extracellular nucleotides and nucleosides. Naunyn-Schmiedeberg's Arch Pharmacol 362：295-298 (*Introductory article in a series of useful reviews on purinergic mechanisms in the same issue*)

Khakh B S 2001 Molecular physiology of $P_{2X}$ receptors and signalling at synapses. Nat Rev Neurosci 2：165-174 (*Summarises data on ATP-mediated synaptic transmission*)

Klotz K-N 2000 Adenosine receptors and their ligands. Naunyn-Schmiedeberg's Arch Pharmacol 362：382-391 (*Account of known agonists and antagonists at adenosine receptors*)

Liu X J, Salter M W 2005 Purines and pain mechanisms: recent developments. Curr Opin Investig Drugs 6：65-75

Lundberg J M 1996 Pharmacology of co-transmission in the autonomic nervous system: integrative aspects on amines, neuropeptides, adenosine triphosphate, amino acids and nitric oxide. Pharmacol Rev 48：114-192 (*Comprehensive and informative review*)

North R A, Barnard E A 1997 Nucleotide receptors. Curr Opin Neurobiol 7：346-357 (*Review of purinergic receptors*)

Stone T W 2002 Purines and neuroprotection. Adv Exp Med Biol 513：249-280

von Kügelglen I, Wetter A 2000 Molecular pharmacology of $P_{2Y}$ receptors. Naunyn-Schmiedeberg's Arch Pharmacol 362：310-323

**偏头痛和其他病理学**

Creutzfeld W, Stockmann F 1987 Carcinoids and carcinoid syndrome. Am J Med 82 (*suppl* 58)：4-16

Ebersberger A, Schaible H-G, Averbeck B, Richter F 2001 Is there a correlation between spreading depression, neurogenic inflammation, and nociception that might cause migraine pain? Ann Neurol 49：7-13 (*Their conclusion is that there is no connection—spreading depression does not produce inflammation or affect sensory neurons*)

Edvinsson L (*ed*) 1999 Migraine and headache pathophysiology. Martin Dunitz, London (*Collected articles summarising current, and often conflicting, views on the mechanism of migraine*)

Friberg L 1999 Migraine pathophysiology, its relation to cerebral haemodynamic changes. In: Edvinsson L (*ed*) Migraine and headache pathophysiology. Martin Dunitz, London (*Useful summary of findings in a controversial area*)

Goadsby P J 2005 Can we develop neurally acting drugs for the treatment of migraine? Nat Rev Drug Discov 4：741-750 (*Up-to-date review of the causes and treatments of migraine*)

Lauritzen M 1987 Cerebral blood flow in migraine and cortical spreading depression. Acta Neurol Scand Suppl 113：140 (*Review of clinical measurements of cerebral blood flow in migraine, which overturn earlier hypotheses*)

Moskowitz M A 1992 Neurogenic versus vascular mechanisms of sumatriptan and ergot alkaloids in migraine. Trends Pharmacol Sci 13：307-311 (*Discussion of controversies about the pathophysiology of migraine*)

Rudolphi K A, Schubert P, Parkinson F E, Fredholm B B 1992 Neuroprotective role of adenosine in cerebral ischaemia. Trends Pharmacol Sci 13：439-445 (*Argues that adenosine protects neurons against ischaemic damage—important therapeutic implications*)

Thomsen L L 1997 Investigations into the role of nitric oxide and the large intracranial arteries in migraine headache. Cephalalgia 17：873-895 (*Revisits the old vascular theory of migraine in the light of recent advances in the nitric oxide field*)

Villalon C M, Centurion D, Valdivia L F et al. 2003 Migraine: pathophysiology, pharmacology, treatment and future trends. Curr Vasc Pharmacol 1：71-84

**书**

Cooper J R, Bloom F E, Roth R H 1996 The biochemical basis of neuropharmacology. Oxford University Press, New York (*Excellent general textbook*)

Green A R (*ed*) 1985 Neuropharmacology of serotonin. Oxford University Press, Oxford (*Useful compilation of articles on 5-HT pharmacology*)

（赵树雍　译，谭焕然　校，杨宝学　林志彬　审）

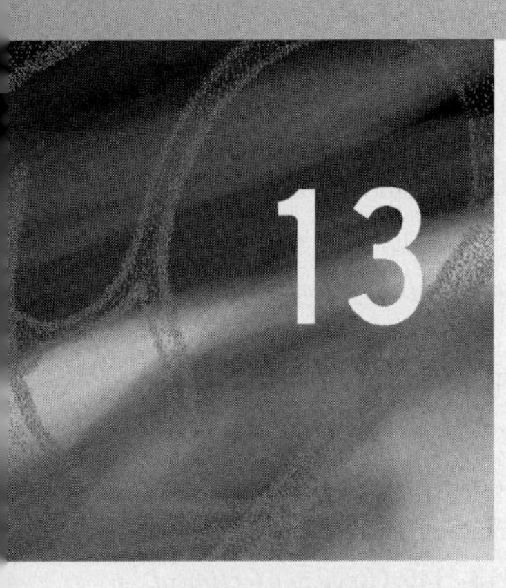

# 13 局部激素，炎症和免疫反应



## 概　述

所有活着的生物都出生于一个对其机体健康与生存具有持续挑战性的宇宙之中。进化已使我们具备自我平衡的体系，此体系可维持一个稳定的内部环境以应对外部温度变化以及食物和水供应的变化；进化还为我们提供了对抗持续存在的各种感染威胁的机制以及在受伤时促进愈合和恢复正常功能的机制。对哺乳动物而言，这种维持生命的重要机能得以被先天性的或者获得性的（又称适应性的）免疫反应强化，这种由各种介质及机制参与的反应我们统称为炎症。通常情况下此反应对保护我们的机体是有益的，但是偶尔它也会出现“偏差”，导致一系列炎症性疾病，在这些情况下，我们就需要依靠药物治疗以减轻或消除炎症反应。

本章将涉及炎症反应及其调节。我们将概括介绍炎症反应的两大支柱——先天性和适应性的主要特征并详细描述它们活化的主要途径。我们还将介绍参与反应的主要化学介质，特别强调它们在疾病中的作用。本章应与下一章结合起来阅读，下一章将更详细地解释抗炎药物是如何发挥作用的。

对于读者不便之处是，有关炎症的术语常以首字母缩写词出现，为此在本章末为大家提供词汇表以供参考。

## 引　言

一旦面对引起疾病的微生物（病原体）的入侵，哺乳动物可以调动防御反应的巨大储备，形成所谓的急性炎症/免疫反应。当这些防御存在缺陷（如患有获得性免疫缺陷综合征）或者被药物抑制时，非正常状态下的机体会由致病菌引起机会性感染，甚至有时会产生致命的后果。在另外一些情况下，这些防御反应也会对其他类型的损伤产生不适当的反应，比如对由化学制品引起的伤害产生反应、对紫外线照射或高热引起的伤害产生反应、对无害的外来物质（如花粉）或者自身组织（在自身免疫条件下）产生反应等。当这些反应发生时，炎症除造成损害外，也是引起一些疾病主要症状的原因，这些疾病中急性的如过敏反应，慢性的如哮喘、类风湿关节炎或动脉粥样硬化等。这些“防御反应”是由不同类型的细胞释放的一系列不同的介质引发并调节的，因此要想了解影响炎症及免疫反应的药物的作用、机制和临床应用，先要了解细胞与介质的作用和相互作用方式。

## 急性炎症反应的构成

急性炎症反应有两个组成部分：

- 先天性（非适应性）免疫应答，对大多数多细胞生物体而言在进化的早期业已发展和形成。
- 适应性免疫应答。

先天性免疫应答在某些方面是非免疫性的，例如紫外线损伤时组胺诱发的血管改变、某些多形核中性粒细胞反应。在其他方面（特别是针对入侵的微生物的反应），它们已成为整体免疫反应的一部分，称作先天性免疫应答。先天性免疫应答在受到感染或伤害时立即被激活[❶]。大量的多用途防御反应会自发产生，并向适应性免疫反应发出警报。先天性免疫应答也在阻止适应性反应攻击和损害宿主细胞方面发挥作用。

适应性免疫反应只有在病原体被先天性防御系统识别后才会启动。它包括一系列精确的病原体特异性反应，并对参与天然应答的细胞与介质有增强作用。机体存在数个“反馈”系统，以几种方式中和或杀灭病原体。

在下文中，我们集中讨论由入侵的有机体引发的急性反应的局部现象。概要中将提供一个一般性的介绍，但这也很有必要，因为每个人在生命历程中都不同程度地有过炎症反应的经历，对红、肿、热、痛相当熟悉，而红、肿、热、痛则被称作炎症的四主征（也有人称第五个主征是丧失功能）。此时发生在组织的变化可分为细胞性和血管性事件。介质源于血浆和细胞，然后它们又改善或调节血管和细胞的反应。

**急性炎症反应** 要点

- “急性炎症反应”是组织对病原体或其他有毒物质做出的反应。
- 它通常有两个组成部分：先天性、非适应性反应和适应性（获得性或特异性）免疫反应。
- 这些反应一般起保护作用，但如果不适当地发生则是有害的。
- 反应的正常结果是愈合，留下或不留瘢痕；换言之，如果损伤持续则发展为慢性炎症。
- 需要药物治疗的很多疾病都与炎症有关。要了解抗炎和免疫抑制药物的作用和应用就必须先了解炎症反应。

## 先天性免疫应答

在早期，大多数免疫学家常将先天性免疫应答当作仅具有短暂作用的古老防卫体系而将其忽略，直至更有效的特异性、适应性免疫反应受到重视后这种观念才有所改观。其实，先天性免疫应答在宿主防御方面具有更为显著的作用。在先天性免疫应答中一个重要的始发事件是通过模式识别或 Toll 受体[❷]识别。在组织巨噬细胞上的 Toll 受体识别微生物特定的病原体相关分子模式（pathogen-associated molecular pattern，PAMP）（Medzhitov & Janeway，2000；Brown，2001）。PAMP 是病原体（包括细菌、病毒和真菌）所有类型中普遍存在的高度保守成分。它们通常是病原体极为重要的结构成分；这些结构成分对病原体的生存和毒力都至关重要。例如细菌的 PAMP 是：

- 肽聚糖，为所有细菌的细胞壁成分（第 45 章）；
- 细菌脂多糖，为所有革兰阴性菌的外膜成分。

与 T 和 B 细胞上的抗原受体（T、B 细胞发育时产生赋予每一个淋巴细胞株结构独特的受体）不同，Toll 受体（TLR）编码于宿主的 DNA 中，并且在抗原提呈细胞（APC）、树突细胞和巨噬细胞表面表达。PAMP 与 TLR 相互作用后触发树突细胞或巨噬细胞立即做出反应；胞内信号通路激活产生主要的致炎前细胞因子（见下文）——肿瘤坏死因子（TNF）-α 和白细胞介素（IL）-1 以及其他的介质（如前列腺素，组胺），它们作用于毛细血管后微静脉的血管内皮细胞，导致内膜表面的黏附分子表达，增加血管通透性。反应产生的渗出液进入细胞间隙，含有酶促级反应成分的液体（图 13.1）引发更多炎症介质（如趋化素 C5a）的释放。

白细胞通过与细胞表面的整联蛋白（见下文）以及内皮细胞上的黏附分子相互作用附着于内皮细胞上，白细胞得以迁移出血管，被微生物产生的化学趋化素吸引或与组织产生相互作用（图 13.2）。TLR 活化时释放的趋化因子在其中起了重要作用（细胞因子和趋化因子见后文）。

## 血管事件及血浆源介质

初始血管事件包括微小动脉扩张及随之产生的血流增加。随后出现血流速率降低甚至停滞，毛细血

❶ 一位免疫学家把先天性免疫应答称作机体对感染的“膝反射”反应，这是一个不错的比喻。

❷ 这些跨膜受体是在果蝇中首先被确定的，人们认为它们介导了胚胎发育过程。随后，注意到受体对宿主防御是至关重要的。该词从德语译过来，大致为“Great!”或“Eureka!”，与家庭紧密相关。

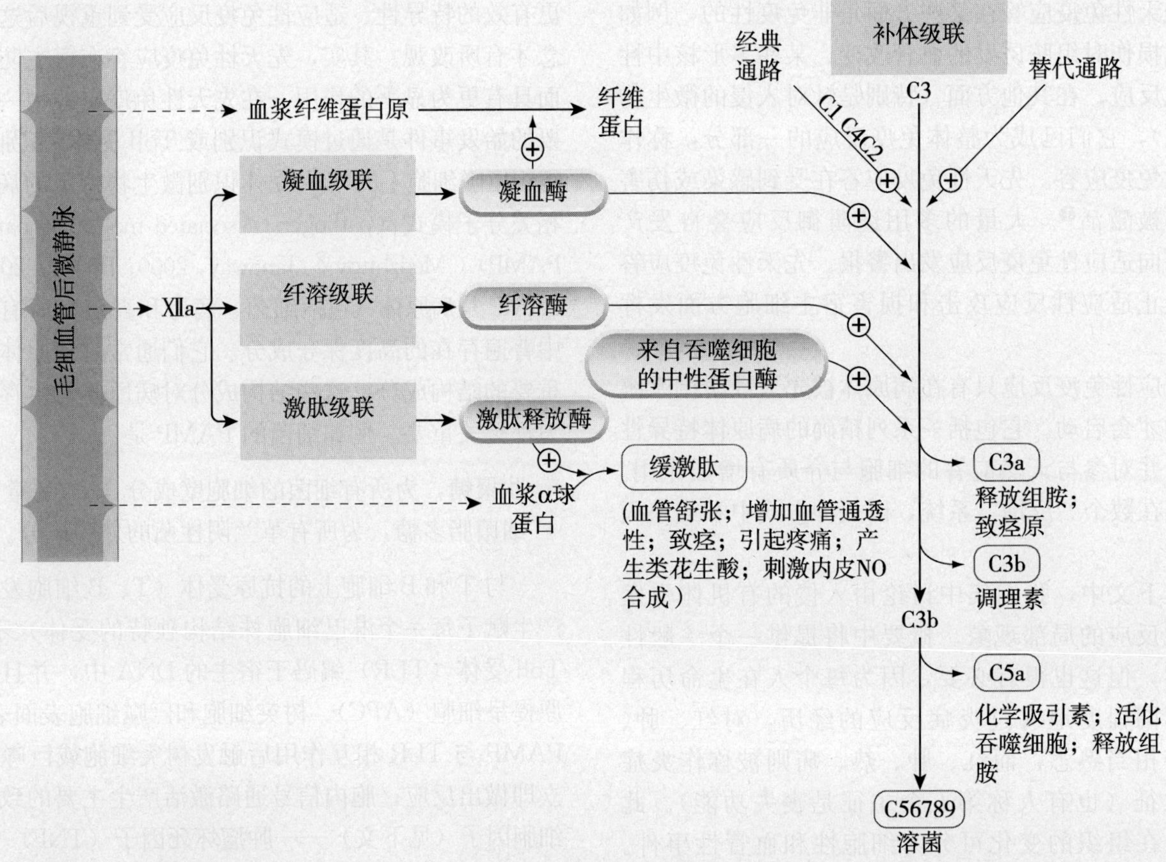


**图 13.1 炎症导致血管通透性增加，血浆渗出进入组织，可激活四种酶促级联反应。**引起渗出的因子见图 13.2。补体成分以 C1、C2 等表示。一旦纤溶酶形成，它会增加激肽的形成并降低凝血级联反应。（Adapted from Dale et al.，1994.）

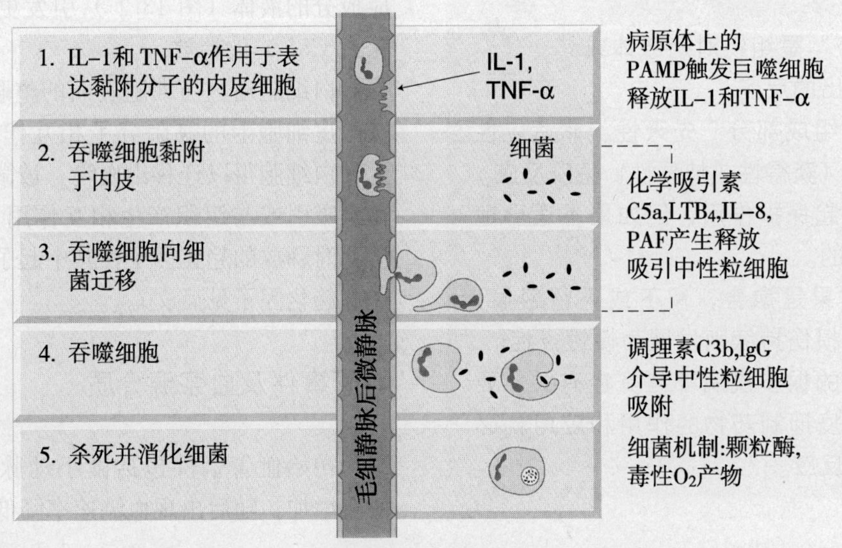


**图 13.2 局部急性炎症反应初始事件简化图。**组织巨噬细胞识别病原体上的病原体相关分子模式（PAMP）触发致炎细胞因子白细胞介素（IL）-1 和肿瘤坏死因子（TNF）-α 的释放。它们作用于毛细血管后微静脉的内皮细胞，造成液体渗出和对血液中性粒细胞黏附的反向配体黏附因子（如选择蛋白，整联蛋白）表达。继发的步骤列在图中。C5a 和 C3b，补体成分；IgG，免疫球蛋白 G；$LTB_4$，白三烯 $B_4$；PAF，血小板活化因子。

管后微静脉通透性增加，液体渗出。血管舒张是由包括组胺、前列腺素（PG）$E_2$ 和 $PGI_2$（前列环素）等在内的介质引起的，而这些介质是微生物与组织相互作用产生的，某些介质与细胞因子共同作用增加血管通透性。

渗出的液体含有四种蛋白水解酶级联反应的成分：补体系统、凝血系统、纤溶系统和激肽系统（图 13.1）。这些级联反应的组成成分是蛋白酶，它们的原始形式为非活性状态，一旦被蛋白水解酶裂解后即被活化，每一活化成分再激活下一个成分。渗出物通过淋巴管传送到局部淋巴结或者淋巴组织中，这些淋巴结或淋巴组织是入侵微生物的产物引发适应性反应的场所。

补体系统包括九个主要成分，命名为 C1 到 C9。级联反应的活化一般是由微生物的产物（如酵母细胞壁或者内毒素）引发的。活化途径被称为替代途径（图 13.1），该途径不同于经典途径（经典途径在下文介绍）。其主要事件之一是 C3 的酶裂解，C3 裂解后产生各种肽，其中之一的 C3a（又称为过敏毒素）刺激肥大细胞进一步分泌化学介质，也能直接刺激平滑肌，而 C3b（又称为调理素）黏附于微生物的表面，促进白细胞的吞噬作用。C5a 由（C5 酶解产生），也属于肥大细胞释放的介质，是白细胞强有力的趋化物质和活化剂。

这个序列的最后成分——补体衍生的介质（C5 到 C9）黏附于某些细菌膜导致细菌溶解。补体能杀灭入侵的细菌或破坏多细胞的寄生虫，但它有时也会造成宿主的损伤。凝血级联和纤溶级联反应的主要酶（凝血酶和纤溶酶）也可以通过 C3 水解活化级联反应，就如从白细胞中释放酶一样。

凝血系统、纤溶系统将在第 21 章中描述。因子Ⅻ被激活为Ⅻa（如通过胶原），终产物纤维蛋白在宿主-病原体相互作用期间生成限制了感染的扩散。此外，凝血酶还参与激肽的活化（图 13.1），也间接涉及纤溶系统（第 21 章）。

激肽系统是另一个与炎症相关的酶促级联反应。它产生几种介质，特别是缓激肽（图 13.1，见下文）。

## 细胞事件

参与炎症的细胞中，有一些（血管内皮细胞、肥大细胞和组织巨噬细胞）在正常时也存在于组织中，而其他细胞（血小板和白细胞）则从血液中获得的。白细胞是活跃的能动细胞，可分为以下两类：

- 多形核细胞（具有多裂片核，也被称作粒细胞），根据细胞质颗粒的染色情况进一步细分为中性粒细胞、嗜酸性粒细胞和嗜碱性粒细胞。有时此术语专指中性粒细胞。
- 单核细胞（细胞具有单核），可再细分为单核细胞和淋巴细胞。

### 肥大细胞

肥大细胞膜上存在两类受体，一类是抗体类的免疫球蛋白（Ig）E，另一类是补体成分 C3a 和 C5a。配体作用于这些受体，触发介质释放，直接造成机体的损伤。释放的主要物质之一是组胺，其他包含有肝素、白三烯类、$PGD_2$、血小板活化因子（PAF）、神经生长因子和一些白细胞介素等。

### 多形核白细胞

多形核中性粒细胞是炎症反应的“突击队”，它们是最先从血流进入炎症区的白细胞（图 13.2）。整个过程进行得很巧妙：直接观察时，首先可见中性粒细胞沿着活化的内皮细胞滚动、黏附，最后迁移出血管，进入血管外空间。这个过程由活化炎性内皮不同家族黏附分子［选择素、细胞间黏附分子（ICAM）和整联蛋白］连续调节，炎性内皮识别中性粒细胞的反向配体在中性粒细胞沿表面滚动时捕获它，稳定其与内皮细胞的相互作用使其迁移出血管（通过另一种黏附分子 PECAM——血小板内皮黏附分子）。化学趋化素吸引中性粒细胞移行到入侵的病原体附近，其中一些化学趋化素（包括三肽-甲酰基-甲硫氨酸-亮氨酸-苯丙氨酸）由微生物释放，而另一些如 C5a 是在局部或由局部细胞（如巨噬细胞）产生的（如白细胞介素-8 等趋化因子）。

中性粒细胞可以吞噬、杀死和消化微生物。与嗜酸性粒细胞一样，它们具有 C3b 的表面受体，它作为调理素联结中性粒细胞和入侵的细菌（更有效的联结可能是通过抗体；见下文）。中性粒细胞通过产生毒性含氧产物和其他机制杀死微生物，随后被酶消化。若不适当地激活中性粒细胞，毒性氧产物和蛋白水解酶可造成宿主自身组织损害。中性粒细胞释放有毒化学物质后，发生细胞凋亡并迅速由巨噬细胞清除。活着的和凋亡的中性粒细胞构成了“脓”。

嗜酸性粒细胞也有与中性粒细胞类似的能力，也由贮存在其颗粒中的能量物质“装备”，一旦释放即杀灭多细胞寄生虫（如蠕虫）。这些发挥作用的物质包括嗜酸性粒细胞阳离子蛋白（过氧化物酶），嗜酸性粒细胞主要碱性蛋白和神经毒素。多数人认为嗜酸性细胞在哮喘后期的发病机制中起着重要的作用，认为颗粒蛋白可对支气管上皮造成损害（图 23.3）。嗜碱性粒细胞在许多方面与肥大细胞非常相似。嗜碱性成分在组织中是微不足道的（某些寄生虫感染或超敏反应时除外），在机体健康时，它们只占循环白细胞的 0.5%。

### 单核/巨噬细胞

在多形变体后几小时单核细胞到达炎症病灶部位。黏附于内皮上并迁移进入组织，其模式与中性粒细胞相似（见上文），虽然单核细胞趋化作用利用的是另外的趋化因子，如 MCP-1❶（名称上非常合乎情理，为单核细胞趋化蛋白—1）和 RANTES（名称上很不合理情理，称为调节活化正常 T 细胞表达和分泌型因子，此处很像免疫学名称）。

一旦进入组织，血液中的单核细胞分化成巨噬细胞（字面上为“大的吞噬者”，与中性粒细胞相比较，最初曾被称为小噬细胞或者称“小的吞噬者”）。所产生的细胞有惊人的能力，不但可称作“万金油”，还控制许多过程（见下文）。在先天性反应中，巨噬细胞与脂多糖和细胞表面的 PAMP 结合，刺激细胞因子和趋化因子的生成和释放；细胞因子和趋化因子对血管内皮细胞产生影响，吸引其他白细胞聚集于该处，引起炎症反应的全身表现，如发热。巨噬细胞吞噬组织碎片和死细胞，也吞噬和/或杀死大多数的微生物（但可惜不是全部）。当有糖皮质激素刺激时，它们可分泌膜联蛋白-1（annexin-1，一种强的抗炎多肽；第 28 章）。

### 血管内皮细胞

血管内皮细胞（第 19 和 21 章）最初被认为是被动的衬里细胞，而现在已认识到它们在炎症过程中是一个主动的角色。小动脉内皮细胞分泌一氧化氮（NO），造成基底平滑肌松弛（第 17 章）、血管舒张并增加血浆和血细胞向炎症区域的运送。毛细血管后静脉的内皮细胞调节血浆渗出从而调节血浆源性的介质运输（图 13.1）。血管内皮细胞表达几种黏附分子（细胞间黏附分子和选择素家族；图 13.2）以及各种受体，包括组胺、乙酰胆碱和白细胞介素-1 的受体。除一氧化氮外，这些细胞还可以合成和释放血管扩张剂前列环素（$PGI_2$）、血管收缩剂内皮缩血管肽、纤溶酶原激活物、PAF 和几种细胞因子。内皮细胞也参与了炎症、慢性炎症和癌症发生过程中的血管生成（第 5 和 51 章）。

### 血小板

血小板主要参与凝血和血栓形成（第 21 章），但是也在炎症中起作用。血小板上有与 IgE 低亲和力的受体，在哮喘初期发挥作用（图 23.3）。除了生成血栓烷（TX）$A_2$ 和血小板活化因子（PAF）外，还可以产生自由基和前炎性阳离子蛋白。血小板衍生生长因子有助于炎症反应的修复或损坏血管的修复。

### 神经元

除了向中枢神经系统（CNS）传递神经冲动外，一些感觉神经元在适当刺激下可以释放炎性神经肽。这些神经元是外周神经末梢具有特异性受体的精细传入神经纤维（辣椒素敏感 C 纤维和 Aδ 纤维）。在炎症时产生的激肽、5-羟色胺及其他化学介质作用于这些受体，促进神经肽［如缓激肽（神经激肽 A，P 物质）和降钙素基因相关肽（CGRP）］的释放。神经肽将在第 16 章进一步讨论。

### 自然杀伤细胞

自然杀伤（NK）细胞是一种特殊的淋巴细胞。与正常的受体概念不一致之处是，NK 细胞杀死靶细胞（如感染病毒的细胞或肿瘤细胞），这些靶细胞缺乏 NK 细胞表面的抑制性受体的配体。所说的配体是主要组织相容性复合体（MHC）分子，而任何缺乏 MHC 分子的细胞都成为 NK 细胞攻击的目标，这一对策有时被称为“母火鸡策略”❷。MHC 蛋白质在大多数宿主细胞上表达，简言之，对每个个体它都是特异的，使 NK 细胞能够避免损害宿主细胞。NK 细胞还有其他功能：它们配备有 Fc 受体，在有直接针对靶细胞的抗体存在的情况下，它们可以通过抗体依赖性细胞毒性杀死细胞。

---

❶ 人类免疫缺陷病毒-1 与单核细胞/巨噬细胞表面的 CD4 糖蛋白结合，但只有在与 MCP-1 和 RANTES 受体结合后才可以穿过细胞。

❷ Richard Dawkins 在《伊甸园外的河流》一书中引用动物学家 Schliedt 的话解释说，母火鸡用于识别鸟巢劫匪的第一法则是猛烈地攻击之，在鸟巢的附近攻击任何活动的目标，除非它发出像火鸡宝宝一样的声音（quoted by kärre & Welsh，1997）。

**先天性免疫应答**

要点

- 先天性免疫应答在损伤或感染时立即发生。它由血管和细胞成分组成。由细胞产生的或来自血浆的介质控制和调节反应的程度。
- 组织巨噬细胞（表达有 Toll 受体）识别特定的微生物表面的病原体相关分子模式并释放细胞因子，尤其是白细胞介素（IL）-1 和肿瘤坏死因子（TNF）-α 以及各种趋化因子。
- IL-1 和 TNF-α 作用于局部毛细血管后微静脉的血管内皮细胞，导致：
  — 血管舒张和液体渗出；
  — 细胞表面的黏附分子表达。
- 渗出物含有级联反应的酶，该反应产生缓激肽（来自激肽原）和 C5a、C3a（来自补体）。活化的补体可溶解细菌。
- C5a 和 C3a 刺激肥大细胞释放组胺，组胺扩张局部小动脉。
- 组织损伤和细胞因子释放前列腺素（PG）$I_2$ 和 $PGE_2$（血管扩张剂）以及白三烯（LT）$B_4$（趋化因子）。
- 细胞因子刺激血管扩张剂一氧化氮的合成，从而增加血管通透性。
- 通过黏附分子，白细胞滚动、黏附，并最终穿过血管内皮细胞迁移到病原体部位（通过趋化因子、IL-8，C5a，$LTB_4$ 吸引），在那里进行吞噬并杀灭。

## 细胞源性介质

一旦炎性细胞受到刺激或损坏时，另一个主要的介质家族（类花生酸类物质）开始发挥作用。许多抗炎药物至少部分是通过干扰类花生酸类物质的合成发挥作用的。其他细胞源性的重要炎症介质是组胺、血小板活化因子、一氧化氮、神经肽和细胞因子。

## 适应性免疫应答

适应性免疫应答是对入侵的病原体更有效的防御手段，具高度特异性。在此仅简要介绍，只强调与理解药物作用相关的内容，更详尽的介绍参见 Janeway 等的文章（2004）。

关键细胞是淋巴细胞，它主要包括以下 3 种（图 13.3）：

- B 细胞，负责抗体产生，即体液免疫反应；
- T 细胞，在免疫反应的诱导期和细胞介导的免疫反应中起非常重要的作用；
- 自然杀伤细胞，属于特殊的淋巴细胞，可在非免疫性的或先天性的反应中发挥作用。

不可思议的是，T、B 淋巴细胞存在抗原特异性受体；这些受体能识别我们一生中可能会遇到的几乎所有的外源性蛋白和多糖，并与之发生反应。特异性免疫反应分为两相：

1. 在诱导期，抗原由大的树突细胞呈递给 T 细胞，随后这些 T 细胞与 B 细胞及其他 T 细胞进行复杂的相互作用。刚接触一种抗原（外源性蛋白质或多糖）时，“识别”了该抗原（通过那种抗原的特异性表面受体）的淋巴细胞经历克隆扩增，产生大量能识别和响应特定抗原的细胞。这些细胞最终在应答的效应阶段发挥作用。

2. 在效应期，这些细胞分化成浆细胞或记忆细胞。浆细胞产生抗体（如果其为 B 细胞）或参与细胞介导的免疫反应，如活化巨噬细胞或者杀死病毒感染的宿主细胞（如果其为 T 细胞）。其他细胞形成增长的抗原敏感记忆细胞群。之后该抗原一旦暴露即引发一个极强的应答。

T、B 细胞上受体的所有组成成分是随机生成的，它们能够识别“自身”蛋白质和外源性抗原，在胎儿期通过凋亡消除识别自身组织的 T 细胞克隆，从而获得对自身抗原的耐受。参与先天性反应的树突细胞和巨噬细胞在防止对宿主自身细胞有害的免疫反应方面也起一定作用（见下文）。细胞与介质间主要的相互作用以简图形式在图 13.3 中表示。

### 诱导期

抗原分子通过淋巴管到达局部淋巴结。APC 摄取并处理抗原，随后将其呈递到其表面：

- 幼稚的 $CD4^+$ 辅助性 T 淋巴细胞被称为 Th 细胞或辅助性 T 前体（Thp）细胞，它们与 MHC Ⅱ类分子结合（图 13.4），和/或

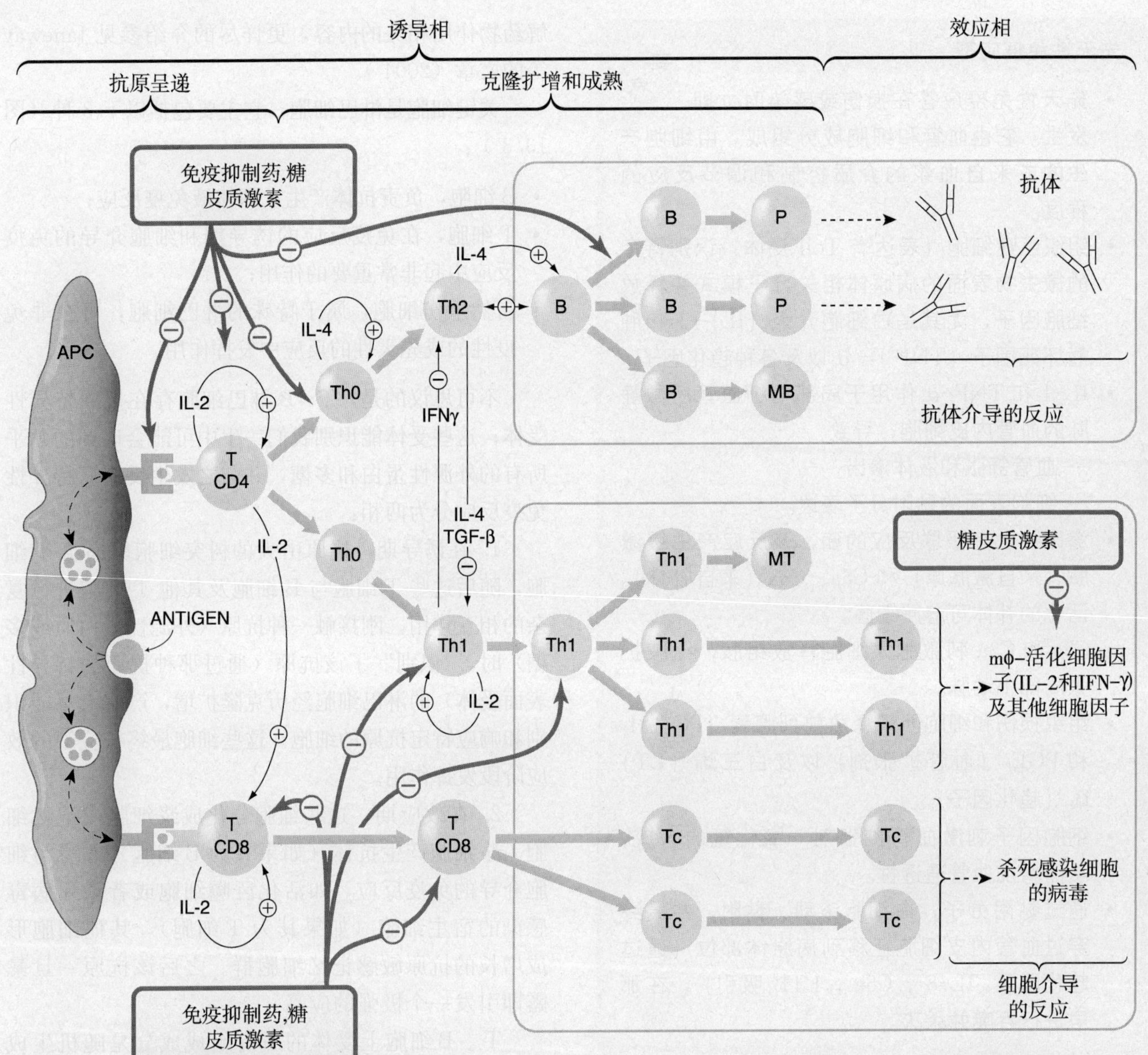


**图 13.3 淋巴细胞活化的诱导相和效应相及免疫抑制药作用位点简化示意图。**抗原呈递细胞（APC）摄取和处理抗原（●），并将碎片（●）递呈给联结有主要组织相容性复合物（MHC）Ⅱ类分子的幼稚的、未定型的 CD4 T 细胞，或递呈给联结有 MHCⅠ类分子的幼稚的CD8 T 细胞（●），从而“武装”它们。武装后的 $CD4^+$ T 细胞合成和表达白细胞介素（IL）-2 受体并释放细胞因子，它通过自分泌方式刺激细胞，引起 T 辅助 0（Th0）细胞产生和增殖 。自分泌细胞因子（如 IL-4）使部分 Th0 细胞增殖，转化为 Th2 细胞，Th2 细胞参与抗体介导的免疫反应。这些 Th2 细胞与 B 细胞协同作用并刺激 B 细胞增殖，最终产生记忆 B 细胞（MB）和浆细胞（P），浆细胞可分泌抗体。其他自分泌的细胞因子（如 IL-2）引起 Th0 细胞增殖，转化为 Th1 细胞，Th1 细胞可分泌活化巨噬细胞的细胞因子（参与细胞介导的免疫反应）。武装后的 $CD8^+$ T 细胞也合成和表达 IL-2 受体并释放 IL-2，而 IL-2 通过自分泌方式刺激细胞增殖并产生细胞毒 T 细胞 。细胞毒 T 细胞能够杀死病毒感染细胞。由 $CD4^+$ 细胞分泌的 IL-2 也在刺激 $CD8^+$ 细胞增殖方面起部分作用。值得注意的是以上所述的“效应期”与免疫应答的“保护”作用相关。当出现的反应不适当时（如类风湿关节炎等慢性炎症反应），免疫反应的 Th1 细胞占优势，活化巨噬细胞（Mϕ）释放 IL-1 和肿瘤坏死因子-α，它们反过来又触发了趋化因子及炎性细胞因子的释放，趋化因子及炎性细胞因子在疾病的病理过程中发挥了重要作用。

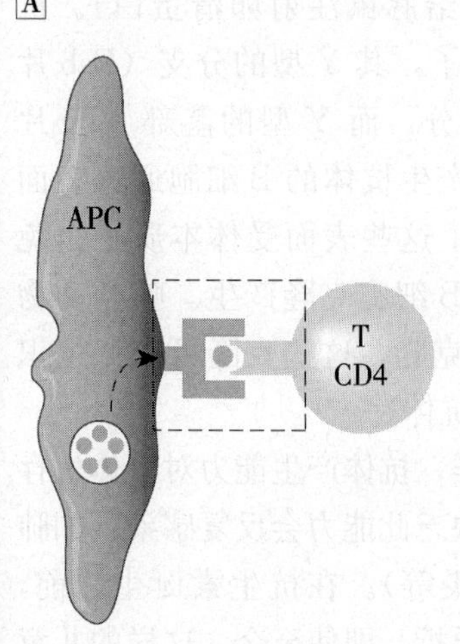


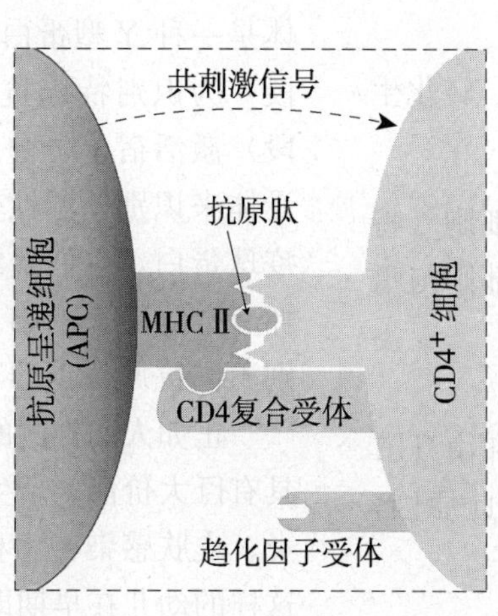


**图 13.4　通过抗原呈递细胞（APC）活化 T 细胞。**Ⓐ活化过程涉及三个阶段。①病原体源性抗原复合物（●）与主要组织相容性复合物（MHC）Ⅱ类分子肽以及 T 细胞上的抗原特异性受体之间的相互作用。Ⓑ②T 细胞上的 CD4 复合受体与 APC 上的 MHC 分子间的相互作用。③从 APC 向 T 细胞发送的共刺激信号。CD4 复合受体与 T 细胞趋化因子受体一起构成 HIV 病毒的主要结合位点（图 47.3）。

- 幼稚的 $CD8^+$ T 淋巴细胞与 MHC Ⅰ类分子结合❶。

$CD_4$ 和 $CD_8$ 是 T 淋巴细胞上的复合受体，与主要的抗原特异性受体在抗原识别中起协同作用。巨噬细胞表面也带有 $CD_4$ 蛋白质。

通过 APC 活化 T 细胞需要两类细胞之间的几种信号传递（图 13.4 ；Medzhitov & Janeway，2000）。研究 APC 和 T 细胞之间的相互作用可以帮助我们寻找治疗 HIV 感染和免疫介导性疾病的途径。

活化后，T 细胞获得白细胞介素-2 受体，本身还可产生白细胞介素-2。该细胞因子具有自分泌能力，使得 Th0 细胞增殖并生成 T 细胞克隆，继而又产生两种不同的辅助细胞亚型（Th1 和 Th2 细胞）。白细胞介素的这一特异性作用决定了细胞是向 Th1 还是 Th2 分化；白细胞介素-12 促进 Th0 细胞向 Th1 分化，白细胞介素-4 促进 Th0 细胞向 Th2 分化。每个 Th 细胞亚型可产生自我调控细胞因子，它们控制了独特的次级免疫反应。Th1 通路主要控制巨噬细胞启动的细胞介导的免疫反应，而 Th2 通路主要控制抗体介导的免疫反应。细胞因子对自身 T 细胞亚型有自分泌生长因子作用，对其他亚型的发展有交叉调解作用。

## Th1 、Th2 反应与疾病的关系

在此强调 T 细胞亚群是因为两者之间功能上的平衡对免疫病理学十分重要。与 Th1 反应占优势相关的疾病包括胰岛素依赖型糖尿病（第 26 章）、多发性硬化、幽门螺旋杆菌引起的消化性溃疡（第 25 章）、再生障碍性贫血（第 22 章）和类风湿关节炎（第 14 章）。Th1 反应也与同种异体移植的排斥反应有关。非常有趣的是，在母体/胎儿层面上，Th1 反应向 Th2 反应转换可以防止母体排斥胎儿反应，该反应也是一种同种异体移植物排斥反应。

Th2 细胞反应在过敏状态时占主导，如哮喘（第 23 章）。AIDS 进程与 Th1 细胞损失相关且 Th2 细胞反应促进该进程。一些疾病的进程与 Th1/Th2 平衡的变化相关联；例如，结核样型麻风中 Th1 反应占主导，瘤型麻风中 Th2 反应占主导。

理解了 T 细胞亚群之间的关系、各自的细胞因子群及病理状态必定对调控免疫反应以预防和治疗疾病有利。目前已经有许多实验模型，可通过重组细胞因子或细胞因子拮抗药来调解 Th1/Th2 平衡，从而改变疾病的结果。

## Th1 细胞和细胞介导的事件

Th1 细胞产生细胞因子（白细胞介素-2，肿瘤坏死因子-β 和干扰素-γ），它们：

- 激活巨噬细胞，使它们吞噬和杀死可能在细胞内存活和生长的微生物（如分枝杆菌）；
- 刺激 $CD8^+$淋巴细胞释放白细胞介素-2，促进细胞增殖及随后克隆成熟为细胞毒细胞以杀死有病毒感染的宿主细胞（图 13.3 ）；
- 抑制 Th2 细胞功能（通过干扰素-γ 的作用）。

---

❶　难于从一个个体移植器官（如肾）到另一个个体的主要原因是由于每个个体的 MHC 分子是不同的。接受者的淋巴细胞对捐赠组织的非自体（异体）MHC 分子发生反应，即产生快速而有力的免疫反应排斥之。

### Th2 细胞和抗体介导事件

Th2 细胞产生细胞因子［白细胞介素-4，转化生长因子（TGF）-β，白细胞介素-10］，它们：

- 刺激 B 细胞增殖和成熟为产生抗体的浆细胞（特别是 IgE），抗体与肥大细胞结合，在肺部则与嗜酸性粒细胞结合；
- 刺激嗜酸性粒细胞分化和活化；
- 抑制 Th1 细胞的功能（即激活炎性细胞和由 Th1 细胞因子产生的细胞介导的反应）。基于此原因，这些细胞因子通常被认为具有抗炎作用。

诱导抗体介导的反应因抗原类型的不同而变化。对大多数抗原而言，Th2 细胞与 B 细胞间的协同作用对反应发生是必不可少的。B 细胞也能呈递抗原给 T 细胞，T 细胞又会释放细胞因子作用于 B 细胞。具有抗炎作用的糖皮质激素（第 14 和 28 章）和免疫抑制药物环孢素（第 14 章）主要影响诱导阶段。细胞毒性免疫抑制药（第 14 章）对 B 和 T 细胞的增殖均有抑制作用。可以相信，类花生酸类物质在调控这些过程中发挥作用。举例来说，前列腺素 E 系列抑制淋巴细胞增殖，可能是通过抑制白细胞介素-2 的释放实现的。

## 效应期

效应期可能是由抗体或细胞介导的。抗体介导的反应（体液免疫反应）在细胞外液有效，但抗体不能消除细胞内的致病菌。细胞介导的免疫机制可处理这一问题。

### 抗体介导的反应（体液免疫反应）

有五类抗体球蛋白——IgG，IgE，IgM，IgA 和 IgD，它们仅在某些结构方面有差异（Janeway 等，2004）。五类抗体均为 γ-球蛋白（免疫球蛋白），一般具有两种功能：

- 识别并特异性结合抗原，即对宿主而言的外源性蛋白质或多糖；
- 启动单个或多个宿主后续防御系统。

抗原可以是入侵的有机体的一部分（如细菌的外壳），也可以是由有机体释放出来（如细菌毒素），还可能是在实验室以研究免疫反应为目的人为诱导出来的物质（如给豚鼠注射卵清蛋白）。抗体是一种 Y 型蛋白质分子，其 Y 型的分支（Fab 片段）为识别特定抗原部分，而 Y 型的茎部（Fc 片段）激活宿主防御。可产生抗体的 B 细胞通过表面受体来识别外源性分子；这些表面受体本质上是免疫球蛋白，它们最终由 B 细胞克隆产生。哺乳动物拥有数量庞大的 B 细胞克隆，这些克隆可以产生识别不同抗原位点的不同抗体。

正如人们推测的那样，抗体产生能力对机体生存具有巨大价值；新生儿缺乏此能力会反复感染（如肺炎、皮肤感染、扁桃体炎等）。在抗生素诞生之前，这样的幼儿在早期即会夭折，即使至今，这样的儿童仍需要定期接受免疫球蛋白作替代治疗。除了中和病原体的能力外，抗体还可以以几种方式增强宿主防御反应的有效性和特异性。

#### 抗体和补体序列

抗原抗体复合物形成后暴露了 Fc 功能域的补体结合位点。活化的补体序列行使其生物效应（图 13.1）。补体 C3 活化途径（经典通路）为特定病原体选择性激活补体反应途径，因为启动它的抗原、抗体反应既要有高度特异性的识别能力，也与病原体紧密相关。补体的溶解性能可用于治疗：单克隆抗体（mAb）与补体结合可作为一种化疗或放疗的辅助手段来清除骨髓中的癌细胞（第 51 章）。补体溶解还与抗淋巴细胞免疫球蛋白的作用有关。

#### 抗体和细菌的吞噬作用

当抗体通过 Fab 片段与微生物上的抗原结合时，Fc 功能域暴露无遗。吞噬细胞（中性粒细胞和巨噬细胞）细胞膜上有这些突出的 Fc 片段的受体。抗体在微生物和吞噬细胞之间形成一个特有的连接，这将比 C3b 作为调理素促进吞噬更有效（图 13.2）。

#### 抗体和细胞的细胞毒性

在某些情况下，例如寄生的蠕虫，入侵者太大以致不能被吞噬细胞吞噬。抗体分子可以在寄生虫和宿主白细胞（在这种情况下，主要是嗜酸性粒细胞）间形成连接，该连接能够通过表面的或细胞外的作用破坏或杀死寄生虫。NK 细胞与 Fc 受体结合也可以杀死抗体覆盖的靶细胞（例如抗体依赖性细胞介导的细胞毒性）。

抗体与肥大细胞或嗜碱性粒细胞

肥大细胞和嗜碱性粒细胞上有 IgE 受体，这是一种特殊的能固着于细胞膜的抗体形式。当抗原与附着于细胞的抗体发生反应时，药理学意义上的活性介质会全部分泌出来。这是十分复杂的反应在整个动物王国中广为存在，若不是对宿主的生存有重要价值，它是不可能在进化过程中发展和保留的。尽管在与嗜酸性粒细胞协同防御寄生蠕虫感染方面有重要作用，但对其确切的生物学意义并不完全清楚。一旦某些物质不适当地触发该反应，就会引发某些种类的过敏性反应（见下文），如今，它对许多的疾病影响显然大于对生存的影响。

**细胞介导的免疫反应**

细胞毒性 T 细胞（$CD8^+$ 源细胞）和炎性 Th1 细胞（可释放细胞因子）均参与细胞介导的反应（图 13.3）。它们以与中性粒细胞或巨噬细胞类似的方式进入炎症病灶区域，即通过内皮细胞上的黏附分子与淋巴细胞相互作用，由趋化因子吸引至炎症部位。

细胞毒 T 细胞

“包装过”的细胞毒 T 细胞可杀死细胞内的微生物，如病毒。当病毒感染哺乳动物细胞时，可发生两步防御性反应。第一步是于细胞表面表达 MHC 分子相关的病原体源性肽。第二步是通过细胞毒（$CD8^+$）T 细胞上的特异性受体识别肽-MHC 复合物（图 13.4 所示是 $CD4^+$ T 细胞的类似过程）。细胞毒 T 细胞通过启动编码程序使细胞凋亡以破坏病毒感染细胞。杀死细胞也需要有巨噬细胞共同作用。

巨噬细胞活化的 $CD4^+$ Th1 细胞

某些病原体（如李斯特菌、分枝杆菌）为生存的需要已改变策略，在被巨噬细胞吞噬后仍能在其内部繁殖。有防卫作用的 $CD4^+$ Th1 细胞释放细胞因子激活巨噬细胞从而杀死细胞内的病原体。Th1 细胞还通过释放作用于血管内皮细胞的细胞因子（如肿瘤坏死因子-α）和吸引巨噬细胞到感染部位的趋化因子（如巨噬细胞趋化因子-1）来辅助巨噬细胞。

巨噬细胞表面表达微生物源肽与 MHC 分子形成的复合物，被能释放细胞因子的 Th1 细胞识别，Th1 细胞所产生的细胞因子可调动巨噬细胞杀伤机制。活化的巨噬细胞（无论有或无细胞内病原体）是产生化学介质的工厂，它们不仅能产生和分泌许多细胞因子，还可以产生毒性氧代谢物、能杀死细胞外有机物（如卡氏肺囊虫和蠕虫）的中性蛋白酶、补体成分、类花生酸类物质、NO、集落刺激因子、致热原和启动凝血级联外在通路的“组织因子”（第 21 章）以及各种其他凝血因子。在炎症“消除”时一定会出现的修复过程中，它们也十分重要。分泌的细胞因子中有 IL-12，它具有正反馈作用，可进一步促进 Th1 细胞分化。在同种移植物排斥反应中细胞介导的反应起主要作用。

特殊细胞介导的免疫反应或体液免疫反应与之前介绍的非特异性血管和细胞反应相叠加，致使其不仅更加有效，同时对特定的病原体有更多的选择性。这一特定的免疫反应重要之处在于，针对抗原发生反应的淋巴细胞克隆在与微生物初次接触后即明显扩增，并存有记忆细胞。这些变化对以后暴露的抗原会产生更快和更有效的反应。在某些情况下，反应速度如此之快且有效，以致病原体一经暴露立即被消灭，再无立足之地。免疫接种即利用了这一原理。

前面所指出的炎症和超敏反应的全身事件在不同的组织中是存在差异的。例如，哮喘时的气道炎症中，嗜酸性粒细胞和神经肽起了特别重要的作用（第 23 章）。在中枢神经系统的炎症中则很少有中性粒细胞浸润，单核细胞内流也很迟缓，可能是因为中枢神经系统血管内皮细胞缺乏黏附分子的表达且缺少趋化因子。很长时间以来，人们都知道在一些组织，如中枢神经系统的薄壁组织、前房和睾丸，是特殊区域，对直接进入的外来抗原不会产生免疫反应。但是，已存在于中枢神经系统薄壁组织中的抗原若被引入其他部位，还是会引发中枢神经系统的免疫/炎症反应发展。

## 炎症的全身反应

除了炎症区域的局部变化外，还经常有炎性疾病的全身表现，包括发热、血液中白细胞增多（又称为白细胞增多症，如果只是中性粒细胞增加就称为中性粒细胞增多症）、肝急性期蛋白质释放等。急性期蛋白质包括 C-反应蛋白、$\alpha_2$-巨球蛋白、纤维蛋白原、$\alpha_1$-抗胰蛋白酶和一些补体成分。虽然对这些成分的很多功能目前仍然只是推测，但它们似乎都有抗微生物作用。例如，C-反应蛋白结合一些微生物，产生的复合物会活化补体。其他蛋白可以清除铁（对入侵的有机体而言是一种必需的营养素）或阻断蛋白酶，这对宿主过度的炎症反应具有保护作用。皮质醇也会增加，并对炎症反应具有重要的抗调节作用（第 14 和 28 章）。

**适应性反应** 要点

- 适应性（特异性、获得性）免疫反应增强先天性免疫反应的有效性。它有两个阶段，诱导期和效应期，后者由①抗体介导及②细胞介导两部分构成。
- 在诱导期，荷载 CD4 或 CD8 复合受体的幼稚 T 细胞呈递抗原，诱发增殖：
  — 表达有 CD8 的 T 细胞分化成细胞毒 T 细胞，可以杀死病毒感染的细胞；
  — 表达有 CD4 的 Th 细胞经细胞因子刺激后发育为 Th1 或 Th2 细胞；
  — Th2 细胞通过刺激 B 细胞增殖调控抗体介导的反应，继而产生分泌抗体的浆细胞和记忆细胞；
  — Th1 细胞分化成可释放细胞因子的细胞，这些细胞因子可激活巨噬细胞，它们与细胞毒 T 细胞一起控制细胞介导的反应。
- 效应期依赖于抗体和细胞介导反应。
- 抗体提供：
  — 补体活化更具选择性；
  — 更有效地吞噬病原体；
  — 更有效地附着于多细胞寄生虫上，加速其破坏；
  — 直接破坏某些病毒和某些细菌毒素。
- 细胞介导的反应包括：
  — $CD8^+$ 细胞毒 T 细胞杀死病毒感染的细胞；
  — 可释放细胞因子的 $CD4^+$ T 细胞使巨噬细胞能杀死细胞内病原体，如结核杆菌；
  — 记忆细胞引发对已知抗原的快速反应。
- 不适当发生的免疫反应称为超敏反应。
- 当正常的保护性炎症和/或免疫反应失控时，应用抗炎药和免疫抑制药。

## 有害的炎症和免疫反应

免疫反应必须保持一种微妙的平衡。学院派认为，防感染免疫系统是有可能的，但也会让宿主付出沉重的代价。大约有 1 万亿潜在的抗原寄居于宿主体内，这样一种“超免疫”系统攻击宿主本身引发自身免疫性疾病的可能性超过 1000 倍。因此，实际本身无毒的物质，如花粉或宿主的自身组织，有时无意间也会激活免疫系统，这种情况并不罕见；一旦发生这种情况，需进行抗炎或免疫抑制治疗。有害的免疫反应被称为过敏或超敏反应，分为四种类型（Janeway 等，2004）。

### Ⅰ型：速发型或过敏性超敏反应

Ⅰ型超敏反应（常简称为“变态反应”）主要发生于对抗原主要呈现 Th2 细胞反应而不是 Th1 反应的个体。在这些个体中，本身无毒的物质（如草花粉，尘螨，某些食品或药物，动物皮毛等）激发 IgE 类型的抗体产生。IgE 抗体主要定位于肥大细胞、肺以及嗜酸性粒细胞上。再次接触到这些物质将会引起组胺、血小板活化因子、类花生酸类物质和细胞因子的释放。这些效应可能仅局限于鼻（花粉症）、支气管树（哮喘的初发期）、皮肤（荨麻疹）或胃肠道。在某些情况下，这种反应会全身扩散并产生过敏性休克，而过敏性休克十分严重，会危及生命。药物的一些重要的有害作用包括过敏性超敏反应（第 53 章）。

### Ⅱ型：抗体依赖性细胞毒性超敏反应

一旦上述直接针对宿主体内细胞（这种攻击很可能是外源性的）的机制启动，即发生Ⅱ型超敏反应。例如，宿主细胞因药物而发生改变，免疫系统有时会错误地将其视为外源蛋白而引发抗体生成。这种抗原-抗体反应触发补体活化（及其结局），有可能引起 NK 细胞的攻击。这样的例子包括由药物引起的中性粒细胞改变导致粒细胞缺乏症（第 53 章），或由药物引起的血小板改变导致血小板减少性紫癜（第 21 章）。这些Ⅱ型变态反应也涉及某些类型的自身免疫性甲状腺炎［如桥本病（慢性淋巴细胞性甲状腺炎）；见第 29 章］。

### Ⅲ型：复合介导型超敏反应

当抗体与可溶性抗原发生反应时会引起Ⅲ型超敏

反应发生。抗原-抗体复合物可激活补体或黏附于肥大细胞上，刺激介质的释放。

◆ 一个实验例子是 Arthus 反应，给家兔或豚鼠皮下注射伴高循环浓度抗体的外源性蛋白时发生该反应。3～8h 内该部位变为红色并发生肿胀，这是由于抗原-抗体复合物沉淀于小血管并激活补体造成的。中性粒细胞被吸引、激活后（由 C5a）产生毒性氧簇并分泌各种酶。

C3a 可以刺激肥大细胞释放介质。由这一过程引起的损害可导致血清病，致敏作用引起严重的反应后血液中持续存在抗原可造成血清病，如对霉变干草的应答（称作农夫肺）及某些类型的自身免疫性肾病和动脉疾病。Ⅲ型过敏反应还与红斑狼疮（一种慢性、自身免疫性炎性疾病）有关。

### Ⅳ型：细胞介导的超敏反应

典型的Ⅳ型过敏反应（也称为迟发型超敏反应）是结核菌素反应，当培养的结核杆菌蛋白注入到先前感染过或接种过疫苗而对结核菌敏感的个体皮肤内后，可见到局部的炎症反应。刺激产生“不恰当的”细胞介导的免疫反应伴随单核细胞浸润及各种细胞因子的释放。细胞介导的超敏反应也是其他感染（如流行性腮腺炎和麻疹）以及蚊子和蜱叮咬反应的基础。由药物或工业化学品引起的皮肤反应中，细胞介导的超敏反应起重要作用（第 53 章），其中化学品（称为半抗原）结合皮肤中的蛋白质形成“外源”物质，产生了细胞介导的免疫反应（图 13.3）。其他细胞介导的超敏反应的例子是类风湿关节炎（第 14 章）、多发性硬化和 1 型（胰岛素依赖型）糖尿病（第 26 章）。

从本质上而言，不恰当地调动 T 细胞活性是各类超敏反应（Ⅰ、Ⅱ和Ⅲ型超敏反应的启动期，Ⅳ型的启动和效应期）发生的基础。这些反应也是临床上重要的自身免疫性疾病的基础。免疫抑制药（第 14 章）和/或糖皮质激素（第 28 章）常规用于治疗这些疾病。

## 炎性反应的结局

在概括了特异性免疫反应后，我们需要重新考虑发生在宿主-病原体相互作用部位的局部急性炎性反应。应该明确的是，急性炎性反应是由先天性的、免疫学意义上为非特异的成分与各种特异性免疫反应（体液免疫或细胞介导的免疫）共同构成的。至于后者达到何种程度取决于几个因素，如病原体和被感染的器官或组织的基本特性。

一个重要的不能忽视的事实是，炎症反应是一种防御机制，而不是一种疾病。它的作用是使受感染或损伤的组织恢复到正常结构和功能，并且在绝大多数情况下，它就是这样的发生。炎症反应的愈合和恢复期是一个动态的进程，而非无进一步炎症的简单“发生”。这只是我们刚刚开始了解的领域，目前已经清楚的是，机体运用自身介质和细胞因子（包括各种生长因子、膜联蛋白-A1、脂氧素和 IL-10）的独特调节方式终止残余炎症，并促进重建和修复受损组织。

在某些情况下，愈合是完全的，但若已有损害（细胞死亡，形成脓，溃疡），则修复常常是必需的，很可能会造成瘢痕。如果病原体持续存在，急性反应有可能转化为慢性炎症反应。这是一个缓慢的、不易觉察的反应，可以持续无限期地破坏组织并促进局部细胞和结缔组织的增殖。在慢性炎症区域发现的主要细胞类型是单核细胞和异常的巨噬细胞源性细胞。在愈合或慢性炎症过程中，生长因子触发血管发生并引起成纤维细胞在纤维组织中堆积。由一些微生物引起的感染（如梅毒，结核病和麻风）从一开始就具有慢性炎症的标志。这一类炎症的细胞成分或介质成分也在许多（如果不是多数的话）慢性自身免疫性疾病和超敏性疾病见到，它们是药物作用的重要靶点。

## 炎症和免疫反应的介质

可溶性介质（其中有许多可能被视为局部激素）在炎症反应过程中发挥关键（有时是神秘）的作用。“介质”一词是以 Henry Dale 爵士 1933 年的最初建议为依据，它的定义是符合一系列标准的物质。Dale (1994) 修改成了更适合的版本并沿用至今。药理作用显著的主要介质详细叙述如下。

### 组 胺

在一个经典的研究中，Henry Dale 爵士和他的同事们证明局部过敏性反应（Ⅰ型或称速发型超敏反应，见上文）是敏感组织中发生的抗原-抗体反应，而组胺在体外和体内均可模拟这一效应。第一代抗组胺药是由 Bovet 和他的同事发现的，但由 Schild 仔细定量研究后发现，实际在体内有两种类型的组胺受体存在。当时的抗组胺药只影响到一类（$H_1$ 受体）而并不影响 $H_2$ 受体，$H_2$ 受体对胃酸分泌很重要。利用 Schild 的分类方法，Black 和他的同事们研制出第二代抗组胺药，即 $H_2$ 受体拮抗药。组胺受体的第三种亚型（$H_3$ 受体）于 1999 年克隆成功，$H_4$ 受体在 2001 年克隆成功（Zhu 等，2001）。

## 组胺的合成和储存

组胺是组氨酸脱羧酶将组氨酸脱羧后得到的碱性胺。在大多数组织中都可以发现有组胺存在，但在肺部和皮肤的浓度较高，在胃肠道内浓度特别高。在细胞水平上，发现它们主要集中在肥大细胞（约每个细胞 0.1～0.2 pmol）和嗜碱性粒细胞（每个细胞 0.01 pmol），在非肥大细胞（如胃的组胺样细胞和脑的组胺能神经元）也有存在（第 34 章）。在肥大细胞和嗜碱性粒细胞中，组胺是与酸性蛋白质和一个高分子量肝素以复合物的形式贮存在细胞内颗粒中。

## 组胺的释放

当炎症或过敏反应发生时，组胺由肥大细胞通过胞吐方式释放出来。刺激物包括与特异性表面受体相互作用的 C3a、C5a 以及与细胞上的 IgE 抗体结合的抗原。与许多的分泌过程相同（第 4 章），组胺的释放是由增加的胞质钙触发的。各种碱性药物，如吗啡和筒箭毒碱通过非受体方式使组胺释放。可增加 cAMP 形成的药物（如 β-肾上腺素受体激动药；见第 11 章）抑制组胺的释放。肥大细胞或嗜碱性粒细胞分泌组胺是一个缓慢的过程，可能需要几天或几周，而在胃组胺样细胞中组胺的翻转是十分快速的。组胺由组胺酶和/或甲基化酶咪唑 N-甲基转移酶代谢。

## 作　用

组胺作用于特定受体，该受体可被选择性拮抗药所阻断。表 13.1 和表 13.2 列出了一些与 4 种主要类型组胺受体（涉及炎症反应）相关的详细内容（Gutzmer 等，2005）。选择性 $H_1$、$H_2$ 和 $H_3$ 受体的拮抗药分别包括美吡拉敏（mepyramine）、西咪替丁（cimetidine）和噻普酰胺（thioperamide）。$H_2$ 和 $H_3$ 受体的选择性激动药分别是 dimaprit 和（R）-甲基组胺［（R）-methylhistamine］。组胺 $H_1$ 受体拮抗药是用于治疗炎症（尤其是鼻炎）的主要抗组胺药。其他亚型拮抗药的临床应用途可见第 14、25 和 34 章。

### 胃的分泌

组胺作用于 $H_2$ 受体刺激胃酸分泌。就临床而言，这是组胺最重要的作用，因为它涉及消化性溃疡的发病机制。详细内容参考第 25 章。

### 平滑肌效应

组胺作用于 $H_1$ 受体使回肠、支气管、细支气管和子宫平滑肌收缩。对人回肠的效应不如在豚鼠上那么典型（豚鼠回肠仍然是组胺生物测定的事实标准）。组胺降低支气管哮喘的第一相时的通气量（第 23 章和图 23.3）。

### 心血管效应

组胺作用于 $H_1$ 受体扩张人体血管，该效应在某些血管床部分依赖于内皮。它也作用于心脏 $H_2$ 受体增加心率和心排血量。

皮内注入组胺可引起皮肤变红，同时伴随有周围红晕的条痕。此反应称为三重反应，是 Thomas Lewis 爵士在五十多年前描述的。变红反映小动脉和毛细血管前括约肌血管舒张，条痕则是由于毛细血管后微静脉通透性增加。这些作用主要是通过激活 $H_1$ 受体介导的。红晕是一种轴突反射：感觉神经纤维的刺激激发了同一神经邻近分支逆向冲动，释放血管舒张物质如 CGRP（第 14 和 16 章）。

### 瘙　痒

当把组胺注射进皮肤或应用于水疱基部时会发生瘙痒，这是由于组胺刺激感觉神经末梢 $H_1$ 依赖性机制造成的。

### 中枢神经系统效应

组胺是中枢神经系统的一种递质（第 34 章）。

尽管事实上组胺释放明显产生许多与炎症相关的症状和体征，但 $H_1$ 受体拮抗药在急性炎症反应方面并没有太大的临床作用，因为其他介质可能更重要。然而组胺在Ⅰ型超敏反应（如变应性鼻炎，荨麻疹）中很重要。在什么情况下使用 $H_1$ 受体拮抗药可参见第 14 章。

**表 13.1 用于确定三种组胺受体类型的激动药资料**

| 药物 | 体外相对活性 | | |
|---|---|---|---|
| | $H_1$ 受体（收缩回肠） | $H_2$ 受体（刺激心率） | $H_3$ 受体（脑组织释放组胺） |
| 组胺 | 100 | 100 | 100 |
| dimaprit | <0.0001 | 71 | 0.0008 |
| (R)-α-甲基组胺 | 0.49 | 1.02 | 1550 |

（Data derived from Black J W et al. 1972 Nature 236：385-390；Ganellin C R 1982 In：Ganellin C R，Parson M E [eds] Pharmacology of histamine receptors. Wright，Bristol，pp. 11-102；Arrang J M et al. 1987 Nature 327：117-123；van der Werf J F，Timmerman H 1989 Trends Pharmacol Sci 10：159-162.）

**表 13.2 用于确定三种组胺受体类型的拮抗药资料**

| 药物 | 结合常数（$K_B$；mol/L） | | |
|---|---|---|---|
| | $H_1$ | $H_2$ | $H_3$ |
| 美吡拉敏 | $0.4\times10^9$ | - | $>3\times10^6$ |
| 西咪替丁 | $4.5\times10^4$ | $0.8\times10^6$ | $3.3\times10^5$ |
| 噻普酰胺 | $>10^4$ | $>10^5$ | $4.3\times10^9$ |

（Data drived from Black J W et al. 1972 Nature 236：385-390；Ganellin C R 1982 In：Ganellin C R，Parson M E [eds] Pharmacology of histamine receptors. Wright，Bristol，pp. 11-102；Arrang J M et al. 1987 Nature 327：117-123；van der Werf J F，Timmerman H 1989 Trends Pharmacol Sci 10：159-162.）

**组胺** 要点

- 组胺是一种碱性胺，储存在肥大细胞和嗜碱性颗粒中，当 C3a 和 C5a 与特异性的膜受体发生相互作用或抗原与细胞上的 IgE 发生相互作用时，组胺释放。
- 组胺通过与靶细胞上的 $H_1$、$H_2$ 或 $H_3$（也可能有 $H_4$）受体结合产生作用。
- 在人类的主要作用是：
  - — 刺激胃分泌（$H_2$）；
  - — 使大部分平滑肌收缩；血管平滑肌除外（$H_1$）；
  - — 刺激心脏（$H_2$）；
  - — 血管舒张（$H_1$）；
  - — 增加血管通透性（$H_1$）。
- 皮内注射组胺导致“三重反应”：变红（局部血管舒张），条痕（直接作用于血管）和红晕（感觉神经经轴突反射释放肽类介质）。
- 组胺的主要病理生理学作用是：
  - — 作为胃酸分泌的刺激物（治疗用 $H_2$ 受体拮抗药）；
  - — 作为Ⅰ型超敏反应的主要介质，如荨麻疹和花粉症（用 $H_1$ 受体拮抗药治疗）。
- $H_3$ 的受体存在于突触前，抑制多种神经递质的释放。

## 类花生酸类物质

与组胺不同，类花生酸类物质在细胞内预先并不存在，一旦需要时会从磷脂前体合成产生。它们参与控制许多生理过程，也是调节炎症反应的最重要的介质和调质之一（图 13.5）。

精液中含有可以收缩子宫平滑肌的脂类物质被报道后，于 20 世纪 30 年代掀起了对类花生酸类物质研究的兴趣。最初该物质被认为起源于前列腺，被错误地命名为前列腺素。后来，人们清楚地了解到，前列腺素并非单一物质，而是可从所有细胞中的二十碳不饱和脂肪酸生成的化合物家族。

### 结构和生物合成

在哺乳动物中，类花生酸类物质的主要前体是花生四烯酸（5，8，11，14-二十碳四烯），它是一种含有四个双键的二十碳不饱和脂肪酸（此处 eicosa 是 20 个碳原子之意，tetraenoic 是 4 个双键之意）。在大多数细胞类型中，花生四烯酸在磷脂池中以酯化状态存在，游离酸浓度很低。主要类花生酸类物质是前列腺素类、血栓烷类和白三烯类，也会产生其他的花生四烯酸衍生物，如脂氧素（名词“类前列腺素”既包括前列腺素类，又包括血栓烷类）。

多数情况下，类花生酸合成起始和限速步骤是花生四烯酸酯的释放过程，或为一步过程（图 13.6），或为两步过程（图 13.7）；该过程都源于磷脂酶 $A_2$（$PLA_2$）所作用的磷脂。存在几种酶中最重要的可能是具有高度调节作用的胞质 $PLA_2$。这种酶不仅产生花生四烯酸（或称类花生酸类物质），还可以产生可溶性甘油磷酰胆碱（可溶性血小板活化因子），它是血小板活化因子（PAF）的前体，而 PAF 是另一种炎症介质（图 13.5 和图 13.10）。

胞质 $PLA_2$ 磷酸化后被活化，从而释放花生四烯酸。许多刺激触发信号转导后促进该反应发生，这些刺激包括作用于血小板的凝血酶，作用于中性粒细胞的 C5a，作用于成纤维细胞的缓激肽，作用于肥大细胞的抗原-抗体反应。一般的细胞损伤也可触发这一激活过程。游离的花生四烯酸由几种途径代谢，其中包括：

- 脂肪酸环加氧酶（COX）。它有两种主要异构体形式（COX-1 和 COX-2）将花生四烯酸转化为前列腺素类和血栓烷类。
- 脂氧酶。它有几种亚型合成白三烯、脂氧素或其他化合物（图 13.5 和图 13.8）。

第 14 章详细介绍这些通路的抑制药［包括非甾体抗炎药（NSAID）和糖皮质激素］产生抗炎作用的方式。

## 类前列腺素

COX-1 作为固有酶存在于大多数细胞中，所产生的类前列腺素作为稳态调节剂（如调节血管反应）发挥作用，而正常情况下 COX-2 并不存在，但炎症刺激可强烈地诱发其产生，因此认为该酶与炎症治疗有更多的相关性（对这一点更充分的讨论见下一章）。这两个酶均催化将两个氧分子嵌入到每个花生四烯酸分子中，形成高度不稳定环内过氧化物 $PGG_2$ 和 $PGH_2$，在异构酶或合酶的作用下迅速转化为 $PGE_2$、$PGI_2$、$PGD_2$、$PGF_{2\alpha}$ 和 $TXA_2$，它们是该反应的主要生物活性终产物。所产生的类花生酸类混合物因细胞类型而异，取决于特异性的内过氧化物异构酶或合酶的存在。举例来说，在血小板中 $TXA_2$ 占主导地位，而在血管内皮中 $PGI_2$ 是主要产物。巨噬细胞、中性粒细胞和肥大细胞合成的是混合产物。如果底物是二十碳三烯酸（3 个双键），而非花生四烯酸，由此产生的类前列腺素都只有一个双键（例如 $PGE_1$），而二十碳五烯酸含有五个双键，其产物为 $PGE_3$。后一底物很有意义，因为它在鱼油中大量存在，如果饮食中足量供给，它将提供很大一部分细胞脂肪酸。更需注意的是，当促炎性 $PGE_2$ 产生受到抑制，$TXA_2$ 的生成也会减少。这可能是这种类型的海产品在饮食中比较丰富时对抗炎和心血管都有益的原因。

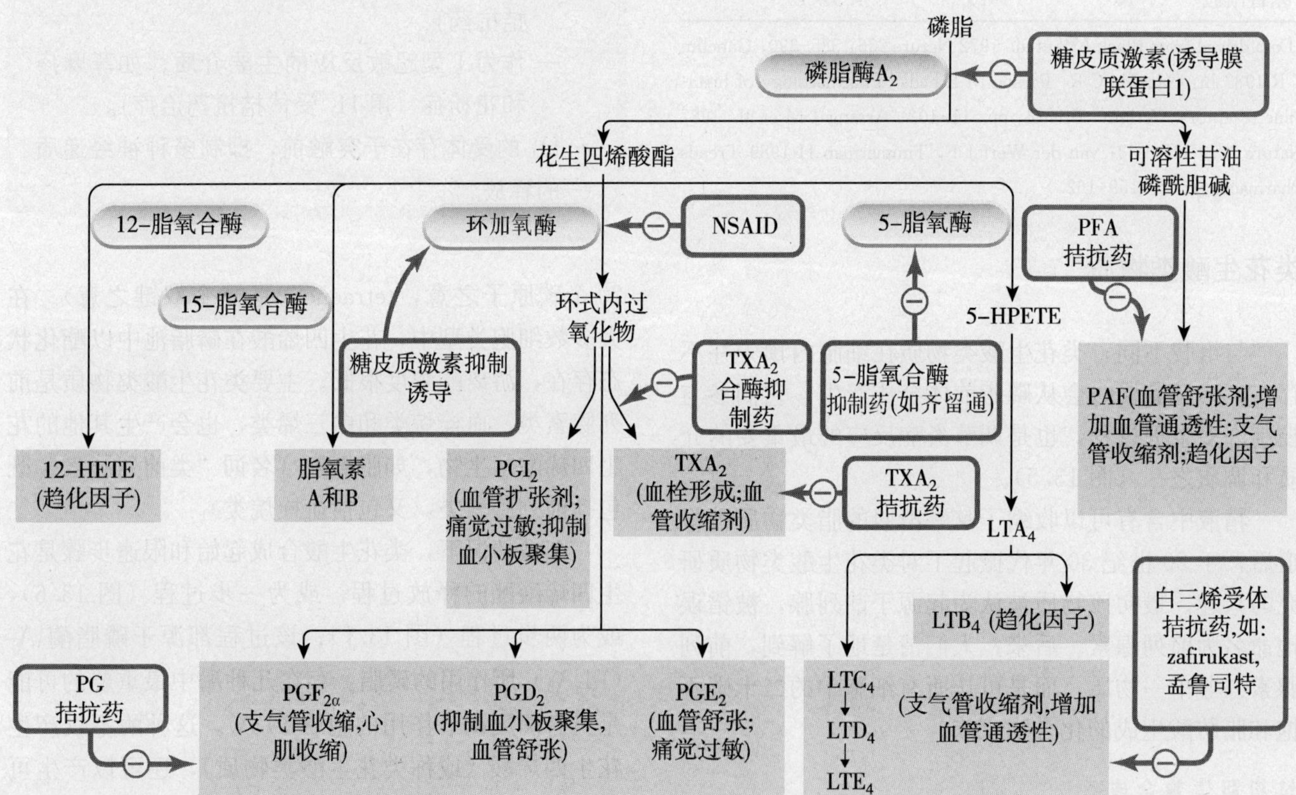


**图 13.5 磷脂来源的炎症介质简要示意图，标出了抗炎药物的作用和作用位点。**花生四烯酸代谢物是类花生酸。糖皮质激素抑制环加氧酶-2 的基因转录，环加氧酶-2 通常由炎症介质刺激炎性细胞诱导产生。前列腺素（PG）$E_2$ 的作用依赖于类前列腺素的三个受体被激活。HETE，羟基二十碳四烯酸；HPETE，羟基过氧化二十碳四烯酸；LT，白三烯；NSAID，非甾体抗炎药；PAF，血小板活化因子；$PGI_2$，前列环素；TX，血栓烷。

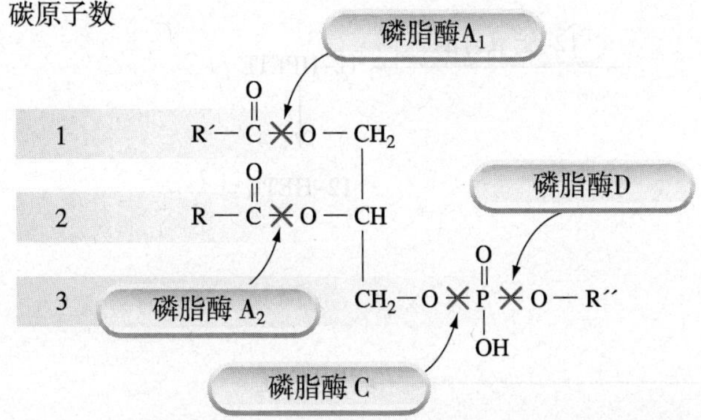


**图 13.6 磷脂的结构和磷脂酶的作用位点。**一般来说，不饱和脂肪酸如花生四烯酸在 $C_2$ 位酯化，磷脂酶 $A_2$ 能水解之，而其他的代谢途径是众所周知的（图 13.7）。在甘油"主链"上的碳原子数在左侧给出。该图表明邻酰基残基在碳原子 1 和 2 上，但邻烷基残基也可能存在（图 13.10）。在 $C_3$ 上可见不同的碱基。R′有胆碱、乙醇胺、丝氨酸、肌醇或氢。

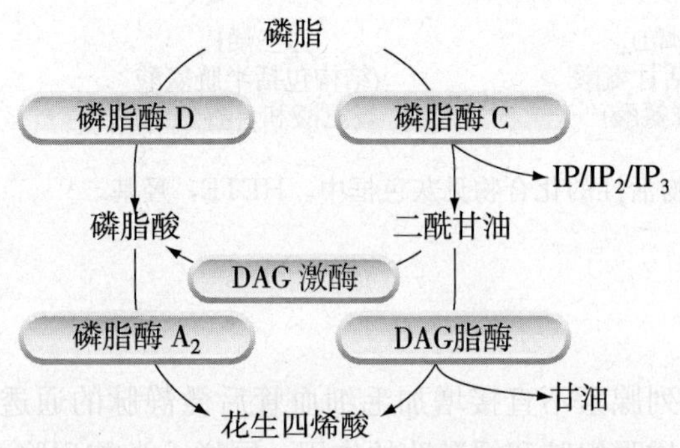


**图 13.7 从磷脂释放花生四烯酸的替代途径。**DAG，二酰甘油；IP，肌醇磷酸。

## 类前列腺素的分解代谢

这是一个多步骤的过程。在载体介导的摄取之后，大部分前列腺素类通过前列腺素特异性酶的作用迅速失活，失活产物经脂肪酸氧化酶的作用进一步降解。该前列腺素特异性酶在肺中浓度高，在第一阶段就有 95% 的 $PGE_2$、$PGE_1$ 和 $PGF_{2\alpha}$失活。在循环中，大多数前列腺素类的半衰期小于 1min。

前列腺素 $I_2$ 和 $TXA_2$ 略有不同。两者本身在体液中不稳定并迅速降解（分别是 5min 和 30s），失活为 6-酮基-$PGF_1$ 和 $TXB_2$。还可发生进一步代谢，但这与我们在此的讨论无关。

## 前列腺素受体

主要有五种前列腺素受体（Coleman 等，1993），均为典型的 G 蛋白偶联受体。它们分别被称为 DP、FP、IP、EP 和 TP 受体，命名主要是根据它们的配体是 $PGD_2$、$PGF_{2\alpha}$、$PGI_2$、$PGE_2$ 或 $TXA_2$。有些受体还可进一步分为不同的亚型，如 EP 受体就分为三个亚型。

## 类前列腺素的作用

类前列腺素作用于大多数组织并且发挥多样作用。

- $PGD_2$ 引起血管舒张，抑制血小板聚集，松弛胃肠和子宫平滑肌，调节下丘脑/垂体激素的释放。它通过作用于 TP 受体产生支气管收缩效应。
- $PGF_{2\alpha}$在人类引起心肌收缩（第 30 章），在某些种属（如牛）引起黄体溶解，在其他种属（如猫、狗）引起支气管收缩。
- $PGI_2$ 引起血管舒张，抑制血小板聚集（第 21 章），肾素释放，并通过影响肾小管对钠离子的重吸收促进排钠。
- $TXA_2$ 引起血管收缩、血小板聚集（第 21 章）和支气管收缩（豚鼠比人类更加明显）。

$PGE_2$ 有以下作用：

— 作用于 $EP_1$ 受体，引起支气管和胃肠平滑肌收缩；

— 作用于 $EP_2$ 受体，引起支气管舒张、血管舒张，促进肠液分泌并松弛胃肠平滑肌；

— 作用于 $EP_3$ 受体，引起肠平滑肌收缩，抑制胃酸分泌（第 25 章），增加胃黏液分泌，抑制脂肪分解，抑制自主神经递质释放，并刺激人类妊娠子宫收缩（第 30 章）。

**磷脂源性介质** 要点

- 主要的磷脂源性介质是类花生酸类物质（类前列腺素和白三烯类）以及血小板活化因子（PAF）。
- 类花生酸类物质是经磷脂酶 $A_2$ 从磷脂直接释放的花生四烯酸合成得到或由磷脂酶 C 和二酰基甘油脂肪酶参与的一个两步过程而获得的。
- 花生四烯酸由环加氧酶（COX）-1 或 COX-2 代谢为类前列腺素，或由 5-脂氧酶代谢为白三烯类。
- 血小板活化因子（PAF）是通过磷脂酶 $A_2$ 由磷脂前体衍生而来，随后形成可溶性血小板活化因子，经乙酰化形成 PAF。

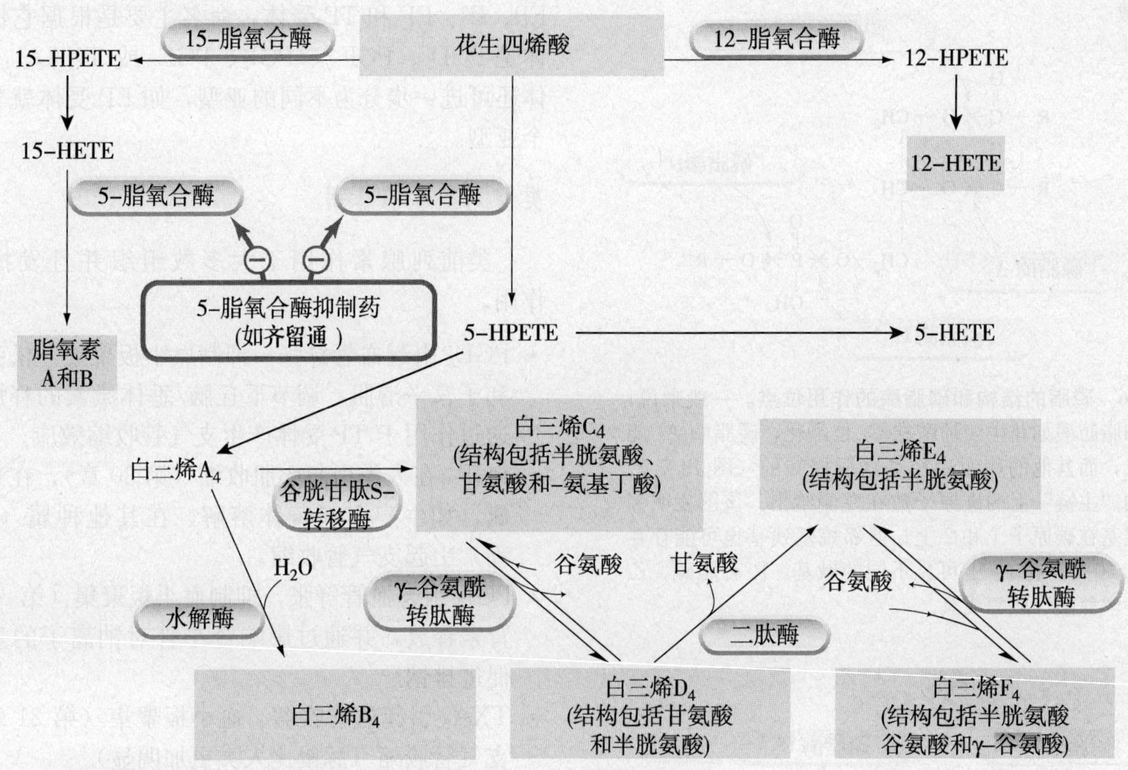


**图 13.8 从花生四烯酸合成白三烯类的生物合成途径。**有生物活性的化合物见灰色框中。HETE，羟基二十碳四烯酸；HPETE，羟基过氧化二十碳四烯酸。

### 类前列腺素在炎症反应中的作用

炎症反应必然伴有类前列腺素的释放。虽然 $PGI_2$ 也很重要，但仍以 $PGE_2$ 占主导。在急性炎症反应区域，局部组织和血管生成 $PGE_2$ 和 $PGI_2$，而肥大细胞主要释放 $PGD_2$。在慢性炎症中，单核细胞/巨噬细胞系列也可释放 $PGE_2$ 和 $TXA_2$。总之，在炎症中类前列腺素共同起到一种阴-阳的作用，即刺激某些反应，减少另一些反应。最显著的影响如下：

在正常情况下，$PGE_2$、$PGI_2$ 和 $PGD_2$ 为强的血管扩张剂，与其他炎性血管扩张剂（如组胺及缓激肽）有协同作用。正是这种对毛细血管前微动脉的联合扩张作用造成了急性炎症区域发红和血流量增加。类前列腺素不直接增加毛细血管后微静脉的通透性，但可增强组胺和缓激肽的作用。同样，类前列腺素本身不引起疼痛，但可增敏传入 C 纤维（第 41 章）对其他有毒刺激物的影响加强缓激肽的作用。非甾体抗炎药的抗炎作用主要是通过阻断前列腺素类的这些作用而实现的。

前列腺素 E 系列也有致热作用（即诱导发热）。感染时，脑脊液中有高浓度的 PGE 存在，而且有证据表明，$PGE_2$ 的释放最终介导了体温升高（引起细胞因子释放）。非甾体抗炎药通过抑制下丘脑 $PGE_2$ 的合成发挥解热作用（第 14 章）。

然而，在某些情况下有些前列腺素类却具有抗炎作用，例如，$PGE_2$ 减少溶酶体酶的释放，减少中性粒细胞产生毒性氧代谢物以及从肥大细胞释放的组胺。有几种类前列腺素供临床使用（见临床方框）。

**类前列腺素**

要点

- 类前列腺素包括前列腺素类和血栓烷类。
- 环加氧酶（COX）氧化花生四烯酸，产生不稳定的中间体前列腺素（PG）$G_2$ 和 $PGH_2$。
- COX 主要有两个亚型：组成酶 COX-1，COX-2。后者由炎症刺激诱发产生。
- $PGI_2$（前列环素）主要来自血管内皮，作用于 IP 受体，产生血管舒张和抑制血小板聚集的作用。
- 血栓烷（TX）$A_2$ 主要来自血小板，作用在 TP 受体，引起血小板聚集和血管收缩。
- $PGE_2$ 在炎性反应中产生，是致发热的介质。主要的作用是：
  - — $EP_1$ 受体：收缩支气管及胃肠道（GIT）平滑肌；
  - — $EP_2$ 受体：松弛支气管、血管和 GIT 平滑肌；
  - — $EP_3$ 受体：抑制胃酸分泌，增加胃黏液分泌，收缩妊娠的子宫和 GIT 平滑肌，抑制脂肪分解和自主神经递质的释放。
- $PGF_{2\alpha}$ 作用于 FP 受体，在子宫（及其他）平滑肌和黄体上存在，引起子宫收缩和黄体溶解（在某些种属）。
- $PGD_2$ 主要来源于肥大细胞，作用于 DP 受体，引起血管舒张，抑制血小板聚集。

## 白三烯类

白三烯类（leuko 意为白，因其由白细胞制造，trienes 意为三烯，因为它们含有三个共轭双键）是经脂氧酶催化途径从花生四烯酸合成的。这些可溶性胞质酶存在于肺、血小板、肥大细胞和白细胞中。这些酶中最主要的是 5-脂氧酶。细胞活化后，该酶转位到核膜，与被称为 FLAP（5-脂氧酶活化蛋白）的一种关键的辅助蛋白质配合发挥作用。5-脂氧酶结合花生四烯酸碳 5 位的过氧氢基团（图 13.8），导致产生不稳定的白三烯（LT）$A_4$ 化合物。经酶的作用可将 $LTA_4$ 转变为 $LTB_4$，$LTA_4$ 也是半胱氨酰-白三烯类（$LTC_4$，$LTD_4$，$LTE_4$ 和 $LTF_4$）的前体物（也称为硫化肽白三烯类）。这些半胱氨酰加合物共同构成过敏性慢反应物质（SRS-A），这是一种多年前发现的过敏反应时在豚鼠肺产生的物质，被认为在哮喘中起重要作用。$LTB_4$ 主要由中性粒细胞产生，而半胱氨酰-白三烯类主要是由嗜酸性粒细胞、肥大细胞、嗜碱性粒细胞和巨噬细胞产生。脂氧素和其他活性产物（其中有一些具有抗炎性质）也是经该途径由花生四烯酸酯产生（图 13.8）。

$LTB_4$ 通过中性粒细胞独特的膜结合细胞色素 P450 酶代谢，随后进一步氧化成 20-羧基 $LTB_4$。$LTC_4$ 和 $LTD_4$ 被代谢为 $LTE_4$；$LTE_4$ 经尿排泄。

### 白三烯类受体和作用

与白三烯类结合的受体称为白三烯受体：如果配体是 $LTB_4$，则受体称作 BLT，如果配体是半胱氨酰-白三烯，则受体称作 CysLT。$LTB_4$ 作用于特异性 $LTB_4$ 受体，而受体是根据选择性激动药和拮抗药来确定的。转导机制与肌醇三磷酸的利用和增加胞质钙离子有关。$LTB_4$ 是中性粒细胞和巨噬细胞的强力趋化剂（图 13.2）。对中性粒细胞而言，它还上调膜黏附分子的表达，增加毒性氧产物的生成，并释放颗粒酶。对巨噬细胞和淋巴细胞而言，它刺激增殖并促进细胞因子释放。

**类前列腺素的临床应用**

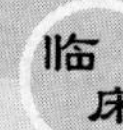


- 妇科和产科（第 30 章）
  - — 终止妊娠：采用吉美前列素或米索前列醇［代谢稳定的前列腺素（PG）E 类似物］。
  - — 引产术：采用地诺前列酮或米索前列醇。
  - — 产后出血：卡前列腺素。
- 胃肠道
  - — 非甾体抗炎药物联合应用以防止溃疡：米索前列醇（第 25 章）。
- 心血管
  - — 在手术矫正伴有某些先天性心脏畸形婴儿的缺陷时，为保持动脉导管通畅：前列地尔（$PGE_1$）。
  - — 抑制血小板聚集（如在血液透析时）：依前列醇（$PGI_2$），特别是禁用肝素时。
  - — 原发性肺动脉高压：依前列醇（第 19 章）。
- 眼科
  - — 开角型青光眼：拉坦前列素滴眼液。

半胱氨酰-白三烯在呼吸系统和心血管系统有重要作用，$LTD_4$ 特异性受体是以众多的选择性拮抗药为基础确定的。

- 呼吸系统。半胱氨酰-白三烯是强的致痉原，在体外可引起人的支气管平滑肌剂量依赖性收缩。$LTE_4$ 较 $LTC_4$ 和 $LTD_4$ 作用弱，但作用更持久。所有的白三烯类均可增加黏液分泌。采用气雾剂的形式给人类志愿者施用，可减少特异性气道传导力和最大呼气流速，其效果比组胺所产生的效果更持久（图 13.9）。
- 心血管系统。少量的 $LTC_4$ 或 $LTD_4$ 静脉内给予可出现快速、短暂的血压下降，并显著增加冠状动脉阻力血管收缩。皮下注射时，可引起与组胺作用相当的条痕和红晕。鼻部局部应用，$LTD_4$ 增加鼻面血流量和局部血管通透性。

### 白三烯类在炎症中的作用

在许多炎症情况下，$LTB_4$ 在炎症渗出物及组织中都可发现，其中包括类风湿关节炎、银屑病和溃疡性结肠炎。半胱氨酰-白三烯在慢性支气管炎的痰液中大量存在，并具有生物活性。体外实验发现，当有抗原攻击时，它们可以从人类哮喘肺样本中释放出来，在变应性鼻炎患者的鼻腔灌洗液中也可见到。有证据表明，它们对哮喘患者的支气管高反应性有关，认为它们是哮喘早期和晚期两个阶段的主要介质（图 23.2）。

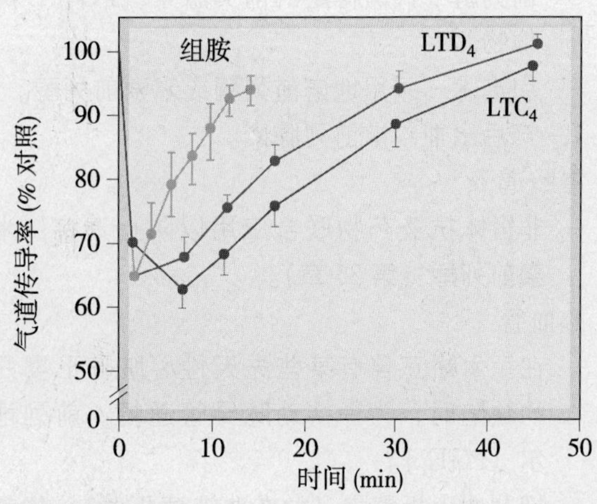


**图 13.9　在 6 位正常受试者中，半胱氨酰-白三烯和组胺对比气道传导率的作用时程。**比气道传导率由固定容积的全身体积记录器测定，药物以吸入方法给予。（From Barnes P J，Piper P J，Costello J K 1984 Thorax 39：500.）

半胱氨酰-白三烯受体拮抗药扎鲁司特（zafirlukast）和孟鲁司特（montelukast）现已用于治疗哮喘（第 23 章）。半胱氨酰-白三烯可能介导急性过敏反应时的心血管变化。正在开发的抑制 5-脂氧酶的药物可作为平喘药（第 23 章）和抗炎药。齐留通（zileuton）这类药物虽在世界上一些地方应用，但至今在治疗中尚无确切的地位（Larsson 等，2006）。

## 脂氧素

新近的工作已经指出，15-脂氧合酶的产物命名为脂氧素（图 13.8），它作用于多形核白细胞上的特异性受体，抵抗 $LTB_4$ 的作用，对炎症反应提供所谓的“停止信号”。奇妙的是，阿司匹林可刺激这些物质合成，可能是它的其他抗炎作用之一（Gilroy & Perretti，2005；Serhan，2005）。脂氧素与抗炎蛋白质膜联蛋白-A1 相同，均作用于甲酰肽 G 蛋白偶联受体系统。

## 血小板活化因子

血小板活化因子也有其他称谓，如血小板活化因子-乙酰氯化血红素和 AGEPC（乙酰基甘油醚磷酰胆碱），它是一种生物活性脂类，在极低浓度下（$< 10^{-10}$ mol/L）即能产生效应。血小板活化因子这一命

> **白三烯类**　要点
>
> - 5-脂氧合酶将花生四烯酸氧化为 5-过氧化氢二十碳四烯酸（5-HPETE），再转化为白三烯（LT）$A_4$。依次转化为白三烯 $B_4$ 或一系列谷胱甘肽加合物，半胱氨酰-白三烯 $LTC_4$、$LTD_4$ 和 $LTE_4$。
> - $LTB_4$ 作用于特异性受体，引起多形核和单核细胞的黏附、趋化与活化，刺激增殖、刺激巨噬细胞和淋巴细胞产生细胞因子。
> - 半胱氨酰-白三烯引起：
>   — 支气管平滑肌收缩；
>   — 大部分血管舒张，但冠状动脉血管收缩。
> - 白三烯 $B_4$ 在所有类型的炎症中是一个重要的介质；半胱氨酰-白三烯在哮喘中尤其重要。

名容易造成误导，因为血小板活化因子对各种不同的靶细胞都有作用，故认为血小板活化因子在急性和慢性过敏反应及炎症中都是一个重要的介质。血小板活化因子是由酰基血小板活化因子分两步生物合成得到的（图 13.10）。$PLA_2$ 作用于酰基血小板活化因子产生可溶性血小板活化因子，然后再使血小板活化因子乙酰化。血小板活化因子进而脱乙酰基成为失活的可溶性血小板活化因子（图 13.11）。

### 血小板活化因子的来源

在合适的环境下，凝血酶和大多数炎性细胞可刺激血小板，释放血小板活化因子。

### 在炎症中的角色和作用

通过作用于特异性受体，血小板活化因子可以产

| 碳原子数 | 结构 |
|---|---|
| 1 | $CH_2-O-(CH_2)_n-CH_3$ |
| 2 | $H_3C-\overset{O}{\overset{\Vert}{C}}-O-CH$ |
| 3 | $CH_2-O-\underset{OH}{\underset{\vert}{\overset{O}{\overset{\Vert}{P}}}}-O-R$ |

**图 13.10　血小板活化因子（PAF）的结构。**碳原子 1 位连接有十六或十八邻烷基残基（图 13.6）。化合物若具有上述两部分之一即有血小板活化因子活性。R 为胆碱。

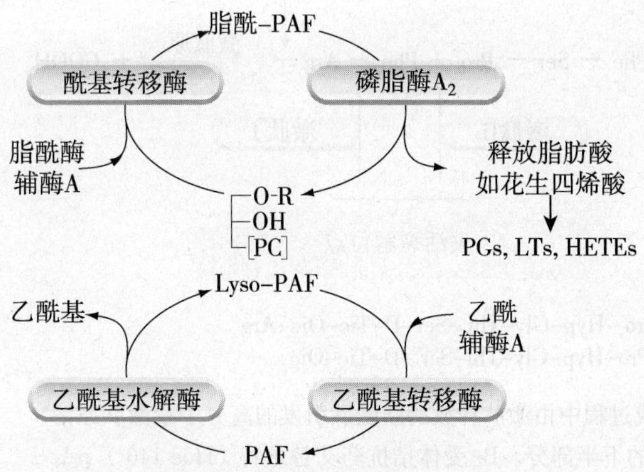


**图 13.11　血小板活化因子（PAF）的合成与降解过程。**HETE，羟基二十碳四烯酸；LT，白三烯；PC，磷酸胆碱；PG，前列腺素。

生很多炎症的条痕症状和体征。局部注射后，它可产生血管舒张效应（可见红斑），增加血管通透性和条痕形成。较高剂量产生痛觉过敏。对中性粒细胞和单核细胞而言它是一种有效的化学吸引素，在哮喘的后期吸引嗜酸性粒细胞至支气管黏膜（图 23.3）。它可以激活 $PLA_2$ 并启动类花生酸的合成。

血小板活化因子促进血小板的花生四烯酸更新及 $TXA_2$ 的产生，使血小板的形状发生改变并释放颗粒中的内容物。这对止血及血栓形成是很重要的（第 21 章）。PAF 对支气管和回肠平滑肌有致痉作用。

糖皮质激素的抗炎作用至少部分是通过抑制血小板活化因子的合成来实现的（图 13.5）。PAF 的竞争性拮抗药和/或可溶性血小板活化因子乙酰基转移酶的特异性抑制药可以作为有效的抗炎药和/或平喘药。血小板活化因子拮抗药来昔帕泛（lexipafant）在临床试验中用于治疗急性胰腺炎（Leveau 等，2005）。

## 缓激肽

缓激肽和赖氨酰缓激肽（胰激肽）是由被称为激肽原的循环蛋白质经蛋白酶级联通路发生溶蛋白性裂解而形成的活性肽（图 13.1）。

### 缓激肽的来源及形成

依靠丝氨酸蛋白酶激肽释放酶从血浆高分子量激肽原形成缓激肽的过程见图 13.12。激肽原是一种血浆 α-球蛋白，有高分子量（Mr 110 000）和低分子量（Mr 70 000）两种形式。激肽释放酶由失活前体前激肽释放酶经 Hageman 因子（因子Ⅻ；见第 21 章和图 13.1）作用得到的。Hageman 因子是通过与胶原、基底膜、细菌脂多糖类、尿酸盐晶体等带负电荷

**血小板活化因子**　要点

- PAF 由磷脂酶 $A_2$ 活化的炎性细胞释放，作用于靶细胞上的特异性受体。
- 药理作用包括舒张血管，增加血管通透性、趋化性，激活白细胞（特别是嗜酸性粒细胞），活化和聚集血小板，收缩平滑肌。

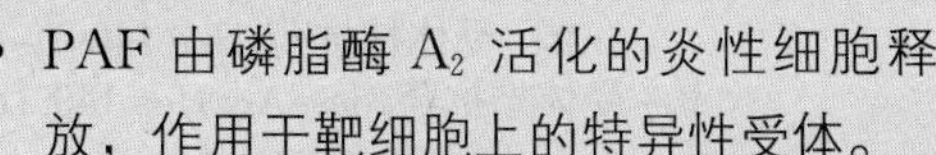

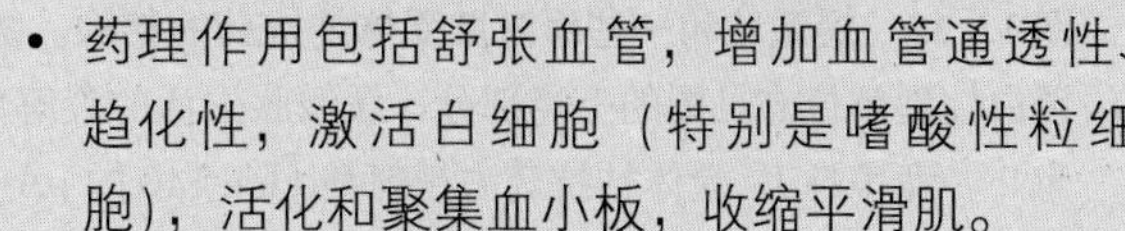

- PAF 与支气管高反应性和哮喘的延迟期有关。

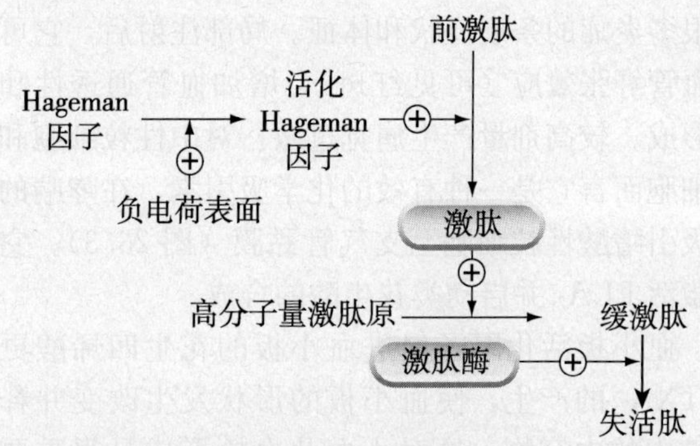


**图 13.12 缓激肽的合成与降解过程。**高分子量激肽原（HMW-激肽原）可能既作为激肽释放酶的底物，又作为活化前激肽释放酶的辅因子发挥作用。

的表面接触后被激活的。炎症时，因为血管通透性增加，Hageman 因子、前激肽释放酶和激肽原会渗漏出血管外，并暴露于带负电荷的表面，从而促进 Hageman 因子与前激肽释放酶的相互作用。随后活化的酶从激肽原前体“剪切”出缓激肽（图 13.13）。激肽释放酶还可以激活补体系统，并可将纤溶酶原转换为纤溶酶（图 13.1 和第 21 章）。

除血浆激肽释放酶外，在胰、唾液腺、结肠和皮肤中还发现有其他的激肽生成同工酶。这些组织激肽释放酶对高、低分子量激肽原都起作用，并主要产生胰激肽，它是一种多肽，作用类似于缓激肽。

### 缓激肽的代谢和灭活

灭活缓激肽及相关激肽的特异性酶称为激肽酶（图 13.12 和 13.13）。其中之一是激肽酶Ⅱ，它是一种肽基二肽酶，该酶去除两个 C 末端氨基酸使激肽失活。这种酶（一般被覆在内皮细胞的腔面）与血管紧张素转换酶（ACE；见第 19 章）等同，而 ACE 可以将两个 C 端残基从无活性的肽血管紧张素Ⅰ上分裂下来，使其转化为有活性的血管收缩肽——血管紧张素Ⅱ。因此，激肽酶Ⅱ使血管扩张剂失活，但可以激活血管收缩剂。ACE 抑制药对缓激肽有增强作用有可能会助长这些药物的副作用（如咳嗽）。激肽也经各种特异性不强的肽酶代谢，包括血清羧肽酶，该酶可去除 C 端精氨酸，产生 9-去精氨酸-缓激肽（des-Arg[9]-bradykinin），该物质是两个主要类别的缓激肽受体之一的特异性激动药（见下文）。

### 缓激肽在炎症中的作用和角色

缓激肽引起血管舒张并增加血管通透性。其血管扩张作用部分是因为前列环素生成和 NO 释放导致的

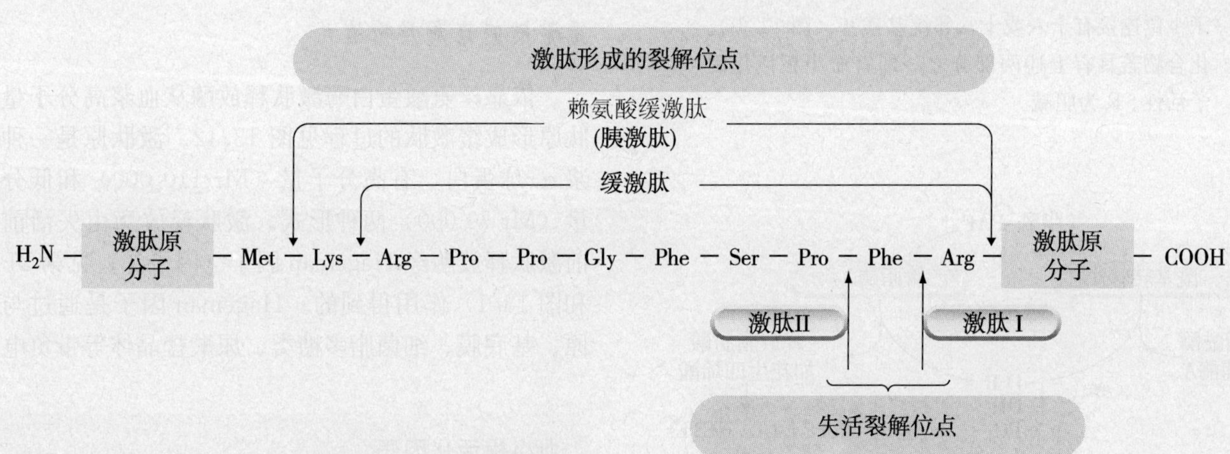


**图 13.13 缓激肽和一些缓激肽受体拮抗药的结构。**缓激肽形成过程中由激肽释放酶胰激肽引发的高分子量激肽原溶蛋白性裂解位点见图的上半部分；缓激肽失活的裂解部位见图的下半部分。$B_2$ 受体拮抗药艾替班特（Hoe 140）$pA_2$ 为 9，竞争性 $B_1$ 受体拮抗药去精氨酸 Hoe 140 的 $pA_2$ 为 8。该 Hoe 化合物含有非天然氨基酸：Thi、d-Tic 和 Oic 是苯丙氨酸和脯氨酸的类似物。

（图 13.5）。它是一种有效致痛药，且该作用被前列腺素增强。缓激肽对肠、子宫和支气管平滑肌（在某些种属）也有致痉作用。与组胺产生的作用相比，该收缩作用是缓慢而持续的（因此“brady”即为“慢”的意思）。

虽然缓激肽再现了许多炎症的症状和体征，但实际对它在炎症和过敏反应中的作用并未完全清楚，部分是因为它的作用通常是其他介质触发的复杂级联事件中的一部分。但是，过度的缓激肽生成造成胃肠道疾病中的腹泻，在变应性鼻炎中刺激鼻咽分泌。缓激肽也与胰腺炎时的临床现象有关。在生理上，由组织激肽释放酶引起的缓激肽的释放可调节血液流向某些外分泌腺体，并影响其分泌。它也通过一些上皮组织（包括肠、气管和胆囊）刺激离子转运和液体分泌。

### 缓激肽受体

有两类缓激肽受体，命名为 $B_1$ 和 $B_2$。两者均为 G 蛋白偶联受体，介导非常相似的作用。$B_1$ 受体通常表达水平非常低，但在炎症或损伤组织中，细胞因子如白细胞介素 1 可诱导其高表达。$B_1$ 受体对 9-去精氨酸-缓激肽有反应，对缓激肽本身无反应。现已知大量的选择性肽拮抗药。$B_1$ 受体可能在炎症和痛觉过敏时发挥显著作用，故近来关注于开发用于咳嗽和神经障碍的拮抗药（Chung，2005；Rodi，2005）。

$B_2$ 受体在许多正常细胞内存在，且由缓激肽和胰激肽激活，但 9-去精氨酸-缓激肽不能激活之。已经开发了肽类和非肽类拮抗药，最知名的是艾替班特（icatibant），但迄今为止尚未在临床应用。

**缓激肽** 要点

- 缓激肽是由激肽释放酶从血浆 α-球蛋白，即激肽原上“剪辑”的一种九肽。
- 它由激肽酶Ⅰ作用转化为八肽化合物、$BK_{1\sim8}$（des-$Arg^9$-BK），并通过肺中的激肽酶Ⅱ（血管紧张素转换酶）灭活。
- 药理作用：
  - — 舒张血管（在很大程度上依赖于血管内皮细胞上的一氧化氮和前列腺素 $I_2$）；
  - — 增加血管通透性；
  - — 刺激疼痛神经末梢；
  - — 刺激上皮组织离子转运和气道及胃肠道的液体分泌；
  - — 收缩肠及子宫平滑肌。
- 有两种主要的 BK 受体亚型：$B_2$ 受体是组成性存在形式，而 $B_1$ 受体是炎症时诱发产生。
- 两种受体均有选择性的竞争性拮抗药，$B_1$ 受体为去精氨酸 Hoe 140（$pA_2$ 为 8），而 $B_2$ 受体为艾替班特（$pA_2$ 为 9）。

## 一氧化氮

在第 17 章将对 NO 的细节进行论述，在此我们仅讨论它在炎症中的作用。诱导型一氧化氮合酶（iNOS）是与炎症反应相关的主要亚型，事实上所有的炎性细胞在细胞因子的刺激下均表达该酶。iNOS 还存在于哮喘受试者的支气管上皮、溃疡性结肠炎患者结肠的黏膜及炎性关节疾病患者的滑膜细胞中。NO 可能参与了促进炎症反应网络：它增加血管通透性及前列腺素的产生，是一种有效的血管扩张剂。某些其他特性可看作抗炎作用，例如，内皮 NO 抑制中性粒细胞和血小板的黏附及血小板的聚集。NO 或其衍生物也有细胞毒作用，可杀灭细菌、真菌、病毒和寄生虫，所以在这方面 NO 提高了局部的防御机制。然而，如果它产生过多可能会损害宿主细胞。

iNOS 抑制药用于炎症治疗正在研究之中。感染性休克患者得益于 iNOS 的抑制药，对实验性关节炎，iNOS 抑制药可减少疾病的活动。非甾体抗炎药加上 NO 释放药比传统的非甾体抗炎药副作用更小，而抗炎作用更强（第 14 章）。

## 神经肽类

感觉神经元释放的神经肽造成神经性炎症（Maggi，1996）。主要涉及的肽是 P 物质、神经激肽 A 和降钙素基因相关肽（CGRP，见第 16 章）。P 物质和神经激肽 A（速激肽家族中的成员）作用于肥大细胞，释放组胺和其他介质，造成平滑肌收缩及黏液分泌，而降钙素基因相关肽是一种有效的血管扩张剂。神经性炎症涉及几种炎症状态的发病机制，其中包括哮喘的延迟期、变应性鼻炎、炎性肠病以及某些类型的关节炎。

## 细胞因子

细胞因子是在炎症过程中由免疫系统的细胞合成和

释放的蛋白质或多肽类介质，根据它们的功能命名。100多种细胞因子已被确定，此超家族一般包括：

- 白细胞介素；
- 趋化因子；
- 干扰素；
- 集落刺激因子；
- 生长因子与肿瘤坏死因子。

细胞因子通过自分泌或旁分泌的机制在局部发挥作用。在靶细胞上，它们结合并激活特异性的高亲和力受体，在多数情况下，这些受体在炎症时均上调。除趋化因子作用于G蛋白偶联受体外，大多数细胞因子作用于激酶连接的受体，调节磷酸化级联（反应），影响基因的表达，如Jak/Stat通路（第3章）。

除了它们自身对细胞的直接作用，有的细胞因子通过诱导其他炎症介质的形成增强炎症。另外一些能诱导其他细胞因子的受体作用于其靶细胞，或对与其他细胞因子的相互作用起到协同或拮抗作用。细胞因子与一套复杂的信号语言相关联，通过细胞表面同时接收的不同信息的强度和数量决定一种特定细胞参与的最后反应。

对细胞因子的各种系统分类在许多文献中可见到，可用多种图表描绘复杂的细胞因子之间、细胞因子与各种靶细胞之间的相互作用网络。在Casciari等（1996）和Janeway等（2004）的文章中可查到细胞因子的分类表，或者使用本章后面附的网站链接查到。全面涵盖这方面的内容超出了本书的范围，但为清楚介绍本章内容，将细胞因子分为两大类：

- 参与诱导免疫反应的细胞因子，在上文及图13.5中已有概述；
- 促炎和抗炎细胞因子，参与免疫/炎症反应的效应阶段，我们将在下文论述。

促炎细胞因子。这些细胞因子参与急性和慢性炎症反应以及修复和消退。主要的促炎细胞因子是肿瘤坏死因子-α和白细胞介素-1（见上文，图13.2）。后者实际上组成了一个三种细胞因子的家族；这三种细胞因子是两个激动剂IL-1α、IL-1β和一种令人惊讶的内源性IL-1受体拮抗剂（IL-1ra）。这些混合物在炎症过程中从巨噬细胞和其他许多细胞中释放出来，并且可以启动一系列次级细胞因子的合成和释放，其中包括趋化因子（见下文）。各种细胞因子生长因子（如血小板源性生长因子、成纤维生长因子、血管内皮生长因子）对修复过程是至关重要的，它们也与慢性炎症有关（第5章）。



抗炎细胞因子是对炎症反应有抑制作用的细胞因子，包括转化生长因子-β，IL-4，IL-10和IL-13。它们抑制趋化因子产生，抗炎的白细胞介素能抑制由Th1细胞驱动的反应，而Th1细胞的不适当的激活与几种疾病的发病相关。

## 趋化因子

趋化因子被定义为具有趋化作用的细胞因子，它们控制白细胞的迁移，在免疫和炎症反应时具有转运协调功能。在此，命名法（及其分类）存在一个小小的困惑，因为一些非细胞因子的介质也控制白细胞的运动（如C5a，$LTB_4$，甲酰-甲硫氨酸-亮氨酸-苯丙氨酸等；见图13.2）。此外，许多趋化因子还有其他的一些作用，例如导致肥大细胞脱颗粒或促进血管发生。

已鉴定出40多种趋化因子，对我们这些并非专门研究趋化因子的人来说，通过考察多肽链上关键的半胱氨酸残基是相邻的（C-C趋化因子）还是被另一个残基隔开的（C-X-C趋化因子）的，就能很方便地区分它们。

C-X-C趋化因子（主要的例子是IL-8；见图13.2）作用于中性粒细胞，主要参与急性炎症反应。C-C趋化因子（主要的实例是MCP-1和RANTES）作用于单核细胞、嗜酸性粒细胞和其他细胞，主要参与慢性炎症反应。

趋化因子通过G蛋白偶联受体发挥作用，若发生改变或有不适当的表达会导致多发性硬化、癌症、类风湿关节炎和某些心血管疾病的发生（Gerard & Rollins，2001）。有些类型的病毒（疱疹病毒、巨细胞病毒、痘病毒和反转录病毒家族成员）可利用趋化因子系统并破坏宿主的防御（Murphy，2001）。有的能够模拟宿主趋化因子或趋化因子受体的蛋白质，有的充当趋化因子受体拮抗剂，有的伪装成生长因子或血管生成因子。引起AIDS的HIV病毒就是大量地利用了宿主的趋化因子系统。这种病毒外膜有一种蛋白质（gp120）识别并结合CD4的T细胞受体和趋化因子复合受体，使其可穿透T细胞（第47章）。

## 干扰素

干扰素在下文将有更详细的介绍；集落刺激因子

将在 22 章介绍。

共有三种干扰素，分别命名为 IFN-α、IFN-β 和 IFN-γ。INF-α 不是一个单一的物质，是一个约有 20 种具有相似活性的蛋白质家族。α 和 β 具有抗病毒作用，而 INF-α 还具有一定的抗肿瘤作用。IFN-α 和 IFN-β 均由病毒感染的细胞释放，并活化邻近细胞的抗病毒机制。IFN-γ 在诱导 Th1 反应中发挥作用（图 13.3；Abbas 等，1996）。

### 干扰素的临床应用

INF-α 被用于治疗慢性乙型和丙型肝炎，有一定的抗带状疱疹作用，还可用于预防普通感冒。也有一些关于对淋巴瘤、实体瘤的抗肿瘤报道。INF-α 可能产生许多剂量相关的副作用。INF-β 用于一些多发性硬化症患者，而 INF-γ 与抗生素配合用于慢性肉芽肿病的治疗。

**细胞因子** 要点

- 细胞因子是在炎症过程中释放的多肽，可调节炎症和免疫系统细胞的作用。
- 细胞因子超家族包括干扰素，白细胞介素，肿瘤坏死因子（TNF），生长因子，趋化因子与细胞集落刺激因子。
- 利用自分泌或旁分泌两种机制，它们对白细胞、血管内皮细胞、肥大细胞、成纤维细胞、造血干细胞和破骨细胞有复杂的影响，控制增殖、分化和/或活化。
- 白细胞介素（IL）-1 和 TNF-α 是诱导其他细胞因子形成的主要炎性细胞因子。
- 干扰素（IFN）-α 和 IFN-β 有抗病毒活性，IFN-α 常作为一种辅助剂用于病毒性感染的治疗。IFN-γ 具有显著的免疫调节作用，用于治疗多发性硬化。

## 首字母缩写词汇表

| | |
|---|---|
| APC | 抗原递呈细胞 |
| C | 补体（如 C3a，C5a，C3b 等） |
| CD4 和 CD8 | 分别为在 T 淋巴细胞上对 MHC Ⅰ类或Ⅱ类分子的复合受体 |
| COX-1 和 COX-2 | 环加氧酶的亚型 |
| ICAM | 细胞间黏附分子 |
| IFN | 干扰素（如 IFN-α，IFN-β，IFN-γ） |
| IL | 白（细胞）介素（如 IL-1，IL-2 等） |
| LT | 白三烯（如 $LTB_4$，$LTC_4$，$LTD_4$） |
| mAb | 单克隆抗体 |
| MCP-1 | 单核细胞趋化蛋白-1 |
| MHC | 主要组织相容性复合物 |
| NK | 自然杀伤淋巴细胞 |
| NSAID | 非甾体抗炎药 |
| PAF | 血小板活化因子 |
| PAMP | 病原相关的分子模式 |
| PG | 前列腺素（如 $PGE_2$，$PGI_2$ 等） |
| RANTES | 正常 T 细胞表达和分泌因子 |
| Th | T 辅助淋巴细胞（有 Th1 和 Th2） |
| TLR | Toll 受体 |
| TNF-α | 肿瘤坏死因子-α |
| TNF-β | 肿瘤坏死因子-β |

## 参考文献与扩展阅读


### 先天性以及适应性反应

Abbas A K, Murphy K M, Sher A 1996 Functional diversity of helper lymphocytes. Nature 383: 787-793 (*Excellent review, helpful diagrams; commendable coverage of Th1 and Th2 cells and their respective cytokine subsets*)

Adams D H, Lloyd A R 1997 Chemokines: leucocyte recruitment and activation cytokines. Lancet 349: 490-495 (*Commendable review*)

Akira S, Takeda K, Kaisho T 2001 Toll-like receptors: critical proteins linking innate and acquired immunity. Nat Immunol 2: 675-680 (*Article describing the receptors for PAMPs shared by large groups of micro-organisms. Stimulation of these receptors by components of micro-organisms activates innate immunity and is a prerequisite for triggering acquired immunity. Useful diagrams.*)

Brown P 2001 Cinderella goes to the ball. Nature 410: 1018-1020.

Delves P J, Roitt I M 2000 The immune system. N Engl J Med 343: 37-49, 108-117 (*A good overview of the immune system—a minitextbook of major areas in immunology; colourful three-dimensional figures*)

Gabay C, Kushner I 1999 Acute phase proteins and other systemic responses to inflammation. N Engl J Med 340: 448-454 (*Lists the acute-phase proteins and outlines the mechanisms controlling their synthesis and release*)

Kärre K, Welsh R M 1997 Viral decoy vetoes killer cell. Nature 386: 446-447

Kay A B 2001 Allergic diseases and their treatment. N Engl J Med 344: 30-37, 109-113 (*Covers atopy and Th2 cells, the role of Th2 cytokines in allergies, IgE, the main types of allergy, and new therapeutic approaches*)

Mackay C R, Lanzavecchia A, Sallusto F 1999 Chemoattractant receptors and immune responses. Immunologist 7: 112-118 (*Masterly short review covering the role of chemoattractants in orchestrating immune responses—both the innate reaction and the Th1 and Th2 responses*)

Medzhitov R 2001 Toll-like receptors and innate immunity. Nat Rev Immunol 1: 135-145 (*Excellent review of the role of Toll-like receptors in (a) the detection of microbial infection, and (b) the activation of innate non-adaptive responses, which in turn lead to antigen-specific adaptive responses*)

Medzhitov R, Janeway C 2000 Innate immunity. N Engl J Med 343: 338-344 (*Outstanding clear coverage of the mechanisms involved in innate immunity and its significance for the adaptive immune response*)

Murphy P M 2001 Viral exploitation and subversion of the immune system through chemokine mimicry. Nat Immunol 2: 116-122 (*Excellent description of viral/immune system interaction*)

Panes J, Perry M, Granger D N 1999 Leucocyte-endothelial cell adhesion: avenues for therapeutic intervention. Br J Pharmacol 126: 537-550 (*Brief coverage of the principal cell adhesion molecules and factors affecting leucocyte-endothelial adhesion precedes consideration of potential therapeutic targets*)

Parkin J, Cohen B 2001 An overview of the immune system. Lancet 357: 1777-1789 (*A competent straightforward review covering the role of the immune system in recognising, repelling and eradicating pathogens and in reacting against molecules foreign to the body*)

Romagnani S 1996 Short analytical review: Th1 and Th2 in human diseases. Clin Immunol Immunopathol 80: 225-235 (*Admirable coverage of the pathophysiology of Th1 and Th2 responses*)

Walker C, Zuany-Amorini C 2001 New trends in immunotherapy to prevent atopic disease. Trends Pharmacol Sci 22: 84-91 (*Discusses potential therapies based on recent advances in the understanding of the immune mechanisms of atopy*)

Wills-Karp M, Santeliz J, Karp C L 2001 The germless theory of allergic diseases. Nat Rev Immunol 1: 69-75 (*Discusses the hypothesis that early childhood infections inhibit the tendency to develop allergic disease*)

### 主要介质

Arrang J M, Garbarg M, Schwartz J C 1983 Autoinhibition of brain histamine release mediated by a novel class ($H_3$) of histamine receptor. Nature 302: 832-834 (*Seminal article on the existence of $H_3$ receptors*)

Casciari J J, Sato H et al. 1996 Tabular lexicon of cytokine structure and function. In: Chabner B A, Longo D N (eds) Cancer chemotherapy and biotherapy, 2nd edn. Lippincott-Raven, Philadelphia, pp. 787-793 (*Useful classification bringing order to a confusing field*)

Coleman R A, Humphrey P A et al. 1993 Prostanoid receptors: their function and classification. In: Vane J, O' Grady J (eds) Therapeutic applications of prostaglandins. Edward Arnold, London, pp. 15-36 (*Useful coverage; includes structures of prostanoids, their analogues and antagonists—a classification that brought forth order from chaos!*)

Dale M M 1994 Summary of section on mediators. In: Dale M M, Foreman J C, Fan T-P (eds) Textbook of immunopharmacology, 3rd edn. Blackwell Scientific, Oxford, pp. 206-207 (*Considers which mediators meet defined criteria*)

Gerard C, Rollins B 2001 Chemokines and disease. Nat Immunol 2: 108-115 (*Discusses diseases associated with inappropriate activation of the chemokine network, and discusses some therapeutic implications; describes how viruses evade the immune responses by mimicry of the chemokines or their receptors*)

Gutzmer R, Diestel C, Mommert S et al. 2005 Histamine $H_4$ receptor stimulation suppresses IL-12p70 production and mediates chemotaxis in human monocyte-derived dendritic cells. J Immunol 174: 5224-5232

Horuk R 2001 Chemokine receptors. Cytokine Growth Factor Rev 12: 313-335 (*Comprehensive review focusing on recent findings in chemokine receptor research; describes the molecular, physiological and biochemical properties of each chemokine receptor*)

Luster A D 1998 Mechanisms of disease: chemokines—chemotactic cytokines that mediate inflammation. N Engl J Med 338: 436-445 (*Excellent review; outstanding diagrams*)

Mackay C R 2001 Chemokines: immunology's high impact factors. Nat Immunol 2: 95-101 (*Clear, elegant coverage of the role of chemokines in leucocyte-endothelial interaction, control of primary immune responses and T/B cell interaction, T cells in inflammatory diseases, and viral subversion of immune responses*)

Maggi C A 1996 Pharmacology of the efferent function of primary sensory neurones. In: Geppetti P, Holzer P (eds) Neurogenic inflammation. CRC Press, London (*Worthwhile. Covers neurogenic inflammation, the release of neuropeptides from sensory nerves, and inflammatory mediators. Discusses agents that inhibit release and the pharmacological modulation of receptor-mediated release.*)

Mantovani A, Bussolino F, Introna M 1997 Cytokine regulation of endothelial cell function: from molecular level to the bedside. Immunol Today 5: 231-239 (*Pathophysiology of endothelial cell-cytokine interactions; detailed diagrams*)

Rodi D, Couture R et al. 2005 Targeting kinin receptors for the treatment of neurological diseases. Curr Pharm Des 11: 1313-1326 (*An overview of the potential role of kinin receptor antagonists in neurological diseases, dealing particularly with those of immunological origin*)

Samuelsson B 1983 Leukotrienes: mediators of immediate hypersensitivity reactions and inflammation. Science 220: 568-575 (*Seminal article on leukotrienes*)

Szolcsânyi J 1996 Neurogenic inflammation: reevaluation of the axon reflex theory. In: Geppetti P, Holzer P (eds) Neurogenic inflammation. CRC Press, London, pp. 33-42 (*Good coverage of neurogenic inflammation*)

Ulrich H, von Andrian U H, Englehardt B 2003 $\alpha_4$ Integrins as therapeutic targets in autoimmune disease. N Engl J Med 348: 68-70 (*Editorial commenting on two articles in the journal that describe the use of natalizumab, a recombinant mAb, for the treatment of multiple sclerosis and Crohn's disease; natalizumab binds to $\alpha_4$ integrins on haemopoietic cells and prevents them from binding to their endothelial receptors*)

Zhu Y, Michalovich D, Wu H et al. 2001 Cloning, expression, and pharmacological characterization of a novel human histamine receptor. Mol Pharmacol 59: 434-441 (*Describes the cloning of the fourth type of histamine receptor, $H_4$*)

## 一些抗炎症文章

Bazan N G, Flower R J 2002 Lipid signals in pain control. Nature 420: 135-138 (*Succinct editorial article describing the significance of recent advances in COX pharmacology*)

Black J W, Duncan W A M, Durant G J et al. 1972 Definition and antagonism of histamine $H_2$-receptors. Nature 236: 385-390 (*Seminal article on $H_2$ receptors*)

Chung K F 2005 Drugs to suppress cough. Expert Opin Investig Drugs 14: 19-27 (*Useful review of cough treatments, including a section on the role of neurokinin and bradykinin receptor antagonists*)

Gilroy D W, Perretti M 2005 Aspirin and steroids: new mechanistic findings and avenues for drug discovery. Curr Opin Pharmacol 5: 405-411 (*A very interesting review dealing with anti-inflammatory substances that are released during the inflammatory response and that bring about resolution; it also deals with a rather odd effect of aspirin—its ability to boost the production of anti-inflammatory lipoxins. Easy to read and informative.*)

Larsson B M, Kumlin M, Sundblad B M et al. 2006 Effects of 5-lipoxygenase inhibitor zileuton on airway responses to inhaled swine house dust in healthy subjects. Respir Med 100: 226-237 (*A paper dealing with the effects of zileuton, a 5-lipoxygenase inhibitor, on the allergic response in humans; the results are not unequivocally positive, but the study is an interesting one*)

Leveau P, Wang X et al. 2005 Severity of pancreatitis-associated gut barrier dysfunction is reduced following treatment with the PAF inhibitor lexipafant. Biochem Pharmacol 69: 1325-1331 (*A paper dealing with the role of the PAF inhibitor lexipafant in pancreatitis; this is an experimental study using a rat model but provides a useful insight into the potential clinical role of such an antagonist*)

Serhan C N 2005 Lipoxins and aspirin-triggered 15-epilipoxins are the first lipid mediators of endogenous anti-inflammation and resolution. Prostaglandins Leukot Essent Fatty Acids 73: 141-162 (*A paper reviewing the lipoxins—anti-inflammatory substances formed by the 5-lipoxygenase enzyme; also discusses the action of aspirin in boosting the synthesis of these compounds and the receptors on which they act. A good review that summarises a lot of work.*)

Vane J R 1971 Inhibition of prostaglandin synthesis as a mechanism of action for aspirin-like drugs. Nat New Biol 231: 232-239 (*Seminal article on the mechanism of action of aspirin as inhibitor of prostanoid synthesis*)

## 书

Dale M M, Foreman J C, Fan T-P (eds) 1994 Textbook of immunopharmacology, 3rd edn. Blackwell Scientific, Oxford (*Excellent textbook written with second- and third-year medical and science students in mind; contains many sections relevant to this chapter and the next*)

Janeway C A, Travers P, Nolan A et al. 2004 Immunobiology: the immune system in health and disease, 6th edn. Churchill Livingstone, Edinburgh (*Excellent textbook, good diagrams*)

Roitt I, Brostoff J, Male D 1998 Immunology, 9th edn. Blackwell Science, Oxford (*Excellent textbook; well illustrated*)

## 有用的网页地址

http://microvet.arizona.edu/Courses/MIC419/Tutorials/cytokines.html (*This is a useful web site with a series of immunological tutorials. The cytokines module is worth looking at, and it has a good (although not complete) list of the most important members of the family, their targets and function. Also contains other material that is likely to be useful in understanding this chapter.*)

http://www.copewithcytokines.de/ (*A very comprehensive site dealing with practically all known cytokines. Also contains a list of terms, links to reviews, and short pieces on individual cytokines. Worth a look if you are stuck for some information.*)

http://www.biochemweb.org/fenteany/research/cell_migration/movement_movies.html (*If you have never seen a neutrophil in hot pursuit of a bacterium, then you definitely need to look at this online movie. This page also contains links to another segment of the site (http://cellix.imolbio.oeaw.ac.at/Videotour/video_tour.html), a fantastic video tutorial on cell motility in general assembled by the Institute of Molecular Biology at the Austrian Academy of Sciences in Salzburg, Austria. Great fun and highly instructive.*)

(李卫东 译，祝晓玲 校，林志彬 审)

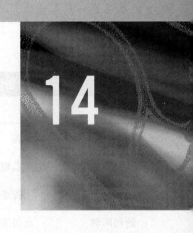

# 抗炎和免疫抑制药



## 概　述

本章涉及用于炎症和免疫病变的治疗药物。虽然有害的炎症或免疫反应一般与类风湿关节炎等疾病有关，但目前已经清楚的是，临床上遇到的很多（甚至是大部分）疾病都是由有害的炎症或免疫反应造成的，因此抗炎药物应用于几乎所有治疗药物的分支中。

三种主要类别的药物是非甾体抗炎药（NSAID）；抗风湿药物，其中包括缓解疾病的抗风湿性药物（DMARD）；糖皮质激素。本章介绍的治疗作用、作用机制以及不良反应都是针对所有非甾体抗炎药共有的，而对阿司匹林、对乙酰氨基酚和选择性环加氧酶（COX）-2 抑制药物将稍作细介绍。DMARD 不仅有异构药物，还包括一些重要的新制剂。糖皮质激素在第 28 章中介绍，但对它们在免疫抑制方面的作用仍将在本章作简要讨论。本章还将介绍用于防止器官移植排斥反应的免疫抑制药。最后，我们还将涉及用于治疗痛风的药物及用于治疗某些急性过敏症的 $H_1$ 组胺受体拮抗药（尽管它们不是严格意义上的抗炎药）。

## 非甾体抗炎药

非甾体抗炎药（有时被称为阿司匹林样药物）是所有药物中应用最为广泛的。目前全球市场上有超过 50 种不同的非甾体抗炎药，较重要的一些药物列于表 14.1 中，部分结构式见图 14.1。这些药物在慢性关节病（如骨或类风湿关节炎）、急性炎性疾病（如运动损伤、骨折、扭伤、其他软组织损伤）时可缓解疼痛、肿胀等症状。它们还可用于缓解术后痛、牙痛、月经痛、头痛和偏头痛。有几种非甾体抗炎药用作非处方药，不用处方即可购买，用于治疗其他类型的轻度疼痛。这些药物有许多不同的剂型，包括片剂、针剂和凝胶剂。事实上所有的非甾体抗炎药，特别是经典的非甾体抗炎药，均具有明显的不良反应，尤其对老年人。较新的药物不良反应较少。

### 药理作用

所有 NSAID 的作用都与 NSAID 原型药物阿司匹林的作用十分相似。阿司匹林于 19 世纪 90 年代开始用于临床，它的三种主要治疗作用包括：

- 抗炎作用：缓解炎症反应；
- 镇痛作用：减轻某种类型（尤其是炎性）的疼痛；
- 解热作用：降低疾病时升高的体温（即发热）。

此外，所有的非甾体抗炎药均具有（程度上有大有小）相同类型的基于机制的副作用。它们包括：

- 胃刺激，程度从一般性不适到溃疡形成；
- 肾损伤时影响肾血流量；
- 因抑制血小板功能有出血时间延长倾向；
- 有争议的是，有人认为也许所有此类药物，特别是 COX-2 选择性药物能增加血栓形成事件的可能性，如通过抑制 $PGI_2$ 的合成造成心肌梗死。

**表 14.1 一些常用的非甾体抗炎药物和昔布类药物的比较**

| | | 常用适应证 | | | | | | |
|---|---|---|---|---|---|---|---|---|
| 药物 | 分类 | RD | Gout | MS | PO | Dys | H&M | 注释 |
| 醋氯芬酸 | 苯乙酸盐 | • | | | | | | — |
| 阿西美辛 | 吲哚酯 | • | | • | • | | | 吲哚美辛的酯 |
| 阿司匹林 | 水杨酸盐 | • | | • | • | • | • | 主要用于心血管 |
| 塞来昔布 | 昔布类 | • | | | | | | 对胃肠影响小 |
| 右酮洛芬 | 丙酸盐 | | | | • | • | | — |
| 双氯酚酸 | 苯乙酸盐 | • | • | • | • | | | 中等强度 |
| 二氟尼柳 | 水杨酸盐 | • | | • | • | • | | — |
| 依托度酸 | 吡喃羧酸类 | • | | | | | | 可能对胃肠影响小 |
| 依托昔布 | 昔布类 | • | • | | | | | — |
| 芬布芬 | 丙酸盐 | • | | • | | | | — |
| 非诺洛芬 | 丙酸盐 | • | | • | | | | 前药在肝活化 |
| 氟比洛芬 | 丙酸盐 | • | | • | • | • | • | — |
| 布洛芬 | 丙酸盐 | • | | • | • | • | • | 适于儿童 |
| 吲哚美辛 | 吲哚 | • | • | • | | • | | 适于中到重度疾病 |
| 酮洛芬 | 丙酸盐 | • | • | • | • | • | | 适于轻度疾病 |
| 酮咯酸 | 吡咯尼群 | | | | • | | | — |
| 甲芬那酸 | 芬那酯 | • | | • | • | • | | 活性中等 |
| 美洛昔康 | 昔康类 | • | | | | | | 可能对胃肠影响小 |
| 萘丁美酮 | 萘烯酮 | • | | | | | | 前药在肝活化 |
| 萘普生 | 丙酸盐 | • | • | • | | • | | — |
| 帕瑞昔布 | 昔布类 | | | | • | | | 前药在肝活化 |
| 吡罗昔康 | 昔康类 | • | • | • | | | | — |
| 舒林酸 | 茚类 | • | • | • | | | | 前药 |
| 替诺昔康 | 昔康类 | • | | • | | | | — |
| 噻洛芬酸 | 丙酸盐 | • | | • | | | | — |
| 托芬那酸 | 芬那酯 | | | | | | • | — |

Dys，痛经；H&M，头痛和偏头痛；MS，肌肉骨骼疾患；PO，术后痛；RD，风湿性疾病（如类风湿关节炎和骨关节炎）。(From British Medical Association and Royal Pharmaceutical Society of Great Britain 2005 British National Formulary. BMA and RPSGB, London.)

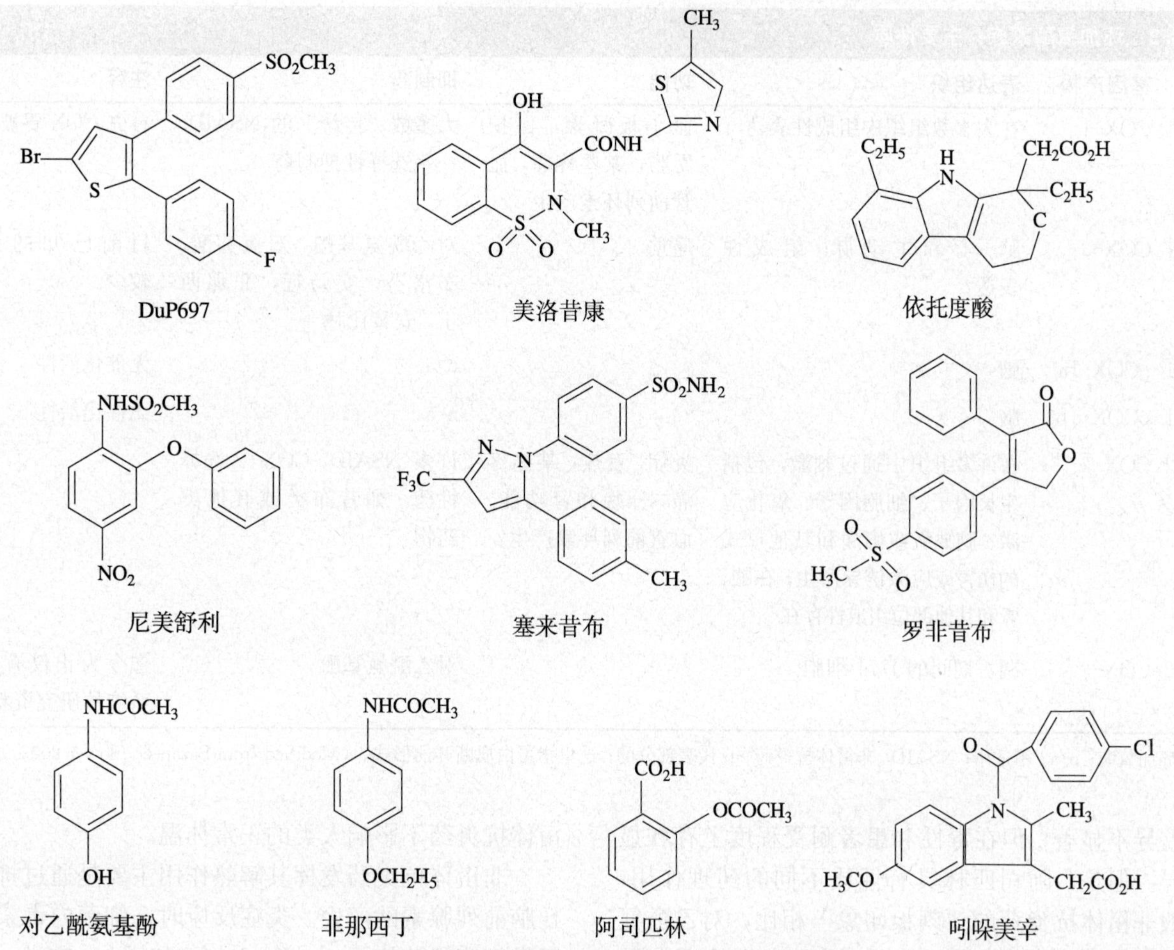


**图 14.1　一些非甾体抗炎药（NSAID）和昔布类药的结构。**最“传统”的非甾体抗炎药均有羧酸结构，但昔布类包含有大基团，无法进入到环加氧酶-1 的疏水通道。

尽管各个药物间有差别，但一般认为所有这些作用均与药物的主要作用，即抑制脂肪酸 COX 酶从而抑制前列腺素类和血栓烷类的产生有关。已知有三种环加氧酶亚型（COX-1、COX-2 和 COX-3）以及一些非催化型（表 14.2）。因为 COX-3 在人类的功能还不确定，我们将讨论范围主要限于 COX-1 和COX-2。尽管 COX-1 和 COX-2 密切相关（序列同一性＞60%），并催化相同反应，但两种亚型在表达和作用方面显然有重要的区别。COX-1 为构成酶，在大多数组织中都有表达，包括血小板。在机体内它有“看家”作用，参与组织的稳态形成，COX-1参与前列腺素类的产生，产生的 PG 参与胃的细胞保护作用（见第 25 章）、血小板聚集（见第 21 章）、肾血流量自身调节（见第 24 章）和引发分娩（见第 30 章）等。

相反，COX-2 由活化的炎性细胞诱导产生，而主要的炎性细胞因子——白细胞介素（IL）-1 和肿瘤坏死因子（TNF）-α（见第 13 章）在其中起了重要作用。尽管也存在一些明显的例外，但 COX-2 亚型对炎症时类前列腺素介质的产生起主要作用（Vane & Botting，2001）。例如，在中枢神经系统（CNS）及其他一些组织中有相当大的“组成性”COX-2，虽然其功能尚未完全清楚。

大多数“传统”的非甾体抗炎药对两种同工酶均有抑制作用，尽管在抑制每种异构体的程度上略有不同。人们认为，非甾体抗炎药的抗炎作用（很可能包括大多数镇痛作用）是与它们抑制 COX-2 有关，而其不良反应——尤其是对胃肠道的影响——主要是因其抑制 COX-1 引起的。具有选择性 COX-2 抑制作用的化合物现已在临床使用，但这些抑制药可以改变炎症治疗的期望已经受挫，因为它们有增加心血管疾病的危险（见下文）。表 14.3 为现有的非甾体抗炎药对 COX-1/2 相对选择性的总结表。

尽管目前使用的非甾体抗炎药在药理作用上相互

表 14.2 环加氧酶家族：主要性质

| 基因 | 基因产物 | 表达组织 | 功能 | 抑制药 | 注释 |
|---|---|---|---|---|---|
| *COX*1 | COX-1 | 在大多数组织中组成性表达 | 血小板凝聚，保护胃肠，某些疼痛，血管前列环素产生 | 大多数“传统”的 NSAID，一些选择性抑制药 | 首先 COX 要被鉴别 |
| *COX*1 | COX-3 | 脑、心和主动脉；组成性表达? | 痛觉 | 对乙酰氨基酚，双氯芬酸，布洛芬，安乃近，非那西丁，安替比林 | 目前已知的详情较少 |
| *COX*1 | pCOX-1a[a] | 脑 | ? | n/a | 无催化活性 |
| *COX*1 | pCOX-1b | 脑 | ? | n/a | 无催化活性 |
| *COX*2 | COX-2 | 在许多组织中通过刺激，包括生长因子、细胞因子、氧化应激、脑缺氧或癫痫和其他形式的伤害或应激诱导产生；在脑、肾和其他部位组成性存在 | 炎症，发热，某些疼痛，分娩和肾功能。血管前列环素产生? | 许多 NSAID，COX-2 选择性药，如昔布类或其他类药物 | |
| *COX*2 | COX-? | 凋亡期间的 J774 细胞 | ? | 对乙酰氨基酚 | 迄今为止仅有一个系统的研究资料 |

COX，环加氧酶；n/a，不适用；NSAID，非甾体抗炎药。[a]p 代表部分的；这里指蛋白质断开的形式。(Modified from Bazan & Flower 2002.)

之间差异不显著，但在毒性和患者耐受程度上存在显著差异。但是，阿司匹林具有性质不同的药理作用，与一般非甾体抗炎药的“刻板印象”相比，对乙酰氨基酚对是一个有趣的例外。虽然对乙酰氨基酚是一种极好的镇痛和解热药，但其抗炎活性非常低且似乎仅限于少数几种情况（如拔牙后的炎症；Skjelbred 等，1984）。已证明对乙酰氨基酚在一些实验条件下（如发热时）能抑制前列腺素的生物合成，但在其他情况下却不能。COX-3A 是一种在狗脑中发现的亚型，似乎对对乙酰氨基酚更敏感，希望 COX-3A 亚型的发现（Chandrasekharan，2002）能给对乙酰氨基酚这一异常现象提供很好的解释，但还不能确定事实是否如此。

非甾体抗炎药的主要药理作用和常见副作用在下面做概要性介绍，之后对阿司匹林和对乙酰氨基酚作更详细的介绍，将简要介绍选择性 COX-2 抑制药的药理作用，最后对此类药物临床应用作全面介绍。

## 解热作用

正常体温是由下丘脑中枢调节的，它控制散热和产热平衡。当下丘脑的“恒温”装置发生障碍导致体温调定点升高时，即会发热。非甾体抗炎药可使这个温控器“复位”。一旦回到正常的调定点，温度调节机制启动（扩张表层血管，出汗等）以降低体温。非甾体抗炎药不影响人类的正常体温。

非甾体抗炎药发挥其解热作用主要是通过抑制下丘脑前列腺素的产生。炎症反应时，细菌内毒素引起巨噬细胞释放热原——IL-1（第 13 章），它进一步促进下丘脑 PGE 产生，提高温度调定点。COX-2在其中可能起作用，因为它是由下丘脑血管内皮的 IL-1 诱导产生的。一些证据表明，PG 并非唯一的发热介质，因此，非甾体抗炎药可能还存在其他尚不为人知的解热作用机制。

## 镇痛作用

非甾体抗炎药能有效地减轻轻度或中度疼痛，尤其是对由炎症或组织损伤所产生的疼痛。现已明确的有两个作用位点。第一，在外周，非甾体抗炎药能减少前列腺素类的产生，而前列腺素类能提高疼痛感受器对炎性介质（如缓激肽，见第 13、41 章）的敏感度，因此它们可有效地用于关节炎、滑囊炎、肌肉和血管源疼痛、牙痛、痛经、产后疼痛和癌症骨转移痛，上述病情均与局部前列腺素合成增加有关。配合阿片类药物，非甾体抗炎药能减轻术后痛，在某些情况下可以降低对阿片类的需求，降低幅度达 1/3。它们缓解头痛的作用可能与消除前列腺素对脑血管的扩张作用有关。

**表 14.4　一些常用 $H_1$ 受体拮抗药的比较**

| | | 常见用途 | | | | | |
|---|---|---|---|---|---|---|---|
| 类型 | 药物 | H | U | R | AE | S | 注释 |
| 无镇静作用 | 阿伐斯汀 | • | • | | | | — |
| | 西替利嗪 | • | • | | | | — |
| | 地氯雷他定 | • | • | | | | 氯雷他定的代谢物 |
| | 非索非那定 | | • | • | | | 特非那定的代谢物 |
| | 左旋西替利嗪 | • | • | | | | 西替利嗪的同分异构体 |
| | 氯雷他定 | • | • | | | | — |
| | 咪唑斯汀 | • | • | | | | 能够引起 QT 间期延长 |
| | 特非那定 | • | • | • | | | 葡萄柚汁抑制其代谢，罕见致命的心律失常报道 |
| 镇静作用 | 阿利马嗪 | | • | | | • | 麻醉前用药 |
| | 溴苯那敏 | • | • | | | • | — |
| | 氯苯那敏 | • | • | | • | • | — |
| | 氯马斯汀 | • | • | | | • | — |
| | 赛庚啶 | • | • | | | • | 也用于偏头痛 |
| | 苯海拉明 | | | | | • | 主要用作轻度催眠药 |
| | 多西拉敏 | | | | | • | 主要用作专利解充血药和其他药物的原料 |
| | 羟嗪 | | • | | | • | 也用于焦虑的治疗 |
| | 异丙嗪 | • | • | | • | • | 也用于运动病的治疗 |
| | 曲普利啶 | | | | | • | 主要用作专利解充血药和其他药物的原料 |

AE，过敏性急症（如过敏性休克）；H，花粉症；R，鼻炎；S，镇静；U，荨麻疹和/或瘙痒。（From British Medical Association and Royal Pharmaceutical Society of Great Britain 2005 British National Formulary. BMA and RPSGB，London.）

### 不良反应

定义为"不良"在一定程度上取决于药物的应用目的。例如，当药物用来治疗过敏时，其对中枢神经系统的镇静效应一般来说就是不需要的，但在有些情况下（如小儿接近就寝时间时），这些效应又是需要的。即使在这种情况下，对中枢神经系统的其他效应如眩晕、耳鸣和疲劳等仍然是不受欢迎的。

外周的抗毒蕈碱作用总是不需要的。其中最常见的副作用是口干，但也可能发生视物模糊、便秘和尿潴留。还可见并非基于机制的不良反应；胃肠道紊乱相当常见，局部用药可致变应性皮炎。

## 治疗痛风的药物

痛风是一种代谢性疾病，与血浆尿酸盐浓度升高有关；血浆尿酸盐浓度升高是因为它的过度产生（有时涉及过度饮用酒精饮料特别是啤酒，过多食用嘌呤丰富食品如内脏，或细胞更新率增高，如患有血液学恶性肿瘤，特别是当采用细胞毒药物治疗时；见第 51 章）或尿酸的排泄减少。痛风的特征是，因尿酸钠结晶（嘌呤代谢产物）沉积在关节滑膜组织和其他部位引起急性（关节炎带来的）间歇性剧烈疼痛。炎症反应由包括激肽、补体和纤溶酶系统的激活（第 13 章，图 13.1）、脂肪氧化酶产物如白三烯 B4 的产生（图 13.5）和中性粒细胞的局部聚积而触发。吞噬作用吞入结晶，释放损伤组织的毒性氧代谢物，随后释放蛋白水解酶引起细胞溶解。尿酸结晶也能诱导 IL-1 生成，可能还有其他细胞因子生成。

用于治疗痛风的药物可能作用于以下途径：

- 通过抑制尿酸合成：别嘌醇（allopurinol，主要作为预防用药）；
- 通过增加尿酸排泄［排尿酸药：丙磺舒（probenecid）、磺吡酮（sulfinpyrazone）］；
- 通过抑制白细胞向关节迁移［秋水仙碱（colchicine）］；
- 通过一般的抗炎和镇痛作用（非甾体抗炎药）。

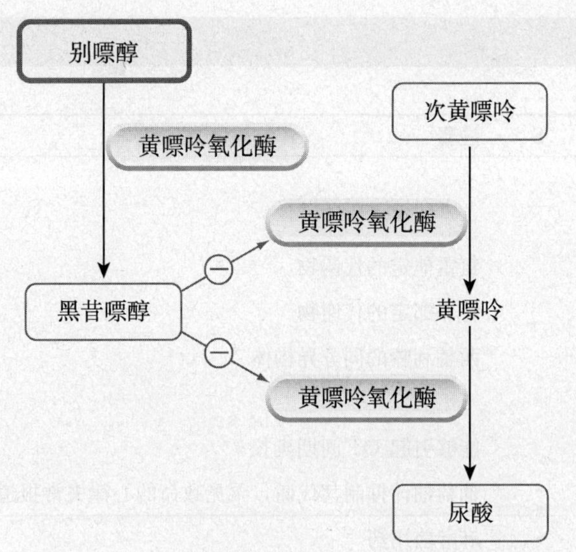


**图 14.4 别嘌醇抑制尿酸合成**（详细内容见正文内）。

**治疗痛风的药物** 临床

- 用于急性发作期治疗：
  - 非甾体抗炎药具有抗炎作用，且可减少疼痛；
  - 秋水仙碱可减少白细胞向关节部位的迁移。
- 用于预防：
  - 别嘌醇抑制尿酸合成；
  - 丙磺舒增加尿酸排泄。
- 用于预防的药物应于急性发作已经解决后再用。

## 别嘌醇

别嘌醇（allopurinol）是次黄嘌呤的类似物，能通过对黄嘌呤氧化酶的竞争性抑制作用减少尿酸的合成（图 14.4）。也对嘌呤从头合成有抑制作用。别嘌醇通过黄嘌呤氧化酶转换为奥昔嘌醇，这个代谢物会留在组织中相当长一段时间，它是一种有效的酶非竞争性抑制物。别嘌醇的药理作用很大程度上是由奥昔嘌醇发挥的。

别嘌醇降低组织、血浆和尿液中相对不溶性尿酸盐和尿酸的浓度，同时增加它们的溶解性更大的前体物——黄嘌呤和次黄嘌呤的浓度。尿酸盐结晶在组织中的沉积（痛风石）可被逆转，从而抑制肾结石的形成。别嘌醇是痛风的长期治疗药，但它对治疗痛风急性发作无效，甚至可能加重炎症。

### 药代动力学

别嘌醇口服给药，在胃肠道吸收良好。半衰期为2～3h；转化为奥昔嘌醇（图 14.4），半衰期为18～30h。肾排泄是肾小球滤过与丙磺舒敏感性肾小管重吸收之间的一种平衡。

### 不良反应

不良反应极少，仅发生胃肠紊乱和过敏反应（主要是疹），常一停药即消失。潜在的致死性皮肤病（Stevens-Johnson 综合征和中毒性表皮坏死松解——一种可怕的烫伤样皮肤片状剥落症）非常少见，但极具破坏性，绝不能再次用药。痛风急性发作通常在治疗的早期发生（可能是尿酸盐结晶开始再溶解时其表面物理化学改变的结果），所以治疗不要从急性发作期开始，且通常需要与非甾体抗炎药一同开始使用。

### 药物相互作用

别嘌醇可增加巯嘌呤（一种用于癌症化学治疗的抗代谢药；见第 51 章）的效应，也增加硫唑嘌呤（一种用于预防移植排斥的免疫抑制药；见下文）的效应，硫唑嘌呤会代谢为巯嘌呤。别嘌醇也增加另外一种抗癌药物环磷酰胺的效应（见第 51 章）。由于本药抑制华法林的代谢而使其作用增强。

## 排尿酸药

尿酸排泄药通过对肾小管的直接作用增加尿酸的排泄。丙磺舒和磺吡酮是典型的例子。对用别嘌醇出现强烈不良反应的严重复发的痛风患者，它们仍然是有效的。磺吡酮具有非甾体抗炎药活性；像别嘌醇一样，尿酸排泄药在治疗开始时宜与非甾体抗炎药合用。

## 秋水仙碱

秋水仙碱（colchicine）是从秋季藏红花中提取得到的一种生物碱。它对痛风性关节炎有特效，能用来预防和缓解急性发作。它显然是通过与微管蛋白结合，致微管解聚和细胞活力降低来预防中性粒细胞迁移入关节。经秋水仙碱处理的中性粒细胞形成一种

"酒醉步态"。秋水仙碱也能通过中性粒细胞吞噬尿酸盐结晶来防止产生一种炎性糖蛋白，而其他机制对其效应的产生可能也很重要。

#### 药代动力学

秋水仙碱口服给药，吸收良好，约1h达峰浓度。部分通过胃肠道排泄，部分随尿排出。

#### 不良反应

秋水仙碱的急性不良反应主要为胃肠道反应：恶心、呕吐和腹痛。严重腹泻[1]可能是个问题，大剂量可能会引起胃肠出血和肾损伤。治疗时间过久可能会引起血恶液质、疹或周围神经病变（但很罕见）。

## 抗类风湿药

关节炎是发达国家最常见的慢性炎症疾病之一，而类风湿关节炎则是致残的常见病因。三分之一的类风湿关节炎患者可能成为严重伤残。关节发生变化有可能代表一种自身免疫反应，包括炎症、滑膜增生、软骨和骨的侵蚀等。主要的炎症细胞因子 IL-1 和 TNF-α 在其发病机制中扮演重要角色（见第 13 章）。

最常用的治疗药物是缓解病情类抗类风湿药（DMARD）和非甾体抗炎药（NSAID）。NSAID 只能减轻症状但不能影响疾病的进程，而 DMARD 却能停止甚至逆转潜在的疾病本身。虽然实际情况可能并不如所说的乐观，但这些药物对于离散群的患者确有治疗作用。一些免疫抑制剂（如硫唑嘌呤，环孢素；见下文和第 51 章）也如糖皮质激素（见第 28 章）一样在使用。新型的抗细胞因子药具有更多特效。

### 缓解病情类抗类风湿药

术语 DMARD 是个宽泛的概念，它可以延伸为包括具有不同化学结构和不同作用机制的不同种类的一组药物。甲氨蝶呤、柳氮磺吡啶、金化合物、青霉胺和氯喹都包含在这个类别中（表 14.5）。

多数这类药物的抗类风湿作用都是通过临床直觉和巧合发现的。药物刚开始应用时，人们对其在这些症状中的作用机制几乎一无所知，而几十年的体外实验带来的一般不是了解而是更多的困惑。通过检测到关节肿胀程度、疼痛度、残疾程度下降，采用放射学方法测定的关节指数减轻以及急性期蛋白和类风湿因子（一种抗宿主 IgG 的免疫球蛋白 M 抗体）的血清浓度下降，DMARD 一般能改善类风湿性关节炎的症状并可减少疾病活动性。然而，它们究竟能否终止疾病的长期进程仍存在激烈的争论。

DMARD 过去常被称为二线药物，这意味着只有在其他疗法（如 NSAID）失败时才会使用它们。但目前一旦诊断明确即可启用 DMARD 疗法。它们的临床效果通常较缓慢，需要数月才能发挥作用，因此在诱导期应合用 NSAID。若治疗成功（成功率并不总是很高），则合用的 NSAID（或糖皮质激素）的治疗剂量一般都可显著降低。一些 DMARD 在治疗其他慢性炎症疾病中占有一席之地，而另一些（如青霉胺）却从未被认为有常规的抗炎作用。Bondeson（1997）综述了 DMARD 有争议的作用机制。

### 柳氮磺吡啶

柳氮磺吡啶（sulfasalazine）在英国通常作为首选的 DMARD，可缓解发作的类风湿关节炎，也被用于慢性炎性肠病。该药可能通过清除中性粒细胞产生的毒性氧代谢物发挥作用，它是磺胺类药物（磺胺吡啶）与水杨酸的复合物。它被结肠的细菌分解成为组成成分，其中 5-氨基水杨酸是一种公认的自由基清除剂。该药口服吸收效果差。常见的不良反应为胃肠道紊乱、不适和头疼。可发生皮肤反应和白细胞减少症，但停用后可逆。有时出现叶酸吸收障碍，可通过给予叶酸补充而逆转。亦有报道该药导致可逆性的精子数量减少。与其他的磺胺类药物相似，少数患者也会出现血恶液质和过敏反应。

### 金化合物

金是以有机络合物的形式使用，金硫丁二钠（sodium aurothiomalate）和金诺芬（auranofin）是两种最为常用的制剂。金化合物（gold compound）起效缓慢，在 3～4 个月后发挥最大作用。疼痛和关节肿胀减轻，骨和关节的损伤进程减缓。其作用机制尚不清楚，金诺芬可抑制 IL-1 和 TNF-α 的产生，而金硫丁二钠却无此作用。

---

[1] 因为治疗窗很窄，风湿病学家常说其是"患者会走前已经得会跑了"。

| 表 14.5 比较一些常用的缓解病情药和免疫抑制药 | | | | | | |
|---|---|---|---|---|---|---|
| | | 适应证 | | | | |
| 药物 | 类别 | RA | JRA | SLE | 严重程度 | 注释 |
| 金硫丁二钠 | 金化合物 | • | • | | — | — |
| 金诺芬 | 金化合物 | • | | | — | — |
| 青霉胺 | 青霉素代谢物 | • | | | 重度 | — |
| 氯喹 | 抗疟药 | • | • | • | 中度 | — |
| 硫酸羟氯喹 | 抗疟药 | • | • | • | 中度 | 也用于某些皮肤疾病 |
| 米帕林 | 抗疟药 | | | • | 中度 | — |
| 甲氨蝶呤 | 免疫调节药 | • | | | 中到重度 | 也用于 Crohn 病、银屑病和癌症的治疗 |
| 硫唑嘌呤 | 免疫调节药 | • | | | — | 也用于抑制排斥反应 |
| 环孢素 | 免疫调节药 | • | | | 重度 | 在其他治疗失败时应用；某些皮肤病；抑制排斥反应 |
| 环磷酰胺 | 免疫调节药 | | | | 重度 | — |
| 来氟米特 | 免疫调节药 | • | | | 中到重度 | 也用于银屑病关节炎 |
| 阿达木单抗 | 细胞因子抑制药 | • | | | 中到重度 | 当其他药物作用不足时应用；常与甲氨蝶呤合用 |
| 阿那白滞素 | 细胞因子抑制药 | • | | | 中到强 | 当其他药物作用不足时应用；常与甲氨蝶呤合用 |
| 依那西普 | 细胞因子抑制药 | • | | | — | 当其他药物作用不足时应用；常与甲氨蝶呤合用 |
| 英夫利昔单抗 | 细胞因子抑制药 | • | | | — | 当其他药物作用不足时应用；常与甲氨蝶呤合用；用于银屑病 |
| 柳氮磺吡啶 | NSAID | • | | | — | 也用于溃疡性结肠炎 |

JRA，幼年型类风湿关节炎；NSAID，非甾体抗炎药；RA，类风湿关节炎；SLE，系统性红斑狼疮。（From British Medical Association and Royal Pharmaceutical Society of Great Britain 2005 British National Formulary. BMA and RPSGB，London.）

### 药代动力学

金硫丁二钠一般通过深部肌内注射给药，金诺芬则口服给药。金硫丁二钠在 2～6h 后达到血药峰浓度。化合物逐渐在组织中（不仅在关节的滑膜细胞，也在肝细胞、肾小管、肾上腺皮质和全身的巨噬细胞中）聚集。治疗结束后，金化合物仍可在组织内停留一段时间。金制剂主要随尿液排泄，部分通过胃肠道排出。最初半衰期为 7 天，但随治疗时间延长而增加，因此通常最初阶段是每周给药一次，之后甚至可按月给药。

### 不良反应

使用金硫丁二钠的患者有三分之一出现不良反应，十分之一出现严重毒性。金诺芬的不良反应较少且较轻。严重的不良反应包括皮疹（较严重）、口腔溃疡、非特异性流感样症状、蛋白尿、血小板减少和血恶液质。也可出现脑病、周围神经病、肝炎。如在早期不良反应出现时即停止治疗，则严重毒性作用的发生率相对较低。

## 青霉胺

青霉胺（penicillamine）属于半胱氨酸，是青霉素的水解产物之一，在青霉素使用者的尿液中可见，其 D 型同分异构体用于治疗类风湿疾病。青霉胺对 75% 的类风湿关节炎患者有作用，其治疗作用在几周内出现，但在几月内还不能达到平台。人们认为青霉胺改善类风湿疾病的作用部分是基于降低免疫反应、减少 IL-1 的生成，部分是由于影响胶原合成，防止新合成胶原的成熟而达到的。然而，其确切的作用机制仍不清楚。青霉胺具有高活性巯基及金属螯合性能；金属螯合性有利于治疗 Wilson 病（病理性铜沉积，造成神经退行性变）或重金属中毒。

### 药代动力学

青霉胺口服给药，只有给药量的一半被吸收。1～2h后达到血药峰浓度，随尿排泄。为了使不良反应最小化，开始时采用低剂量，随后逐渐增大剂量。

### 不良反应

不良反应发生率约占用药者的 40%，并因此可导致治疗的中断。不良反应主要为食欲缺乏、发热、恶心、呕吐和味觉障碍（与锌的螯合作用有关），但通常随着治疗继续逐渐消失。患者中有 20% 会出现蛋白尿。疹、口炎是最常见的不良反应，并可用降低剂量来缓解；与剂量相关的血小板减少症也可同样处理。其他骨髓异常（白细胞减少症、再生障碍性贫血）是停止治疗的绝对适应证；对有时意外发生的各种自身免疫病（如甲状腺炎、重症肌无力）也是停止治疗的绝对适应证。青霉胺为金属螯合剂，不应与金化合物同时使用。

## 羟氯喹

羟氯喹（hydroxychloroquine）和氯喹是 4-氨基喹啉类药物，主要用于预防和治疗疟疾（第 49 章），也被用作 DMARD。氯喹通常是其他治疗方法都失败时的保留方案。它们也用于系统性或盘状红斑狼疮患者，但禁用于银屑病性关节病患者，因为它们会使皮肤病灶恶化。米帕林（mepacrine）有时也用于盘状红斑狼疮。药理学作用在用药后 1 个月甚至更久才出现，且仅约半数患者对药物有反应。氯喹的药代动力学性质和不良反应见第 49 章。对眼毒性的筛查尤为重要。

## 甲氨蝶呤

甲氨蝶呤（methotrexate）是一种叶酸拮抗药，具有细胞毒性和免疫抑制剂活性（见下文和第 45、51 章）及较强的抗风湿作用。它常常为首选的 DMARD。与其他 DMARD 相比，它起效更快，但治疗时需密切监测，因为可能导致血恶液质（有时是致命的）和肝硬化。50%以上的患者可持续用该药治疗五年或更长时间，而约半数患者则因为副作用或无效在两年内停用该药。

**抗类风湿药** 临床

包括非甾体抗炎药（见要点框）、缓解病情的抗类风湿药物（DMARD）和抗细胞因子药。

- DMARD：
  - — 包括柳氮磺吡啶、甲氨蝶呤（叶酸拮抗药）、金化合物、氯喹（抗疟药）、青霉胺和硫唑嘌呤（免疫抑制药）。
  - — 为慢作用药物，可以改善症状，减少炎症过程。
  - — 减慢疾病进程，但不能完全停止。
- 抗细胞因子药（如英夫利昔单抗，依那西普）用于克罗恩病（见第 25 章）、银屑病性关节病以及类风湿关节炎。

## 免疫抑制药

免疫抑制药用于治疗自身免疫病以及防止和/或治疗移植排斥。由于它们损伤了免疫反应，因而会带来对感染的反应降低的危险，并可能促使恶性细胞系发生。然而，药物的抗移植排斥作用和副作用之间的关系在不同药物上表现各异。各种免疫抑制药在临床上的应用见临床方框。

**免疫抑制药的临床应用**

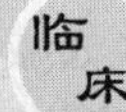

- 免疫抑制药用于：
  - — 抑制对移植器官和组织（肾、骨髓、心、肝等）的排斥反应；
  - — 抑制骨髓移植时出现的移植物抗宿主病；
  - — 治疗发病机制包含自身免疫成分导致的疾病，包括特发性血小板减少性紫癜、某些类型的溶血性贫血、某些类型的肾小球肾炎、重症肌无力、系统性红斑狼疮、类风湿关节炎、银屑病及溃疡性结肠炎。
- 治疗自身免疫性疾病常将糖皮质激素及细胞素药物联合应用。
- 用于器官移植或骨髓移植时，环孢素通常与糖皮质激素、细胞毒性药物或抗淋巴细胞性免疫球蛋白联合应用。

大多数该类药物作用于免疫反应的诱导期（见第 13 章），抑制淋巴细胞增殖，也有一些药物抑制免疫反应的效应期。免疫抑制药可粗略地归为以下几类：

- 抑制 IL-2 产生或作用的药物（如：环孢素、他克莫司）；
- 抑制细胞因子基因表达的药物（如：皮质类固醇）；
- 抑制嘌呤或嘧啶合成的药物（如：硫唑嘌呤、霉酚酸酯）；
- 封闭 T 细胞表面信号转导分子的药物（如：单克隆抗体药物）。

## 环孢素

环孢素（ciclosporin）是首先在真菌中发现的化合物。它由 11 个氨基酸残基（包括部分在动物体内未发现的）组成的环肽构成，具有有效的免疫抑制活性，但本身对急性炎症反应无作用。环孢素的不寻常活性是 1972 年被发现的，与多数早期免疫抑制药不同的是它没有细胞毒性，这对于移植手术是至关重要的（Borel 等，1996）。环孢素对几种类型的细胞有多种作用，大体上，涉及免疫抑制的作用为：

- 减少 T 细胞的克隆增殖，主要是通过抑制 IL-2 的合成，此外还可能是通过减少 IL-2 受体的表达；
- 减少 $CD8^+$ 前体 T 细胞对细胞毒 T 细胞的诱导作用和克隆增殖；
- 降低效应 T 细胞在细胞介导的免疫应答中的作用（如减轻迟发型超敏反应）；
- 降低 T 细胞依赖的 B 细胞免疫应答。

环孢素的主要作用是对 IL-2 基因转录的选择性抑制作用，虽然也有报道它对干扰素（IFN）-γ 和 IL-3的类似作用。通常，抗原与 T 辅助细胞受体的相互作用会导致细胞内钙离子增加（见第 2、13 章），进一步激活一种磷酸酶，即神经钙蛋白，致使各种启动 IL-2 转录的转录因子活化。环孢素与亲环素结合，亲环素是亲免素（一类作为这种药物细胞内受体的蛋白质）的一种胞质蛋白。环孢素-亲免素复合物结合后抑制神经钙蛋白，从而阻止了 T 辅助细胞的活化和 IL-2 的生成（见第 13 章）。

### 药代动力学

环孢素口服很难吸收，可制成更易吸收的制剂口服给药或静脉给药。口服给药后血浆峰浓度于 3～4h 后达到。血浆半衰期大约为 24h。环孢素经肝代谢，其代谢物大多由胆汁排泄。环孢素在大多数组织中有蓄积，其浓度为血药浓度的 3～4 倍。部分药物在停药后仍在淋巴骨髓组织和脂肪组织中贮留一段时间。

### 不良反应

环孢素最为普遍和严重的不良反应是肾毒性，该肾毒性作用与抑制神经钙蛋白无关，此不良反应限制了其在部分患者中的应用（第 52 章）。也有肝毒性和高血压发生。较轻的不良反应包括食欲缺乏、嗜睡、多毛症、震颤、感觉异常（刺痛感）、牙龈增生（特别是当与治疗高血压的钙拮抗药合用时；见第 18 章）和胃肠道紊乱。环孢素无骨髓抑制作用。

## 他克莫司

他克莫司（tacrolimus）是一种真菌来源的大环内酯类抗生素，其作用机制与环孢素非常相似，但作用更强。它们的主要区别在于他克莫司的细胞内受体不是亲环素，而是一种不同的亲免素——FKBP（FK 结合蛋白，这是由于他克莫司原名 FK506）。他克莫司-FKBP 复合物通过上述机制抑制神经钙蛋白。吡美莫司（pimecrolimus，局部用于异位性湿疹）和西罗莫司（sirolimus，用于预防移植术后器官排斥反应，也用于涂层支架预防再狭窄；见第 7 章）具有相似的特性。

### 药代动力学

他克莫司可口服给药、静脉注射或制成软膏剂用于皮肤局部炎性疾病。该药 99% 经肝代谢，半衰期约为 7h。

### 不良反应

他克莫司的不良反应与环孢素类似，但更为严重。发生肾毒性和神经毒性的概率更高，但发生多毛症的概率较低。可发生胃肠道紊乱和代谢紊乱（高血糖）。也曾有报导发生血小板减少症和高脂血症，但减少剂量可缓解。

## 糖皮质激素

糖皮质激素的免疫抑制作用有赖于其在免疫反应

和抗炎方面的作用。这方面内容在第 28 章中阐述，而其在细胞介导的免疫反应中的作用位点如图 14.5 所示。糖皮质激素主要是免疫抑制药，因为它们同环孢素一样，通过减少 IL-2 的基因转录来抑制 Th 细胞的克隆增殖。它们还同时减少多种细胞因子基因在免疫反应的诱导阶段和效应阶段的转录（包括 TNF-α、IFN-γ、IL-1 和许多其他的白细胞介素）。对转录的这些作用是通过抑制转录因子如活化蛋白-1 和 NF-κB 的作用实现的。

### 硫唑嘌呤

硫唑嘌呤（azathioprine）干扰嘌呤的合成，并具有细胞毒性。它广泛用作免疫抑制药，特别是用于控制自身免疫病，如类风湿关节炎，预防移植手术中的组织排斥。此药代谢为巯嘌呤，巯嘌呤是一种嘌呤类似物，可以抑制 DNA 的合成（见第 51 章）。它对细胞介导的免疫应答和抗体介导的免疫应答均有抑制作用，因为它通过对分裂细胞产生细胞毒作用而抑制免疫应答诱导阶段的克隆增殖（见第 13 章）。与巯嘌呤本身类似，硫唑嘌呤的主要不良反应是骨髓抑制。其他毒性作用包括恶心、呕吐、皮疹和轻微肝毒性。

### 霉酚酸酯

霉酚酸酯（mycophenolate mofetil）是一种真菌抗生素的半合成衍生物。在体内它被转化为霉酚酸，霉酚酸可以抑制 T 淋巴细胞和 B 淋巴细胞的增殖，并且通过抑制肌酐一磷酸脱氢酶来减少细胞毒淋巴 T 细胞的生成。肌酐一磷酸脱氢酶是 T 细胞和 B 细胞从头合成嘌呤的至关重要的酶（其他细胞可以通过另外的途径合成嘌呤），因此该药具有较好的选择作用。主要用于减少移植排斥。

霉酚酸酯口服给药吸收良好。镁和氢氧化铝会影响它的吸收，考来烯胺会降低其血浆浓度。代谢物霉酚酸通过肠肝循环，经肾以无活性的葡糖醛酸苷形式排出体外。胃肠道的不良反应较为常见。

### 来氟米特

来氟米特（leflunomide）对于活化的 T 细胞具有相对特异的抑制作用。它的代谢物通过抑制双氢乳清酸酯脱氢酶，阻断嘧啶的从头合成途径。口服有效，胃肠道吸收好。其血浆半衰期长，活化的代谢物经肠肝循环。不良反应包括腹泻、脱发，肝酶增加，甚至存在肝衰竭的危险。较长的半衰期则增加了蓄积毒性的危险。

## 抗细胞因子药（anticytokine drug）

本部分药物可代表多年来在治疗严重的慢性炎症方面最大的概念性突破（Maini，2005）。本类药物首次针对治疗类风湿关节炎病程的特异方面进行治疗。本类药物属于“生物药剂学”范畴，即它们是工程抗体和其他蛋白质的重组体（见第 55 章）。由于生产困难且造价昂贵，因此限制了其使用。在英国，其使用（英国国民保健制度）仅限于用 DMARD 治疗无效的患者。

目前可用的该类药物有英夫利昔单抗（infliximab）、阿达木单抗（adalimumab，抗 TNF-α 的人/鼠嵌合单克隆抗体）、依那西普（etanercept，融合人 IgG 分子 Fc 功能域的 TNF-α 受体）和阿那白滞素（anakinra，白细胞介素-1 拮抗药）。英夫利昔单抗、阿达木单抗和依那西普均与 TNF 结合并抑制其作用（图 14.5）。依那西普和阿那白滞素属于拮抗药，依那西普也可与另一个细胞因子（淋巴毒素-α）结合；该细胞因子可能与它可用于幼年型关节炎的治疗相关，因为发现这种细胞因子在这类疾病的炎性组织中存在。

相关的化合物有巴利昔单抗（basiliximab）和达利珠单抗（daclizumab），它们属于 IL-2 受体 α 链的单克隆抗体。它们通过阻断 Th 细胞上的受体发挥免疫抑制作用（见第 13 章）。一般通过静脉输注给药，有可能会导致严重的超敏反应。

#### 药代动力学

依那西普皮下给药每周两次。英夫利昔单抗与甲氨蝶呤联合应用，每 6～8 周静脉内给药一次。阿达木单抗每两周皮下注射一次。阿那白滞素每日皮下注射给药。

#### 不良反应

细胞因子在调节宿主防御系统方面起非常重要的作用，因此可以预测抗细胞因子治疗（与任何干扰免疫功能的治疗一样），可能诱发潜在疾病或增加感染机会。尽管有血恶液质和中枢神经系统脱髓鞘的报道，

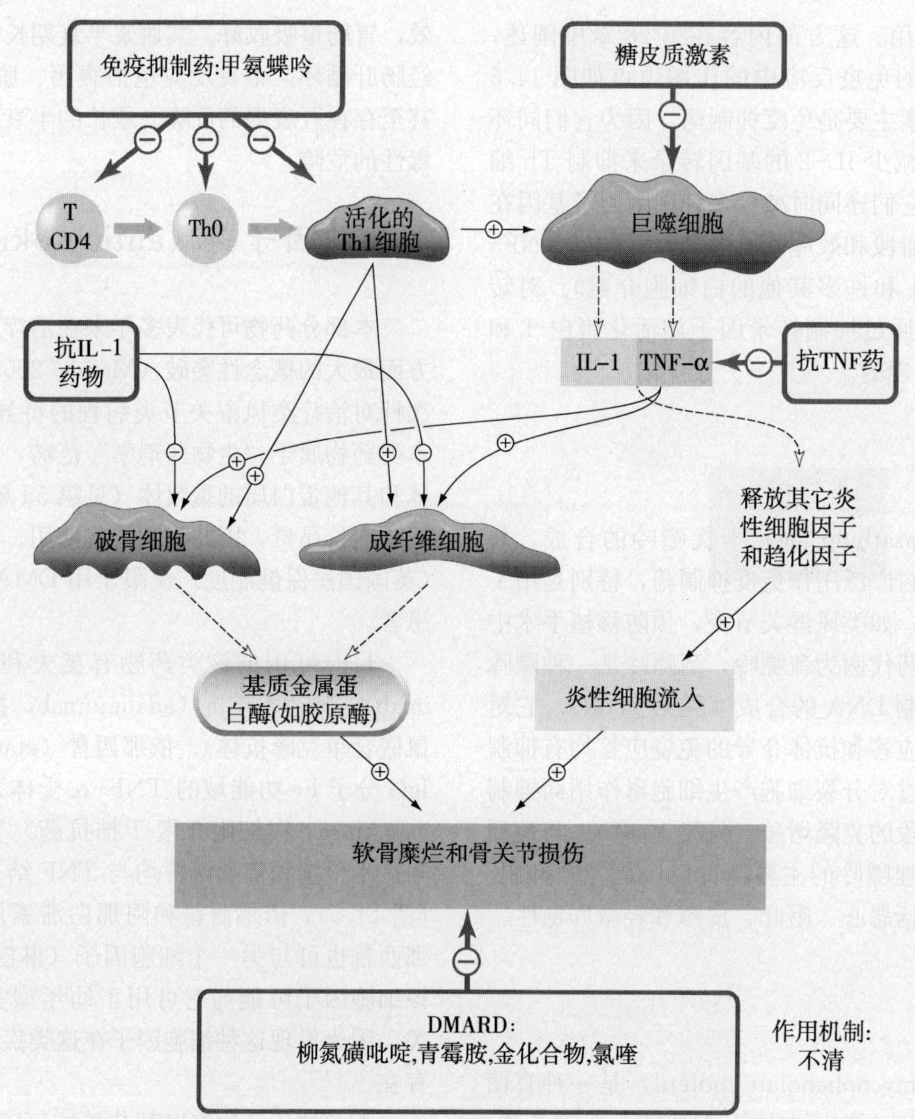


**图 14.5 参与类风湿关节损伤发病机制的细胞和介质示意图，标出了抗类风湿药的作用位点。**抗肿瘤坏死因子（TNF）药物是依那西普、阿达木单抗和英夫利昔单抗，抗白细胞介素（IL）-1 的药物是阿那白滞素。DMARD，缓解病情的抗类风湿药物。

但依那西普的不良反应一般来说已减至最低，且主要仅发生在注射部位局部。阿那白滞素同样具有很好的耐受性。英夫利昔单抗和阿达木单抗可导致结核病复发，并有证据表明长期使用可能会导致自身抗体的产生。尽管存在顾虑，但长期抑制肿瘤坏死因子的作用似乎并无大幅增加感染或恶性肿瘤的趋势。

## 未来可能的进展

在编写本书的时候，似乎整个抗炎药开发领域正处于一个十字路口上。用于治疗炎症的主体药物（如非甾体抗炎药和糖皮质激素）是相当“老”的药物，如阿司匹林，人们不会忘记，阿司匹林合成于 19 世纪的最后几年，而的糖皮质激素发现时间为 20 世纪 40 年代后期。与其他一些治疗领域的创新相比（如高血压的治疗），该领域似乎稍显匮乏。

对非甾体抗炎药领域的一个重大打击（对制药业也的确一样）是最近一直处于争议中的事件，主要围绕 COX-2 抑制药的心血管副作用和这类药物中几个主要药物的撤出。新的证据表明，传统的非甾体抗炎药可能也有类似的心血管副作用，这给现有的疗法蒙上了阴影。目前要具体说出这一尴尬局面将如

**免疫抑制药**

要点

- 通过抑制白细胞介素（IL）-2 转录，减少 T 辅助细胞的克隆增殖：环孢素，他克莫司和糖皮质激素通过这一方式发挥作用。
  — 环孢素和他克莫司口服或静脉给药；常见的不良作用是肾毒性。
  — 糖皮质激素，见前文。
- 抑制 DNA 合成的药物：
  — 硫唑嘌呤，通过其活性代谢物巯嘌呤发挥作用。
  — 霉酚酸酯，通过抑制嘌呤从头合成发挥作用。
- 巴利昔单抗和达利珠单抗阻断 T 细胞信号转导事件，它们是抗 IL-2 受体 α 链的单克隆抗体。

何解决还为时尚早。

在处于困境的非甾体抗炎药物领域中为数不多的几个创新之一是设计并合成了一氧化氮（NO）-非甾体抗炎药复合体——通过酯联形式将 NO 供体基团连接到传统的非甾体抗炎药上。这些药物在血浆或组织液中水解而释放 NO 的能力与降低溃疡发生的风险和改善抗炎药物的特性相关，这可能是由于低浓度的 NO 发挥的有利影响（第 17 章）。目前此类中的部分药物正在临床试验中。

现业已认识到通过影响或抑制花生四烯酸代谢物的产生的其他技术，如抑制磷脂酶 $A_2$、防止脂氧酶产物的产生或作用等途径，均有很明显的潜力，白三烯受体拮抗药孟鲁司特（montelukast，见第 23 章）除外，该药在治疗哮喘方面仅有微小的作用。

此外，白细胞移行抑制药也引起了更多的关注，药物通过影响这个环节可以达到较全面的抗炎作用。这些开发的基本原理源于对整联蛋白、选择蛋白和其他黏附分子的详细研究；整联蛋白、选择蛋白和其他黏附分子在血液中白细胞进入炎症区后参与了其定位、捕获和迁移。利用制备单克隆抗体得到了几个候选化合物。其中之一英夫利昔单抗可以阻滞 CD11a 黏附分子，该药已被一些国家批准用于治疗银屑病。

作为靶点的另一种黏附分子是极晚期抗原（VLA）-4。有几家公司已经生产出拮抗这种黏附分子的抗体和其他分子，其中之一是 nataluzimab，该药在治疗多发性硬化方面极具前景，它主要通过阻止淋巴细胞向损伤区域移行发挥作用。不幸的是，该药最近也已被撤回，因为发现有些患者用药后出现罕见的病毒性脑病。随着时间推移，该药是否会重新进入市场目前还言之过早，这与制定排除哪些患者可用该药的标准有关。毫无疑问，对发现新药而言这是一片肥沃的土壤，但不幸的是，一些公司已发现，除了开发投资上的高成本外，还要防止影响免疫系统所引起的日益恶化的机会性或其他感染的风险。

对于想更详细研究本领域的人，*Current Opinion in Pharmacology* 杂志有几期刊出了抗感染治疗的最新进展。

## 参考文献与扩展阅读

### 研讨性或原创文章


Chandrasekharan N V et al. 2002 COX-3, a cyclooxygenase-1 variant inhibited by acetaminophen and other analgesic/antipyretic drugs: cloning, structure, and expression. Proc Natl Acad Sci USA 99: 13926-13931 (*A new COX isozyme is described: COX-3. In humans, the COX-3 mRNA is expressed most abundantly in cerebral cortex and heart. It is selectively inhibited by analgesic/antipyretic drugs such as paracetamol and is inhibited by some other NSAIDs.*)

Vane J R 1971 Inhibition of prostaglandin synthesis as a mechanism of action for aspirin-like drugs. Nat New Biol 231: 232-239 (*Definitive, seminal article*)


### 环加氧酶药理学


Bazan N G 2001 COX-2 as a multifunctional neuronal modulator. Nat Med 7: 414-415 (*Succinct treatment of possible role of COX-2 in the CNS; useful diagrams*)

Bazan N G, Flower R J 2002 Lipid signals in pain control. Nature 420: 135-138. (*Succinct article commenting on the discovery of COX-3*)

Boers M 2001 NSAIDs and selective COX-2 inhibitors: competition between gastroprotection and cardioprotection. Lancet 357: 1222-1223 (*Editorial analysing crisply the results of two major randomised double-blind studies of gastrointestinal toxicity of selective COX-2 inhibitors as compared with non-selective NSAIDs*)

Boutaud O, Aronoff D M, Richardson J H et al. 2002 Determinants of the cellular specificity of acetaminophen as an inhibitor of prostaglandin H2 synthases. Proc Natl Acad Sci USA 99: 7130-7135

Catella-Lawson F, Reilly M P et al. 2001 Cyclooxygenase inhibitors and the anti-platelet effects of aspirin. N Engl J Med 345: 1809-1817

*(Points out that ibuprofen, but not rofecoxib, paracetamol or diclofenac, given simultaneously with aspirin reduces the antiplatelet effect of aspirin. Excellent diagram. This problem is discussed by Crofford L J, pp. 1844–1845, in the same issue of the journal.)*

de Broe M E, Elseviers M M 1998 Current concepts: analgesic nephropathy. N Engl J Med 338: 446-452 (*Useful review*)

FitzGerald G A, Patrono C 2001 The coxibs, selective inhibitors of cyclooxygenase-2. N Engl J Med 345: 433-442 (*Excellent coverage of the selective COX-2 inhibitors*)

Flower R J 2003 The development of COX-2 inhibitors. Nat Rev Drug Discov 2: 179-191. (*Reviews the work that led up to the development of the COX-2 inhibitors; several useful diagrams*)

Fries J F 1983 Measuring the quality of life in relation to arthritis therapy. Postgrad Med May: 49-56

Fries J F 1998 Quality-of-life considerations with respect to arthritis and nonsteroidal anti-inflammatory drugs. Am J Med 104: 14S-20S; discussion 21S-22S

Harris R E, Beebe-Donk J, Doss H, Burr Doss D 2005 Aspirin, ibuprofen, and other non-steroidal anti-inflammatory drugs in cancer prevention: a critical review of non-selective COX-2 blockade. Oncol Rep 13: 559-583 (*This is an interesting paper that deals with the use of NSAIDs in the treatment of cancer; this is fast emerging as an alternative arena for NSAID therapy*)

Hawkey C J 1999 COX-2 inhibitors. Lancet 353: 307-314 (*Clear, simple description of the structures of COX-1 and COX-2 and the mechanism of action of selective and non-selective inhibitors. Gives details of results with the COX-2-preferential and COX-2-selective inhibitors. Brief coverage of NO-NSAIDS.*)

Hawkey C J 2001 Gastrointestinal toxicity of non-steroid anti-inflammatory drugs. In: Vane J R, Botting R M (eds) Therapeutic roles of selective COX-2 inhibitors. William Harvey Press, London, pp. 355-394 (*Clear, detailed account of the adverse effects of NSAIDs*)

Henry D, Lim L L-Y et al. 1996 Variability in risk of gastrointestinal complications with individual non-steroidal anti-inflammatory drugs: results of a collaborative meta-analysis. Br Med J 312: 1563-1566 (*Substantial analysis of the gastrointestinal effects of non-selective NSAIDs*)

McAdam B F, Catella-Lawson F, Mardini I A et al 1999 Systemic biosynthesis of prostacyclin by cyclooxygenase (COX)-2: the human pharmacology of a selective inhibitor of COX-2. Proc Natl Acad Sci USA 96: 272-277

Melnikova I 2005 Future of COX2 inhibitors. Nat Rev Drug Discov 4: 453-454

Mitchell J A, Warner T D 1999 Cyclo-oxygenase-2: pharmacology, physiology, biochemistry and relevance to NSAID therapy. Br J Pharmacol 128: 1121-1132 (*Lucid review article; covers homeostatic roles of COX-2*)

Ouellet M, Percival M D 2001 Mechanism of acetaminophen inhibition of cyclooxygenase isoforms. Arch Biochem Biophys 387: 273-280

Skjelbred et al. 1984 Post-operative administration of acetaminophen to reduce swelling and other inflammatory events. Curr Ther Res 35: 377-385 (*A study showing that paracetamol can have anti-inflammatory properties under some circumstances*)

Vane J R, Botting R M (eds) 2001 Therapeutic roles of selective COX-2 inhibitors. William Harvey Press, London, p. 584 (*Outstanding multiauthor book covering all aspects of the mechanisms of action, actions, adverse effects and clinical role of COX-2 inhibitors in a range of tissues; excellent coverage*)

Wallace J L 2000 How do NSAIDs cause ulcer disease? Bailliere's Best Pract Res Clin Gastroenterol 14: 147-159

Weir M R, Sperling R S, Reicin A, Gertz B J 2003 Selective COX-2 inhibition and cardiovascular effects: a review of the rofecoxib development program. Am Heart J 146: 591-604 (*Thoughtful review that deals with the problems encountered by the COX-2 inhibitors that culminated in the withdrawal of rofecoxib*)

Whittle B J R 2001 Basis of gastrointestinal toxicity of non-steroid anti-inflammatory drugs. In: Vane J R, Botting R M (eds) Therapeutic roles of selective COX-2 inhibitors. William Harvey Press, London, pp. 329-354 (*Excellent coverage; very good diagrams*)

Wolfe M M 1998 Future trends in the development of safer nonsteroidal anti-inflammatory drugs. Am J Med 105: 44S-52S (*Discusses various trends, emphasising specific COX-2 inhibitors and NO-releasing NSAIDs*)

Wolfe M M, Lichtenstein D R, Singh G 1999 Gastrointestinal toxicity of nonsteroidal antiinflammatory drugs. N Engl J Med 340: 1888-1899 (*Reviews epidemiology of the gastrointestinal complications of NSAIDs, covering the risk factors, the pathogenesis of gastrointestinal tract damage, and treatment; brief discussion of COX-2-selective drugs and NO-NSAIDs*)

### 抗组胺药

Assanasen P, Naclerio R M 2002 Antiallergic anti-inflammatory effects of $H_1$-antihistamines in humans. Clin Allergy Immunol 17: 101-139 (*An interesting paper that reviews several alternative mechanisms whereby antihistamines may regulate inflammation*)

Leurs R, Blandina P, Tedford C, Timmerm N H 1998 Therapeutic potential of histamine $H_3$ receptor agonists and antagonists (*Describes the available $H_3$ receptor agonists and antagonists, and their effects in a variety of pharmacological models, with discussion of possible therapeutic applications*)

Simons F E R, Simons K J 1994 Drug therapy: the pharmacology and use of $H_1$-receptor-antagonist drugs. N Engl J Med 23: 1663-1670 (*Effective coverage of the topic*)

### 缓解病情的抗类风湿药

Alldred A, Emery P 2001 Leflunomide: a novel DMARD for the treatment of rheumatoid arthritis. Expert Opin Pharmacother 2: 125-137 (*Useful review and update of this relatively new DMARD*)

Bondeson J 1997 The mechanisms of action of disease-modifying antirheumatic drugs: a review with emphasis on macrophage signal transduction and the induction of proinflammatory cytokines. Gen Pharmacol 29: 127-150 (*Good detailed review*)

Hochberg M C 1999 Early aggressive DMARD therapy: the key to slowing disease progression in rheumatoid arthritis. Scand J Rheumatol Suppl 112: 3-7 (*Good general review of DMARD therapy and the use of these drugs in treating rheumatoid disease*)

Smolen J S, Kalden J R et al. 1999 Efficacy and safety of leflunomide compared with placebo and sulphasalazine in active rheumatoid arthritis: a double-blind, randomised, multicentre trial. Lancet 353: 259-260 (*Gives details of the results of a clinical trial showing the efficacy of leflunomide*)

### 免疫抑制药

Borel J F, Baumann G et al. 1996 In vivo pharmacological effects of ciclosporin and some analogues. Adv Pharmacol 35: 115-246 (*Borel was instrumental in the development of ciclosporin*)

Gummert J F, Ikonen T, Morris R E 1999 Newer immunosuppressive drugs: a review. J Am Soc Nephrol 10: 1366-1380 (*Comprehensive review covering leflunomide, mycophenolate mofetil, sirolimus, tacrolimus and IL-2 receptor antibodies*)

Lipsky J J 1996 Mycophenolate mofetil. Lancet 348: 1357-1359

Mackay I R, Rosen F S 2001 Immunomodulation of autoimmune and inflammatory diseases with intravenous globulin. N Engl J Med 345: 747-755 (*Clear review of mechanisms of action and clinical use of immunoglobulins; simple, clear diagrams*)

Morris R E 1995 Mechanisms of action of new immunosuppressive drugs. Ther Drug Monit 17: 564-569 (*Succinct, edifying review*)

Snyder S H, Sabatini D M 1995 Immunophilins and the nervous system. Nat Med 1: 32-37 (*Good coverage of mechanism of action of ciclosporin and related drugs*)

### 单克隆抗体和其他抗细胞因子药

Breedeveld F C 2000 Therapeutic monoclonal antibodies. Lancet 355: 735-740 (*Good review on the clinical potential of monoclonal antibodies*)

Carterton N L 2000 Cytokines in rheumatoid arthritis: trials and tribulations. Mol Med Today 6: 315-323 (*Good review of agents modulating the action of TNF-α and IL-1; simple, clear diagram of cellular action of these cytokines, and summaries of the clinical trials of the agents in tabular form*)

Choy E H S, Panayi G S 2001 Cytokine pathways and joint inflammation in rheumatoid arthritis. N Engl J Med 344: 907-916 (*Clear description of the pathogenesis of rheumatoid arthritis, emphasising the cells and mediators involved in joint damage; excellent diagrams of the interaction of inflammatory cells and of the mechanism of action of anticytokine agents*)

Feldman 2002 Development of anti-TNF therapy for rheumatoid arthritis. Nat Rev Immunol 2: 364-371 (*Excellent review covering the role of cytokines in rheumatoid arthritis, the effects of anti-TNF therapy*)

Kalden J R 2001 How do the biologics fit into the current DMARD armamentarium? J Rheumatol Suppl 62: 27-35 (*Provides a useful perspective on the use of 'biologics' and DMARD therapy*)

Klippel J H K 2000 Biologic therapy for rheumatoid arthritis. N Engl J Med 343: 1640-1641 (*Pithy editorial dealing with the significance of the introduction of the anti-TNF-α agents*)

Maini R N 2005 The 2005 International Symposium on Advances in Targeted Therapies: what have we learned in the 2000s and where are we going? Ann Rheum Dis 64 (suppl 4): 106-108 (*An updated review dealing with similar subject matter*)

Maini R N, Taylor P C 2000 Anti-cytokine therapy for rheumatoid arthritis. Annu Rev Med 51: 207-229 (*Detailed review describing the role of cytokines in the pathogenesis of rheumatoid arthritis and the results of clinical trials with anti-TNF and anti-IL-1 therapy*)

O'Dell J R 1999 Anticytokine therapy—a new era in the treatment of rheumatoid arthritis. N Engl J Med 340: 310-312 (*Editorial with excellent coverage of the role of TNF-α in rheumatoid arthritis; summarises the differences between infliximab and etanercept*)

Vincent F, Kirkman R et al. 1998 Interleukin-2-receptor blockade with daclizumab to prevent acute rejection in renal transplantation. N Engl J Med 338: 161-165

### 新方向

Fiorucci S 2001 NO-releasing NSAIDs are caspase inhibitors. Trends Immunol 22: 232-235 (*Describes modulation of the immune response by NSAIDs, and the possible mechanism of their action in down-regulating inflammatory cytokines*)

Makarov S S 2000 NF-κB as a therapeutic target in chronic inflammation: recent advances. Mol Med Today 6: 441-448 (*This article gives an overview of the NFκB signalling pathway and its role in chronic inflammation, and discusses the feasibility of treatment based on selective suppression of this pathway*)

Ulrich H, von Andrian U H, Engelhardt B 2003 α4-Integrins as therapeutic targets in autoimmune disease. N Engl J Med 348: 68-70 (*Editorial commenting on two articles in the journal that describe the use of natalizumab, a recombinant monoclonal antibody, for the treatment of the inflammatory/immune diseases: multiple sclerosis and Crohn's disease. Natalizumab binds to α4-integrins on haemopoietic cells and prevents them from binding to their endothelial receptors.*)

(李卫东 译，祝晓玲 校，林志彬 审)

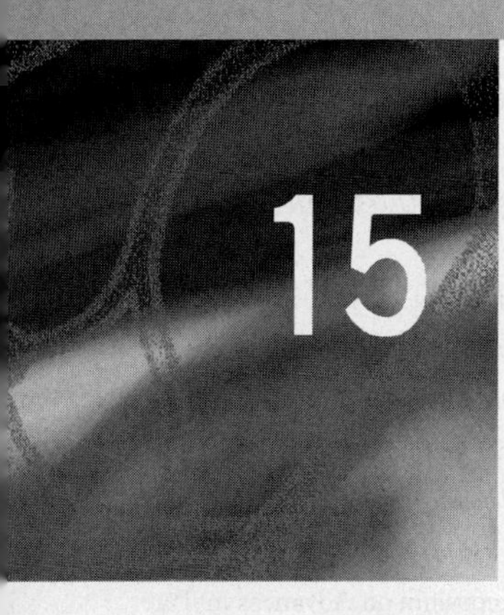

# 15 大麻素类物质



## 概　述

现代药理学对大麻素类的兴趣可以追溯到发现$\Delta^9$-四氢大麻酚（9-tetrahydrocannabinol，THC）是大麻的有效组分、发现特异性大麻素受体CB受体以及内源性配体（内源性大麻素类），并阐明其合成和消除的机制。作用于内源性大麻素系统的药物具有相当可观的治疗潜力。本章主要阐述内源性大麻素类物质、大麻素受体、生理作用、植物源性大麻素类物质、人工合成配体、病理机制以及潜在的临床应用。相关内容在第27章中会再次叙述，更多内容可参阅DiMarzo等(2004)、DePetrocellis等（2004）和Howlett等（2004）的文献综述。大麻素类物质的中枢神经系统药理作用在第34、42、43章中也有所论述。

## 内源性大麻素类物质

特异性大麻素受体的发现引发了对内源性介质的寻找。通过检测猪脑提取物不同组分替代大麻素受体放射标记配体的能力进行筛选，成功获得第一个内源性介质（Devane等，1992），从而开始了对类花生酸介质——N-花生四烯酸乙醇胺（N arachidonylethanolamide）的纯化（第13章），该物质被命名为花生四烯乙醇胺（anandamide）❶，其结构见图15.1。在受体结合试验中，花生四烯乙醇胺能够替代突触膜上放射标记的大麻素。此外，在大麻素生物测定中，花生四烯乙醇胺还可以抑制电刺激引起的小鼠输精管收缩（图15.2）。数年后，第二个内源性大麻素被鉴定出，为2-花生四烯酸甘油（2-arachidonoyl glycerol，2-AG）。最近，又发现三种内源性大麻素候选化合物，具有明显的$CB_1/CB_2$（见下文）受体选择性，具体可以参阅表15.1。与其他类花生酸类物质（如前列腺素类和白三烯类，见第13章）一样，内源性大麻素类物质同样是按照“需求”来合成的，而不是预先合成、储存起来，需要时再予以释放。

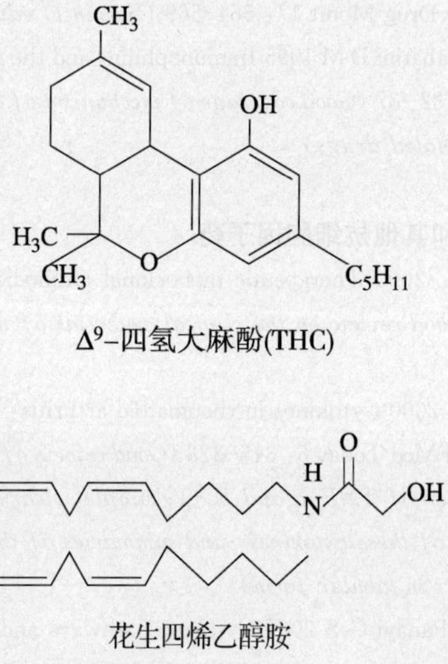

$\Delta^9$-四氢大麻酚(THC)

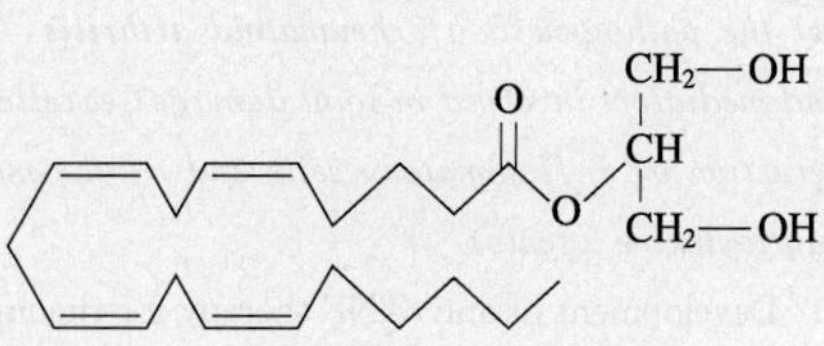

花生四烯乙醇胺

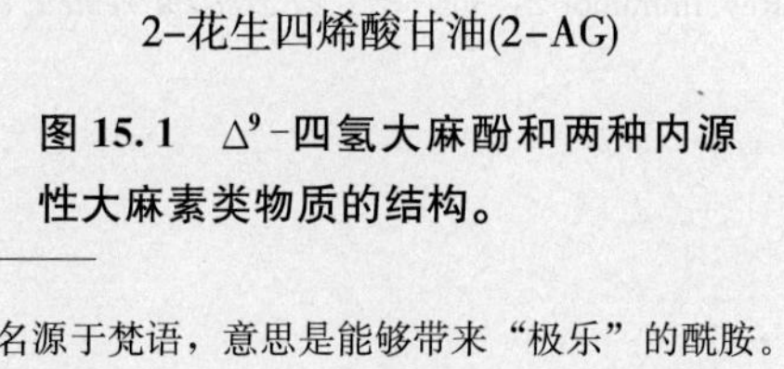

2-花生四烯酸甘油(2-AG)

**图15.1　$\Delta^9$-四氢大麻酚和两种内源性大麻素类物质的结构。**

❶　命名源于梵语，意思是能够带来“极乐”的酰胺。

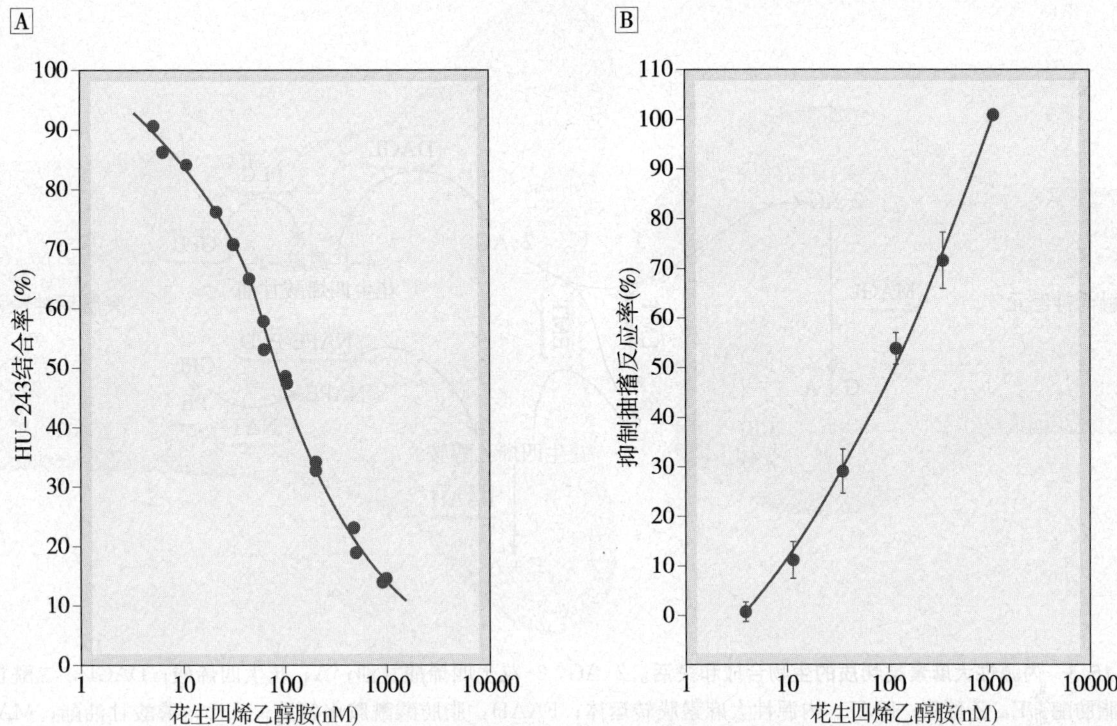


**图 15.2 作为内源性大麻素的花生四烯乙醇胺。花生四烯乙醇胺是一种源自于体内的大麻素。** Ⓐ花生四烯乙醇胺竞争性抑制氚标记的 HU-243（大麻素受体的配体）与大鼠脑突触小体膜的结合。Ⓑ花生四烯乙醇胺抑制输精管颤搐反应（大麻素类物质的生物检定）。值得注意的是，受体结合和生物活性的结果一致。(Redrawn from Devane et al. 1992)

**表 15.1 已确定的和可能存在的内源性大麻素类物质**

| 内源性大麻素 | 选择性 |
|---|---|
| 已确定的内源性大麻素类物质 | |
| 花生四烯乙醇胺 | $CB_1>CB_2$ |
| 2-花生四烯酸甘油 | $CB_1=CB_2$ |
| 未完全确定的内源性大麻素物质 | |
| virhodamine | $CB_2>CB_1$ |
| noladin | $CB_1>>CB_2$ |
| N-花生四烯酸多巴胺 | $CB_1>>CB_2$ |

## 内源性大麻素类物质的生物合成

图 15.3 总结了花生四烯乙醇胺和 2-AG 的生物合成。

◆ N-酰基-磷脂酰乙醇胺（N-acyl-phosphatidylethanolamine，NAPE）在特异性磷脂酶 D（phospholipase D，PLD）的作用下生成花生四烯乙醇胺。PLD 与 NAPE 可以特异性结合，但对其他膜磷脂的亲和力较低，被称作 NAPE-PLD。NAPE-PLD 属于锌离子金属水解酶，$Ca^{2+}$ 和多胺对其具有激活作用。NAPE-PLD 的选择性抑制药尚在研究中。前体物质在 $Ca^{2+}$ 敏感性酰基转移酶作用下生成，此酶可以将磷脂 sn-1 位（立体特定编号 1）的酰基转移至磷脂酰乙醇胺的氮原子上，其特性尚不十分清楚。

2-AG 同样是由磷脂代谢衍生的前体物质水解形成。最近，克隆的两个 sn-1 选择性二酰基甘油脂肪酶（diacylglycerol lipase，DAGL）DAGL-α 和 DAGL-β 是关键酶，属于丝氨酸脂肪酶家族。与 NAPE-PLD 一样，这两种酶均具有 $Ca^{2+}$ 敏感性，可以与细胞内钙一起产生生理作用，促进内源性大麻素的合成。在发育阶段，DAGL 主要分布在轴突和突触前轴突末梢；成熟后，则分布在突触后树突和神经元胞体中。与 2-AG 一样，DAGL 在神经轴突的生长中发挥重要作用。在成年脑组织中，DAGL 可能起退行性介质的作用（见下文）。

最近，鉴定了多个内源性大麻素候选化合物 noladin、virhodamine 以及 N-花生四烯酸多巴胺。有关这些化合物的生物合成知之甚少。可能在 virhodamine 和花生四烯乙醇

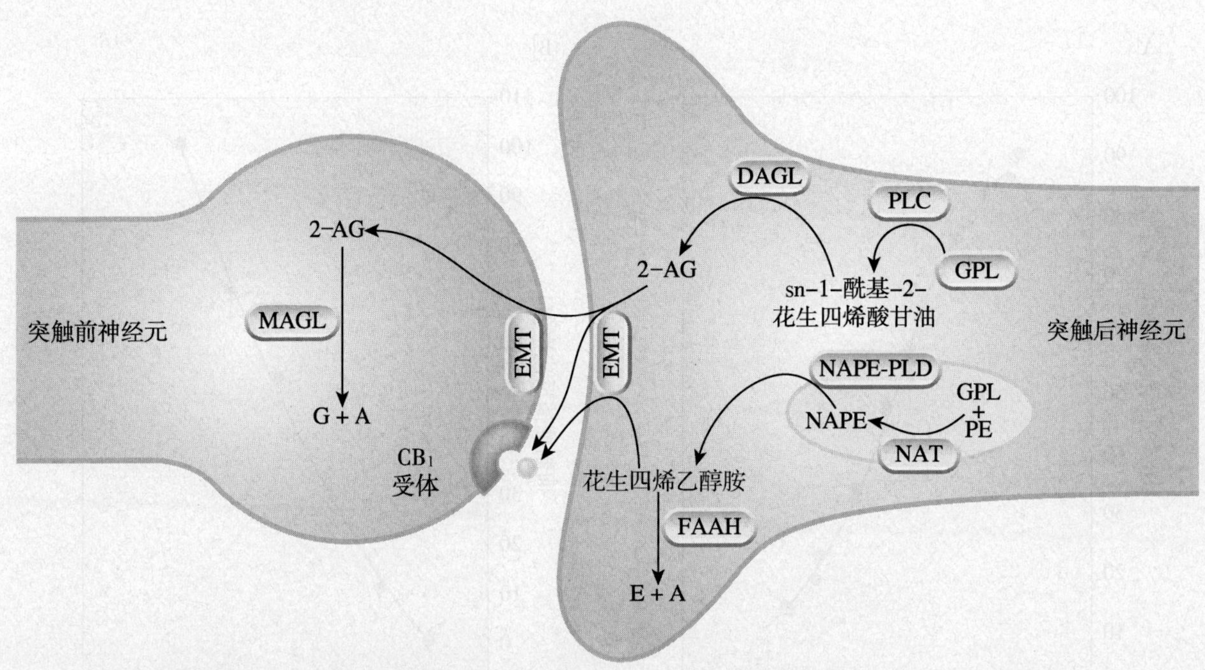


**图 15.3 内源性大麻素类物质的生物合成和失活。** 2-AG，2-花生四烯酸甘油；A，花生四烯酸；DAGL，二酰甘油脂肪酶；E，乙醇胺；EMT，内源性大麻素膜转运体；FAAH，脂肪酸酰胺水解酶；GPL，磷酸甘油酯；MAGL，单酰基甘油脂肪酶；NAPE，N-酰基-磷脂酰乙醇胺；NAPE-PLD，N-酰基-磷脂酰乙醇胺-特异性磷脂酶 D；NAT，N-酰基转移酶；PE，磷脂酰乙醇胺；PLC，磷脂酶 C。

胺之间存在 pH 依赖的、非酶促的相互转换反应，构成一个切换开关，介导 $CB_2$ 和 $CB_1$ 受体效应（表 15.1）。

## 内源性大麻素类物质信号转导的终止

细胞外间隙中的内源性大麻素类物质可以很快地被细胞摄取。作为脂溶性物质，它们可以顺浓度梯度透过质膜扩散。有一种看似正确但是间接的证据表明，花生四烯乙醇胺和 2-AG 可能存在一种可饱和的、呈现温度依赖性的易化转运机制，称为“内源性大麻素膜转运体（endocannabinoid membrane transporter）”。尽管至今尚未成功分离和克隆，但已经发现了选择性摄取抑制药（如 UCM-707）。图 15.3 总结了内源性大麻素的代谢途径。花生四烯乙醇胺代谢的关键酶是一种微粒体酶，称为脂肪酸酰胺水解酶（fatty acid amide hydrolase，FAAH）。已经得到 FAAH 结晶体，属于丝氨酸水解酶，可以将花生四烯乙醇胺转变为花生四烯酸和乙醇胺，还可水解 2-AG 生成花生四烯酸和甘油。瘦素和前列腺素上调 FAAH 基因表达，而雌激素和糖皮质激素则下调其基因表达。

FAAH 基因敲除小鼠为内源性大麻素的生理作用研究提供了一些线索。此类基因敲除小鼠脑中花生四烯乙醇胺的含量增加，疼痛阈值提高。FAAH 选择性抑制药对小鼠具有镇痛和抗焦虑的作用（第 37 章，解释了如何试验药物对啮齿类动物的抗焦虑作用）。与花生四烯乙醇胺相反，FAAH 基因敲除动物脑中 2-AG 的含量并不增加，说明 2-AG 存在其他的代谢途径，例如通过单酰基甘油脂肪酶（monoacylglycerol lipase，MAGL）代谢。该酶与突触前 $CB_1$ 受体在海马共表达，这可能很重要。其他可能的代谢途径包括酯化、酰基化以及在环加氧酶-2 的作用下进行氧化生成前列腺素乙醇胺（prostamide）。此外，还可以通过 12-或 15-脂氧合酶代谢（第 13 章）。

## 大麻素受体

大麻素类物质具有高脂溶性，最初认为其作用和全身麻醉药类似。然而，1988 年人们发现氚标记的大麻素与大鼠脑匀浆膜呈现饱和性高亲和力的结合，之后便出现了对脑特异性大麻素受体的研究。目前，这类受体被称为 $CB_1$ 受体，以区别于后来在周围组织中发现的 $CB_2$ 受体。大麻素受体属于典型的 G 蛋白偶联受体家族成员（第 3 章）。$CB_1$ 受体通过连接 $G_{i/o}$，抑制腺苷酸环化酶和电压门控钙通道，并激活 G 蛋白敏感

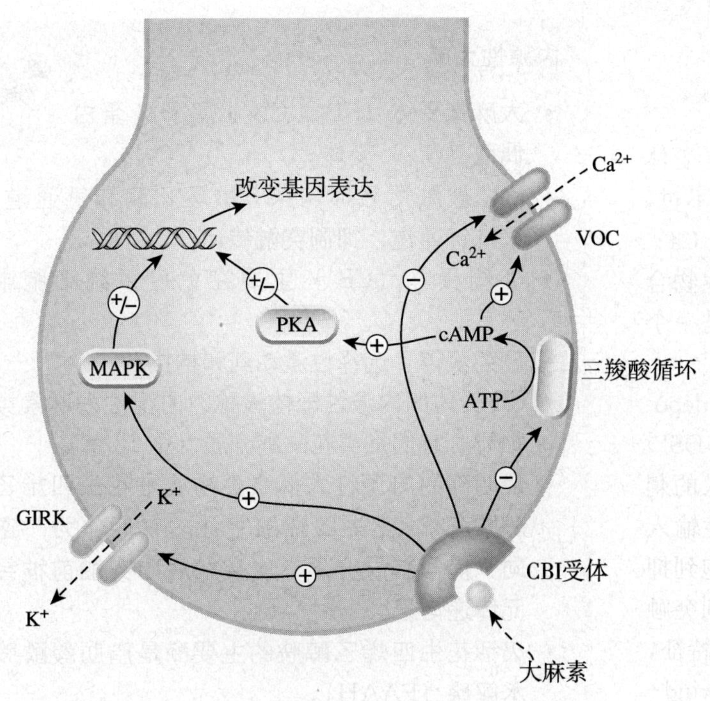


**图 15.4 大麻素类物质的细胞作用。** 激活 $CB_1$ 受体可以抑制 $Ca^{2+}$ 进入细胞，并且激活钾通道而引发超极化，从而抑制神经递质的释放。此外，$CB_1$ 受体还可以改变基因的表达。GIRK，G蛋白敏感的内向整流钾通道；MAPK，促细胞分裂原活化的蛋白激酶；PKA，蛋白激酶 A；VOC，电压门控钙通道。

的内向整流钾（G-protein-sensitive inward-rectifying potassium，GIRK）离子通道，进而形成超极化（图 15.4）。这一影响与阿片受体所介导的作用相似（第 41 章）。$CB_1$ 受体位于神经末梢的质膜上，可以通过去极化和钙内流来抑制突触前末梢递质的释放（第 4 章）。此外，CB 受体还可以影响基因表达，一方面是通过激活促细胞分裂原活化的蛋白激酶（mitogen-activated protein kinase）发挥直接作用，另一方面则通过抑制腺苷酸环化酶减少蛋白激酶 A 的活性发挥间接作用（第 3 章）。

$CB_1$ 受体是脑中存在的众多神经元受体之一，它们多到与主要的中枢兴奋性神经递质谷氨酸以及中枢抑制性神经递质 GABA 的受体相当（第 33 章）。它们在大脑中的分布并不一致，集中分布于海马（与大麻素类物质对记忆的影响有关）、小脑（与动作失调相关）、下丘脑（在食欲控制方面很重要；第 27 章及下文）、黑质、中脑边缘多巴胺通路（与心理“奖赏”相关，第 43 章）以及相关的大脑皮质区域。在脑干中 $CB_1$ 受体相对贫乏，这或许可以解释为何大麻素类物质缺少严重的呼吸和心血管毒性。从细胞水平上分析，$CB_1$ 受体位于突触前并可以抑制递质的释放，这在上文中已有提及。但是，大麻素和阿片类一样，也可以解除抑制性连接，使某些神经元通路的兴奋性增加，与之相关的是海马和杏仁核中的 GABA 能中间神经元。

除中枢外，$CB_1$ 还表达于周围组织，包括内皮细胞和脂肪细胞。通过兴奋 $CB_1$ 受体，大麻素类物质可以促进脂肪生成，进而影响体重（Cota 等，2003）。

周围大麻素受体（$CB_2$ 亚型）的氨基酸中只有 45%与 $CB_1$ 同源的，并且这种受体主要分布在淋巴组织中（脾、扁桃体和胸腺、循环淋巴细胞、单核细胞和组织肥大细胞）。$CB_2$ 受体同样可见于中枢神经系统的免疫细胞——小胶质细胞中（第 32 章）。最初，人们并没有预料到 $CB_2$ 受体会分布在免疫系统中，但是现在看来这可能是大麻抑制免疫系统的作用机制。$CB_1$ 受体和 $CB_2$ 受体对大麻素配体的反应性不同（表 15.1）。与 $CB_1$ 受体一样，$CB_2$ 受体也是通过 $G_{i/o}$ 与腺苷酸环化酶、GIRK 通道和促细胞分裂原活化的蛋白激酶联系在了一起，但是，不同的是 $CB_2$ 受体并不参与调节电压门控钙通道（在免疫细胞中无表达）。目前，关于此功能还知之甚少。在动脉粥样硬化患者的病灶可见到它们（第 20 章），$CB_2$ 激动药具有抗动脉粥样硬化的功能（Steffens 等，2005）。

出人意料[1]的一个发现是部分内源性大麻素类物质激活香草精受体和离子型受体，兴奋疼痛神经末梢（第 41 章）。某些尚未完全明确的 G 蛋白偶联受体可能也与这些作用有关，因为在敲除 $CB_1$ 的小鼠中，即便不存在 $CB_1$ 受体，大麻素类物质仍然表现出镇痛和活化脑内 G 蛋白的作用。

[1] 出人意料之处在于辣椒籽中的活性成分辣椒素可以引发强烈的灼痛，而内源性大麻素花生四烯乙醇胺与欣快感甚至是幸福感相关……或许洞悉一切之后并无诧异之处。

## 生理机制

刺激内源性大麻素类物质释放，导致 $CB_1$ 受体激活并引发下游事件，包括行为和心理效应。不过，目前还不能完全说明这一过程。如上文所述，$Ca^{2+}$ 可激活 NAPE-PLD 和其他参与内源性大麻素生物合成的酶，因此，细胞内上升的 $Ca^{2+}$ 浓度可能是一个重要的细胞启动因子。

CB 受体的激活与去极化诱导抑制的阻抑（depolarisation-induced suppression of inhibition，DSI）相关。在海马锥体细胞中有 DSI；在兴奋性输入的刺激下细胞去极化，抑制 GABA 所介导的抑制性输入对锥体细胞的作用，并产生从去极化的锥体细胞到抑制性轴突末梢的逆向信号转导。这种从突触后到突触前细胞的信号反向转导是神经元可塑性的一个特征，例如，伤害性通路中的“兴奋性升级现象（wind-up）”（图 41.3）和海马中的长时程增强效应（long-term potentiation）（图 33.7）。在海马中，一氧化氮被认为是兴奋性反向信号转导的信使，可以从去极化的海马神经元弥散至释放谷氨酸的兴奋性轴突末梢。DSI 可以被 $CB_1$ 拮抗药利莫那班（rimonabant）所阻断。$CB_1$ 受体在突触前的分布以及 DAGL 与 MAGL 在细胞中的分布（图 15.3）符合内源性大麻素 2-AG 作为 DSI“逆向信使”的观点（图 34.9）。

内源性大麻素类物质具有神经调节作用，可以广泛影响生理活性，包括伤害感受、心血管、呼吸和胃肠功能。与下丘脑激素的相互作用可以影响进食和生殖功能。内源性大麻素类对进食的影响具有特殊价值，因为肥胖是很重要的问题（第 27 章），而 CB 受体拮抗药可能具有治疗肥胖的作用（见下文）。

## 植物源性大麻素类物质及其药理作用

大麻是一种纤维植物，几千年来人们一直利用其精神活性性质（第 54 章）。在古代，其药用价值受到推崇，但是还是在 1964 年确认 THC（图 15.1）是其主要的精神活性成分之后，人们才对大麻产生了真正的兴趣。大麻提取物包含许多相关的成分，被称为大麻素类物质。它们大多数不溶于水。最丰富的大麻素类物质是 THC（其前体物质是大麻二酚）以及 THC 自然分解所获得的大麻酚。大麻二酚和大麻酚不具备 THC 所具有的精神活性作用，但存在抗惊厥活性和肝药物代谢诱导作用（见第 8 章）。

**内源性大麻**

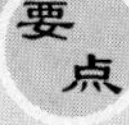


- 大麻素受体（$CB_1$，$CB_2$）属于 G 蛋白偶联（$G_{i/o}$）受体。
- $CB_1$ 被激活后抑制腺苷酸环化酶和钙通道，兴奋钾通道，抑制突触传递。
- 外周受体（$CB_2$）主要在免疫系统细胞中表达。
- 已经获得了选择性激动药和拮抗药。
- CB 受体的内源性配体被称为内源性大麻素类物质。它们是类花生酸介质（第 13 章）。
- 最明确的内源性大麻素类物质是花生四烯乙醇胺和 2-花生四烯酸甘油。它们作为“逆向”信号转导介质，由突触后向突触前神经元传递信号。
- 灭活花生四烯乙醇胺的主要酶是脂肪酸酰胺水解酶（FAAH）。
- 假定的“内源性大麻素膜转运体”将突触后神经元合成的大麻素类物质转运至突触间隙，与 $CB_1$ 受体接触，进入突触前末梢，在那里，2-AG 被代谢。
- FAAH 敲除小鼠脑中花生四烯乙醇胺含量增加，并且疼痛阈值提高。FAAH 的选择性抑制药具有镇痛和抗焦虑的作用，提示内源性大麻素类物质与痛觉感受和焦虑相关。
- $CB_1$ 受体拮抗药利莫那班可使体重持续下降，并可能有助于戒烟。

### 药理作用

$\Delta^9$-四氢大麻酚主要作用于 CNS，产生致幻和镇静的混合作用，此外，还具有多种受中枢调节的外周自主神经作用。人的主要主观效应包括如下：

- 放松和快乐感，与乙醇所致的感觉类似，但是不会出现乙醇所伴随的粗鲁或者攻击性行为。（对危险缺乏感知是乙醇所引发危险的重要特征，在交通事故中这是一个危险因素。尽管服用大麻所引起的运动失调与饮酒类似，但是其引发事故的危险性较低。）
- 警觉性增强，对声音和视觉的感知更加强烈和奇异。

大麻素的这些作用与致幻药如麦角酰二乙胺（lysergic acid diethylamide，LSD；见第 42 章）的作用相似，但是其强度较弱。服用者报告感觉时间的流逝变得缓慢。在 LSD 服用者中常见的警觉感和妄想性幻觉很少见于大麻服用者中。然而，有证据显示长期用药可增加精神分裂症和情感障碍的发病率（Henquet 等，2005）。

在人和动物研究中可以直接测定中枢作用，包括：

- 短期记忆和简单学习任务能力受损——主观感觉到自信和创造力增强，但是与实际表现不符；
- 运动协调受损（例如，驾车行为）；
- 僵住——保持不自然的固定姿势；
- 低温；
- 痛觉缺失；
- 止吐作用；
- 食欲增加。

大麻主要的外周作用：

- 心动过速，可以用阻断交感传导的药物来预防；
- 扩张血管，特别明显的是巩膜和结膜血管，产生大麻吸食者中特殊的眼球充血现象；
- 降低眼内压；
- 扩张支气管。

### 耐受和依赖

大麻的耐受和躯体依赖性通常较少出现，一般仅见于大量使用者中。其戒断症状与乙醇或者阿片类药物的戒断相似，即恶心、兴奋、易激惹、意识不清、心动过速和出汗，但是在大麻服用者中，这些症状表现的强度相对较轻，不会产生强制性渴望用药。心理依赖性也可见于大麻使用者中，但是与主要成瘾性药物相比，其强度很弱（见第 43 章），因此对于大麻是否应该被划分为成瘾性物质目前还存在争议（Abood & Martin，1992；Maldonado & Rodríguez de Fonseca，2002）。

### 药代动力学和药物分析性质

以吸烟的形式服用大麻，其药效通常可在 1h 之后得到完全发挥，并且能持续 2～3h。小部分 THC 被转化为 11-羟基-THC，这种物质比 THC 本身更具活性，并且可能是引起大麻药理学作用的成分。但是，绝大部分 THC 都被转化为非活性代谢物，可以被结合并参与肠肝循环。作为高亲脂性物质，THC 及其代谢物均可以贮存在体脂肪中，因此，一次用药之后，需要数天来排泄。THC 的放射免疫分析法被交叉反应所干扰，因此，需要使用质谱分析法对生物液体中的 THC 进行精确的定性和定量分析，这对法医学很重要。

### 不良反应

在过量用药的情况下，THC 相对较为安全，主要引起嗜睡和意识模糊，但是不会发生威胁生命的呼吸或心血管抑制作用。从这一点讲，大麻相比于绝大多数的滥用性物质，特别是阿片和乙醇，更加安全。然而，即使在低剂量下，THC 及其合成衍生物如大麻隆（nabilone，见下文）也可以引起欣快感和嗜睡，有时候伴随出现感觉失真和幻觉。因此，大麻的不良作用，加之法律对其使用的限定，妨碍了大麻素类在治疗上的广泛应用。

在啮齿动物中，发现 THC 存在致畸和致基因突变的作用。此外，研究报道 THC 增加人循环白细胞染色体的断裂。不过，这种断裂并不是大麻吸食者中特有的，流行病学调查并没有发现大麻使用者中存在胎儿畸形或者癌症风险增加的情况。

## 合成配体

20 世纪 70 年代人们开发出大麻素受体激动药，最初期望可以将其用作有效的非阿片/非 NSAID 镇痛药（分别见第 41 章和第 14 章，参阅阿片和 NSAID 的局限性），但是，所产生的不良反应，特别是镇静以及对记忆的损害是个问题。不过其中一种药大麻隆可以在传统止吐药失效时（见第 25 章）用于细胞毒性化疗所引起的恶心和呕吐的临床治疗。正常的脑中不存在 $CB_2$ 受体，因此，$CB_2$ 受体的克隆带来了选择性 $CB_2$ 激动药的合成，并希望其与植物源性大麻素类物质不同，不会产生中枢不良反应。目前正在研究这类药物是否可以被用于治疗炎性和神经性疼痛。见 Howlett（2004）的综述，文中论述了 $CB_1$ 介导的信号转导效应，并讨论了具有激动药选择性的合成类似物。

**大麻** 要点

- 主要的活性成分是 $\Delta^9$-四氢大麻酚(THC);具药理活性的 11-羟基代谢物同样具有重要意义。
- 对中枢神经系统的作用包括镇静和致幻作用。
- 主观感受包括欣快和放松,警觉性增强。
- 客观测试显示存在学习、记忆和运动能力受损,包括驾驶能力受损。
- THC 同样具有镇痛和止吐作用,并且在动物实验中引发癫痫和低温。
- 外周作用包括扩张血管、降低眼内压和扩张支气管。
- 与阿片、烟碱或乙醇相比,大麻素类引发的药物依赖性较轻,但是可能具有长期心理影响。

第一个选择性 $CB_1$ 受体拮抗药——利莫那班对某些系统仍然具有反向激动作用,并且表现出可观的治疗价值(见下文)。前期临床研究表明可用于肥胖和烟草依赖治疗。在动物模型中,合成的内源性大麻素摄取和/或代谢抑制药(见上文)对于疼痛、癫痫、多发性硬化,帕金森病,焦虑和腹泻等显示出潜在的效用。

## 相关病理

实验动物和人的组织研究证据显示,内源性大麻素信号传递在各种神经退行性疾病中存在异常(第35章)。此外,其他的疾病,包括低血压休克(出血性的和败血症性的;见第19章)、进行性肝硬化(有证据显示内源性大麻素类物质通过作用于血管 $CB_1$ 受体来扩张血管;Batkai 等,2001)、流产(Maccarrone 等,2000)和恶性疾病(Galve-Roperh 等,2000)中,大麻素的信号传递同样存在异常。在某些疾病中,内源性大麻素有可能是阻止疾病恶化和症状发生的代偿机制,而在另外一些疾病中则出现“过犹不及”的现象,实际加剧了疾病的发展。因此,具有促进或者抑制大麻素系统作用的药物可能在治疗学中有一定地位,具有一定的潜能;见 DiMarzo 等(2004)较详尽的讨论。

## 临床应用

有关大麻素系统药物的临床应用目前仍颇具争议。但是,无论在英国还是在美国,大麻素类都被用于治疗慢性疾病,如 HIV-AIDS 和恶性肿瘤,起到止吐和帮助患者增加体重的作用。完全随机对照的研究发现,没有客观证据表明 THC 可缓解多发性硬化患者的痉挛,但是可提升患者的运动能力(第43章)。通常在所用剂量下出现的大麻不良反应较轻(UK MS Research Grouop,2003)。大麻的其他潜在临床应用被列于临床框中。

为期12个月的安慰剂对照研究显示,结合减少热量的饮食结构,$CB_1$ 受体拮抗药利莫那班可以降低体重,呈剂量依赖性[高剂量时,体重减轻约1石(1石=14磅=6.35千克),见图15.5,第27章]。在临床研究所用剂量下,大麻引发的不良反应相对较轻,主要包括恶心和腹泻,其中腹泻可能与阻断活性内源性大麻素系统有关。关于大麻长期的心理效应,临床研究应该仔细分析兴趣缺失(即失去欣快感)以及其他的抑郁或心理异常症状的证据。

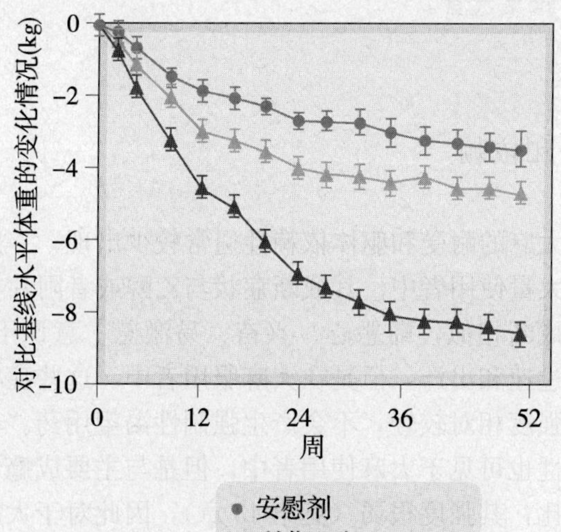


**图 15.5 双盲、安慰剂对照实验中利莫那班(rimonabant)处理组和安慰剂组的体重基线变化比较。**实验对象为1507名超重患者。(Redrawn from Van Gaal et al., 2005.)

**大麻激动药和拮抗药潜在的和实际的临床应用**

临床

目前正在对大麻激动药和拮抗药的大范围可能适应证作评价，包括以下：

- 激动药：
  - — 青光眼（降低眼内压）；
  - — 恶心/呕吐，与癌症化疗相关；
  - — 缓解癌症或者 AIDS 患者的体重减轻；
  - — 神经性疼痛；
  - — 头损伤；
  - — Tourette 综合征（减少抽搐，这种疾病的特征性动作是快速不随意运动）；
  - — 帕金森病（减少由于左旋多巴的不良反应而引发的不随意运动；第 35 章）。
- 拮抗药：
  - — 肥胖；
  - — 烟草依赖；
  - — 药物成瘾性；
  - — 乙醇中毒。

# 参考文献与扩展阅读


**扩展阅读**

DePetrocellis L, Cascio M G, DiMarzo V 2004 The endocannabinoid system: a general view and latest additions. Br J Pharmacol 141: 765-774 (*Reviews the latest 'additions' to the endocannabinoid system, including newer endocannabinoid candidates*)

DiMarzo V, Bifulco M, DePetrocellis L 2004 The endocannabinoid system and its therapeutic exploitation. Nat Rev Drug Discov 3: 771-784 (*Reviews the system, its involvement in pathological conditions and potential for therapeutic drugs*)

Freund T F, Katona I, Piomelli D 2003 Role of endogenous cannabinoids in synaptic signaling. Physiol Rev 83: 1017-1066 (*The fine-grain anatomical distribution of the neuronal cannabinoid receptor $CB_1$ is described, and possible functions of endocannabinoids as retrograde synaptic signal molecules discussed in relation to synaptic plasticity and network activity patterns*)

Howlett A C, Breivogel C S, Childers S R et al. 2004 Cannabinoid physiology and pharmacology: 30 years of progress. Neuropharmacology 47 (suppl): 345-358 (*Particularly useful account of retrograde signalling and depolarisation-induced suppression of inhibition or excitation*)

Maldonado R, Rodríguez de Fonseca F 2002 Cannabinoid addiction: behavioral models and neural correlates. J Neurosci 22: 3326-3331 (*Deals mainly with animal models and argues that cannabis meets criteria for classification as addictive*)

Wilson R I, Nicoll R A 2002 Endocannabinoid signaling in the brain. Science 296: 678-682

**相关专业资料**

Abood M E, Martin B R 1992 Neurobiology of marijuana abuse. Trends Pharmacol Sci 13: 201-206 (*There is little evidence that animals will self-administer THC; while marked tolerance develops to marijuana, it has been difficult to demonstrate physical dependence*)

Batkai S et al. 2001 Endocannabinoids acting at vascular $CB_1$ receptors mediate the vasodilated state in advanced liver cirrhosis. Nat Med 7: 827-832 (*Rats with cirrhosis have low blood pressure, which is elevated by a $CB_1$ receptor antagonist. Compared with non-cirrhotic controls, in cirrhotic human livers there was a threefold increase in $CB_1$ receptors on isolated vascular endothelial cells.*)

Cota D et al. 2003 The endogenous cannabinoid system affects energy balance via central orixogenic drive and peripheral lipogenesis. J Clin Invest 112: 423-431 (*Investigation of $CB_1$ knockout mice, implicating this receptor in regulation of energy homeostasis via both central effect on food intake and on peripheral lipogenesis; see also related commentary by Horvath T L, pp. 323-326 of the same issue, on endocannabinoids and regulation of body fat*)

Devane W A, Hanu L, Breurer A et al. 1992 Isolation and structure of a brain constituent that binds to the cannabinoid receptor. Science 258: 1946-1949 (*Identification of arachidonylethanolamide, extracted from pig brain, both chemically and via a bioassay, as a natural ligand for the cannabinoid receptor; the authors named it anandamide after a Sanskrit word meaning 'bliss' + amide*)

Galve-Roperh I, Sánchez C, Cortés M L et al. 2000 Anti-tumoral activity of cannabinoids: involvement of sustained ceramide accumulation and extracellular signal-related kinase activation. Nat Med 6: 313-319 (*Administration of THC into malignant gliomas in rodents induced substantial regression*)

Henquet C, Krabbendam L, Spauwen J et al. 2005 Prospective cohort study of cannabis use, predisposition for psychosis, and psychotic symptoms in young people. Br Med J 330: 11-14 (*Cannabis use moderately increased the risk of psychotic symptoms but had a much stronger effect in young people with evidence of predisposition for psychosis*)

Howlett A C 2004 Efficacy in $CB_1$ receptor-mediated signal transduction. Br J Pharmacol 142: 1209-1218 (*Review summarising evidence for brain regional differences in $CB_1$ receptor signal transduction efficacy and agonist selectivity for G-proteins; possible interactions with $G_s$ or $G_q$—in addition to well-known $G_{i/o}$—are evaluated*)

Karst M, Salim K, Burstein S et al. 2003 Analgesic effect of the synthetic cannabinoid CT-3 on chronic neuropathic pain. A randomized controlled trial. JAMA 290: 1757-1762. (*CT-3, a potent cannabinoid, produces marked antiallodynic and analgesic effects in animals. In a preliminary randomised cross-over study in 21 patients with chronic neuropathic pain, CT-3 was effective in reducing chronic neuropathic pain compared with placebo.*)

Knoller N, Levi L, Shoshan I et al. 2002 Dexanabinol (HU-211) in the treatment of severe closed head injury. Crit Care Med 30: 548-554 (*A randomised, placebo-controlled, phase II clinical trial in 67 patients, injured within 6 hours of treatment. The aim was to investigate safety rather than prove efficacy. Dexanabinol was safe and well tolerated. Actively treated patients had better intracranial pressure/cerebral perfusion pressure control. There was a trend towards improved neurological outcome.*)

Maccarrone M, Valensise H, Bari M et al. 2000 Relation between decreased anandamide hydrolase concentrations in human lymphocytes and miscarriage. Lancet 355: 1326-1329 (*Preliminary study that observed decreased anandamide hydrolase in lymphocytes as an early marker of spontaneous abortion: 'endocannabinoids might be critical in regulating the lymphocyte-dependent cytokine network associated with human fertility and successful pregnancy'*)

Schlicker E, Kathmann M 2001 Modulation of transmitter release via presynaptic cannabinoid receptors. Trends Pharmacol Sci 22: 565-572 (*Reviews effects of cannabinoids in modulating transmitter release in both the central and peripheral nervous systems. Studies using rimonabant or $CB_1$ receptor-deficient mice suggest that presynaptic cannabinoid receptors are tonically activated by endogenous cannabinoids and/or are constitutively active. '$CB_1$-receptor-mediated inhibition of transmitter release might explain ... reinforcing properties and memory impairment caused by cannabinoids.'*)

Steffens S 2005 Low dose oral cannabinoid therapy reduces progression of atherosclerosis in mice. Nature 434: 782-786 (*Oral administration of THC [1 mg/kg per day] resulted in significant inhibition of disease progression in apoE knockout mice. $CB_2$ receptors were expressed in both human and mouse atherosclerotic plaques. Lymphoid cells isolated from THC-treated mice showed diminished proliferation capacity and decreased interferon secretion. Macrophage chemotaxis, crucial for the development of atherosclerosis, was also inhibited in vitro by THC. All these effects were completely blocked by a specific $CB_2$ receptor antagonist. Concludes that cannabinoids with activity at the $CB_2$ receptor may be valuable targets for treating atherosclerosis. See also News and Views, p.* 708 *of the same issue, for comment by Roth M D.*)

UK MS Research Group 2003 Cannabinoids for treatment of spasticity and other symptoms related to multiple sclerosis (*CAMS study*): *multicentre randomised placebo-controlled trial* Lancet 362: 1517-1526 (*Randomised, placebo-controlled trial in 667 patients with stable multiple sclerosis and muscle spasticity. Trial duration was 15 weeks. There was no treatment effect of THC or cannabis extract on the primary outcome of spasticity assessed with a standard rating scale, but there was an improvement in patient-reported spasticity and pain, which might be clinically useful.*)

Van Gaal L F, Rissanen A M, Scheen A J et al. for the RIO-Europe Study Group 2005 Effects of the cannabinoid-1 receptor blocker rimonabant on weight reduction and cardiovascular risk factors in overweight patients: 1-year experience from the RIO-Europe study. Lancet 365: 1389-1397 (*A total of 1507 overweight patients treated with rimonabant 5 or 20 mg or with placebo daily for 1 year in addition to dietary advice: significant dose-related decrease in weight and improvement in cardiovascular risk factors in actively treated patients; adverse effects were mild*)

(刘 青 译，梁建辉 校，林志彬 审)

# 作为介质的肽类和蛋白质



## 概　述

现代药理学主要以低分子量信号分子和天然非肽作为研究基础。自20世纪70年代起，学者们已认识到肽类和蛋白质发挥着至少与信号分子同样重要、也许是更为重要的作用。然而，与作用于胆碱能系统、肾上腺素能系统或5-羟色胺（5-HT）系统（第10～12章）的药物相比，可以说目前在肽信号传导环节上进行药理学治疗的进展还相当缓慢。

现代药理学的许多领域还需要进一步探索。在本章中，我们将概括地介绍可作为介质和药物的肽及蛋白质的主要特征，阐述肽和蛋白质与非肽的区别，并评价肽类药物在现阶段以及未来的治疗作用。如需了解更为详细的相关知识请参阅以下文献：Buckel（1996）；Cooper 等（1996）；Hökfelt 等（2000）；Nestler 等（2001）。

### 历史回顾

◆ 尽管在药理学研究的早期就已经发现了某些肽介质的存在（如20世纪30年代发现了P物质），但过去却主要偏重于对非肽的药理学进行研究。发生这种研究偏差的其中一个原因是由于以前大多数药物属于天然（主要是植物）产物，只有少数药物属于肽类，或者通过我们今天所知的肽信号传导途径发挥作用。另外的原因是由于进行肽类研究需要方法学的支持，但是在目前，方法学尚属新兴学科，起步较晚。与分子生物学的推广使用一样，高效液相色谱法（high-performance liquid chromatography）和固相肽合成法（solid-phase peptide synthesis）的发展、抗体在放射免疫测定（radioimmunoassay）和免疫细胞化学（immunocytochemistry）中的使用，都推动了该领域的进展。

1953年，du Vigneaud 创造了历史，他首次确定了缩宫素（oxytocin）的结构并合成了缩宫素，du Vigneaud 也因此获得了诺贝尔奖。缩宫素是第一个被描述特征的肽介质，也是第一个被投入商业生产并用于临床治疗的肽介质。P物质（substance P）、缓激肽（bradykinin）和血管紧张素（angiotensin）等许多其他肽介质的结构早在20世纪30年代就已经被鉴定出来，但历经数年仍然还留有许多未解决的问题。而对于所有含有11个或更少残基的小肽，要确定它们的结构和全部化学合成尚需要付出巨大的努力。缓激肽的结构直至1960年才被确定，而P物质的结构在1970年才被公开发表。

相比之下，利用现代技术手段，花费了大约不到一年时间，内皮缩血管肽（endothelin，一个较大的肽）就被完全表征、合成并克隆出来，而且其全部相关信息已在一篇文章中发表（Yanagisawa 等，1988）。目前，一些含有50个甚至更多氨基酸残基的蛋白质介质，如细胞因子（第13章）和生长因子（第22章），仍然难以通过化学方法进行合成，并且在很大程度上需要借助分子生物学才能取得实质性的进展。而主要通过生物技术工业发展起来的、可用于治疗的重组蛋白质药物正在飞速发展（第55章）。实际上，发现新的“小分子”介质已经变得越来越困难；然而被发现的新的蛋白质和肽介质却越来越多，例如，自1990年以来已经发现了13种神经肽（neuropeptide）（Hökfelt 等，2000）。

## 肽药理学的基本原理

### 肽的结构

肽和蛋白质介质由 3 到约 200 个氨基酸残基组成（图 16.1），可将结构中含有 50 个左右的残基作为简单区分肽和蛋白质的标准。为了方便起见，本章中我们将肽类和蛋白质一律统称为“肽”。肽类中的特异性残基通常经过翻译后修饰，如 C 末端酰胺化、糖基化、乙酰化、羧化、硫酸化或磷酸化。这些肽类也可能含有分子内二硫键，因此可形成局部环状结构，也可由两个或两个以上经二硫键相连的单链组成。

由于肽类具有柔性，因此在溶解状态下难以确定它们的构象；并且少于 40 个残基的肽类不可能形成晶体，因此也不能利用 X 线衍射法来研究它们的构象（尽管诸如核磁共振等其他技术已证实有用）。较大的蛋白质多存在限制型构象，但由于其体积，这种蛋白质普遍与受体上的多重位点相互作用。肽类与受体位点的结合遵循精确的“锁钥”模型。有些非肽类似物——模拟肽（peptidomimetics）可以模拟肽对其受体的作用，但上述几点使非肽类似物的合理性设计受到了极大的限制。尽管几乎没有发现可以作用于肽受体的激动药，然而，近年来通过随机筛选法已发现了许多非肽拮抗药（见下文，Betancur 等，1997）。

### 肽介质的分类

肽介质由细胞分泌，可以作用于细胞本身或其他细胞的膜表面受体，此类肽介质可粗略分为四类：

- 神经递质和神经内分泌介质（本章将进一步讨论）。
- 非神经来源的激素：①血浆源性肽类：血管紧张素（第 19 章）和缓激肽（第 13 章）；②胰岛素（insulin，第 26 章）、内皮缩血管肽（endothelin）（第 19 章）、心房钠尿肽（atrial natriuretic peptide，第 19 章）和瘦蛋白（leptin，第 27 章）等物质。
- 生长因子：由许多不同的细胞和组织产生，可调控细胞生长和分化（第 22 章）。
- 免疫系统的介质［细胞因子（cytokine）和趋化因子（chemokine）；第 13 章］。

部分重要的肽介质和蛋白质介质如图 16.1 所示。

### 分子生物学作用

◆ 由于基因组直接指导肽结构，因此对于大部分新的研究进展，分子生物学是关键。下面将介绍利用分子生物学技术进行多领域研究的实例。

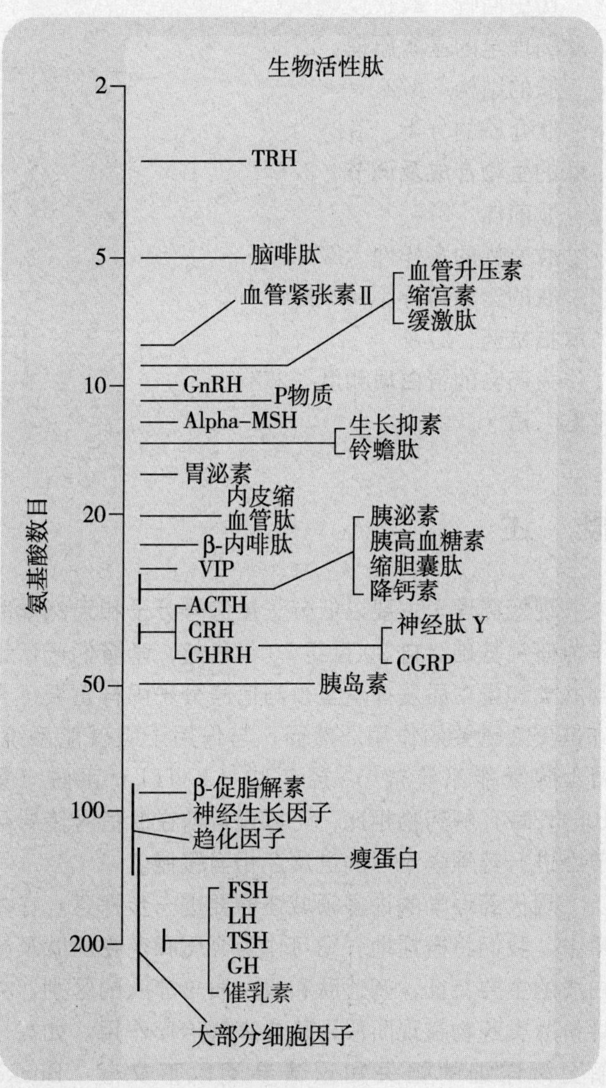


**图 16.1 部分典型的肽介质。**ACTH，促肾上腺皮质激素；Alpha-MSH，α-促黑素细胞激素；CGRP，降钙素基因相关肽；CRH，促肾上腺皮质素释放激素；FSH，促卵泡激素；GH，生长激素；GHRH，生长激素释放激素；GnRH，促性腺激素释放激素；LH ，黄体生成素；TRH，促甲状腺激素释放激素；TSH，促甲状腺激素；VIP，血管活性肠肽。

- 基因编码的肽前体克隆技术可以显示一个前体蛋白是如何产生数个活性肽的。研究人员利用这种技术发现了降钙素基因相关肽（calcitonin gene - related peptide，CGRP）。
- 基因编码的肽受体克隆技术提示几乎所有的肽受体不是属于G蛋白偶联受体，就是属于酪氨酸激酶连接的受体（第3章）。很少有作用于配体门控通道的肽类。
- 通过孤儿受体配基筛选已发现几种新的肽介质（Civelli等，2001）。例如，在脑肽提取物中检测阿片受体——孤儿受体（被称为ORL1）可能的配体时，可以鉴定出一种新的神经肽：痛敏肽（nociceptin）（Meunier等，1995）。编码痛敏肽的基因被克隆，发现其编码另一个名为痛稳素（nocistatin）的肽。研究表明，痛稳素在痛觉传导的过程中具有相反的作用，并可作用于其他受体（Okuda-Ashitaka & Ito，2000）。此外，利用与受体配基筛选相似的分子定向运动技术发现了与食欲和肥胖症相关的食欲素（orexin，见第27章）。
- 利用高敏感性、高特异性的分析手段检测mRNA，可以间接研究对前体合成的调控。原位杂交技术（in situ hybridisation）可以在显微镜下将mRNA的表达定位及丰度显示出来。
- 肽或受体基因缺失或过表达的转基因动物可为新肽的功能研究提供有利线索。反义寡核苷酸（antisense oligonucleotide，见第55章）也可用于该种基因沉默的研究。

## 神经系统内的肽类：与传统递质的比较

在20世纪70～80年代，相关研究已经清楚地表明脑和其他组织内存在大量的神经肽，并不断发现新的神经肽。由神经肽介导的传递从各个方面都与“传统”的非肽介质相似；肽贮存和释放（图16.2）的

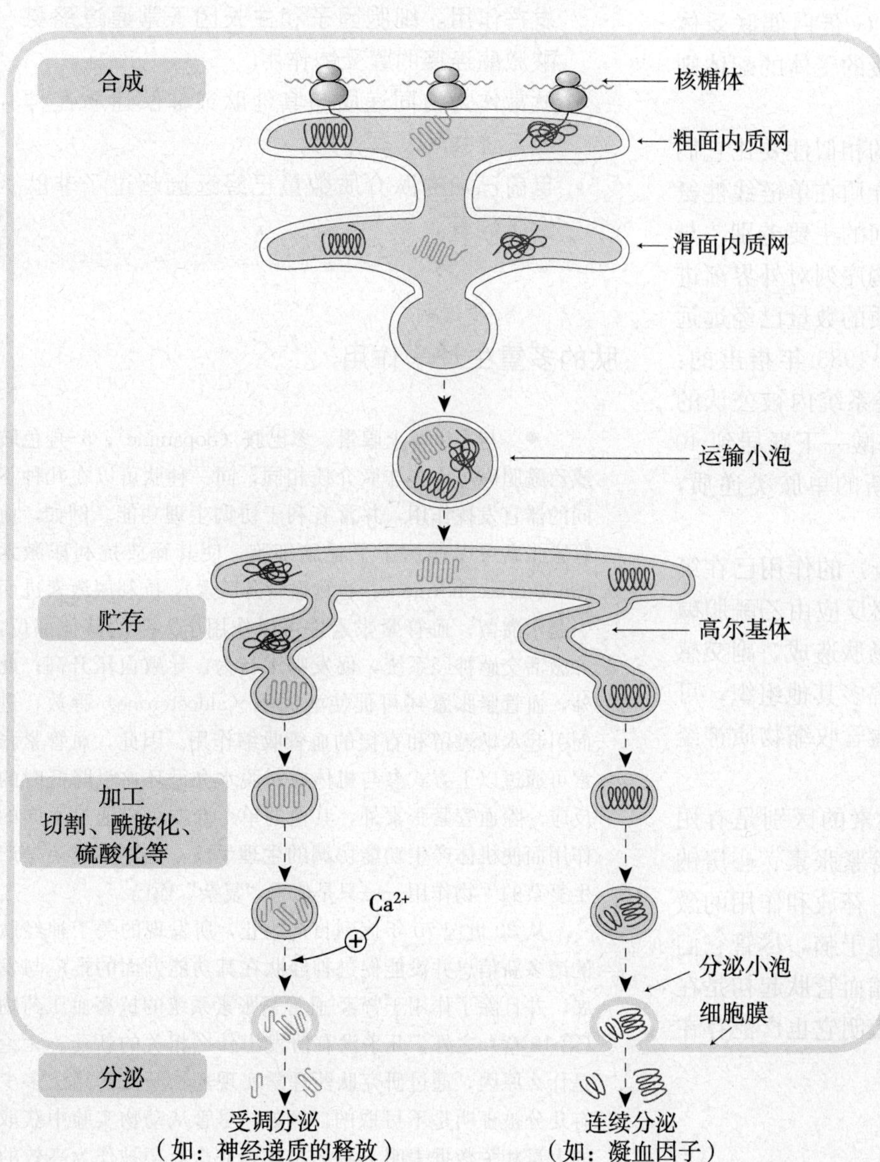


**图16.2 肽合成和释放的细胞机制。** 由核糖体合成的蛋白质在穿越粗面内质网膜系时经运输小泡转运至高尔基体，并贮存于高尔基体，包装后进入分泌小泡。蛋白质在运输小泡和分泌小泡内进行切割、糖基化、酰胺化、硫酸化等加工，后经胞吐释放出细胞。由于固有分泌（如肝细胞分泌的血浆蛋白和凝血因子）持续不断地发生，因此进行固有分泌的分泌小泡基本不贮存待释放的物质。由于细胞内增强的$Ca^{2+}$或其他细胞内信号可引发受调分泌（如神经肽或细胞因子），因此分泌小泡内通常贮存了大量待释放的物质。

机制以及产生作用的受体机制在本质上也与“传统”非肽介质一致。然而，二者的一个区别在于：当细胞体内包裹着肽前体的囊泡被转运至神经末梢时，活性肽在囊泡内产生；经胞吐作用后，囊泡不能在原位再包裹其他的肽，但必须被新的已经包裹了肽的囊泡所取代。因此，肽介质的转换速率不像“传统”介质那样快，并且已经被释放的介质不能够被再次利用。

与其他化学介质一样，肽类的作用可分为兴奋或抑制、突触前或突触后，并且可在距释放位点较近或较远处发挥作用。然而，肽介质和非肽介质却存在各自特有的功能。例如，由于肽类不能激活配体门控离子通道，因此它们不能像快神经递质那样以非肽（如乙酰胆碱、谷氨酸、甘氨酸或γ-氨基丁酸）的方式行使其功能（第10、32章）；肽类反而与许多非肽一样，主要作为神经调质，通过激活G蛋白偶联受体来发挥作用。相反，酪氨酸激酶连接的受体的配体则均为肽类或蛋白质。

总之，肽与非肽介质在功能上的相似性要比它们之间的差别更为显著。肽类与非肽介质在单链线性氨基酸结构上存在差异导致了它们之间的主要差别。与非肽介质的结构相比，肽介质的结构序列对外界渐进性变化更为敏感；目前已知的肽介质的数量已经远远超过了非肽介质。正如Iversen在1983年指出的：“几乎是在一夜之间，哺乳动物神经系统内被公认的递质数量从10个左右的单胺和氨基酸一下跃居到40多个。”从那以后，再也没有发现新的单胺类递质，但另外至少又发现了60种肽。

肽作为协同递质（cotransmitter）的作用已在第9章提及。两个有力的例子是，分泌反应由乙酰胆碱引起，而血管舒张部分由血管活性肠肽造成，副交感神经支配唾液腺以及交感神经支配许多其他组织，可以释放去甲肾上腺素，也可以释放血管收缩物质神经肽Y。

尽管神经肽与作用于外周的激素的区别是有用的，但并不是绝对的。胰岛素、血管紧张素、心房钠尿肽和缩宫素是已知的在外周形成、释放和作用的激素。但目前的研究发现上述肽也表达于脑，尽管它们在脑中的作用尚未知。同样，内皮缩血管肽起初是在血管中发现的，但目前的研究结果表明它也广泛存在于脑中。

**肽介质的结构和功能** 要点

- 由3个到上百个氨基酸残基组成，大小不一。少于50个残基的分子通常称为肽，较大的分子则被称为蛋白质。
- 神经介质和内分泌介质的大小为3至二百多个残基不等。细胞因子、趋化因子和生长因子通常多于100个残基。
- 大部分肽介质来自神经系统和内分泌器官。尽管如此，还有一些肽介质来自于血浆；在其他部位（如：血管内皮、心脏、免疫系统细胞）也存在大量的肽介质。同一种肽可表达于不同部位并发挥不同的作用。
- 小肽和趋化因子主要作用于G蛋白偶联受体，并通过与其他介质一样作用的第二信使系统发挥作用。细胞因子和生长因子常通过酪氨酸激酶连接的膜受体作用。
- 肽常作为协同递质与其他肽或非肽递质在神经系统共同发挥作用。
- 目前已知的肽介质数量已经远远超过了非肽介质数量。

## 肽的多重生理学作用

◆ 与去甲肾上腺素、多巴胺（dopamine）、5-羟色胺或乙酰胆碱等许多非肽介质相同，同一种肽可以在几种不同的器官发挥作用，并常有利于协调生理功能。例如，血管紧张素可以作用于下丘脑细胞，使其释放抗利尿激素（antidiuretic hormone；也称血管升压素），抗利尿激素进而引起水潴留；血管紧张素也可以作用于大脑的其他部位，并激活交感神经系统，促发喝水行为，导致血压升高；此外，血管紧张素还可促使醛固酮（aldosterone）释放，进而引起水钠潴留和直接的血管收缩作用。因此，血管紧张素可通过以上方式参与机体应对脱水和循环血量降低时的反应。除血管紧张素外，其他的单个介质可以通过不同的作用而使机体产生功能协调的生理反应；但更多的还是产生复杂的生物作用——只是似乎“复杂”而已。

从20世纪70年代到目前为止，所发现的关于神经肽的诸多新信息并没能促进神经肽在其功能方面的推广与发展，并且除了作用于肾素-血管紧张素系统的抗高血压药物（第19章）之外，几乎没有研发出什么相关的新药。无论是什么原因，通过研究肽药理学实现药物开发的想法多少有几分被证明是不可取的。例如，尽管从动物实验中获取的大量相关数据表明P物质拮抗药完全有望被作为高效的镇痛药，且属于P物质拮抗药的阿瑞吡坦（aprepitant）可以预防以顺铂为基础的细胞毒性化疗（第51章）所诱发的呕吐，但P物质拮抗药对于人却没有镇痛的效果。此外，P物质拮抗药还意外地具有抗焦虑的特性。

## 肽的生物合成及调节

基因组直接编码肽的结构，但从某种程度上讲乙酰胆碱却不然，因此细胞内乙酰胆碱的合成相对简单。肽的合成（图16.3）始于制造嵌入肽序列的前体蛋白质，后经特异性蛋白水解酶切除产生活性肽，这是个修饰过程，而非合成。前体蛋白在合成位点被囊泡包裹，并在囊泡内被加工为活性肽以备释放（图16.2）。因此，专用的生物合成途径、摄取或再摄取机制并非是肽的合成过程所必需的，然而这些对于非肽介质的合成和释放来说却极为重要。

### 肽前体

前体蛋白，或称前激素原（preprohormone），其长度通常为100～250个残基，含有一个N末端的信号肽序列，其后为一个功能未知的可变延伸序列以及一个含有活性肽片段若干拷贝的含肽区域。几种不同的肽经常源于同一个前体，但有时在众多拷贝中却只含有一个肽。典型的例子是无脊椎动物海兔（*aplysia*），其体内某种前体就含有相同短肽的28个拷贝。信号肽高度疏水，有利于蛋白质嵌入内质网。信号肽在嵌入后的早期阶段即被切除而产生激素原（prohormone）。

通常以成对的碱性氨基酸（Lys-Lys或Lys-Arg）来划分激素原序列内的活性肽。胰蛋白酶样蛋白酶通过作用于这个酶切位点（成对的碱性氨基酸）将肽释放。这种内肽酶的切割通常发生在高尔基体或分泌小泡内。参与的酶是已知的激素原转化酶（prohormone convertase），PC1和PC2是其中目前研究得较为清楚的两个亚型（Cullinan等，1991）。仔细研究激素原序列内不同的酶切位点常可发现可能的划分未知肽的切割位点。通过这种方法，已经发现了一些新的肽介质（如CGRP），但同时也发现了大量功能未知的肽类。关于这些功能未知的肽类是具有生物活性还是只是些无功能的残留物，目前对此还一无所知。在活性肽片段间也存在着大量功能未知的激素原序列。

编码个别前激素原的mRNA的丰度可以反映基因表达的水平，同时，此类mRNA丰度也对生理条件的变化非常敏感。作为主要调节机制之一，这种转录调控可以对肽的表达和释放进行中到长期调节。例如，炎症时，由免疫细胞分泌的各种细胞因子的表达增加，并由此引起释放增加（第13章）。速激肽

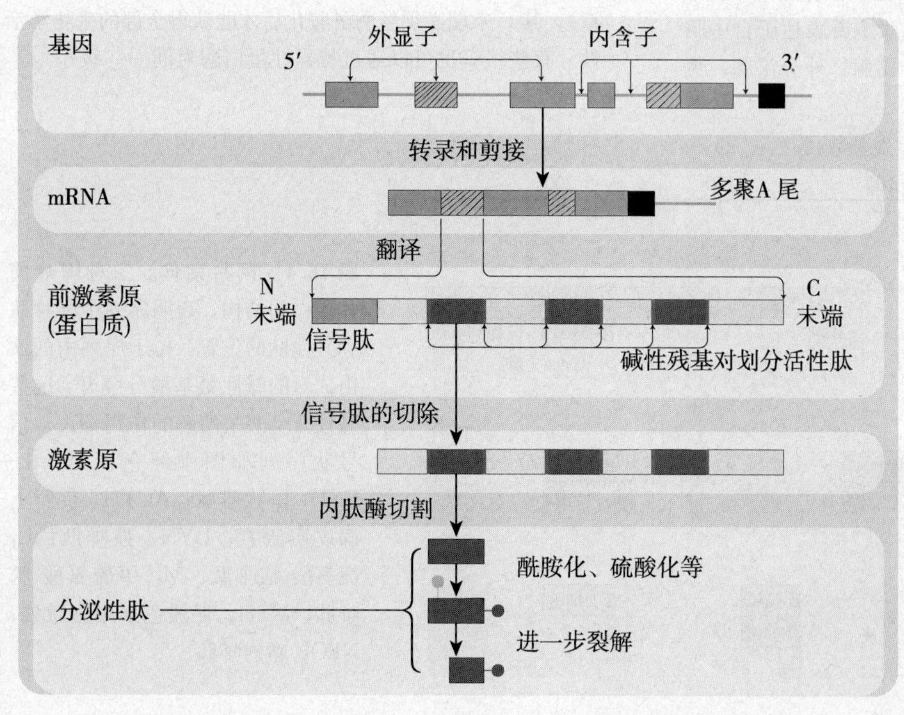


**图16.3 肽介质的合成。**基因的编码区（外显子）经转录和剪接形成mRNA，片段（▨）经翻译产生前激素原；经内肽酶切除N端信号肽后可产生激素原；激素原本身可能具活性，或经进一步的翻译后加工（酰胺化等）才具有活性。

(tachykinin) 在炎性痛的发生中起重要作用，当外周炎症发生时，感觉神经元内速激肽的表达增加 (第 41 章)。

## 肽家族的多样性

◆ 同一家族的肽类常具有相似或相关的序列和作用。阿片肽 (opioid peptide) (第 41 章) 就是这样一个在基因组水平上具有代表性的家族。阿片肽是指具有阿片样药理学效应的肽；它由三个不同的基因编码，这三个基因的产物分别是前阿黑皮素原 (preproopiomelanocortin，POMC)、前脑啡肽原 (preproenkephalin) 和前强啡肽原 (preprodynorphin)。这三种前体均含有大量的阿片肽序列 (图 16.4)。1975 年发现脑啡肽 (enkephalin) 的 Hughes 和 Kosterlitz 在当时就注意到一种名为 β-促脂解素 (β-lipotrophin) 的垂体激素内含有甲硫氨酸-脑啡肽 (met-enkephalin) 序列。与此同时，其他三个具有吗啡样作用的、也包含在 β-促脂解素分子内的肽——α-、β-和 γ-内啡肽 (α-，β-，γ-endorphin) 也相继被发现。随后的研究却发现脑啡肽实际上是来自于其他的基因产物 (脑啡肽原和强啡肽原)，而 POMC 本身则是促肾上腺皮质激素 (adrenocorticotrophic hormone，ACTH)、促黑色素细胞激素 (melanocyte-stimulating hormone) 和 β-内啡呔的来源，但非脑啡肽的来源。

在不同组织及脑内不同区域，前体蛋白质的表达存在显著差异。例如，POMC 及其肽产物主要表达于垂体和下丘脑，内啡肽、甲硫氨酸-脑啡肽、亮氨酸-脑啡肽 (leu-enkephalin) 和强啡肽的分布则更加广泛。在脊髓中，强啡肽主要表达于脊髓中间神经元；脑啡肽主要表达于自中脑至背角的下行通路；此外，包括内分泌腺、外分泌腺、免疫系统细胞在内的许多非神经元细胞以及脑内不参与伤害性感受的区域，均可产生阿片肽。相应地，阿片肽在许多不同的生理系统中发挥调节作用，反映出阿片类药物具有相当复杂的药理学特性。

通过对激素原进行基因剪接或翻译后加工可导致肽家族成员的多样性。

### 基因剪接与肽多样性

◆ 基因包括编码区 (外显子) 和插入其间的非编码区 (内含子)。基因被转录为不均一核 RNA (heterologous nuclear RNA，hnRNA) 后，经过去除内含子和部分外显子的拼接过程，形成最终的可翻译的 mRNA。剪接环节可以对细胞内肽类的产生进行严格的调控。降钙素 (calcitonin) /降钙素基因相关肽 (CGRP) 和 P 物质/神经激肽 A (neurokinin A) 均可在剪接环节受到调控。

降钙素基因编码降钙素 (第 31 章) 和一个与降钙素完全不同的肽——CGRP。选择性剪接使得细胞可以从同一基因产生表达于甲状腺细胞的降钙素原 (procalcitonin) 以及表达于许多神经元的降钙素基因相关肽前体 (pro-CGRP)。P 物质和神经激肽 A 与速激肽密切相关，它们同属一个家族，并由同一基因编码。经选择性剪接可产生两种前体蛋白，其中一个前体蛋白可被加工为 P 物质和神经激肽 A，而另一种前体蛋白仅被加工为 P 物质。这两种前体蛋白在组织中所占的比例变化不一，相应地产生一种或两种肽。目前关于剪接过程的调控还不完全清楚。

### 翻译后修饰是肽多样性的原因

◆ 许多肽，诸如速激肽和与 ACTH 相关的肽 (第 28 章)，其 C 末端必须经酶酰胺化后才能获得全部的生物学活性。有些组织也可以通过特异性蛋白酶对同一一级序

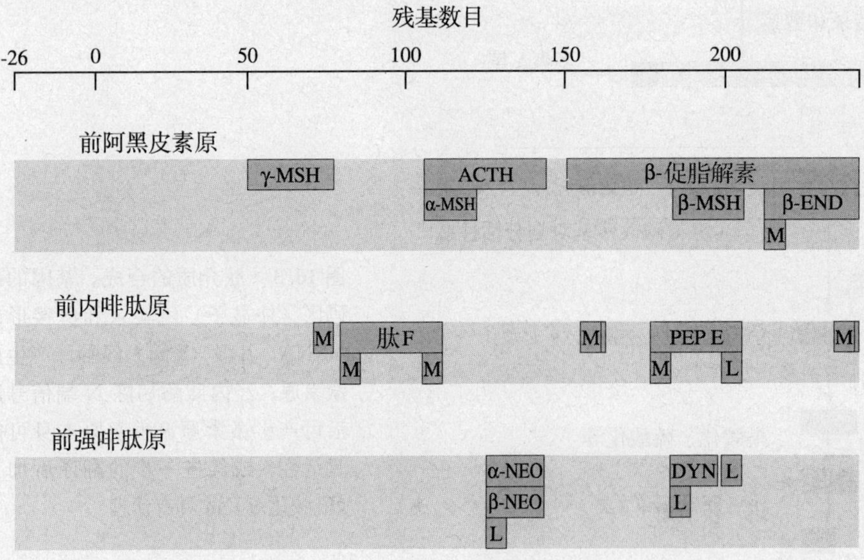


**图 16.4 阿片前体。**三种阿片前体蛋白的结构，表明序列中阿片肽和其他肽的位置。位于序列中的肽由成对的碱性氨基酸分隔开，这些碱性氨基酸是酶解的作用部位。信号肽序列如图中绿色所示。β-END，β-内啡肽；ACTH，促肾上腺皮质激素；DYN，强啡肽；L，亮氨酸-脑啡肽；M，甲硫氨酸-脑啡肽；MSH，促黑色素细胞激素；NEO，新内啡肽。

列的不同位点进行切割而产生出长度不同的肽。例如，缩胆囊肽原（procholecystokinin，pro-CCK）含有至少五个长度为4～58个氨基酸残基的CCK样肽，但它们的C末端序列均相同。CCK本身（33个残基）是由肠产生的重要的肽，而CCK-8则主要由脑产生。强啡肽原作为阿片类前体，同样可产生许多末端序列相同的肽类，这些肽在不同的组织和脑内不同神经元中所占比率不同。在某些情况下（如炎性介质缓激肽，第13章），释放后经裂解可产生新的活性肽［脱精胺酸缓激肽（des-Arg$^9$-缓激肽）］，该活性肽可作用于不同的受体，两种肽在炎症反应中发挥不同的作用。

## 肽的运输与分泌

肽的合成及经囊泡包裹、加工和分泌的简单机制如图16.2所示（Perone等，1997）。肽的分泌途径有两种：固有分泌（constitutive secretion）和受调分泌（regulated secretion）。固有分泌的蛋白质（如血浆蛋白、某些凝血因子）并不大量贮存于囊泡中，而是边合成边分泌。经受调分泌的多为激素和递质，主要受细胞内$Ca^{2+}$的调控（第4章），待释放的肽贮存于胞质内的囊泡中。不同的囊泡可分类包裹不同的蛋白质并进行选择性释放，这种分选作用取决于特异性蛋白-蛋白相互作用。可以通过鉴定某些经特殊分泌途径分泌的特异性转运蛋白来发现新的药物靶点以对分泌进行选择性控制，但其发展道路还较为遥远。因此，基于受体的传统药理学仍将作为短期治疗的研究基础。

### 肽的生物合成与释放

要点

- 由基因编码的前激素原是含有一个信号序列（参与蛋白跨膜转运）和激素原的大分子蛋白质，其中的激素原包含一个或多个活性肽序列。
- 通过对相邻的成对Arg或Lys残基中心进行选择性酶解，可产生细胞内的活性肽。大多数情况下活性肽以待释放的形式贮存（通常在囊泡中）。
- 单一前体基因可通过翻译前的选择性mRNA剪接、对激素原进行选择性切割或翻译后修饰产生几种肽。
- 细胞内包裹肽类和蛋白质的囊泡是内质网和高尔基体以出芽的方式形成的。
- 对肽产物进行分选和翻译后加工后，囊泡可分化为分泌小泡，分泌小泡通过胞吐作用释放其内容物。
- 固有分泌（如血浆蛋白、凝血因子）即分泌小泡一经形成马上释放其内容物，属于连续性分泌。受调分泌（神经肽和内分泌肽）与传统递质的释放相似，其胞吐作用受细胞内$Ca^{2+}$调控。
- 据推测，大量分布不一、生理功能不同、但关系密切的肽是由单基因的趋异进化产生。

## 肽拮抗药

选择性拮抗药可作用于多种非肽受体。尽管潜在的治疗效果相当大（Betancur等，1997），但是到目前为止，仅有少量肽拮抗药可用于临床治疗。以非天然氨基酸（如D-氨基酸）替代内源性肽类有时可获得理想的拮抗药。利用这种方案已经成功地替代了P物质、血管紧张素和缓激肽。然而，由于下文将要讨论的原因，这些肽拮抗药在治疗中的疗效甚微，因此研究人员转而致力于发现那些能够与肽受体结合的非肽类拮抗药。通过对肽的长链结构进行修饰可以得到“类肽”（peptoid），由于肽通过其侧链与受体结合，因此经过修饰的“类肽”应尽可能地保留其侧链基因的性质。这类化合物已被研制为一些肽受体的拮抗药（如CCK和神经肽Y）。此外，当合理的方法失败时，也可以通过大化合物库的随机筛选来获得高效、高选择性的拮抗药，其中有一些已经作为药物用于治疗，而也有一些亟待开发。目前，用于临床的最重要的肽受体拮抗药全部为非肽拮抗药，它们是：

- 纳洛酮（naloxone）、纳曲酮（naltrexone）（μ阿片受体）：用于拮抗阿片的作用（见第41章）。
- 氯沙坦（losartan）、缬沙坦（valsartan）、厄贝沙坦（irbesartan）等（$AT_1$受体拮抗药）：作为抗高血压药物使用（见第19章）。
- 波生坦（bosentan）（内皮缩血管肽$ET_1/ET_2$受体）。

目前已经发现许多其他肽类［包括：缓激肽、P

物质、CGRP、促肾上腺皮质激素释放因子（corticotrophin-releasing factor）、神经肽 Y、神经降压肽（neurotensin）、缩宫素、抗利尿激素和生长抑素（somatostatin）］的拮抗药；但是，除了阿托西班（atosiban）这样的缩宫素拮抗药之外（第 30 章），大多数肽类拮抗药还没有用于临床治疗。相关的详细内容请参见 Alexander 等（2006）和 Betancur 等（1997）的研究报道。

如果存在作用于肽受体的激动剂，可以通过随机筛选法来发现，但是目前还尚未发现一例。作用于肽受体的非肽类激动药吗啡样物质可能是最重要的临床例子。然而，有些肽受体是泛宿主性的，既能与肽配体结合，又能与非肽配体结合，这一点目前正日益清晰。例如，G 蛋白偶联受体 FPR 家族的部分成员既能识别细菌三肽 fMLP，又能识别抗炎脂类——脂氧素 $A_4$（lipoxin $A_4$）。这些 FPR 家族成员与 fMLP 和脂氧素 $A_4$ 的结合可能是发生在不同的受体域。关于非肽与肽受体如何进行化学识别的相关信息尚未知，这也令许多迫切希望能够设计出该类新型化合物的医学化学家们倍感失望。尽管对许多肽介质的拮抗药知之甚少，但研究人员还是热衷于填补该空白，试图开发出新型的治疗药物。

有些小肽（如大多数神经肽）仅通过几个位点与受体结合，而大肽和蛋白质（如细胞因子和生长因子）则通过多个位点与受体发生相互作用，已证实阻断前者的合成化合物比阻断后者的合成化合物更易被发现，这是意料之中的。然而，并非只要是小分子物质就能轻易地与这些受体结合，所以应致力于研究以这些受体为靶点的蛋白质疗法（见下文）。

## 作为药物的蛋白质和肽

包括抗体、诱饵受体、细胞因子、酶和凝血因子在内的大多数蛋白质已注册为在特殊情况下可用于治疗的药物。它们主要采取注射方式给药，但偶尔也可通过其他途径给药（表 16.1）。目前用于临床治疗的大多数蛋白质是通过重组技术制备的人功能性蛋白质，它们可以使内源性介质的作用得到加强。尽管蛋白质类药物的制备还需要更加先进的技术，但是由于蛋白质类药物很少引起毒性反应，并且其可预期的疗效优于人工合成药物，因此，这些可作为药物的蛋白质有着相对光明的发展前景。进行特殊目的的“蛋白质设计”——从遗传学上设计天然蛋白质的变异体——已经成为现实。连接毒素（如蓖麻毒素或白喉毒素）的“人源化抗体”和含有抗体（具有靶向作用，例如可以作用于肿瘤抗原）或肽［如可与肿瘤细胞上受体结合的铃蟾素（bombesin）或生长抑素］的融合蛋白可杀灭靶细胞（第 51 章）。当小分子疗法不再盛行时，许多新的领域开始被不断地探索，有些预言家甚至预言了治疗学新纪元的起点。对此，药理学家还带着几分怀疑，但没有人能够忽视未来以生物技术为基础的治疗学的巨大潜能。对这片充满活力的研究领域所进行的全面探讨将在第 55 章进行。

### 可作为药物的肽和蛋白质

要点

- 尽管存在大量已知的肽介质，但目前只有少数与内源性介质高度类似的肽可以用作药物。
- 大部分情况下，肽类药物疗效不佳，这是因为：
  - —— 口服给药吸收差；
  - —— 由于体内快速降解使得肽类药物作用时间短；
  - —— 不能穿过血脑屏障；
  - —— 制药难度大、费用高昂。
- 肽类似物的发现速度缓慢，大多数可作为药物的肽类似物正处于实验和研发阶段。
- 正在用于临床治疗的重要的肽拮抗药：纳洛酮、氯沙坦和波生坦。
- 基于蛋白质的治疗药物数量还很有限。这些药物包括激素（如胰岛素、生长激素）、凝血因子、细胞因子、抗体和酶。在许多情况下，可以利用重组技术生产这些药物。
- 利用重组技术进行“蛋白质设计”有望在将来发挥强大的治疗作用。

在某些特殊情况下，只能采用较小的肽类进行临床治疗（如胰岛素和它的设计变异体；第 26 章）。但是，肽类药物并非理想的治疗药物，原因如下：

- 由于肽经肠吸收或代谢差，因此大多数肽类药物需经注射或鼻腔喷雾给药［环孢素（ciclosporin）除外，这是由于环孢素含有大量不受肽酶影响的非天然氨基酸。具体内容将在第 14 章讨论］。

- 生产费用高昂。
- 由于血浆和组织肽酶产生的水解作用，肽的生物半衰期常短（个别肽类药物除外）。
- 不能穿过血脑屏障。

一些重要的用于临床治疗的蛋白质和肽类如表 16.1 所示。

## 结 语

自 20 世纪 80 年代初期以来，科学家从生理学和药理学方面对肽（特别是神经肽）进行了大量研究，研究数据得到不断更新。主要的肽类家族超过十二个，除此之外还有许多小成员，本书将不分别或详细讨论这些内容。我们将介绍与生理学、药理学相关的肽药理学内容，例如，与炎症有关的缓激肽（第 13 章）和单克隆抗体（第 14、15 章）；参与心血管调节的内皮缩血管肽和血管紧张素（第 19 章）；与哮喘有关的速激肽（第 23 章）；与伤害性感受有关的速激肽和阿片肽（第 41 章）；与肥胖症有关的瘦蛋白、神经肽 Y 和食欲素（第 27 章）。与肽药理学研究有关的重要文献包括 Sherman 等（1989），Hökfelt 等（1991，2000），Cooper 等（1996）和 Nestler 等（2001）。

**表 16.1　部分肽类药物和蛋白质药物**

| 药物 | 用途 | 给药途径 |
|---|---|---|
| **肽类** | | |
| 卡托普利（captopril）（相关肽）<br>依那普利（enalapril ）（相关肽） | 高血压、心力衰竭（第 19 章） | 口服 |
| 抗利尿激素（antidiuretic hormone）<br>去氨加压素（desmopressin）<br>赖氨加压素（lypressin） | 尿崩症（第 24 章） | 鼻内，注射 |
| 缩宫素（oxytocin） | 引产术（第 30 章） | 注射 |
| 促性腺激素释放激素类似物（gonadotrophin-releasing hormone analogues）[如：布舍瑞林（buserelin）] | 不育、抑制排卵（第 30 章）、前列腺肿瘤、乳腺肿瘤 | 鼻内，注射 |
| 促肾上腺皮质激素（adrenocorticotrophic hormone） | 肾上腺功能不全的诊断（第 28 章） | 注射 |
| 促甲状腺激素（thyroid-stimulating hormone）/促甲状腺激素释放激素（thyrotrophin-releasing hormone） | 甲状腺疾病的诊断（第 29 章） | 注射 |
| 降钙素（calcitonin） | 骨 Paget 病（第 31 章） | 鼻内，注射 |
| 胰岛素（insulin） | 糖尿病（第 26 章） | 注射 |
| 生长抑素（somatostatin）<br>奥曲肽（octreotide） | 肢端肥大症，胃肠道肿瘤（第 25 章） | 鼻内，注射 |
| 生长激素（growth hormone） | 侏儒症（第 28 章） | 注射 |
| 环孢素（ciclosporin） | 免疫抑制（第 13 章） | 口服 |
| F（ab）片段 | 地高辛过量 | 注射 |
| **蛋白质类** | | |
| 链激酶（streptokinase）<br>组织纤溶酶原激活物（tissue plasminogen activator） | 血栓栓塞（第 21 章） | 注射 |

续表

| 药物 | 用途 | 给药途径 |
|---|---|---|
| 门冬酰胺酶（asparaginase） | 肿瘤的化疗（第 51 章） | 注射 |
| 脱氧核糖核酸酶（DNase） | 囊性纤维化（第 23 章） | 吸入 |
| 葡糖脑苷脂酶（glucocerebrosidase） | Gaucher 病 | 注射 |
| **蛋白质类** | | |
| 干扰素（interferon） | 肿瘤化疗（第 13 和 51 章），<br>多发性硬化（第 35 章） | 注射 |
| 红细胞生成素（erythropoietin）<br>粒细胞集落刺激因子（granulocyte colony-stimulating factor）等 | 贫血（第 22 章） | 注射 |
| 凝血因子（clotting factor） | 凝血障碍（第 21 章） | 注射 |
| 单克隆抗体（monoclonal antibody）［如抗肿瘤坏死因子-α（anti-tumor necrosis factor-α）］ | 炎性疾病（第 13 章） | 注射 |
| 抗体（antibody）<br>疫苗（vaccine）等 | 感染性疾病 | 注射或口服 |
| 恩夫韦肽（enfurvitide） | HIV 感染（第 47 章） | 注射 |

## 参考文献与扩展阅读


Alexander SP, Mathie A, Peters JA (eds) 2006 Guide to receptors and channels, 2nd edn. Br J Pharmacol 147 (suppl 3): S1-S168 (*Comprehensive summary of receptors, including peptide receptors, and compounds that act on them*)

Betancur C, Azzi M, Rostene W 1997 Nonpeptide antagonists of neuropeptide receptors. Trends Pharmacol Sci 18: 372-386 (*Describes success in finding non-peptide antagonists—for a long time elusive—and their possible therapeutic uses*)

Bristow AF 1991 The current status of therapeutic peptides and proteins. In: Hider RC, Barlow D (eds) Polypeptide and protein drugs. Ellis Horwood, Chichester (*Review article*)

Bruckdorfer T, Marder O, Albericio F 2004 From production of peptides in milligram amounts for research to multi-tons quantities for drugs of the future. Curr Pharm Biotechnol 5: 29-43 (*Deals with the considerable technical problems in scaling up the synthesis of peptide drugs, and gives the example of enfurvitide, the anti-AIDs drug that was the first peptide to be produced in multiton amounts; it is a remarkable story, even if you are not a chemical engineering geek*)

Buckel P 1996 Recombinant proteins for therapy. Trends Pharmacol Sci 17: 450-456 (*Good account of therapeutic proteins*)

Civelli O, Nothacker H-P, Saito Y et al. 2001 Novel neurotransmitters as natural ligands of orphan G-protein-coupled receptors. Trends Neurosci 24: 230-237 (*Describes how new peptide mediators have been discovered by screening orphan receptors*)

Cooper JR, Bloom FE, Roth RH 1996 Biochemical basis of neuropharmacology. Oxford University Press, New York (*Excellent standard textbook*)

Cullinan WE, Day NC, Schafer MK et al. 1991 Neuroanatomical and functional studies of peptide precursor-processing enzymes. Enzyme 45: 285-300 (*Review of enzyme mechanisms involved in neuropeptide processing*)

Hökfelt T 1991 Neuropeptides in perspective: the last ten years. Neuron 7: 867-879 (*Excellent overview by a neuropeptide pioneer*)

Hökfelt T, Broberger C, Xu Z-Q D et al. 2000 Neuropeptides—an overview. Neuropharmacology 39: 1337-1356 (*Excellent summary of developments at the millennium*)

Lundberg JM 1996 Pharmacology of co-transmission in the autonomic nervous system: integrative aspects on amines, neuropeptides, adenosine triphosphate, amino acids and nitric oxide. Pharmacol Rev 48: 114-192

Meunier J-C, Mollereau C, Toll L et al. 1995 Isolation and structure of the endogenous agonist of opioid receptor-like ORL1 receptor. Nature 377: 532-535 (*Describes the discovery of an opioid-like peptide ligand for a hitherto 'orphan' receptor*)

Mizejewski G J 2001 Peptides as receptor ligand drugs and their relationship to G-coupled signal transduction. Expert Opin Investig Drugs 10: 1063-1073 (*Useful general review of peptide therapeu-*

*tics, dealing with many issues including the advantages and disadvantages of peptides as drugs and their potential use in anticancer therapy*)

Nestler EJ, Hyman SE, Malenka RC 2001 Molecular neuropharmacology. McGraw-Hill, New York (*Good modern textbook*)

Okuda-Ashitaka E, Ito S 2000 Nocistatin: a novel neuropeptide encoded by the gene for the nociceptin/orphanin FQ precursors. Peptides 21: 1101-1109

Perone MJ, Windeatt S, Castro MG 1997 Intracellular trafficking of prohormones and proneuropeptides: cell type-specific sorting and targeting. Exp Physiol 82: 609-628 (*Excellent review of mechanisms by which cells manage to avoid getting their many neuropeptides confused*)

Sherman TG, Akil H, Watson SJ 1989 The molecular biology of neuropeptides. Disc Neurosci 6: 1-58 (*General review*)

Yanagisawa M, Kurihara H, Kimura S et al. 1988 A novel potent vasoconstrictor peptide produced by vascular endothelial cells. Nature 332: 411-415 (*The discovery of endothelin—a remarkable tour de force*)

**(吕丹瑜　李学军　译，李学军　校，杨宝学　审)**

# 17 一氧化氮



## 概　述

一氧化氮（nitric oxide，NO）是一种普遍存在并具有多种功能的介质。由 L-精氨酸经一氧化氮合酶（nitric oxide synthase，NOS）催化产生，此酶有内皮型、神经元型和诱导型三种亚型。本章重点介绍一氧化氮的概况，特别是其生物合成、降解和作用。还涉及近来有关一氧化氮既可以作为局部介质也可以作为全身循环介质的证据，另外还简要总结作用于 L-精氨酸/NO 途径的治疗作用药物的潜在治疗作用。

## 引　言

一氧化氮（NO）是一种自由基气体，可在大气中发生闪电时形成。分子氧和 L-精氨酸经酶促反应也可生成这种气体，这种反应虽不引人注目，但具有广泛的生物学意义。从几个不同的角度进行研究，最后都得到了相同的结论：NO 不仅是心血管系统和神经系统中的关键信号分子，而且在宿主防御方面也有一定的作用。

Furchgott 和 Zawadzki（1980）发现内皮细胞舒血管因子（图 17.1），其实就是 NO（图 17.2），从此开始发现 NO 在脉管系统中的生理作用。NO 是可溶性鸟苷酸环化酶的内源性激活剂，而后者可以促进环鸟苷酸（cGMP）的形成。cGMP 存在于神经细胞、平滑肌细胞、单核细胞和血小板细胞等多种细胞中，是一个重要的“第二信使”。因为氮和氧在元素周期表中处于相邻的位置，所以 NO 具有某些 $O_2$ 的性质，特别是对血红素和其他铁硫基团的高亲和力。因为鸟苷酸环化酶也含有一个血红素基团，所以 NO 的这些特性对于鸟苷酸环化酶的活化非常重要，并且对血红蛋白引起的 NO 失活也很重要（见下文）。

NO 在特定条件下的作用将在其他章节中介绍：内皮组织见第 19 章，自主神经系统见第 9 章，作为一个化学递质和中枢神经系统中兴奋性中毒的介质见第 32～35 章，先天性介质衍生的急性炎症反应和免疫应答见第 13 章，有机硝酸盐和硝普盐（NO 供体）的治疗作用见第 18、19 章。

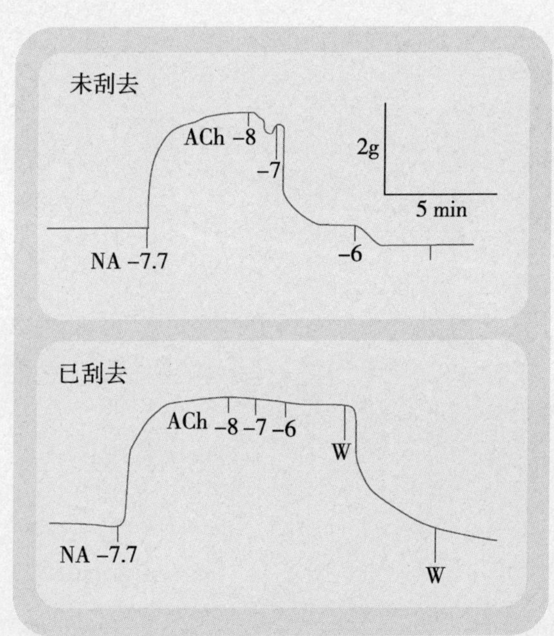


**图 17.1　内皮细胞舒血管因子。**如果内皮组织是完整的（“未刮去”：上图），乙酰胆碱（ACh）可以松弛经去甲肾上腺素（NA）预收缩过的家兔主动脉条，但是如果内皮组织事先已经被小心地刮去（“已刮去”：下图），那么乙酰胆碱则不能发挥作用。数值为药物摩尔浓度的对数值。（From Furchgott & Zawadzki，1980.）

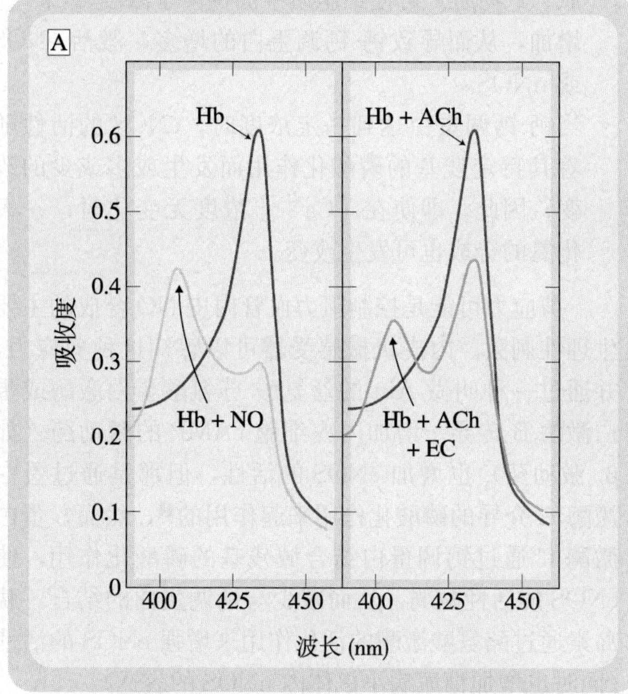


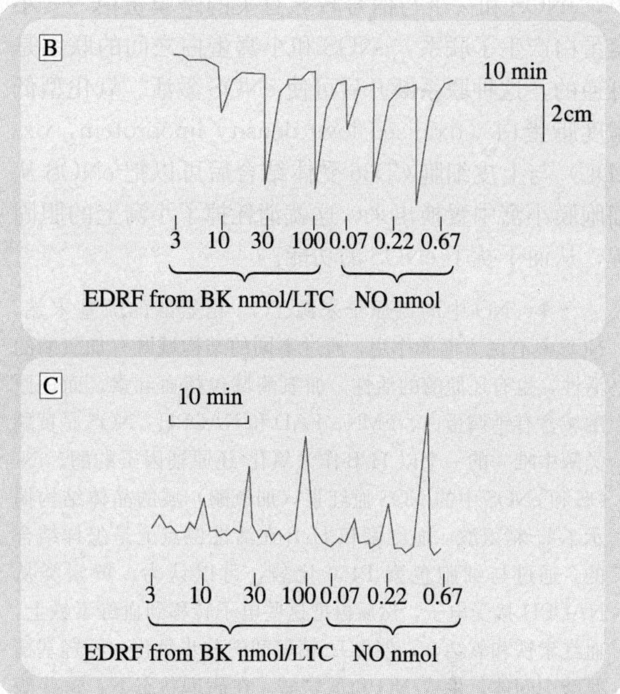


**图 17.2 内皮细胞舒血管因子（EDRF）与一氧化氮（NO）密切相关。** Ⓐ经乙酰胆碱作用的主动脉内皮细胞释放的内皮细胞舒血管因子（右图）与实际的 NO（左图）对去氧血红蛋白（Hb）的吸收光谱的影响是相同的。Ⓑ经缓激肽（BK 3～100 nmol）处理后由培养的内皮细胞柱释放的 EDRF 应用到整个细胞柱（TC）上后，可松弛去除内皮细胞的预收缩生物测定谱，这种作用与实际 NO 的作用一样（上图的记录）。Ⓒ基于化学发光法的 NO 化学测定显示，从细胞柱释放的 EDRF 的 NO 浓度与实际 NO 溶液的浓度相等。(From：Ⓐ Ignarro et al. 1987 Circ Res 61：866-879；（Ⓑ and Ⓒ）Palmer et al. 1987 Nature 327：524-526.)

## 一氧化氮的生物合成及其控制

一氧化氮合酶（NOS）是控制 NO 生物合成的关键酶。目前已知 NOS 有三个亚型：一种是诱导型（iNOS 或 NOS-Ⅱ），当机体受到病理刺激（如微生物入侵）时，它会在巨噬细胞、Kupffer 细胞、中性粒细胞、成纤维细胞、血管平滑肌和内皮细胞中表达；另两种是所谓的组成型，它们在生理条件下分别存在于内皮组织（eNOS 或 NOS-Ⅲ）和神经元中（nNOS 或 NOS-Ⅰ）。但 eNOS 并不仅仅存在于内皮细胞中，它也存在于心肌细胞、肾小球系膜细胞、成骨细胞、破骨细胞和气管上皮细胞中，并且在血小板中也有少量存在。组成型酶只催化产生少量的 NO，而 iNOS 可以产生更多的 NO，因为至少在与细胞因子释放有关的病理条件下❶，iNOS 具有更高的活性和更大的含量。

◆ NOS 的三个同工酶都是二聚体。它们在结构和功能上都很复杂，与对药物代谢过程具有重要作用的细胞色素 P450 酶有很多相似点（第 8 章）。NOS 的每个亚型都含有结合辅基如铁原卟啉Ⅸ（血红素，haem）、黄素腺嘌呤二核苷酸（flavin adenine dinucleotide，FAD）、黄素单核苷酸（flavin mononucleotide，FMN）和四氢生物蝶呤（tetrahydrobiopterin，$H_4B$）。它们同时还与 L-精氨酸、还原型辅酶Ⅱ（还原型烟酰胺腺嘌呤二核苷酸磷酸，reduced nicotinamide adenine dinucleotide phosphate，NADPH）和钙调蛋白结合。这些辅基和配基控制着从酶到有活性的二聚体的组装过程。钙调蛋白调节分子内的电子转移。

nNOS 和 iNOS 都是可溶性的细胞溶质酶，eNOS 既可催化 N-十四烷酰化反应，又可催化半胱氨酸十六烷酰化反应；这些翻译后修饰使之与高尔基体的膜有关联，并且在细胞小窝上，和高尔基体胞质膜上富含胆固醇的微粒区段也有关系。在细胞膜小窝

❶ 就像诱导型环加氧酶在基本代谢条件下会一直保持活性一样（第 13 章），一些健康动物在基本代谢条件下产生的 NO 可能也来自于 iNOS 的作用——不论是因为即使在非病理状态下也存在一些 iNOS 的表达，还是因为始终存在足够的“病理状态”，如肠道菌群，这些都是有争议的。

中，eNOS 和一个与信号转导有关的跨膜蛋白——小窝蛋白产生了联系，eNOS 和小窝蛋白之间的联系是可逆的，这种联系断开后可使 eNOS 激活。氧化型低密度脂蛋白（oxidised low-density lipoprotein，ox-LDL）与上皮细胞 CD36 受体结合后可以把 eNOS 从细胞膜小窝中置换出来，这就消耗掉了小窝上的胆固醇，从而干扰了 eNOS 的功能。

◆ NO 中的氮原子来源于 L-精氨酸的胍基末端。NOS 具有两方面的作用，通过不同的结构域既有加氧酶的活性，也有还原酶的活性。加氧酶域包括血红素，而还原酶域含有钙调蛋白、FMN、FAD 和 NADPH。NOS 是黄酮类酶中唯一的一个以 $H_4B$ 作为氧化-还原辅因子的酶。iNOS 和 eNOS 中的 NOS 血红素（加氧酶）域的晶体结构揭示了 L-精氨酸、血红素和 $H_4B$ 在活性位点上是怎样结合的。通过与细胞色素 P450 比较，可以认为，黄素类从 NADPH 接受电子，然后再把这些电子转移到血红素铁上，血红素铁和氧结合，催化 L-精氨酸的分步氧化，经羟基精氨酸中间体，生成 NO 和瓜氨酸。在病理状态下，这些酶通过结构改变可导致电子在底物、酶辅因子和非偶合的产物之间转移，从而使电子转移到分子氧上，导致了超氧阴离子的形成，而不会形成 NO。这个过程很重要，因为超氧阴离子是活性氧簇，可以和 NO 反应生成毒性产物（过氧亚硝酸盐阴离子，见下文）。

通常，在内皮细胞的胞质内含有过量的 L-精氨酸，所以 NO 的产率取决于酶的活性，而不是底物的利用率。然而在一些内皮细胞功能受到损伤的病理状态下，非常高浓度的 L-精氨酸可以补偿内皮细胞中 NO 的生物合成（如高胆固醇血症；见下文）。对于这种矛盾，可能的解释有：

- 室型作用：即在细胞室内存在着不同的底物库，它们都可以与合酶结合，所以，虽然表面上细胞质中精氨酸的浓度很高，但实际上此酶已被消耗掉了。
- 与内源性的 NOS 抑制剂相竞争，如非对称的二甲基精氨酸（asymmetric dimethylarginine，ADMA；如下），患有高胆固醇血症的患者血浆中 ADMA 含量升高。
- 在酶重组装/再活化过程中的电子转移与 L-精氨酸不再偶联。
- 精氨酸的相对消耗会通过抑制 iNOS mRNA 的翻译而抑制 NOS 的活性。

细胞内的钙-钙调蛋白控制着组成型 NOS 的活性（图 17.3）。这种控制作用通过下面两种途径实现：

- 许多依赖内皮细胞的激动药（如乙酰胆碱、缓激肽、P 物质）可使细胞质中的钙离子浓度 $[Ca^{2+}]_i$ 增加，从而导致钙-钙调蛋白的增多，激活 eNOS 或 nNOS。
- 当钙-钙调蛋白达到一定浓度时，eNOS 的活性随着其特定残基的磷酸化作用而发生或多或少的改变；因此，即使在 $[Ca^{2+}]_i$ 浓度无变化时，一氧化氮的合成也可发生改变。

剪应力可能是控制阻力血管内皮 NO 合成的主要生理性刺激。内皮机械感受器可以感知这种剪应力，并通过一种叫做 Akt 的丝氨酸-苏氨酸蛋白激酶或蛋白激酶 B 转导。增加内皮细胞 cAMP 的激动药（如 $\beta_2$ 激动药）也增加 eNOS 的活性，但那是通过蛋白激酶 A 介导的磷酸化作用来起作用的❶，然而，蛋白激酶 C 通过钙调蛋白结合域残基的磷酸化作用，使 eNOS 的活性减弱，从而减少与钙调蛋白的结合。胰岛素通过酪氨酸激酶的活化作用来增强 eNOS 的活性（同时也增加糖尿病小鼠体内 nNOS 的表达）。

与组成型 NOS 不同，iNOS 的活性并不依赖 $[Ca^{2+}]_i$。虽然 iNOS 含有一个钙-钙调蛋白结合位点，但是，由于这个结合位点对它的配体具有很高的亲和力，这意味着在静息状态，即使 $[Ca^{2+}]_i$ 在低值时，iNOS 也可以被活化。iNOS 可以被细菌的脂多糖和/或与脂多糖反应产生的细胞因子所诱导，尤其是干扰素-γ，这种作用可以解释干扰素-γ 的抗病毒作用。肿瘤坏死因子-α 和白细胞介素-1 都不能单独诱导 iNOS，但它们能与干扰素-γ 协同发挥作用（第 13 章）。糖皮质激素和几种细胞因子，包括转化生长因子-β，均可抑制 iNOS 的诱导。在 iNOS 的诱导性上存在着明显的种属差异，人类细胞的 iNOS 就不如小鼠细胞的容易被诱导。

## 一氧化氮的降解和转运

NO 和氧气反应可以生成 $N_2O_4$，$N_2O_4$ 遇水可以生成硝酸和亚硝酸的混合物。亚硝酸根离子可以被氧合血红蛋白氧化成硝酸盐。这些反应可以概括如下：

$$2NO + O_2 \rightarrow N_2O_4 \qquad (17.1)$$

$$N_2O_4 + H_2O \rightarrow NO_3^- + NO_2^- + 2H^+ \qquad (17.2)$$

$$NO_2^- + HbO \rightarrow NO_3^- + Hb \qquad (17.3)$$

---

❶ $\beta_2$ 激动药既有内皮依赖性松弛作用，也有非内皮依赖性松弛作用，这是它的部分作用方式。

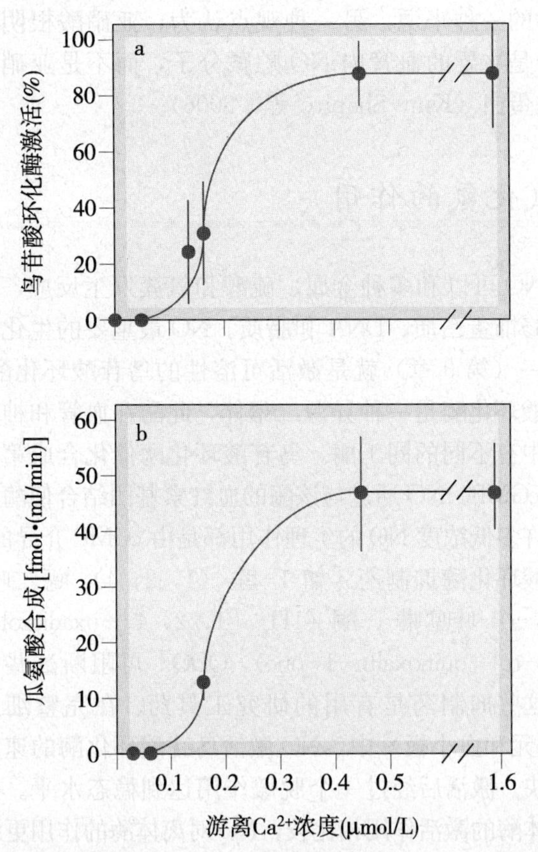


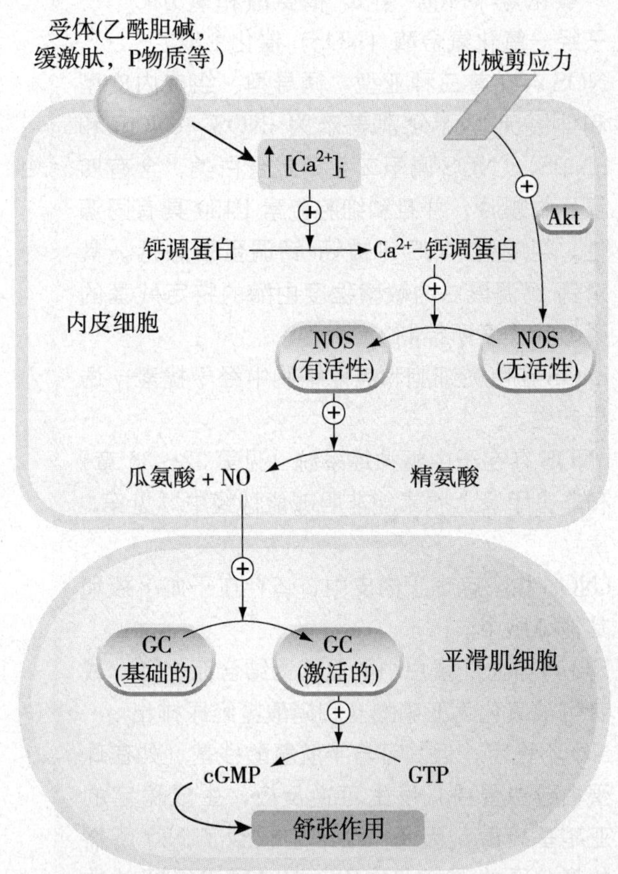


**图 17.3 钙调蛋白对组成型 NOS 的调控。** Ⓐ大鼠脑突触体细胞质中的 L-精氨酸合成一氧化氮（NO）和瓜氨酸时依赖于 $Ca^{2+}$。NO 从 L-精氨酸的合成率取决于①鸟苷酸环化酶（guanylate cyclase，GC）的激活，或②经 L-［$^{3}H$］-精氨酸合成［$^{3}H$］-瓜氨酸。Ⓑ在平滑肌上通过附近内皮组织形成的 NO 来调节 GC。Akt 是一种蛋白激酶，可使 NOS 磷酸化，而使 NOS 对 $Ca^{2+}$-钙调蛋白更敏感。（From：（A）Knowles R G et al. 1989 Proc Natl Acad Sci USA 86：5159-5162.）

因为反应式 17.1 是一个二级反应，因此空气中低浓度的 NO 可以保持相对稳定。所以，肺中产生的少量 NO 不会被降解，而且可以从呼出的气体中检测到。相反，NO 可以与很低浓度的超氧阴离子（$O_2^-$）迅速反应，生成过氧亚硝酸盐阴离子（$ONOO^-$），这是 NO 具有一些毒性作用的原因。

来源于内皮细胞的 NO 可局部作用于下层的血管平滑肌或黏附在单核细胞或血小板上。长红猎蝽（*Rhodnius prolixus*）是一种吸血昆虫，它分泌的唾液含有一种具有硝基血管舒张剂性质的血管舒张剂/血小板抑制剂，通过长红猎蝽可以清晰地证明 NO 的潜在作用。长江猎蝽所分泌的物质由亚硝基化血红蛋白的混合物组成，在昆虫的唾液腺中与 NO 结合，然后在被捕获物的组织中将 NO 释放。结果是，被捕获物的血管舒张，血小板的激活作用被抑制，据推测，这有利于昆虫吸取液态的食物。有一个很有说服力、但仍然还存在着争议的事例说明，NO 可通过与血红蛋白发生可逆的相互作用，从而在哺乳动物循环中在远处发挥作用。在这里，我们只是大概描述了这种观点；想要了解更多知识的读者可以查阅 Singel 和 Stamler（2005）的综述，持怀疑观点的读者可参阅 Schechter 和 Gladwyn（2003）的综述。

血红素对 NO 的亲和力比对氧气的大 10 000 倍以上。缺氧时，NO 与血红素的结合相对稳定，但是，如果有氧气存在，NO 就会被转化为硝酸盐，并且血红素铁会被氧化成高铁血红蛋白。与这种失活反应不同的是，在生理条件下，珠蛋白上的一种特殊的半胱氨酸残基可以与 NO 发生可逆性结合。据认为，

**一氧化氮：合成，失活和转运** 要点

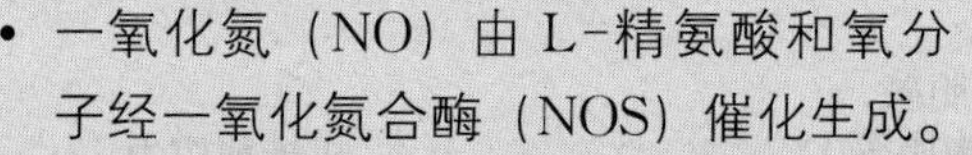

- 一氧化氮（NO）由 L-精氨酸和氧分子经一氧化氮合酶（NOS）催化生成。
- NOS 存在着三种亚型：诱导型、组成内皮型和神经元型（分别表示为 iNOS、eNOS 和 nNOS）。NOS 属于二元黄素蛋白类，含有四氢生物蝶呤，并且和细胞色素 P450 具有同源性。组成型 NOS 可被钙-钙调蛋白激活。其对钙-钙调蛋白的敏感程度由酶的特定残基的磷酸化程度所控制。
- iNOS 在巨噬细胞和其他细胞中经干扰素-γ 诱导产生。
- nNOS 存在于中枢神经系统（见第 32～35 章）和非去甲肾上腺素能非胆碱能神经中（见第 9 章）。
- eNOS 除了存在于内皮中，还存在于血小板和其他细胞中。
- NO 可与血红蛋白中的血红素结合而失活，或者可被氧化为亚硝酸盐和硝酸盐经尿排出。
- NO 不稳定，但其可与半胱氨酸残基（如在珠蛋白或白蛋白）发生可逆反应，生成稳定的亚硝基硫醇，因此，红细胞起到了 NO 所需的氧分子的调节源作用。以这种途径释放的 NO 可以通过红细胞膜上的阴离子交换蛋白质的半胱氨酸残基排出，而避免被血红素灭活。

形成的 S-亚硝基化血红蛋白与各种 NO 相关的活性有关，包括对血管阻力、血压和呼吸的控制。其可能作用机制的关键特性包括以下几点：

- 血红蛋白的亚硝基化作用是可逆的。
- 亚硝基化作用依赖于血红蛋白的氧合状态，继而在肺中吸收 NO，在其他组织中释放 NO，这与氧的释放形式一致。血红蛋白作为一种 $O_2$ 的感受器，通过这种途径释放 NO 来调节血管紧张度（和组织灌注），从而应对局部氧分压的变化。这种作用机制在镰状红细胞病（一种由血红蛋白的分子变异体引起的常见遗传疾病）中会受到损害。
- NO 不是被释放到红细胞的细胞质中（在那里，它会立刻被血红素灭活），而是通过半胱氨酸残基转运到红细胞外部，这个半胱氨酸残基存在于与血红蛋白结合的一种阴离子交换体的胞质域内，这种阴离子交换体被称作 AE1[1]。
- S-亚硝基化的白蛋白也构成了循环中 NO 生物活性的一种来源。另一种观点认为，亚硝酸根阴离子是主要的血管内 NO 贮藏分子，而不是亚硝基化蛋白（Kim-Shapiro 等，2006）。

## 一氧化氮的作用

NO 可以和多种金属、硫醇和氧簇发生反应，因此可修饰蛋白质、DNA 和脂质。NO 最重要的生化作用之一（第 3 章）就是激活可溶性的鸟苷酸环化酶，鸟苷酸环化酶是一种异源二聚体，此酶在血管和神经组织中有不同的同工酶。鸟苷酸环化酶催化合成第二信使 cGMP。NO 通过与该酶的血红素基团结合使酶激活，许多低浓度 NO 的生理作用都是由 cGMP 介导的。鸟苷酸环化酶抑制药［如 1-氢-（1，2，4）-噁二唑-（4，3-a）-喹噁啉-1-酮（1H-［1，2，4］-oxadiazole-［4，3-α］-quinoxalin-1-one），ODQ］可阻断这些作用，这些抑制药是有用的研究工具药。在完整细胞（神经元和血小板）中，NO 激活鸟苷酸环化酶的速度非常快，激活后经过一个脱敏作用达到稳态水平。与对离体酶的激活作用相比较，NO 对离体酶的作用更缓慢，但更持久。鸟苷酸环化酶含有另一个不依赖于 NO 的调节位点，它可被几个试验药（如 BAY 41-2272 和 YC-1）激活，这些药具有增强 NO 的作用，并且有可能用于疾病治疗。

磷酸二酯酶可以终止 cGMP 的作用。西地那非（sildenafil）和他达拉非（tadalafil）是 V 型磷酸二酯酶的抑制药，因为它们可以通过这种机制（第 30 章）增强 NO 在阴茎海绵体的作用，所以它们可用于治疗勃起障碍。NO 也可以与其他生物学上重要的蛋白质（如细胞色素 C 氧化酶，该酶与氧竞争，可控制细胞呼吸）中的血红素基团结合。高浓度 NO 的细胞毒和/或细胞保护作用与它作为一种自由基的化学作用相关（第 35 章）。NO 的一些生理和病理作用如表 17.1 所示。

[1] AE1 主要负责氯离子和碳酸氢根离子在细胞膜两侧的跨膜交换，以红细胞生理学家的名字命名为“汉伯格转移（Hamburger shift）”。它是红细胞膜中含量最丰富的蛋白质。

表 17.1 内源性一氧化氮可能的作用

| 系统 | 生理作用 | 病理作用 | |
|---|---|---|---|
| | | 产物过量 | 产物或作用不充足 |
| **心血管系统** | | | |
| 内皮/血管平滑肌 | 控制血压和局部血流 | 低血压（感染性休克） | 动脉粥样硬化形成，血栓形成（如高胆固醇血症，糖尿病） |
| 血小板 | 限制黏附/聚集 | — | — |
| **宿主防御系统** | | | |
| 巨噬细胞，中性粒细胞，白细胞 | 防御病毒、细菌、真菌、原生动物和寄生虫 | — | — |
| **神经系统** | | | |
| 中枢 | 神经传递，长期增强作用，可塑性（记忆，食欲，伤害感受） | 兴奋性毒性（第 35 章，如缺血性脑卒中，Huntington 病，AIDS，痴呆） | — |
| 外周 | 神经传递（如胃排空，阴茎勃起） | — | 肥厚性幽门狭窄，勃起功能障碍 |

## 生物化学和细胞学方面

可以使用溶解在去氧盐溶液中的 NO 气体来研究 NO 的药理作用。更方便但并非直接的方法是，可采用 NO 的各种供体作为 NO 的代用品，如硝普盐（nitroprusside）、S-亚硝基乙酰青霉胺（S-nitrosoacetylpenicillamine，SNAP）或 S-亚硝基谷胱甘肽（S-nitrosoglutathione，SNOG），这种作用方式有缺陷，例如，维生素 C 可增强 SNAP 的作用，但可抑制实际 NO 的反应❶。

NO 可以激活产生 NO 的细胞的鸟苷酸环化酶，从而产生自分泌作用，例如对内皮的屏障作用。NO 也可以从其合成部位弥散出来，并激活邻近细胞中的鸟苷酸环化酶。由此而产生的 cGMP 升高会影响蛋白激酶 G、环核苷酸磷酸二酯酶、离子通道和其他可能的蛋白质。这会抑制 $[Ca^{2+}]_i$ 诱导的平滑肌收缩和激动药导致的血小板聚集。NO 也可以通过激活钾通道从而使血管平滑肌超极化。NO 抑制单核细胞的黏附和迁移、血小板的黏附和聚集以及平滑肌和成纤维细胞的增殖。NO 的这些细胞作用可能是其抗动脉粥样硬化作用的基础（第 20 章）。

大量的 NO（由 NOS 诱导释放或者由脑中 NMDA 受体受到过度激动产生）会产生细胞毒作用（直接作用或由过氧亚硝酸盐阴离子间接产生）。细胞毒作用有助于宿主防御，但当 NMDA 受体被谷氨酸过度激动时，也会产生神经元损伤（第 33、35 章）。矛盾的是，NO 在一些情况下还具有细胞保护作用（见第 35 章）。

## 血管作用（见第 19 章）

阻力血管中的内皮 L-精氨酸/NO 通路较活跃，它可以降低外周血管阻力进而降低全身血压。缺少编码 eNOS 的基因的突变小鼠伴有高血压症状，这与 NO 的生物合成在生理学控制血压方面的作用一致。内皮 NO 产生的增加会促进怀孕时普遍的血管舒张。

## 神经元作用（第 9、34 章，表 9.2 和图 9.7）

NO 是一种存在于许多组织中的非去甲肾上腺素能非胆碱能（NANC）神经递质（第 9 章），在上呼吸道、胃肠道和控制阴茎勃起方面都发挥着重要的作用（第 23、25 和 30 章）。在中枢神经系统中，NO 与控制神经元的发育和突触的可塑性有关（第 32 和 34 章）。编码 nNOS 的基因发生断裂突变的小鼠会发生严重的胃膨胀，这和发生在人类的肥厚性幽门狭窄

❶ 维生素 C 可以使 SNAP 释放 NO，但也会加速 NO 在溶液中的降解，这可以解释这种分歧。

相似（一种以幽门肥大导致胃流出梗阻为特征的疾病，这种病在男性婴儿中的发病率大约为1/150，可以通过手术治疗）。敲除nNOS基因的小鼠可以抵抗由于大脑中动脉结扎而引起的脑卒中损伤，但是伴有攻击性加强和性欲过度（坦白地说，至少在自然选择的范畴，这种特性并非是缺点）。

宿主防御（第13章）

NO的细胞毒和/或抑制细胞效应与初始的、对众多病原体和肿瘤细胞的非特异性宿主防御机制相关联，这些病原体包括病毒、细菌、真菌、原生动物和寄生虫。这种防御作用的重要性已经被缺乏iNOS的小鼠对硕大利什曼原虫（*Leishmania major*，野生型小鼠对其具有高度的抗性）的易感性所证实。NO损伤入侵病原体的机制包括核苷酸亚硝基化并与含有血红素的酶结合，如与细胞呼吸有关的线粒体酶。

**一氧化氮的作用** 要点

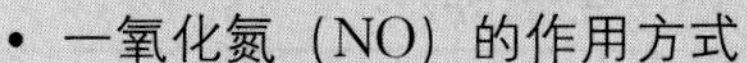

- 一氧化氮（NO）的作用方式：

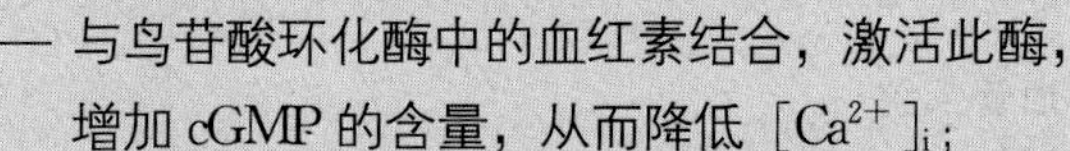

  — 与鸟苷酸环化酶中的血红素结合，激活此酶，增加cGMP的含量，从而降低 $[Ca^{2+}]_i$；
  — 与其他蛋白质中的血红素基团结合（如细胞色素C氧化酶）；
  — 与超氧阴离子结合，产生细胞性过氧亚硝酸盐阴离子；
  — 蛋白质、脂质和核苷酸的亚硝基化作用。
- NO的作用包括：
  — 血管舒张，抑制血小板和单核细胞的黏附和聚集，抑制平滑肌增殖，预防动脉粥样硬化；
  — 在外周和中枢神经系统中的联合作用（第9和32～25章）；
  — 宿主防御和对病原体的细胞毒作用；
  — 细胞保护作用。

## 治疗途径

### 一氧化氮

吸入高浓度的NO（如装有用于麻醉的 $N_2O$ 的气罐意外泄露污染时）会导致急性肺水肿和正铁血红蛋白血症，但是NO的浓度低于50ppm（每百万分之一）时无毒性。虽然5～300ppm的NO可抑制支气管收缩（至少在豚鼠如此），但是吸入NO的主要作用是肺部的血管舒张。吸入的NO优先作用于换气的肺泡上，因此可以有效治疗呼吸窘迫综合征。这种情况由各种不同的损伤（如感染）引起，有高死亡率。呼吸窘迫综合征的特征是由肺内的“分流”（即肺动脉血不经过换气肺泡的毛细血管而直接进入肺静脉）产生动脉低氧血症，另一个特征是急性肺动脉高压。吸入的NO舒张换气肺泡血管（此血管直接暴露于吸入的气体），因此可以减少分流。在加强监护病房，可使用NO来降低肺动脉高压，改善呼吸窘迫综合征患者的氧运输，但是还不清楚NO是否能够改善这些重症患者的长期存活。亚硝酸乙酯（ethyl nitrite）气体作为一种潜在毒性更小的选择药物，已经用于某些新生儿（由于肺发育不全，患呼吸窘迫综合征的危险性增大的新生儿）的研究。

### 一氧化氮供体

硝基血管扩张药被用于临床治疗已经有一个多世纪了，这些药物的一般作用模式是作为NO的来源（见第18、19章）。选择性硝基血管扩张药可能会产生一些优势，例如，硝酸甘油（glyceryl trinitrate）对血管平滑肌的作用比对血小板的作用更强，而SNOG却具有选择性抑制血小板的功能。

### 一氧化氮合成的抑制

药物可以通过数种机制来抑制NO的合成或作用。精氨酸类似物与精氨酸竞争NOS。几种化合物，如 $N^G$ 甲基-L-精氨酸（L-NMMA）和 $N^G$-硝基-L-精氨酸甲酯（L-NAME），作为实验工具药已经被证明具有很大的价值。类似的一种化合物AMDA几乎与L-NMMA等同。AMDA存在于人的血浆中，经尿排泄。它的血浆浓度与因患有慢性肾衰竭而接受血液透析的患者的血管性致死率相关联，并且其血浆浓度在患有高胆固醇血症的人群中会升高（见上文）。除了经尿排泄外，ADMA还可以被二甲氨基二甲基精氨酸水解酶（DDAH）代谢为瓜氨酸和甲胺而被消除。DDAH存在两种亚型，每一种亚型的活性位点上都有一个功能必需的活性半胱氨酸残基，该活性位点受亚硝基化作用的控制。NO 对 DDAH 的抑制作用会导致细胞质内 ADMA 的积累，反馈性抑制 L-精氨酸/NO 途径。相反，DDAH 的激活可以增强 L-精氨酸/NO 途径，见图 17.4。

经肱动脉注射小剂量的 L-NMMA 会导致局部血管收缩（图 17.5），这是因为抑制了注射臂阻力血管 NO 的基础生成量，但这不会影响血压或造成其他全身作用。然而，静脉注射 L-NMMA 可造成肾、肠系膜、大脑和横纹肌中阻力血管的收缩，导致血压升高，引起反射性心动过缓。

针对不同亚型 NOS 的选择性抑制药具有一定的治疗价值。为了避免心血管方面的不良反应，在进行长期治疗时不能选用抑制 eNOS 的药物。与 NOS 的两种组成型相比，iNOS 的选择性抑制药（如 N-亚氨乙基-L-赖氨酸）已经有相关的描述，并且在治疗炎症和其他与 iNOS 相关的疾病时（如哮喘）具有一定的潜力。7-硝基吲唑可抑制 nNOS，如果小鼠经腹腔内给药，可以抑制小鼠的疼痛感受，但不会改变其动脉血压；这种选择性的作用似乎是因为药物无法进入脑对 nNOS 起作用。

nNOS 的一种内源性蛋白抑制药（称为 PIN）通过一个完全不同的机制发挥作用，即分解 NOS 二聚体。

## 一氧化氮的增强

增强 L-精氨酸/NO 途径的不同方法正在研究之中，这些方法是建立在其他方面已被证明是有效的药物基础上的。希望通过增强 NO 的作用（尚待证明）抑制动脉粥样硬化、血栓形成并发症或者 NO 的一些其他有益作用。可能的途径包括：

- 选择性 NO 供体作为“替代”疗法（见上）；
- 用 L-精氨酸作为食品添加剂（见上）。
- 抗氧化剂（减少活性氧簇的浓度，稳定 NO；见第 20 章）；
- 对有代谢危险性因素的血管疾病的患者，用于恢复内皮功能的药物（如血管紧张素转换酶抑制药，他汀类，胰岛素和雌激素；见第 19、20、26 和 30 章）。
- $\beta_2$-肾上腺素受体激动药及相关药物［如奈必洛尔 (nebivolol)，一种 $\beta_1$-肾上腺素受体拮抗药，它可代谢生成一种活性代谢物，激活 L-精氨酸/NO 途径］。
- V 型磷酸二酯酶抑制药（如西地那非，见上文和第 30 章）。

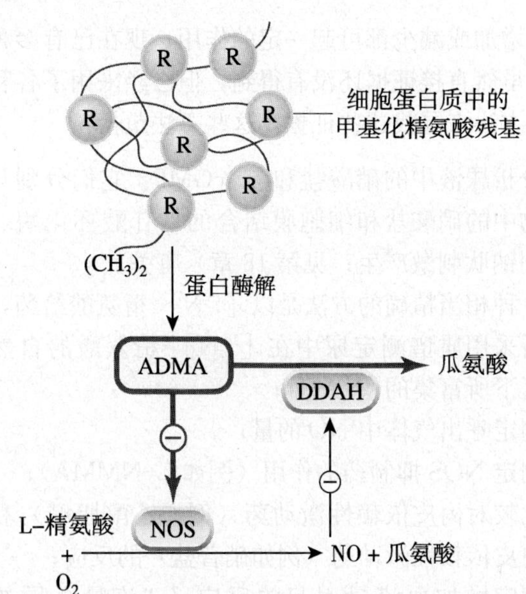


**图 17.4 非对称的二甲基精氨酸（ADMA）的作用。**DDAH，二甲基精氨酸二甲氨基水解酶；NO，一氧化氮；NOS，一氧化氮合酶。

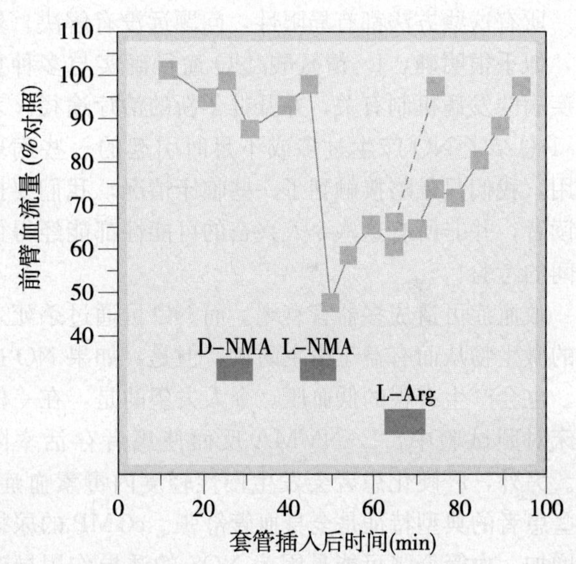


**图 17.5 一氧化氮（NO）的生物合成对人前臂基础血流量的影响。**用与未插套管的对照前臂血流量（不变化）的百分比来表示插套管的前臂血流量。经肱动脉注入精氨酸类似物的 D 型异构体-$N^G$-甲基-L-精氨酸（D-NMA）时没有作用，而注入 L 型异构体（L-NMA）可引起血管收缩。L-精氨酸（L-Arg）可加快这种血管收缩的恢复（虚线）。（From Vallance et al. 1989 Lancet ii：997-1000.）

## 一氧化氮可能的临床作用

NOS 的广泛分布和 NO 的各种作用提示 L-精氨酸/NO 途径异常对疾病发生具有重要作用。NO 生成量的增加或减少都可起一定的作用，现在已有多种假说。虽然直接证据还没有得到，但已经采用了各种间接的方法来寻找这些证据，这些方法包括：

- 分析尿液中的硝酸盐和/或 cGMP：它们分别与食物中的硝酸盐和细胞膜结合的鸟苷酸环化酶（由利钠肽刺激产生；见第 18 章）有关；
- 一种相当精确的方法是以［$^{15}$N］-精氨酸给药，然后采用质谱测定尿中在［$^{14}$N］-精氨酸的自然丰度下所富集的$^{15}$N 的量；
- 测定呼出气体中 NO 的量；
- 测定 NOS 抑制药的作用（例如 L-NMMA）；
- 比较对内皮依赖性激动药（例如乙酰胆碱）和非内皮依赖性激动药（例如硝普盐）的反应；
- 测定增加血流量引起的反应（“流量介导的舒张”），此反应大多由 NO 介导；
- 研究从手术（例如冠状动脉手术）得到的离体组织的组织化学表现和药理学反应。

所有这些方法都有局限性，问题远没有解决。然而，似乎很明确，L-精氨酸/NO 途径确实与多种重要疾病的发病机制有关，并开辟了新的治疗途径。表 17.1 总结了 NO 产生过多或不足时引起的一些病理作用。我们只是略接触到了一些临床情况，我们要提醒读者，并非所有这些令人兴奋的可能性都能经得住时间的考验！

败血症可造成多器官衰竭。而 NO 可通过杀死入侵的微生物从而有益于宿主防御，但是，如果 NO 过多，也会产生有害的低血压。令人失望的是，在一例临床对照试验中，L-NMMA 反而使患者存活率降低。另外，肝硬化患者会发生慢性轻度内毒素血症。这些患者的典型特征是全身血管舒张。cGMP 的尿排泄增加，血管舒张可能是因为 NOS 的诱导作用导致 NO 合成增加。气管上皮的硝硫氰酯应激和蛋白质的硝化作用可能会导致哮喘患者对类固醇的抵抗，并且会导致糖皮质激素对慢性阻塞性肺病无效（第 23 章）。

伴有高胆固醇血症和其他可诱发动脉粥样化血管疾病的患者，包括吸烟和糖尿病，其体内 NO 的生物合成量会减少。有证据支持高胆固醇血症患者的前臂和冠状血管床中 NO 的释放减少，这种 NO 释放的减少可被降低血浆胆固醇浓度（使用他汀类，见第 20 章）或补充 L-精氨酸所纠正。

### L-精氨酸/一氧化氮途径的抑制

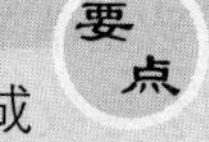


- 糖皮质激素可以抑制诱导型（非组成型）NOS 的生物合成。
- 合成的精氨酸类似物（如 L-NMMA、L-NAME；见正文）可以与精氨酸竞争，并且是有用的实验工具药。
- 内源性 NOS 抑制药包括 ADMA（见正文）和 PIN（一种可以抑制 NOS 二聚体形成的蛋白质）。
- 亚型选择性抑制药有治疗潜力。

### 病理生理学中的一氧化氮

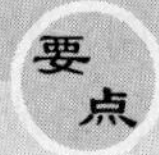


- 一氧化氮（NO）可在生理和病理条件下合成。
- NO 生成的减少或增加都会导致疾病。
- 据报道，患肥厚性幽门狭窄的婴儿神经元 NO 合成不足。患高胆固醇血症和具有一些其他危险因素如动脉粥样硬化的患者，其内皮 NO 合成减少，并且可能会导致动脉粥样硬化。
- NO 产生过多对神经变性疾病（第 35 章）和感染性休克有重要意义。

通过保留对硝普盐的反应能力但仍减弱乙酰胆碱的松弛作用，证明伴有勃起功能障碍的糖尿病患者的阴茎海绵体组织发生内皮功能障碍（图 17.6）。对胰岛素依赖型糖尿病患者，特别是那些尿液中含有痕量白蛋白（“微白蛋白尿”：为肾小球内皮功能障碍的早期证据）的患者，其前臂脉管系统对动脉内 L-NMMA 的血管收缩反应减弱，提示在这些患者的全身循环中，NO 的基础合成量减少。

据认为，妊娠期间内源性 NO 的生物合成不能正常增加，这与子痫有关。子痫是一种高血压病症，是造成许多孕产妇死亡的原因，子痫时没有正常妊娠时的血管舒张现象。

过度的 NMDA 受体激活可以增加 NO 的合成，这可导致几种神经损伤的形成（第 35 章）。患有原发型肥厚性幽门狭窄的婴儿幽门组织中缺乏 nNOS❶。

❶ 如此个体是“nNOS 基因敲除的人”吗？他们以后的发育是怎样的？

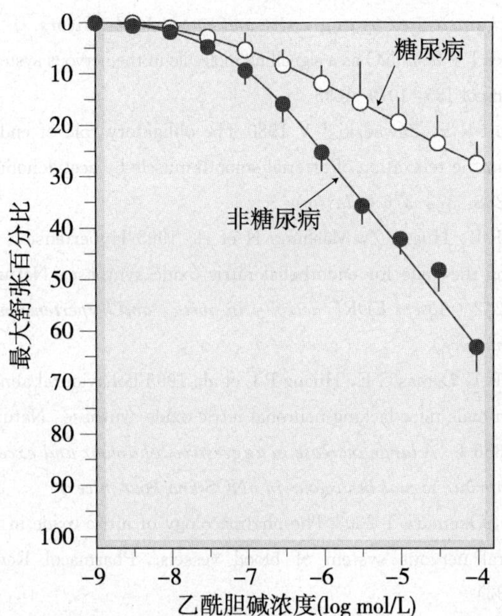


**图 17.6 伴有勃起功能障碍的糖尿病男性患者受损的内皮介导的阴茎平滑肌舒张作用。**乙酰胆碱对 16 位糖尿病男性患者和 22 位非糖尿病受试者的海绵体组织（来自这些患者治疗阳痿时的外科埋植手术）的平均舒张作用（$\bar{x}\pm s$）。（Data from Saenz de Tejada et al. 1989 N Engl J Med 320：1025－1030.）

在临床框中总结了影响 L-精氨酸/NO 系统的药物已确定的临床用法。

> **一氧化氮的治疗学** 临床
>
> - 已经明确了一氧化氮（NO）的供体（例如硝普盐和有机硝基血管扩张药，见第 19 章，临床框）。
> - V 型磷酸二酯酶抑制药（例如西地那非，他达拉非）可增强 NO 的作用，它们可用于：
>   — 治疗勃起功能障碍（第 30 章）；
>   — 其他可能的用法（例如肺动脉高压，胃潴留）正在研究之中。
> - 吸入 NO 用于成人和新生儿呼吸窘迫综合征。
> - NO 生物合成的抑制作用（例如，被 L-NMMA 抑制；见正文）被研究用来治疗由于 NO 产生过多导致的疾病（例如炎症和神经变性疾病）。令人失望的是，在类似情况下（败血病），L-NMMA 会使死亡率增加。

## 参考文献与扩展阅读

### 生物化学方面


Alderton W K，Cooper C E，Knowles R G 2001 Nitric oxide synthases：structure，function and inhibition. Biochem J 357：593-615

Bellamy T C，Wood J，Goodwin D A，Garthwaite J 2000 Rapid desensitization of the nitric oxide receptor，soluble guanylyl cyclase，underlies diversity of cellular cGMP responses. Proc Natl Acad Sci USA 97：2928-2933（*In its natural environment，soluble guanylate cyclase behaves much more like a neurotransmitter receptor than had been expected from previous enzymological studies；rapid desensitisation is likely to be important under physiological conditions*）

Davis K L，Martin E，Turko I V，Murad F 2001 Novel effects of nitric oxide. Annu Rev Pharmacol Toxicol 41：203-236（*Reviews non-cGMP-mediated effects of NO，including modifications of proteins，lipids and nucleic acids*）

Fleming I，Busse R 2003 Molecular mechanisms involved in the regulation of the endothelial nitric oxide synthase. Am J Physiol 284：R1-R12

Fulton D，Fontana J，Sowa G et al. 2002 Localization of endothelial nitric-oxide synthase phosphorylated on serine 1179 and nitric oxide in Golgi and plasma membrane defines the existence of two pools of active enzyme. J Biol Chem 277：4277-4284（*Activated，phosphorylated eNOS resides in caveolin-enriched plasmalemma and Golgi membranes；both pools are VEGF-regulated to produce NO*）

Hess D T，Matsumoto A，Kim S O et al. 2005 Protein *S*-nitrosylation：purview and parameters. Nature Rev Mol Cell Biol 6：150-166

Jaffrey S R，Snyder S 1996 PIN：an associated protein inhibitor of neuronal nitric oxide synthase. Science 274：774-777（*Works by destabilising the nNOS dimer*）

Kim-Shapiro D B，Schechter A N，Gladwin M T 2006 Unraveling the reactions of nitric oxide，nitrite，and hemoglobin in physiology and therapeutics. Arterioscler Thromb Vasc Biol 26：697-705（*Reviews recent evidence that nitrite anion may be the main intravascular NO storage molecule；cf. Singel & Stamler，2005，below*）

Krumenacker J，Hanafy K A，Murad F 2004 Regulation of nitric oxide and soluble guanylyl cyclase. Brain Res Bull 62：505-515

Lee J，Ryu H，Ferrante R J et al. 2003 Translational control of inducible nitric oxide synthase expression by arginine can explain the arginine paradox. Proc Natl Acad Sci USA 100：4843-4848（*Inhibition of NOS activity by arginine depletion in stimulated astrocyte cultures occurs via inhibition of translation of iNOS mRNA，and provides one explanation for the 'arginine paradox' while indicating a distinct mechanism by which substrate can regulate the activity of its associated enzyme*）

Liu J，Garcia-Cardena G，Sessa W C 1996 Palmitoylation of endothelial nitric oxide synthase is necessary for optimal stimulated release of nitric oxide: implications for caveolae localization. Biochemistry 35: 13277-13281 (*N-Myristoylation of eNOS is necessary for its association and targeting into the Golgi complex, whereas palmitoylation influences its targeting to caveolae*)

Matsubara M, Hayashi N, Jing T, Titani K 2003 Regulation of endothelial nitric oxide synthase by protein kinase C. J Biochem 133: 773-781 (*Protein kinase C inhibits eNOS activity by changing the binding of calmodulin to the enzyme*)

Moore P K, Handy R C L 1997 Selective inhibitors of nitric oxide synthase—is no NOS really good NOS for the nervous system? Trends Pharmacol Sci 18: 204-211 (*Emphasis on compounds with selectivity for the neuronal isoform*)

Pawloski J R, Hess D T, Stamler J S 2001 Export by red cells of nitric oxide bioactivity. Nature 409: 622-626 (*Movement of NO from red blood cells via anion exchange protein AE1; see also editorial by Gross S S, pp.* 577-578)

Ribiero J M C, Hazzard J M H, Nussenzveig R H et al. 1993 Reversible binding of nitric oxide by a salivary haem protein from a blood sucking insect. Science 260: 539-541 (*Action at a distance*)

Russwurm M, Koesling D 2004 Guanylyl cyclase: NO hits its target. Free Radic Enzymol Signal Dis 71: 51-63

Schechter A N, Gladwyn M T 2003 Hemoglobin and the paracrine and endocrine functions of nitric oxide. N Engl J Med 348: 1483-1485 (*see also dissenting correspondence in New Engl J Med* 394: 402-406)

Shaul P W 2002 Regulation of endothelial nitric oxide synthase: location, location, location. Annu Rev Physiol 64: 749-774

Singel D J, Stamler J S 2005 Chemical physiology of blood flow regulation by red blood cells: the role of nitric oxide and *S*-nitrosohemoglobin. Annu Rev Physiol 67: 99-145

Stasch J P, Becker E M, Alonso-Alija C et al. 2001 NO-independent regulatory site on soluble guanylate cyclase. Nature 410: 212-215 (*Reports the discovery of a regulatory site on soluble guanylate cyclase; a pyrazolopyridine, BAY* 41-2272, *potently stimulates the cyclase through this site by a mechanism that is independent of NO, resulting in antiplatelet activity, hypotension and increased survival in a low-NO rat model of hypertension*)

Stuehr D J, Santolini J, Wang Z Q et al. 2004 Update on mechanism and catalytic regulation in the NO synthases. J Biol Chem 279: 36167-36170

Vallance P, Leiper J 2002 Blocking NO synthesis: how, where and why? Nat Rev Drug Discov 1: 939-950

Xu W M, Charles I G, Moncada S 2005 Nitric oxide: orchestrating hypoxia regulation through mitochondrial respiration and the endoplasmic reticulum stress response. Cell Res 15: 63-65

## 生理学方面

Chiavegatto S, Nelson R J 2003 Interaction of nitric oxide and serotonin in aggressive behavior. Horm Behav 44: 233-241 (*'NO appears to play an important role in normal brain* 5-*HT function and may have significant implications for the treatment of psychiatric disorders characterised by aggressive and impulsive behaviors.'*)

Esplugues J V 2002 NO as a signalling molecule in the nervous system. Br J Pharmacol 135: 1079-1095

Furchgott R F, Zawadzki J V 1980 The obligatory role of endothelial cells in the relaxation of arterial smooth muscle by acetylcholine. Nature 288: 373-376 (*Classic*)

Huang P L, Huang Z, Mashimo H et al. 1995 Hypertension in mice lacking the gene for endothelial nitric oxide synthase. Nature 377: 239-242 (*Absent EDRF activity in aorta, and hypertension in the mutant mice*)

Nelson R J, Demas G E, Huang P L et al. 1995 Behavioural abnormalities in male mice lacking neuronal nitric oxide synthase. Nature 378: 383-386 (*'A large increase in aggressive behaviour and excess, inappropriate sexual behaviour in nNOS knockout mice'*)

Toda N, Okamura T 2003 The pharmacology of nitric oxide in the peripheral nervous system of blood vessels. Pharmacol Rev 55: 271-324

Vallance P, Leiper J 2004 Cardiovascular biology of the asymmetric dimethylarginine: dimethylarginine dimethylaminohydrolase pathway. Arterioscler Thromb Vasc Biol 24: 1023-1030

Walford G, Loscalzo J 2003 Nitric oxide in vascular biology. J Thromb Haemost 1: 2112-2118 (*Review*)

## 病理学方面

Boger R H, Tsikas D, Bode-Boger S M et al. 2004 Hypercholesterolemia impairs basal nitric oxide synthase turnover rate: a study investigating the conversion of L-[guanidino-$^{15}N_2$]-arginine to N-15-labeled nitrate by gas chromatography-mass spectrometry. Nitric Oxide Biol Chem 11: 1-8 (*The mechanism of impaired NOS activity in hypercholesterolaemia most likely involves inhibition of NOS by ADMA*)

Karupiah G, Xie Q, Buller M L et al. 1993 Inhibition of viral replication by interferon-induced nitric oxide synthase. Science 261: 1445-1448

Ricciardolo F L M, Sterk P J, Gaston B et al. 2004 Nitric oxide in health and disease of the respiratory system. Physiol Rev 84: 731-765

Shaul P W 2003 Endothelial nitric oxide synthase, caveolae and the development of atherosclerosis. J Physiol (Lond) 547: 21-33 (*oxLDL displaces eNOS from caveolae by binding to endothelial cell CD36 receptors and by depleting caveolae cholesterol content, resulting in the disruption of eNOS activation; the adverse effects of oxLDL are prevented by high-density lipoprotein and could be involved in early phases of atherogenesis*)

Vanderwinden J-M, Mailleux P, Schiffmann S N et al. 1992 Nitric oxide synthase activity in infantile hypertrophic pyloric stenosis. N Engl J Med 327: 511-515

Watkins C C, Sawa A, Jaffrey S et al. 2000 Insulin restores neuronal nitric oxide synthase expression and function that is lost in diabetic gastropathy. J Clin Invest 106: 373-384 (*Diabetic mice manifest pronounced reduction in pyloric nNOS. The decline of nNOS does not result from loss of myenteric neurons. nNOS expression and py-*

*loric function are restored to normal levels by insulin treatment. Delayed gastric emptying can be reversed with a phosphodiesterase inhibitor, sildenafil, in diabetic mice.*)

Wei X-Q, Charles I G, Smith A et al. 1995 Altered immune responses in mice lacking inducible nitric oxide synthase. Nature 375: 408-411 (*Homozygotes lacking iNOS were uniformly susceptible to infection by Leishmania major*)

Zoccali C et al. 2001 Plasma concentration of asymmetrical dimethylarginine and mortality in patients with end-stage renal disease: a prospective study. Lancet 358: 2113-2117 (*Accumulation of ADMA appears to be an important risk factor for cardiovascular disease in chronic renal failure*)

## 临床方面

Broeders M A W, Doevendans P A, Bekkers B C A M et al. 2000 Nebivolol: a third generation β-blocker that augments vascular nitric oxide release by endothelial $\beta_2$-adrenergic receptor-mediated nitric oxide production. Circulation 102: 677-684 (*This highly $\beta_1$-selective antagonist causes vasodilation through $\beta_2$-adrenergic receptor-mediated stimulation of the L-arginine/NO pathway*)

Griffiths M J D, Evans T W 2005 Drug therapy: inhaled nitric oxide therapy in adults. N Engl J Med 353: 2683-2695 (*Concludes that, on the available evidence, inhaled NO is not effective in patients with acute lung injury, but that it may be useful as a short-term measure in acute hypoxia ± pulmonary hypertension*)

Kharitonov S A, Barnes P J 2003 Nitric oxide, nitrotyrosine, and nitric oxide modulators in asthma and chronic obstructive pulmonary disease. Curr Allergy Asthma Rep 3: 121-129

Malmstrom R E, Tornberg D C, Settergren G et al. 2003 Endogenous nitric oxide release by vasoactive drugs monitored in exhaled air. Am J Respir Crit Care Med 168: 114-120 (*In humans, acetylcholine evokes a dose-dependent increase of NO in exhaled air; NO release by vasoactive agonists can be measured online in the exhaled air of pigs and humans*)

Moya M P, Gow A J, Califf R M et al. 2002 Inhaled ethyl nitrite gas for persistent pulmonary hypertension of the newborn. Lancet 360: 141-143 (*'Ethyl nitrite can improve oxygenation and systemic haemodynamics in neonates, and seems to reduce rebound hypoxaemia and production of toxic byproducts.'*)

Pawloski J R, Hess D T, Stamler J S 2005 Impaired vasodilation by red blood cells in sickle cell disease. Proc Natl Acad Sci USA 102: 2531-2536 (*Sickle red cells are deficient in membrane S-nitrosothiol and impaired in their ability to mediate hypoxic vasodilation; the magnitudes of these impairments correlate with the clinical severity of disease*)

Steudel W, Kirmse M, Weimann J et al. 2000 Exhaled nitric oxide production by nitric oxide synthase-deficient mice. Am J Respir Crit Care Med 162: 1262-1267 (*iNOS-deficient mice exhale NO at a similar rate to wild-type animals, but eNOS- and nNOS-deficient animals both exhale more rather than less NO than the wild types; iNOS apparently contributes importantly to exhaled NO exhalation in healthy mice*)

（薛　明　汪明明　译，李宇航　校，杨宝学　审）

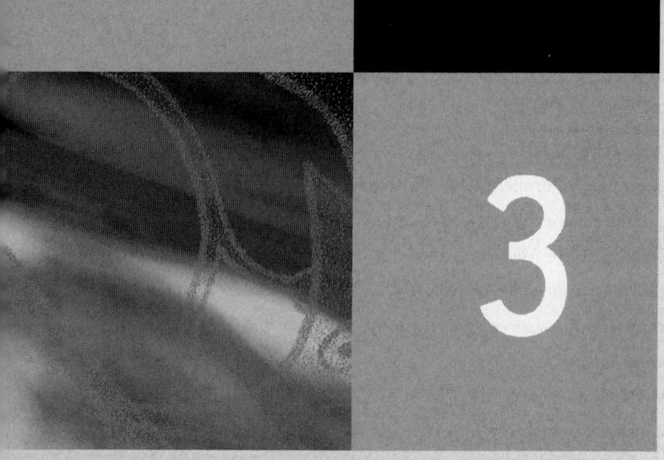


# 影响主要器官系统的药物

# DRUGS AFFECTING MAJOR ORGAN SYSTEMS

# 18 心脏



## 概　述

在本章中，我们从心肌的电生理、收缩、耗氧量和冠状动脉血流以及自主神经调控几个方面简要论述心脏功能生理学，这为我们理解药物对心脏的作用以及药物在治疗心脏病中的地位奠定了基础。涉及的药物主要有抗心律失常药、增加心肌收缩力药（尤指地高辛）和抗心绞痛药。心脏病最常由冠状动脉粥样硬化及在破裂的粥样硬化斑处血栓形成引起；预防和治疗此类心脏病的药物见第 20 和 21 章。用于治疗心力衰竭的药物，如作用于血管平滑肌的药物（第 19 章）、利尿药（第 24 章）和 β-肾上腺素受体拮抗药（第 11 章）主要起间接作用。

## 引　言

本章中，我们主要从三个方面讨论作用于心脏的药物效应：

- 心率和心律；
- 心肌收缩；
- 代谢和血流量。

当然，药物并不是通过某单一方面调节心脏功能，例如，如果药物影响心肌细胞膜的电特性，那么它对心律和心肌收缩可能都产生影响；同样，药物在影响收缩功能的同时，必然也会影响代谢和血流量。然而，从治疗学的角度出发，这三个典型的效应却分别代表着不同的临床治疗目的，即治疗心律失常、心力衰竭和冠状动脉功能不全（发生于心绞痛或心肌梗死）。

## 心脏功能生理学

### 心率和心律

心腔在正常情况下以协调方式收缩，由瓣膜控制进行有效泵血。协调的收缩由特殊的传导系统调控。窦性心律由窦房（SA）结产生冲动，依次传导至心房、房室（AV）结、希氏束、浦肯野纤维和心室。心肌细胞的电兴奋性体现在电压敏感性细胞膜通道上，它可以选择不同的离子，包括 $Na^+$、$K^+$ 和 $Ca^{2+}$，这类通道的结构和功能见第 4 章。心肌的电生理特性与其他的兴奋性组织有以下区别：

- 起搏点活动；
- 在 SA 结和 AV 结没有快 $Na^+$ 通道，由慢 $Ca^{2+}$ 内向电流引发动作电位；
- 动作电位长（“平台”）且有不应期；
- 平台期有 $Ca^{2+}$ 内流。

因此，这些特点表明了心律与 $Ca^{2+}$ 电流有关。心脏含有细胞内钙通道（即较大的兰尼碱受体和较小的肌醇三磷酸激活的钙通道在心肌收缩中有重要作用，见第 4 章）和细胞膜上的电压依赖钙通道，它们对于心率和心律的调控非常重要。在成年工作心肌中主要的电压依赖钙通道是 L 型通道，它在血管平滑肌中也有重要作用；此外，L 型通道在工作心肌的特殊传导区域也发挥作用。

理想的心肌细胞动作电位如图 18.1A，可以分为五个期：0（快速去极化期）、1（不完全复极化期）、2（平台期）、3（复极化期）和 4（起搏期）。

▼ 这几期的离子机制可概括如下：

0 期，快速去极化期，当膜电位达到一个临界值（约 −60mV）时发生快速去极化，此时通过电压依赖钠通道的 $Na^+$ 内向电流增大，产生一个正反馈（全或无）的去极化。这种机制与神经元动作电位产生的机制相同（第 4 章）。膜去极化引起的钠通道激活是短暂的，如果去极化的时间再延长几毫秒，钠通道又会关闭（失活）。因此，在动作电位平台期钠通道是关闭的，并且在下一次膜去极化之前都不开放，无法启动另一次动作电位。

1 期，部分复极化期，发生于 $Na^+$ 电流失活时。可能存在一过性的电压敏感性外向电流。

2 期，平台期，由内向 $Ca^{2+}$ 电流引起。钙通道与钠通道一样具有电压敏感性激活和失活的特性，但时程要慢得多。心肌膜上还有一种特殊的内向整流电流参与形成平台期。因为膜去极化时 $K^+$ 电导下降至低水平，所以，平台期 $K^+$ 有外流以恢复静息膜电位的趋势，与相对小的 $Ca^{2+}$ 内流相互抗衡形成平台期。

3 期，复极化期，$Ca^{2+}$ 通道失活，延迟的外向整流 $K^+$ 电流（与神经纤维中引起去极化的 $K^+$ 电流相似，但要慢得多，第 4 章）激活，引起 $K^+$ 外流。这种外流可以被另外一种 $K^+$ 电流增强，即平台期由细胞内 $Ca^{2+}$ 浓度 $[Ca^{2+}]_i$ 增加所激活的 $K^+$ 电流，有时也被其他的 $K^+$ 电流活化，包括一种被乙酰胆碱激活的通道（见下文）以及被病理条件下（如心肌梗死时）所释放的花生四烯酸所激活的通道。

4 期，起搏点电位，舒张期的逐渐去极化。通常起搏点的活动只发生在结和传导组织。起搏点电位是由舒张期内向电流的增强和外向电流的减弱共同形成的。它在 SA 结细胞处形成最快，因此，成为整个心脏的起搏点。SA 结细胞对 $Na^+$ 的背景电导比心房和心室肌细胞大，导致一个较大的背景内向电流。同时，在舒张期电压依赖钙通道的失活逐渐减弱，导致舒张末期 $Ca^{2+}$ 内流增加。舒张末期 T 型钙通道的激活促进 SA 结起搏点电位的形成。在心室舒张早期，负性膜电位激活了一个阳离子通道，对 $Na^+$ 和 $K^+$ 通透，引起另一个内向电流，叫做 $I_f$❶。此电流的抑制药，伊伐布雷定（ivabradine），在治疗上用于减慢心率（见下文）。

几种电压和时间依赖的外向电流也起到作用：延迟的整流 $K^+$ 电流（IK），在动作电位时被激活，在舒张早期被负性的膜电压关闭。生电性 $Na^+/K^+$ 泵产生的外向电流在起搏点电位产生过程中也有作用。

图 18.1B 示心脏不同部位动作电位图。结区没有 0 期，与其他区域相比传导速率慢（约 5cm/s），如浦肯野纤维（传导速率约 200cm/s）将动作电位迅速传导给心室。缺乏快速内向电流区域的不应期比快速传导区长得多，这是因为在动作电位发生后，慢内向电流失活，其恢复需要相当大的时间（几百毫秒），因此不应期比动作电位时程要长。$Na^+$ 电流通过快传导纤维能够快速复活，一旦发生复极化，细胞就恢复兴奋性。

一些因素可以破坏窦性节律，如心脏病、药物或循环激素的作用，药物的一个重要的治疗作用就是恢复正常的心律。心律失常的最常见原因是缺血性心脏病，心肌梗死引发的许多死亡是由心室颤动引起而不是直接由心力衰竭引起。更详细的“从细胞到床旁”方面的论述请参考权威的教科书，如 Zipes & Jalife (2004)。

## 心律失常

临床上，心律失常据以下分类：

- 发生位置异常房性、房室交界区性或室性；
- 心率加快（心动过速）或者减慢（心动过缓）。

心律失常可以导致心悸（由脉搏得知）或脑血流灌注不足（晕厥或意识丧失）症状。主要靠体表心电图（ECG）做出诊断［本书未给出详细内容，见 Braunwald & Opie (2001)］。快速型心律失常最常见类型是心房颤动——心率完全不规则和室上性心动过速（SVT）——心率快但规则。偶发的异位搏动（室性或室上性）也很常见。持续的快速型室性心律失常并不多见，但很严重，包括室性心动过速和心室颤动，此时心室电活动完全紊乱，心排血量消失。缓慢型心律失常包括各种传导阻滞（如在 AV 结或 SA 结）和电活动完全停止（心脏停搏）。通常不能确定是下述哪种机制引起心律失常，但是，这些细胞机制为理解抗心律失常药物的作用提供了良好的开始。以下是心律失常发生的四个基本要素：

- 延迟后除极；
- 折返；
- 异位起搏点；
- 心脏传导阻滞。

---

❶ “f”即“有趣”，因为阳离子通道被超极化激活并不常见；电生理学家因此给予了一个少有的幽默的名称！

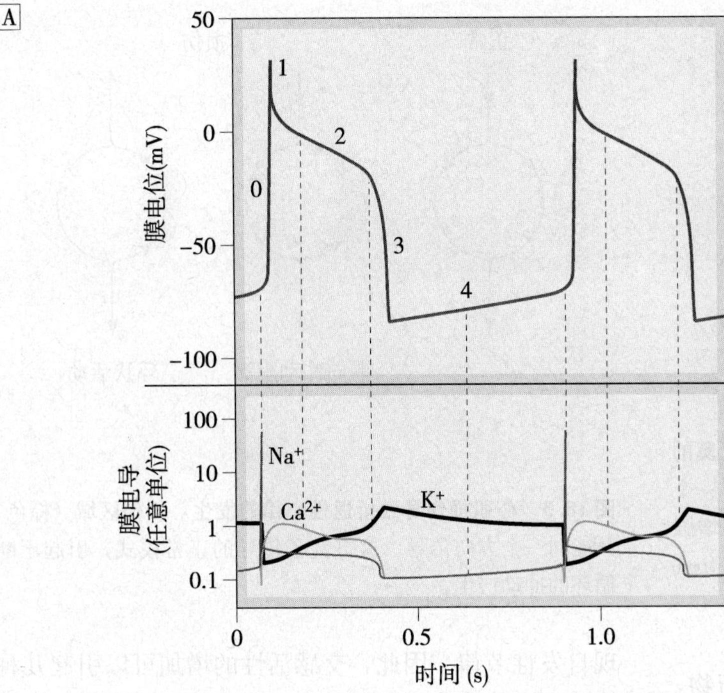

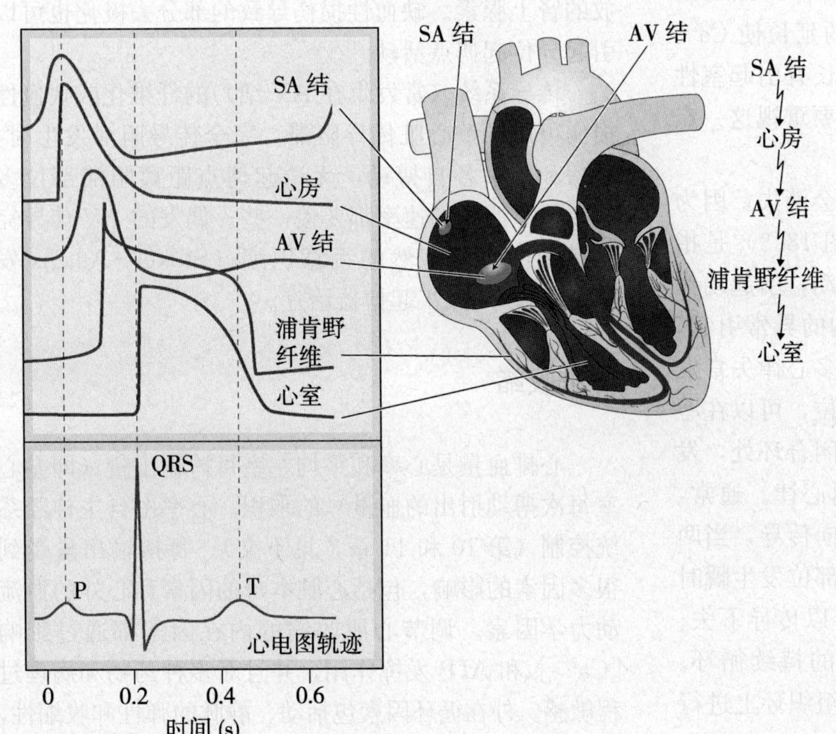


**图 18.1 心脏动作电位。** Ⓐ动作电位时相：0，快速去极化期；1，部分复极化期；2，平台期；3，复极化期；4，起搏点去极化期。图下部分显示对应的 $Na^{+}$、$K^{+}$、$Ca^{2+}$膜电导的变化。Ⓑ冲动在心脏的传导及相应的心电图（ECG）轨迹。注意到最长的延迟发生在房室（AV）结，这里动作电位呈现明显的慢波。SA，窦房。（Adapted from：（A）Noble D 1975 The initiation of the heartbeat. Oxford University Press, Oxford。）

引起延迟后除极的主要原因是 $[Ca^{2+}]_i$ 异常升高，触发了内向电流和一连串异常动作电位（图 18.2）。后去极化是由一种净内向电流引起的，叫做瞬时内向电流。$[Ca^{2+}]_i$ 的升高激活了 $Na^{+}/Ca^{2+}$ 交换。心肌细胞排出一个 $Ca^{2+}$，摄入三个 $Na^{+}$，导致一个净正电荷流入，形成膜的去极化。另外，$Ca^{2+}$ 开放了细胞膜上的非选择性阳离子通道，引起类似于神经-肌肉接头终板电位的去极化（第 10 章）。因此，高钙血症可以延迟复极化。临床上表现为体表心电图（ECG）中 QT 间期的延长。低钾血症也可以延长 QT

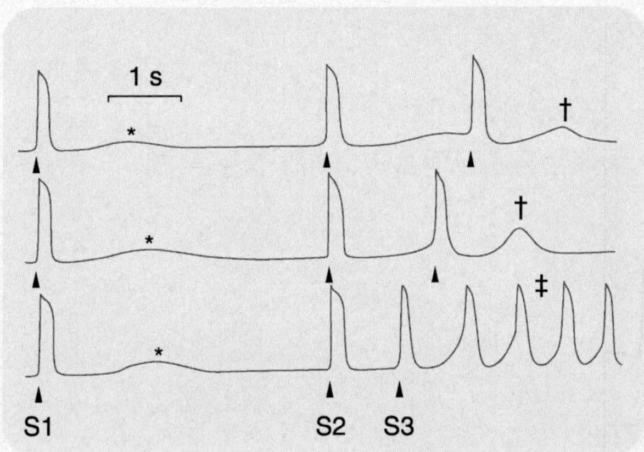


**图 18.2 应用去甲肾上腺素（norepinephrine）后狗冠状窦的心肌后去极化。**第一个冲动（S1）引发动作电位后，有一个小的后去极化。随着S2-S3间期的减弱，后去极化逐渐增强（+），直到引发一个完整的动作电位（++）。（Adapted from Wit A L，Cranefield P F 1977 Circ Res 41：435.）

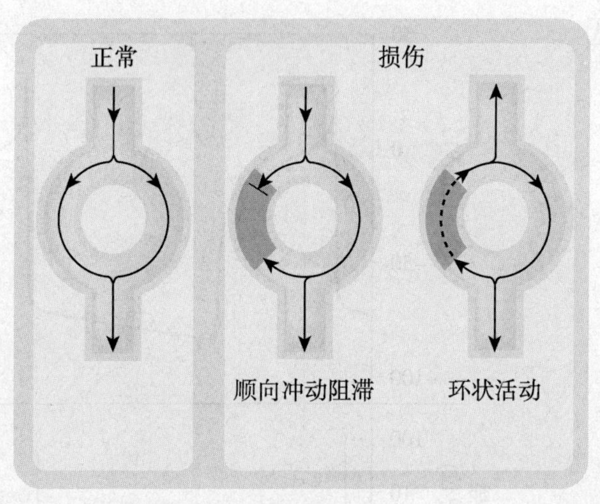


**图 18.3 心肌损伤导致折返性心律的发生。**损伤区域（棕色）只能向一个方向传导。这打乱了传导的正常模式，引起不断循环的冲动产生。

间期（通过控制心脏延迟整流钾通道）。许多药物，包括一些主要作用于其他系统的药物，通过对电解质浓度的影响、与钾或心脏其他通道结合（Roden，2004）延迟心脏复极化。而动作电位的延长使 $Ca^{2+}$ 内流增加，导致后去极化。QT 间期延长有引起室性心律失常的危险，在药物的研发过程中要重视这一点（见下文，Ⅲ类药物，见第 53 章）。

正常的心律在冲动传导至心室后便会消失，因为它被处于不应期的组织包围。折返（图 18.3）是指处于不应期的区域被再次激活并产生冲动，引起动作电位的持续循环。折返可以由解剖结构的异常引起，但更常见的原因是心肌损伤。折返是许多心律失常发生的基础，其类型取决于折返形成的部位，可以在心房、心室或结组织。在组织形成的简单闭合环处，发生瞬时或单向传导阻滞，就会产生折返心律。通常，环内任何区域产生的冲动都会沿两个方向传导，当两个冲动相遇时则会抵消，但是如果损伤部位发生瞬时阻滞（因此一个冲动被阻滞而另一个可以传导下去；图 18.3）或单向阻滞，就会形成冲动的持续循环。这叫做环状活动，多年前第一次在水母组织环上进行了实验性演示。

尽管生理起搏点位于 SA 结，但心肌的其他组织也有起搏点活动。这为 SA 结损伤后提供了一个安全机制，但也可触发快速性心律失常。交感神经活性和部分去极化可导致异位起搏点活动，这出现在心肌缺血时。儿茶酚胺作用于 $\beta_1$-肾上腺素受体（见下文），能够增加Ⅳ期去极化的速率，使心脏在正常静止期出现自发性节律。因此，交感活性的增加可以引起几种快速型心律失常（如阵发性心房颤动）。此外，疼痛（如心肌梗死时）增加交感神经冲动以及由肾上腺释放的肾上腺素。缺血性损伤导致的部分去极化也可以引起异位起搏点活动。

传导系统（常发生在 AV 结）的纤维化或缺血性损伤可以导致心脏传导阻滞。完全传导阻滞发生时，心房和心室各自搏动，无论起搏点距离阻滞部位多远，心室搏动的速率都要慢一些。偶发的 AV 传导完全阻滞可引起突然的无意识期（Stokes-Adams 发作），可植入人工起搏器治疗。

## 心脏收缩

心排血量是心率和平均左室每搏输出量（即左心室每次搏动射出的血量）的乘积。心率由自主神经系统控制（第 10 和 11 章，见下文）。每搏输出量受到很多因素的影响，包括心脏本身的因素和心外的血流动力学因素。调节心肌收缩的内在因素都通过影响 $[Ca^{2+}]_i$ 和 ATP 发挥作用，并且对多种药物和病理过程敏感。外在循环因素包括动、静脉的弹性和收缩性，以及血容量和血黏滞度，这些共同决定了心脏的负荷（前负荷和后负荷）。影响这些循环因素的药物在治疗心力衰竭患者方面有重要作用，将在第 19 章中介绍。

### 心肌收缩性及活力

心脏横纹肌的收缩机制与自主横纹肌的基本相同

### 心律失常

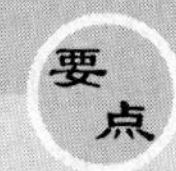


- 出现心律失常的原因：
  ——延迟后去极化，触发异位搏动；
  ——折返，由部分传导阻滞引起；
  ——异位起搏点活动；
  ——心脏传导阻滞。
- 延迟后去极化是由一种内向电流引起的，这种电流与细胞内 $Ca^{2+}$ 异常增加有关。
- 折返由疾病引起的心肌部分去极化导致。
- 异位起搏点活动被交感神经活性增强。
- 心脏传导阻滞是传导系统，特别是房室结部位，发生病变的结果。
- 临床上，心律失常分为：
  ——根据发生部位（室上性和室性）；
  ——根据心率加快或减慢（心动过速或心动过缓）。

(第 4 章)。$Ca^{2+}$ 与肌钙蛋白 C 结合，导致肌钙蛋白复合物的构象发生改变，使肌球蛋白和肌动蛋白相互结合而引发收缩。

许多影响心肌收缩性的药物都与其对 $[Ca^{2+}]_i$ 的作用有关，它们通过作用于细胞膜或肌质网上的钙通道，或者作用于 $Na^+/K^+$ 泵间接影响 $Na^+/Ca^{2+}$ 泵而发挥效应（见下文）。其他影响收缩力的因素还有氧利用度和代谢能量的来源，比如游离脂肪酸。心肌顿抑——发生缺血和再灌注后，即使血流得到恢复并且无心肌坏死，但仍有持续性的收缩功能障碍——机制并不完全清楚，但有重要的临床意义。与之相反的是缺血预适应，即在短暂缺血后，对再缺血的耐受能力加强了。这种潜在的有益机制也具有重要临床意义。有证据表明缺血预适应由腺苷介导（第 2 章），腺苷在 ATP 耗尽时蓄积。外源性腺苷可以产生与缺血预适应相似的保护作用，阻断腺苷受体则阻止缺血预适应的保护作用（Saurin 等，2000；Linden，2001）。增强预适应的保护作用以使缺血损伤降至最低是一项备受关注的策略。

## 心室功能曲线和心力衰竭

心脏收缩的力度一方面取决于其本身的收缩性（如上文所述，依赖于 $[Ca^{2+}]_i$ 和 ATP 的作用），另一方面取决于外在的血流动力学因素，该因素影响心室舒张末期容积，进而影响到心肌纤维静息长度。心室舒张末期容积取决于心室舒张末期压力，其对于每搏功的作用叫做心脏的 Frank-Starling 定律，反映了收缩系统的内在性质。Frank-Starling 定律可以用心室功能曲线表示（图 18.4）。在一个心动周期内，压力-容积曲线下面积反映了心室每搏功。每搏功近似等于每搏输出量和平均动脉压的乘积。正像 Starling 所指出的，外在因素可以通过很多途径影响心脏功能，其中对于负荷增加所做出的两种反应模式尤为重要。

- 血容量增加或静脉收缩可使心脏充盈压（前负荷）升高，增加心室舒张末期容积。这使每搏输出量增加，因此心排血量和平均动脉压也增大。心脏作功和耗氧量均增加。
- 动脉和小动脉的收缩增加后负荷。最初舒张末期容积和每搏作功保持不变，但是增加的血管阻力使每搏输出量减少，舒张末期容积增加，致每搏作功增加，直到重新达到稳态，即舒张末期容积增加，心排血量与以前相同。随着前负荷增加，心脏作功和心肌耗氧量都增加。

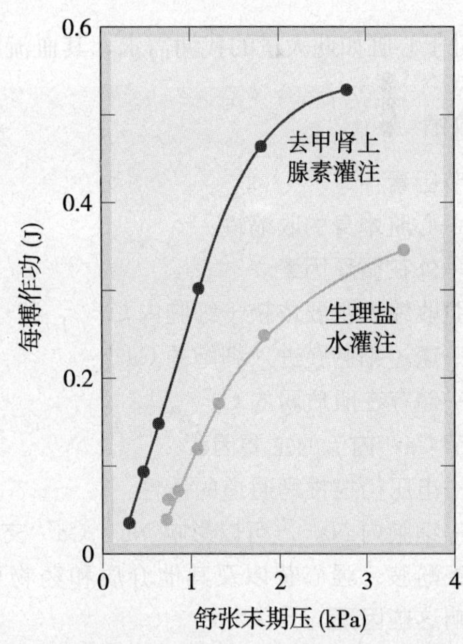


**图 18.4 狗的心室功能曲线。**生理盐水灌注增加了血容量和舒张末期压。心脏通过增加心肌收缩力来增加每搏作功（心外调节）。这种关系叫做 Starling 曲线。去甲肾上腺素对心脏有直接的作用（内在调节），增加了 Starling 曲线的斜率。（Redrawn from Sarnoff S J et al.，1960 Circ Res 8：1108.）

正常的心室充盈压只有几厘米水柱，在心室功能曲线的最大斜率部分，所以充盈压的微小增加就能够显著增加每搏作功。Starling 机制对健康个体的心排血量控制上作用很小（如在运动过程中），因为收缩性的改变就能够产生必要的调节，无需增加心室充盈压，而收缩性改变主要由交感神经活动增强引起（图 18.4）。相反，接受心脏移植的患者，其心脏没有神经支配，在运动过程中心排血量的增加只能依赖于 Starling 机制。

心力衰竭的患者最初心排血量只在运动过程中不能满足机体循环的需要，但是随着病程的进展，静息状态下也会发生。心力衰竭的病因很多，最常见的是缺血性心脏病。心力衰竭的患者（第 19 章）即使交感神经活动增强心肌收缩性，心脏也不稳定，无法满足组织的需要。在这种情况下，基础（如静息状态）心室功能曲线大幅下降，储备不足，尽管交感神经活动增加了收缩力，但仍然不能保持运动过程中的心排血量而不升高中心静脉压（图 18.4）。外周组织水肿（引起腿部的肿胀）和肺水肿（引起气喘）是心力衰竭重要的继发症状。水肿是由静脉压升高和 $Na^+$ 潴留引起的（第 19 章）。

## 心肌耗氧量和冠状动脉血流量

相对于心脏如此大量的代谢需求，其血流灌注是机体组织中最差的之一。在正常情况下，冠状动脉血流与心肌耗氧量紧密相关，静息状态与最大运动状态的变化范围接近 10 倍。

**心肌收缩**

- 调节因素：
  ——心肌本身的收缩性；
  ——外在循环因素。
- 心肌收缩性主要依赖于细胞内 $Ca^{2+}$，即：
  ——通过细胞膜进入细胞的 $Ca^{2+}$；
  ——储存在肌质网的 $Ca^{2+}$。
- 调节 $Ca^{2+}$ 内流的主要因素：
  ——电压门控性钙通道的活性；
  ——细胞内 $Na^+$，可以影响 $Na^+/Ca^{2+}$ 交换。
- 儿茶酚胺、强心苷以及其他介质和药物可以影响这些因素。
- 外在因素是通过影响舒张末期容积及每搏作功来调节心脏收缩的，即 Frank－Starling 定律。
- 心脏作功分别受后负荷（即外周阻力和动脉顺应性）和前负荷（即中心静脉压）影响。

## 生理因素

调节冠状动脉血流的主要生理因素有：

- 物理因素；
- 代谢性血管调节；
- 神经和体液调节。

### 物理因素

收缩过程中，心肌对其血管产生的压力等于或大于灌注压，所以只有在舒张期才会产生冠脉血流。发生心动过速时，舒张期比收缩期短得多，因此心肌灌注的有效期减少。在舒张期内，有效灌注压等于主动脉压和心室压之差（图 18.5）。如果舒张期主动脉压降低或舒张期心室压增加，灌注压将减小（除非其他的调控机制能够补偿），冠状动脉血流也就减少。主动脉瓣狭窄减小了主动脉压，但是增加了狭窄瓣上游的左心室压，因此即使没有冠状动脉疾病，也常引起缺血性胸痛（心绞痛）。

### 代谢物和介质的血管调节

代谢物的血管调节是调节冠状动脉血流最重要的机制。动脉血氧分压（$PO_2$）的降低导致在体冠状动脉发生显著的扩张，但对离体的冠状动脉血管条几乎没有作用。这表明，是心肌细胞代谢物的改变，而不是

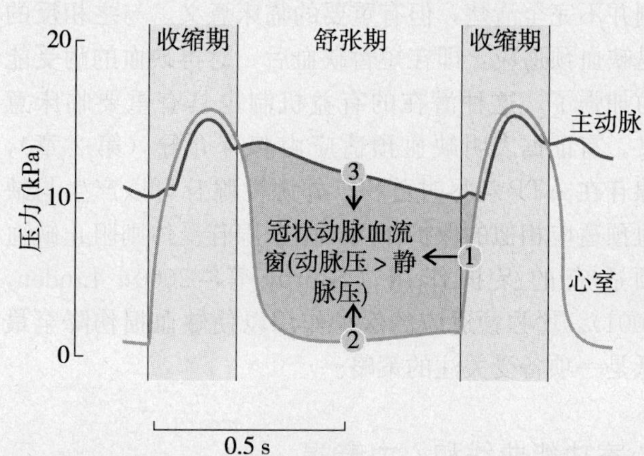


**图 18.5　影响冠状动脉血流的机械因素。**冠状动脉血流窗可能在以下条件下打开：①心率增加时舒张期缩短；②心室舒张末期压增加；③舒张期动脉压下降。

$PO_2$ 本身的改变调节冠状动脉的状态，被提及最多的扩张性代谢物是腺苷（见第 12 章）。

### 神经和体液调节

冠状动脉血管受密集的交感神经支配，但是交感神经（如循环中的儿茶酚胺类）对冠状动脉循环只发挥很小的直接作用。大的冠状血管通过 α-肾上腺素受体调节血管收缩，而小冠状血管上的 $β_2$-肾上腺素受体有舒张血管的作用。冠状血管还受嘌呤能（purinergic）、肽能（peptidergic）和硝基能（nitrergic）神经支配。通常情况下，神经和内分泌作用对冠状动脉血流的影响被心肌代谢活性和机械因素改变引起的血管反应所掩盖。

## 自主神经递质

在第 9～11 章中已经讨论了许多自主神经性药物，这里我们只提及与心脏有关的药物。

### 心脏的自主调节

静息状态下支配心脏的交感神经和副交感神经系统都产生紧张效应。前已述及它们对心脏功能各方面的影响，即对心率和心律、心肌收缩、心肌代谢和血流的调节。

**冠状动脉血流量，缺血和梗死形成**

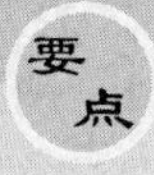


- 相对于其耗氧量，心脏的血液供应比大多数器官要少。
- 冠状动脉血流量主要受以下因素调节：
  ——物理因素，包括收缩期的跨壁压；
  ——导致血管扩张的代谢物。
- 自主神经支配作用不大。
- 冠状动脉缺血常是动脉粥样硬化的结果，并导致心绞痛。突发的缺血通常是由于血栓形成引起，可能导致心肌梗死。
- 有时冠状动脉痉挛会引起心绞痛（变异型心绞痛）。
- 缺血引起的细胞钙超载，可能与以下事件有关：
  ——细胞死亡；
  ——心律失常。

### 交感神经系统

交感神经系统对心脏的主要作用有：

- 增加收缩力（正性肌力作用；图 18.6）；
- 增加心率（正性变时作用；图 18.7）；
- 增加自律性；
- 加快心脏全面去极化后的复极和功能恢复；
- 降低心脏效率（即心肌耗氧量的增加大于心脏作功的增加）。

这些作用都是由 $β_1$-肾上腺素受体的激活引起。儿茶酚胺类在心脏的 $β_1$ 作用虽然复杂，但可能都是通过增加细胞内 cAMP 来实现的（第 3 章）。cAMP 激活蛋白激酶 A，使钙通道的 $α_1$ 亚基发生磷酸化。这样使通道开放的几率增大，$Ca^{2+}$ 内流增加，从而增加心肌收缩力（图 18.6）。$β_1$-肾上腺素受体的激活也能增加收缩部位对 $Ca^{2+}$ 的敏感性，可能是通过肌钙蛋白 C 的磷酸化实现；此外，还增加了肌质网对 $Ca^{2+}$ 的摄取，因此发生动作电位时释放的 $Ca^{2+}$ 也增加。儿茶酚胺作用的净结果是使心室功能曲线升高且斜率加大（图 18.4）。起搏点电位的斜率增加导致心率加快（图 18.1 和 18.7）。增加的 $Ca^{2+}$ 内流也能增加自律性，这是由于 $[Ca^{2+}]_i$ 对瞬时内向电流有作用，而该电流能够在单刺激后引发一系列的动作电位（图 18.2）。

$β_1$-肾上腺素受体的激活可以通过刺激 $Na^+/K^+$ 泵使受损的或含氧量低的心肌得到恢复。这对于心脏停搏后发生的心肌梗死有恢复功能的作用，肾上腺素是心脏停搏时所使用的最重要的药物之一。

儿茶酚胺类引起的心脏效率降低很重要，因为这意味着心肌需氧量的增加。这一点限制了 β 激动药的应用，如循环休克时肾上腺素和多巴酚丁胺的使用

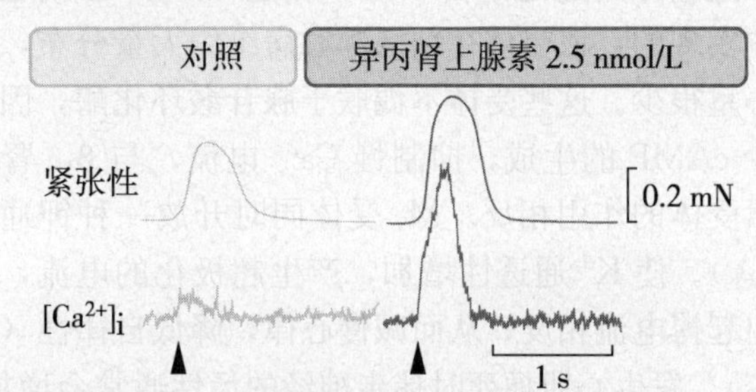


**图 18.6 蛙心肌的钙瞬变。**给一组细胞注射了发磷光的 $Ca^{2+}$ 发光蛋白指示剂，可以通过光学方法测量 $[Ca^{2+}]_i$。异丙肾上腺素使电刺激（▲）引起的紧张性和 $[Ca^{2+}]_i$ 瞬变大幅增加。（From Allen D G，Blinks J R 1978 Nature 273：509.）

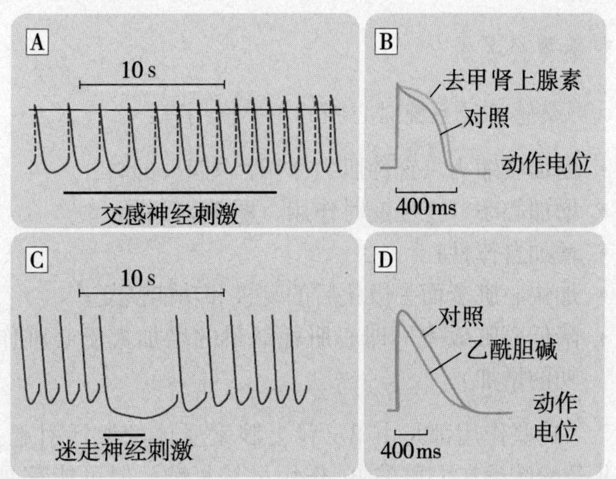


**图 18.7 心脏搏动的自主调节。**Ⓐ和Ⓑ. 交感神经刺激和去甲肾上腺素（NA）的作用。Ⓒ和Ⓓ. 副交感神经刺激和乙酰胆碱（ACh）的作用。交感神经刺激（Ⓐ）增加了起搏点电位斜率，加快了心率，而副交感神经刺激（Ⓒ）使起搏点电位无法形成，膜超极化，心搏暂时停止（蛙静脉窦）。NA（Ⓑ）使动作电位延长，而 ACh（Ⓓ）使之缩短（蛙心房）。（From：（Ⓐ和Ⓒ）Hutter O F，Trautwein W 1956 J Gen Physiol 39：715；（Ⓑ）Reuter H 1974 J Physiol 242：429；Ⓓ Giles W R，Noble S J 1976 J Physiol 261：103。）

（第 19 章）。心肌梗死激活了交感神经系统（图 18.8），引起受损心肌需氧量增加的不良效应。

### 副交感神经系统

副交感神经活动产生的作用大体上与交感神经活动的相反。然而，与交感神经活性相比，副交感神经系统对收缩性的作用非常小，而主要是作用于心率和心律，即：

- 心率减慢和自律性下降；
- 抑制 AV 传导。

这些作用是通过占领毒蕈碱型（$M_2$）乙酰胆碱受体实现的，该受体在结区和心房组织大量分布，但在心室很少。这些受体不偶联于腺苷酸环化酶，因此减少 cAMP 的生成，抑制慢 $Ca^{2+}$ 电流，与 $\beta_1$-肾上腺素受体的作用相反。$M_2$ 受体同时开放一种钾通道（$K_{ACh}$）。使 $K^+$ 通透性增加，产生超极化的电流，与内向起搏电流相反，从而减慢心律，降低自律性（图 18.7）。发生心肌梗死时迷走神经的活性通常会增加，这与迷走神经的传入刺激和用于镇痛的阿片类物质的副作用有关，副交感神经的作用对于诱发急性心律失常非常重要。

迷走神经的刺激可以降低心房的收缩力，并伴有动作电位时程显著缩短（图 18.7）。$K^+$ 通透性增强和 $Ca^{2+}$ 电流减少共同导致 AV 传导阻滞，AV 结处的传导依赖于 $Ca^{2+}$ 电流；缩短心房动作电位时程可以使不应期缩短，导致折返性心律失常。冠状血管缺乏胆碱能神经支配，因此，副交感神经系统对冠状动脉血管几乎没有影响（第 10 章）❶。

### 心脏钠尿肽

心房细胞有一种与心血管系统有关的特殊的内分泌功能，即分泌、储存和释放心房钠尿肽（ANP），它对肾和血管系统有较强的作用。当容量超过负荷、心房壁受到牵拉时，心房细胞就开始释放 ANP。盐水灌注可以引起 ANP 的释放。在心室肌和血管内皮分别发现了两种相关的钠尿肽（B 和 C）。可预知 B 型钠尿肽（BNP）在心力衰竭患者中的血浆浓度增加，并且越来越多地用于辅助诊断。

钠尿肽的主要作用是促进肾对 $Na^+$ 和水的排泄、舒张血管平滑肌（肾小球出球微动脉除外，见下文）、增加血管的通透性、抑制几种激素和介质的释放和/或作用（包括醛固酮、血管紧张素Ⅱ、内皮缩血管肽和抗利尿激素）。它们通过结合膜受体而发挥作用（钠尿肽受体 NPR，NPR 至少有两个亚型，A 型和 B 型）❷。

NPR-A 和 NPR-B 共用催化鸟苷酸环化酶（第 3 章）。钠尿肽结合 A 或 B 型受体后均可导致细胞内 cGMP 的产生。这与有机硝酸盐类（见下文）和内皮源性的一氧化氮（第 17 章）产生的效应相同，但是后者是与可溶性的而不是膜结合的鸟苷酸环化酶相互作用。ANP 使肾小球入球微动脉舒张，而出球微动脉收缩，所以滤过压升高，使肾小球滤过增加，$Na^+$ 排泄增加。在其他部位，钠尿肽引起血管舒张和血压下降。其治疗的潜在性意义在第 19 章中讨论。

---

❶ 发现者也想到冠脉内皮的毒蕈碱受体与一氧化氮合酶相偶联（第 17 和 19 章），这引起了血管药理学家的兴趣。

❷ 钠尿肽及其受体的命名很模糊。命名中“A”代表心房，“B”代表脑——尽管主要出现在心室中——而“C”代表 A，B，C……NPR 命名为 NPR-A，优先与 ANP 结合；NPR-B，优先与 C 型钠尿肽结合；NPR-C 与“清除”受体结合，因为目前所知，经细胞摄取进行清除和经溶酶体酶进行降解是这一结合位点唯一确定已知的功能。

**心脏自主调节**

要点

- 交感神经激活后，通过作用于 $\beta_1$-肾上腺素受体，加快心率，增加心肌收缩性和自律性，但心脏的效率降低（与耗氧量有关）。
- $\beta_1$-肾上腺素受体增加 cAMP 的合成，从而增加 $Ca^{2+}$ 流。
- 副交感神经活性通过 $M_2$ 毒蕈碱受体发挥作用，引起心率减慢，收缩力下降（只限心房），抑制房室传导。
- $M_2$ 受体抑制 cAMP 的合成，同时开放钾通道，引起超级化。

## 缺血性心脏病

发达国家的成年人冠状动脉中普遍存在着粥样硬化沉着物。该疾病大多数自然病程中是没有症状的（第 20 章），但是可以隐匿地进展，最终发展成为急性心肌梗死及其并发症，包括心律失常和心力衰竭。缺血性心脏病的详细内容并不包含在本书范围内，最新进展（Braunwald，2005）对于探寻病理和临床信息非常实用。这里，我们只是为理解这类药物在治疗最常见的心脏疾病时对心脏功能的影响做一些铺垫。

冠状动脉粥样硬化的严重后果有：

- 心绞痛（缺血性胸痛）；
- 心肌梗死。

### 心绞痛

当心肌供氧不能满足需求时，就会发生心绞痛。这种疼痛特征性地分布于胸、臂和颈，可以由劳累、寒冷或兴奋诱发。骨骼肌血供中断并发生收缩时，也会发生类似的疼痛。多年前 Lewis 就表示，缺血肌肉释放的化学因子与此有关。可能的化学因子包括 $K^+$、$H^+$ 和腺苷（第 12 章），它们都可以刺激伤害性感受器（第 41 章）。有可能由引起冠状血管舒张的同一介质引起，当其浓度较高时，就可能引起疼痛。

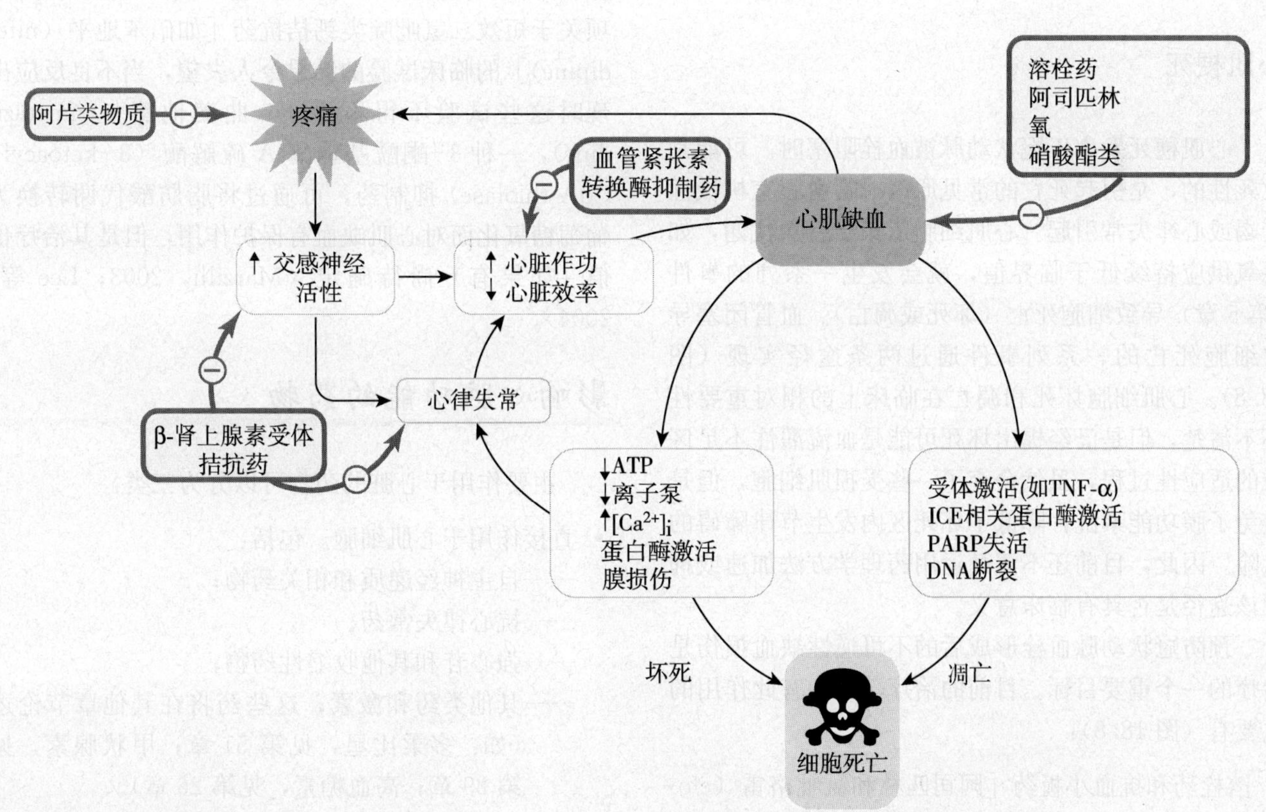


**图 18.8 心肌缺血的效应。**缺血通过两个途径之一导致细胞死亡：坏死或凋亡。ICE，白介素-1-转换酶；PARP，多聚［ADP-核酸］-聚合酶；TNF-α，肿瘤坏死因子-α。

临床上心绞痛分为三类：稳定型、不稳定型和变异型。

稳定型心绞痛。胸痛因劳累诱发。是由心脏需求增加而冠状血管狭窄引起的，狭窄几乎都是由粥样斑造成的。对症治疗是指直接改变心脏作功，可以应用有机硝酸酯类、β-肾上腺素受体拮抗药和/或钙拮抗药（见下文），同时应对潜在的动脉粥样硬化疾病进行治疗，通常使用他汀类（见第20章），并运用抗血小板药以预防血栓形成，常用的是阿司匹林（aspirin；见第21章）。

不稳定型心绞痛。这种疼痛的特点是越来越轻微的劳累即可诱发，静息状态也会发生。其病理特征与心肌梗死相似，即粥样斑破裂伴有血小板-纤维蛋白血栓形成，但血管没有完全闭塞。梗死发生的危险大，治疗的主要目的就是减少梗死的发生。阿司匹林大致可以使心肌梗死发生的危险减半，肝素（heparin）和血小板糖蛋白受体拮抗药（platelet glycoprotein receptor antagonist）可以加强阿司匹林的作用。

变异型心绞痛。此种不常见。疼痛发生在静息状态，由冠状动脉痉挛引起，也常与动脉粥样硬化性疾病有关。应用冠状动脉血管扩张药（如有机硝酸酯类，钙拮抗药）进行治疗。

### 心肌梗死

心肌梗死发生于冠状动脉被血栓阻塞时。可能是致死性的，是引起死亡的常见原因，常由心室机械性衰竭或心律失常引起。心肌细胞依赖于有氧代谢，如果氧供应持续低于临界值，就会发生一系列的事件（第5章）导致细胞死亡（坏死或凋亡）。血管闭塞导致细胞死亡的一系列事件通过两条途径实现（图18.8）。心肌细胞坏死和凋亡在临床上的相对重要性还不清楚，但是已经提出坏死可能是血流灌注不足区域的适应性过程，虽然舍弃了一些受损肌细胞，但是避免了膜功能紊乱，降低了坏死区内发生节律障碍的风险。因此，目前还不清楚运用药理学方法加速或抑制该途径是否具有临床意义。

预防冠状动脉血栓形成后的不可逆性缺血损伤是治疗的一个重要目标。目前的治疗药物中有此作用的主要有（图18.8）：

- 溶栓药和抗血小板药［阿司匹林和氯吡格雷（clopidogrel）］可以疏通阻塞的动脉，并且预防再次阻塞（见第21章）；
- 氧；
- 阿片类，用于预防疼痛和降低过度的交感神经活动；
- β-肾上腺素受体拮抗药；
- 血管紧张素转换酶（ACE）抑制药（见第19章）。

后两类药物通过减少心脏作功来降低心脏代谢的需要。长期应用β-肾上腺素受体拮抗药在减少节律异常引起的死亡方面有很大好处，广泛应用于不稳定型心绞痛的治疗；但在急性心肌梗死且伴有心力衰竭症状的患者中，有增加心源性休克的风险，但应在仔细监测血流动力学后尽快开始使用（COMMIT Collaborative Group，2005）。几项临床试验证明，发生心肌梗死后早期应用ACE抑制药可以提高存活率，特别在伴有轻度心肌功能障碍时表现明显。沙坦类可能也有类似的作用（见第19章关于血管紧张素受体拮抗药——沙坦类与ACE抑制药的区别的讨论）。

尽管一些小型试验表明有机硝酸酯类有利于心肌梗死的治疗，但一项大型的随机对照试验（the Fourth International Study of Infarct Survival，ISIS-4，1994）表明，这类药物并不能改善心肌梗死患者的预后，尽管它们在治疗和预防心绞痛方面有用（见下文）。钙拮抗药可以减少心脏作功（通过舒张小动脉和降低后负荷），阻滞$Ca^{2+}$进入心肌细胞，但是几项关于短效二氢吡啶类钙拮抗药［如硝苯地平（nifedipine）］的临床试验的结果令人失望，当不良反应出现时这些试验不得不停止。曲美他嗪（trimetazidine），一种3-酮酰基辅酶A硫解酶（3-ketoacyl-CoA thiolase）抑制药，可通过将脂肪酸代谢转换为葡萄糖氧化而对心肌缺血有保护作用，但是其治疗价值（如果有）尚待确定（Marzilli，2003；Lee等，2004）。

## 影响心脏功能的药物

主要作用于心脏的药物可以分为三类：

- 直接作用于心肌细胞。包括：
  - ——自主神经递质和相关药物；
  - ——抗心律失常药；
  - ——强心苷和其他收缩性药物；
  - ——其他类药和激素；这些药将在其他章节论述（如：多柔比星，见第51章；甲状腺素，见第29章；高血糖素，见第26章）。
- 间接影响心脏功能的药物。该类药物作用于血管系统的其他部位。一些抗心绞痛药（如硝酸酯）属于此类，大多数治疗心力衰竭的药物也属此类

（如利尿药和 ACE 抑制药）。

- 钙拮抗药。这类药既通过直接作用于心肌细胞影响心脏功能，也通过舒张小动脉间接影响心脏功能。

## 抗心律失常药

1970 年，Vaughan Williams 基于抗心律失常药物的电生理作用，提出了经典的分类。尽管许多有效的药物并不完全符合这种分类（表 18.1），但它还是为机制的探讨提供了一个好的出发点。此外，严重心律失常的急救处置通常不采用药物治疗，而是应用一些物理方法（如起搏或电击复律，通过胸部直流电击或植入的手段来实现）。

抗心律失常药物分为四类（表 18.2）

- Ⅰ类：电压敏感钠通道阻滞药。又可以分为：Ⅰa、Ⅰb 和Ⅰc（见下文）。
- Ⅱ类：β-肾上腺素受体拮抗药。
- Ⅲ类：延长心脏动作电位时程药。
- Ⅳ类：钙拮抗药。

这些药物对动作电位时相的主要作用见图 18.9。

**表 18.1 抗心律失常药（非 Vaughan Willams 分类）**

| 药物 | 用途 |
|---|---|
| 阿托品（atropine） | 窦性心动过缓 |
| 肾上腺素（adrenaline，epinephrine） | 心脏停搏 |
| 异丙肾上腺素（isoprenaline） | 心脏传导阻滞 |
| 地高辛（digoxin） | 快速型心房颤动 |
| 腺苷（adenosine） | 室上性心动过速 |
| 氯化钙（calcium chloride） | 高钾血症引起的室性心动过速 |
| 氯化镁（magnesium chloride） | 心室颤动，地高辛中毒 |

**表 18.2 抗心律失常药物概述（Vaughan Willams 分类）**

| 分类 | 举例 | 作用机制 |
|---|---|---|
| Ⅰa | 丙吡胺（disopyramide） | 阻滞钠通道（中速解离） |
| Ⅰb | 利多卡因（lidocaine） | 阻滞钠通道（快速解离） |
| Ⅰc | 氟卡尼（flecainide） | 阻滞钠通道（缓慢解离） |
| Ⅱ | 普萘洛尔（propranolol） | β-肾上腺素受体拮抗药 |
| Ⅲ | 胺碘酮（amiodarone） | 阻滞钾通道 |
| | 索他洛尔（sotalol） | |
| Ⅳ | 维拉帕米（verapamil） | 阻滞钙通道 |

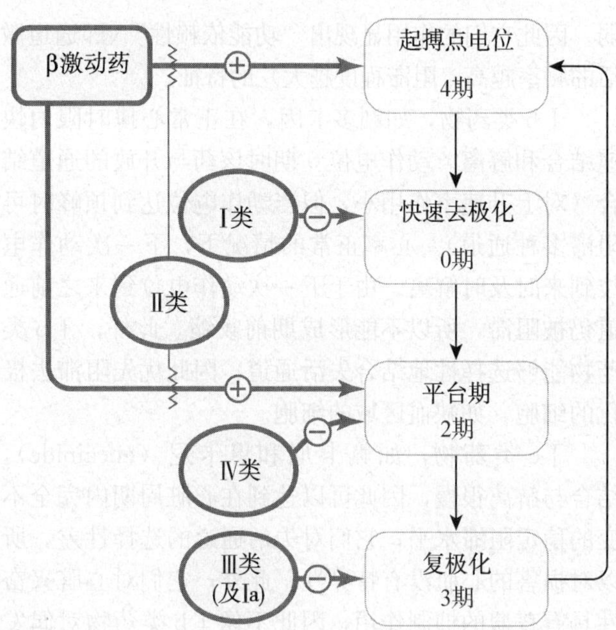


**图 18.9 抗心律失常药物在心脏动作电位不同期（如图 18.1 中的定义）的作用。**

### 作用机制

#### Ⅰ类药物

Ⅰ类药物与局部麻醉药类似，通过与 α 亚基结合（见第 4、44 章）阻滞钠通道。因为它们抑制许多可兴奋细胞动作电位的传播，所以曾经被称为具有膜稳定活性，但其离子机制研究清楚后，该说法被取消。它们对动作电位的作用是通过减慢 0 期去极化的最大速率来实现的。

由于最早使用的药物奎尼丁和普鲁卡因胺（经典的Ⅰa 类）与许多新近开发的药物作用不同，但基本作用机制相同，所以这类药物又进一步分为Ⅰa、Ⅰb 和Ⅰc 类。通过研究不同的Ⅰ类药物对钠通道阻滞的电生理学特性，可以部分解释它们作用的差别。

中心概念是该类药物具有“功能依赖性”通道阻滞。正是由于这个特性，所有Ⅰ类药物才能对快速型心律失常时心肌的高频兴奋具有阻断作用，而不影响正常频率的心脏起搏。钠通道具有三种不同的功能状态：静息、开放和失活（见第 4 章）。去极化可以使通道迅速从静息状态转为开放状态，这叫激活。在缺血的肌肉，持续的去极化导致通道从开放到不应答状态（失活）的时间延长，细胞膜必须经过一段时间的复极化恢复到静息状态后才能被再次激活。当通道处于开放或失活状态时，Ⅰ类药物的结合最牢固，静息状态下较弱。因此它们的作用显现出“功能依赖性”（即通道激活的频率越高，阻滞程度越大）的特征。

Ⅰb类药物，如利多卡因，在正常心搏时限内快速结合和解离。动作电位0期时该药与开放的通道结合（对上升速率作用小，但当动作电位达到顶峰时可阻滞多种通道）。心率正常的情况下，下一次动作电位到来时及时解离。由于下一次动作电位到来之前通道仍被阻滞，所以不能形成期前收缩。此外，Ⅰb类药物能够选择性地结合失活通道，因此优先阻滞去极化的细胞，如缺血区域的细胞。

Ⅰc类药物，如氟卡尼和恩卡尼（encainide），结合与解离很慢，因此可以达到在心脏周期内完全不变的稳定阻滞水平；它们对失活通道的选择性差，所以对损害的心肌没有特异性。此外，它们对心脏兴奋性具有普遍的抑制作用，因此不像Ⅰb类药物对偶发的期前收缩具有特异性，但可以抑制单向或间断传导通道在低安全范围时引起的折返心律（如一些阵发性心房颤动）。他们还显著地抑制希氏束-浦肯野系统的传导。

Ⅰa类药物，最早的一组（如奎尼丁，普鲁卡因胺，丙吡胺），性质介于Ⅰb和Ⅰc类之间，此外还可以延长复极化过程，虽然作用不及Ⅲ类药物显著（见下文）。

### Ⅱ类药物

Ⅱ类药物包含β-肾上腺素受体拮抗药（如普萘洛尔）。

肾上腺素可以通过作用于起搏电位和减慢内向$Ca^{2+}$电流引起心律失常（见上文）。心肌梗死后发生的室性心律失常部分是由于交感活性增加引起的（图18.8），这给β-肾上腺素受体拮抗药的使用提供了理论基础。AV传导依赖于交感神经的活性。β-肾上腺素受体拮抗药延长了AV结的不应期，可以阻止SVT（室上性心动过速）的反复发作。此外，也用于预防交感活性增加引起的阵发性心房颤动。

### Ⅲ类药物

Ⅲ类药物最初起源于一种药物——胺碘酮（见下文）的特殊作用，但具有相似性质的其他药物（如索他洛尔）自那以后也包含在内。胺碘酮和索他洛尔都有一种以上的抗心律失常机制，将它们归为Ⅲ类药物的特性是它们能够显著地延长心肌细胞的动作电位。其作用机制未完全明了，涉及阻滞心肌复极化相关的某些钾通道，包含外向（延迟）整流电流。动作电位的延长增加了不应期，从而提供了强大而多样的抗心律失常活性，如阻止折返性心动过速和抑制异位活动。但是，所有延长心肌细胞动作电位（临床上表现为ECG中QT间期延长，见上文）的药物都具有致心律失常作用，特别是一种多形性室性心动过速（多少有些怪异），叫做尖端扭转型室性心动过速（因为ECG的表现类似于芭蕾舞）。这尤见于同时应用其他延长QT间期药物（如几种抗精神病药）的患者，发生与复极化有关的电解质紊乱（如低钾血症，高钙血症）的患者，或有遗传性QT间期延长（Ward-Romano综合征）的患者[❶]。该心律失常发生的机制尚不完全清楚，可能由于增加了复极化的分散性（即缺少空间上的均一性）以及增加了延长动作电位中$Ca^{2+}$内流，导致后去极化。

### Ⅳ类药物

Ⅳ类药物阻滞电压敏感性钙通道。抗心律失常的Ⅳ类药物（如维拉帕米）作用于L型通道。Ⅳ类药物减慢SA结和AV结的传导，此处动作电位的产生依赖于慢$Ca^{2+}$内流，从而引起局部的AV阻滞，减慢心率，终止SVT。它们缩短动作电位的平台期，减小收缩力。$Ca^{2+}$内流减弱可以减少后去极化，因此可以抑制异位期前收缩。

## 各种药物的详细介绍

### 奎尼丁，普鲁卡因胺和丙吡胺（Ⅰa类）

奎尼丁和普鲁卡因胺在药理学上相似。丙吡胺与奎尼丁类似，也具有显著的阿托品样作用，引起视物模糊、口干、便秘和尿潴留。它的负性肌力作用强于奎尼丁，但是较少引起超敏反应。

### 利多卡因（Ⅰb类）

利多卡因，也用作局部麻醉药（第14章），静脉输注用于治疗和预防心肌梗死后即刻的室性心律失

❶ 一个女孩3岁开始出现黑矇，随着年龄的增长，发病的频率降低。她的ECG显示QT间期延长。18岁时，她在追赶公交车时失去知觉。19岁，她作为一个直播电视节目的观众变得异常激动，并突然死亡。这种罕见的遗传异常的分子机制现在已经清楚。是由于编码特殊钾通道——HERG——的基因或另一种编码钠通道的基因（SCN5A）发生突变引起的，突变的结果是使$Na^{+}$电流失活受到破坏（Welsh&Hoshi，1995）。

常。它几乎被肝的首关代谢完全从门脉循环清除（第8章），所以不能通过口服给药。其血浆半衰期通常约为2h，但如果肝血流量减少，它的清除也减慢，如在心肌梗死后或应用降低心肌收缩性的药物（如β-肾上腺素受体拮抗药）后引起的心排血量减少。为了避免积聚和毒性，必须相应减小剂量。实际上，它的清除率曾用来估计肝血流量，类似于应用对氨马尿酸盐清除率来测量肾血流量。

利多卡因的不良反应主要是由于它对中枢神经系统的作用引起，包括嗜睡、定向障碍和惊厥。由于它的半衰期相对较短，其血浆浓度可以通过改变输注速率而快速调节。

### 苯妥英（Ⅰb类）

苯妥英（phenytoin）是一种抗癫痫药（第40章），对心脏有抗心律失常作用，但是此作用在临床上已经废用。

### 氟卡尼和恩卡尼（Ⅰc类）

氟卡尼（flecainide）和恩卡尼（encainide）抑制室性异位搏动。口服给药作用时间长，可以减慢室性异位搏动的频率。但是，在临床试验中，它们可以增加与心肌梗死后心室颤动有关的猝死的发生率，所以这种情况下不再应用。这个意外的结果导致临床医师和药物研发者的观念极大改变，过去他们把药物的似乎合理的终期结果（在这个例子中，就是减小心室异位搏动的频率）作为临床试验中有效的证据。目前，氟卡尼主要用于预防阵发性心房颤动。

### β-肾上腺素受体拮抗药（Ⅱ类）

第11章中介绍了大多数重要的β-肾上腺素受体拮抗药。它们的抗心律失常作用见临床框。普萘洛尔，像其他几个此类药物一样，除了阻断β-肾上腺素受体外，还有Ⅰ类药物的某些作用。这可能与其抗心律失常作用有关，但关系可能不大，因为β-受体拮抗作用较弱的异构体尽管有类似Ⅰ类药物的活性，但只有很弱的抗心律失常作用。

不良反应见第11章，最严重的是加重哮喘患者的支气管痉挛，还有负性肌力作用、心动过缓和疲劳。曾经希望具有$\beta_1$受体选择性的药物（如美托洛尔、阿替洛尔）能够降低支气管痉挛的风险，但临床实践中它们的选择性不够强，无法达到此目的。由于几种具有$\beta_1$受体选择性的药物只需每日给药一次，所以广泛应用于没有肺部疾病的患者。

#### Ⅰ类抗心律失常药的临床应用

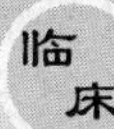


- Ⅰa类（如丙吡胺）
  ——室性心律失常；
  ——预防迷走神经过度兴奋引起的复发性阵发性心房颤动。
- Ⅰb类（如静脉给予利多卡因）
  ——治疗和预防心肌梗死发生期间和发生后即刻室性心动过速和心室颤动。
- Ⅰc类
  ——预防阵发性心房颤动（氟卡尼）；
  ——异常传导通路引起的反复发作的快速型心律失常（如Wollff-Parkinson-White综合征）。

### 胺碘酮和索他洛尔（Ⅲ类）

胺碘酮具有强大的抗心律失常作用（见临床框）。与其他影响心脏复极化的药物一样，使用期间应对血浆电解质浓度进行密切监测，以避免引发尖端扭转型室性心动过速。遗憾的是，该药除了影响钾通道这一主要的药理作用外，它还有几个特殊作用，这使它的应用变得复杂。它可以广泛地与组织结合，清除半衰期长（10～100天），多次给药时可以在体内蓄积。因此，应用负荷剂量，对于危及生命的心律失常通过中心静脉给药（外周静脉给药会引起静脉炎）。不良反应多且严重，包括光敏性皮疹和皮肤的灰/蓝褪色，甲状腺功能异常（低和高，与碘含量增高有关），肺纤维化（开始发展缓慢，但可能是不可逆的），角膜沉积物，神经系统和胃肠道紊乱（包括肝炎）。

索他洛尔（sotalol）是非选择性β-肾上腺素受体拮抗药，该活性存在于*l*型异构体中。与其他β-肾上腺素受体拮抗药不同，索他洛尔通过延迟慢外向$K^+$电流来延长心肌动作电位和QT间期。Ⅲ类药物的活性存在于*l*和*d*异构体中。索他洛尔的消旋体（推荐的形式）在治疗慢性恶性快速型室性心律失常时的作用不如胺碘酮。它与胺碘酮一样也可以引起尖端扭转型室性心动过速，但没有胺碘酮的其他不良反应。可以用于对β-肾上腺素受体拮抗药有禁忌的患者。与胺碘酮一样，应用过程中要密切监测血浆电解质浓度。

Ⅱ类抗心律失常药物的临床应用［如普萘洛尔，噻吗洛尔（timolol）］

临床

- 降低心肌梗死后的死亡率。
- 预防交感神经兴奋增强引起的快速型心律失常的反复发作（如阵发性心房颤动）。

Ⅲ类抗心律失常药物的临床应用

临床

- 胺碘酮：与 Wolff-Parkinson-White 综合征有关的心动过速。对许多其他的室上性和室性快速型心律失常都有作用，但不良反应严重。
- （消旋体）索他洛尔有Ⅲ类和Ⅱ类药物的作用。用于阵发性室上性心律失常，抑制室性异位搏动以及短期室性心动过速。

**维拉帕米和地尔硫䓬（Ⅳ类）**

维拉帕米（verapamil）经口服给药（静脉注射制剂也有，但由于危险几乎不用）。血浆半衰期为 6～8h，有首关代谢，在对心脏有作用的异构体中更为明显。缓释制剂每日给药一次，但在预防心律失常方面不如常规制剂有效，因为肝内代谢药物的酶作用于稳定的低浓度药物，使作用于心脏的异构体的生物利用度降低。对于心房颤动控制不佳的患者，维拉帕米和地高辛（digoxin）合用，但地高辛的剂量应该降低，数日后应检测血浆地高辛的浓度，因为维拉帕米可以置换与组织结合的地高辛，减少它在肾的清除，因此可以诱发地高辛的蓄积和毒性（见第 52 章）。

Wolff-Parkinson-White 综合征的患者禁用维拉帕米，对室性心律失常无效且危险。维拉帕米和地尔硫䓬（diltiazem）的不良反应将在钙通道拮抗药部分详细介绍。

地尔硫䓬与维拉帕米相似，但是在松弛平滑肌方面相对较强，并且较少引起心动过缓。

**腺苷（未经 Vaughan Williams 分类）**

腺苷是一种内源性的重要的化学介质（见第 12 章），对呼吸、心肌、传入神经以及血小板都有作用，对心肌传导组织的作用是其治疗用途的基础。对 AV 结的影响由 $A_1$ 受体介导。这些受体与相同的心肌钾通道（$K_{ACh}$）结合，该通道可被乙酰胆碱激活，腺苷使心肌传导组织超极化，从而相应减慢起搏点电位的产生速率。若用颈动脉按摩等手段增加迷走神经张力后 SVT 仍然存在，可静脉给予腺苷以终止 SVT。这方面作用已大量取代维拉帕米，因为它作用短暂，因此更安全。它的药物代谢动力学特点是通过红细胞上特殊的核苷载运体吸收，被血管内皮腔面的酶代谢。因此，大剂量腺苷的作用只持续 20～30s。一旦 SVT 终止，即使血浆中已经没有腺苷，患者仍可保持窦性心律，而其不良反应也迅速消除。不良反应包括胸痛、呼吸急促、头晕和恶心。茶碱（theophylline）和其他的黄嘌呤生物碱可以阻断腺苷受体，抑制静脉给药的作用，而双嘧达莫（dipyridamole，一种血管舒张药和抗血小板药；见下文和第 21 章）可以阻断核苷摄取机制，增强腺苷的作用，延长其不良反应持续的时间。这些药物相互作用在临床上非常重要。

## 增强心肌收缩的药物

### 强心苷

强心苷是从洋地黄（洋地黄属）和相关的植物中提取的。Withering（1775）记录了洋地黄的作用："它拥有其他任何药物所没有的对于心脏运动的强大的作用……"有证据表明哺乳动物体内有内源性洋地黄样因子存在，与另一种强心苷——毒毛花苷 G 相似，具有很大的生理学和病理学意义（Schoner，2002）。

Ⅳ类抗心律失常药物的临床应用

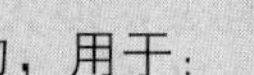

- 维拉帕米是主要的药物，用于：
  —— 防止阵发性室上性心动过速（SVT）反复发作；
  —— 降低心房颤动患者的心室率，不包括患有 Wolff-Parkinson-White 综合征或其他相关异常的患者。
- 曾经静脉给予维拉帕米用于终止 SVT；但现在几乎不用，因为腺苷更为安全。

## 化学结构

◆ 洋地黄包含几种作用相似的强心苷。地高辛在治疗上作用最大，毒毛花苷 G 与之类似，但作用时间较短。苷类的基本化学结构包括三个部分：一个糖基，一个甾核和一个内酯环。糖基上有罕见的 1～4 位连接的单糖。内酯环是活性的基础，即使去掉甾核，取代的内酯环也能保持生物活性。

## 作用与不良反应

苷类主要作用于心脏，但有一些不良反应却是心外的，包括恶心、呕吐、腹泻和意识混乱。对心脏的作用有：

- 减慢心率，减慢 AV 结的传导速率。
- 增加心肌收缩力。
- 节律异常，特别是：

——阻滞 AV 传导；

——增加异位起搏点活动。

不良反应常见且严重。强心苷的有效剂量与毒性剂量之间的剂量差别小，这是其临床应用中主要的缺点之一。

## 作用机制

强心苷的主要作用机制是增加迷走神经活性，抑制 $Na^+/K^+$ 泵。强心苷与 $Na^+/K^+$-ATP 酶（是 αβ 异源二聚体）α 亚基的胞外部位结合，该药也是研究这一重要转运系统的有效实验工具。

### 心率和心律

强心苷通过中枢神经系统活性增加迷走神经传出，减慢 AV 传导。其对确定的快速心房颤动的作用一部分是通过该途径实现的。如果心室率过快，舒张期充盈时间就不足，而延长 AV 结的不应期可以减慢心室率。它对房性心律失常不起作用，但是由于心室充盈改善，心脏泵血效率也得到改善。强心苷可以通过减慢 AV 传导终止 SVT，但通常会使用其他药物治疗（见下文）。

大剂量的强心苷可以扰乱窦性心律。在地高辛的血浆浓度达到或稍高于有效剂量范围时可发生。AV 传导的减慢可以发展为 AV 阻滞。强心苷还可以引起异位搏动。因为 $Na^+/K^+$ 交换是产生电的，被强心苷抑制后引起去极化，诱发心律失常。此外，$[Ca^{2+}]_i$ 的增加引起后去极化增多，首先导致二联律，即在正常的心室搏动后有一个异位搏动，接着发生室性心动过速，最终发展成为心室颤动。

### 收缩力

在离体的心肌条中，苷类可以显著增加肌纤维收缩。与儿茶酚胺类不同，它们并不促进舒张（对比图 18.6 和图 18.10）。张力增加是由 $[Ca^{2+}]_i$ 瞬时增加引起（图 18.10）。动作电位仅轻微受到影响，缓慢内向电流也几乎没变，所以 $[Ca^{2+}]_i$ 瞬时增加可能反应了细胞内储存 $Ca^{2+}$ 大量释放。最有可能的机制如下（第 4 章）：

1. 苷类抑制了 $Na^+/K^+$泵。

2. 增加的 $[Na^+]_i$ 通过 $Na^+/Ca^{2+}$ 交换转运体减慢 $Ca^{2+}$ 排出。因为增加的 $[Na^+]_i$ 使 $Na^+$ 浓度梯度降低；浓度梯度越小，通过 $Na^+/Ca^{2+}$ 交换排出 $Ca^{2+}$ 的速率越慢。

3. 增加的 $[Ca^{2+}]_i$ 储存在肌质网中，这使每个动作电位发生时释放的 $Ca^{2+}$ 增多。

## 细胞外钾的影响

血浆 $[K^+]$ 降低可以增加强心苷的作用，因为 $Na^+/K^+$-ATP 酶上与 $K^+$ 结合部位的竞争减少了。这在临床上非常重要，因为治疗心力衰竭时经常用到利尿药（第 24 章），大多数利尿药都能降低血浆 $[K^+]$，因此增加了苷类诱发心律失常的危险。

## 药代动力学

地高辛推荐口服用药，紧急情况下可静脉给药。它的分子极性大，主要经肾排泄，涉及 P-糖蛋白，可导致临床重要的相互作用，如与用于治疗心力衰竭的药物［如螺内酯（spironolactone）］的相互作用，与抗心

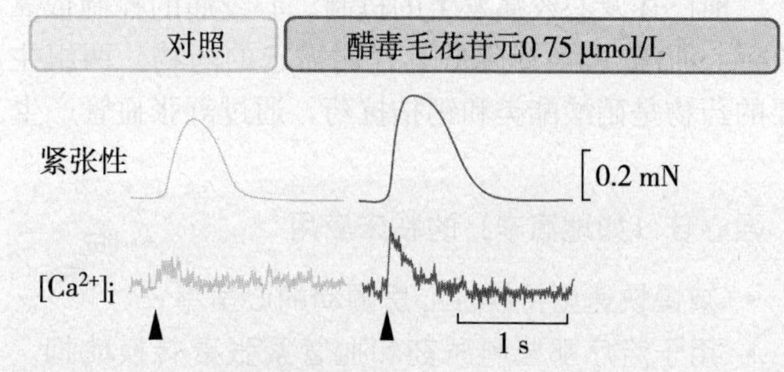


**图 18.10 强心苷［醋毒毛花苷元（acetylstrophanthidin）］对蛙心肌 $Ca^{2+}$ 瞬变和紧张性的作用。**作用见图 18.6。（**From Allen D G，Blinks J R 1978 Nature 273：509.**）

律失常药（如维拉帕米和胺碘酮）的相互作用。在肾功能正常的患者，清除半衰期约为 36h，但在老年和肾衰竭的患者要长一些，因此这些患者需减量。紧急情况时可以应用负荷量。血浆浓度的治疗范围是 1～2.6nmol/L，低于该范围时地高辛不发挥作用，而高于该范围又增加了中毒的风险。当地高辛不起作用或怀疑毒性时，检测血浆浓度是有效的手段。

#### 临床应用

地高辛的临床应用总结于临床框。

### 其他增加心肌收缩性的药物

某些 $β_1$-肾上腺素受体激动药，如多巴酚丁胺（dobutamine），基于它们的正性肌力作用，可用于治疗急性但潜在可逆性的心力衰竭（如心脏外科手术后或心源性及感染性休克的病例）。多巴酚丁胺比其他的 $β_1$-激动药较少引起心动过速，原因不明。它由静脉给药。高血糖素（glucagon）也能通过增加 cAMP 的合成增加心肌收缩性，曾用于过量 $β_1$-肾上腺素受体拮抗药引起的急性心功能障碍患者（见高血糖素的临床框）。

磷酸二酯酶的心脏亚型（Ⅲ型）与细胞内 cAMP 的降解有关，其抑制药可以增加心肌收缩性。因此，与 β-肾上腺素受体激动药相似，它们可增加细胞内的 cAMP，但同样也会引起心律失常。这类药物包括氨力农（amrinone）和米力农（milrinone），它们在化学结构和药理学上很相似，可以改善心力衰竭患者的血流动力学指数，但患者存活率却会降低，推测可能是诱发心律失常所致。这样的矛盾对于临床医师和药物管理部门是一个警示。

### 抗心绞痛药

前已述及心绞痛发生的机制。心绞痛的控制依靠改善心肌灌注和/或降低其代谢需求的药物。两组主要的药物是硝酸酯类和钙拮抗药，通过舒张血管产生上述两种作用。第三组药物，β-肾上腺素受体拮抗药，可以减慢心率，从而降低代谢需求。有机硝酸酯类和钙拮抗药将在下文讨论。β-肾上腺素受体拮抗药见第 11 章，及前文已经描述的抗心律失常作用。新近发现，对于不耐受或禁忌使用 β-肾上腺素受体拮抗药的患者，伊伐布雷定（ivabradine）可以作为其替代品，它通过抑制窦房结 $I_f$ 电流（见上文）来减慢心率。

> **强心苷（如地高辛）的临床应用**　临床
>
> - 减慢快速型持续性心房颤动的心室率；
> - 用于治疗那些利尿药和血管紧张素转换酶抑制药（见第 19 章）不能控制症状的心力衰竭患者。

### 有机硝酸酯类

有机硝酸酯类（见第 17、19 章）减轻心绞痛的作用是英国著名的医师 Lauder Brunton 在 1867 年发现的。他发现出血可以部分减轻心绞痛，吸入当时 10 年前已能合成的亚硝酸异戊酯（amyl nitrite）的蒸汽可以引起面红和心动过速，伴有血压下降。他认为出血产生的作用源于低血压，并发现吸入亚硝酸异戊酯的作用更好。现在亚硝酸异戊酯已经被硝酸甘油（nitroglycerin）取代❶。为了延长硝酸甘油的作用时间，合成了几种相关的有机硝酸盐，其中最重要的是单硝酸异山梨酯（isosorbide mononitrate）。

#### 作　用

有机硝酸酯类舒张血管和某些其他的平滑肌（如食管和胆管）。它们引起显著的静脉舒张，同时中心静脉压下降（降低前负荷）。在健康个体，这可以减少每搏输出量。静脉扩张发生在站立时，可以引起体位性低血压和头晕。治疗剂量对于小的阻力动脉的作用不如对静脉的强，但是对大的眼肌动脉有显著作用。它可以降低动脉分支的脉搏波反射（在 19 世纪已被 Murrell 发现，随后许多年未得到重视），从而降低中心（主动脉的）压力和心脏后负荷（这些因素影响心脏作功的详细内容见第 19 章）。对冠状动脉血管张力的直接作用是对抗变异型心绞痛时的冠状动脉痉挛。加大剂量，阻力动脉和小动脉舒张，动脉压都下降。然而，冠状动脉血流量却因冠状动脉舒张而增加。由于心脏的前、后负荷都下降，心肌耗氧量也下降。这些与增加的冠状动脉血流量一起使冠状窦血液的氧含量大幅增加。动物实验证实，硝酸甘油能够使血液从正常区域向心肌缺血部位转移，这是通过狭窄冠状动脉段的侧支扩张（图 18.11）实现的。

---

❶ 诺贝尔发现了如何利用硅藻土来稳定硝酸炸药，促使他对炸药的爆炸性质进行开发，这使得他获得了大量财富，并用这些所得设立了著名的奖项。

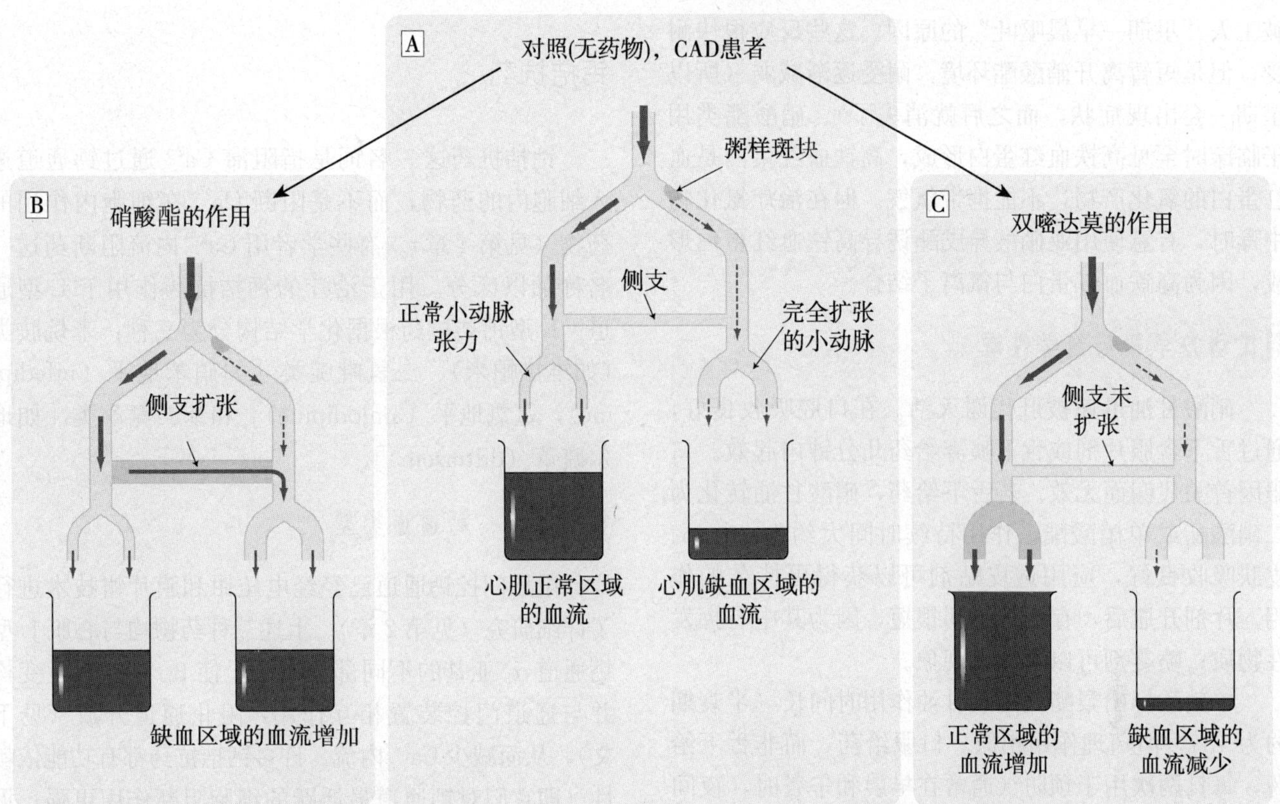


**图 18.11　有机硝酸酯和小动脉扩张药（双嘧达莫）对冠状动脉循环作用的比较。**Ⓐ对照。Ⓑ硝酸酯扩张侧支血管，增加了灌注不足区域的血流（血流主要来源于灌注充足的区域）。Ⓒ双嘧达莫扩张小动脉，增加正常区域的血流而牺牲缺血区域（这里小动脉得到充分扩张）。CAD，冠状动脉疾病。

◆ 这个作用与其他的血管舒张药相比很有趣，最明显的是双嘧达莫，它可以舒张小动脉但对侧支循环无效。双嘧达莫至少与硝酸酯一样可以增加正常个体的冠状动脉血流，但却能加重心绞痛。这可能是因为缺血区域的小动脉因缺血充分扩张，而药物造成的正常区域小动脉的扩张能够把血液从缺血区域带走（图 18.11），产生所谓的血管侧支迂回。这个作用在药理学对冠状动脉疾病的负荷实验中被发现，实验中对可疑诊断但不能运动的患者静脉内给予双嘧达莫，同时监测心肌灌注和 ECG。

概括起来，硝酸酯类的抗心绞痛作用包括：

- 通过减少心脏的前、后负荷来降低心肌耗氧量；
- 通过侧支使冠状动脉血流重新分布到缺血区域；
- 减轻冠状动脉痉挛。

除了对平滑肌的作用，一氧化氮还可加快心肌舒张的速度（称为“lusiotropic”作用）。有机硝酸酯类有可能效仿此作用，对舒张功能受损的患者很有意义，高血压和心力衰竭的患者常伴有舒张功能受损。

### 作用机制

有机硝酸酯类代谢后释放出一氧化氮。在治疗所达到的浓度下，包含一步酶促步骤，还可能有与组织巯基发生的反应。一氧化氮激活可溶性鸟苷酸环化酶（第 17 章），增加 cGMP 的合成，cGMP 激活蛋白激酶 G，引起平滑肌内级联反应，导致肌球蛋白轻链的脱磷酸化，从而减少细胞内 $Ca^{2+}$，最终引起舒张。

### 耐受性和不良反应

在体外，反复给予平滑肌标本硝酸酯类会导致舒张幅度减小，可能部分是由于游离-SH 基团的消耗，虽然试图用恢复组织-SH 基团的药物来避免耐受性，但临床上无效。对硝酸酯类抗心绞痛作用的耐受在临床上并不重要，普通的短效药物（如硝酸甘油）并不会发生耐受，但长效药物（如单硝酸异山梨酯）则可能出现耐受，长期静脉输注硝酸甘油或频繁使用缓释透皮贴剂（见下文）也会引起耐受。

硝酸酯类主要的不良反应是它们主要药理作用的直接结果，包括体位性低血压和头痛。这也是引起爆破工人“星期一早晨呕吐”的原因。这些反应很快耐受，但是短暂离开硝酸酯环境，耐受逐渐减弱（所以星期一会出现症状，而之后就消失了）。硝酸酯类用于临床时罕见高铁血红蛋白形成，高铁血红蛋白是血红蛋白的氧化产物，不能携带氧气。但在治疗氰化物中毒时，有意使用亚硝酸异戊酯诱导高铁血红蛋白形成，因为高铁血红蛋白与氰离子结合。

### 药代动力学和药剂学性质

硝酸甘油迅速被肝代谢灭活。在口腔吸收良好，通过舌下含服片剂或舌下喷雾给药几分钟内起效。口服因首关代谢而无效。若舌下给药，硝酸甘油转化为二硝酸酯或单硝酸酯。作用持续时间大约为30min。皮肤吸收良好，应用透皮贴剂可以获得更持久的作用。片剂开瓶后，存放的时间很短，因为其中有挥发性物质；喷雾剂可以避免该现象。

单硝酸异山梨酯比硝酸甘油作用时间长（半衰期约为4h），但药理作用相似。口服给药，而非舌下给药，每日两次用于预防（通常在早晨和午餐时，夜间不给药，以避免耐受性）。其缓释制剂可每日早晨一次。

### 临床应用

有机硝酸酯类的临床应用见临床框。

## 钾通道激活药

尼可地尔（nicorandil）激活钾 $K_{ATP}$ 通道（见第4、26章），产生硝基血管扩张药（一氧化氮供体）的作用。对动脉和静脉都舒张，引起头痛、潮红和头晕等不良反应。用于其他药物治疗仍有症状的患者，常作为外科手术和血管成形术的术前给药。

## β-肾上腺素受体拮抗药

β-肾上腺素受体拮抗药（见第11章）在预防心绞痛和治疗不稳定型心绞痛方面有重要作用。这方面的作用是通过降低心肌耗氧量实现的。此外，还能够降低心肌梗死后死亡的风险，可能是通过其抗心律失常作用实现。它们对冠状血管的作用有较小重要性，尽管它们不能用于变异型心绞痛的治疗，因为理论上有加重冠状动脉痉挛的危险。β-肾上腺素受体拮抗药的多种临床应用见临床框。

## 钙拮抗药

钙拮抗药这一名词是指阻滞 $Ca^{2+}$ 通过钙通道进入细胞内的药物，而不是阻断 $Ca^{2+}$ 在细胞内作用的药物（见第4章）。有些学者用 $Ca^{2+}$ 内流阻断药这一名称加以区分。用于治疗的钙拮抗药作用于L型通道。L型钙拮抗药根据化学结构分为三种：苯烷胺类（如维拉帕米）、二氢吡啶类［如硝苯地平（nifedipine），氨氯地平（amlodipine）］和苯二氮䓬类［如地尔硫䓬（diltiazem）］。

### 作用机制：钙通道类型

电压门控钙通道已经经电压钳和膜片钳技术进行了详细研究（见第2章）。上述三种药物均与心肌L型钙通道 $\alpha_1$ 亚基的不同部位结合，使 $\beta_1$ 亚基发生变构并与通道门控装置相互作用，阻止通道开放（见下文），从而减少 $Ca^{2+}$ 内流。许多钙拮抗药都有功能依赖性（即它们对钙通道最活跃的细胞阻断作用更强；见前文Ⅰ类抗心律失常药）。同样，它们也有电压依赖性，膜去极化时阻断更强，引起钙通道开放和失活。

**有机硝酸酯类**

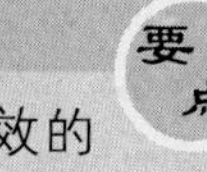


- 重要的化合物包括硝酸甘油和长效的单硝酸异山梨酯。
- 此类药物是有效的血管舒张药，作用于静脉以降低心脏前负荷，减小心房波反射以降低后负荷。
- 通过其代谢物一氧化氮起作用。一氧化氮刺激cGMP合成，从而激活蛋白激酶G，对收缩蛋白（肌球蛋白轻链）和 $Ca^{2+}$ 的调节都有作用。
- 试验中发生耐受，临床上频繁使用长效药物或缓释制剂也应重视耐受性。
- 抗心绞痛作用一方面是因为心脏负荷减低，另一方面是由于冠状血管侧支扩张，使冠状动脉血流有效分布。狭窄冠状血管的扩张对变异型心绞痛尤为有效。
- 严重的不良反应并不常见；最初可能发生头痛和体位性低血压。过量可能引起少见的高铁血红蛋白血症。

## 有机硝酸酯类的临床应用

临床

- 稳定型心绞痛：
  ——预防（如日常给予单硝酸异山梨酯或运动前舌下含服硝酸甘油）；
  ——治疗（舌下含服硝酸甘油）。
- 不稳定型心绞痛：静脉给予硝酸甘油。
- 急性心力衰竭：静脉给予硝酸甘油。
- 慢性心力衰竭：单硝酸异山梨酯，非洲的患者同时给予肼屈嗪（hydralazine）。
- 正在研究用于舒张其他的平滑肌（如胆管，子宫）。

◆ 二氢吡啶类对钙通道的作用复杂，并不是简单的物理填塞通道。在发现某些二氢吡啶类药物，如 BAY K8644，结合到相同的部位而作用却相反时，这一点更加明确了；也就是说，某些药物反而促进了电压门控钙通道的开放。因此 BAY K8644 产生的作用与临床上应用的二氢吡啶类药物相反，即增加心肌收缩力和血管收缩；它可以被硝苯地平竞争性抑制。单一钙通道对膜的去极化反应的研究表明，该通道有三种不同的状态，叫做“模式(mode)”（图 18.12）。当通道处于模式 0 时，去极化不能使之开放；处于模式 1 时，去极化引起开放的几率低，且每次开放都很短暂；处于模式 2 时，去极化引起开放的几率高，并且单次开放的时间长。在正常情况下，任何时刻都有约 70%的通道处于模式 1，只有 1%或更少的通道处于模式 2；每个通道可以自由并缓慢地在三种模式之间转换。拮抗型的二氢吡啶类药物选择性地结合于模式 0 通道，从而使之保持非开放状态，而激动药则选择性结合于模式 2 通道（图 18.12）。这一双向调节类似于 GABA/苯二氮䓬类之间的相互作用（第 37 章），并且引起人们的思考，即是否存在具有调节 $Ca^{2+}$ 内流作用的内源性二氢吡啶样介质。

米贝拉地尔（mibefradil）的特点在于它在治疗剂量时，能够同时阻滞 T 型和 L 型钙通道，但是它可以干扰药物代谢，引起药物不良相互作用，因此已不用于治疗。

### 药理学作用

在治疗上，钙拮抗药主要作用于心脏和平滑肌。维拉帕米优先作用于心脏，而大多数二氢吡啶类药物（如硝苯地平）对平滑肌的作用要大于心脏。地尔硫䓬的作用在两者之间。

#### 对心脏的作用

前文已经讨论了维拉帕米和地尔硫䓬的抗心律失常作用。钙拮抗药可通过影响传导组织而引起 AV 阻滞和心率减慢，但是这被血管舒张引起的反射性交感神经活性增加所抵消。例如，硝苯地平常引起反射性心动过速；地尔硫䓬对心率的影响小或不影响；维拉帕米减慢心率。钙拮抗药也有负性肌力作用，这是由于它抑制了动作电位平台期的慢内向电流。尽管如此，心排血量因为外周阻力减低通常不变或增加。再次强调，不同类药物的临床用途也有显著差别，由于维拉帕米有最显著的负性肌力作用，因此禁用于心力衰竭患者。尽管氨氯地平（amlodipine）不使严重慢性心力衰竭患者的死亡率增加，但大多数钙拮抗药也是一样禁用于心力衰竭患者。

#### 对血管平滑肌的作用

钙拮抗药引起广泛的动脉/小动脉扩张，血压下降，但对静脉的作用不大。它们作用于全部的血管床，

| 模式 | 模式 0 | 模式 1 | 模式 2 |
|---|---|---|---|
| | 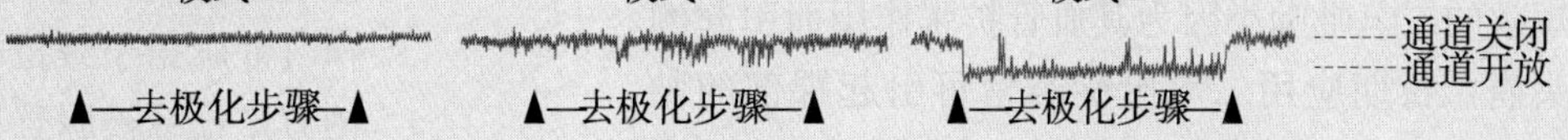 ▲—去极化步骤—▲ | ▲—去极化步骤—▲ | ▲—去极化步骤—▲ (通道关闭 / 通道开放) |
| 开放的可能性 | 0 | 低 | 高 |
| 可以影响的药物 | 二氢吡啶类拮抗药 | | 二氢吡啶类激动药 |
| 正常处在该种模式的% | <1% | ~70% | ~30% |

**图 18.12 钙通道的模式行为。**膜片钳记录的心肌细胞一个膜片的单个钙通道开放图形（偏向下），每一个记录开始之前给一个去极化，导致通道开放的可能性增加。当通道状态在模式 1（中）时，发生很短暂的开放；在模式 2（右），通道在去极化步骤中的多数时间都是开放的；在模式 0（左），则完全没有开放。正常状态下，通道多数以模式 1 和 2 存在，很少进入模式 0。(Redrawn from Hess et al. 1984 Nature 311：538-544.)

但不同药物的作用也有很大区别。它们可以使冠状动脉舒张，因此可以用于冠状动脉痉挛的患者（变异型心绞痛）。钙拮抗药也能舒张其他类型的平滑肌（如胆管、泌尿道和子宫），可能引起不良反应（见下文），但与对血管平滑肌作用相比，这些作用的临床重要性较小。

对缺血组织的保护作用

钙拮抗药对缺血组织的细胞保护作用具有理论基础（图 18.8），因此可以用于治疗心脏病发作和脑卒中（第 35 章）。但是，随机临床试验的结果并不乐观，并没有证据表明钙拮抗药在控制心血管发病率和死亡率上有益处（或害处），这与高血压患者不同，与其他降低血压至相似程度的药物相比，钙拮抗药对高血压患者有较好的效应。尼莫地平（nimodipine）对脑血管有一定的选择性，有时可用于减轻蛛网膜下腔出血引起的脑血管痉挛。

### 药代动力学

临床上应用的钙拮抗药经胃肠道吸收良好，因此口服用药，但在特殊情况下，如蛛网膜下腔出血后，可经静脉给药。它们的代谢广泛，不同药物和不同制剂间药代动力学的差异具有重要的临床意义，因为这决定了给药的周期以及某些不良反应的强度，如头痛和潮红（见下文）。氨氯地平清除半衰期长，每日给药一次，而硝苯地平、地尔硫䓬和维拉帕米的清除半衰期短，给药次数多，或通过各种缓释制剂来达到每日给药一次的目的。

### 不良反应

钙拮抗药的大多数不良反应是它们药理作用的延伸。短效的二氢吡啶类因为其血管扩张作用而引起潮红和头痛，长期应用二氢吡啶类常可引起踝部的肿胀，这与小动脉的舒张和毛细血管后微静脉通透性增加有关。维拉帕米可以引起便秘，可能是由于对胃肠神经或平滑肌的钙通道的作用。前文已经讨论了对心率（如心脏传导阻滞）和收缩力（如加重心力衰竭）的影响。

### 临床应用

钙拮抗药的主要临床应用见下面的临床框。

**钙拮抗药** 要点

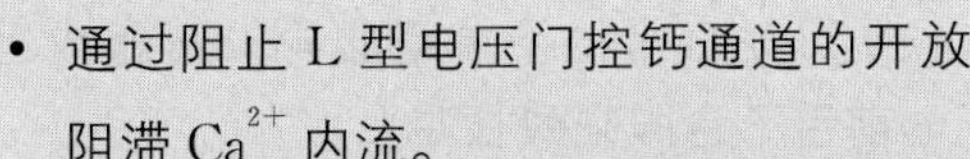

- 通过阻止 L 型电压门控钙通道的开放阻滞 $Ca^{2+}$ 内流。
- L 型拮抗药主要有三类，其代表为维拉帕米、地尔硫䓬和二氢吡啶类（如硝苯地平）。
- 主要作用于心脏和平滑肌，抑制这些组织去极化引起的 $Ca^{2+}$ 内流。
- 对心脏和平滑肌的选择性不同：维拉帕米相对有心脏选择性，硝苯地平相对有平滑肌选择性，地尔硫䓬介于二者之间。
- 主要舒张阻力血管（主要是二氢吡啶类），降低后负荷。钙拮抗药可以舒张冠状血管，这对变异型心绞痛很重要。
- 对心脏的作用（维拉帕米，地尔硫䓬）：抗心律失常作用（主要是房性心动过速），是由于减慢了房室传导；降低收缩性。
- 临床应用：
  ——抗心律失常（主要是维拉帕米）；
  ——心绞痛（如地尔硫䓬）；
  ——高血压（主要是二氢吡啶类）
- 不良反应包括头痛、便秘（维拉帕米）和踝水肿（二氢吡啶类）。有诱发心力衰竭或心脏传导阻滞的危险，特别是维拉帕米。

**钙拮抗药的临床应用**

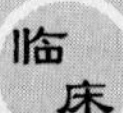


- 心律失常（维拉帕米）：
  ——减慢快速心房颤动的心室率；
  ——预防室上性心动过速（SVT）的反复发作（静脉给予维拉帕米以终止 SVT 发作的方法已经被腺苷取代）。
- 高血压：通常用二氢吡啶类药物（如氨氯地平或硝苯地平的缓释制剂；第 19 章）。
- 预防心绞痛（如二氢吡啶或地尔硫䓬）。

# 参考文献与扩展阅读


## 扩展阅读

Braunwald E 2005 Cardiology: how did we get here, where are we today and where are we going? Can J Cardiol 21: 1015-1017

Braunwald E, Opie L H 2001 Drugs for the heart. Saunders, Philadelphia

Vaughan Williams E M 1989 Classification of antiarrhythmic actions. In: Vaughan Williams E M (ed) Antiarrhythmic drugs. Handbook of experimental pharmacology, vol. 89. Springer-Verlag, Berlin (For a different approach see Circulation 1994, 84: 1848)

Zipes D, Jalife J 2004 Cardiac electrophysiology: from cell to bedside, 4th edn. Saunders, Philadelphia (*Comprehensive textbook*)

## 特殊方面

### 生理学和病理生理学方面

Ingwall J S 2004 Transgenesis and cardiac energetics: new insights into cardiac metabolism. J Mol Cell Cardiol 37: 613-623

Linden J 2001 Molecular approach to adenosine receptors: receptor-mediated mechanisms of tissue protection. Annu Rev Pharmacol Toxicol 41: 775-787 (*Adenosine in cardiac ischaemic preconditioning*)

Opie L H 1999 Cardiac metabolism in ischemic heart disease. Arch Mal Coeur Vaiss 92: 1755-1760

Rockman H A, Koch W J, Lefkowitz R J 2002 Seven-transmembrane-spanning receptors and heart function. Nature 415: 206-212

Saurin A T, Rakhit R D, Marber M S 2000 Therapeutic potential of ischaemic preconditioning. Br J Clin Pharmacol 50: 87-97 (*Adenosine etc.*)

Schoner W 2002 Endogenous cardiac glycosides, a new class of steroid hormones. Eur J Biochem 269: 2440-2448

Trochu J N, Bouhour J B, Kaley G, Hintze T H 2000 Role of endothelium-derived nitric oxide in the regulation of cardiac oxygen metabolism—implications in health and disease. Circ Res 87: 1108-1117 (*Evaluates the role of nitric oxide in the control of mitochondrial respiration, with special emphasis on its effect on cardiac metabolism*)

Welsh M J, Hoshi T 1995 Molecular cardiology—ion channels lose the rhythm. Nature 376: 640-641 (*Commentary on Ward-Romano syndrome*)

Winslow R L, Cortassa S, Greenstein J L 2005 Using models of the myocyte for functional interpretation of cardiac proteomic data. J Physiol (Lond) 563: 73-81 (*Shows how altered expression of sarcoplasmic reticulum $Ca^{2+}$ ATPase influences cardiac action potential duration, and how phosphorylation of L-type calcium channels affects the properties of excitation-contraction coupling and risk for arrhythmia, using a computational model*)

### 病理学方面

Falk R H 2001 Atrial fibrillation. N Engl J Med 344: 1067-1078

### 治疗方面

Camm A J, Garratt C J 1991 Adenosine and supraventricular tachycardia. N Engl J Med 325: 1621-1628 (*Discusses its role as an endogenous mediator and its pharmacology and clinical use*)

COMMIT Collaborative Group 2005 Early intravenous then oral metoprolol in 45, 852 patients with acute myocardial infarction: randomised placebo-controlled trial. Lancet 366: 1622-1632 (*Early β blockade reduced ventricular fibrillation and reinfarction, benefits that were offset by increased cardiogenic shock in patients with signs of heart failure; see accompanying comment by Sabatine M S, pp. 1587-1589 in the same issue*)

Digitalis Investigation Group 1997 The effect of digoxin on mortality and morbidity in patients with heart failure. N Engl J Med 336: 525-533 (*Digoxin did not affect overall mortality, but reduced hospitalisations over an average follow-up of approximately 3 years—the inference is that it improves symptoms*)

ISIS-4 Collaborative Group 1995 ISIS-4: a randomised factorial trial assessing early oral captopril, oral mononitrate, and intravenous magnesium sulphate in 58 050 patients with suspected acute myocardial infarction. Lancet 345: 669-685 (*Impressive trial: disappointing results! Magnesium was ineffective; oral nitrate did not reduce 1-month mortality*)

Kochegarov A A 2003 Pharmacological modulators of voltage-gated calcium channels and their therapeutical application. Cell Calcium 33: 145-162

Lee L, Horowitz J, Frenneaux M 2004 Metabolic manipulation in ischaemic heart disease, a novel approach to treatment. Eur Heart J 25: 634-641 (*Reviews four metabolic antianginal drugs: perhexiline, trimetazidine, ranolazine and etomoxir*)

Marzilli M 2003 Cardioprotective effects of trimetazidine: a review. Curr Med Res Opin 19: 661-672 (*Reviews metabolic effects of this 3-ketoacyl-CoA thiolase inhibitor and its lack of haemodynamic effects in stable angina pectoris*)

Podrid P J 1999 Redefining the role of antiarrhythmic drugs. N Engl J Med 340: 1910-1911 (*Discusses studies with ibutilide and sotalol, which 'highlight what may become the primary indication for anti-arrhythmic drug therapy; as an adjunct to non-pharmacologic therapy for relief of symptoms and improvement in the quality of life.'*)

Prospective Randomised Amlodipine Survival Evaluation Study Group 1996 Effect of amlodipine on morbidity and mortality in severe chronic heart failure. N Engl J Med 335: 1107-1114 (*No adverse or beneficial effect on survival in the group as a whole*)

Rahimtoola S H 2004 Digitalis therapy for patients in clinical heart failure. Circulation 109: 2942-2946 (*Review*)

Roden D M 2004 Drug therapy: drug-induced prolongation of the QT interval. N Engl J Med 350: 1013-1022 (*Adverse effect of great concern in drug development; see also Ch 53*)

Roy D, Talajic M, Dorian P et al. 2000 Amiodarone to prevent recurrence of atrial fibrillation. N Engl J Med 342: 913-920 (*Low-dose amiodarone was more effective than sotalol or propafenone*)

Ruskin J N 1989 The cardiac arrhythmia suppression trial (CAST). N Engl J Med 321: 386-388 (*Enormously influential trial showing increased mortality with active treatment despite suppression of dysrhythmia*)


（罗大力 译，唐 玉 校，李学军 审）

# 19 血管系统



## 概　述

本章叙述血管的药理学。动脉、小动脉、静脉、小静脉的血管壁中含有平滑肌，循环激素和交感神经末梢(见第 9 章)、内皮细胞局部释放的调质控制平滑肌的收缩状态。如第 4 章所述，平滑肌收缩状态主要由血管平滑肌细胞中的 $Ca^{2+}$ 调控。本章包括以下三方面内容：首先是内皮和肾素-血管紧张素系统对血管平滑肌的调节；然后是血管收缩药和血管舒张药的作用；最后简要介绍血管活性药在一些重要疾病中（即系统性高血压、肺动脉高压、心力衰竭、休克、外周血管病和雷诺病）的临床使用。血管活性药对心绞痛的治疗见第 18 章。

## 血管结构和功能

每一次心跳将血液由左心室射入主动脉，再通过输送动脉快速流向器官。肌性动脉不断分支成小动脉（内皮环绕着一层单细胞平滑肌）和毛细血管，气体和营养物质在此进行交换。毛细血管合并形成毛细血管后微静脉、小静脉，再逐渐合并成更大的静脉，然后经过腔静脉至右心。缺氧血从右心室流经肺动脉、肺毛细血管和肺静脉，然后回到左心房[1]。肌性动脉和小动脉是主要的阻力血管，而静脉为容量血管，它容纳了大部分血量。因此，从对心功能的影响来看，动脉和小动脉调节后负荷，而静脉和肺血管调节心室的前负荷。

大动脉弹性决定动脉顺应性（即动脉系统的容积随压力增加而增加的程度），这是心脏间断泵血的循环系统中非常重要的因素。血液由左心室射出后，立即被扩张的主动脉接纳，主动脉吸收搏动并向组织输送相对平稳的血流。主动脉的顺应性越好，它减缓血流搏动的效果就越好[2]，心脏收缩带来的动脉压差也越小（即收缩压和舒张压之差，也叫“脉压”）。在舒张期，从血管网络各分支点反射的压力波也可维持舒张期动脉压。对于年轻人而言，这可以帮助维持舒张期重要器官（如肾）的稳定灌注血流。

但是，过量的反射可病理性地增加主动脉收缩压，这是因为随着年龄增长主动脉失去弹性蛋白而硬化造成的，弹性蛋白被无弹性的胶原代替，这在高血压患者尤其常见。即使在心排血量和平均动脉压不变的情况下，动脉顺应性增加或者动脉波反射减少都可降低心脏作功（见第 18 章）。超过 55 岁后，脉压和动脉僵硬是心脏病的重要危险因子。

药物对血管系统的作用可分为以下几个方面：

- 全身（外周）血管阻力，它是决定动脉压的主要因素之一，也和高血压的治疗有关。
- 个别血管床的阻力，它决定不同器官间（内）的局部血流分布；心绞痛（见第 18 章）、雷诺现象、肺

---

[1] William Harvey（查尔斯国王一世的医生）以精巧的定量实验为基础推断血液循环的存在。在很久以后，人们才发明了能直观证实他预言的微小血管的显微镜。这个聪明的发现并没有给他带来任何学术上的认可，Aubrey 写道：“他非常强烈地感到，大众把他当作疯狂、愚蠢的人。”

[2] 这种缓冲作用又称“弹性贮器”作用。为了传送稳定而不间断的气流，在老式消防泵中也应用了同样的原理。

动脉高压、循环休克的药物治疗与这种作用有关。

- 主动脉顺应性和脉搏波反射，它与心力衰竭和心绞痛的治疗有关。
- 静脉张力和血容量（循环系统的“充盈度”）共同决定中心静脉压，与心力衰竭和心绞痛的治疗有关；利尿药（减小血容量）将在 24 章讨论。
- 粥样斑（20 章）和血栓形成（21 章）。

## 血管平滑肌张力的调控

如同其他肌细胞，$[Ca^{2+}]_i$ 增加时，血管平滑肌收缩。但平滑肌 $[Ca^{2+}]_i$ 与收缩的偶联不如横纹肌或心肌那样紧密（4 章）。血管收缩药和血管舒张药通过增加或降低 $[Ca^{2+}]_i$ 和/或改变收缩部位对 $[Ca^{2+}]_i$ 的敏感度起作用。图 4.10 概括了调控平滑肌收缩和舒张的细胞内机制。

### 血管内皮

血管内皮并不只是血浆和细胞外液的被动屏障，还是众多强效介质的来源。这些发现使我们对血管的调控有了新的认识。这些介质控制内皮下平滑肌的收缩，影响血小板、单核细胞的功能。内皮在止血和血栓形成方面的作用将在 21 章讨论。涉及的几类明显不同的介质有（图 19.1）：

- 类前列腺素（第 13 章）。Bunting、Gryglewski、Moncada 和 Vane（1976）发现了前列腺素 $I_2$（$PGI_2$，又称前列环素），开始了此类介质对血管作用的篇章。$PGI_2$ 作用于类前列腺素 I 受体（13 章），通过激活腺苷酸环化酶松弛平滑肌，抑制血小板聚集。微血管内皮细胞合成的 $PGE_2$ 可直接舒张血管，并抑制交感神经末梢释放去甲肾上腺素（NA）。但它缺乏 $PGI_2$ 的血小板作用。前列腺素内过氧化中间产物（$PGG_2$、$PGH_2$）是内皮来源的收缩因子，通过血栓烷（T 类前列腺素）受体而起作用。
- 一氧化氮（NO，第 17 章）。1980 年，Furchgott 和 Zawadzki 发现了内皮细胞舒血管因子（endotheliu m-derived relaxing factor，EDRF），并由 Moncada 和 Ignarro 确认其为 NO（图 17.2）。这些发现极大地扩展了我们对内皮作用的理解。NO 可激活鸟苷酸环化酶。阻力血管不断释放 NO 舒张血管以生理性控制血压。松弛血管的同时，它还抑制血管平滑肌细胞增殖，抑制血小板黏附、聚集以及单核细胞黏附和迁移。因此，NO 可预防血管动脉粥样硬化和血栓形成（第 20、21 章）。

**血管平滑肌**

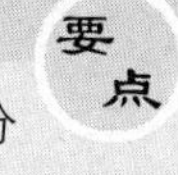


- 交感神经（第 9 和 11 章）、血管内皮分泌的介质和循环激素控制血管平滑肌。
- $[Ca^{2+}]_i$ 升高激活肌球蛋白轻链激酶，导致肌球蛋白磷酸化；抑制肌球蛋白磷酸酶活性（第 4 章），增加肌丝对 $Ca^{2+}$ 的敏感性。上述两种作用会引起平滑肌细胞收缩。
- 药物通过一或多种机制引起收缩：
  — 通过肌醇三磷酸释放细胞内钙；
  — 使细胞膜去极化，开放电压门控钙通道，导致 $Ca^{2+}$ 内流；
  — 通过对肌球蛋白轻链激酶和/或肌球蛋白磷酸酶的作用增加对 $Ca^{2+}$ 的敏感性（第 4 章，图 4.9）。
- 药物导致松弛的途径：
  —通过超极化细胞膜直接（如硝苯地平）或间接（如钾通道激活药色满卡林）抑制经电压门控钙通道的 $Ca^{2+}$ 内流。
  —增加细胞内 cAMP 或 cGMP；cAMP 使肌球蛋白轻链激酶失活并促进钙外流，cGMP 抑制激动药诱发的 $[Ca^{2+}]_i$ 增加。

- 肽类。内皮分泌几种血管活性肽。C-钠尿肽（C-natriuretic peptide，CNP，18 章）和肾上腺髓质（最早在肾上腺瘤——嗜铬细胞瘤中发现的血管舒张肽，但在很多组织中表达，包括血管内皮）分别通过 cGMP 和 cAMP 发挥舒血管作用。血管紧张素Ⅱ［由内皮细胞表面（见下文）的血管紧张素转换酶（ACE）生成］、内皮缩血管肽都是有效的内皮衍生的血管收缩肽。
- 内皮衍生的超极化因子（endothelium-derived hyperpolarising factor，EDHF）。在一些前列腺素和 NO 合成完全抑制的血管中，有的介质（包括乙酰胆碱、缓激肽）仍可使血管发生内皮依赖性舒张。这种松弛伴有血管平滑肌内皮依赖性超极化，当合用两种 $Ca^{2+}$ 依赖性钾通道阻断毒素（蜂毒明肽和蝎毒素）时，松弛作用被取消。而单用一种毒素时无此作用。这种超极化/松弛反应是由 EDHF 引起，与前列腺素、NO[1] 有明显不同。与 NO 相比，动

[1] 令人迷惑的是，$PGI_2$ 和 NO 引起血管平滑肌的每次超极化，这是它们松弛作用的原因。

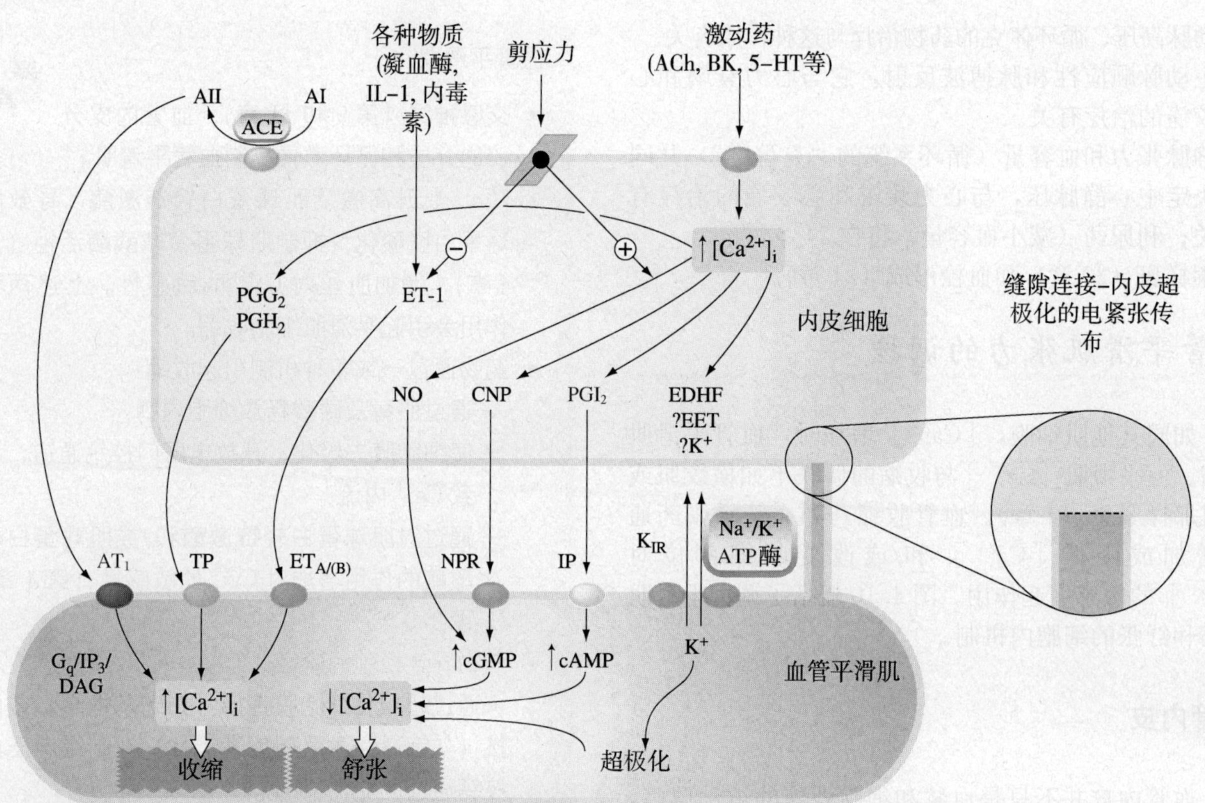


**图 19.1 内皮衍生的介质。图中显示较重要的内皮衍生的收缩和舒张血管介质。**许多（如不是全部）血管收缩药引起平滑肌有丝分裂，而血管舒张药常抑制有丝分裂。5-HT，5-羟色胺；A，血管紧张素；ACE，血管紧张素转换酶；ACh，乙酰胆碱；$AT_1$，血管紧张素 $AT_1$受体；BK，缓激肽；CNP，C-钠尿肽；DAG，二酰甘油；EDHF，内皮衍生的超极化因子；EET，环氧花生四烯酸；ET-1，内皮缩血管肽-1；$ET_{A/(B)}$，内皮 A（和 B）受体；$G_q$，G-蛋白；IL-1，白细胞介素-1；IP，前列腺素受体 I；$IP_3$，肌醇-1，4，5-三磷酸；$K_{IR}$，内向整流钾通道；$Na^+/K^+$ ATPase，生电泵；NPR，钠尿肽受体；PG，前列腺素；TP，T 类前列腺素受体。

脉越小，EDHF 越重要。它的化学本质仍然不明，目前主要有三种并不互相排斥的解释：①细胞色素 P450 的一个亚型将花生四烯酸（AA）合成为环氧花生四烯酸（epoxyeicosanoid）；②通过缝隙连接将内皮超极化产生的电紧张传布至血管平滑肌；③内皮释放的 $K^+$ 通过激活内向整流钾通道（可被钡离子阻断）和电性 $Na^+/K^+$ 泵（可被毒毛花苷 G 或其他强心苷类阻断）使血管平滑肌超极化。

除了分泌这些作用于血管的介质外，内皮细胞还在质膜表达几种酶和转运体，它们可作用于循环激素，并且是药物作用的重要靶点。ACE 就是极其重要的例子（见下文）。

许多内皮衍生的介质是相互拮抗的，就如同橄榄球比赛双方在混战中来回争球，我们有时怀疑这是否有意义，或者这只是因为“设计者”没有下定决心。有两种不同状况的调控机制，一是在基态时阻力血管兴奋激活机制，与去甲肾上腺能神经系统（11 章）、NO（17 章）有关，还可能与内皮缩血管肽有关；二是主要在损伤、炎症等情况下的调控，与 $PGI_2$ 有关。后者在功能上可能是多余的，也许只是对于进化的祖先重要的机制遗留，或仅是血管损伤时准备重新连接损伤处。对这种“支持”的证据有：缺乏 $PGI_2$ 的类前列腺素受体 I 的小鼠血压正常，无自发血栓形成，但比野生型对血管收缩药和凝血刺激物更加敏感（Murata 等，1997）。这种多余的作用使突变基因敲除动物实验的解释变得复杂。例如，乙酰胆碱可通过释放 NO 松弛野生型小鼠的小动脉（平滑肌中），它也可通过释放 EDHF 来代替 NO 松弛“eNOS 基因敲除”小鼠（缺乏内皮 NO 合酶的基因）的血管。

## 血管发生时的内皮

如第 7 章所述，血管内皮的屏障功能在不同的器官中有很大不同，它在血管发生时的发育过程受几种生长因子控制，包括非特异类因子［如血管内皮生长因子（VEGF）］和组织特异类因子（如内分泌腺 VEGF）。这些生长因子涉及修复过程和病理状态，包括肿瘤生长和眼部新生血管生成（糖尿病患者致盲的重要因素）。这些因子和它们的受体是药物研究和新疗法（包括基因治疗；55 章）丰富的潜在靶点。

## 内皮缩血管肽

### 发现、生物合成和分泌

1985 年，Hickey 等人描述了由培养的内皮细胞产生的血管收缩因子。Yanagisawa 等（1988）证实它是内皮缩血管肽，一种 21 残基肽。他在很短的时间内完成了分离、分析，并克隆了此肽的基因。

◆ 三种基因编码了不同的序列（内皮缩血管肽-1，内皮缩血管肽-2 和 内皮缩血管肽-3），每个都存在由内部二硫键形成的特殊“shepherd 弯曲”结构。这些亚型在各组织表达不同，如脑和肾上腺（表 19.1），这表明内皮缩血管肽在心血管系统之外还有功能。对内皮缩血管肽-1 基因断裂小鼠的观察支持这一观点（见下文）。内皮缩血管肽-1 是内皮细胞中唯一内皮素，还表达在许多其他组织。图 19.2 图示了它的合成过程和作用。内皮缩血管肽-2 分布不广：肾和肠。内皮缩血管肽-3 存在于脑、肺、肠和肾上腺。内皮缩血管肽-1是由有 212 个残基的前体分子（前内皮缩血管肽）合成，它先被转化成大内皮缩血管肽-1，最后被内皮缩血管肽转换酶切开形成内皮缩血管肽-1。切割点不在通常的赖氨酸-精氨酸或精氨酸-精氨酸位点，而在色氨酸-缬氨酸之间，表明这是一种非典型的内肽酶。此酶是金属蛋白酶，被磷酸阿米酮（phosphoramidon）抑制。大内皮缩血管肽-1 转化为内皮缩血管肽-1 的过程可发生在细胞内或内皮、平滑肌细胞表面。

**表 19.1 各种组织内皮缩血管肽和内皮缩血管肽受体的分布[a]**

| 组织 | 内皮缩血管肽 | | | 内皮缩血管肽受体 | |
|---|---|---|---|---|---|
| | 1 | 2 | 3 | $ET_A$ | $ET_B$ |
| 血管组织 | | | | | |
| 内皮 | ++++ | | | | + |
| 平滑肌 | + | | | ++ | |
| 脑 | +++ | | + | + | +++ |
| 肾 | ++ | ++ | + | + | ++ |
| 肠 | + | + | +++ | + | +++ |
| 肾上腺 | + | | +++ | + | ++ |

[a]内皮缩血管肽或其受体 mRNA 和/或免疫活性内皮缩血管肽的表达量：++++，最高；+++，高；++，中等；+，低。(Adapted from：Masaki T 1993 Endocr Rev 14：256-268.)。

内皮缩血管肽合成刺激物包括外伤或炎症引起的多种有害的血管收缩介质，如活化的血小板、内毒素、凝血酶、各种细胞因子和生长因子、血管紧张素Ⅱ、抗利尿激素（ADH，精氨酸-加压素）、肾上腺素、胰岛素、缺氧和低剪应力。内皮缩血管肽合成的抑制剂包括：NO、钠尿肽、$PGE_2$、$PGI_2$、肝素和高剪应力。最初人们认为内皮缩血管肽-1 完全是从头合成，不被贮存于细胞内，但它的分泌速度（如对应激反应）比完全从头合成要快。有证据表明合成的内皮缩血管肽-1 可被贮存在内皮细胞（尽管很可能不在颗粒中），但释放机制不清。血浆中内皮缩血管肽-1 浓度（$<$ 5pmol/L）低于内皮缩血管肽受体活化浓度。但推测在内皮和血管平滑肌之间的细胞外间隙中内皮缩血管肽浓度很高。内皮缩血管肽受体拮抗药（见下文）直接注入肱动脉可引起血管舒张，这与内皮缩血管肽介导阻力血管系统血管兴奋性收缩活性一致。尽管作用时间很长，内皮缩血管肽-1 的消除半衰期小于 5min，主要在肺和肾清除。

### 内皮缩血管肽受体和反应

内皮缩血管肽受体有两种，即 $ET_A$ 和 $ET_B$（表 19.2），它们与 G 蛋白偶联（第 3 章），主要的效应是血管收缩。

◆ 内皮缩血管肽-1 优先激活 $ET_A$ 受体。人类的很多组织表达 $ET_A$ mRNA，包括血管平滑肌、心、肺、肾。它并不在内皮表达。$ET_A$ 介导的反应包括血管收缩、支气管收缩、醛固酮分泌。$ET_A$ 受体与磷脂酶 C 偶联，激活 $Na^+/H^+$ 交换、蛋白激酶 C 和有丝分裂，并通过肌醇三磷酸介导的 $Ca^{2+}$ 释放引起血管收缩（第 3 章）。有几种选择性 $ET_A$ 受体拮抗药，包括 BQ-123（一种环五肽）和一些口服有效的非肽类药物［如波生坦（bosentan），$ET_A/ET_B$ 混合拮抗药，用于治疗肺动脉高压，见下文］。$ET_B$ 受体对三种内皮缩血管肽亚型的活化程度类似，角蝰毒素（sarafotoxin，s6c，从穴居非洲小毒蛇毒液中提取的带有内皮缩血管肽 shepherd 弯曲结构的 21 残基肽）是选择性激动药，可用作 $ET_B$ 受体的药理学研究工具。$ET_B$ 受体的 mRNA 主要表达于脑（特别是大脑皮质和小脑），在主动脉、心、肺、肾和肾上腺也有中等表达。与 $ET_A$ 受体不同，它高表达于内皮，并刺激生成 NO 和 $PGI_2$，引起血管扩张；它也表达于血管平滑肌，与 $ET_A$ 受体一样引起血管收缩。

### 内皮缩血管肽的功能

虽然内皮缩血管肽-1 可刺激几种激素的分泌（见下文），但它是一种旁分泌介质而不是循环激素。肱

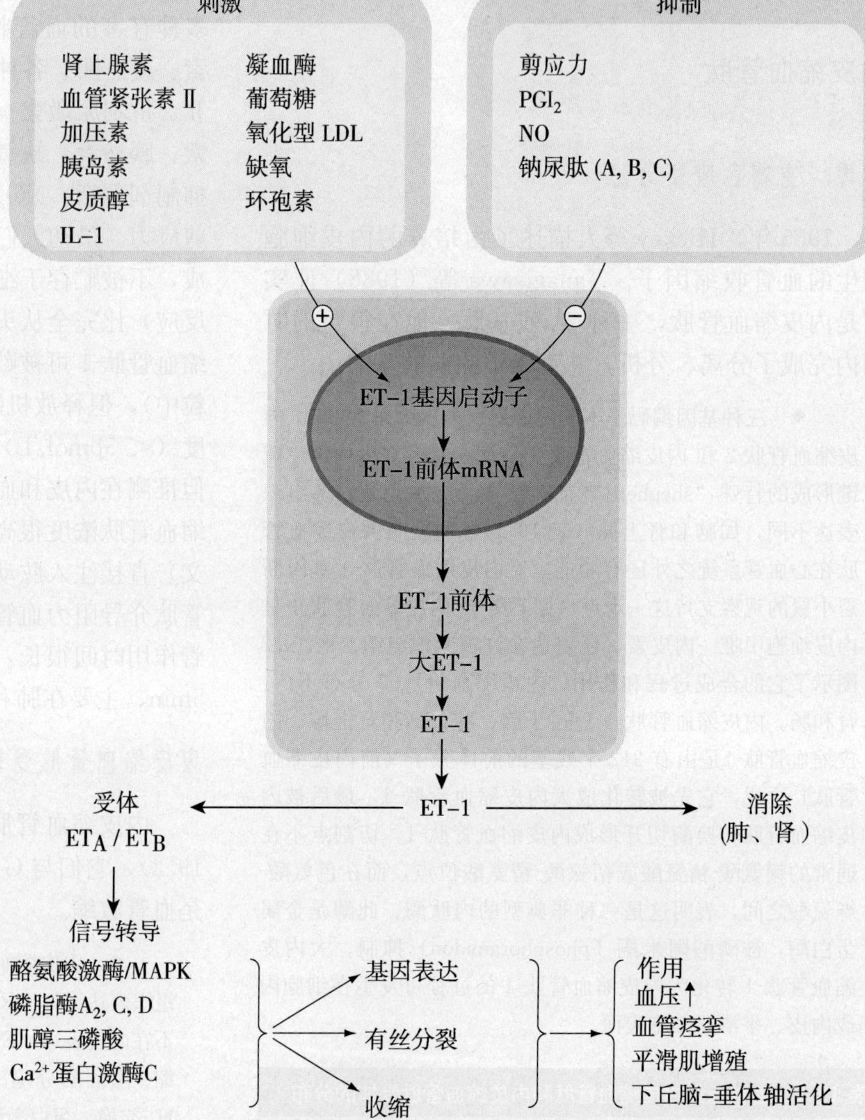


**图 19.2 内皮缩血管肽-1 (ET-1) 的合成和作用。**图中只显示较重要的作用。IL-1，白细胞介素-1；LDL，低密度脂蛋白；NO，一氧化氮；$PGI_2$，前列腺素 $I_2$。

动脉给予 $ET_A$ 受体拮抗药或磷酸阿米酮可增加前臂血流量，表明 ET-1 可促进血管收缩并控制外周血管阻力（Haynes & Webb，1994）。内皮缩血管肽可能还有以下作用：

- 释放各种激素，包括钠尿肽、醛固酮、肾上腺素、下丘脑和垂体激素；
- 合成甲状腺球蛋白（甲状腺滤泡内 ET-1 的浓度很高）；
- 控制子宫胎盘血流（羊水中 ET-1 浓度很高）；
- 肾和脑血管痉挛（图 19.3）；
- 心脏呼吸系统的发育（实验性 ET-1 基因断裂小鼠的咽弓组织发育异常，纯合子鼠出生时死于呼吸衰竭）。

**表 19.2 内皮素受体**

| | 受体亲和性 | 药理反应 |
|---|---|---|
| $ET_A$ | ET-1 = ET-2 > ET-3 | 血管收缩，<br>支气管收缩，<br>刺激醛固酮分泌 |
| $ET_B$ | ET-1 = ET-2 = ET-3 | 血管舒张，<br>体外抑制血小板聚集 |

(From: Masaki T 1993 Endocr Rev 14: 256-268.)

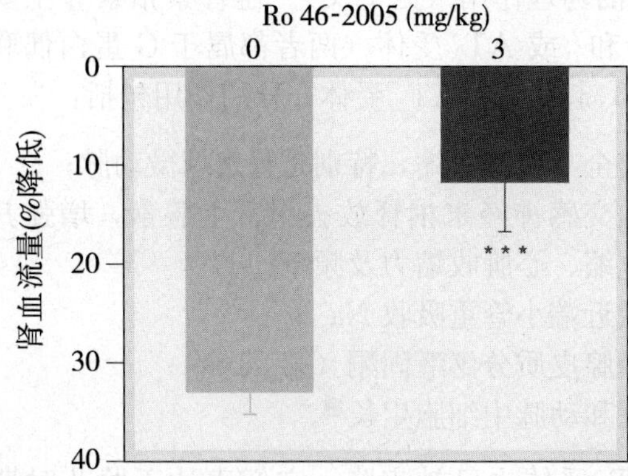


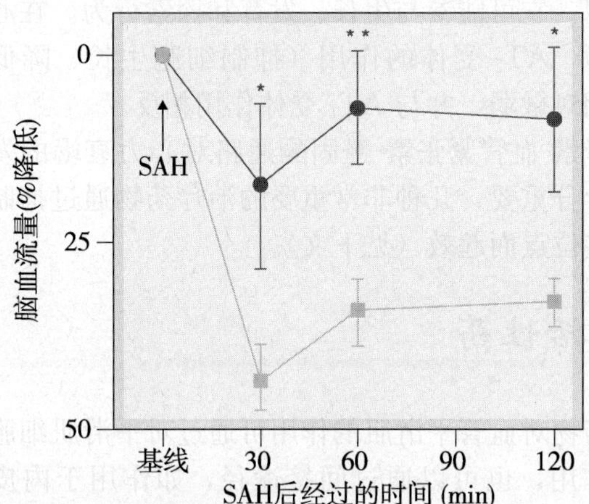


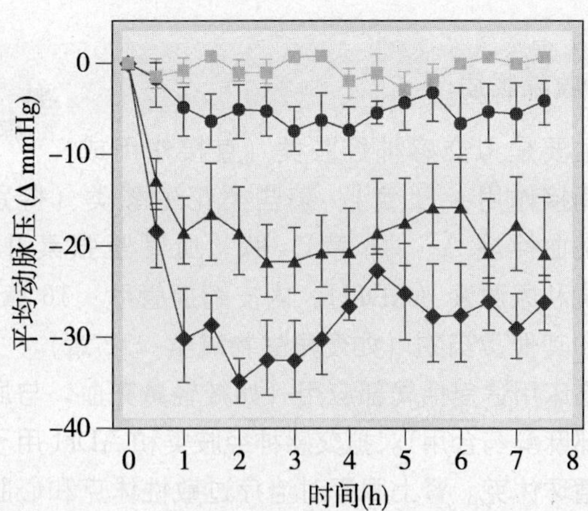


**图 19.3　三种动物模型中强效非肽类内皮缩血管肽-1 $ET_A$ 受体和 $ET_B$ 受体拮抗药 Ro 46-2005 的体内作用。** A Ro 46-2005 阻止大鼠缺血后肾血管收缩。B Ro 46-2005 阻止大鼠蛛网膜下腔出血（SAH）后脑血流量降低（■：安慰剂；●、▲、◆：Ro 46-2005）。C 口服 Ro 46-2005 对钠耗竭松鼠猴平均动脉压的作用（■：安慰剂；●、▲、◆：三种剂量的 Ro 46-2005，●<▲<◆）。（From Clozel M et al. 1993 Nature 365：759-761.）

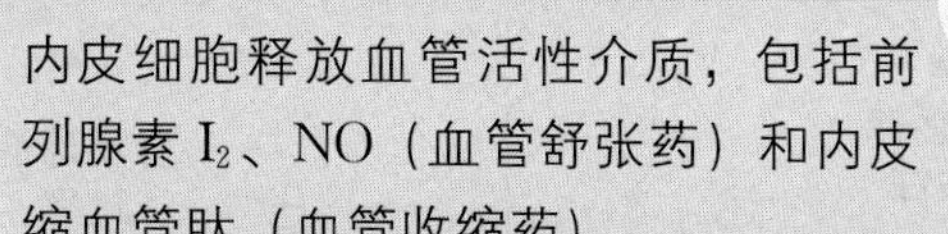

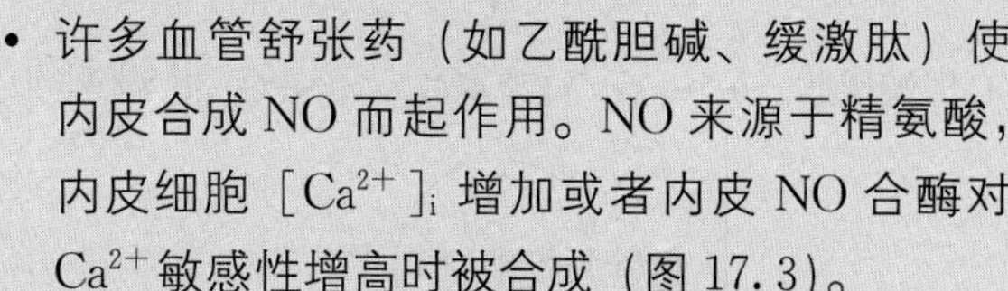

**内皮在控制血管平滑肌中的作用**　要点

- 内皮细胞释放血管活性介质，包括前列腺素 $I_2$、NO（血管舒张药）和内皮缩血管肽（血管收缩药）。
- 许多血管舒张药（如乙酰胆碱、缓激肽）使内皮合成 NO 而起作用。NO 来源于精氨酸，内皮细胞［$Ca^{2+}$］$_i$ 增加或者内皮 NO 合酶对 $Ca^{2+}$ 敏感性增高时被合成（图 17.3）。
- NO 通过增加 cGMP 合成松弛平滑肌。
- 内皮缩血管肽是由内皮受多种化学、物理因素作用时释放的强效、长效血管收缩肽，并不局限于血管，有多种功能。

## 肾素-血管紧张素系统

肾素-血管紧张素系统与交感神经系统有协同作用，如它增加交感神经末梢去甲肾上腺素的释放。它刺激醛固酮分泌，在排 $Na^+$、体液总量、血管张力的调控方面发挥关键作用。

肾素是肾小球旁器分泌的蛋白酶（图 24.2），其分泌的调控（图 19.4）只部分了解。各种生理刺激（包括远端小管 $Na^+$ 浓度和肾灌注压下降）可使它释放，其中致密斑（靠近肾小球旁器的远端小管特殊部分）感受远端小管 $Na^+$ 浓度。肾交感神经活性、β-肾上腺素受体拮抗药、$PGI_2$ 都直接刺激肾素分泌，而血管紧张素Ⅱ导致反馈抑制。心房钠尿肽（18 章）抑制肾素分泌。血浆中肾素清除很快。它作用于血管紧张素原（肝合成的血浆球蛋白），从蛋白质的 N 末端切断形成一个十肽，即血管紧张素Ⅰ。

血管紧张素Ⅰ本身无活性，但可被 ACE 转化为八肽，即血管紧张素Ⅱ，它是有效的血管收缩物质。血管紧张素Ⅱ是酶（氨肽酶 A、N）的底物，它被依次切除一个氨基酸残基后分别生成血管紧张素Ⅲ和血管紧张素Ⅳ（图 19.5）。这些过程曾被认为不重要，但现在发现血管紧张素Ⅲ刺激醛固酮分泌，并与渴感有关。血管紧张素Ⅳ也有不同的作用（可能通过其自身受体），如使内皮释放纤溶酶原激活物抑制剂-1（21 章）。血管紧张素Ⅳ受体的分布特殊，包括下丘脑。

血管紧张素转换酶是内皮细胞表面的膜结合酶，它在肺（有大面积的血管内皮）含量特别丰富❶。ACE

❶ 约为一个足球场的面积。

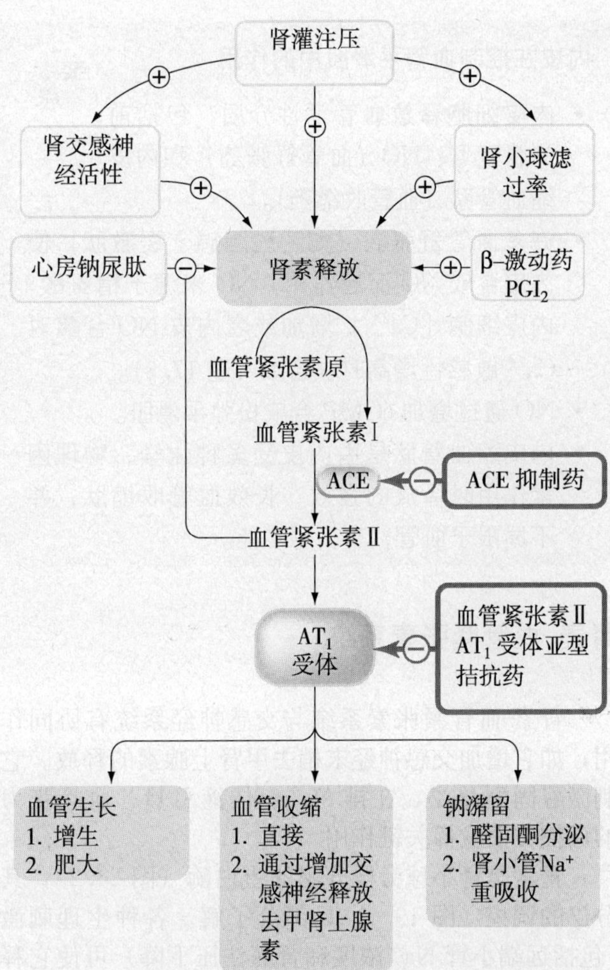


**图 19.4 肾素形成和释放的控制以及血管紧张素Ⅱ的作用。**图示药物抑制级联的作用位点。ACE，血管紧张素转换酶；$AT_1$，血管紧张素Ⅱ受体亚型 1。

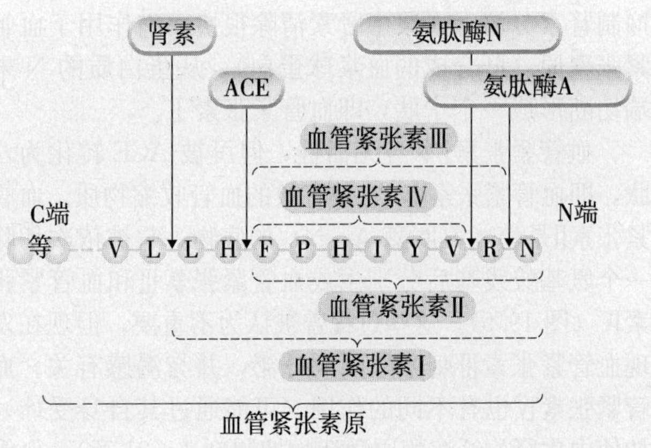


**图 19.5 从前体蛋白血管紧张素原的 N 末端生成血管紧张素Ⅰ～Ⅳ。**

常见的亚型也存在于其他血管组织中，包括心、脑、横纹肌和肾，且不局限于内皮细胞❶。因此，血管紧张素Ⅱ可在不同血管床局部合成，其局部作用不受血液产生的血管紧张素Ⅱ的影响。ACE 还使缓激肽等多肽失活（第 13 章，图 13.13），这可能有助于 ACE 抑制药的药理作用（见下文）。血管紧张素Ⅱ主要通过 $AT_1$ 和/或 $AT_2$ 受体（两者都属于 G 蛋白偶联受体家族）起作用。$AT_1$ 受体介导的作用包括：

- 引起全身血管收缩，特别是肾出球微动脉；
- 增加交感神经末梢释放去甲肾上腺素，增强其血管收缩、心脏收缩力及频率；
- 刺激近端小管重吸收 $Na^+$；
- 肾上腺皮质分泌醛固酮（第 28 章）；
- 心脏和动脉中细胞生长❷。

$AT_2$ 受体也已被克隆。它们表达于胎儿时期和成人特定的脑区域。对 $AT_2$ 受体基因缺失小鼠的研究表明，它可能参与生长、发育和探索行为。在心血管方面，$AT_2$ 受体的作用（抑制细胞生长、降低血压）相对微弱，并与 $AT_1$ 受体作用相反。

肾素-血管紧张素-醛固酮通路对心力衰竭的发病机制十分重要，几种非常重要的治疗药物通过抑制其中某些位点而起效（见下文）。

## 血管活性药

药物对血管平滑肌的作用可通过对平滑肌细胞的直接作用，也可以通过间接途径，如作用于内皮细胞、交感神经末梢或中枢神经系统（CNS）（表 19.3）。还有另一种间接作用，如 ACE 抑制药。

### 血管收缩物质

要点

- 主要是拟交感神经胺类（直接作用或间接作用；11 章）、某些类花生酸类（特别是血栓烷 $A_2$；13 章）、肽［血管紧张素Ⅱ、抗利尿激素（ADH）、内皮缩血管肽；16 章］和其他类药物（如麦角生物碱类；12 章）。
- 临床用途包括局部应用（如减轻鼻充血，与局部麻醉药合用）。拟交感神经胺类和 ADH 用于循环休克。肾上腺素对治疗过敏性休克和心脏停搏至关重要。对由肝病导致的门静脉高压患者，ADH 可用于阻止食管静脉曲张出血。

---

❶ 一种不同的 ACE 亚型也存在于睾丸中，缺少此 ACE 的雄性小鼠生育力显著降低。

❷ 这些作用由 G 蛋白偶联的 $AT_1$ 受体启动，此受体的信号途径与细胞因子相同，都是经细胞内酪氨酸磷酸化，如 Jak/Stat 途径。（见第 3 章；Marrero et al. 1995 Nature 375：247-250）

| 表 19.3 间接作用的血管活性药分类 | | | |
|---|---|---|---|
| 位点 | 机制 | 举例 | 详细内容章 |
| **血管收缩药** | | | |
| 交感神经 | 释放去甲肾上腺素 | 酪胺（tyramine） | 11 |
| | 阻断去甲肾上腺素重摄取 | 可卡因（cocaine） | 11 |
| 内皮 | 释放内皮缩血管肽 | 血管紧张素Ⅱ（部分） | 本章 |
| **血管舒张药** | | | |
| 交感神经 | 抑制去甲肾上腺素释放 | 前列腺素 $E_2$、胍乙啶（guanethidine） | 9、11 、13 |
| 内皮 | 释放 NO | 乙酰胆碱、P 物质 | 17 |
| 中枢神经系统 | 抑制血管收缩神经 | 麻醉药 | 36 |
| 酶 | 抑制血管紧张素转换酶 | 卡托普利（captopril） | 本章 |

血管收缩药和舒张药的直接作用机制总结于表 4.10。其他章（表 19.3）讨论了许多间接作用药物。本章主要论述其他章没有涉及的药物。

## 血管收缩药

$\alpha_1$-肾上腺素受体激动药和使交感神经末梢释放去甲肾上腺素或者抑制其重摄取的药（拟交感神经胺类）导致血管收缩，已在 11 章中讨论。一些类花生酸类（如血栓烷 $A_2$；第 13 和 21 章）和几种肽，特别是内皮缩血管肽、血管紧张素和 ADH，也主要是血管收缩物质。作用于某个 5-羟色胺受体（5-$HT_2$ 和 5-$HT_{1D}$）的舒马普坦（sumatriptan）和麦角生物碱（ergot alkaloid）也可引起血管收缩（见第 12 章）。

### 血管紧张素Ⅱ

上文阐述了肾素-血管紧张素系统的生理作用。血管紧张素Ⅱ的升压作用约为去甲肾上腺素的 40 倍。与 $\alpha_1$-肾上腺素受体激动药相似，它的作用主要局限于皮肤、内脏和肾血管，对脑和骨骼肌血流作用较弱。临床不被常规使用。它在治疗学上的重要性是相关药物通过减少血管紧张素Ⅱ的合成和作用而影响心血管系统，如卡托普利（captopril）和氯沙坦（losartan）（见下文）。

### 抗利尿激素

抗利尿激素（也称加压素）是一种神经垂体肽激素（28 章）。它的重要作用是在肾抗利尿，同时也是皮肤和其他血管床的强效血管收缩物质，其作用依赖两种不同的受体（$V_1$ 和 $V_2$）启动。$V_2$ 受体介导水潴留（发生在血浆 ADH 浓度低时，并涉及肾集合管腺苷酸环化酶的活化）。血管收缩作用由 $V_1$ 受体介导，这需要较高浓度的 ADH，并涉及磷脂酶 C 的活化（第 3 章）。ADH 导致全身的血管收缩，包括腹腔、肠系膜和冠状血管。它也作用于其他平滑肌（如胃肠、子宫），并引起腹部痛性痉挛。有时在没有更确切的治疗手段前，它可用于治疗出血性食管静脉曲张和门静脉高压，尽管许多肠胃科医生在这种情况下更喜欢用奥曲肽（octreotide，未经许可的适应证；第 28、26、51 章）。它也可被用于治疗低血压性休克（见下文）。

### 内皮缩血管肽

上文讨论了内皮缩血管肽的生理作用；它有缩血管和舒血管的作用，但以缩血管为主。静脉内给予内皮缩血管肽导致瞬时的血管舒张，随后是强烈而持久的血管收缩。内皮缩血管肽的缩血管作用甚至比血管紧张素Ⅱ还强。迄今为止，临床上还未使用。与血管紧张素Ⅱ类似，它在药理学上的重要性很可能依赖于通过减少内皮缩血管肽合成量和作用强度而影响心血管系统的药物。

## 血管扩张药

许多血管扩张药在临床上很重要，用于治疗常见病，包括高血压、心力衰竭和心绞痛。

### 直接作用的血管扩张药

松弛血管平滑肌的药物作用靶点包括质膜电压依

赖钙通道、肌质网通道（$Ca^{2+}$ 释放或重摄取）和影响收缩蛋白质对 $Ca^{2+}$ 敏感性的酶（图4.10）。如一种嘧啶药物，Y27632，通过抑制Rho偶联的蛋白激酶而抑制 $Ca^{2+}$ 敏感性，从而选择性抑制平滑肌收缩，导致血管舒张。

### 钙拮抗药

第18章讨论了L型钙拮抗药。总体来说它们扩张全身动脉，但每个药有不同的局部作用模式。二氢吡啶类（如硝苯地平）优先作用于血管平滑肌，维拉帕米同时作用于心脏，地尔硫䓬的特异性在两者之间。速效的二氢吡啶类常会因血压过低而导致反射性心动过速，而维拉帕米、地尔硫䓬则不同，因为虽然它们也降低血压，但它们可直接降低心脏起搏点节律。

### 钾通道激活药（见第18章）

一些药［如色满卡林（cromakalim）、米诺地尔（minoxidil）］增加 $K_{ATP}$ 活性而选择性提高膜 $K^+$ 通透性，从而松弛平滑肌。这使细胞超极化并关闭电压门控钙通道。膜片钳记录（图19.6）证实这些药开通高电导钾通道，这与各种细胞都有 $K_{ATP}$ 的研究结果一致。例如，在心肌和胰岛素分泌型B细胞中，细胞内ATP关闭这些钾通道，因此导致去极化。[1] 钾通道激活药通过拮抗细胞内ATP对这些通道的作用（图19.6）而开放通道，导致超极化和肌肉松弛。

米诺地尔是一种强效、长效血管舒张药，近来用于治疗对其他药无反应的严重高血压。它导致多毛症（如今其活性代谢物制成乳膏用于治疗脱发），这对大部分女性是难以接受的。它也导致严重的水钠潴留，一般需与髓袢利尿药合用。它引起反射性心动过速，β-肾上腺素受体拮抗药用于防止此反应。色满卡林和它的活性异构体来马卡林（lemakalim）是 $K_{ATP}$ 激活药。尼可地尔（nicorandil，18章）激活 $K_{ATP}$ 通道并有NO供体活性，被用于治疗难治型心绞痛。左西孟旦（levosimendan）激活 $K_{ATP}$ 通道，通过结合肌钙蛋白提高心脏收缩机制对 $Ca^{2+}$ 的敏感性，它被用于治疗失代偿性心力衰竭（见下文）。

### 作用于环核苷酸的药

#### 激活环化酶

许多药物通过增加细胞内cGMP或cAMP浓度松弛血管平滑肌，如NO、硝酸酯类和钠尿肽通过cGMP起效（见第17、18章）；BAY41-2272（吡唑并吡啶）通过非NO位点激活可溶性鸟苷酸环化酶（见第17章）。$\beta_2$ 激动药、腺苷和 $PGI_2$ 增加胞质cAMP（第11～13章）。多巴胺（dopamine）同时有舒血管和缩血管作用。在肾它激活腺苷酸环化酶，增加cAMP而选择性扩张肾血管。它是去甲肾上腺素的前体（见第11章），本身也是脑（见第34章）［可能也是外周（见第9章）］的递质。刺激肾交感神经导致血管扩张，这不受肾上腺素受体拮抗药影响，但可被多巴胺受体拮抗药［如氟哌啶醇（haloperidol）］阻断，由此推测多巴胺作为外周递质在起作用。静脉输注多巴胺，由于激动α-、β-肾上腺素受体和多巴胺受体，产生混合心血管效应。血压略微上升，主要作用为肾循环血管舒张和心排血量增加。过去多巴胺被广泛用在重症监护室中肾衰竭并伴有肾灌注下降危险的患者，尽管它对肾血流动力学有益，但并不提高此类患者的存活率，因此，该用法已废弃。奈西立肽（nesiritide），人B型钠尿肽（BNP）重组体（见第18章），在美国被批准用于治疗急性失代偿性心力衰竭，但随机化对照试验综合分析表明它可能也提高死亡率（Sackner-Bernstein等，2005）。

硝普盐（nitroprusside）［硝基铁氰化物（nitroferricyanide）］是强效血管舒张药，对非血管系统作用极小。在生理状态下，它作用于组织巯基，生成NO。与优先扩张容量血管和眼肌动脉的有机硝酸酯类不同，它对动、静脉平滑肌作用强度相同。由于只可静脉内给药，限制了它的临床应用。在溶液中，特别是见光时，硝普盐水解形成氰化物。它的静脉溶液必须用干粉现配，并避光（常用箔覆盖容器）。在体内硝普盐迅速转化为硫氰酸盐，其血浆半衰期只有几分钟，所以必须连续输注，并密切监测以防低血压。长期应用导致硫氰酸盐积聚和毒性反应（虚弱、恶心、甲状腺功能抑制），因此，硝普盐只宜用于短期治疗（常不超过72h）。在密切监测下，它可用于高血压危象、术中平滑肌血压控制和改善心肺旁路手术后可逆性心功能不全的心脏作功。

#### 抑制磷酸二酯酶

磷酸二酯酶类（PDEs；见第3章）包括至少14种

[1] 此机制形成了细胞代谢状态和膜功能间的重要联系，磺酰脲药物通过模仿ATP对这些通道的作用（26章）导致胰岛素分泌。一些钾通道激活药通过抑制胰岛素分泌而增加血糖。

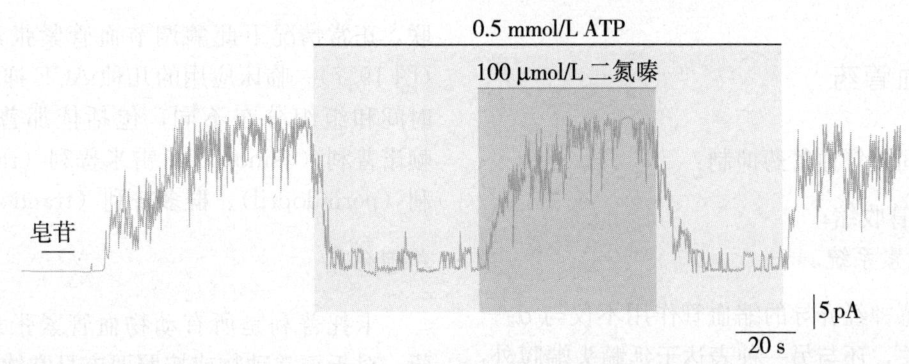


**图 19.6 ATP 敏感性钾通道。**膜片钳（第 3 章）记录的胰岛素分泌型胰 B 细胞：皂苷使细胞渗透化，减少细胞内 ATP，导致通道一直开放（向上偏转），直至被 ATP 抑制。加入二氮嗪（diazoxide，血管舒张药，也抑制胰岛素分泌，见下文）使通道重新开放。这导致平滑肌超极化和松弛。（Redrawn from Dunne et al. 1990 Br J Pharmacol 99：169.）

同工酶。甲基黄嘌呤［如茶碱（theophylline）］和罂粟碱（papaverine）是非选择性 PDE 抑制药（也有其他作用）。甲基黄嘌呤主要对支气管平滑肌和 CNS 起作用（将在第 23、42 章讨论）。除抑制 PDE 外，一些甲基黄嘌呤也是嘌呤受体拮抗药。在临床上它们不用作血管舒张药。罂粟碱化学性质与吗啡（morphine）相关，由罂粟制得（见第 41 章）。但在药理学上它不同于吗啡，其主要作用是松弛血管和其他的平滑肌。其机制不明，可能与 PDE 抑制和钙通道阻断的联合作用有关。选择性 PDE Ⅲ抑制药［如米力农（milrinone）、氨力农（amrinone）］增加心肌细胞内 cAMP 浓度，它们具有正性肌力作用，虽可短时改善血流动力学，但可增加心力衰竭患者的死亡率，这可能与它致心律失常有关。相关药西洛他唑（cilostazol）可改善外周血管病症状（见下文）。双嘧达莫（dipyridamole）可引起心绞痛，它被用于防止休克。选择性 PDE Ⅴ型抑制药（如西地那非）抑制 cGMP 的降解。增加骨盆硝基能神经活性导致阴茎勃起，并通过释放 NO 激活海绵体平滑肌鸟苷酸环化酶。性兴奋约 1h 前口服西地那非，可通过此途径增强阴茎的勃起。它为勃起功能障碍的治疗开辟了新途径（见第 30 章），并且通过增强其他 NO 介导的反应还有潜在治疗作用，如肺动脉高压（见下文）。

## 未知作用机制的血管舒张药

### 肼屈嗪

肼屈嗪（hydralazine）主要作用于动脉和小动脉，降低血压，伴有反射性心动过速并心排血量增加。它干扰肌醇三磷酸对肌质网钙释放的作用。它最初用于高血压治疗，现仍用于妊娠重度高血压短期治疗。但它可导致类似系统性红斑狼疮的免疫失调症❶，所以目前长期治疗高血压时常使用其他药。尽管如此，近期研究表明它可治疗非洲裔的心力衰竭患者（见下文）。

> **血管舒张药**
>
> 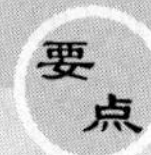
> 要点
>
> - 血管舒张药作用：
>   — 增加局部组织血流；
>   — 降低动脉压；
>   — 降低中央静脉压。
> - 净效应是降低心脏前负荷（降低充盈压）和后负荷（降低血管阻力），从而降低心脏作功。
> - 主要作用有：
>   — 抗高血压（如 $AT_1$ 拮抗药、钙拮抗药和 $\alpha_1$ 拮抗药）；
>   — 治疗/预防心绞痛（如钙拮抗药、硝酸酯类）；
>   — 治疗心力衰竭（如血管紧张素转换酶抑制药、$AT_1$ 拮抗药）。

### 乙醇

乙醇（见第 43 章）扩张皮肤血管，导致嗜酒样潮红。几种全身麻醉药［如丙泊酚（propofol）］有扩张血管的不良反应（见第 36 章）。

❶ 自身免疫性疾病影响一种或多种组织，包括关节、皮肤、胸膜，特征为直接抗 DNA 的抗体。

## 间接作用的舒血管药

两种主要的间接舒血管药抑制：

- 交感控制的血管收缩；
- 肾素-血管紧张素系统。

中枢控制交感神经介导的缩血管作用不仅与 $\alpha_2$-肾上腺素受体有关，还与另一种表达于延髓头端腹外侧脑干的咪唑啉 $I_1$ 受体有关。药物可抑制从 CNS 至外周交感神经末梢间交感神经通路的任何位点（第 11 章）。另外，许多血管扩张药（如乙酰胆碱、缓激肽、P 物质、通过刺激血管内皮合成舒血管的前列腺素和/或 NO 来发挥它们的部分或全部作用（见上文或 17 章），从而在功能上拮抗交感神经和血管紧张素Ⅱ引起的缩血管作用。内皮缩血管肽受体拮抗药包括波生坦降低全身和肺动脉压。

本章主要讨论肾素-血管紧张素-醛固酮系统。它有几个抑制位点：

- 肾素释放：β-肾上腺素受体拮抗药抑制肾素释放（虽然它们的其他作用可导致外周血管阻力轻微上升）；
- 肾素活性：肾素抑制药；
- ACE：ACE 抑制药；
- 血管紧张素Ⅱ亚型 1（$AT_1$）受体：$AT_1$ 受体拮抗药；
- 醛固酮受体：醛固酮受体拮抗药。

上述所有药都可通过减少醛固酮分泌和作用强度来增加血浆 $K^+$ 浓度。

### 肾素抑制药

口服有活性的肾素抑制药［如依那吉仑（enalkiren）］降低血浆肾素活性，但它对高血压的疗效不高。

### 血管紧张素转换酶抑制药

已有几种特异的 ACE 抑制药，首先是卡托普利（图 19.7）。ACE 切除肽底物的 C 末端氨基酸，它的活性位点含有锌原子。卡托普利是第一例以靶分子化学为基础研究成功的药物。多种短肽对酶有微弱抑制作用❶，但因低效能和低口服吸收率，不宜作为药物。卡托普利被设计成在非肽分子中兼有这些肽拮抗药的立体性质。它含有一个适当结合锌原子的巯基，再与结合至血管紧张素转换酶位点的脯氨酸残基偶联，正常情况下此酶调节血管紧张素Ⅰ末端亮氨酸（图 19.7）。临床应用的几种 ACE 抑制药的作用持续时间和组织分布不同，包括依那普利（enalapril）、赖诺普利（lisinopril）、雷米普利（ramipril）、培哚普利（perindopril）、群多普利（trandolapril）。

#### 药理作用

卡托普利是所有动物血管紧张素Ⅰ的强效抑制药。对于正常动物或按照西方日常饮食摄入大量盐的患者，它只引起血压轻度下降，但对高血压患者，血压下降程度要大得多，特别是肾素分泌增高的患者（如服用利尿药的患者）。ACE 抑制药作用于容量血管和阻力血管，降低心脏负荷和动脉压，不影响心脏收缩，所以心排血量一般增多。它们优先作用于血管紧张素敏感的血管床（包括肾、心、脑）。这种选择性可能对于灌注压降低时维持这些重要器官的足够灌注量很重要。但危急的肾动脉狭窄❷除外，因为 ACE 抑制药会降低肾小球滤过率（见下文）。

#### 临床应用

临床框总结了 ACE 抑制药的临床应用。

#### 不良反应

追溯我们最初使用的卡托普利是过量的。这样的大剂量导致疹、味觉障碍、中性粒细胞减少、大量蛋白尿。同样含有巯基的青霉胺（penicillamine）也可导致类似的不良反应（见第 14 章）。有人认为这种不良反应是因为该分子的化学特征而不是对 ACE 的抑制，因为其他不含巯基的 ACE 抑制药没有此反应。而与 ACE 抑制直接相关的不良反应在所有此类药中普遍存在，包括：低血压，特别是首次用药或服用过

**血管紧张素转换酶抑制药的临床应用**

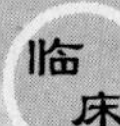


- 高血压；
- 心力衰竭；
- 心肌梗死后（特别有心室功能障碍时）；
- 缺血性心脏病高危人群；
- 糖尿病肾病；
- 进行性肾功能不全。

---

❶ 先导化合物是从美洲洞蛇毒液中提取的九肽。最初被认定为缓激肽增强肽，它间接抑制使缓激肽失活的 ACE（见第 13 章）。

❷ 严重肾动脉狭窄，如由粥样斑引起（见第 20 章）。

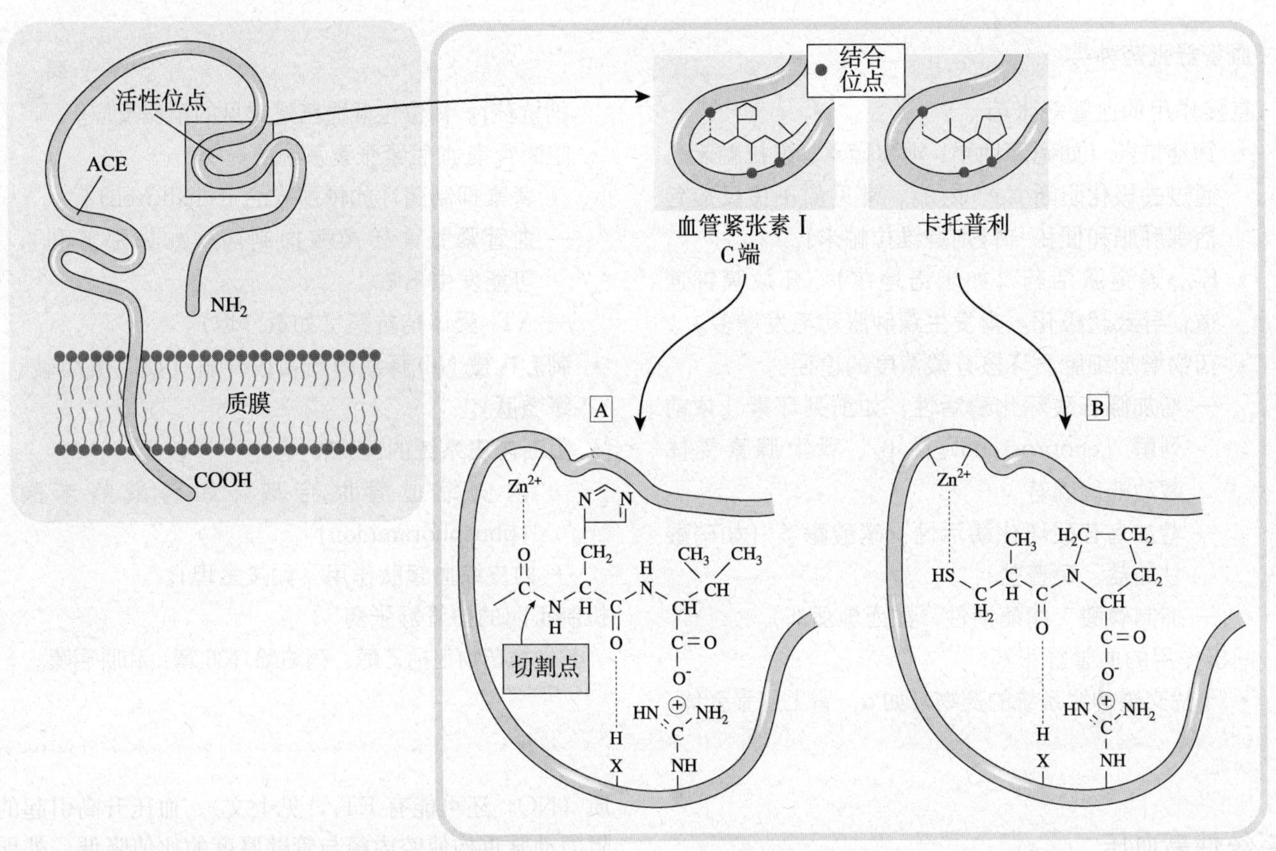


**图 19.7 血管紧张素转换酶的活性部位。**A与血管紧张素Ⅰ结合。B与抑制药卡托普利结合，它是血管紧张素Ⅰ末端二肽的类似物。

髓袢利尿药的心力衰竭患者（他们的肾素-血管紧张素系统高度活化）。干咳（可能是缓激肽积聚的结果；见第 16 章）是最常见的持续性不良反应。严重双侧肾动脉狭窄患者若服用 ACE 抑制药会发生肾衰竭，因为在入球微动脉压低的情况下，血管紧张素Ⅱ通过收缩出球微动脉维持肾小球滤过率；醛固酮分泌下降可能引发严重高钾血症。及时发现不良反应并停用 ACE，这种肾衰竭是可逆的。

### 血管紧张素Ⅱ亚型 1 受体拮抗药（沙坦类）

氯沙坦（losartan）、坎地沙坦（candesartan）、缬沙坦（valsartan）、厄贝沙坦（irbesartan）是口服的非肽类活性 $AT_1$ 受体拮抗药，虽然它们的药理性质与 ACE 抑制药不同（图 19.8），但除了不引起咳嗽（与上文关于此不良反应的"缓激肽积聚"解释一致），此类药物的临床作用与 ACE 抑制药十分类似。ACE 不是生成血管紧张素Ⅱ的唯一酶，胰凝乳蛋白酶（不被 ACE 抑制药抑制）还可提供旁路途径。此血管紧张素Ⅱ生成旁路在体内是否重要尚不清楚，假如重要的话，$AT_1$ 受体拮抗药可能比 ACE 抑制药更有效。ACE 抑制药的所有正面作用是否由缓激肽/NO 介导并不清楚，所以不能肯定 $AT_1$ 受体拮抗药可代替 ACE 抑制药。心力衰竭患者使用缬沙坦、坎地沙坦（长效）有效，与厄贝沙坦一样可抑制糖尿病肾病的恶化。

## 血管活性药的临床应用

本书不讨论血管活性药临床使用的细节，但简单介绍对某些重要疾病的治疗，包括：

- 系统性高血压；
- 心力衰竭；
- 休克；
- 外周血管病；
- 雷诺病；
- 肺动脉高压。

**血管舒张药种类**

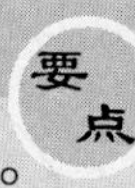


直接作用的血管舒张药

- 钙拮抗药（如硝苯地平、地尔硫䓬、维拉帕米）：通过去极化阻断 $Ca^{2+}$ 内流。常见的不良反应包括踝肿胀和便秘（特别是维拉帕米）。
- $K_{ATP}$ 通道激活药（如米诺地尔）：开放膜钾通道，导致超极化。常发生踝肿胀和毛发增多。
- 药物增加细胞质环核苷酸浓度的途径：
  — 增加腺苷酸环化酶活性，如前列环素［依前列醇（epoprostenol）］、$\beta_2$、肾上腺素受体激动药、腺苷；
  — 增加鸟苷酸环化酶活性：硝酸酯类（如硝酸甘油盐、硝普盐）；
  — 抑制磷酸二酯酶活性（如西地那非）。

间接作用的血管舒张药

- 干扰交感神经系统的药物（如 $\alpha_1$-肾上腺素受体拮抗药）。体位性低血压是常见的不良反应。
- 阻断肾素-血管紧张素系统的药物：
  — 肾素抑制药［如依那吉仑（enalkiren）］；
  — 血管紧张素转换酶抑制药（如依那普利），可能发生干咳；
  — $AT_1$ 受体拮抗药（如氯沙坦）。
- 刺激内皮 NO 释放的药物或介质（如乙酰胆碱、缓激肽）。
- 阻断内皮系统的药物：
  — 内皮缩血管肽合成［如磷酸阿米酮（phosphoramidon）］；
  — 内皮缩血管肽作用（如波生坦）。

机制不明的血管舒张药

其他类药物包括乙醇、丙泊酚（36 章）和肼屈嗪。

## 系统性高血压

系统性高血压是一种常见病，如果不进行有效治疗，会显著增加冠状动脉血栓形成、脑卒中、肾衰竭的几率。约自 1950 年开始，抗高血压药物的有效治疗提高了患者预期寿命，是医学上的一个重大成功。

除少数可用外科方法治疗的已知的高血压病因，如嗜铬细胞瘤❶、肾上腺皮质类固醇分泌型肿瘤、肾动脉狭窄等，大部分高血压病没有明显病因，称为原发性高血压（最初错误地认为血压升高是“原发的”，是为了维持足够的组织灌注）。它早期的特征是心排血量增加，但在被确诊之后（一般在中年），外周阻力常会升高，而心排血量正常。血压的控制与肾密切相关，从遗传性高血压动物或待肾移植的患者进行肾移植的试验表明，高血压“跟随”高血压患者供体的肾而改变，血压正常供体的肾可校正受体的高血压（第 24 章）。动脉血压持续升高导致左心室肥大和阻力血管的重构（内腔狭窄）。外周阻力上升导致多种生理反应，包括心血管系统、神经系统和肾，这种恶性循环提供了药理治疗的靶点。

图 19.9 总结了动脉血压控制的生理机制和抗高血压药的作用位点。主要包括：交感神经系统、肾素-血管紧张素-醛固酮系统、内皮衍生的自身活性物质（NO，还可能有 $ET_1$，见上文）。血压升高引起的阻力动脉重构使腔内径与管壁厚度的比值降低，外周阻力升高。血管生物学家对细胞生长因子（包括血管紧张素Ⅱ）和生长抑制药（如 NO）在此结构变化中的作用十分感兴趣，这种作用对于药物治疗（如 ACE 抑制药）可能非常重要。

早期认为“高血压”是维持生命所“必需”的，但相反的是，动脉压的降低可明显改善高血压患者的预后。因此，临床重点是控制血压（无症状），且不产生难以接受的不良反应，这也是目前药物一般具有的。

**血管紧张素Ⅱ亚型 1 受体拮抗药的临床作用（沙坦类）**

临床

$AT_1$ 拮抗药极易耐受。它的应用包括：

- 高血压，特别是：
  — 年轻患者（肾素水平较年长者高）；
  — 高血压糖尿病患者；
  — 伴有左心室肥大的高血压。
- 心力衰竭。
- 糖尿病肾病。

❶ 嗜铬性组织儿茶酚胺-分泌型肿瘤常发生在肾上腺髓质（见第 11 章）。

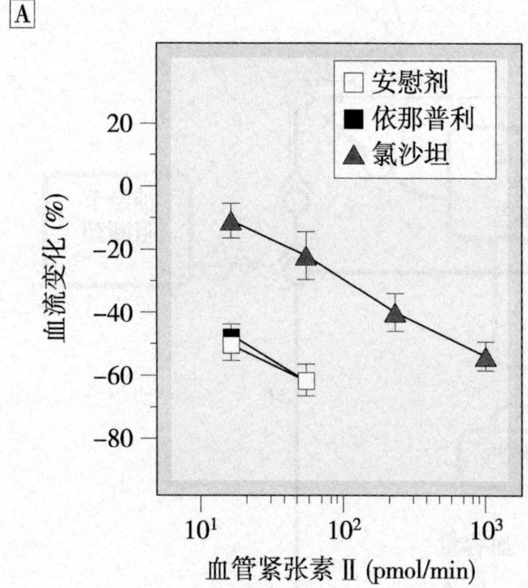


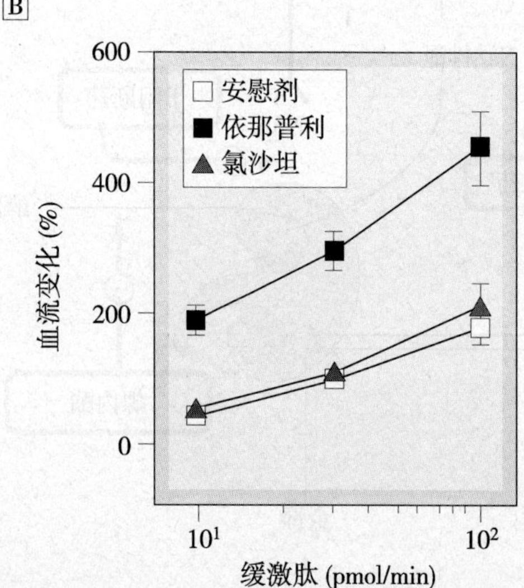


**图 19.8 血管紧张素转换酶抑制药和血管紧张素受体阻断药对人前臂血管系统作用的比较。**Ⓐ口服安慰剂、依那普利（10mg）、氯沙坦（100mg）后，注入肱动脉的血管紧张素Ⅱ对前臂血流的作用。Ⓑ注入肱动脉的缓激肽的作用，给药方法同 A。（From Cockcroft J R et al. 1993 J Cardiovasc Pharmacol 22：579-584.）

治疗手段包括：非药理学方法（如多运动，减少饮食中盐和饱和脂肪的含量，多吃水果和纤维类食物，降低体重和饮酒量）和阶段性药物治疗，药物治疗最初要用疗效确切且副作用最少的药物。以往用于高血压治疗以降低血压的药包括神经节阻断药、肾上腺素能神经元阻滞药和利舍平（reserpine；见第 11 章），会引起大量的严重不良反应，现已停用。更易耐受药物的出现逐渐改变了首选药物方案。目前由英国高血压学会推荐并有证据支持的合理的治疗策略是：对于血浆肾素可能正常或升高的患者（如年轻的白种人），开始用 ACE 抑制药或 $AT_1$ 受体拮抗药治疗；对于老年人和非洲人种（血浆肾素浓度可能更低），使用噻嗪类利尿药或钙拮抗药。如果不能达到目标血压且患者对药物耐受良好，可合用其他种类的药物。最好不要过度增加任何一种药的剂量，这常会导致不良反应和自稳调节机制（如利尿药导致肾素释放）而降低疗效。

β-肾上腺素受体拮抗药与 ACE 抑制药或 $AT_1$ 拮抗药比较，患者不易耐受前者，与其他种类的抗高血压药相比，缺少证据支持它作为常规治疗药物。对于有其他适应证需 β-肾上腺素受体阻断的高血压患者（如心绞痛或心力衰竭），它是常用的。

常需要增加第三种或第四种药（如与沙坦/利尿药或沙坦/钙拮抗药组合），长效的 $\alpha_1$ 拮抗药（见第 11 章）如多沙唑嗪（doxazosin）是一可选药。$\alpha_1$ 拮抗药还可改善前列腺病症❶，对于轻度前列腺肥大的老年患者来说可谓一箭双雕（虽然这些药的主要不良反应是导致体位性低血压）。多沙唑嗪用量为一日一次，对于血脂有轻度但理论上有益的作用（减小低/高密度脂蛋白的比例；见第 20 章）。螺内酯（spironolactone，醛固酮竞争性拮抗药；见第 24 章）可用于严重高血压的治疗，因为相对于肾素，循环醛固酮常过多。需密切监测血浆 $K^+$ 浓度，因为螺内酯抑制尿 $K^+$ 排泄并导致雌激素相关的不良反应，然而，在低剂量时常耐受良好。甲基多巴（methyldopa）目前主要用于妊娠期高血压的治疗，因为此药尚无胎儿不良反应记录，而 ACE 抑制药、沙坦类、典型 β-肾上腺素受体拮抗药在妊娠时禁用。可乐定（clonidine，中枢 $\alpha_2$ 受体激动药；临床框）现已很少使用。莫索尼定（moxonidine，中枢咪唑啉 $I_1$ 受体激动药，比 $\alpha_2$ 受体激动药引起的嗜睡少）已被批准用于轻度或中度高血压，但有关临床终点试验的支持证据还很少。米诺地尔（minoxidil）与利尿药和 β-肾上腺素受体拮抗药合用，对于其他药物无效的严重高血压常有效。非诺多泮（fenoldopam，选择性多巴胺 $D_1$ 受体激动药）在美国被批准用于严重高血压患者住院时的短期治疗，它的药效强度类似于静脉注射硝普盐，但无硫氰酸盐毒性，并在开始用药和停药时药效波动较缓。

表 19.4 总结了常用的抗高血压药及其不良反应。

## 心力衰竭

心力衰竭基本病变是运动（最终为休息时也发

❶ 小便困难，量少，尿末滴沥，夜尿多——老年人中很普遍。

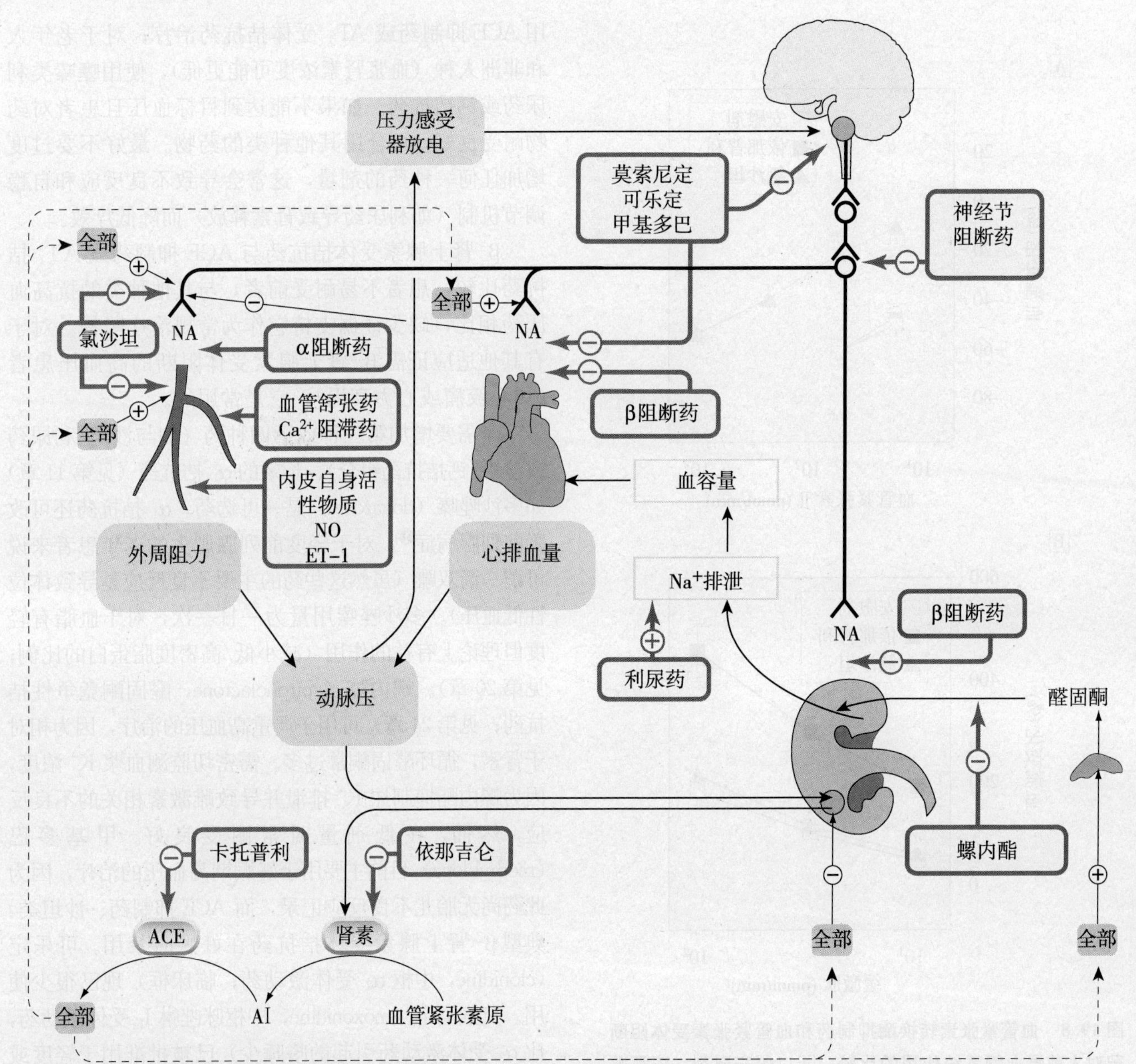


**图 19.9　图示动脉血压调节的重要机制（粗黑线）和抗高血压药的作用位点（粗黑框+粗箭头）。**ACE，血管紧张素转换酶；AⅠ，血管紧张素Ⅰ；AⅡ，血管紧张素Ⅱ；ET-1，内皮缩血管肽-1；NA，去甲肾上腺素；NO，一氧化氮。

生）时心排血量不能满足机体代谢需要（见 18 章）。它可由心肌本身病变（最常见为缺血性心脏病）诱发，也可由循环因素如容量负荷过度（如瓣膜回流或先天缺损导致的动静脉瘘）❶ 或血压过高（如瓣膜狭窄，主动脉、肺动脉高压）诱发。手术可纠正一些潜在病因；另外的潜在疾病（如甲状腺功能亢进，见第 29 章）、恶化因素（如贫血，见第 22 章）或心房颤动（见第 18 章）可由药物治疗。本节主要讨论心力衰竭的药物治疗，不涉及潜在病因。当心排血量满足不了机体代谢需求时，液体容量会增加，这一方面是因为升高的静脉压增加了组织液的生成，另一方面肾血流降低激活了肾素-血管紧张素-醛固酮系统而导致 $Na^+$ 和水潴留。若不考虑病因，成人心力衰竭患者的预后是不乐观的：最严重级别心力衰竭患者的 50% 将在 6 个月内死亡，轻/中度患者 50% 会在 5 年内死亡。非药物治疗如限盐饮食非常重要，而药物治疗是必须的，可改善水肿、疲劳、呼吸困难等症状以及预后。

图 19.10 简述了病变的进程。事实上机体的一些活性反馈实际上是“抗调节”的。即不但不能好转，反使

❶ 所谓的“心脏有洞”的婴儿即房间隔或心室间隔有缺陷，导致血液从循环的高压处分流至低压处。

| 表 19.4 常见抗高血压药及其不良反应 | | | |
|---|---|---|---|
| 药物 | 不良反应[a] | | |
| | 体位性低血压 | 阳痿 | 其他 |
| 噻嗪类利尿药[b]<br>[如苄氟噻嗪（bendroflumethiazide）] | ± | ++ | 尿频 痛风，葡糖耐受不良<br>$K^+$ ↓，$Na^+$ ↓ |
| 血管紧张素转换酶抑制剂<br>[如雷米普利（ramipril）、（赖诺普利 lisinopril）] | ± | − | 首服时低血压、干咳、双侧肾动脉狭窄患者可逆性肾功能不全、胎儿毒性 |
| $AT_1$ 拮抗药<br>[如氯沙坦（losartan）、坎地沙坦（candesartan）] | − | − | 双侧肾动脉狭窄患者可逆性肾功能不全，胎儿毒性 |
| $Ca^{2+}$ 拮抗药（如硝苯地平、氨氯地平） | − | ± | 踝水肿 |
| β-肾上腺素受体拮抗药[c]（如美托洛尔） | − | + | 支气管痉挛、疲劳、手脚冰冷、心动过缓 |
| $\alpha_1$-肾上腺素受体拮抗药[c]（如多沙唑嗪） | ++ | − | 首剂低血压 |

[a] ± 不良反应只发生在特殊情况（如噻嗪类利尿剂导致的体位性低血压只发生于有其他原因的脱水或还服用其他药的患者）。

[b] 见第 24 章。

[c] 见第 11 章。

病情恶化。这是因为机体不能将心力衰竭的血流动力学状态与出血区别开来，出血时释放的收缩血管的物质如血管紧张素Ⅱ、ADH 是有益的❶。ACE 抑制药、$AT_1$ 受体、β-肾上腺素受体和醛固酮拮抗药可干扰这些抗调节神经激素机制而延长心力衰竭患者的生存时间（虽然最佳疗法的预后也并不理想）。

治疗心力衰竭的药物通过以下代偿途径发挥作用：

**增加尿钠。**利尿药特别是髓袢利尿药（见第 24 章），对于增加盐、水排泄十分重要（特别在肺水肿时）。对于慢性心力衰竭，改善预后的药物都是与利尿药合用的。

**抑制肾素-血管紧张素-醛固酮系统。**心力衰竭时肾素-血管紧张素-醛固酮系统的激活是不利的，应用利尿药时尤其严重。β-肾上腺素受体拮抗药抑制肾素分泌，用于临床稳定的慢性心力衰竭患者（见下文）。ACE 抑制药和 $AT_1$ 拮抗药分别阻断血管紧张素Ⅱ的生成和作用，从而降低血管阻力，增加组织灌注，减少心脏后负荷。它们也通过抑制醛固酮分泌和减少血管紧张素Ⅱ对近曲小管前段 $Na^+$、$HCO_3^-$ 重吸收的直接刺激作用，而导致尿钠增多。最重要的是它们可延长生存期。ACE 抑制药和 $AT_1$ 拮抗药合用是否有益正在评估中。刺激醛固酮分泌的不仅有血管紧张素Ⅱ，用 ACE 抑制药治疗慢性心力衰竭时，循环醛固酮浓度会回复到治疗前水平（即“醛固酮逃逸”现象）。将螺内酯（醛固酮拮抗药；见第 24 章）与 ACE 抑制药合用会降低死亡率。依普利酮（eplerenone）是最近被批准使用的醛固酮拮抗药，它的雌激素样不良反应较螺内酯少，常规疗法中应用它也可改善心力衰竭患者的生存率。以上试验排除了肾功能受损的患者，对于此类患者，如将醛固酮拮抗药与 ACE 抑制药或 $AT_1$ 拮抗药合用，需密切监测血浆 $K^+$ 浓度。

**拮抗 β-肾上腺素受体。**心力衰竭时，除肾素-血管紧张素系统外，交感神经系统也可能被恶性激活，所以可以使用 β-肾上腺素受体拮抗药治疗心力衰竭。多数临床医生使用此法时非常谨慎，因为这些药有负性肌力作用，但如果从小剂量缓慢增加，美托洛尔（metoprolol）、卡维地洛（carvedilol）、比索洛尔（bisoprolol）与其他疗法合用时均可明确改善临床稳定型慢性心力衰竭患者的生存率。

**抑制 ADH。**ADH，又称加压素（见上文以及第

❶ 自然选择优先让年轻人受益，因为他们出血的可能性更大；中、老年心力衰竭高危人群已过了生育期。

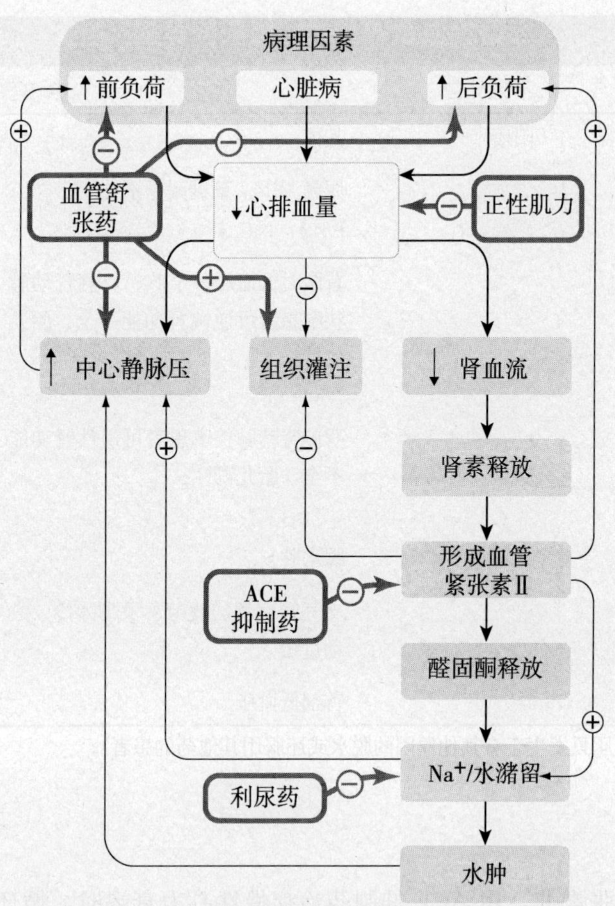


**图 19.10 心力衰竭发病机制及其治疗药物作用位点简图。** 组织灌注减少、水肿、中心静脉压增高引起心力衰竭的症状。ACE，血管紧张素转换酶。

24、28 章），心力衰竭时能不适当地释放，并可能促成严重心力衰竭时常见的低钠血症[1]。托伐普坦（tolvaptan）是口服有活性的非肽类选择性 $V_2$ 受体拮抗药，对于心力衰竭和低钠血症有治疗前景。它对心力衰竭死亡率的影响未知，目前还未批准用于一般性治疗中。

**松弛血管平滑肌。**静脉内注射硝酸甘油（glyceryl trinitrate，18 章）可治疗急性心力衰竭。它可舒张静脉而降低静脉压，改善动脉顺应性和波反射而减少心脏作功。VHeFT（Vasodilator Heart Failure Trial）随机对照试验表明：肼屈嗪（降低后负荷）与长效有机硝酸酯（降低前负荷）合用可提高慢性心力衰竭患者的生存率。对此试验的回顾分析表明疗效局限于黑色人种的患者，在接受标准治疗的非裔美籍严重心力衰竭患者中进行的前瞻性研究表明：应用肼屈嗪和硝酸异山梨酯可显著降低死亡率。这些结论已被美国食品和药物管理局接受，但非裔遗传学异质性很强，并不清楚此疗法对哪一人群有效。

**增加心收缩力。**对于心力衰竭并有慢性快速性心房颤动的患者或者服用利尿药和 ACE 抑制药后仍有临床症状的患者，可应用强心苷类（第 18 章）。地高辛（digoxin）不能降低已采用其他最佳疗法的窦性心律心力衰竭患者的死亡率，但它可改善患者症状，减少住院率。相反，PDE 抑制药（如氨力农和米力农，第 18 章）急剧增加心排血量，可能通过致心律失常而提高死亡率。需要快速而短程疗效时（如心脏手术后）可静脉注射多巴酚丁胺（一种 $\beta_1$ 选择性肾上腺素受体激动药；第 18 章）。左西孟旦（levosimendan）有正性肌力和舒张血管的作用，分别促进心肌对 $[Ca^{2+}]_i$ 敏感性和活化血管平滑肌 $K_{ATP}$，是治疗严重心力衰竭和循环休克的有前景的药物。

## 休克和低血压状态

休克是以重要器官灌注不足为特征的紧急状况，病因通常是极低的动脉压导致无氧代谢，乳酸生成增加。即使在重症监护病房进行最好的治疗，死亡率也极高。各种损伤可导致休克，如出血、烧伤、细菌感染、过敏反应（第 13 章）、心肌梗死（图 19.11）。有效循环血容量降低（低血容量症）可直接由出血导致，或者由体液从血浆转移至肠腔或组织造成。休克的生理反应（体内

### 血管紧张素转换酶抑制药的临床应用

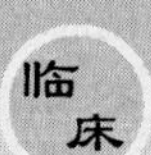


治疗慢性心力衰竭的药物：

- 髓袢利尿药，如呋塞米（furosemide；见第 24 章）。
- 血管紧张素转换酶抑制药（如卡托普利、依那普利）。
- 血管紧张素Ⅱ亚型Ⅰ受体拮抗药（如缬沙坦、坎地沙坦）。
- 肾上腺素受体拮抗药（如美托洛尔、比索洛尔、卡维地洛），病情稳定患者用小剂量给药。
- 醛固酮受体拮抗药（如螺内酯，见第 24 章；依普利酮）。
- 地高辛（见第 18 章），特别是伴有快速型心房颤动的心力衰竭。也可用于最优治疗后仍有症状的患者。
- 有机硝酸酯类（如单硝酸异山梨酯）降低前负荷，肼屈嗪降低后负荷。合用可延长非裔美国人的存活期。

---

[1] ADH 不适当地释放引起低钠血症，因为肾持续排泄钠离子时，无法排泄水，喝水时仍继续，很大程度上取决于习惯（除了渴）。这导致因稀释而引起的血浆钠浓度减小。

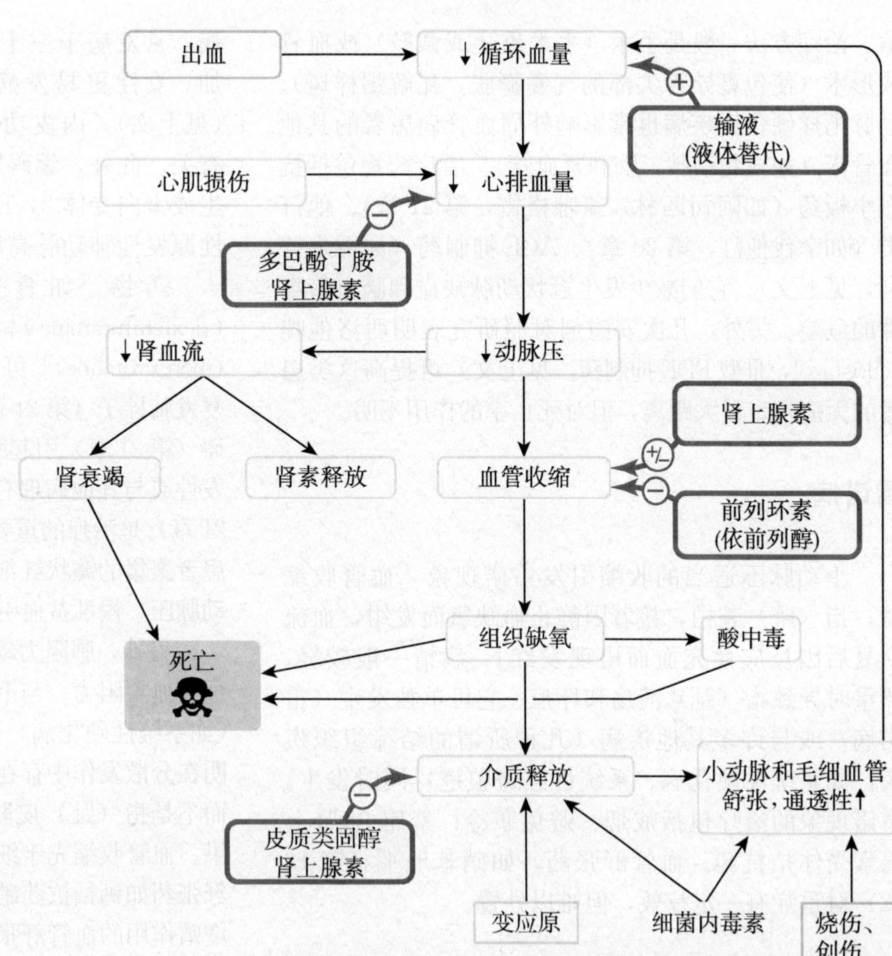


**图 19.11 低血容量性休克发病机制简图。**肾上腺素使部分血管床的血管舒张，另一部分收缩。

调节）很复杂：重要器官血管舒张（如脑、心、肾）有利于这些器官灌注，但这是以进一步降低血压为代价的，结果是其他器官灌注降低。事实上，在非必需血管床血管收缩和重要器官的血管舒张之间存在平衡。失血时正常的生理反应与临床休克的分界线是：休克时组织缺氧导致的继发效应会放大，而不能校正原有的失衡。因此，休克患者非必需器官血管强烈舒张不利，难以用血管收缩药校正。释放的介质［如组胺、5-羟色胺、缓激肽、前列腺素、细胞因子（白介素、肿瘤坏死因子）、NO］和其他更多的还没确定的物质，导致毛细血管扩张和渗漏，这与改善器官功能是相悖的。休克时介质通过两种主要机制促进血管舒张：

- 细胞质 ATP 减少，乳酸盐、质子的增加，从而激活了血管平滑肌 ATP 敏感性钾通道。
- NO 合成增加而激活肌球蛋白轻链磷酸酯酶和 $K_{Ca}$ 通道。

第三种关键机制可能是 ADH 相对不足，出血时 ADH 剧烈释放，随后减少，可能是因为神经垂体的耗竭（28 章）。

休克患者由于群体不均一性，难以进行有效的临床试验。与高血压和心力衰竭相比，休克治疗中几乎没有证据支持以确定的临床终点（如提高存活率）为基础的治疗策略。灌注不足导致多器官衰竭，重症监护医生通过合用血管活性药尽力支持患者的循环，改善重要器官的灌流。研制阻断或中和内毒素、白介素、肿瘤坏死因子和诱导型一氧化氮合酶的试验结果还不尽如人意。如果存在低血容量症，补液是有益的；如有持续感染，必须应用抗生素；过敏反应中肾上腺素至关重要；活化蛋白 C 重组体，drotrecogin alpha（已活化）（见第 21 章），可减少严重感染性休克伴多器官衰竭患者的死亡率，已被批准为该适应证的治疗药物。虽然 ADH 有抵抗肾上腺素的作用，但有助于提高血压；皮质类固醇可抑制 NO、前列腺素类形成，但对于已形成的休克疗效不明确；依前列醇（$PGI_2$）对血小板异常活化（如脑膜炎球菌败血症）的患者有益；正性肌力药，包括肾上腺素、多巴酚丁胺，对个别患者有益。

## 外周血管病

当外周动脉发生粥样斑时，最常见症状是步行时腿疼（跛行），接着静息时也疼，严重时足或腿发生坏疽。治疗方法一般是手术（手术重建或截肢）或血管成形术（使包裹导管尖部的气囊膨胀，瓦解粥样斑）。动脉粥样硬化性疾病也常影响外周血管病患者的其他血管床（如冠状动脉，脑和肾血管）。治疗药物包括抗血小板药（如阿司匹林，氯吡格雷，第21章）、他汀类（如辛伐他汀，第20章）、ACE抑制药（如雷米普利，见上文）。它们减少发生冠状动脉缺血和脑血管事件的危险。另外，几次安慰剂对照研究表明西洛他唑（cilostazol，Ⅲ型PDE抑制药，见上文）可提高这类患者的无痛行走最大距离，但对死亡率的作用不明。

## 雷诺病

小动脉不适当的收缩引发雷诺现象［血管收缩时，指（趾）苍白，接着因静止血缺氧而发绀，血流恢复后因反应性充血而出现发红］。病情一般较轻，严重时导致指（趾）溃疡和坏疽。它可单独发生（雷诺病）或与许多其他疾病（几种所谓的结缔组织疾病，如系统性硬化病、系统性红斑狼疮）同时发生。雷诺现象的治疗包括戒烟、避免寒冷；禁用β-肾上腺素受体拮抗药。血管舒张药，如硝苯地平（第18章）对重症有一定疗效，但难以处置。

## 肺动脉高压

出生后，肺血管阻力比全身血管阻力低很多，正常成年人肺动脉收缩压约20mmHg❶。

与全身血压相比，肺动脉压不易测量，需要心脏插管。肺动脉压升高时常会有三尖瓣泄漏，这让血液从右心室反流至右心房。这种病症可用超声测出，并可用于间接估计肺动脉压。由于难以测量，所以只有严重并有症状的肺动脉高压才被用于诊断。肺动脉高压可是原发的（即病因不明，类似于体循环原发性高血压），也可以继发于其他疾病。心排血量增加［如肝硬化患者（血管舒张伴亚临床周期性暴露于细菌内毒素）或先天性全身循环、肺循环联通的患者（血流从高压处“分流”至低压处，增加低压肺循环的血流）］可引起肺动脉压增高。另外，即使血流（心排血量）稳定，血管收缩和/或肺阻力动脉结构性狭窄也会增加肺动脉压。心排血量和肺血管阻力也可同时增加。世界卫生组织提出了肺动脉高压临床分类方法（http：//www. who. int/cardiovascular _ diseases/en/）。

与系统性高血压不同，继发性的肺动脉高压比原发性肺动脉高压常见。后者是罕见、严重的进行性疾病，常发病于三十多岁，呼吸急促和疲劳进行性增加。女性更易发病，约10%的患者发生雷诺现象（见上文）。内皮功能障碍（20、21章）与本病病因有关。此外，编码转化生长因子β相关受体（骨形态生成蛋白受体2，BMPR-2）的基因突变可导致家族性原发性肺动脉高压。

药物［如食欲抑制药，包括右芬氟拉明（dexfenfluramine）］和毒素类［（如野百合碱（monocrotaline）］可引起肺动脉高压。肺动脉闭塞，如复发肺栓子（第21章）可导致肺动脉高压。内皮功能障碍（第21章）引起肺栓子或原位血栓形成时，常伴有原发性或与其他病理有关的肺动脉高压。所以，抗凝（第21章）是治疗的重要部分。镰状红细胞贫血（第22章）患者聚集的镰状红细胞在危象时可封闭肺动脉，增加肺动脉压，慢性贫血引起的心排血量增加使此过程恶化。

另外，肺阻力动脉血管收缩和/或结构性改变可增加肺血管阻力。与上文提到的雷诺现象有关的许多疾病（如系统性硬化病）也与肺动脉高压有关，病例报告表明在分散发作中存在肺动脉高压，推测这是肺循环血管而不是指（趾）皮肤血管收缩（或者两者兼有）的结果。血管收缩先于细胞增殖和肺血管中度肥大。用血管舒张药如钙拮抗药硝苯地平治疗有一定作用，但兼有抗增殖作用的血管舒张药（如增加NO作用的依前列醇或拮抗内皮缩血管肽的药物）更有前景（见下文）。

几种疾病直接作用于肺血管（如结节病、组织细胞增多症X、血吸虫病❷），可引发肺动脉高压。另外，肺血管对缺氧的收缩反应特别强烈；生理学上，血管收缩使通气不足区域与灌注减少相匹配，但缺氧扩散时会导致肺动脉高压❸。所以，即使与肺血管系统没有直接关系，能造成严重低氧血症的肺病也都会并发肺动脉高压，氧气治疗可纠正这种情况。肺动脉低氧性血管收缩的机制不明，但与$[Ca^{2+}]_i$、$Ca^{2+}$敏感性增加［可能由Rho激酶（见上文）介导］有关。

### 药物治疗

临床框列出了治疗肺动脉高压的药物。根据以上讨

❶ 胎儿时期肺血管阻力较高；出生时的不适应与早产、肺表面活化剂缺乏和低氧血症有关。儿科重症护理通过转换肺表面活化剂和辅助呼吸的方法（有时吸入NO，第17章）治疗肺动脉高压。

❷ 肉芽肿病组织学特征与结核有关，各种组织中有异常组织细胞浸润，有寄生虫感染，这种寄生虫流行于尼罗河三角洲，在人和螺完成生命周期（50章）。

❸ 1913年，Glover和Newson被农场主委任对科罗拉多州高山上牛的发病进行研究，他们发现慢性缺氧导致肺动脉高压，肺小动脉中度肥大，右心室肥大。

论，治疗常针对潜在疾病进行。除了抗凝和吸氧外，地高辛（第18章）和利尿药（第24章）可改善症状。最近发现几种直接/间接血管舒张药有临床疗效，包括增加运动耐量和减慢疾病进程。临床上疗法有：持续静脉注射依前列醇（第13章），吸入伊洛前列素（iloprost，稳定的前列环素类似物，与此类药物治疗哮喘的方法相同，进行喷雾给药，第23章），皮下给予曲前列尼尔（treprostinil），口服波生坦（见上文）。疾病发展阶段决定药物的选择（常应用修改后的心力衰竭分级系统来分级纽约心脏学会-世界卫生组织分级标准，Ⅰ级最轻，Ⅳ级最重）。口服治疗（如波生坦）用于较轻病情，非口服治疗（皮下给予曲前列尼尔，静脉给予依前列醇）用于较重病情。依前列醇可改善存活率（图19.12）。上文中提到吸入NO治疗肺高血压危象（如在新生儿中）。PDE Ⅴ抑制药（如西地那非）通过阻断cGMP代谢提高NO的作用（第17章），对治疗原发性肺动脉高压有良好前景。

**治疗肺动脉高压的药物**

临床

- 口服抗凝药（21章）；
- 利尿药（24章）；
- 氧；
- 地高辛（18章）；
- 钙通道阻断药（18章）；
- 依前列醇（13章）；
- 类前列腺素类似物［伊洛前列素、treprostinil、贝前列素（beraprost）］；
- 波生坦；
- 磷酸二酯酶Ⅴ抑制药（西地那非）。

## 不良反应

前列腺素类似物不良反应主要与全身血管舒张有关（如潮红、低血压、晕厥）；波生坦剂量相关性增加肝转氨酶，西地那非的不良反应在后面的章节中讨论。

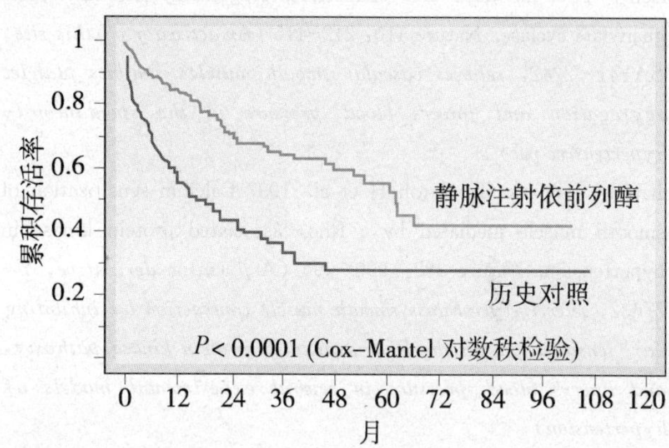


**图19.12　原发性肺动脉高压患者的存活率。**178例静脉注射依前列醇的患者和135例病情匹配历史对照患者的存活率比较。（Adapted from Sitbon O et al. 2002 Prog Cardiovasc Dis 45：115.）

**对于使用血管活性药很重要的临床疾病**

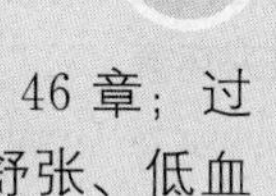


- 系统性高血压。
  — 继发于潜在的疾病（如肾或内分泌）；
  — 原发高血压，动脉粥样硬化的重要危险因素（20章）。
  治疗降低脑卒中或心肌梗死的危险，药物主要分为：A，ACE抑制药或$AT_1$受体拮抗药；B，β-肾上腺素受体拮抗药；C，钙拮抗药；D，利尿药。
- 心力衰竭。一些疾病（最常见的是缺血性心脏病）使心排血量不能满足代谢需求。利尿药可改善水肿症状。对血流动力学稳定的患者应用以下治疗可延长生存期：
  — ACE抑制药和/或$AT_1$受体拮抗药；
  — β-肾上腺素受体拮抗药（如卡维地洛、比索洛尔）；
  — 醛固酮拮抗药（如螺内酯）。
- 休克。一些疾病（如严重细菌感染，46章；过敏反应，23章）导致不适当的血管舒张、低血压、组织灌注降低和循环乳酸浓度增加。可应用加压药物（如肾上腺素）。
- 外周血管病。腿部动脉粥样斑块常与其他血管的粥样斑并存。他汀类（20章）和抗血小板药（21章）很重要。
- 雷诺病。手小动脉不适当的收缩引发苍白，接着发绀和疼痛。可应用硝苯地平或其他血管舒张药。
- 肺动脉高压：
  — 原发性（罕见）：依前列醇、伊洛前列素、波生坦、西地那非对于特定患者有效。
  — 与低氧肺病有关。

## 参考文献与扩展阅读


### 血管结构和功能，血管平滑肌张力调节

Guimarães S, Moura D 2001 Vascular adrenoceptors: an update. Pharmacol Rev 53: 319-356 (*Functional perspective*)

Quayle J M, Nelson M T. Standen N B 1997 ATP-sensitive and inwardly rectifying potassium channels in smooth muscle. Physiol Rev 77: 1165-1232 (*Reviews these potassium channels. both of which are important in controlling the contractile state of vascular smooth muscle*)

Stasch J-P et al. 2001 NO-independent regulatory site on soluble guanylate cyclase. Nature 410: 212-415 (*An activator of this site, BAY41-2242, relaxes vascular smooth muscle, inhibits platelet aggregation and lowers blood pressure in the spontaneously hypertensive rat*)

Uehata M, lshizaki T, Satoh H et al. 1997 Calcium sensitization of smooth muscle mediated by a Rho-associated protein kinase in hypertension. Nature 389: 990-994 (*A pyridine derivative, Y-27632, selectively inhibits smooth muscle contraction by inhibiting $Ca^{2+}$ sensitisation via the Rho-associated protein kinase pathway, and lowers blood pressure in several experimental models of hypertension*)

Ward J P T, Knock G A, Snetkov V A, Aaronson P I 2004 Protein kinases in vascular smooth muscle tone—role in the pulmonary vasculature and hypoxic pulmonary vasoconstriction. Pharmacol Ther 104: 207-231 (*Concludes that the strongest evidence for direct involvement of protein kinases in the mechanisms of hypoxic pulmonary vasoconstriction concerns a central role for Rho kinase in $Ca^{2+}$ sensitisation*)

### 血管内皮（见第 17 章 NO）

### 前列环素

Bunting S, Gryglewski R, Moncada S, Vane JR 1976 Arterial walls generate from prostaglandin endoperoxides a substance (prostaglandin X) which relaxes strips of mesenteric and celiac arteries and inhibits platelet aggregation. Prostaglandins 12: 897-913 (*Classic*)

Murata T, Ushikubi F, Matsuoka T et al. 1997 Altered pain perception and inflammatory response in mice lacking prostacyclin receptor. Nature 388: 678-682 (*I prostanoid receptor-deficient mice are viable, reproductive and normotensive; however, their susceptibility to thrombosis is increased ... the results establish that prostacyclin is an endogenous antithrombotic agent*)

### 内皮衍生的超极化因子

Busse R, Edwards G, Feletou M et al. 2002 EDHF: bringing the concepts together. Trends Pharmacol Sci 23: 374-380 (*Consensus on EDHF? Potassium ions are important*)

Huang A, Sun D, Smith C J et al. 2000 In eNOS knockout mice skeletal muscle arteriolar dilation to acetylcholine is mediated by EDHF. Am J Physiol 278: H762-H768 (*Where NO is absent, EDHF compensates*)

### 血管发生

Carmeliet P, Jain R K 2000 Angiogenesis in cancer and other diseases. Nature 407: 249-257 (*New approaches to treatment of cancer and other diseases, via a growing number of pro- and antiangiogenic molecules; see also* (*in same issue*) Yancopoulos G D et *al.* 2000 Vascular specific growth factors and blood vessel formation, pp. 242-248)

### 内皮缩血管肽

Bagnall A J, Webb D J 2000 The endothelin system: physiology. In: Vallance P J T, Webb D J (eds) Vascular endothelium in human physiology and pathophysiology. Harwood Academic, Singapore, pp. 31-60

Haynes W G, Webb D J 1994 Contribution of endogenous generation of endothelin-1 to basal vascular tone. Lancet 344: 852-854 (*Demonstrated a contribution in humans of endogenous endothelin-1 to peripheral vascular tone by local intra-arterial administration of phosphoramidon and an $ET_A$ antagonist*)

Hickey K A, Rubanyi G, Paul R J, Highsmith R F 1985 Characterization of a coronary vasoconstrictor produced by cultured endothelial cells. Am J Physiol 248 (part 1): C550-C556 (*Key discovery*)

Kedzierski R M, Yanagisawa M 2001 Endothelin system: the double-edged sword in health and disease. Annu Rev Pharmacol Toxicol 41: 851-876 (*Review by one of the discoverers of endothelin*)

Kirchengast M, Luz M 2005 Endothelin receptor antagonists—clinical realities and future directions. J Cardiovasc Pharmacol 5: 182-191 (*Critically reviews clinical data on endothelin receptor antagonism in cardiovascular indications against the background of preclinical research*)

Yanagisawa M, Kurihara H, Kimura S et al. 1988 A novel potent vasoconstrictor peptide produced by vascular endothelial cells. Nature 332: 411-415 (*Tour de force*)

### 肾素-血管紧张素系统

Burnier M, Brunner H R 2000 Angiotensin II receptor antagonists. Lancet 355: 637-645 (*Reviews this class of drugs*)

Cai H, Griendling K K, Harrison D G 2003 The vascular NAD (P) H oxidases as therapeutic targets in cardiovascular diseases. Trends Pharmacol Sci 24: 471-478 (*Reactive oxygen species produced following angiotensin II-mediated stimulation of NAD (P) H oxidases signal through pathways such as mitogen-activated protein kinases, tyrosine kinases and transcription factors, and lead to inflammation, hypertrophy, remodelling and angiogenesis. Studies in mice deficient in NAD (P) H oxidase subunits show that reactive oxygen species produced by these oxidases contribute to cardiovascular diseases including atherosclerosis and hypertension.*)

Heart Outcomes Prevention Evaluation Study Investigators 2000 Effects of an angiotensin - converting enzyme inhibitor, ramipril, on cardiovascular events in high-risk patients. N Engl J Med 342: 145-153 (*Ramipril significantly lowers rates of death, myocardial infarction and stroke in a wide range of high-risk patients*)

Hein L, Barsh G S, Pratt R E et al. 1995 Behavioural and cardiovascular effects of disrupting the angiotensin II type-2 receptor gene in mice. Nature 377: 744-747 (*'The AT2 receptor plays a role in the CNS and in cardiovascular functions that are mediated by the renin-angiotensin system.' Pause for thought for clinicians inclined to prescribe ACE inhibitors and $AT_1$ receptor antagonists interchangeably.*)

Ichiki T, Labosky P A, Shiota C et al. 1995 Effects on blood pressure and exploratory behaviour of mice lacking angiotensin II type-2 receptor. Nature 377: 748-750 (*Angiotensin II activates $AT_1$ and $AT_2$, which have mutually counteracting haemodynamic effects; $AT_2$ regulates CNS functions, including behaviour*)

Watanabe T, Barker T A, Berk B C 2005 Angiotensin II and the endothelium—diverse signals and effects. Hypertension 45: 163-169 (*Reviews the renin-angiotensin system in the endothelium based on the diverse signals and effects mediated by multiple angiotensin I- and angiotensin II-derived peptides, multiple angiotensin-metabolising enzymes, multiple receptors, and vascular bed-specific intracellular signals*)

## 血管活性药

### 血管收缩药

#### 抗利尿激素

Holmes C L, Russell J A 2004 Vasopressin. Semin Respir Crit Care Med 25: 705-711 (*'A deficiency of vasopressin exists in some shock states and replacement of physiological levels of vasopressin can restore vascular tone. Vasopressin is therefore emerging as a rational therapy for vasodilatory shock.'eviews rationale, evidence and uncertainties for using vasopressin in shock.*)

### 血管舒张药（第 18 章钙拮抗药）

#### 间接作用

Chan C K S, Burke S L, Zhu H et al. 2005 Imidazoline receptors associated with noradrenergic terminals in the rostral ventrolateral medulla mediate the hypotensive responses of moxonidine but not clonidine. Neuroscience 132: 991-1007 (*The hypotensive and bradycardic actions of moxonidine but not clonidine are mediated through imidazoline receptors and depend on noradrenergic CNS pathways; noradrenergic innervation may be associated with imidazoline receptor protein*)

Weber M A 2001 Vasopeptidase inhibitors. Lancet 358: 1525-1532 (*Reviews this new class of drug, for example omapatrilat, that inhibits both neutral endopeptidase and ACE; omapatrilat is more effective than other antihypertensive drugs and encouraging in heart failure. The frequency of angiooedema 'remains to be established', as do effects on clinical end points.*)

## 临床应用

### 高血压

Murphy M B, Murray C, Shorten G D 2001 Fenoldopam—a selective peripheral dopamine receptor agonist for treatment of severe hypertension. N Engl J Med 345: 1548-1557 (*Similar effectiveness as that of nitroprusside but without thiocyanate toxicity or instability in light; however, it is slower in onset and offset than nitroprusside*)

### 慢性心力衰竭

#### 背景阅读

Jessup M, Brozena S. 2003 Heart failure. N Engl J Med 348: 2007-2018

#### 参考文献

Azizi M, Menard J 2004 Combined blockade of the renin-angiotensin system with angiotensin - converting enzyme inhibitors and angiotensin II type 1 receptor antagonists. Circulation 109: 2492-2499 (*Discusses rationale*)

de Lemos J A, McGuire D K, Drazner M H 2003 B-type natriuretic peptide in cardiovascular disease. Lancet 362: 316-322 (*BNP is an important diagnostic tool and possible therapeutic agent in heart failure. Reviews the physiology of the natriuretic peptide system, measurement of circulating concentrations of BNP ... to diagnose heart failure and assess prognosis in patients with cardiac abnormalities, and use of recombinant human BNP—nesiritide—and vasopeptidase inhibitors to treat heart failure.*)

Gheorghiade M, Gattis W A, O'Connor C M et al. 2004 Effects of tolvaptan, a vasopressin antagonist, in patients hospitalized with worsening heart failure—a randomized controlled trial. JAMA 291: 1963-1971 (*tolvaptan + standard therapy has promise for heart failure*)

McMurray J J V 2005 Val-HeFT: do angiotensin-receptor blockers benefit heart failure patients already receiving ACE inhibitor therapy? Nat Clin Pract Cardiovasc Med 2: 128-129

MERIT-HF Study Group 1999 Effect of metoprolol CR/XL in chronic heart failure: Metoprolol CR/XL Randomized Intervention Trial in Congestive Heart Failure (MERIT-HF). Lancet 353: 2001-2007 (*Randomised trial in 3991 patients: addition of metoprolol to standard optimum treatment substantially improved survival; see also accompanying editorial entitled Benefit of blockers for heart failure: proven in 1999 by N Sharpe for references to other b blocker/heart failure trials*)

Sackner-Bernstein J D, Kowalski M, Fox M, Aaronson K 2005 Short-term risk of death after treatment with nesiritide for decompensated heart failure—a pooled analysis of randomized controlled trials. JAMA 293: 1900-1905 (*'Nesiritide—i.e. BNP—may be associated with an increased risk of death after treatment for acutely decompensated heart failure. The possibility of an increased risk of death should be investigated in a large-scale, adequately powered, controlled trial before routine use of nesiritide for acutely decompensated heart failure.'*)

Taylor A L, Ziesche S, Yancy C et al. 2004 Combination of isosorbide dinitrate and hydralazine in blacks with heart failure. N Engl J Med 351: 2049-2057 (*Addition of a axed dose of isosorbide dinitrate plus hydralazine to standard therapy for heart failure including neurohormonal blockers increased survival among black patients with advanced heart failure*)

Topol E J 2005 Nesiritide—not verified. N Engl J Med 353: 113-116 (Critical perspective)

## 休克

### 扩展阅读

Landry D W, Oliver J A 2001 Mechanisms of disease: the pathogenesis of vasodilatory shock. N Engl J Med 345: 588-595 (*Reviews mechanisms promoting inappropriate vasodilation in shock, including activation of ATP-sensitive potassium channels, increased synthesis of NO and depletion of ADH*)

### 参考文献

Australian and New Zealand Intensive Care Society Clinical Trials Group 2000 Low-dose dopamine in patients with early renal dysfunction: a placebo-controlled randomized trial. Lancet 356: 2139-2143 (*No clinically significant protection; see also accompanying editorial, Renal-dose dopamine: will the message now get through?*)

Bernard G R et al. 2001 Efficacy and safety of recombinant human activated protein C for severe sepsis. N Engl J Med 344: 699-709 (*Continuous intravenous infusion of activated protein C, a vitamin K-dependent anticoagulant that promotes fibrinolysis, inhibits thrombosis and is anti-inflammatory, significantly reduced risk of death at 28 days, from 30.8 to 24.7%*)

## 外周血管病

Hiatt W R 2001 Medical treatment of peripheral arterial disease and claudication. N Engl J Med 344: 1608-1621 (*Discusses risk factor modification, summarises evidence for efficacy of cilostazol, and describes rationale for several investigational drugs, for example propionyl levocarnitine*)

## 雷诺病和肺动脉高压

### 扩展阅读

Rich S, McLaughlin V V 2005 Chapter 67. In: Zipes D P, Libby P, Bonow R O, Braunwald E (eds) Braunwald's heart disease, 7th edn. Elsevier, Philadelphia, pp. 1807-1842

Task-force on Diagnosis and Treatment of Pulmonary Arterial Hypertension of the European Society of Cardiology 2004 Guidelines on diagnosis and treatment of pulmonary arterial hypertension. Eur Heart J 25: 2243-2278

### 参考文献

Abe K, Shimokawa H, Morikawa K et al. 2004 Long-term treatment with a Rho-kinase inhibitor improves monocrotaline-induced fatal pulmonary hypertension in rats. Circ Res 94: 385-393 (*'The Rho-kinase-mediated pathway is involved in the pathogenesis of pulmonary hypertension, suggesting that this molecule could be a novel therapeutic target for this fatal disorder.'*)

Badesch D B, Abman S H, Ahearn G S et al. 2004 Medical therapy for pulmonary arterial hypertension—ACCP evidence-based clinical practice guidelines. Chest 126 (suppl): 35S-62S (*Evidence-based treatment recommendations for physicians involved in the care of these complex patients*)

Beppu H, Ichinose F, Kawai N et al. 2004 BMPR-II heterozygous mice have mild pulmonary hypertension and an impaired pulmonary vascular remodeling response to prolonged hypoxia. Am J Physiol Lung Cell Mol Physiol 287: L1241-L1247 (*'Heterozygous mutations of the bone morphogenetic protein type II receptor, BMPR-II, gene have been identified in patients with primary pulmonary hypertension ... in mice, mutation of one copy of the BMPR-II gene causes pulmonary hypertension but impairs the ability of the pulmonary vasculature to remodel in response to prolonged hypoxic breathing.'*)

Channick R N et al. 2001 Effects of the dual endothelin-receptor antagonist bosentan in patients with pulmonary hypertension. Lancet 358: 1119-1123 (*Bosentan increased exercise capacity and reduced pulmonary vascular resistance in a 12-week double-blind placebo-controlled study of 32 patients with this serious disorder for which previous therapies have been unsatisfactory*)

Higenbottam T, Laude L, Emery C, Essener M 2004 Pulmonary hypertension as a result of drug therapy. Clin Chest Med 25: 123-131 (*Reviews anorectic drug-induced pulmonary arterial hypertension and considers mechanisms*)

Humbert M, Sitbon O, Simonneau G 2004 Drug therapy: treatment of pulmonary arterial hypertension. N Engl J Med 351: 1425-1436

Lee A J, Chiao T B, Tsang M P 2005 Sildenafil for pulmonary hypertension. Ann Pharmacother 39: 869-884 (*Sildenafil is a promising and well-tolerated treatment for pulmonary hypertension; well-designed trials are needed*)

McLaughlin V V, Sitbon O, Badesch D B et al. 2005 Survival with first-line bosentan in patients with primary pulmonary hypertension. Eur Respir J 25: 244-249 (*Bosentan improved survival in patients with advanced primary pulmonary hypertension*)

Napoli C, Loscalzo J 2004 Nitric oxide and other novel therapies for pulmonary hypertension. J Cardiovasc Pharmacol Ther 9: 1-8 (*Focus on endothelial NO, NO replacement and related therapies*)

Papp Z, Csapo K, Pollesello P et al. 2005 Pharmacological mechanisms contributing to the clinical efficacy of levosimendan. Cardiovasc Drug Rev 23: 71-98 (*Levosimendan is a $Ca^{2+}$ sensitiser, binding to troponin C in the myocardium and, additionally, opening ATP-sensitive potassium channels in vascular smooth muscle. Clinical studies have suggested long-term benefits on mortality following* *short-term administration in patients with decompensated heart failure.*)

Runo J R, Loyd J E 2003 Primary pulmonary hypertension. Lancet 361: 1533-1544 (*'Without treatment, the disorder progresses in most cases to right heart failure and death. With current therapies such as epoprostenol, progression of disease is slowed, but not halted. Many promising new therapeutic options, including prostacyclin analogues, endothelin-1 receptor antagonists, and phosphodiesterase inhibitors, improve clinical function and haemodynamic measures and may prolong survival.'*)

West J, Fagan K, Steudel W et al. 2004 Pulmonary hypertension in transgenic mice expressing a dominant-negative BMPRII gene in smooth muscle. Circ Res 94: 1109-1114 (*Bone morphogenetic peptides, BMPs, a family of cytokines critical to normal development, are implicated in the pathogenesis of familial pulmonary arterial hypertension; deletion of BMPRII results in early fetal death. To study BMP signalling in postnatal vascular disease, these authors constructed a smooth muscle-specific transgenic mouse expressing a dominant-negative BMPRII under control of a tetracycline gene switch. When the mutation was activated after birth, mice developed increased pulmonary artery pressure, indicating that loss of BMPRII signalling is sufficient to produce the pulmonary hypertensive phenotype.*)

Zhao L, Mason N A, Morrell N W et al. 2001 Sildenafil inhibits hypoxia-induced pulmonary hypertension. Circulation 104: 424-428

（罗大力　译，唐　玉　校，李学军　审）

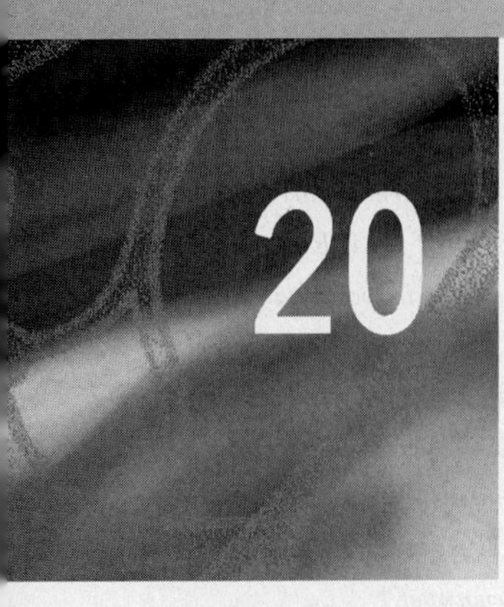

# 20 动脉粥样硬化和脂蛋白代谢



## 概　述

在工业化社会，动脉粥样化疾病普遍存在，是常见的死亡（粥样斑块破裂后血栓形成，引起心肌梗死，第 21 章）和致残（脑卒中心力衰竭）的原因。在第 19 章，讨论了导致动脉斑最重要的危险因素之一是高血压。在本章，我们将讨论其他的危险因素，尤其是血脂障碍（dyslipidaemia）❶，它像高血压一样，依从于药物治疗。为了更好地理解降血脂药物的作用，本章简要讲述动脉粥样硬化的形成过程和脂质转运的过程。同时，介绍一些重要药物，包括：他汀类、贝特类、胆固醇吸收抑制药、烟酸衍生物、鱼油衍生物。其中重点介绍可以降低动脉疾病发生率和延长患者寿命的他汀类。

## 动脉粥样硬化的形成

粥样斑是大型和中型动脉内膜的局部病变。血管损害可以发生数十年而不引起任何临床症状，出现症状表明疾病已到达晚期。虽然超声检查有助于相对静止和表浅的动脉（如颈动脉等）病变的诊断，而且通过分别检测主动脉脉搏波速率和冠状动脉钙化程度可以检测到相关的血管改变，例如动脉顺应性下降和动脉钙沉积；但是在临床症状出现前，血管损害很难用无创方法进行诊断。长期以来，一直没有很好的可以用于研究脂蛋白代谢的模型，最近载脂蛋白或在脂蛋白代谢中发挥关键作用的受体的基因缺陷转基因鼠（第 6 章）的出现转变了这一现状。然而，目前我们对动脉粥样硬化形成的认识主要来源于人的流行病学和病理学观察以及临床调查。

**表 20.1　动脉粥样硬化性疾病可控制的危险因素**

| |
|---|
| LDL-C 水平升高； |
| HDL-C 减少； |
| 高血压（第 19 章）； |
| 糖尿病（第 26 章）； |
| 吸烟（第 54 章）； |
| 肥胖（第 27 章）； |
| 体力活动少； |
| C 反应蛋白增加[a]； |
| 凝血因子增加（例如：Ⅶ因子，纤维蛋白原）； |
| 高半胱氨酸增加； |
| 脂蛋白（a）增加[b]。 |

[a]与动脉粥样硬化性疾病密切相关，但还不确定是否为病因。
[b]可以潜在调整，但是主要由遗传学决定：烟酸降低脂蛋白（a）。

流行病学研究已经证实了很多动脉粥样硬化性疾病的危险因素。其中有一些是无法改变的（如缺血性心脏病的家族史），但是表 20 .1 中列举的其他因素是能够进行调整的，而且它们是药物治疗的潜在靶点。临床试验已经表明，改善危险因素可以减轻动脉粥样硬化性疾病的不良后果。例如，使用药物降低血浆中低密度脂蛋白胆固醇（LDL-C）的浓度可以降低心肌梗死的发病率。许多危险因素可以引起内皮功

❶ 术语"血脂障碍（dyslipidaemia）"更宜称为"高脂血症（hyperlipidaemia）"，因为认为低血浆浓度的高密度脂蛋白是有害的，是一个新的治疗靶点。

**动脉粥样硬化性疾病**

**要点**

粥样斑是大型和中型动脉的局灶性病变。动脉粥样斑在经济发达国家中发病率很高，病程隐匿数十年，而且在这些国家中已经成为最常见的致死（心肌梗死）和致残（如脑卒中）原因。

- 脂纹是最早期的结构损害表现，然后进展为纤维化和/或脂质斑块。症状取决于血管床，只在阻塞区下游组织的血流不能满足其代谢需要时才发生。
- 重要的可以调控的危险因素包括高血压（第19章）、血脂障碍（本章）和吸烟（第43章）。
- 病理生理机制是损伤因素诱发的慢性炎症过程。内皮功能失调导致其保护机制丧失，单核细胞/巨噬细胞和T淋巴细胞迁移，摄取低密度脂蛋白胆固醇（LDL-C）和它的氧化物，巨噬细胞摄取氧化型LDL（ox-LDL），平滑肌细胞迁移和增生以及胶原沉积。
- 斑块破裂导致血小板激活和血栓形成（第21章）。

能紊乱（第19章），其主要证据是乙酰胆碱或血流量增加（即所谓的“流量介导的舒张”，阻断NO合成的药物可以抑制该应答，第17章）所致的血管松弛效应降低。健康的内皮可以产生NO和其他防止粥样斑的介质，因此，许多代谢危险因素对内皮的副作用可能是导致动脉粥样硬化形成的共同途径。

动脉粥样硬化形成包括：

1. 内皮功能紊乱，$PGI_2$（前列环素，第13章）和NO的生物合成改变。

2. 内皮功能紊乱性损伤可以诱导黏附分子的表达。它们促进单核细胞黏附、从腔迁移到内膜。损害易发生于血流不畅区域，如主动脉分支的起始处。

3. LDL颗粒被转运到血管壁。内皮细胞和单核/巨噬细胞产生自由基，自由基氧化LDL（ox-LDL），结果导致脂质过氧化反应。

4. 巨噬细胞通过清道夫受体摄取ox-LDL。由于胞质中脂质沉积导致“泡沫样”组织学改变的特征，这些细胞被称作泡沫样细胞。ox-LDL的摄取可以激活巨噬细胞并释放致炎症细胞因子。泡沫细胞是粥样斑的特征性病理改变。四氢大麻酚（*tetrahydrocannabinol*）可以抑制巨噬细胞的趋化作用，$CB_2$受体激动药有潜在的作为抗动脉粥样硬化药物的可能（第15章）。

5. 泡沫细胞和T淋巴细胞在内皮下积聚，形成脂纹。

6. 胆固醇能够被从动脉壁动员并被以高密度脂蛋白胆固醇（HDL-C）的形式转运到血浆中。

7. 活化的血小板、巨噬细胞以及内皮细胞释放细胞因子和生长因子，引起平滑肌增殖和结缔组织成分沉积。这种炎性纤维增生性应答反应导致脂核上形成高密度的纤维帽，整个结构由粥样斑构成。

8. 斑块破裂成为血栓形成的底物（第21章，图21.1和21.10）。大量巨噬细胞的出现诱发斑块破裂，而血管平滑肌细胞和基质蛋白能够稳定斑块。

## 动脉粥样硬化性疾病的预防

合理用药通常是健康生活方式的补充。高血压（第19章）和糖尿病（第26章）的有效治疗可以降低症状性动脉粥样硬化性疾病的发病率，而且抗血栓药物（第21章）可以减少动脉血栓形成。减少LDL-C是非常有效的，这是本章中主要的治疗目标，但是动脉粥样硬化形成中其他的几个阶段也是药理学治疗的潜在靶点。血管紧张素转换酶抑制药（第19章）可以改善血管内皮功能、延长动脉粥样硬化性疾病患者的寿命。其他也可以增加NO生物合成或利用率的药物正在研究中。中等的乙醇可以增加HDL-C，而且流行病学证据显示老年人中度饮酒是有益的❶。

◆ 定期锻炼也可以增加循环中的HDL-C；但是与降低LDL-C的药物相比，升高HDL-C的药物作用还不是很明确，因为到目前为止，这些药物（如贝特类和烟酸衍生物等，见下文）对HDL-C仅有中等作用，而同时伴有的对LDL-C和三酰甘油的作用使临床试验结果的讨论更加复杂。然而，对HDL-C低的患者，用torcetrapib抑制胆固醇酯转移蛋白（CETP）可以明显增加HDL-C（Brousseau等，2004）。目前正在开发torcetrapib作为他汀类的联合用药。ApoA-Ⅰ Milano是载脂蛋白A-Ⅰ突变体，它在意大利某个小镇的个体中被发现，居住在那里的人们HDL水平低，但动脉血管性疾病患病率低。在动物模型，注入重组的ApoA-Ⅰ Milano-磷脂复合物可以产生快速的动脉粥样硬化消退，而且静脉内给药可以使急性冠状动脉综合征患者的动脉粥样硬化消退（Nissen等，2003）。

抗氧化剂（维生素C和维生素E等）对患者是十分有益的，其主要根据是：一方面，它们可以改善氧化应激增

❶ 长期酗酒的男子中，也有的可以存活3年，10年，甚至更长的时间。

加时患者的血管内皮功能；另一方面，流行病学调查显示富含抗氧化剂的饮食可以降低冠状动脉疾病的发病率。尽管临床实验结果是阴性的，然而一些抗氧化剂可以降低HDL-C。雌激素通常用于预防绝经期的症状（第30章），可以预防绝经后骨质疏松，它们具有抗氧化的特性，同时能够产生其他有益于血管的作用。流行病学证据提示使用激素替代疗法的女性发生动脉粥样硬化性疾病的风险降低，但是对照试验显示其有因心血管病致死的明显副作用（第30章，请见Dubey等2004年的评论）。降低C反应蛋白的药物治疗一直是有争议的，当然很有可能C反应蛋白的升高是血管炎症的标志，而不是疾病进程中的一个活性成分。其他抗炎方法正在研究中；例如，酰基辅酶A：胆固醇酰基转移酶（ACAT）抑制药阿伐麦布（avasimibe）可以降低高胆固醇血症患者的循环肿瘤坏死因子α的水平，且对血脂无明显影响，还可以改善阻力血管的内皮功能（Kharbanda等，2005），但是它可能不能改善冠状动脉粥样硬化（Tardif等，2004）。最近Wierzbicki（2004）综述了其他发展中的新疗法。

补充叶酸类食品可降低血浆高半胱氨酸，而且，我们期待了解像美国那样已经引入服用叶酸盐预防先天性神经管缺陷的国家中，动脉粥样硬化性疾病的期待发生率是否降低。

与这种不甚明确（尽管令人激动）的情况相比，降低血浆LDL-C的药物被证实可以有效预防冠状动脉疾病。为了理解这些药物如何发挥作用，必须强调脂质在体内是如何被处置的。

## 脂蛋白在血中的运输

脂质和胆固醇通过血流以脂质和蛋白质的大分子复合物即脂蛋白的形式被转运。它们包括一个疏水的脂质核（包括三酰甘油和胆固醇酯），外面有极性的脂质、游离胆固醇和载脂蛋白的亲水层覆盖。主要有四类脂蛋白，包在脂质核和不同类型载脂蛋白中的相对比例不同。它们的大小和密度也不同，使用超速离心，脂蛋白根据密度可以分类为：

- 高密度脂蛋白胆固醇（HDL-C）；
- 低密度脂蛋白胆固醇（LDL-C）；
- 极低密度脂蛋白（VLDL）；
- 乳糜微粒（chylomicrons，CM）。

每类脂蛋白在脂质转运中有一种特殊的作用，内源性和外源性脂质有不同的转运途径，而且还有胆固醇逆转运途径（图20.1）。转运途径根据主要的载脂蛋白（分别为apoB-48、apoB-100和apoA-1）进行区分，载脂蛋白是关键受体的配体。在外源性途径，从回肠吸收的胆固醇和三酯甘油以乳糜微粒（直径100～1000nm）的形式先后通过淋巴和血液被转运到肌肉和脂肪组织中的毛细血管。在这些地方，三酰甘油被脂蛋白脂肪酶水解，组织摄取产生的游离脂肪酸和甘油。乳糜微粒残余物（直径30～50nm）仍然含有胆固醇酰的完整成分，经过肝时与肝细胞上的受体结合并发生胞吞作用。在肝细胞中释放的胆固醇被储存起来，被氧化成胆汁酸，随胆汁以原型分泌或者进入内源性途径。

在内源性途径，胆固醇和新合成的三酰甘油以极低密度脂蛋白的形式（直径30～80nm）被从肝转运到肌肉和脂肪组织，在那里三酰甘油被水解成脂肪酸和甘油，然后像上面描述的那样进入组织。在这个过程中，脂蛋白颗粒变成比较小的颗粒（直径20～30nm），但是它们保存着胆固醇酯的完整成分。因此，它们的密度增加，形成中等密度胆固醇和最终的LDL-C颗粒。LDL-C是合成整合入细胞膜和用于合成类固醇的胆固醇（第28章和30章）的来源，但是如上所述，它也是动脉粥样硬化形成的关键因素。细胞通过LDL受体内吞摄取LDL-C，LDL受体识别LDL载脂蛋白。一些药物（特别是他汀类；见下文）通过抑制内源性胆固醇的合成和刺激肝LDL受体的合成降低血循环中的LDL-C。胆固醇能够以HDL颗粒（直径7～20nm）的形式从组织回到血中。在HDL颗粒中胆固醇与长链脂肪酸酯化，产生的胆固醇酯通过血中被称为胆固醇脂转移蛋白（CETP）的转运蛋白转换成VLDL或LDL颗粒。脂蛋白（a）或者Lp（a）是一种特殊的LDL，它与动脉粥样硬化形成密切相关，定位于动脉粥样硬化性损害的局部。L（a）只含有一种载脂蛋白即apo（a），其结构与纤溶酶原类似（第21章）。Lp（a）竞争并抑制纤溶酶原与其内皮细胞受体的结合。纤溶酶原是纤溶酶原激活物的作用底物，纤溶酶原激活物由内皮细胞分泌并与之结合，产生纤溶酶（图21.10）。Lp（a）与受体结合的效应是产生少量的纤溶酶，纤维蛋白溶解受到抑制并促进血栓的形成。目前已知有四种脂质转运蛋白参与了动脉粥样硬化的形成。ACTA（酰基辅酶A：胆固醇酰基转移酶）主要表现为两种形式，催化巨噬细胞、肾上腺皮质、肠和肝细胞内胆固醇酯的合成。磷脂酰胆碱胆固醇酰基转移酶（lecithin cholesterol acyltransferase，LCAT）催化HDL颗粒中胆固醇酯的合成。CETP和PLTP（phospholipid transfer protein）涉及胆固醇在血浆中不同种类的脂蛋白颗粒之间的转移。最近发现用于乳腺癌预防和治疗的他莫

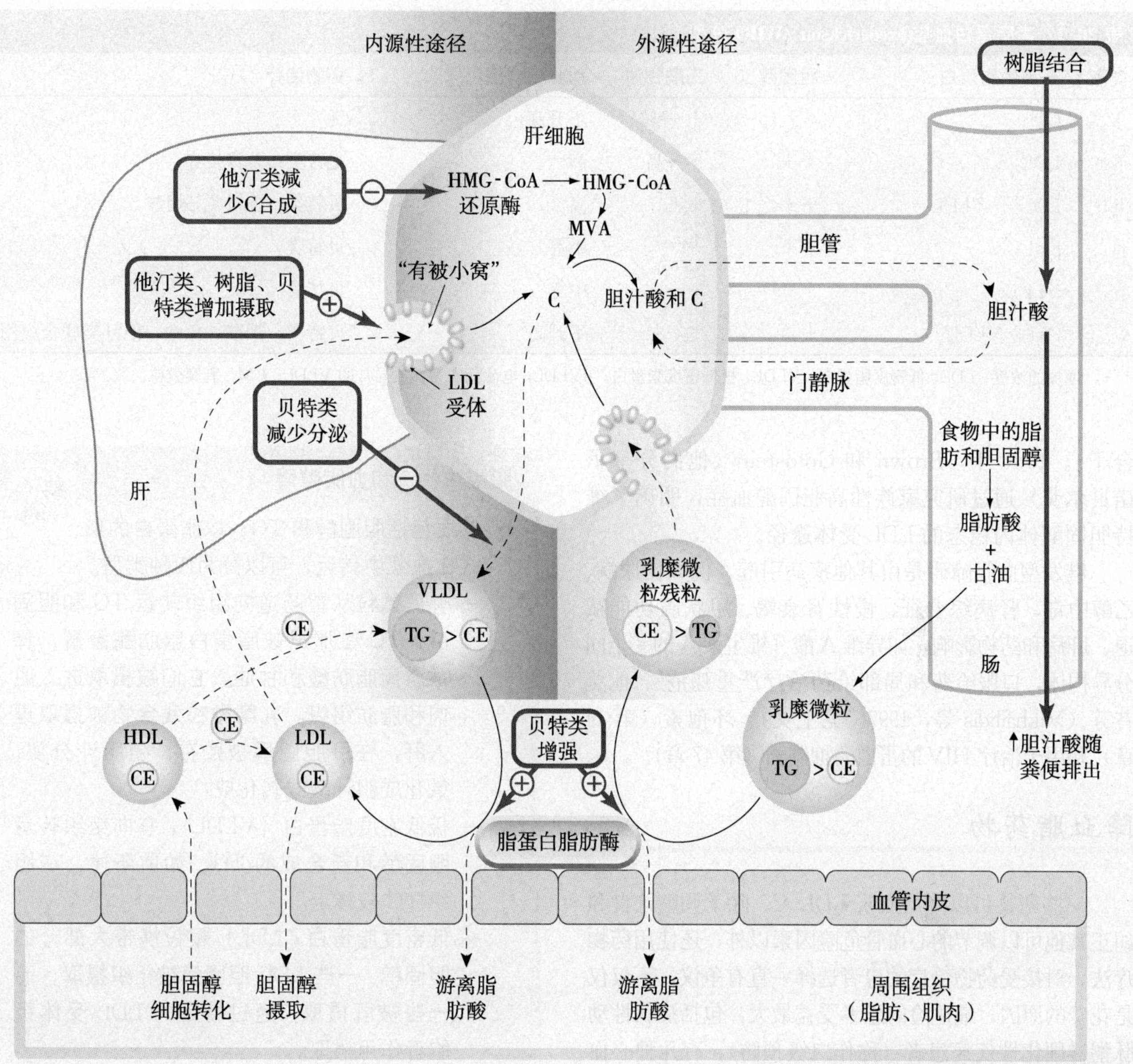


**图 20.1 组织中胆固醇转运的示意图，包括影响脂蛋白代谢的主要药物的作用位点。**ACoA，乙酰辅酶 A；C，胆固醇；CE，胆固醇酯；HDL，高密度脂蛋白；HMG-CoA 还原酶，3-羟基-3-甲基戊二酰辅酶 A 还原酶；LDL，低密度脂蛋白；MVA，甲羟戊酸；TG，三酰甘油；VLDL，极低密度脂蛋白。

昔芬（第 51 和 30 章）是强的 ACAT 抑制药（De Medina 等，2004）。到目前为止，最有前途的治疗方法是抑制 CEPT：torcetrapib（见上文）以增加 HDL-C，正处于后期开发阶段。

## 血脂障碍

血中总胆固醇浓度的正常范围在不同的人群是不同的（例如，在英国有 25%～30% 的中年人血清胆固醇浓度超过 6.5mmol/L，而在中国患病率比较低）。随着 LDL-C 水平的升高和 HDL-C 水平的降低，心血管疾病发病风险逐渐增加。血脂障碍可以是原发性的，也可以是继发性的。原发性的主要致病因素是饮食和基因（常常是多基因的，但也有例外）的共同作用。按照脂蛋白升高的种类，他们可以被分为 6 种表型（Frederickson 分类法，表 20.2）。其中 LDL 受体单基因缺陷所致原发性 type Ⅱa 高脂蛋白血症尤其具有缺血性心脏病的高风险。这种病已知为家族性高胆固醇血症，而且患病成年人血清胆固醇浓度常超过 8mmol/L（杂合子）或为 12～25mmol/L（纯

**表 20.2 高脂蛋白血症 Frederickson /WHO 分型**

| 类型 | 升高的脂蛋白 | 胆固醇 | 三酰甘油 | 动脉粥样硬化风险 | 药物治疗 |
|---|---|---|---|---|---|
| Ⅰ | CM | + | +++ | 不升高 | 无 |
| Ⅱa | LDL | ++ | 不升高 | 高 | 他汀类±依泽麦布 |
| Ⅱb | LDL + VLDL | ++ | ++ | 高 | 贝特类，他汀类，烟酸 |
| Ⅲ | βVLDL | ++ | ++ | 中等 | 贝特类 |
| Ⅳ | VLDL | + | ++ | 中等 | 贝特类 |
| Ⅴ | CM+ VLDL | + | ++ | 不升高 | 贝特类、烟酸、鱼油、他汀类联合应用 |

+，增加的浓度；LDL，低密度脂蛋白；VLDL，极低密度脂蛋白；βVLDL，电泳证实为性质异常的 VLDL；CM，乳糜微粒。

合子）。1986 年，Brown 和 Goldstein（他们分享了诺贝尔奖）通过研究家族性高胆固醇血症，明确了维持胆固醇体内稳态的 LDL 受体途径。

继发型血脂障碍是由其他疾病引起，例如糖尿病、乙醇中毒、肾病综合征、慢性肾衰竭、甲状腺功能减退、肝病和药物影响，如异维 A 酸（维生素 A 的一个同分异构体，口服给药和局部给药治疗严重痤疮）、他莫昔芬（Mikhailidis 等，1997，见上文）、环孢素（第 14 章）和用于治疗 HIV 的蛋白酶抑制药（第 47 章）。

## 降血脂药物

一些药物可以降低血浆 LDL-C。除了调整饮食和纠正其他可以调节的心血管危险因素以外，还使用药物疗法。对接受药物治疗的患者选择一直有争议，不仅仅是花费的原因，最危险的患者受益最大，包括症状性动脉粥样硬化性疾病患者（称作二级预防）、有几种心血管危险因素的患者以及血浆胆固醇浓度最高的患者。

临床上主要使用的药物是：

- 他汀类：3-羟基-3-甲基戊二酰辅酶 A（HMG-CoA）还原酶抑制药；
- 贝特类；
- 胆固醇吸收抑制药；
- 烟酸或烟酸衍生物；
- 鱼油衍生物。

鱼油可以降低血三酰甘油的浓度，但是增加血浆胆固醇的浓度。

**脂蛋白代谢和血脂障碍**

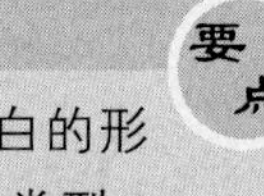


- 脂质包括胆固醇和 TG，以脂蛋白的形式在血浆中转运，可以分为四种类型。
  — 乳糜微粒从胃肠道向组织转运 TG 和胆固醇，TG 在那里被脂蛋白脂肪酶裂解，释放游离脂肪酸和甘油。它们被摄取进入肌肉和脂肪组织。乳糜微粒残余物被摄取进入肝，在肝胆固醇被贮存，随胆汁分泌，氧化成胆汁酸或转化成：
  — 极低密度脂蛋白（VLDL），它向组织转运胆固醇和新合成的 TG，如前所述，在组织 TG 被移走。
  — 低密度脂蛋白（LDL）颗粒携带大部分的胆固醇；一些 LDL 胆固醇被组织摄取，而一些被肝摄取，通过特定的 LDL 受体经胞吞作用摄取。
  — 高密度脂蛋白（HDL）颗粒吸收组织（包括动脉）细胞裂解衍生的胆固醇，然后转化成 VLDL 和 LDL 颗粒。
- 高脂血症可以是原发的，也可以继发于某种疾病（如甲状腺功能减退）。按照升高的脂蛋白颗粒不同，可以分为六个表型（Frederickson 分类法）。LDL-C 越高和 HDL- C 越低，患缺血性心脏病的危险性越高。

### 他汀类：HMG-CoA 还原酶抑制药

胆固醇合成中的限速酶是 HMG-CoA 还原酶，它催化 HMG-CoA 转化成为甲羟戊酸（图 20.1）。辛伐他汀（simvastatin）、洛伐他汀（lovastatin）和普伐他汀（pravastatin）是特异性的可逆性 HMG-CoA 还原酶竞争性抑制药，$K_i$ 值接近 1nmol/L。阿托伐他汀和罗苏伐他汀是长效的抑制药。肝胆固醇合成减少可以上调 LDL 受体合成，增加 LDL-C 从血浆中清除进入肝。因此，他汀类的主要生化作用是降低血浆 LDL-C。也有一定的降低血浆三酰甘油和增加 HDL-C 的作用。几个研究 HMG-CoA 还原酶抑制药对发病率和死亡率影响的大规模随机安慰剂对照实验已经显示阳性结果。

◆ 斯堪的那维亚人的辛伐他汀生存研究（4S）以缺血性心脏病患者和血浆胆固醇为 5.5～8.0mmol/L 的患者为研究对象，研究结果显示辛伐他汀使血清 LDL-C 降低 35%，死亡率降低 30%（图 20.2）。在平均超过 5.4 年的随访期中，辛伐他汀可以降低冠心病导致的死亡率 42%。其他大规模临床研究也已经证实，使用不同的他汀类药物［苏格兰西部冠心病预防研究（WOSCOPS）、心脏保护研究和英国斯堪的那维亚心脏结果试验（ASCOT）］可以降低患有确定的缺血性心脏病患者的死亡率［例如胆固醇事件和再发事件，CARE 试验］，也可以降低具有冠状动脉疾病风险的健康人的死亡率，后者具有高胆固醇水平和其他危险因素。最近一项随机对照研究发现，虽然服用 80mg 阿托伐他汀（atorvastatin）降低 LDL-C 对事件率的作用明显强于 10mg 剂量的作用，但是血浆转氨酶异常升高的发生率很高（LaRosa 等，2005）。他汀类药物的二级预防临床试验中，血浆 LDL-C 浓度处于 1.8 ～4.9mmol/L 的范围时，心血管事件的发生率与 LDL-C 浓度大致呈线性相关，而且在安慰剂组和他汀类药物治疗组，心血管事件的发生率呈同样的线性关系。

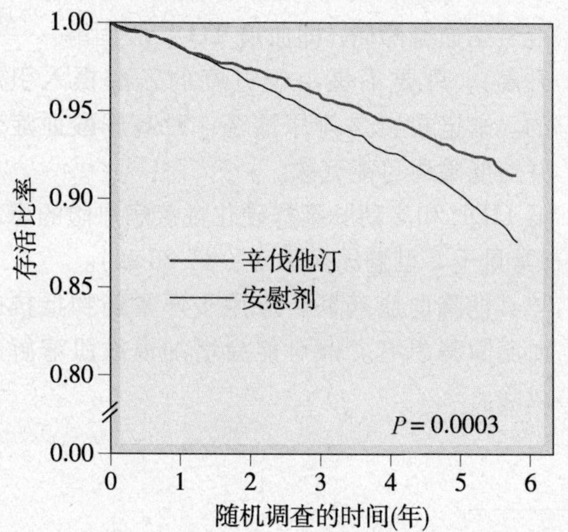


**图 20.2 冠心病和血浆胆固醇 5.5～8.0mmol/L 并接受安慰剂或辛伐他汀治疗的患者的存活率。**辛伐他汀治疗组的死亡相对危险度为 0.70（95% 置信区间 0.58～0.85）。（Based on 4S study 1994 Lancet 344：1383-1389.）

## 他汀类的其他作用

甲羟戊酸途径的产物异戊烯化或法尼基化生成了几个重要的膜结合酶（如 eNOS，第 17 章）。这些脂肪族可将酶定位于细胞器，如膜性小腔和高尔基体。因此，目前感兴趣的是他汀类的其他作用，这些作用与其对血浆 LDL-C 的作用不相关或间接相关（有时称作多效性作用）。这些作用中有一些是不受欢迎的（例如，HMG-CoA 还原酶引导的原生殖细胞移行，他汀类药物禁用于妊娠期妇女），但有一些药物也有可能用于治疗其他疾病，例如阿尔兹海默病（Sparks 等，2005），也可预防前列腺癌（Shannon 等，2005）。这些作用包括：

- 改善内皮功能；
- 减轻血管炎症；
- 降低血小板聚集性；
- 促进缺血组织的新生血管形成；
- 增加循环中的内皮祖细胞；
- 稳定动脉粥样硬化斑块；
- 抗血栓形成作用；
- 增强纤维蛋白溶解作用；
- 在发育过程中抑制生殖细胞的迁移；
- 免疫抑制；
- 防治败血症。

他汀类药物的这些作用对其抗动脉粥样硬化性作用的贡献程度是未知的。

## 药代动力学

晚间口服短效的他汀类药物可以降低清晨的胆固醇合成高峰。它们可以被肝他汀类的作用位点很好地吸收，然后通过细胞色素 P450 和葡糖醛酸结合途径进入广泛的系统前代谢。辛伐他汀是一种无活性的内酯前药，它在肝被代谢为活性形式，即相应的 β-羟基脂肪酸。

## 不良反应

他汀类药物有很好的耐受性，轻度不良反应有肌痛、胃肠道功能失调、血浆肝酶浓度升高、失眠和疹。比较严重的不良反应罕见，包括严重的肌炎（横纹肌溶解）和血管性水肿。肌炎是他汀类药物的一类严重不良反应，也出现在其他的降血脂药物（尤其是贝特

**HMG-CoA 还原酶抑制药（他汀类，例如辛伐他汀、阿托伐他汀）的临床应用** 临床

- 患有症状性动脉粥样硬化性疾病（如心绞痛，短暂的心肌缺血发作或随后的心肌梗死或脑卒中）患者的心肌梗死和的二级预防。
- 由于血清胆固醇浓度升高而伴有高风险的患者，特别是有其他的动脉粥样硬化危险因素的患者的动脉疾病的一级预防。表（从英国国家处方集获得的例证）用于最大危险因素患者的靶治疗。
- 阿托伐他汀降低纯合子家族性高胆固醇血症患者的血清胆固醇。
- 严重药物抵抗的血脂障碍患者（例如杂合子家族性高胆固醇血症患者）采用依泽替米贝与他汀类药物联合应用。

类），而且有剂量相关性❶。它更常发生于瘦体重较轻的患者和未纠正的甲状腺功能减退患者。

## 临床应用

参见临床框。

## 贝特类

有几个苯氧酸衍生物（贝特类），包括苯扎贝特（bezafibrate）、环丙贝特（ciprofibrate）、吉非贝齐（gemfibrozil）、非诺贝特（fenofibrate）和氯贝丁酯（clofibrate）。它们可以引起明显的循环 VLDL 降低，因而降低三酰甘油，适度（接近 10%）降低 LDL-C 和升高 HDL-C（约 10%）。一项研究显示，与安慰剂组比，吉非贝齐可以减少约 1/3 的中年原发性高脂蛋白血症男性患者发生冠心病。美国退伍军人事务部门在 2500 名患有冠心病、低 HDL-C 和低 LDL-C 的男性中进行了 HDL-C 干预试验，结果证明吉非贝齐可以增加 HDL-C 而降低冠心病和脑卒中的发生。事件发生率与 HDL-C 的改变有关联，但是与三酰甘油或 LDL-C 无关联，提示用贝特类增加 HDL-C 可以降低心血管病的发生风险。

贝特类的作用机制很复杂（图 20.1）。它们是脂质控制基因调整元件的一个亚基（PPAR）❷ 的激动药，PPARα 是核受体超家族成员（见第 3 章），在人类其主要作用是增加脂蛋白脂肪酶、apoA1 和 apoA5 的转录。它们可以促进肝摄取 LDL-C。除了对脂蛋白的作用以外，贝特类药物可以减少血浆 C 反应蛋白和纤维蛋白原，提高葡糖耐量，通过抑制转录因子 NF-κB 的表达抑制血管平滑肌的炎症（第 28 章）。就像他汀类药物的多效性（如前所述）一样，贝特类药物的这些作用很有意义，尽管这些作用是否具有重要的临床意义仍然是未知的。

### 不良反应

肌炎不常见，但很严重（横纹肌溶解），会出现肌红蛋白尿和急性肾衰竭。特别容易出现在肾功能损害的患者，这是由于蛋白结合率下降和药物清除受损。贝特类应该避免给有肾功损害的患者使用，也应该避免易患高三酰甘油血症的乙醇中毒患者使用，否则有引起横纹肌溶解的风险❸。肌炎也能被他汀类药物引起（见前文），因此通常不推荐与贝特类药物联合应用（尽管有时一些专家这样应用）。胃肠道症状、瘙痒和疹比他汀类药物更常见。氯贝丁酯容易诱发胆结石，因此禁用于胆囊切除术（即胆囊被切除）患者。

### 临床应用

参见临床框。

**贝特类的临床应用（如吉非贝齐，非诺贝特）** 临床

- 混合型血脂障碍（即血清 TG 和胆固醇升高），只要不是由于过度的乙醇摄入引起的。非诺贝特是排尿酸药，对高尿酸血症合并血脂障碍可能有效。
- 低 HDL 和高动脉粥样硬化性疾病风险的患者（常见于 2 型糖尿病患者；第 26 章）。
- 与其他降血脂药联合应用于严重药物抵抗的血脂障碍患者。但可能会增加横纹肌溶解的风险。

❶ 西立伐他汀（cerivastatin）是一个强效的他汀类药物，使用剂量相对较大。因为导致严重的肌炎，尤其在患者接受吉非贝齐治疗时，目前已经被撤销，将在后面讨论。

❷ 不要问过氧化物酶体增生物激活受体（PPAR）的定义（因为过氧化物酶体是存在于人类细胞中的细胞器，所以是误称）。用于治疗糖尿病的噻唑烷二酮类药物通过作用于相关的 PPARγ 受体发挥作用（见第 26 章）。

❸ 有几个原因，包括癫痫大发作后间歇期延长的趋势——“rum 发作”——和震颤性谵妄发作。

## 抑制胆固醇吸收的药物

历史上，胆汁酸结合树脂是唯一的可以抑制胆固醇吸收的药物，而且是可以降低血浆胆固醇的少数方法之一。外源性胆固醇吸收的减少和肝中内源性胆固醇代谢为胆汁酸的增加导致肝细胞LDL受体表达增加，因此可以通过增加LDL-C从血中的清除而降低血浆LDL-C的浓度。这些树脂（见下文）能够减少心肌梗死的发病率，但是它们的作用是轻微的，而且用量大，口味差，引起腹泻。随着他汀类药物的出现，这类药物在治疗血脂障碍方面的地位明显下降，主要作为严重患者的辅助治疗方法（如家族性高胆固醇血症）。

◆ 随后，植物固醇和固烷醇被推向市场。这些物质是从木质纸浆中分离的，用于生产人造黄油或酸奶酪。它们可以适当地降低血浆固醇，而且口味优于树脂❶。它们的作用机制尚不清楚。二氢谷固醇在肠腔中与胆固醇竞争肠上皮细胞上的胆固醇摄取受体NPC1L1❷，谷固醇干扰胆固醇在肠上皮细胞的转运。补充固烷醇可以加重纯合子谷固醇血症，一种罕见的常染色体隐性遗传病，其主要特征是肠中植物固醇类吸收增加、肝排泄入胆汁减少，而血浆植物固醇浓度升高，结节性黄色瘤（在腱处有富含脂质物质的马铃薯样聚集）和动脉粥样硬化。

### 依泽麦布

依泽麦布（ezetimibe）是一组胆固醇吸收抑制药氮杂环丁酮中的一个，而且主要添加到饮食或他汀类药物中治疗高胆固醇血症。它通过阻断肠上皮刷状缘的NPC1L1受体特异地抑制十二指肠胆固醇的吸收，而不影响脂溶性维生素、三酰甘油或胆汁酸的吸收。与树脂不同，在第二章它被定义为真正意义上的药物，树脂通过与胆汁酸结合发挥作用，而不是与受体结合。因此依泽麦布更便于起效，这是因为它的高效价（每日给药量是10mg，与之相比，树脂考来烯胺高达36g——3600倍的差异），而且作为树脂的替代品用于他汀类治疗严重血脂障碍的补充疗法，代表了一个真正的进步。

依泽麦布的作用机制与植物固醇和植物固醇酯是不同的，后两者主要是干扰固醇类物质出现在细胞表面。

#### 药代动力学

依泽麦布口服给药后被吸收进入肠上皮细胞，然后集中到刷状缘，那里可能是其作用位点。它也被广泛（>80%）代谢为有药理活性的依泽麦布-葡糖醛酸苷。总的依泽麦布（原型药加上与葡糖醛酸结合的药）浓度在用药后1～2h达到高峰，随后经肝肠循环和缓慢排泄。终末半衰期接近22h。与树脂不同，它可以随乳汁分泌（至少在动物研究如此），因此禁用于哺乳期妇女。

#### 不良反应

依泽麦布通常耐受性良好，但是有报道它能够引起腹泻、腹痛或头痛；也有报道疹和血管性水肿。

#### 临床应用

参见临床框。

### 胆汁酸结合树脂

考来烯胺（colestyramine）和考来替泊（colestipol）是阴离子交换树脂。口服应用，它们在肠中螯合胆汁酸，阻止其重吸收并打断肝肠循环（图20.1）。HDL-C的浓度不发生改变，可以引起TG水平增加的不良反应。美国脂质研究临床试验进行了7年的跟踪调查，发现饮食中添加树脂治疗可以使患有原发性高胆固醇血症的中年男性的血浆胆固醇下降13%，冠心病的发病率下降20%～25%。

#### 不良反应

由于树脂不被吸收，全身毒性低，但是胃肠症状，特别是腹泻，很常见，而且有剂量相关性。树脂用量大而且口味差。它们干扰脂溶性维生素和氯噻嗪（第9

**抑制胆固醇吸收药的临床应用：依泽麦布或胆汁酸结合树脂（如考来烯胺）** 临床

- 他汀类药物反应不足时的补充应用（依泽麦布）。
- 他汀类药物禁用的高胆固醇血症患者。
- 应用于与动脉粥样硬化不相关的疾病，包括：
  - 局部胆管阻塞引起的瘙痒症患者（胆汁结合树脂）；
  - 胆汁酸相关性腹泻，例如由糖尿病神经病变引起（胆汁酸结合树脂）。

❶ 然而，这也并非言过其实。

❷ 为Niemann-Pick C1样蛋白1。

和 24 章)、地高辛(第 18 章)、华法林(第 21 章)等药物的吸收,因此应该至少在服用树脂前 1h 或服用后 4~6h 才服用这些药物。

### 临床应用

它们已被依泽麦布取代,用于治疗成年人血脂障碍。其他应用见临床框。

## 烟酸衍生物

烟酸(nicotinic acid)是一种维生素,是许多重要代谢过程的必需物质。在大剂量,如克数量级应用时,则为一种降血脂药物。烟酰胺通过抑制肝 TG 的产生和 VLDL 的分泌(图 20.1)而降低 TG 和 LDL-C 水平[包括 Lp(a)],同时增加 HDL-C 水平。其作用机制还不清楚,但是认为是通过叫做 HM74A 的 G 蛋白偶联的孤儿受体发挥脂解作用启动其效应的,该受体存在于脂肪细胞膜(Karpe & Frayn,2004)。它还影响肝二酰甘油转移酶。在冠心病药物治疗试验中,长期应用于幸存的心肌梗死患者可以降低死亡率,但是不良反应限制了其应用。缓释或控释剂型耐受性更好,保留了调节血脂的作用,使对血糖和肝功能的副作用降到最低,血管造影术和超声检查结果显示了其有效性。若作用适度,它将是真正的进步。

### 不良反应

不良反应有潮红、心悸和胃肠道紊乱。潮红与 $PGD_2$(第 13 章)的产生有关,用药前 30min 给予阿司匹林可减轻。大剂量尚可引起肝功能失调、糖耐量异常,可使循环中尿酸增加而诱发痛风。

## 鱼油衍生物

omega-3 鱼三酰甘油(omega-3 marine triglyceride)可以降低血浆 TG 水平,但是升高胆固醇水平。血浆 TG 水平与冠状动脉疾病的关系不如胆固醇那样密切,但是流行病学证据表明经常吃鱼可以减少缺血性心脏病的发生,而且新发生心肌梗死的患者在饮食中补充 omega-3 多不饱和脂肪酸(PUFA)可以提高其生存率(GISSI 预防研究,1999)。其机制可能是 PUFA 很强的抗心律失常作用(Leaf 等,2003)。鱼油对血浆 TG 浓度的作用机制尚不清。鱼油中富含 PUFA,包括二十碳五烯酸(eicosapentaenoic acid,EPA)和二十二碳六烯酸(docosahexaenoic acid,DHA),而且还具有其他潜在的重要作用,包括抑制血小板功能、延长出血时间、抗炎作用和降低血浆纤维蛋白原。EPA 取代细胞膜上的花生四烯酸产生 3 系列前列腺素类和血栓烷类(在侧链上有三个双键的类前列腺素,而不是通常的两个)以及 5 系列的白三烯类。这也许可以解释它们的止血作用,因为 $TXA_3$ 作为血小板聚集因子,其活性弱于 $TXA_2$,而 $PGI_3$ 作为血小板抑制剂的作用强度与 $PGI_2$ 相似。白三稀生物合成的改变可能是鱼油抗炎作用的基础。由于可以引起 LDL-C 水平升高,鱼油禁用于Ⅱa 型高脂蛋白血症患者。除了用于治疗高三酰甘油血症以外,英国已经批准 omega-3-酸乙酯作为预防心肌梗死再发的药物。它引起更轻微的 LDL-C 的增加,而且不像旧的鱼油制剂那样有鱼腥味,也不容易引起体重增加和消化不良。

**治疗血脂障碍的药物** 要点

用于血脂障碍治疗的主要药物有:

- HMG-CoA 还原酶抑制药(他汀类,例如辛伐他汀):抑制胆固醇合成,增加 LDL 受体在肝细胞的表达,促进 LDL-C 摄取。不良反应包括肌痛(少见,严重的肌损害)和肝酶升高。
- 贝特类(如吉非贝齐):激活 PPARα 受体,增加脂蛋白脂肪酶的活性,减少肝 VLDL 的产生,促进肝 LDL-C 清除。该类药物可以明显降低血清 TG 水平,适度增加 HDL-C。不良反应有肌肉损害。
- 干扰胆固醇吸收的药物,常常添加到饮食中,同时配合使用他汀类药物:
  — 依泽麦布;
  — 富含固烷醇的食物;
  — 胆汁酸结合树脂(例如考来烯胺)。
- 烟酸缓释或控释剂型。潮红是主要的副作用。
- 鱼油衍生物——omega-3-酸乙酯。

**烟酸衍生物的临床应用** 临床

- 他汀类药物和饮食的辅助药物,主要用于血脂障碍,特别是低 HDL-C 和高 TG 患者
- 他汀类药物禁用的患者

# 参考文献与扩展阅读


## 动脉粥样硬化

Brown M S, Goldstein J L 1986 A receptor-mediated pathway for cholesterol homeostasis. Science 232: 34-47 (*Classic from these Nobel Prize winners; see also Goldstein J L, Brown M S 1990 Regulation of the mevalonate pathway. Nature* 343: 425-430)

Davies M J, Woolf N 1993 Atherosclerosis: what is it and why does it occur? Br Heart J 69: S3-S11 (*Review of pathology/pathogenesis*)

Glass C K, Witztum J L 2001 Atherosclerosis. The Road Ahead. Cell 104: 503-516

McCully K S 1996 Homocysteine and vascular disease. Nat Med 2: 386-389 (*Discusses therapeutic promise of increased dietary folate and vitamin* $B_6$)

Miles L A, Fless G M, Levin E G et al. 1989 A potential basis for the thrombotic risks associated with lipoprotein (a). Nature 339: 301-303 (*See also comment: Scott J 1989 Thrombogenesis linked to atherogenesis at last? Nature* 341: 22-33)

Ross R 1999 Atheroscerosis—an inflammatory disease. N Engl J Med 340: 115-126

Stein O, Stein Y 2005 Lipid transfer proteins (LTP) and atherosclerosis. Atherosclerosis 178: 217-230 (*Reviews four lipid transfer proteins—ACAT, CETP, LCAT and PLTP—and the therapeutic potential of modulating them*)

## 脂蛋白代谢和血脂障碍

Gervois P, Torra I P, Fruchart J C, Staels B 2000 Regulation of lipid and lipoprotein metabolism by PPAR activators. Clin Chem Lab Med 38: 3-11 (*Review*)

## 他汀类

Almog Y, Shefer A, Novack V et al. 2004 Prior statin therapy is associated with a decreased rate of severe sepsis. Circulation 110: 880-885 (*Statin therapy was associated with a reduced rate of severe sepsis and intensive care unit admission—a role for statins in the prevention of sepsis?*)

LaRosa J C et al. for the Treating to New Targets (TNT) Investigators 2005 Intensive lipid lowering with atorvastatin in patients with stable coronary disease. N Engl J Med 352: 1425-1435 (*Intensive lipid-lowering therapy atorvastatin 80mg daily in coronary heart disease patients provided significant clinical benet beyond that afforded by 10mg; this occurred with a greater incidence of elevated aminotransferase levels*)

Liao J K, Laufs U 2005 Pleiotropic effects of statins. Annu Rev Pharmacol Toxicol 45: 89-118 (*'Many pleiotropic effects are mediated by inhibition of isoprenoids, which serve as lipid attachments for intracellular signalling molecules. In particular, inhibition of small GTP-binding proteins, Rho, Ras, and Rac, whose proper membrane localisation and function are dependent on isoprenylation, may play an important role in mediating the pleiotropic effects of statins.'*)

Merx M W, Liehn E A, Graf J et al. 2005 Statin treatment after onset of sepsis in a murine model improves survival. Circulation 112: 117-124 (*Statins offer the potential of effective sepsis treatment*)

Reid I R et al. 2001 Effect of pravastatin on the frequency of fracture in the LIPID study. Lancet 357: 509-512 (*No support for the hypothesis that statins reduce fracture risk; clinical trials aimed primarily at osteoporosis in at-risk subjects and using more sensitive measures of bone density are awaited*)

Ridker P M for the Air Force/Texas Coronary Atherosclerosis Prevention Study Investigators 2001 Measurement of C-reactive protein for the targeting of statin therapy in the primary prevention of acute events. N Engl J Med 344: 1959-1965 (*Statins may be effective in preventing coronary events in people with unremarkable serum lipid concentrations but with elevated C-reactive protein, a marker of inflammation and risk factor for coronary disease; see also accompanying editorial, Munford R S, Statins and the acute phase response, pp.* 2016-2018)

Shannon J et al. 2005 Statins and prostate cancer risk: a case-control study. Am J Epidemiol 162: 318-325 (Statin use was associated with a reduction in prostate cancer risk—odds ratio, 0.38; 95% confidence interval, 0.21, 0.69—especially of more aggressive prostate cancer)

Sparks D L et al. 2005 Atorvastatin for the treatment of mild to moderate Alzheimer disease. Preliminary results. Arch Neurol 62: 753-757 (*Laboratory evidence of cholesterol-induced production of amyloid, along with epidemiological evidence, provided a rationale; individuals with mild to moderate Alzheimer's disease were studied, with encouraging pilot data*)

Undas A, Brummel K E, Musial J et al. 2001 Simvastatin depresses blood clotting by activation of prothrombin, factor V, and factor XIII and by enhancing factor Va inactivation. Circulation 103: 2248-2253 (*Simvastatin effects on blood clotting independent of cholesterol reduction*)

Van Doren M, Broihier H T, Moore L A, Lehman R 1998 HMG-CoA reductase guides migrating primordial germ cells. Nature 396: 466-469 (*Regulated expression of HMG-CoA reductase provides spatial guide to migrating primordial germ cells*)

Vasa M et al. 2001 Increase in circulating endothelial progenitor cells by statin therapy in patients with stable coronary artery disease. Circulation 103: 2885-2890 (*May participate in repair after ischaemic injury*)

## 其他治疗

### 烟酸

Canner P L, Furberg C D, Terrin M L, McGovern M E 2005 Benefits of niacin by glycemic status in patients with healed myocardial infarction (from the Coronary Drug Project). Am J Cardiol 95: 254-257 (*The Coronary Drug Project, conducted during 1966 to 1974, was a randomised, double-blind, placebo-controlled trial in 8341 men with previous myocardial infarction; nicotinic acid significantly reduced total mortality during 6.2 years' treatment plus an additional 9 years of post-trial follow-up*)

Karpe F, Frayn K N 2004 The nicotinic acid receptor—a new mechanism for an old drug. Lancet 363: 1892-1894 (*Brief review of recent evidence that nicotinic acid acts via a G-protein-coupled orphan receptor*)

Taylor A J, Sullenberger L E, Lee H J et al. 2004 Arterial biology for the investigation of the treatment effects of reducing cholesterol (ARBITER) 2—A double-blind, placebo-controlled study of extended-release niacin on atherosclerosis progression in secondary prevention patients treated with statins. Circulation 110: 3512-3517 (*A double-blind randomised placebo-controlled study of once-daily extended-release nicotinic acid 1 g added to background statin therapy in 167 patients with coronary heart disease and low HDL-C. The primary end point was the change in common carotid intima media thickness after 1 year. Nicotinic acid slowed the progression of atherosclerosis.*)

## 贝特类

Rubins H B et al. 2001 Reduction in stroke with gemfibrozil in men with coronary heart disease and low HDL cholesterol. The Veterans Affairs HDL Intervention Trial (VA-HIT). Circulation 103: 2828-2833 (*Evidence that increasing HDL-C reduces stroke*)

## 鱼油

GISSI-Prevenzione Investigators (Gruppo Italiano per lo Studio della Sopravvivenza nell' Infarto Miocardico) 1999 Dietary supplementation with n-3 polyunsaturated fatty acids and vitamin E after myocardial infarction: results of the GISSI-Prevenzione trial (*11 324 patients surviving myocardial infarction were randomly assigned supplements of n-3 PUFA, 1 g daily, vitamin E, both or neither for 3.5 years. The primary end point was death, non-fatal myocardial infarction and stroke combined. Dietary supplementation with n-3 PUFA led to a clinically important and statistically significant benefit. Vitamin E had no benefit.*)

Leaf A, Kang J X, Xiao Y F, Billman G E 2003 Clinical prevention of sudden cardiac death by n-3 polyunsaturated fatty acids and mechanism of prevention of arrhythmias by n-3 fish oils. Circulation 107: 2646-2652 (*Reviews antiarrhythmic action of PUFA, including electrophysiological effects on voltage-dependent sodium and L-type calcium channels*)

## 依泽麦布

Clader J W 2005 Ezetimibe and other azetidinone cholesterol absorption inhibitors. Curr Top Med Chem 5: 243-256 (*Summarises the medicinal chemistry of the azetidinone cholesterol absorption inhibitors as a class, with emphasis on the discovery of ezetimibe and structure action relations*)

Kosoglou T, Statkevich P, Johnson-Levonas A O et al. 2005 Ezetimibe—a review of its metabolism, pharmacokinetics and drug interactions. Clin Pharmacokinetics 44: 467-494

## 潜在的疗法

Brousseau M E et al. 2004 Effects of an inhibitor of cholesteryl ester transfer protein on HDL cholesterol. N Engl J Med 350: 1505-1515 (*In subjects with low HDL-C, CETP inhibition with torcetrapib markedly increased HDL-C and also decreased LDL-C. See also editorial comment: Brewer H B 2004 Increasing HDL cholesterol levels. N Engl J Med 350: 1491-1494*)

De Medina P et al. 2004 Tamoxifen is a potent inhibitor of cholesterol esterification and prevents the formation of foam cells. J Pharmacol Exp Ther 308: 1542-1548 (*Molecular modelling revealed similarity between tamoxifen and ACAT inhibitor, pointing to atheroprotective possibilities—but see Mikhailidis et al., 1997, in the Clinical aspects section below*)

Kharbanda R K, Wallace S, Walton B et al. 2005 Systemic acyl-CoA: cholesterol acyltransferase inhibition reduces inflammation and improves vascular function in hypercholesterolemia. Circulation 111: 804-807 (*Systemic ACAT inhibition reduced tumour necrosis factor-α levels in hypercholesterolaemic subjects and improved resistance vessel endothelial function, with small effects on circulating cholesterol*)

Nissen S E et al. 2003 Effect of recombinant ApoA-I Milano on coronary atherosclerosis in patients with acute coronary syndromes. A randomized controlled trial. JAMA 290: 2292-2300 (*Assessed the effect of intravenous recombinant ApoA-I Milano-phospholipid complexes, ETC-216, on atheroma burden measured by intravascular ultrasound in patients with acute coronary syndromes. Five doses at weekly intervals produced significant regression. These encouraging results require confirmation.*)

Tardif J C et al. 2004 Effects of the acyl coenzyme A: cholesterol acyltransferase inhibitor avasimibe on human atherosclerotic lesions. Circulation 110: 3372-3377 (*Avasimibe did not favourably alter coronary atherosclerosis as assessed by intravascular ultrasound and mildly increased LDL-C*)

Wierzbicki A S 2004 Lipid lowering therapies in development. Expert Opin Investig Drugs 13: 1405-1408

## 临床方面

Dubey R K, Imthurn B, Zacharia L C, Jackson E K 2004 Hormone replacement therapy and cardiovascular disease—what went wrong and where do we go from herefi Hypertension 44: 789-795 (*'Observational studies in humans and experimental studies in animals and isolated cells supported the widely held belief that hormone replacement therapy protects the cardiovascular system from disease. To nearly everyone's astonishment, the Women's Health Initiative Study and the Heart and Estrogen/Progestin*

*Replacement Study overturned the conclusion that hormone replacement therapy protects the cardiovascular system and, in fact, supported the opposite view that such therapy may actually increase the risk of cardiovascular disease.'*)

Durrington P N 2005 Hyperlipidaemia: diagnosis and management, 3rd edn. Hodder Arnold, London (*Extremely readable, authoritative book*)

Mikhailidis D P, Ganotakis E S, Georgoulias V A et al. 1997 Tamoxifen-induced hypertriglyceridaemia: seven case reports and suggestions for remedial action. Oncology Rep 4: 625-628 (*In general, tamoxifen improves the lipid profile; however, in some individuals it can cause severe hypertriglyceridaemia*)

(周　虹　译，李学军　校，林志彬　审)

# 21 止血和血栓形成



## 概　述

本章概述了血液凝固、血小板功能和纤维蛋白溶解作用的主要特点。只有了解了止血与血栓形成的生理过程，才能更好地理解出血性疾病（如血友病）以及动脉（例如血栓形成性脑卒中、心肌梗死）和静脉（例如深部静脉血栓形成）的血栓形成性疾病。本章述及了作用于凝血级联、血小板、纤维蛋白溶解的药物。由于血栓形成性疾病患病率高，抗凝血药、抗血小板药以及纤维蛋白溶解药在临床上有重要地位。

## 引　言

止血是阻止血管损伤后的血液流失，它对生命是至关重要的。损伤引起血管收缩并伴随有：

- 血小板黏附和活化；
- 纤维蛋白形成。

血小板活化导致止血栓子形成而止血，之后由纤维蛋白加固。每一过程的相对重要性依据受损伤血管的类型（动脉、静脉或毛细血管）而定。

血栓形成是无出血时血管内“止血”栓子的病理形成。一百多年前 Rudolph Virchow 定义了引起血栓形成的三个诱因，后来被人们称作 Virchow 三联征，即：①血管壁的损伤，例如动脉粥样斑块破裂或侵蚀；②血流改变，例如心房颤动时心脏左心耳血流改变，或者长途旅行久坐挤压导致腿部静脉血流改变；③血液凝固性异常，常见于妊娠后期或口服某些避孕药期间（第 30 章）。因遗传性所致血液高凝状态又称血栓形成倾向。体内形成的血栓与体外静态血形成的血凝块不同。体外血凝块是无定形凝块，由纤维蛋白相互交错重叠并不加区别地网罗红、白细胞形成。与之相反，动脉血栓和静脉血栓有不同的结构。

动脉血栓（图 21.1）即“白色血栓”，它主要由纤维蛋白网罗血小板以及白细胞组成，通常在动脉粥样硬化时发生。它阻断血流，引起周围组织缺血或死亡（梗死形成）。静脉血栓即“红色血栓”，由小的白色头及胶状的红色尾组成，其组成类似血凝块，顺血液流动，白栓易脱落形成栓子运行至肺，若栓子来源于左心室或颈动脉可运行至脑或其他器官，引起死亡或其他严重后果。

临床上很少需要药物治疗促进止血，只有当凝血功能障碍（如血友病凝血因子缺乏或过度抗凝治疗后）、手术止血困难或月经过多时才需要（如应用抗纤维蛋白溶解药和止血药，见下述）。相比之下，预防血栓形成或血栓栓塞的药物应用更多，因为其治疗的疾病更为常见和严重。影响止血及血栓形成的药物通过三种不同的通路发挥作用：

- 血液凝固（纤维蛋白形成）；
- 血小板功能；
- 纤维蛋白去除（纤维蛋白溶解）。

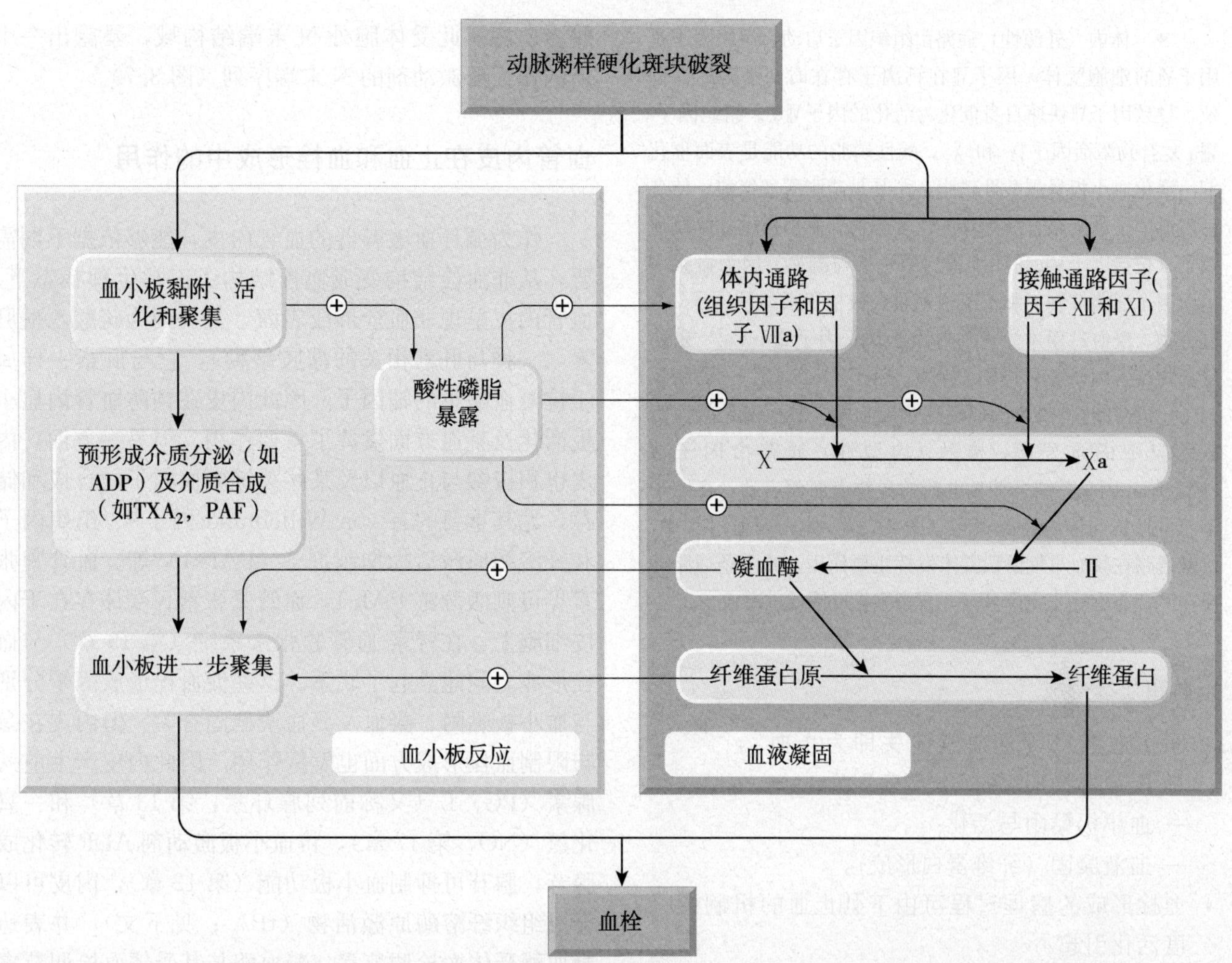


**图 21.1 动脉血栓形成的主要过程。**活化的血小板暴露酸性磷脂表面，因子Ⅸa和Ⅶa与因子Ⅹ在此表面相互作用；然后因子Ⅹa与因子Ⅱ相互作用，详见图 21.4。因子Ⅻ的活化也启动了纤维蛋白溶解通路，见图 21.10（血管损伤时发生与此相似的过程，从而止血）。PAF，血小板活化因子；$TXA_2$，血栓烷 $A_2$。

## 血液凝固

### 凝血级联

血液凝固即液体状态血液变成固体凝胶或凝块。其主要过程为凝血酶将可溶性纤维蛋白原转化成不溶性纤维蛋白丝，这是复杂的凝血级联反应的最后一步。这些成分（称为因子）以非活性的蛋白水解酶与辅因子的前体形式（酶原）存在。经蛋白酶解活化，于其后加上后缀“a”表示活性形式。因子Ⅻa、Ⅺa、Ⅹa、Ⅸa及凝血酶（Ⅱa）均为丝氨酸蛋白酶。只需少量的活化因子便可催化形成大量的下游因子，该下游因子又可催化形成更大量的另一个下游因子，由此凝血因子便一个激活另一个，形成逐级扩大的级联反应系统[1]。这种加速的酶级联反应必须要有抑制剂加以控制，否则体内所有血液会在凝血反应启动后数分钟内凝固。其中最重要的抑制剂之一是抗凝血酶Ⅲ，它能够中和凝血级联系统中所有的丝氨酸蛋白酶。血管内皮也积极参与限制血栓扩展的过程（见下文）。

纤维蛋白通过两条主要通路形成（图 21.2）：①内源性通路：参与的凝血因子全部来自血液；②外源性通路：凝血因子来自血液之外。外源性通路对控制血液凝固尤为重要，部分称其为体内通路更为确切；内源性通路是在血液流出血管外接触人造表面物如玻璃时激活的，故称其为接触通路更为妥当。

[1] 100ml 血液凝固需要 0.2mg 因子Ⅷ、2mg 因子Ⅹ、15mg 凝血酶原及 250mg 纤维蛋白原。

◆ 体内（外源性）通路由组织因子启动，组织因子是因子Ⅶ的细胞受体。因子Ⅶ在钙离子存在时，暴露活性部位，导致因子Ⅶ快速自身催化为活化的因子Ⅶa。组织因子-Ⅶa复合物激活因子Ⅸ和Ⅹ。酸性磷脂的功能是表面催化剂。活化血小板暴露酸性磷脂，尤其是磷脂酰丝氨酸，使各种凝血因子紧密结合成为功能性复合物。血小板也分泌凝血因子（包括因子Ⅴa和纤维蛋白原）参与凝血。因为血浆中组织因子通路抑制剂和抗凝血酶Ⅲ会很快灭活组织因子-Ⅶa复合物，凝血过程进一步通过因子Ⅸa-因子Ⅷa-$Ca^{2+}$-磷脂复合物产生因子Ⅹa才得以持续。因子Ⅹa在$Ca^{2+}$、磷脂及因子Ⅴa存在时将凝血酶原活化为凝血酶。凝血酶是凝血级联反应中的重要酶。接触（内源性）通路由因子Ⅻ（Hageman因子）结合带负电荷的异物表面而启动，在因子Ⅹ活化阶段与体内通路汇聚（图21.2）。体内凝血过程中，接触通路在凝血早期阶段并未发挥主要作用。此两条通路即使在汇合前也并非完全分开，有很多正反馈促进凝血。

**止血和血栓形成** 要点

- 阻止血液从受损血管流失即为止血，是维持生命所必需。主要表现为：
  — 血小板黏附与活化；
  — 血液凝固（纤维蛋白形成）。
- 血栓形成的病理过程可由下列止血的机制过度活化引起：
  — 静脉血栓形成通常伴随血液淤滞，由少量血小板及大量纤维蛋白组成；
  — 动脉血栓常伴发动脉粥样硬化，内含大量血小板。
- 血栓脱落部分成为栓子运行至某处停留，引起缺血和梗死形成。

### 凝血酶的作用

凝血酶（因子Ⅱa）裂解纤维蛋白原，形成可溶聚合成纤维蛋白的片段。它还可激活因子Ⅷ（即纤维蛋白连接酶），加强纤维蛋白之间的连接，从而使血凝块加固。除此之外，凝血酶也可引起血小板聚集，刺激细胞增殖和调节平滑肌收缩。矛盾的是凝血酶既可抑制也可促进凝血（见下文）。凝血酶结合特异性蛋白酶活化受体（PAR）作用于血小板和平滑肌，PAR属于G蛋白偶联受体超家族。PAR既可启动止血和血栓形成的细胞反应，也可启动炎症与血管发生。此信号转导机制很独特：PAR的活化需要凝血酶蛋白酶解此受体胞外N末端结构域，暴露出一个新的作为阈激动剂的N末端序列（图3.7）。

## 血管内皮在止血和血栓形成中的作用

作为循环血液容器的血管内皮，能够依据不同需要，从非血栓结构变成血栓结构。正常生理状态下，血管内皮呈现非血栓形成表面，其表面为硫酸乙酰肝素（一种与肝素相关的糖胺聚糖），它与肝素一样属于抗凝血酶Ⅲ的辅因子。因此内皮在预防血管内血小板活化及凝血方面发挥了重要作用。但另一方面，内皮也积极参与止血以及某些关键凝血因子的合成和储存，尤其重要的有von Willebrand因子❶、组织因子和纤溶酶原激活物抑制剂-1（PAI-1）等。血管紧张素Ⅳ可刺激分泌PAI-1，血管紧张素Ⅳ受体存在于内皮细胞上，在肾素-血管紧张素系统（第19章）与血栓形成之间建立起了联系。这些促血栓形成因子分别与血小板黏附、凝血及凝血块稳固有关。但内皮在参与限制血栓形成方面也发挥作用。因此内皮产生前列腺素（PG）$I_2$（又称前列腺环素，第13章）和一氧化氮（NO，第17章），将血小板激动剂ADP转化成腺苷，腺苷可抑制血小板功能（第12章）。内皮可以合成组织纤溶酶原激活物（tPA；见下文），并表达凝血酶受体血栓调节素。凝血酶与其受体血栓调节素结合后，激活蛋白C，蛋白C是维生素K依赖性抗凝血剂。活化的蛋白C在辅因子蛋白S协助下，灭活因子Ⅴa与Ⅷa。此作用具有重要的生理学意义，因为编码因子Ⅴ的基因会自然发生Leiden点突变，因而对活化的蛋白C产生抗性，引起最常见的遗传性血栓形成倾向。活化型蛋白C的合成物（重组人激活蛋白C）已被批准用于治疗伴多器官衰竭的重症感染性休克（第19章）。

内毒素和细胞因子，包括肿瘤坏死因子，均可破坏内皮促血栓形成和抗血栓形成之间的平衡，引起乙酰肝素丢失、组织因子表达以及内皮NO功能损害，从而形成血栓。如果限制凝血功能的其他机制发生障碍或耗竭，则可导致弥散性血管内凝血。弥散性血管内凝血是某些恶性肿瘤及败血病的严重并发症，主要的治疗策略是纠正其原发性疾病。

❶ von Willebrand因子是一种糖蛋白，其先天性缺乏引起遗传性出血性疾病称作von Willebrand病。该因子由血管内皮细胞合成，也可存在于血小板。免疫活性von Willebrand因子的表达可作为体外培养内皮细胞的鉴别特征。

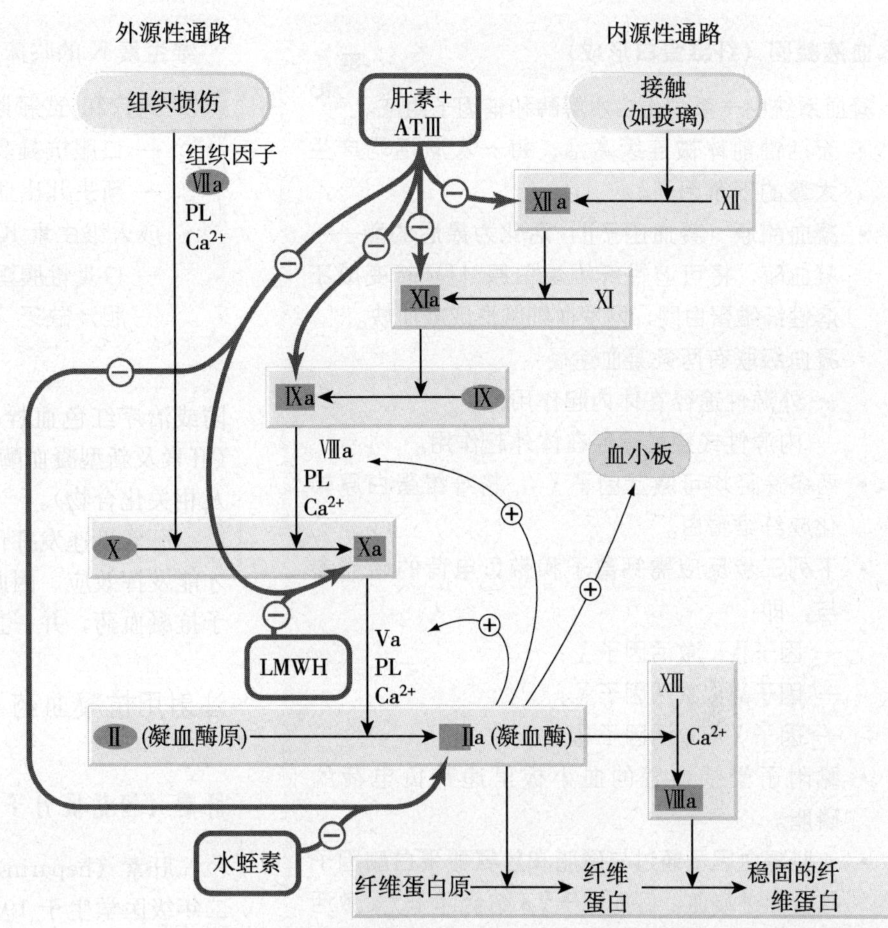


**图 21.2 凝血级联：抗凝血药物的作用位点。**口服抗凝血药干扰因子Ⅱ、Ⅶ、Ⅸ 和Ⅹ翻译后的γ-羧基化（椭圆阴影显示），见图 21.4；肝素激活抗凝血酶Ⅲ。ATⅢ，抗凝血酶Ⅲ；LMWH，低分子量肝素；PL，由活化的血小板提供的带负电荷的磷脂。

## 作用于凝血级联的药物

此类药物可在凝血障碍或需要防止凝血时通过改变凝血级联系统而发挥作用。

### 凝血障碍

遗传性凝血因子缺乏很少见，例如典型的血友病患者先天性缺乏因子Ⅷ，另一种更为罕见的血友病 B 型（又称 Christmas 病）则由因子Ⅸ（又称 Christmas 因子）缺乏引起。可供给新鲜血浆或因子Ⅷ或Ⅸ 浓缩制剂纠正凝血因子缺乏。此法在过去容易引起病毒的感染和传播，例如 HIV 和 B 型及 C 型肝炎病毒（第 47 章）。现在运用基因重组技术，能够合成一些纯的人凝血因子制剂，但因为需要在哺乳动物细胞内进行翻译后修饰才能得到，制备困难，因而价格昂贵。

获得性凝血障碍较遗传性凝血障碍更常见。包括肝疾病、维生素 K 缺乏（常见于新生儿）以及过量口服抗凝血药，可能均需要维生素 K 治疗。

### 维生素 K

维生素 K（vitamin K，在德文中称为“Koagulation”）是脂溶性维生素，天然存在于植物中（图21.3）。维生素 K 为凝血因子Ⅱ、Ⅶ、Ⅸ和Ⅹ合成所必需。这些因子都是带有几个 γ-羧基谷氨酸（Gla）残基的糖蛋白。链合成后进行 γ-羧化，羧化酶需要维生素 K 作为辅因子参与。图 21.4 阐明了维生素在因子Ⅹa 和凝血酶原（因子Ⅱ）与 $Ca^{2+}$ 及磷脂相互结合时所起的作用。如果缺乏 γ-羧化则不会发生这种结合。还原型维生素 K 是谷氨酸残基羧化时必须的辅因子（图 21.5）。因子Ⅸa 和Ⅶa 蛋白酶解活化因子Ⅹ也需要维生素 K（图 21.2）。

还有一些其他依赖维生素 K 的 γ-羧基谷氨酸蛋白质，包括蛋白 C 和 S（见上文）及骨中的骨钙素。维生素对骨质疏松症的作用正在研究中。

#### 给药方法及药代动力学

天然维生素 K（维生素 $K_1$，phytomenadione）可

**血液凝固（纤维蛋白形成）**

要点

凝血系统由一系列蛋白水解酶和辅因子组成。
- 无活性前体被连续激活，每一次激活均产生大量的下游因子。
- 凝血酶原（凝血因子Ⅱ）活化为最后的酶——凝血酶，将可溶性纤维蛋白原（Ⅰ）转变成不溶性纤维蛋白网，网罗血细胞形成凝血块。
- 凝血级联有两条凝血途径：
  — 外源性途径在体内起作用；
  — 内源性或接触途径在体外起作用。
- 两条途径均可激活因子Ⅹ，将纤维蛋白原转化成纤维蛋白。
- 下列三步反应需钙离子和带负电荷的磷脂参与，即：
  — 因子Ⅸa 激活因子Ⅹ；
  — 因子Ⅶa 激活因子Ⅹ；
  — 因子Ⅹa 激活因子Ⅱ。
- 黏附于受损血管的血小板呈递带负电荷的磷脂。
- 一些凝血因子通过与磷脂和丝氨酸蛋白酶因子结合促进凝血，例如因子Ⅴa 结合因子Ⅹa 激活因子Ⅱ；因子Ⅷa 结合因子Ⅸa 激活因子Ⅹ。
- 下列因素调控血液凝固：
  — 酶抑制剂（例如抗凝血酶Ⅲ）；
  — 纤维蛋白溶解。

口服或注射给药。若口服，需要胆汁盐协助吸收，此吸收发生在小肠近端，是一个可饱和的需要能量的过程。现在已有人工合成的甲萘氢醌磷酸钠（维生素 $K_4$）制剂，该制剂为水溶性，吸收不依赖胆汁。该合成化合物作用时间较维生素 $K_1$ 长。体内很少有维生素 K 储存。其极性代谢物经尿和胆汁排出。

### 临床应用

维生素 K 的临床应用总结在临床框内。

## 血栓形成

临床常见血栓形成及血栓栓塞性疾病，其后果严重，包括心肌梗死、脑卒中、深静脉血栓及肺栓子。治疗富含血小板的白色血栓主要用抗血小板药（尤其是阿司匹林）和纤维蛋白溶解药（见下文）。用于预

**维生素 K 的临床应用**

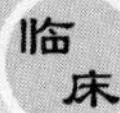


- 治疗和/或预防下列因素引起的出血：
  — 口服抗凝药（例如华法林）过量；
  — 新生儿出血性疾病预防。
- 成人维生素 K 缺乏：
  — 口炎性腹泻、腹部疾病、脂肪痢；
  — 胆汁缺乏（例如梗阻性黄疸）。

防或治疗红色血栓的主要药物有：注射型抗凝血药（肝素及新型凝血酶抑制药）、口服抗凝血药（华法林及相关化合物）。

肝素迅速发挥作用，而口服抗凝血药需几天时间才能发挥效应。因此静脉血栓形成患者应立即注射给予抗凝血药，并一直使用到华法林起效为止。

## 注射用抗凝血药

### 肝素（包括低分子量肝素）

肝素（heparin）最先由 Johns Hopkins 医院一名二年级医学生于 1916 年发现。那时他正进行一项假期课题，本来想从不同组织中提取促凝血的物质（即促凝剂），相反却发现了一种强大的抗凝血活性物质，因为最初自肝中提取，所以命名为肝素❶。

肝素并非单一的物质，是硫酸化的糖胺聚糖（黏多糖）家族。它和组胺一起存在于肥大细胞颗粒中。其商品制剂可从牛肺或猪肠中提取得到，由于不同制剂的效价不同，其生物学评价采用公认的国际标准：以活性单位来表示剂量，而不是以质量表示。

肝素降解片段［如依诺肝素（enoxaparin）、达肝素（dalteparin）］或人工合成的戊多糖（fondaparinux）均属于低分子量肝素（low-molecular-weight heparin，LMWH），正日益取代未降解的肝素应用。

#### 作用机制

肝素通过活化抗凝血酶Ⅲ（ATⅢ；见上文），在体内、体外均有抗凝作用。ATⅢ通过结合丝氨酸活性

❶ Vane 和他的同事发现 $PGI_2$（见第 13、19 章）时也得到这种好运的青睐，他们本来想寻找一种生物活性物质，但却发现了另外一种。有了这种意外发现就可以对其药理效应进行更确切的化学分析（见第 6 章）。

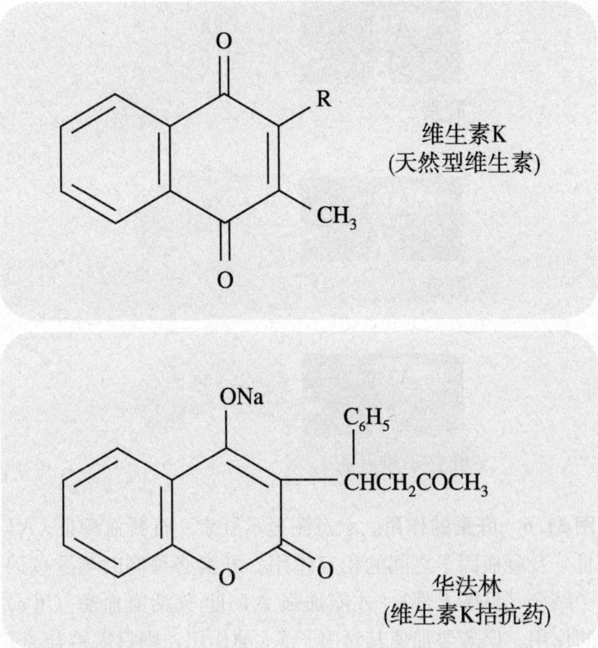

维生素K
(天然型维生素)

华法林
(维生素K拮抗药)

**图 21.3　维生素 K 与华法林。** 华法林是维生素 K 拮抗药，口服抗凝药。因其结构与 维生素 K 相似，故竞争性拮抗活化维生素 K 的还原酶（图 21.5）。

位点抑制凝血酶和其他丝氨酸蛋白酶。肝素通过唯一的戊糖序列结合 AT Ⅲ，改变构象，加快作用速率，从而抑制这些相互作用。

与因子Ⅹ相比较，凝血酶对肝素-ATⅢ复合物的抑制作用更敏感。肝素必须同时结合凝血酶以及 ATⅢ，才能发挥抑制凝血酶的作用；而抑制因子Ⅹ时，肝素只需结合 ATⅢ即可发挥作用（图 21.6）。ATⅢ缺乏很罕见，但一旦缺乏，容易引起血栓形成倾向，并可抵抗肝素治疗。

### 抗凝血药的临床应用

临床

- 肝素（通常为低分子量肝素）用于急性抗凝血治疗。其后维持抗凝血治疗可用华法林。抗凝血药可预防下列疾病：
  - — 深静脉血栓形成（例如围术期形成的深静脉血栓）；
  - — 已形成的深静脉血栓形成的扩展；
  - — 肺栓子；
  - — 心房颤动患者血栓形成和栓塞（见第 18 章）；
  - — 人工心脏瓣膜置换术后血栓形成；
  - — 体外循环血凝块产生（例如血液透析时）；
  - — 不稳定型心绞痛患者心肌梗死。

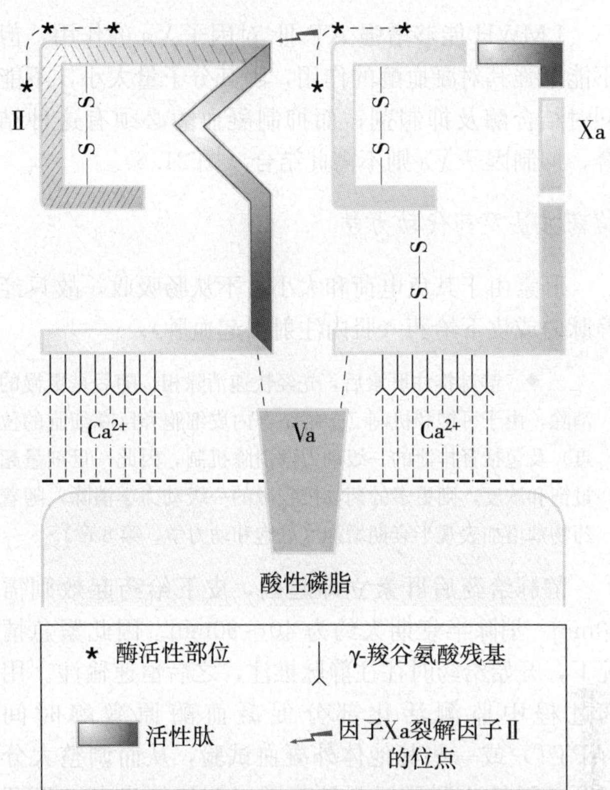


**图 21.4　因子Ⅹ活化凝血酶原（因子Ⅱ）。** 因子Ⅴa 与由聚集血小板提供的带负电荷的磷脂表面形成复合物，该复合物提供结合位点以结合因子Ⅹa 和凝血酶原（因子Ⅱ），这些因子的肽链结构相似（见示意图）。因此血小板将这些凝血因子定位在其结合位点。此结合需要钙离子参与。因子Ⅹa 激活凝血酶原，释放凝血酶（▨）。（Modified from Jackson C M 1978 Br J Haematol 39：1.）

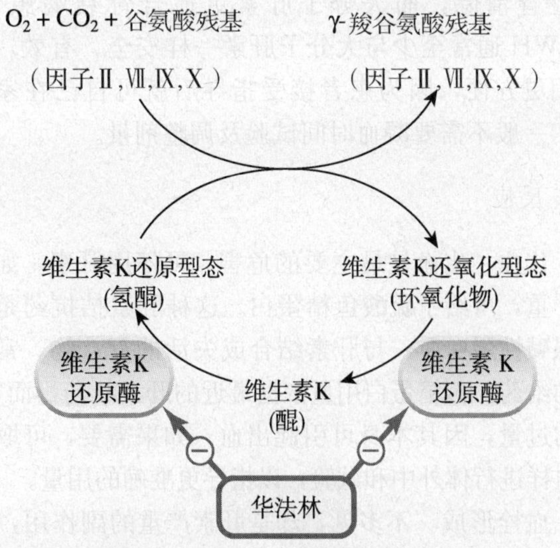


**图 21.5　维生素 K 和华法林的作用机制。** 凝血因子 Ⅱ、Ⅶ、Ⅸ 和Ⅹ的肽链合成后，还原型维生素 K（氢醌）作为将谷氨酸（Glu）转变为 γ-羧谷氨酸（Gla）的辅因子。此反应过程中，还原型维生素 K 转化为环氧化物，后者再依次还原为醌和氢醌。

LMWH能够增强ATⅢ对因子Ⅹa的作用，但不能增强其对凝血酶的作用，因其分子量太小，不能同时结合酶及抑制剂，而抑制凝血酶必须有这种结合，抑制因子Ⅹa则不需此结合（图21.6）。

给药方法及药代动力学

肝素由于其负电荷和大小，不从肠吸收，故只经静脉内或皮下给药（肌内注射引起血肿）。

- 静脉推注肝素后，先经快速消除相，随后是更慢的消除，由于可饱和机制（包括结合内皮细胞和巨噬细胞的位点）及包括肾排泄的一级动力学消除机制。因此一旦剂量超过饱和浓度，则更多的药物按较慢的一级动力学消除，随着药物剂增加表观半衰期增加（见饱和动力学，第8章）。

静脉给药后肝素立即起效，皮下给药起效则需60min。消除半衰期大约为40～90min。因此紧急情况下，开始给药时往往静脉推注，之后恒速输注。用药过程中监测活化部分促凝血酶原激酶时间（APTT）或一些其他体外凝血试验，从而调整大分子肝素剂量达到目标剂量范围（例如使患者APTT值为对照组的1.5～2.5倍）。

LMWH可皮下给药。其消除半衰期比大分子肝素长，且与剂量无关（按一级动力学消除），因而药效更可预测，不用频繁给药（一天给药一次或两次即可）。LMWH不像大分子肝素，不会延长APTT，标准剂量的效应可预知，不需常规监测。LMWH主要经肾清除，而大分子肝素更适合肾衰竭患者。LMWH通常至少与大分子肝素一样安全、有效，且使用更方便，因为患者接受指导后就可自己在家注射，一般不需要凝血时间试验及调整剂量。

不良反应

出血　出血是最主要的危害。可停用肝素。如出血严重，可给予硫酸鱼精蛋白。这种肝素拮抗药是一种强碱性蛋白质，与肝素结合成失活的复合物，常静脉内给药。鱼精蛋白用量依据最近的肝素给药量而定，切勿过量，因其本身可引起出血。如果需要，可取患者血样进行体外中和试验，以指导更准确的用量。

血栓形成　不多见，却是肝素严重的副作用，与华法林引起的坏死（见下文）一样，可能被误认为是肝素所治疗的疾病的自然病程。与其治疗目的相矛盾的是，它与肝素诱发的血小板减少症（HIT）有关。血小板数早期短暂性降低并不多见，且无特别临床意义。更严重的血小板减少症发生率低，大多于肝素用

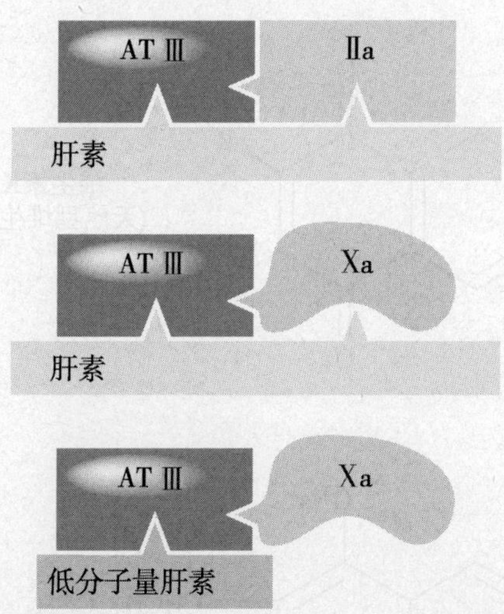


**图21.6　肝素的作用。**示意图显示肝素、抗凝血酶Ⅲ（ATⅢ）及凝血因子之间的相互作用。肝素必须同时与这些因子结合（见图上部），才能加强ATⅢ灭活凝血酶（Ⅱa）的作用。但若要加速其对因子Ⅹa的作用，则只需结合ATⅢ（见图中部）。低分子量肝素（LMWH）可增强ATⅢ对因子Ⅹa的作用（见图下部），但不能增强ATⅢ对凝血酶的作用，因为LMWH不能同时与二者结合。（Modified from Hirsh J, Levine M 1992 Blood 79：1-17.）

药后2～14天发生，由抗肝素-血小板因子4复合物抗体IgM或IgG引起。循环免疫复合物与循环血小板上Fc受体结合，使血小板活化并释放更多的血小板因子4，引起血小板减少。血小板因子4与内皮细胞表面的糖胺聚糖结合成复合物，抗体可与之结合，导致血管壁的免疫损害、血栓形成及弥散性血管内凝血。与普通肝素相比，LMWH不易引起血小板活化和血小板因子4释放，与血小板因子4的亲和力更低，因此更少发生血小板减少症和血栓形成。如果抗肝素-血小板因子4复合物的抗体已产生，LMWH则有可能触发免疫介导的损害。如果血栓栓塞性疾病患者发生肝素诱发的血小板减少症（HIT），常用达那肝素或直接凝血酶抑制药治疗（见下文）。达那肝素是低分子量类肝素，为一混合物，其组成包括类肝素、硫酸皮肤素及硫酸软骨素，抗凝血疗效确切。

骨质疏松伴自发性骨折　已有报道连续应用肝素（6个月或更长）进行治疗时（常见于妊娠期禁忌或慎用华法林时，见下文）发生，原因不明。

醛固酮减少症　（伴高钾血症）已有报道。

肝素超敏反应　罕见，鱼精蛋白超敏反应较多见（鱼精蛋白过敏也可见于使用鱼精蛋白锌胰岛素患者。鱼精蛋白提取自鱼子，对鱼过敏的一些人可能会对其过敏）。

## 凝血酶Ⅲ非依赖型抗凝血药

水蛭素（hirudin）为直接凝血酶抑制药，从医用水蛭的唾液中的抗凝血剂提取。现已有 DNA 重组水蛭素，但其临床试验，包括全球开放梗阻性冠状动脉疾病治疗策略-2（GUSTO-2）和心肌梗死血栓溶解-9（TIMI-9）试验，有些令人失望。来匹卢定为相关多肽，不可逆地结合凝血酶上纤维蛋白结合位点以及催化位点。阿加曲斑（argatroban）是合成的低分子量抑制药，只不可逆地结合催化位点。上述药物能够有效防治肝素诱发的血小板减少症所致血栓形成。来匹卢定本身可引起抗体合成。美拉加群（melagatran）是相关的抑制药，可皮下给药，希美加群（ximelagatran）是美拉加群的前药，为口服有效的凝血酶直接抑制药，按标准剂量一天给药两次。大型临床试验表明希美加群预防心房颤动患者脑卒中，这与华法林一样，而且可能比华法林更安全。但不足的是可引起约 6%的患者肝功能异常，这使其使用批准被延缓。另一种水蛭素类似物比伐卢定（bivalirudin）选择性用于经皮冠状动脉介入术患者。

◆ 目前人们正在探索各种其他的方法，包括利用重组技术合成一些天然抗凝血药（如组织因子通路抑制药、血栓调节蛋白和蛋白 C）。针对凝血酶的抗凝血特性而研发凝血酶激动药是一种独具匠心的策略。将凝血酶的单个氨基酸置换，对其修饰改造，从而不同于凝血酶，成为蛋白 C 的特异性底物。猴体内实验显示其具有抗凝作用但不会延长出血时间，提示其引起出血的可能性较标准抗凝血药小（Gibbs，1995；Pineda 等，2004）。

## 维生素 K 拮抗药：华法林

◆ 口服抗凝血药的发现间接源于 20 世纪 20 年代北美农业政策的改变。那时草木樨替代玉米作为牛饲料，但却导致大批牛出血而死。后来发现是腐败的草木樨饲料中所含双香豆素所致，从而合成了华法林（得名于威斯康星州女校友研究基金）。人们最初将其作为灭鼠剂应用，但过去 50 年里，已作为标准抗凝血药用于防治血栓栓塞性疾病。

华法林（warfarin，图 21.3）是最重要的口服抗凝血药，与其有相似作用机制的其他药物，例如苯茚二酮（phenindione），现仅用于罕见的对华法林有特异质不良反应的患者。应用华法林及其他维生素 K 拮抗药必须频繁进行血液试验，以调整个体用药量，因此使用不方便，并且用药安全范围窄。口服的凝血酶直接抑制药如希美加群（见上文）可望替代华法林而用于大多数华法林的适应证，但因其肝毒性，被暂缓应用。

### 作用机制

维生素 K 拮抗药仅体内有效，体外无效。此类药通过抑制维生素 K 经酶还原为其活性氢醌型（图 21.5），干扰凝血因子Ⅱ、Ⅶ、Ⅸ、Ⅹ翻译后的谷氨酸残基 γ-羧基化。此抑制作用为竞争性拮抗（反映华法林与维生素 K 结构相似，见图 21.3）。由于已羧化的凝血因子的降解需要时间，故需几天时间才能起效。起效时间依赖于有关凝血因子的消除半衰期。最先受药物影响的是因子Ⅶ，其半衰期为 6h，其后是因子Ⅸ、Ⅹ和Ⅱ，它们的半衰期分别为 24h、40h、60h。

### 给药方法和药代动力学

华法林口服经肠吸收迅速而完全。其分布容积很小，血浆蛋白结合率（第 7 章）很高。吸收后 1h 内可达峰浓度，但因作用机制的影响，吸收后 48h 才达药理作用高峰。单一剂量大约在吸收后 12～16h 可影响凝血酶原时间（PT，见下文），作用持续 4～5 天。华法林由肝混合功能氧化酶 P450 系统代谢，半衰期不稳定，大部分人的半衰期为 40h。

华法林易通过胎盘屏障，可致畸，妊娠第一个月禁用；因可导致分娩时婴儿颅内出血，妊娠后期也禁用。华法林可分布于母乳中，新生儿先天缺乏维生素 K，现已常规给予新生儿维生素 K 以预防出血性疾病（见上文），故使用华法林治疗的母亲母乳喂养婴儿一般不会有危险。

华法林临床应用时需要在用量之间仔细掌握好平衡。用量不足，遗留不易察觉的栓塞，过量导致出血。华法林每次给药后，大约 2 天达药物作用高峰，而且大量药物和环境因素均可改变患者对它的敏感性（第 52 章），因而使治疗变得复杂。用药期间必须测定 PT 监测华法林药理作用，采用国际标准化比率（international normalised ratio，INR）表示。

◆ 凝血酶原时间（PT）是指加入 $Ca^{2+}$ 和用作标准参考的促凝血酶原激酶后，枸橼酸钠血浆凝固所用的时间。用患者 PT 与来自未接受医学治疗的健康人血浆库 PT 之比例表示。因促凝血酶原激酶的变异，不同实验室所得结果会不同。为使 PT 测定国际标准化，对每一批促凝血酶原激酶指定其国际敏感指数（international sensitivity index，ISI），用国际标准化比率（INR）表示患者的PT，即INR=（PT比值）ISI。当患者从伯明翰转往巴尔的摩治疗，就可以避免不同实验室所得PT结果不同，从而提供标准化后的相似结果，方便调整华法林剂量。此标准化过程使纯粹主义者震惊，然而实用血液病学家则争辩没有绝对的纯粹值，患者正吃着的布丁就可影响INR。

华法林剂量通常调整至INR达到2～4，精确的治疗量要依据临床症状而定。治疗需要持续的时间不同，但有些适应证的治疗（例如预防慢性心房颤动患者的血栓栓塞）则是长期的。

### 增强口服抗凝血药作用的因素

各种增强华法林作用的疾病和药物会增加出血的风险。

#### 疾病

肝病引起凝血因子合成减少，伴随代谢率升高，如发热、甲状腺毒症，使凝血因子降解增加，从而增强抗凝血作用。

#### 药物（第8、52章）

很多药物可增强华法林的抗凝作用。

抑制肝药代谢的药：包括西咪替丁（cimetidine）、丙米嗪（imipramine）、磺胺甲基异噁唑（co-trimoxazole）、氯霉素（chloramphenicol）、环丙沙星（ciprofloxacin）、甲硝唑（metronidazole）、胺碘酮（amiodarone）以及很多抗真菌唑类药。药物的立体选择性作用参见第52章（华法林是外消旋化合物，其异构体的肝内代谢彼此不同）。

抑制血小板功能的药物：尽管谨慎监测下，阿司匹林与抗凝血药合用是安全的（Turpie，1993），但在华法林用药期间合用阿司匹林会增加出血风险。其他非甾体抗炎药（NSAID）部分由于干扰血小板合成血栓烷（第14章），或某些NSAID抑制华法林代谢，也会增加出血风险。一些抗生素如拉氧头孢（moxalactam）和羧苄西林（carbenicillin）可抑制血小板功能。

将华法林从血浆白蛋白结合位点上置换的药物：例如一些NSAID和水合氯醛（chloral hydrate）可引起血浆中游离的华法林浓度瞬间增加，但此作用机制对临床影响甚少，除非再合用华法林代谢的抑制药，如保泰松（phenylbutazone，第52章）。

抑制维生素K还原的药物，包括头孢菌素类（cephalosporins）药物。

降低维生素K利用度的药物：广谱抗生素和某些磺胺类药物（见第46章）抑制肠道菌群合成维生素$K_2$（由肠菌群合成的一种维生素K），除非长期摄入不足，一般情况下，不易缺乏维生素K。

### 降低口服抗凝血药作用的因素

#### 生理学状态/疾病

某些情况下（如妊娠）机体对华法林的反应降低，凝血因子合成增加；而甲状腺功能减退则降低口服抗凝血药作用，同时凝血因子的降解减少。

#### 药物（第8、52章）

有些药物可降低华法林的作用，因此需要增加华法林剂量才能达到所需的INR值。如果合用药物停用，而华法林剂量未减，可导致抗凝血作用过度及出血。

维生素K：含有维生素K的某些非消化道给药及维生素制剂。

肝药酶诱导药：肝药酶的诱导会增加华法林的降解，例如利福平（rifampicin）、卡马西平（carbamazepine）、巴比妥类（barbiturates）、灰黄霉素（griseofulvin），即使停用肝药酶诱导药，其诱导作用只能缓慢减弱，使得很难调整华法林至适宜的剂量。

降低吸收的药物：某些药物如考来烯胺（colestyramine）在肠与华法林结合，降低其吸收。

### 不良反应

出血（尤其肠、脑）是主要危害。根据病情紧急情况，可采取以下治疗：病情不严重停用华法林即可；如果出血威胁生命，给予维生素K或新鲜血浆或凝血因子浓缩制剂。口服抗凝药有致畸作用以及肝毒性，但后者并不常见。抗凝治疗开始后不久，就可使蛋白C生物合成受抑制，而蛋白C的消除半衰期比维生素K依赖型凝血因子更短，因此诱发小静脉血栓形成，引起软组织坏死（如乳房或臀部），导致促凝血状态发生。此副作用罕见，但严重。通常可在使用华法林之前先用肝素治疗加以避免，但需要排除使用肝素会引起HIT的患者（见前文）。

### 临床应用

抗凝血药的临床应用总结在前面的“抗凝血药的临床应用”框内。

### 影响血液凝固的药物

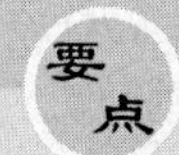

促凝血药：维生素 K

- 还原型维生素 K 作为辅因子参与合成因子Ⅱ、Ⅶ、Ⅸ和Ⅹ的谷氨酸残基的翻译后 一羧基化。γ-羧谷氨酸是这些因子与 $Ca^{2+}$ 和带负电荷的磷脂相互作用所必需的。

注射用抗凝血药（如肝素、低分子量肝素）

- 增强抗凝血酶Ⅲ的作用。抗凝血酶Ⅲ是天然抑制药，能够灭活因子Ⅹa 和凝血酶。
- 体内、外抗凝。
- 含有独特的戊多糖序列，该序列与抗凝血酶Ⅲ具有高亲和力，从而发挥抗凝血活性。
- 肝素治疗过程中需要监测活化部分促凝血酶原激酶时间，用药剂量个体化。
- 低分子量肝素对因子Ⅹ的作用与肝素相同，但对凝血酶的作用小于肝素；疗效与肝素相似，但用药过程不需监测，且用药不需要个体化。患者在家即可皮下给药。

口服抗凝血药（如华法林）

- 抑制维生素 K 的还原，从而抑制因子Ⅱ、Ⅶ、Ⅸ和Ⅹ的谷氨酸残基 γ-羧基化。
- 仅体内有效，因为须待已生成的凝血因子被消除后，才能发挥疗效，故显效慢。
- 很多因素可影响其疗效，药物的相互作用尤其重要。
- 个体差异大，用药时必须监测国际标准化比率（INR），并据此调整剂量，使用药个体化。

## 血小板黏附和活化

维持血液循环的完整性依赖于血小板，血小板减少可引起血小板减少性紫癜❶。

血小板活化后，经历一系列反应，是止血的基础，在损伤血管愈合方面发挥了重要作用，同时也参与炎症反应（第 13 章）。其中某些血小板活化的反应是多余的，即如果其中一条活化通路被阻断，还可有另外一条通路作补偿。其自身催化反应包括：

- 血管损伤后的黏附通过血小板表面糖蛋白（GP）Ⅰb 受体与内皮下的大分子之间 von Willebrand 因子（vWF）桥接❷。
- 形状改变（由平滑的圆盘形变为棘球形，伪足突起）。
- 释放颗粒内容物（包括血小板激动剂如 ADP 、5-羟色胺、凝血因子、生长因子如血小板源性生长因子）。
- 合成不稳定介质，如血小板活化因子、血栓烷（TX）$A_2$（图 21.7）。
- 各种激动剂，包括胶原、凝血酶、ADP、5-羟色胺、血栓烷 $A_2$，作用于血小板表面特异受体，促使Ⅱb/Ⅲa 受体表达，该受体可与纤维蛋白原结合，使相邻血小板连接并粘在一起，发生聚集。
- 血小板表面酸性磷脂外露，促进凝血酶形成（因此进一步通过凝血酶受体活化血小板，使纤维蛋白原裂解形成纤维蛋白，见前文）。

这些过程是止血关键因素，但动脉管壁受损后可能被不适当地触发，常见于动脉粥样硬化，导致血栓形成（图 21.7）。

## 抗血小板药

血小板在血栓栓塞性疾病中起到关键作用，所以抗血小板药具有重要治疗价值。阿司匹林的临床试验从根本上改变了临床用药，近来发现抑制 ADP 和糖蛋白Ⅱb/Ⅲa 的药物也有治疗作用。抗血小板药的作用位点见图 21.7。

### 血小板功能

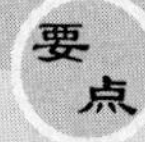

- 正常的血管内皮阻止血小板黏附。
- 血小板黏附到病变或受损区域而激活，激活的血小板形状改变，暴露出带负电荷的磷脂和糖蛋白（GP）Ⅱb/Ⅲa 受体，合成和/或释放各种介质，如：血栓烷 $A_2$ 和 ADP，这些介质又可激活其他血小板，导致血小板聚集。
- 血小板相互聚集需要纤维蛋白原与邻近的血小板上 GPⅡb/Ⅲa 受体结合。
- 纤维蛋白形成的核心是活化的血小板。
- 血小板活化过程中，趋化因子和生长因子被释放，发挥修复作用，但也参与了动脉粥样硬化形成。

---

❶ 紫癜即为由皮肤多处自发性出血点形成的紫色疹。因循环血中血小板减少所致，可引起包括肠和脑在内的其他器官出血。

❷ 不同的血小板膜糖蛋白是黏附蛋白（如 von Willebrand 因子或纤维蛋白原）的受体或结合位点。

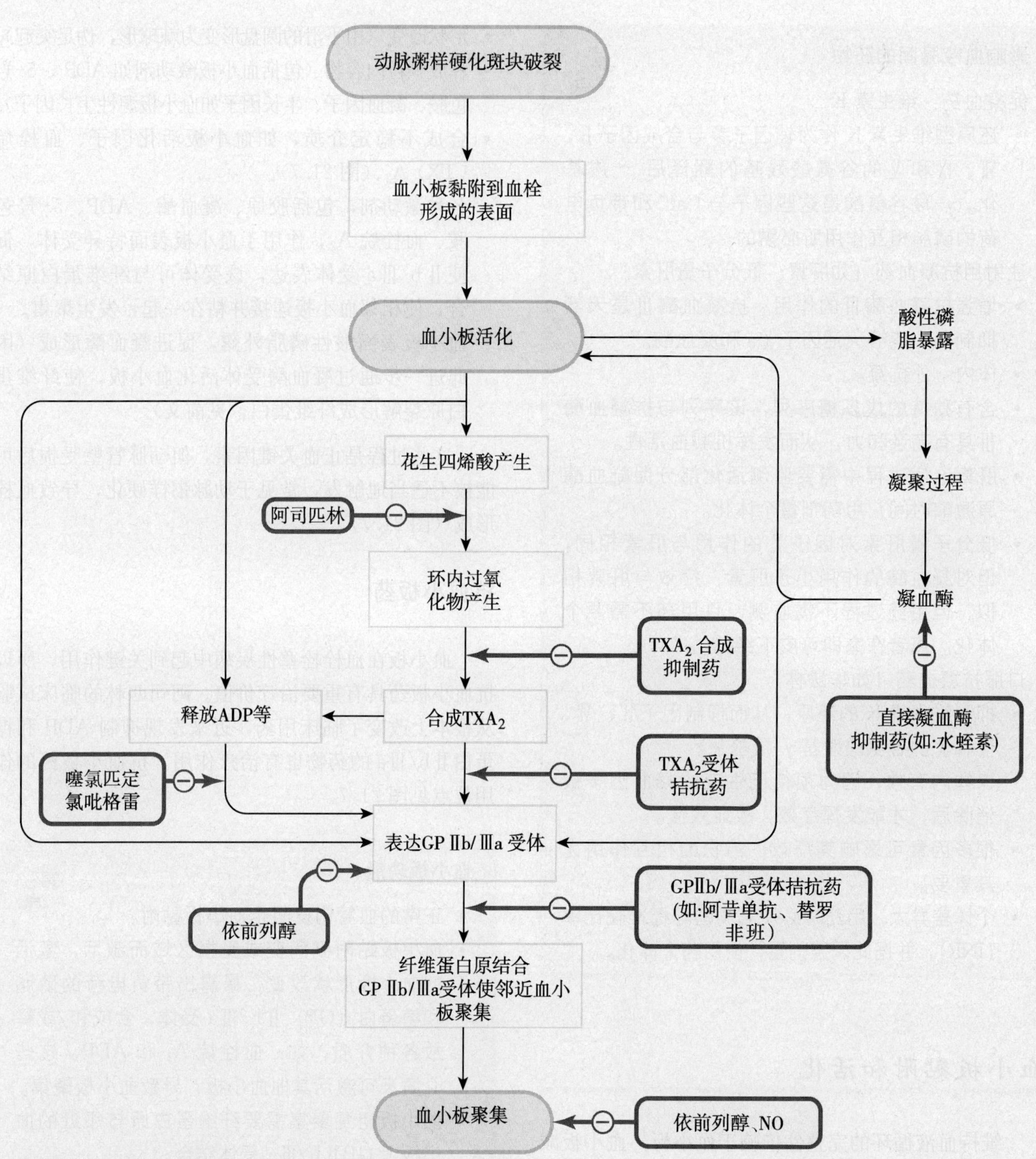


**图 21.7　血小板的活化。**血小板黏附和聚集的过程以及药物和内源性介质的作用位点见图示。AA，花生四烯酸；ADP，腺苷二磷酸；GP，糖蛋白；NO，一氧化氮；$TXA_2$，血栓烷 $A_2$。

## 阿司匹林

血栓烷 $TXA_2$ 促进血小板聚集，$PGI_2$ 则与之相反，抑制血小板聚集，在血栓形成过程中，$TXA_2$ 及 $PGI_2$ 之间达到平衡，阿司匹林（第 14 章）则改变了 $TXA_2$ 与 $PGI_2$ 之间的这种平衡。阿司匹林通过不可逆地乙酰化环加氧酶 COX（主要作用于组成型——COX-1）活性位点上的丝氨酸残基，灭活环加氧酶，由此减少血小板中 $TXA_2$ 以及内皮 $PGI_2$ 的合成。但因首关消除，口服给药对血小板有相对选择性。并且血管内皮细胞能够再生 COX-1 及 COX-2，合成新的酶，而血小板缺乏细胞核仅含 COX-1，不能合成新的酶。服用阿司匹林后，只有经过 7～10 天，等受到药物作用的血小板被耗竭后，才能恢复 $TXA_2$ 的合成。因此低剂量阿司匹林每 24h 或 48h 给药，明显降低 $TXA_2$ 合成，而对 $PGI_2$ 的合成无明显影响。一些临床试验证明了阿司匹林的疗效（图 21.8）。每天 50～1500mg 剂量范围获得的疗效相似，上述剂量几乎完全抑制血小板血栓烷的生物合成（见临床框）。阿司匹林副作用主要见于胃肠道，有明确的剂量相关性，因此低剂量（75mg，每天一次）为血栓预防的推荐剂量。有些患者服用阿司匹林无效，目前认为与这些患者可能出现阿司匹林抵抗有关，但阿司匹林抵抗的发生机制及意义仍存在争议（Sanderson 等，2005，综述）。其他非类固醇类药，例如有临床试验支持的磺吡酮（sulfinpyrazone），可能与阿司匹林有相似的抗凝血作用，但它们的部分作用机制与阿司匹林不同（最重要的区别：它们是 COX 可逆性抑制药而非不可逆抑制药），因此非类固醇类药的抗凝应用必须有临床试验的支持，否则是不明智的。

## 双嘧达莫

欧洲脑卒中预防研究项目 2 阐明了磷酸二酯酶抑制药双嘧达莫（dipyridamole）对有缺血性脑卒中或短暂性脑缺血发作病史患者的作用（第 19 章）。双嘧达莫缓释片降低这些患者脑卒中和死亡的风险大约 15%，疗效与阿司匹林（25mg，一天两次）相似❶。双嘧达莫与阿司匹林合用可增强阿司匹林抗凝血作用。双嘧达莫常见副作用为头痛，但不会像阿司匹林那样增加出血的风险。

## 噻吩并吡啶衍生物（thienopyridine derivatives）

噻氯匹定（ticlopidine）抑制 ADP 诱导的血小板聚集，起效慢，3～7 天达药物作用高峰，通过其活性代谢物阻断血小板 $P_{2Y12}$ 受体（第 12 章）而发挥作用。其降低脑卒中的作用与阿司匹林相似，但引起特异质不良反应，如严重的血恶液质，尤其是中性粒细胞减少症，限制了其长期应用。

氯吡格雷（clopidogrel）与噻氯匹定具有同类结构，也是通过其活性代谢物抑制 ADP 诱导的血小板聚集。与噻氯匹定类似，氯吡格雷可引起疹、腹泻，但中性粒细胞减少的副作用较阿司匹林少见。一项大型临床试验显示，氯吡格雷比阿司匹林更有效地降低缺血性脑卒中、心肌梗死或血管性死亡的综合结局。由于 ADP 拮抗药抑制血小板活化的途径与阿司匹林抑制的途径不同，故可加强阿司匹林疗效。超过 45 000名患者的大样本临床试验证实，氯吡格雷与阿司匹林合用能够降低急性冠状动脉综合征❷（见图 21.9）和急性心肌梗死死亡率（COMMIT Collaborative Group，2005）。对于经皮冠状动脉介入治疗的缺血性心脏病患者，给予氯吡格雷与阿司匹林预处理后，术后长期联合应用二药，获得良好疗效。

## 糖蛋白Ⅱb/Ⅲa 受体拮抗药

GPⅡb/Ⅲa 受体拮抗药从理论上讲能够抑制所有的血小板活化途径（因 GPⅡb/Ⅲa 受体的活化是血小板所有活化途径汇聚的最后通路）。阿昔单抗（abciximab）

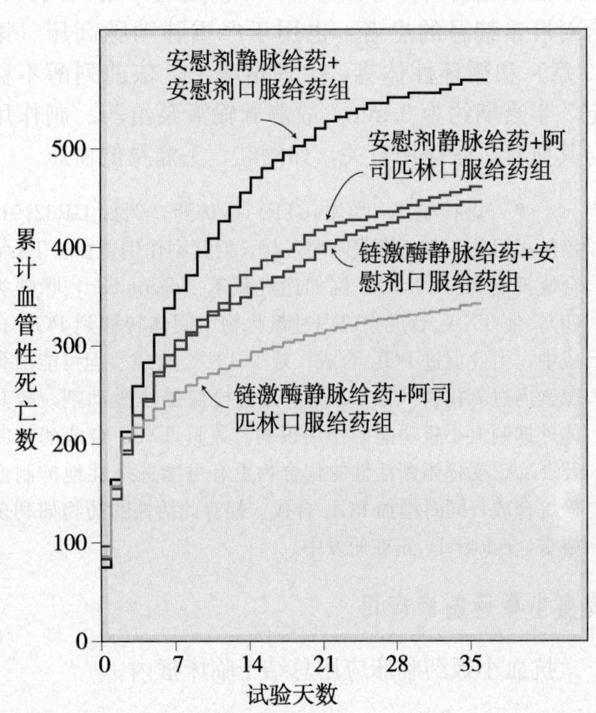


**图 21.8　阿司匹林和链激酶治疗心肌梗死的效应。**曲线示安慰剂组、单用阿司匹林组、单用链激酶组、阿司匹林与链激酶合用组患者累计血管性死亡率。（ISIS-2 trial 1988 Lancet ii：350-360.）

---

❶　此阿司匹林给药方案并非常规用法，低于血栓预防时 75mg 每天一次的常规用量。

❷　急性冠状动脉综合征包括不稳定型心绞痛和非穿透性心肌梗死。后者临床现象与透壁性梗死相似，但心电图 ST 段未抬高。

是一种直接针对 GPⅡb/Ⅲa 受体的人源化小鼠单抗的Fab片段，被批准上市作为肝素和阿司匹林的辅助药用于冠状动脉血管成形术高风险患者。该药降低了术后再狭窄风险，但增加了出血的风险。其免疫原性限制了它只能单次给药。

替罗非班（tirofiban）和 eptifibatide 是含有精氨酸-甘氨酸-天冬氨酸序列（RGD）的环肽，此氨基酸序列是 GPⅡb/Ⅲa 受体的配体。作为阿司匹林和肝素制剂的辅助药物，替罗非班和 eptifibatide 静脉内给药可降低急性冠状动脉综合征[1]的早期事件，但长期口服 GPⅡb/Ⅲa 受体拮抗药不仅无效，可能有害。它可增加出血风险。

### 其他抗血小板药

依前列醇（epoprostenol，$PGI_2$）可输入血液，用于血液透析时体外循环中以预防血栓形成，尤其适合对肝素禁忌的患者。也用于严重肺动脉高压（第19章）和循环性休克。生理情况下，依前列醇不稳定，半衰期约为 3 min，故静脉输液泵给药。副作用与其血管扩张作用有关，如潮红、头痛及低血压。

◆ 血栓烷 $A_2$ 受体（TP）拮抗药，例如 GR32191，疗效很可能不如低剂量阿司匹林，但其副作用更少。$TXA_2$ 合成抑制药（TXSI），例如达唑氧苯（dazoxiben，咪唑类药），使 $TXA_2$ 合成中的内过氧化物中间体转移到 $PGI_2$ 合成中，由此促进 $PGI_2$ 合成，减少 $TXA_2$ 合成。但可能前列腺素内过氧化物（如 $PGH_2$）是血栓烷受体激动剂，故其体外抑制血小板功能的作用很弱。兼具 $TXA_2$ 合成酶抑制及 $TXA_2$ 受体阻断活性的化合物更有可能选择性地抑制血栓烷合成，同时增加 $PGI_2$ 合成。拥有此活性的药物如利多格雷（ridogrel）正在研发中。

#### 抗血小板药临床应用

抗血小板药临床应用总结于临床框内。

## 纤维蛋白溶解（血栓溶解）

当凝血系统被激活时，纤蛋白溶解系统也被一些内源性纤溶酶原激活启动，包括组织型纤溶酶原激活物（tPA）、尿激酶型纤溶酶原激活物、激肽释放酶及中性白细胞弹性蛋白酶。tPA 可被结构相关脂蛋白抑制，脂蛋白（a）水平升高是心肌梗死的独立危险因素（第20章）。纤溶酶原沉积于血栓内的纤维蛋白丝。纤溶酶原激活物是丝氨酸蛋白酶，在循环血中不稳定，可进入血栓局部，裂解纤溶酶原，释放纤溶酶（图 21.10）。

◆ 纤溶酶是胰蛋白酶样物质，作用于精氨酸-赖氨酸链，不仅消化纤维蛋白，也消化纤维蛋白原、因子Ⅱ、因子Ⅴ、因子Ⅷ以及很多其他蛋白质。纤溶酶在局部合成并作用于纤维蛋白网，产生纤维蛋白降解产物，溶解血栓。其作用局限于血栓内，因纤溶酶原激活物主要作用于被纤维蛋白吸收的纤溶酶原，一旦纤溶酶进入血液循环，立即被纤溶酶抑制剂（包括 PAI-1）灭活（见前文及第19章），从而保护机体免遭自身蛋白酶的消化。

药物通过增加或抑制纤维蛋白溶解（分别为纤维蛋白溶解药与抗纤维蛋白溶解药）作用于纤维蛋白溶解系统。

**抗血小板药** 要点

- 阿司匹林不可逆地抑制环加氧酶。但由于内皮细胞能够合成更多的环加氧酶，而血小板则不能，因此阿司匹林改变了血栓烷与 $PGI_2$ 之间的平衡。血栓烷由血小板产生，是血小板聚集的激活剂，$PGI_2$ 由血管内皮细胞产生，是血小板聚集的抑制物。阿司匹林在临床上具有非常重要的作用。
- 氯吡格雷是一种前药，可口服，抑制血小板对ADP的反应，与阿司匹林合用有协同作用。
- GPⅡb/Ⅲa 受体拮抗药包括单克隆抗体（阿昔单抗）及一些寡肽（替罗非班）。因为 GPⅡb/Ⅲa 受体的活化是血小板所有活化途径汇聚的最后通路，故 GPⅡb/Ⅲa 受体拮抗药可抑制各种血小板激动剂，例如 ADP 和 $TXA_2$。临床上经静脉给药用于短期治疗。
- 双嘧达莫是磷酸二酯酶抑制药，可与阿司匹林合用。
- 依前列醇（人工合成型 $PGI_2$）具有化学不稳定性，静脉输注给药。作用于血管平滑肌与血小板上I类前列环素（IP）磷酸受体（第15章），激活腺苷酸环化酶，使血管扩张，抑制各种通路（如 ADP 和 $TXA_2$）介导的血小板聚集。
- 目前已有 $TXA_2$ 合成抑制药和/或 $TXA_2$ 受体阻断药，但尚未应用于临床。

[1] 英国杰出医术协会曾掩饰过人们的怀疑，即在急性冠状动脉综合征患者需要进行经皮介入治疗但不得不延缓时，该协会赞同使用 GPⅡb/Ⅲa 拮抗药是为了将这些昂贵的药物配给患者。

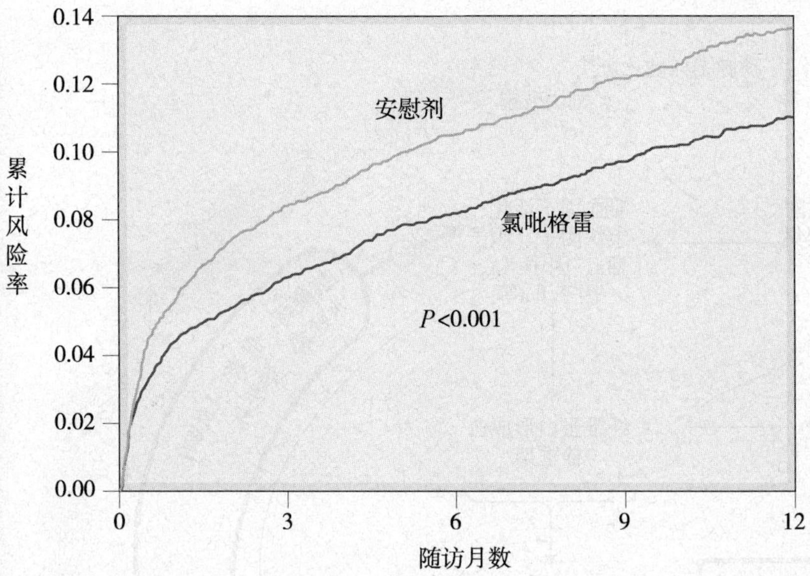


**图 21.9 氯吡格雷与阿司匹林合用的效应。**图示急性冠状动脉综合征患者经安慰剂+阿司匹林或氯吡格雷+阿司匹林治疗后主要血管事件的累计风险率。(Modified from CURE Invesigators 2001 N Engl J Med 345：494-502.）

### 抗血小板药的临床应用

临床

- 此类代表药为阿司匹林，另外一些具有不同作用的药物（如双嘧达莫、氯吡格雷）可与阿司匹林合用起协同作用，或者用于不能耐受阿司匹林的患者。抗血小板药主要用于治疗动脉血栓形成，包括：
  — 急性心肌梗死；
  — 心肌梗死高危人群，包括曾患心肌梗死、心绞痛或间歇性跛行的患者（第 19 章）；
  — 冠状动脉旁路移植后；
  — 不稳定型冠状动脉综合征（氯吡格雷合用阿司匹林）；
  — 冠状动脉血管成形术和/或支架术后（静脉给予糖蛋白Ⅱb/Ⅲa 拮抗药，如阿昔单抗，可与阿司匹林合用）；
  — 预防短暂性脑缺血发作（小卒中）或血栓性脑卒中复发（双嘧达莫合用阿司匹林）；
  — 心房颤动患者口服抗凝血药禁忌者。
- 其他抗血小板药［如依前列醇（$PGI_2$），见第 13 章］有其专门的适应证（如血液透析或血液滤过，见第 24 章；肺动脉高压，见第 19 章）。

## 纤维蛋白溶解药

图 21.10 总结了纤维蛋白溶解系统、凝血级联系统、血小板活化之间的相互作用及其影响药物。纤维蛋白溶解（血栓溶解）药临床主要用于急性心肌梗死患者闭塞冠状动脉的再通，较少用于危及生命的静脉血栓形成或肺栓塞。

链激酶（streptokinase）是从培养的链球菌中提取的蛋白质，可激活纤溶酶原。静脉注射能够协同阿司匹林降低急性心肌梗死的死亡率（图 21.8）。首次给药后 4 天或更长时间，链激酶的作用可被其抗体阻断，因此再次使用需间隔至少一年。

阿替普酶（alteplase）和度替普酶（duteplase）分别是单链和双链重组 tPA 。其对纤维蛋白包裹的纤溶酶原作用活性比对血浆纤溶酶原的作用强，因具血栓选择性。重组 tPA 无抗原性，可用于那些有可能对链激酶产生抗体的患者。因其半衰期短，故需静脉输注。瑞替普酶（reteplase）与上述药物类似，但消除半衰期更长，可静脉推注，给药方便，临床用于心肌梗死。

### 不良反应及禁忌证

纤维蛋白溶解药最主要的危害是出血，包括胃肠出血和脑卒中。如果严重，可用氨甲环酸（tranexamic acid，见下文）、新鲜血浆或凝血因子治疗。链激酶可引起过敏反应、低热及大量纤溶酶形成，产生激肽（第 13 章）而致低血压。

纤维蛋白溶解药禁忌证为活动性内出血、出血性脑血管疾病、出血体质、妊娠、无法控制的高血压和亟须止血的损伤过程，如近期创伤、包括剧烈的心肺复苏术）。

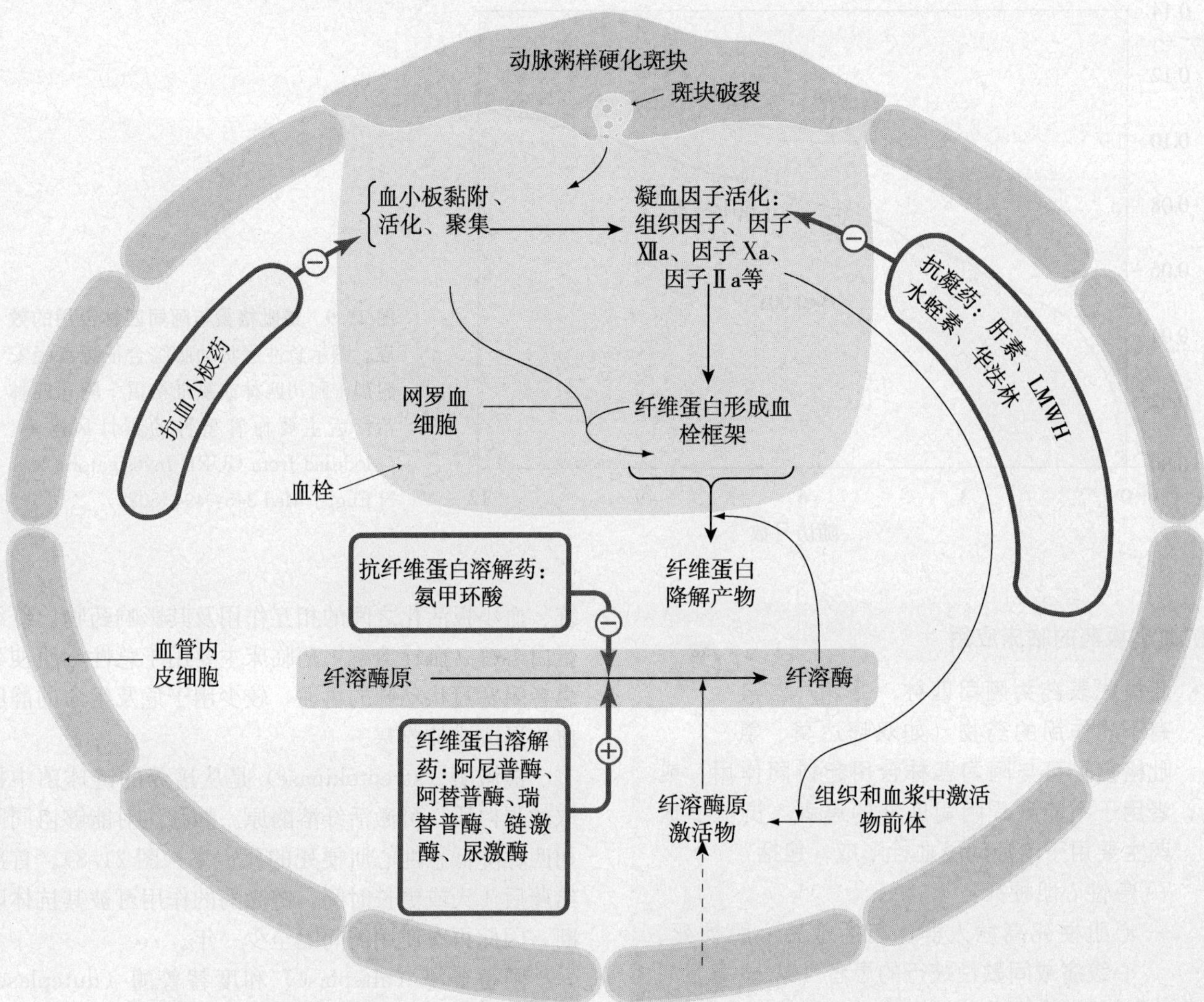


**图 21.10 纤维蛋白溶解系统。**图示凝血和血小板通路的相互作用以及影响这些系统的药物作用位点。LMWH，低分子量肝素。有关血小板活化及凝血级联的更详细内容参见图 21.1、21.2、21.7。

## 哪一种纤维蛋白溶解药最好？

几项大型心肌梗死患者安慰剂对照试验证实，如果症状出现 12h 内给予纤维蛋白溶解药，能够降低死亡率，给药越及时疗效越好。很多文章述及到底哪一种纤维蛋白溶解药最好，但权威论述是 1997 年 Collins 等人所作："纤维蛋白溶解药的选择对无脑卒中患者的总存活率几乎无影响，因为溶解冠状动脉血栓越快，产生脑出血风险越大……重要的是，虽然不知道选用何种纤维蛋白溶解药或阿司匹林剂量，但这并不影响是否需要采用常规纤维蛋白溶解和抗血小板治疗的决定。"尽快开通形成血栓的冠状动脉非常重要。如果有机械性设施（如经皮冠状动脉介入）可用，其疗效至少和纤维蛋白溶解药一样好。

## 临床应用

纤维蛋白溶解药的临床应用总结在临床框内。

### 纤维蛋白溶解以及影响纤维蛋白溶解的药物 要点

- 纤维蛋白溶解级联反应伴随着凝血级联反应而启动，诱导血凝块内纤溶酶形成，消化纤维蛋白。
- 各种物质促进纤溶酶前体（即纤溶酶原）转化为纤溶酶，例如链激酶以及组织型纤溶酶原激活物（tPA），包括阿替普酶、度替普酶和瑞替普酶，大多静脉输注给药。瑞替普酶经静脉推注给药。
- 抑制纤维蛋白溶解的药物有氨甲环酸、抑肽酶等。

## 抗纤维蛋白溶解药与止血药

氨甲环酸抑制纤溶酶原活性，防止纤维蛋白溶解，可口服或静脉注射给药。用于治疗各种出血或出血危险，如前列腺切除术、拔牙术后出血，月经过多（月经血丧失过多）以及溶栓药导致危及生命的出血。也用于罕见的遗传性血管水肿患者。

抑肽酶（aprotinin）抑制蛋白水解酶，用于纤维蛋白溶解药过量引起的高纤溶酶血症以及心脏外科手术中有大出血危险的患者。

**纤维蛋白溶解药的临床应用** 临床

主要药物有：链激酶和 tPA，例如替奈普酶。

- 主要用于急性心肌梗死发作 12h 内，ECG 显示 ST 段抬高患者（越早应用疗效越好）。
- 还可用于：
  - — 急性血栓性脑卒中发作 3h 内的患者（给予 tPA 治疗）；
  - — 清除分流术及套管术的栓塞；
  - — 急性动脉血栓栓塞；
  - — 危及生命的深部静脉血栓形成以及肺栓塞（迅速给予链激酶治疗）。

## 参考文献与扩展阅读

### 血液凝固和抗凝血


Bates S M, Weitz J I 2003 Emerging anticoagulant drugs. Arterioscler Thromb Vasc Biol 23: 1491-1500

Clouse L H, Comp P C 1987 The regulation of hemostasis: the protein C system. N Engl J Med 314: 1298-1304

Coughlin S R 2000 Thrombin signalling and protease - activated receptors. Nature 407: 258 - 264 (*Reviews cellular actions of thrombin via PARs; see also Brass S 2001 Platelets and proteases Nature* 413: 26-27)

Dager W E 2004 Ximelagatran: a new antithrombotic option in atrial fibrillation. J Cardiovasc Pharmacol Ther 9: 151-162 (*Many patients with atrial fibrillation do not receive warfarin because of the difficulties in dosing and maintaining desirable target goals. Ximelagatran, 36 mg p.o. twice daily, is non-inferior to warfarin for thromboprophylaxis against stroke or systemic embolism in atrial fibrillation.*)

Furie B, Furie B C 1992 Molecular and cellular biology of blood coagulation. N Engl J Med 326: 800-806

Gibbs C S 1995 Conversion of thrombin into an anticoagulant by protein engineering. Nature 387: 413-416 (*A single amino acid substitution shifts thrombin's specificity in favour of the anticoagulant protein C; see also accompanying editorial: Griffin J H 1992 The thrombin paradox. Nature* 387: 337-338)

Gurm H S, Bhatt D L 2005 Thrombin, an ideal target for pharmacological inhibition: a review of direct thrombin inhibitors. Am Heart J 149: S43-S53

Hirsh J 1991 Heparin. N Engl J Med 324: 1565-1574

Hirsh J 1991 Oral anticoagulant drugs. N Engl J Med 324: 1865-1873

Hirsh J, O' Donnell M, Weitz J I 2005 New anticoagulants. Blood 105: 453-463 ('*Limitations of existing anticoagulants, vitamin K antagonist and heparins, have led to the development of newer anticoagulant therapies... New anticoagulants under evaluation include: inhibitors of the factor VIIa/tissue factor pathway; factor Xa inhibitors, both indirect and direct; activated protein C and soluble thrombomodulin; and direct thrombin inhibitors. Several of the direct inhibitors of factor Xa and thrombin are orally active. The greatest clinical need is for an oral anticoagulant to replace warfarin for long-term prevention and treatment of patients with venous and arterial thrombosis.*')

Ibbotson T, Perry C M 2002 Danaparoid—a review of its use in thromboembolic and coagulation disorders. Drugs 62: 2283-2314 (*Danaparoid is an effective anticoagulant that has undergone clinical evaluation in a wide range of disease indications; discusses use in HIT*)

Pineda A O et al. 2004 The anticoagulant thrombin mutant W215A/E217A has a collapsed primary specificity pocket. J Biol Chem 279: 39824-39828 (*The thrombin mutant W215A/E217A features a drastically impaired catalytic activity, but activates the anticoagulant protein C in the presence of thrombomodulin. Describes the X-ray crystal structures of its free form and its complex with the active site inhibitor H-D-Phe-Pro-Arg-CH2Cl (PPACK), which explain the altered catalytic activity of the mutant.*)


### 内皮、血小板和抗血小板药


CAPRIE Steering Committee 1996 A randomised, blinded trial of clopidogrel versus aspirin in patients at risk of ischaemic events (CAPRIE). Lancet 348: 1329-1339 (19 185 *patients randomised; clopidogrel was marginally more effective than aspirin, with an overall safety profile at least as good as that of aspirin*)

Chew D P, Bhatt D, Sapp S, Topol E J 2001 Increased mortality with oral platelet glycoprotein IIb/IIIa antagonists: a meta-analysis of phase III multicenter trials. Circulation 103: 201-206

COMMIT Collaborative Group 2005 Addition of clopidogrel to aspirin in 45

852 patients with acute myocardial infarction: randomised placebo-controlled trial. Lancet 366: 1607-1621 (*Clopidogrel reduced the risk of death, myocardial infarction or stroke combined, and of mortality alone; see accompanying comment by Sabatine M S, pp.* 1587-1589 *in the same issue*)

CURE Investigators 2001 Effects of clopidogrel in addition to aspirin in patients with acute coronary syndromes without ST-segment elevation. N Engl J Med 345: 494-502 (*A total of* 12 562 *patients randomised; primary outcome occurred in* 9.4% of patients in the clopidogrel + aspirin group and in 11.3% of those in the placebo + aspirin group, a relative risk of 0.72-0.90, P < 0.001)

EPIC Investigators 1994 Use of a monoclonal antibody directed against the platelet glycoprotein IIb/IIIa receptor in high-risk coronary angioplasty. N Engl J Med 330: 956-961 (*Ischaemic complications were reduced by* 35% at the cost of increased bleeding)

Mehta S R for the CURE Investigators 2001 Effects of pretreatment with clopidogrel and aspirin followed by long-term therapy in patients undergoing percutaneous coronary intervention: the PCI-CURE study. Lancet 358: 527-533 (*Positive study showing additive effect of clopidogrel + aspirin*)

Patrono C, Coller B, FitzGerald G A et al. 2004 Platelet-active drugs: the relationships among dose, effectiveness, and side effects. Chest 126: 234S-264S

Sanderson S, Emery J, Baglin T, Kinmonth A L 2005 Narrative review: aspirin resistance and its clinical implications. Ann Intern Med 142: 370-380

Ware J A, Heisted D D 1993 Platelet-endothelium interactions. N Engl J Med 328: 628-635

### 溶栓药和抗纤溶药

Fears R 1990 Biochemical pharmacology and therapeutic aspects of thrombolytic agents. Pharmacol Rev 42: 201-224

Mannuccio M 1998 Hemostatic drugs. N Engl J Med 333: 245-253

Special Writing Group of the Stroke Council of the American Health Association 1996 Guidelines for thrombolytic therapy for acute stroke: a supplement to the guidelines for the management of patients with acute ischemic stroke. Stroke 27: 1711-1718 (*Recommends using tPA in selected patients within the first* 3 *hours of ischaemic stroke*)

### 临床和一般性质

Aster R H 1995 Heparin-induced thrombocytopenia and thrombosis. N Engl J Med 332: 1374-1376 (*Succinct and lucid editorial; see also accompanying paper, pp.* 1330-1335)

Collins R, Peto R, Baigent C, Sleight P 1997 Aspirin, heparin and thrombolytic therapy in suspected acute myocardial infarction. N Engl J Med 336: 847-860 (*Unbiased and authoritative overview; includes a section on 'general problems of unduly selective emphasis' — fighting stuff!*)

Diener H, Cunha L, Forbes C et al. 1996 European Stroke Prevention Study 2. Dipyridamole and acetylsalicylic acid in the secondary prevention of stroke. J Neurol Sci 143: 1-14 (*Slow-release dipyridamole* 200 *mg twice daily was as effective as aspirin* 25 *mg twice daily, and the effects of aspirin and dipyridamole were additive*)

Donnan G A, Dewey H M, Chambers B R 2004 Warfarin for atrial fibrillation: the end of an era? Lancet Neurol 3: 305-308 (*Direct thrombin inhibitors such as ximelagatran are not inferior to warfarin and, based on results from the Stroke Prevention Using an Oral Thrombin Inhibitor in Atrial Fibrillation* [*SPORTIF*] *III and V trials, are perhaps safer, with no need for long-term monitoring and dose adjustment; however, the side effect of raised liver enzymes in* 6% of patients needs to be resolved)

Goldhaber S Z 2004 Pulmonary embolism. Lancet 363: 1295-1305

Kyrle P A, Eichinger S 2005 Deep vein thrombosis. Lancet 365: 1163-1174

Levine M 1995 A comparison of low-molecular-weight heparin administered primarily at home with unfractionated heparin administered in the hospital for proximal deep vein thrombosis. N Engl J Med 334: 677-681 (*Concludes that LMWH can be used safely and effectively at home; this has potentially very important implications for patient care*)

Markus H S 2005 Current treatments in neurology: stroke. J Neurol 252: 260-267

Turpie A G G 1993 A comparison of aspirin with placebo in patients treated with warfarin after heart-valve replacement. N Engl J Med 329: 524-529 (*Considerable benefit of combined treatment with aspirin and warfarin—meticulous monitoring mandatory!*)

Warkentin T E 2003 Management of heparin-induced thrombocytopenia: a critical comparison of lepirudin and argatroban. Thromb Res 110: 73-82 (*A direct thrombin inhibitor should be given alone during acute HIT, with oral anticoagulants deferred until substantial resolution of the thrombocytopenia has occurred*)

(祝晓玲 译，李卫东 校，林志彬 审)

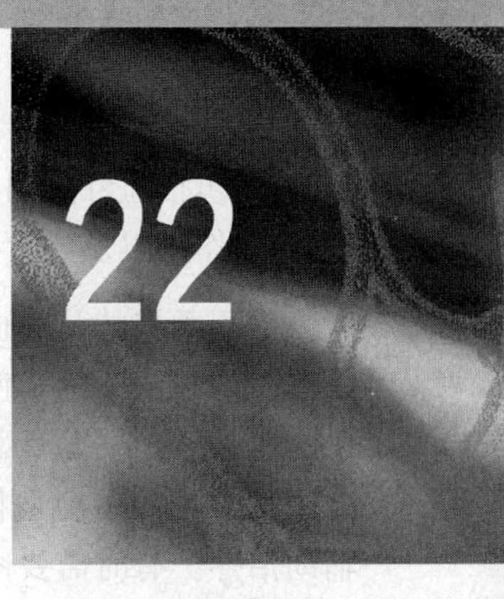

# 22 造血系统



## 概　述

本章概述了几种不同类型的贫血以及治疗这些贫血的主要补血药，即铁剂（iron）、叶酸（folic acid）和维生素 $B_{12}$（vitamin $B_{12}$）。同时也述及红细胞生成素（erythropoietin）及一些其他的造血因子，如集落刺激因子（colony-stimulating factor, CSF）。红细胞生成素常用于治疗慢性疾病引起的贫血，是特异性刺激红细胞生成的生长因子。集落刺激因子则能够增加循环白细胞数。

## 造血系统

造血系统的主要成分有血液、骨髓、淋巴结和胸腺，脾、肝和肾为重要的辅助器官。血液由有形成分（红细胞、白细胞和血小板）和血浆组成，它们执行不同的功能，例如在宿主防御（第 13 章）和止血（第 21 章）过程中发挥重要作用。本章主要讨论红细胞。红细胞的主要功能是携带氧气，其携氧能力取决于其血红蛋白含量。成人红细胞生成的最主要场所在骨髓，而破坏红细胞的场所则在脾。健康成人体内红细胞的损失与再生之间维持精确的平衡。肝存储维生素 $B_{12}$ 并参与降解来自破坏的红细胞的血红蛋白。肾产生红细胞生成素。不同器官的细胞均可合成、释放集落刺激因子，这些集落刺激因子调节白细胞和血小板的产生。血小板的功能见第 21 章，白细胞的功能见第 13 章。肿瘤学中非常重要的部分即白血病化学治疗药物见第 51 章。

### 贫血的分类

贫血即指血液中血红蛋白浓度低于正常。可引起疲劳，但若是慢性贫血，常常无任何症状。最常见的原因为月经和妊娠所致的失血，但有不同的贫血类型及不同的诊断水平。依据红细胞大小、血红蛋白含量、血涂片染色后显微镜下的检测可划分为：

- 低色素小细胞性贫血（因铁缺乏所致低血红蛋白含量的红细胞，体积小）；
- 大细胞性贫血（红细胞很少，体积大）；
- 正色素正细胞性贫血（红细胞较少，体积大小正常，红细胞内血红蛋白含量正常）；
- 混合型贫血。

进一步检验，包括测定血清中铁蛋白、铁、维生素 $B_{12}$ 以及叶酸的浓度，结合显微镜下骨髓涂片检查，可对贫血作进一步的诊断分类：

- 造血所需营养缺乏，尤其是下列营养缺乏所致贫血：
  - — 铁；
  - — 叶酸和维生素 $B_{12}$；
  - — 维生素 $B_6$（pyridoxine）、维生素 C（vitamin C）。
- 因下列因素引起骨髓抑制所致贫血：
  - — 毒素（例如化疗药）；
  - — 放射治疗；
  - — 原因不明的骨髓疾病（例如原发性再生障碍性贫血、白血病）；
  - — 红细胞生成素减少或对其反应降低（例如慢性肾衰竭、类风湿关节炎、AIDS）。
- 红细胞破坏过多（即溶血性贫血），其原因有多种，包括血红蛋白变异（例如镰状细胞贫血）、药物副作用以及异常的免疫反应。

值得重视的是补血药常常只作为引起贫血基础病因治疗的辅助治疗，例如结肠癌外科手术的辅助治疗（为铁缺乏常见的原因）或钩虫病（非洲和亚洲部分地区很常见的贫血原因，见第 50 章）患者驱虫药的辅助治疗。有时需要停止使用诱发贫血的药物，例如停用引起胃出血的非甾体抗炎药（见第 14 章）。

## 补血药

### 铁

铁（iron）作为过渡金属具有两种重要特性，发挥其生物学作用：

- 能够以几种氧化态存在；
- 能够形成稳定的配位络合物。

一个 70kg 体重的人体含有 4g 铁，其中 65% 作为血红蛋白的核心成分在血液循环。其余的铁中约一半主要以铁蛋白和含铁血黄素的形式储存于肝、脾和骨髓。这些分子中的铁用于血红蛋白的合成。余下的存在于肌红蛋白、细胞色素类以及各种酶，不能用于血红蛋白的合成。

一个平均体重成年男子体内铁的分布见表 22.1。而成年妇女体内相应的值约是成年男子的 55%。由于体内大多数铁是血红蛋白合成所需成分，铁缺乏引起的最显著的临床表现即是贫血，因此预防和治疗缺铁性贫血是临床应用铁剂的唯一适应证。

血红蛋白由 4 条蛋白质链亚单位（珠蛋白）组成，每一条链含有一个血红素部分。此血红素部分由含有二价铁（$Fe^{2+}$）的四吡咯卟啉环构成。每一个血红素基团携带一个氧分子，该氧分子能够与二价铁和珠蛋白链上的组氨酸残基可逆地结合。这种可逆性的结合是氧运输的基础。

#### 铁的更新与平衡

在此讨论铁的正常生理性更新以及影响铁临床应用的药代动力学因素，一个成年男子正常的每日需铁量约为 5mg，而发育期儿童和月经期妇女则需 15mg。由于胎儿和母亲不断增长的需求，妊娠妇女需铁量增加为普通的 2～10 倍[1]。西方欧洲膳食平均每天提供 15～20mg 铁，大部分包含在肉类。肉类中的铁通常存在于血红素中，大约 20%～40% 血红素铁可被吸收利用。

**表 22.1 一个体重 70kg 男子体内铁的分布**

| 蛋白质 | 组织 | 铁含量（mg） |
|---|---|---|
| 血红蛋白 | 红细胞 | 2600 |
| 肌红蛋白 | 肌肉 | 400 |
| 酶（细胞色素、过氧化氢酶、鸟苷酸环化酶等） | 肝和其他组织 | 25 |
| 转铁蛋白 | 血浆和细胞外液 | 8 |
| 铁蛋白和含铁血黄素 | 肝 | 410 |
| | 脾 | 48 |
| | 骨髓 | 300 |

(Data from Jacobs A, Worwood M 1982 Chapter 5. In: Hardisty R M, Weatherall D J [eds] Blood and its disorders. Blackwell Scientific, Oxford.)

◆ 人类适应了以血红素的方式吸收铁。但现代人类不容易维持铁平衡（目前估计全世界 5 亿人缺铁），人们认为原因之一是一万年前人类的主要膳食从猎物转变为种植谷物产出的谷类食物，这些谷类食物替代了膳食中的肉类，但所含可利用的铁却比肉类更少。

食物中非血红素铁主要以三价铁的形式存在，必须被转化成二价铁才能被吸收。而三价铁在肠中性 pH 环境下溶解度低，不易被吸收；但在胃中能够溶解并结合黏蛋白，在维生素 C、果糖和各种氨基酸作用下，铁脱离其载体，形成小分子可溶性络合物，维持其在肠中的可溶性。维生素 C 一方面有助于形成可溶性铁即维生素 C 螯合物，另一方面将高价铁还原成溶解性更好的二价铁，因而促进铁的吸收。

四环素（tetracycline）与铁形成不溶性螯合物，对四环素与铁的吸收均不利。

膳食含铁量及各种影响铁利用的因素对铁的吸收有很大影响，但铁吸收的调节由肠黏膜完成，受体内贮存铁水平的影响。由于体内铁的排除量极微，人类没有明显的影响铁排泄的生理机制，因此机体铁平衡调节只能依赖它的吸收机制来实现。

铁吸收部位在十二指肠和空肠上段，经历两阶段过

[1] 因胎儿的需求加上分娩时血容量扩大以及失血，每次妊娠消耗母体 680mg 铁，相当于 1300ml 血。

程，第一阶段通过刷状缘快速摄取后从肠上皮细胞内转运至血浆。第二阶段是一个耗能的限速过程。膳食中血红素铁被完整吸收，在黏膜细胞被血红素氧化酶分解释放。非血红素铁以亚铁形式被吸收。细胞内亚铁被氧化为三价铁，三价铁与细胞内的载体即转铁蛋白样蛋白质结合。当机体铁储存量高时，铁以铁蛋白形式储存于黏膜细胞；当机体铁储存低时，则转运进入血浆。

在血浆中，铁与其载体转铁蛋白结合而运输，转铁蛋白是一种 β-球蛋白，具有两个三价铁结合位点，正常情况下只有 30% 处于饱和状态。任何时候血浆中有 4mg 铁，但每日铁更新量为 30mg（图 22.1）。绝大部分血浆内的铁源于单核吞噬细胞对衰老红细胞的分解。肠吸收的铁及动员储存铁只占很小部分。红细胞的前体细胞每日摄取绝大部分血浆中的铁，用于合成血红蛋白。这些前体细胞有能够结合转铁蛋白的转铁蛋白受体，当铁被细胞吸收后，去铁的转铁蛋白被释放出细胞外。

铁以两种形式储存：可溶性铁蛋白和不可溶性含铁血黄素。铁蛋白存在于所有细胞，尤以肝、脾和骨髓中的单核吞噬细胞含量更高，也存在于血浆中。铁蛋白的前体是分子量为 450 000 的大分子去铁铁蛋白，由 24 个相同多肽亚单位组成，围成一个腔，中心可储存 4500 个铁分子。去铁铁蛋白结合二价铁离子，使之氧化成三价铁并贮积于去铁铁蛋白中心，由此形成铁蛋白，铁蛋白是铁的主要储存形式，其中的铁最容易被动员利用。这种载铁蛋白的寿命只有几天。含铁血黄素则是铁蛋白的降解物，铁蛋白分子中聚集状态的三价铁核与外蛋白壳崩解。

血浆中的铁蛋白实际上并未结合铁。它与细胞内贮存的铁蛋白量相平衡，所以测定血浆中铁蛋白水平可作为评价体内总铁储存量的指标。

人体不能主动排出铁，仅少量的铁通过含有铁蛋白的黏膜细胞脱落排出体外，更少量的铁通过胆汁、汗液和尿液而排出体外。每天大约丧失 1mg 铁。因此铁的平衡依赖小肠黏膜的主动吸收机制。这种吸收受到体内贮存铁的影响，确切的调节机制目前仍有争议。肠黏膜内铁蛋白量非常重要，因为也许可调节细胞内铁蛋白和转铁蛋白样载体分子间的平衡。体内铁每日的转换见示意图 22.1。

铁的临床应用见临床框。

### 给药方法

通常口服铁剂给药，某些特殊情况下可经胃肠外给药。

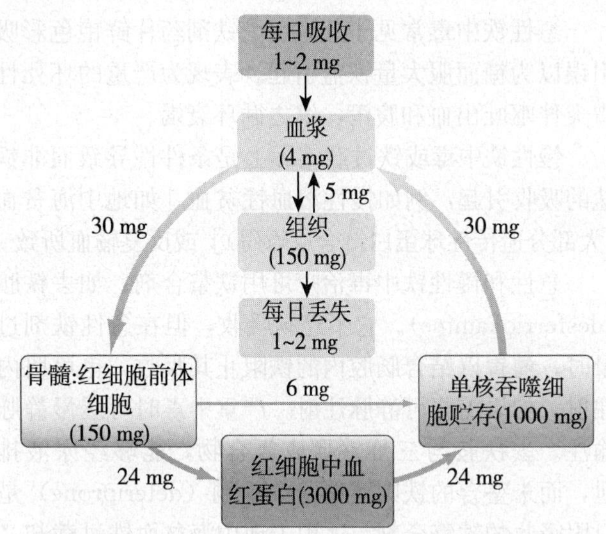


**图 22.1　体内铁的分布。**箭头所指数量为每天的一般转换量。

**铁盐的临床应用**

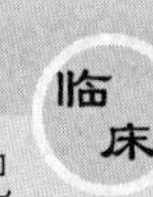


- 治疗缺铁性贫血，此病可由下列情况引起：
  — 慢性失血（例如月经过多、钩虫病、结肠癌）；
  — 需要增加（例如妊娠和新生儿）；
  — 膳食摄入不足（发达国家少见）；
  — 吸收不良（如胃切除术后）。

口服给药有几种不同的亚铁盐制剂。最常用的是硫酸亚铁（ferrous sulfate），它含铁元素 200μg/mg。还有其他一些与硫酸亚铁吸收程度相当的琥珀酸亚铁（ferrous succinate）、葡糖酸亚铁（ferrous gluconate）、富马酸亚铁（ferrous fumarate）。

因吸收不良综合征、外科手术或胃肠道炎症口服铁无法吸收的患者可经胃肠外给药。不能耐受口服铁剂的患者和慢性肾衰竭需红细胞生成素治疗患者也可经胃肠外给药（见下文），如右旋糖酐铁（iron-dextran）或蔗糖铁（iron-sucrose）。右旋糖酐铁可深部肌内注射或缓慢静脉输注。蔗糖铁可缓慢静脉输注。因可能产生过敏样反应，首剂给予小剂量。若无过敏反应发生，再给予剩余的剂量。

### 不良反应

口服铁剂的不良反应与剂量相关，包括恶心、腹部疼痛性痉挛、腹泻。胃肠外给药可能引起过敏样反应。

急性铁中毒常见于儿童因受铁剂药片鲜艳色彩吸引误以为糖而服大量铁盐引起。表现为严重的坏死性胃炎伴呕吐出血和腹泻，继之循环衰竭。

慢性铁中毒或铁过载实际上是条件性导致而非铁盐的吸收引起，例如慢性溶血性贫血［如地中海贫血(大部分遗传性球蛋白链合成障碍)］或反复输血所致。

急性和慢性铁中毒治疗可用铁螯合剂，如去铁胺(desferrioxamine)。它不经肠吸收，但在急性铁剂过量时，灌胃以结合肠腔内的铁阻止其吸收，也可肌内注射，如果需要可静脉注射。严重中毒时可缓慢静脉输注。去铁胺与三价铁形成复合物，能够经尿液排泄，而未螯合的铁则不能。去铁酮（deferiprone）是口服吸收的铁螯合剂，适用于地中海贫血铁过载却又无法接受去铁胺治疗的患者。粒细胞缺乏及其他血恶液质是严重的潜在不良反应。

## 叶酸和维生素 $B_{12}$

维生素 $B_{12}$（vitamin $B_{12}$）和叶酸（folic acid）是人类膳食中的必需成分，为合成 DNA 使细胞增殖所必需的物质。它们的生化作用相互依赖（见下文），叶酸可纠正一部分维生素 $B_{12}$ 缺乏症状，但不能完全消除。无论维生素 $B_{12}$ 缺乏还是叶酸缺乏均影响细胞更新迅速的组织，尤其是骨髓，但维生素 $B_{12}$ 缺乏还引起严重的神经紊乱，叶酸治疗不能纠正，甚至还使神经症状恶化。缺乏维生素 $B_{12}$ 或叶酸可致巨幼红细胞血细胞发生，使成红血细胞分化障碍，骨髓红细胞发生缺陷。由于 DNA 合成减少，骨髓出现高 RNA ：DNA 比值、体积异常增大的红细胞前体细胞。血循环中的巨红细胞大而易碎，且常变形。贫血常伴发轻微白细胞减少和血小板减少，多形核白细胞胞核异常（分叶过多）。维生素 $B_{12}$ 缺乏导致的神经障碍包括周围神经病变、痴呆以及亚急性脊髓联合变性[1]。

食物含量不足可致叶酸被吸收缺乏，尤其当机体需求增加时（例如妊娠期或血红蛋白变异患者的慢性溶血）。维生素 $B_{12}$ 必须在胃分泌的糖蛋白即“内因子”存在时才能被吸收。维生素 $B_{12}$ 缺乏则常因内因子缺乏（见下述）或回肠末端吸收受干扰所致，例如 Crohn 病（即影响肠该部分的慢性炎性肠病）患者病变回肠切除。恶性贫血患者和全胃切除的患者常缺乏内因子。恶性贫血时，胃的自身免疫性损害引起萎缩性胃炎，此类患者血浆常常产生抗胃壁细胞抗体。

### 叶酸

叶酸（蝶酰谷氨酸）由蝶啶环、对氨苯甲酸和谷氨酸构成。由于一些重要的抗生素和抗肿瘤药是抗代谢药，能够干扰微生物叶酸盐合成，有关叶酸盐的结构与代谢参见第 45 和 51 章。肝和绿色蔬菜是叶酸盐的丰富来源。一个非妊娠健康人每天需要约 200μg 叶酸，但妊娠期需要量增加。

#### 药理作用

二氢叶酸（$FH_2$）和四氢叶酸（$FH_4$）作为甲基(一碳单位）供给体和传递体参与了很多重要的代谢反应。例如，$FH_4$ 是嘌呤和嘧啶合成的辅因子，因此成为合成 DNA 所必需的物质。同时也参与氨基酸代谢反应。二氢叶酸还原酶维持活化型 $FH_4$。这一重要的酶将食物中的叶酸还原为 $FH_4$，并从 $FH_2$ 再生成 $FH_4$（图 22.2 和 22.3）。叶酸盐拮抗药［如甲氧苄啶

---

**铁剂** 要点

- 铁在血红蛋白、肌红蛋白、细胞色素及其他酶的合成中发挥重要作用。
- 三价铁（$Fe^{3+}$）必须转变成二价铁（$Fe^{2+}$）才能在胃肠道被吸收。
- 吸收包括经主动转运被空肠及回肠上段的黏膜细胞吸收入血浆和/或以铁蛋白的形式贮存于细胞内。
- 机体总铁量的调控只能依赖吸收机制。铁缺乏时，吸收的铁更多地转运到血浆而非以铁蛋白形式贮存于空肠黏膜。
- 铁的丢失主要由含铁蛋白的黏膜细胞脱落引起。
- 血浆中的铁与转铁蛋白结合，绝大多数用于红细胞发生。其余的则以铁蛋白形式贮存于其他组织中。衰老红细胞中的铁可进入血浆被再利用。
- 主要的治疗制剂是硫酸亚铁；蔗糖铁可静脉输注。
- 不良反应包括胃肠道紊乱。摄入大剂量铁可发生严重的毒性反应，可用铁整合剂去铁胺对抗。

---

[1] 因为脊髓背柱和侧柱均受累，产生运动和感觉症状，故谓“联合”。

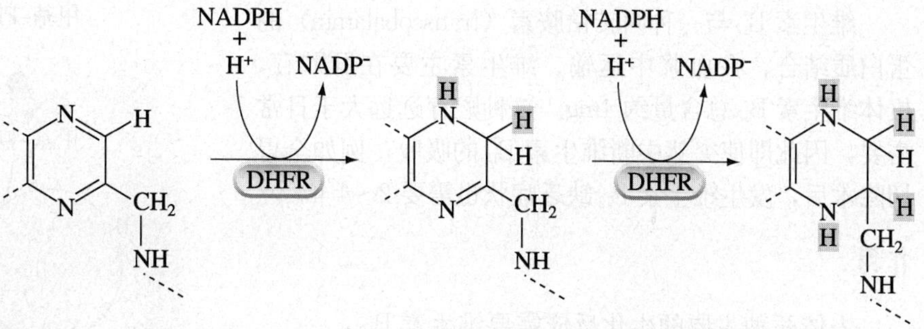

**图 22.2　叶酸盐还原反应。**叶酸盐（F）还原为二氢叶酸（$FH_2$），再经二氢叶酸还原酶（DHFR）还原为四氢叶酸（$FH_4$）。

（trimethoprim）、甲氨蝶呤（methotrexate）］是重要的抗生素与抗肿瘤药，通过抑制二氢叶酸还原酶（第46、49、51 章）发挥作用。甲氨蝶呤也作为病症缓解性药用于类风湿关节炎以及重型银屑病（常见皮肤病，特征为皮肤表面覆有大量鳞状损伤）治疗。

四氢叶酸对于脱氧尿苷一磷酸转变成脱氧胸苷一磷酸尤为重要。这是哺乳动物 DNA 合成的限速步骤，四氢叶酸作为甲基供体，由胸苷酸合成酶催化（图 22.3）。

## 药代动力学

食物中叶酸盐以聚谷氨酸的形式存在。吸收前必须水解成单谷氨酸形式，并以此形式在血液中转运。在组织中又重新转化为聚谷氨酸形式，聚谷氨酸形式比单谷氨酸形式更具有活性。临床上，叶酸口服给药（或者特殊情况下可胃肠外给药），于回肠部位吸收。叶酸盐以甲基-$FH_4$ 的形式在血中运输进入细胞。甲基-$FH_4$ 无活性，直到经依赖维生素 $B_{12}$的反应脱甲基转变成 $FH_4$ 后，才被活化（见下文）。这是因为（与 $FH_2$、$FH_4$和甲酰基-$FH_4$ 不同）甲基-$FH_4$ 并非聚谷氨酸形成的底物。与以下所阐述的一样，这与维生素 $B_{12}$缺乏对叶酸盐代谢的影响有关。叶酸盐经主动转运被肝细胞和骨髓细胞摄取。在细胞内叶酸被还原和甲酰基化，转变成具有活性的聚谷氨酸形式。叶酸即人工合成的 $FH_4$ 能够更快地转化为聚谷氨酸形式。

## 不良反应

除非存在维生素 $B_{12}$缺乏，即使大剂量叶酸也不产生不良反应。因为维生素 $B_{12}$缺乏时给予叶酸仅能纠正血象，但却加重神经损害症状。因此确定巨幼红细胞贫血是由叶酸还是维生素 $B_{12}$缺乏所致非常重要。在美国为降低神经管缺陷率，作为公共健康措施，采用含叶酸盐的面包来补充叶酸。对未明确病因的恶性贫血患者给予大剂量叶酸，理论上有加速恶化神经病变的风险，但这尚未引起人们的注意。

## 临床应用

叶酸的临床应用见叶酸和羟钴胺的临床框。

# 维生素 $B_{12}$

维生素 $B_{12}$（vitamin $B_{12}$）为含钴复合物。药用维生素 $B_{12}$是羟钴胺（hydroxocobalamin）。膳食主要来源是肉类（特别是肝）、蛋和乳制品。无论食物或药物来源的维生素 $B_{12}$均必须转化成甲钴胺（即甲基-维生素 $B_{12}$）或 5-脱氧腺苷钴胺素（即腺苷-维生素 $B_{12}$）才具有体内活性。在西欧，膳食平均每天含 5～25μg 维生素 $B_{12}$，每日需要量为 2～3μg。维生素 $B_{12}$必须与内因子形成 1∶1 的复合物才能被吸收。健康人胃分泌大量的内因子超过机体需要，但艾迪生恶性贫血（一种自身免疫疾病导致的胃萎缩）或全胃切除术患者则缺乏内因子。维生素 $B_{12}$与内因子结合成复合物经主动转运吸收。

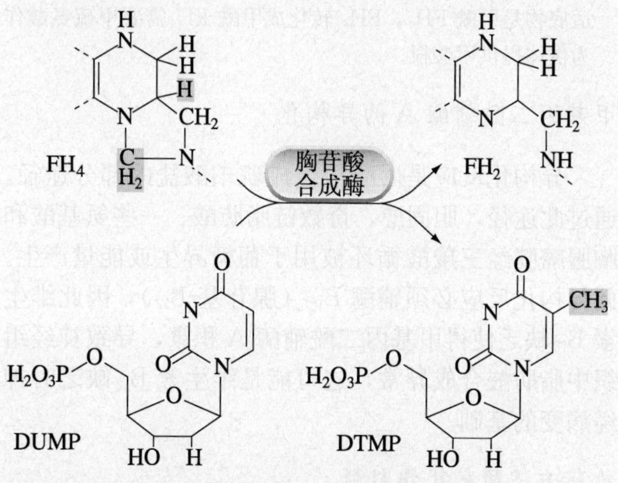


**图 22.3　2-脱氧胸苷一磷酸（DTMP）的合成。**DTMP 由四氢叶酸（$FH_4$）提供一个甲基给 2-脱氧尿苷一磷酸（DUMP），在此过程中 $FH_4$ 被氧化为 $FH_2$。

维生素 $B_{12}$ 与一种叫转钴胺素（transcobalamin）的蛋白质结合，在血浆中运输。维生素主要在肝贮存，机体维生素 $B_{12}$ 总含量约 4mg。这种贮存远远大于日常需要，因此即使突然中断维生素 $B_{12}$ 的吸收，例如全胃切除术后，发生维生素 $B_{12}$ 缺乏症状也需要 2～4 年。

## 作用

人体两种主要的生化反应需要维生素 $B_{12}$：

- 甲基-$FH_4$ 转化成 $FH_4$；
- 甲基丙二酰辅酶 A 异构化为琥珀酰辅酶 A 。

### 甲基-$FH_4$ 转化成 $FH_4$

维生素 $B_{12}$ 在叶酸盐辅酶合成中的作用见图 22.4。正是通过以上代谢机制，维生素 $B_{12}$ 和叶酸的代谢活性密切联系，参与 DNA 合成。也是通过这条途径，叶酸/维生素 $B_{12}$ 能够降低血浆高半胱氨酸水平。因为半胱氨酸水平升高会引起不良的血管效应（第 20 章，表 20.1），因此给予叶酸/维生素 $B_{12}$ 有潜在的治疗价值和改善公众健康的意义。

◆ 反应涉及甲基-$FH_4$ 转变成 $FH_4$ 以及高半胱氨酸转变成甲硫氨酸。催化此反应需要高半胱氨酸-甲硫氨酸甲基转移酶，维生素 $B_{12}$ 作为辅因子，甲基-$FH_4$ 是甲基供体，提供甲基给作为辅因子的维生素 $B_{12}$。甲基转移至高半胱氨酸转化成甲硫氨酸（图 22.4）。此为维生素 $B_{12}$ 依赖性反应，使无活性的甲基-$FH_4$ 变成有活性的 $FH_4$，高半胱氨酸转成甲硫氨酸。

维生素 $B_{12}$ 缺乏使得无活性的甲基-$FH_4$ 聚积，因此耗竭 DNA 合成所需的聚谷氨酸盐型叶酸辅酶（见上文）。

维生素 $B_{12}$ 依赖性甲硫氨酸合成通过另外的机制也影响到聚谷氨酸型叶酸盐辅酶的合成。聚谷氨酸-$FH_4$ 合成的最适底物是甲酰-$FH_4$，$FH_4$ 转化成甲酰-$FH_4$ 需要甲硫氨酸作为供体提供甲酸根。

### 甲基丙二酰辅酶 A 的异构化

异构化反应是丙酸盐生成琥珀酸盐的部分途径。通过此途径，胆固醇、奇数链脂肪酸、一些氨基酸和胸腺嘧啶经三羧酸循环被用于葡糖异生或能量产生。此异构化反应必须辅酶 $B_{12}$（腺苷基-$B_{12}$），因此维生素 $B_{12}$ 缺乏使得甲基丙二酰辅酶 A 积聚，导致神经组织中脂肪酸合成异常，这可能是维生素 $B_{12}$ 缺乏时神经病变的基础。

## 给药方法和药代动力学

如上所述，维生素 $B_{12}$ 缺乏因吸收不良引起，因而药用维生素 $B_{12}$ 几乎均为注射给药（如羟钴胺）。治疗给予的维生素 $B_{12}$ 的血浆转运及分布见上述。

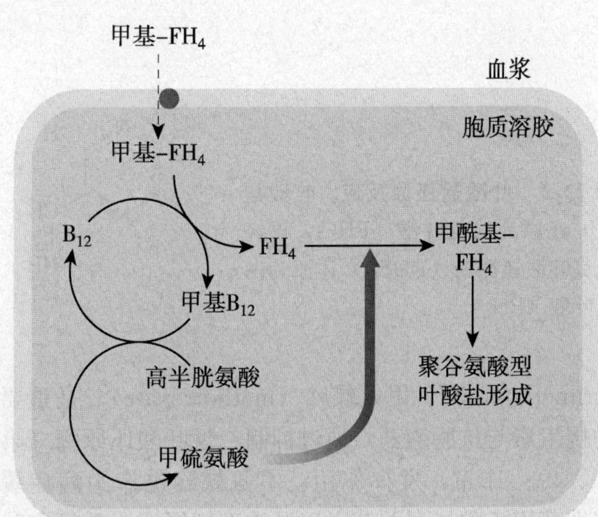


**图 22.4 维生素 $B_{12}$ 在聚谷氨酸型叶酸盐合成中的作用。** 甲基四氢叶酸（甲基 $FH_4$）经主动转运进入细胞。通过维生素 $B_{12}$，甲基团被转给高半胱氨酸形成甲硫氨酸，维生素 $B_{12}$ 结合酶蛋白即高半胱氨酸-甲硫氨酸甲基转移酶（维生素 $B_{12}$ 显示为“$B_{12}$”和“甲基 $B_{12}$”，但未显示酶蛋白）。甲硫氨酸作为供体提供甲酸根（弯曲的红箭头所示），在四氢叶酸（$FH_4$）转变为甲酰基四氢叶酸（甲酰 $FH_4$）的过程中发挥重要作用，甲酰基-$FH_4$ 是聚谷氨酸型叶酸盐形成的最适底物。

恶性贫血患者需终生给予维生素 $B_{12}$ 治疗。无不良反应发生。维生素 $B_{12}$ 的临床应用见叶酸和羟钴胺的临床框。

# 造血生长因子

每 60s 人体必须产生约 1.2 亿个粒细胞、1.5 亿个红细胞以及众多的单核细胞和血小板。红细胞发生过程中，如此巨大数量的红细胞源于相对一小部分具有自我更新能力的多能干细胞。持续血细胞发生需要干细胞在自我更新与分化成各类血细胞之间维持平衡。造血生长因子可调控此平衡，指导造血祖细胞分化、成熟、发育成八个系的血细胞（图 22.5）。这些细胞生长因子是非常生物活性强的糖蛋白，$10^{-12}$～$10^{-10}$mol/L 的浓度即可发挥作用。机体处于基础代谢的情况下，血浆中的造血生长因子水平非常低，一旦受到刺激，数小时内可升高 1000 倍或更多。红细胞生成素调控红细胞系，失血和/或低组织氧压刺激红细胞生成素产生。刺激白细胞系产生的主要因素是感染，CSF 调控髓系祖细胞分化成白细胞（见第 13 章）。

**叶酸和羟钴胺的临床应用**

叶酸

- 治疗叶酸盐缺乏所致巨幼红细胞贫血，叶酸盐缺乏可由下列因素引起：
  - — 不良膳食（常见于酗酒者）；
  - — 吸收不良综合征；
  - — 药物（如苯妥英）。
- 治疗或预防叶酸盐拮抗药甲氨蝶呤的毒性反应（第 51 章）。
- 预防叶酸盐缺乏引起的个体危害，例如：

— 妊娠妇女和受孕前（尤其有出生缺陷风险的妇女）；

— 早产儿；

— 严重的慢性溶血性贫血患者，包括血红蛋白变异（例如镰状细胞贫血）。

羟钴胺（维生素 $B_{12}$）

- 治疗恶性贫血和其他原因引起的维生素 $B_{12}$ 缺乏。
- 切除内因子生成部位（胃）或维生素 $B_{12}$ 吸收部位（回肠末端）的外科手术后预防用药。

一些造血因子基因已被克隆，重组红细胞生成素（recombinant erythropoietin），又名 epoetin、重组粒细胞集落刺激因子［如非格司亭（filgrastim）、来格司亭（lenograstim）］和粒细胞-巨噬细胞集落刺激因子（如 molgrasmostim）已用于临床。血小板生成素制剂正在研发中。其他一些造血生长因子（例如 IL-1、IL-2 以及各种其他细胞因子）参见第 13 章。

## 红细胞生成素

红细胞生成素主要由肾近曲小管细胞产生，也可由巨噬细胞产生，但肾外产生红细胞生成素仅占其总量的 5%～10%。红细胞生成素刺激定向红系祖细胞增殖产生红细胞（图 22.5）。目前已有两种形式的重组人红细胞生成素用于临床，即阿法依泊汀（epoetin alfa）和倍他依泊汀（epoetin beta）。这两种依泊汀在临床上无差别，此处均简称为依泊汀。darbopoietin 是依泊汀的多糖基化形式，有更长的半衰期，因此不用频繁给药。

依泊汀的临床应用见临床框。

**维生素 $B_{12}$ 与叶酸**

DNA 合成需要维生素 $B_{12}$ 和叶酸。维生素 $B_{12}$ 或叶酸的缺乏均影响红细胞发生，引起大细胞性巨幼红细胞贫血。

叶酸

- 叶酸由蝶啶环、对氨苯甲酸及谷氨酸残基三部分组成。
- 主动转运至细胞，被二氢叶酸还原酶还原成四氢叶酸（$FH_4$），再加上额外的谷氨酸成为聚谷氨酸形式。
- 聚谷氨酸型叶酸盐是嘌呤和嘧啶（尤其是胸苷酸）合成的辅因子（一碳单位载体）。

维生素 $B_{12}$（羟钴胺）

- 维生素 $B_{12}$ 需要与胃壁细胞分泌的内因子结合才可在回肠末端吸收。贮存于肝。
- 下列过程需要维生素 $B_{12}$：
  - — 无活性的甲基-$FH_4$ 转变成有活性的甲酰基-$FH_4$，再形成聚谷氨酸，是嘌呤和嘧啶合成的辅因子（见上述）；
  - — 甲基丙二酰辅酶 A 异构化为琥珀酰辅酶 A。
- 维生素 $B_{12}$ 缺乏最常发生在恶性贫血患者，此类患者缺乏胃分泌的内因子，引起维生素 $B_{12}$ 吸收不良，造成神经病变和贫血。
- 维生素 $B_{12}$ 注射给药治疗恶性贫血。

**造血生长因子**

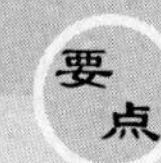

红细胞生成素

- 调控红细胞产生；
- 可静脉、皮下和腹腔内给药；
- 引起一过性流感样症状、高血压、铁缺乏和血液黏滞度增加；
- 依泊汀为红细胞生成素临床制剂。

粒细胞集落刺激因子

- 刺激中性粒细胞祖细胞；
- 临床已有非格司亭、pegfilgrastim、来格司亭，胃肠外给药。

**依泊汀的临床应用** 临床

- 慢性肾衰竭性贫血。
- 肿瘤化疗所致贫血。
- 预防早产儿贫血发生。
- 供血前增加自体血产生。
- AIDS 并发贫血（齐多夫定可加重贫血）。
- 慢性炎症的贫血，如类风湿关节炎。

### 药代动力学

依泊汀和 darbopoietin 均可静脉内或皮下给药，皮下注射反应最大，静脉注射反应最快。

### 不良反应

常见一过性流感样症状。高血压也常见，并可致头痛性脑病、定向障碍，有时可致惊厥。由于促进红细胞发生需要更多的铁，可引起铁缺乏。血细胞比容增加（即部分血液被红细胞占有）使血液黏滞度增加，从而增加了血栓形成的危险，尤其在透析时。罕见纯红细胞再生障碍的报道，此病可能与产生直接抗红细胞生成素的抗体有关。

## 集落刺激因子

之所以称为集落刺激因子（CSF）是由于它们能够在体外半固体培养基中刺激白细胞集落形成（第 13 章）。CSF 属于细胞因子。它不仅刺激定向祖细胞增殖（图 22.5），也使其不可逆地分化。作出反应的祖细胞上有特异的 CSF 膜受体，可表达不止一种受体，因此允许因子之间相互协作。

粒细胞集落刺激因子主要由单核细胞、成纤维细胞和内皮细胞产生，主要调控中性粒细胞发育。重组人粒细胞集落刺激因子（例如非糖基化的非格司亭，糖基化的来格司亭）已用于临床。pegfilgrastim 是非格司亭的衍生物，偶联聚乙二醇（聚乙二醇化），使作用时间延长。

### 药理作用

粒细胞集落刺激因子只作用于中性粒细胞系（图 22.5），刺激中性粒细胞的增殖和成熟，促进中性粒细胞自骨髓贮存池释放，并增强其功能。

粒细胞集落刺激因子的临床应用见集落刺激因子的临床框。

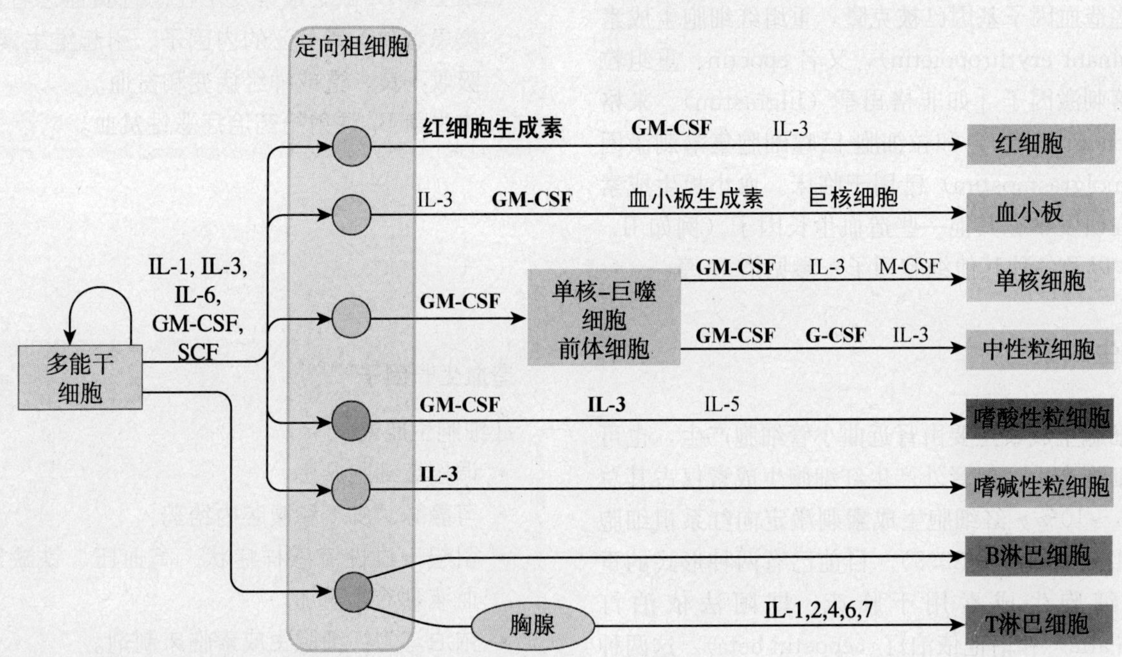


**图 22.5 血细胞分化中的造血生长因子。**用粗体字显示的造血生长因子在临床应用中有不同的名字（见正文）。胸腺产生的绝大多数 T 细胞发生凋亡而死亡，只形成 CD4 或 CD8 T 细胞。CSF，集落刺激因子；G-CSF，粒细胞集落刺激因子；GM-CSF，粒细胞-巨噬细胞集落刺激因子；IL-1，白细胞介素-1；IL-3，白细胞介素-3 或多能集落刺激因子；M-CSF，巨噬细胞集落刺激因子；SCF，干细胞因子（第 13 章）。

## 集落刺激因子的临床应用

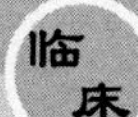


集落刺激因子在专科中心用于下列情形：
- 减少细胞毒类药物所致中性粒细胞减少症的严重性及持续时间，例如：
— 抗肿瘤化疗；
— 需自体骨髓移植的加强化疗；
— 骨髓移植术后。
- 采集祖细胞。
- 在回输体内前，体外扩增采集的祖细胞数。
- 晚期 HIV 感染时持续的中性粒细胞减少。
- 再生障碍性贫血。

### 药代动力学与不良反应

非格司亭和来格司亭均可皮下给药或静脉输注。pegfilgrastim 可皮下给药。不良反应为胃肠反应、发热、骨痛、肌痛、疹。偶见肺浸润和肝脾肿大。

## 血小板生成素

血小板生成素刺激血小板系祖细胞增殖，明显促进血小板生成。重组血小板生成素正在临床试验中。

# 参考文献与扩展阅读


**综合文献**

Clarke R, Armitage J 2000 Vitamin supplements and cardiovascular risk: review of the randomized trials of homocysteine - lowering vitamin supplements. Semin Thromb Hemost 26: 341-348

Fishman S M, Christian P, West K P 2000 The role of vitamins in the prevention and control of anaemia. Public Health Nutr 3: 125-150

Goodenough L T, Monk T G, Andriole G L 1997 Erythropoietin therapy. N Engl J Med 336: 933-938

Hoelzer D 1997 Haemopoietic growth factors—not whether, but when and where. N Engl J Med 336: 1822-1824 (*Edifying editorial comment*)

Kurzrock R 2005 Thrombopoietic factors in chronic bone marrow failure states: the platelet problem revisited. Clin Cancer Res 11: 1361-1367 (*Slow progress*)

Levin J 1997 Thrombopoietin—clinically realised? N Engl J Med 336: 434-436 (*A useful editorial*)

Nimer S D 1997 Platelet stimulating agents—off the launch pad. Nat Med 3: 154-155 (*Thrombopoietic growth factors prove useful in clinical trials*)

Spivak J L 1993 Recombinant erythropoietin. Annu Rev Med 44: 243-253

**铁与铁缺乏**

Andrews N C 1999 Disorders of iron metabolism N Engl J Med 341: 1986-1995

Finch C A, Hueber S H 1982 Perspectives in iron metabolism. N Engl J Med 306: 1520-1528 (*Good background article on iron*)

Frewin R, Henson A, Provan D 1997 ABC of clinical haematology: iron deficiency anaemia. Br Med J 314: 360-363

Hoffbrand A V, Herbert V 1999 Nutritional anemias. Semin Hematol 36 (suppl 7): 13-23

Lieu P T, Heiskala M, Peterson P A, Yang Y 2001 The roles of iron in health and disease. Mol Aspects Med 22: 1-87

Provan D, Weatherall D 2000 Red cells II: acquired anaemias and polycythaemia. Lancet 355: 1260-1268

Toh B-H, van Driel I R, Gleeson P A 1997 Pernicious anaemia. N Engl J Med 337: 1441 - 1448 (*Immunopathogenesis of pernicious anaemia; excellent figures*)

**叶酸和维生素 $B_{12}$ 及其缺乏**

Botto L D et al. 2005 International retrospective cohort study of neural tube defects in relation to folic acid recommendations: are the recommendations working? Br Med J 330: 571-573 (*Not as well as might be hoped*)

Refsum H 2001 Folate, vitamin $B_{12}$ and homocysteine in relation to birth defects and pregnancy outcome. Br J Nutr 85 (suppl 2): S109-S113

Steinberg S E 1984 Mechanisms of folate homeostasis. Am J Physiol 246: G319-G324 (*Good background article on folate*)

Wald N J, Bower C 1994 Folic acid, pernicious anaemia, and prevention of neural tube defects. Lancet 343: 307

**集落刺激因子**

Dale D C 1995 Where now for colony-stimulating factors? Lancet 346: 135-136

Lieschke G J, Burges A W 1992 Granulocyte colony-stimulating factor and granulocyte-macrophage colony-stimulating factor. N Engl J Med 327: 1-35, 99-106 (*Worthwhile, comprehensive reviews*)

Petros W P 1996 Colony-stimulating factors. In: Chabner B A, Longo D L (eds) Cancer chemotherapy and biotherapy, 2nd edn. Lippincott-Raven, Philadelphia, pp. 639-654 (*Covers mechanism of action, biological effects and clinical pharmacology*)


（祝晓玲 译，李卫东 校，林志彬 审）

# 23 呼吸系统



## 概　述

本章从呼吸系统的生理学基本性质开始，论述肺疾病及其治疗药物。我们在本章中重点介绍哮喘，首先是哮喘的发病机制，然后介绍其主要治疗药物——支气管扩张药和抗炎药。我们还将介绍慢性阻塞性肺病（COPD），并用简短的篇幅介绍急性过敏、表面活性药和咳嗽的治疗。其他重要的肺疾病，如细菌感染（结核和急性肺炎）和恶性肿瘤，将在第 46 章和 51 章中分别进行介绍；而其他药物治疗无效的疾病（如职业性和间质性肺疾病）则不再赘述。用于花粉症治疗的抗组胺药已在第 13 章中介绍。肺动脉高压也已在第 19 章中进行了介绍。

## 呼吸调节

呼吸运动由髓质呼吸中枢的自主节律放电控制，由脑桥及更高级的中枢神经系统（CNS）和肺迷走神经的传入神经进行调节。各种化学因素可影响呼吸中枢，包括动脉二氧化碳分压（$P_ACO_2$）作用于髓质化学感受器，氧分压（$P_AO_2$）作用于颈动脉体化学感受器。

某些随意控制可与呼吸的自主调节叠加，提示大脑皮质和支配呼吸肌的运动神经元之间存在联系。延髓性脊髓灰质炎和某些脑干损伤可导致呼吸自主调节丧失而随意调节不受影响❶。

### 气道肌肉组织，血管和腺体的调节

控制气道的传出通路包括胆碱能副交感神经和非肾上腺素能非胆碱能抑制神经（NANC）。炎症介质（第 13 章）和 NANC 支气管收缩介质对病态气道也有影响。传入通路包括三种不同类型的感觉感受器，详见下文。

支气管肌肉的张力影响气道阻力，哮喘和支气管炎患者的黏膜状态和腺体活性亦能影响气道阻力。气道阻力可通过仪器记录用力呼气流量或流速进行间接测量。$FEV_1$ 是第一秒用力呼气量。呼气流速峰值（PEFR）是尽力深吸气后呼气的最大流速（以 L/min 表示）；此项测定方法较 $FEV_1$ 简单，可以在床旁完成。

### 传出通路

#### 自主神经支配

van der Velden & Hulsmann（1999）曾综述了人的气道自主神经支配。

副交感神经支配。支气管平滑肌主要由副交感神经支配。副交感神经节位于支气管和细支气管管壁，节后神经纤维支配气道平滑肌、血管平滑肌和腺体。存在三种毒蕈碱（M）受体（第 10 章，表 10.2）。$M_3$ 受体在药理学中最为重要。$M_3$ 受体位于支气管平滑肌和腺体，介导支气管收缩和黏液分泌。$M_1$ 受体位于神

❶ 指 Ondine 诅咒。Ondine 是水神，她与一个凡人相爱。当那个人对她不忠时，水神的国王对他施咒——他必须永远保持清醒才能呼吸。当他最终筋疲力尽睡着之后，随即死去了。

经节和突触后细胞，可促进烟碱型神经传递；而 $M_2$ 型受体则为抑制性自身受体，介导节后胆碱能神经释放乙酰胆碱的负反馈调节。刺激迷走神经可引起支气管收缩——主要是大气道收缩。下文将具体讨论气道毒蕈碱受体不同成分的可能的临床相关性。

交感神经支配。交感神经支配气管、支气管的血管和腺体，不支配人的气道平滑肌。但是 β-肾上腺素受体在人的气道平滑肌上大量表达（也见于肥大细胞、上皮细胞、腺体和肺泡），β 受体激动药可使支气管平滑肌舒张，抑制肥大细胞介质释放，增加黏膜纤毛清除率（见下文）。实际上，人气道的所有 β-肾上腺素受体均为 $\beta_2$ 型。

非肾上腺素能非胆碱能神经。抑制性 NANC 神经能释放血管活性肠肽（第 9 章，表 9.2）和一氧化氮（NO；第 17 章），是人气道重要的神经源性支气管扩张通路。人气道也存在兴奋性 NANC 神经。动物模型中，兴奋性 NANC 神经可引起炎症反应，包括支气管收缩、黏液分泌、血管通透性增加、咳嗽和血管扩张。兴奋性 NANC 神经释放的神经肽可引起神经源性炎症，并影响炎症细胞的募集、增殖和活化，随后调节神经元的功能。肺内主要的兴奋性神经肽为速激肽类——P 物质和神经激肽 A（第 41 章）。

### 感觉感受器和传入通路

慢适应性牵张感受器通过呼吸中枢控制呼吸。无髓鞘感觉神经 C 类纤维和伴随有髓鞘迷走神经的快适应性刺激性感受器亦同样重要。

物理或化学刺激作用于上呼吸道有髓鞘纤维的刺激性感受器和/或下呼吸道的 C 类纤维感受器，引起咳嗽、支气管收缩和黏液分泌。这些刺激包括冷空气和氨、二氧化硫、香烟及实验工具药辣椒辣素等刺激物以及内源性炎性介质（第 41 章）。

## 肺部疾病及其治疗

肺部疾病的常见症状包括呼吸短促、哮鸣、胸痛和咳嗽，伴有或不伴有咳痰或咯血——痰中带血。理想的是针对疾病病因治疗，但在某些时候对症治疗也非常必要，例如镇咳。肺是多种疾病的重要靶器官，在本书中其他章节叙述，包括感染（第 46～50 章）、恶性肿瘤（第 51 章）、职业病和风湿病；药物（如胺碘酮、甲氨蝶呤）对肺间质有不良作用。心力衰竭导致肺水肿（第 19 章）。血栓栓塞性疾病（第 21 章）和肺动脉高压（第 19 章）影响肺循环。本章中则着重介绍两种重要的气道疾病：哮喘和 COPD。

**气道肌肉血管和腺体的调节**

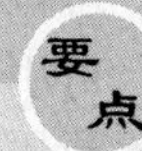


传入通路

- 刺激物受体和 C 类纤维感受外源性化学物、炎性介质和物理刺激（如冷空气）。

传出通路

- 副交感神经通过 $M_3$ 受体引起支气管收缩和黏液分泌。
- 交感神经支配血管和腺体，但不支配气道平滑肌。
- $\beta_2$-肾上腺素受体激动药松弛气道平滑肌。在药理学上非常重要。
- 抑制性非肾上腺素能非胆碱能（NANC）神经通过释放一氧化氮和血管活性肠肽松弛气道平滑肌。
- 兴奋性 NANC 神经通过释放速激肽类——P 物质和神经激肽 A，引起神经炎症。

## 支气管哮喘

哮喘是经济发达国家儿童最常见的慢性病，也是成人的常见病。近年来，其患病率和严重程度日益增加。哮喘是在不影响非哮喘个体的微弱刺激物的刺激下反复出现可逆性气道阻塞的一种炎性疾病。气道阻塞通常可引起哮鸣，虽然在哮喘的自然病史中可以自发缓解，但仍应进行药物治疗❶。哮喘的可逆性气道阻塞与 COPD 不同，后者气道阻塞不可逆或即便应用支气管扩张药后也不完全可逆。

### 哮喘的特征

哮喘患者表现为间断性哮鸣发作、呼吸短促——尤其是呼气困难，有时伴有咳嗽。如上文所述，哮喘急性发作是可逆的，但老年患者潜在的病理学紊乱可发展为慢性状态，表现类似 COPD。

❶ William Osler，19 世纪著名的美国和英国临床医生，著有 *the asthmatic pants into old age*。他在书中提出最有效的药物是曼陀罗叶烟草，一种靠烟草的直接刺激发挥抗毒蕈碱作用的草药。

急性重症哮喘（又称为哮喘持续状态）不易逆转，可引起低氧血症。需住院进行治疗，危及生命时则需要迅速予以积极治疗。

哮喘的特征包括：

- 气道炎症；
- 支气管高反应性；
- 可逆性气道阻塞。

支气管高反应性（或高应答性）是指对广泛刺激物的异常敏感性，如刺激性化学物、冷空气、兴奋性药物等，都可导致支气管收缩。过敏性哮喘的临床表现最初可以由变应原的致敏作用引发，但一旦确定，哮喘发作即可由各种刺激物所激发，例如病毒感染、运动（刺激物可为冷空气和/或气道干燥）、二氧化硫等空气污染物。对花粉或尘螨等变应原的免疫脱敏治疗在某些国家非常普遍，但其效果并不优于常规的吸入性药物治疗。

哮喘的发病机制包括遗传和环境因素，多数人的哮喘发作包含两个主要时相：速发相和迟发相（延迟相）（图 23.1）。

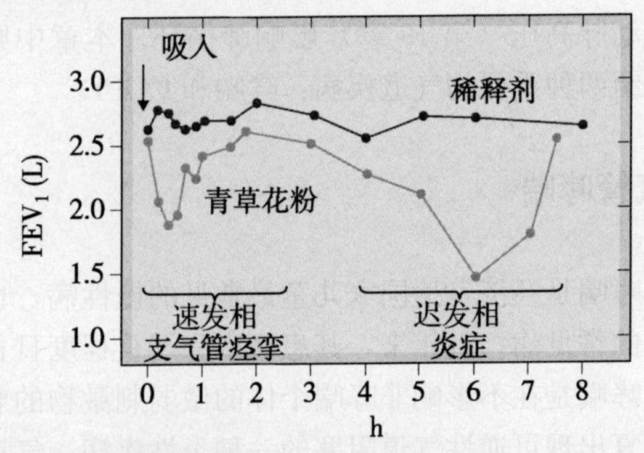


**图 23.1 过敏患者吸入青草花粉后第一秒用力呼气量（$FEV_1$）的变化说明哮喘的两个时相。**（From：Cockcroft D W 1983 Lancet ii：253.）

多种细胞和介质参与哮喘的发病机制，其中具体涉及的复杂事件仍存在许多争议（Walter & Holtzman，2005）。下文的简单说明为理解在哮喘治疗中的合理用药提供了基础。

## 哮喘的发病机制

哮喘患者支气管黏膜的 T 细胞活化，生成 Th2 型细胞因子（第 13 章和图 13.3）。这些细胞如何被活化并不完全了解，但变应原存在是其机制之一（图 23.2）。Th2 型细胞因子释放后作用如下：

- 吸引其他炎性粒细胞，尤其是嗜酸性粒细胞到黏膜表面。白细胞介素（IL）-5 和粒细胞-巨噬细胞集落刺激因子促进嗜酸性粒细胞生成半胱氨酰白三烯，释放颗粒蛋白损伤上皮。这种损伤是引起支气管高反应性的原因之一。
- 促进某些哮喘患者的 IgE 合成和免疫应答（IL-4 和 IL-13 启动 B 细胞合成 IgE，引起肥大细胞和嗜酸性粒细胞表达 IgE 受体，还可增加嗜酸性粒细胞黏附于内皮）。

除上述机制外，某些哮喘患者具有特应性——他们体内产生变应原特异性 IgE 与气道肥大细胞结合。吸入性变应原与肥大细胞表面的 IgE 分子交叉连接，引起肥大细胞脱颗粒，释放组胺和白三烯 $B_4$，这两种物质均可强烈收缩支气管，而哮喘患者由于气道的高反应性对其尤为敏感。以上是特应性体质个体接触变应原后哮喘急性加重的机制之一。omalizumab（一种抗 IgE 抗体，见下文）治疗有效，也强调了 IgE 在哮喘及其他过敏性疾病发病机制中的重要性。有害气

> **哮喘** 要点
>
> - 哮喘定义为反复发作的可逆性气道阻塞，伴有哮鸣发作、呼吸短促和经常夜间咳嗽。严重者出现低氧血症并危及生命。
> - 基本特征包括：
>   — 气道炎症作为病因；
>   — 随后引起支气管高反应性；
>   — 反复发作的可逆性气道阻塞。
> - 发病机制包括有遗传倾向的个体接触变应原；Th2 淋巴细胞活化和促进细胞因子生成：
>   — 嗜酸性粒细胞分化和活化；
>   — IgE 生成和释放；
>   — 肥大细胞和嗜酸性粒细胞表达 IgE 受体。
> - 重要介质包括白三烯 $B_4$ 和半胱氨酰白三烯（$C_4$ 和 $D_4$）、IL-4、IL-5、IL-13 和组织破坏性嗜酸性蛋白。
> - 平喘药包括：
>   — 支气管扩张药；
>   — 抗炎药。
> - 治疗时需监测第一秒用力呼气量（$FEV_1$）或呼气流速峰值，急性重症疾病时，需监测氧饱和度和动脉血气。

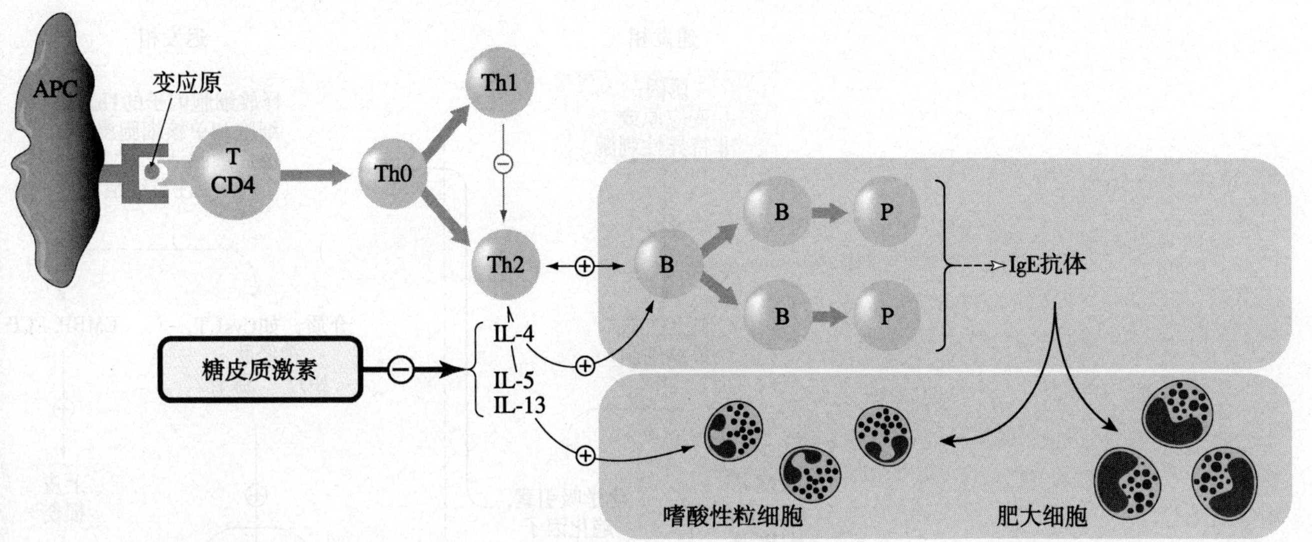


**图 23.2 T淋巴细胞在过敏性哮喘中的作用。**在遗传敏感个体，变应原与树突细胞和 $CD4^+$ T 细胞相互作用，导致 Th0 辅助淋巴细胞发育，增加 Th2 辅助淋巴细胞数量。然后①产生细胞因子环境，引发 B 细胞/浆细胞产生和释放 IgE；②生成细胞因子，如白细胞介素（IL）-5，促进嗜酸性粒细胞分化和活化；③细胞因子（如 IL-4 和 IL-13）诱导 IgE 受体表达。糖皮质激素抑制特定细胞因子的作用。APC，抗原呈递树突细胞；B，B 细胞；P，浆细胞；Th，T 辅助细胞。

体（如二氧化硫、臭氧）和气道脱水也可引起肥大细胞脱颗粒。

临床医生常把哮喘分为特应性或“外源性”哮喘和非特应性或“内源性”哮喘；我们则分为过敏性和非变应性哮喘。

## 哮喘发作的速发相

变应性哮喘的速发相（即对变应原激发的初始反应）突然出现，主要由支气管平滑肌的痉挛引起。变应原与肥大细胞表面固定的 IgE 相互作用，释放几种致痉原：组胺，白三烯 $B_4$（见第 13 章）和前列腺素（PG）$D_2$。

释放的其他介质还包括 IL-4、IL-5、IL-13、巨噬细胞炎症蛋白-1α 和肿瘤坏死因子（TNF）-α。

各种化学趋向素和化学增活素（见第 13 章）吸引淋巴细胞——尤其是嗜酸性粒细胞和单核细胞——聚集于气道，引起迟发相反应（图 23.3）。

### 迟发相

迟发相或延迟反应可在夜间出现（图 23.1 和 23.3）。本质上为起始于第一相的进展性炎症反应，以 Th2 淋巴细胞流入最为重要。炎症细胞包括活化的嗜酸性粒细胞。释放的介质有半胱氨酰白三烯，白介素 IL-3、IL-5 和 IL-8，毒性蛋白，嗜酸性粒细胞阳离子蛋白，主要碱性蛋白和嗜酸性粒细胞衍生的神经毒素。它们在迟发相事件中起重要作用，毒性蛋白引起上皮细胞的损伤和缺失（Larche 等，2003；Kay，2005）。延迟相炎症过程中的其他可能介质还有腺苷（作用于 $A_1$ 受体，第 12 章）、诱导型 NO（见第 17 章）和神经肽（见第 13、16 章）。

炎症细胞释放的生长因子作用于平滑肌细胞，引起细胞增生和肥大，平滑肌本身也可释放致炎介质和自分泌生长因子（见第 5、13 章）。图 23.4 简要显示了细支气管发生的改变。上皮细胞缺失意味着刺激性受体和 C 类纤维更接近刺激物——支气管高反应性的重要机制。

### “阿司匹林敏感型”哮喘

非甾体抗炎药（NSAID），尤其是阿司匹林，可引起敏感个体哮喘发作。这类阿司匹林敏感型哮喘相对少见（$<10\%$），且常伴随有鼻息肉。对一种 NSAID 敏感的个体通常也对其他化学结构不相关的环加氧酶（COX）抑制药包括对乙酰氨基酚敏感，但对高选择性 COX-2 抑制药不敏感（见第 14 章）。发病机制涉及白三烯（见第 13 章）生成和敏感性异常。与阿司匹林耐受型哮喘患者相比，阿司匹林敏感型哮喘患者生成更多的半胱氨酰白三烯，吸入半胱氨酰白三烯后气道高反应性程度更高。其气道高反应性反映炎症细胞半胱氨酰白三烯受体表达升高，并且可

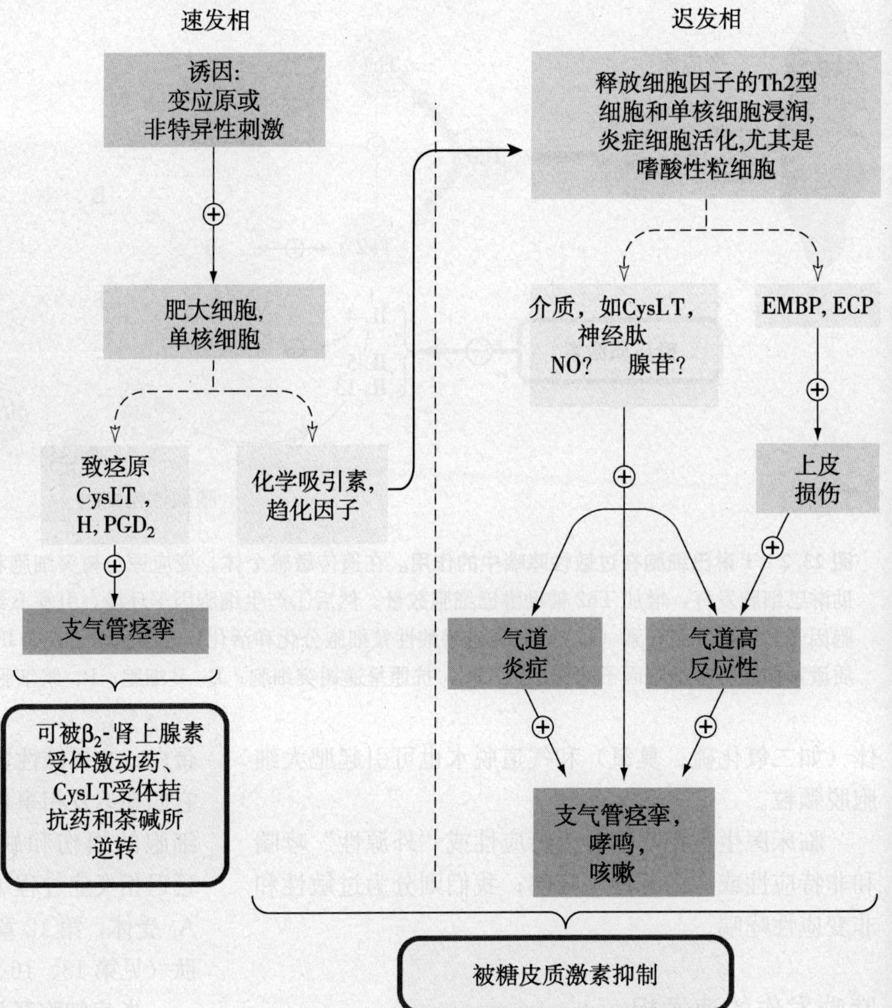


**图 23.3 哮喘的速发相和迟发相及主要药物的作用。** CysLT，半胱氨酰白三烯（白三烯 C4 和 D4）；ECP，嗜酸性粒细胞阳离子蛋白；EMBP，嗜酸性粒细胞主要碱性蛋白；H，组胺；iNOS，诱导型一氧化氮合酶。有关 Th2 来源细胞因子和趋化因子的更详细内容，请参见第 13 章和图 13.4。

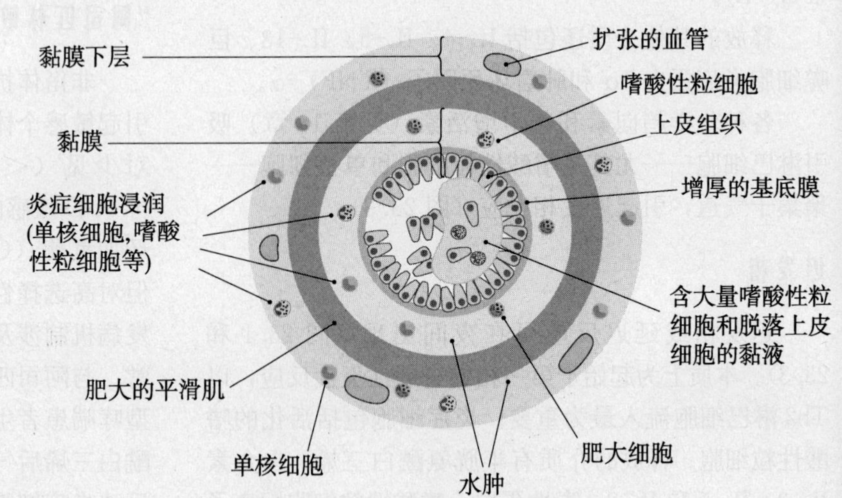


**图 23.4 细支气管横断面示意图，显示重症慢性哮喘出现的改变。** 各个组分未按原比例大小绘制。

被阿司匹林的脱敏作用下调（Sousa 等，2002）。此外，阿司匹林及类似药物还可通过非 IgE 依赖机制直接激活患者的嗜酸性粒细胞和肥大细胞。

## 用于治疗哮喘的药物

有两类平喘药：支气管扩张药和抗炎药。支气管扩张药逆转速发相的支气管痉挛；抗炎药抑制或预防两时相的炎症反应（图 23.3）。这两类药并不相互排斥：有些药物归类为支气管扩张药，同时也可有一定的抗炎作用。

如何合理使用这些药物治疗哮喘十分复杂。英国胸科学会的指南提出用于成人和儿童慢性哮喘的五步治疗法（英国胸科学会，2004 修订版）。症状轻微者可单独应用短效支气管扩张药（步骤 1），但患者需要每天用药一次以上时，则应加用常规吸入的皮质类固醇（步骤 2）。如哮喘仍未控制，下一步则加用长效支气管扩张药（沙美特罗或福莫特罗），使得吸入皮质类固醇的用量增加最少（步骤 3）。茶碱和白三烯拮抗药，如孟鲁司特，也有节省皮质类固醇用量的作用，但可靠性不大。更严重的哮喘患者症状持续不缓解和/或吸入皮质类固醇的用量已增加至最大推荐量时，可再加用一种或几种药物（步骤 4）。如患者的情况仍很难控制，则可能需要加用常规的口服皮质类固醇（如泼尼松龙）——步骤 5。皮质类固醇是主要的治疗手段，因为它们是唯一能够有效抑制 T 细胞活化从而抑制炎症反应的平喘药物。色甘酸盐（见下文）只有微弱的作用，现很少应用。

## 支气管扩张药

主要的支气管扩张药为 $\beta_2$-肾上腺素受体激动药；其他包括黄嘌呤类，半胱氨酰白三烯受体拮抗药和毒蕈碱受体拮抗药。

### β-肾上腺素受体激动药

$\beta_2$-肾上腺素受体激动药已在第 11 章进行详细介绍。其在哮喘中的主要作用是通过直接作用于平滑肌 $\beta_2$-肾上腺素受体而扩张支气管。作为支气管收缩药的生理性拮抗剂（见第 2 章），不论是何种致痉原，$\beta_2$-肾上腺素受体激动药均可松弛支气管肌肉。本药还可抑制肥大细胞释放介质及单核细胞释放 TNF-α，并增加纤毛运动以清除黏液。

**平喘药：支气管扩张药**

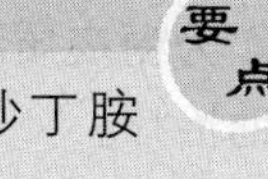


- $\beta_2$-肾上腺素受体激动药（如沙丁胺醇）为一线药物（第 11 章）。
  - — 可生理性拮抗致痉介质，但对支气管高反应性作用极小或无作用。
  - — 沙丁胺醇吸入给药，起效迅速，持续 3～5h，哮喘持续状态患者可静脉输注给药。
  - — 沙美特罗或福莫特罗定期吸入给药，作用时间为 8～12h。
- 茶碱（常用氨茶碱）是治疗哮喘的三线药物。茶碱：
  - — 为甲基黄嘌呤。
  - — 可抑制磷酸二酯酶，拮抗腺苷受体。
  - — 治疗窗窄：不良反应包括心律失常、癫痫发作和胃肠道紊乱。
  - — 哮喘持续状态可以静脉内给药（缓慢输注）或口服（缓释制剂），为吸入性皮质类固醇和长效 $\beta_2$ 激动药的补充治疗（步骤 4）。
  - — 经肝 P450 代谢；肝功能障碍和病毒感染时，其血浆浓度增高、半衰期延长（正常约为 12h）。
  - — 与其他药物相互作用：某些药（如抗生素）可延长茶碱的半衰期，其他药（如抗惊厥药）可缩短其半衰期。
- 半胱氨酰白三烯受体拮抗药（如孟鲁司特）是治疗哮喘的三线药物。本类药物：
  - — 竞争性拮抗半胱氨酰白三烯与 $CysLT_1$ 受体结合。
  - — 主要用于吸入性皮质类固醇和长效 $\beta_2$ 激动药的补充治疗（步骤 4）。

$\beta_2$-肾上腺素受体激动药常以气雾剂、粉剂或喷雾剂吸入给药，但有些也可口服或注射给药。气雾剂制剂也可使用压力定量气雾剂。

有两类 $\beta_2$-肾上腺素受体激动药用于哮喘治疗。

- 短效药：沙丁胺醇（salbutamol）和特布他林（terbutaline）。吸入给药，给药后 30min 出现最大效应，作用持续 3～5h，常在需要时给药以控制症状。
- 长效药：沙美特罗（salmeterol）和福莫特罗（formoterol）。吸入给药，作用持续 8～12h。它们并非在需要时给予，而需定时用药，每日两次，作为糖皮质激素不能完全控制哮喘症状患者的辅助治疗。

### 不良反应

$\beta_2$-肾上腺素受体激动药的不良作用是由药物全身吸收引起的，详见第11章。其用于哮喘治疗时最常见的不良作用是震颤，另外还包括心动过速和心律失常。

### 临床应用

临床应用总结于临床框中。

**$\beta_2$-肾上腺素受体激动药作为支气管扩张药的临床应用**

临床

- 短效药（沙丁胺醇或特布他林，常吸入给药）用于预防或治疗可逆性气道阻塞疾病患者的哮鸣。
- 长效药（沙美特罗，福莫特罗）用于预防需要支气管扩张药长期治疗患者的支气管痉挛（如夜间或运动时发生）。

## 黄嘌呤药物

有三种具有药理学活性的天然甲基黄嘌呤类：茶碱，可可碱和咖啡因（第19章和第42章）。茶碱[theophylline（1，3-二甲基黄嘌呤）]以及茶碱乙烯双胺[又称氨茶碱（aminophylline）]是这类中的主要治疗药物。茶碱有支气管扩张作用，但与$\beta_2$-肾上腺素受体激动药相比更容易引起副作用（心动过速、兴奋、癫痫发作），故其风险效益比不理想。

### 药理作用

平喘。甲基黄嘌呤类已长期被用作支气管扩张药[1]。

中枢神经系统。甲基黄嘌呤类兴奋CNS，增加机敏性（见第42章）。还可引起震颤和神经过敏。可干扰睡眠，兴奋呼吸。此类药物有保留$CO_2$的倾向，因而对COPD和呼吸减少的患者有利（见下文）。

心血管系统。甲基黄嘌呤类刺激心脏（第18章），有正性变时和正性肌力作用，舒张血管平滑肌（第19章）。可引起广泛的血管扩张，但使脑血管收缩。

肾。甲基黄嘌呤类有微弱的利尿作用，但此作用对治疗无益。

### 作用机制

黄嘌呤药物的平喘作用方式仍不明确。

黄嘌呤药物可抑制磷酸二酯酶（PDE）同工酶，使cAMP和/或cGMP浓度升高（图4.10），从而产生舒张平滑肌的作用。然而，体外实验中抑制该酶所需要的浓度已超出其治疗量的血浆浓度范围。

黄嘌呤药物可竞争性拮抗腺苷与腺苷$A_1$和$A_2$受体结合（第12章），但是PDE抑制药恩丙茶碱有支气管扩张作用，却不是腺苷拮抗药。

炎症细胞表达Ⅳ型PDE（见下文），非特异性甲基黄嘌呤类可能有一些抗炎作用（Roflumilast是一种Ⅳ型PDE抑制药，将在下面COPD部分提及）。

### 不良反应

茶碱用于治疗哮喘时，它对其他系统的作用（CNS、心血管、胃肠和利尿）成为不良反应。此外，治疗量的药物血浆浓度范围为30～100 μmol/L，当血浆浓度高于110 μmol/L时不良反应常见，因此本类药物治疗窗相对较窄。测定血浆药物浓度有助于优化氨茶碱的用药剂量。当血浆药物浓度高于200 μmol/L时，可出现严重的心血管和CNS不良反应。最严重的心血管不良反应是心律失常，可危及生命。当茶碱浓度等于或略高于治疗范围上限时可出现癫痫发作，严重哮喘患者可因呼吸功能受损而危及生命。

### 药代动力学

甲基黄嘌呤类以缓释制剂口服给药。氨茶碱也可慢速静脉注射负荷剂量后予以静脉输注。

茶碱从胃肠道吸收良好。在肝经由P450系统代谢，成年人的消除半衰期约为8h，但不同个体之间差异较大。

有肝疾病、心力衰竭和病毒感染的患者茶碱的半衰期延长；重度吸烟和饮酒患者半衰期缩短（肝药酶诱导的结果）。茶碱可被多种药物相互作用影响，诱导P450酶的药物可降低其血浆浓度（包括利福平，苯巴比妥，苯妥英和卡马西平——更多有关微粒体酶诱导的内容参见第46、40、8和52章）。抑制P450

[1] 两百多年前，William Withering推荐“特浓咖啡”作为哮喘治疗药物。

酶的药物可升高其血浆浓度，如红霉素、克拉霉素、环丙沙星、地尔硫䓬和氟康唑（有关酶抑制的更多内容参见第46、19、48和52章）。本药治疗窗窄。哮喘患者由于肺部感染引发重症发作而入院时，常给予克拉霉素等抗生素治疗，如不调整茶碱剂量则可能导致严重毒性出现。

茶碱的临床应用总结于临床框中。

### 毒蕈碱受体拮抗药

毒蕈碱受体拮抗药已在第10章中进行过详细介绍。其中用作支气管扩张药的主要化合物是异丙托铵（ipratropium）。噻托溴铵（tiotropium）也可使用，它作用时间更长，可用于COPD的维持治疗（见下文）。异丙托铵很少用作哮喘的常规治疗，但对哮喘患者因刺激物引起的咳嗽有效。

异丙托铵是N-异丙阿托品的季铵类衍生物，与其他毒蕈碱受体的亚型无差别（见第10章），可阻断胆碱能神经的$M_2$受体，增加乙酰胆碱的释放，减少其阻断平滑肌$M_3$受体的作用。对变应原激发无显著作用，但可抑制哮喘时出现的黏液分泌增加，增加支气管分泌物的黏膜纤毛清除率。对哮喘的迟发炎症相无作用。

喷雾吸入给药。由于是季铵盐化合物，该药极性高，不易吸收入血（见第7章），因此对位于支气管以外的毒蕈碱受体作用较小。给药后30min出现最大效应，作用持续3～5h。不良反应极少，总体上较安全，耐受性好。可与$\beta_2$-肾上腺素受体激动药合用。临床应用见临床框。

**茶碱的临床应用** 临床

- 类固醇以外的二线药物，用于对$\beta_2$-肾上腺素受体激动药反应不足的哮喘患者。
- 急性重症哮喘时静脉注射给药（氨茶碱、茶碱和乙二胺结合可增加其在水中的溶解性）。

**吸入性毒蕈碱受体拮抗药（如异丙托铵）的临床应用** 临床

- 治疗哮喘，是$\beta_2$-肾上腺素受体激动药和类固醇的辅助用药。
- 用于某些慢性阻塞性肺病患者，尤其是长效药物（如噻托溴铵）。
- 用于$\beta_2$-肾上腺素受体拮抗药引发的支气管痉挛。
- 毒蕈碱受体拮抗药在其他器官系统的临床应用见第10章的临床框。

### 半胱氨酰白三烯受体拮抗药

所有半胱氨酰白三烯（$LTC_4$、$LTD_4$和$LTE_4$）作用于同一个高亲和性的半胱氨酰白三烯受体$CysLT_1$（见第13、14章）。目前已克隆出两个受体，$CysLT_1$和$CysLT_2$，都在呼吸道黏膜和浸润的炎症细胞上表达，但其各自的功能尚不明确。鲁司特（lukast）类药物孟鲁司特（montelukast）和扎鲁司特（zafirlukast）只拮抗$CysLT_1$受体。

#### 药理作用

鲁司特类药物减少敏感患者对阿司匹林的急性反应，但临床对阿司匹林敏感型哮喘并未显示出显著作用（见上文）。本药可抑制运动引起的哮喘，降低对吸入变应原的速发和迟发反应。轻度哮喘者可松弛气道，但此作用不及沙丁胺醇。其作用可与$\beta_2$-肾上腺素受体激动药累加。本药还可减少痰中的嗜酸性粒细胞增多，但目前尚无确切证据证明其可改变慢性哮喘的潜在炎症反应过程。

#### 不良反应

不良反应少见，主要有头痛和胃肠道紊乱。罕见伴发Churg-Strauss综合征[1]，现一致认为是由于合用皮质类固醇而掩盖了此病，停药后出现的。

#### 药代动力学

均口服给药，孟鲁司特每日一次，扎鲁司特每日两次。

#### 临床应用

临床与吸入性皮质类固醇合用，通常用于步骤3，常规应用长效$\beta_2$-受体激动药疗效欠佳时。

### 组胺$H_1$受体拮抗药

虽然肥大细胞介质参与变应性哮喘和某些运动诱发哮喘的速发相（图23.3），组胺$H_1$受体拮抗药并

[1] 这种少见但非常严重的综合征表现为系统性血管炎、嗜酸性粒细胞增多、哮喘史、鼻窦炎史和鼻炎史。

不常规应用于哮喘治疗，但其对轻度特应性哮喘有一定疗效，尤其是对并发变态反应如重度花粉症的患者急性组胺释放引起的情况有效。

## 抗炎药

用于哮喘治疗的主要抗炎药是糖皮质激素。

### 糖皮质激素

糖皮质激素将在第 28 章中进行详细介绍。本药不是支气管扩张药，但可阻止慢性哮喘进展，对急性重症哮喘有效（见下文）[1]。

#### 作用和机制

糖皮质激素的抗炎作用机制在后面的章节进行讨论。其中与哮喘相关的一个重要作用是其减少细胞因子生成（图 13.3），尤其是 Th2 细胞因子，此类细胞因子可募集和活化嗜酸性粒细胞，促进 IgE 生成和 IgE 受体表达（第 13 章）。糖皮质激素还可通过抑制 COX-2 的诱导来抑制血管扩张物质 $PGE_2$ 和 $PGI_2$ 的生成（图 13.5）。通过诱导膜联蛋白 1（annexin）[2]，糖皮质激素能抑制白三烯和血小板活化因子的生成，但目前尚无直接证据证明这些蛋白质的释放与糖皮质激素的平喘作用有关。

皮质类固醇抑制变应原引起的嗜酸性粒细胞汇集入肺。糖皮质激素上调 $\beta_2$-肾上腺素受体，降低微血管通透性，通过抑制细胞因子生成，间接减少嗜酸性粒细胞介质的释放（如 IL-5 和粒细胞-巨噬细胞集落刺激因子），这些介质可激活嗜酸性粒细胞。IL-3 合成减少（此细胞因子可调节肥大细胞生成），这可解释为何长期使用类固醇治疗可最终减少呼吸道黏膜肥大细胞的数量，从而抑制变应原和运动诱发的速发相反应。

糖皮质激素抵抗。某些情况下即使高剂量的糖皮质激素亦无效，原因尚不完全明确（Adcock & Ito，2004）。多种机制可能参与糖皮质激素抵抗。此现象被认为与糖皮质激素受体的数量有关，但在某些情况下其他机制也明确相关，例如组蛋白脱乙酰基酶（HDAC）活性降低可能是吸烟患者糖皮质激素抵抗的重要原因（见下文）。

本类药物主要有倍氯米松、布地奈德、氟替卡松、莫米松和环索奈德。可控剂量气雾剂或干粉吸入给药，对支气管高反应性的充分效果在治疗数周或数月后方可达到。

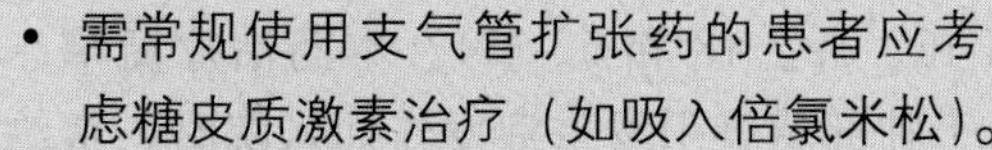

**哮喘中糖皮质激素的临床应用** 临床

- 需常规使用支气管扩张药的患者应考虑糖皮质激素治疗（如吸入倍氯米松）。
- 病情更严重的患者给予高效能吸入性药治疗（如布地奈德）。
- 哮喘急剧恶化的患者需静脉注射氢化可的松和口服泼尼松龙。
- 如果临床病情迅速恶化，可在重症患者的任何阶段口服泼尼松龙进行“解救”。
- 在极个别的重症哮喘患者中，除吸入支气管扩张药和类固醇外，需要长期口服泼尼松龙治疗。

#### 不良反应

吸入性类固醇少见严重的不良反应。可出现口咽念珠菌病（鹅口疮，第 48 章，T 淋巴细胞是防止真菌感染的重要机制），表现为咽喉痛和声音嘶哑，但使用“间隔”设备则可减少药物在口咽部分布，增加气道分布，从而减少此不良反应的发生。定期高剂量给药可产生一定的肾上腺抑制作用，尤其是儿童患者，故必须随身携带“类固醇用药卡”（见第 28 章）。氟替卡松、莫米松和环索奈德这些药物经胃肠道极难吸收，几乎完全在系统前代谢，故极少发生不良反应。口服糖皮质激素的不良反应详见第 28 章，图 28.7。

### 色甘酸盐和奈多罗米

本类药物目前几乎不用于治疗哮喘。虽然很安全，但是本类药物只有微弱的抗炎作用，且作用时间短。可局部用于变应性结膜炎或鼻炎。无支气管扩张作用，不直接作用于平滑肌，也不抑制任何已知平滑肌刺激物的作用。如预防给药，可减少速发相和迟发相哮喘反应，降低支气管高反应性。

#### 作用机制

药物作用机制尚未完全明确。色甘酸盐是“肥大细胞稳定药”，可预防肥大细胞释放组胺。然而，这

[1] 1900 年 Solis-Cohen 报道牛肾上腺干粉有平喘活性。他指出提取物并不能迅速“中止发作”，但可“有效防止发作反复出现”。这是第一篇有关肾上腺素作用的错误报告，但他的观察可能是第一次有关类固醇治疗哮喘效能的观察。

[2] 过去称作脂皮质素-1，此命名已根据最新的基因组学研究结果进行更改，数据显示本家族中有近 30 个成员！

**平喘药：抗炎药**

要点

糖皮质激素（见第 28 章）

- 本类药物可减少慢性哮喘的炎症反应，挽救哮喘持续状态患者的生命（急性重症哮喘）。
- 不能预防变应原或其他激发引起的速发型反应。
- 作用机制包括细胞因子形成减少，尤其是 Th2 淋巴细胞产生的细胞因子（见前文“哮喘”要点框），减少嗜酸性粒细胞和其他炎症细胞活化。
- 吸入给药（如倍氯米松）。中等剂量时全身不良反应不常见，但可出现鹅口疮和发声异常。高剂量时可出现全身作用，但莫米松由于经系统前代谢极少发生全身不良反应。哮喘恶化时也可口服糖皮质激素（如泼尼松龙）或静脉注射氢化可的松。

并不是治疗哮喘的作用基础，因为已经研制出比色甘酸盐更强的抑制肥大细胞释放组胺的化合物，但对缓解哮喘无效。

色甘酸盐抑制由“刺激性受体”兴奋所致的扩大的神经反射，抑制感觉 C 类纤维对辣椒素的反应，还可抑制 T 细胞细胞因子的释放。对其他各种参与哮喘的炎症细胞和介质亦有一定作用。

### 抗 IgE 治疗

奥马珠单抗是一种人源化的单克隆抗 IgE 抗体。对变应性哮喘及变应性鼻炎患者有效。具有相当大的理论意义（见上文，Holgate 等，2005），但其价格非常昂贵，在药物治疗中的地位尚未明确。

## 急性重症哮喘（哮喘持续状态）

急性重症哮喘是一类需要住院治疗的内科急症。治疗包括吸氧（高浓度氧，通常≥60%）、沙丁胺醇喷雾吸入、静脉注射氢化可的松及随后口服一个疗程泼尼松龙。其他偶尔采取的措施包括异丙托铵喷雾吸入、沙丁胺醇或氨茶碱静脉注射以及抗生素治疗（存在细菌感染时）。需监测 PEFR 或 $FEV_1$，进行动脉血气分析和氧饱和度测定。氧饱和度可采用无创性血氧计指套进行连续测定。

## 急性过敏

过敏反应（见第 19 章）和血管水肿是急性气道阻塞的紧急事件。肾上腺素可以有效挽救生命。肌内注射给药（全身麻醉出现过敏时可偶尔静脉注射）。有急性过敏危险的患者，例如对食物或昆虫螫刺过敏，可用弹簧式注射器自己肌内注射肾上腺素。吸氧、氯苯那敏等抗组胺药和氢化可的松也可用于治疗。

血管水肿是血浆自毛细血管渗漏造成的皮肤或腹内器官间断出现的局灶性水肿。通常情况下都为轻度“特发性”的，但也可作为急性过敏反应的部分表现发生，常常与荨麻疹相伴出现——肥大细胞释放组胺造成的。如果累及喉部，则可能危及生命；腹膜腔水肿可非常疼痛，表现类似外科急症。可由药物，特别是血管紧张素转换酶抑制药引起，可能由于其阻断缓激肽等肽的失活而造成（见第 19 章），或由阿司匹林及相关药物引起阿司匹林敏感型患者发生血管水肿（见上文和第 14 章）。遗传型伴有 C1 酯酶抑制因子缺乏，C1 酯酶是一种降解补体 C1 的酶（见第 13 章，图 13.1）。氨甲环酸（见第 21 章）或达那唑（见第 30 章）可用于预防遗传性血管神经性水肿患者急性发作，C1 酯酶抑制药或新鲜血浆治疗可终止急性发作。

## 慢性阻塞性肺病

慢性阻塞性肺病是一种全球性的健康难题。吸烟是主要病因，在发展中国家发病日益增多，是烟草工业影响的后果。空气污染也是日益增加的重要致病因素，迫切需要大量有效治疗药物。除此之外，与哮喘相比，COPD 受到的重视相对不足。

临床表现。临床上首先出现冬季晨起咳嗽，并发展为慢性咳嗽间歇性加重，常由寒冷引发，痰液变为脓性（慢性支气管炎）。进行性呼吸急促。某些患者有可逆性气道阻塞的表现，给予支气管扩张药后 $FEV_1$ 有改善。肺动脉高压（见第 19 章）是晚期并发症，可引起心力衰竭症状（肺源性心脏病）。病情恶化时可出现 1 型或 2 型呼吸衰竭（分别表现为单独 $P_{AO_2}$ 减少或伴有 $P_{ACO_2}$ 升高），需要住院治疗和重症监护。气管造口术和人工换气等手段只用于挽救垂危患者的生命。

发病机制。有小气道纤维化，造成阻塞和/或肺泡及肺实质弹性纤维的破坏。后者为肺气肿的标志[1]，肺气肿是由炎症反应释放的蛋白酶，包括弹性蛋白酶引起的。小气道阻塞和肺气肿两者相互独立存在。这种变异尚无确切解释。肺气肿由于破坏肺泡，削弱气体交换，可导致呼吸衰竭。主要在小气道和肺实质有慢性炎症，表现为巨噬细胞、中性粒细胞和T淋巴细胞数量增加。哮喘中的炎症介质尚未完全确定。脂质介质、炎性肽、活性氧和活性氮类、趋化因子、细胞因子和生长因子都参与其中（Barnes，2004）。

治疗原则。戒烟（见第43章）可减缓COPD的发展。患者应免疫接种流感病毒和肺炎球菌疫苗，因为重复感染这些病原体有致命的危险。与哮喘相反，糖皮质激素一般无效，但是用糖皮质激素治疗的临床试验是值得做的，因为哮喘可与COPD同时存在而被忽略。COPD与哮喘的对立令人困惑，因为这两种疾病中都有多种炎症基因激活，且可被糖皮质激素所抑制。炎症基因活化导致损伤DNA的核组蛋白乙酰化。乙酰化可打开染色质结构，引起基因转录和炎症性蛋白合成、释放。HDAC是抑制致炎细胞因子生成的关键分子。皮质类固醇募集HDAC以活化基因，反转乙酰化作用，终止炎症基因转录（Barnes等，2004）。COPD的严重程度（非哮喘的严重程度）与肺组织HDAC活性的降低相关（Ito等，2005）；而且，HDAC活性被吸烟引起的氧化应激所抑制，这也可以解释糖皮质激素对COPD无效的原因。

长效支气管扩张药用于中度COPD治疗，但是对潜在的炎症无效。目前尚无已批准的治疗能减缓COPD进展或抑制小气道和肺实质炎症。一些以炎症过程为靶点的新的治疗方法正在临床开发阶段（Barnes & Stockley，2005）。某些趋化因子拮抗药可直接阻止炎症细胞汇集至气道和肺实质，也有其他药物以炎症细胞因子如TNF-α为靶点。PDE Ⅳ抑制药（roflumilast，Rabe等，2005）显示了一定的开发前景。抑制细胞信号转导的其他药物（见第3、5章）包括抑制p38丝裂原活化蛋白激酶，核因子κB和肌醇磷酸-3激酶-γ。更特殊的进展包括应用抗氧化剂、诱导型一氧化氮合酶抑制药和白三烯$B_4$拮抗药治疗。采取其他治疗手段可阻止黏液高分泌，正在寻找丝氨酸蛋白酶和基质金属蛋白酶抑制药以预防肺破坏和肺气肿的发展。

特殊治疗。短效和长效吸入性支气管扩张药可有效减轻患者可逆性的症状。主要的短效药物有异丙托铵和沙丁胺醇；长效药物有噻托溴铵和沙美特罗或福莫特罗。茶碱可口服给药，但疗效并不确定。其呼吸兴奋作用可能对有二氧化碳潴留倾向的患者有益。其他呼吸兴奋药（多沙普仑，见第42章）有时也可暂时用于急性呼吸衰竭（如手术后）治疗，但现在大部分已被通气支持治疗所替代（间歇性正压换气）。

长期家庭氧疗可以延长重症和低氧血症患者的生命（患者必须戒烟，因为氧易着火，尤其也对邻居不利!）

急性加重。COPD急性加重时给予吸24%的氧（至少开始时吸氧），即恰好高于空气中的氧浓度（约20%）。由于终止低氧状态可能导致二氧化碳潴留，故需特别注意。监测血气和组织氧饱和度，并对吸入氧气量进行相应调整。广谱抗生素（如头孢呋辛；见第46章），包括有抗流感嗜血杆菌活性的抗生素，可用于有感染症状的患者。吸入支气管扩张药有助于改善症状。

常规给予有全身作用的糖皮质激素（静脉注射氢化可的松或口服泼尼松龙），但其效果有限。虽然吸入类固醇不能影响COPD患者的肺功能进行性降低，但可以提高生活质量，适当减少住院次数。

## 表面活性药

按照Ehrlich对药物的定义（见第2章），肺表面活性药并非是真正的药物，其作用是其本身在气道内的物理化学性质的结果，而不是与特定受体结合。表面活性药能有效预防和治疗新生儿，尤其是早产儿的呼吸窘迫综合征。贝拉康坦和poractant alpha是生理性产生的肺表面活性蛋白的衍生物，对于防止肺泡塌陷十分重要。它们经气管内插管直接给药至气管支气管树。（早产儿出生前，给予孕妇糖皮质激素治疗以加速胎儿肺成熟，减少呼吸窘迫的发生率。）

## 咳　嗽

咳嗽是机体为清除支气管和细支气管内外源性物质及分泌物的一种保护性反射。亦是服用血管紧张素转换酶抑制药最常见的不良反应，其治疗通常需要更换药物，血管紧张素受体拮抗药则很少引起此不良反应（见第19章）。咳嗽可由呼吸道炎症诱发，例如不能诊断的

[1] 肺气肿是一种通常与COPD伴发的病理改变，当肺实质破坏时，肺组织被空腔替代并融合形成空泡。

哮喘或慢性的吸入反流，或肿瘤生成。这些情况下咳嗽抑制药（镇咳药）有时有效，例如对干性痛性咳嗽伴随支气管癌，阿片类药物是非常有价值的。镇咳药由于可引起痰液增稠和潴留，应避免用于慢性肺部感染，由于可能增加呼吸抑制的风险，也应避免用于哮喘。

## 镇咳药

镇咳药对脑干的作用并不明确，甚至抑制更不明确的“咳嗽中枢”。所有阿片类麻醉镇痛药（第41章）在镇痛剂量以下即有镇咳作用。可用于镇咳的药物则是其中镇痛作用和成瘾性最小的药物。新的阿片类似物可通过作用于支气管感觉神经的μ受体（见表41.1）抑制兴奋性神经肽释放而发挥镇咳作用。此类药正在评估中。

可待因（甲基吗啡）是一种弱的阿片类物质（第41章），较主要的阿片类药物成瘾性小得多，是轻度镇咳药。它减少细支气管分泌，并因此使痰变浓，还抑制纤毛活动。常见不良反应是便秘（第25和41章）。右美沙芬和福尔可定不良反应更少。

## 参考文献与扩展阅读


### 背景资料

Erb K J 1999 Atopic disorders: a default pathway in the absence of infection. Immunol Today 20: 317-322 (*Discusses the hypothesis that the decline of infectious diseases in the developed world could account for an increase in atopic disorders, stressing the role of the Th1-type immune response to infection in inhibiting the development of atopy; useful diagrams*)

Kirstein S L, Insel P A 2004 Autonomic nervous system pharmacogenomics: a progress report. Pharmacol Rev 56: 31-52 (*Reviews recent ideas regarding pharmacogenomics of components of the autonomic nervous system*)

Small K M, McGraw D W, Liggett S B 2003 Pharmacology and physiology of human adrenergic receptor polymorphisms. Annu Rev Pharmacol Toxicol 43: 381-411 (*Reviews the consequences of adrenergic receptor polymorphisms in terms of signalling, human physiology and disease, and response to therapy*)

Stephens N L 2001 Airway smooth muscle. Lung 179: 333-373

Van der Velden V H J, Hulsmann A R 1999 Autonomic innervation of human airways: structure, function, and pathophysiology in asthma. Neuroimmunomodulation 6: 145-159 (*Review*)

### 哮喘

Adcock I M, Ito K 2004 Steroid resistance in asthma: a major problem requiring novel solutions or a non-issue? Curr Opin Pharmacol 4: 257-262 (*'Once issues of diagnosis, compliance and psychological disorder have been resolved, true steroid resistance is unlikely to be an issue for most clinicians, who will rarely, if ever, see these patients. However, management of those few patients with true steroid resistance will require novel therapies.'*)

Berry M et al. 2005 Alveolar nitric oxide in adults with asthma: evidence of distal lung inflammation in refractory asthma. Eur Respir J 25: 986-991 (*Alveolar NO as a measure of distal airway inflammation*)

British Thoracic Society 2004 British guideline on management of asthma 2004 update. http://www.brit-thoracic.org.uk

Chatila T A 2004 Interleukin-4 receptor signaling pathways in asthma pathogenesis. Trends Mol Med 10: 493-499

Cormican L J, Farooque S, Altmann D R et al. 2005 Improvements in an oral aspirin challenge protocol for the diagnosis of aspirin hypersensitivity. Clin Exp Allergy 35: 717-722

Corry D B 2002 Emerging immune targets for the therapy of asthma. Nat Rev Drug Discov 1: 55-64 (*Reviews the pathophysiology of asthma and discusses potential immune targets. Excellent diagrams. Annotated references.*)

Gale E A M 2002 The role of mast cells in the pathophysiology of asthma. N Engl J Med 346: 1742-1743 (*Stresses the role of smooth muscle in the pathophysiology of asthma and discusses the inter-relationship of mast cells and smooth muscle*)

Kay A B 2005 The role of eosinophils in the pathogenesis of asthma. Trends Mol Med 11: 148-152 (*The eosinophil is firmly back on the asthma stage, strengthening the case for developing effective eosinophil-depleting agents*)

Kleeberger S R, Peden D 2005 Gene-environment interactions in asthma and other respiratory diseases. Annu Rev Med 56: 383-400

Larche M, Robinson D S, Kay A B 2003 The role of T lymphocytes in the pathogenesis of asthma.

J Allergy Clin Immunol 111: 450-463 (*Several Th2 cytokines have the potential to modulate airway inflammation, particularly IL-13, which induces airway hyper-responsiveness independently of IgE and eosinophilia in animal models*)

Lucaks N W 2001 Role of chemokines in the pathogenesis of asthma. Nat Rev Immunol 1: 108-116 (*Excellent coverage of the chemokines involved in asthma, with detailed table of chemokines and good diagrams*)

Luster A D, Tager A M 2004 T-cell traficking in asthma: lipid mediators grease the way. Nat Rev Immunol 4: 711-724

Pelaia G et al. 2005 Mitogen-activated protein kinases and asthma. J Cell Physiol 202: 642 - 653 (*Reviews involvement of mitogen - activated protein kinases in asthma pathogenesis, and discusses their possible role as molecular targets for antiasthma drugs*)

Persson C G A 1997 Centennial notions of asthma as an eosinophilic, desquamative, exudative, and steroid-sensitive disease. Lancet 349: 1021 - 1024 (*A review of astute early observations of the pathogenesis of asthma that foreshadowed modern understanding of the disease*)

Spina D, Page CP 2002 Asthma: time for a rethink. Trends Pharmacol Sci 23: 311-315 (*Discusses the role of alterations in the function of the afferent nerves to the airways in bronchial hyper-responsiveness*)

Walter M J, Holtzman M J 2005 A centennial history of research on asthma pathogenesis. Am J Respir Cell Mol Biol 32: 483-489

Wills-Karp M 2004 Interleukin-13 in asthma pathogenesis. Immunol Rev 202: 175-190

### 慢性阻塞性肺病

Barnes P J 2004 Mediators of chronic obstructive pulmonary disease. Pharmacol Rev 56: 515-548 (*'The identification of inflammatory mediators and understanding their interactions is important for the development of anti-inflammatory treatments for this important disease.'*)

Barnes P J, Ito K, Adcock I M 2004 Corticosteroid resistance in chronic obstructive pulmonary disease: inactivation of histone deacetylase. Lancet 363: 731 - 733 (*Hypothesis that in patients with COPD, HDAC is impaired by cigarette smoking and oxidative stress, leading to reduced responsiveness to corticosteroids; see also Ito et al., 2005, below*)

Barnes P J, Stockley R A 2005 COPD: current therapeutic interventions and future approaches. Eur Respir J 25: 1084 -1106 (*Long-acting bronchodilators have been an important advance for COPD but do not deal with the underlying inflammatory process. No currently available treatments reduce the progression of COPD. New approaches, for example chemokine antagonists, PDE IV inhibitors, inhibitors of p38 mitogen-activated protein kinase, nuclear factor-kB and phosphoinositide-3 kinase-r, are reviewed.*)

Ito K et al. 2005 Decreased histone deacetylase activity in chronic obstructive pulmonary disease. N Engl J Med 352: 1967 -1976 (*There is a link between the severity of COPD and the reduction in HDAC activity in the peripheral lung tissue; HDAC is a key molecule in the repression of production of proinflammatory cytokines in alveolar macrophages*)

Puchelle E, Vargaftig B B 2001 Chronic obstructive pulmonary disease: an old disease with novel concepts and drug strategies. Trends Pharmacol Sci 22: 495 - 498 (*Report of meeting on chronic lung disease*)

### 咳嗽

Morice A H, Kastelik J A, Thompson R 2001 Cough challenge in the assessment of cough reflex. Br J Clin Pharmacol 52: 365-375

Reynolds S M, Mackenzie A J, Spina D, Page C P 2004 The pharmacology of cough. Trends Pharmacol Sci 25: 569 - 576 (*Discusses the pathophysiological mechanisms of cough and implications for developing new antitussive drugs*)

### 药物和治疗方面

Barnes P J 2004 New drugs for asthma. Nat Rev Drug Discov 3: 831-844

Barnes P J, Hansel T T 2004 Prospects for new drugs for chronic obstructive pulmonary disease. Lancet 364: 985-996

Beavo J A 2006 Phosphodiesterases: isoforms and selective inhibition. Annu Rev Pharmacol Toxicol 46 (*in press*)

Ben-Noun L 2000 Drug-induced respiratory disorders: incidence, prevention and management. Drug Saf 23: 143 - 164 (*Diverse pulmonary adverse drug effects*)

Chrystyn H 2001 Methods to identify drug deposition in the lungs following inhalation. Br J Clin Pharmacol 51: 289-299

Giri S N 2003 Novel pharmacological approaches to manage interstitial lung fibrosis in the twenty first century. Annu Rev Pharmacol Toxicol 43: 73 - 95 (*Reviews approaches including maintaining intracellular nicotinamide adenine dinucleotide [$NAD^+$] and ATP, blocking transforming growth factor -β and integrins, platelet-activating factor receptor antagonists and NO synthase inhibitors*)

Green R H, Pavord I D 2001 Leukotriene antagonists and symptom control in chronic persistent asthma. Lancet 357: 1991 - 1992 (*Editorial discussing briefly the significance of studies of leukotriene receptor antagonists for drug treatment of asthma*)

Holgate S T, Djukanovic R, Casale T, Bousquet J 2005 Anti-immunoglobulin E treatment with omalizumab in allergic diseases: an update on anti-inflammatory activity and clinical efficacy. Clin Exp Allergy 35: 408-416 (*Reviews mechanism and clinical studies*)

Leff A R 2001 Regulation of leukotrienes in the management of asthma: biology and clinical therapy. Annu Rev Med 52: 1-14 (*Discusses the role of leukotrienes in the pathogenesis of bronchoconstriction and the pharmacology of antagonists at the cysteinyl leukotriene receptor*)

Lewis J F, Veldhuizen R 2003 The role of exogenous surfactant in the treatment of acute lung injury. Annu Rev Physiol 65: 613-642

Rabe K F et al. 2005 Roflumilast—an oral anti-inflammatory treatment for chronic obstructive pulmonary disease: a randomized controlled trial. Lancet 366: 563-571 (*This type IV PDE inhibitor improved lung function and reduced exacerbations compared to placebo; the improvement was modest, and it remains to be proved that it relates to an anti-inflammatory rather than a bronchodilator action*)

Sears M R, Lotvall J 2005 Past, present and future—$\beta_2$-adrenoceptor agonists in asthma management. Respir Med 99: 152 - 170 (*'Tolerance to the bronchoprotective effects of long-acting $\beta_2$ agonists and cross-tolerance to the bronchodilator effects of short-acting $\beta_2$ agonists is apparent despite use of inhaled corticosteroids. The role of $\beta_2$ receptor polymorphisms in the development of tolerance has yet to be fully determined. Formoterol is unique in having both a long-lasting bronchodilator effect and a fast onset of action.'*)

Sousa A R, Parikh A, Scadding G et al. 2002 Leukotriene-receptor expression on nasal mucosal inflammatory cells in aspirin-sensitive rhinosinusitis. N Engl J Med 347: 1493-1499. (*Demonstrated elevated numbers of nasal inflammatory leucocytes expressing the $CysLT_1$ receptor in biopsy specimens from aspirin-sensitive patients with chronic rhinosinusitis as compared with non-aspirin-sensitive control subjects, and down-regulation of receptor expression after desensitisation to aspirin*)

Tattersfield A E, Harrison T W 2001 Exacerbations of asthma—still room for improvement. Lancet 358: 599-601 (*Editorial discussing optimal treatment of acute asthma*)

Walker C, Zuany-Amorim C 2001 New trends in immunotherapy to prevent atopic diseases. Trends Pharmacol Sci 22: 84-90 (*Possible development of new treatments for atopic diseases based on recent understanding of the role of Th2 cells and Th2 cytokines in allergy; very clear diagram*)

（王　昕　译，林志彬　校，薛　明　审）

# 24 肾



## 概　述

通过改变肾功能发挥作用的主要药物——利尿药——在心血管疾病（第 18、19 章）的治疗中非常重要。肾是将药物及其代谢物从机体清除的主要器官（第 8 章），因此当肾功能失调时，必须调整药物的给药剂量和方案。而且肾是各种药物毒性的靶点（第 53 章）。本章我们将集中描述影响肾功能的药物，对肾生理学仅在肾功能单位——肾单位——的基础上稍加叙述。重点是对增加 $Na^+$ 和水排出的药物——利尿药的介绍。我们也简要介绍了其他应用于肾衰竭和尿路紊乱的药物。抗高血压药物（通常在肾疾病这一章阐述）已在第 19 章介绍，免疫抑制药（对几类引起肾衰竭的疾病有效，且对于维持肾移植患者的健康必不可少）在 14 章中介绍，抗生素（用于治疗肾和尿路感染）将在第 46 章介绍。

## 肾功能概述

肾的主要功能是通过消除废物和调整细胞外液的体积、电解质含量、pH 值维持“内环境”稳定，以应对不同的饮食和环境（如气候）的变化。

肾接受大约心排血量的四分之一。从每天流经肾的几百升血浆中，它们每天过滤出约 120L 液体（一个 70kg 体重的人），是总细胞外液体积的 11 倍。滤液的成分除缺乏蛋白质外，与血浆类似。当滤液流经肾小管，约 99% 的水和多数 $Na^+$ 被重吸收，同时一些物质从血液分泌入肾小管。最终，每 24h 产生大约 1.5L 尿液（表 24.1）。

每个肾均由外层的皮质、内层的髓质和中空的肾盂组成，肾盂排空进入输尿管。肾的功能单位是肾单位，每个肾约有 $1.4\times10^6$ 个肾单位（高血压患者肾的肾单位只有该数值的一半，Keller 等，2003），肾单位数量有明显的个体差异，并随年龄增长而减少。

## 肾单位的结构和功能

肾单位由肾小球、近端小管（含弯曲和垂直部分）、Henle 袢（髓袢）、远端小管和集合管组成（图 24.1）。肾小球包含毛细血管丛，突入扩张的肾小管末端。大多数的肾单位大部分或者全部位于皮质。其余 12% 的肾单位被称作髓旁肾单位，其肾小球和曲小管邻近髓质与皮质交界处，其髓袢深入髓质。在髓旁肾单位中，髓袢的升支粗段部分（以及袢的细段）位于髓质；含有升支粗段的髓质部分被认为是髓质的外带，这是相对于髓质内带而言的，内带仅含有细段（其差别肉眼可见）。

### 肾单位的血液供应

肾单位拥有特殊的性质，它有两个毛细血管床相

| 表 24.1 肾液体和溶质的重吸收[a] | | | |
|---|---|---|---|
| | 滤过量/天 | 排出量/天[b] | 重吸收百分率 |
| $Na^+$ (mmol) | 25 000 | 150 | 99＋ |
| $K^+$ (mmol) | 600 | 90 | 93＋ |
| $Cl^-$ (mmol) | 18 000 | 150 | 99＋ |
| $HCO_3^-$ (mmol) | 4900 | 0 | 100 |
| 总溶质 (mosmol) | 54 000 | 700 | 87 |
| $H_2O$ (L) | 180 | ～1.5 | 99＋ |

[a]健康年轻成年人的代表性数据：肾血流量，1200ml/min（心排血量的 20%～25%）；肾血浆流速，660ml/min；肾小球滤过率，125ml/min。

[b]对于摄入西方饮食的个体，这些是有代表性的数值。肾或多或少地排泄这些物质来维持内环境的稳定，因此对于低钠饮食者（例如亚马逊盆地上游的 Yanomami 印第安人），NaCl 的排泄可以降低到低于 10mmol/d！另外一个极端，在日本以捕鱼为生的群落个体每天大约吃（因此也排泄）几百毫摩尔 NaCl。

互串联（图 24.1）。每个皮质肾单位的入球微动脉分支形成肾小球。肾小球毛细血管联合形成出球微动脉，进而在皮质围绕曲小管和髓袢，在汇集于小静脉和之后的肾静脉之前，分支形成次级毛细血管网。相比之下，髓旁肾单位的出球微动脉形成脉管环，深入到髓袢细段的髓质。这些环被称作直小血管，在逆流交换中起到关键作用。

## 肾小球旁器

入球微动脉、出球微动脉和邻近肾小球的远端小管之间的连接形成肾小球旁器（图 24.2）。在此处，入球微动脉和肾小管拥有特殊的细胞，即致密斑细胞，它随肾小管液流速和组成的改变而变，而且它们调控肾素从入球微动脉中含肾素的球旁颗粒细胞释放（第 19 章）。其他影响肾素分泌的调节因素，包括 $\beta_2$ 受体激动药、扩张血管的前列腺素类和血管紧张素Ⅱ作用于 $AT_1$ 受体时的反馈抑制作用（图 19.4）。肾小球旁器在调控 $Na^+$ 平衡中的作用见下述，其心血管方面的作用见第 19 章。

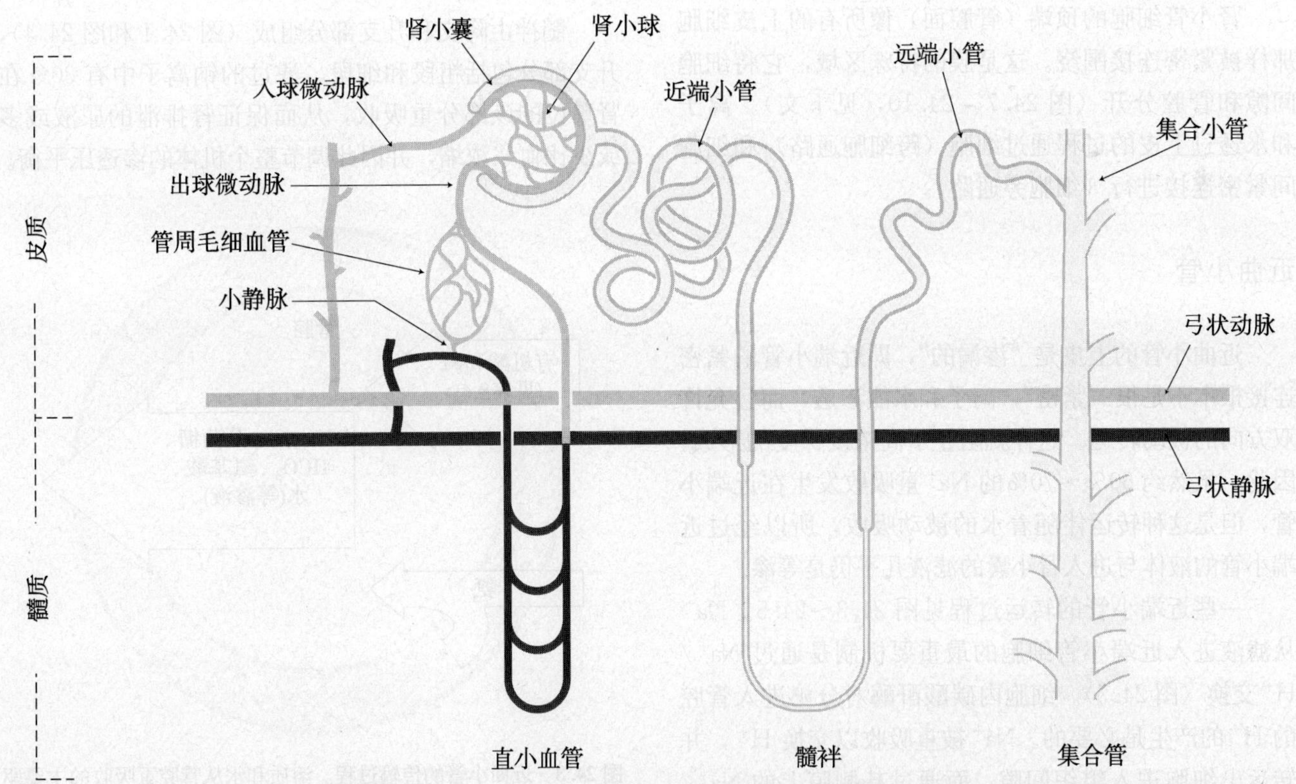


**图 24.1 髓旁肾单位及其血供的简图。**为清晰起见肾小管和血管被分别展示。在肾内，肾小管周围毛细血管网围绕着曲小管，远端小管紧挨着位于入球和出球微动脉之间的肾小球（最后这部分在图 24.2 中更详细地展示）。

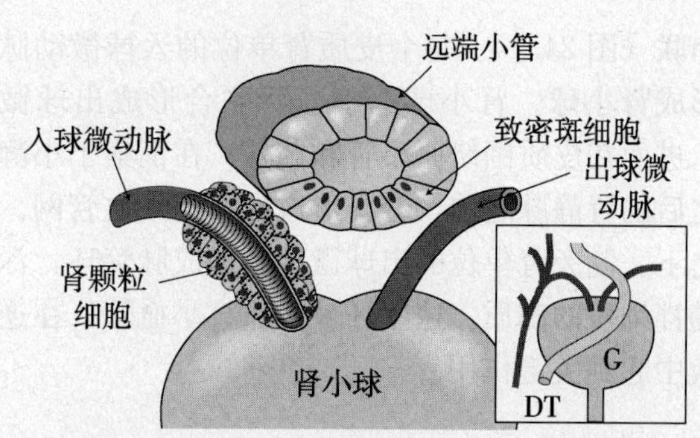


**图 24.2 肾小球旁器。**剖面图部分展示了在入球微动脉周围含肾素的颗粒细胞以及在远曲小管的致密斑细胞。这个插图展示了该结构间的总体关系。DT，远端小管；G，肾小球。(Modified from Sullivan & Grantham, 1982.)

## 肾小球滤过

液体从肾小球毛细血管进入肾小囊，这是由不能渗透肾小球毛细血管的血浆蛋白质产生的血浆胶体渗透压所驱动。所有的血浆低分子量成分进入滤液，而白蛋白和大分子蛋白质被保留在血液中。

## 肾小管功能

肾小管细胞的顶端（管腔面）像所有的上皮细胞那样被紧密连接围绕。这是膜的特殊区域，它将细胞间隙和管腔分开（图 24.7 ~ 24.10，见下文）。离子和水透过上皮的过程通过细胞（跨细胞通路）和细胞间紧密连接进行（细胞旁通路）。

### 近曲小管

近曲小管的上皮是“渗漏的”，即近端小管的紧密连接根本不是很“紧密”，离子和水能渗透，而且允许双方向的被动转运。这样就阻止了高浓度梯度的形成，因此，虽然约 60%～70% 的 $Na^+$ 重吸收发生在近端小管，但是这种转运伴随着水的被动吸收，所以经过近端小管的液体与进入肾小囊的滤液几乎仍是等渗。

一些近端小管的转运过程见图 24.3～24.5。$Na^+$ 从滤液进入近端小管细胞的最重要机制是通过 $Na^+/H^+$ 交换（图 24.5）。细胞内碳酸酐酶对分泌进入管腔的 $H^+$ 的产生是必要的。$Na^+$ 被重吸收以交换 $H^+$，并转运出细胞进入组织间隙，而通过基侧膜上的 $Na^+/K^+$ ATP 酶（钠泵）进入血液。这是肾单位主要的耗能主动转运机制。$Na^+/H^+$ 和 $Na^+/K^+$ 交换都是属于反向运输系统，即物质在该系统中以相反的方向相互交换通过细胞膜，区别于同向转运载体（见下文）。

碳酸氢根离子通常在近端小管完全被重吸收。这通过与质子的结合而完成，其与质子结合形成碳酸，碳酸分解成二氧化碳和水——该反应由近端小管管腔刷状缘的碳酸酐酶催化（图 24.5）随后脂溶性的二氧化碳被被动重吸收。在近端小管前段伴随碳酸氢钠的选择性排出，也有水的排出，引起氯离子浓度继发升高。氯离子通过细胞旁转运沿其浓度梯度扩散，引起管腔正性电位差，而有助于钠的重吸收。其他涉及细胞旁转运途径的机制是钠离子由 $Na^+/K^+$ ATP 酶分泌进入外侧的细胞间隙。因为该转运每水解一个 ATP，转运出 3 个 $Na^+$，转进 2 个 $K^+$，轻微地升高了渗透压，引起水穿过紧密连接的渗透性运动，进而造成钠离子通过对流方式重吸收（溶剂推移）。

许多有机酸和碱由特异的转运载体被主动地从血分泌进入肾小管（见下文，图 24.3 和第 8 章）

经过近端小管后，小管内液体（此时约是原滤液体积的 30%～40%）传递到髓袢。

### HENLE 袢（髓袢）

髓袢由降支和升支部分组成（图 24.1 和图 24.4），升支部分包括粗段和细段。滤过的钠离子中有 30% 在肾单位的该部分重吸收，从而保证肾排泄的尿液或多或少比血浆浓缩，并因此调节整个机体的渗透压平衡。

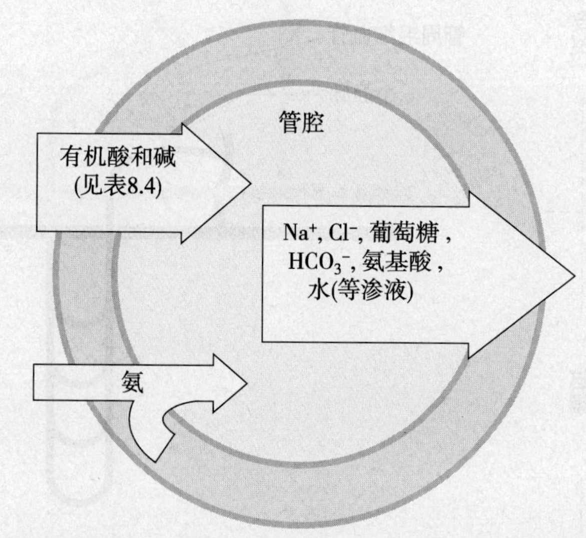


**图 24.3 近曲小管的传输过程。**溶质和水从管腔重吸收的主要驱动力是位于肾小管细胞基侧膜的 $Na^+/K^+$ ATP 酶。一些药物被分泌进入近端小管（第 8 章）。(Redrawn from Burg, 1985.)

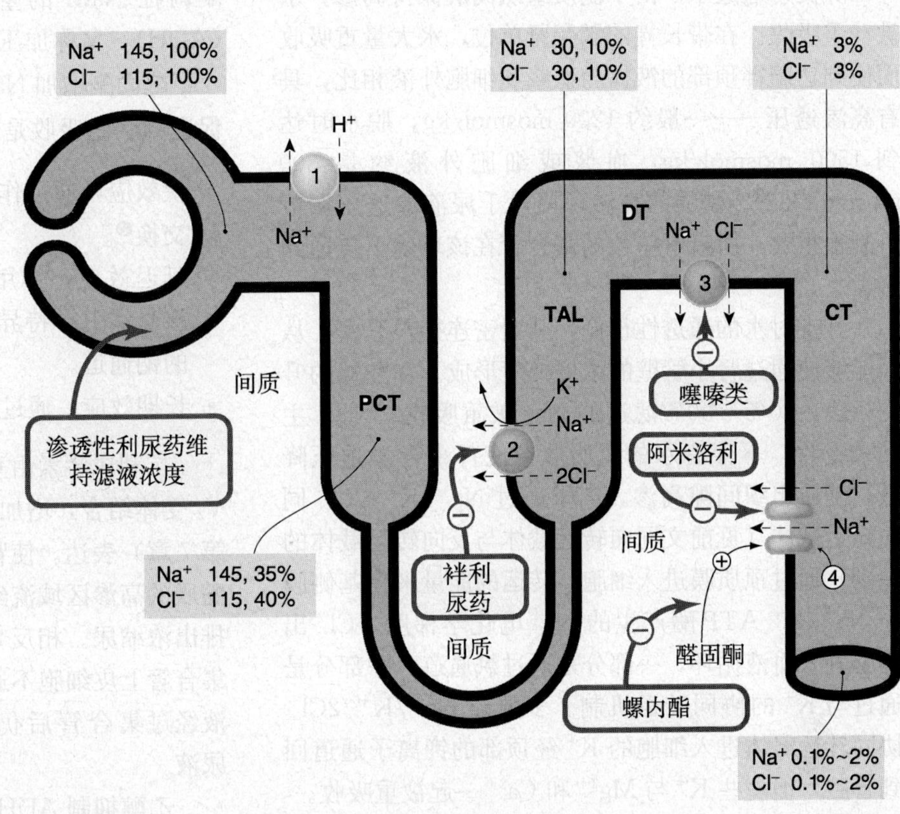


**图 24.4 图示钠离子和氯离子在肾单位内的吸收和药物的主要作用位点。**在灰色小管腔周围的细胞被画成黑色的粗边界。离子在肾小管细胞顶端边缘处的吸收机制：① $Na^+/H^+$ 交换；② $Na^+/K^+/2Cl^-$ 协同转运；③ $Na^+/Cl^-$ 协同转运；④ $Na^+$ 通过钠通道进入。钠离子通过肾小管细胞基侧缘处的 $Na^+/K^+$ ATP 酶泵出细胞进入组织间隙（未列出）。该图中的数值分别为离子浓度（以每升滤液中的离子毫摩尔数为单位）和在特定位点一直保持在小管液中的滤过离子的百分数。CT，集合小管；DT，远端小管；PCT，近曲小管；TAL，髓袢升支粗段。（Data from Greger, 2000.）

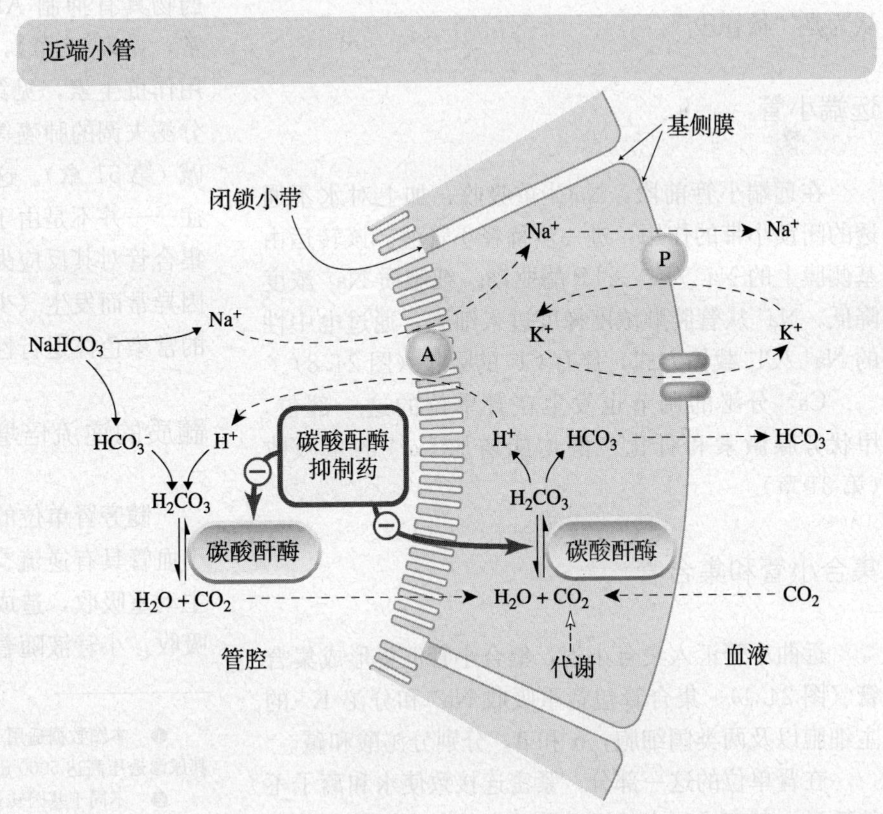


**图 24.5 碳酸氢根离子在近曲小管内重吸收的肾机制，显示了碳酸酐酶抑制药的作用。**管腔表面 $Na^+$ 吸收和 $H^+$ 分泌都是通过反向转运机制实现的（A）。原发性主动转运机制是 $Na^+$ 泵（P）。该图被简化：钠泵用 2 个 $K^+$ 交换 3 个 $Na^+$。（Adapted from Hendry & Ellory 1988 Trends Pharmacol Sci 9：1059-1067.）

降支可通透水。由于髓质组织间液保持高渗，水被动重吸收。在带长袢的髓旁肾单位，水大量重吸收而使到达髓袢顶部的液体与血浆和细胞外液相比，具有高渗透压——一般约 1200 mosmol/kg，脱水时达到 1500 mosmol/kg，血浆或细胞外液约是 300 mosmol/kg❶。髓质的高渗环境对于尿液渗透压调节机制很重要，所有肾单位的集合管在该环境下传递到肾盂。

升支对水的通透性很低，其紧密连接很紧密，从而能够使通过肾小管壁的浓度梯度形成。在髓袢的升支粗段，20%～30%滤过的 $Na^+$ 被重吸收。NaCl 主动重吸收，不伴有水的重吸收，使肾小管渗透压降低，髓质组织间隙高渗。离子通过 $Na^+/K^+/2Cl^-$ 同向转运载体（见前文同向转运载体与反向转运载体的差别）通过顶质膜进入细胞。转运的能量来自基侧膜上 $Na^+/K^+$ ATP 酶产生的 $Na^+$ 电化学梯度。$Cl^-$ 出细胞进入血液循环，一部分是通过氯通道，一部分是通过与 $K^+$ 的协同转运机制。多数经 $Na^+/K^+/2Cl^-$ 协同转运载体进入细胞的 $K^+$ 经顶部的钾离子通道回到管腔，但一些 $K^+$ 与 $Mg^{2+}$ 和 $Ca^{2+}$ 一起被重吸收。

盐在升支粗段的重吸收不能与水的重吸收保持平衡，致使肾小管液体流过升支粗段进入远曲小管时相对于血浆是低渗的（图 24.4）。因此升支粗段有时被认为是“稀释段”。

## 远端小管

在远端小管前段，NaCl 重吸收，加上对水不通透的闭锁小带的作用，进一步稀释小管液。该转运由基侧膜上的 $Na^+/K^+$ ATP 酶驱动。细胞质 $Na^+$ 浓度降低，$Na^+$ 从管腔顺浓度梯度进入细胞，通过电中性的 $Na^+/Cl^-$ 载体方式，伴有 $Cl^-$ 的吸收（图 24.8）。

$Ca^{2+}$ 分泌的调节也发生在肾单位的这一部位，甲状旁腺激素和骨化三醇均能增加 $Ca^{2+}$ 的重吸收（第 31 章）。

## 集合小管和集合管

远曲小管汇入集合小管，集合小管汇集形成集合管（图 24.1）。集合管包括重吸收 $Na^+$ 和分泌 $K^+$ 的主细胞以及两类闰细胞，α 和 β，分别分泌酸和碱。

在肾单位的这一部分，紧密连接致使水和离子不能透过。其离子和水的运动受独立的激素调控：醛固酮调控 NaCl 的重吸收（第 19 章），抗利尿激素（ADH），又称加压素，调控水的重吸收（第 28 章）。

醛固酮增加 $Na^+$ 的重吸收，促进 $K^+$ 的排泄。其促进 $Na^+$ 重吸收是通过：

- 快效应，通过作用于膜醛固酮受体刺激 $Na^+/H^+$ 交换❷。
- 延迟效应，作用于核受体（第 3 章和第 28 章），核受体引导特异蛋白质介质的合成，激活顶膜上的钠通道。
- 长期效应，通过增加基侧膜的 $Na^+$ 泵数量实现。

抗利尿激素由垂体分泌（第 28 章），在基侧膜与 $V_2$ 受体结合，增加顶膜上的水孔蛋白（水通道蛋白，第 7 章）表达。使肾单元该部分可通透水，当尿液从髓质的高渗区域流经集合管时，水被动重吸收，因此排出浓缩尿。相反，在无抗利尿激素存在的情况下，集合管上皮细胞不通透水，因此流过远端小管的低渗液经过集合管后仍然是低渗的，进而排出稀释的尿液。

乙醇抑制 ADH 的分泌，使水分从尿排出（一些读者可能比较熟悉），而造成暂时性尿崩症——患者因为无法分泌 ADH 而排出大量稀释的尿液。有几个药物具有抑制 ADH 的作用：锂制剂（用于精神失常，见第 38 章），地美环素（一种四环素，但是它不用作抗生素，见第 46 章，而是用于治疗伴有 ADH 分泌失调的肺癌等），秋水仙碱（第 14 章）和长春花碱（第 51 章）。这些药物都能引起后天性肾性尿崩症——并不是由于 ADH 分泌失常引起，而是由于肾集合管对其反应失调造成。肾性尿崩症也能因两类基因异常而发生（少见的 X 伴性 $V_2$ 受体突变和更罕见的常染色体退行性病变的水通道蛋白 2 突变）。

## 髓质的逆流倍增和交换

髓旁肾单位的髓袢具有逆流倍增器的功能，其直小血管具有逆流交换器的作用。NaCl 在升支粗段被主动重吸收，造成组织间隙的高渗性。在降支，水重吸收，小管液随着进入弯曲部位逐渐越来越浓缩。这

❶ 本图数据适用于人；对于其他物种，特别是沙漠鼠可能更高，其尿渗透压高达 5000 mosmol/kg。

❷ 不同于基因转录调节的机制，是类固醇激素的常规转导机制（第 28 章）。

**肾小管功能**

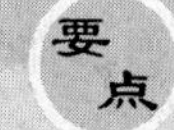


- 不含蛋白的滤液经肾小囊进入。
- 在基侧膜的 $Na^+$ /$K^+$ ATP 酶是主要的主动转运载体。它为顶膜内的被动转运载体提供浓度梯度。
- 滤过 $Na^+$ 的 60%～70% 和超过 90% 的 $HCO_3^-$ 在近端小管重吸收。
- 碳酸酐酶对于碳酸氢钠的重吸收和远端小管尿液的酸化是至关重要的。
- 髓袢升支粗段不通透水，20%～30% 滤过的 NaCl 在该部位被主动地重吸收。
- 离子通过升支粗段顶膜上的 $Na^+$ /$K^+$ /$2Cl^-$ 协同转运载体从肾小管液中重吸收。
- 袢利尿药抑制 $Na^+$ /$K^+$ /$2Cl^-$ 协同转运载体。
- 滤液经过升支粗段时，离子被重吸收，滤液稀释，因此滤液流过升支粗段时是低渗透压的。
- 肾小管逆流倍增产生了一个浓度梯度——肾小管液与组织间隙之间的溶质浓度的小的水平差异被倍增为垂直差异。进入髓质越深，组织间质液就越浓。
- 髓质的高渗性通过直小血管内的逆流交换被动地保持。
- 远端小管的 $Na^+$ /$Cl^-$ 协同转运载体（被噻嗪类利尿药抑制）使约 5%～10% 滤过的 $Na^+$ 重吸收。
- 在远端小管、集合小管和集合管，$K^+$ 被分泌进小管液。
- 在缺乏抗利尿激素（ADH）的情况下，集合小管和集合管对钠和水的通透性很低。ADH 能增加水的通透性。
- $Na^+$ 通过上皮的钠离子通道从集合管重吸收。
- 醛固酮刺激 $Na^+$ /$K^+$ 或 $Na^+$ /$H^+$ 交换，阿米洛利则阻断之。在远端 $K^+$ 或 $H^+$ 被分泌进入肾小管以交换 $Na^+$。

样引起的渗透性梯度变化范围从皮质边缘的等渗（300mosmol/L）到肾乳头最深部分的≥1500mosmol/L。这种梯度是逆流倍增系统的主要结果。主要原理是小的水平渗透梯度累积成大的垂直梯度。尿素有助于该梯度的建立，因为尿素比水的重吸收更慢，且在降支进入滤液，所以尿素浓度沿肾单位一直升高，直到它到达集合小管。在集合小管，尿素扩散进入组织间隙。这样尿素被“陷在”内髓部。

如果髓质组织间隙的溶质被快速的血流冲走，这种垂直的渗透压梯度将很快消失。但是因为直小血管的被动逆流交换器的功能，这种情况并不会发生：直小血管的降支下降，向内髓深入时，水由直小血管降支向组织液渗透；越向内髓部深入，渗透压越高。直小血管升支上升逐渐离开髓质时，水又由组织液逐渐进入直小血管。从而维持肾髓质因主动的逆流倍增而建立的渗透压梯度。

## 酸碱平衡

肾（与肺一起；第 23 章）调节体液的 $H^+$ 浓度。根据需要可排出酸性或碱性尿液。一般在清除核酸代谢时产生的磷酸和硫酸以及饮食中有含硫氨基酸时形成酸性尿液。因而，肾衰竭常常伴随代谢性酸中毒。由于碳酸酐酶在近端小管管腔和细胞内的作用（见上文）以及细胞内碳酸酐酶对远端小管尿液酸化的重要作用，其对酸碱平衡的调控极其重要。

## 钾平衡

细胞外 $K^+$ 浓度由肾 $K^+$ 的分泌调节控制。$K^+$ 对可兴奋组织的功能极其重要（第 4 章）。尿 $K^+$ 排泄与饮食摄取相关，在西方国家通常是 24h 约 50～100mmol。多数的利尿药易造成失 $K^+$（见下文）。如果药物同强心苷或Ⅲ类抗心律失常药物（其毒性由于低血钾而增加，见第 19 章）同时服用，会引起潜在的重要的药物相互作用（第 52 章）。

钾离子通过基侧膜上 $Na^+$/$K^+$ ATP 酶从血和组织间液转运进入集合小管和集合管，并且通过 $K^+$ 选择性离子通道进入管腔。$Na^+$ 在 $Na^+$/$K^+$ ATP 酶引起的电化学梯度下通过顶膜的钠通道从肾小管液重吸收，造成跨细胞管腔负电位差，$K^+$ 进一步分泌进入管腔。因此，$K^+$ 分泌与 $Na^+$ 重吸收相偶联。

以下情况时，失 $K^+$：

- 集合管部位 $Na^+$ 增多，这种情况发生于有任何作用于集合管附近的利尿药时。
- 集合管 $Na^+$ 重吸收直接增加（如高醛固酮血症）。

以下情况时，保 $K^+$：

- 集合管 $Na^+$ 重吸收减少，例如，应用阿米洛利（amiloride）或者氨苯蝶啶（triamterene），它们阻滞肾单元该部位的钠通道；给予螺内酯（spironolactone）或者依普利酮（eplerenone），它们拮抗醛固酮的作用。

## 有机分子的排出

有机阳离子和阴离子分泌进入近端小管管腔有不同的机制（第8章，表8.4）。分泌阴离子的几种重要药物有噻嗪类（thiazides）、呋塞米（furosemide）、水杨酸盐（第14章）及大多数青霉素类和头孢菌素类（第46章）。几类分泌有机阳离子的重要药物有氨苯蝶啶、阿米洛利、阿托品（第10章）、吗啡（第41章）和奎宁（第49章）。阴离子和阳离子转运机制都同其他肾离子转运过程相似，间接地通过 $Na^+$ 和 $K^+$ 的主动转运驱动，其能量来源于基侧膜上的 $Na^+/K^+$ ATP 酶。

有机阴离子在基侧膜通过反向转运载体（见上文关于反向/同向转运载体的解释）与α-酮戊二酸交换，并且被动扩散进入肾小管管腔（图24.3）。

有机阳离子从组织间隙扩散进入细胞，然后主动转运进入肾小管管腔交换 $H^+$。

## 钠尿肽

内源性A、B和C钠尿肽［natriuretic peptide（ANP，BNP和CNP；见第18、19章）］能调节 $Na^+$ 分泌。它们因牵张而从心脏（A和B）、内皮（C）以及脑（B）释放。钠尿肽活化鸟苷酸环化酶（第3章），并通过肾血流动力学作用（舒张入球微动脉、收缩出球微动脉而增加肾小球毛细血管压）和直接肾小管作用使尿钠排泄增加。肾小管作用包括抑制血管紧张素Ⅱ和ADH的作用，血管紧张素Ⅱ促进 $Na^+$ 和水在近曲小管的重吸收，ADH促进水在集合小管的重吸收。

在肾内，ANP激素原的翻译后加工与其他组织的不同，在ANP的氨基酸末端添加4个氨基酸而产生了一个相关肽：尿扩张素，它作用于集合管细胞腔侧的受体，促进 $Na^+$ 分泌（Vesely，2003）。

## 前列腺素和肾功能

前列腺素（第13章）在肾产生，调节其血流动力学和分泌功能。人体主要的肾前列腺素类具有血管舒张和促进尿钠排泄作用，即髓质的前列腺素（$PGE_2$）和肾小球的前列环素（$PGI_2$）。刺激其合成的因素包括缺血、血管紧张素Ⅱ、ADH和缓激肽。

### 对血流动力学的影响

基础条件下，前列腺素的生物合成很少。但是，当血管收缩因子（如血管紧张素Ⅱ，去甲肾上腺素）释放时，$PGE_2$ 和 $PGI_2$ 通过代偿性的血管舒张而调节它们对肾的效应。

### 影响肾对NaCl和水的调控

肾前列腺素对盐平衡和血流动力学的影响可以由抑制前列腺素合成的药物作用推断出来。非甾体抗炎药（NSAID，抑制前列腺素的合成，第14章）对健康人群的肾功能作用很弱或几乎无作用。但是在临床状态下，肾血流依赖于扩张血管的前列腺素的生物合成时，NSAID能引起急性肾衰竭。这些临床疾病包括肝硬化，心力衰竭、肾病综合征、肾小球肾炎和细胞外容积收缩（第53章，表53.1）。容积收缩刺激肾素-血管紧张素-醛固酮系统，血管紧张素Ⅱ增加致使肾小球前列腺素合成（见上文），否则，由于血管紧张素Ⅱ对出球微动脉和入球微动脉不可抵抗的血管收缩作用，将致使肾小球血流和肾小球滤过率受损。结果NSAID在细胞外容积缩小的状态下造成肾衰竭（Cuzzolin等，2001）。NSAID通过减弱血管舒张和盐清除而升高了高血压患者的血压。NSAID加剧了心力衰竭患者体内盐和水的潴留（第19章），部分是通过这种相同的直接作用机制❶。

# 作用于肾的药物

## 利尿药

利尿药增加 $Na^+$ 和水的排出。它们减少 $Na^+$ 和（一般而言）$Cl^-$ 从滤液的重吸收，伴随NaCl（尿钠排泄）排出的增加而增加水的排出。这可通过以下方式实现：

- 直接作用于肾单位细胞；
- 通过调节滤液成分间接作用。

❶ 此外，由于上面提到的弱酸分泌机制，NSAID与许多用于治疗心力衰竭的利尿药竞争而使它们的药效减弱。袢利尿药和噻嗪类利尿药抑制管腔交换机制而利尿（见下文），因此，NSAID阻断它们分泌进入管腔，通过减少其作用位点的药物浓度而减弱其效力。

因为经肾小球滤过后，流入肾小管的盐（NaCl）和水大部分被重吸收（表 24.1），重吸收的轻微减少就会引起显著的 $Na^+$ 排出增加。图 24.4 总结了各种利尿药的作用机制和作用部位。

对肾单位细胞有直接作用的利尿药（螺内酯例外）作用于肾小管管腔，并通过分泌进入近端小管而到达它们的作用位点。

## 直接作用于肾单位细胞的利尿药

作用于肾细胞而使 NaCl 排出的药物必然显著地影响肾单位中发生溶质重吸收的部位。因为大多数 $Na^+$ 在近端小管被重吸收（见上文），所以可能令人奇怪的是碳酸酐酶抑制药——唯一一类作用于近端小管的利尿药——其利尿作用并不是特别有效。这是因为其抑制 $NaHCO_3$ 而不是 NaCl 的重吸收，而 $HCO_3^-$ 在肾小球滤过液中约仅有 $Cl^-$ 丰度的 1/4；而且离肾单位更远的钠离子重吸收重要位点在轻微的体积浓缩时即反应性加强，从而减弱了近曲小管对利尿药的反应性。在长期使用此类药物时，因为尿 $HCO_3^-$ 排泄增加，血浆 $HCO_3^-$ 浓度下降（见下文），进一步限制了碳酸酐酶抑制药的利尿强度。换言之，治疗用的利尿药的主要作用部位在：

- 髓袢升支粗段；
- 远端小管近端；
- 集合小管和集合管。

更详细的利尿药的作用和临床应用见 Greger 等（2005）的文章。

### 作用于近端小管的利尿药

碳酸酐酶抑制药（carbonic anhydrase inhibitor），例如乙酰唑胺（acetazolamide，图 24.5），伴随 $Na^+$、$K^+$ 和水的排出，增加 $HCO_3^-$ 的排出，导致排泄碱性尿增加和代谢性酸中毒。这些药物，虽然现在不再作为利尿药使用，但是仍然用于治疗青光眼以减少房水的生成，也用于某些罕见类型的小儿癫痫。

$HCO_3^-$ 从尿中丢失，使细胞外的 $HCO_3^-$ 耗尽，故碳酸酐酶抑制药的利尿效果是自限的。

其作用机制见图 24.5。

### 袢利尿药

袢利尿药是最有效的利尿药，能够引起 15%～25%滤过的 $Na^+$ 排出（图 24.6，与噻嗪类药比较）。它们的作用常常被描述为（用想象的、不雅的描述）“奔流的尿”。代表药物是呋塞米（furosemide）；布美他尼（bumetanide）是另一个可选择的药物。这些药物作用于升支粗段，通过与 $Cl^-$ 结合位点结合而抑制腔膜上的 $Na^+/K^+/2Cl^-$ 载体（见上文及图 24.4、24.7）。

袢利尿药对血管的作用还未完全了解。给急性心力衰竭造成肺水肿的患者（第 19 章）静脉注射呋塞米，在其利尿作用发生前就产生有效的血管扩张作用。可能涉及的机制包括降低血管对血管收缩因子（如血管紧张素Ⅱ和去甲肾上腺素）的反应性；增加引起血管舒张的前列腺素类（见上文）的生成；减少内源性毒毛花苷 G 样利尿钠激素（$Na^+/K^+$ ATP 酶抑制药，见第 18 章）的产生，该激素具有血管收缩作用以及动脉阻力血管的钾离子通道开放作用（Greger 等，2005）。

袢利尿药增加 $Na^+$ 到远端肾单位的转运，使 $H^+$ 和 $K^+$ 排出。因为 $Cl^-$ 而不是 $HCO_3^-$ 在尿中排出，所以当血浆体积减小时，$HCO_3^-$ 的血浆浓度增加——一种代谢性碱中毒，因此也被称为“浓缩性碱中毒”。

袢利尿药增加 $Ca^{2+}$ 和 $Mg^{2+}$ 排出，减少尿酸排泄。

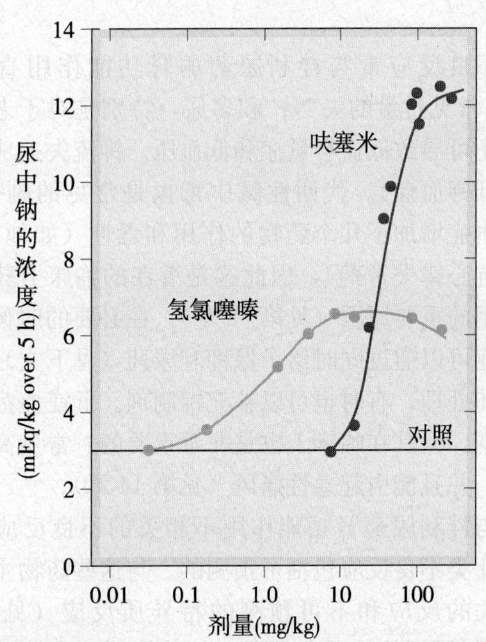


**图 24.6 呋塞米（速尿）和氢氯噻嗪的剂量-效应曲线，显示了二者效能和最大效应的差别。**需注意这些剂量并不是临床上的应用剂量。（Adapted from Timmerman R J et al. 1964 Curr Ther Res 6：88.）

药代动力学

袢利尿药易经胃肠道吸收，一般口服给药。在紧急情况下或肠吸收受损时，也可以通过静脉给药（如急性肺水肿），如由于慢性充血性心力衰竭患者肠内灌流下降时，患者对口服利尿药产生抵抗作用。口服给药，在1h内起效；静脉给药，作用在30min内达到峰值。袢利尿药与血浆蛋白强有力地结合，它们不会直接地穿过并进入肾小球滤液。而是通过有机酸转运机制被分泌进入近曲小管，到达它们的作用位点——髓袢升支粗段细胞的腔膜。这些被分泌的组分经尿液排出体外。

在肾病综合征中❶，袢利尿药在肾小管液中与白蛋白结合，进而对 $Na^+/K^+/2Cl^-$ 载体失去作用——这是导致利尿药抵抗的又一原因。$Na^+/K^+/2Cl^-$ 载体分子的改变在一些利尿药抵抗中也可能是重要的（Shankar&Brater，2003）。

那些没有被分泌进入尿液的成分主要在肝代谢——布美他尼经细胞色素P450途径，呋塞米通过葡糖醛酸化。血浆半衰期约90min（肾衰竭患者的血浆半衰期稍长），作用持续时间3～6h。髓袢利尿药的临床应用见临床框。

不良反应

不良反应常与袢利尿药的肾功能作用直接相关❷。常见过量的失 $Na^+$ 和多尿，特别是对于老年患者，还可导致低血容量症和低血压。钾流失造成低血钾（低钾血症）。代谢性碱中毒也是常见的副作用。低钾血症增加了几个药物的作用和毒性（如地高辛，Ⅲ类抗心律失常药），因此这是潜在的临床上药物相互作用的重要原因（见第52章）。在必要的时候，低钾血症可以通过同时给予保钾利尿药（见下文）加以防止和处理，有时也可以补充钾制剂。低镁血症很少被识别，但其在临床上也是非常重要的。常见高尿酸血症，并且能引起急性痛风（见第14章）。

与袢利尿药肾功能作用不相关的不良反应不常见。此类不良反应包括可预测的、与这些药物主要作用相关的反应和不可预测的特异质反应（见第52章）。剂量相关的听力丧失（与其他的耳毒性药物如氨基糖苷类抗生素合用时较易发生）能通过袢利尿药的主要作用来解释：$Na^+/K^+/2Cl^-$ 同向转运载体在内耳血管纹的基膜内很重要，某些Bartter综合征婴儿易发生耳聋。如前面所解释的一样，因为袢利尿药的肾分泌使其集中在肾单位作用位点，仅仅在给予的剂量高于产生利尿作用的剂量时才会引起耳聋。

罕见特异质过敏反应（如疹、骨髓抑制）。

## 作用于远端小管的利尿药

作用于远端小管的利尿药包括噻嗪类（thiazides）及相关药物。广泛应用的噻嗪类利尿药包括苄氟噻嗪（bendroflumethiazide）和氢氯噻嗪（hydrochlorothiazide）。具有相似的利尿作用但是化学结构上完全不同的药物包括氯噻酮（chlortalidone）、吲达帕胺（indapamide）、美托拉宗（metolazone）。

噻嗪类利尿药的作用不如袢利尿药（图24.6），但是它们首选用于治疗无并发症的高血压（第19章）。噻嗪类利尿药的耐受性较袢利尿药好，临床试验显示它能降低与高血压相关的脑卒中和心脏病发作风险。在规模最大的高血压临床试验（ALLHAT，2002）中，氯噻酮同血管紧张素转换酶（ACE）抑制药和钙拮抗药一样，用作新的抗高血压药物。它们与远端小管 $Na^+/Cl^-$ 协同转运载体的 $Cl^-$ 位点结合，抑制它们的作用（图24.4和24.8），钠和氯排出，尿钠增多。

**袢利尿药的临床应用（如呋塞米）** 临床

- 袢利尿药应用一定要谨慎，应限制饮食中盐的摄入，常常与其他利尿药合用，用于治疗与下列疾病相关的盐和水过量：
  - 急性肺水肿；
  - 慢性心力衰竭；
  - 合并腹水的肝硬化；
  - 肾病综合征；
  - 肾衰竭。
- 合并肾功能受损的高血压的治疗（若肾功能正常，应用噻嗪类药物）。
- 治疗静脉注射NaCl溶液后，血浆容量改变引起的高钙血症。

❶ 能损伤肾小球的几种疾病也能削弱它们对血浆白蛋白的保留作用，并导致大量的白蛋白流失进入尿液，血浆内白蛋白浓度的降低反过来又会导致外周水肿，这一系列作用被称为肾病综合征。

❷ 该不良反应在Bartter综合征1型中再次发生，该综合征型是一种罕见的 $Na^+/K^+/2Cl^-$ 转运载体常染色体隐性单基因失调，其特征包括由于胎儿多尿导致的羊水过多、出生后肾盐丢失、低血压、低钾血性代谢性碱中毒以及高钙尿症。

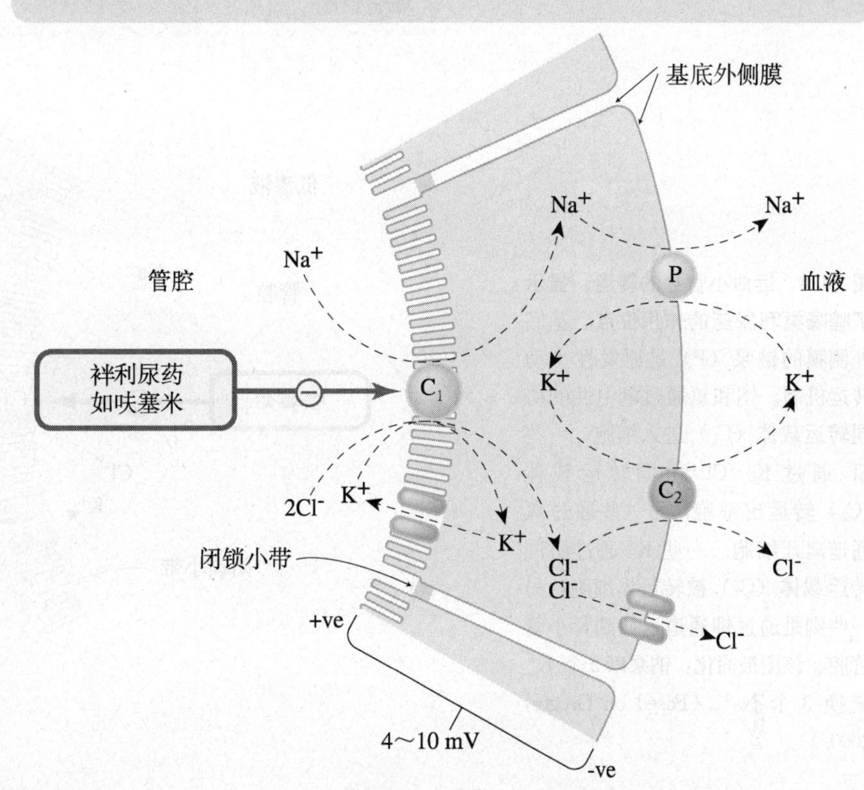


**图 24.7 髓袢升支粗段的离子转运，标注了袢利尿药的作用位点。** 钠泵（P）是主要的原发性主动转运机制，$Na^+$、$K^+$和 $Cl^-$通过协同转运载体（$C_1$）进入。氯离子通过基底外侧氯通道和电中性的 $K^+$/$Cl^-$协同转运载体（$C_2$）离开。一些 $K^+$经过顶膜上的钾通道返回管腔，一些 $Na^+$通过闭锁小带细胞旁通路被吸收。该图被简化：钠泵以 2 个 $K^+$交换 3 个 $Na^+$。（Based on Greger，2000.）

因此而引起的血液容积的减少刺激了肾素的分泌，导致血管紧张素生成，醛固酮分泌（第 19 章，图 19.4 和 19.9）。这一稳态机制限制了利尿药对血压的作用，长期治疗时体内产生弱的剂量-低血压效应关系。失钾（通过前文所述的机制）像镁离子的丢失一样是重要的。尿酸排泄减少，可能发生低氯性碱中毒。噻嗪类药物对 $Na^+$、$K^+$、$H^+$和 $Mg^{2+}$平衡的作用类似于袢利尿药，但是程度较袢利尿药弱。然而与髓袢利尿药相反，噻嗪类利尿药能减少钙离子分泌。这也是噻嗪类利尿药相对于袢利尿药在老年患者长期使用期间在骨代谢方面的一个优点（Reid 等，2000；Rejnmark 等，2003；Schoofs 等，2003）。噻嗪类利尿药潜在的致低钙尿的机制可能是近端小管内钙被动转运增强而不是激活远端小管的钙转运（Nijenhuis 等，2005）。

虽然单独使用时比袢利尿药作用温和，但是与袢利尿药合用二者有协同作用，因为袢利尿药传递更多滤过负荷的 $Na^+$到远端小管噻嗪类利尿药作用的位点。

噻嗪类利尿药的血管扩张作用目前还不清楚，能引起高血糖。当该药用于治疗高血压（见第 19 章）时，最初的降压作用是由于利尿使血容量降低而致，但是后期的作用主要与其对血管平滑肌的作用有关。注意，二氮嗪是一个无利尿作用的噻嗪类药物，它通过活化控制血管平滑肌和在胰岛素分泌（见第 4 章，64 页）中控制膜电位和胰岛素分泌的 $K_{ATP}$通路（第 4 章），发挥强大的舒张血管作用。可显著增加血糖，该作用与磺酰脲类药物相反，如格列本脲抑制 $K_{ATP}$通路，用于糖尿病的治疗（见第 26 章）。吲达帕胺被认为能降血压，并且因为它的低效价强度，与其他相关药物比较，很少产生代谢紊乱。

噻嗪类利尿药对于尿崩症具有奇异的效果，通过干扰远端小管内低渗液体的产生来减少尿液容积，减弱肾分泌低渗尿的能力（即它们降低自由水清除率）。

### 药代动力学

噻嗪类及相关药物口服有效，胃肠道吸收好。所有药物经尿排出，主要从肾小管分泌，因而与尿酸竞争分泌。对于短效药物如苄氟噻嗪，最大效应发生在给药后 4～6h，并且能持续 8～12h。氯噻酮作用时间较长。

噻嗪类利尿药的临床应用见下页临床框。

### 不良反应

常见轻微的不良反应。可再现 Gitelman 综合征的特征，Gitelman 综合征由一种罕见的远端小管内噻

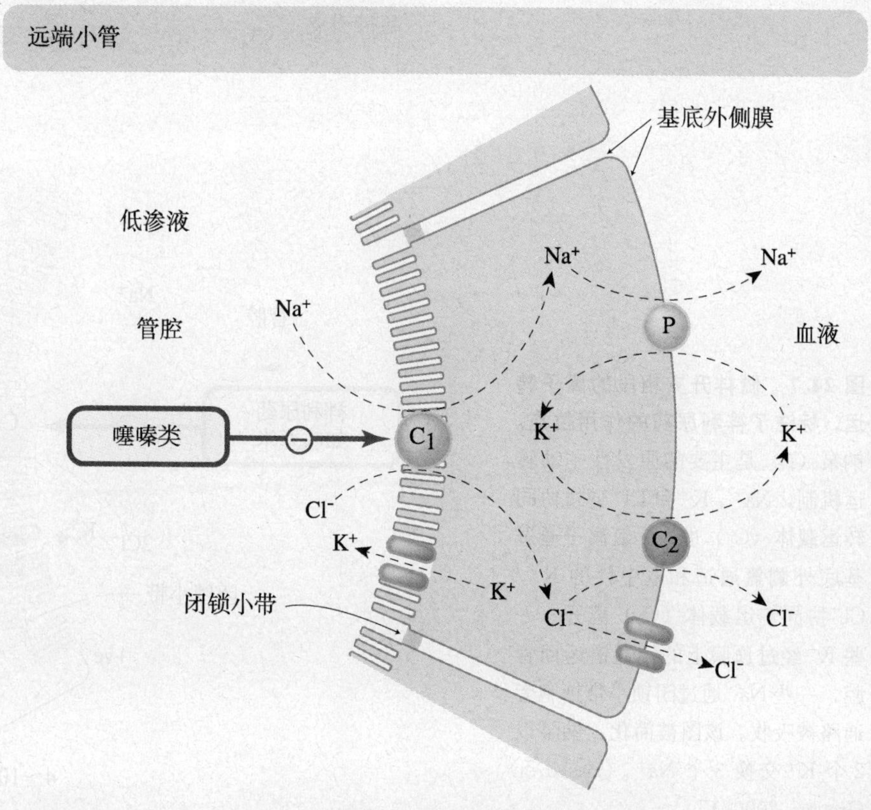

**图 24.8 远曲小管盐的转运，显示了噻嗪类利尿药的作用位点。** 基底外侧膜的钠泵（P）是原发性主动转运机制。钠和氯通过电中性的协同转运载体（$C_1$）进入细胞。一些 $Cl^-$ 通过 $K^+/Cl^-$ 协同转运载体（$C_2$）转运出细胞，另一些通过氯通道离开细胞。一些 $K^+$ 通过协同转运载体（$C_2$）被转运出细胞，另一些则是通过钾通道返回到肾小管管腔。该图被简化：钠泵以 2 个 $K^+$ 交换 3 个 $Na^+$。(Based on Greger, 2000.)

嗪敏感性 $Na^+/Cl^-$ 协同转运载体的突变失活引起的单基因失调所致。其临床特征较 Bartter 综合征轻（Bartter 综合征影响 $Na^+/K^+/2Cl^-$ 协同载体——如上所述），但也像 Bartter 综合征一样包括肾盐丢失、低血压和低钾血、代谢性碱中毒；低钙尿是 Bartter 综合征的一个特征，低镁血是 Gitelman 综合征特有的。在应用噻嗪类药物治疗时，轻度的尿频给患者带来不便。就骨代谢（如上所述）和结石形成而言，低钙尿可能是有益的。低钠血可能很危险，特别是对于老年患者。低钾血可以由不利的药物相互作用引起（如上文，见袢利尿药部分所述），且使患有严重肝病的患者出现脑病。

最普遍的与噻嗪类药物的肾作用不相关的不良反应是勃起功能障碍。这一不良反应的发现是患者在撤出分析医学研究委员会对患有轻度高血压患者进行的盲法治疗试验时提出来的理由。在该试验中（令研究者惊奇的是）噻嗪类药物的作用明显地较安慰剂和β-肾上腺素受体拮抗药弱。噻嗪类药物相关的勃起功能障碍是可逆的；虽然它在当前采取的低给药剂量方案中不常见，但是它始终是一个问题。其他剂量相关的副作用包括引起痛风的高尿酸血症和高血糖（但并没有禁止低剂量用于糖尿病患者；第 26 章）。特异质反应（例如疹，血恶液质，胰腺炎和急性肺水肿）少见，但也可能是严重的。

### 醛固酮拮抗药

单独使用螺内酯（spironolactone）和其最近上市的类似物依普利酮（eplerenone）（Weinberger, 2004）时，由于远端的 $Na^+/K^+$ 交换——它们的作用部位——仅重吸收 2%滤过的 $Na^+$，因此利尿作用有限。然而，它们的确有显著的抗高血压作用（第 19 章），能延长心力衰竭患者的存活期（第 19 章），与袢利尿药或噻嗪类利尿药合用时预防低钾血。它们与醛固酮（第 28 章）竞争细胞内的醛固酮受体，从而抑制远端 $Na^+$ 潴留和 $K^+$ 分泌（见图 24.4 和 24.9）。

**噻嗪类利尿药的临床应用（例如苄氟噻嗪）**

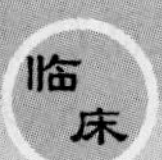


- 高血压。
- 轻度心力衰竭（袢利尿药通常是首选）。
- 严重耐药的水肿（尤其是美托拉宗，与袢利尿药合用）。
- 预防特发性高钙尿症患者反复结石形成。
- 肾源性尿崩症。

依普利酮的化学结构不同于螺内酯，是甲酯基取代17-α位的硫乙酰基的产物。

药代动力学

螺内酯经肠吸收。其血浆半衰期仅10min，但是它的活性代谢物坎利酮（canrenone）的半衰期是16h。螺内酯的作用主要归因于坎利酮。因此，螺内酯起效慢，需要几天。依普利酮的消除半衰期比坎利酮短，并且没有活性代谢物。依普利酮口服给药，一天一次。

不良反应

醛固酮拮抗药的潜在致命危害是易致高钾血症。不能与补钾药合用，如果这些药物用于肾功能损伤的患者，特别是合用其他增加血钾的药物，如ACE抑制药、血管紧张素受体拮抗药（沙坦类；见第19章）或者β-肾上腺素受体拮抗药（见第18章）等常用于治疗心力衰竭的药物（见第19章）时，必须密切监控血肌酐和电解质水平。胃肠不适很常见。螺内酯/坎利酮除了对肾的作用，对组织中黄体酮和雄性激素受体的作用能导致男子乳腺发育、睾丸萎缩和女子月经失调。依普利酮对这些受体的亲和力较低，并且雌激素样副作用在该药的许可剂量下很少见。

保钾利尿药的临床应用见临床框。

### 氨苯蝶啶和阿米洛利

像醛固酮拮抗药一样，氨苯蝶啶（triamterene）和阿米洛利（amiloride）仅具有限的利尿效果，因为它们也是作用于远端肾单位，在那里仅有很小一部分$Na^+$被重吸收。它们作用于集合小管和集合管，通过阻滞管腔钠通道（见第4章）抑制$Na^+$重吸收、减少$K^+$的分泌（图24.4和图24.9）。

**保钾利尿药的临床应用（如阿米洛利，螺内酯）** 临床

- 与失钾利尿药（即袢利尿药或者噻嗪类利尿药）合用来预防$K^+$的丢失，低钾血症是非常危险的（如那些需要用地高辛或胺碘酮进行治疗的患者；见第18章）。
- 螺内酯或者依普利酮用于：
  — 心力衰竭，二者均能改善存活率（见第19章）；
  — 原发性高醛固酮症（Conn综合征）；
  — 顽固性原发高血压（特别是低肾素高血压）；
  — 合并腹水的肝硬化所致的继发性高醛固酮症。

它们可与排钾利尿药（例如袢利尿药，噻嗪类）合用，维持钾平衡。

药代动力学

氨苯蝶啶经胃肠道吸收良好。2h内起效，持续12～16h。一部分经肝代谢，一部分以原形从尿液排出。阿米洛利吸收较差，起效慢，在给药后6h作用达峰值，持续大约24h。大部分药物以原形经尿液排出。

不良反应

主要的不良反应是与其药理学作用相关的高钾血症，尤其是当肾功能不良或者合用其他致血钾升高的药物时（如上所述），高血钾很危险。偶见胃肠道紊乱。氨苯蝶啶已经被证实能导致肾结石，但其病因还不清楚。特异质反应（例如疹）很少见。

氨苯蝶啶和阿米洛利的临床应用见钾利尿药方框。

## 通过改变滤液成分间接发挥作用的利尿药

### 渗透性利尿药

渗透性利尿药是无药理学活性的物质［如甘露醇（mannitol）］，在肾小球滤过但是不被肾单位重吸收（图24.4）❶。它们构成管腔液的渗透压组分而产生利尿作用。在肾单位内，它们在水可以自由渗透的肾单位发挥作用：近端小管、髓袢降支、集合小管（ADH存在的条件下；见上文）。肾小管内不可重吸收的溶质的存在使得被动的水重吸收降低；致使大量液体保留在近端小管内，继而减少$Na^+$重吸收。

因此渗透性利尿药的主要作用是增加水的排泄量，附带少量的$Na^+$排泄增加。它们对于一些与钠潴留相关的心力衰竭无效，但是它们有特定的治疗适应证，包括急诊治疗急性升高的颅内压或眼内压，这些治疗与肾无关，但是依赖于不渗入脑或眼端的溶质导致的血浆渗透压升高，导致水排出增多。

出血、外伤或者全身性感染造成急性肾衰竭时，肾小球滤过率降低，近端小管的NaCl和水几乎完全

❶ 在高血糖症中，当血浆葡萄糖超过肾重吸收的阈值（通常大约是12mmol/L），葡萄糖就会起到渗透性利尿药的作用，这就是为什么糖尿病患者多尿的原因；见第26章。

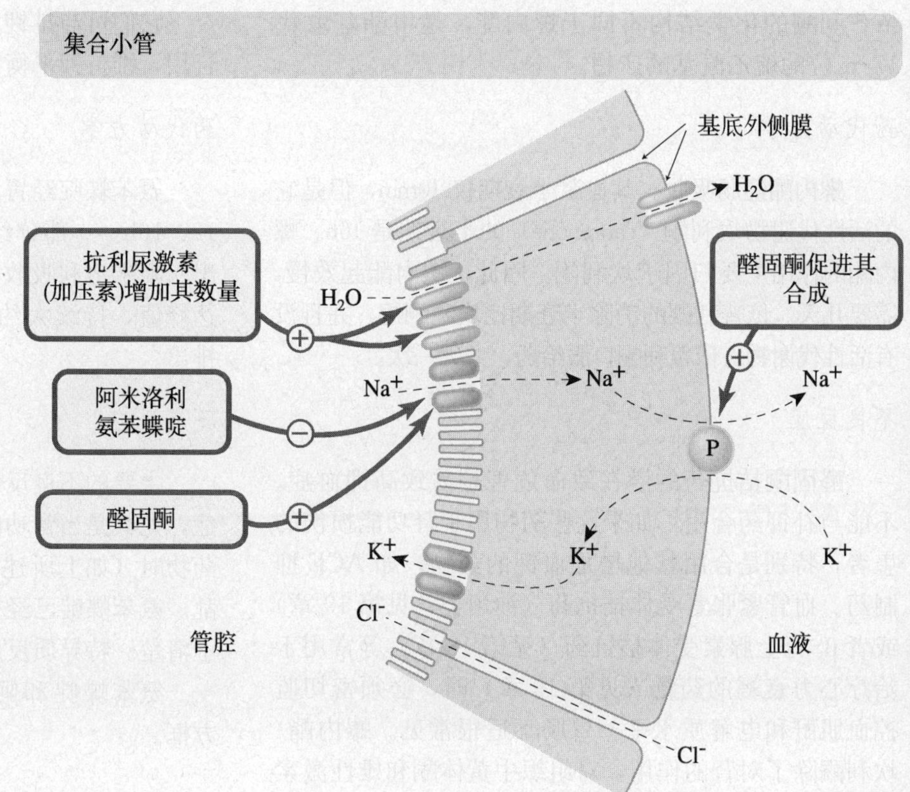


**图 24.9 激素和药物对集合小管的作用。**在无抗利尿激素（ADH）存在的情况下，细胞对于水是不通透的，在无醛固酮的情况下细胞对钠离子不通透。醛固酮作用于肾小管细胞内的核受体和膜受体。氯离子经细胞旁通路出肾小管。钾离子与 $H^+$ 一样进入滤液（未显示）。基底外侧膜的钠泵（P）是离子运动的主要能量来源。该图被简化：钠泵以 2 个 $K^+$ 交换 3 个 $Na^+$。（Adapted from Greger，2000.）

被重吸收，使更远端的肾单位部分实际上处于“干燥状态”，并且尿流停止。蛋白质沉积在肾小管，可能阻止液体流动。如果在疾病的早期给予渗透性利尿药（如 12～15g 的甘露醇），至少能够限制这些作用，但可能增加血容量和左心室衰竭的危险。

渗透性利尿药经静脉给药。

不良反应包括暂时性的细胞外液容积扩张（有导致左心室衰竭的危险）和低钠血症。头痛、恶心和呕吐也会发生。

## 改变尿液 pH 值的药物

借助药物可以控制尿液的 pH 在 5～8.5 的范围。

### 增加尿液 pH 的药物

碳酸酐酶抑制药通过阻滞碳酸氢盐重吸收（如上所述）碱化尿液。柠檬酸盐（作为钠盐和钾盐的混合物口服给药）经三羧酸循环代谢产生碳酸氢盐，碳酸氢盐被排泄从而产生碱化的尿液。这样除改善排尿困难（膀胱感染的主要症状，排尿时有一种烧灼感）外，可能还具有抗菌作用。另外，一些柠檬酸盐也被如此排泄进入尿液，并且抑制尿结石的形成。碱化作用能预防某些水溶性差的弱酸性药物形成结晶尿，例如磺胺类药物［现在几乎不用作抗菌药，但是它与高剂量增效剂磺胺甲基异噁唑合用治疗肺孢子虫病，（见第 49 章），在用柳氮磺吡啶治疗炎性肠病以及作为改善病情的抗风湿药方面是重要的］，它还可以促进水溶性的带电阴离子形成而减少尿酸和胱氨酸结石形成（见第 7 章）。

碱化尿液增加弱酸性药物的排泄（如水杨酸类和一些巴比妥类药物）。水杨酸过量时可以给予碳酸氢钠（见第 8 章）。

注意 $Na^+$ 超负荷对于心力衰竭患者是危险的，不论 $Na^+$ 还是 $K^+$ 超负荷对于肾功能不全患者均有害。

### 降低尿液 pH 的药物

氯化铵能降低尿液 pH 值，但是目前临床上除了用于肾小管性酸中毒的特定检查外，很少使用这个方法。

## 影响有机分子排出的药物

尿酸的代谢和排泄与痛风的治疗相关，在此介绍与其排泄有关的几点。

**利尿药**

要点

- 正常情况下，滤过的钠离子中不到1%被排泄。
- 利尿药增加了盐（NaCl 或 $NaHCO_3$）和水的排泄。
- 袢利尿药、噻嗪类利尿药和保钾利尿药是主要的治疗药物。
- 袢利尿药（如呋塞米）产生强大的利尿作用。它们抑制髓袢升支粗段的 $Na^+/K^+/2Cl^-$ 协同转运载体。它们用于治疗心力衰竭和伴随盐、水潴留的其他疾病。低血容量和低钾血症是主要的副作用。
- 噻嗪类利尿药（如苄氟噻嗪）的作用较袢利尿药弱。它们能抑制远曲小管的 $Na^+/Cl^-$ 协同转运载体。它们用于治疗高血压。勃起功能障碍是主要的副作用。低钾血症和其他的代谢效应也有可能发生。
- 保钾利尿药：
  - — 作用于远端肾单位和集合小管；它们是非常弱的利尿药，但是在一些高血压和心力衰竭的情况下有效，它们还能预防由袢利尿药或噻嗪类利尿药引起的低钾血症。
  - — 螺内酯和依普利酮能与醛固酮竞争其受体。
  - — 阿米洛利和氨苯蝶啶阻断醛固酮蛋白介质控制的钠通道。

尿酸来自嘌呤的分解代谢，在血浆中主要以离子化尿酸盐的形式存在。在人体中，它能自由地进入肾小球滤液，并且大多数在近端小管被重吸收，少量的尿酸通过阴离子分泌机制被分泌进入肾小管。最终排出大约8%～12%滤过的尿酸盐。影响尿酸排泄的药物在低剂量时能抑制尿酸分泌机制（如下所述），高剂量阻滞其重吸收。因此这些药物低剂量易使尿酸潴留，高剂量促尿酸排泄。正常的血浆尿酸盐浓度约0.24mmol/L。在一些个体中，血浆尿酸浓度高易患痛风。在这种情况下，尿酸盐结晶沉积在关节和软组织❶，导致关节炎和痛风石。尽管能增加尿酸盐排出的药物［促尿酸排出药，如丙磺舒（probenecid）和（磺吡酮 sulfinpyrazone）］已经被抑制尿酸盐合成的别嘌醇所取代（见第14章），但是对于某些患者可能还是有用。

丙磺舒抑制尿酸盐在近端小管的重吸收，增加尿酸排泄。它的作用恰恰与青霉素的作用相反，青霉素抑制尿酸盐分泌进入肾小管，增加其血浆浓度。口服给药，丙磺舒能经胃肠道吸收，给药大约3h后在血浆中达高峰。约90%的药物与血浆白蛋白结合。游离的药物经肾小球滤过，但是多数药物主动分泌进入近端小管，因为其高脂溶性，可以扩散回来（第8章）。

磺吡酮是保泰松（phenylbutazone）的同源化合物（第14章），对尿酸在近曲小管的重吸收有强效的抑制作用。经胃肠道吸收，与血浆蛋白质亲和力高，被分泌进入近端小管。

促尿酸排出药的主要作用是阻滞尿酸重吸收和降低血浆尿酸浓度。丙磺舒和磺吡酮对尿酸的分泌和重吸收均有抑制作用，如果低于治疗量给药，实际导致了血浆尿酸浓度增加。

相反，水杨酸类药物的常规治疗剂量能选择性地抑制尿酸分泌，增加血中尿酸浓度，恶化痛风性关节炎，并且拮抗许多促尿酸排泄药物的效果。（但是值得注意的是，水杨酸类药物在高剂量时本身是具有促尿酸排出作用的，在过去曾用来治疗类风湿关节炎。）

一些无机药物通过酸载体系统抑制其他药物的分泌。如上所述类，丙磺舒能抑制青霉素的排泄，并且曾经用来增强青霉素类抗生素的作用（如淋病的单剂量治疗）。目前其在英国已经获得许可用于预防西多福韦（cidofovir；见第47章）所致的肾毒性。西多福韦是抗病毒药，用于对其他抗病毒药物不适用的AIDS患者的巨细胞病毒性视网膜炎。给予丙磺舒可以预防西多福韦在肾小管管腔中的聚集，增加静脉液体量，否则会导致肾小管毒性。

## 用于肾衰竭的药物

许多先天性和后天性疾病使肾受损。虽然有些差异，但最终导致急性或慢性肾衰竭。对其治疗主要是各种形式的人工透析或滤过以及肾移植。透析要结合肝素（第21章）和/或依前列醇（第13章）抗凝血，移植则要配合免疫抑制药（第14章）。这些内容在本书中不作讨论，感兴趣的读者可以参考肾病学教科书，如 *Oxford Textbook of Nephrology*（*3rd edition*，2005）。高血压是肾损伤的原因也是结果，因此在发生肾病的情况下，应用抗高血压药（第19章）进行治疗

---

❶ 体温决定其分布：溶液在冷的环境中结晶，如脚大蹲趾关节内（急性痛风的典型部位）和耳郭是产生痛风石的常见部位。

非常必要。ACE抑制药和血管紧张素Ⅱ拮抗药都被用作肾保护药来预防蛋白尿患者慢性肾损伤的进一步发展，该作用的益处远远高于其对血压的作用（Brunner，1992，见ACE抑制药和沙坦类药物的临床框，第19章）。慢性肾病患者过高的死亡率很大程度上归因于心血管疾病，而且积极治疗血脂障碍也很重要。免疫抑制药对阻滞一些能引起肾衰竭的全身性疾病（如Wegener肉芽肿病）的进展有效。这些在第14章介绍。红细胞生成素（第22章）用于治疗慢性肾衰竭性贫血。用于治疗慢性肾衰竭性骨营养不良的维生素D制剂（骨化三醇或alphacalcidol）在第31章介绍。抗菌药在第46章介绍，对肾和尿路感染的治疗很重要。

为预防药物的蓄积和毒性，肾衰竭患者的给药方案必须严格按照临床课本介绍的来调整（Carmichael，2005）。本书简要涉及的制剂用于治疗或预防慢性肾衰竭的两个常见且重要的方面，即高磷酸盐血症和高钾血症。

## 高磷酸盐血症

磷酸盐代谢与钙紧密相关，在第31章有相关介绍。当慢性肾功能不全时，任何浓度的磷酸盐均易引起血管平滑肌细胞分化成能维持钙化的成骨样细胞。目前对磷酸盐的转运载体、转运调节子、与家族性或者获得性低/高磷酸盐血症相关的基因分子的识别已经改变了人们对磷酸盐动态平衡的理解。

高磷酸盐血症（血浆磷酸盐浓度大于1.45mmol/L）在肾衰竭时常见。可无症状，但是血浆磷酸盐急剧增加造成急性低钙血症而产生症状。在患慢性的高磷酸盐血症时，低钙血症通过代偿机制可纠正，但是如果磷酸钙浓度的积（Ca×P）超过5.6（每一种离子的浓度均以mmol/L表示）的阈值时，磷酸钙就会沉积在组织内。大量的磷酸钙沉积在关节周围限制了关节的运动，但是令人惊讶的是，其他方面很少产生症状。结膜钙化能够引起结膜炎（尿毒性红眼）。主动脉瓣的钙化能引起主动脉狭窄。急性钙化防御是一种以突发的皮下组织和小血管转移性钙化为特征的综合征，导致大面积的软组织坏死。高磷酸盐血症是早期慢性肾衰竭中甲状旁腺功能亢进发作的一个主要诱因，并导致肾性骨营养不良。

### 磷酸盐结合药

高磷酸盐血症使磷酸盐结合制剂在肾衰竭治疗中被广泛应用；大约一半的慢性血液透析患者需要这类药进行治疗。抗酸药氢氧化铝（第25章）在胃肠道与磷酸盐结合，降低它的吸收，但可能会增加透析水合患者血液中铝的浓度。肾学界对此非常敏感，因为在Kerr在Newcastle证明这一原因以前，市政供水用铝作为水净化剂导致了可怕的和无法治疗的神经退行性疾病，也被称为“透析性痴呆”，并且也导致了非常疼痛和顽固性的骨病。含钙的磷酸盐结合药物（例如碳酸钙）应用广泛。它们除禁用于高钙血症或高尿钙症患者外，其他方面是安全的。然而，钙盐易致组织钙化（包括动脉壁），含钙磷酸盐结合药事实上可能导致透析患者高心血管疾病死亡率（Goldsmith等，2004）。

阴离子交换树脂，司维拉姆（sevelamer），能降低血浆磷酸盐浓度。司维拉姆不被吸收，并且具有额外的降低低密度脂蛋白的作用。它以克级剂量口服给药，每日三次，餐后服用。副作用是胃肠道紊乱，禁用于肠梗阻。

在对血液透析患者进行的2年随机研究中，碳酸钙对动脉钙化进展的影响较司维拉姆更大（Asmus等，2005），用司维拉姆进行的随机对照试验证实其增加患者心血管疾病的死亡率（临床透析结果随访），说明了动脉钙化的危害性。

## 高钾血症

严重的高钾血症是有生命危险的。常与肾衰竭特别是伴有低醛固酮症（如艾迪生病；第28章）导致的钾离子潴留有关，或者与干扰肾素分泌（如β-肾上腺素受体拮抗药；第11章）或血管紧张素Ⅱ形成和作用（ACE抑制药和血管紧张素受体拮抗药；第19章）的药物所致的钾离子潴留有关，或者与阻滞了远端小管钾离子的排泄（如上所述）有关。

如果血浆$K^+$浓度超过6.5mmol/L，就需要及时治疗。能够通过静脉给予葡萄糖酸钙（表18.1）和通过转移血浆$K^+$进入细胞内而消除心脏毒性，例如葡萄糖加胰岛素（第26章，临床方框）。沙丁胺醇（salbutamol）经静脉或者吸入给药，也能引起细胞$K^+$摄取，用于这一适应证（Murdoch等，1991）。它与胰岛素起协同作用。静脉注射碳酸氢钠转移钾离子进入细胞，也常常推荐应用。还可以通过阳离子交换树脂使过多的钾离子从体内排出，如口服聚苯乙烯磺酸的钙盐或钠盐（结合山梨醇来预防严重的便秘）或者灌肠使用。通常也需透析。

## 用于尿路失调的药物

尿床（遗尿）在幼儿是常见的，且大约5%的孩子持续到10岁。尿频在成年人中也非常常见，无性别之分，而且年龄越大越严重。一些与器官结构相关的问题（如前列腺肥大，子宫脱垂）可以采用手术治疗，对于泌尿系统感染（采用抗生素治疗）本章忽略不讲。然而，许多尿失禁（社交破坏性的）的病例是功能性的，原则上能够用作用于尿路平滑肌或者神经的药物加以控制。可是现在可以采用的治疗令人失望，其原因可能是很难在不引起尿潴留的情况下预防尿失禁。

夜尿症对于10岁或以上的儿童可以使用去氨加压素（口服或者鼻腔给药；见第28章）结合限制液体摄入治疗，除此之外更实际的方法有遗尿提醒。三环类抗抑郁药如阿米替林（见第39章）有时被应用长达3个月，但是易发生包括行为紊乱等副作用，停药后经常复发。

良性的前列腺肥大症状可以通过$\alpha_1$-肾上腺素受体拮抗药加以改善，例如多沙唑嗪和坦洛新（见第11章），或者通过5α-还原酶抑制药如非那雄胺（见第30章）加以改善。

成年人尿失禁和由于神经性逼尿肌不稳定导致的尿失禁通过保守方法治疗，如盆底肌锻炼结合毒蕈碱受体拮抗药（见第10章），如奥昔布宁(oxybutinin)、托特罗定（tolterodine)、丙哌唯林(propiverine）或 trospium，但是因其副作用给药剂量受到限制。

## 参考文献与扩展阅读


**生理方面（分子/细胞）**

Agre P 2004 Aquaporin water channels (Nobel lecture). Angewandte Chemie—International Edition 43: 4278-4290

Berkhin E B, Humphreys M H 2001 Regulation of renal tubular secretion of organic compounds. Kidney Int 59: 17-30 (*Reviews the literature on physiological and pharmacological aspects of anion and cation transport, and discusses factors believed to regulate this*)

Burg M G 1985 Renal handling of sodium, chloride, water, amino acids and glucose. In: Brenner B M, Rector F C (eds) The kidney, 3rd edn. Saunders, Philadelphia, pp. 145-175

Gamba G 2005 Molecular physiology and pathophysiology of electroneutral cation-chloride cotransporters. Physiol Rev 85: 423-493 (*Comprehensive review of the molecular biology, structure-function relationships, and physiological and pathophysiological roles of each cotransporter*)

Greger R 2000 Physiology of sodium transport. Am J Med Sci 319: 51-62 (*Outstanding article. Covers not only $Na^+$ transport but also, briefly, that of $K^+$, $H^+$, $Cl^-$, $HCO_3^-$, $Ca^{2+}$, $Mg^{2+}$ and some organic substances in each of the main parts of the nephron. Discusses regulatory factors, pathophysiological aspects and pharmacological principles.*)

Reilly R F, Ellison D H 2000 Mammalian distal tubule: physiology, pathophysiology, and molecular anatomy. Physiol Rev 80: 277-313 (*Comprehensive review*)

Sullivan L P, Grantham J J 1982 The physiology of the kidney, 2nd edn. Lea & Febiger, Philadelphia

**病理方面**

Keller G, Zimmer G, Mall G et al. 2003 Nephron numbers in patients with primary hypertension. N Engl J Med 348: 101-108 (*Aged 35-59 + matched normotensive controls, all of whom died in road accidents; elegant morphometry*)

Vesely D L 2003 Natriuretic peptides and acute renal failure. Am J Physiol Renal Physiol 285: F167-F177 (Review)

**药物和治疗方面**

**利尿药**

Brater D C 2000 Pharmacology of diuretics. Am J Med Sci 319: 38-50 (*Pharmacodynamics, clinical pharmacology and adverse effects of diuretics*)

Greger R, Lang F, Sebekova K, Heidland A 2005 Action and clinical use of diuretics. In: Davison A M et al. (eds) Oxford textbook of clinical nephrology, 3rd edn. Oxford University Press, Oxford, pp. 2619-2648 (*Succinct authoritative account of cellular mechanisms; strong on clinical uses*)

Reid I R, Ames R W et al. 2000 Hydrochlorothiazide reduces loss of cortical bone in normal postmenopausal women: a randomized controlled trial. Am J Med 109: 362-370 (*Thiazides may be useful in prevention but not treatment of postmenopausal osteoporosis; see also, in the same issue, Sebastien A, pp. 429-430*)

Rejnmark L et al. 2003 Dose-effect relations of loop- and thiazide-diuretics on calcium homeostasis: a randomized, double-blinded Latin-square multiple cross-over study in postmenopausal osteopenic women. Eur J Clin Invest 33: 41-50 (*The effects of a loop diuretic, but not a thiazide, on calcium homeostasis are potentially harmful to bone*)

Schoofs M W C J et al. 2003 Thiazide diuretics and the risk for hip fracture. Ann Intern Med 139：476-482（*Rotterdam study：thiazide diuretics protected against hip fracture，but protection disappears after use is discontinued*）

Shankar S S，Brater D C 2003 Loop diuretics：from the Na-K-2 Cl transporter to clinical use. Am J Physiol Renal Physiol 284：F11-F21（*Reviews pharmacokinetics and pharmacodynamics of loop diuretics in health and in edematous disorders；the authors hypothesise that altered expression or activity of the $Na^+/K^+/2Cl^-$ transporter possibly accounts for reduced diuretic responsiveness*）

Weinberger M H 2004 Eplerenone—a new selective aldosterone receptor antagonist. Drugs Today 40：481-485（*Review*）

### $Ca^{2+}/PO_4^{3-}$（也见利尿药部分，上文）

Asmus H G et al. 2005 Two year comparison of sevelamer and calcium carbonate effects on cardiovascular calcification and bone density. Nephrol Dial Transplant 20：1653-1661（*Less progression of vascular calcification with sevelamer*）

Cozzolino M，Brancaccio D，Gallieni M，Slatopolsky E 2005 Pathogenesis of vascular calcification in chronic kidney disease. Kidney Int 68：429-436（*Reviews hyperphosphatemia and hypercalcemia as independent risk factors for higher incidence of cardiovascular events in patients with chronic kidney disease：'...hyperphosphatemia accelerates the progression of secondary hyperparathyroidism with the concomitant bone loss，possibly linked to vascular calcium-phosphate precipitation'*）

Goldsmith D，Ritz E，Covic A 2004 Vascular calcification：a stiff challenge for the nephrologist—does preventing bone disease cause arterial disease? Kidney Int 66：1315-1333（*Potential danger of using calcium salts as phosphate binders in patients with chronic renal failure*）

### 抗高血压药和肾保护

ALLHAT Officers and Coordinators for the ALLHAT Collaborative Research Group. The Antihypertensive and Lipid-Lowering Treatment to Prevent Heart Attack Trial 2002 Major outcomes in high-risk hypertensive patients randomized to angiotensin-converting enzyme inhibitor or calcium channel blocker vs diuretic：the Antihypertensive and Lipid-Lowering Treatment to Prevent Heart Attack Trial（ALLHAT）. JAMA 288：2981-2997（*Massive trial；see also Appel L J for editorial comment：'The verdict from ALLHAT—thiazide diuretics are the preferred initial therapy for hypertension'* JAMA 288：3039-3042）

Brunner H R 1992 ACE inhibitors in renal disease. Kidney Int 42：463-479（*Effects beyond those attributable to lowering blood pressure*）

Nijenhuis T et al. 2005 Enhanced passive $Ca^{2+}$ reabsorption and reduced $Mg^{2+}$ channel abundance explains thiazide-induced hypocalciuria and hypomagnesemia. J Clin Invest 115：1651-1658（*Micropuncture studies in mouse knockouts showing that enhanced passive $Ca^{2+}$ transport in the proximal tubule rather than active $Ca^{2+}$ transport in distal convolution explains thiazide-induced hypocalciuria*）

### 钠离子和钾离子紊乱

Coca S G，Perazella M A，Buller G K 2005 The cardiovascular implications of hypokalemia. Am J Kidney Dis 45：233-247（*The recent discovery that aldosterone antagonists decrease pathological injury of myocardium and endothelium has focused interest on their mechanism；this review addresses the relative benefits of modulating potassium balance versus non-renal effects of aldosterone blockade*）

Kumar S，Berl T 1998 Sodium. Lancet 352：220-228（*Sodium homeostasis，its disorders and treatment*）

Lee W，Kim R B 2003 Transporters and renal drug elimination. Annu Rev Pharmacol Toxicol 44：137-166（*Review*）

Murdoch I A，Dos Anjos R，Haycock G B 1991 Treatment of hyperkalaemia with intravenous salbutamol. Arch Dis Child 66：527-528（*First description of this approach in children*）

### 用于肾病的药物

Carmichael D J S 2005 Handling of drugs in kidney disease. In：Davison A M et al.（eds）Oxford textbook of clinical nephrology，3rd edn. Oxford University Press，Oxford，pp. 2599-2618（*Principles and practice of dose adjustment in patients with renal failure*）

### 中毒性肾损害

Cuzzolin L，Dal Cere M，Fanos V 2001 NSAID-induced nephrotoxicity from the fetus to the child. Drug Saf 24：9-18（*NSAID nephrotoxicity in extracellular volume contraction*）

（潘 燕 译，李学军 校，林志彬 审）

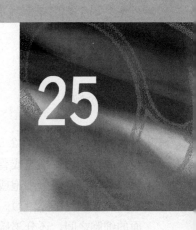


# 胃肠道



## 概　述

除了消化和吸收食物的主要功能外，胃肠道还是体内重要的内分泌系统之一，其自身具有综合的神经网络，即肠神经系统（见第9章），该系统含有几乎与脊髓相同数量的神经元。胃肠道也是许多常见病症的发生部位，从简单的消化不良到复杂的自身免疫性疾病，如克罗恩病（节段性肠炎）。治疗这些消化道紊乱的药物占所有处方的8%。在本章中我们简要地论述胃肠功能的生理调节，然后讨论影响胃分泌和胃肠运动的药物的药理特性。

## 胃肠道的神经支配和激素

胃肠道的血管和腺体（外分泌、内分泌和旁分泌）既受神经控制也受激素控制。

### 神经调节

在胃肠道有两个主要的壁内神经丛：位于外部的纵向肌和中间的环肌层之间的肠肌丛和位于环肌层腔侧的黏膜下丛。这些神经丛相互连接，它们的神经节细胞接受来自迷走神经的副交感神经节前纤维；它们绝大多数都是胆碱能纤维并且多表现为兴奋性，只有少数表现为抑制性。其中的交感神经纤维多数是节后纤维，它们除直接支配血管、平滑肌和一些腺细胞外，还可能止于这些神经丛，抑制乙酰胆碱的分泌（见第9章）。

这些神经丛中的神经元组成了肠神经系统，它们不仅分泌乙酰胆碱和去甲肾上腺素（肾上腺素），而且还分泌5-羟色胺、嘌呤、一氧化氮及许多具有药理学活性的肽类（见第10、11、12、16和17章）。肠神经丛还包含感觉神经元，它们对机械刺激和化学刺激起反应。

### 激素调节

胃肠道的激素既包括内分泌物质也包括旁分泌物质。内分泌物质（即分泌的物质进入血流）主要是由黏膜的内分泌细胞合成的天然肽。重要的激素包括胃泌素和胆囊收缩素。旁分泌物质包括许多存在于整个肠道壁的特殊细胞释放的调节肽。这些激素（在胃中最重要的是组胺）作用于邻近的细胞，其中一些旁分泌因子也具有神经递质功能。

口服给药的药物经胃肠道吸收（见第7章）。从药物介入的观点看，胃肠道是十分重要的，其主要功能是：

- 分泌胃液
- 呕吐
- 肠蠕动和排泄物的排出
- 胆汁的形成和排泄

## 胃液分泌

胃每天分泌大约 2.5 L 胃液。主要的外分泌物质是酶原，如由主细胞或胃酶细胞产生的凝乳酶原、胃蛋白酶原以及由壁细胞或泌酸细胞分泌的盐酸（HCl）和内因子（见第 22 章）。黏液分泌细胞遍及胃黏膜表面的细胞之间，还分泌碳酸氢根离子，这些碳酸氢根离子在黏液下面形成一层胶体样保护屏障，使黏膜在胃腔内很酸（pH 1～2）的环境下维持其表面 pH 在 6～7。酒精和胆汁能破坏该层。产生局部细胞保护作用的前列腺素可刺激黏液和碳酸氢盐的分泌。

这些分泌及保护性机制的紊乱被认为与消化性溃疡的发病机制有关，治疗方法包括服用改变上述各种因素的药物。

### 壁细胞分泌酸的调节

壁细胞分泌酸的调节对于消化性溃疡的发病机制尤其重要，并且成为药物作用的特殊靶标。壁细胞分泌的是 pH＜1 的等渗 HCl 溶液（150mmol/L），其氢离子浓度比血浆高百万余倍。$Cl^-$ 经主动转运进入细胞微管，其与胃腺腔相通，因而也与胃本身相通。$Cl^-$ 的分泌与 $K^+$ 相伴，$K^+$ 通过 $K^+/H^+$ ATP 酶（图 25.1）与细胞内 $H^+$ 进行交换。碳酸酐酶催化二氧化碳和水结合生成碳酸，碳酸解离成为 $H^+$ 和 $HCO_3^-$。后者跨过壁细胞基底膜与 $Cl^-$ 进行交换。作用于壁细胞的主要刺激物是：

- 胃泌素（激素刺激物）
- 乙酰胆碱（神经递质刺激物）
- 组胺（局部激素刺激物）
- 前列腺素 $E_2$ 和 $I_2$（抑制酸分泌的局部激素）

图 25.2 概述了这些化学递质的作用。

#### 胃泌素

胃泌素是胃窦和十二指肠黏膜的内分泌细胞合成并分泌入血的肽类激素。其主要作用是刺激壁细胞分泌酸，但关于其刺激作用的确切机制存在争论（见下文）。壁细胞上的胃泌素受体已通过放射性标记的激素证实，这些受体可被实验性药物丙谷胺（proglumide）（图 25.2）阻断，该药可抑制胃泌素的作用。

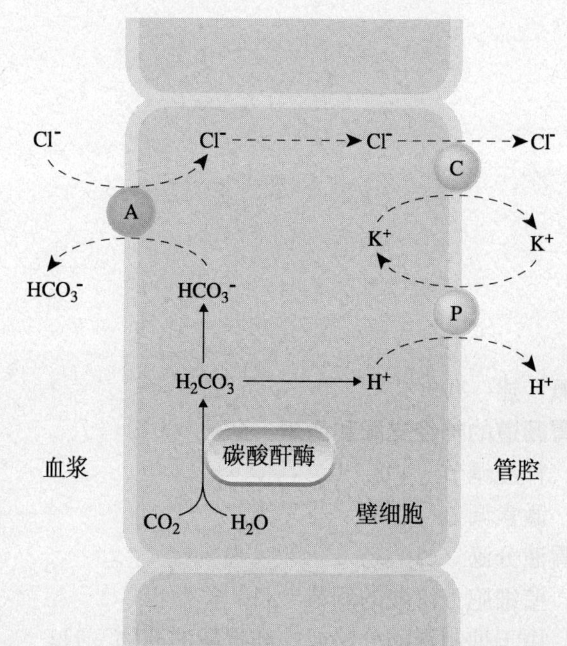


**图 25.1 胃壁细胞分泌盐酸图解。**分泌作用涉及质子泵（P），其为 $H^+/K^+$ ATP 酶、$K^+$ 和 $Cl^-$ 共转运体（C）、$Cl^-$ 与 $HCO_3^-$ 交换的逆向转运体（A）。另外，位于胃壁细胞血浆面的 $Na^+/H^+$ 逆向转运也起一定作用（未显示）。

胃泌素还可间接增加胃蛋白酶原的分泌，刺激血流并增加胃动力。这些激素的释放不仅受神经递质的控制，也受血液中的介质及胃内容物的化学作用的控制。氨基酸和短肽像奶和钙盐溶液一样直接刺激胃泌素分泌细胞，这解释了为什么用含钙的盐作为抗酸药是不适合的。

#### 乙酰胆碱

乙酰胆碱从神经元（如迷走神经元）释放并激动壁细胞表面和含组胺的细胞表面的特异性毒蕈碱受体（见第 10 章）。

#### 组胺

组胺在第 13 章讨论，在这里只讨论药理学中与胃液分泌有关的部分。在胃中邻近壁细胞的肥大细胞（或与肥大细胞相似的含组胺的细胞）稳定地释放基础组胺，胃泌素和乙酰胆碱可进一步增加组胺的释放。激素作用于壁细胞的 $H_2$ 受体，它对低于激活血管 $H_2$ 受体所需的最低浓度的组胺仍有反应。

#### 乙酰胆碱、组胺和胃泌素对于调节酸分泌的协同作用

三种促分泌素对壁细胞的确切的作用机制尚不完全清楚。图 25.2 提供了一个全面的图解，它概述了

两个主要的理论："单细胞"或"允许"假说；"双细胞"或"传递"假说。根据前者的观点，壁细胞本身具有结合组胺的 $H_2$ 受体、结合乙酰胆碱的毒蕈碱 $M_2$ 受体，以及结合胃泌素的受体。酸的分泌是由于 $H_2$ 受体（增加 cAMP）、$M_2$ 受体和胃泌素受体（增加胞浆内 $Ca^{2+}$）的协同刺激。第 2 种观点来自以下观察：西咪替丁（cimetidine，$H_2$ 受体拮抗药）在某些情况下可阻断所有刺激的作用。这可以用西咪替丁在受体后水平促进相互作用的观点加以解释。根据更有说服力的"双细胞"假说的观点，胃泌素和乙酰胆碱不仅作用于壁细胞，而且还作用于另一类型的细胞，该细胞释放组胺，组胺进一步刺激壁细胞。

这个问题已经利用许多不同物种进行了深入研究，并且 Shankley 等人也曾深入讨论（1992）。在对胃泌素反应的组胺依赖性方面存在一些种间甚至种内特异性。他们的整体结论是两种模式可同时进行，即毒蕈碱刺激的组胺或胃泌素释放可整合这些激素对局部分泌和循环的作用，并且组胺、乙酰胆碱和胃泌素之间的相互作用调节壁细胞本身 $H^+$ 的分泌。

**胃酸、黏液和碳酸氢盐的分泌** 要点

- 胃肠道的调控是通过神经和体液机制
  - 酸从壁细胞经质子泵（$K^+/H^+$ ATP 酶）分泌；
  - 三种酸的内源性促分泌素是组胺、乙酰胆碱和胃泌素；
  - 前列腺素 $E_2$ 和 $I_2$ 抑制酸分泌，刺激黏液和碳酸氢盐的分泌并扩张黏膜血管。
- 消化性溃疡的发生涉及：
  - 胃黏膜幽门螺杆菌感染
  - 黏膜损害（酸、胃蛋白酶）和黏膜保护因素（黏液、碳酸氢盐、前列腺素 $E_2$ 和 $I_2$、氧化亚氮）的失调

## 用于抑制胃酸分泌和中和胃酸的药物

减少胃酸分泌的主要临床适应证是消化性溃疡（胃和十二指肠）、反流性食管炎（胃液引起食管损伤）和佐林格—埃利森综合征（由胃泌素瘤引起的少见疾病）。

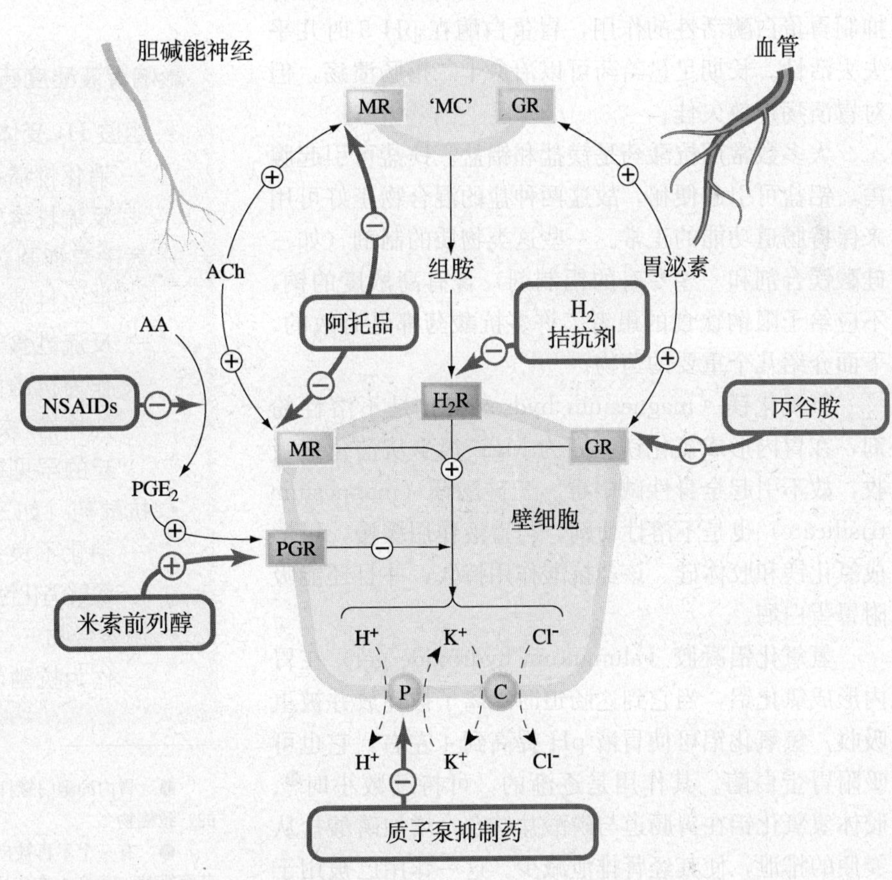


**图 25.2 胃壁细胞泌酸作用的单细胞和双细胞假说示意图，说明了影响酸分泌的药物的作用部位。**乙酰胆碱和胃泌素或直接作用在受体上（单细胞假说）或通过释放组胺部分直接、部分间接地作用在受体上（双细胞假说）。AA，花生四烯酸；ACh，乙酰胆碱；C，$K^+$ 和 $Cl^-$ 共转运体；GR，胃泌素受体；$H_2R$，组胺 $H_2$ 受体；Hist，组胺；MC，肥大细胞样组胺分泌细胞；MR，毒蕈碱受体；NSAIDs，非甾体抗炎药；P，质子泵（$H^+/K^+$ ATP 酶）；$PGE_2$，前列腺素 $E_2$；PGR，前列腺素 $E_2$ 受体。

幽门螺杆菌是一种可引起慢性胃炎的革兰阴性杆菌，虽然胃黏膜幽门螺杆菌感染❶被普遍认为是消化性溃疡，特别是十二指肠溃疡发展的主要原因，但其原因尚未完全了解。幽门螺杆菌感染的治疗在后面讨论。

主要通过环加氧酶-1在胃黏膜合成的前列腺素（主要是$E_2$和$I_2$）可刺激黏液和碳酸氢盐的分泌，减少酸的分泌并使血管舒张，所有这些都有利于保护胃黏膜，抵御损伤。这大概解释了许多非特异的非甾体抗炎药（NSAIDs：前列腺素合成抑制剂；见第14章）引起胃出血和糜烂的原因。很多的选择性环加氧酶-2抑制剂如塞来昔布（celecoxib）和罗非昔布（rofecoxib）较少引起胃损害（见第14章对这一问题的讨论）。

针对消化性溃疡和反流性食管炎的治疗是，应用$H_2$受体拮抗药或质子泵抑制药减少胃酸分泌，和/或用抗酸药中和已分泌的酸（Huang &Hunt，2001）。这些疗法常与消灭幽门螺杆菌的措施配合应用（Horn，2000）。

## 抗酸药

抗酸药在所有治疗胃酸过度分泌症状的方法中是最简单的。它们直接中和酸，提高胃液pH；这也有抑制胃蛋白酶活性的作用，胃蛋白酶在pH 5时几乎失去活性。长期足量给药可以治愈十二指肠溃疡，但对胃溃疡疗效欠佳。

大多数常用抗酸药是镁盐和铝盐。镁盐可引起腹泻，铝盐可引起便秘，故这两种盐的混合物正好可用来保持肠道功能的正常。一些这类物质的制剂（如三硅酸镁合剂和一些专有的铝制剂）含有高浓度的钠，不应给予限钠饮食的患者。许多抗酸药都是有效的，下面介绍几个重要的药物。

氢氧化镁（magnesium hydroxide）是不溶性粉剂，在胃内形成氯化镁。因为$Mg^{2+}$很少从消化道吸收，故不引起全身性碱中毒。三硅酸镁（magnesium trisilicate）也是不溶性粉剂，与胃液作用缓慢，可形成氯化镁和胶体硅。该药抗酸作用持久，并且还能吸附胃蛋白酶。

氢氧化铝凝胶（aluminium hydroxide gel）在胃内形成氯化铝，当它到达肠道时氯离子被释放并被重吸收。氢氧化铝可使胃液pH提高到4左右，它也可吸附胃蛋白酶。其作用是逐渐的，可持续数小时❷。胶体氢氧化铝在胃肠道与磷酸盐结合，增加磷酸盐从粪便的排泄，使其经肾排泄减少。这一作用已被用于治疗慢性肾衰竭（见第24章）。

◆ 碳酸氢钠（sodium bicarbonate）作用迅速并可提高胃液pH到7.4左右。它可释放出二氧化碳，引起嗳气。二氧化碳可刺激胃泌素分泌，并导致酸分泌的继发性增多。因为一些碳酸氢钠在肠内被吸收，大剂量或频繁给予这种抗酸药可引起碱中毒，发病初期不易察觉。为避免这种可能性，碳酸氢钠不应长期应用，也不应给予限钠饮食的患者。

藻酸盐（alginate）或西甲硅油（simeticone）有时可与抗酸药合用，前者可增加胃液黏度，使黏液附着于食管黏膜，形成保护屏障（见下文）；后者是表面活性物，通过阻止“发泡”缓解胃肠气胀。

抗酸药的临床应用见下面的临床框。

## 组胺$H_2$受体阻断药

组胺$H_2$受体阻断药竞争性抑制组胺对所有$H_2$受体的作用，但其主要临床应用是作为胃酸分泌抑制药。它们可抑制组胺、胃泌素和乙酰胆碱刺激引起的酸的分泌，胃蛋白酶的分泌也随胃液量的减少而下降。这些药不仅可减少基础胃酸分泌及食物刺激的胃酸分泌达90%以上，而且许多临床试验表明，它们还能促进十二指肠溃疡愈合。然而治疗停止后可能会复发。

**影响胃液酸度药物的临床应用**

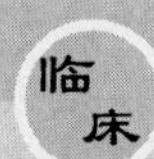


- 组胺$H_2$受体拮抗药（如雷尼替丁）
  - — 消化性溃疡；
  - — 反流性食管炎。
- 质子泵抑制药（如奥美拉唑、兰索拉唑）
  - — 消化性溃疡；
  - — 反流性食管炎；
  - — 作为抗幽门螺杆菌感染的治疗药物之一；
  - — 佐林格-埃利森综合征（一种由胃泌素瘤引起的罕见疾病）。
- 抗酸药（如三硅酸镁、氢氧化铝、藻酸盐）
  - — 消化不良；
  - — 缓解消化性溃疡或食管反流（藻酸盐）的症状。
- 铋螯合物
  - — 作为抗幽门螺杆菌感染的治疗药物之一。

❶ 胃内的幽门螺杆菌感染已被划分为可引起胃癌的一类（明确的）致癌物 。

❷ 有一个不再被广泛支持的意见，即如果铝被吸收可引起阿尔茨海默病。事实上在应用氢氧化铝治疗期间，不会产生任何铝的明显吸收。但是某些过度谨慎的执业医生宁愿使用其他抗酸药。

临床应用的药物是西咪替丁、雷尼替丁（ranitidine）（有时与铋剂合用，见下文）、尼扎替丁（nizatidine）和法莫替丁（famotidine）。西咪替丁在受试者体内对胃酸分泌的作用如图 25.3 所示。$H_2$ 受体阻断药的临床应用见上页临床框。

### 药代动力学和不良反应

虽然肌内和静脉给药也是有效的（法莫替丁除外），但本类药通常口服给药且吸收良好。给药剂量的改变依治疗情况而定。低剂量非处方药西咪替丁、雷尼替丁和法莫替丁短期应用对于一般大众是有效的，可从药店购买（无需处方）。

不良反应少见，已报道的有腹泻、头晕、肌痛、脱发、一过性皮疹和高胃泌素血症。西咪替丁有时引起男性乳腺发育和性功能下降（罕见），可能是由于与雄激素受体有一定亲和力。西咪替丁也抑制细胞色素 P450，延缓一些药物的代谢（因而作用增强），包括口服抗凝血药和三环类抗抑郁药。在老年人可引起意识错乱。

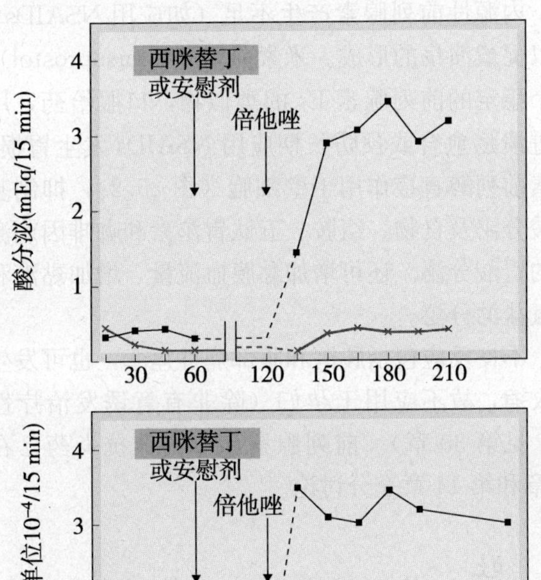


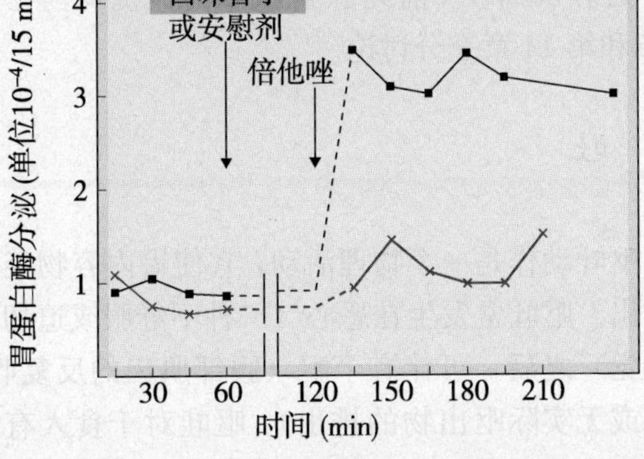


**图 25.3 西咪替丁对倍他唑刺激的人胃酸和胃蛋白酶分泌的影响。**口服西咪替丁或安慰剂前 60 分钟皮下注射倍他唑（betazole，1.5mg/kg），后者为相对选择性组胺 $H_2$ 受体激动药，可刺激胃酸分泌。（Modified from Binder H J, Donaldson R M 1978 Gastroenterology 74：371-375.）

## 质子泵抑制药

第一个质子泵抑制药是苯并咪唑取代物奥美拉唑（omeprazole），它在酸分泌途径的最后一个步骤不可逆地抑制 $H^+/K^+$ ATP 酶（质子泵）（图 25.1 和 25.2），使基础性胃酸分泌和刺激性胃酸分泌均减少（图 25.4）。药物是弱碱性的，并且在被激活的壁细胞微管的酸性环境中蓄积。这种选择性蓄积意味着它对这些细胞有特异性作用。其他质子泵抑制药包括艾美拉唑（esomeprazole）（奥美拉唑的 S 异构体）、兰索拉唑（lansoprazole）、泮托拉唑（pantoprazole）和雷贝拉唑（rabeprazole）。这些抑制药的临床应用见上页临床框。

### 药代动力学和不良反应

虽然有些注射制剂有效，但口服给药是最常用的给药途径。奥美拉唑是口服制剂，但它在低 pH 时迅速降解，所以制成肠溶颗粒，用胶囊给药。它吸收后从血液进入壁细胞，然后进入微管。增加剂量使其血浆浓度不成比例地增加（可能是因为奥美拉唑抑制酸分泌的作用改善了其自身的生物利用度）。虽然半衰期大约 1 小时，但是单日剂量可影响酸分泌 2～3 天，这是因为奥美拉唑可蓄积在微管中，并且不可逆地抑制 $H^+/K^+$ ATP 酶。随着每天用药，抑制酸分泌的作用不断增加，直到第 5 天后作用达到坪值。

这类药物的不良反应如头痛、腹泻（这两者有时较严重）、皮疹、头晕、嗜睡、精神错乱、阳痿、男性

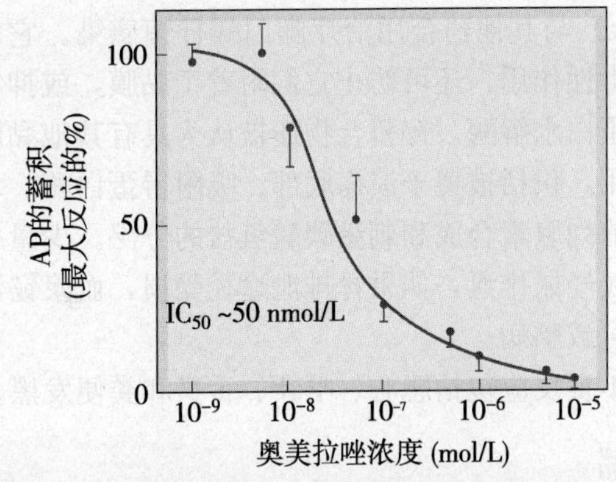


**图 25.4 奥美拉唑对 50μmol/L 组胺刺激的离体人胃腺酸分泌的抑制作用。**酸的分泌通过在分泌通道内放射标记的弱碱基氨基比林（AP）的蓄积来测量。数据为 8 名患者的均数和标准差。（Adapted from Lindberg P et al. 1987 Trends Pharmacol Sci 8：399-402.）

乳腺发育、肌肉及关节痛等都有报道，均不多见。肝病患者应慎用质子泵抑制药，孕期及哺乳期妇女也应慎用。这些药的应用可能掩盖胃癌的症状。

## 幽门螺杆菌感染的治疗

幽门螺杆菌感染被认为在胃溃疡特别是十二指肠溃疡的产生中是一个诱发因素，同时也是胃癌的危险因子。的确有些人认为溃疡的主要临床本质实际上是传染性胃十二指肠炎，并且胃癌是其突出后果。确实，根治幽门螺杆菌感染可促进溃疡的快速、长期愈合，对存在相应症状的患者进行细菌学检查是一种常规习惯，如果检查结果为阳性，细菌通常能在 1 或 2 周内经三联疗法消灭。可进一步检查以确认根除。

虽然也与其他药合用，但三联疗法通常包括质子泵抑制药结合抗菌药物阿莫西林（amoxicillin）和甲硝唑（metronidazole）或克拉霉素（clarithromycin）。有时，特别是用药 2 周的患者，可加用含铋制剂。抗生素的应用见第 46 章，铋螯合物见下文。细菌的消灭可使溃疡长期缓解，但可发生细菌的再感染。

## 黏膜保护药

一些具有细胞保护作用的药，据说可增强内在的黏膜保护机制（见上文）和/或在溃疡表面提供一层物理屏障。

### 铋螯合物

铋螯合物（枸橼酸铋钾，bismuth potassium citrate）与其他药合用治疗幽门螺杆菌感染。它对杆菌有毒性作用，还可防止它们附着于黏膜，或抑制细菌的蛋白水解酶。铋螯合物还被认为具有其他黏膜保护作用，包括被覆于溃疡底部、吸附胃蛋白酶、增加局部前列腺素合成和刺激碳酸氢盐的分泌。少量被吸收的铋经尿排泄，如果肾排泄途径受损，血浆铋浓度增高可致脑病。

不良反应包括恶心、呕吐、舌头和粪便发黑。

### 硫糖铝

硫糖铝（sucralfate）是水合氢氧化铝和硫酸化蔗糖的络合物，在酸存在时释放出铝，残留的络合物带有强的负电荷，并与蛋白质及糖蛋白等的阳离子基团结合。它可与黏液形成络合物凝胶，据认为其作用之一是减少胃蛋白酶降解黏液并限制 $H^+$ 扩散。硫糖铝还能抑制胃蛋白酶的作用，刺激胃黏膜分泌黏液、碳酸氢盐和前列腺素。所有这些因素促成其黏膜保护作用。

硫糖铝口服给药，在胃的酸性环境下聚合产物形成黏糊，大约 30% 在给药 3 小时后仍存在于胃内，它可减少许多其他药物的吸收，包括：氟喹诺酮类、茶碱（theophylline）、四环素（tetracycline）、地高辛（digoxin）和阿米替林（amitriptyline）。由于其活化需要酸性环境，用药的同时或用药之前给予抗酸药将降低其疗效。

不良反应很少，最常见的是便秘，发生频率可达用药患者的 15%。较少见的是口干、恶心、呕吐、头痛和皮疹。孕妇、哺乳期妇女、正在进行肠道喂养的患者应慎用。

### 米索前列醇

E 族和 I 族前列腺素对胃肠道有广泛的保护作用，内源性前列腺素产生不足（如应用 NSAIDs 后）可以促成溃疡的形成。米索前列醇（misoprostol）是一个稳定的前列腺素 $E_1$ 的类似物，口服给药，用来促进溃疡愈合或预防长期应用 NSAIDs 发生胃损害。米索前列醇直接作用于壁细胞（图 25.2），抑制基础胃酸分泌及食物、组胺、五肽胃泌素和咖啡因刺激产生的胃酸分泌。还可增加黏膜血流量，增加黏液和碳酸氢盐的分泌。

不良反应包括腹泻和腹部痛性痉挛，也可发生子宫收缩，故不应用于孕妇（除非有意诱发治疗性流产；见第 30 章）。前列腺素和非甾体抗炎药已在第 13 章和第 14 章充分讨论。

## 呕　吐

呕吐动作是一个物理活动，它使胃内容物经口有力排出。呕吐常发生在恶心（一种不舒服或迫切欲吐的感觉）之后，可伴有干呕（腹部肌肉的反复收缩，可有或无实际呕出物的排出）。呕吐对于食入有毒物质（如乙醇）是一个有意义（救命的）的生理反应，但它也是许多临床用药的不良反应，特别是癌症化疗药、阿片样物质、全身麻醉药和地高辛。呕吐也见于晕动病和早期妊娠，还可伴随许多疾病状态（如偏头痛）及细菌和病毒感染。

## 呕吐的反射机制

呕吐由呕吐中枢和催吐化学感受区（chemoreceptor trigger zone，CTZ）调节，两者均位于髓质。CTZ 对化学刺激敏感，并且是许多催吐药和止吐药的主要作用部位。与 CTZ 邻近的血脑屏障相对容易通过，允许循环中的介质直接作用于该中枢。CTZ 也调节晕动病，该病是由于来自前庭器官和眼的空间信号不一致所致。来自 CTZ 的冲动经过脑干的一些被公认为呕吐中枢的区域，这些区域控制并整合内脏和躯体与呕吐有关的功能。

与控制呕吐有关的途径的概要见图 25.5，已由 Hornby 详细论述（2001）。主要的神经递质是乙酰胆碱、组胺、5-羟色胺和多巴胺。这些递质的受体已经在相关章节阐明（见第 10—13 章和第 34 章）。据假设，脑啡肽（见第 16 章）通过作用于阿片 δ 受体（CTZ）或 μ 受体（呕吐中枢）也可能参与呕吐的调节。P 物质（见第 13 章）作用于 CTZ 的神经激肽-1 受体，并且内源性大麻素（endocannabinoids）（见第 15 章）也可能与呕吐有关。

## 止吐药

有几种有效的止吐药，一般用于一些特殊情况，但作用有一些重叠。这些药对癌症化疗的辅助治疗特别重要，化疗中许多细胞毒素导致的恶心和呕吐几乎无法忍受❶。在用于治疗早孕反应的药物中，对于胎儿的潜在损害的问题应始终牢记在心。一般而言，在怀孕的前 3 个月应尽量避免所有药物。止吐药主要的分类详见下文。它们主要的应用在临床框中概述。

### 受体拮抗药

许多 $H_1$ 受体（见第 14 章）、M 受体（见第 10 章）和 5-$HT_3$ 受体（见第 13 章）拮抗药具有临床有效的止吐活性。$H_1$ 受体拮抗药桂利嗪（cinnarizine）、赛克力嗪（cyclizine）、美克洛嗪（meclizine）、和异丙嗪（promethazine）是最常用的，它们可有效对抗很多原因引起的恶心、呕吐，包括晕动病和胃内有刺激物存在时。没有一种药能很有效地对抗直接作用于 CTZ 的物质。异丙嗪已被证明对早孕反应尤其有益，并已被美国国家航空航天局用来治疗空间晕动病。嗜睡和镇静作用可能与其临床作用有关，也是主要的不良反应。

**呕吐的反射机制**

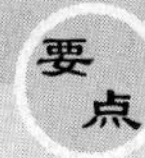


- 引起呕吐的刺激包括：
  — 血液和肠道中的化学物质和药物；
  — 来自胃肠道、迷路和中枢神经系统（CNS）的神经传入。
- 途径和介质包括：
  — 从催吐化学感受区和其他不同的 CNS 中枢传递到呕吐中枢的冲动；
  — 化学递质如组胺、乙酰胆碱、多巴胺和 5-羟色胺分别作用于 $H_1$ 受体、毒蕈碱受体、$D_2$ 受体和 5-$HT_3$ 受体。
- 止吐药包括：
  — $H_1$ 受体拮抗药（如赛克力嗪）；
  — 毒蕈碱型乙酰胆碱受体拮抗药（如东莨菪碱）；
  — 5-$HT_3$ 受体拮抗药（如昂丹司琼）；
  — $D_2$ 受体拮抗药（如甲氧氯普胺）；
  — 大麻素类（如大麻隆）；
  — 神经激肽-1 拮抗药（如阿瑞匹坦）。
- 主要止吐药的主要副作用包括：
  — 困倦和抗拟副交感神经药作用（东莨菪碱、大麻隆>桂利嗪）；
  — 肌张力障碍（硫乙拉嗪>甲氧氯普胺）；
  — 广泛的 CNS 紊乱（大麻隆）；
  — 头痛、胃肠道不适（昂丹司琼）。

毒蕈碱型乙酰胆碱受体拮抗药也是一个很好的多用途的止吐药。东莨菪碱（scopolamine）是最广泛应用的例子，主要用于预防和治疗晕动病，可口服给药也可用作透皮贴剂。口干和视物模糊是最常见的不良反应。也可发生嗜睡，但其镇静作用比抗组胺药弱。

选择性 5-$HT_3$ 受体拮抗药包括昂丹司琼（ondansetron）、格拉司琼（granisetron）、托烷司琼（tropisetron）和多拉司琼（dolasetron），对于防治术后恶心、呕吐，或放疗及给予细胞毒性药如顺铂（cisplatin）后引起的恶心、呕吐特别有价值。这些药的基本作用位点是 CTZ。既可口服给药也可注射给药（已出现恶心时有用）。

不良反应如头痛和胃肠不适相对较少。

---

❶ 据报道，一个接受恶性肿瘤联合化疗的年轻人说："严重呕吐时，死亡有时似乎是一种解脱。"

**止吐药的临床应用**

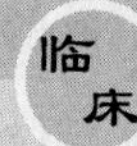


- $H_1$ 受体拮抗药（见第 14 章）：
  — 赛克力嗪：晕动病；
  — 桂利嗪：晕动病、前庭病症（如梅尼埃病）；
  — 异丙嗪：严重的早孕反应。
- 毒蕈碱型乙酰胆碱受体拮抗药：
  — 东莨菪碱：晕动病。
- 多巴胺 $D_2$ 受体拮抗药：
  — 吩噻嗪类（如丙氯拉嗪）：尿毒症、辐射、病毒性胃肠炎和严重早孕反应引起的呕吐；
  — 甲氧氯普胺：尿毒症、辐射、胃肠疾病和细胞毒性药引起的呕吐。
- 5-$HT_3$ 受体拮抗药（如昂丹司琼）：细胞毒性药或辐射引起的呕吐、术后呕吐。
- 大麻素类（如大麻隆）：细胞毒性药（见第 15 章）。

### 抗精神病药

吩噻嗪类在第 38 章讨论，这里只涉及与控制呕吐有关的内容。吩噻嗪类抗精神病药如氯丙嗪（chlorpromazine）、奋乃静（perphenazine）、丙氯拉嗪（prochlorperazine）和三氟拉嗪（trifluoperazine）是有效的止吐药，常用于治疗这些病症的严重表现，特别是与癌症、放疗、细胞毒性药、阿片样物质、麻醉药及其他药物有关的恶心、呕吐。可口服、静脉给药或使用栓剂。作用主要是在 CTZ（图 25.5）对抗多巴胺 $D_2$ 受体，但也可阻断组胺受体和毒蕈碱型乙酰胆碱受体。

不良反应相对较多，包括镇静作用（特别是氯丙嗪）、低血压和椎体外系症状（包括张力障碍和迟发性运动障碍；见第 38 章）。

其他抗精神病药，如氟哌啶醇（haloperidol）和左美丙嗪（levomepromazine）（见第 38 章）也作为 $D_2$ 受体拮抗药作用于 CTZ，并能用于化疗引起的急性呕吐。

### 甲氧氯普胺和多潘立酮

甲氧氯普胺（metoclopramide）是 $D_2$ 受体拮抗药（图 25.5），与吩噻嗪类很相似，其中枢作用部位在 CTZ，外周作用在胃肠道本身，可增加食管、胃和肠道的蠕动。这不仅增强了止吐作用，而且还解释了它在治疗胃食管反流（见下文）和肝胆疾病中的作用。因为甲氧氯普胺还阻断中枢神经系统（CNS）其他部位的多巴胺受体，因此它可产生很多不良反应，包括运动障碍（青少年更多见）、疲乏、静坐不能、痉挛性斜颈（颈部的无意识扭动）和动眼危象（眼无意识地向上转动）。它刺激促乳素释放（见第 28 章），引起乳溢和月经紊乱。

多潘立酮（domperidone）是一个类似的药物，常用于治疗由于细胞毒疗法引起的呕吐及胃肠道症状。与甲氧氯普胺不同，它不易通过血脑屏障，因此不易产生中枢副作用。两种药均口服，血浆半衰期为 4～5 小时，经尿排泄。

### 大麻素类

初期的无对照试验结果表明了用大麻素类作为止吐药的可能性（Pertwee，2001）。此后，合成的大麻酚（cannabinol）衍生物如大麻隆已被发现能减轻刺激 CTZ 的药物所致的呕吐，在其他药物失效后，大麻隆有时仍有效（见第 15 章）。其止吐作用可被纳洛酮（naloxone）对抗，这提示阿片受体在其作用机制中可能是十分重要的。大麻隆口服给药，从胃肠道吸收良好，可在许多组织内代谢。血浆半衰期大约 120 分钟，其代谢产物经尿和粪便排泄。

不良反应常见，特别是困倦、头晕和口干。情绪改变和体位性低血压也相当多见。一些患者有幻觉和类似于其他大麻素类作用的精神病反应（见第 15 章）。

### 类固醇和神经激肽拮抗药

大剂量糖皮质激素（特别是地塞米松；见第 14 章和第 28 章）也能控制呕吐，尤其是由细胞毒性药如顺铂所致的呕吐，作用机制不清。地塞米松可单独应用，但经常与吩噻嗪类、昂丹司琼或神经激肽-1 拮抗药阿瑞匹坦（aprepitant）（见第 16 章）合用。研究神经激肽-1 拮抗药对这一适应证的作用原理是基于其能有效地止吐这一观点，因为静脉注射 P 物质可引起呕吐，并且在胃肠迷走传入神经和呕吐中枢发现了 P 物质。

## 胃肠道的蠕动

改变胃肠道蠕动的药包括：

- 泻药，加速食物通过肠道。
- 增加胃肠道平滑肌蠕动而不引起泻下作用的药。
- 止泻药，减少蠕动。
- 解痉药，降低平滑肌张力。

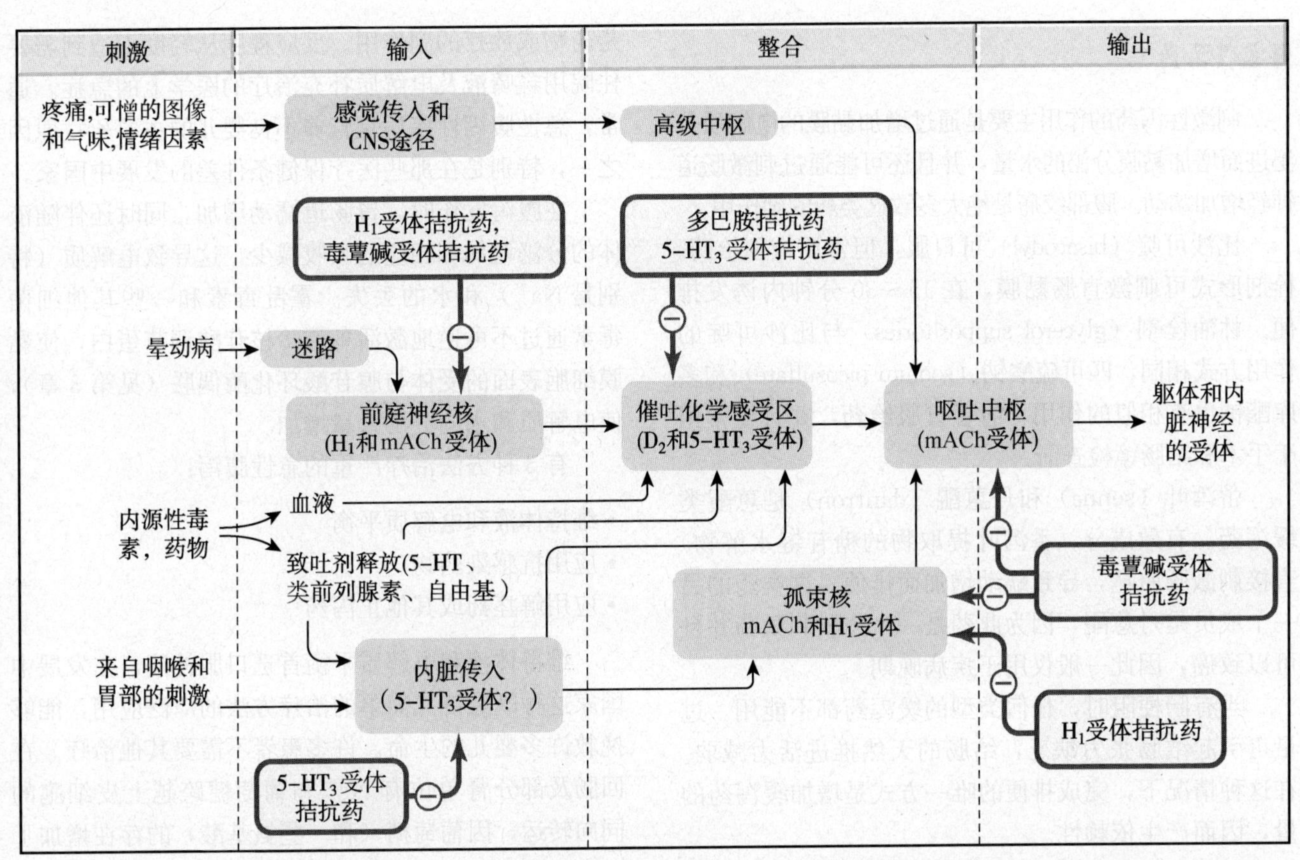


**图 25.5 调控呕吐有关因素的示意图，以及止吐药可能的作用位点。**小脑可能作为次级中转或门控机制连接迷路和催吐化学感受区（CTZ）。5-$HT_3$，5-羟色胺 3 亚型；ACh，乙酰胆碱；$D_2$，多巴胺 2 亚型；$H_1$，组胺 1 亚型；m，毒蕈碱。(Based partly on a diagram from Borison H L et al. 1981 J Clin Pharmacol 21：235-295)。

## 泻 药

几种不同类型的药物可加速食物在肠道内的运输，包括缓泻药、粪便软化药和刺激性泻药。这些药用来缓解便秘或用于手术及检查前清洁肠道。

### 容积性泻药和渗透性泻药

容积性泻药包括甲基纤维素（methylcellulose）和某些植物提取物，如苹婆（sterculia）、琼脂（agar）、糠（bran）和卵叶车前子（ispaghula）。这些药物是大分子多糖，它们在正常情况下在上消化道不分解，在肠腔形成大量含水物，促进肠蠕动，改善粪便的稠度。它们可持续作用数日而无严重不良反应。

渗透性泻药包括不易吸收的溶质，即泻盐和乳果糖（lactulose）。所用的盐主要是硫酸镁和氢氧化镁。通过产生渗透性负荷，这些药可保留肠腔内增加的液体容积，加速肠内容物在小肠内的转移。这导致异常的大量肠内容物进入结肠，引起结肠扩张，在大约1小时内产生泻下作用。可发生腹部绞痛。口服药物后所吸收的镁的量极少，不足以产生全身的不良反应，但儿童及肾功能不良的患者应避免使用，因可引起心脏传导阻滞、神经肌肉阻滞或中枢抑制。等张或低张泻盐引起泻下作用，高张溶液可引起呕吐。有时其他钠的磷酸盐或枸橼酸盐用栓剂经直肠给药可缓解便秘。

乳果糖是半合成的双糖，由果糖和半乳糖组成。很少被吸收，可产生与其他渗透性泻药相似的作用。作用可持续 2～3 天。大剂量时可见不良反应，包括肠胃气胀、腹部绞痛、腹泻和电解质紊乱，可形成耐受。聚乙二醇也是一种渗透性泻药，由无活性的乙二醇大分子构成，作用途径相同。

### 粪便软化药

多库酯钠（docusate sodium）是一种表面活性化合物，与洗涤剂以相似的方式作用于胃肠道，产生软便。多库酯钠还是一个弱的刺激性泻药。其他同样作用的药物包括花生油（arachis oil）灌肠剂和液体石蜡（liquid paraffin），这些药现已少用。

### 刺激性泻药

刺激性泻药的作用主要是通过增加黏膜的电解质分泌进而增加黏膜分泌的水量，并且还可能通过刺激肠道神经增加蠕动。腹部绞痛是绝大多数这类药的副作用。

比沙可啶（bisacodyl）可口服，但常用栓剂给药。栓剂形式可刺激直肠黏膜，在15～30分钟内诱发排便。甘油栓剂（glycerol suppositories）与比沙可啶的作用方式相同，匹可硫酸钠（sodium picosulfate）和多库酯钠也有相似的作用。前者口服给药，并且经常用于手术和结肠镜检查前。

番泻叶（senna）和丹蒽醌（dantron）是蒽醌类缓泻药。有效成分（番泻叶提取物的糖苷键水解物）直接刺激肠肌丛，导致蠕动增加而排便。这类药的另一个成员是丹蒽醌，因为此药是一个皮肤刺激药并且可以致癌，因此一般仅用于疾病晚期。

当有肠梗阻时，任何类型的缓泻药都不能用。过量可引起结肠张力缺乏，结肠的天然推进活力减弱。在这种情况下，完成排便的唯一方式是增加缓泻药的量，因而产生依赖性。

## 增加胃肠蠕动药

多潘立酮最初用作止吐药（如上所述），但它也能增加胃肠蠕动（但机制不清）。临床上可增强食管下端括约肌张力（因而抑制胃食管反流），加快胃排空并增强十二指肠蠕动。对胃排空障碍和慢性胃反流是有益的。

甲氧氯普胺（也是止吐药；见前文）刺激胃蠕动，使胃排空明显加快。它对胃食管反流和胃排空障碍是有益的，但对麻痹性肠梗阻无效。

西沙必利（cisapride）通过$5-HT_4$受体介导的作用刺激乙酰胆碱在上消化道肠肌丛释放，这增加了食管括约肌张力并增加肠蠕动。该药曾用来治疗反流性食管炎和胃排空障碍，现已停用（因为它导致致命的心律失常）。

## 止泻药

腹泻是常见的液体粪便的排出，常伴有腹部绞痛，有时还有恶心、呕吐。其生理机制被认为是快速清除肠道内有害的或刺激性的物质。腹泻有很多原因，包括潜在的疾病、感染、毒素甚至焦虑，也可以是药物或放疗的副作用。反应程度从轻度不适到需要住院用羟嗪液及电解质补充治疗的医学上的急症。通常，急性腹泻性疾病是营养不良婴儿的主要死亡原因之一，特别是在那些医疗保健条件差的发展中国家。

在腹泻发作时，胃肠道蠕动增加，同时还伴随液体的分泌增加和相应的吸收减少，这导致电解质（特别是$Na^+$）和水的丢失。霍乱毒素和一些其他细菌毒素通过不可逆地激活鸟嘌呤核苷酸调节蛋白，使黏膜细胞表面的受体与腺苷酸环化酶偶联（见第3章），使电解质和水的分泌大量增加。

有3种方法治疗严重的急性腹泻：

- 维持体液和电解质平衡
- 应用抗感染药物
- 应用解痉药或其他止泻药

维持体液和电解质平衡首选口服补液，在发展中国家这种既经济又简单的治疗方法的广泛应用，能够挽救许多婴儿的生命。许多患者不需要其他治疗。在回肠及部分肾单位有$Na^+$和葡萄糖跨越上皮细胞的同向转运，因葡萄糖（和一些氨基酸）的存在增加了$Na^+$的吸收，进而增加了水的吸收。现成的粉末状氯化钠和葡萄糖制剂只需在应用前溶于水，用于口服补液。

许多胃肠道感染是病毒性的，而且，因为细菌性的胃肠道疾病可很快痊愈，故应用抗感染药一般既不必要也是无效的。然而其他情况需要更积极的治疗方法。在英国，弯曲杆菌属是引起胃肠炎的最常见的菌株，严重感染时需要用红霉素或环丙沙星（见第46章）进行治疗。旅行者最常感染的细菌包括大肠杆菌、沙门菌和志贺菌属，以及原虫如贾第虫属和隐孢子虫属。化学治疗对于这些感染及其他更严重的感染是必需的。

其他类型的缓解疾病症状的止泻药包括解痉药或抗蠕动药、吸附药及改变体液和电解质转运的药。这些药物将在下文中讨论。

### 旅行者腹泻

每年有300万以上的人出境旅行。许多人满怀希望地去旅行，但20%～50%的人由于感染产生肠毒素的大肠杆菌（最常见的原因）或其他细菌而带病返回。大多数感染症状较轻并且是自限性的，仅需要口服如上所述的替代液和盐。Gorbach（1987）详细论述了治疗旅行者腹泻的一般原则，Gorbach不客气

(但准确)地评论,“旅行开阔了思想,松弛了肠子”。关于这种情况的最新资料由英国国家旅行健康网和中心(见参考资料中列出的网址)发布,它包括传染性微生物在全球的流行情况,以及推荐的治疗指导方针。

### 抗蠕动药和解痉药

减少蠕动的主要药物是阿片制剂(详见第 41 章)和毒蕈碱受体拮抗药(详见第 10 章)。后者因为对其他系统的作用在腹泻的基本治疗中很少应用,但可用小剂量阿托品联合地芬诺酯(diphenoxylate)(见下文)。阿片制剂吗啡(morphine)对消化道的作用是复杂的,它增加肠道的张力和节律性收缩,但减少推进性蠕动;幽门、回结肠和肛门括约肌收缩,大肠的张力明显增加,总的结果是便秘。

用于缓解腹泻症状的主要阿片制剂是可待因(一种吗啡同类物)、地芬诺酯和洛哌丁胺(均为哌替啶同类物,它们不易穿透血脑屏障,仅利用其在肠道的作用)。共同的不良反应包括便秘、腹部绞痛、困倦和头晕,也可发生麻痹性肠梗阻。不宜应用于儿童(<4 岁)。

洛哌丁胺是旅行者腹泻的首选药,也是几种专利止泻药剂的成分。选择性地作用于胃肠道,有明显的肠肝循环。它可减少腹痛次数,减少粪便排出,缩短病程。

地芬诺酯虽然大剂量时(超过正常剂量 25 倍)产生典型的阿片样作用,但缺少吗啡样的中枢活性。地芬诺酯制剂通常也含有阿托品。可待因和洛哌丁胺除影响肠蠕动外还有抑制分泌的作用。大麻素受体激动药也减少动物肠蠕动,很可能是通过减少肠道神经释放乙酰胆碱。已有大麻对抗痢疾和霍乱的有益作用的无对照试验的结果报道。

减少肠道痉挛的药物对于肠易激综合征和憩室病也是有益的。毒蕈碱受体拮抗药在第 10 章论述,它们通过抑制副交感神经的活性减少痉挛。可用的药物包括阿托品、东莨菪碱、丙胺太林(propantheline)和双环维林(dicycloverine)。双环维林被认为另外还有一些直接松弛平滑肌的作用。利舍平(reserpine)的衍生物美贝维林(mebeverine)有直接松弛胃肠道平滑肌的作用,不良反应很少。

#### 吸附药

虽然验证其功效的严格的对照试验尚未进行,但吸附药在腹泻的对症治疗中已广泛应用。所用的主要制剂包括白陶土(kaolin)、果胶(pectin)、白垩(chalk)、药用碳(charcoal)、甲基纤维素和活性白土(硅酸镁铝)。有人认为这些药的作用可能是吸附微生物或毒素,改变肠内菌群,或覆盖并保护肠黏膜,但没有确实的证据。它们经常与其他药混合应用(例如白陶土和吗啡的混合物 BP)。

## 慢性肠道疾病治疗药

这类疾病包含肠易激综合征、溃疡性结肠炎和克罗恩病。肠易激综合征的特征是阵发性腹泻、便秘或腹痛,大约 1/3 的患者具有上述各种表现。这些疾病的病因学尚不清楚,但心理因素可能起一定作用。用洛哌丁胺或缓泻药进行对症治疗。溃疡性结肠炎和克罗恩病是炎性疾病,后者存在肉芽肿,尤其影响回肠末端和结肠。这两种疾病也同样病因不清。可使用下列药物。

#### 糖皮质激素

糖皮质激素是有效的抗炎药,在第 14 章和第 28 章详细论述。选用的药物是泼尼松龙(prednisolone)或布地奈德(budesonide),口服给药,也可用栓剂或灌肠剂肠道局部给药。

**药物和胃肠道蠕动**

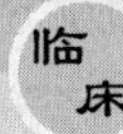


- 泻药包括:
  - — 容积性泻药(如卵叶车前子壳,作用慢,故首选);
  - — 渗透性泻药(如乳果糖);
  - — 粪便软化药(如多库酯钠);
  - — 刺激性泻药(如番泻叶)。
- 能增加蠕动而无催泻作用的药物
  - — 多潘立酮,用于胃排空障碍。
- 治疗腹泻药物
  - — 用等渗 NaCl 溶液加葡萄糖或谷类淀粉口服补液(对婴儿十分重要);
  - — 抗蠕动药,例如洛哌丁胺(不良反应:困倦和恶心);
  - — 吸附剂(如硅酸镁铝)。

### 氨基水杨酸盐

虽然糖皮质激素对炎性肠疾病急性发作是有效的，但它们对于长期治疗是不理想的（由于其副作用）。对溃疡性结肠炎和克罗恩病疗效的维持通常用氨基水杨酸盐，但对克罗恩病的效果不理想。

### 柳氮磺吡啶

柳氮磺吡啶（sulfasalazine）是磺胺吡啶与 5-氨基水杨酸的复合物，5-氨基水杨酸从结肠释放出来后形成活性结构。柳氮磺吡啶的作用机制不清，可能通过清除自由基、抑制前列腺素和白三烯的产生，和/或通过减少中性粒细胞趋化性和超氧化物生成而减轻炎症。不良反应是腹泻、水杨酸盐过敏和间质性肾炎。5-氨基水杨酸不被吸收但磺胺吡啶可被吸收，磺胺吡啶对治疗本病似乎无意义。本药的不良反应与磺胺类药的不良反应相关（见第 46 章）。

这类药可能具有相似的作用机制，其中的新化合物包括美沙拉秦（mesalazine，5-氨基水杨酸本身）、奥沙拉嗪（olsalazine，两个分子 5-氨基水杨酸经二嗪键相连，在结肠被细菌水解）和巴柳氮（balsalazide，4-氨基水杨酸）。

### 其他药物

免疫抑制剂硫唑嘌呤（azathioprine）和 6-巯基嘌呤（6-mercaptopurine；见第 14 章）有时也被用于重症患者。最近，细胞因子抑制剂英夫利昔单抗（infliximab；见第 14 章）已成功地用于治疗肠道炎性疾病。该药价格昂贵，在英国其应用仅限于严重的对糖皮质激素或免疫调节剂无反应的克罗恩病。抗过敏药色甘酸钠（sodium cromoglicate）有时用于治疗与食物过敏有关的胃肠道症状。

## 影响胆道系统的药物

### 用于治疗胆固醇性胆石症的药物

最常见的胆道疾病是胆固醇性胆石症，即形成高胆固醇含量的胆结石。外科手术通常是首选的治疗方法，但是也有口服有效的药物，它们可溶解无钙的、“射线可穿透的”胆固醇结石。主要药物是熊去氧胆酸（ursodeoxycholic），这是一种人胆汁中的少量成分（但在熊是主要的胆汁酸，因此称熊去氧胆酸）。腹泻是主要的不良反应。

### 影响胆道痉挛的药

由于结石通过胆管导致的胆绞痛非常剧烈，需要立即缓解。吗啡可有效地缓解疼痛，但因为它收缩奥狄括约肌，增加胆管内压，可有不良的局部作用。丁丙诺啡（buprenorphine）可能疗效更好。哌替啶（pethidine）具有相似的作用，但可松弛其他平滑肌，如输尿管平滑肌。阿托品常用来缓解胆道痉挛，因为它有解痉作用，可与吗啡合用。硝酸盐类（见第 17 章）能明显降低胆囊内压，可用来缓解胆道痉挛。

## 参考文献与扩展阅读


#### 开创性的经典文章

Black J W, Duncan W A M, Durant C J et al. 1972 Definition and antagonism of histamine $H_2$ - receptors. Nature 236: 385 - 390 (*Seminal paper outlining the pharmacological approach to inhibition of acid secretion through antagonism at an alternative histamine receptor*)

#### 胃肠道的神经支配和激素

Hansen M B 2003 The enteric nervous system II: gastrointestinal functions. Pharmacol Toxicol 92: 249-257 (*Small review on the role of the enteric nervous system in the control of gastrointestinal motility, secretory activity, blood flow and immune status; easy to read*)

Sanger G J 2004 Neurokinin NK1 and NK3 receptors as targets for drugs to treat gastrointestinal motility disorders and pain. Br J Pharmacol 141: 1303-1312. (*Useful review that deals with the present and potential future uses of neurokinin antagonists in gastrointestinal physiology and pathology*)

Spiller R 2002 Serotonergic modulating drugs for functional gastrointestinal diseases. Br J Clin Pharmacol 54: 11 - 20 (*An excellent and 'easily digestible' article describing the latest thinking on the use of 5 - hydroxytryptamine agonists and antagonists in gastrointestinal function; useful diagrams*)

Van Oudenhove L, Demyttenaere K, Tack J, Aziz Q 2004 Central nervous system involvement in functional gastrointestinal disorders. Best Pract Res Clin Gastroenterol 18：663-680（*Small review that focuses on the role of the CNS—as revealed by imaging studies—in regulating gastrointestinal function；also discusses the relationship between psychiatric disorders and gastrointestinal disorders*）

**胃酸分泌**

Shankley N P，Welsh N J，Black J W 1992. Histamine dependence of pentagastrin-stimulated acid secretion in rats. Yale J Biol Med 65：613-619（*Paper that critically examines the one-cell and two-cell hypotheses of gastric acid secretion*）

**用于胃病的药物**

Axon A，Forman D 1997 Helicobacter gastroduodenitis：a serious infectious disease. Br Med J 314：1430-1431（*Editorial comment*）

Bateman D N 1997 Proton-pump inhibitors：three of a kind? Lancet 349：1637-1638（*Editorial commentary*）

Blaser M J 1996 The bacteria behind ulcers. Sci Am Feb：92-97（*Simple coverage，very good diagrams*）

Blaser M J 1998 Helicobacter pylori and gastric disease. Br Med J 316：1507-1510（*Succinct review；emphasis on future developments*）

Horn J H 2000 The proton-pump inhibitors：similarities and differences. Clin Ther 22：266-280（*Excellent overview*）

Huang J Q，Hunt R H 2001 Pharmacological and pharmacodynamic essentials of $H_2$-receptor antagonists and proton pump inhibitors for the practising physician. Baillières Best Pract Res Clin Gastroenterol 15：355-370

Klotz U 2000 The role of aminosalicylates at the beginning of the new millennium in the treatment of chronic inflammatory bowel disease. Eur J Clin Pharmacol 56：353-362

Pertwee R G 2001 Cannabinoids and the gastrointestinal tract. Gut 48：859-867

Rauws E A J，van der Hulst R W M 1998 The management of H. pylori infection. Br Med J 316：162-163（*Editorial commentary*）

Yeomans N D，Tulassy Z et al. 1998 A comparison of omeprazole with ranitidine for ulcers associated with nonsteroidal antiinflammatory drugs. N Engl J Med 338：719-726

**呕 吐**

American Gastroenterological Association 2001 Technical review on nausea and vomiting. Gastroenterology 120：263-286

Hesketh P J 2001 Potential role of the $NK_1$ receptor antagonists in chemotherapy-induced nausea and vomiting. Support Care Cancer 9：350-354

Hornby P J 2001 Central neurocircuitry associated with emesis. Am J Med 111：106S-112S（*Comprehensive review of central control of vomiting*）

Tramèr M R，Moore R et al. 1997 A quantitative systematic review of ondansetron in treatment of established postoperative nausea and vomiting. Br Med J 314：1088-1092

Yates B J，Miller A D，Lucot J B 1998 Physiological basis and pharmacology of motion sickness：an update. Brain Res Bull 5：395-406（*Good account of the mechanisms underlying motion sickness and its treatment*）

**胃肠道运动**

De Las Casas C，Adachi J，Dupont H 1999 Travellers' diarrhoea. Aliment Pharmacol Ther 13：1373-1378（*Review article*）

Gorbach S L 1987 Bacterial diarrhoea and its treatment. Lancet II：1378-1382

Huizinga J D，Thuneberg L et al. 1997 Interstitial cells of Cajal as targets for pharmacological intervention in gastrointestinal motor disorders. Trends Pharmacol Sci 18：393-403

**胆道系统**

Bateson M C 1997 Bile acid research and applications. Lancet 349：5-6

**网络资源**

http：//www.nathnac.org（*This is the site for the UK Health Protection Agency's National Travel Health Network and Centre. There are two components to the site，one for lay people and one for health professionals. Click on the latter and navigate to the Travellers' diarrhoea article for current information and advice*）

（李宇航 译，薛 明 校，杨宝学 审）

# 26 内分泌胰腺和血糖控制



## 概　述

胰岛素是调控中间代谢的主要激素。胰岛素最明显的急性效应是降低血糖。胰岛素分泌减少（或缺失）常与其作用敏感性降低（胰岛素抵抗）同时发生，导致糖尿病。糖尿病患者人数正在日益增多。糖尿病的后果是严重的，特别是并发症如动脉粥样硬化、肾衰竭和失明。

本章中，我们将对胰岛激素进行叙述，重点是胰岛素和血糖控制。本章第二部分内容为糖尿病及其药物治疗——胰岛素及口服降糖药。口服降糖药包括双胍类、α-葡萄糖苷酶抑制剂、磺酰脲类及其他刺激胰岛素分泌的药物，以及噻唑烷二酮类药物。

## 胰岛激素

胰岛主要包含 4 种类型细胞，均分泌肽类激素：B（或 β）细胞分泌胰岛素，A 细胞分泌胰高血糖素，D 细胞分泌促生长素抑制素，PP 细胞分泌胰多肽（功能未知）。每个胰岛的中央主要由 B 细胞组成，周围覆盖着杂居的 A 细胞，在 A 细胞间还散在有 D 细胞或 PP 细胞（图 26.1）。B 细胞除分泌胰岛素外，还可分泌一种被称为胰岛淀粉样多肽（islet amyloid polypeptide）或胰淀素（amylin）的肽，后者可以延迟胃排空，并可以通过刺激横纹肌中糖原分解而对抗胰岛素作用。胰高血糖素的作用也与胰岛素相反，可以升高血糖，刺激肌肉蛋白质分解。促生长素抑制素抑制胰岛素和胰高血糖素的分泌。促生长素抑制素在胰外组织中广泛分布，下丘脑也分泌此激素，抑制垂体释放生长激素。

### 胰岛素

胰岛素（insulin）是第一个氨基酸序列被阐明的蛋白质（Sanger 研究小组 1955 年在剑桥大学的工作）。胰岛素由两条肽链组成（A 链和 B 链，分别由 21 个和 30 个氨基酸组成）。

#### 合成和分泌

与其他肽类激素相似（见第 16 章），胰岛素以前体形式（前胰岛素原）在粗面内质网中合成。前胰岛素原转移至高尔基复合体，经蛋白水解首先生成胰岛素原，然后转变为胰岛素和一个功能未知的片段（C 肽）[1]。胰岛素和 C 肽储存于 B 细胞中，正常情况下通过胞吐作用与微量且数量易变的胰岛素原呈等分子分泌。调控胰岛素合成和分泌的主要因素是血糖水平（图 26.1）。B 细胞对血糖绝对水平以及血糖变化率均有反应。其他可刺激胰岛素释放的因子还有氨基酸类（尤其是精氨酸和亮氨酸）、脂肪酸、副交感神经系统、胃肠道肽类激素（见下文）以及作用于磺酰脲受体的药物。

基础状态下胰岛素稳定性分泌，同时对血糖升高具有反应。该反应具有两相：起始的快时相，反映储存激素的释放；随后是滞后时相，反映储存的以及新合成的激素的持续释放（图 26.2）。患糖尿病时此种反应异常，在后文中详述。

[1] 注意与 C 反应蛋白相区分，后者是一种临床中作为炎症标志物的急性期反应物（见第 13 章）。

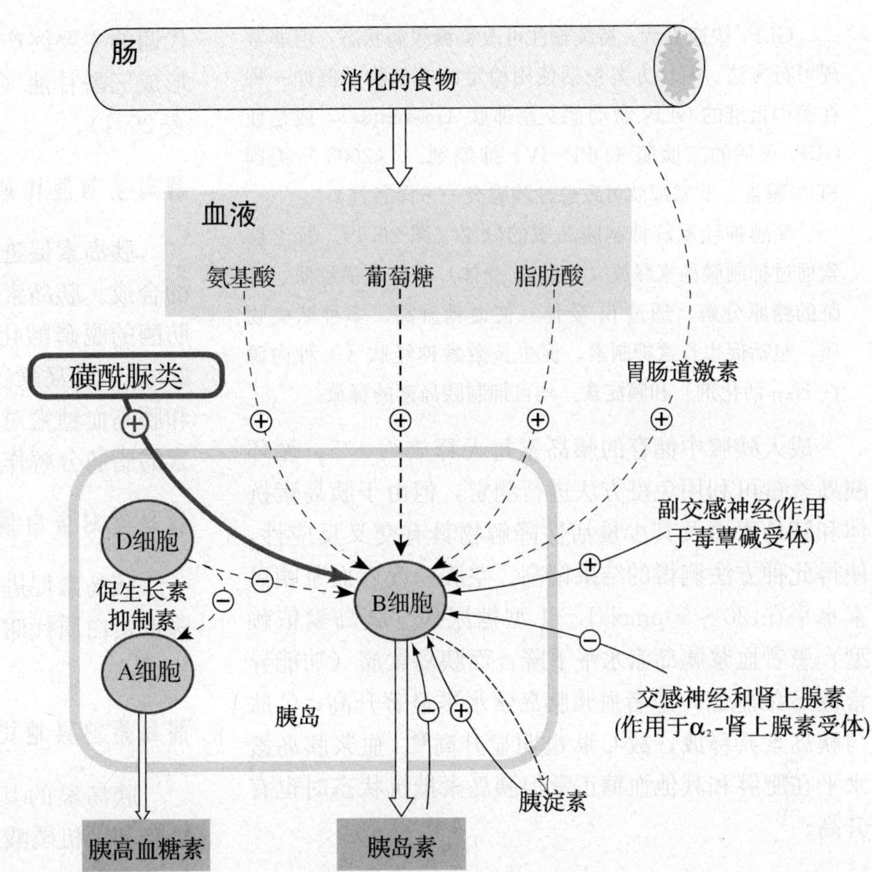


**图 26.1 调节胰岛素分泌的因子。**血糖为最重要的因子。可促进胰岛素分泌的药物如磺酰脲类。胰高血糖素可促进胰岛素释放，但亦可对抗胰岛素的某些外周作用，并升高血糖。

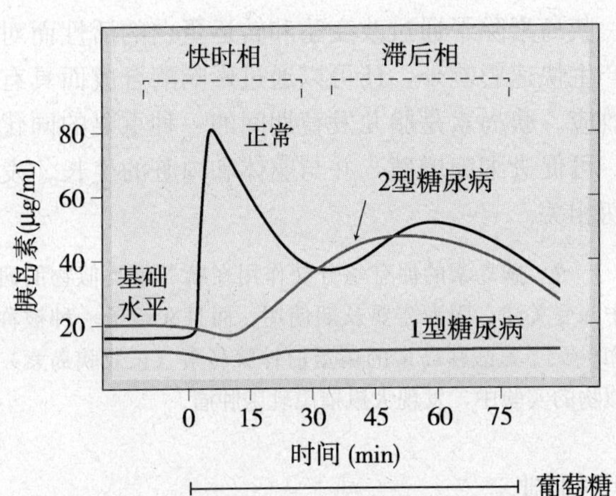


**图 26.2 葡萄糖恒定输注时胰岛素两相释放示意图。**2 型糖尿病（非胰岛素依赖型）状态下快时相消失，1 型糖尿病（胰岛素依赖型）状态下快时相和滞后相均消失。氨基酸、磺酰脲类药物、胰高血糖素和胃肠道激素可引发快时相分泌。(Data from Pfeifer er al. 1981 Am J Med 70：579-588.)

ATP 敏感性 $K^+$ 通道（$K_{ATP}$；见第 4 章）决定了 B 细胞的静息膜电位水平。葡萄糖通过葡萄糖转运蛋白（Glut-2）进入 B 细胞，然后经葡萄糖激酶（为限速酶，是胰岛素分泌与细胞外葡萄糖水平之间的“葡萄糖感受器”）催化进行糖酵解，增加细胞内 ATP 水平。继而阻断 $K_{ATP}$ 通道，导致膜去极化、电压依赖性 $Ca^{2+}$ 通道开放，使得 $Ca^{2+}$ 内流。胞浆中 $Ca^{2+}$ 水平升高仅在有诸如二酰甘油、非酯化的花生四烯酸（易化 $Ca^{2+}$ 内流）和花生四烯酸经 12-脂氧合酶代谢的产物（主要为 12-S-羟基廿碳四烯酸或 12-S-廿碳四烯酸；见第 13 章）等放大信号存在时，才可触发胰岛素的释放。$Ca^{2+}$ 可激活磷脂酶，但在 B 细胞中游离的花生四烯酸可经 ATP 敏感性非 $Ca^{2+}$ 依赖型（ASCI）磷脂酶 $A_2$ 催化生成 。结果是在 B 细胞中，$Ca^{2+}$ 内流和花生四烯酸生成均受 ATP 驱动，从而将细胞能量状态和胰岛素分泌联系了起来。

◆ 许多胃肠道激素影响胰岛素的分泌，包括促胃液素、促胰液素、缩胆囊素、糖依赖性胰岛素释放肽（GIP，又称抑胃肽）、胰高血糖素样肽（GLP）和胰高血糖素样多肽 1（$GLP_1$，GLP 片段的酰胺化产物），都可以刺激胰岛素分泌。这些激素在餐后均有释放。这可以解释为何口服同量葡萄糖，比静脉给予可导致更多的胰岛素释放。这几种激素（特别是 GIP 和 $GLP_1$）提供了一个从胃肠道到胰岛的先行信号，为糖尿病治疗展现了新的前景。

GLP$_1$ 快速灭活。持续输注可改善糖尿病状态，但非常规可行方法。替代方案包括使用稳定的类似物，例如一种在美国批准的 GLP$_1$ 激动剂艾塞那肽（exenatide），或是使 GLP$_1$ 灭活的二肽酶（DPP-IV）抑制剂。（2008 年美国 FDA 警告，艾塞那肽可致急性胰腺炎——译者注）

交感神经系统抑制胰岛素的分泌（图 26.1）。肾上腺素通过抑制胰岛素释放（通过 $\alpha_2$ 受体）和促进横纹肌、肝脏的糖原分解（通过 $\beta_2$ 受体）使血糖升高。多种肽类物质，包括促生长素抑制素、促生长激素神经肽（一种内源性 $K_{ATP}$活化剂）和胰淀素，均可抑制胰岛素的释放。

成人胰腺中储存的胰岛素每天释放约 1/5。循环胰岛素量可利用免疫方法进行测定，但由于胰岛素抗体和胰岛素原及其少量活性降解物具有交叉反应性，使得此种方法测得的结果偏高。空腹一夜后血浆胰岛素水平在 20～50pmol/L。1 型糖尿病（胰岛素依赖型）患者血浆胰岛素水平下降，而胰岛素瘤（功能异常性 B 细胞瘤）患者血浆胰岛素水平显著升高，C 肽与胰岛素共释放，故 C 肽也明显升高❶。血浆胰岛素水平在肥胖和其他血糖正常但胰岛素抵抗状态时也有升高。

## 作 用

胰岛素是调节中间代谢的主要激素，对于肝脏、肌肉和脂肪均有作用（表 26.1）。胰岛素为一种同化激素，其总体效应是通过促进餐后葡萄糖、氨基酸和脂肪的摄取和存储而储存能量。胰岛素使血糖急剧下降。随后，血浆胰岛素水平的下降可使血糖升高。胰岛素发挥作用的生化通路总结于图 26.3 中，其分子机制讨论如下。

### 胰岛素对糖代谢的影响

胰岛素对于多数组织的葡萄糖代谢均有影响，尤其是肝脏，它可以抑制肝脏中糖原分解和糖异生（从非糖类物质合成葡萄糖），刺激糖原合成。胰岛素还可以促进葡萄糖利用（糖酵解），但总的结果是增加肝糖原的储存。

与肝脏中不同的是，肌肉中葡萄糖摄取速度较慢，是糖类代谢的限速步骤。胰岛素的主要作用是促进葡萄糖通过转运体 Glut-4 的易化转运，促进糖原合成和糖酵解。

与肌肉中类似，胰岛素通过 Glut-4 促进脂肪组织中葡萄糖的摄取，增加葡萄糖代谢。脂肪中葡萄糖代谢的主要终产物之一是甘油，其与脂肪酸发生酯化形成三酰甘油（甘油三酯）而影响脂代谢（见下文和表 26.1）。

### 胰岛素对脂代谢的影响

胰岛素促进脂肪组织和肝脏中脂肪酸和甘油三酯的合成。胰岛素抑制脂肪分解的作用部分是通过对脂肪酶的脱磷酸化作用而使脂肪酶失活来实现的（表 26.1）。胰岛素还可以通过对抗肾上腺素、生长激素和胰高血糖素对腺苷酸环化酶的作用而抑制这 3 种激素的脂肪分解作用。

### 胰岛素对蛋白质代谢的影响

胰岛素促进肌肉摄取氨基酸，促进蛋白质合成。降低蛋白质代谢，抑制肝脏中氨基酸的氧化。

### 胰岛素的其他代谢作用

胰岛素的其他代谢作用包括促进 $K^+$❷、$Ca^{2+}$、核苷和无机磷酸盐进入细胞。

### 胰岛素的长期效应

胰岛素除了通过改变酶和转运蛋白的活性而对代谢产生快速影响外，还可以通过影响酶合成而具有长期效应。胰岛素是胎儿发育期间的一种重要的同化激素，可促进细胞增殖，并与躯体和内脏的生长、发育密切相关。

◆ 胰岛素的促有丝分裂作用在胰岛素类似物的研究中深受关注，因为需要长期使用，而且在给予一种被称为 B10-天冬氨酸胰岛素的精蛋白锌胰岛素（长效胰岛素）类似物的实验中，发现大鼠罹患乳腺肿瘤。

## 作用机制

胰岛素可与靶细胞表面的特定受体结合。胰岛素受体是一种分子量较大的跨膜糖蛋白复合物，属于激

❶ 注射用胰岛素不含 C 肽，通过此特性可以区分内源性和外源性胰岛素。该特征也可用于区别胰岛素瘤（一种分泌胰岛素的肿瘤，可导致循环胰岛素和 C 肽量升高）和私自注射胰岛素的情况（胰岛素水平较高，而 C 肽水平正常或较低）。通过自我注射胰岛素而有意识导致低血糖的情况是一种罕见但容易辨别的精神障碍的表现，尤其是在卫生专业人员中——这种方法也曾被用于谋杀。

❷ 此作用被用于静脉给予葡萄糖和胰岛素对高钾血症患者进行急救（见第 24 章）。

表 26.1 胰岛素对糖、脂肪和蛋白质代谢的影响

| 代谢类型 | 肝细胞 | 脂肪细胞 | 肌肉 |
|---|---|---|---|
| 糖代谢 | ↓糖异生<br>↓糖原分解<br>↑糖酵解<br>↑糖原生成 | ↑葡萄糖摄取<br>↑甘油合成 | ↑葡萄糖摄取<br>↑糖酵解<br>↑糖原生成 |
| 脂肪代谢 | ↑脂肪生成<br>↓脂肪分解 | ↑甘油三酯合成<br>↑脂肪酸合成<br>↓脂肪分解 | — |
| 蛋白质代谢 | ↓蛋白质分解 | — | ↑氨基酸摄取<br>↑蛋白质合成 |

酶偶联 3 型受体超家族（见第 3 章），由 2 个 α 亚基和 2 个 β 亚基组成（图 26.3）。与胰岛素结合后受体聚集成簇，然后内化成囊泡，对下游信号进行调控。内化的胰岛素在溶酶体中降解，而受体再循环至细胞膜。

◆ 胰岛素和受体结合与生物效应之间的信号传导机制非常复杂。受体自磷酸化（信号传导的第一步）是二聚作用的结果，它可使每个受体分子对另一受体分子进行磷酸化，详见第 3 章。

胰岛素受体底物（IRS）蛋白特异地经胰岛素和胰岛素样生长因子-1 作用后，发生快速酪氨酸磷酸化，但对其他生长因子不起反应。目前了解最多的胰岛素受体底物为 IRS-1，含有 22 个酪氨酸残基，都是潜在的磷酸化位点。胰岛素受体底物可与含有 SH2 结构域（见第 3 章，图 3.15）的多种蛋白质发生作用，传递胰岛素信号。IRS-1 基因敲除的小鼠对胰岛素呈低反应性（胰岛素抵抗），但由于 B 细胞的强烈代偿作用，使得胰岛素分泌升高，因而不发生糖尿病。与之相反的是，敲除 IRS-2 的小鼠缺乏代偿作用而发生显性糖尿病，提示 IRS-2 基因可作为人类 2 型糖尿病的靶基因（参见 Lee & White 于 2004 年发表的关于 IRS 蛋白的综述）。磷脂酰肌醇-3 激酶通过其 SH2 结构域与磷酸化的 IRS 发生作用而激活，具有许多重要效应，包括在肌肉和脂肪细胞中使胰岛素敏感性葡萄糖转运蛋白（Glut-4）从高尔基复合体向细胞膜的募集。

胰岛素长期效应对 DNA 和 RNA 产生的影响至少部分是通过 Ras 信号系统复合物而实现的。Ras 是一种调节细胞生长和周期的蛋白，通过与 GTP 结合（激活型）或与 GDP 结合（灭活型）产生的开关效应发挥作用（见第 3 章和第 51 章）。胰岛素有利于 Ras 激活型生成，启动磷酸化级联反应而导致丝裂原活化蛋白激酶的活化，该酶又可活化数种核转录因子，促使与细胞生长和中间代谢有关的基因表达。胰岛素对于 mRNA 转录速率的调节是一个重要的调节酶活性的方法。

胰岛素对于糖尿病的治疗作用在下文进行讨论。

## 胰高血糖素

胰高血糖素是一个由 21 个氨基酸残基组成的单链多肽。

### 合成和分泌

胰高血糖素主要由胰岛 A 细胞合成，上消化道也有合成。胰高血糖素与其他胃肠道激素具有相当大的结构同源性，包括促胰液素、舒血管肠肽（血管活性肠肽）和糖依赖性胰岛素释放肽（抑胃肽）（见第 25 章）。

促使胰高血糖素分泌的一个主要生理性刺激为氨基酸的浓度，尤其是 L-精氨酸的血浆浓度。因此高蛋白饮食后胰高血糖素分泌会增加。与胰岛素相比，一天中血浆胰高血糖浓度的变化非常小。血浆葡萄糖和脂肪酸浓度较低时刺激胰高血糖素分泌，浓度较高时则抑制其分泌。交感神经和循环中的肾上腺素可通过 β 受体刺激胰高血糖素释放。副交感神经也可以促进胰高血糖素释放，而与胰岛周围分泌胰高血糖素的 A 细胞相邻的 D 细胞分泌的促生长素抑制素则抑制胰高血糖素的释放。❶

❶ 奥曲肽为促生长素抑制素类似物，用于治疗罕见的胰高血糖素瘤综合征（包括轻度高血糖症，但深度肌肉分解症状除外）。

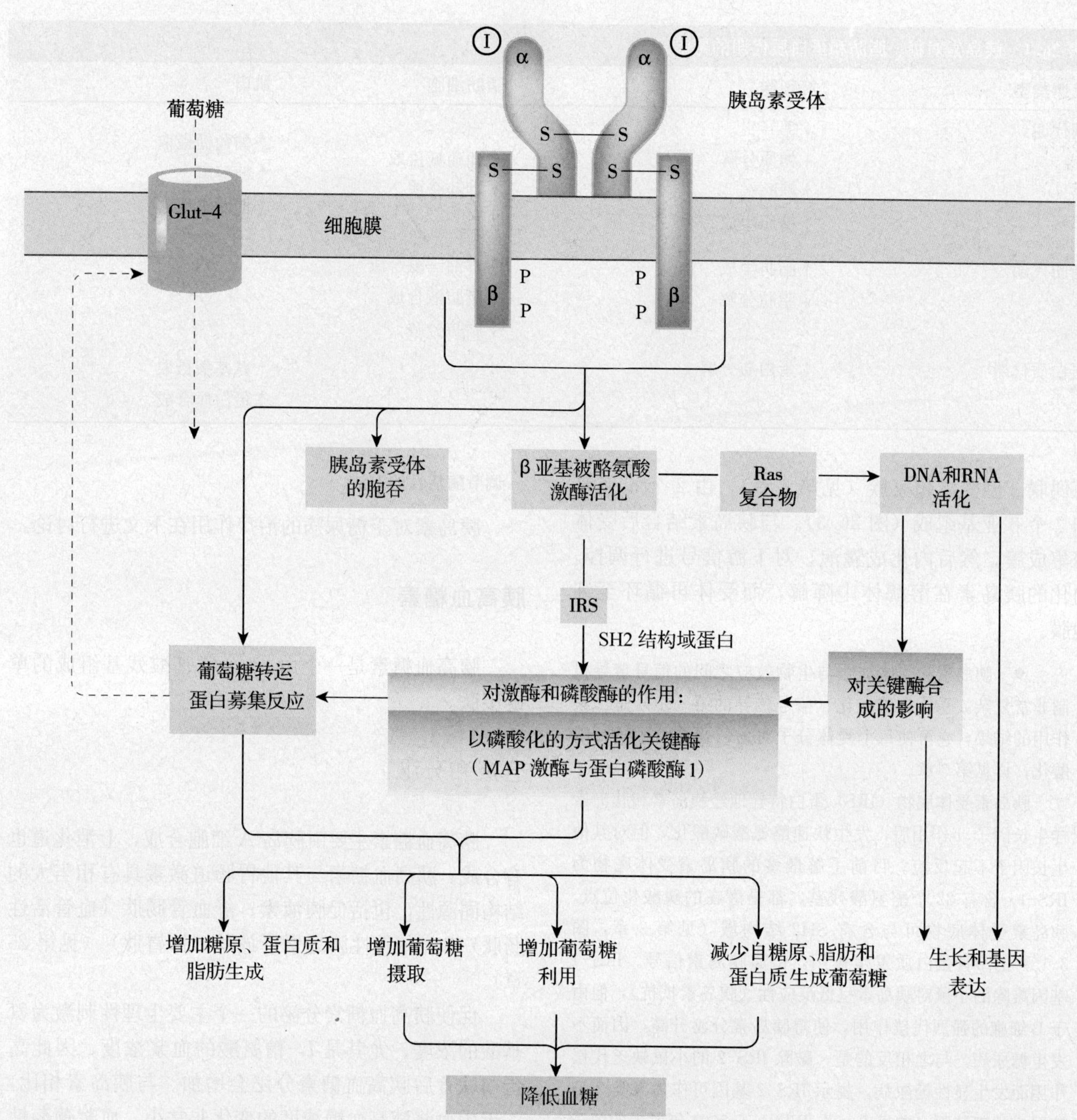


**图 26.3 胰岛素信号传导通路。**IRS：胰岛素受体底物（4 种形式：IRS1—IRS4）。

### 作 用

胰高血糖素可升高血糖，促进脂肪和蛋白质分解。胰高血糖素作用于特异的 G 蛋白偶联受体，活化腺苷酸环化酶，因此其作用在某种程度上类似于肾上腺素 β 受体介导的效应。但是，与肾上腺素不同的是，胰高血糖素对于代谢的影响要大于对心血管的作用。与此相应，胰高血糖素对于肝脏作用较强，而肾上腺素对于代谢的影响在肌肉和脂肪更为显著。胰高血糖素刺激糖原分解和糖异生，抑制糖原合成和葡萄糖氧化，因此胰高血糖素对于靶组织代谢的影响与胰岛素相反。胰高血糖素提高心脏收缩的速率和强度，但不如肾上腺素明显。

胰高血糖素的临床应用总结于下页临床框中。

**胰高血糖素临床应用** 临床

- 胰高血糖素可肌内、皮下或静脉注射。
- 可用于无意识患者的低血糖治疗；与静脉给予葡萄糖不同，胰高血糖素可由非医疗专业人员（如配偶或救护人员）给予。这在静脉给予困难时十分有用。
- 用于β-肾上腺素受体拮抗剂所致急性心力衰竭的治疗。

## 促生长素抑制素

促生长素抑制素由胰岛 D 细胞分泌。下丘脑也产生该激素，此部位促生长素抑制素的作用是抑制生长激素的释放（见第 28 章）。胰岛中促生长素抑制素抑制胰岛素和胰高血糖素的释放。奥曲肽（octreotide）为促生长素抑制素的长效类似物（见上文），可抑制多种激素的释放，临床上用于缓解数种罕见的胃肠道和胰腺内分泌性肿瘤的症状，也可用于肢端肥大症的治疗❶（一种可以促使腺垂体分泌生长激素的功能性胰岛细胞瘤引起的内分泌疾病；见第 28 章）。

## 胰岛淀粉样多肽

◆ “淀粉样蛋白”这一术语指在多种疾病中沉积于不同组织的无定形蛋白，包括许多神经退行性疾病（见第 35 章）。淀粉样沉积物可见于糖尿病患者胰腺中，但其功能尚不清楚。胰腺中淀粉样蛋白的主要成分为一个有 37 个氨基酸残基的多肽，被命名为胰岛淀粉样多肽或简称胰淀素（amylin）。胰淀素与胰岛素共储存于分泌颗粒中，并与胰岛素共分泌。胰淀素延缓胃排空。生理浓度以上的胰淀素刺激横纹肌中的糖原分解产生乳酸。胰淀素也可以抑制胰岛素分泌（图 26.1）。胰淀素结构上与降钙素相关（见第 31 章），对于钙代谢和破骨细胞活性具有微弱的降钙素样作用。胰淀素与降钙素基因相关肽（CGRP）具有 50% 的同源性（见第 16 章），大剂量静脉给予胰淀素可致血管舒张，此作用被认为与 CGRP 受体有关。胰淀素在葡萄糖代谢生理调控中的作用尚存争议，但现在人们感兴趣的是胰淀素激动剂的潜在治疗价值，例如普兰林肽（pramlintide），其为胰淀素类似物，通过替换胰淀素的 3 个脯氨酸而减少胰淀素在难溶性纤维中的聚集性——参见 Schmitz 等（2004）。

## 血糖控制

葡萄糖是大脑能量供给的必需来源，对血糖的生理调控反映了机体在处理间歇性食物摄取和不同的代谢需求时需要维持足够的能源供给。通过饮食使可供能量多于即刻需求，过多的热量以糖原或脂肪的形式储存起来。饥饿时机体通过一种可调控的方式将储存的能量动员出来。其中最重要的调节激素是胰岛素，其作用如前文所述。血糖升高刺激胰岛素分泌，而血糖降低则减少胰岛素分泌。过多的胰岛素所致的低血糖，不仅减少胰岛素的分泌，还可引发数种“反向调节”激素，包括胰高血糖素、肾上腺素、糖皮质激素和生长激素的分泌，这几种激素可使血糖升高。这些激素对于葡萄糖摄入和糖代谢的主要作用以及与胰岛素的比较概括于表 26.2 中。

**内分泌胰腺和血糖** 要点

- 胰岛中 B（或 β）细胞分泌胰岛素，A 细胞分泌胰高血糖素，D 细胞分泌促生长素抑制素。
- 多种因子刺激胰岛素分泌，其中最主要的是血糖。
- 胰岛素对于代谢的主要作用是作为一种能量存储激素，同时它还可以影响细胞生长、分化。胰岛素通过以下机制降低血糖：
  - — 通过 Glut-4 促进肌肉和脂肪摄取葡萄糖；
  - — 促进糖原合成；
  - — 减少糖异生；
  - — 减少糖原分解。
- 胰高血糖素为一种能量动员激素，促进糖异生和糖原分解，促进脂肪和蛋白分解。它可以升高血糖，增强心脏收缩力。
- 糖尿病是一种以高血糖为特征的慢性代谢性疾病，主要分为 2 种类型：
  - — 1 型（胰岛素依赖型）糖尿病，胰岛素绝对缺乏；
  - — 2 型（非胰岛素依赖型）糖尿病，胰岛素相对缺乏，并伴随胰岛素作用敏感性降低（胰岛素抵抗）。

❶ 奥曲肽在垂体瘤手术前短期使用，或用于肿瘤放射治疗等待期间以及其他治疗无效时。

表 26.2 激素对血糖的影响

| 激素 | 主要作用 | 主要分泌刺激因子 | 主要效应 |
|---|---|---|---|
| **主要调节激素** | | | |
| 胰岛素 | ↑葡萄糖摄取<br>↑糖原合成<br>↓糖原分解<br>↓糖异生 | 血糖急性升高 | ↓血糖 |
| **主要反向调节激素** | | | |
| 胰高血糖素 | ↑糖原分解<br>↑糖异生 | 低血糖（即血糖<3mmol/L）（如运动、应激、高蛋白饮食）等 | ↑血糖 |
| 肾上腺素 | ↑糖原分解 | | |
| 糖皮质激素 | ↓葡萄糖摄取<br>↑糖异生<br>↓葡萄糖摄取和利用 | | |
| 生长激素 | ↓葡萄糖摄取 | | |

## 糖尿病

糖尿病是一种因胰岛素缺乏并常伴有胰岛素抵抗而导致高血糖（空腹血糖>7.0mmol/L，或餐后 2 小时血糖>11.1mmol/L）的慢性代谢性疾病。肝葡萄糖排出量控制异常以及肌肉糖原合成减少而使葡萄糖摄取减少，导致了高血糖的发生。当血糖水平超过肾糖阈值时，尿液中可见葡萄糖（糖尿）并导致渗透性利尿（多尿），继而导致脱水、口渴和多饮。胰岛素缺乏使得蛋白合成减少、分解增加，从而导致机体消耗增多。糖尿病酮症酸中毒是一种严重的急性病症，该病的发生是在胰岛素缺乏的条件下，脂肪加速分解形成乙酰辅酶 A，而乙酰辅酶 A 在需氧糖代谢不存在时转化为乙酰乙酸和 β-羟基丁酸（可致酸中毒）和丙酮（酮体）。

糖尿病时由于代谢紊乱可发生多种并发症，常在患糖尿病多年后发生，多种糖尿病并发症均为大血管或微血管病变的结果。血管内皮功能障碍（见第 20 章）是血管并发症发生的早期和关键事件。氧自由基、蛋白激酶 C、葡萄糖和白蛋白的非酶催化产物（称之为晚期糖基化终产物）均与糖尿病的血管并发症有关。大血管病变包括快速进展的粥样斑（见第 21 章）及其血栓并发症（见第 22 章），在糖尿病患者中较为常见，也较为严重。微血管病变是糖尿病的一个显著特征，尤其影响视网膜、肾和外周神经。糖尿病是慢性肾衰竭最常见的病因，慢性肾衰是一种日益增长的严重问题，其治疗费用对于社会和患者均为一种严重的负担。并发的高血压促使肾损伤恶化，降压治疗可延缓糖尿病肾病的发展并降低心肌梗死发生率。血管紧张素转化酶抑制剂或血管紧张素受体拮抗剂（见第 19 章）对于糖尿病肾病的作用比降压药物更有效，其可能的原因是由于前者拮抗了血管紧张素Ⅱ和醛固酮的纤维增生作用所致。

糖尿病神经病变与葡萄糖经醛糖还原酶作用生成的渗透性活性代谢产物的蓄积有关，但是令人失望的是，醛糖还原酶抑制剂作为治疗药物效果并不理想（Chung & Chung，2005）。

糖尿病主要有两种类型：

- 1 型糖尿病（以前称为胰岛素依赖型糖尿病或青少年型糖尿病）
- 2 型糖尿病（以前称为非胰岛素依赖型糖尿病或成年型糖尿病）

1 型糖尿病由于 B 细胞免疫性损伤而存在胰岛素绝对缺乏。此类患者若不进行胰岛素治疗，最终将死于糖尿病酮症酸中毒。

◆ 1 型糖尿病患者初次出现症状时一般年纪尚幼

（青少年），并且不肥胖。1型糖尿病具有遗传易感性，有遗传倾向者家系中一级亲属的发病率为普通人的10倍，并与特异的组织相容性抗原（HLA类型）具有强相关性。对同卵双胞胎的研究显示，遗传易感性个体同时还需要一定的环境因素，例如病毒（如柯萨奇病毒或埃可病毒）感染后才发病。病毒感染可能损伤胰岛B细胞并且使抗原暴露，从而启动了自我延续性自身免疫程序。当胰岛B细胞损伤超过90%时患者表现为显性糖尿病。1型糖尿病的这种自然病史似乎为糖尿病前期进行干预提供了一线希望，也曾经提出过多种策略，包括免疫抑制、早期胰岛素治疗、给予抗氧化剂、烟酰胺治疗以及其他方案，但是迄今为止尚未有令人满意的治疗方法。

2型糖尿病同时存在胰岛素抵抗（先于显性疾病）和胰岛素分泌受损，二者在发病机制中均起重要作用。此类患者一般肥胖，常在成年后发病，由于B细胞功能下降，发病率随年龄增长显著升高。虽然2型糖尿病开始治疗时口服降糖药物通常是必须的，但也可通过饮食进行控制，约1/3的患者最终需要胰岛素治疗。前瞻性研究显示，2型糖尿病对照的血糖控制组❶数年后病情依然会有恶化。

两种主要类型的糖尿病的胰岛素分泌与正常组相比较的情况概括于图26.2中。

除上述两种主要类型的糖尿病以外，还有许多其他不常见类型的糖尿病，高血糖也是多种药物的重要临床不良反应，包括糖皮质激素类（见第28章）、大剂量噻嗪类利尿剂（见第24章），以及用于治疗HIV感染的多种蛋白酶抑制剂（见第47章）。

## 糖尿病治疗

胰岛素是治疗1型糖尿病的基本药物。多年来人们认为，作为一种理念，使血糖水平正常化将可避免糖尿病并发症的发生。糖尿病控制和并发症试验（美国糖尿病协会，1993）证实这种理念相当正确：1型糖尿病患者被随机分配至血糖严格控制组或常规治疗组。血糖严格控制组的平均空腹血糖低于常规组2.8mmol/L，4～9年期间该组患者视网膜病变、肾病和神经病的发生和进展显著降低。这些（经治疗获得的）益处远远超过治疗期间的严重低血糖事件发作升高3倍和中度体重增加所致的不良影响。

英国前瞻性糖尿病研究（UKPDS）显示，降低血压明显改善2型糖尿病的预后（见上文）。血压严格控制的患者也未获得最佳的血糖控制。较好的代谢控制的确可以改善预后，但是其改善强度尚不能令人满意，并且仅对微血管并发症具有统计学意义。结果是，2型糖尿病患者的现实目标通常要比较为年轻的1型患者更低一些。饮食控制（虽然具有失败的倾向）和加强运动相结合是治疗改善的基础。口服药物通常用于控制高血糖症状，以及减缓微血管并发症。通过饮食控制和他汀类药物来预防动脉粥样硬化（第20章）的发生非常重要。饮食控制细节以及特定糖尿病并发症的治疗不在本书的讨论范围内。

## 胰岛素治疗

胰岛素的作用以及机制见上文所述。本节将讨论胰岛素的药代动力学性质以及不良反应，这两方面在其治疗应用中非常重要。临床所用胰岛素曾经为猪源性或牛源性的，但现在基本全部为人源性的（利用DNA重组技术制备）。猪和牛源性胰岛素与人胰岛素在氨基酸序列上有所区别，易引起免疫反应，而使用重组的人源性胰岛素则可以避免这个问题。虽然重组胰岛素与从新处死动物胰腺中提取的胰岛素相比，在质量上更具有可控性，但给药剂量依然按照活性单位进行量化，医生和患者对于活性单位也较重量单位更熟悉些。

### 药代动力学和胰岛素制剂

胰岛素在胃肠道中易降解，故必须胃肠外给药——一般是皮下注射，紧急时也可静脉注射或偶尔肌内注射。终末期肾衰竭并经腹膜透析治疗的糖尿病患者可使用腹膜内给药。胰岛素可经肺吸收，因而气雾剂是一种很有希望的胰岛素给药方式，尤其对于2型糖尿病患者。其他新型给药方式包括载有胰岛素的生物可降解多聚体微球和利用葡萄糖可渗入性生物膜制备的包裹胰岛素的凝集素胶囊❷。胰岛素吸收后的消除半衰期约为10分钟。胰岛素在肝和肾中经酶灭活，10%经尿液排泄。肾损伤时胰岛素应减量。

胰岛素使用中的主要问题之一是要避免血浆胰岛素以及血糖浓度巨大波动。胰岛素不同制剂的达峰时间和作用持续时间有差异。可溶性胰岛素起效较快，

---

❶ 由于血糖水平经常变化，通过监测血糖并不容易对糖尿病的控制进行评估。作为替代方法，监测糖化血红蛋白（血红蛋白 $A_{1C}$），可对红细胞平均生命周期内的血糖控制进行综合整体检测（约120天）。

❷ 这种剂型在理论上可因葡萄糖和糖基化胰岛素竞争凝集素的结合位点，而使相对占优势的葡萄糖浓度控制胰岛素变速释放。

但作用时间也短。通过将胰岛素和鱼精蛋白或锌共沉淀可制备长效胰岛素，从而形成分散性较好的无定形或相对不溶的结晶，此种胰岛素的混悬液进行注射可使胰岛素吸收缓慢。此类胰岛素制剂包括低精蛋白胰岛素和无定形或晶状胰岛素锌混悬液。目前可获得形式不同但比例固定的混合物。赖脯胰岛素（insulin lispro）是将胰岛素中赖氨酸残基和脯氨酸残基进行位置互换而获得的胰岛素类似物。赖脯胰岛素比胰岛素起效更快，但作用时间更短，便于患者餐前即刻自我注射。甘精胰岛素（insulin glargine）是胰岛素的另一种类似物，与胰岛素不同的是，甘精胰岛素可提供平稳的基础水平胰岛素，模拟生理性吸收后基础胰岛素分泌。甘精胰岛素为澄明液体，在皮下组织的生理 pH 条件下可形成微量沉淀，使皮下注射部位的吸收延长。与短效胰岛素合用，甘精胰岛素可降低食物吸收后的血糖水平。

胰岛素可按多种方案进行给药。1 型糖尿病患者通常可在每天早餐和晚餐前，注射一次短效和中效胰岛素。若想更好地控制血糖，可在每天进餐时多次注射短效胰岛素，并于夜间注射一次长效胰岛素。有时，医院和某些专科医生会对门诊患者使用胰岛素泵。最高级的胰岛素泵可通过持续监测血糖来调节胰岛素的给药量，但这种泵还不能推广至日常使用。

### 不良反应

胰岛素的主要不良反应是低血糖。这是很普通的反应，但异常严重的低血糖可能会导致脑损伤。一项大型临床试验显示，强化胰岛素治疗与常规治疗相比，可使严重低血糖事件升高 3 倍。发生低血糖时可以饮用一杯糖水或吃些点心，对处于昏迷状态的患者，可静脉给予葡萄糖或肌内给予胰高血糖素（见上文）。胰岛素所致低血糖发生后，由于反向调节激素的释放，可发生高血糖反弹（索马吉效应，见上文）。这可导致在早晨睡眠期间一次未觉察低血糖发作之后，发生早餐前高血糖。辨别这种可能性非常重要，以避免在这样的情况下错误地加大（而不是降低）夜间胰岛素使用量。

人源性胰岛素过敏症比较罕见，但也可发生。过敏反应可以是局部或全身的反应。因为产生抗胰岛素抗体而发生胰岛素耐受的情况比较罕见。

胰岛素的临床应用概括于表中。

## 口服降血糖药物

口服降血糖药物（见“治疗糖尿病的药物”要点框）主要有二甲双胍（metformin）（双胍类）、磺酰脲类以及其他作用于磺酰脲受体的药物和格列酮类。阿卡波糖（acarbose）是一种 α-糖苷酶抑制剂。

> **胰岛素临床应用**　临床
>
> - 1 型糖尿病患者需长期使用胰岛素：
>   — 即效胰岛素制剂（如低精蛋白胰岛素）常与餐前给予的可溶性胰岛素合用。
> - 可溶性胰岛素静脉注射可用于高血糖的紧急处理（如糖尿病性酮症酸中毒）。
> - 许多 2 型糖尿病患者最终也需胰岛素治疗
> - 2 型糖尿病或糖耐量异常患者并发其他疾病（如手术、感染、心肌梗死）时的短期治疗。
> - 妊娠期间单纯饮食无法控制的妊娠糖尿病。
> - 高钾血症的紧急治疗：胰岛素和葡萄糖合用可促进 $K^+$ 内流，降低细胞外的 $K^+$ 浓度。

### 双胍类

二甲双胍是此类中目前唯一可以在英国应用的药物。

#### 作用和机制

双胍类降血糖作用的机制非常复杂，目前并不完全清楚。双胍类可促进骨骼肌摄取和利用葡萄糖（因此可降低胰岛素抵抗），减少肝葡萄糖生成（糖异生）。二甲双胍降低血糖的同时并不会导致低血糖。二甲双胍还可以降低低密度脂蛋白（LDL）和极低密度脂蛋白（VLDL）。

#### 药代动力学

二甲双胍半衰期约为 3 小时，并以原型从尿液排出。

#### 不良反应

二甲双胍最常见的不良反应是剂量相关的胃肠道紊乱（如食欲缺乏、腹泻、恶心），这些症状一般是短暂的反应，但并不总是如此。乳酸性酸中毒是罕见但具有潜在致死性的毒性反应，患有肝肾疾病、低氧性肺疾病、心力衰竭和休克的患者不应给予二甲双胍。这些患者由于药物消除减少或组织供氧减少而易诱发乳酸性酸中毒。在其他易诱发乳酸性酸中毒的情况下也应该避免使用二甲双胍。妊娠时禁用。长期使用会干扰维生素 $B_{12}$ 吸收。

### 临床应用

二甲双胍可用于2型糖尿病的治疗。二甲双胍不会刺激食欲（而是有相反的作用，见上文），是多数肥胖以及单纯饮食控制效果不佳的2型糖尿病患者的首选药物。二甲双胍可以与磺酰脲类、格列酮类或胰岛素合用。

## 磺酰脲类

磺酰脲类是在偶然发现一种磺胺衍生物（用于治疗伤寒）可导致低血糖后发展起来的降血糖药物。目前有多种磺酰脲类药物可供选择。最初用于治疗的是甲苯磺丁脲（tolbutamide）和氯磺丙脲（chlorpropamide）。氯磺丙脲作用持续时间较长，大部分经尿液排出，因此氯磺丙脲可致严重低血糖，尤其是使肾功能减退的中老年患者不可避免地但却是隐匿性地出现低血糖（见第24章）。由于双硫仑样反应，给予氯磺丙脲后饮酒可致面部潮红（见第43章），并且对于远端肾单位具有抗利尿激素样作用，引起低钠血症和水中毒。Williams（1994）认为"历史悠久且特殊的氯磺丙脲现在应该退出历史舞台"——这也笔者的态度。但甲苯磺丁脲仍然可用。第二代磺酰脲类药物（如格列本脲和格列吡嗪；表26.3）药效更强（毫克水平），但其最大降糖作用以及血糖控制效果并不比甲苯磺丁脲优秀。磺酰脲类药物都含有磺酰脲基团，作用机制相似，但取代基的不同使得各自的药代动力学有所不同，作用持续时间也有所不同（表26.3）。

### 作用机制

磺酰脲类药物主要作用于B细胞（图26.1），刺激胰岛素释放（相当于图26.2中的快时相）而降低血糖。B细胞膜上$K_{ATP}$通道表达磺酰脲类的高亲和力受体，各种磺酰脲类药物与受体的亲和力与其刺激胰岛素释放作用相平行。磺酰脲类药物对$K_{ATP}$通道的阻断导致细胞去极化、$Ca^{2+}$内流和胰岛素释放（请与胰岛素释放的生理性调控相比较）。

### 药代动力学

磺酰脲类口服后吸收良好，多数情况下2～4小时药物浓度达峰值，不同药物的作用持续时间差异较大（表26.3）。与血浆白蛋白结合完全，并与其他药物（如水杨酸类和磺胺类）竞争血浆蛋白结合位点（见下文和第52章）。多数磺酰脲类（或其活性代谢物）从尿液排出，因此老年人和肾病患者服用后药物作用会增强。

多数磺酰脲类药物可穿过胎盘，并分泌至乳汁，因此孕妇和哺乳期妇女禁用，如果需要可使用胰岛素。

### 不良反应

磺酰脲类耐受良好。不良反应见表26.3。最常见的不良反应是低血糖，可以是严重和持续很长时间的低血糖。低血糖的发生与药物作用强度、持续时间有关，使用氯磺丙脲和格列本脲时低血糖发生频率最高，而使用甲苯磺丁脲时低血糖发生频率最低。由于格列本脲的代谢物自尿液排出并具有中度的活性，可引起低血糖的发生，故老年人和肾损伤（即使程度轻微）患者最好避免使用格列本脲。磺酰脲类可刺激食欲（可能由于对胰岛素释放和血糖的影响），常导致体重增加，对于肥胖的糖尿病患者尤需注意。约3%患者会发生胃肠不适。过敏性皮疹和骨髓损伤虽然非常罕见（见第53章），但后果严重。

急性心肌梗死发生期间或发生数日后，应该将磺酰脲类药物换为胰岛素，这可使短期死亡率大大降低，但尚不清楚这是因为胰岛素的某种特殊益处还是因为磺酰脲类药物的某种有害作用（抑或两者都有）。另一个问题是长期口服降血糖药物对于心血管系统是否具有不良影响。一项20世纪70年代在美国进行的研究显示，口服降血糖药物组在治疗4～5年后，与胰岛素或安慰剂组相比，心血管事件死亡率增加。理论上，心脏和血管组织的$K_{ATP}$被阻断后可能会产生不良后果，但尚无确定的心血管不良反应证据。

### 药物相互作用

许多药物可以加强磺酰脲类的降血糖作用。非甾体抗炎药、香豆素类、排尿酸药（如磺吡酮）、酒精、单胺氧化酶抑制药、一些抗菌药物（包括磺胺类、甲氧苄啶和氯霉素）和一些咪唑类抗真菌药与磺酰脲类合用时，都曾发生严重的低血糖。这些相互作用多数可能与竞争代谢酶有关，但竞争结合血浆蛋白或竞争排泄也可能是部分原因。

可以拮抗磺酰脲类降血糖效应的药物包括大剂量的噻嗪类利尿剂和皮质激素。

临床应用

磺酰脲类发挥作用需要有功能性B细胞，因此适用于2型糖尿病早期。可与二甲双胍或噻唑烷二酮类合用。

## 其他刺激胰岛素分泌药物

近年来发现了另外一些缺乏磺酰脲基团但也可刺激胰岛素分泌的药物，包括瑞格列奈（repaglinide）和那格列奈（nateglinide）。与磺酰脲类相似，这些药物可以阻断胰岛B细胞$K_{ATP}$通道上的磺酰脲受体。因此，作为*D*-苯丙氨酸（一份宣传手册称之为"第一个新型胰岛素释放促进剂"）衍生物的那格列奈，可以和格列本脲（glibenclamide）竞争B细胞上的特异结合位点。与磺酰脲类相似，那格列奈可抑制加载放射性同位素铷离子的B细胞中铷离子的外流（铷离子外流通过$K_{ATP}$通道），膜片钳实验显示那格列奈可阻断这些通道。那格列奈的作用强度比多数磺酰脲类要弱（甲苯磺丁脲除外），起效较快，失效也快。那格列奈的这一特性，加之吸收快速（单次口服后血药浓度达峰时间约为55分钟）和清除快速（半衰期约为3小时），使得其作用持续时间较短，低血糖发生风险低❶。本类药物可在餐前即刻给予，以降低单纯饮食血糖控制不佳，以及缺乏运动的2型糖尿病患者的餐后血糖。与传统磺酰脲类相比，此类药物还有一个潜在的益处，即患者服药后体重增加较少。在糖尿病病程后期，本类药物可与其他口服降血糖药物（如二甲双胍或噻唑烷二酮类）合用。与格列本脲不同的是，本类药物选择作用于B细胞上的$K_{ATP}$通道，而不包括血管平滑肌上的$K_{ATP}$通道。

## 噻唑烷二酮类（格列酮类）

噻唑烷二酮类（格列酮类）是在筛选氯贝丁酯类似物环格列酮对脂类影响时，意外发现其有降血糖作用之后而发展起来的一类降血糖药物。环格列酮（ciglitazone）和曲格列酮（troglitazone）都具有肝毒性，但新近上市的噻唑烷二酮类，罗格列酮（rosiglitazone）和匹格列酮（pioglitazone），有关肝毒性的报道较少。

作　用

噻唑烷二酮类对血糖影响起效较慢，在治疗1～2个月后方可达到最大疗效。噻唑烷二酮类降低肝葡萄糖排出量，促进肌肉摄取葡萄糖，增强内源性胰岛素作用，可使维持某一血糖水平所需的外源性胰岛素量降低约30%。血糖水平降低常伴随循环胰岛素和游离脂肪酸水平降低。甘油三酯水平可能降低，而LDL和高密度脂蛋白（HDL）则不变或轻微升高，LDL：HDL比例略微改变。小而密的LDL颗粒（被认为最具有致动脉粥样硬化性；见第20章）比例降低。常可见体重增加1～4kg，并通常在6～12个月内趋于稳定。体重增加的部分原因可能是因体液潴留：血浆容量增加可多达500ml，因血液稀释而使血红蛋白浓度降低；同时血管外液增加，皮下（而非腹性）脂肪沉积增加。

作用机制

噻唑烷二酮类与被称为过氧化物酶体增生物激活受体-γ（PPARγ）的核受体结合，PPARγ可与维A酸X受体（RXR；参见第3章）形成异二聚体存在❷。PPARγ主要表达于脂肪组织，在肌肉和肝脏中也有表达。PPARγ可导致脂肪细胞分化（这与体重增加的不良反应有关），促进脂肪形成以及机体摄取脂肪酸、葡萄糖。PPARγ可促进肾集合管中阿米洛利敏感性钠离子重吸收，这可以解释噻唑烷二酮类的体液潴留不良反应（Guan等，2005）。PPARγ内源性激动剂包括不饱和脂肪酸和前列腺素$J_2$等各种衍生物。噻唑烷二酮类为外源性激动剂，使PPARγ-RXR复合体与DNA结合，促进多种在胰岛素信号传导中起重要作用的蛋白质的基因转录，包括脂蛋白脂酶、脂肪酸转运蛋白、脂细胞脂肪酸结合蛋白、Glut-4、磷酸烯醇丙酮酸羧激酶、苹果酸酶等。目前，主要分布于脂肪细胞上的受体与药物结合后对糖稳态的影响尚不完全清楚，据推测可能是药物通过降低循环游离脂肪酸量而重置糖-脂肪酸循环。

药代动力学

罗格列酮和匹格列酮吸收快速且较完全，2小时内血药浓度达峰值。二者血浆蛋白结合均较高（>99%），均在肝中代谢，原型药物消除半衰期较短

❶ 具有讽刺意味的是，这些新近引入并占有市场优势的药物与甲苯磺丁脲这一最古老、最便宜、最不时髦的磺酰脲类药物具有许多共性，也许糖尿病专家们应该转移一部分工作重心来研究如何最好地使用这一未受重视的药物！

❷ 与氯贝丁酯（和噻唑烷二酮类结构相似）相比较。氯贝丁酯可与PPARα相结合（见第20章）。

(＜7 小时)，但代谢物消除半衰期较长（罗格列酮可长至 150 小时，匹格列酮可长至 24 小时)。罗格列酮经 CYP2C8 代谢产生弱活性代谢物，匹格列酮主要由 CYP2C 同工酶和 CYP3A4 代谢产生活性代谢物。罗格列酮的代谢物主要经尿液排出，匹格列酮的代谢物主要由胆汁排出。

### 不良反应

像环格列酮和曲格列酮那样严重的肝毒性在罗格列酮和匹格列酮的临床试验中并未发生，罗格列酮和匹格列酮正式上市后导致肝功能异常的报道也较少，但仍建议患者定期检查肝功能。关于曲格列酮肝毒性的一种假说（未经证实）是，曲格列酮结构中的 α-维生素 E 侧链可代谢产生醌类物质，而新合成的噻唑烷二酮类则不会产生。罗格列酮和匹格列酮最常见的不良反应是体重增加和体液潴留（见上文)。体液潴留是一个值得注意的问题，因为其可以促使或加速心力衰竭，故心力衰竭患者禁用。不明原因的症状还包括头痛、疲乏、胃肠道紊乱。妊娠或哺乳期女性和儿童禁用噻唑烷二酮类。理论上噻唑烷二酮类可导致因胰岛素抵抗而停止排卵的女性（如多囊性卵巢综合征患者）重新排卵。

### 相互作用

噻唑烷二酮类可与其他口服降血糖药物合用。在欧洲，由于担心罗格列酮和匹格列酮与胰岛素合用增加心力衰竭发生风险，故禁止二者与胰岛素合用，但在美国噻唑烷二酮类和胰岛素广泛合用。

### 临床应用

由于胰岛素抵抗是 2 型糖尿病发病的一个重要原因，也与“代谢综合征”（腹性肥胖、高血压、血脂障碍、胰岛素抵抗等）并发的大量心血管死亡事件相关，因此格列酮类是 2 型糖尿病患者的良好选择。这就是临床实践中（特别是在美国)，格列酮类被大量使用的原因。事实上，迄今为止尚无证据显示此乐观的观点已被临床结果改善的事实所证明（Gale, 2001)。目前的临床试验证据仅源于短期研究，支持对单独使用二甲双胍或磺酰脲类但状态控制不佳，并且不宜合用这两类药物的患者合用格列酮类＋二甲双胍或磺酰脲类。希望在不久的将来，能有支持格列酮类更广泛和更有效应用（例如单独治疗或与二甲双胍、磺酰脲类三联治疗）的证据出现。除糖尿病外，格列酮类的潜在临床用途（包括对脂肪肝和动脉粥样化疾病的治疗）尚处于研究之中。

## α-糖苷酶抑制剂

阿卡波糖为肠道 α-糖苷酶抑制剂，可用于经单纯饮食或合用其他药物但血糖控制不佳的 2 型糖尿病患者。阿卡波糖延缓糖类吸收，降低餐后血糖。常见不良反应与其主要作用有关，主要有肠胃气胀、稀便、腹泻、腹痛。与二甲双胍相似，阿卡波糖对肥胖性 2 型糖尿病患者特别有效，可与二甲双胍合用。

## 潜在的新型抗糖尿病药物

多种药物目前正处于研究之中，包括 $\alpha_2$-肾上腺素受体拮抗剂和脂肪酸氧化抑制剂。脂肪细胞中的脂解作用受肾上腺素受体 $\beta_3$ 亚型调控（见第 11 章)。利用选择性 $\beta_3$ 受体激动剂来治疗肥胖性 2 型糖尿病患者的可能性目前正在研究之中（见第 27 章)。此外，由于有证据显示蛋白激酶 C（PKC）通路激活与糖尿病血管并发症有关，PKC 抑制剂研究正方兴未艾，例如 ruboxistaurin（LY333531）即为 PKCβ 亚型的特异性抑制剂（Aiello, 2005)。

**口服降血糖药物的临床应用** 临床

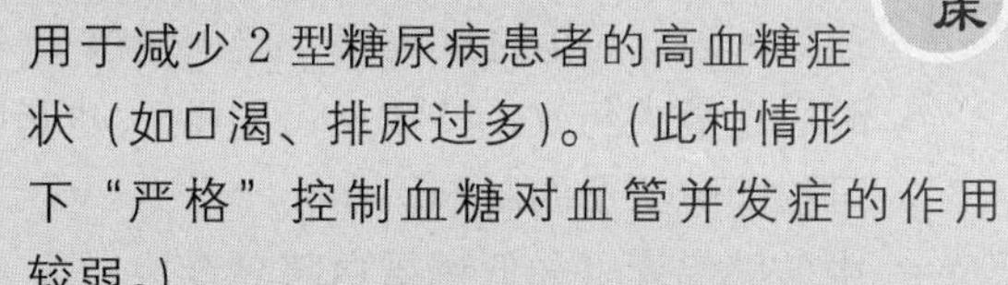

- 用于减少 2 型糖尿病患者的高血糖症状（如口渴、排尿过多)。(此种情形下“严格”控制血糖对血管并发症的作用较弱。)
- 肥胖患者首先推荐使用二甲双胍，但存在易诱发乳酸性酸中毒因素（肾衰竭、肝衰竭、心力衰竭、低氧血症）时禁忌使用。
- 阿卡波糖（α-糖苷酶抑制剂）降低糖类吸收；也可致肠胃气胀和腹泻。
- 作用于磺酰脲受体的药物（如甲苯磺丁脲、格列本脲）耐受良好，但常导致体重增加。
- 噻唑烷二酮类用于不能耐受二甲双胍＋酰脲类的患者，或有这两类药物使用禁忌证的患者。

表 26.3　口服磺酰脲类降血糖药物

| 药物 | 相对效能[a] | 作用持续时间和（半衰期）(h) | 药代动力学[b] | 总体评价 |
|---|---|---|---|---|
| 甲苯磺丁脲 | 1 | 6～12（4） | 在肝中一些药物转化为弱活性羟基甲苯磺丁脲，一些转化为无活性的羧化物；经肾排出 | 安全性药物；较少发生低血糖 |
| 格列本脲[c] | 150 | 18～24（10） | 一些药物在肝中氧化成中等活性产物，一些从尿液排出；50%以原型从粪便排出 | 可能导致低血糖。肾衰竭时发生活性代谢产物蓄积 |
| 格列吡嗪 | 100 | 16～24（7） | 1 小时内血浆药物浓度可达峰值。大部分在肝脏代谢为无活性产物并从尿液排出；12%从粪便排出 | 可致低血糖。具有利尿作用。肾衰竭时仅发生无活性代谢产物蓄积 |

注：[a] 相对于甲苯磺丁脲
[b] 蛋白结合率均较高（90%～95%）
[c] 在美国被称命名为 gliburide

## 治疗糖尿病的药物

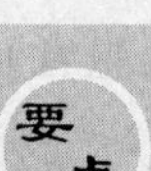


**胰岛素**

- 人源性胰岛素通过 DNA 重组技术制备。常规使用为皮下注射（紧急情况可静脉输注）。
- 不同胰岛素制剂作用持续时间差异较大：
  — 速效和短效可溶性胰岛素：皮下注射 2～4 小时后达最大药效，持续 6～8 小时；也是唯一可以静脉给予的制剂；
  — 中效胰岛素（如低精蛋白胰岛素）；
  — 长效胰岛素（如精蛋白锌胰岛素）。
- 主要不良反应是低血糖。
- 改变氨基酸序列（"经设计的"胰岛素，如赖脯胰岛素和甘精胰岛素）可使胰岛素的药代动力学改变。

**口服降血糖药物**

- 可用于 2 型糖尿病的药物。
- 双胍类（如二甲双胍）：
  — 在痕量胰岛素存在时具有较为复杂的外周作用，促进横纹肌摄取葡萄糖，抑制肝葡萄糖排出和肠道葡萄糖吸收；
  — 导致食欲缺乏和体重减轻；
  — 可与磺酰脲类合用。
- 磺酰脲类以及其他促进胰岛素分泌的药物（如甲苯磺丁脲、格列本脲、那格列奈）：
  — 可致低血糖（刺激食欲并导致体重增加）；
  — 仅在 B 细胞功能存在时具有作用；
  — 阻断 B 细胞上的 ATP 敏感性 $K^+$ 通道；
  — 耐受良好，但可致体重增加。
- 噻唑烷二酮类（如罗格列酮、匹格列酮）
  — 增加 2 型糖尿病患者的胰岛素敏感性，降低血糖；
  — 可致体重增加和水肿；
  — 为过氧化物酶体增生物激活受体（一种核受体）激动剂。
- α-葡萄糖苷酶抑制剂：阿卡波糖
  — 降低糖类吸收；
  — 可致肠胃气胀和腹泻。

## 参考文献与扩展阅读

Several of the references below are to specific chapters of particular relevance in Pickup J C, Williams J (eds) 2002 Textbook of diabetes, 3rd edn. Blackwell Science, Oxford. (*This extremely readable, well - illustrated and authoritative textbook offers excellent further reading.*)

Physiological and pathophysiological aspects

Dunn M J 1997 Familial persistent hyperinsulinemic hypoglycemia of infancy and mutations in the sulfonylurea receptor. N Engl J Med 336: 703-706 (*A rare disease resulting from disorder of potassium channels as a result of mutation in the sulfonylurea receptor*)

Lee Y H, White M F 2004 Insulin receptor substrate proteins and diabetes. Arch Pharm Res 27: 361-370 (*Reviews the discovery of IRS proteins and their role linking cell surface receptors to intracellular signalling cascades. 'Understanding the regulation and signaling by IRS1 and IRS2 in cell growth, metabolism and survival will reveal new strategies to prevent or cure diabetes and other metabolic diseases.'*)

Maratos-Flier E, Goldstein B J, Kahn C R 2002 The insulin receptor and postreceptor mechanisms. In: Pickup J C, Williams J (eds) Textbook of diabetes, 3rd edn. Blackwell Science, Oxford

Turk J, Gross R W, Ramanadham S 1993 Perspectives in diabetes. Amplification of insulin secretion by lipid messengers. Diabetes 42: 367 - 374 (*Amplifying intracellular messengers include diacylglycerol, non-esterified arachidonic acid, 12-S-HETE*)

Way K J, Katai N, King G L 2001 Protein kinase C and the development of diabetic vascular complications. Diabet Med 18: 945-959 (*Reviews the considerable evidence implicating protein kinase C activation in the aetiology of diabetic vascular complications*)

Withers D J, Gutierrez J S, Towery H et al. 1998 Disruption of IRS-2 causes type 2 diabetes in mice. Nature 391: 900-904 (*Dysfunction of IRS-2 may 'contribute to the pathophysiology of human type 2 diabetes'; see also accompanying commentary by Avruch J, A signal for β-cell failure, pp.* 846-847)

Zimmet P, Alberti K G M M, Shaw J 2001 Global and societal implications of the diabetes epidemic. Nature 414: 782 - 787 (*Changes in human behaviour have resulted in a dramatic increase in type 2 diabetes worldwide*)

### 胰岛素

Bolli G B, Owens D R 2000 Insulin glargine. Lancet 356: 443-445 (*Balanced, succinct commentary. 'In the 50 years since NPH insulin was devised by Hagedorn and Lente insulin by Hallas-Mfiller, no improved formulations of intermediate acting or long-acting insulin preparations have been introduced until now.' Insulin glargine could represent a milestone*)

Owens D R, Zinman B, Bolli G B 2001 Insulins today and beyond. Lancet 358: 739 - 746 (*Reviews the physiology of glucose homeostasis, genetically engineered 'designer' insulins, and developments in insulin delivery and glucose sensing*)

Saltiel A R, Kahn C R 2001 Insulin signaling and the regulation of glucose and lipid metabolism. Nature 414: 799 - 806 (*Discusses insulin resistance and related hormonal and signalling events*)

Saltiel A R, Pessin J E 2002 Insulin signaling pathways in space and time. Trends Cell Biol 12: 65-70

Skyler J S, Cefalu W T, Kourides I A et al. 2001 Efficacy of inhaled human insulin in type 1 diabetes mellitus: a randomized proof-of-concept study. Lancet 357: 324-325 (*Preprandial inhaled insulin is a less invasive alternative to injection; see also a paper on type 2 patients from the same group, showing that 3 months of treatment with inhaled insulin was effective and well tolerated without adverse pulmonary effects: Ann Intern Med* 2001; 134: 203-207)

### 口服降血糖药

de Fronzo R A, Goodman A M 1995 Efficacy of metformin in patients with non-insulin-dependent diabetes mellitus. N Engl J Med 333: 541 - 549 (*See also accompanying editorial on metformin by Crofford O B, pp.* 588-589)

Dornhorst A 2001 Insulinotropic meglitinide analogues. Lancet 358: 1709-1716 (*Reviews rationale for this class, which includes repaglinide and nateglinide*)

Gale E A M 2001 Lessons from the glitazones: a story of drug development. Lancet 357: 1870 - 1875 (*Fighting stuff: 'Troglitazone was voluntarily withdrawn in Europe, but went on to generate sales of over $ 2 billion in the USA and caused 90 cases of liver failure before being withdrawn. Rosiglitazone and pioglitazone reached the USA for use alone or in combination with other drugs whereas in Europe the same dossiers were used to apply for a limited licence as second-line agents. How should we use them? How did they achieve blockbuster status without any clear evidence of advantage over existing therapy?'*)

Guan Y et al. 2005 Thiazolidinediones expand body fluid volume through PPAR γ stimulation of ENaC - mediated renal salt absorption. Nat Med 11: 861-865 (*Mechanism of fluid retention caused by thiazolidinediones and suggestion that amiloride may provide a specific therapy for this. Human studies will no doubt follow... See also News and Views article in the same issue: TZDs and diabetes: testing the waters by A F Semenkovich, pp.* 822-824)

Hu S et al. 2000 Pancreatic β-cell $K_{ATP}$ channel activity and membrane-binding studies with nateglinide: a comparison with sulphonylureas and repaglinide.

J Pharmacol Exp Ther 293: 444-452 (*In competition binding studies, nateglinide displaced $^3H$-glibenclamide with lower affinity than all sulfonylureas studied except tolbutamide*)

Perfetti R, D' Amico E 2005 Rational drug design and PPAR agonists. Curr Diab Rep 5: 340 - 345 (*Reviews thiazolidinediones, and discusses novel drugs in development*)

Williams G 1994 Managements of non - insulin - dependent diabetes mellitus. Lancet 343: 95-100

## 其他药物及其治疗特点

ACE Inhibitors in Diabetic Nephropathy Trialist Group 2001 Should all patients with type 1 diabetes mellitus and microalbuminuria receive angiotensin converting enzyme inhibitors? A meta - analysis of individual patient data. Ann Intern Med 134: 370-379 (*Either that or a sartan—see Brenner et al., 2001, below*)

Aiello L P 2005 The effect of ruboxistaurin on visual loss in patients with moderately severe to very severe nonproliferative diabetic retinopathy initial results of the Protein Kinase C Beta Inhibitor Diabetic Retinopathy Study (PKC - DRS) multicenter randomized clinical trial. Diabetes 54: 2188 - 2197 (*Ruboxistaurin was well tolerated and reduced the risk of visual loss but did not prevent progression of retinopathy*)

American Diabetes Association 1993 Implications of the Diabetes Control and Complications Trial. Diabetes 42: 1555 - 1558 (*Landmark clinical trial*)

Brenner B M et al. 2001 Effects of losartan on renal and cardiovascular outcomes in patients with type 2 diabetes and nephropathy. N Engl J Med 345: 861 - 869 (*Significant renal benefits from the $AT_1$ antagonist; see also two adjacent articles: Lewis E J et al., pp. 851-860, and Parving H-H et al., pp. 870-878, and an editorial on prevention of renal disease caused by type 2 diabetes by Hostetter T H, pp. 910-911*)

Chung S S M, Chung S K 2005 Aldose reductase in diabetic microvascular complications. Curr Drug Targets 6: 475 - 486 (*Reviews pathogenic mechanisms of the polyol pathway, and discusses possible reasons for the unimpressive effects to date of aldose reductase inhibitors; argues that renewed efforts could be warranted*)

Schmitz O, Brock B, Schmitz O 2004 Amylin agonists: a novel approach in the treatment of diabetes. Diabetes 53 (suppl): S233-S238 (*Reviews actions of amylin in animal and human models, and the results from clinical trials with the amylin analogue pramlintide*)

Thompson R G, Peterson J, Gottlieb A, Mullane J 1997 Effects of pramlintide, an analog of human amylin, on plasma glucose profiles in patients with IDDM: results of a multicenter trial. Diabetes 46: 632-636 (*This amylin analogue lowered blood glucose when added to patients' usual insulin*)

(何朝勇　译，林志彬　校，章国良　审)

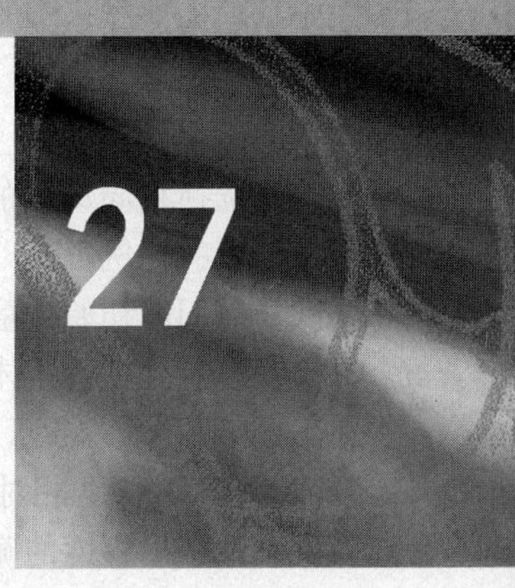

# 肥胖症



## 概　述

肥胖症是当前全世界范围内日渐凸现的一个健康问题，在某些国家已呈流行态势。肥胖问题不仅限于发达国家的居民，也不再局限于成年人或是具有某种特殊社会经济地位的人群。体脂可反映体内的能量储存，当调控能量平衡的稳态机制紊乱或者被破坏时，机体就会发生肥胖。本章首先介绍食欲和体重的内源性调节机制，接着探讨肥胖对健康的主要影响及其病理生理学特点，最后讨论两种目前获准治疗肥胖的药物，并预测肥胖症药物治疗的发展前景。

## 背　景

维持生命需要持续的能量供应，即使在食物供给间断的情况下也需保持稳态。进化使机体具备了将食物中的多余能量以高能三酰甘油（甘油三酯）的形式储存于脂肪组织的机制，从而使机体在没有食物或食物匮乏的情况下可以很容易地动员这些能量。这种机制被所谓的节俭基因所控制，显然是我们以猎食为生的祖先所遗传下来的。然而，目前在许多国家和地区，久坐的生活方式、遗传易感性、文化影响和无限制地食用大量高热量食物等多种因素的共同作用导致肥胖症在全世界范围内流行，有时候也称作“全球肥胖”。

### 肥胖症的定义

如果说一个人的“理想体重”是能使其达到最长预期寿命的重量，那么“肥胖”则可定义为一种多余的体脂对健康（和预期寿命）造成不良影响的疾病❶。然而，表明一个人“肥胖”的指标是什么？已被普遍接受的标准是世界卫生组织专家委员会提出的体质指数（body mass index，BMI）。BMI 等于体重（kg）除以身高（m）的平方。虽然 BMI 不是一个非常理想的指标（例如它不能区分脂肪和精瘦组织），但是其与体脂的其他测量指标相关性良好，已广泛应用于肥胖症的研究中。然而为特定人群定义“健康”体重也很困难，通常认为 BMI＜ 18.5 $kg/m^2$ 的个体“体重过轻”；BMI 为 18.5～24.9 $kg/m^2$ 的个体具有“合适”或“正常”的体重；BMI 在 25.0～29.9 $kg/m^2$ 范围内称作“1 级超重”；如 BMI 为 30.0～39.9 $kg/m^2$，则认为患者肥胖或“2 级超重”；如 BMI＞ 40 $kg/m^2$ 则为“3 级超重”或病态肥胖。

显然 BMI 依赖于全身的能量平衡，故肥胖也可定义为能量平衡的多因素障碍，热卡摄取量长期超过能量消耗量，导致 BMI 异常升高。

## 控制能量平衡的稳态机制

通常观点，也是被众多食谱作者和大量赢利性饮食工业所鼓吹的观点，认为肥胖只是不良饮食习惯或是暴食（饮食过量）的结果。然而，事实上情况更为

❶　希波克拉底观察到天生非常胖的人较瘦人寿命短。

复杂。选择相同饮食的人中有许多却不会发生肥胖，不发胖者的比例很高（约 90%），而且其中大多数人可恢复他们的初始体重。这提示某种内源性稳态调节机制发挥着维持特定体重的作用，此机制通常能够特别精确地调节能量平衡至每十年变化 0.17%（Weigle，1994）。相对于日常食物摄取量的变化，这一机制的精确程度的确非常惊人。

对单卵双生和异卵双生的肥胖症患者的研究发现，遗传因素对此病的易感性有很强的影响。对小鼠的罕见突变研究（近期也有人体研究）发现并阐明了使食物摄取和能量消耗相匹配的神经内分泌通路。由此提出以下观点：事实上，神经内分泌系统的调节障碍导致了肥胖症的发生和发展。

## 瘦素在体重调节中的作用

20 世纪初期，人们发现下丘脑损伤的患者倾向于增加体重。20 世纪 40 年代，研究结果显示啮齿动物的下丘脑损害可引起肥胖。1953 年，Kennedy 在大鼠实验的基础上提出脂肪组织可释放一种激素，作用于下丘脑调节体脂和摄食，从而为这一领域未来的研究发现铺平了道路。

目前已经明确，特定基因的突变可导致小鼠肥胖。已鉴定出的基因至少有 5 种——包括 *ob*（肥胖），*tub*（桶状），*fat* 和 *db*（糖尿病）基因等。这些基因的变异型纯合子小鼠（*ob*/*ob* 小鼠和 *db*/*db* 小鼠）食量极大，能量消耗低，严重肥胖，有多种代谢异常和其他异常。如果把 *ob*/*ob* 小鼠和正常小鼠的循环系统相连，则其体重增加可以被抑制，提示肥胖是由于血液中的某种因子缺乏造成的。

1994 年公布了一项重大突破：Friedman 和他的同事们克隆出了 *ob* 基因，并鉴定其蛋白产物为瘦素（leptin，这个词来源于希腊语 leptos，意为“瘦的”）（Zhang 等，1994）。给予 *ob*/*ob* 小鼠重组瘦素，可以显著减少摄食和体重。将重组瘦素直接注射到后脑室或者第 3 脑室也有类似作用，提示其作用于控制摄食和能量平衡的大脑相应区域。重组瘦素对人体也有类似作用（图 27.1）。

瘦素的 mRNA 表达于脂肪细胞；糖皮质激素，胰岛素和雌激素可以增加其合成，β-肾上腺素受体激动剂可以减少其合成。在正常人体，循环中的瘦素浓度依据个体脂肪储存和 BMI 而不同；其释放呈脉冲式，并与氢化可的松的水平反向相关。瘦素按照血浆水平相应比例通过饱和转运机制进入中枢神经系统（CNS），作用于表达特定瘦素受体的下丘脑核群。胰岛素也在调节能量平衡中起重要作用，可强烈刺激脂肪细胞的瘦素表达。但胰岛素作为脂肪感受器的作用更为复杂（见下文），而且普遍认为在这方面瘦素的作用更关键。

目前认为脂肪细胞不仅是脂肪的储存场所，而且是能量信息高速路上重要的补给站。脂肪细胞能分泌多种细胞因子以及其他各种自分泌、旁分泌和内分泌介质，因此，该领域的一些权威专家认为脂肪组织是一种散在的内分泌器官（Ahima & Flier，2000a；Frühbeck 等，2001）。

## 信息整合和能量平衡作用

瘦素在下丘脑的主要靶标是弓状核的两组神经元，它们作用相反，能量稳态首先依赖于这些作用之间的平衡。一组神经元中神经肽 Y（neuropeptide Y，NPY）和刺鼠肽基因相关蛋白同时存在；另一组神经元包含前鸦片黑皮质素原（prepro-opiomelanocortin，POMC），释放 POMC 裂解的蛋白水解产物 α-黑色素细胞刺激素（α-melanocyte-stimulating hormone，α-MSH）。这两组神经元都表达特定的瘦素受体。

瘦素水平的降低激活第一组神经元，结果使摄食增加（促进食欲作用），脂肪的合成和储存增加（合成代谢），能量消耗减少。相反，瘦素水平增加激活第二组神经元，对食欲和代谢产生相反的作用。瘦素受体活化引起的信号转导机制可能涉及 Jak/Stat 通路（见第 3 章）和 ATP 敏感的钾离子通道激活。促食欲神经元投射到室旁核，减食欲神经元投射到下丘脑的外侧区。有趣的是，这两个区域已经运用损伤技术被鉴定为“饥饿”和“饱感”中枢。

脂肪储存的信息（肥胖信号）与其他营养信息的整合非常复杂。瘦素虽然看起来是一个重要的协调者，但它也只是这个过程的一部分。胰岛素受体在上述两组下丘脑神经元也有表达，瘦素和胰岛素被认为共同作用于这些重要的调节部位。

部分有关能量平衡及体重和脂肪库调控的信息见图 27.2（另见 Friedman，1997）。

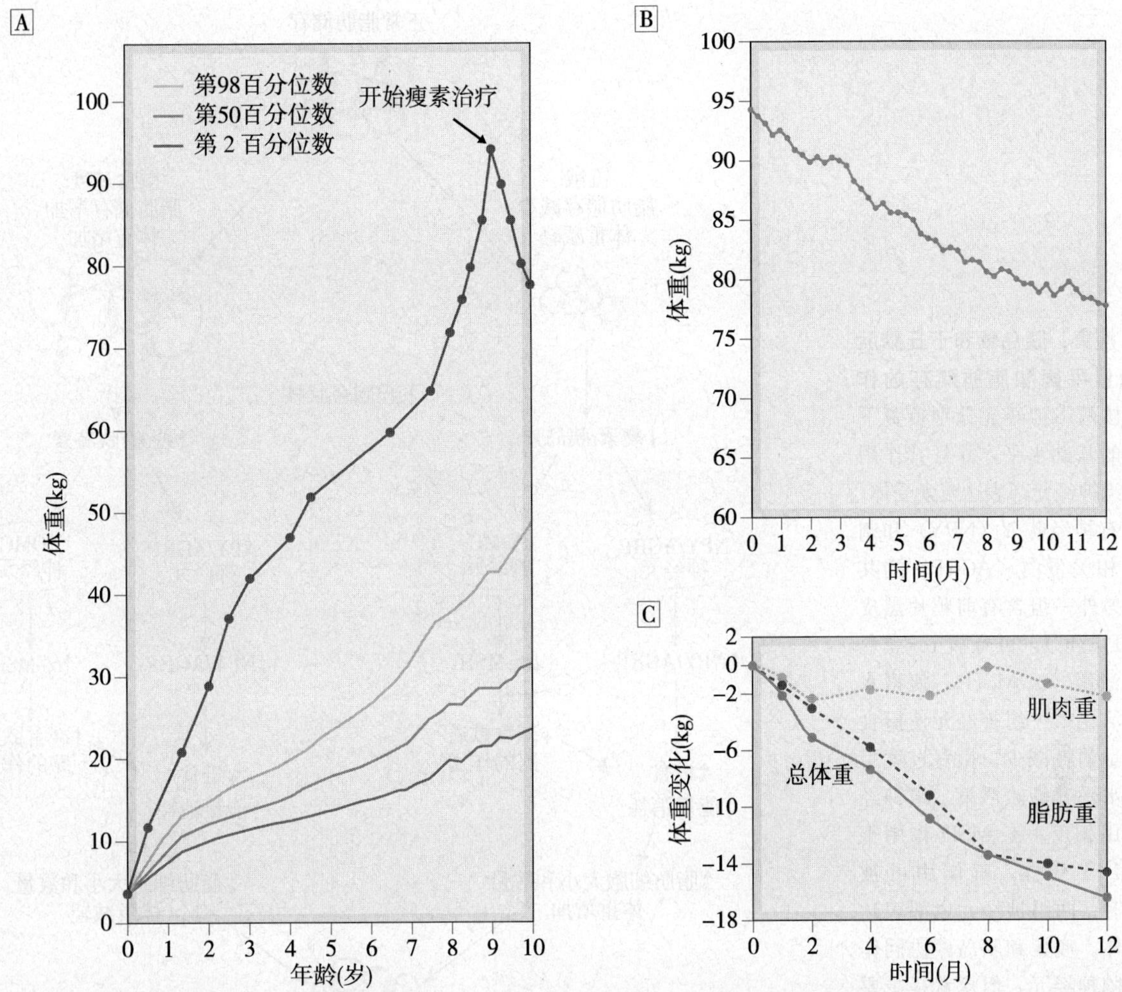


**图 27.1 重组瘦素对由于瘦素基因移码突变而缺乏内源性瘦素的某 9 岁严重肥胖儿童体重的影响。**患儿出生时体重正常，出生 4 个月后体重开始增加，且不断地要求进食。治疗初始时患儿体重为 94.4kg。治疗两周后体重开始减少，饮食模式恢复正常。治疗一年后其体脂减少 15.6kg。(Data and figure adapted from Farooqi et al. 1999 N Engl J Med 341：879-884.)

◆ 除图中所示外，还有很多因素参与调节摄食和能量消耗，包括促食欲因子如黑色素浓集激素、食欲素 A 和 B、促生长激素神经肽、GABA、生长激素释放激素和 ghrelin，以及减食欲因子例如促肾上腺皮质激素释放激素、"可卡因和安非他命调节转录物"、神经降压素、肿瘤坏死因子(TNF)-α、白介素-1β、5-羟色胺、胰升糖素样肽、铃蟾肽(蛙皮素)、睫状神经营养因子和饱食因子胆囊收缩素。(更多详细内容见 Ahima & Osei，2001)。毫无疑问，这些因子中的许多都可成为未来研发新减肥药物的靶标（见下文)。

## 摄食和能量消耗的调节

摄食可受多种生理、心理、经济和社会因素的影响，因此瘦素和胰岛素等肥胖信号对能量平衡的长期调节必须根据日常的食量、进食频率和进食内容的变化而变化。摄食似乎可被胃肠道传递至 CNS 的信号产生的反馈回路（看起来会聚于孤束核）所调节，其中部分信号源于迷走神经和其他起源于胃肠道的传入神经。另一重要的内分泌传入信号是胆囊收缩素——由进食和食物消化（尤其是脂肪类食物）引起十二指肠分泌的一种多肽。胆囊收缩素局部作用于胃肠道胆囊收缩素 A 受体，刺激迷走传入神经，并且可作为一种神经递质作用于大脑的胆囊收缩素 B 受体，发挥饱食因子的作用。对啮齿动物的研究显示，这些短效的饱食信号通过调节食量多少而整合入机体的节能系统。例如，NPY 刺激进食主要是引起食量增加，而瘦素治疗后导致食量减少而不影响进食频率。

正如上文所述，胰岛素也对能量代谢的控制起重要作用。胰岛素刺激脂肪细胞释放瘦素，通过影响 NPY 在 CNS 中的作用而减少摄食（图 27.2)。但是，在某些情况下胰岛素也可以增加进食，推测是通

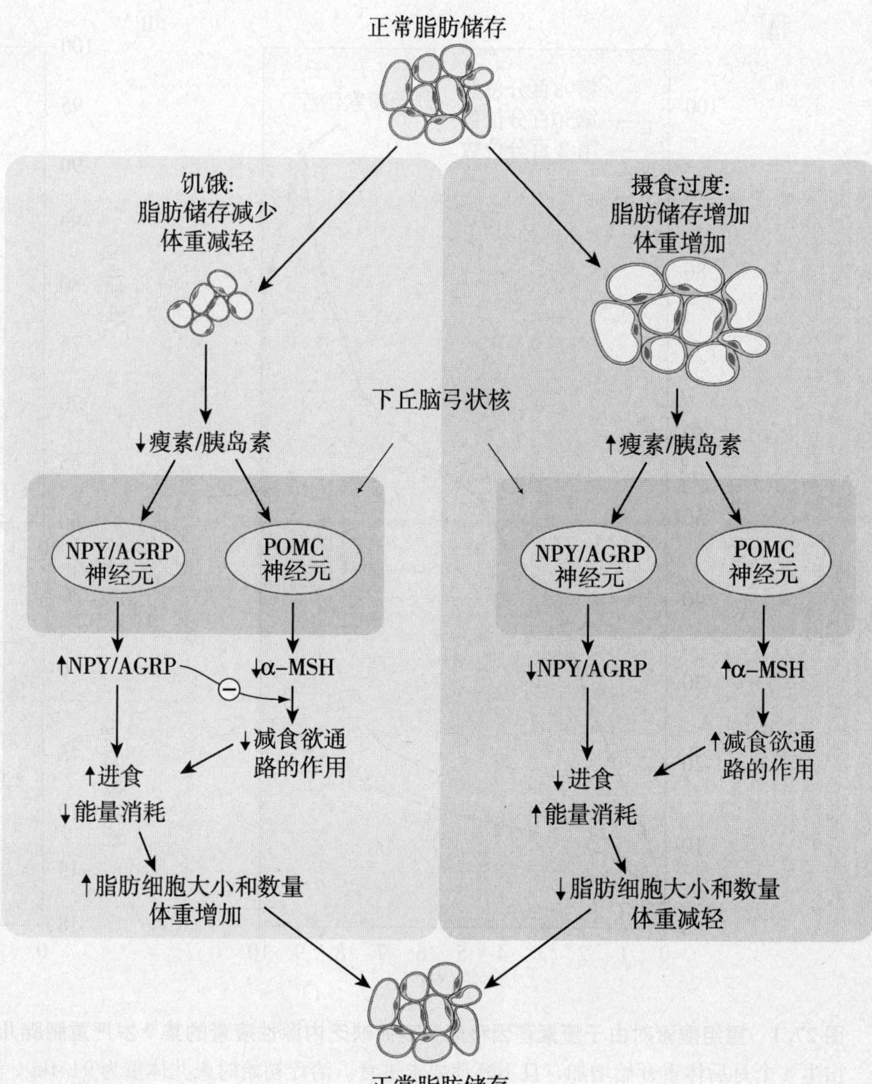


**图 27.2 瘦素，胰岛素和下丘脑肽对调节能量平衡和脂肪储存的作用。**弓状核两组神经元分别负责下丘脑控制的基础水平，并且其作用相反。两组神经元都表达瘦素受体。其中一组有神经肽 Y（NPY）和刺鼠肽基因相关蛋白（AGRP）的共同分布，另外一组含有前鸦片黑皮质素原（POMC），可释放 α-黑色素细胞刺激素（α-MSH）。瘦素水平降低后活化第一组神经元使摄食增加和能量消耗减少。摄食过度引起的瘦素水平升高激活第二组神经元，其作用相反。α-MSH 作用于黑皮质素-4 受体，其作用可被 AGRP 抑制。两组神经元也都表达胰岛素受体。瘦素和胰岛素协同作用于下丘脑神经元，但瘦素是主要的调节因子。其他许多因素也参与调节摄食和能量消耗——详见正文。

过影响血糖而产生的间接效应。因此，2 型糖尿病患者通常在胰岛素或磺脲类药物治疗时体重增加——此作用具有重要的临床意义（见第 26 章）。

去甲肾上腺素、5-羟色胺和多巴胺等单胺类物质也在饱食信号调节中起作用。去甲肾上腺素与 NPY 在某些神经元上同时存在，极大地促进 NPY 的摄食作用。多巴胺的缺乏减少摄食行为，与 5-$HT_{2C}$受体激动剂的作用相同，该受体拮抗剂的作用则相反。

平衡摄食的作用是一种能量消耗的过程，为维持机体代谢、体力活动和产热过程（热量生成）所必需。能量消耗时的代谢涉及心、肺系统和体内大量的酶。体力活动可加强上述所有过程，也可增加骨骼肌的能量消耗。降低环境温度（如寒冷）或减少进食也可刺激产热过程，反之亦然。进食常引起显著的产热作用（增加 20%～40%），可对肥胖进展提供部分保护作用。

交感神经系统（有时与甲状腺激素协同）在调节体力活动时心血管系统和骨骼肌的能量消耗方面起重要作用，同时对脂肪组织的产热作用和寒冷刺激引起的反应亦有重要作用。“白色”和“棕色”的脂肪细胞（由高密度的线粒体引起的颜色变化）在产热过程中起主要作用，尤其是后者。由交感神经系统密切支配的棕色脂肪细胞在啮齿动物和人类的婴儿体内含量丰富，但在成人体内，这些细胞主要散在分布于白色脂肪细胞间。由于其线粒体含量丰富，棕色脂肪细胞是一个巨大的热发生器，与白色脂肪细胞相比能生成更多热量和较少的 ATP。对小鼠的研究证明，上述作用的基础是存在于棕色脂肪细胞内的线粒体解偶联蛋白（mitochondrial uncoupling proteins，UCP）。已知此蛋白有 3 种亚型，UCP-1、UCP-2 和 UCP-3，虽然都存在于棕色脂肪内，但它们在体内的分布不同。这些蛋白使氧化磷酸化解偶联，因此线粒体持续氧化代谢但却生成较少的ATP，从而促进能量以热的形式净消耗。由此可以预见，寒冷刺激或给予瘦素可增加棕色脂肪细胞中UCP-1的活性和数量（长期刺激之后）。去甲肾上腺素作用于棕色脂肪细胞的β-肾上腺素受体（主要为$\beta_3$亚型），增加过氧化物酶体增殖剂活化受体peroxisome proliferator-activated receptor-γ（PPARγ）转录因子的活性，同时与其辅助因子PPARγ共活化物（PGC-1）共同激活UCP-1的基因。遗传性肥胖小鼠的$\beta_3$受体表达降低。

## 肥胖成为健康问题

肥胖已经成为日益突显、花费巨大的全球性健康问题。据世界卫生组织报告，全球有超过10亿成年人体重超重；按照前述标准，其中将近三分之一为肥胖。各国肥胖人群的比例差异巨大，中国、日本和非洲部分地区低于5%，而在南太平洋萨摩亚的部分岛屿高达75%。美国，欧洲和其中的英国，肥胖水平自1980年以来已经增加了3倍，有报道称美国的肥胖人口比例为31%，其他工业化国家约为25%（Padwal等，2003）。肥胖症不仅限于成人，估计约有两千两百万5岁以下儿童体重超重。自1980年以来美国体重超重的儿童数量翻了一番，体重超重的青少年数量是以前的3倍之多。具有讽刺意味的是，在许多发展中国家，肥胖常常与营养不良同时存在。所有社会经济阶层都受肥胖的影响。在最贫困的国家，处于社会经济上层的人群会发生肥胖，但在西方社会，情况往往相反。

> **能量平衡** （要点）
>
> 能量平衡依赖于摄食、脂肪的能量储存，以及能量消耗。在大多数个体中，此过程被一种稳态调节系统严密调控，该系统综合了许多内部传感器和外部因素的输入信号，其重要组分包括：
>
> - 调节脂肪储存水平的激素（如瘦素）。脂肪储存增加导致从脂肪细胞释放到血浆的瘦素水平增加，向中枢神经系统（CNS）的神经通路传导信号。
> - 表达瘦素受体的下丘脑神经元感知体内脂肪量增加，释放α-黑色素细胞刺激素，激活减少摄食和增加能量消耗的系统。瘦素水平降低引起其他神经元释放神经肽Y和刺鼠肽基因相关蛋白，其具有相反作用。
> - 在能量平衡中，胰岛素与瘦素一同起关键作用，但还有许多其他因素参与此过程，包括各种激素、细胞因子、自主神经系统递质、其他CNS神经肽递质和从脂肪组织释放的各种介质（现在的观点认为脂肪组织是一种内分泌器官）。

虽然肥胖本身极少致命，但它可增加机体代谢紊乱以及发生其他疾病的易感性，其中最重要的是2型糖尿病、心血管事件、癌症（尤其是激素依赖性的）、呼吸和消化系统疾病以及骨关节炎。还有越来越多的肥胖个体因在社交中受到歧视而产生心理隔离。一位评论员（Kopelman，2000）指出，肥胖“开始取代营养低下和感染性疾病，成为人类健康的主要杀手”。肥胖相关疾病的总费用很难估计，可能的保守估计是医疗保健总预算的2%～7%。

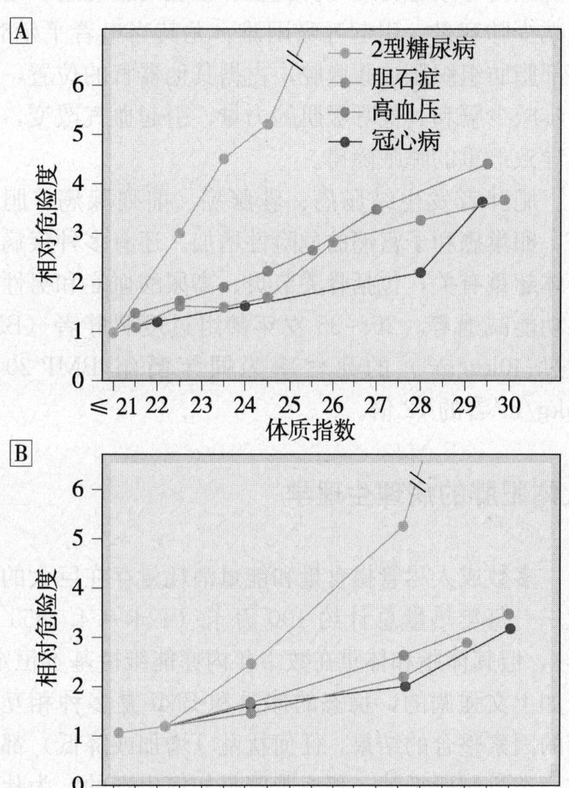


**图27.3　体质指数和特定疾病相对危险度的关系。**Ⓐ女性患者，初始发病年龄30～55岁，随访18年。Ⓑ男性患者，初始发病年龄40～65岁，随访10年。（Adapted from Kopelman P G 2000 Nature 404：635-643；data from Willet W C，Dietz W H，Colditz G A 1999 N Engl J Med 341：427-433.）

随着 BMI 增加，发展为 2 型糖尿病（占糖尿病总数的 85%）的危险性也显著升高。过去 2 型糖尿病主要为成人发病，但是现在肥胖儿童的发病率也越来越高，甚至在青春期前即发病。世界卫生组织报道，确诊糖尿病的患者中 90% 为肥胖。一项针对女性患者的研究显示，发生糖尿病的危险性与 BMI 密切相关，当 BMI 为 25kg/m$^2$ 时，危险性增加 5 倍；BMI 为 35kg/m$^2$ 时，危险性则增加至 93 倍或更高（Colditz 等，1995）。血浆脂肪酸的升高（肥胖个体的特征）可通过几种机制导致胰岛素分泌不足和胰岛素受体下调，当机体最终无法代偿时则出现胰岛素抵抗（有关胰岛素作用的详细内容见第 26 章）。

肥胖个体的心血管疾病发病率也增加，部分原因是增加的脂肪组织对氧的需求增加，以及为了适应氧需求增加导致的心输出量增加。由此继发心脏结构的变化，伴随包括外周阻力增加在内的其他血管改变，可能最终导致心力衰竭。胸腔和腹腔的脂肪组织增加可减少肺容量，引起呼吸困难。尤其当患者平躺时，腹部脂肪组织压迫腹膜腔，占据其他器官的位置，进一步减少膈和其他呼吸肌的力量，引起血气改变，继而导致严重的睡眠障碍。

肥胖者发生结肠癌、乳腺癌、前列腺癌、胆囊癌、卵巢癌和子宫癌的危险性增加。还有多种疾病与身体超重有关，包括骨关节炎、高尿酸血症和男性性腺功能减退等。25～35 岁年龄组过度肥胖者（BMI 超过 40kg/m$^2$）的死亡率为同年龄组 BMI 20～25kg/m$^2$者的 12 倍。

## 人体肥胖的病理生理学

多数成人尽管摄食量和能量消耗量存在巨大的变化——每年热量总计约 100 万卡（1 卡＝4.1855 焦耳），但其体脂和体重在数十年内亦能维持基本恒定。正如上文强调的，稳态的体重和 BMI 是多种相互作用的因素整合的结果，任何扰乱（增加或降低）都会被稳态机制所抵消。那么肥胖是如何出现的？为什么肥胖者减肥和保持较低体重如此困难？

主要的决定因素显然是控制能量平衡的稳态机制发生了障碍，而遗传因素是这种功能紊乱的基础。其他因素，例如摄食和缺乏运动，可促进紊乱发生；当然，社会、文化和心理方面的因素也有一定影响。下文中我们将介绍稳态机制的失衡和遗传因素的作用，然后简要讲述摄食和运动的影响。社会、文化和心理部分的作用我们将留给社会心理学家去讨论。

### 肥胖是能量平衡的稳态调控机制紊乱

因为能量平衡的稳态调控尤为复杂，不容易确定哪个环节出了问题引起肥胖。当人们对瘦素所知甚少时，认为瘦素动力学的改变可能简单地解释了肥胖的成因。个体之间对瘦素的敏感性有相当大的差异，某些个体似乎不能生成足量的瘦素。但矛盾的是，肥胖个体的血浆瘦素水平常常高于非肥胖个体，而不是预期的低水平（图 27.2）。产生这种现象的原因是肥胖者更易于对瘦素产生抵抗，而不是激素分泌不足。这种抵抗可能由以下多种缺陷造成：瘦素合成、瘦素在循环中的运输、瘦素转运至 CNS 的过程、下丘脑瘦素受体（*db*/*db* 小鼠也有类似表现）或受体后信号通路的缺陷等。有证据表明 SOCS-3（细胞因子信号通路抑制剂家族的一个成员）可以引起瘦素抵抗。

除瘦素外的其他调节因子功能障碍也可能参与引发肥胖。例如，TNF-α 是另一种可以从脂肪组织向脑传递信息的细胞因子，在有胰岛素抵抗的肥胖个体的脂肪组织中其水平增加。肥胖的另外一种病理生理变化是肌肉和脂肪组织对胰岛素的敏感性降低，也可能出现棕色脂肪组织 $\beta_3$ 型肾上腺素受体功能降低（见上文）；另外，脂肪细胞的一种氧化磷酸化解偶联蛋白 UCP-2，在肥胖个体中也存在功能障碍。

进一步的研究提示，特定的核受体（如 PPARα，PPARβ 和 PPARγ）功能变化也可能在肥胖的发生中起作用。这些受体能够调节脂肪和葡萄糖稳态相关酶的基因表达，也可能促进脂肪组织的生成。PPARγ 优先表达于脂肪细胞，与另一种转录因子 C/EBPα 协同作用，将前体细胞转化为脂肪细胞（Spiegelman & Flier，1996）。白色脂肪细胞表达 UCP 的基因中（见上文）也有对 PPARα 和 C/EBPα 应答的调节部位。一类新的噻唑酮类药物可以结合并活化 PPARγ（见第 26 章），其中曲格列酮（troglitazone）已经在英国获准上市治疗 2 型糖尿病。肥胖的病理生理学还可能涉及其他参与能量平衡的多种因子中任一因子的障碍。

### 遗传因素和肥胖

对大规模（>100 000 例）单卵双生子和异卵双生子的研究结果表明，50%～90% 的 BMI 变异由遗传因素引起，提示环境因素起相对较小的作用（Barsh 等，2000）。这个结论可能会令人吃惊，但是对啮齿动物持续喂食的实验研究证明了遗传背景对体重调节的重要性，尤其是高脂肪饮食。目前普遍认为肥胖的易感性主要取决于遗传因素，而环境因素决定病变是否表现。

研究发现小鼠单个基因位点的自发突变（例如 *ob*/*ob* 基因型）可产生肥胖表型，由此引发了对人类同义基因的研究。近期一篇综述（Pérusse 等，2005）报道，170 余例肥胖患者在 10 个不同的基因位点可能有单个基因突变。有时也可观察到瘦素受体或 POMC 突变，但是 MC4R 突变在肥胖患者中更多见（3%～5%）（Barsh 等，2000）。但一般来讲人的肥胖还是一种多基因障碍的疾病，涉及许多基因的相互作用。在本文撰写时，医学界已经在研究 600 个以上的基因、生物标记物和染色体区域与人类肥胖的联系（Pérusse 等，2005），所有信息每年都会在肥胖基因图谱数据库网站上更新（Obesity Gene Map Database，http：//obesitygene. pbrc. edu）。

其他可能参与的基因包括 $\beta_3$ 肾上腺素受体和糖皮质激素受体。$\beta_3$ 肾上腺素受体基因的功能降低可能与白色脂肪的脂解作用受损或棕色脂肪的产热作用受损有关。已发现此基因的突变与某些患者腹部肥胖、胰岛素抵抗和 2 型糖尿病的早发型相关，同时与一类单独的病态肥胖患者的体重显著增加有关。糖皮质激素受体的功能变化与肥胖的关联可能是由于糖皮质激素对脂肪代谢和能量平衡过程中某些阶段的允许作用。

## 摄食与肥胖

正如 Spiegelman & Flier（1996）指出的，“一个人即使不是科学家也知道摄食量增加与肥胖相关”。典型的肥胖个体通常在十年左右增重 20kg，即每天的能量摄入都比能量消耗多 30～40 千卡，逐渐累积导致体重增加。

不仅是食物的数量，食物的类型也可能扰乱能量平衡。脂肪是能量密集型食品，由于脂肪对食欲的调节反应没有糖和蛋白质快，饱食系统起效太慢，因而来不及阻止个体摄入过多的高脂肪食物。

肥胖患者可节食减肥。不过，当人体减少热量摄入时，机体转为负能量平衡，体重减轻，剩余代谢率降低，同时伴随能量消耗也减少。因此一个曾经肥胖

**肥胖** 要点

- 肥胖是一种能量平衡的多因素障碍，由于长期热量摄入超过能量输出而引起。
- 其特征为过高的体质指数（BMI，体重的公斤数除以身高米数的平方）。
- BMI 为 20～25kg/m² 的个体被认为具有健康的体重，BMI 为 25～30kg/m² 者为超重，BMI 超过 30kg/m² 者为肥胖。
- 肥胖在多数富裕国家是一个日趋严重的问题；其发病率在逐渐增加——目前美国大约为 30%，欧洲为 15%～20%。
- BMI 超过 30kg/m² 者患 2 型糖尿病、高胆固醇血症、高血压病、缺血性心脏病、胆结石和某些肿瘤的危险性显著增加。
- 引起肥胖的原因包括：
  — 瘦素或其他肥胖信号的生成和/或反应缺陷；
  — 应答瘦素或其他肥胖信号的下丘脑神经系统缺陷；
  — 控制能量消耗的系统缺陷（如交感神经活性降低），代谢性能量消耗减少，或 $\beta_3$ 肾上腺素受体介导的张力降低和/或氧化磷酸化解偶联的蛋白质功能障碍引起产热减少；
  — 遗传因素的重要作用。

但目前体重正常的人，与从未曾肥胖的人相比，通常需要更少的热量来维持其体重。能量消耗的减少看来主要是骨骼肌化学能转化为机械能的效率降低所致。对热量摄入减少的适应增加了通过节食维持体重的难度。

## 运动与肥胖

过去常说锻炼是战胜肥胖的有效手段，现在确认，运动（即增加能量消耗）对减少肥胖个体的脂肪储存和调节能量平衡有更积极的意义，尤其在结合饮食控制的情况下。一项无意中进行的自然群体调查研究提供了例证：许多年前，一个称作 Pima 的印度人部落分裂为两个族群。一个族群定居在墨西哥，延续俭朴的生活方式，吃得很节省，每周大部分时间都要进行艰苦的体力劳动。他们的身材一般都很瘦，2 型

糖尿病的发病率也很低。另外一个族群迁徙到美国——那里的环境容易得到高热量的食物，而且很少进行艰苦的体力劳动。他们的平均体重比在墨西哥的族群重 57lbs（26kg），而早发型 2 型糖尿病的发病率也较高。

## 解决肥胖问题的药理学进展

减肥的首要武器是节食和运动。但不幸的是，这些方法常常失败或者只是短期有效，剩下的可行方案只有外科手术（例如胃束带或胃旁路手术）或药物治疗。

用药物控制食欲的探索已经有很长的历史，但无显著成效。过去曾使用过许多种“厌食药”（如食欲抑制剂），包括解偶联剂 DNP，苯异丙胺（amphetamines）和芬氟拉明（fenfluramine）。但上述药物已不再使用，目前在英国只有两种药物被批准治疗肥胖，即西布曲明（sibutramine）和奥利司他（orlistat）。这两种药物的作用方式完全不同，西布曲明作用于 CNS 抑制食欲（真正的厌食作用），奥利司他则作用于胃肠道防止脂肪吸收。二药须与节食和其他治疗（如运动）联合应用。可以想象，寻找更为有效的减肥药物仍是制药企业不懈努力的课题。

### 西布曲明

西布曲明最初计划作为一种抗抑郁药，结果发现它可治疗肥胖。该药可以抑制下丘脑摄食调节位点的 5-羟色胺和去甲肾上腺素再摄取，其主要作用为减少摄食和引起剂量依赖性体重减轻（图 27.4）；体重减轻与肥胖相关危险因素的降低相关联。西布曲明增加饱感，据报道可引起腰围减少（即内脏脂肪减少），降低血浆甘油三酯和极低密度脂蛋白，升高高密度脂蛋白。另外，据报道该药还可改善高胰岛素血症和葡萄糖代谢率。有证据指出体重减轻与高能量消耗相关，可能是通过增加交感神经系统介导的产热作用实现的。

最近对 3 项安慰剂对照的长期应用西布曲明治疗肥胖的荟萃分析（Padwal 等，2003）认为，该药治疗一年后可减轻 4.6%的体重；也有 15%的服药患者体重减轻超过 10%。

该药在英国获准应用已达一年，英国国家健康和临床医疗研究所（National Health and Clinical Excellence，NICE）建议该药只适用于其他各种方法减肥无效的患者。

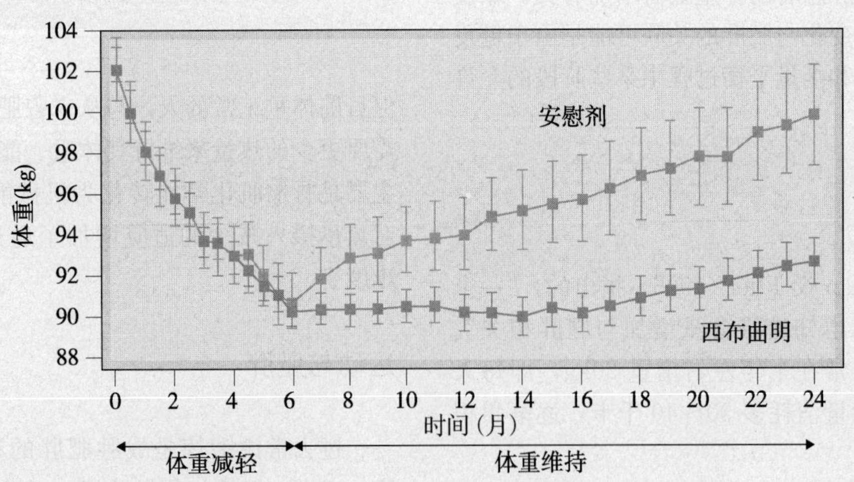


**图 27.4 西布曲明维持体重降低效果的临床试验结果。** BMI 30～45kg/m² 的患者入选该试验，被安排进行最初 6 个月的治疗计划，包括口服西布曲明、每天 600kcal（2508kJ）的个体化节食方案，以及运动和行为方式建议。其结果显示为图中“体重减轻”的部分。（只对体重减轻 5%以上的患者进行统计，499 例中有 467 例完成了本项 6 个月的试验。）随后有效者继续进入随机、安慰剂对照、双盲平行分组试验以评价西布曲明对维持体重的作用。（Figure adapted from James et al. 2000 Lancet v：2119-2125.）

### 药代动力学

西布曲明为口服给药，易吸收，首关效应强，其代谢产物发挥药理作用。给药后 4 天内代谢产物血药浓度达到稳态。活性代谢产物在肝灭活，85%的无活性残留物经尿和粪便排泄。

### 不良反应

西布曲明可增加心率和血压，因而必须常规监测这些参数。该药禁用于心血管疾病患者，或是收缩压或舒张压升高 10mmHg 及以上的患者。其他不良反应包括口干，便秘和失眠。与经同一种 P450 同工酶代谢的药物合用可能产生相互作用。

## 奥利司他

奥利司他可与胃脂肪酶和胰脂肪酶活性部位中的丝氨酸残基作用，不可逆地抑制这些酶的活性，阻止食物中的脂肪分解为脂肪酸和甘油。从而引起剂量相关的脂肪吸收减少和相应的粪脂肪排泄增加（可高达约 30%的膳食脂肪）。与安慰剂对照组的个体相比，肥胖患者进食低热量食物可以获得中度但持续的体重减轻。最近对 11 项包含 6000 名以上患者的长期安慰剂对照试验进行的荟萃分析发现，与对照组相比，奥利司他可使体重多减轻 2.9%，超过 12%的患者体重减轻 10%以上（Padwal 等，2003）。

还有研究发现，奥利司他对患有 2 型糖尿病和其他并发症的肥胖者有效，可以降低瘦素和血压水平，防止体重减轻引起的胆汁分泌改变，延迟胃排空和胃液分泌，改善几种重要的代谢参数，且不会干扰甲状腺激素和其他几种重要激素的释放和作用（Curran & Scott，2004）。奥利司他不引起能量消耗的变化。

### 药代动力学

几乎全部奥利司他（97%）经粪便排泄（其中 83%为原型药），只有极少量的药物或代谢产物被吸收。

### 不良反应

腹部痛性痉挛，可能出现放屁和大便失禁，也可出现肠鸣音和油性斑点。尽管可能出现这些不利于社交的副作用，但总体上该药耐受性较好。患者需要补充脂溶性维生素。另有报道该药可能减少避孕药丸的吸收。

除有报道合用环孢素（ciclosporin）时可能减少环孢素吸收外（见第 14 章），未发现有显著的药物相互作用。

## 肥胖的精神药物治疗

虽然这种治疗不能算作特异性治疗，但临床应用中发现肥胖患者中的某些亚群，例如伴发抑郁症的患者，对情绪调节药物（如选择性 5-羟色胺再摄取抑制剂）普遍反应良好（见第 39 章）。对该领域的讨论已超出本章的范围，读者可参考 Appolinario 等（2004）的文章以进一步了解更详细的信息。

## 治疗肥胖的新方法

已有应用长期激素疗法成功治愈罕见瘦素缺乏患者的先例，但将来不会无限制使用这种不寻常的干预手段。目前正在探索许多其他的方法，该领域的最近一篇综述中估计约有 150 种以上的新药正在研发中（Kaplan，2005）。其中一部分靶标针对神经内分泌饱感信号的产生或作用，例如胆囊收缩素可以产生食欲抑制作用；另外一些靶标是改变 CNS 神经递质如 NPY 或黑皮质素等的水平，这些物质负责传递瘦素等体液中肥胖信号的变化（Halford，2001）。MC4 受体本身作为药物靶点具有易处理性，加之观察到 MC4 信号通路缺陷在肥胖患者中较多见，这项发现已经引起制药工业的极大兴趣。

另一项进展来自大麻素领域的研究（详见第 15 章）。临床观察（无对照的）发现大麻和 $\Delta^9$-四氢大

### 减肥药的临床应用

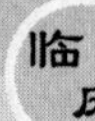


- 肥胖的主要治疗是适当的饮食和增加运动。
- 奥利司他引起脂肪吸收不良，可用于过度肥胖个体的治疗，尤其是伴有其他心血管危险因素（如糖尿病，高血压）的患者。
- 许多作用于中枢的食欲抑制剂由于其成瘾性，引起肺动脉高压或其他严重不良反应而已经退市。西布曲明是严重肥胖患者的一种可能的辅助治疗药物。

麻酚可以刺激食欲，故推测大麻素受体尤其是 $CB_1$ 受体，可能参与控制能量平衡（Di Marzo & Matias，2005；Vickers & Kennett，2005）。新研发的一种选择性 $CB_1$ 受体拮抗剂，利莫那班（rimonabant），正在进行Ⅲ期临床试验用于多种适应证，包括戒烟、肥胖和代谢综合征的治疗（Boyd 等，2005）。

## 参考文献与扩展阅读


### 体重调节

Ahima R S，Flier J S 2000a Adipose tissue as an endocrine organ. Trends Endocrinol Metab 11：327-332（*Succinct article on the new view of adipose tissue*）

Ahima R S，Flier J S 2000b Leptin. Annu Rev Physiol 62：413-437（*Comprehensive review of leptin：its expression，actions in hypothalamus，role in energy homeostasis and other actions*）

Ahima R S，Osei S 2001 Molecular regulation of eating behaviour：new insights and prospects for future strategies. Trends Mol Med 7：205-213（*Praiseworthy short review；excellent figures and useful tables of the mediators involved in stimulation and inhibition of feeding behaviour*）

Friedman J M 1997 The alphabet of weight control. Nature 385：119-120

Frühbeck G，Gómez-Ambrosi et al. 2001 The adipocyte：a model for integration of endocrine and metabolic signalling in energy metabolism regulation. Am J Physiol Endocrinol Metab 280：E827-E847（*Detailed review covering receptors on and the factors secreted by the fat cell，and the role of these factors in energy homeostasis*）

Kennedy G C 1953 The role of depot fat in the hypothalamic control of food intake in the rat. Proc R Soc 140：578-592（*The paper that put forward the proposal，based on experiments on rats，that there was a hypothalamus-based homeostatic mechanism for controlling body fat*）

Lowell B B，Spiegelman B M 2000 Towards a molecular understanding of adaptive thermogenesis. Nature 404：652-660（*Detailed coverage of the role of the mitochondria，UCP-1 and PPAR in adaptive thermogenesis，emphasising the control of mitochondrial genes*）

Schwartz M W，Woods S C et al. 2000 Central nervous control of food intake. Nature 404：661-671（*Outlines a model that delineates the roles of hormones and neuropeptides in the control of food intake. Outstanding diagrams. Note that there are several other excellent articles in this Nature Insight supplement on obesity*）

Spiegelman B M，Flier J S 1996 Adipogenesis and obesity：rounding out the big picture. Cell 87：377-389

Spiegelman B M，Flier J S 2001 Obesity regulation and energy balance. Cell 104：531-543（*Excellent review with up-to-date coverage of the CNS control of energy intake/body weight，monogenic obesities，leptin physiology，central neural circuits，the melanocortin pathway，the role of insulin，and adaptive thermogenesis*）

Weigle D S 1994 Appetite and the regulation of body composition. FASEB J 8：302-310

### 肥胖症

Colditz G A，Willett W C，Rotnitzky A，Manson J E 1995 Weight gain as a risk factor for clinical diabetes mellitus in women. Ann Intern Med 122：481-486

Kopelman P G 2000 Obesity as a medical problem. Nature 404：635-643

### 肥胖的遗传学

Barsh G S，Farooqi I S，O' Rahilly S 2000 Genetics of body-weight regulation. Nature 404：644-651

Loos R J，Rankinen T 2005 Gene-diet interactions on body weight changes. J Am Diet Assoc 105（5 suppl 1）：S29-S34（*Discusses gene-environment studies relating to obesity，drawing on data from monozygotic twins and candidate gene approaches*）

Pérusse C et al. 2005 The human obesity gene map：the 2004 update. Obes Res 13：381-490（*Detailed review of the genes，markers and chromosomal regions that have been shown to be associated with human obesity；see also web site below*）

Zhang Y，Proenca R et al. 1994 Positional cloning of the mouse obese gene and its human homologue. Nature 372：425-432

### 肥胖治疗药物

Appolinario J C，Bueno J R，Coutinho W 2004 Psychotropic drugs in the treatment of obesity：what promise? CNS Drugs 18：629-651

Bray G A，Greenway F L 1999 Current and potential drugs for treatment of obesity. Endocr Rev 20：875-905（*Comprehensive review of agents that affect or could affect food intake，metabolism and energy expenditure，with details of drugs in development*）

Chiesi M，Huppertz C，Hofbauer K G 2001 Pharmacotherapy of obesity：targets and perspectives. Trends Pharmacol Sci 22：247-254（*Commendable，succinct review；table of the potential targets，and useful，simple figures of the central and peripheral pathways of energy regulation and of the regulation of thermogenesis*）

Clapham J C，Arch J R S，Tadayyon M 2001 Anti-obesity drugs：a critical review of current therapies and future opportunities. Pharmacol Ther 89：81-121（*Comprehensive review covering，under energy intake；biogenic amines，cannabinoids，neuropeptides，leptin，gastrointestinal tract peptides and inhibitors of fat absorption*；and under energy expenditure，$\beta_3$-adrenoceptor agonists and uncoupling proteins）

Collins P，Williams G 2001 Drug treatment of obesity：from past failures to future successes? Br J Clin Pharmacol 51：13-25（*Overview—from a clinical perspective—of currently available antiobesity drugs and potential future drugs；well written*）

Crowley V E F，Yeo G S H，O' Rahilly S 2002 Obesity therapy：

altering the energy intake-and-expenditure balance sheet. Nat Rev Drug Discov 1：276 - 286（*Review stressing that pharmacological approaches to obesity therapy necessitate altering the balance between energy intake and expenditure and/or altering the partitioning of nutrients between lean tissue and fat*）

Curran M P，Scott L J 2004 Orlistat：a review of its use in the management of patients with obesity. Drugs 64：2845-2864

Deprés J-P，Lemieux I，Prud' homme D 2001 Treatment of obesity：need to focus on high risk abdominally obese patients. Br Med J 322：716 - 722（*Succinct review giving simple clear coverage of the clinical approach to obesity therapy，with simple clear diagrams*）

James W P T，Finer N，Kopelman P et al. 2000 Effect of sibutramine on weight maintenance after weight loss：a randomised trial. Lancet 256：2119-2125（*Report of the results of a multicentre randomised double-blind clinical trial*）

Padwal R，Li S K，Lau D C 2003 Long-term pharmacotherapy for overweight and obesity：a systematic review and meta-analysis of randomized controlled trials. Int J Obes Relat Metab Disord 27：1437-1446.

Yanovski S Z，Yanovski J A 2002 Obesity. N Engl J Med 346：591-602（*Outlines non-pharmacological approaches to promoting weight loss and then discusses in more detail the use of antiobesity drugs*）

**肥胖的药物治疗进展**

Boyd S T，Fremming B A 2005 Rimonabant—a selective CB1 antagonist. Ann Pharmacother 39：684 - 690（*A review of the pharmacology of rimonabant based on published studies*）

Deprés J-P，Golay A，Sjostrom L 2005 Effects of rimonabant on metabolic risk factors in overweight patients with dyslipidemia. N Engl J Med 353：2121-2134（*The results of an original study，in over 1000 patients，of this novel antiobesity agent*）

Di Marzo V，Matias I 2005 Endocannabinoid control of food intake and energy balance. Nat Neurosci 8：585 - 589（*A discussion of the putative role of endocannabinoids in this complex physiological mechanism；also considers therapeutic applications arising from this area*）

Donnelly R 2003 Researching new treatments for obesity：from neuroscience to inflammation. Diabetes Obes Metab 5：1-4

Halford J C 2001 Pharmacology of appetite suppression：implication for the treatment of obesity. Curr Drug Targets 2：353-370

Kaplan L M 2005 Pharmacological therapies for obesity. Gastroenterol Clin North Am 34：91-104

Lefebvre P J，Scheen A J 2001 Obesity：causes and new treatments. Exp Clin Endocrinol Diabet 109（suppl 2）：S215-S224

Mertens I L，Van Gaal L F 2000 Promising new approaches to the management of obesity. Drugs 60：1-9

Vickers S P，Kennett G A 2005 Cannabinoids and the regulation of ingestive behaviour. Curr Drug Targets 6：215-223

**实用网络资源**

http：//obesitygene. pbrc. edu（*This is the web site of the Obesity Gene Map Database*）

http：//www. who. int（*This is the World Health Organization web page that carries data about the prevalence of 'globesity' and its distribution around the world；click on the Health topics link and navigate to Obesity in the alphabetical list of topics for further information*）

（王　昕　译，林志彬　校，薛　明　审）

# 28 垂体和肾上腺皮质



## 概　述

垂体和肾上腺是合成和释放激素的主要部位，这些激素深刻地影响几乎所有细胞的生化和生理过程，对于理解许多抗炎药和其他药物的作用是十分重要的。垂体本身也被下丘脑释放的激素控制，并且下丘脑-垂体轴依次协调着肾上腺（和其他内分泌腺）的活性。在本章的第一部分我们评述下丘脑激素对垂体功能的调控，总结垂体前叶（腺垂体）和后叶激素的生理作用和临床应用。本章的第二部分集中于肾上腺激素的作用，特别是糖皮质激素的抗炎作用。这部分应与第 3 章和第 14 章的相关内容结合起来阅读。

## 垂　体

垂体包含 3 种不同的结构，它们来自于两个不同的胚胎前体。垂体前叶和垂体中叶起源于颊腔的内胚层，而垂体后叶则起源于神经外胚层。垂体的主要部分即垂体前叶和垂体后叶接受来自下丘脑的独立神经元的冲动，因而它们有密切的功能关系。

### 垂体前叶（腺垂体）

垂体前叶（腺垂体）分泌许多对于正常生理功能十分重要的激素。在该组织内有一些特殊的细胞，如促皮质激素细胞、泌乳细胞（促乳激素细胞）、生长激素细胞、促甲状腺细胞和促性腺激素细胞，这些细胞分泌的激素可调节机体不同的内分泌器官（表 28.1）。在这些细胞之间还散布着其他类型的细胞，包括滤泡星形细胞（folliculostellate cell），它们对分泌激素的内分泌细胞起营养和调节作用。

垂体前叶的分泌在很大程度上是通过“因子”[1]调节，“因子”实际上也是激素，它来自于下丘脑，通过血流到达垂体。下丘脑的血管在其组织内细分为毛细血管网即基质深丛（图 28.1），后者汇集成为垂体门脉，其中的血流通过垂体茎流入垂体前叶次级毛细血管丛。下丘脑的肽能神经元将多种释放或抑制激素直接分泌至基质深丛的毛细血管中（表 28.1 和图 28.1）。虽然促黑激素（melanocyte - stimulating hormone，MSHs）主要从垂体中叶分泌，但这些激素中的大多数调节垂体前叶激素的分泌。

在下丘脑激素、垂体前叶激素和外周内分泌腺之间的负反馈通路调节刺激性激素的释放，并将内分泌系统的各部分整合成为一个功能上的整体。在长负反馈通路中，从外周腺体分泌的激素对下丘脑和垂体前叶产生调节作用。短负反馈通路的介质是垂体前叶激素，直接作用于下丘脑。

下丘脑的肽能神经元本身受中枢神经系统（CNS）内其他部位的影响。这一作用由释放多巴胺、去甲肾上腺素、5-羟色胺和类阿片活性肽的通路所介导，类阿片活性肽在下丘脑具有很高的密度（见第 16 章）。下丘脑也可通过结节漏斗束多巴胺能通路对垂体前叶进行控制，这些多巴胺能神经元与基质深丛的毛细血管紧密相邻（见第 32 章）。分泌的多巴胺直接进入垂体门脉，经血液循环到达垂体前叶。

[1] 最初创造“因子”一词时它们的结构和功能尚不清楚。这些“因子”是血液传输的信使，显然就是激素。然而因子一词无论是否合理一直沿用至今。

| 表 28.1 下丘脑和垂体前叶分泌的激素 | | |
|---|---|---|
| 下丘脑因子/激素及相关药物 | 受影响的垂体前叶激素及相关药物 | 垂体前叶激素的主要作用 |
| 促皮质素释放因子 | 促肾上腺皮质激素（促皮质素，替可克肽） | 刺激肾上腺皮质激素的释放（主要是糖皮质激素）；维持肾上腺皮质的完整性 |
| 促甲状腺素释放激素（TRH，普罗瑞林） | 促甲状腺激素 | 刺激甲状腺激素、甲状腺素和碘塞罗宁的合成和分泌，维持甲状腺的完整性 |
| 生长激素释放因子 | 生长激素 | 调节生长，部分通过直接作用，部分通过使肝和其他器官释放生长调节素；增加蛋白质合成，增加血糖，刺激脂解作用 |
| 生长激素释放抑制因子（生长抑素，奥曲肽） | 生长激素 | 同上 |
| 促性腺激素释放激素（GnRH，生长瑞林，舍莫瑞林） | 促卵泡激素（FSH，见第 30 章）黄体生成素（LH）或间质细胞刺激素（见第 30 章） | 在女性刺激卵子和成熟卵泡的生长，在男性刺激配子发生；与 LH 一起在整个月经周期中刺激雌激素分泌，在后半月刺激孕酮分泌；刺激排卵及黄体的发育；与 FSH 一起在女性月经周期中刺激雌激素和孕酮分泌，在男性则调节睾酮的分泌 |
| 促乳素释放抑制因子（可能有多巴胺） | 促乳素 | 在怀孕期间与其他激素以及促乳素一起促进乳房组织发育；在产后刺激乳汁产生 |
| 促乳素释放因子 | 促乳素 | 同上 |
| 促黑激素（MSH）释放因子 | α-MSH，β-MSH 和 γ-MSH | 促进黑色素形成，后者使皮肤变黑；MSH 有抗炎作用，还有助于调节摄食 |
| MSH 释放抑制因子 | α-MSH，β-MSH 和 γ-MSH | 同上 |

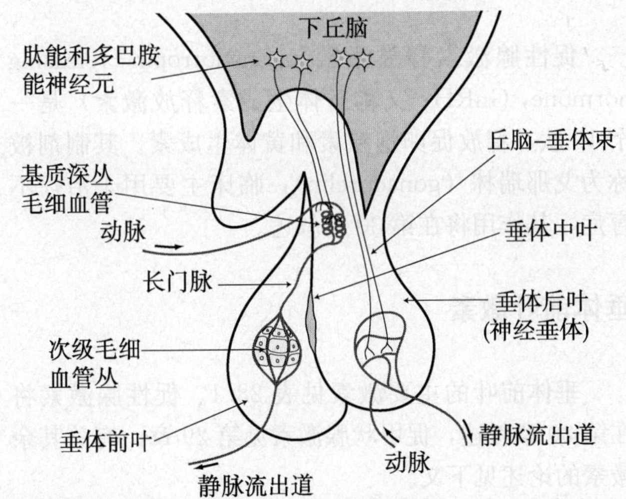


**图 28.1 下丘脑、垂体后叶和垂体前叶之间的血管和神经关系示意图。**到垂体前叶的门脉主干位于垂体茎，它来自于下丘脑的基质深丛，但有些（短门脉血管）来自垂体后叶血管床（未显示）。

## 下丘脑激素

垂体前叶激素的分泌由 6 组来自下丘脑的释放因子调控。这些释放因子（表 28.1）将在下文中详述。其中一些在临床上用于诊断和治疗，而另一些则是有用的研究工具。许多释放因子激素在 CNS 的其他部位还具有神经递质或神经调质功能（见第 32 章）。

### 生长激素释放因子（生长瑞林）

生长激素释放因子（growth hormone-releasing factor，GHRF）是一个由 40～44 个氨基酸残基构成的肽，其类似物舍莫瑞林（sermorelin）已被用作生长激素分泌的诊断试验。GHRF 的主要作用在图 28.2 中概述。经静脉内、皮下或鼻内（通常为前者）给予 GHRF，可在数分钟内引起生长激素分泌，峰浓度出现在 60min。该作用对于垂体前叶的生长激素是选择性的，其他垂体激素不受影响。不良反应少见。

## 生长抑素

生长抑素是一个由 14 个氨基酸残基组成的肽。它抑制垂体前叶释放生长激素和促甲状腺激素（thyroid-stimulating hormone，TSH）（图 28.2），并抑制胰腺释放胰岛素和胰高血糖素，还可减少多数胃肠道激素的释放，减少胃酸和胰液的分泌。

奥曲肽（octreotide）是生长抑素的长效类似物（见第 26 章和第 51 章），用于治疗分泌血管活性肠肽的肿瘤、类癌瘤（见第 12 章）、高血糖素瘤和各种垂体腺瘤；还可用于治疗肢端肥大症（一种成人生长激素分泌过多的疾病）和食管静脉曲张出血。奥曲肽通常皮下给药，达峰时间为 2h，抑制作用可持续 8h。

不良反应包括注射部位疼痛、胃肠道副作用；胆结石和餐后高血糖症也有报道，少数人出现急性肝炎。

兰瑞肽（lanreotide）与奥曲肽作用相似，但也用于治疗甲状腺瘤。

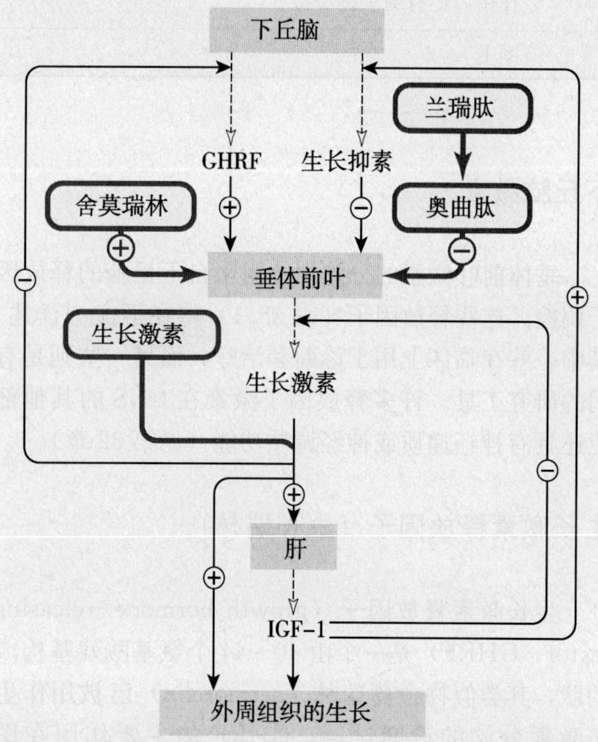


**图 28.2 生长激素的分泌及其作用的控制。** 框内为药物。GHRF：生长激素释放因子；IGF-1：胰岛素样生长因子。

## 促甲状腺激素释放激素（普罗瑞林）

下丘脑释放的促甲状腺激素释放激素（thyrotropin-releasing hormone，TRH）使垂体前叶释放 TSH。普罗瑞林（protirelin）是人工合成的 TSH，用于甲状腺疾病的诊断（见第 29 章）。正常受试者静脉给药后引起血浆 TSH 浓度增高，然而甲状腺功能亢进症患者对此反应迟钝，因为血浆甲状腺素浓度增高对垂体前叶有负反馈作用。相反的作用出现于甲状腺功能减退症患者，因其甲状腺本身存在内在缺陷。

## 促肾上腺皮质激素释放因子

促肾上腺皮质激素释放因子（corticotropin-releasing factor，CRF）是一种肽，它使垂体前叶释放促肾上腺皮质激素（adrenocorticotrophic hormone，ACTH，促皮质素）和 β-内啡肽。CRF 与抗利尿激素（antidiuretic hormone，ADH；精氨酸升压素）协同作用，其作用和释放被糖皮质激素所抑制（见下文及图 28.4）。合成制剂用于检测垂体分泌 ACTH 的能力，并确定 ACTH 缺乏是否由于垂体或下丘脑缺陷所致；还用于评价库欣综合征治疗后下丘脑垂体的功能（见下文及图 28.7）。

## 促性腺激素释放激素

促性腺激素释放激素（gonadotropin-releasing hormone，GnRH；又称黄体生成素释放激素）是一个 10 肽，释放促卵泡激素和黄体生成素。其制剂被称为戈那瑞林（gonadorelin），临床主要用于治疗不育症，其作用将在第 30 章叙述。

## 垂体前叶激素

垂体前叶的主要激素见表 28.1。促性腺激素将在第 30 章叙述，促甲状腺激素见第 29 章。有关其余激素的论述见下文。

## 生长激素

生长激素由促生长细胞分泌并且是量最多的垂体激素。新生儿分泌量多，4 岁时减少到中等水平，该水平一直维持到青春期，以后进一步减少。几种重组生长激素制剂或生长激素（somatropin）可用于治疗生长缺陷和其他发育障碍（见下文）。

### 调节分泌

正如上文及图 28.2 所概括的那样，生长激素的分泌是通过下丘脑 GHRF 的作用来调节的，而 GHRF 则受生长抑素调节。由肝脏释放的胰岛素样生长因子-1（insulin-like growth factor，IGF-1）（见下文）是生长激素作用的介质之一，通过刺激下丘脑释放生长抑素，对生长激素的分泌有抑制作用。

像其他垂体前叶分泌作用一样，生长激素的释放是脉冲式的，其血浆浓度可波动 10～100 倍。这种波动在昼夜之间周而复始，它反映了下丘脑调控的动力学。深睡眠对生长激素的分泌是有效的刺激，尤其在儿童期。

### 作　用

生长激素（及其类似物）的主要作用是刺激正常生长，同时与甲状腺、性腺和肾上腺皮质分泌的其他激素共同作用于许多组织。它刺激肝脏产生 IGFs（又称为生长调节素），IGFs 调节生长激素的大多数合成代谢作用。IGF-1（主要介质）受体存在于许多类型的细胞，包括肝细胞和脂肪细胞。

生长激素刺激氨基酸的摄取和蛋白质合成，特别是在骨骼肌。IGF-1 调节许多此类合成作用，它作用于骨骼肌和长骨骨骺软骨，从而影响骨骼的生长。

### 生成紊乱和临床应用

生长激素缺乏可导致垂体性侏儒症，由 GHRF 缺乏或 IGF 的生成及作用障碍所致，在这种情况下身体各部分的比例维持正常。生长激素用于治疗生长激素缺乏的患者（多为儿童）和与特纳综合征相关的身材矮小，还用来纠正儿童的慢性肾功能不全。每周 6～7 次皮下给予生长激素可以获得满意的线性生长，并且治疗开始越早效果越好。人类对其他物种的生长激素不敏感，所以临床上必须用人生长激素。过去常从人的尸体获得生长激素，因此导致克-雅病（Creutzfeldt-Jacob disease）传播，该病是一种蛋白感染素（prion）介导的神经变性疾病（见第 35 章）。人生长激素现在是由重组 DNA 技术生产的，这可以避免蛋白感染素污染的危险。

儿童产生过多生长激素可导致巨人症。成人生长激素的过多产生可导致肢端肥大症，通常是由良性垂体瘤引起，该病的主要特征是面部结构和手足增大。多巴胺受体激动药溴隐亭（bromocriptine）和奥曲肽可减轻症状，但有效的治疗需要肿瘤切除或放疗。

## 促乳素

促乳素是由垂体前叶的泌乳细胞（促乳激素细胞）分泌的。这些细胞在垂体前叶内很丰富并且在妊娠期间数量增加，这可能是受雌激素的影响。

### 调节分泌

促乳素的分泌严密地受下丘脑的抑制控制（图 28.3 和表 28.1），抑制介质是多巴胺（作用于泌乳细胞 $D_2$ 受体）。引起释放的主要刺激是吮乳；在大鼠，乳鼠的气味和饥饿的声音都是有效的刺激。来自乳房的神经反射可刺激下丘脑分泌促乳素释放因子，这些因子可能包括 TRH 和催产素（oxytocin）。雌激素的释放增加了促乳素分泌，并通过一种泌乳细胞亚型释放促生长激素神经肽（galanin）使泌乳细胞增生。多巴胺受体拮抗药（主要用作抗精神病药物，见第 38 章）是促乳素释放的有效兴奋药，而激动药如溴隐亭（见下文及第 12 章、第 35 章、第 38 章）抑制促乳素释放。溴隐亭也用于帕金森综合征的治疗。

### 作　用

至少有 3 种可与促乳素结合的特异性受体亚型，这些受体亚型不仅发现于乳腺，而且广泛分布于身体各处，包括脑、卵巢、心和肺。促乳素对妇女的主要功能是控制乳汁的产生。在分娩时，当血浆雌激素水平下降时，促乳素浓度上升，启动哺乳。哺乳期的维持依赖于吮乳，它通过神经通路刺激促乳素的反射性分泌，在 30min 内使分泌增加 10～100 倍。

在妊娠期间促乳素与其他激素一起参与乳房组织的增殖和分化，促乳素还可抑制促性腺激素释放和/或卵巢对这些营养性激素的反应。这就是为什么在哺乳期间通常不排卵的原因之一，这也构成了天然的避孕机制。

◆ 根据一个相当有趣的假说，产后高浓度促乳素反映了其作为‘亲代’激素的生物学功能。注射促乳素必定会诱导鸟类、鼠和兔出现抱窝和筑巢活动。吸引人的想法是，促乳素可能对人类也具有相似的作用，但仅仅是一种推测。催乳素还可产生其他似乎毫不相关的作用，包括刺激淋巴细胞有丝分裂。有一些证据表明它可能与调节免疫应答有关。

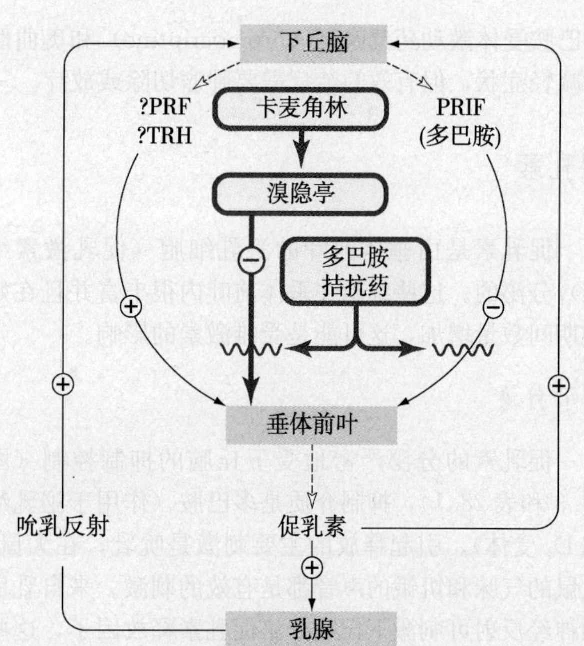


**图 28.3　促乳素分泌的控制。框内为药物。** PRF：促乳素释放因子；PRIF：促乳素释放抑制因子；TRH：促甲状腺激素释放激素。

### 促乳素分泌的改变

促乳素本身未用于临床。溴隐亭可激动多巴胺受体，用于减少促乳素的过度分泌（如由催乳素瘤所导致）。它口服吸收良好，峰浓度出现在 2h。不良反应包括恶心、呕吐。也可出现头晕、便秘和体位性低血压。卡麦角林（cabergoline）是一个有相似作用的相关化合物，喹高利特（quinagolide）与麦角衍生的多巴胺激动药具有相似作用，还可用于高泌乳素血症。

## 促肾上腺皮质激素

促肾上腺皮质激素（ACTH，促皮质素）由垂体前叶分泌，控制肾上腺皮质合成和释放糖皮质激素（表 28.1）。它是一个由 39 个氨基酸残基组成的多肽类激素，由阿片黑皮质素前体（pro-opiomelanocortin）经连续的蛋白水解过程产生。ACTH 的分泌调节详见图 28.4。

◆ 由于 Hench 及其同事在 20 世纪 40 年代的研究（他们首先观察到 ACTH 和可的松对于类风湿病患者都具有抗炎作用），使该激素（与可的松一起）在炎症治疗史上占有重要地位。ACTH 的作用被认为是继发于肾上腺皮质的刺激，但有趣的是，该激素本身通过激活巨噬细胞（黑皮质素）$MC_3$ 受体而具有抗炎作用（Getting 等，2002）。

目前促肾上腺皮质激素本身并不常用于治疗，因为它的作用比皮质激素更难预测并且可引起抗体形成。替可克肽（tetracosactide）是一种包含人 ACTH 的 N 端前 24 个残基的合成多肽，也有同样的缺点，但目前其代用品广泛用于确定肾上腺皮质的功能（见下文）。

糖皮质激素可减少 ACTH 的血浆浓度，是地塞米松（dexamethasone）抑制试验的基础。

> **溴隐亭的临床应用**
>
> 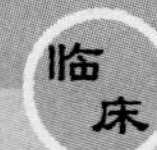
> 
>
> - 断奶
> - 治疗由于促乳素的过度分泌产生的乳溢（即男性泌乳或女性的非产后泌乳）。
> - 治疗分泌促乳素的垂体瘤（催乳素瘤）。
> - 治疗帕金森综合征（见第 35 章）和肢端肥大症。

### 作　用

替可克肽和 ACTH 对肾上腺皮质有两种作用：

- 刺激糖皮质激素的合成和释放。这一作用发生在注射后的数分钟内，主要的生物作用是所释放的类固醇（steroids）产生的。
- 营养肾上腺皮质细胞，并对关键的线粒体类固醇生成酶的水平起调节作用。这一作用的丧失反映了由于长期应用糖皮质激素抑制 ACTH 分泌而造成肾上腺萎缩。

替可克肽的主要应用是诊断肾上腺皮质功能不全。给药方式为肌内注射，氢化可的松（hydrocortisone）的血浆浓度可用放射免疫方法测定。

## 促黑激素

促黑激素（melanocyte stimulating hormone，MSH）包括 α-MSH、β-MSH 和 γ-MSH，是与 ACTH 结构相似的肽类激素，并与 ACTH 来源于同一前体。因为它们首先被认识的作用是刺激被称为黑色素细胞的一类特殊皮肤细胞产生黑色素，故这些肽类称为黑皮质素。正因为如此，它们对于决定毛发、皮肤的颜色起重要作用，并有反射紫外线的作用。

促黑激素作用于黑皮质素受体，其中 5 种受体（$MC_{1-5}$）已被克隆。它们是 G-蛋白偶联受体，可激活 cAMP 合成。黑色素的形成受 $MC_1$ 受体控制，α-MSH 的过度产生可引起黑色素细胞的异常增殖，可能诱发黑色素瘤。

◆ 黑皮质素还显示出许多其他生物效应，例如 α-MSH 抑制细胞因子（白介素-1 和肿瘤坏死因子）释放，减少中性粒细胞浸润，并显示出抗炎和退热作用。类风湿性关节炎患者滑液中 α-MSH 水平增加。$MC_1$ 和 $MC_3$ 受体介导 MSH 的免疫调节作用，目前正在寻找具有潜在抗炎作用的受体激动药。

脑室内或静脉注射 γ-促黑激素后可增加血压、心率和脑血流量，这些作用可能由 $MC_4$ 受体介导。中枢注射 α-MSH 可引起动物行为的改变，如理毛行为和性活动增加，同时进食减少。

两种天然存在的黑皮质素受体的配体（刺鼠信号蛋白和刺鼠相关肽，统称刺鼠）已在人体组织内发现。这些蛋白竞争性拮抗 MSH 对黑皮质素受体的作用。它们在体内的确切作用尚不清楚。

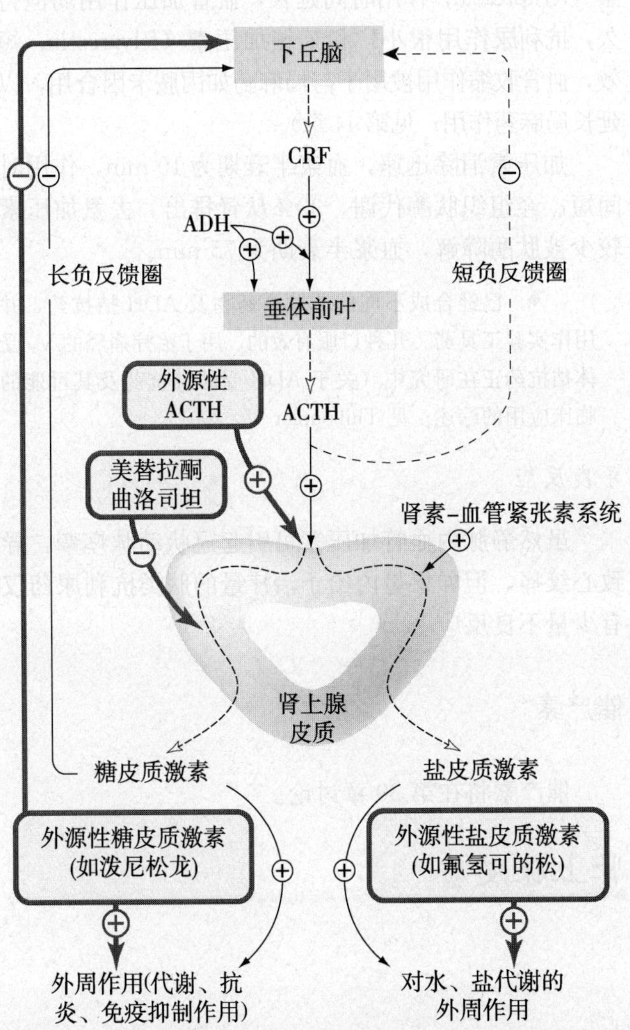


**图 28.4 肾上腺皮质激素合成和分泌的调节。**长负反馈回路比短负反馈回路（虚线）更重要。促肾上腺皮质激素（ACTH，促皮质素）对盐皮质激素的产生仅有很小作用。框内为药物。ADH：抗利尿激素（加压素）；CRF：促肾皮素释放因子。

## 垂体后叶（神经垂体）

垂体后叶含有大量神经末梢，位于下丘脑的视上核和室旁核。它们的轴突形成下丘脑-垂体束，其纤维终止于膨大的神经末梢，与垂体后叶的毛细血管紧密相连（图 28.1）。合成于下丘脑核群的肽类沿轴突进入垂体后叶，并在此储存，最终分泌进入血流。

垂体后叶的两种主要激素是催产素（可收缩子宫平滑肌，见第 30 章）和 ADH（也称加压素，见第 19 章和第 24 章）。已经合成了几种相似的肽，它们在抗利尿、血管加压和子宫兴奋特性上有所不同。

### 促肾上腺皮质激素（促皮质素）和肾上腺类固醇 要点

- 促肾上腺皮质激素（ACTH）刺激糖皮质激素（如氢化可的松）和一些来自肾上腺皮质的雄激素的合成和释放。
- 来自下丘脑的促肾皮素释放因子调节 ACTH 释放，并依次受到神经因子调节和血浆糖皮质激素的负反馈调节。
- 从肾上腺皮质释放的盐皮质激素（如醛固酮）受肾素-血管紧张素系统控制。

### 垂体前叶和下丘脑

- 垂体前叶分泌激素调节：
  — 肾上腺皮质释放糖皮质激素；
  — 甲状腺激素的释放；
  — 女性排卵和男性精子发生，以及性激素的释放；
  — 生长；
  — 乳腺结构和功能。
- 每种垂体前叶激素都受特殊的下丘脑释放因子调节。反馈机制支配这些因子的释放。可用于临床的物质包括：
  — 生长激素释放因子（舍莫瑞林）和生长激素同类物（人蛋氨生长素、生长激素）；
  — 促甲状腺释放因子（普罗瑞林）和促甲状腺激素（用于检查甲状腺功能）；
  — 奥曲肽和兰瑞肽（它们是生长抑素的类似物），抑制生长激素释放；
  — 促肾皮素释放因子，用于诊断；
  — 促性腺激素释放因子。

## 抗利尿激素

### 调节分泌和生理作用

从垂体后叶释放的抗利尿激素（antidiuretic hormone，ADH）作用于肾单位远端部位和肾集合管的细胞，在控制机体水含量方面起关键作用（见第 24 章）。控制体液平衡的下丘脑核群位于合成与分泌 ADH 的核群附近。

ADH 释放的主要刺激之一是血浆渗透压的增加（它可以产生口渴的感觉）；循环血容量的减少（低血容量症）是另一个刺激，此时的刺激源于心血管系统的压力感受器或源于血管紧张素的释放。尿崩症是一种由于 ADH 分泌减少或缺乏，或由于肾对激素敏感性降低造成大量稀释尿液而产生的疾病。

### 抗利尿激素受体

ADH 有 3 类受体，即 $V_1$、$V_2$ 和 $V_3$ 受体。$V_2$ 受体与腺苷酸环化酶偶联，介导 ADH 对肾的主要生理作用，而 $V_1$ 和 $V_3$ 受体与磷脂酶 C/肌醇三磷酸系统偶联。

### 作　用

#### 肾的作用

抗利尿激素与远端肾小管细胞和肾集合管细胞的基底外侧膜的 $V_2$ 受体结合。它在集合管的主要作用是增加水通道嵌入管腔膜的插入率，以增加膜对水的通透性（见第 24 章）。它也激活尿素载体并瞬间升高 $Na^+$ 吸收，特别是在肾小管远端。

几种药物影响 ADH 的作用。非甾体抗炎药和卡马西平（carbamazepine）加强 ADH 的作用，锂（lithium）、秋水仙碱（colchicine）和长春花碱类（vinca alkaloids）减弱 ADH 的作用。后两个药的作用继发于其对水通道易位所必需的微管的作用。地美环素（demeclocycline）对抗 ADH 的作用，用于治疗因 ADH 分泌过多所致低钠血症（及由此导致的水潴留）。

#### 其他非肾脏作用

抗利尿激素通过作用于 $V_1$ 受体引起平滑肌收缩，特别是在心血管系统（见第 19 章）。这些受体对 ADH 的亲和力比 $V_2$ 受体低，并且对平滑肌的作用仅见于剂量大于影响肾脏的剂量时。ADH 还刺激血小板聚集和凝血因子的动员。在 CNS，ADH 起神经调质和神经递质的作用。当释放进入垂体“门脉循环”后，ADH 通过作用于 $V_3$ 受体促进垂体前叶释放 ACTH（图 28.4）。

#### 药物代谢动力学

抗利尿激素及其各种类似物不仅用于治疗尿崩症，还可作为血管收缩药。针对（a）延长作用时间，和（b）改变对 $V_1$ 和 $V_2$ 受体的选择性作用，已开发出新的类似物。

临床应用的主要药物是加压素（vasopressin；ADH 本身经皮下或肌内注射或静脉注射时短效，对 $V_2$ 受体选择性差）、去氨加压素（desmopressin；作用时间延长，对 $V_2$ 受体有选择性，通常经鼻腔喷雾给药）、特利加压素（terlipressin；作用时间延长，血管加压作用弱但持久，抗利尿作用很小）和苯赖加压素（felypressin；短效，血管收缩作用被用于与局麻药如丙胺卡因合用，以延长局麻药作用；见第 44 章）。

加压素消除迅速，血浆半衰期为 10 min，作用时间短。经组织肽酶代谢，33%从肾排出。去氨加压素较少被肽酶降解，血浆半衰期为 75 min。

- 已经合成不同的非肽类药物及 ADH 拮抗药，并用作实验工具药。几种口服有效的、用于治疗痛经的 $V_1$ 受体拮抗药正在研究中（关于 ADH 受体拮抗药及其可能的临床应用的综述；见 Thibonnier 等，2001）。

#### 不良反应

虽然静脉内血管加压素可引起冠状动脉痉挛，导致心绞痛，但如果鼻内给予治疗量的肽类抗利尿药仅有少量不良反应。

## 催产素

催产素将在第 30 章讨论。

# 肾上腺皮质

## 肾上腺类固醇

肾上腺位于肾的上方，故此得名。总的来讲肾上腺由两部分组成：分泌儿茶酚胺的髓质（见第 9 章）和分泌肾上腺类固醇的皮质。后者的结构是我们在本章所关注的，它可根据组织学再分为 3 个同心带：产生盐皮质激素的球状带（最外层）、产生糖皮质激素的束状带和最里面的网状带。虽然主要的肾上腺类固醇具有盐皮质激素或糖皮质激素的活性，肾上腺也分泌一些性类固醇（主要是雄激素），但本章不作深入讨论。

盐皮质激素调节水与电解质平衡，主要的内源性激素是醛固酮。糖皮质激素对中间代谢有广泛的作用，影响糖类和蛋白质代谢，同时对内在的防御反应（如先天性及获得性免疫反应）起有力的调节作用。肾上腺分泌糖皮质激素混合物，在人类主要的激素是氢化可的松（误称“考的松”），但在啮齿类主要是皮质酮。在天然类固醇中，盐皮质激素和糖皮质激素的作用不能完全分离，一些糖皮质激素对水与电解质平衡具有相当重要的作用。事实上，氢化可的松对盐皮质激素受体的作用与醛固酮相当，但在对盐皮质激素敏感的组织（如肾）内，11β-羟化类固醇脱氢酶可将氢化可的松转化为无活性的代谢产物可的松[1]，因

### 垂体后叶素

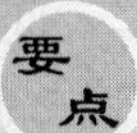

- 垂体后叶分泌：
  — 催产素（见第 30 章）；
  — 抗利尿激素（加压素）作用于远端肾小管的 $V_2$ 受体，增加水的重吸收；在高浓度时作用于 $V_1$ 受体，引起血管收缩。还可刺激促肾上腺皮质激素的分泌。
- 可用于临床的有效物质是加压素及其类似物去氨加压素和特利加压素。

### 抗利尿激素（加压素）及类似物的临床应用

临床

- 尿崩症：赖氨加压素、去氨加压素。
- 食管静脉曲张出血的早期治疗：加压素、特利加压素、赖氨加压素。（奥曲肽——一种生长抑素类似物，也用于临床，但该病的主要治疗方法是经内镜直接注射组织硬化剂）。
- 预防血友病出血（如拔牙前）：加压素、去氨加压素（增加Ⅷ因子浓度）。
- 苯赖加压素作为血管收缩药与局麻药合用（见第 44 章）。
- 去氨加压素用于大龄儿童和成人持续性夜间遗尿。

而防止受体被不适当地激活。除替代疗法外（见下文），糖皮质激素最常用其抗炎和免疫抑制作用。此时它们的所有代谢和其他作用都被认为是不良反应。合成类固醇的发展已可以使糖皮质激素与盐皮质激素的作用有一定程度的分离（表 28.2），但糖皮质激素的抗炎作用与其他作用仍无法分离。

肾上腺对于生命是必需的，去除肾上腺的动物只有在严格控制的条件下才能生存。在人类，肾上腺皮质类固醇产生不足被称为艾迪生病（Addison’s disease），其特征为肌无力、低血压、抑郁、食欲缺乏、体重减轻和低血糖。艾迪生病的病因可能为自身免疫，或腺体被长期的炎症如结核病所破坏。由于糖皮质激素对 ACTH 释放的负反馈作用，当长期给予糖皮质激素治疗时，内源性肾上腺皮质激素产生减少。这导致治疗终止时糖皮质激素缺乏，这也是为什么糖皮质激素治疗通常逐渐减量以使垂体前叶功能恢复的原因。

当皮质激素产生过多时，临床现象取决于哪一种类固醇过多。过度的糖皮质激素活性导致库欣综合征，其表现见图 28.7。库欣综合征的原因是肾上腺分泌过多或长期应用糖皮质激素治疗。盐皮质激素产生过多导致 $Na^+$ 和 $K^+$ 平衡紊乱。这可发生于肾上腺功能亢进或肾上腺肿瘤（原发性醛甾酮增多症或 Conn 综合征，一种罕见但重要的高血压原因；见第 19 章），或由于过度的肾素-血管紧张素作用，如发生于肾疾病、肝硬化或充血性心力衰竭（继发性醛甾酮增多症）时。

## 糖皮质激素

### 合成与释放

肾上腺类固醇的合成和释放是必需的。受循环中垂体前叶分泌的 ACTH 的影响（图 28.4）。ACTH 的分泌受下丘脑释放的 CRF（正向作用）和垂体后叶分泌的加压素（正向作用）及血中糖皮质激素（反向作用）的调节。CRF 的释放反过来受血中糖皮质激素水平的抑制，并受来自 CNS 传入信号的影响。这一下丘脑-垂体-肾上腺功能单元被称作 HPA 轴。

糖皮质激素始终存在于血中，但在正常人其分泌有明确的昼夜节律，血浓度在早晨最高，然后逐渐降

[1] 奇妙的是，最初正是可的松在 Hench 和他的同事 1949 年的经典研究中被证明具有有效的抗炎活性。这一表现异常的原因是，一些组织中存在一种 11β-羟化类固醇脱氢酶的亚型，它能把这种类固醇转化为皮质醇（即氢化可的松），因而保留生物活性。

低，在夜间达到最低。阿片肽也是控制CRF分泌的强抑制剂，心理因素也能影响加压素和CRF的释放，过热或过冷以及损伤或感染对糖皮质激素的分泌也有刺激作用。这是HPA轴应对危险环境因素的刺激而被激活的主要机制。

糖皮质激素的前体是胆固醇（图28.5）。反应的第一步是胆固醇转化为孕烯醇酮，是限速步骤，并受ACTH调节。生物合成途径中的一些反应能被药物抑制。美替拉酮（metyrapone）阻止C11的β羟化，因而阻止氢化可的松和皮质酮的形成。合成被阻滞在11-脱氧皮质酮阶段，这些物质对下丘脑和垂体没有负反馈作用，血中ACTH明显增加。因此美替拉酮能用于检测ACTH的产生，也可能用于库欣综合征的治疗。曲洛司坦（trilostane）（也用于库欣综合征和原发性醛甾酮增多症）阻滞合成过程的早期步骤——3β-脱氢酶的作用。

氨鲁米特（aminoglutethimide）抑制生物合成途径的第一步，并与美替拉酮有完全相同的整体效应。大剂量应用抗真菌药酮康唑（ketoconazole；见第48章）也能抑制类固醇生成，可能对于库欣综合征的治疗也是有价值的。

### 作用机制

我们首先讨论与糖皮质激素作用有关的药物与细胞内特异性糖皮质激素受体的相互作用，此类受体属于核受体超家族（可能有其他的结合蛋白或结合位点；见Norman等，2004）。这一超家族（详细结构见第3章）也包括盐皮质激素受体、性甾体激素受体、甲状腺激素受体、维生素$D_3$受体和视黄酸受体。

进入细胞后（可能通过被动扩散），糖皮质激素在胞浆内与特异受体结合。已发现两种受体，称为GRα和GRβ（高度同源但缺乏C末端）。虽然在某些情况下GRβ可以通过GRα受体调节信号传导，但GRβ在体内未显示出作为糖皮质激素受体的功能，故将不作进一步讨论。GRα受体已被克隆，它含有777个氨基酸残基，与糖皮质激素有高亲和力，实际上存在于所有组织，其密度因组织而异，数量为3 000～30 000拷贝/细胞。

在“静止”即无配体状态时，受体作为蛋白复合物（包括热休克蛋白HSP56和HSP90）的一部分存在于胞浆中。在与甾体激素结合后，受体与HSPs分离，发生构象改变，暴露出DNA结合域（图28.6和图3.3）。之后的过程已被完整地描述，最典型的例子是甾体激素-受体复合物形成同型二聚体（也可能与盐皮质激素受体形成异源二聚体），然后可能利用细胞骨架易位到细胞核。在核内，它们与存在于靶基因启动子上的正性或负性糖皮质激素的反应元件结合，引起转录的相应变化（诱导或抑制）。受体最终经过一个ATP依赖的过程被再利用，并与胞浆内的HSPs结合完成循环过程。

几种完成基因转录变化的分子机制已十分明确，并见于图28.6。转录调节，尤其是转录抑制，通常是与不同的转录因子如AP1和核因子κB协同完成。诱导作用刺激特异mRNAs的形成，由mRNAs指导

**糖皮质激素**　要点

常用药包括氢化可的松、泼尼松龙和地塞米松。

**代谢作用：**

- 糖类：减少葡萄糖的吸收和利用，同时增加糖异生，引起高血糖倾向。
- 蛋白质：增加分解代谢，减少合成代谢。
- 脂质：对脂解激素的允许作用和脂肪再分布，见于库欣综合征。

**调节作用**

- 下丘脑和垂体前叶：负反馈作用导致内源性糖皮质激素的释放减少。
- 心血管系统：血管舒张减少，体液渗出减少。
- 骨骼肌：降低成骨细胞活性，增加破骨细胞活性。
- 炎症和免疫：
  - — 急性炎症：减少白细胞的流入和活性；
  - — 慢性炎症：降低单核细胞活性，减少血管发生，减少纤维化；
  - — 淋巴组织：减少T细胞和B细胞的克隆扩增，减少分泌细胞因子的T细胞的作用。
- 介质：
  - — 减少细胞因子（包括白介素、肿瘤坏死因子-α和粒细胞巨噬细胞集落刺激因子）的产生和作用
  - — 减少二十烷类物质的产生；
  - — 减少IgG的产生；
  - — 减少血液中的补体成分；
  - — 增加抗炎因子（如白介素-10和膜联蛋白-1）的释放。
- 整体效应：先天和获得性免疫系统的活性降低，但也减慢康复并降低对炎症反应的保护作用。

特异蛋白质的合成。据估计，糖皮质激素经此途径调节大约1%的核基因。

除这些“核”活动外，近年来已证实与配体结合的受体本身不论单体或二聚体形式，即使在细胞质中也可能触发信号转导。这些作用之一，即与上述药物的抗炎作用关系密切的作用，是继磷酸化后释放膜联蛋白-1（以前称为“脂皮素蛋白”），后者对白细胞游走和其他生物作用有较大影响。这一受体介导的非基因作用的意义是其发生迅速（数分钟内），无需发生需时较长的mRNA/蛋白质合成的改变。

## 作　用

### 一般代谢和全身作用

对代谢的主要影响是对糖类和蛋白质代谢的影响。激素及其合成的同源物引起葡萄糖的摄取和利用减少以及糖异生增加，造成高血糖倾向（见第26章），并伴有糖原储存增加，这可能是血糖升高引起胰岛素反应性分泌的结果。总的来说，存在蛋白质合成减少和分解增加，特别是在骨骼肌，并可引起消瘦。糖皮质激素还对cAMP依赖的儿茶酚胺和其他激素引起的脂解反应有允许作用。这类激素通过cAMP依赖性激酶引起脂肪酶激活，这一激酶的合成需要糖皮质激素存在（见下文）。长期大剂量给予糖皮质激素导致机体脂肪呈库欣综合征样的重新分布（图28.7）。

糖皮质激素通过减少$Ca^{2+}$在胃肠道的吸收并增加其在肾的排泄产生负钙平衡，因此可导致骨质疏松（见下文）。非生理浓度的糖皮质激素有一些盐皮质激素作用（见下文），可能通过阻碍保护性的11β-羟化类固醇脱氢酶并作用于盐皮质激素受体，造成$Na^+$潴留和$K^+$丢失。

### 对垂体前叶和下丘脑的负反馈作用

内源性和外源抑制性糖皮质激素对CRF和ACTH的分泌具有负反馈作用（图28.4）。给予外源性糖皮质激素抑制CRF和ACTH分泌，进而抑制内源性糖皮质激素分泌，并可能引起肾上腺皮质萎缩。如果长期治疗，可能停药数月后肾上腺才能恢复正常功能。

**表28.2　用于全身治疗的主要皮质类固醇类药物的比较（以氢化可的松作为标准）**

| 药物 | 与糖皮质激素受体的相对亲和力[a] | 在临床应用中的大致相对作用强度 | | 口服给药后作用持续时间[b] | 注释 |
|---|---|---|---|---|---|
| | | 抗炎作用 | 保钠作用 | | |
| 氢化可的松 | 1 | 1 | 1 | 短 | 替代治疗选择的药物 |
| 可的松 | 0.01 | 0.8 | 0.8 | 短 | 便宜；转化成氢化可的松后才有效；因为盐皮质激素作用不用于抗炎 |
| 皮质酮 | 0.85 | 0.3 | 15 | 短 | —— |
| 泼尼松龙 | 2.2 | 4 | 0.8 | 中等 | 选作全身抗炎和免疫抑制作用的药物 |
| 泼尼松 | 0.05 | 4 | 0.8 | 中等 | 转化成泼尼松龙后才有效 |
| 甲泼尼龙 | 11.9 | 5 | 极小 | 中等 | 抗炎和免疫抑制 |
| 曲安西龙 | 1.9 | 5 | 无 | 中等 | 比其他药毒性相对更大 |
| 地塞米松 | 7.1 | 30 | 极小 | 长 | 抗炎和免疫抑制，特别用于不利的水潴留（如脑水肿）；用作抑制促肾上腺皮质激素的产生 |
| 倍他米松 | 5.4 | 30 | 可忽略 | 长 | 抗炎和免疫抑制，特别用于不利的水潴留 |
| 去氧皮质酮 | 0.19 | 可忽略 | 50 | — | — |
| 氟氢可的松 | 3.5 | 15 | 150 | 短 | 选作盐皮质激素作用的药物 |
| 醛固酮 | 0.38 | 无 | 500 | — | 内源性盐皮质激素 |

注：[a]人胎儿肺细胞；[b]作用持续时间（半衰期，h）：短，8～12；中等，12～36；长，36～72（Data for relative affinity obtained from Baxter J D, Rousseau G G (eds) 1979 Glucocorticoid hormone action. Monographs on endocrinology, vol 12. Springer-Verlag, Berlin.）

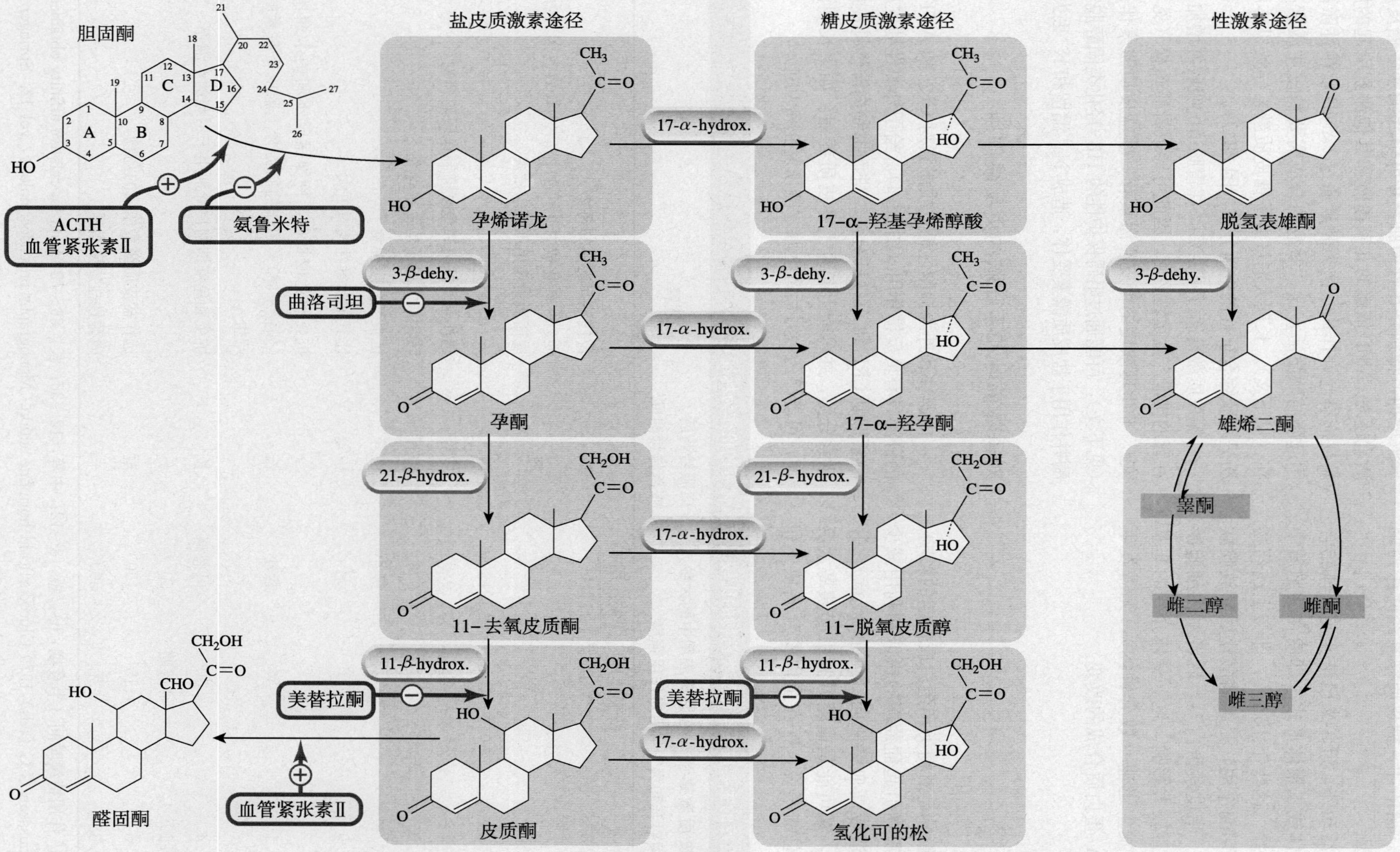

图28.5　**皮质激素和肾上腺雄激素的生物合成**。药物见于靠近其作用位点的框内。注意它们对不同类型的皮质细胞有选择性作用。糖皮质激素由束状带细胞产生，促肾上腺皮质激素（ACTH）刺激其合成；醛固酮由球状带细胞产生，血管紧张素Ⅱ刺激其合成。美替拉酮抑制糖皮质激素合成，氨鲁米特抑制糖皮质激素和性激素的合成，曲洛司坦阻断所有3种类型肾上腺类固醇的合成，更详细的性激素的生物合成见图30.3。11-β-hydrox, 11-β-羟化酶；17-α-hydrox，17-α-羟化酶；21-β-羟化酶；3-β-dehy, 3-β-脱氢酶。

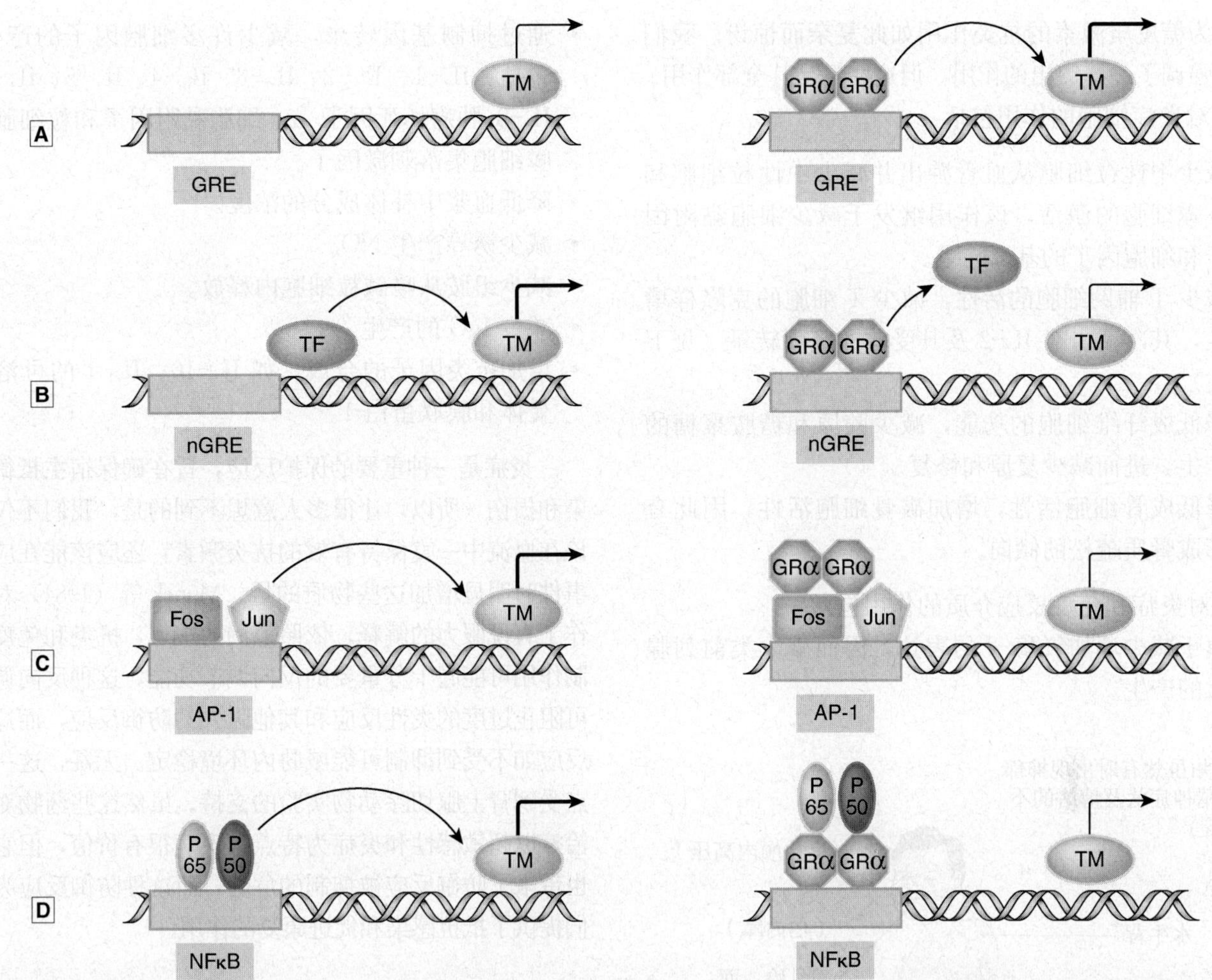


**图 28.6　糖皮质激素作用的分子机制。本示意图显示配体结合的糖皮质激素受体易位进入细胞核后控制基因表达的 3 种可能方式。**Ⓐ 基本转录活化机制。这里假设转录器（transcriptional machinery，TM）在低水平工作，配体结合的糖皮质激素受体（GR）的二聚体与一个或多个启动子序列（深色区）内的“正向”糖皮质类固醇反应元件（glucocorticoid response elements，GREs）结合并上调转录。Ⓑ 基本反式阻抑机制。转录器受转录因子（transcriptional factor，TF）控制。在与“反向”GRE（nGRE）结合后，受体复合物取代这些元件，使表达减少。Ⓒ Fos/Jun 机制。通过 Fos/Jun 转录因子与 AP-1 调节位点结合，转录在高水平进行。此作用在 GR 存在时减弱。Ⓓ 核因子 κB 机制。转录因子 P65 和 P50 与 NFκB 位点结合，促进基因转录。GR 的存在对此有抑制作用，因 GR 与转录因子结合后阻止其发挥作用（这也可发生于细胞质内）。GR 更详细的结构见第 3 章。（Modified from Oakley R H，Cidlowski J A in Gorlding N J，Flower R J (eds) 2001 Glucocorticoids. Birkhauser Verl.）

## 抗炎作用和免疫抑制作用

内源性糖皮质激素维持低强度的抗炎作用，通过观察肾上腺切除动物对于温和的炎性刺激所产生的高反应性很容易证实这一点。对损伤或感染不能产生适度的反应性分泌，可能是某些慢性炎症的病理学基础。糖皮质激素是强效抗炎药，在治疗上有强大的抗炎和免疫抑制作用。它们不仅抑制炎症的早期表现，也抑制炎症的晚期表现，即不仅抑制初期的红、肿、热、痛，也抑制晚期的创伤愈合和修复及慢性炎症的增生反应（见第 13 章）。实际上糖皮质激素可逆转所有类型的炎症反应，无论感染是由侵入的病原体引起，或由化学或物理刺激引起，还是由不适当的免疫反应（如超敏感性或自身免疫性疾病时）所引起。当临床上用于抑制移植物排斥反应时，糖皮质激素抑制对抗这一新“外来物”的免疫应答的启动和产生的作用比抑制固有的、已发生克隆样增生的反应更有效。给予糖皮质激素能改变许多基因的表达，调节的范围和方向因组织不同而异，甚至因疾病的不同时期而异，不用为糖皮质激素的抗炎作用如此复杂而惊讶。我们可能强调了一些突出的作用，但这些不是其全部作用。

对炎症细胞的作用包括：

- 减少中性粒细胞从血管游出并减少中性粒细胞和巨噬细胞的激活，该作用继发于减少细胞黏附因子和细胞因子的基因转录。
- 减少T辅助细胞的活性，减少T细胞的克隆样增生，其次减少对IL-2及其受体的基因转录（见下文）。
- 降低成纤维细胞的功能，减少胶原和糖胺聚糖的产生，进而减少复原和修复。
- 降低成骨细胞活性，增加破骨细胞活性，因此有形成骨质疏松的倾向。

对炎症和免疫反应介质的作用包括：

- 由于减少环加氧酶-2的表达，因而减少类前列腺素的产生。
- 通过抑制基因转录，减少许多细胞因子的产生，包括：IL-1、IL-2、IL-3、IL-4、IL-5、IL-6、IL-8、肿瘤坏死因子-α、细胞黏附因子和粒细胞巨噬细胞集落刺激因子。
- 降低血浆中补体成分的浓度。
- 减少诱导产生NO。
- 减少组胺从嗜碱粒细胞内释放。
- 减少IgG的产生。
- 增加抗炎因子的合成，如IL-10、IL-1的可溶性受体和膜联蛋白-1。

炎症是一种重要的保护反应，旨在确保宿主抵御感染和损伤。所以，让很多人意想不到的是，我们不仅应该在血流中一直保持有效的抗炎激素，还应该能在应激事件时明显增加这些物质的量。Munck等（1984）对此作了有说服力的解释，依照他们的观点，抗炎和免疫抑制作用可能起十分重要的反向调节功能，这种反向调节可阻止过度的炎性反应和其他强大的防御反应，而这些反应如不受到抑制可能威胁内环境稳定。无疑，这一观点受到肾上腺切除动物实验的支持。虽然这些药物对于治疗以超敏感性和炎症为特点的疾病很有价值，但它们也带来了防御反应被抑制的危险，而这种防御反应为我们提供了抵抗感染和促进康复的作用。

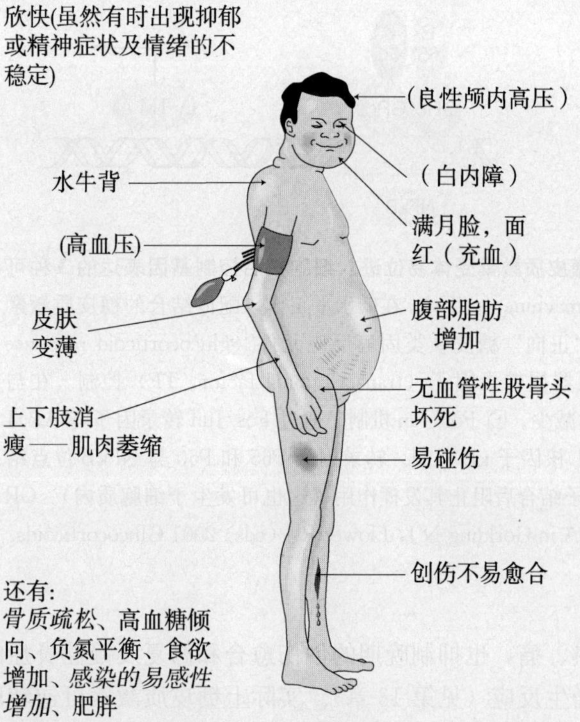

**图28.7 库欣综合征。由糖皮质激素过量，也可能是由疾病（如分泌促肾上腺皮质激素肿瘤）或长期给予糖皮质激素类药物（医源性库欣综合征）所引起。**特别常见的作用用斜体字表示。较少出现的与剂量和疗程有关的作用见于括号内。（Adapted from Baxter JD, Rousseau GG（eds）1979 Glucocorticoid hormone action. Monographs on endocrinology, vol 12. Springer-Verlag, Berlin.）

**糖皮质激素的作用机制** 要点

- 糖皮质激素与细胞内受体结合使受体二聚体化，然后移行至细胞核与DNA相互作用，改变基因的转录，诱导一些蛋白质合成而抑制另一些蛋白质合成。
- 代谢作用：大多数调节蛋白是酶，如cAMP依赖性激酶，但并非所有基因作用都已十分清楚。
- 已知的抗炎作用和免疫抑制作用：
  - 抑制环加氧酶-2、细胞因子、白介素、细胞黏附分子等的基因转录，诱导一氧化氮合酶的形成。
  - 在成骨细胞阻断维生素 $D_3$ 介导的成骨素基因诱导作用，改变胶原酶基因转录。
  - 膜联蛋白-1合成和释放增加，该蛋白对细胞及介质释放具有很强的抗炎作用，也可在下丘脑和垂体前叶水平介导负反馈作用。
- 糖皮质激素的一些快速非基因作用也已发现。

## 不良反应

不良反应可发生于大剂量或长期用药而不是替代治疗。可能的不良反应包括对于感染或损伤反应的抑制，在增加类固醇的剂量而不迅速合用抗微生物药时，机会性感染可能会非常严重。创伤愈合可能受影响，还可能发生消化性溃疡。

长期用药后突然停药可由于患者合成皮质激素的能力被抑制而引起急性肾上腺功能不全❶。停药应谨慎地阶段性进行。肾上腺功能完全恢复通常需 2 个月，也可能需 18 个月或更长时间。

当药物用于抗炎和免疫抑制疗法时，对代谢的作用和对水、电解质平衡的影响以及对器官系统的影响被认为是副作用，可发生库欣综合征（图 28.7）。骨质疏松并伴随骨折的危险，这可能是长期应用糖皮质激素治疗的主要危害性之一。这些药物通过影响钙和磷酸盐代谢及胶原转换而影响骨密度。长期给予糖皮质激素可降低成骨细胞（构成骨基质）的功能并增强破骨细胞（消化骨基质）的活性。对骨血液供应的影响可引起缺血性股骨头坏死（见第 31 章）。

使用外源性糖皮质激素而导致的高血糖趋势可能会发展成真正的糖尿病，另一种危害性是肌肉萎缩和肌无力的发展。在儿童如果药物治疗持续超过 6 个月，即使剂量很小也可因抑制代谢（特别是蛋白质代谢）和激素的效应而导致生长抑制。

中枢作用的报道相当常见，一些患者出现欣快感，而另一些患者可表现为抑郁或发展成为精神症状。事实上，对一些抑郁的患者，氢化可的松分泌的昼夜节律性可能被打乱，地塞米松抑制试验可用于对这些个体的鉴别。其他已报道的毒性作用包括青光眼、颅内压增高、血液高凝性、发热和月经紊乱以及白内障发生率增加。当糖皮质激素吸入给药时，因局部抗炎机制被抑制，常发生鹅口疮（念珠菌病；一种真菌感染，见第 48 章）。

## 药代动力学

糖皮质激素可以多种途径给药。多数口服给药有效，所有药物均可肌内或静脉注射进行全身给药。大部分也可局部给药——关节内注射，用气雾剂进行呼吸道内给药，用滴剂经眼或鼻给药，或用霜剂或软膏剂皮肤给药。除非剂量很大，局部给药可减少全身毒性作用的可能性。当必需长期全身应用糖皮质激素时，隔日疗法可减少不良反应。可吸入或鼻内给予的糖皮质激素见表 28.3。

**表 28.3 可吸入或鼻内给药的糖皮质激素**

| 化合物 | 近似强度[a] |
|---|---|
| 倍氯米松（beclomethasone） | 0.59 |
| 布地奈德（budesonide） | 0.78 |
| 氟尼缩松（flunisolide） | 2 |
| 氟替卡松（fluticasone） | 1 |
| 莫米松（mometasone） | 1 |
| 曲安西龙（triamcinolone） | 0.45 |

注：[a] 氟替卡松 ＝ 1

内源性糖皮质激素转运至血浆后与皮质类固醇结合球蛋白（corticosteroid binding globulin，CBG）和白蛋白结合。CBG 与大约 77% 的氢化可的松结合，但许多合成的糖皮质激素完全不与 CBG 结合。白蛋白与氢化可的松亲和力低，但其可与天然或合成的类固醇结合。无论与 CBG 还是与白蛋白结合的类固醇均无生物活性。

作为亲脂性小分子，糖皮质激素可通过简单扩散进入其靶细胞内。虽然氢化可的松的主要生物学效应有 2～8 h 的潜伏期，但其血浆半衰期为 90 min。氢化可的松在肝细胞和其他部位因 C4 ═ C5 双键的还原而灭活。可的松（cortisone）和泼尼松（prednisone）在体内分别转化为氢化可的松和泼尼松龙（prednisolone）后才有活性。

糖皮质激素的临床应用见下文中的临床方框。地塞米松抑制试验可用于检测 HPA 轴的功能。通常低剂量夜间给药可抑制下丘脑和垂体的功能，约 9 h 后测量血浆浓度，ACTH 和氢化可的松的分泌应减少。抑制障碍表明 ACTH 或糖皮质激素分泌过多（库欣综合征）。

## 盐皮质激素

主要的内源性盐皮质激素是醛固酮，其主要作用是增加远端肾小管对 $Na^+$ 的重吸收，同时增加 $K^+$ 和 $H^+$ 的排泄（见第 24 章）。盐皮质激素过量分泌，如 Conn 综合征（原发性醛甾酮增多症），引起明显水钠潴留，出现细胞外液容积增加、低血钾、碱中毒和高血压。盐皮质激素分泌减少，如艾迪生病，引起 $Na^+$

❶ 长期应用糖皮质激素治疗的患者应携带一张卡片，说明“我是一个使用类固醇治疗的患者，不能突然停药”。

**糖皮质激素的临床应用**

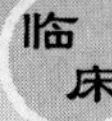


- 肾上腺功能不全（艾迪生病）患者的补充治疗。
- 抗炎/免疫抑制治疗（见第 14 章）：
  — 哮喘（见第 23 章）；
  — 皮肤、眼、耳或鼻等不同的局部炎症（如湿疹、过敏性结膜炎或鼻炎）；
  — 超敏感性状态（如严重的过敏反应）；
  — 各种自身免疫性疾病和炎症（如类风湿性关节炎和其他结缔组织疾病、肠道炎症、一些溶血性贫血、特发性血小板减少性紫癜）；
  — 预防器官或骨髓移植后的移植物抗宿主病。
- 肿瘤性疾病（见第 51 章）：
  — 与细胞毒类药合用治疗特殊的恶性肿瘤（如何杰金病、急性淋巴细胞性白血病）；
  — 减轻原发性或转移性脑肿瘤的脑水肿（地塞米松）。

净丢失，比水丢失相对更明显。细胞外液渗透压因而减少，使体液进入细胞内，细胞外液容积明显减少。伴随的 $K^+$ 分泌减少导致高钾血症。

### 醛固酮合成与释放的调节

醛固酮合成与释放的调节是复杂的，主要依赖血浆电解质成分和血管紧张素Ⅱ系统（图 28.4；见第 19 章、第 24 章）。血浆低 $Na^+$ 或高 $K^+$ 浓度直接影响肾上腺球状带细胞，刺激醛固酮释放。机体 $Na^+$ 的缺失也激活肾素-血管紧张素系统（图 19.4）。血管紧张素Ⅱ的作用之一是增加醛固酮的合成与释放。

### 作用机制

像其他类固醇激素一样，醛固酮通过特异的核受体家族的细胞内受体起作用。与糖皮质激素受体存在于大多数组织中不同，盐皮质激素受体主要限制在少数组织中，如肾和结肠、膀胱的转运上皮。含有盐皮质激素受体的细胞也含有 11-β-羟化类固醇脱氢酶（见上文），该酶把糖皮质激素转化为对盐皮质激素受体低亲和力的代谢产物，因而确保细胞仅受真正的盐皮质激素的影响。有趣的是，这个酶受甘珀酸（carbenoxolone；用于治疗溃疡病，见第 25 章）和甘草（liquorice）的抑制。如果该酶被明显抑制，将使皮质酮作用于盐皮质激素受体，产生一种类似于 Conn 综合征的综合征。

与糖皮质激素一样，醛固酮与其受体的相互作用启动了特异蛋白质的转录和翻译，导致细胞顶膜的钠离子通道数量增加，随后基底外侧膜 $Na^+/K^+$ ATP 酶数量增加（见图 24.9）。由于 $K^+$ 通过基底部 $Na^+/K^+$ ATP 酶的作用进入细胞内，随之 $K^+$ 分泌进入小管的量增加，相应的通过顶部的钾通道的 $K^+$ 外流增加。除基因作用外，有证据显示醛固酮导致的快速、非基因作用的 $Na^+$ 内流是通过对顶膜上 $Na^+$-$H^+$ 交换系统的作用产生的。

### 盐皮质激素及其拮抗药的临床应用

盐皮质激素的主要临床应用是替代治疗。最常用的药物是氟氢可的松（fludrocortisone）（表 28.2 和图 28.4），可口服。螺内酯（spironolactone）是醛固酮的竞争性拮抗药，它也阻止其他肾上腺类固醇对肾小管的盐皮质激素效应（见第 24 章）。副作用包括男性乳房发育和阳痿，因为螺内酯对雄激素和孕酮受体也有一些阻断作用。螺内酯可与其他利尿药合用治疗水肿。依普利酮（eplerenone）的适应证和作用机制与螺内酯相似，但副作用较少。

**糖皮质激素的药代动力学和不良反应**

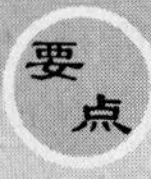


- 可口服给药、局部给药或非胃肠道给药。
- 药物在血液中随皮质类固醇结合球蛋白转运并经扩散进入细胞。它们在肝代谢。
- 不良反应主要见于作为抗炎或免疫抑制药长期全身用药后，但在替代治疗时不常见。最重要的不良反应是：
  — 抑制对感染的反应；
  — 抑制内源性糖皮质激素的合成；
  — 代谢作用（见上文）；
  — 骨质疏松症；
  — 医源性库欣综合征（图 28.7）。

盐皮质激素

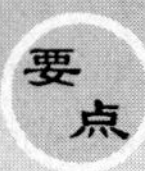


- 氟氢可的松口服给药产生盐皮质激素作用。
  - — 增加 $Na^+$ 在远曲小管重吸收并增加 $K^+$ 和 $H^+$ 从肾小管排出。
  - — 作用于细胞内调节 DNA 转录的受体，引起蛋白介质的合成。
  - — 与糖皮质激素合用于替代治疗。

## 糖皮质激素治疗的新进展

糖皮质激素是如此有效，如果不是由于其副作用，几乎不需要在抗炎疗效方面有任何进一步的发展。虽然局部应用或短疗程（1～2 周）口服治疗很少有问题，但副作用仍严格限制了这些药在慢性病治疗中的应用。理想的药物将是具备抗炎作用，同时没有对代谢或其他方面副作用的糖皮质激素。多年来，制药业基于发展氢化可的松的结构类似物而使用简单的开发策略。虽然产生了许多新的、有效并吸引人的化合物（其中几个目前正在临床使用），但这些化合物从未实现作用的"分离"。另一种理念是发展局部应用（如吸入剂用于哮喘）和易被代谢的药物，这样的药物即使从给药部位分布到其他部位，也只产生最小的全身作用。但依照这种观念获得的药物，副作用问题仍未得到理想解决。

近年来，研究人员已采取另一方针。由于糖皮质激素的抗炎作用主要通过下调促进免疫应答的基因（如细胞因子的基因），而许多副作用是由于代谢基因和其他基因（如引起糖尿病的基因）的过度表达所引发，由于这些作用是通过不同途径发生的，研究人员已据此理论找到一些类固醇，它们只有一类作用而无另一类作用。就在本书写作的时候，研究人员已在一定程度上成功获得了这种作用"分离"的类固醇（Schacke 等，2002；Schacke & Rehwinkel，2004），但是要评价它们在临床上是否与其他药物不同还为时尚早。

另外一种策略集中在受体活化的实际机制。显然不是所有糖皮质激素都以同一方式与受体结合，并且配体-受体复合物的动力学是不同的（Adcock，2003）。通过改变类固醇-受体复合物启动转录和其他变化的能力，在某种程度上有利于改变药物的作用方式。

还有一种理念是利用组蛋白脱乙酰基酶，该酶在核受体与反应元件结合后促进基因转录的调节（Hayashi 等，2004）。目前通行的概念是这种酶可能存在一种特殊亚型，该亚型能使基因上调，如果此作用能被抑制，将减少不良反应发生的可能性。

## 参考文献与扩展阅读


### 下丘脑和垂体

Birnbaumer M 2000 Vasopressin receptors. Trends Endocrinol Metab 11：406-410

Clark R G, Robinson C A F 1996 Up and down the growth hormone cascade. Cytokine Growth Factor Rev 1：65-80（*A review covering the cascade that controls the primary regulators of growth and metabolism, namely growth hormone and the insulin-like growth factors*）

Drolet G, Rivest S 2001 Corticotropin-releasing hormone and its receptors; an evaluation at the transcription level in vivo. Peptides 22：761-767

Freeman M E, Kanyicska B, Lerant A, Nagy G 2000 Prolactin: structure, function and regulation of secretion. Physiol Res 80：1524-1585（*Comprehensive review of prolactin and its receptors*）

JØrgensen J O L, Christiansen J S 1993 Growth hormone therapy. Lancet 341：1247-1248

Lamberts S W J, van der Lely A-J et al. 1996 Octreotide. N Engl J Med 334：246-254（*A review covering somatostatin receptors, somatostatin analogues, and treatment of tumours expressing somatostatin receptors with octreotide*）

Okada S, Kopchick J J 2001 Biological effects of growth hormone and its antagonist. Trends Mol Med 7：126-132

Thibonnier M, Coles P, Thibonnier A et al. 2001 The basic and clinical pharmacology of nonpeptide vasopressin receptor antagonists. Annu Rev Pharmacol 41：175-202（*Authoritative account of ADH receptors and the search for new antagonists*）

Vance M L 1994 Hypopituitarism. N Engl J Med 330：1651-1662（*Review of causes, clinical features and hormone replacement therapy of hypopituitarism*）

Wikberg J E S, Muceniece R, Mandrika I et al. 2000 New aspects on the melanocortins and their receptors. Pharmacol Res 42：393-420（*Detailed review of the varied biological roles of melanocortins and their receptors*）

### ACTH 和肾上腺皮质激素

#### 作用机制

Adcock I M 2003 Glucocorticoids: new mechanisms and future agents. Curr Allergy Asthma Rep 3：249-257（*Excellent review of advances in glucocorticoid pharmacology*)

Bastl C, Hayslett J P 1992 The cellular action of aldosterone in target epithelia. Kidney Int 42: 250-264 (*A detailed review covering the aldosterone receptor and regulation of gene expression, aldosterone action on electrogenic and electroneutral* $Na^+$ *transport, and on* $K^+$ *and* $H^+$ *secretion*)

Borski R J 2000 Nongenomic membrane actions of glucocorticoids in vertebrates. Trends Endocrinol Metab 11: 427-436 (*A thought-provoking account of the non-genomic effects of glucocorticoids*)

Falkenstein E, Tillmann H C, Christ M et al. 2000 Multiple actions of steroid hormones—a focus on rapid, nongenomic effects. Pharmacol Rev 52: 513-556

Funder J W 1997 Glucocorticoid and mineralocorticoid receptors: biology and clinical relevance. Annu Rev Med 48: 231-240 (*Succinct review of glucocorticoid and mineralocorticoid receptors, differences in glucocorticoid receptor- and mineralocorticoid receptor-mediated transcription and responses, and steroid resistance*)

Getting S J, Christian H C, Flower R J, Perretti M 2002 Activation of melanocortin type 3 receptor as a molecular mechanism for adrenocorticotropic hormone efficacy in gouty arthritis. Arthritis Rheum 46: 2765-2775 (*Original paper that demonstrates that ACTH has intrinsic anti-inflammatory actions that are independent of the adrenals*)

Hayashi R, Wada H, Ito K, Adcock I M 2004 Effects of glucocorticoids on gene transcription. Eur J Pharmacol 500: 51-62 (*Good basic review of glucocorticoid action; easy to read*)

Norman A W, Mizwicki M T, Norman D P 2004 Steroid-hormone rapid actions, membrane receptors and a conformational ensemble model. Nat Rev Drug Discov 3: 27-41 (*Fairly advanced reading but contains many useful tables and excellent diagrams; well worth the effort if this subject interests you*)

Rhodes D, Klug A 1993 Zinc fingers. Sci Am Feb: 32-39 (*Clear discussion of the role of zincfingers, such as those utilised by nuclear receptors, in regulating gene transcription; excellent diagrams, of course*)

Roviezzo F, Getting S J, Paul-Clark M J et al. 2002 The annexin-1 knockout mouse: what it tells us about the inflammatory response. J Physiol Pharmacol 53: 541-553 (*Short and easy-to-read review on the role of the protein annexin 1 in the inflammatory response and the action of glucocorticoids*)

Tak P P, Firestein G S 2001 NF-kappaB: a key role in inflammatory diseases. J Clin Invest 107: 7-11 (*Succinct and very readable account of the role of nuclear factor κB in inflammation*)

Tsai M-J, O' Malley B W 1994 Molecular mechanisms of action of steroid/thyroid receptor superfamily members. Annu Rev Biochem 63: 451-486 (*Detailed review, by one of the pioneers of the field, of the molecular biology of these receptors, including gene activation and gene silencing*)

**生理和药理作用**

Buckingham J C 1998 Stress and the hypothalamo-pituitary-immune axis. Int J Tissue React 20: 23-34 (*Clear review of the complexities of the effect of stress on HPA axis function*)

Buckingham J C, Flower R J 1997 Lipocortin 1: a second messenger of glucocorticoid action in the hypothalamic-pituitary-adrenocortical axis. Mol Med Today 3: 296-302 (*Outline of HPA axis function, glucocorticoid action, and the possible role of lipocortin-1 (now known as annexin-1) in both*)

de Kloet E R 2000 Stress in the brain. Eur J Pharmacol 405: 187-198

Munck A, Guyre P M, Holbrook N J 1984 Physiological functions of glucocorticoids in stress and their relation to pharmacological actions. Endocr Rev 5: 25-44 (*Seminal review suggesting that the anti-inflammatory/immunosuppressive actions of the glucocorticoids have a physiological function; required reading if you want to understand glucocorticoid physiology and pharmacology*)

**临床和治疗方面**

Lamberts S W J, Bruining H A, de Jong F S 1997 Corticosteroid therapy in severe illness. N Engl J Med 337: 1285-1292 (*Review with succinct coverage of normal response of adrenal to illness, followed by more detail on clinical therapy*)

Schacke H, Docke W D, Asadullah K 2002 Mechanisms involved in the side effects of glucocorticoids. Pharmacol Ther 96: 23-43 (*Useful review dealing with side effects and 'dissociated steroids'*)

Schacke H, Rehwinkel H 2004 Dissociated glucocorticoid receptor ligands. Curr Opin Investig Drugs 5: 524-528

Schacke H, Rehwinkel H, Asadullah K 2005 Dissociated glucocorticoid receptor ligands: compounds with an improved therapeutic index. Curr Opin Investig Drugs 6: 503-507 (*More details about the dissociated steroid concept, with several examples*)

Wilckens T 1995 Glucocorticoids and immune dysfunction: physiological relevance and pathogenic potential of hormonal dysfunction. Trends Pharmacol Sci 16: 193-197 (*Covers glucocorticoid interaction with their receptors, heat shock protein 90, AP-1 and nuclear factor κB transcription factors; clear diagram*)

**书 籍**

Buckingham J C, Gillies G E, Cowell A M (eds) 1997 Stress, stress hormones and the immune system. John Wiley, Chichester (Another excellent source book for information that covers the concepts of stress, the release of cortisol and its subsequent physiological actions)

Goulding N J, Flower R J (eds) 2001 Milestones in drug therapy: glucocorticoids. Birkhauser Verlag, Basel (*A useful source of information on all aspects of glucocorticoid biology and pharmacology, containing chapters by some of the leaders in the field*)

(李宇航 译，薛 明 校，林志彬 审)

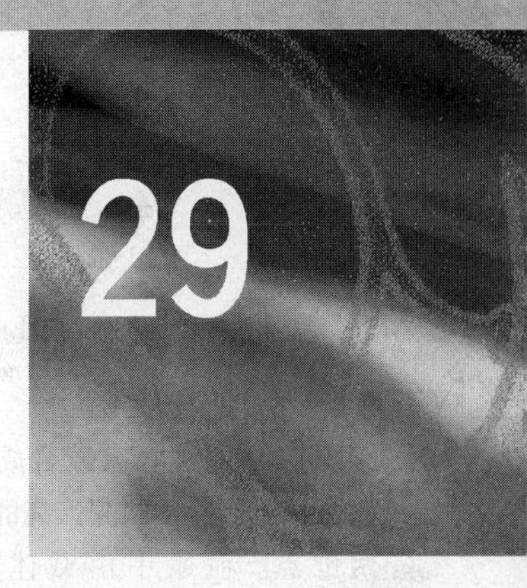

# 甲状腺



## 概　述

甲状腺疾病是常见病，本章我们所讨论的治疗药物用于缓解这些疾病。我们首先简要概括甲状腺的结构、调节作用和生理学，并且着重强调最常见的甲状腺功能异常。然后我们继续探讨药物，当甲状腺功能不足时，可用药物替代甲状腺激素；当甲状腺功能过度时，可用药物减弱其功能。

## 甲状腺激素的合成、储存和分泌

甲状腺分泌3种主要的激素：甲状腺素（thyroxine，$T_4$）、三碘甲状腺原氨酸（triiodothyronine，$T_3$）和降钙素（calcitonin）。$T_4$ 和 $T_3$ 对于正常的生长发育及能量代谢极其重要。降钙素与血浆 $Ca^{2+}$ 的调控有关，详见第 31 章。在本章中甲状腺激素仅指 $T_4$ 和 $T_3$。

甲状腺的功能单位是滤泡（或称腺泡）。每一个滤泡由围绕滤泡腔的单层上皮细胞组成，滤泡腔内充满含甲状腺球蛋白的稠密胶体。甲状腺球蛋白是一种大分子糖蛋白，每个分子含有约 115 个酪氨酸残基。甲状腺球蛋白经合成及糖基化后被分泌进入滤泡腔，在滤泡腔中酪氨酸残基被碘化。在滤泡周围有致密的毛细血管网，流经腺体的血流量比其他组织要高得多。甲状腺激素合成、储存及分泌的主要步骤（图 29.1）如下：

- 滤泡细胞摄取血浆中的碘化物
- 碘化物的氧化及甲状腺球蛋白上酪氨酸残基的碘化
- 甲状腺激素的分泌

### 滤泡细胞摄取血浆碘化物

碘化物的摄取是一个逆浓度梯度进行的能量依赖性过程，此梯度正常约为 25∶1。碘化物从血液中摄取并经两种转运体进入滤泡腔中：位于甲状腺细胞基底外侧面的 $Na^+/I^-$ 同向转运体（$Na^+/I^-$ symporter，NIS，由 $Na^+/K^+$-ATP 酶供能）和 pendrin❶（PDS），一种存在于细胞顶膜的 $I^-/Cl^-$ 转运体（Nilsson，2001；Yoshida 等，2004）。目前发现 NIS 基因和 PDS 基因存在很多变异，这与一些患者的甲状腺疾病有一定关系。

### 碘化物的氧化及酪氨酸残基的碘化

在甲状腺过氧化物酶的催化下，$I^-$ 被氧化并与甲状腺球蛋白结合（称作 $I^-$ 的有机化），该酶位于与胶质接触的细胞的内表面，这一反应需要作为氧化剂的过氧化氢（$H_2O_2$）存在。这一过程非常快，标记的碘（$^{125}I$）在静脉注射后 40 s 内就出现在滤泡腔中。碘化反应发生在酪氨酸整合入甲状腺球蛋白分子之后，该过程被认为如图 29.2 所示。

酪氨酸残基的碘化首先发生在环的 3 号位上，形成单碘酪氨酸（monoiodotyrosine，MIT），然后一些分子的 5 号位也被碘化，形成双碘酪氨酸（diiodotyrosine，DIT），此时它们仍结合在甲状腺球蛋白上。这些分子然后两两偶联，一个 MIT 与一个 DIT 结合形成 $T_3$，或两

❶ 如此称呼，是因为它与彭德莱综合征（Pendred's syndrome）的病理生理学有关。该病根据一个英国内科医生的名字而命名，他首先描述了这一类型的家族性甲状腺肿。

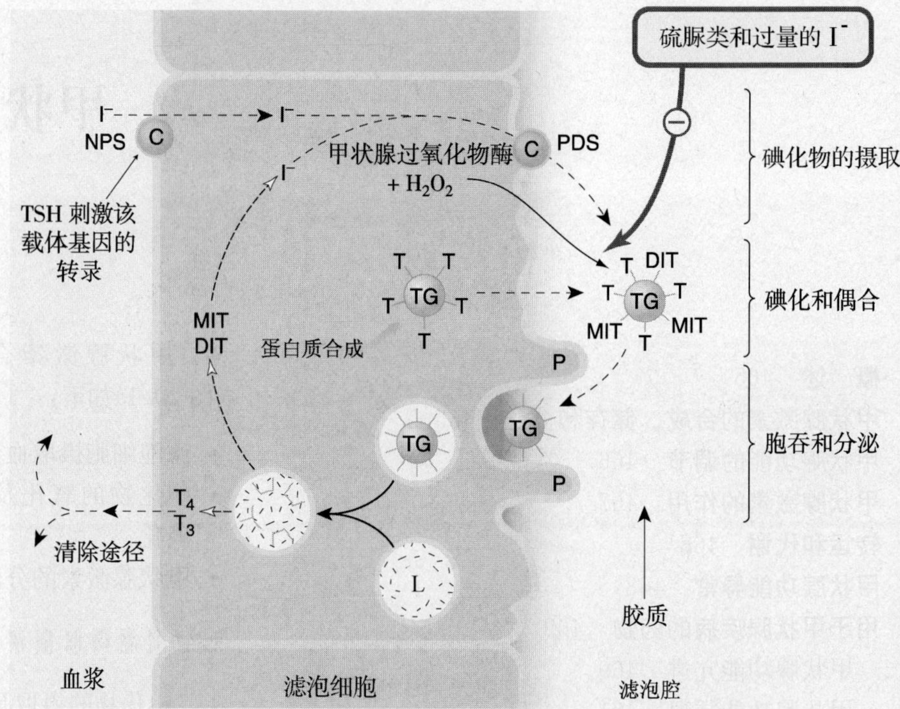


**图 29.1 甲状腺激素合成与分泌以及用于治疗甲状腺疾病的药物作用位点。**血浆中由载体 NIS 和 pendrin（PDS）转运的 $I^-$ 穿过滤泡细胞进入富含胶质的滤泡腔。在腔内甲状腺过氧化物酶的作用下与甲状腺球蛋白结合（详见正文）。胞吞后的甲状腺球蛋白被处理，产生激素并释放入血。DIT，双碘酪氨酸；L，溶酶体；MIT，单碘酪氨酸；P，伪足；T，酪氨酸，$T_3$，三碘甲状腺原氨酸；$T_4$，甲状腺素；TG，甲状腺球蛋白；TSH，促甲状腺激素。

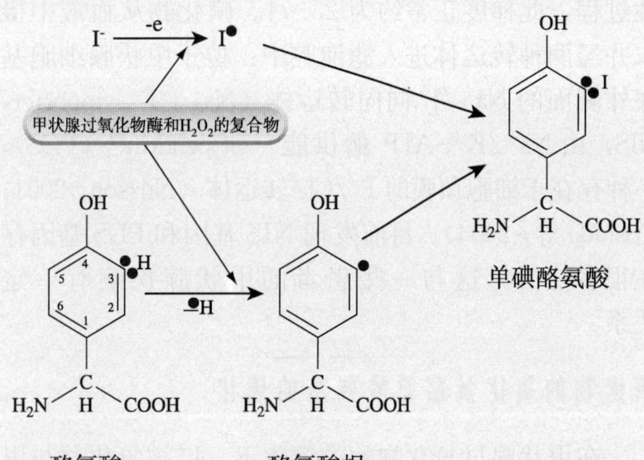


**图 29.2 甲状腺过氧化物酶-$H_2O_2$ 复合物的酪氨酸残基碘化作用。**这可能与酶上的两个位点有关，其中一个从 $I^-$ 上拿走一个电子生成游离的碘根 I·，另一个从酪氨酸上拿走一个电子生成酪氨酸根（圆点所示）。单碘酪氨酸来自于两根的加合。

个 DIT 结合形成 $T_4$（图 29.3）。据认为偶联的机制与一个类似于参与碘化作用的过氧化物酶系统有关。甲状腺球蛋白上的酪氨酸残基大约五分之一经此途径碘化。

甲状腺中碘化的甲状腺球蛋白形成一个周转相对缓慢的甲状腺激素的大储库，这与其他并不被储存而只在需要时合成并释放的内分泌激素（如肾上腺皮质激素）不同。

### 甲状腺激素的分泌

甲状腺球蛋白分子经胞吞作用进入滤泡细胞（图 29.1），胞吞后的囊泡与溶酶体融合，蛋白水解酶作用于甲状腺球蛋白，释放出的 $T_4$ 和 $T_3$ 随即分泌入血浆；同时，释放出的剩余 MIT 和 DIT 被细胞清除，在细胞中 $I^-$ 被酶移出并被再利用。

## 甲状腺功能的调节

在多种刺激作用下，下丘脑释放的促甲状腺素释放激素（TRH）使垂体前叶（图 29.4）释放促甲状腺激素（TSH），人工合成的三肽普罗瑞林（protirelin）（焦谷氨酰-组氨酰-脯氨酰胺）也具有相同的作用，可用于诊断。TSH 作用于甲状腺滤泡细胞膜的受体上，通过与 cAMP 和磷脂酰肌醇-3 激酶有关的机制调控甲状腺激素合成的所有环节，包括：

- 通过刺激 $I^-$ 转运体基因的转录调控滤泡细胞摄取 $I^-$，是调节甲状腺功能的主要机制
- 甲状腺球蛋白的合成与分泌
- $H_2O_2$ 的产生和酪氨酸的碘化
- 甲状腺球蛋白的胞吞和水解
- $T_4$ 和 $T_3$ 的分泌
- 甲状腺腺体的血流量

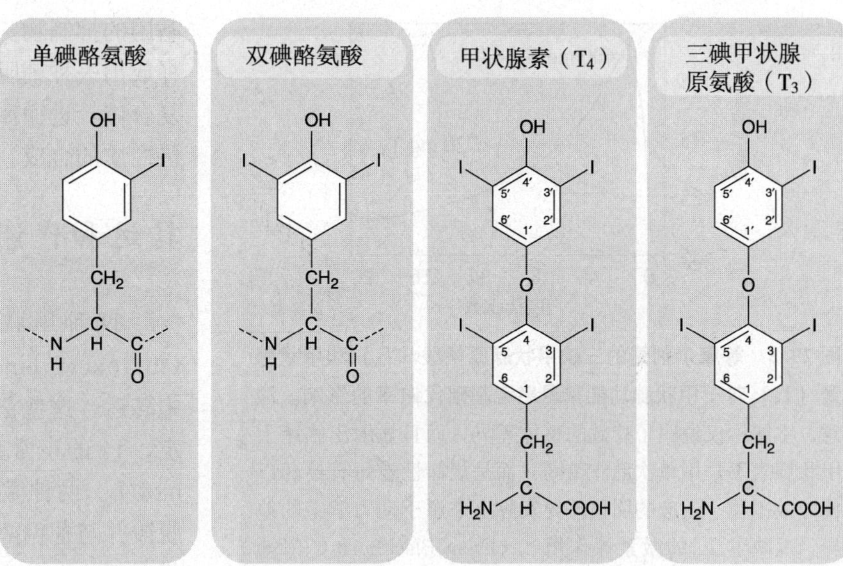


**图 29.3 碘化酪氨酸残基。**两个碘化的酪氨酸分子结合，或产生甲状腺素（$T_4$；两个分子的双碘酪氨酸）或产生三碘甲状腺原氨酸（$T_3$；一个分子的单碘酪氨酸和一个分子的双碘酪氨酸）。单碘酪氨酸和双碘酪氨酸如在甲状腺球蛋白分子中一样由肽键连接。

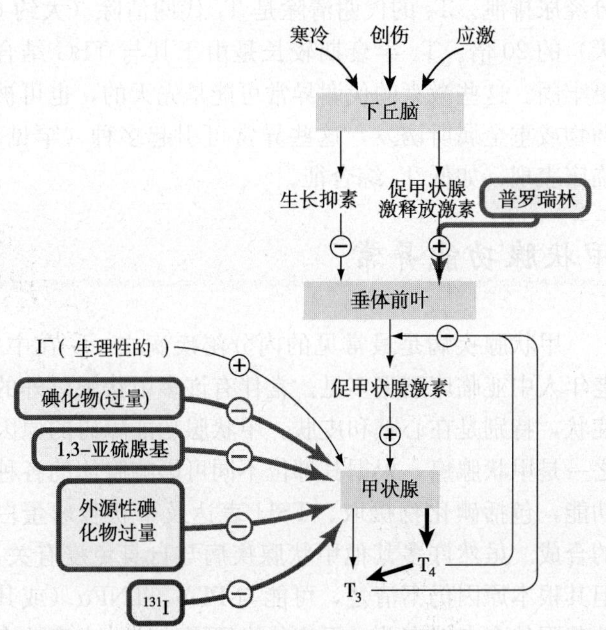


**图 29.4 甲状腺激素分泌的调节。**碘化物（$I^-$）对于甲状腺激素的合成是必需的，但过量的内源性或外源性碘化物（每日需碘量的 30 倍）实际上可抑制甲状腺激素生成的增加，这可见于甲亢。普罗瑞林与重组促甲状腺激素（TSH）一样，有时用来刺激这一系统以达到诊断的目的，这与给予$^{131}I$相似（详见正文）。$T_3$，三碘甲状腺原氨酸；$T_4$，甲状腺素。

促甲状腺激素对甲状腺细胞还有营养作用，它可刺激甲状腺球蛋白和甲状腺过氧化物酶以及 $I^-$ 转运体基因的转录。

甲状腺激素作用于垂体前叶，通过负反馈效应调节 TSH 的产生，此作用 $T_3$ 强于 $T_4$。生长抑素也减少 TSH 的基础释放。TSH 分泌的控制依赖于 $T_4$ 与 TRH（可能也有生长抑素）对垂体作用的平衡，即使高浓度的甲状腺激素也不能完全抑制 TSH 分泌。

其他影响甲状腺功能的重要因素是血浆 $I^-$ 的浓度。每天合成的大约 100nmol $T_4$ 需要甲状腺摄取大约 500nmol 的 $I^-$（大约相当于 70mg 碘）。碘摄入减少使血浆 $I^-$ 浓度降低，导致甲状腺激素生成减少及 TSH 分泌增加。血浆 $I^-$ 的增加可引起相反的效应，但是还可被其他因素改变（见下文）。因为甲状腺有巨大的结合及摄取碘的储备能力，所以所有针对血浆 $I^-$ 变化的反馈机制都十分缓慢，需要数天或数周之久。血浆 $I^-$ 的增加可减少甲状腺腺体的大小和血液供应。饮食中碘的缺乏最终可导致 TSH 持续、过度地代偿性分泌，以及甲状腺腺体过度增大（有时肉眼可见）及血管供应增加。“Derbyshire neck”——地方性甲状腺肿，就是因为在英国的一些地区饮食中碘缺乏而得名。

## 甲状腺激素的作用

甲状腺激素的生理作用可分为两大类：影响代谢和影响生长发育。

### 对代谢的影响

甲状腺激素引起糖类、脂肪和蛋白质代谢的全面增加，可调节大多数组织中的上述过程，在这些方面 $T_3$ 的活性比 $T_4$ 强 3～5 倍（图 29.5）。虽然甲状腺激素直接调控糖代谢中一些酶的活性，但多数作用都需

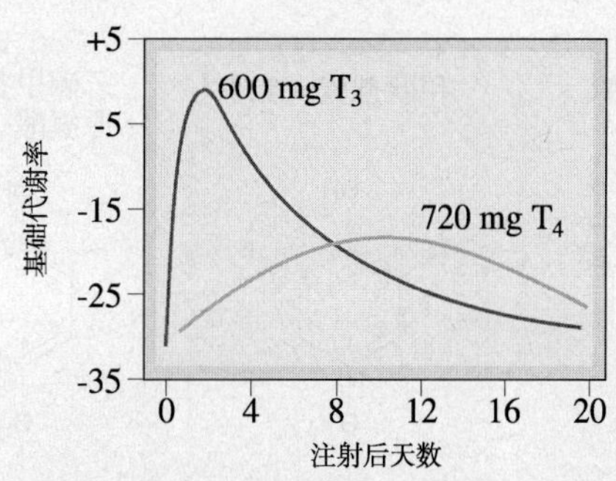


**图 29.5 等摩尔剂量的三碘甲状腺原氨酸（$T_3$）和甲状腺素（$T_4$）对于甲状腺功能减退患者基础代谢率的影响。**注意，本图不仅说明了疗效的整体差异，而且显示出临床上甲状腺素不是用单次灌注给药，而是规律性地每日给药以使疗效平稳。效应的明显差异实际上来源于动力学上的差异，反映了 $T_4$ 的激素原作用。(From Blackburn C M et al. 1954 J Clin Invest 33：819.)

要其他激素的参与，如胰岛素、胰高血糖素、糖皮质激素及儿茶酚胺。耗氧量及产热的增加表明了基础代谢率的增加，虽然这些激素与其他组织如生殖腺、脑或脾无关，但这仍反映了它们对于心、肾、肝和肌肉等组织的作用。产热作用是对寒冷环境的重要反应。应用甲状腺激素导致心率加快、心输出量增加，并增加发生心律失常的倾向，如心房颤动。

### 对生长发育的影响

甲状腺激素对生长有重要影响，部分是通过对细胞产生直接作用，同时也通过间接影响生长激素的产生并增强其对靶组织的作用。甲状腺激素对于甲状旁腺激素和降钙素的正常反应是十分重要的，对骨骼发育也很重要，对于中枢神经系统的正常发育和成熟也是必需的。

### 作用机制

虽然有一些非基因作用的证据（Bassett 等，2003；Lazar，2003），但甲状腺激素的作用主要是通过一种依赖于与核受体家族成员 TR 结合的机制实现的（见第 3 章和图 3.17）。TRα 和 TRβ 是两个不同的基因，编码几种具有不同功能的受体亚型。$T_4$ 可能是一种激素原，因为当它进入细胞后首先要转化为 $T_3$，然后与 TR 家族的成员高亲和力结合。这种相互作用可能发生于细胞核，在细胞核 TR 亚型通常是靶基因的抑制物。与 $T_3$ 结合后的受体，构象发生改变，释放出一种辅阻遏物复合体，并募集一种共活化物的复合体，进而激活转录过程，导致 mRNA 的生成和蛋白质的合成。



## 转运和代谢

两种甲状腺激素主要与甲状腺结合球蛋白（thyroxine-binding globulin，TBG）结合后在血液中转运。这些激素的血浆浓度可通过放射免疫法测定，$T_4$ 的正常范围是 $1\times10^{-7}$ mol/L，$T_3$ 是 $2\times10^{-9}$ mol/L。两种激素最终在其靶组织内经脱碘、脱氨、脱羧并与葡糖醛酸和硫酸结合而被代谢。肝是主要的代谢部位，游离型和结合型激素部分经胆汁排泄，部分经尿排泄。$T_3$ 的代谢清除是 $T_4$ 代谢清除（大约 6 天）的 20 倍。$T_4$ 半衰期较长是由于其与 TBG 结合更牢固。这些激素的代谢异常可能是先天的，也可被药物或重金属所诱发，这些异常可引起多种（罕见）临床表现，如低 $T_3$ 综合征。

## 甲状腺功能异常

甲状腺疾病是最常见的内分泌疾病之一，在中、老年人中亚临床型更多见。常伴有许多甲状腺以外的症状，特别是在心脏和皮肤。甲状腺功能障碍的原因之一是甲状腺癌，根据其部位不同可影响腺体的各种功能，包括碘化物摄取、TSH 表达及甲状腺球蛋白的合成。虽然许多其他甲状腺疾病与自身免疫有关，但其根本原因仍不清楚，可能与 PDS、TNFα（或其他基因的多态性有关。无论什么原因，这一疾病总有两种主要的临床表现。

### 甲状腺功能亢进（甲状腺毒症）

甲状腺毒症时，甲状腺激素活性过高，可引起高代谢率、皮温增高、出汗、神经过敏、震颤、心动过速、怕热及食欲增加伴体重下降。甲状腺功能亢进有多种类型，但只有两种较常见：毒性弥漫性甲状腺肿（也称格拉夫斯病或突眼性甲状腺肿）和毒性结节性甲状腺肿。

毒性弥漫性甲状腺肿是一种器官特异的自身免疫性疾病，它由甲状腺刺激性免疫球蛋白直接作用于 TSH 受体所引起，也可能与 TRH 受体构成上的有效突变有关。顾名思义，突眼性甲状腺肿的患者有眼球突出的表现。其发病机制尚未完全清楚，但有人认为是由于眼眶组织存在 TSH 受体样蛋白所致；此病患者对儿茶酚胺的敏感性增强。毒性结节性甲状腺肿由良性新生物或腺瘤引起，并且可能发展成为长期的单纯性甲状腺肿（见下文），这种情况通常不伴有突眼。抗心律失常药胺碘酮（amiodarone）（见第 18 章）富含碘，不仅可以引起甲状腺功能亢进，也可引起甲状腺功能减退。一些其他含碘药物如碘番酸（iopanoic acid）及其同源物常作为显像剂用于胆囊造影，也可干扰甲状腺功能，但在治疗甲状腺功能亢进症时可能有一些临床疗效。

### 单纯性/非毒性甲状腺肿

如果食物中长期缺乏碘，可引起血浆 TRH 增高并最终引起甲状腺腺体增大，这种情况被称为单纯性或非毒性甲状腺肿。本病的另一个原因是摄入致甲状腺肿物（如木薯根）。虽然缺碘十分严重时可伴有甲状腺功能减退，但通常增大的甲状腺所产生的激素量是正常的。

### 甲状腺功能减退

甲状腺功能下降引起甲状腺功能减退症，严重时可致黏液性水肿。同样，此病也源于免疫反应，其表现包括代谢率低、语言迟缓、声音嘶哑、嗜睡、心动过缓、畏寒及精神损害。患者会出现特征性的皮肤增厚（由于皮下糖胺聚糖沉积所致），黏液性水肿由此而得名。桥本甲状腺炎是一种慢性自身免疫性疾病，产生针对甲状腺球蛋白和其他甲状腺组织成分的免疫反应，能够导致甲状腺功能减退和黏液性水肿。用放射性碘（radioiodine；见下文）治疗甲状腺肿瘤是造成甲状腺功能减退的另一原因。

在发育期由于甲状腺先天性缺失或发育不全造成甲状腺功能不全，引起新生儿最常见的内分泌紊乱（1/4000～1/3000 新生儿），引起呆小病，以明显的生长迟缓和智力缺陷为特征。Pendred 综合征是一种常染色体隐性遗传病，它由 PDS 转运体基因突变所致，可引起甲状腺肿、耳聋和其他症状（Hadj Kacem 等，2003）。

## 用于甲状腺疾病的药物

### 甲状腺功能亢进

甲状腺功能亢进可以用药物治疗，也可以外科手术治疗，通常手术仅用于出现气管受压迫导致的机械问题时，并且一般仅进行甲状腺部分切除。抗甲状腺药物虽然能控制甲状腺功能亢进的症状，但并不能根治，因为药物不能改变根本的自身免疫机制。而且几乎没有证据显示这些药物可影响伴有格拉夫斯病（Graves' disease）患者的突眼进程。

### 放射性碘

放射性碘是甲状腺功能亢进的一线治疗方法（尤

> **甲状腺** 要点
>
> - 甲状腺激素、三碘甲状腺原氨酸（$T_3$）和甲状腺素（$T_4$）是在甲状腺滤泡腔内经过甲状腺球蛋白上酪氨酸残基的碘化作用合成的。
> - 激素的合成和分泌受促甲状腺激素的调节，还受血浆碘化物的影响。
> - 体内有大量的 $T_4$；$T_4$ 周转率低，主要存在于循环中。
> - 体内 $T_3$ 的量较少；$T_3$ 周转率高，主要存在于细胞内。
> - 在细胞内 $T_4$ 转化为 $T_3$，$T_3$ 与核受体相互作用调节基因的转录。
> - $T_3$ 和 $T_4$ 的作用：
>   — 刺激代谢，引起耗氧量和代谢率的增加；
>   — 调节生长和发育。
> - 甲状腺功能异常包括：
>   — 甲状腺功能亢进（甲状腺毒症），毒性弥漫性甲状腺肿或毒性结节性甲状腺肿。
>   — 甲状腺功能减退，在成年人可致黏液性水肿，在婴儿可致呆小病。
>   — 单纯性/非毒性甲状腺肿由饮食中缺乏碘所致，一般甲状腺功能正常。

其在美国）。所用的同位素是$^{131}$I（常用其钠盐），剂量一般为 5～15 mCi（1Ci＝3.7×10$^{10}$Bq）。口服给药后放射性碘与稳定型碘化物一样以相同的方式被甲状腺摄取及处置，最终与甲状腺球蛋白结合。$^{131}$I 放射出 β 和 γ 射线。这些 γ 射线可穿透组织而不引起损伤，但 β 射线射程很短，它们可被组织吸收并产生强大的细胞毒性作用，这种作用局限于甲状腺滤泡细胞，导致甲状腺组织的明显损坏。$^{131}$I 的半衰期为 8 天，所以经过两个月后，其放射性实际上已经消失。它虽为单次给药，但其对腺体的细胞毒效应可持续 1～2 月，2 个月后效应不会再增大。

用放射性碘治疗后可发生甲状腺功能减退，特别是有格拉夫斯病的患者，但用 $T_4$ 补充疗法很容易治疗。放射性碘应尽量避免用于儿童和孕妇，因为对胎儿有潜在的损害。用放射性碘治疗后理论上存在甲状腺癌的危险。

$^{131}$I 和其他碘同位素的摄取也可用于诊断甲状腺功能。口服或静脉给予示踪剂量的同位素后，甲状腺所累积的同位素的量可通过一个放置于甲状腺上方的 γ 闪烁计数器检测出来。同位素的另一个用途是治疗甲状腺癌。

## 硫脲类

硫脲类药物包括卡比马唑（carbimazole）、甲巯咪唑（Thiamazole）和丙硫氧嘧啶（propylthiouracil）。在化学上它们属于硫脲，硫脲（S-C-N）基团是抗甲状腺活性所必需的。

### 作用机制

硫脲类可减少腺体释放甲状腺激素，并且使甲状腺毒症患者的体征和症状逐渐减轻，基础代谢率和脉率在 3～4 周后恢复正常。硫脲类的作用机制尚未完全清楚，但有证据显示，它们可抑制甲状腺球蛋白上酪氨酸残基的碘化（图 29.1 和图 29.2）。有观点认为硫脲类可作为过氧化物酶-碘复合物的底物，竞争性地抑制该复合物与酪氨酸的相互作用。丙硫氧嘧啶还可在外周组织抑制 $T_4$ 脱碘变成 $T_3$。

### 药代动力学

硫脲类经口服给药，卡比马唑迅速转化为甲巯咪唑，后者分布到全身体液，血浆半衰期为 6～15 h。平均剂量的卡比马唑能在 12 h 内抑制 90% 以上的甲状腺与碘的结合，然而对于卡比马唑和其他抗甲状腺药来说，临床疗效的出现需数周时间（图 29.6）。这不仅因为 $T_4$ 半衰期长，还因为甲状腺有大量的激素储备。只有在这些储备的激素完全耗竭后才能使药物的作用完全表现出来。由于丙硫氧嘧啶还能抑制外周组织中的 $T_4$ 变成 $T_3$，因此其作用可能会快一些。

甲巯咪唑和丙硫氧嘧啶不仅可通过胎盘，还能出现在乳汁中，但丙硫氧嘧啶的此作用明显弱于其他药物，因为它与血浆蛋白结合更牢固。降解后代谢产物经尿排泄，丙硫氧嘧啶比甲巯咪唑排泄更快。硫脲类可浓聚于甲状腺。

### 不良反应

最重要的不良反应是粒细胞减少（见第 22 章），这种反应相当少见，发生率为 0.1%～1.2%，并且可在停药后逆转。皮疹较常见（2%～25%），还可出现一些其他症状，如头痛、恶心、黄疸和关节痛。

## 碘/碘化物（iodine/iodide）

碘在体内转化为碘根（I$^-$），它可暂时抑制甲状腺激素的释放，当将大剂量碘给予甲状腺毒症患者后，1～2天内症状就会缓解，甲状腺激素的分泌受到抑制。超过 10～14 天后，腺体的血管供应会明显减少，腺体缩小变韧。碘通常是以碘化钾溶液的形式（卢戈碘，Lugol's iodine）口服，随着连续不断给药，其作用在

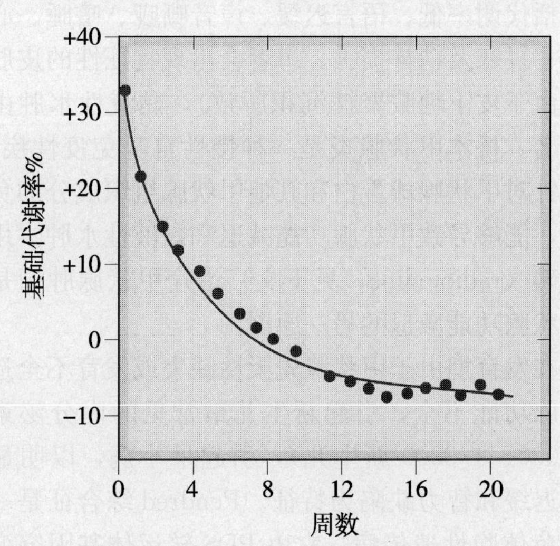


**图 29.6 抗甲状腺药物卡比马唑使用期间基础代谢率（basal metabolic rate，BMR）降低的时程。**呈指数曲线，MBR 每天下降 3.4%。（From Furth E O et al. 1963 J Clin Endocrinol Metab 23：1130.）

10～15 天达到最大，然后减弱。作用机制尚未完全清楚，可能是通过减少 $H_2O_2$ 的产生，抑制甲状腺球蛋白的碘化作用（$H_2O_2$ 在此过程中是必需的）。

碘/碘化物的主要用途是为甲状腺功能亢进的患者外科手术切除甲状腺作准备，还作为严重的甲状腺中毒危象（甲状腺危象）治疗的一部分。碘可引起变态反应，包括：血管性水肿、皮疹、药物热、流泪、结膜炎、唾液腺疼痛和感冒样症状。

### 其他药物

β-肾上腺素受体阻断药如普萘洛尔（propranolol）（见第 11 章）不属于抗甲状腺药物，但它们可以减轻甲状腺功能亢进（简称甲亢）患者的许多症状和体征，如心动过速、节律障碍、震颤和激动。它们可用于甲状腺毒症患者手术前的准备期，也可用在多数甲亢患者的治疗初期直到硫脲类或放射性碘起效，还可作为急性甲亢危象治疗的一部分。去甲肾上腺素能阻滞药胍乙啶（Guanethidine；见第 11 章），用作滴眼剂可改善甲亢患者的眼球突出（抗甲状腺药物不能缓解），因其可松弛交感神经支配的、控制眼睑回缩的平滑肌。糖皮质激素（如泼尼松龙）或外科减压可减轻格拉夫斯病患者严重的突眼症。一些其他药物（如胆囊造影剂）或杀虫剂/环境污染物（如聚氯联二苯，polychlorinated biphenyls）可干扰甲状腺激素的正常产生。

## 甲状腺功能减退

没有药物能特异地增加甲状腺激素的合成和释放。对于甲状腺功能减退，唯一有效的方法是用甲状腺激素本身进行补充治疗，除非由缺碘所致（用碘化物治疗，见上文）。可使用甲状腺素和三碘甲状腺原氨酸（碘塞罗宁）口服给药，一线治疗方案通常选用剂量为 50～100μg/d 的甲状腺素钠盐。碘塞罗宁起效快，但作用持续时间短，一般保留至紧急情况时应用，如罕见的黏液水肿性昏迷，此时碘塞罗宁的特性是有利的。

药物过量可产生不良反应，除了甲亢的症状和体征外，还有导致突发心绞痛、心律失常甚至心衰的危险。轻度过量的影响是隐匿性的，患者感觉良好，但骨吸收增加，可引起骨质疏松。

作用于甲状腺的药物的应用在临床框中概述。

**用于甲状腺疾病的药物** 要点

用于甲状腺功能亢进的药物

- 放射性碘，口服给药，被甲状腺选择性摄取后可损伤细胞；放射性碘可放射出短程 β 射线，仅影响甲状腺滤泡细胞，最终可发生甲状腺功能减退。
- 硫脲类（如丙硫氧嘧啶），减少甲状腺激素的合成，其机制是通过抑制甲状腺过氧化物酶，因而减少甲状腺球蛋白的碘化作用。口服给药。
- 碘，大剂量口服给药可短暂减少甲状腺激素的分泌，并使腺体的血管供应减少。

**用于甲状腺功能减退的药物**

- 甲状腺素，具有内源性甲状腺素的所有作用，口服给药。
- 碘塞罗宁（Liothyronine），具有内源性三碘甲状腺原氨酸的所有作用，静脉给药。

**作用于甲状腺的药物的临床应用**

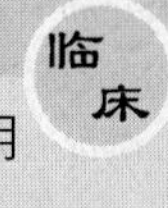

**放射性碘**

- 甲状腺功能亢进（格拉夫斯病，毒性多结节性甲状腺肿）。
- 甲状腺功能亢进经药物或外科治疗失败后复发。

**卡比马唑或丙硫氧嘧啶**

- 甲状腺功能亢进（毒性弥漫性甲状腺肿）；至少需要治疗一年。
- 为外科手术治疗毒性甲状腺肿作准备。
- 甲状腺危象（非常严重的甲状腺功能亢进）治疗的一部分，首选丙硫氧嘧啶。也可应用β-肾上腺素受体阻断药（如普萘洛尔）。

**甲状腺激素和碘**

- 甲状腺素（$T_4$）是甲状腺功能减退的标准替代治疗药物。
- 碘塞罗宁（$T_3$）可选择性治疗黏液水肿性昏迷。
- 碘化钾溶液中的碘（卢戈碘）手术前用来短期控制甲状腺毒症，可减少腺体的血管供应。

## 参考文献与扩展阅读


Bassett J H D, Harvey C B, Williams G R 2003 Mechanisms of thyroid hormone receptor-specific nuclear and extra nuclear actions. Mol Cell Endocrinol 213: 1-11 (*An excellent and comprehensive review dealing with the actions of thyroid hormones through the nuclear receptor mechanism as well as other actions through G-protein-coupled receptors and other pathways*)

Braga M, Cooper D S 2001 Clinical review 129. Oral cholecystographic agents and the thyroid. J Clin Endocrinol Metab 86: 1853-1860 (*Discusses the effect of imaging agents on thyroid function*)

Braga-Basaria M, Ringel M D 2003 Clinical review 158. Beyond radioiodine: a review of potential new therapeutic approaches for thyroid cancer. J Clin Endocrinol Metab 88: 1947-1960 (*Discusses some new strategies that might be used to control thyroid carcinoma*)

Franklin J A 1995 The management of hyperthyroidism. N Engl J Med 330: 1731-1738 (*An excellent review of the drug treatment of hyperthyroidism*)

Hadj Kacem H, Rebai A, Kaffel N et al. 2003. PDS is a new susceptibility gene to autoimmune thyroid diseases: association and linkage study. J Clin Endocrinol Metab 88: 2274-2280 (*Interesting article on the PDS transporter protein and its contribution to disease susceptibility*)

Kahaly G J, Dillmann W H 2005 Thyroid hormone action in the heart. Endocr Rev 26: 704-728 (*A very interesting review focusing on the cardiac actions of thyroid hormones; much historical detail*)

Kelly G S 2000 Peripheral metabolism of thyroid hormones: a review. Altern Med Rev 5: 306-333 (*This review focuses on the role of peripheral metabolism in thyroid hormone action*)

Lazar M A 2003 Thyroid hormone action: a binding contract. J Clin Invest 112: 497-499 (*A short and accessible article dealing with the main nuclear receptor-mediated effects of thyroid hormones as well as some other potential mechanisms of action*)

Lazarus J H 1997 Hyperthyroidism. Lancet 349: 339-343 (*A 'seminar' covering aetiology, clinical features, pathophysiology, diagnosis and treatment*)

Lindsay R S 1997 Hypothyroidism. Lancet 349: 413-417 (*A 'seminar' emphasising the management of hypothyroidism*)

Niepomniszcze H, Amad R H 2001 Skin disorders and thyroid diseases. J Endocrinol Invest 24: 628-638 (*Another review of the extrathyroidal effects and their link to various skin pathologies*)

Nilsson M 2001 Iodide handling by the thyroid epithelial cell. Exp Clin Endocrinol Diabetes 109: 13-17 (*Useful and readable review of iodide handling by the thyroid gland*)

Paschke R, Ludgate M 1997 The thyrotropin receptor and its diseases. N Engl J Med 337: 1675-1679 (*Reviews aspects of TSH biology and disease*)

Roberts C G, Ladenson P W 2004 Hypothyroidism. Lancet 363: 793-803 (*Authoritative and accessible review dealing with this thyroid pathology*)

Schmutzler C, Kohrle J 1998 Implications of the molecular characterization of the sodium-iodide symporter (NIS). Exp Clin Endocrinol Diabetes 106: S1-S10 (*Discusses the diagnostic and therapeutic implications of the information now available as a result of the cloning of NIS*)

Suh J M, Song J H, Kim D W et al. 2003 Regulation of the phosphatidylinositol 3-kinase, Akt/protein kinase B, FRAP/mammalian target of rapamycin, and ribosomal S6 kinase 1 signaling pathways by thyroid-stimulating hormone (TSH) and stimulating type TSH receptor antibodies in the thyroid gland. J Biol Chem 278: 21960-21971 (*A research paper dealing with the signalling at the TSH receptor*)

Surks M I, Ortiz E, Daniels G H et al. 2004 Subclinical thyroid disease: scientific review and guidelines for diagnosis and management. JAMA 291: 228-238 (*Discusses and reviews the treatment of subclinical thyroid disease in detail; primarily of interest to clinical students*)

Yen P M 2001 Physiological and molecular basis of thyroid hormone action. Physiol Rev 81: 1097-1142 (*Comprehensive review of thyroid hormone-receptor interaction and the effects of thyroid hormone on target tissues*)

Yoshida A, Hisatome I, Taniguchi S et al. 2004 Mechanism of iodide/chloride exchange by pendrin. Endocrinology 145: 4301-4308 (*An original research article that takes an electrophysiological approach to understanding of the PDS transporter and its relationship to Pendred's syndrome*)

Zhang J, Lazar M 2000 The mechanism of acrion of thynoid hormones. Annu Rev Physiol 62: 439-466 (*Detailed review of the molecular aspects of thyroid hormone/receptor interaction*)


(李宇航 译，薛 明 校，林志彬 审)

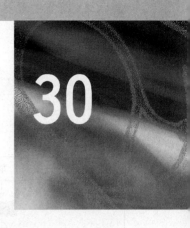

# 生殖系统



## 概　述

影响生殖的药物（包括避孕药以及近年来大多数治疗不孕症的药物）已对个人和社会产生深远的影响。女性和男性生殖系统的内分泌调控是许多重要的生殖系统药物的作用基础，我们将在本章中叙述上述内容。其中着重强调的负反馈原理是激素发生相互作用、调节生殖的中心环节，大量避孕药或辅助受孕的药物通常是通过影响负反馈机制而发挥作用❶。雌激素替代疗法不但可以治疗由于雌激素缺乏导致的各种症状，还可以用于防止绝经期后骨质疏松，然而，雌激素替代疗法可对乳腺及子宫内膜产生不良影响，并且能够增加血栓栓塞的患病风险。我们将以独立的章节介绍可改变子宫收缩能力的药物，此类药物属于产科用药，可刺激子宫收缩，即“缩宫素”类药物；用于促进分娩或流产，并能防止产后大出血。然而，子宫松弛剂用于延缓分娩的作用却并不显著。本章还将介绍治疗与勃起功能障碍相关的药物，这些药物曾经被认为是不能登大雅之堂的骗术，现在却作为正规的治疗用药得到使用。

## 生殖系统内分泌调控及药物影响

男性、女性生殖系统激素调控涉及生殖腺分泌的性激素、下丘脑多肽，以及垂体前叶分泌的促性腺激素糖蛋白。

### 女性生殖系统的神经激素调控

下丘脑和垂体前叶分泌的激素在青春期时有所增加，这些增加的激素可以刺激雌激素的分泌，促使生殖器官成熟及第二性征发育，并引起长骨快速生长及随后的骨骺融合。此后，性甾体激素参与月经周期中周期变化的调节，并在妊娠期发挥重要作用。月经周期中参与生理调控的激素间的相互关系如图 30.1 和图 30.2 所示。

月经周期以月经（持续 3～6 天）开始为起点，其间伴随子宫内膜表层的剥落。月经结束后，子宫内膜于月经周期的卵泡期开始修复。下丘脑肽能神经元以脉冲方式分泌一种释放因子——促性腺素释放激素（gonadotrophin-releasing hormone，GnRH），GnRH 的释放频率为每小时一次。GnRH 刺激垂体前叶释放促

❶ 1930 年，芝加哥大学的实验室助理 Dorothy Price 在进行睾丸素对大鼠影响的试验中，以深邃的洞察力发现负反馈机制对内分泌的中心控制作用。她将其称之为“相互影响”。

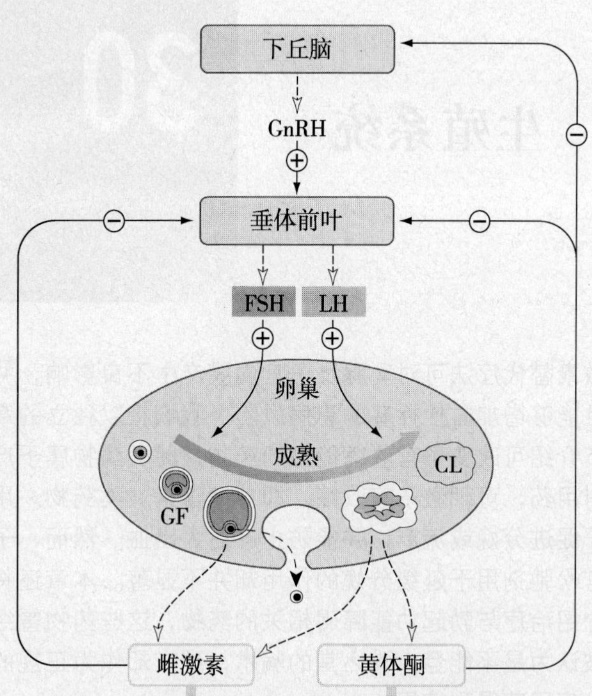


**图 30.1 女性生殖系统的激素调控。**左侧示囊状卵泡（GF）的发育；右侧示卵子（•）排出后，卵泡退化形成黄体。FSH，促卵泡激素；GnRH，促性腺素释放激素；LH，黄体生成素。

性腺激素（图 30.1）——促卵泡激素（follicle-stimulating hormone，FSH）和黄体生成素（luteinising hormone，LH）。FSH 和 LH 共同作用于卵巢（图 30.2A），促进含有卵子的卵泡发育，每个卵泡含有一个卵子。在这些卵泡中，某一个卵泡发育得较其他卵泡更快，被称为囊状卵泡（图 30.1 和图 30.2E），其余的卵泡则退化。成熟的囊状卵泡由膜细胞、颗粒细胞以及由这些细胞包裹并位于卵泡液中央的卵子组成。FSH 可刺激颗粒细胞分泌产生雌激素，LH 可刺激卵泡膜细胞产生雄激素前体分子，这些雄激素前体分子正是颗粒细胞合成雌激素的前体物质。在雌激素的作用下，增生期子宫内膜自月经周期第 5、6 天起开始修复直至中期（图 30.2 中 B 和 F）。处于增生期的子宫内膜表现为内膜增生变厚、血管增加、雌激素分泌达到峰值；并且宫颈分泌物增多，宫颈黏液 pH 可达 8～9，其内富含蛋白质及糖类，这些都利于精子穿透。雌激素对垂体前叶存在负反馈调节，长期口服雌激素类避孕药可抑制促性腺激素的释放（见下文）。但是，在月经周期中，内源性雌激素在中期即将到来时的大量分泌可提高垂体内释放 LH 的促性腺激素细胞对 GnRH 的敏感性，导致 LH 的分泌在中期达到高峰（图 30.2C），并由此引起囊状卵泡快速增大、破裂、发生排卵。排出的卵子一旦受精，受精卵在沿输卵管进入子宫的同时，开始卵裂。

卵泡在排卵时破裂，卵泡内的细胞在 LH 的作用下增殖并形成黄体。黄体可分泌孕酮（progesterone）。排卵前，处于卵泡期的子宫内膜受雌激素影响而增厚；排卵后，子宫内膜受到孕酮的影响进一步增厚并进入分泌期，处于分泌期的子宫内膜更有利于受精卵的植入。宫颈黏液在分泌期变得更为黏稠，碱性降低，量少，并能够阻止精子穿透。孕酮对下丘脑和垂体的负反馈作用使得 LH 释放减少，并可发生产热效应：排卵时体温可升高约 0.5℃，并持续到本次月经周期结束。

如果受精卵植入失败，孕酮的分泌也将停止，进入月经期。一旦植入成功，黄体会持续分泌孕酮，并反馈至下丘脑和垂体前叶，于是妊娠期间卵巢将不再排卵。绒毛膜（参与胎盘的构成）分泌的人绒毛膜促性腺激素（human chorionic gonadotrophin，HCG）可维持妊娠期间的子宫内壁。HCG 在生理学方面的作用不显著，但 HCG 具有促排卵的药理学作用。随着妊娠的发展，胎盘的激素分泌功能更加显著，能够分泌全部的激素变异体（多经翻译后修饰）：不但包括孕酮和雌激素，还包括促性腺激素。妊娠期间，孕

**女性生殖系统的激素调控** 要点

- 月经周期以月经开始作为起点。
- 下丘脑释放的 GnRH 可作用于垂体前叶，使垂体前叶释放 FSH 和 LH。
- FSH 和 LH 刺激卵巢内卵泡发育。FSH 主要引起雌激素分泌；LH 可促使月经中期发生排卵，并在排卵后作为主要的激素对黄体分泌孕酮进行调控。
- 雌激素可调控增殖期子宫内膜并对垂体前叶产生负反馈作用。孕酮可对分泌后期子宫内膜进行调控，且对下丘脑和垂体前叶均产生负反馈调节。
- 一旦受精卵植入成功，黄体可持续分泌孕酮。
- 绒毛膜分泌的人绒毛膜促性腺激素在受精卵植入后显得尤为重要。妊娠期内，胎盘可分泌孕酮和其他激素。

酮可调节乳腺分泌腺泡的发育，而雌激素可刺激乳腺导管的发育。产后，雌激素协同促乳素（prolactin；见第 28 章）刺激和维持乳汁分泌，然而，此过程可受到大剂量外源性雌激素的抑制。

以下将介绍雌激素的相关内容。

## 性激素的行为作用

性甾体激素除了可调节月经周期外，还能够影响性行为。组织性调节和引发性调节是性甾体激素进行调节的两种方式。在个体发育的关键时期，性甾体激素的存在或缺乏可以永久性地改变大脑的性别分化，这种现象被称为组织性调节。

雌性大鼠出生后的数天内给予雄激素，可使其产生长期的雄性化行为。反之，去势后的新生雄性大鼠在行为发育上则表现为雌性特征。在缺乏性甾体激素时，大脑发育遵循雌性特征，而在此关键时期，如其下丘脑经雄激素刺激，则表现为向雄性模式发育。非人类的灵长类动物被给予雄激素可导致其雌性后代出现类似或不完全的雄性化行为特征，孕妇接触过量的雄激素也很可能发生类似的事件。

性甾体激素的引发性作用是指大脑发育完成之后，这类甾体激素可以对性行为产生影响。一般来说，雌激素和雄激素都可以分别增强女性和男性的性欲活动。此外，在分娩过程中极为重要的催产素（oxytocin；见下文）也可以在交配和养育后代的过程中发挥作用，催产素在中枢神经系统的作用受雌激素调节（见第 28 章）。

## 雌激素类

卵巢和胎盘可合成雌激素，睾丸和肾上腺皮质也能合成少量的雌激素，合成雌激素的起始物质是胆固醇。雄烯二酮（androstenedione）和睾酮（testosterone）这两种雄激素类物质是合成雌激素的直接前体（图 30.3）。人体内存在 3 种主要的内源性雌激素（图 30.3），它们是雌二醇（oestradiol）、雌酮（oestrone）和雌三醇（oestriol）。其中，雌二醇的效应最强，并且是卵巢分泌的主要雌激素。月经周期开始时，雌二醇的血浆浓度为 0.2 nmol/L，中期则上升至约 2.2 nmol/L。

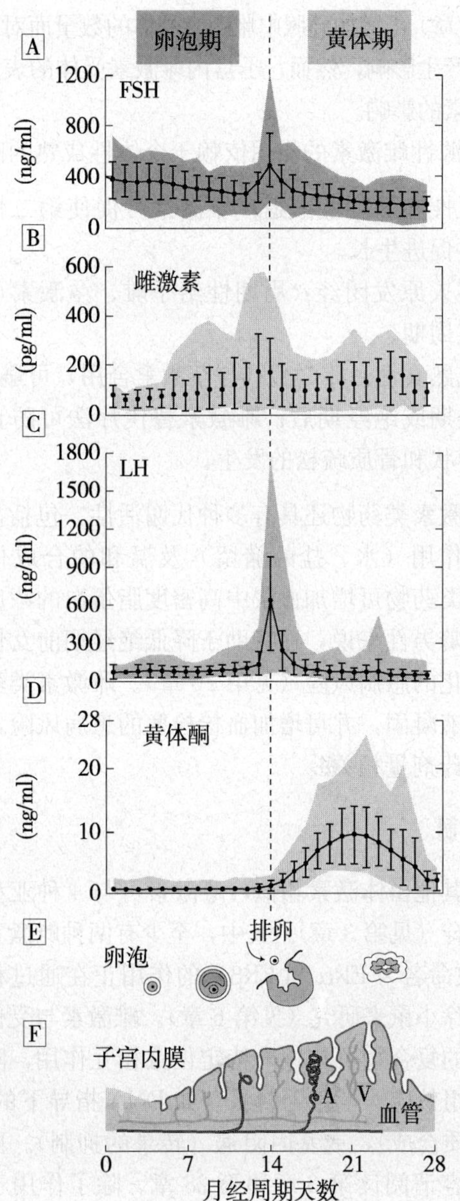


**图 30.2　女性正常月经周期中卵巢激素和促性腺激素的血浆浓度。**数值由平均值±标准差表示（$n$ = 40 名女性）。观察范围如阴影区域所示。以月经周期开始为第 1 天。E和F分别以简图表示月经周期中卵巢卵泡和子宫内膜的变化。周期第 14 天发生排卵，此时 LH 分泌达到峰值，如垂直虚线所示。A，小动脉；FSH，促卵泡激素；V，小静脉。（van de Wiele R L，Dyrenfurth I 1974 Pharmacol Rev 25：189 -217.）

### 作　用

雌激素与孕酮通过协同作用的方式诱导子宫、阴道、垂体前叶和下丘脑孕酮受体的合成。可是，孕酮却可降低生殖道雌激素受体的表达。促乳素（prolactin；

见第 28 章）可增加乳腺中雌激素受体的数量而对雌激素的作用产生影响，然而，子宫内雌激素受体的表达却不受促乳素的影响。

外源性雌激素的作用依赖于个体性成熟的阶段：

- 原发性性腺功能减退：雌激素可促使第二性征发育并促进生长。
- 成年人原发闭经：周期性给予雌、孕激素可诱导人工周期。
- 性成熟女性：雌激素（与孕激素合用）可避孕。
- 绝经期或绝经期后：雌激素替代疗法可防止绝经期症状和骨质疏松的发生。

雌激素类药物还具有多种代谢活性，包括盐皮质激素的作用（水、盐的潴留）及温和的合成代谢作用。这类药物可增加血浆中高密度脂蛋白的浓度，相对于同龄男性来说，这有助于降低绝经期前女性动脉粥样硬化的患病风险（见第 20 章）。雌激素类药物可促进血液凝固，并可增加血栓栓塞的患病风险，其程度与用药剂量相关。

### 作用机制

与其他甾体激素相似，雌激素可与 4 种亚型的核受体结合（见第 3 章）。其中，至少有两种雌激素受体（分别被命名为 ERα 和 ERβ）的作用正在通过相应的基因敲除小鼠来研究（见第 6 章）。雌激素与受体结合后形成的复合物可与核内特定位点相互作用，随后引发基因组效应——基因转录（如 DNA 指导下的 RNA 和蛋白质合成），或基因阻遏（转录的抑制）。更为详细的内容请阅读第 3 章和第 28 章。除了作用于这些“经典”的细胞内受体以外，某些雌激素效应，特别是雌激素的快速血管效应可能是通过与膜受体的相互作用而启动的（Chen 等，1999）。一氧化氮（nitric oxide，NO）可介导由 17-β-雌二醇引发的急性血管舒张。一种被称为金雀异黄素（genistein；作用完全不同于对蛋白激酶 C 的抑制，可选择性地与 ERβ 结合）的植物雌激素也具有与 17-β-雌二醇相似的血管舒张作用。本书在下一节将简要提及雌激素受体调节药（受体选择性雌激素激动药或拮抗药）。

### 制 剂

许多雌激素制剂（口服、透皮、肌内注射、植入和局部给药）可用于多种适应证的治疗。这些制剂包括天然制剂和人工合成制剂两类。其中，天然制剂如雌二醇、雌三醇；人工合成制剂包括美雌醇（mestranol）、炔雌醇（ethinylestradiol）、己烯雌酚（stilbestrol）等。雌激素可独立用药也可与孕激素配伍。

雌激素类药物与抗雌激素的应用如临床框所示。

**雌激素类药物和抗雌激素类药物的临床应用** 临床

雌激素类药物

- 替代疗法。
  - 原发性卵巢衰竭（如 Turner 综合征）
  - 继发性卵巢衰竭（绝经期）：治疗潮红、阴道干燥，并能保持骨量
- 避孕。
- 前列腺癌和乳腺癌（此用途已被其他激素疗法取代；见第 51 章）。

**抗雌激素类药物**

- 治疗雌激素敏感型乳腺癌（他莫昔芬）。
- 治疗不孕症时用于诱发排卵（氯米芬）。

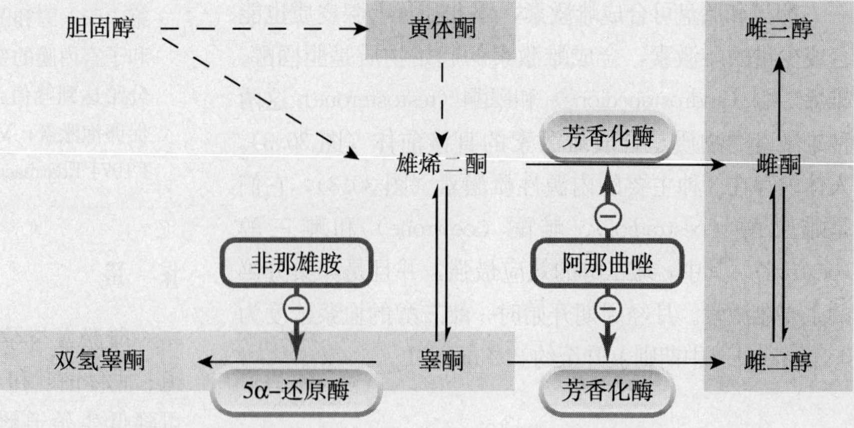


**图 30.3 雄激素和雌激素的生物合成途径与药物作用位点**（参见图 28.5）非那雄胺（finasteride）用于治疗良性前列腺增生；阿那曲唑（anastrozole）用于治疗绝经后女性的乳腺癌。

### 药代动力学

天然及合成雌激素类药物经胃肠道充分吸收。然而，天然雌激素类吸收后可由肝脏迅速代谢，而合成雌激素类却降解缓慢。雌激素类存在不定量的肝肠循环（肝肠循环是药物相互作用的基础），但广谱抗生素的使用可以改变肠道菌群，由此可导致口服避孕药失效（见第 52 章）。大多数雌激素类易于从皮肤和黏膜吸收，因此雌激素类多以乳剂或栓剂的形式置入阴道而在局部发挥药效。在血浆中，天然雌激素类可与白蛋白、性甾体结合球蛋白结合。天然雌激素类以葡糖醛酸及硫酸盐的形式随尿液排出。

### 不良反应

雌激素类的不良反应包括乳房触痛、恶心、呕吐、食欲缺乏、水钠潴留导致的水肿，以及血栓栓塞风险增加。关于口服避孕药不良反应的详细内容见第 483 页。

利用绝经后替代疗法间断给予雌激素类可导致月经样阴道出血。雌激素可引发子宫内膜增生，而与孕激素合用的周期性给药方式可避免子宫内膜增生。男性给予雌激素类药物则可导致男性女性化。

孕妇给予雌激素可导致其后代生殖道异常。年轻妇女患阴道癌多因母亲在孕早期时试图预防流产而服用己烯雌酚（见第 53 章）。

### 临床应用

雌激素的临床应用如方框所示，另请参见以下关于绝经后激素替代疗法的相关内容。

## 雌激素受体调节药

雷洛昔芬（raloxifene）是一种选择性雌激素受体调节药，作用于乳腺和子宫时，具有抗雌激素作用。然而在针对骨、脂类代谢和血液凝固方面进行治疗时，雷洛昔芬却具有雌激素效应。雷洛昔芬可用于预防和治疗绝经后骨质疏松症（见第 31 章）。尽管关于雷洛昔芬治疗乳腺癌的机制目前尚不清楚，但雷洛昔芬可降低雌激素受体阳性乳腺癌的发病率。与雌激素不同，雷洛昔芬并不能治疗绝经后潮红。

## 抗雌激素类药物

抗雌激素类药可与天然雌激素共同竞争靶器官上的受体。对于乳腺组织，他莫昔芬（tamoxifen）具有抗雌激素作用。而对于血脂、子宫内膜和骨组织，他莫昔芬却具有雌激素作用。他莫昔芬可导致微弱的、与部分激动药活性一致的雌激素样不良反应。由于他莫昔芬-雌激素受体复合物不易解离，因此可使受体再循环受到影响。

他莫昔芬可上调转化生长因子-β（transforming growth factor-β，TGF-β）的表达，而 TGF-β 功能的减弱与恶性肿瘤的进程相关；而且，TGF-β 还在调节成骨细胞产生与破骨细胞吸收之间的平衡中发挥作用（参见第 31 章）。

有关他莫昔芬的作用将在第 51 章作进一步的讨论。

氯米芬（clomiphene）可抑制雌激素与垂体前叶内的受体结合，因此可阻断雌激素的正常负反馈调节作用，引起 GnRH 和促性腺激素分泌增加，刺激卵巢，引起卵巢增大、雌激素分泌增加。氯米芬主要通过其作用于垂体的抗雌激素作用来诱发排卵，治疗无排卵不孕症。氯米芬通常可致双胞胎妊娠，多胎妊娠则是罕见的。

**雌激素类药物与抗雌激素类药物** 要点

- 雌二醇（最强效）、雌酮、雌三醇均属内源性雌激素，还有大量外源性人工合成雌激素（如炔雌醇）。
- 其作用机制是通过与靶组织内的核受体 ERα 和 ER β 相互作用而对基因转录产生修饰。
- 雌激素的药理学作用与个体性成熟程度相关：
  — 在青春期前，雌激素可刺激第二性征的发育
  — 成年女性周期性给予雌激素，可诱导人工月经周期并用于避孕
  — 绝经期或绝经期后给予雌激素可防止绝经期症状及骨质疏松症的发生，却增加血栓栓塞的发病风险
- 抗雌激素类药物属竞争性拮抗药或部分激动药。他莫昔芬用于治疗雌激素依赖的乳腺癌。氯米芬通过抑制下丘脑和垂体前叶的负反馈机制而诱发排卵。
- 已开发的一些选择性药物对于某些组织属于雌激素激动药，然而对于其他尚在发育的组织来说则属于拮抗药。雷洛昔芬就是这类药物之一，用于治疗和预防骨质疏松症。

## 孕激素类

天然孕激素也称孕酮（图 30.2 和图 30.3）。孕酮由月经周期第二期中的黄体分泌，妊娠期则由胎盘分泌。睾丸和肾上腺皮质也能分泌少量孕酮。

### 作用机制

与其他甾体激素相似，孕激素作用于细胞核内受体。孕酮受体的密度受雌激素调节（如上所述）。

### 制 剂

主要有两类孕激素。

- 天然孕激素及其衍生物，如羟孕酮（hydroxyprogesterone）、甲羟孕酮（medroxyprogesterone）、地屈孕酮（dydrogesterone）。由于孕酮口服吸收后几乎被肝脏完全代谢，因此孕酮本身口服无效。其他类型的制剂可口服、肌内注射、阴道或直肠给药。
- 睾酮衍生物，如炔诺酮（norethisterone）、炔诺孕酮（norgestrel），炔诺醇（ethynodiol）均可口服给药。炔诺酮和炔诺孕酮具有某种雄激素活性，代谢后可产生雌激素产物。去氧孕烯（desogestrel）和孕二烯酮（gestodene）属于新型孕激素类，可用于避孕。与炔诺醇相比，去氧孕烯和孕二烯酮对于脂质代谢的不良反应较弱。对于以往服用孕激素类药物可产生痤疮、精神抑郁或突破性出血等副作用的女性，可建议其改服新型孕激素类药物。然而，这类新型孕激素引发血栓栓塞性疾病的风险也较高（见下文）。

### 作 用

孕激素类的药理作用基本与孕酮的生理作用一致。关于避孕的特殊作用将在第 483－485 页进行详细说明。

### 药代动力学

注射用孕酮可与白蛋白结合，而不与性甾体结合球蛋白结合。部分储存于脂肪组织。经肝脏代谢，代谢产生的孕烷醇酮（pregnanolone）和孕二醇（pregnanediol）与葡糖醛酸结合并随尿液排出。

### 不良反应

孕激素类药物的不良反应包括微弱的雄激素作用、痤疮、液体潴留、体重变化、精神抑郁、性欲改变、乳房不适、经前期症状、月经周期改变和突破性出血，并可增加血栓栓塞的发生率。

### 临床应用

临床应用如下页方框所示。

## 抗孕激素类

米非司酮（mifepristone）属于孕酮受体的部分激动药。米非司酮可使子宫对前列腺素的作用变得敏感。米非司酮可口服；血浆半衰期为 21h；常与前列腺素如吉美前列素（gemeprost）配伍，用于手术终止妊娠（详见临床框）。

## 绝经后激素替代疗法

在绝经期（无论是由于自然或者是手术因素引起），卵巢功能下降且雌激素水平降低。关于激素替代疗法（hormone replacement therapy，HRT）的利与弊，长期以来一直存在争议（Davis 等，2005）。而实行短期 HRT 却具有显著的疗效：

- 可改善由于雌激素缺乏所引起的症状，如潮热和阴道干燥。
- 能够预防和治疗骨质疏松症。然而，应用其他药物治疗骨质疏松症则更具疗效（见第 31 章）。

**孕激素类药物和抗孕激素类药物** 要点

- 孕酮属于内源性激素。孕酮衍生物甲羟孕酮和睾酮衍生物炔诺酮为人工合成药物。
- 相对于其他甾体激素而言，孕激素类和抗孕激素类药物的作用机制主要涉及结合细胞内受体和改变基因表达。雌激素可促进孕酮受体的合成，孕酮则抑制雌激素受体的合成。
- 主要作为口服避孕药使用。雌激素替代疗法用于治疗子宫内膜异位症。
- 抗孕激素类药物——米非司酮与前列腺素类似物配伍，可有效代替手术终止早孕。

**孕激素类和抗孕激素类的临床应用**

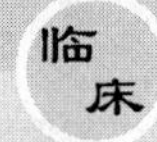


**孕激素类**

- 避孕:
  - — 与雌激素合用的复合型口服避孕丸;
  - — 单一孕酮避孕丸;
  - — 可注射或可植入的单一孕酮避孕药;
  - — 宫内节育器的一部分。
- 与雌激素配伍用于雌激素替代疗法，预防子宫内膜增生及子宫内膜癌的发生。
- 治疗子宫内膜异位症。
- 治疗子宫内膜癌。越来越少地用于治疗乳腺癌、肾癌。
- 对各种月经紊乱的治疗很少有效。

**抗孕激素类**

- 终止妊娠: 米非司酮（部分激动药）与前列腺素（如吉美前列素）配伍。

HRT 不能降低冠状动脉硬化性心脏病的患病风险，也没有证据表明该疗法可降低与年龄相关的认知功能减退（实际上，有些实验结果表明其作用恰恰相反）。HRT 的主要缺点在于：

- 周期性的撤退性出血。
- 与孕激素有关的不良反应（如上所述）。
- 如果只给予雌激素，而不给予孕激素，就会增加子宫内膜癌的患病风险。
- 乳腺癌的风险增加与 HRT 的疗程相关，停药后 HRT 的影响可在 5 年之内消除。而在每 1000 例经配伍 HRT 治疗长达 5 年的女性中，与不经 HTR 治疗的女性相比，被诊断为乳腺癌的患者大约增加 4 例（British Medical Association and Royal Pharmaceutical Society of Great Britain，2005）。
- 增加静脉血栓栓塞的风险（经配伍 HRT 治疗 5 年的女性，患病风险近乎成倍增长）。

用于 HRT 的雌激素通常经口（妊马雌酮、雌二醇、雌三醇）、经阴道（雌三醇）、透皮贴剂（雌二醇）或皮下植入（雌二醇）等方式给药。替勃龙（tibolone）是用于短期治疗雌激素缺乏症状的一种上市药物。它具有雌激素、孕激素、微弱的雄激素活性，可持续用药，但不需周期性服用孕酮（可避免撤退性出血带来的不适）。

## 男性生殖系统的神经激素调控

与女性生殖系统一样，来自下丘脑、垂体前叶和性腺的内分泌物质可对男性生殖系统进行调控。各种调节因子的内在相互关系如图 30.4 所示。GnRH 可调节垂体前叶分泌促性腺激素。与女性月经期的分泌不同，促性腺激素的分泌在两性中并不表现为周期性，而是呈脉冲式（见下文）。FSH 可维持曲细精管的完整性。青春期后，FSH 可作用于睾丸支持细胞而促进精子发生；睾丸支持细胞（Sertoli 细胞）对发育期各个阶段的精子有营养和支持的作用。男性体内的 LH 又称为促间质细胞激素（interstitial cell-stimulating hormone，ICSH），可刺激间质细胞（Leydig 细胞）分泌雄激素——主要是睾酮。LH/ICSH 的分泌始于青春期，可引起睾酮分泌，分泌的睾酮促进生殖器官成熟以及第二性征发育。此后，睾酮的主要功能是维持由支持细胞介导的精子发生和受精。除此之外，睾酮也在精子经过附睾和输精管进一步成熟的过程中发挥重要作用。睾酮对于垂体前叶具有反馈作用，表现为通过调节垂体前叶对 GnRH 的敏感性而影响 LH/ICSH 的分泌。睾酮具有显著的促进蛋白质合成代谢的作用（同化作用），可促进肌肉发育和增进骨骼生长，导致身高在青春期快速增长（青春期生长突增），随后便发生长骨骨骺融合。

睾酮的分泌主要受 LH/ICSH 调控。但是，FSH 可能通过促使支持细胞（支持细胞是 FSH 发挥作用的主要靶细胞）释放与 GnRH 相似的因子而参与部分调节。合成睾酮的间质细胞同时还存在促乳素受体，而促乳素可通过增加 LH/ICSH 受体的数量来影响睾酮的产生。

## 雄激素类

睾酮是主要的天然雄激素，主要由睾丸间质细胞合成，但卵巢和肾上腺皮质也可合成少量的雄激素。促肾上腺皮质激素（促皮质素）可对肾上腺的雄激素类产物进行调控。如同其他甾体激素一样，胆固醇是合成的原料物质。由性腺和肾上腺皮质释放的脱氢表雄酮（dehydroepiandrosterone）和雄烯二酮是重要的中间物质，它们在肝脏转化为睾酮（图 30.3）。

### 作 用

通常，外源性雄激素类药物的作用与睾酮相似，

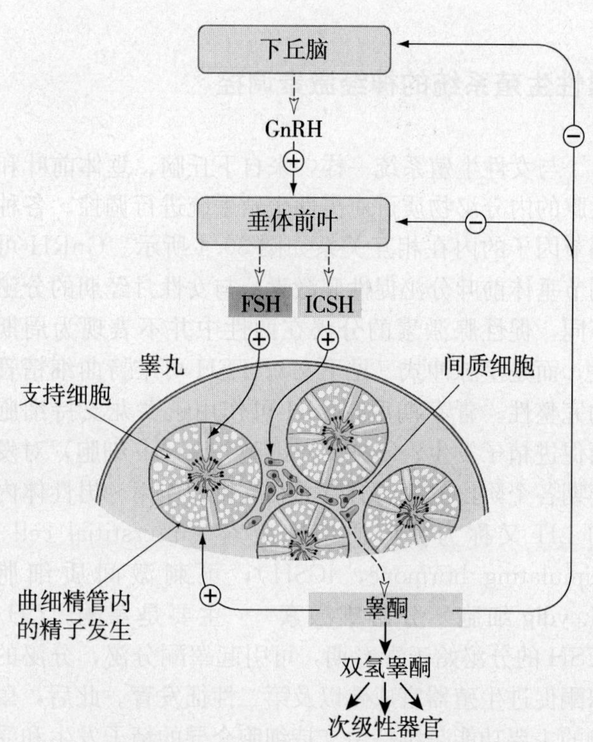


**图 30.4 男性生殖系统的激素调控。** FSH，促卵泡激素；GnRH，促性腺素释放激素；ICSH，促间质细胞激素。

都依赖于个体的性别和年龄。处于青春期的男孩服用雄激素类药物，可引起第二性征快速发育、生殖器官成熟以及肌强度显著增加、身高增长更为缓慢、同化作用加强并伴有水钠潴留。同时引起皮肤增厚，肤色变深，皮脂腺功能活跃（可诱发痤疮），面部、阴部及腋部毛发生长，声带肥大导致声调低沉。雄激素可使人自我感觉良好、体力增强、性欲旺盛。雄激素是否会像引起攻击行为那样影响性行为还存在争议。

如果男性在青春期前服用雄激素，可促使骨骺提前融合，因而不能达到预期的身高。

如果女性按照男性剂量服用雄激素，则会男性化。然而较低剂量雄激素（如睾酮片，300μg/d）可将女性血浆睾酮浓度恢复至正常值，并能改善女性因卵巢切除而引起的性功能障碍，且无不良反应（Shifren等，2000；Braunstein等，2005）。

### 作用机制

睾酮在靶细胞内经 5α 还原酶作用后可转化为一种活跃的代谢物质——双氢睾酮（dihydrotestosterone）。睾酮本身可促进雄性胚胎的生殖道男性化，并调节垂体前叶细胞 LH/ICSH 的产生。睾酮及双氢睾酮通过与细胞内的受体发生相互作用而对基因转录产生修饰。

### 制 剂

睾酮本身可经皮下植入或透皮贴剂方式给药。各种睾酮酯化物（如庚酸睾酮和丙酸睾酮）可经肌内存贮注射。十一酸睾酮（testosterone undecanoate）和美睾酮（mesterolone）可口服给药。

### 药代动力学

由于睾酮口服后，可在肝脏迅速代谢，因此睾酮通常经注射给药。睾酮进入血液循环后与以性甾体结合球蛋白为主的血浆蛋白结合。游离睾酮的消除半衰期很短（10～20 min），在肝脏被转化为雄烯二酮后失活（图 30.3）。尽管约 90%的睾酮以代谢产物而非母体化合物的形式被清除，但雄烯二酮具有独立的、微弱的雄激素活性，它可被再次转化为睾酮。人工合成的雄激素类药物代谢缓慢，其中某些药物以原型随尿液排出。

### 不良反应

雄激素类药物的不良反应包括促性腺激素释放的最终减少所导致的不育，以及水钠潴留所引起的水肿。有报道称雄激素类药物可导致腺癌的发生。雄激素类药物可对儿童生长造成损伤（由骨骺过早融合引起），引发痤疮，并导致女孩男性化。睾酮替代疗法的不良反应及其监测详见综述（Rhoden & Morgentaler，2004）。

### 临床应用

雄激素类药物的临床应用如下页方框所示。

## 蛋白同化甾类药物

雄激素经化学修饰可改变其蛋白质同化作用及其

**雄激素和男性生殖系统激素调节** 要点

- 下丘脑的 GnRH 促使垂体前叶释放 FSH 和 LH；FSH 可促进精子发生，LH 促进雄激素分泌。
- 睾酮为内源性激素，肌内存贮注射睾酮酯化物可用于替代疗法。
- 雄激素通过细胞内受体发挥其作用。
- 雄激素的作用表现为年龄/性别依赖性，可促使青春期前男性第二性征发育以及使女性男性化。

他作用之间的平衡。“蛋白同化甾类”药物（如诺龙（nandrolone））可增强蛋白质合成和提高肌肉发育，但其临床疗效（如用于消耗性疾病）却令人失望。诺龙可用于治疗再生障碍性贫血，同时也被一些运动员滥用。不良反应与雄激素类药物相同。此外，大剂量使用蛋白同化甾类药物可引起胆汁郁积性黄疸、肝肿瘤等不良反应，并能增加冠状动脉性心脏病的患病风险。

## 抗雄激素类药物

雌激素类药物和孕激素类药物都具有抗雄激素活性：雌激素类药物主要抑制促性腺激素的分泌，而孕激素类药物可与靶器官内的雄激素竞争雄激素受体。环丙孕酮（cyproterone）为孕酮衍生物，并具有微弱的孕激素活性。对于雄激素受体来说，环丙孕酮属于部分激动药，可与双氢睾酮竞争对雄激素敏感的靶器官内的受体。环丙孕酮可作用于下丘脑，抑制促性腺激素的合成，在给予 GnRH 的初期辅以环丙孕酮用于治疗前列腺癌（见下文）；环丙孕酮也用于治疗男性性早熟、女性男性化及女性痤疮；也可影响中枢神经系统，使性欲减退，已用于治疗男性性犯罪者的性欲亢进[1]。

氟他胺（flutamide）是一种非甾体抗雄激素药物，与 GnRH 合用治疗前列腺癌。

抑制合成酶的药物也具有抗雄激素的活性。非那雄胺（finasteride）可抑制催化睾酮转化为双氢睾酮的 5α 还原酶的活性（图 30.3）。与睾酮相比，双氢睾酮与前列腺中雄激素受体的亲和力更强。非那雄胺口服后易吸收，半衰期约为 7h，可随尿液和粪便排出。尽管属于 $\alpha_1$ 肾上腺受体阻断药（见第 11 章）的特拉唑嗪（terazosin）或坦洛新（tamsulosin）（作用机制不同于非那雄胺，二者可松弛前列腺被膜内的平滑肌）在治疗良性的前列腺增生方面疗效显著，但非那雄胺也可用于治疗良性前列腺增生。外科手术是目前治疗前列腺增生的首选方法。

## 促性腺激素释放激素：激动药和拮抗药

GnRH 属于 10 肽，可调控垂体前叶分泌 FSH 和 LH。GnRH 的分泌除受脑内其他部位神经信号的调控外，也受到性甾体激素的负反馈机制调节（图 30.1 和图30.5）。外源性雄激素、雌激素和孕激素均可抑制

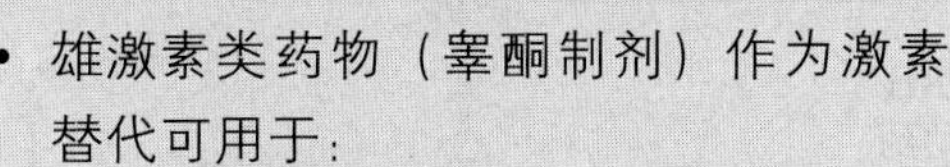

**雄激素类药物和抗雄激素类药物的临床应用** 临床

- 雄激素类药物（睾酮制剂）作为激素替代可用于：
  — 垂体或睾丸疾病所引起的男性性腺发育不全（如片剂 2.5 mg/d）；
  — 卵巢切除术后的性欲减退（如片剂 300 g/d）。
- 抗雄激素类药物（如氟他胺、环丙孕酮）可用于前列腺癌的治疗。
- 5α-还原酶抑制剂（如非那雄胺）用于治疗良性前列腺增生。

GnRH 的分泌，但只有孕激素能够在对外周组织无显著活性的剂量条件下抑制 GnRH 的分泌，这可能与生殖道内孕酮受体的分布较为分散有关；如果在治疗前预先给予雌激素，则可使孕酮受体数量增加。达那唑（danazol）（见下文）属合成的甾族化合物，可抑制 GnRH 的释放，进而抑制促性腺激素（FSH 和 LH）的释放。氯米芬属雌激素受体拮抗药，通过抑制内源性雌激素的负反馈作用而引起促性腺激素释放，因此氯米芬可用于不孕症的治疗（如上所述；图 30.5）。

戈那瑞林（gonadorelin）为人工合成的 GnRH。大量的 GnRH 类似物，包括激动药和抑制药，均为人工合成制剂。布舍瑞林（buserelin）、亮丙瑞林（leuprorelin）、戈舍瑞林（goserelin）以及那法瑞林（nafarelin）均为激动药，那法瑞林的药效比内源性 GnRH 高出 200 倍。

### 药代动力学和临床应用

为了模仿生理性 GnRH 的分泌，GnRH 激动药可按脉冲方式进行皮下注射，刺激促性腺激素的释放（图 30.5）及诱发排卵。鼻内给药吸收完全（见第 7 章）。连续使用鼻腔喷雾或存储剂注射给药可使促性腺激素瞬时释放，但随后促性腺激素的分泌却受到抑制（图 30.5），其原因是垂体 GnRH 受体下调（脱敏作用）。按以上方式给予 GnRH 类似物可用于各种性激素依赖的情形中，包括前列腺癌、乳腺癌、子宫内膜异位症（内膜组织位于子宫腔外）和大的子宫肌

[1] 如同雌激素一样，不同的情况用不同的剂量，例如治疗痤疮用 2mg/d，性欲亢进 100mg/d，前列腺癌 300mg/d。

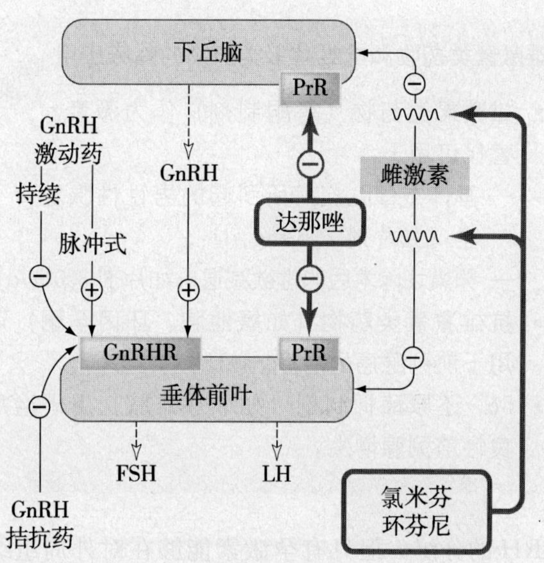


**图 30.5　垂体前叶释放促性腺激素**（FSH、LH）的调节。GnRHR，GnRH 受体；PrR，孕激素受体。

瘤等，产生性腺抑制。以连续、非脉冲的方式给予 GnRH类似物可抑制精子发生及抑制排卵，因此 GnRH 类似物有可能作为避孕药物使用（目前正在研究中）。GnRH 激动药可用于治疗不孕症，此时，它的作用并非直接刺激排卵（由促性腺激素制剂促进排卵），而是在给予 FSH 和 HCG 前抑制垂体的功能（见下文）。最初曾希望将 GnRH 抑制药用于避孕，但目前还未能实现。

### GnRH 类似物的不良反应

对于女性，GnRH 激动药的不良反应包括低雌激素引起的潮红、阴道干燥和骨质疏松。在治疗男性前列腺癌的早期阶段，促性腺激素分泌的初期刺激可暂时加重由于骨转移所产生的疼痛，所以只有在服用雄激素受体拮抗药（如氟他胺）后，才能开始进一步治疗（如上所述；见第 51 章）。

## 达那唑

### 药物作用和药代动力学

达那唑（danazol）可抑制促性腺激素的分泌（特别是在月经中期），由此可降低卵巢雌激素的合成（图 30.5）。对于男性来说，达那唑可减少雄激素合成、抑制精子发生。达那唑具有雄激素样活性，可口服，经肝脏代谢。

### 临床应用

达那唑用于治疗子宫内膜异位、乳腺发育不良和男子乳腺发育。此外，还用于降低遗传性血管水肿的肿胀程度（见第 23 章）。

### 不良反应

不良反应常见，包括胃肠道紊乱、体重增加、液体潴留、眩晕、绝经期症状、肌肉痛性痉挛和头痛。达那唑还可使女性男性化。

## 促性腺激素及其类似物

促性腺激素（FSH、LH 和 HCG）是由垂体前叶或绒毛膜及胎盘产生、分泌的糖蛋白（见第 28 章）。绝经期后女性尿液中可检测到大量的促性腺激素，由于女性在绝经期后已不存在雌激素对垂体的反馈抑制，故可分泌大量的 FSH 和 LH❶。绒毛膜和胎盘可分泌 HCG。

### 制　剂

促性腺激素可由孕妇（HCG）或绝经后女性（人绝经后促性腺激素，human menopausal gonadotrophin，HMG；含有大量 FSH 和 LH）尿中提取。也可提取重组 FSH。

### 药代动力学和临床应用

促性腺激素制剂多为注射使用，用于治疗由于垂体功能减退引起的无排卵所导致的不孕症，或用于经氯米芬治疗无效的患者；对于因输卵管阻塞而患不孕症的女性，也可用促性腺激素进行促排卵，排出的卵子被收集后❷可进行体外授精并再植入宫腔。如果采用上述治疗方案，需先连续给予 GnRH 激动药，待其抑制内源性 FSH 和 LH 的分泌后，才能给予促性腺激素（如上所述）。脑垂体性性腺功能减退（这种功能障碍可伴随终生嗅觉丧失）可导致男性精子数量减少，促性腺激素有时则可用于治疗由于这种少精而引起的男性不育（然而，促性腺激素对于治疗因原发性睾丸衰竭所引起的少精无效）。对于青春期生长发

❶　这就构成了血液检验标准的基础，对血浆 LH/FSH 浓度的估算可以确定女性是否进入绝经后期。

❷　应用腹腔镜获取卵子的技术是通过将柔韧的光纤维器械在麻醉下插入脐下，在预测的排卵时间检查卵巢，取出卵子。

育迟缓的男孩，HCG 可用于促进其睾酮合成，然而睾酮却通常是此类治疗的首选药物。

## 避孕药

### 口服避孕药

口服避孕药可分为两类：

- 雌、孕激素复合型口服避孕药（复合型避孕丸）。
- 单一孕激素避孕药（仅含孕激素的避孕丸）。

#### 复合型避孕丸

复合型口服避孕丸药效显著，至少在无其他疾病且不与可能发生相互作用的药物共用时（见下文）。大多数复合型制剂（第 2 代避孕丸）[1] 中含有的雌激素为炔雌醇，而少数制剂用美雌醇代替。复合型口服避孕丸中孕激素可为炔诺酮、左炔诺孕酮（levonorgestrel）、炔诺醇；在第 3 代避孕丸中则为更加有效的去氧孕烯或孕二烯酮，它们的雄激素作用较弱，对脂蛋白代谢的影响小，但引起血栓栓塞的风险高于第 2 代避孕丸。避孕丸中雌激素含量通常为 20～50μg 的炔雌醇或其相当量。雌、孕激素含量低的复合避孕丸具有良好的耐药性，并能对女性个体进行准确的周期调控。这种复合型口服避孕丸需连续服用 21 天，停药 7 天，其间引起撤退性出血。通常，停药后可马上进入正常的月经周期，由于服药导致永久丧失生育能力（可能是由于过早绝经，而非长期服用避孕丸的结果）的情况少见。

> **GnRH 和促性腺激素** 要点
>
> • GnRH 为 10 肽，戈那瑞林是其人工合成形式。那法瑞林为 GnRH 类似物，作用较强。
>
> • 以脉冲方式给药，可促使促性腺激素释放；持续给药则可抑制促性腺激素释放。
>
> • 促性腺激素（FSH 和 LH）均为糖蛋白 。
>
> • 促性腺激素制剂（如 HCG）可用于治疗无排卵导致的不孕。
>
> • 达那唑是经修饰的孕激素，可作用于下丘脑和垂体前叶而抑制促性腺激素的产生。

复合型口服避孕丸的作用方式如下：

- 雌激素通过作用于垂体前叶的负反馈机制抑制 FSH 分泌，由此阻止卵巢内卵泡的发育。
- 孕激素通过抑制 LH 分泌而抑制排卵；并能改变宫颈黏液的理化性质，不利于精子穿透。
- 雌、孕激素协同作用可影响子宫内膜，阻碍植入过程。

雌、孕激素可干扰宫颈、子宫和输卵管的协调性收缩，不利于受精和植入。

#### 潜在的不良反应及优点

自 20 世纪 60 年代以来，全球约有 2 亿女性在使用复合型避孕丸。服用复合型避孕丸已经成为一种安全有效的避孕方法，并且有益于健康（见下文），严重的不良反应少见。然而，仍然存在某些轻微的不良反应，还有许多重要问题需要慎重思考。

常见的不良反应：

- 由于液体潴留或/和同化作用引起的体重增加。
- 轻微的恶心、潮红、眩晕、抑郁或过敏。
- 皮肤变化（如痤疮和/或色素沉着增加）。
- 停药引起时间长短不一的闭经。

需要考虑的问题

复合型口服避孕丸是否可增加心血管疾病（静脉血栓栓塞、心肌梗死、卒中）的患病风险？服用第 2 代复合型避孕丸（雌激素含量少于 50μg）血栓栓塞的患病风险很低（服用避孕丸者中该类疾病的发病率约为 15/100 000 人年；未妊娠、未服用避孕丸者中该类疾病的发病率约为 5/100 000 人年；孕妇中该类疾病的发病率约为 60/100 000 人年）。此外，吸烟（本质上可增加患病风险）、长期连续服用避孕丸，特别是年龄超过 35 岁这样的女性群体患心血管疾病的风险最高。对于服用含有孕激素去氧孕烯和孕二烯酮的第 3 代复合型避孕丸的人群，其血栓栓塞性疾病的发病率约为 25/100 000 人年，患病风险显著低于妊娠女性。正如 Baird 和 Glasier（1993）所报道的："有证据表明，某些与疾病相关的风险因素（诸如吸烟、高血压和肥胖症）经过鉴别之后，复合型口服避

[1] 1970 年发现，含有 50μg 雌激素的第 1 代避孕丸与深静脉血栓及肺水肿的增加有关。

孕药对于大多数育龄女性来说是安全的。”

复合型口服避孕丸是否会增加癌症的患病风险？一项大的流行病学研究提示，服用复合型口服避孕丸的持续时间可能与乳腺癌的患病风险相关。年龄为16～19 岁的女性，患癌症的风险高于 0.5/100 000 人年；年龄为 25～29 岁的女性，患癌症的风险高于 4.7/100 000人年。但是，在服用避孕丸的人群中，其癌症发展速度较慢，因此具有可治疗性（Hemminki，1996）。

复合型口服避孕丸是否能够升高血压？少数女性在服用复合型口服避孕丸的初期，其动脉血压显著升高，这可能与血浆中血管紧张素原的增加相关。一旦停药，动脉血压显著增高的现象也随之消失。因此，当开始口服避孕丸时，可仔细监测血压，如有必要可采取其他避孕方法替代。

复合型口服避孕丸是否存在葡萄糖耐量损伤？以往的孕激素类制剂可致葡萄糖耐量损伤，但是，对于新一代制剂来说这已经不再是问题了。

优 势

复合型避孕丸可显著减轻如月经周期不规则和间期出血等经期症状，可减轻缺铁性贫血、经前期紧张、良性乳房疾病、子宫肌瘤和功能性卵巢囊肿。某些计划外妊娠产妇的死亡率在发展中国家为 1/10 000，而在非洲国家为 1/150。通过服用复合型避孕丸，可以避免此类计划外妊娠。

### 单一孕激素避孕丸

单一孕激素避孕丸中含有炔诺酮，左炔诺孕酮或炔诺醇。需每日连续服用，不能间断。药物主要作用于宫颈黏液，使精子不易穿透。孕激素还可通过影响子宫内膜、输卵管的蠕动及分泌物而阻止受精卵植入（如上所述）。

单一孕激素避孕丸潜在的优势和不良反应

雌激素对于某些女性来说属于禁忌，而雌激素也可导致某些女性的血压极度升高。因此，服用单一孕激素避孕药就是一种合适的避孕选择。然而，与复合型避孕丸相比，单一孕激素避孕丸的避孕效果差，漏服一次就可能导致妊娠。服用后，常见月经失调（特别是不规则出血）。仅有一小部分女性在服用单一孕激素避孕丸，因此长期安全性的数据目前还不够可靠。

### 口服避孕药的药代动力学：药物相互作用

复合型和单一孕激素型口服避孕药通过肝细胞色素 P450 酶系代谢。避孕药中，通常使用最小剂量的雌激素以避免血栓栓塞风险过高，但雌激素清除率一旦增加会导致避孕失败。实际上，对于复合型和单一孕激素避孕药这两种酶诱导药物而言都存在这种可能。酶诱导药物主要包括卡马西平（carbamazepine）、苯妥英（phenytoin）、灰黄霉素（griseofulvin）以及利福平（rifampicin）和利福布汀（rifabutin）。雌激素的肝肠循环如前所述。阿莫西林（amoxicillin）等广谱抗生素可通过改变肠道菌群来阻碍肝肠循环，导致复合型避孕丸失效，但单一孕激素避孕丸却不受广谱抗生素的影响。

## 其他避孕药

### 事后（紧急）避孕药

无保护性房事后 72 小时内单独口服左炔诺孕酮或与雌激素配伍口服可用于紧急避孕，间隔 12 小时后再追加一次。常见的不良反应有：恶心、呕吐［如

**口服避孕药**

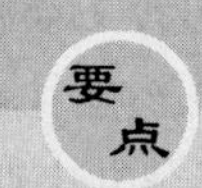


复合型避孕丸

- 复合型避孕丸包含雌、孕激素。28 天中需连续服用 21 天。
- 作用模式：雌激素可抑制 FSH 的释放，由此抑制卵泡发育；孕激素抑制 LH 的释放，由此抑制排卵，并使宫颈黏液变得不利于精子穿透；雌、孕激素共同作用于子宫内膜，使受精卵不易植入。
- 缺点：可发生体重增加、恶心、情绪改变和皮肤色素沉着。
- 严重的不良反应罕见。少数女性发生可逆性高血压。可促使或降低乳腺癌的发病。第 3 代避孕丸诱发血栓栓塞的可能性较第 2 代避孕丸稍高。

**单一孕激素避孕丸**

- 需连续服用。与复合型避孕丸不同，单一孕激素避孕丸主要通过改变宫颈黏液的理化性质达到避孕的目的，因此其避孕效果不可靠。服用后常见月经紊乱。

果由于这种不良反应造成药物损失，应在补服避孕药的同时加服多潘立酮（domperidone）等止吐剂]。与服用激素类避孕药相比，置入宫内节育器（intrauterine device）更为有效，并在房事后5天内有效。

### 长效单一孕激素避孕药

甲羟孕酮属肌内注射避孕用药，有效并安全。但可引起月经紊乱，停药后可持续数月不孕。

全球约300万女性经皮下植入含有左炔诺孕酮的非生物降解胶囊避孕。由于左炔诺孕酮的给药途径与肝无关，因此可避免发生首关代谢。胶囊可缓慢释放其内的孕激素成分达5年之久。常见的不良反应有月经紊乱和头痛。

左炔诺孕酮宫内节育器的避孕效果可达3～5年。

## 子　宫

子宫在月经周期的不同阶段及孕期存在不同的生理学、药理学反应。

### 子宫的运动性

无论是体内还是体外，子宫的肌肉总是有节律地收缩。子宫肌肉的收缩是自发的，位于基底部的肌细胞作为起搏点引发动作电位，性激素可调节这些起搏细胞的电生理活性。

人子宫（非孕期）在增生期可轻微地自主收缩，而在黄体期和经期时则强烈收缩。妊娠早期由于孕酮刺激雌激素增多，以及子宫肌细胞超极化使得子宫的运动受阻，因而抑制了子宫的自主收缩。然而，妊娠晚期的子宫重新开始收缩，收缩的强度和频率均有增加，并且在分娩时变得更为协调。子宫的神经分布包括兴奋性交感神经和抑制性交感神经：作用于$\beta_2$肾上腺素受体的肾上腺素可抑制子宫收缩；而作用于$\alpha$肾上腺素受体的去甲肾上腺素可刺激子宫收缩。

## 子宫平滑肌兴奋药

可兴奋妊娠子宫，并且对分娩具有重要作用的药物包括催产素（oxytocin）、麦角新碱（ergometrine）和前列腺素（prostaglandins）。

### 催产素

正如第28章所讲述，垂体后叶激素催产素（辛肽）可调节子宫肌层的活性。宫颈扩张和哺乳可刺激催产素释放，然而催产素在分娩时的作用目前尚不完全明了。临床所使用的催产素属人工合成制剂。

#### 作　用

对子宫的作用　催产素可收缩子宫。雌激素介导催产素受体的合成，使得足月妊娠子宫对催产素高度敏感。催产素经缓慢静脉点滴可催产，并引起自子宫底至宫颈的节律性、协调性收缩，这种收缩的幅度和频率存在剂量依赖性：低剂量点滴时，宫缩间期的子宫可完全松弛；较大剂量点滴使得子宫收缩频率进一步加快，且宫缩间期子宫松弛不完全；更高剂量的催产素可引起子宫持久性收缩，持久性收缩可阻碍通过胎盘的血流而导致胎儿窘迫或死亡。

其他作用方式❶　催产素通过促使乳腺肌上皮细胞收缩而引起泌乳，即乳汁从腺泡和乳腺导管中分泌出来。此外，催产素还具有血管扩张作用。催产素的微弱抗利尿作用可引起水潴留，水潴留可加重心脏病、肾病和先兆子痫患者的病情❷。

#### 临床应用

催产素的临床应用如487页临床框所述。

#### 药代动力学

催产素可通过静脉或肌内注射给药，但常以静脉点滴给药。在肝、肾中失活，血浆中的胎盘催产素酶可使其失活。

#### 催产素的不良反应

催产素的不良反应包括剂量相关的低血压（由催产素的血管扩张作用引起），并伴随反射性心动过速。催产素具有的抗利尿激素样作用（影响肾排水功能）可引起水潴留，如不减少水的摄取，将会导致低钠血症。

---

❶　催产素受体不仅见于子宫，而且还见于脑，特别是边缘系统。动物实验显示，催产素在交尾和养育行为中很重要。

❷　子痫是发生在妊娠妇女的一种病理状态（包括高血压、水肿和惊厥）。

## 麦角新碱

麦角（Claviceps purpurea）是生长在黑麦里的一种真菌，内有多种具有药理活性的物质（见第 12 章）。麦角中毒常可导致流产。麦角新碱于 1935 年从麦角中分离出来，并被认为具有催产功能。

### 作 用

麦角新碱可促使人子宫收缩。这种收缩作用部分依赖于器官的收缩状态。对于处于收缩状态的子宫（分娩后的正常阶段），麦角新碱的作用相当弱。然而，一旦子宫松弛不当，麦角新碱可发挥其强大的收缩功能，因此可减少胎盘床（胎盘从子宫分离的粗糙表面）出血。麦角新碱本身还具有中等程度的收缩血管功能。

麦角新碱对平滑肌的作用机制目前还不清楚，有可能部分作用于 α-肾上腺素受体，与麦角生物碱（alkaloid ergotamine；见第 9 章）类似，部分作用于 5-羟色胺受体。

麦角新碱的临床应用如下页临床框所示。

### 药代动力学和不良反应

麦角新碱可口服、肌内注射或经静脉给药。给药后迅速起效，药效可维持 3～6 小时。

麦角新碱可引起呕吐，这可能是由于麦角新碱作用于位于化学感受器触发区的多巴胺 $D_2$ 受体所致（图 25.5）。还可引起血管收缩，导致血压升高，同时伴有恶心、视力模糊、头痛；一旦冠状动脉痉挛，可引发心绞痛。

## 前列腺素

### 内源性前列腺素

前列腺素已在第 13 章进行了详细介绍。子宫内膜和肌层，特别是处于增生期的子宫肌层，具有强大的合成前列腺素的能力。月经期前发生缺血性坏死的子宫内膜可产生大量前列腺素（$PGF_{2\alpha}$）（不同于对其他哺乳动物，$PGF_{2\alpha}$不能促使人血管收缩）。此外，子宫也可合成两种血管舒张型前列腺素：$PGE_2$ 和 $PGI_2$（前列环素，prostacyclin）。

除前列腺素的血管特性之外，PGE 和 PGF 可促使妊娠子宫与非妊娠子宫收缩。孕期中，子宫平滑肌对前列腺素的敏感性增加。尽管目前关于前列腺素对分娩的作用还不完全清楚，但是由于环加氧酶抑制剂可延缓分娩（见下文），因此推测前列腺素可能在子宫收缩、分娩过程中发挥部分作用。

在痛经（痛性月经）和月经过多（失血过多）这两种主要的月经紊乱中，均有前列腺素参与。$PGE_2$ 和 $PGF_{2\alpha}$ 生成增多与痛经相关，而非甾体抗炎药（non-steroidal anti-inflammatory drugs）可抑制前列腺素的生物合成（见第 14 章），因此非甾体抗炎药可用于治疗痛经。在不存在子宫病理学因素的情况下，月经过多可能是血管舒张增加和止血减少双重作用的结果。由子宫产生的 $PGI_2$（可抑制血小板凝集）的增加可以舒张血管，并造成止血功能受损。非甾体抗炎药（如甲芬那酸（mefenamic acid））除可治疗痛经外，还可以治疗月经过多。

### 前列腺素制剂

PGE 和 PGF 同系物可促进妊娠期的子宫体协调收缩，而使宫颈处于松弛状态。与催产素不同，PGE、PGF 可引起孕早期、中期流产，但不能使宫腔内物质排出。地诺前列酮（dinoprostone，$PGE_2$）、卡列腺素（15 甲基 $PGE_{2\alpha}$，carboprost）和吉美前列素或米索前列醇（misoprostol；$PGE_1$ 类似物）均用于助产。地诺前列酮可以栓剂或片剂阴道给药，或溶解后经羊膜外途径给药。卡列腺素可进行深部肌内注射。吉美前列素或米索前列醇可经阴道给药。

### 不良反应

作为流产药物使用时，约 50%的患者可发生子宫疼痛、恶心和呕吐等不良反应。如果羊膜内注射的地诺前列酮误入循环后可引起心血管性虚脱。静脉滴注可引发静脉炎。低剂量的前列腺素（如米索前列醇）与孕激素拮抗药米非司酮（增强子宫对前列腺素的敏感性）配伍用于终止妊娠，并能减轻药物的副作用。

### 临床应用

前列腺素类似物的临床应用如下页临床框所示。

## 子宫收缩抑制药

选择性 $\beta_2$-肾上腺素受体激动药，如利托君

(ritodrine) 或沙丁胺醇 (salbutamol)，可抑制自发性的或催产素介导的妊娠子宫的收缩。对于那些妊娠22～33周，且其他妊娠指标并不复杂的孕妇，可以使用这些子宫松弛药来防治早产。子宫松弛药可延缓分娩达48小时，在节约下来的时间里，可以对孕妇进行糖皮质激素治疗以便促进胎儿肺成熟发育，从而降低新生儿呼吸窘迫的发生；并为安排新生儿重症监护等设施进行必要的准备。但难以证明任何用于延缓分娩的药物可以改善早产婴儿的状况。然而48小时以后，由于子宫肌层的反应性降低，因此糖皮质激素治疗使孕妇面临的风险（特别是肺水肿）有所增加，故应尽量避免长时间的治疗。环加氧酶抑制药如吲哚美辛 (indometacin) 可抑制分娩，但环加氧酶抑制药的使用可通过影响内源性前列腺素而对婴儿造成如肾功能障碍和动脉导管延迟性闭合的不利影响。

催产素受体拮抗药阿托西班 (atosiban)，是除 $\beta_2$-肾上腺素受体激动药以外的另一种子宫平滑肌抑制药。静脉推注阿托西班后的48小时内应进行静脉输注。不良反应包括血管舒张、恶心、呕吐、高血糖症。

**作用于子宫的药物的临床应用**

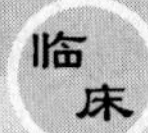

子宫平滑肌兴奋药（催产药）

- 当子宫收缩无力时，催产素用于诱导或增加分娩力；也用于治疗产后大出血。
- 麦角新碱可用于治疗产后大出血。对于麦角新碱无效的产后大出血可用卡前列腺治疗。
- 含有催产素和麦角新碱成分的制剂可用于第3产程；二者可配伍用于术前控制因不完全流产引起的出血。
- 经羊膜外给予地诺前列酮用于实行晚期（妊娠6个月）治疗性流产；采用阴道凝胶剂给药用于检查宫颈成熟度和引产术。
- 口服米非司酮后以阴道栓剂的方式给予吉美前列素，用于非手术终止妊娠（妊娠63天之内）。

子宫平滑肌松弛药

- α-肾上腺素受体激动药（如利托君）用于延迟早产。
- 阿托西班 (atosiban)（催产素拮抗药）也用于延迟早产。

**作用于子宫的药物**

要点

- 分娩时，催产素可引起子宫的节律性协调收缩，每次宫缩后子宫平滑肌松弛。麦角新碱（一种麦角生物碱）可引起子宫收缩并伴随基本紧张度的增加。阿托西班，一种催产素拮抗药，可延缓分娩。
- 前列腺素 (PG) 类似物，如地诺前列酮 ($PGE_2$) 和地诺前列素 (dinoprost; $PGF_{2\alpha}$)，可收缩妊娠子宫但松弛宫颈。环加氧酶抑制药可抑制PG的合成并延缓分娩，同时可以治疗痛经和月经过多。
- $\beta_2$-肾上腺素受体拮抗药（如利托君）可抑制自发性的以及催产素介导的妊娠子宫的收缩。

## 勃起功能障碍

勃起功能依赖于生理因素和心理因素间复杂的相互作用。勃起组织内的动脉、小动脉血管舒张，才能导致阴茎勃起，勃起可使阴茎血流增加。结缔组织小梁内的平滑肌松弛使得血窦充血，因而压迫小梁与白膜间的白膜下小静脉丛，导致静脉回流受阻，阴茎勃起。性交时，坐骨海绵体肌反射性收缩而压迫海绵体基底部，勃起的海绵窦内的压力可达数百毫米汞柱。阴茎的神经支配包括自主神经和躯体神经。由氧化氮能神经和内皮释放的NO很可能是勃起的主要递质（见第17章和图17.6）。

一些治疗性药物（包括许多抗精神病药物、抗抑郁药和抗高血压药）会对勃起功能产生不利影响。但是，长期的随机对照实验结果表明，发生勃起功能障碍 (erectile dysfunction) 而中断治疗的部分男性所服用的是安慰剂；或许，自身的精神疾病和血管疾病均可引起性功能障碍。但是，对于中、老年男性来说，即使他们未患心理疾病或心血管疾病，但存在勃起功能障碍的人群仍很常见。那么，诸如性腺功能减退症（如上所述）、高泌乳素血症（见第28章）、动脉疾病和多种原因的神经病变（最为常见的是糖尿病）等均存在器质性原因，但目前尚不能确定这些器质性原因，所以说，勃起功能障碍可能是器质性因素和心理因素双重作用的结果。显著的焦虑和性功能障碍相关，两者之间存在一个恶性循环。

几个世纪以来，各种动物的某些身体器官被人们进行大量交易，这些不幸动物的器官由于与人的外生殖器相似，于是被病态地认为可以恢复男性生殖力或作为催情药（即可刺激性欲的药）使用。酒精（见第 43 章）能“激发性欲，但是会使人性行为表现不佳”，大麻（见第 15 章）可以缓解压抑，或许也与酒精效果相同。就这一点来说，育亨宾（yohimbine；$\alpha_2$ 阻滞药，见第 11 章）也许具有积极的效果，然而即使有荟萃分析的结构，但随机受试者的人数并不理想，并且其药效也不具有信服力。皮下注射阿扑吗啡（apomorphine；多巴胺受体激动药，见第 35 章）后，人和啮齿类动物都可发生勃起，然而阿扑吗啡属于强效催吐剂，用作催情药物通常不被公众认可。尽管存在明显的缺陷，但该药的舌下制剂被获准用于治疗勃起功能障碍。如果长期服用，恶心确实可自行消失❶。

当发现直接向海绵体中注射血管舒张药物可使阴茎勃起时，以往曾被普遍认为是过时的药物又多少得到了重新关注。罂粟碱（papaverine；见第 19 章），如有必要可与酚妥拉明（phentolamine）配伍，也可以通过这种给药方式使阴茎勃起。大多数男性并不能接受这种给药途径，但是糖尿病患者却接受了这种方法并获得了成效。当以海绵窦内方式给药时，前列地尔（alprostadil，$PGE_1$）通常与其他血管扩张剂合用；另外还可采用尿道注射作为另一种给药方式（虽然是一种不够浪漫的方法）。阴茎异常勃起是所有这些药物的不良反应。治疗阴茎异常勃起可采用血液抽吸（需进行无菌操作）；如有必要，可向海绵窦内小心地给予血管收缩药去氧肾上腺素（phenylephrine）进行治疗。海绵窦内给药和尿道给药的制剂均可使用，但目前普遍选用口服有效的磷酸二酯酶抑制剂（phosphodiesterase inhibitors）进行治疗。

## 磷酸二酯酶 V 型抑制剂

西地那非（sidenafil）是第 1 个选择性磷酸二酯酶 V 型抑制剂（见第 17 章和第 19 章），发现它可影响勃起功能纯属意外。他达拉非（tadalafil）和伐地那非（vardenafil）均属磷酸二酯酶 V 型抑制剂，已经获准用于治疗勃起功能障碍。与西地那非相比，他达拉非为长效治疗勃起功能障碍的药物。与海绵窦内血管扩张药不同，磷酸二酯酶 V 型抑制剂对不依赖于性欲的勃起无效，但可以增强勃起对性刺激的反应。这类药物改变了对勃起功能障碍的治疗。

### 作用机制

磷酸二酯酶 V 型是一种可使 cGMP 失活的亚型。氧化氮能神经元释放的 NO（或一种相关的亚硝基硫醇）可弥散进入平滑肌细胞，在平滑肌细胞中 NO 可激活 cGMP，导致胞质 cGMP 增加，增加的 cGMP 进一步活化蛋白激酶 G（见第 17 章），引起血管舒张。因此，磷酸二酯酶 V 型抑制剂可抑制内皮释放 NO 和被性刺激活化的氧化氮能神经，进而影响阴茎血管平滑肌。同时，磷酸二酯酶 V 型抑制剂也可影响其他血管床，提示该类药物可能存在其他用途，特别是在缓解肺动脉高压方面可能具有独特的药理学作用（见第 19 章）。

### 药代动力学及药物相互作用

口服西地那非约 30～120min 后，其血浆浓度可达峰值，进食可延迟到达峰值的时间。因此，西地那非需在性活动前 1 小时或提前更多时间口服。需要时按单一剂量服药。西地那非经细胞色素 P450 3A4 代谢，受卡马西平、利福平和巴比妥类药物（barbiturates）诱导。西咪替丁（cimetidine）、大环内酯类抗生素（macrolide antibiotics）、抗真菌药咪唑啉（imidazoline）、某些抗病毒药物如利托那韦（ritonavir）以及葡萄柚汁（见第 8 章）可抑制西地那非。以上药物可与西地那非发生相互作用。他达拉非的半衰期较西地那非长，因此性活动前维持药效的时间也较长。临床结果显示西地那非可与硝酸酯类药物发生严重的药效学相互作用，硝酸酯类药物可引起 cGMP 增加（见第 17 章），因此其作用可被西地那非显著强化。总之，硝酸盐类包括尼可地尔（nicorandil），禁忌与任何磷酸二酯酶 V 型抑制剂共同服用。

### 不良反应

在其他血管床，由磷酸二酯酶 V 型抑制剂引起的血管舒张可导致多种不良反应，包括低血压、潮红和头痛，视觉障碍偶见报道。由于磷酸二酯酶Ⅵ型表达于视网膜，并影响视力，而西地那非可作用于磷酸二酯酶Ⅵ型，故在磷酸二酯酶Ⅴ型抑制剂可引起视觉

---

❶ 具有讽刺意味的是，由于同性恋曾被视为精神病，因此在"治愈" 同性恋的尝试中，阿扑吗啡曾被不恰当地用于"厌恶疗法"，使受治者将同性恋的刺激物与恶心、呕吐联系起来（'only apomorphine cures'— William Burroughs，Naked Lunch. Grove Press，1966）。

障碍方面应予以重视。由于理论上西地那非的使用存在风险，因此制药商建议患有遗传性视网膜退行性疾病（如视网膜色素变性）的患者不宜使用西地那非。与西地那非相比，伐地那非对磷酸二酯酶V型的选择性更强（Doggrell，2005），但也属于遗传性视网膜病症患者的禁用药物。

## 参考文献与扩展阅读


**性激素及其调控**

Bagatelle CJ，Bremner W J 1996 Androgens in men—uses and abuses. N Engl J Med 334：707 - 714（*A review of the biology, pharmacology and use of androgens*）

British Medical Association and Royal Pharmaceutical Society of Great Britain 2005 Sex hormones. In：British National Formulary 50. BMA and RPSGB，London，pp. 366-381

Chen Z et al. 1999 Estrogen receptor mediates the nongenomic activation of endothelial nitric oxide synthase by estrogen. J Clin Invest 103：401-406（*Acute vasodilator action of oestrogen may involve membrane ERa rather than the classic intracellular receptor pathway*）

Gruber CJ，Tschugguel W，Schneeberger C，Huber JC 2002 Production and actions of estrogens. N Engl J Med 346：340 - 352（*Review focusing on the new biochemical aspects of the action of oestrogen—including phyto - oestrogens and selective oestrogen receptor modulators—as well as physiological and clinical aspects*）

Huirne JAF，Lambalk CB 2001 Gonadotrophin - releasing hormone receptor antagonists. Lancet 358：1793 - 1803（*Review discussing the clinical potential of this relatively new class of drugs*）

Olive D L，Pritts E A 2001 Treatment of endometriosis. N Engl J Med 34：266 -275（*Critical review of existing evidence—which is thin—forms the basis for sensible recommendations regarding treatment of pelvic pain or infertility from endometriosis using oral contraceptives and GnRH agonist therapy with oestrogen-progestin add-back*）

Rhoden E L，Morgentaler A 2004 Risks of testosterone - replacement therapy and recommendations for monitoring. N Engl J Med 350：482-492（*Review*）

**避孕药**

Baird DT，Glasier AF 1999 Science，medicine and the future：contraception. Br Med J 319：969-972（*Predicts that antiprogestins will replace progestogen -only pills and lead to 'once -a -month' pills, and that pills for men will become available in 10-15 years, orally active non-peptide GnRH antagonists*）

Djerassi C 2001 This man' s pill：reflections on the 50th birthday of the pill. Oxford University Press，New York（*Scientific and autobiographical memoir by polymath steroid chemist who worked on 'the pill' at its inception under Syntex in Mexico, and has continued thinking about human reproduction in a broad biological and biosocial sense ever since*）

Hemminki E 1996 Oral contraceptives and breast cancer. Br Med J 313：63 -64

**绝经后方面**

Braunstein GD et al. 2005 Safety and efficacy of a testosterone patch for the treatment of hypoactive sexual desire disorder in surgically menopausal women—a randomized，placebo-controlled trial. Arch Intern Med 165：1582-1589（*A 300 mg/day testosterone patch increased sexual desire and frequency of satisfying sexual activity and was well tolerated in women who developed hypoactive sexual desire disorder after surgical menopause*）

Cummings SR et al. 1999 The effect of raloxifene on risk of breast cancer in postmenopausal women：results of the MORE randomized trial. JAMA 281：2189 - 2197（*A total of 7705 postmenopausal women with osteoporosis randomised to raloxifene or placebo and observed for a median of 40 months; raloxifene reduced the incidence of oestrogen receptor-positive breast cancer by 90%*）

Davis SR，Dinatale I，Rivera-Woll L，Davison S 2005 Postmenopausal hormone therapy：from monkey glands to transdermal patches. J Endocrinol 185：207-222（*Reviews the history of knowledge of the menopause and the development of hormonal therapy for climacteric complaints, and summarises current evidence for specific benefits and risks of hormone treatment*）

Grodstein F，Clarkson TB，Manson JE 2003 Understanding the divergent data on postmenopausal hormone therapy. N Engl J Med 348：645-650（*Commentary*）

Hulley S et al. 1998 Randomized trial of estrogen plus progestin for secondary prevention of coronary heart disease in postmenopausal women. JAMA 280：605 - 613（*A total of 2763 postmenopausal women who had suffered a previous coronary event randomised to active or placebo and observed for a mean of 4.1 years. The incidence of fatal myocardial infarction was similar in the two groups, despite favourable changes in low - and high -density lipoproteins cholesterol in the HRT group. Venous thromboembolism was increased by a factor of 2.89 in the active group.*）

Khaw K - T 1998 Hormone replacement therapy again：risk - benefit relation differs between population and individuals. Br Med J 316：1842-1843（*Emphasises concerns over the risk -benefit balance of long -term use of HRT in healthy women*）

Pedersen AT，Lidegaard ϕ et al. 1997 Hormone replacement therapy and risk of non-fatal stroke. Lancet 350：1277-1283

Rosing J et al. 1997 Oral contraceptives and venous thromboembolism：different sensitivities to activated protein C in women using second - and third-generation oral contraceptives. Br J Haematol 97：233-238（*A proposed explanation for the thrombogenic potential of third-generation pills*)

Shifren JL et al. 2000 Transdermal testosterone treatment in women with impaired sexual function after oophorectomy. N Engl J Med 343：682-688（*Transdermal testosterone improves sexual function and psychological well - being in women who have undergone oophorectomy and hysterectomy*）

## 子　宫

Norwitz E R，Robinson J N，Challis J R 1999 The control of labor. N Engl J Med 341：660-666（*Review*）

Thornton S，Vatish M，Slater D 2001 Oxytocin antagonists：clinical and scientific considerations. Exp Physiol 86：297 - 302（*Reviews rationale for uterine relaxants in preterm labour；evidence for administering atosiban；and the role of oxytocin，vasopressin and their receptors in the onset of labour*）

Wray S 1993 Uterine contraction and physiological mechanisms of modulation. Am J Physiol 264 (Cell Physiol 33)：C1-C18（*A review on uterine function*）

## 勃起功能障碍

Andersson K-E 2001 Pharmacology of penile erection. Pharmacol Rev 53：417 - 450（*Scholarly review covering central and peripheral regulation，and a very wide - ranging coverage of the pharmacology of possible future as well as of current therapies*）

Doggrell SA 2005 Comparison of clinical trials with sildenafil，vardenafil and tadalafil in erectile dysfunction. Expert Opin Pharmacother 6：75-84（*Vardenafil is similarly effective to sildenafil. Its only advantage is that it does not inhibit phosphodiesterase VI to alter colour perception，a rare side effect that sometimes occurs with sildenafil. Tadalafil has a longer duration of action.*）

Edwards G (ed) 2002 The pharmacokinetics and pharmacodynamics of sildenafil citrate. Br J Clin Pharmacol 53 (suppl 1)（*Articles on this selective phosphodiesterase type V inhibitor，which has revolutionised treatment of erective dysfunction*）

Lue TF 2000 Drug therapy：erectile dysfunction. N Engl J Med 342：1802-1813（*Excellent review succinctly covering the physiology of penile erection，pathophysiology and diagnosis of erectile dysfunction，and drug therapy*）

**（吕丹瑜　译，李学军　校，林志彬　审）**

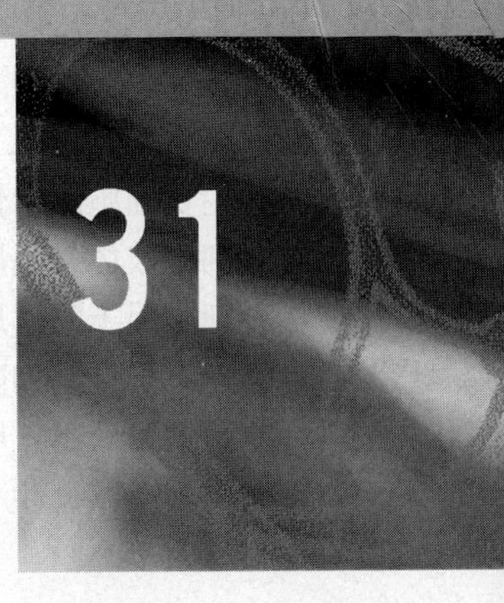


# 骨代谢



## 概　述

人体骨骼的重构过程贯穿于整个生命的始终，一些骨质不断被吸收，而新骨则不断生成。随着年龄的增长，骨结构破坏和骨质量减少（骨质疏松）的几率也随之增加。这已构成一大世界性健康难题，此外，还有许多其他因素也能导致骨质发生病理变化，这也同样需要治疗。在过去的10年中，人们对骨生物学的理解已经有了显著的进步，一些新药已研制成功，并且在不断更新发展。本章首先介绍骨重构过程，然后介绍治疗骨代谢紊乱的药物。

## 骨的结构和组成

人体骨骼由80%骨皮质和20%骨小梁构成。骨皮质致密，位于骨表面，骨小梁则呈网眼状，位于骨内部。骨皮质主要分布于长骨骨干，而骨小梁多分布于椎骨、长骨骨骺和髂嵴。骨小梁表面积大，代谢活跃，并且很容易受到引起骨量下降因素的影响（见下文）。

骨盐的主要成分为钙和磷酸盐。人体内超过99%的钙储存于骨骼中，其主要形式是羟基磷灰石晶质，此外还有一些非晶质的磷酸盐和碳酸盐，这些成分构成了骨量的一半。

维持骨内环境稳定的主要细胞有成骨细胞、破骨细胞和骨细胞。

- 成骨细胞起源于骨髓和骨膜内的前体细胞，成骨细胞分泌重要的细胞外基质成分——类骨质，尤其是胶原。成骨细胞在破骨细胞活化过程中也起一定作用（见下文）。
- 破骨细胞是一种多核的骨吸收细胞，它起源于巨噬细胞/单核细胞系的前体细胞。
- 骨细胞来源于成骨细胞，在新骨形成过程中，成骨细胞埋植在骨基质中并分化成骨细胞。这些细胞通过骨内神经纤维形成相互联结的细胞网络，据认为它可以对机械负荷作出反应。
- 其他重要的细胞有单核细胞/巨噬细胞、淋巴细胞和血管内皮细胞。它们分泌骨重构过程中所必需的细胞因子和其他调节因子（见下文）。

骨有机基质被称为类骨质，它的主要成分是胶原，但还有一些其他成分如蛋白聚糖、骨钙蛋白和多种磷蛋白，其中有一种骨结合素，它可以结合钙和胶原，把骨基质中的这两种主要成分连接起来。

磷酸钙晶体以羟基磷灰石［$Ca_{10}(PO_4)_6(OH)_2$］的形式储存于类骨质中，并将其转化为坚固的骨基质。

骨对机体钙内环境稳定的调节具有重要作用（见下文）。

## 骨重构

重构过程与以下内容有关：

- 两类主要细胞的活性：成骨细胞分泌新的骨基质，破骨细胞破坏骨基质（图 31.1）。
- 各种细胞因子的作用；见图 31.1 和图 31.2。
- 骨盐（尤其是钙和磷酸盐）的循环。
- 一些激素的作用：甲状旁腺激素（PTH）、维生素 D 族、雌激素、生长激素、类固醇、降钙素和各种细胞因子。

饮食、药物和物理因素（运动、负荷）也影响骨的重构。从 35～40 岁开始，每年男性和女性均丢失 0.5%～1%的骨量。丢失速度在女性绝经期（或在阉割男性）能增加到多达 10 倍，然后再逐渐下降到每年丢失 1%～3%的比例。绝经期的骨量丢失是由于破骨细胞的活性增加导致的，其主要影响骨小梁；随着年龄的增长，男性和女性以后的骨量丢失是由于成骨细胞数量减少引起的（见下文），而且主要影响骨皮质。

## 细胞及细胞因子的作用

骨重构周期开始时首先由细胞因子募集、补充破骨前体细胞，然后它们再分化成熟为多核破骨细胞（图 31. 1）。破骨细胞贴附于骨小梁表面，并在附着位点上形成皱褶缘。在沿着骨表面移动时，它们通过分泌氢离子和蛋白水解酶在骨面形成小凹陷。同时，在此过程中一些细胞因子被逐渐释放入类骨质中，如胰岛

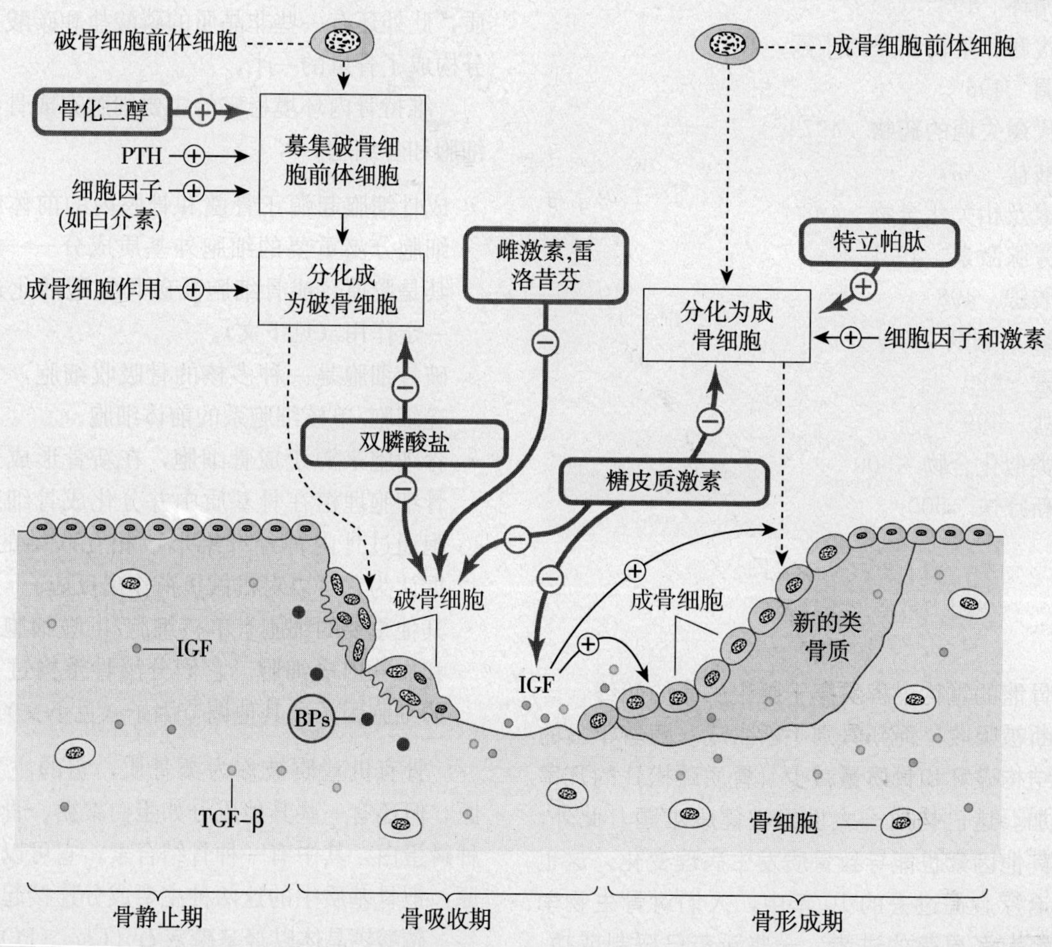


**图 31.1 骨重构循环以及激素、细胞因子和药物的作用。**骨小梁静止期：如图中灰色圆点所示，细胞因子如胰岛素样生长因子 IGF 和转化生长因子 TGF-β 都被包埋在骨基质中。骨吸收期：首先由细胞因子和激素募集破骨细胞前体细胞，然后再由成骨细胞将其激活成为可移动的多核破骨细胞（图 31.2），成熟的破骨细胞沿着骨面移动，溶解、吸收骨质并释放被包埋的细胞因子。骨形成期：被释放的细胞因子募集成骨细胞，后者释放类骨质，并将细胞因子 IGF 和 TGF-β 包埋其中，一些成骨细胞也被包埋其中并形成骨细胞。然后类骨质矿化，衬细胞覆盖其表面（未显示）。雌激素能引起破骨细胞凋亡（程序性细胞死亡）。注意，在药理浓度时，糖皮质激素的特殊效应由上图所示，但在生理浓度时，其作用是促进成骨细胞分化。BPs：被包埋的双膦酸盐（在骨溶解、吸收过程中被破骨细胞摄入，未显示）；IL：白介素；PTH：甲状旁腺激素。

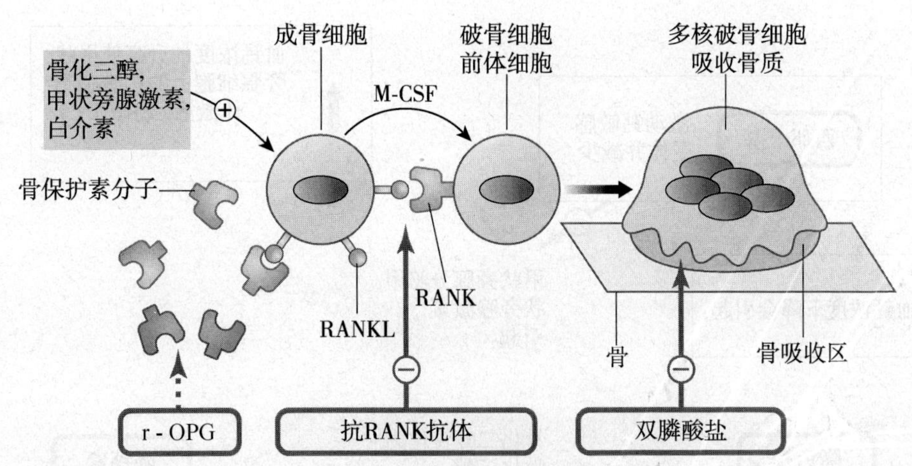


**图 31. 2 成骨细胞和细胞因子在破骨细胞分化成熟中的作用以及抗吸收药物作用示意图。**成骨细胞被骨化三醇、甲状旁腺激素（PTH）及白介素（interleukins，ILs）激活后表达出一种表面配体，即 RANK 配体（RANKL）。白介素、甲状旁腺激素、肿瘤坏死因子（tumour necrosis factor，TNF）-α、前列腺素 $E_2$ 和糖皮质激素均有促进 RANKL 表达的作用。RANKL 能与破骨细胞表面的 RANK（核因子 kappa B受体激活分子）结合，后者是促进破骨细胞分化和活化的受体。此外，成骨细胞还可以通过释放巨噬细胞集落刺激因子（macrophage colony-stimulating factor，M-CSF）的方式来激活破骨细胞前体细胞分化为成熟的破骨细胞（未显示出）。多个破骨细胞融合后形成巨大的多核溶骨细胞，被极化后通过皱折缘贴附于骨吸收面（如图所示）。双膦酸盐通过破骨细胞来抑制骨的吸收作用。抗 RANKL 抗体（例如 denosumab）通过与 RANKL 结合来抑制 RANK 与 RANKL 的相互作用。成骨细胞也可释放骨保护素（OPG）的“活化”分子，其可与 RANKL 结合从而抑制 RANK 被激活。正在进行临床试验的重组 OPG（r-OPG）也有这种效应。间质细胞的作用方式可能与成骨细胞类似。

素样生长因子（insulin-like growth factor，IGF）-1 和转化生长因子（transforming growth factor，TGF）-β（图 31. 1）；这些细胞因子再募集并激活一系列成骨细胞（这些成骨细胞由其前体细胞刺激生成，并且正处于预备成骨状态）（见图 31. 1 及下文）。成骨细胞侵入后合成并分泌骨有机基质即类骨质，同时还分泌 IGF-1 和 TGF-β（如前所述，它们都被包埋在类骨质中）。一些成骨细胞包埋在类骨质中，最终形成骨细胞；其他成骨细胞与破骨前体细胞相互作用，并激活破骨前体细胞，这样又开始了一轮新的循环。参加骨重构过程的细胞因子除了 IGF-1 和 TGF-β 外，还包括 TGF-β 家族的其他成员，例如成骨蛋白、一系列的白介素、前列腺素、各种激素及肿瘤坏死因子家族的成员。在肿瘤坏死因子家族中，有一种非常重要的细胞因子，它是破骨前体细胞上 RANK 受体的配体。RANK 的意思是核因子 kappa B（nuclear factor kappa B，NFκB）受体的激活分子，而 NFκB 主要是与破骨细胞分化和激活有关的转导因子，因此该配体通常就被称为 RANK 配体（RANKL）。

间质细胞和成骨细胞能合成并释放一种被称为骨保护素（osteoprotegerin，OPG）的分子，它和 RANK 一样，其功能也是激活受体。当这两类细胞（成骨细胞/间质细胞和破骨细胞前体细胞）相互作用时，OPG 能与 RANKL[1]（产生于分泌 OPG 的细胞）结合从而抑制 RANKL 与破骨细胞前体细胞上的 RANK 受体结合（图 31.2）。（Hofbauer & Schoppet，2004；Roodman，2004；Theoleyre 等，2004；Kostenuik，2005.）

RANKL 与 OPG 的比例对破骨细胞的生成和激活十分重要。

## 骨盐循环

骨盐的主要成分为钙和磷酸盐。

### 钙的代谢

在骨重构过程中，每日骨盐循环中涉及的钙量约为 700mg。钙具有非常重要的生理功能。虽然细胞内的 $Ca^{2+}$ 量只占机体钙量的一小部分，但是它对细胞的功能影响巨大（见第 3 章）。$Ca^{2+}$ 流入细胞后引起细胞液 $Ca^{2+}$ 量增加，这是许多细胞信号传导机制中的一部分，因此需要十分精确地调节细胞外液和血浆中 $Ca^{2+}$ 的浓度。$Ca^{2+}$ 在细胞质中的浓度约为 100 nmol/L，而在血浆中的浓度约为 2.5 mmol/L。血浆 $Ca^{2+}$ 的浓度

❶ RANKL 有时也被误称为骨保护素配基。

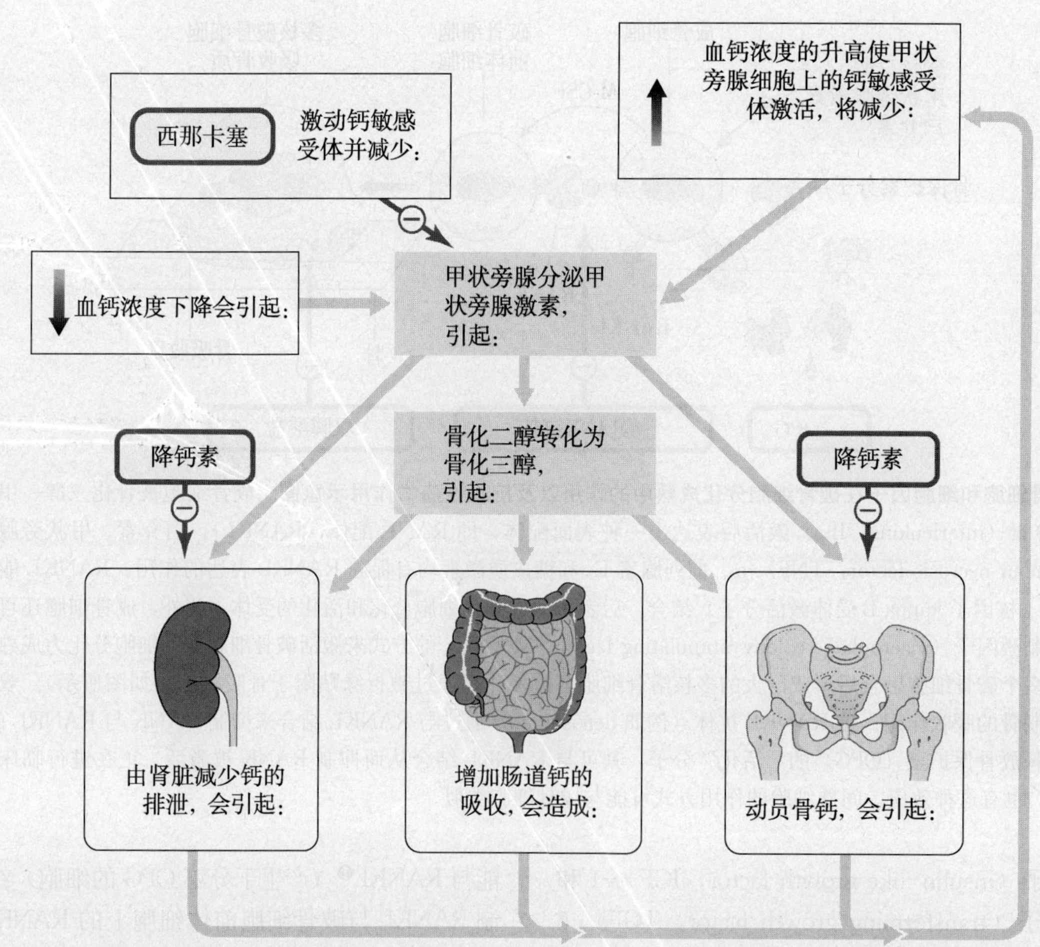


**图 31. 3 维持血钙浓度稳定的主要因素和药物作用。**甲状旁腺细胞上的钙受体是一种 G 蛋白偶联受体。骨化二醇和骨化三醇是维生素 $D_3$ 的代谢产物，其组成分别为 25－羟维生素 D3 和 1，25－二羟维生素 $D_3$。内源性降钙素是由甲状腺分泌的，它抑制动员骨 $Ca^{2+}$，减少肾对 $Ca^{2+}$ 的重吸收，从而导致血浆 $Ca^{2+}$ 下降。临床也用降钙素治疗骨质疏松症。

是通过 PTH 和各种形式的维生素 D 之间复杂的相互作用来调节的（图 31.3 和图 31.4）；同样，降钙素也起一定作用。

钙在肠道内吸收时需要一种 $Ca^{2+}$ 结合蛋白，这种蛋白的合成由骨化三醇调节（见图 31. 3 及下文）。也许机体的总钙量主要是受到这种吸收机制的调控，因为通过尿排泄的 $Ca^{2+}$ 量通常或多或少地保持恒定。然而，当血 $Ca^{2+}$ 浓度较高时，尿排泄 $Ca^{2+}$ 量增加；当血 $Ca^{2+}$ 浓度较低时，PTH 和骨化三醇能通过增强肾小管对 $Ca^{2+}$ 的重吸收来减少 $Ca^{2+}$ 的尿排泄量（图 31. 3）。

## 磷酸盐代谢

磷酸盐是骨的重要组成部分，而且对体内所有细胞的结构和功能也极其重要。它们在细胞内酶反应中的作用十分重要；磷酸盐在细胞内还起着缓冲作用，而且还参与肾排泄氢离子的作用。

磷酸盐的吸收是一种耗能过程，受骨化三醇的调控（见下文）。磷酸盐在骨内沉积、形成羟磷灰石取决于 PTH 的血浆浓度；在 PTH 和骨化三醇的作用下，$Ca^{2+}$ 和磷酸盐才能从骨基质中动员出来。磷酸盐通过肾排泄；而 PTH 抑制磷酸盐的重吸收，因此能增加其排泄量。

## 与骨代谢和重构相关的激素

与骨代谢和重构相关的激素主要包括 PTH、维生素 D 家族成员、雌激素和降钙素。糖皮质激素和甲状腺激素[1]也起到一定作用。

❶ 甲状腺功能减退时，过量使用甲状腺素进行替代疗法可导致骨质疏松；Roberts & Ladenson (2004)。

## 甲状旁腺激素

甲状旁腺激素是含有 84 个氨基酸的单链多肽分子，是一种重要的 $Ca^{2+}$ 代谢生理调节剂。它通过以下方式使血钙浓度维持稳定：动员骨内 $Ca^{2+}$，促进肾对 $Ca^{2+}$ 的重吸收，特别是促进骨化三醇的合成。骨化三醇能促进肠道对 $Ca^{2+}$ 的吸收，并且与 PTH 协同作用动员骨 $Ca^{2+}$（图 31.3 和图 31.4）。PTH 能促进磷酸盐的排泄，因此它的净效应是升高血钙浓度，降低磷酸盐的浓度。

$Ca^{2+}$ 被 PTH 从骨中动员出来的过程至少部分是通过募集和活化破骨细胞来实现的。当 PTH 呈病理性过度分泌时（甲状旁腺功能亢进），成骨细胞的活性会受到抑制（在图 31.1 中未显示出）。但奇怪的是，在治疗中，间断地给予小剂量的 PTH 或 PTH 片段，能够刺激成骨细胞的活性并促进骨的形成（见下文）。

甲状旁腺激素由甲状旁腺腺体细胞合成后储存于囊泡中。血浆 $Ca^{2+}$ 浓度是控制其分泌的主要因素，低血 $Ca^{2+}$ 刺激其分泌，高血钙时，$Ca^{2+}$ 能和一种与 G 蛋白偶联的钙敏感表面受体结合并激活此受体，从而减少甲状旁腺激素的分泌（图 31.3）。(Stewart，2004)

## 维生素 D

维生素 D 是一种前激素，在体内可被转化成为许多具有生物活性的代谢产物，这些产物进入血液循环并调节各种类型细胞的活性，它们实际上具有激素的功能（Reichel 等，1989）。它们主要通过以下方式来维持血钙浓度：增加肠道对 $Ca^{2+}$ 的吸收，动员骨 $Ca^{2+}$，减少肾对 $Ca^{2+}$ 的排泄（图 31.3）。实际上，维生素 D 本身也是一个激素家族，属于类固醇激素核受体超家族。在人类，维生素 D 有两种来源：

- 食物中摄取的麦角骨化醇（维生素 $D_2$），它来源于植物中的麦角固醇。
- 胆骨化醇（维生素 $D_3$），由皮肤中的 7-脱氢胆固醇经紫外线照射后转化而来，而 7-脱氢胆固醇是由肠壁中的胆固醇形成的。

胆骨化醇（维生素 $D_3$）首先在肝中被转化成 25-羟维生素 $D_3$（骨化二醇），然后再在肾中被转化成一系列具有不同活性的代谢产物，其中活性最强的是 1，25-二羟基维生素 $D_3$（骨化三醇）（图 31.4）。

由骨化二醇合成骨化三醇需要 PTH 的调节，此外还受血浆磷酸盐浓度和骨化三醇自身浓度的影响（通过负反馈调节机制）（图 31.4）。除肝脏外，几乎人体的所有组织都已被证实有骨化三醇受体，并且目前认为骨化三醇对许多类型细胞的功能都非常重要。

骨化三醇的主要作用是促进 $Ca^{2+}$ 和磷酸盐在肠道的吸收，动员骨 $Ca^{2+}$，而且增加肾小管对 $Ca^{2+}$ 的重吸收（图 31.3）。它对骨的作用包括促进破骨细胞的成熟，间接增强其活性（图 31.1 和图 31.3）。此外，还减少成骨细胞合成胶原，通过经典的类固醇通路，即通过细胞内受体和 DNA 来影响这些细胞。然而，它对骨的作用比较复杂，并且很明显不只局限于动员骨 $Ca^{2+}$，因为临床维生素 D 缺乏（见下文）会影响骨的矿化，补充维生素 D 有助于恢复骨的形成。对于这种现象的一种解释是，骨化三醇能促进降钙素的合成，后者是一种依赖维生素 K 的骨基质钙离子结合蛋白。

## 雌激素

对于育龄期女性来说，雌激素在维持骨组织的完整性方面具有重要作用。它能抑制细胞因子募集破骨细胞，还能抑制骨的溶解、吸收以及 PTH 动员骨 $Ca^{2+}$ 的作用。雌激素水平下降（如女性绝经期），会导致骨质疏松症。

## 降钙素

降钙素是由甲状腺滤泡中特殊的“C”细胞所分泌的激素。

降钙素主要作用于骨；它通过与破骨细胞上的一种特殊受体结合，从而抑制破骨细胞溶骨。在肾脏，降钙素还能降低近曲小管对 $Ca^{2+}$ 和磷酸盐的重吸收。因此它的整体效应是降低血浆 $Ca^{2+}$ 浓度。见图 31.3 和图 31.4。

该激素的分泌主要受血浆 $Ca^{2+}$ 浓度控制。

## 糖皮质激素

成骨细胞的分化需要生理浓度的糖皮质激素。但过高药理浓度的糖皮质激素可通过抑制成骨细胞的分化和活性来抑制骨的形成，并且还有刺激破骨细胞的作用，从而导致骨质疏松症。在库欣综合征中，内源性糖皮质激素达到病理浓度时，其激活破骨细胞的作用也比较明显（图 28.7）。

## 骨的失调

### 骨结构的失调

骨量减少并伴随骨显微结构退化被称为骨质疏松（osteoporosis）。骨质减少（osteopenia）是指骨的矿物质含量减少。骨质疏松的骨骼很容易在受到轻微损伤后发生骨折，而且多发。骨质疏松最常见的病因是女性绝经后雌激素缺乏和随着年龄增长所致的骨稳定性的退化。据统计，在英格兰和威尔士，50 岁以上的人群中，女性和男性因骨质疏松发生骨折的几率分别是 50% 和 20%（Van Staa 等，2001）。而在美国，一个 50 岁的妇女因骨质疏松发生骨折的终生风险率估计为 40%（Strewler，2005）。但是，骨质疏松还可以继发于许多其他的疾病及诱因，如类风湿性关节炎，过量使用甲状腺素或糖皮质激素等。在长期接受口服糖皮质激素治疗的患者中，约有一半的人可能会因为骨量丢失过多而发生骨折。由于发达国家人口预期寿命的大大延长，目前骨质疏松已经非常普遍，并且成为一个重要的公众健康问题。与此同时，人们也正在积极寻找防治该病的有效药物。目前治疗骨质疏松症的药物主要包括骨吸收抑制（抗分解代谢）药物如双膦酸盐类、雷洛昔芬和促进骨形成的药物（PTH、特立帕肽）（Riggs & Parfitt，2005）。还有一些较新的药物同时具备这两种作用（例如雷尼酸锶；见下文）。

其他需要治疗的骨病如骨软化症和佝偻病（儿童时期发病的骨软化症），它们是因维生素 D 缺乏所导致的骨矿化缺陷。此外还有佩吉特（Paget's）病，其特征为骨吸收和骨重构过程的紊乱。

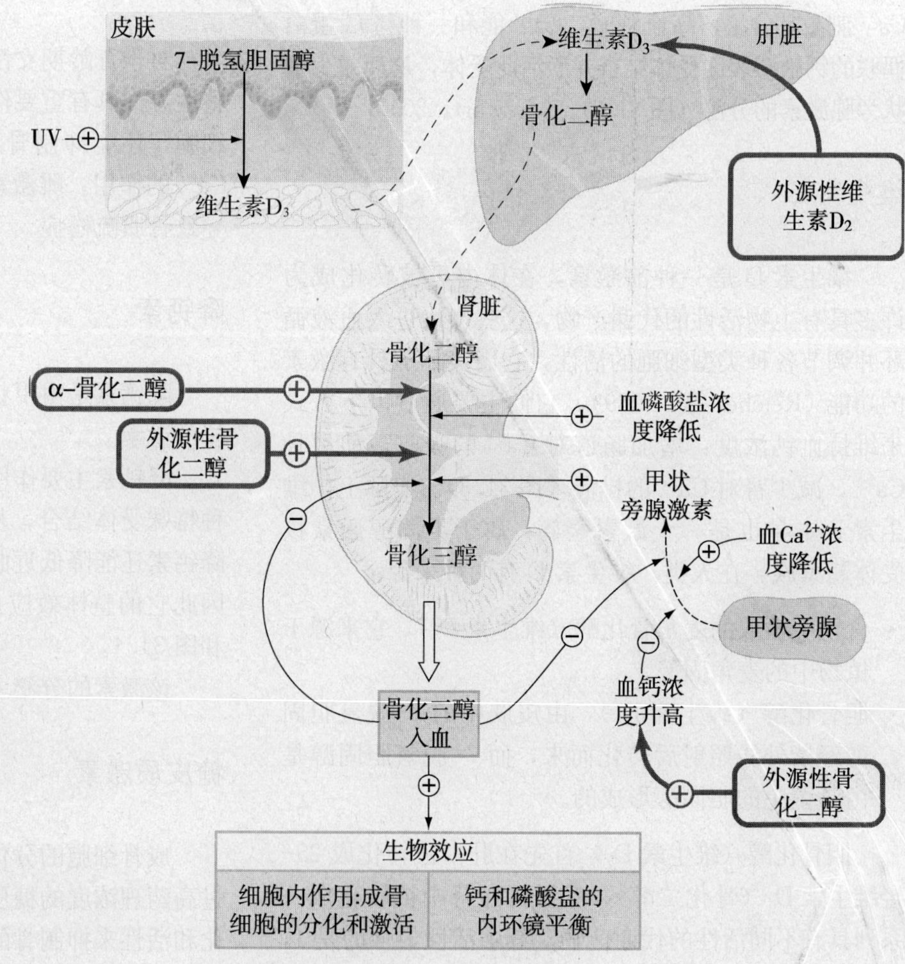


**图 31.4 维生素 D 对内分泌系统的作用和药物作用简图。**外源性维生素 $D_2$（植物经紫外线照射后生成）在肝和肾中被转化为相应的维生素 $D_2$ 代谢产物，并且维生素 $D_2$ 的类似物二氢速甾醇也经历同样的转化（未显示）。α-骨化二醇（1α-羟胆骨化醇）在肝中经过 25-羟化形成骨化三醇。

## 骨盐代谢失调

引起低钙血症的疾病有甲状旁腺功能减退、维生素 D 缺乏症、先天性佝偻病及一些肾疾病；引起高钙血症的疾病有甲状旁腺功能亢进、一些恶性肿瘤及结节病。

**骨重构** 要点

- 人的一生中骨重构过程都在不断地进行着。其重构循环周期如下：
  - — 破骨细胞被成骨细胞激活后在骨小梁表面溶解、吸收骨质，并形成许多小凹陷。成骨细胞再将类骨质（骨基质）分泌到这些凹陷中，其主要成分为胶原，此外还含有降钙素、骨结合素、磷蛋白、胰岛素样生长因子（IGF）和转化生长因子（TGF）-β。
  - — 类骨质矿化形成钙磷酸盐结晶（羟磷灰石）后沉积。
- 参与骨代谢及矿化的有甲状旁腺激素、维生素 D 家族、降钙素和各种细胞因子（如 IGF、TGF-β、白介素）。雌激素生理水平降低和治疗剂量的糖皮质激素均能打乱骨溶解与骨生成之间的平衡，导致骨质疏松症。

磷缺乏症和低磷血症均可见于营养缺乏的人群（如酗酒或需肠外营养的患者）。

高磷血症对肾衰竭患者是一种常见的问题，需要使用能与磷结合的复合物治疗，如阴离子交换树脂司维拉姆（sevelamer）（见第 25 章）。

## 用于骨代谢失调的药物

### 双膦酸盐

双膦酸盐（bisphosphonates）是一种具有酶抑制作用的焦磷酸盐类似物，主要是作用于破骨细胞来抑制骨的溶解、吸收。给药后，药物与骨基质中的无机质结合，并且在破骨细胞溶骨时，药物缓慢释放，使破骨细胞暴露在高浓度的药物中。

临床主要适用的双膦酸盐药物是阿伦磷酸盐（alendronate）和利塞磷酸盐（risedronate）。其他还有氨羟二磷酸二钠（disodium pamidronate）和氯曲磷酸钠（sodium clodronate）。唑来膦酸（zoledronic acid）是一种较新的复合物，仅通过静脉滴注给药一次即可，现已用于治疗恶性肿瘤，并且正在进行治疗佩吉特病和骨质疏松症的临床试验。

#### 作用机制

根据药物作用的分子机制，双膦酸盐类药物可分为两大类。

- 一类是与焦磷酸盐十分类似的简单化合物，它们能与 ATP 类似物相结合，在破骨细胞中累积并促进破骨细胞凋亡。
- 一类是高效的含氮双膦酸盐类，例如阿伦磷酸盐和伊班膦酸盐（ibandronate），它们能干扰破骨细胞在骨的附着部位形成皱褶缘，从而抑制骨吸收作用（图 31. 2）。

◆ 含氮双膦酸盐类具有抑制法呢基二磷酸合成酶的作用，此酶是存在于甲羟戊酸途径中的酶。抑制此酶就能阻止某些脂类的合成，这些脂类对激活小分子 GTP 酶信号蛋白非常重要，而这些蛋白是形成皱褶缘所必需的（Rogers，2003；Strewler，2005）。

目前已知双膦酸盐能与骨基质结合，当发生溶骨时它又可被破骨细胞摄入。

#### 药代动力学

通常，双膦酸盐经口服给药，但其吸收差。在治疗恶性肿瘤时可以采用静脉给药方式。每次用药后，约 50％的药物会在骨矿化的部位累积，并且这些药物会存留数月或数年，直到骨质被溶解。游离型药物以原型从肾排泄。

食物尤其是牛奶会影响药物吸收，所以应该空腹服药。

不良反应包括胃肠功能紊乱（有时会很严重），偶发骨痛，也会发生消化性溃疡。阿伦膦酸盐可以引起食管炎。

依替膦酸二钠（disodium etidronate）可抑制骨骼钙化，从而增加骨折的风险率；如果周期性给药，这种风险则很小。

**双膦酸盐的临床应用（例如阿伦膦酸盐和氨羟二磷酸二钠）**

临床

- 佩吉特病。
- 由恶性肿瘤引起的高钙血症。
- 预防或治疗绝经后骨质疏松症（作为雌激素的替代药物或联合药物）。
- 预防或治疗由糖皮质激素诱导的骨质疏松症。
- 正在进行骨转移瘤治疗的试验。

## 雌激素及相关化合物

雌激素水平下降是绝经后发生骨质疏松症的主要原因，目前已经证实，在给予激素替代治疗后（hormone replacement therapy，HRT；见第 30 章），骨质疏松症会好转。但 HRT 会作用于多种系统，因此一些较新的非激素类药物被研发出来，它们对某些组织表现为激动作用，而对另一些组织则表现为拮抗作用。这类药物被称为选择性雌激素受体调节剂（selective oestrogen receptor modulators，SERMS）。雷洛昔芬就是一种 SERM，它对骨和心血管系统表现为激动作用，对乳房组织和子宫则表现为抑制作用。

### 雷洛昔芬

#### 作用与作用机制

雷洛昔芬（raloxifene）可剂量依赖性地增加成骨细胞的活性并降低破骨细胞的作用。

雷洛昔芬在胃肠道中吸收良好，在肝脏经广泛的首关代谢后产生葡糖醛酸结合物（与考来烯胺同时给药，可减少雷洛昔芬 60%的肠肝循环）。

因此，其生物利用度仅约 2%。此药在组织中分布广泛，并在肝、肺、骨、脾、子宫和肾中被转化为一种活性代谢产物。其半衰期平均为 32 小时，主要经粪便排泄。

#### 不良反应

常见潮热和痉挛性腿痛。在最近的临床试验中发现，雷洛昔芬可能引起静脉血栓栓塞，而一些权威人士表示，在年轻患者中这种不良反应的发生率低。

## 甲状旁腺激素

过去，临床中很少使用 PTH 来治疗骨代谢疾病，但是，现在人们已经认识到，PTH 和 PTH 片段都可以增加成骨细胞的活性并促进骨的形成，现在这些药物已经被认为是治疗骨质疏松症的重要治疗药（见下文）。主要药物是特立帕肽——重组甲状旁腺激素的肽片段（1—34）。

#### 作用及作用机制

特立帕肽（teriparatide）具有促进成骨的作用。其通过激活骨内成骨细胞并增加成骨细胞的数量来增加骨量和骨强度，并提高骨结构的完整性。此外，特立帕肽还可减少成骨细胞的凋亡。

PTH 作用于靶细胞膜上的 G 蛋白依赖性 PTH 受体-1，特立帕肽的作用受腺苷酸环化酶和磷脂酶 A、C、D 的介导，并增加细胞内 $Ca^{2+}$和 cAMP 的含量。（Brixen 等，2004；Cappuzzo & Delafuente，2004；Dobnig，2004；Quattrocchi & Kourlas，2004）。

#### 药代动力学

每日皮下注射一次，30 分钟后达到峰浓度。静脉注射后该药的血清分布半衰期是 10 分钟，皮下注射时为 1 小时。

#### 不良反应

特立帕肽耐受较好，严重不良反应很少出现。可出现恶心、头晕、头痛和关节痛。有报道曾发生过轻度高钙血症、一过性体位性低血压、恶心、头晕、头痛和腿痛性痉挛。

#### 临床应用

特立帕肽的临床应用在上文中已介绍。应注意，本品在能否连续使用和能否与双膦酸盐类联合应用方面仍存在着争议（Heaney & Recker，2005）。然而，应该在特立帕肽用药过程的末期使用双膦酸盐，防止因停用特立帕肽而造成的骨量流失。

## 雷尼酸锶

雷尼酸锶（strontium ranelate）是一种新引入的治疗骨质疏松症的药物，其由两个锶原子与有机雷奈酸结合而成，有机雷奈酸成为携带活性锶原子的载体。雷尼酸锶既可抑制骨的溶解吸收又可促进成骨。在近期的试验中已证明，该药具有防治老年女性脊柱骨折和非脊柱骨折的作用（Fogelman & Blake，2005）。

雷尼酸锶确切的作用机制还不清楚。锶在胃肠道的吸收，以及其参与成骨并通过肾消除等特点与钙类似。锶原子吸附于羟磷灰石晶体上，但最终与骨盐中的钙交换，长期存留于骨组织中。

该药的耐受性良好，引起恶心和腹泻的报道很少。

## 维生素 D 制剂

维生素 D（Vitamin D）制剂用于治疗维生素 D 缺乏症、肾衰竭引起的骨病和甲状旁腺功能减退。当发生急性甲状旁腺功能减退时，需要静脉注射钙剂和维生素 D 制剂。

临床使用的维生素 D 制剂主要是维生素 $D_2$（麦角骨化醇），此外也使用 α-骨化醇（alfacalcidol）和骨化三醇（calcitriol），这些药物都可经口服给药，并且在肠道吸收良好。维生素 D 制剂是脂溶性的，胆汁酸盐能促进其吸收。维生素 $D_2$ 也有注射剂型。一些较新的维生素 D 类似物引起高钙血症的风险比较低，这包括维生素 D 甾醇 19-降-对卡西醇（vitamin D sterols 19-nor-paracalcitol）和度骨化醇（doxercalciferol）（Salusky，2005）。

### 药代动力学

口服给药后，维生素 D 与血中的一种特殊的 α-球蛋白结合。其血浆半衰期约为 22 小时，但维生素 D 可在脂肪组织中存留数月。其主要消除途径是经粪便排泄。

维生素 D 制剂的临床应用见本页临床框。

### 不良反应

过量摄入维生素 D 会引起高钙血症，其表现为便秘、抑郁、虚弱和疲劳。并且降低尿液浓缩的能力，导致多尿和多饮。如果高钙血症持续存在，钙盐会在肾脏和尿液中沉积，导致肾衰竭和尿路结石。

一些抗惊厥药（例如苯妥英；见第 40 章）会引起维生素 D 需要量增加。

**维生素 D 的临床应用** 临床

- 缺乏状态：用于预防和治疗佝偻病、骨软化症以及由于因吸收不良和肝病而导致的维生素 D 缺乏症（麦角骨化醇）。
- 由甲状旁腺功能减退而导致的低钙血症（麦角骨化醇）。
- 由慢性肾衰竭性骨营养不良造成的骨化三醇生成减少（骨化三醇或 α-骨化醇）。应用维生素 D 治疗时应监测血钙浓度。

## 降钙素

临床应用的主要制剂是鲑降钙素（salcatonin）（人工合成的鲑鱼降钙素）（见本页临床框）。也可以使用合成的人降钙素（calcitonin）。降钙素经皮下注射和肌内注射的方式给药，因此可能会导致注射部位的局部炎症发生。本品还可以经鼻黏膜给药。该药的血浆半衰期为 4～12 分钟，但药效可持续数小时。

不良反应包括恶心和呕吐。也会出现面部潮红、手掌刺痛和口腔异味。

## 钙　盐

用于临床治疗的钙盐包括口服的葡萄糖酸钙（calcium gluconate）和乳酸钙（calcium lactate）。高钾血症急救时可静脉注射葡萄糖酸钙（见第 24 章）。通常不用于肌内注射，因为这样会造成局部组织坏死。

碳酸钙（calcium carbonate）是一种抑酸剂，其

**降钙素/鲑降钙素的临床应用** 临床

- 高钙血症（例如肿瘤引起的并发症）。
- 佩吉特病（该药能缓解疼痛并减少神经系统并发症）。
- 绝经和皮质激素引发的骨质疏松症（与其他药物合用）。

在胃肠道吸收差，但是，人们关心其被循环系统吸收后可能会导致动脉钙化。可用羟磷灰石的口服制剂。

不良反应：口服钙盐可造成胃肠道功能紊乱。静脉给药时需要认真监护，特别是对使用强心苷的患者（见第 18 章）。

钙盐的临床应用。

## 钙的类似化合物

钙的拟似药可增强甲状旁腺钙离子受体对血钙浓度的敏感性。这种作用可减少 PTH 的分泌从而降低血清钙浓度。钙的拟似药可分为两类：

第一类是激动药，包括无机和有机的多聚阳离子。

第二类是变构激动剂，其通过改变受体的构象来激活受体。西那卡塞（cinacalcet）就属于此类，正在进行甲状旁腺功能亢进治疗的临床试验（Nemeth 等，2004；Peacock 等，2005）。

# 潜在的新疗法

### 治疗骨质疏松症的新药

人们逐渐认识到具有合成代谢作用的化合物促进骨生成的价值，这种药物既可单用也可与抗骨质吸收药物联合使用（Rosen & Bilezekian，2001）。特立帕肽是此类化合物中第一个获得批准的治疗骨质疏松症的药物，已经进入临床使用。还有一种新的抗骨吸收药物，抗 RANKL 抗体（denosumab），其特异性地阻断 RANKL 与 RANK 的结合，该药正在进行Ⅲ期临床试验（Bekker 等，2004；Kostenuik，2005）。

其他有前景并正在进一步开发的合成代谢药物包括 IGF-1 和胰岛素样生长激素（图 31. 1）以及他汀类药物。后者通常用于降低血胆固醇（见第 20 章），体外试验显示，其能促进成骨蛋白-2 的基因表达并促进骨生成。噻嗪类（见第 24 章）有微弱的减慢骨流失的作用，可能有辅助治疗的价值。

OPG 是一种生理性骨吸收抑制剂，在抗骨吸收类药物中可能会出现与之相关的新药。

### 治疗骨病的潜在新疗法

重组 OPG 已试用于治疗青少年佩吉特病，很有治疗前景（Cundy 等，2005；Deftos，2005）。

**钙盐的临床应用**

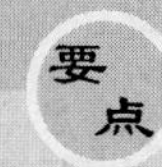


- 营养不良。
- 由甲状旁腺功能减退或者胃肠道吸收不良引起的低钙血症（在抽搐急性发作时，需静脉给药）。
- 碳酸钙是一种抗酸剂；其在胃肠道吸收差，但能在胃肠道中与磷酸盐结合。因此可用于治疗高磷酸盐血症（见第 24 章）。
- 预防及治疗骨质疏松症（常与雌激素、双膦酸盐、维生素 D 或降钙素联合应用）。
- 由严重的高钾血症引起的心律失常（需静脉给药；见第 18 章）。

**甲状旁腺激素、维生素 D 和骨盐的内环境平衡**　要点

- 维生素 D 家族是一类激素；其前体在肝中转化成骨化二醇，然后再在肾中转换成骨化三醇，后者是该家族的主要激素。
- 骨化三醇以动员骨 $Ca^{2+}$、增加肠道吸收和减少肾排泄的方式来升高血 $Ca^{2+}$。
- 甲状旁腺激素（PTH）通过促进骨化三醇合成、动员骨 $Ca^{2+}$ 和减少肾排泄的方式升高血 $Ca^{2+}$（但相反的是，间断给予小剂量的 PTH 却有促进成骨的作用）。
- 降钙素（由甲状腺分泌）通过抑制破骨细胞的活性来减少 $Ca^{2+}$ 从骨中溶解吸收。

## 参考文献与扩展阅读


Bekker P J, Holloway D L, Rasmussen A S et al. 2004 A single-dose placebo-controlled study of AMG 162, a fully human monoclonal antibody to RANKL, in postmenopausal women. J Bone Miner Res 19: 1059-1066 (*A phase III trial of an anti-RANKL antibody shows promise*)

Brixen K T, Christensen P M et al. 2004 Teriparatide (biosynthetic human parathyroid hormone 1-34): a new paradigm in the treatment of osteoporosis. Basic Clin Pharmacol Toxicol 94: 260-270 (*A minireview of the action, mechanism of action, clinical studies and adverse effects*)

Bushinskey D A, Monk R D 1998 Calcium. Lancet 352: 306-311 (*Calcium homeostasis, its disorders and the treatment thereof*)

Cappuzzo K A, Delafuente J C 2004 Teriparatide for severe osteoporosis. Ann Pharmacother 38: 294-302

Clemett D, Spenser C M 2000 Raloxifene: a review of its use in postmenopausal osteoporosis. Drugs 60: 379-411 (*Comprehensive review covering the mechanism of action, pharmacology, pharmacokinetic aspects, therapeutic use and adverse effects of raloxifene*)

Compston J E 2001 Sex steroids and bone. Physiol Rev 81: 419-447 (*Excellent, comprehensive review of steroid actions and mechanisms of action on bone, starting with bone structure; clear coverage of remodelling*)

Cundy T, Davidson J, Rutland M D 2005 Recombinant osteoprotegerin for juvenile Paget's disease. N Engl Med J 353: 918-923

Deftos L J 2005 Treatment of Paget's disease—taming the wild osteoclast. N Engl Med J 353: 872-875 (*Editorial covering the use of OPG and zoledronic acid for Paget's disease; excellent diagram. See also article by Cundy et al. in the same issue, pp. 918-923.*)

Dobnig H 2004 A review of teriparatide and its clinical efficacy in the treatment of osteoporosis. Expert Opin Pharmacother 5: 1153-1162 (*A general outline of the topic specified*)

Fogelman I, Blake G M 2005 Strontium ranelate for the treatment of osteoporosis. Br Med J 330: 1400-1401 (*Crisp editorial analysis*)

Heaney R P, Recker R R 2005 Combination and sequential therapy for osteoporosis. N Engl J Med 353: 624-625 (*Editorial*)

Hofbauer L C, Schoppet M 2004 Clinical implications of the osteoprotegerin/RANK/RANKL system for bone and vascular diseases. JAMA 292: 490-495 (*Worthwhile coverage; good diagrams of the role of the OPG-RANK-RANKL system in the immune, skeletal and vascular systems*)

Horowitz M C, Xi Y et al. 2001 Control of osteoclastogenesis and bone resorption by members of the TNF family of receptors and ligands. Cytokine Growth Factor Rev 12: 9-18 (*Worthwhile minireview, good diagram*)

Khosia S 2003 Parathyroid hormone plus alendronate: a combination that does not add up. N Engl J Med 349: 1277-1279 (*Editorial warning*)

Kleerekoper M, Schein J R 2001 Comparative safety of bone remodeling agents with a focus on osteoporosis therapies. J Clin Pharmacol 41: 239-250 (*Covers briefly the epidemiology of osteoporosis; outlines the various bone remodelling agents available and gives a good summary table of their benefits*)

Kostenuik P J 2005 Osteoprotegerin and RANKL regulate bone resorption, density, geometry and strength. Curr Opin Pharmacol 5: 618-625 (*Up-to-date coverage of the OPG-RANKL system, with mention of the new anti-RANKL antibody, denosumab*)

Kostenuik P J, Shalhoub V 2001 Osteoprotegerin: a physiological and pharmacological inhibitor of bone resorption. Curr Pharm Des 7: 613-635 (*Detailed coverage of the role of OPG-RANK-OPGK in bone remodelling; states that the OPG pathway 'represents a potential goldmine of therapeutic targets'*)

Lufkin E G, Wong M, Deal C 2001 The role of selective oestrogen receptor modulators in the prevention and treatment of osteoporosis. Rheum Dis Clin North Am 27: 163-184 (*Good description of the pathogenesis of osteoporosis, with outline of main current therapies; gives details of clinical trials with raloxifene and considers combination therapies*)

Manolagas S C 2000 Birth and death of bone cells: basic regulatory mechanisms and implications for the pathogenesis and treatment of osteoporosis. Endocr Rev 21: 115-137 (*Outstanding, comprehensive review*)

Nemeth E F, Heaton W H et al. 2004 Pharmacodynamics of the type II calcimimetic compound cinacalcet HCl. J Pharmacol Exp Ther 398: 627-635 (*Detailed study of pharmacokinetics aspects and the pharmacological action of cinacalcet hydrochloride*)

Peacock M, Bilezikian J P, Klassen P S et al. 2005 Cinacalcet hydrochloride maintains long-term normocalcaemia in patients with primary hyperparathyroidism. J Clin Endocrinol Metab 90: 135-141

Quattrocchi E, Kourlas H 2004 New drugs. Teriparatide: a review. Clin Ther 26: 841-854 (*Excellent review*)

Reginster J-V 2005 Treatment of postmenopausal osteoporosis. Br Med J 330: 859-860 (*Editorial on the main drugs used*)

Reichel H, Koeftler H P, Norman A W 1989 The role of the vitamin D endocrine system in health and disease. N Engl J Med 320: 980-991 (*Good comprehensive early review*)

Reid I R, Ames R W et al. 2000 Hydrochlorothiazide reduces loss of cortical bone in normal postmenopausal women: a randomized controlled trial. Am J Med 109: 362-370 (*The results suggest that thiazides may possibly be useful in prevention but not treatment of postmenopausal osteoporosis*)

Riggs B L, Parfitt A M 2005 Drugs used to treat osteoporosis: the critical need for a uniform nomenclature based on their action on bone remodeling. J Bone Miner Res 20: 177-184

Salusky I B 2005 Are new vitamin D analogues in renal bone disease superior to calcitriol? Pediatr Nephrol 20：393-398

van Staa T P，Dennison E M，Leufkens H G，Cooper C 2001 Epidemiology of fractures in England and Wales. Bone 29：517-522

Whyte M P 2006 The long and the short of bone therapy. N Engl J Med 354：860-863 (*Succinct article on the present status of and future possibilities for bone therapy. Excellent diagram.*)

**骨重构**

Roberts C G，Ladenson P W 2004 Hypothyroidism. Lancet 363：793-803

Rogers M J 2003 New insights into the mechanisms of action of the bisphosphonates. Curr Pharm Des 9：2643-2658 (*Covers the different mechanisms of action of the simple bisphosphonates, for example etidronate, and the nitrogen-containing bisphosphonates, for example zoledronate*)

Roodman G D 2004 Mechanisms of bone metastasis. N Engl Med J 350：1655-1664 (*Has excellent section on bone remodelling, with good diagrams*)

Rosen C J，Bilezekian J P 2001 Anabolic therapy for osteoporosis. J Clin Endocrinol Metab 86：957-964 (*Well-written article clarifying the potential role of non-resorptive agents in the therapy of osteoporosis; neat figure of the interaction between osteoblasts and osteoclasts*)

Stewart J F 2004 Translational implications of the parathyroid calcium receptor. N Engl J Med 351：324-326 (*Succinct article with useful diagram*)

Strewler G J 2005 Decimal point—osteoporosis therapy at the 10-year mark. N Engl J Med 350：1172-1174 (*Crisp article concentrating mainly on bisphosphonates; excellent diagram of bisphosphonate action*)

Theoleyre S，Wittrant Y et al. 2004 The molecular triad of OPG/RANK/RANKL：involvement in the orchestration of pathophysiological bone modeling. Cytokine Growth Factor Rev 15：49-60 (*Comprehensive review*)

Tolar J，Teitelbaum S L，Orchard P J 2004 Osteopetrosis. N Engl J Med 351：2839-2849 (*Very good review; has excellent section on the biology of osteoclasts, with very good diagrams*)

Whitfield J F，Morley P 1995 Small bone-building fragments of parathyroid hormone：new therapeutic agents for osteoporosis. Trends Pharmacol Sci 16：382-385 (*Useful review with cheerful diagram of bone remodelling*)

（薛 明 包 利 译，孙丽娜 校，杨宝学 审）

# 4

# 神经系统
# THE NERVOUS SYSTEM

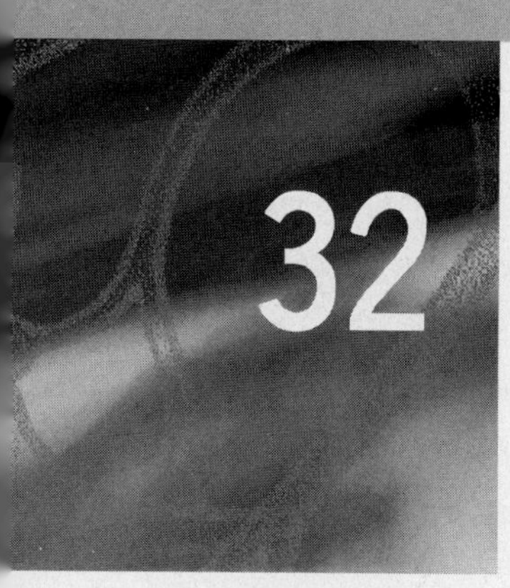

# 32 中枢神经系统化学递质和药物作用



## 概　述

大脑功能是唯一可区分人类和其他物种的最为重要的生理学特征。大脑功能障碍，不管是原发性还是继发于其他系统功能异常，都是人类社会的一个重要问题，也是药理学干预作用的关键领域。本章将对神经药理学的一些基本原理进行介绍。

## 引　言

为什么了解药物对于中枢神经系统（CNS）的作用是一个极具挑战性的问题，原因有二。首先，作用于中枢神经的药物对于人类具有特殊的意义。这类药物不仅具有重要的治疗价值❶，同时也是最为常见的人类因非医疗原因自我服用的一类物质（例如酒精、茶和咖啡、大麻、尼古丁、阿片类、苯丙胺等）。其次，就功能而言，中枢神经系统比机体其他的任何系统要复杂得多，这使理解药物对中枢神经系统的作用更为困难。与其他器官（例如心或肾）相比，大脑中单个细胞的行为与作为一个整体的器官的功能之间很少直接联系。对于心或肾，我们在详细了解某一药物对于细胞的作用之后，便会相当清楚地认识该药物在整体器官（以及动物）中将引起什么作用。在大脑中，药物的作用却并非如此简单。当知晓某一药物对于神经细胞具有拟 5-羟色胺样作用后，我们便会经验性地认为该药物一般会导致幻觉。但事实上，其他增强 5-羟色胺作用的药物，例如抗抑郁药（见第 39 章），却以完全不同的机制对情绪和行为产生影响。目前，对于某一药物在生化和细胞水平的作用与其对高级脑功能影响之间的联系尚知之甚少。功能性脑成像技术已被用来揭示大脑某一特定部位的活动和大脑功能之间的关系，此项技术也正被积极地用于探查药物的作用。然而，目前可以达到的相当粗略（毫米级）的成像分辨率远不能够揭示单个神经元和突触水平的变化。虽然对中枢神经系统药物的细胞和生化作用的理解已取得了持续的进展，大脑成像技术也被逐渐用于大脑功能和药物效应的研究，但药物在细胞水平的作用与其对机体功能和行为水平的影响之间依然存在鸿沟，对于大部分药物而言，这一鸿沟非常巨大。有时，为逾越此鸿沟所作出的尝试就如同向大峡谷中投掷棉花糖一样。

但无论如何，已经建立了为数不多的几个桥头堡，而且其中一些甚为坚实。目前，锥体外系统中多巴胺能通路与药物减轻或加剧帕金森氏综合征（参见第 35 章）作用之间的关系已经明确。大脑某些部位的去甲肾上腺素和 5-羟色胺（5-HT）的功能与抑郁症状（参见第 39 章）之间的关系，以及 GABA（γ-氨基丁酸）与焦虑症（参见第 37 章）之间的关系，也已经相当明确。然而，多巴胺能通路功能亢进与精神分裂症（参见第 38 章）之间的关系所知甚少。另一方面，从表面上看，尽管癫痫时神经元的异常放电模式较之抑郁患者的情绪变化，似乎是一种非常简单的变化，但企图阐明癫痫状态与某一可识别的细胞功能紊乱（参见第 40 章）之间关系的研究却令人失望。许多药物治疗的精神障碍是按照疾病的征候学而不是基于诱发因素或临床指征来划分的，根据某些特定症状定义的“精神分裂症”或“抑郁症”很可能存在不同机制导致的多种功能紊乱，并以不同的方式对

❶ 按照英国国家处方集（British National Formulary）公布的资料，2003 年英国中枢神经系统药物处方共计 1.18 亿张（约占总处方的 20%），约相当于该国人均两张。耗资 13 亿英镑。

药物起反应。精神疾病的生物学基础依然尚待深入研究——这是为临床设计出更好药物所必须迈出的一步，但却任重而道远。

本章概述作用于中枢神经系统药物的基本原理。大多数神经活性药物通过影响作为脑功能基础的化学信号起作用，故在接下来的两章中将讨论主要的中枢神经递质系统以及药物的影响。在第 35 章，我们聚焦于神经退行性疾病。本篇其余章节叙述目前正使用的、主要的神经活性药物。

本篇内容的背景知识见神经生物学教材（例如 Kandel 等，2000），以及神经药理学教材（例如 Nestler 等，2001；Cooper 等，2004）。详细资料参见 Davis 等人的专著（2002）。

## 神经系统的化学信号传导

大脑基本上可认为是一台化学机器（与机体的任一器官一样!）；大脑控制着高等动物的主要功能，其时间跨度可从毫秒（例如以 100 英里/小时的速度击打网球）至数年（例如记住如何骑自行车）[1]。化学信号传导的机制覆盖了相当广泛的动态范围，如图 32.1所示。目前，我们对药物作用机制的快速终点——突触传递和神经调节——了解较多，而对长期适应过程的了解非常少，然而后者对药物治疗敏感的神经性和精神性疾病具有重要意义这一点已十分明确。

神经传递的最初概念定义为神经元释放某种物质，并快速、瞬时作用于小范围的临近（突触后）神经元的细胞膜上，导致兴奋或抑制。第 9 章中概述的原理可适用于中枢和外周神经系统。目前已清楚，脑内的化学递质可引起缓慢和长效的作用，化学递质可从释放部位扩散到相当长的距离发挥作用。化学递质可产生多种作用，除了对突触后膜的离子传导性有影响外，还对递质合成、神经递质受体表达以及神经元形态等产生影响。这种信号传导形式亦被称为非突触传递（Vizi，2000）。神经调质这一术语常用以表示某种调节物质，其作用与最初定义的神经递质并不一致。神经调质的定义并不是很明确，它除了包括作用广泛的神经肽介质外，还包括诸如一氧化氮和花生四烯酸代谢物这样的介质，而后者的存储和释放与传统的神经递质并不相同，可来源于非神经细胞（特别是神经胶质细胞）和神经元。总的来说，神经调节与突触可塑性有关，包括短时间的生理学反应例如调节突触前递质释放或突触后的兴奋性。长期神经营养性效应包括神经元的形态和生长调节，也与神经元功能特性的调节有关。表 32.1 概括了中枢神经系统内化学介质的类型。

神经胶质细胞，特别是星形胶质细胞，是中枢神经系统中主要的非神经元细胞，数量是神经元的 10 倍，在信号传导中也具有重要的作用。神经胶质细胞一度被认为主要是管家细胞，仅对神经元起着复杂的营养作用，但是，神经胶质细胞目前越来越被认为是“非兴奋性神经元”，在信号传导中具有重要作用（Bezzi & Volterra，2001；Fields & Stevens-Graham，2002），虽然其作用的时间量程比神经元信号传导要慢一些。神经胶质细胞表达多种与神经元相似的受体和载体，并且也释放多种介质，包括谷氨酸、脂质介质和生长因子。神经胶质细胞对神经元以及临近的星型胶质细胞和小神经胶质细胞（相当于中枢神经系统中的巨噬细胞，功能和外周组织中的炎症细胞相似）释放的化学信号均有反应。星型胶质细胞之间的电耦联使其常在大脑某一特定部位协调一致地作出反应，控制神经元应答的化学环境。虽然星型胶质细胞不能产生动作电位，也不能传递信号至机体其他部位，但在其他方面却与神经元非常相似，在脑内的通讯连接中具有重要作用。由于星型胶质细胞难以进行原位研究，故目前对于其功能以及对药物的反应知之不多。星型胶质细胞仍是目前被密切关注的一个领域。

## 药物作用的靶点

第 2、3 章概括讨论药物作用的靶点，神经活性药物可以作用于 4 种类型靶蛋白中的一种，即离子通道、受体、酶和转运蛋白。受体家族主要有 4 种，即亲离子受体、G 蛋白偶联受体、激酶偶联受体和核受体，目前药物主要影响前两种受体。

近二、三十年以来，有关中枢神经系统内这些靶点的知识迅速增多，尤其在以下这些方面：

- 除了 40 种或更多的小分子和肽类介质外，其他“非经典的”介质（一氧化氮、类花生酸类、生长因子等）也已成为重要的介质（Barañano 等，2001）。
- 已知受体分子和离子通道（参见第 3 章）的大量分子多样性已被揭示。

[1] 对药理学的基本事实的记忆似乎在此跨度的中点（向较短端倾斜）。

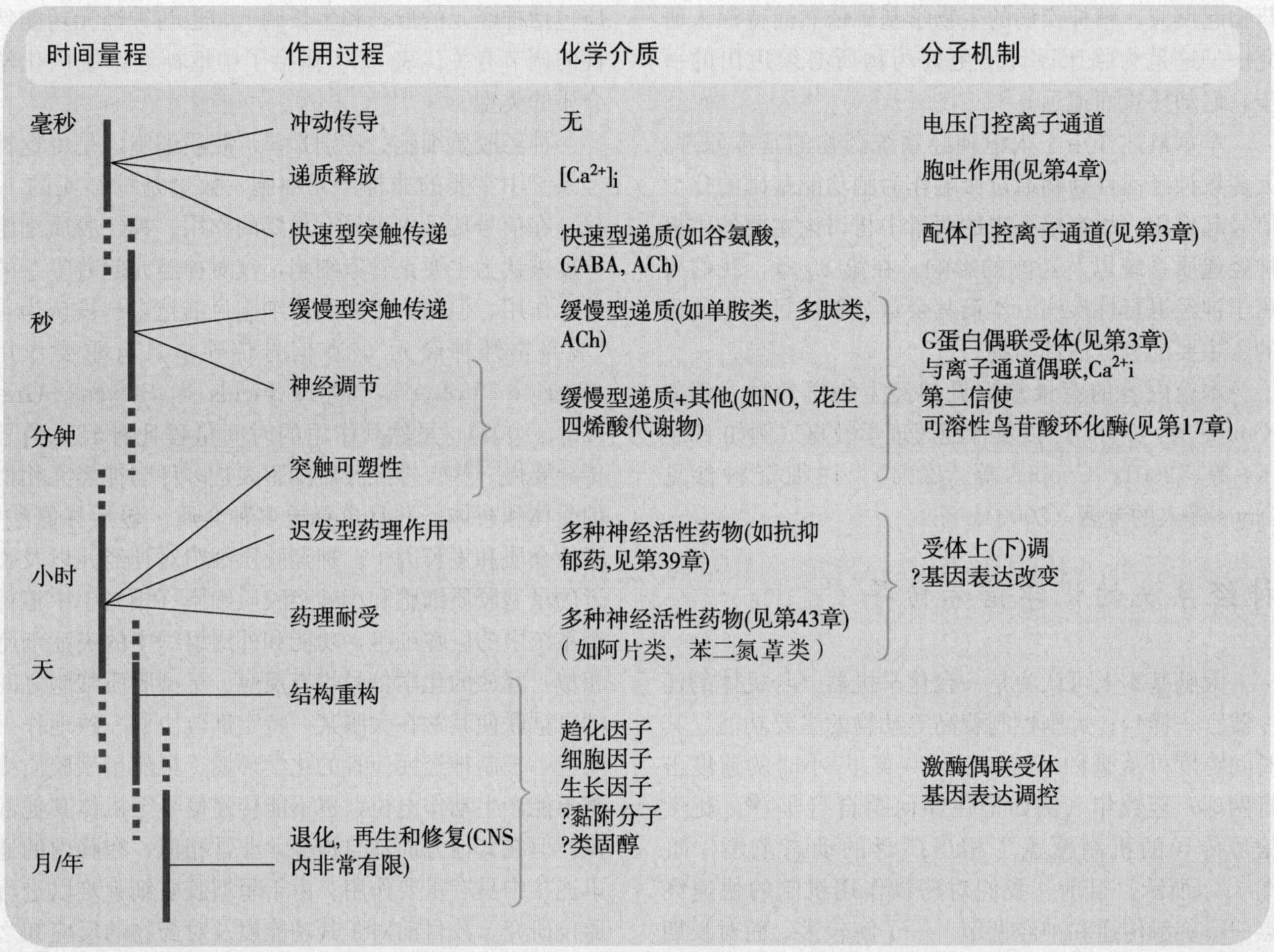

| 时间量程 | 作用过程 | 化学介质 | 分子机制 |
|---|---|---|---|
| 毫秒 | 冲动传导 | 无 | 电压门控离子通道 |
| | 递质释放 | $[Ca^{2+}]_i$ | 胞吐作用(见第4章) |
| | 快速型突触传递 | 快速型递质(如谷氨酸, GABA, ACh) | 配体门控离子通道(见第3章) |
| 秒 | 缓慢型突触传递 | 缓慢型递质(如单胺类, 多肽类, ACh) | G蛋白偶联受体(见第3章)<br>与离子通道偶联,$Ca^{2+}i$<br>第二信使<br>可溶性鸟苷酸环化酶(见第17章) |
| 分钟 | 神经调节<br>突触可塑性 | 缓慢型递质+其他(如NO, 花生四烯酸代谢物) | |
| 小时 | 迟发型药理作用 | 多种神经活性药物(如抗抑郁药,见第39章) | 受体上(下)调<br>?基因表达改变 |
| | 药理耐受 | 多种神经活性药物(见第43章)（如阿片类，苯二氮䓬类） | |
| 天 | 结构重构 | 趋化因子<br>细胞因子<br>生长因子<br>?黏附分子<br>?类固醇 | 激酶偶联受体<br>基因表达调控 |
| 月/年 | 退化, 再生和修复(CNS内非常有限) | | |

**图 32.1　神经系统的化学信号传导。**从突触传递这样的快速反应到突触重塑和基因表达变化这样的慢速反应，我们对于中枢介质以及作用机制的了解越来越少。ACh：乙酰胆碱；CNS：中枢神经系统；NO：一氧化氮。

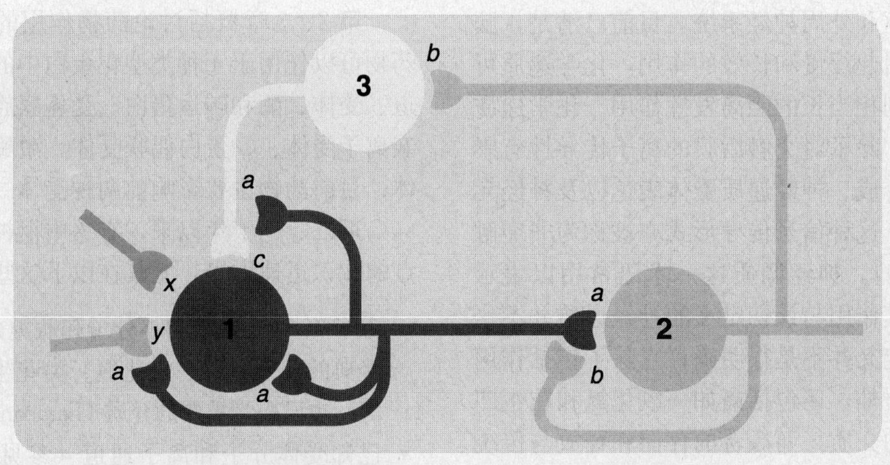


**图 32.2　中枢神经系统内神经元相互作用简化示意图。**神经元 1、2、3 分别释放递质 a、b、c，这 3 种递质可能是兴奋性或抑制性的。神经元 1 末梢与神经元 2 以及神经元 1 本身连接，并和其他与神经元 1 具有突触连接的神经元突触前末梢具有联系。神经元 2 也可通过神经元 3 对神经元 1 具有反馈作用。其他神经元释放的递质（x 和 y）也对神经元 1 产生影响。即使这样一个简单的神经网络，药物对于特定递质系统的影响也难以预知。

**中枢神经系统中的化学信号传导**

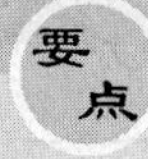


- 中枢神经系统内突触传递的基本过程与外周的情况基本相同（第 9 章）。
- 神经胶质细胞，特别是星型胶质细胞，在化学信号传导中起着积极的作用，其功能基本相当于"非兴奋性神经元"。
- 术语"神经递质"、"神经调质"、"神经营养因子"一般是指在不同时间量程下起调控作用的化学介质。一般而言：
  — 神经递质由突触前末梢释放，在突触后神经元起快速的兴奋或抑制作用。
  — 神经调质由神经元或星型胶质细胞释放，可产生缓慢的突触前或突触后反应。
  — 神经营养因子主要由非神经元细胞分泌，作用于酪氨酸激酶偶联受体，调控基因表达、神经元生长和表型特征。
  — 快速型神经递质（例如谷氨酸、γ-氨基丁酸）通过配体门控离子通道发挥作用。
  — 缓慢型神经递质和神经调质（例如多巴胺、神经肽、前列腺素类）主要通过 G 蛋白偶联受体发挥作用。
- 同一递质（例如谷氨酸、5-羟色胺、乙酰胆碱）可通过配体门控离子通道和 G 蛋白偶联受体发挥神经递质和神经调质的作用。
- 神经胶质细胞和神经元可分泌多种化学介质，包括谷氨酸、一氧化氮和花生四烯酸代谢物。
- 许多介质（例如细胞因子、趋化因子、生长因子、类固醇）主要通过影响基因转录来调控大脑的长期变化（如突触可塑性和重组）。

- 所有受体和离子通道至少表达 3 种或 4 种（一般更多）亚型，并在不同脑区具有特征性的分布。大多数情况下，我们对于这种多样性对功能的意义知之不多，虽然转基因动物的"基因敲除"技术开始显现出一些线索。从药理学的观点来看，这些靶点的分子多样性为改善药物作用的选择性提供了可能，例如，也许能发现阻断一种 $Na^+$ 通道而对其他 $Na^+$ 通道没有影响的药物。事实上，目前想利用这些新技术来改善神经性或精神性疾病的治疗药物尚不现实。但是，肯定会有希望。
- 神经退行性疾病如阿尔茨海默病和卒中的病理生理学正被日益阐明（见第 35 章），药物依赖的机制研究也不断取得新进展（见第 43 章）。这些新进展为治疗这些能使人致残的疾病提供了新策略。脑疾病研究的其他领域（例如癫痫、精神分裂症和抑郁症的神经生物学）进展稍慢，但仍有进展报告。

## 中枢神经系统的药物作用

如我们已经强调过的，中枢神经系统药物作用的分子和细胞机制与外周是基本相似的。但是，以下几个因素对于理解药物如何影响脑功能造成困难。其一是脑内神经元相互连接的复杂性——以连线图（wiring diagram）表示。图 32.2 以示意的方式说明蓝斑去甲肾上腺素能神经元的典型相互连接（见第 34 章），图中神经元 1 末梢释放递质 a，递质 a 的释放影响神经元 2（它可释放递质 b），并通过直接的反馈调节来影响神经元 1，也可以通过影响神经元 1 的突触前输入来间接调节神经元 1。神经元 2 的发放模式也可以部分通过神经元之间的联系（神经元 3，释放递质 c）对整个系统产生影响。即使在如此简化的水平上，阻断或增强一种或多种递质的释放所产生的对于整个系统的效应也是难以预计的，这种效应的强弱主要取决于各种兴奋性和抑制性突触连接的相对强度，以及外部输入情况（图中的 x 和 y）。另外，前文提到的神经胶质细胞的影响也增加了神经元间联系的复杂性。更为重要且复杂的因素是药物诱导中枢神经系统产生的一系列继发的适应性反应。最为典型的情况是，大脑可通过抑制递质合成、增强运载体表达或降低受体表达而使递质释放增加，或使递质再摄取受到干扰。这些变化涉及基因表达的改变，一般需要数小时、数天或数周才可显现，在急性药理实验中不明显。

在临床情况下，精神药物一般需要数周才能起效，这可能是神经系统的适应性反应所致，而非药物直接的药效学作用。这被抗抑郁药（见第 39 章）和一些抗精神病药（见第 38 章）所证实。一些药物如阿片类、苯二氮䓬类和精神兴奋药的依赖性进展有相似的渐进性（见第 43 章）。因此，使用此类药物时应不仅考虑药物对其靶点的原发性作用，还应考虑神经系统对此原发作用的继发反应——往往是继发反应而非原发作用产生了治疗效果。

中枢神经系统药理学的一个更为重要的因素是血脑屏障的存在（见第 4 章），药物分子必须穿越血管内

| 表 32.1 中枢神经系统的化学递质类型 | | | |
|---|---|---|---|
| 递质类型[a] | 示 例 | 靶 点 | 主要功能 |
| 传统小分子递质 | 谷氨酸，γ-氨基丁酸，乙酰胆碱，多巴胺，5-羟色胺等 | 配体门控离子通道，G-蛋白偶联受体 | 快速的突触神经传递、神经调节 |
| 神经肽 | P 物质，神经肽 γ，促肾上腺皮质激素释放因子等 | G-蛋白偶联受体 | 神经调节 |
| 脂质递质 | 前列腺素，内源性大麻素 | G-蛋白偶联受体 | 神经调节 |
| 一氧化氮 | - | 鸟苷酸环化酶 | 神经调节 |
| 神经营养因子，细胞因子 | 神经生长因子，脑源性神经营养因子 | 激酶偶联受体 | 神经元生长、存活和功能可塑性 |
| 类固醇 | 雄激素，雌激素 | 细胞核受体（细胞膜受体） | 功能可塑性 |

[a] 目前中枢神经系统药理学多以小分子递质为中心，而对神经肽关注较少。其他类型递质已被列为治疗目的的靶点。

皮细胞才可透过血脑屏障。一般只有非极性的小分子才能被动地扩散通过细胞膜。某些具有神经活性的药物可利用此方式透过血脑屏障，但其他一些药物需要载体方能透过。载体可促进药物进入脑内，亦可将药物从内皮细胞泵回血流。通过此方式进入大脑的药物有左旋多巴（见第 35 章）、丙戊酸盐（见第 40 章）以及各种具有镇静作用的组胺受体拮抗剂（见第 14 章）。不能透过血脑屏障的药物包括许多抗生素和抗肿瘤药物，这些药物是 P-糖蛋白载体的底物（见第 4 章和第 45 章）。已鉴定多个此类载体，此类载体对于中枢药物作用的重要性日益明显（Tamai & Tsuji，2000）。

## 精神药物分类

精神药物是指影响情绪和行为的药物。由于脑功能的这些指标难以界定和测量，故精神类药物尚缺乏统一分类的基础。与此相对应，我们发现一系列与化学结构（苯二氮䓬类、丁酰苯类）、生化靶点（单胺氧化酶抑制药、5-羟色胺再摄取抑制药、阿片制剂）、行为效应（致幻剂、心理运动兴奋剂）或临床应用（抗抑郁药、抗精神病药、抗癫痫药等）相关的、令人混淆的分类术语，此外还有许多尚不明确的类别（非典型性抗精神病药物、益智药）。

然而，对术语的抱怨是徒劳无益的。下面的分类是根据 1967 年世界卫生组织的建议划分的，虽有瑕疵，但它仍为以后的章节（第 37 章至第 43 章）提供了基础。

- 麻醉剂（见第 36 章）
  定义：运用于产生外科麻醉的药物
  实例：氟烷（halothane），异丙酚（propofol）
- 抗焦虑药和镇静药（见第 37 章）
  同义词：催眠药，镇静药，弱安定剂
  定义：可诱导睡眠和减轻焦虑的药物
  实例：巴比妥类（barbiturates），苯二氮䓬类（benzodiazepines）
- 抗精神病药（见第 38 章）
  同义词：精神安定药[1]，抗精神分裂症药，强安定剂
  定义：可有效减轻精神分裂性疾病症状的药物
  实例：氯氮平（clozapine），氯丙嗪（chlorpromazine），氟哌啶醇（haloperidol）
- 抗抑郁药（见第 39 章）
  定义：减轻抑郁症状的药物
  实例：单胺氧化酶抑制药，三环类抗抑郁药，选择性 5-羟色胺再摄取抑制药
- 镇痛药（见第 41 章）
  定义：临床上用于控制疼痛的药物
  实例：阿片类（opiates），卡马西平（carbamazepine）

[1] 这些陌生的术语源于著名的心理学家 Javet 在 1903 年提出的分类方法，Javet 将精神安定药（精神功能抑制药）、精神赋活药（精神功能兴奋药）和精神狂妄药（致精神功能紊乱的药物）进行了区分。“精神安定药”这一名词（字面意思指“神经绑扎”）50 年后才被引入，用来描述氯丙嗪样药物（参见第 38 章）。可能由于这个术语的简洁，而不是其字面意义，该词逐渐获得了认同。

• 心理运动兴奋药（见第 42 章）
  同义词：精神兴奋药
  定义：可致失眠和欣快的药物
  实例：苯丙胺（amphetamine），可卡因（cocaine），咖啡因（caffeine）
• 致幻药（见第 43 章）
  同义词：致幻剂，精神狂妄药
  定义：可导致知觉（尤其是幻视）和行为功能紊乱的药物，但此功能紊乱不是简单表现为镇静或兴奋效应
  实例：麦角酰二乙胺（lysergic acid diethylamide），麦斯卡林（mescaline），苯环利定（phencyclidine）
• 认知增强药
  同义词：益智药
  定义：可改善记忆和认知表现的药物
  实例：乙酰胆碱酯酶抑制剂，例如多奈哌齐（donepezil），加兰他敏（galantamine），利伐斯的明（rivastigmine）（见第 10 章），N-甲基-D-天冬氨酸受体拮抗剂如美金刚（见第 33 章），吡拉西坦（动物实验证明可改善认知功能，但未在人体中验证）。

这是一类有希望的药物，其中数种药物在动物实验中可改善学习和记忆，在人体中并未显示出作用。

某些药物难以按照上述标准进行分类，例如治疗躁狂-抑郁型精神病的锂盐（见第 36 章）和被划分为分离麻醉剂的氯胺酮（ketamine），后者也可以产生与苯环利定相似的精神作用。

事实上，在精神性疾病用药时，上述某些特异种类的药物常互相交叉使用。例如，抗精神病药物也常被用作“安定剂”来控制异常焦虑或难以控制的患者，或用于治疗严重的抑郁症。

抗抑郁药也常被用来治疗神经性疼痛（见第 41 章），某些精神兴奋剂被证实对于多动儿童有疗效。头脑简单的药理学者在临床实践中遇到这种情况时，就会被搞糊涂了。本书中我们将坚持传统药理学的分类方法，但必须强调的是，临床应用中这些区别常常被忽视。

**中枢神经系统中的药物作用** 要点

- 第 3 章中叙述的药物作用靶点的基本类型（离子通道、受体、酶和载体蛋白）也适用于中枢神经系统。
- 许多药物作用靶点具有多种不同的分子亚型，这些亚型的功能意义在多数情况下尚不清楚。
- 目前应用的许多神经活性药物的相对特异性不高，可影响许多不同的靶点，主要是受体、离子通道和载体。
- 神经活性药物的药理学特性与治疗效果之间的关系一般尚不明确。
- 药物与靶点之间原发作用之后发生的缓慢继发反应一般也具有重要意义（例如抗抑郁药物的延迟药效、阿片类药物的耐受性和依赖性）。

## 参考文献与扩展阅读


Barañano D E, Ferris C D, Snyder S H 2001 Atypical neural messengers. Trends Neurosci 24：99-106（*Short trendy review on some established mediators, such as nitric oxide, and some speculative ones, such as carbon monoxide and d-serine*）

Bezzi P, Volterra A 2001 A neuron-glia signalling network in the active brain. Curr Opin Neurobiol 11：387-394（*Good short review emphasising the intercommunication between glial cells and neurons—a topic still poorly understood but of growing importance*）

Cooper J R, Bloom F E, Roth R H 2004 Biochemical basis of neuropharmacology. Oxford University Press, New York（*Excellent and readable account focusing on basic rather than clinical aspects*）

Davis K L, Charney D, Coyle J T, Nemeroff C (eds) 2002 Neuropsychopharmacology: the fifth generation of progress. Lippincott, Williams & Wilkins, Philadelphia（*A 2000-page monster with excellent and authoritative articles on basic and clinical aspects*）

De Boer A G, van der Sandt I C J, Gaillard P J 2003 The role of drug transporters at the blood-brain barrier. Annu Rev Pharmacol Toxicol 43：626-629（*Comprehensive review of the molecular nature of blood-brain barrier transporters and their pharmacological significance*）

Fields R D, Stevens-Graham B 2002 New insights into neuron-glia communication. Science 298：556-562

Kandel E, Schwartz J H, Jessell T M 2000 Principles of neural science, 4th edn. Elsevier, New York（*Excellent and detailed standard text on neurobiology—little emphasis on pharmacology*）

Nestler E J, Hyman S E, Malenka R C 2001 Molecular neuropharmacology. McGraw-Hill, New York（*Good modern textbook*）

Tamai I, Tsuji A 2000 Transporter-mediated permeation of drugs across the blood-brain barrier. J Pharm Sci 89：1372-1388（*Good review of the role of transport mechanisms in determining transfer of drugs and endogenous molecules into and out of the brain*）

Vizi E S 2000 Role of high affinity receptors and membrane transporters in nonsynaptic communication and drug action in the central nervous system. Pharm Rev 52：63-89（*Comprehensive review of neuromodulatory mechanisms in the CNS*）


（何朝勇　译，章国良　校，林志彬　审）

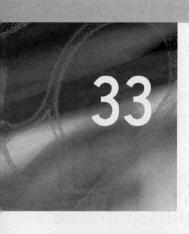

# 33 氨基酸递质类



## 概　述

在本章中，我们讨论中枢神经系统（CNS）中主要的神经递质，即兴奋性递质谷氨酸和抑制性递质γ-氨基丁酸（GABA）和甘氨酸。这是近年来新兴起来的一个科学热点，产生了大量的文献，对于大多数人来讲，这些文献包含了很多生涩和过量的信息。一些氨基酸受体和信号转导机制复杂性的揭示有助于人们了解其对脑部功能和可能的中枢神经系统疾病的作用。以特异性受体和转运体为靶标的药物已经开始研究，但是把这些知识转变成有临床治疗作用的药物则进展比较缓慢。这里，我们将介绍药理学的基本原理以及近年一些有关研究的细节。

## 兴奋性氨基酸

### 兴奋性氨基酸作为 CNS 递质

L-谷氨酸是 CNS 中主要的并且广泛存在的兴奋性递质（Cotman 等，1995）。天冬氨酸在特定的脑区有相似的作用，可能还有含硫氨基酸，但这是有争议的。对谷氨酸重要性认识的进展比较慢（Watkins & Jane，2006），20 世纪 50 年代（一位谷氨酸的先驱者 Krnjevic 的话，“史前时代”），研究工作证明了外周神经系统中乙酰胆碱和儿茶酚胺的递质作用，由于脑内也含有这些物质，似乎没有太多理由再进行深入的研究。同一时期，发现脑中存在γ-氨基丁酸（见下文）及其对神经元的强大抑制作用，其作为功能递质的假设被提出了。同时，堪培拉大学 Curtis 研究组的工作显示，谷氨酸和其他的多种氨基酸可以产生很强的兴奋作用，但是看起来不可思议的是，这些普通的代谢物竟然是递质。到了 20 世纪 60 年代（“黑暗时代”），GABA 和兴奋性氨基酸（EAAs）甚至被它们的发现者认为是单纯的药理学中的新奇事物。在 20 世纪 70 年代（“复兴时期”），最简单的氨基酸——甘氨酸，在脊髓中被确定为抑制性递质，击败了递质必须是外源性分子的说法，这一说法对于递质的作用而言太完美了，但需要受体介导。一旦甘氨酸作为递质被接受，其余的很快也被认可了（“巴洛克时代”，一个用于描述复杂细节被加入到基本的元素中的恰当短语）。一个主要的进展是发现了 EAA 的拮抗剂，这一发现基于布里斯托尔（英国西部的港都）的 Watkins 小组的工作，他们确定了谷氨酸的生理学作用，引导我们认识到 EAA 受体有不同种类。

评价过去 20 年本领域中重大的发现超出了本书

的范畴，其中的细节可以参看近年的一些综述（Conn & Pin，1997；Dingledine 等，1999 和 Javitt，2004），这里我们主要集中于药理学方面。令人沮丧的是，尽管研究显示其有很多潜在的应用价值，但基于 EAA 机制的临床治疗药物几乎没有❶，“工业革命”似乎要来得晚一些。

## 氨基酸代谢和释放

谷氨酸广泛且均一地分布在 CNS 中，其在脑中的浓度比在其他组织中要高。它有很重要的代谢作用，代谢物和神经递质池被催化谷氨酸和 α-酮戊二酸互变的转氨酶联系起来（图 33.1）。CNS 中的谷氨酸主要由葡萄糖通过三羧酸循环产生，或者由神经胶质细胞合成并由神经元再摄取的谷氨酰胺产生；极少量来源于外周。EAAs 和抑制性氨基酸（GABA 和甘氨酸）的合成途径见图 33.1，相互之间的联系使得用合成递质的方法研究单个氨基酸的功能变得困难，因为干扰其中任何一步反应都会既影响兴奋性氨基酸又影响抑制性氨基酸。

同其他递质类似，谷氨酸储存在突触囊泡中，以 $Ca^{2+}$ 依赖性胞吐作用释放。由神经元和其他细胞中特异性转运蛋白负责其再摄取及在突触囊泡中的聚集（见第 9 章）。释放出来的谷氨酸以 $Na^+$ 交换的方式被细胞吸收（比较单胺类转运体；见第 9 章），并被囊泡膜上质子梯度驱动的另一个转运体转运到突触囊泡。不同于单胺类递质的合成和转运（见第 11 章和第 34 章），尚未发现有药物（没有临床应用）可以特异性地干扰谷氨酸的代谢。

谷氨酸的作用主要由载体介导再摄取至神经末梢和邻近的星型胶质细胞中而被终止（图 33.2）。在某些情况下（如细胞外 $K^+$ 增加引起的去极化），这种转运可以反向进行并成为谷氨酸的释放源（Takahashi 等，1997）；在病理状态下（如脑缺血时）也可以发生这一过程（见第 35 章）。星型胶质细胞摄取的谷氨酸转化为谷氨酰胺，谷氨酰胺通过转运体回到神经元后，再被转变成谷氨酸循环利用。谷氨酰胺缺乏谷氨酸的药理活性，因此可作为星型胶质细胞调控的无活性的递质储池，以无害的形式重新装备神经元。

谷氨酸的再摄取同时伴有 $Na^+$ 内流，许多转运蛋白已被克隆和鉴定（Shigeri 等，2004）。

## 谷氨酸

### 谷氨酸受体亚型

依据选择性的激动剂和拮抗剂（图 33.3），EAA 受体被分为 4 种亚型，分别是 NMDA、AMPA、海人藻酸和代谢型受体（表 33.1），所有受体都已经被克隆并进行了大量研究（Conn & Pin，1997；Dingledine 等，1999）。前 3 个为离子通道受体，依据它们各自的特异性激动剂而被命名❷。

通道由 4 个亚基组成，每个都有“孔环”结构（如图 3.18 所示）。NMDA 受体由两种不同的亚基（NR1 和 NR2）组装而成，每种可以存在不同的亚型和不同的剪接变体，在脑区形成不同的受体亚型，但是每种亚型的意义不清楚——这是读者很熟悉的情形。组成 AMPA 和海人藻酸受体的亚基，被称为 $GluR_{1-7}$ 和 $KA_{1,2}$，与 NR 亚基相关但明显不同。AMPA 受体由 $GluR_{1-4}$ 亚基❸组合而成。缺少 $GluR_2$ 亚基的 AMPA，对于 $Ca^{2+}$ 的通透性比其他受体高，有很重要的功能上的意义（见第 4 章）。代谢型受体属于 G 蛋白偶联受体，与细胞内第二信使系统相连（见第 3 章；Conn & Pin，1997）。它们由 3 个主要类别中的 8 个亚基组成（表 33.1），序列和其他 G 蛋白偶联受体没有同源性。它们有非常大的细胞外 N-末端尾巴（C 型；表 3.2），包含谷氨酸结合位点（A 型），不同于大多数氨基酸受体的是，其激动剂结合位点藏于跨膜螺旋内（见第 3 章）。

结合实验显示谷氨酸受体在皮质、基底神经节和感觉通路的分布最丰富。NMDA 和 AMPA 受体通常共同定位，但是海人藻酸受体分布较为局限。脑内多种不同亚型受体的表达也显示其有明显的区域不同性，但是我们还不能理解这种极端复杂的组织分布的意义。

---

❶ 美金刚，一种 NMDA 受体拮抗剂，被批准治疗中到重度阿尔兹海默病（见第 35 章），但并无魔法般的力量。

❷ AMPA 和海人藻酸受体的药理学特性相似，常常合在一起被命名为 AMPA/海人藻酸或者非 NMDA 受体。

❸ AMPA 受体亚基还有其他的变种：存在选择剪接，使特定的 flip 和 flop 变种增加；RNA 编辑发生在单个氨基酸水平。上述二者与这一异质家系更多的功能多样性有关。

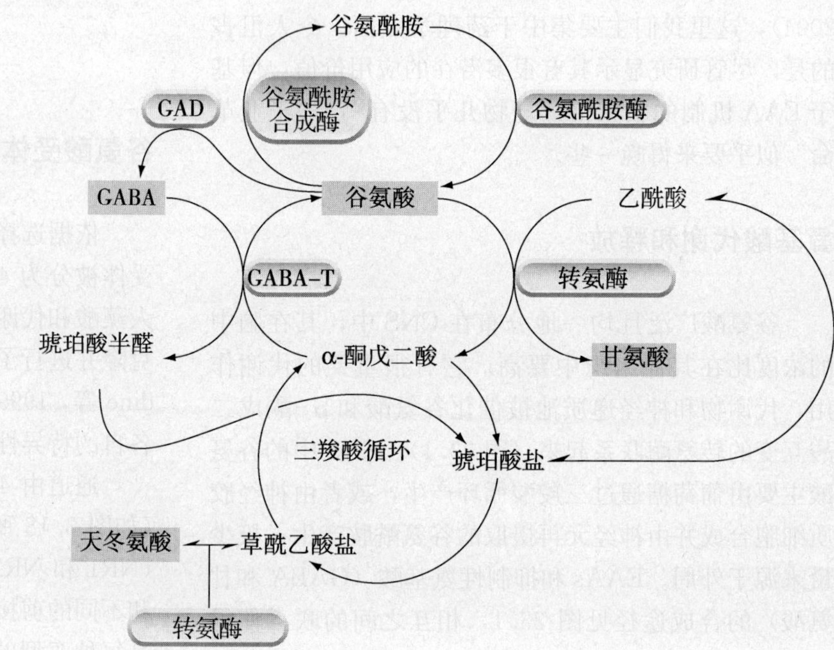


**图 33.1　脑内氨基酸递质的代谢。**递质以灰色影框标出。GABA-T，GABA 转氨酶；GAD，谷氨酸脱羧酶。

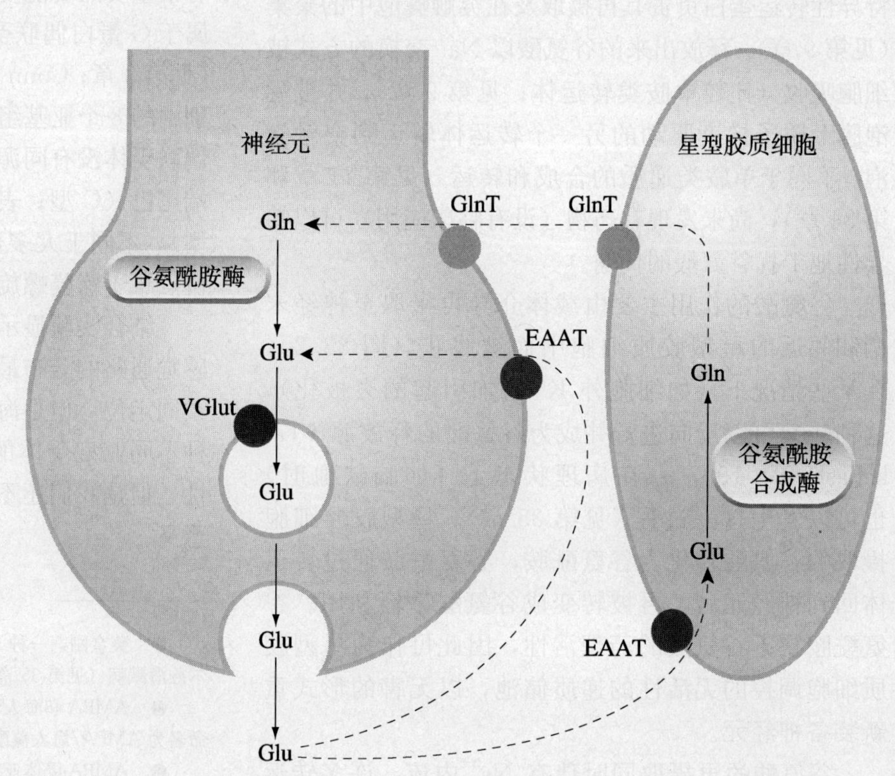


**图 33.2　神经元和星型胶质细胞对谷氨酸（Glu）和谷氨酰胺（Gln）的转运。**释放的谷氨酸部分被神经元和星型胶质细胞再摄取，大部分被转化成谷氨酰胺。EAAT，兴奋性氨基酸转运蛋白；GlnT，谷氨酸转运蛋白，VGluT，囊泡谷氨酸转运蛋白。

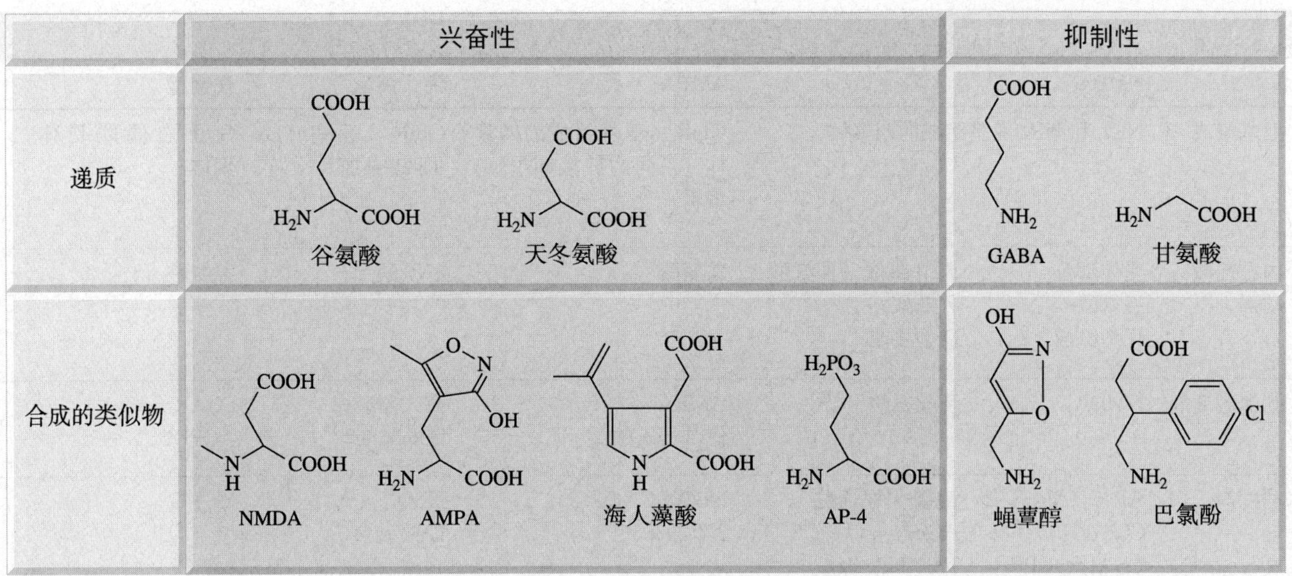


**图 33.3 作用在谷氨酸、GABA 和甘氨酸受体的激动剂的化学结构。**这些化合物的受体特异性在表 33.1 和表 33.2 中显示。AP-4，3-氨基-4-膦酰基戊酸。AMPA，α-氨基-3-羟基-5-甲基-4-异唑丙酸；NMDA，N-甲基-D-天冬氨酸。

## NMDA 受体的特性

NMDA 受体及其相关通道的研究与其他亚型受体的研究相比更为透彻，也显示了特殊的药理学性质（图 33.4），提示其在病理生理学机制中发挥作用。

- 它们对于 $Ca^{2+}$ 及其他阳离子具有高通透性，所以激活 NMDA 受体对促进 $Ca^{2+}$ 内流特别有效。
- 它们很容易被 $Mg^{2+}$ 阻断，而且这种阻断具有电压依赖性。细胞正常极化时，生理浓度的 $Mg^{2+}$ 产生阻断，细胞去极化时作用消失。
- NMDA 受体的激活需要甘氨酸和谷氨酸共同参与（图 33.5）。甘氨酸的结合位点不同于谷氨酸的结合位点，但是通道的开启需要二者共同结合。这个发现曾引起轰动，因为此前甘氨酸一直被认为是抑制性递质（见下文），所以其可以产生兴奋作用这一发现与传统学说相悖。所需甘氨酸的浓度取决于 NMDA 受体亚基的组成，对于某些 NMDA 受体亚型，甘氨酸浓度生理性的改变可能是一种调节机制，然而其他的 NMDA 受体亚型在生理甘氨酸浓度下则可以被完全激活。作用于甘氨酸位点的竞争性拮抗剂（表 33.1）可以间接抑制谷氨酸的作用。最近发现（Miller，2004），一种让人惊讶的分子❶，即由星型胶质细胞释放的 D-丝氨酸，可以通过甘氨酸位点活化 NMDA 受体。
- 某些众所周知的麻醉类和致幻觉药，如氯胺酮（见第 36 章）和苯环利定（见第 42 章），都是 NMDA 操纵型通道的选择性阻断剂。实验用化合物地佐环平也具有这种性质。
- 某些内源性多胺（如精胺、亚精胺）作用于不同的附属位点也可以促进通道的开放，实验性药物艾芬地尔和依利罗地可以阻断这种作用。

## 谷氨酸受体的功能

AMPA 受体和某些脑区的海人藻酸受体（Bleakman & Lodge，1998）负责调节 CNS 的快兴奋性突触传递，对我们的大脑功能十分重要；海人藻酸受体还有突触前作用（Huettner，2003）。AMPA 受体在神经元和星型胶质细胞都存在，这些细胞（见第 32 章）在大脑的信息传递中发挥了重要的作用。NMDA 受体（常与 AMPA 受体共存）参与兴奋性突触后电位的慢组分（图 33.6），在不同的通路中其幅度各不相同。代谢型谷氨酸受体可引起肌醇三磷酸的产生，也可引起细胞内 $Ca^{2+}$ 释放，或可抑制腺苷酸环化酶（见第 3 章）。它们和其他谷氨酸受体一样，既存在于突触前也存在于突触后，同时也存在于星型胶质细胞中。它们对于信息传递的作用是调节性的而不是直接的，主要包括突触后兴奋性作用（通过抑制钾通道）和突触前的抑制作用（通过抑制钙通道）。

---

❶ 令人惊奇，因为有机体内有比较多的“错误”的氨基酸对映体。不过，脊椎动物有可以进行 D 型氨基酸转化的酶和转运体，而且它们在脑部很丰富。

**表 33.1 兴奋性氨基酸受体特性**

| | NMDA | | AMPA | 海人藻酸 | 代谢型 |
|---|---|---|---|---|---|
| 亚基组成 | NR1 和 NR2 亚基组成的四聚体 | | $GluR_{1-4}$ 亚基组成的四聚体（不同的剪接和 RNA 编辑） | $GluR_{5-7}$ 亚基组成的四聚体加上 $KA_{1,2}$ | G 蛋白偶联受体二聚体 |
| 内源性激动剂 | 受体部位<br>谷氨酸<br>天冬氨酸 | 调节部位（甘氨酸）<br>甘氨酸<br>D-丝氨酸 | 谷氨酸 | 谷氨酸 | 谷氨酸 |
| 其他激动剂[a] | NMDA | 环丝氨酸 | AMPA<br>使君子氨酸 | 海人藻酸<br>Domoate | $D-AP_4$<br>ACPD |
| 拮抗剂[a] | AP-5，AP-7<br>CGS 19755<br>（塞福太）CPP<br>LY 235959 | 7-氯-犬尿烯酸<br>ACEA<br>1021 HA-466 | NBQX CNQX<br>LY 293558 | NBQX<br>LY 377770 | MCPG |
| 其他调质 | 多胺类（如精胺，亚精胺<br>$Mg^{2+}$，$Zn^{2+}$） | | 环噻嗪<br>茴拉西坦<br>丙嗪[b] | – | – |
| 通道阻断剂 | 地佐环平<br>苯环利定<br>氯胺酮<br>瑞马西胺<br>美金刚<br>$Mg^{2+}$ | | | – | 不可应用 |
| 效应器与作用机制 | 配体门控阳离子通道（慢动力学，高 $Ca^{2+}$ 通透性） | | 配体门控阳离子通道（快动力学，有 $GluR_2$ 亚基，显示低 $Ca^{2+}$ 通透性） | 配体门控阳离子通道（快动力学，低 $Ca^{2+}$ 通透性） | G 蛋白偶联受体（肌醇三磷酸形成和 $Ca^{2+}$ 释放） |
| 位置 | 突触后（神经胶质）广泛分布 | | 突触后 | 突触前和突触后 | 突触前和突触后 |
| 功能 | 慢 epsp<br>突触可塑性（长时程增强，长时程抑制）<br>兴奋性毒性 | | 快 epsp<br>广泛分布 | 快 epsp<br>广泛分布<br>突触前抑制<br>局限性分布 | 突触调节<br>兴奋性毒性 |

注：CPD，1-氨基环戊烷-1，3-二羧酸；AP-5，2-氨基-5-膦酰戊酸；AP-7，2-氨基-7-膦酰庚酸；CNQX，6-氰基-7-硝基喹噁啉-2，3-二酮；CPP，3-（2-羧吡嗪-4-羟基）-丙基-1-膦酸；epsp，兴奋性突触后电位；MCPG，alpha-甲基-4-羧苯基甘氨酸；NBQX，2，3-二氢-6-硝基-7-氨磺酰基-苯并喹噁啉（其他结构见图 33.3）。

[a]实验用化合物的结构参见 Brauner-Osborne 等。（J Med Chem 43：2609-2645，2002.）

[b]Ampakine 是为了描述可以提高 AMPA 受体激动剂作用的一组化合物而发明的词。

一般说来，NMDA 和代谢型受体在大脑长期的适应性和病理改变中有独特的作用，成为有潜力的药物靶标。从另一方面来讲，AMPA/海人藻酸受体主要负责快兴奋性突触传递，如果它们完全被阻断，大脑功能则被全部关闭。不过，它们也参与调节突触的可塑性。

谷氨酸受体两个方面的功能有独特的病理生理重要性，即突触可塑性（在本章讨论）和兴奋性毒性（将在第 35 章讨论）。

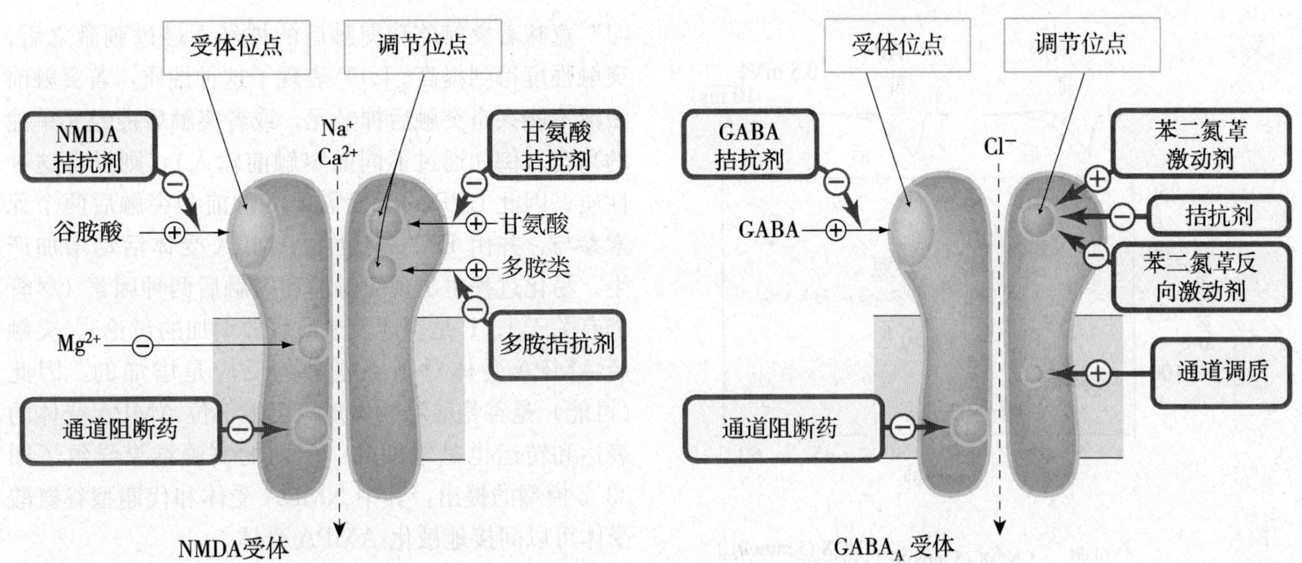


**图 33.4 药物作用于 NMDA 和 $GABA_A$ 受体的主要作用部位。**两类受体都是多聚体型配体门控离子通道。药物可以是受体的激动剂或者拮抗剂，在神经递质与受体的结合位点或受体的调节位点与受体结合。它们可以在一个或多个不同位点阻断离子通道。对于 $GABA_A$受体，通过“通道调质（如乙醇，麻醉剂）”促进通道开放的机制是不确定的，这些物质可能影响配体结合位点和通道部位。图中显示的不同结合位点的位置大都是假设的，但是对突变受体的研究已经开始揭示它们的实际位置了。不同的药物分类见表 33.1 和表 33.2。

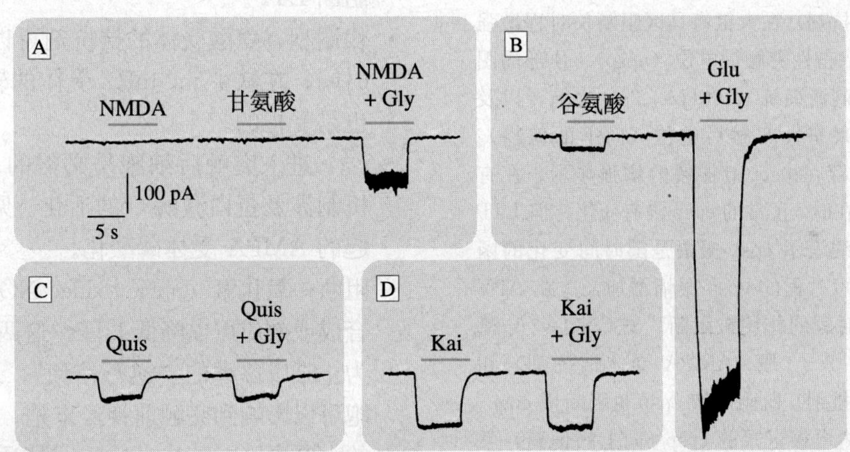


**图 33.5 甘氨酸对 NMDA 的易化作用。**人工培养的小鼠脑神经元记录（全细胞膜片钳技术）。向下的偏离代表通过兴奋性氨基酸激活的离子通道的向细胞内的电流。Ⓐ NMDA（10μmol/L）或甘氨酸（1μmol/L）单独给予时作用很小或基本没有作用，但共同给予时产生反应。Ⓑ谷氨酸（10μmol/L）的反应被甘氨酸（1μmol/L）大大增强。Ⓒ & Ⓓ。AMPA 受体和海人藻酸受体对于使君子氨酸（Quis）和海人藻酸（Kai）的反应不受甘氨酸的影响。（From Johnson J W，Ascher P 1987 Nature 325：529-531.）

## 突触可塑性和长时程增强

突触可塑性是一个宽泛的词汇，指突触联系的连通性和有效性的长期改变。这种改变或由于神经元活性的生理性变化（如学习和记忆导致），或由于病理性紊乱所引发（如癫痫、慢性疼痛和药物依赖等导致）。突触可塑性是“大脑功能”的基础，几十年来，了解突触可塑性一直是神经生理学家的一道圣餐。毋庸多言，没有单一的机制可以解释。然而，一个重要的并且研究较多的组分是长时程增强（LTP）❶，其中

❶ 有一篇近期的综述提到，20 世纪 90 年代发表的关于 LTP 的论文超过 3000 篇，几乎每天一篇！

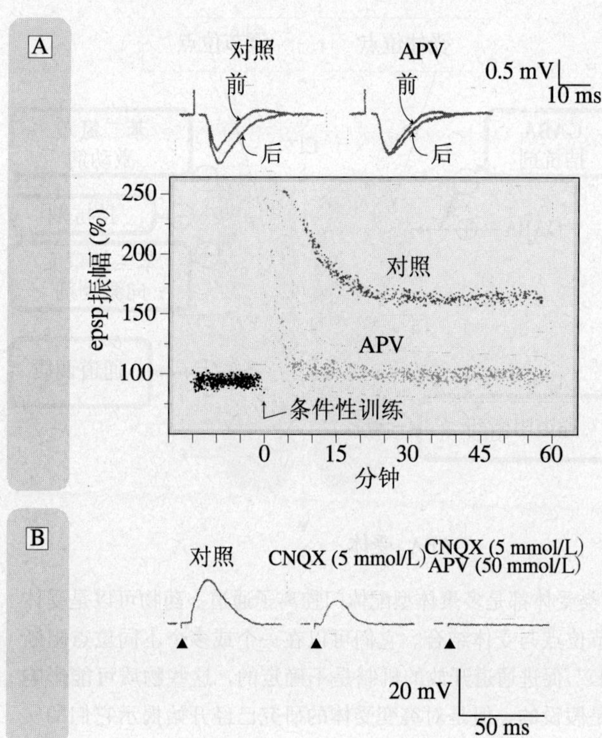


**图 33.6 兴奋性氨基酸受体拮抗剂对突触传递的作用。** Ⓐ APV（NMDA 受体拮抗剂）在大鼠海马区阻断长时程增强（LTP），而不影响快兴奋性突触后电位（epsp）。顶部的图形记录了条件性兴奋刺激训练（100Hz，2s）之前，以及 50min 后的细胞外快兴奋性突触后电位（向下的偏离）。LTP 在对照测定时的存在由 epsp 振幅的增强显示。在有 APV（50μmol/L）存在时，正常的 epsp 没有变化，但 LTP 却没有出现。低的基线表示 epsp 振幅是随时间变化的函数。条件性训练产生短时程的 epsp 振幅增加，这在 APV 存在时也产生，但长时程的作用被阻断。Ⓑ CNQX（6-氰基-7-硝基异喹啉-2，3-二酮；AMPA 受体拮抗剂）和 APV（NMDA 受体拮抗剂）既阻断快 epsp 也阻断慢 epsp。在海马神经元用细胞内电极记录的 epsp（向上的偏离）可以被 CNQX（5μmol/L）部分阻断，余下的 epsp 慢组分被 APV（50μmol/L）阻断。（From：（A）Malinow R，Madison D，Tsien R W 1988 Nature 335：821；（B）Andreasen M，Lambert J D，Jensen M S 1989 J Physiol 414：317-336.）

谷氨酸和 NMDA 受体发挥了很重要的作用。

长时程增强（Malenka & Nicoll，1999；Bennett，2000）是在 CNS 的多种突触中由短的（条件性的）高频突触前刺激引起的长期突触传递增强（体外持续数小时，体内持续数天或者数周）。与之相对应的是长时程抑制，它是由低频刺激的长期训练产生的。这些现象在负责学习和记忆功能的海马中被大量研究（图 33.6）。一直存在争议的是，对于突触而言，“学习”意味着突触前和突触后的神经元经过刺激之后，突触强度得到提高。LTP 表现了这种性质，若突触前激活不能兴奋突触后神经元，或者突触后神经元单独的兴奋（例如通过不同的突触前输入），则没有这种性质。因此 LTP 的引发需要突触前和突触后两个元素参与，并由 EAA 突触中 AMPA 受体活动增加产生。易化过程也出现突触前和突触后两种因素（尽管仍有关于 LTP 是否涉及递质释放增加的讨论）。突触后 AMPA 受体对于谷氨酸的反应是增加的，因此（可能）是谷氨酸释放增加。突触部位 AMPA 受体的表达和转运也是增加的。下面的实验结果导致了图 33.7 模型的提出，其中 NMDA 受体和代谢型谷氨酸受体可以间接地敏化 AMPA 受体。

- NMDA 拮抗剂可以阻断 LTP，并不影响正常的和非增强传导（依赖于 AMP 受体）。破坏 NMDA 受体基因也有同样的作用。
- LTP 只出现于条件性刺激冲动被传导，突触后细胞去极化时。阻断 AMPA 受体会阻断该反应，并阻断 LTP。
- 代谢型谷氨酸受体的拮抗剂可以降低 LTP 的持续时间；在缺少 mGluR1 受体的转基因小鼠中 LTP 也是受损的。
- $Ca^{2+}$ 进入突触后细胞是必需的，已经证实增强的机制涉及蛋白激酶 C 的活化（见第 3 章），及其引起的 AMPA 受体磷酸化。
- 阻断一氧化氮（nitric oxide，NO）或花生四烯酸的合成或效应可以降低 LTP，这两个介质可能是迄今为止难以琢磨的“逆行信使”，通过它们突触后细胞可以影响到突触前神经末梢。由突触后细胞释放的大麻素（anandamide），可能通过降低抑制性神经末梢释放的 GABA 而发挥作用（见第 15 章）。

◆ NMDA 受体和通道的两个特殊性质奠定了它们在 LTP 中的基础性地位，即电压依赖性通道可被 $Mg^{2+}$ 阻断以及对于 $Ca^{2+}$ 高通透性。在正常膜电位时，NMDA 通道即可被 $Mg^{2+}$ 阻断，谷氨酸不断作用于 AMPA 受体可以产生持续的突触后去极化，然而，去除 $Mg^{2+}$ 的阻断作用，NMDA 受体活化后允许 $Ca^{2+}$ 进入细胞内。代谢型 EAA 受体也有助于增加 $[Ca^{2+}]_i$。突触后细胞 $[Ca^{2+}]_i$ 的增加可以激活蛋白激酶、磷脂酶和一氧化氮合酶，这些酶的共同作用（机制尚不完全清楚）有利于通过 AMPA 受体的信号传递。最初，在 LTP 的诱导阶段，AMPA 受体的磷酸化使得它们对谷氨酸的反应性增加；随后，在维持阶段，由于受体

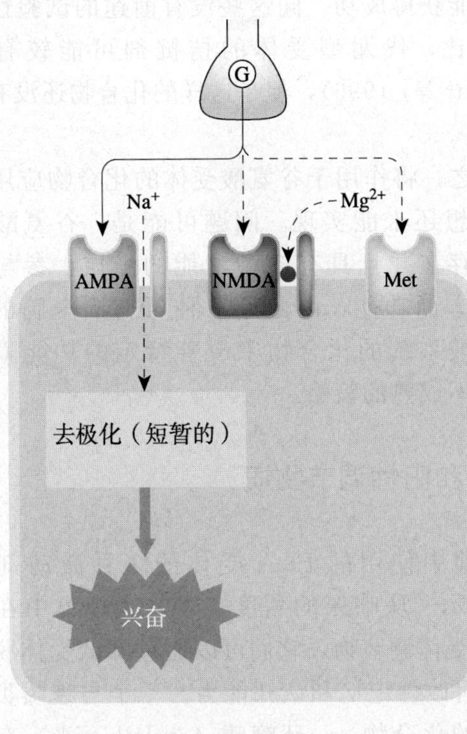


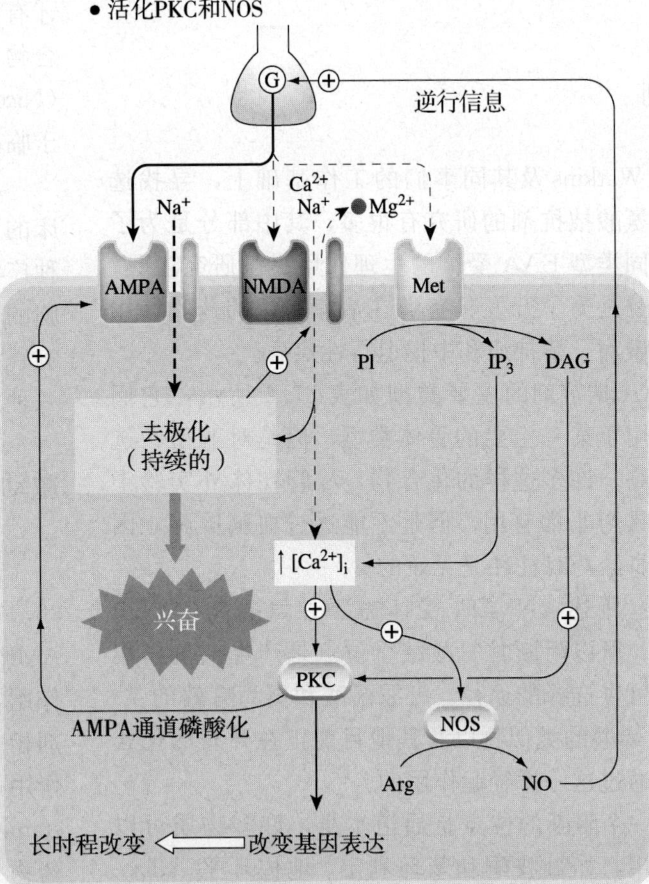


**图 33.7 长时程增强的机制。**A不常见的突触活性，谷氨酸主要活化 AMPA 受体。没有足够的谷氨酸去激活代谢型受体，NMDA 受体通道被 $Mg^{2+}$ 阻断。B条件性兴奋刺激训练之后，足够的谷氨酸释放出来，激活代谢型受体，而 NMDA 通道没有被持续性的去极化所阻断。结果是 $[Ca^{2+}]_i$ 增加，激活下列多种酶。

- 蛋白激酶 C（PKC）可磷酸化多种蛋白质，包括 AMPA 受体（导致递质作用的易化）和其他突触后细胞内控制基因转录的信号转导分子（未显示）。
- 一氧化氮合酶（NOS）释放一氧化氮（NO），易化谷氨酸释放（倒退的信号，或者称为 NO 折返）。
- 磷脂酶 A2（未显示）催化花生四烯酸形成（见第 13 章），倒退的信使，增加突触前的谷氨酸释放。
- 磷脂酶（NAPE-PLD，未显示）催化内源性大麻素（anandamide）形成（见第 15 章）。大麻素似乎作用于 GABA 能抑制性神经末梢，通过抑制 GABA 的释放提高传导。A，AMPA 受体；DAG，二酰甘油；G，谷氨酸；$IP_3$，肌醇（1，4，5）三磷酸；Met，代谢型受体；N，NMDA 受体；PI，磷脂酰肌醇。

转运的改变，突触后膜会聚集更多的 AMPA 受体；再后来，许多其他的调节物质和信号转导通路被激活，引起了结构的改变并导致突触连结数目的持续增加。

尽管 LTP 是一种已经确立的突触现象，它和学习、记忆的关系仍有争议（尽管有些提示性的证据）。例如，将 NMDA 受体的拮抗剂用于大鼠可以使其学习功能受损；同样，通过电刺激海马使 LTP "饱和"，可以损伤大鼠学习迷宫定位的能力。此外，在学习时可以监测到 LTP 样的改变。因此，有望通过药物提高 LTP 以改善学习和记忆能力。

长时程增强只是突触可塑性的一种表现，而神经元之间的连接对神经系统的活动性变化作出反应。其他的现象，包括短时程增强和长时程抑制也有发现，并且看似涉及谷氨酸受体（Malenka & Nicoll，1993）。LTP 和长时程抑制并不局限在负责学习和记忆的海马区，而是在整个 CNS 都有。目前的研究显示谷氨酸受体有重要的作用，而其他的调节物质，如内源性的大麻素类物质也有作用（Malenka & Bear，2004）。

## 作用于谷氨酸受体的药物

### 拮抗剂

在 Watkins 及其同事们的工作基础上，寻找选择性谷氨酸拮抗剂的研究有很多，其中部分是为了理解不同类型 EAA 受体的生理作用提供研究工具，还有部分是为了开发具有潜在治疗作用的药物，用于治疗癫痫、精神病和中枢退行性疾病。

EAA 拮抗剂的主要类型如表 33.1 所示，它们选择作用于某一主要的受体类型，但是对亚型的选择性不高。许多这样的化合物，尽管在体外实验中作为工具药非常有用，但是不能透过血脑屏障，因此当全身给药时往往是无效的。

如上所述，NMDA 受体需要甘氨酸和 NMDA 来活化，所以阻断甘氨酸结合位点是产生拮抗作用的一种可供选择的途径。犬尿烯酸和更为有效的 7-氯-犬尿烯酸的类似物以及其他目前正在开发的化合物都是通过这一途径起作用的。

另一个阻断的位点是通道本身，许多物质可以产生作用，如氯胺酮和苯环利定。地佐环平（dizocilpine），瑞马西胺（remacemide）和美金刚（memantine）都是最近的例子。这些试剂都是脂溶性的，因此可以通过血脑屏障。

谷氨酸拮抗剂的潜在治疗兴趣主要在于减少卒中和头部损伤后的脑损伤（见第 35 章），以及治疗癫痫（见第 40 章）和阿尔茨海默病（见第 35 章）。它们还被认为是下列适应证的治疗药物，如药物依赖（见第 43 章）和精神分裂症（见第 38 章），但是基本原理尚不十分清楚。迄今为止应用 NMDA 拮抗剂和通道阻断剂的试验结果是令人失望的，这些药物的严重缺点是引起幻觉和其他的失调（也是苯环利定的缺点；见第 42 章）。只有两个 NMDA 受体的拮抗剂，氯胺酮（麻醉剂和镇痛剂；见第 36、41 章）和美金刚（治疗阿尔茨海默病；见第 35 章）应用于临床。甘氨酸位点拮抗剂可能导致比较少的不良反应，其试验性的化合物正处在治疗卒中和癫痫的临床试验阶段（Jansen & Dannhart，2003），结果还没有最终定论。AMPA 受体的拮抗剂作为治疗药物看起来是没有前途的，因其可以产生对整个 CNS 的抑制作用，包括呼吸抑制和运动不协调，同时安全范围窄。只有提高受体亚型的选择性，这一方法才有可能获得成功。同这些没有前途的试验性的化合物相比，代谢型受体的拮抗剂可能较有希望（Nicoletti 等，1996），但是这样的化合物还没有应用于临床。

总之，将作用于谷氨酸受体的化合物应用于临床的设想还未能实现。问题可能是，谷氨酸是一种广泛存在并且具有多种功能的介质，参与调节脑的多方面功能，因此用一种可充满全脑的、影响谷氨酸系统的化合物来改善特定的功能障碍是一种太不成熟的策略。

### 激动剂和阳性调节物质

实验中使用的 EAA 受体的多种激动剂如表 33.1 所示。从临床的角度来看，兴趣集中在阳性 AMPA 受体调节物，它们可以通过降低受体脱敏起作用，可改善记忆和认知能力。一个与噻嗪类利尿剂相关的化合物——环噻嗪（cyclothiazide）有这种作用，但却有毒性（见第 24 章）。吡拉西坦（piracetam）和茴拉西坦（aniracetam）是用于治疗痴呆的药物（非常规药物，至少在英国如此）（见第 35 章）也可敏化 AMPA 受体，但不确定这是否是其精神作用的机制。其他所谓的安帕金类药物（ampakines）作为可能改善认识能力的药物正在开发中。

# γ-氨基丁酸

γ-氨基丁酸（GABA）是脑内主要的抑制性递质。在脊髓和脑干中，甘氨酸也很重要。

## 合成、储存和功能

GABA 出现于脑组织中，而并不存在于哺乳动物的其他组织中，即使有也是痕量的。大量存在于黑质纹状体系中（大约 10μmol/g），但是在整个灰质中其浓度很低（2～5 μmol/g）。

GABA 由谷氨酸通过谷氨酸脱羧酶（GAD）的作用形成（图 33.1），GAD 只存在于脑内的 GABA 合成神经元中。GAD 的免疫组化标记被用来进行脑内 GABA 通路的定位。GABA 被转氨反应破坏，其

**兴奋性氨基酸** 要点

- 在中枢神经系统，兴奋性氨基酸(EAAs)，即谷氨酸、天冬氨酸和可能的含硫氨基酸，是主要的快速兴奋性递质。
- 谷氨酸主要通过三羧酸循环中的中间体——α-酮戊二酸通过GABA转氨酶作用生成。
- EAA受体的4种主要亚型：
  — NMDA
  — AMPA
  — 海人藻酸
  — 代谢型
- NMDA受体、AMPA受体和海人藻酸受体都是离子型受体，调节阳离子通道；代谢型受体是G蛋白偶联受体，通过细胞内的第二信使起作用。每种类型有多种分子亚型 。
- NMDA受体控制的通道允许 $Ca^{2+}$ 通过，被 $Mg^{2+}$ 阻断。
- AMPA受体和海人藻酸受体与快兴奋传递有关；NMDA受体参与快兴奋传导，通过控制 $Ca^{2+}$ 内流的作用，在控制突触可塑性方面发挥更复杂的作用（如长时程增强）。
- 竞争性NMDA受体拮抗剂包括AP-5（2-氨基-5-膦酰基戊酸）和CPP[3-（2-羧吡嗪-4-羟基）-丙基-1-膦酸]；NMDA操纵的离子通道被地佐环平阻断，而且被精神类药物氯胺酮和苯环利定阻断。
- CNQX（6-氰基-7-硝基喹噁啉-2，3-二酮）是选择性的AMPA受体拮抗剂。
- 除了谷氨酸之外，NMDA受体还需要低浓度的甘氨酸作为协同激动剂；7-chlorokynurenate阻断甘氨酸的这种作用。
- NMDA受体的活化可被内源性的多胺（如精胺）增强，多胺作用的调节位点可以被艾芬地尔阻断。
- NMDA受体活化产生的过量 $Ca^{2+}$ 内流可导致细胞死亡——兴奋性毒性（见第35章）。
- 代谢型受体是G蛋白偶联的二聚体，与肌醇三磷酸的形成和细胞内 $Ca^{2+}$ 释放有关。它们在谷氨酸参与的突触可塑性和兴奋性毒性方面有部分作用。已知一些特异性的激动剂和拮抗剂。
- EAA受体拮抗剂还没有应用于临床。

中氨基被转移给α-酮戊二酸（生成谷氨酸），并依次生成琥珀酸半缩醛和琥珀酸。这个反应由GABA转氨酶催化，vigabatrine（用于治疗癫痫的化合物，见第40章）可以抑制GABA转氨酶。γ-氨基丁酸（GABA）能神经元和星型胶质细胞可以通过特定的转运体摄取GABA，因此，是转运体而非GABA转氨酶在GABA释放后去除GABA。GABA的转运可被四氢烟酸和六氢烟酸抑制。

GABA作为抑制性递质在多种不同的CNS通路发挥作用。约20%的CNS神经元是γ-氨基丁酸能神经元；大多是短的中间神经元，而长的γ-氨基丁酸能通路连接到小脑和纹状体。GABA的广泛分布以及实际上所有神经元都对其抑制作用敏感这一事实提示，GABA的功能在脑中普遍存在。CNS中大约30%的突触都以GABA作为递质。

## GABA 受体：结构和药理学

GABA作用于两种不同类型的受体，一种（$GABA_A$受体）是配体门控通道，另一种（$GABA_B$受体）是G蛋白偶联受体[1]。$GABA_A$受体（Barnard，2000）和烟碱型乙酰胆碱受体属于相同的结构类型（图3.18）。它们是五聚体，大部分由3种不同的亚基组成（α，β，γ），每一亚基存在于3～6个分子亚型中。五聚体分子有多种可能的排列方式，尽管许多其他的功能变异体在特定的区域中表达（神经递质受体常见的典型异质性），但是其中的一种（$\alpha_1\beta_2\gamma_2$）是目前已知含量最高的。我们目前对于这些受体的功能、作用只有一些基本的了解（Mody & Pearce，2004）。

位于突触后的$GABA_A$受体介导快速突触后抑制，通道选择性地对 $Cl^-$ 通透。位于突触前的$GABA_A$受体负责因GABA从释放部位扩散而产生的慢抑制作用。因此，GABA既作为快速的“点对点”递质，又作为“远距作用”的神经调质产生抑制作用。不同的$GABA_A$受体亚型都可能以这两种方式作用，因为 $Cl^-$ 的平衡膜电位相对于静息电位通常是负值，增加 $Cl^-$ 的通透性可以使细胞超极化，从而减低

[1] 第三类受体，$GABA_C$，是最近被提出来的（Bormann，2000）。与$GABA_A$受体在结构和功能上非常相似，$GABA_C$受体由不同的亚基家族（命名为ρ）构建，稍有药理学差异。它们的功能特异性还不清楚。

其兴奋性❶。

$GABA_B$受体（Bettler 等，2004）位于突触前和突触后，它们是典型的 G 蛋白偶联受体，但不同的是，这类功能性受体是由两个不同的亚基组成的二聚体（见第 3 章）。除了小的剪接变异外，只有一种单一的亚型是已知的，它同样与其他的 G 蛋白偶联受体不一样。$GABA_B$受体通过抑制电压门控的钙离子通道发挥作用（减少递质释放），并且开放钾离子通道（减少突触后兴奋）；这些作用均来源于对腺苷酸环化酶的抑制。

人们认为谷氨酸、GABA 以及它们的受体进化得非常早，所以这些受体可能代表比较古老的受体，从它们那里后来又进化出如神经肽受体等。

## 作用于 GABA 受体的药物

### $GABA_A$受体

$GABA_A$受体类似于 NMDA 受体的地方是，药物可以作用于受体分子不同的部位（图 33.4；Johnston，1996）。包括：

- GABA 结合位点
- 调节位点
- 离子通道

越来越多的证据显示，不同的受体亚型其药理学特性各不相同，但是，除了苯二氮草外（见下文）其余尚不清楚。

$GABA_A$受体是很多重要的中枢作用药物的靶点，特别是苯二氮草类、巴比妥类和神经类固醇（见下文）。全身麻醉药（见第 36 章）除了作用于其他受体，同样也作用于$GABA_A$受体。GABA 受体主要的激动剂、拮抗剂和调节物质如表 33.2 所示。

蝇蕈醇（muscimol）来自于一种具有致幻作用的蘑菇，它和 GABA 的化学性质类似并且是$GABA_A$受体很强的激动剂。一种合成的类似物加波沙朵（gaboxadol；以前根据其化学结构被称为 THIP）是部分激动剂，开发作为催眠药（见第 37 章）。荷包牡丹碱（bicuculline），一种天然产生的致惊厥物，是一个特异的拮抗剂，在大多数 CNS 的突触内阻断快抑制性突触电位。一种合成的 GABA 类似物，Gabazine，也有相似的作用。这些药物都是有用的实验工具药，在临床上没有治疗价值。

苯二氮草类药物有很强的镇静和抗焦虑作用（见第 37 章），选择性增强 GABA 对$GABA_A$受体的作用。它们对$GABA_A$受体的辅助位点（“苯二氮草受体”）有高亲和力，因此可以促进 GABA 的结合并增强其激动作用。对$GABA_A$重组受体的研究显示，γ 亚基的一个小区域对苯二氮草有敏感性，该区域的突变会影响这一位点的固有活性水平（见第 2 章）和对苯二氮草的敏感性❷。与特定 α 亚基的结合也是必要的，因此苯二氮草不能影响所有的$GABA_A$受体。有镇静作用的苯二氮草类药物，如地西泮（diazepam）是激动剂（增强 GABA 的作用），而致惊厥类似物如氟马西尼（flumazenil）（见第 37 章）是拮抗剂或反相激动剂。

调节物质也能增强 GABA 的作用，但是作用部位不如苯二氮草类明确（如图 33.4 所示的“通道调质”），这类物质包括其他的 CNS 抑制药物如巴比妥类（见第 37 章），麻醉药（见第 36 章）和中枢类固醇。中枢类固醇类化合物（Lambert 等，2003）与类固醇激素相关，但其作用是提高$GABA_A$受体的活性（类似于苯二氮草），同时也作用于细胞内类固醇受体。有意思的是，它们包括在中枢神经系统中形成的孕酮和雄激素的代谢物，并被确信有生理性作用。合成的中枢类固醇类包括阿法多龙，作为麻醉药开发（见第 36 章）。另一个假定的内源性调节 GABA 介导传递的物质是一个多肽分子，称为地西泮结合抑制剂，存在于脑及其他组织中，但其生理功能尚不清楚。

印防己毒素（见第 42 章）是一种致惊厥剂，通过阻断偶联$GABA_A$受体的氯离子通道阻断 GABA 的突触后抑制作用。没有临床治疗功效。

### $GABA_B$受体

当 GABA 作为抑制性递质的重要性被认识到时，GABA 样物质被认为可能对癫痫和其他痉挛性疾病产生有效的控制作用。因为 GABA 本身不能通过血脑

❶ GABA 在早期脑发育时（GABA 有重要作用）以及在成年脑的部分区域有兴奋性而不是抑制性作用，因为细胞内 $Cl^-$ 浓度相对比较高，所以膜平衡电位相对于静息膜电位是正值。

❷ 有趣的是，有关转基因动物的研究证据表明，在特异性的$GABA_A$ 受体亚基被敲除后，苯二氮草的抗焦虑和镇静作用是可以根据其分子靶标进行分离的（Rudolph 等，2001）。这个发现对于开发更好的抗焦虑药物有很重要的意义。

**表 33.2　抑制性氨基酸受体性质**

| | $GABA_A$ | | | $GABA_B$ | 甘氨酸 |
|---|---|---|---|---|---|
| 内源性的激动剂 | 受体位点<br>GABA | 调节位点（苯二氮䓬）<br>？与地西泮结合的抑制剂 | 调节位点（其他）<br>多种神经类固醇（如孕酮代谢物） | GABA | 甘氨酸<br>β-丙氨酸<br>牛磺酸 |
| 其他激动剂 | 蝇蕈碱<br>加波沙朵<br>（部分激动剂） | 抗焦虑药<br>苯二氮䓬类（如地西泮） | 巴比妥类<br>类固醇麻醉药（如 alphaxolone） | 巴氯芬 | - |
| 拮抗剂 | 荷包牡丹碱<br>γ-吖嗪 | 氟马西尼 | - | 法克罗芬<br>CGP 35348 及其他 | 士的宁 |
| 通道阻断药 | 印防己毒素 | | | | 无 |
| 效应器作用机制 | 配体门控的氯离子通道 | | | G 蛋白偶联受体；抑制腺苷酸环化酶 | 配体门控性的氯离子通道 |
| 定位 | 分布广泛；主要在 GABA 能的中间神经元 | | | 突触前和突触后广泛作用 | 突触后抑制（快 ipsp） |
| 功能 | 突触后抑制（快 ipsp） | | | 突触前抑制（减少 $Ca^{2+}$ 内流）；<br>突触后抑制（增加 $K^+$ 通过性） | 突触后，主要是脑干和脊髓 |

注：ipsp，抑制性突触后电位。

屏障，因此人们研究的是亲脂性更高的 GABA 类似物；其中之一，巴氯芬（baclofen）在 1972 年被发现。不同于 GABA，巴氯芬几乎没有突触后抑制作用，并且它的作用不能被荷包牡丹碱阻断。这些发现导致对 $GABA_B$ 受体的再认识，因为巴氯芬是其选择性激动剂（Bowery，1993）。巴氯芬用于治疗痉挛状态及其引起的运动失调（见第 37 章）。

$GABA_B$ 受体的竞争性拮抗剂包括很多实验用化合物（saclofen 和许多潜在的可以提高脑通透性的化合物，如 CGP35348）。动物实验证实这些化合物对于 CNS 的功能只有轻微的作用（不同于 $GABA_A$ 拮抗剂较强的致惊厥作用）。矛盾的是，观察到的主要效应是抗癫痫，特别是在失神性小发作的动物模型（见第 37 章）；同时认知能力也提高了。这样的化合物是否有治疗意义还有待于观察。

## γ-羟基丁酸

◆ γ-羟基丁酸（Wong 等，2004）作为 GABA 合成的副产物，天然存在于大脑内。1960 年之前就作为合成药物出现，由于可以激发生长激素的释放，被发现有益于身体发育。有欣快感和脱抑制作用，曾被作为社交活动中的用品。同其他滥用药物一样（见第 43 章），它激活脑内的“奖赏通路”；许多国家规定，其使用是不合法的。GHB 的药理特征还不清楚，尽管人们认为它可以通过转化成 GABA 而部分激活 $GABA_B$ 受体，也可能是同 GHB 受体的特异性位点结合，但对此知道得还很少。

## 甘氨酸

◆ 甘氨酸在脊髓灰质中以高浓度（5μmol/g）存在。作为离子载体用于运动神经元和中间神经元，甘氨酸产生抑制性的超极化，这种超极化不能与抑制性突触反应相区别。士的宁（Strychnine，见第 42 章），是主要作用在脊髓的一种致惊厥的毒物，同时阻断突触的抑制性反应和甘氨酸反应。同时，借助于直接测定神经刺激反应中的甘氨酸释放量，可以提供强有力的证据证实其生理性递质作用。β-丙氨酸与甘氨酸有很近似的药理学作用和组织分布，但其作用不能被士的宁阻断。

甘氨酸的抑制性作用明显不同于其对 NMDA 受体激活

**抑制性氨基酸：GABA 和甘氨酸** 要点

- GABA 是脑内主要的抑制性递质。
- 它在脑内的分布相当均匀，但在外周组织中分布极少。
- GABA 由谷氨酸通过谷氨酸脱羧酶作用形成。主要被再摄取灭活，但是也可以被 GABA 转氨酶脱氨基。
- 有两种类型的 GABA 受体：$GABA_A$和 $GABA_B$。
- $GABA_A$受体主要在突触后存在，直接与氯离子通道偶联，通道的开放可以降低膜的兴奋性。蝇蕈碱是特异性的 $GABA_A$激动剂，致惊厥剂荷包牡丹碱是拮抗剂。
- 其他和 $GABA_A$受体和通道有相互作用的药物包括：
  — 苯二氮䓬镇静剂，作用在结合部位的附属位点易化 GABA 的作用；
  — 惊厥药印防己毒素，阻断阴离子通道
  — 神经类固醇类，包括内源性的孕酮代谢物和其他的 CNS 镇静剂，例如巴比妥酸类和部分的全麻药物，易化 GABA 的作用。
- $GABA_B$受体是 G 蛋白偶联受体，与抑制 cAMP 形成有关。通过抑 $Ca^{2+}$ 通道开放和增加 $K^+$ 传导，引起突触前和突触后的抑制。巴氯芬是 $GABA_B$ 受体激动药，用于治疗痉挛状态；$GABA_B$拮抗剂还没有临床应用。
- 甘氨酸是脊髓的主要抑制性递质，作用于甘氨酸受体，甘氨酸受体在结构上和功能上与 $GABA_A$受体类似。
- 致惊厥药士的宁是竞争性的甘氨酸受体拮抗剂。破伤风毒素主要通过干扰甘氨酸释放起作用。

的易化作用。

甘氨酸受体（Laube 等，2002）类似于 $GABA_A$受体，是由多聚体形成的配体门控氯离子通道，其大量的亚型已经通过克隆被鉴定，受体突变在某些遗传性神经紊乱伴随的肌肉痉挛和反射超兴奋性中得到确认。尽管已经证实很多提高 $GABA_A$受体活性的化合物（如苯二氮䓬类和麻醉药物）也可以类似地作用于甘氨酸受体，但是没有一种治疗性药物是通过特异性改变甘氨酸的传递发挥作用。破伤风毒素是一种类似于肉毒杆菌毒素的细菌毒素（见第 10 章），选择性地阻断脊髓抑制性神经元释放甘氨酸，导致过度的反射超兴奋性和强烈的肌肉痉挛（lockjaw）。

## 结　论

脑中氨基酸及其受体的研究是过去二十余年最活跃的研究领域，获得的信息量非常巨大。这些信号系统与几乎每种神经疾病和精神紊乱都有联系，制药企业投入了大量的精力研发特异性的配体——激动剂、拮抗剂、调节物质、酶抑制剂、转运抑制剂——以此来影响这些信号系统。然而，尽管很多药理学上无懈可击的化合物浮出水面，并且进行了大量的临床试验，但是没有关键的治疗学上的突破。乐观的看法是，对于这些靶点的很多分子亚型的特殊功能的理解更加深入，更多亚型特异性配体的设计和开发可能会带来进一步的突破。但是，在近几年希望还是非常黯淡的。

## 参考文献与扩展阅读


**兴奋性氨基酸**

Bleakman D, Lodge D 1998 Neuropharmacology of AMPA and kainate receptors. Neuropharmacology 37: 187-204 (*Review giving molecular and functional information on these receptors*)

Conn P J, Pin J-P 1997 Pharmacology and functions of metabotropic glutamate receptors. Annu Rev Pharmacol 37: 205-237

Cotman C W, Kahle J S, Miller S E et al. 1995 Excitatory amino acid transmission. In: Bloom F E, Kupfer D J (eds) Psychopharmacology: a fourth generation of progress. Raven Press, New York, pp. 75-85

Dingledine R, Borges K, Bowie D, Traynelis S F 1999 The glutamate receptors ion channels. Pharmacol Rev 51: 8-61 (*Comprehensive review focusing on molecular aspects, with section on potential therapeutic applications*)

Huettner J E 2003 Kainate receptors and synaptic transmission. Prog Neurobiol 70: 387-407. (*Review of the role of pre- and postsynaptic kainate receptors at CNS synapses*)

Jansen M, Dannhart G 2003 antagonists and agonists at the glycine site of the NMDA receptors for therapeutic applications. Eur J Med Chem

38：661-670 (*Update on efforts to develop glycine site ligands for clinical use*)

Javitt D C 2004 glutamate as a therapeutic target in psychiatric disorders. Mol Psychiatry 9：984-997 (*Summary of glutamate receptors subtypes, with speculation about their possible relevance to psychiatric disorders*)

Nicoletti F, Bruno V, Copani A et al. 1996 Metabotropic glutamate receptors：a new target for the therapy of neurodegenerative disorders? Trends Neurosci 19：267-271

Shigeri Y, Seal R P, Shimamoto K 2004 Molecular pharmacology of glutamate transporters. Brain Res Rev 45：250-265

Takahashi M, Billups B, Rossi D et al. 1997 The role of glutamate transporters in glutamate homeostasis in the brain. J Exp Biol 200：401-409

Watkins J C, Jane D E 2006 The glutamate story. Br J Pharmacol 147 (suppl 1)：S100-S108 (*A brief and engaging history by one of the pioneers in the discovery of glutamate as a CNS transmitter*)

**抑制性氨基酸**

Barnard E A 2000 The molecular architecture of $GABA_A$ receptors. In：Möhler H (ed) Pharmacology of GABA and glycine neurotransmission. Handbook of experimental pharmacology 150. Springer-Verlag, Berlin, pp. 79-100 (*Authoritative review on the molecular subtypes of $GABA_A$ receptors*)

Bettler B, Kaupmann K, Mosbacher J, Gassmann M 2004 Molecular structure and function of $GABA_B$ receptors. Physiol Rev 84：835-867 (*Comprehensive review article by the team that first cloned the $GABA_B$ receptors and discovered its unusual heterodimeric structure*)

Bormann J 2000 The ABC of GABA receptors. Trends Pharmacol Sci 21：16-19 (*Discussion about the putative $GABA_C$ receptors, mainly a taxonomic dispute at this stage*)

Bowery N G 1993 $GABA_B$ receptors pharmacology. Annu Rev Pharmacol Toxicol 33：109-147

Johnston G A R 1996 $GABA_A$- receptors pharmacology. Pharmacol Ther 69：173-198

Lambert J J, Belelli D, Peden D R et al. 2003 Neurosteroid modulation of $GABA_A$ receptors. Prog Neurobiol 71：67-80

Laube B, Maksay G, Schemm R, Betz H 2002 Modulation of glycine receptors function：a novel approach for therapeutic intervention at inhibitory synapses? Trends Pharmacol Sci 23：519-527 (*Short review that focuses on pharmacological properties of glycine receptors*)

Mody I, Pearce R A 2004 Diversity of inhibitory transmission through $GABA_A$ receptors. Trends Neurosci 27：569-575 (*An update on what we know about the functional roles of the many $GABA_A$ receptors subtypes in the brain*)

Rudolph U, Crestani F, Möhler H 2001 $GABA_A$ receptors subtypes：dissecting their pharmacological functions. Trends Pharmacol Sci 22：188-194 (*Recent data on transgenic mice with altered $GABA_A$ receptors giving rise to changes in benzodiazepine effects*)

Wong C G T, Gibson K M, Snead O C 2004 From street to brain：neurobiology of the recreational drug γ-hydroxybutyric acid. Trends Pharmacol Sci 25：29-34 (*Short review article*)

**生理学方面**

Bennett M R 2000 The concept of long term potentiation of transmission at synapses. Prog Neurobiol 60：109-137 (*An excellent and not overlong review of this complex phenomenon*)

Malenka R C, Bear M F 2004 LTP and LTD：an embarrassment of riches. Neuron 44：5-21 (*Useful summary of some key experimental data; not for those who want the simple story*)

Malenka R C, Nicoll R A 1993 NMDA-receptors-dependent synaptic plasticity：multiple forms and mechanisms. Trends Neurosci 16：521-527

Malenka R C, Nicoll R A 1999 Long-term potentiation—a decade of progress? Science 285：1870-1874 (*A useful update that presents a simple unifying hypothesis*)

Miller R F 2004 D-serine as a glial modulator of nerve cells. Glia 47：275-283 (*Review of the role of glial-derived D-serine in brain function*)

(徐艳霞　译，金有豫　铁　璐　校，林志彬　审)

# 34 其他递质和调质



## 概　述

中枢神经系统（CNS）中主要的“胺类”递质，即去甲肾上腺素、多巴胺、5-羟色胺（5-HT，血清素）和乙酰胆碱（ACh），都在本章进行讲述；同时简单介绍其他的调质，包括组胺、褪黑激素和嘌呤。单胺类物质是首先被确定为 CNS 递质的，在 20 世纪 60 年代，神经化学和神经药理学的结合促成了许多关于这些物质作用的重要发现，并发现了它们影响这一体系的方式。在以后各章节中要讨论的很多药物的作用机制与这些调质有关。胺类神经调质和我们在第 33 章讨论的氨基酸递质完全不同，胺类神经调质位于脑干和基底前脑的少数具有胞体的神经元中，而氨基酸递质广泛地投射到皮质和其他区域。这些含有胺的神经元功能作为“调节剂”，它们与高水平行为密切相关（例如，立体定位与多巴胺的活性增强有关；见下文），而不是与局部突触的兴奋或抑制有关[1]。最近，一些“非经典”的化学介质，如一氧化氮（nitric oxide，NO；见第 17 章）和内源性大麻素（见第 15 章）进入人们的视线，将在本章结尾处讨论。神经肽是另一种主要类型的 CNS 介质，已在第 16 章介绍，在本篇的其他章节中会讨论一些特异性的神经肽。

## 引　言

虽然我们知道很多关于不同的调质和其同源受体，以及它们在细胞水平的信号转导机制，但是当我们描述它们在脑功能中的作用时，我们还要求助于相对粗放的术语——精神药理学家会认为我们低估了他们复杂的评价方法——如“运动协调”，“觉醒”，“认知损伤”和“探索行为”。两个理解水平之间的差异（“大峡谷”；见第 32 章）挫败了我们将药物分子水平的作用和治疗水平的作用联系起来的努力。现代方法，如转基因动物（见第 6 章）和无创成像技术，正在帮助我们融合这些沟壑，但是还有很长的路要走。

更细致的内容见 Davis 等（2002）和 Cooper 等（2003）。

[1] 他们甚至可被描述为从地狱里传来的声音，让你高兴或难过，警觉或嗜睡，谨慎或冒险，精力旺盛或懒散，虽然你不完全知道为什么——这就是精神疾病。

## 去甲肾上腺素

脑内去甲肾上腺素合成、储存、释放和再摄取的基本过程与外周神经系统是相同的（见第 11 章），脑中突触前和突触后的肾上腺素受体类型与外周神经系统也是相同的。

### CNS 中去甲肾上腺素能通路

尽管在 20 世纪 50 年代，去甲肾上腺素在脑内作为递质的作用被质疑，然而荧光技术的出现使它在神经元中分布的具体研究成为可能。这一技术的基础来源于 Falck 和 Hillarp 的设计，他们将组织暴露于甲醛中后儿茶酚胺会形成荧光衍生物。利用实验动物得到的去甲肾上腺素能、多巴胺能和 5-羟色胺能神经元的详细通路图出现不久后，进一步在人脑中得到了确定。去甲肾上腺素能神经元的胞体在脑桥和延髓有小聚集簇（clusters），而且它们发出广泛的轴突分支到脑内和脊髓的很多部分（图 34.1）。最突出的聚集体是位于脑桥的蓝斑（locus coeruleus，LC）。虽然人类的蓝斑仅有约 10 000 个神经元，但是轴突不连续地延伸到前脑内侧束，发出的数百万去甲肾上腺素能神经末梢穿过皮质、海马和小脑。这些神经末梢并不形成明确的突触联系，但似乎可以广泛地释放神经递质——证明了类似于气雾剂的说法。LC 也参与疼痛通路的下行传递（见第 41 章图 41.5）。

其他的去甲肾上腺素能神经元位于脑桥和延髓的 LC 附近，并且投射到下丘脑、海马、前脑的其他部位以及小脑和脊髓。位于脑干腹侧的一个小的肾上腺素能神经元聚集簇，释放肾上腺素而不是去甲肾上腺素，主要投射到脑桥、延髓和下丘脑。除了认为它们在心血管调节方面起重要作用外，对其了解甚少。

### 功 能

将去甲肾上腺素给予单个神经元常常引起抑制作用，而且大多数情况下这是由 β-肾上腺素受体活化引起 cAMP 积聚所产生的。然而在某些情况下，去甲肾上腺素具有兴奋性作用，这是由 α-或 β-肾上腺素受体介导的，并且涉及其他的信号转导通路（见第 3 章和第 4 章）。见 Ashton-Jones（2002）最近的综述。

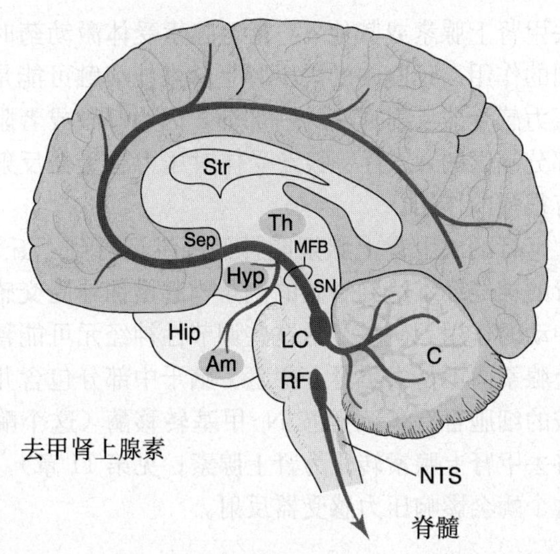


**图 34.1 脑内的去甲肾上腺素通路。**主要的胞体和神经纤维都标示为单色。浅色区显示去甲肾上腺素的神经末梢终止处。Am，杏仁核；C，小脑；Hip，海马；Hyp，下丘脑；LC，蓝斑；MFB，前脑内侧束；NTS，孤束核；RF，脑干网状组织；Sep，隔膜；SN，黑质；Str，纹状体；Th，丘脑。

#### 觉醒和情绪

注意力主要集中在 LC，这是脑中大部分去甲肾上腺素的释放源，而且植入电极后可以从此处检测到神经元的活性。LC 神经元在睡眠时是不活动的，随着行为性觉醒，其活性逐渐增高。不熟悉的或者恐吓性的“唤醒”刺激比熟悉的刺激更能有效地兴奋这些神经元。苯丙胺样药物释放脑内的儿茶酚胺，可以提高觉醒/警觉状态和探索能力（虽然此时由于负反馈机制，LC 神经元的激活实际上是减少的；见第 42 章）。

在情绪和觉醒状态之间有非常近的关系，抑郁个体常常嗜睡并且对外界刺激无反应。情感障碍的儿茶酚胺假说（见第 42 章）认为抑郁是由脑去内特定部位去甲肾上腺素的功能性缺失引起的，躁狂则是由于其功能过强。这种说法目前是有争议的，后续的发现提示 5-HT 在情绪调节中可能比去甲肾上腺素更重要。

#### 血压调节

中枢和外周去甲肾上腺素能突触对于血压的调控可通过降压药可乐定和甲基多巴的作用显示，这类药物可减少 CNS 交感神经冲动的发放（见第 11 章和第 19 章）。当将药物局部注射至延髓或第四脑室，用比全身给药小很多的剂量即可以引起血压降低。局部注射去甲肾上腺素或其他 $\alpha_2$-肾上腺素受体激动药时有相同的作用。延髓中的去甲肾上腺素能突触可能是组成压力感受器反射通路的一部分，因为刺激或者阻断这部分脑区的 $\alpha_2$-肾上腺素受体对压力感受器反射活性有很强的作用。

上行的去甲肾上腺素能神经纤维运行到下丘脑，下行的神经纤维达到脊髓的侧角，起增加外周交感神经冲动的作用。研究显示这些调节性神经元可能释放肾上腺素而不是去甲肾上腺素。脑干中部分包含儿茶酚胺的细胞含有苯乙醇胺 N-甲基转移酶（这个酶可以将去甲肾上腺素转化为肾上腺素；见第 11 章），抑制这个酶会影响压力感受器反射。

## 多巴胺

多巴胺在神经药理学中尤为重要，因为很多常见的脑功能紊乱疾病都与多巴胺有关系，值得关注的是帕金森病、精神分裂症和注意力缺陷障碍，以及药物依赖和内分泌紊乱等疾病。临床上治疗这些疾病的许多药物都通过影响多巴胺传递发挥作用。

### CNS 的去甲肾上腺素

要点

- 中枢神经系统（CNS）的去甲肾上腺素合成、储存、释放和再摄取的机制与外周系统相同，受体也是相同的（见第 11 章）。
- 去甲肾上腺素能细胞胞体呈不连续的聚集簇，主要在脑桥和延髓，一种很重要的细胞簇叫做蓝斑（locus coeruleus）。
- 去甲肾上腺素能通路，主要在前脑内侧束和脊髓下行束，发散性地终止于皮质、海马、下丘脑、小脑和脊髓。
- 去甲肾上腺素的作用主要是抑制 β-受体，但也有部分作用是兴奋性的（α-或 β-受体）。
- 去甲肾上腺素能传递在下列过程中很重要：
  —'觉醒'系统，控制觉醒和警觉状态；
  — 血压调节；
  — 心情控制（功能性缺失导致抑郁）。
- 部分或主要作用于 CNS 去甲肾上腺素能传递的拟精神类药物包括抗抑郁药、可卡因和苯丙胺。一些抗高血压药物（如可乐定、甲基多巴）主要作用于 CNS 的去甲肾上腺素能传递。

多巴胺在脑中的分布比去甲肾上腺素局限。多巴胺在纹状体中含量最为丰富，纹状体是负责运动协调性的锥体束外动力系统（见第 35 章）；在下丘脑和边缘系的一些区域中，多巴胺的浓度也很高（在这里它被释放到垂体的血液中并抑制促乳素的释放，见第 28 章）。

多巴胺的合成与去甲肾上腺素合成的路线相同（图 11.2），即由酪氨酸转变成多巴（限速步骤），然后脱羧成为多巴胺。多巴胺能神经元缺少多巴胺β-羟化酶，因而不能生成去甲肾上腺素。

多巴胺由神经末梢释放后，大部分被单胺转运蛋白大家族中的一个特异性多巴胺转运体再捕获（见第 4 章）。多巴胺被单胺氧化酶和儿茶酚胺-O-甲基转移酶代谢（图 34.2），主要的代谢产物是二羟苯乙酸（dihydroxyphenylacetic acid，DOPAC）和高香草酸（HVA，DOPAC 的甲氧基衍生物）。脑中 HVA 的浓度常作为多巴胺周转的指标。影响多巴胺释放的药物可以增加 HVA，通常并不改变多巴胺的浓度。DOPAC 和 HVA 以及它们的硫酸盐结合物通过尿液排泄，可以作为人类多巴胺释放的指标。

6-羟基多巴胺可选择性地破坏多巴胺能神经末梢，常被用作研究的工具药。它被多巴胺转运体摄取并转化成反应性的代谢物，引起氧化性细胞毒性。

### CNS 的多巴胺能通路

多巴胺能神经元形成 3 条主要系统通路（图 34.3）。

- 黑质纹状体通路缺 V 占脑中 75% 的多巴胺，由黑质的胞体构成，它的轴突终止在纹状体。这些神经纤维和其他单胺类纤维运行至前脑内侧束。人类纹状体神经元中多巴胺能神经元的含量可以通过影像显示（图 34.4）；将含有放射性氟的多巴衍生物注射到脑内 3 小时后，用正电子成像术（PET）得到此图。
- 中脑皮质/中脑边缘叶通路胞体由中脑发出纤维，通过前脑内侧束投射到部分边缘叶，特别是伏核、杏仁核以及额皮质。
- 结节垂体系统 一组短神经元从下丘脑腹侧发出到下丘脑的正中隆起和下垂体分泌腺，它们参与调节腺体分泌。

这些通路的功能将在下文中讨论。在其他脑区和视网膜中也有多巴胺能中间神经元的存在。

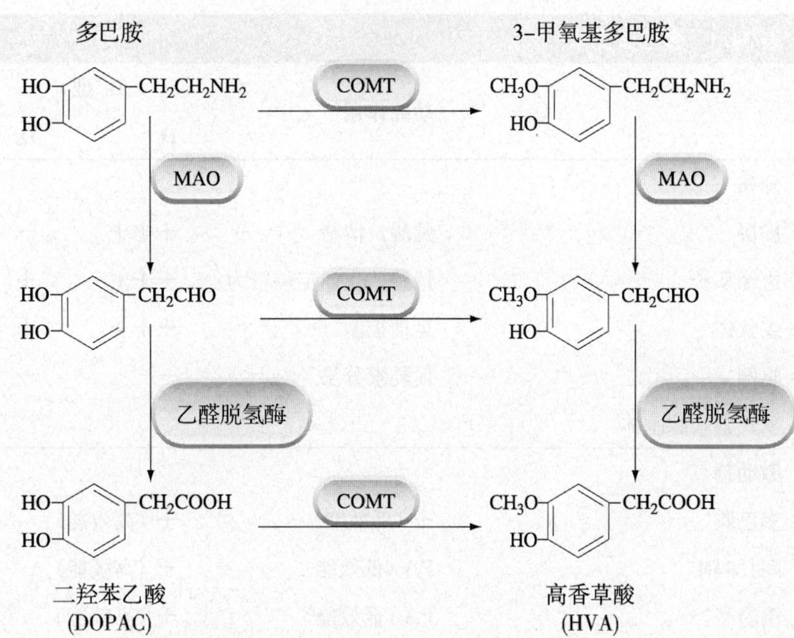


**图 34.2　脑内主要的多巴胺代谢通路。**COMT，儿茶酚胺-O-甲基转移酶；MAO，单胺氧化酶。

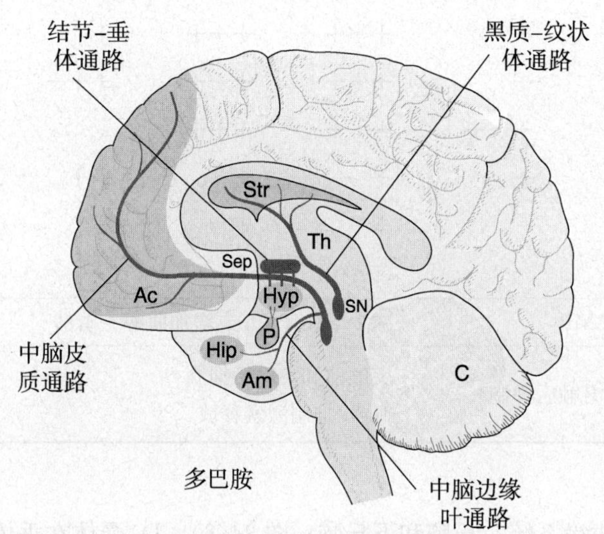


**图 34.3　脑内的多巴胺通路，如图 34.1。**P，脑垂体，受下丘脑的多巴胺能神经纤维支配；Ac，伏核；其他缩写如图 34.1。

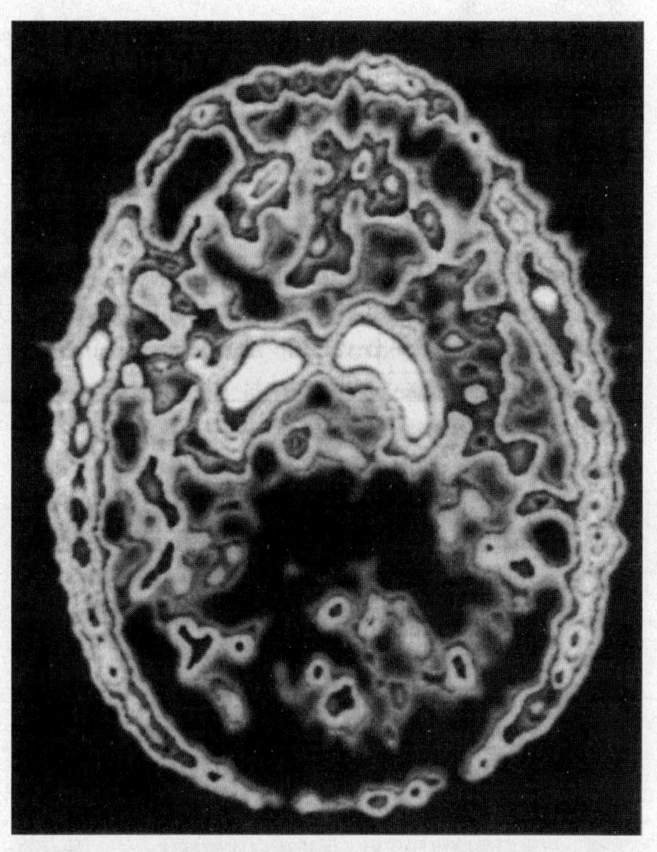

**图 34.4　人的基底神经节多巴胺。**人体内注射了正电子发射同位素$^{18}$F 标记的 5-氟-多巴，可以在 3 小时后用正电子成像术进行定位。同位素聚集在基底神经节的多巴再摄取系统（白色区域），而且在额侧皮质也有小部分聚集。在头皮和颞肌也可见。（From Garnett E S et al. Nature 305：137.）

## 多巴胺受体

最初根据药理学和生物化学特征将多巴胺受体分为两种类型，$D_1$和 $D_2$（分别与腺苷酸环化酶的激活或抑制相关）。通过基因克隆发现了更多的亚组，$D_1$ 至 $D_5$（Missale 等，1998）。最初的 $D_1$ 家族现在包括 $D_1$ 和 $D_5$，而 $D_2$ 家族由 $D_2$、$D_3$和 $D_4$ 组成，其在 CNS 中具有更重要的药理学作用（表 34.1）。剪接变异体可以产生长链和短链的 $D_2$ 受体，遗传多态性（特别是 $D_4$ 的遗传多态性）随后得以确立（见下文）。

表 34.1 多巴胺受体

| | 功能作用 | $D_1$ 型 | | $D_2$ 型 | | |
|---|---|---|---|---|---|---|
| | | $D_1$ | $D_5$ | $D_2$ | $D_3$ | $D_4$ |
| **分布** | | | | | | |
| 皮层 | 觉醒，情绪 | +++ | − | ++ | − | + |
| 边缘系统 | 情感，立体定位行为 | +++ | + | ++ | + | + |
| 纹状体 | 运动控制 | +++ | + | ++ | + | + |
| 腹侧 | 促乳素分泌 | − | − | ++ | + | − |
| 下丘脑和腺垂体 | | | | | | |
| **激动剂** | | | | | | |
| 多巴胺 | +（低效能） | +（高效能） | | | | |
| 阿扑吗啡 | PA（低效能） | +（高效能） | | | | |
| 溴隐亭 | PA（低效能） | +（高效能） | | | | |
| **拮抗剂** | | | | | | |
| 氯丙嗪 | | + | + | +++ | +++ | + |
| 氟哌啶醇 | | ++ | + | +++ | +++ | +++ |
| 丁螺环酮 | − | − | +++ | +++ | +++ | |
| 舒必利 | | + | + | + | + | ++ |
| 氯氮平 | | − | − | ++ | + | − |
| 阿立哌唑 | | | | (PA) | | |
| **信号转导** | | 增加 cAMP | | 减少 cAMP 和/或增加肌醇三磷酸 | | |
| **作用** | | 主要为突触后抑制 | | 突触前和突触后抑制<br>刺激/抑制激素释放 | | |

注：PA，部分性激动剂

◆ 所有受体均属于 G 蛋白偶联的跨膜受体（已在第 3 章介绍），而它们的信号转导机制——通过腺苷酸环化酶和/或磷脂水解来调控钾离子通道和钙离子通道，以及释放花生四烯酸——和其他同类受体是相似的。此信号转导通路中的一个关键的组分是蛋白质 DARPP-32（32kDa，多巴胺和 cAMP 调节的磷蛋白；Girault 和 Greengard，2004）。当细胞内通过激活 $D_1$ 受体 cAMP 增加时，蛋白激酶 A 和 DARPP-32 被磷酸化（图 34.5）。磷酸化的 DARPP-32 作为蛋白磷酸酶如蛋白磷酸酶-1 和 钙调神经磷酸酶（calcineurin）的抑制剂，与蛋白激酶协同作用，促进蛋白质磷酸化——一种有效的放大机制。

激活 $D_2$ 受体可抵消 $D_1$ 受体活化的作用。

多巴胺受体在脑中的表达区域各不相同但又相互重叠。$D_1$ 受体在脑中含量最高、分布区域最广，并且同 $D_2$ 受体一样接受多巴胺能神经支配（即纹状体、边缘系统、丘脑和下丘脑；图 34.3），$D_2$ 受体在垂体腺也有分布。$D_3$ 受体存在于边缘系统但在纹状体中没有。多巴胺受体的拮抗药作为抗精神病药物应用（见第 38 章），这是由于它们虽然在中脑边缘系统起作用，但是阻断纹状体的受体常会引起运动副作用。人们对于针对 $D_3$ 和 $D_4$ 受体的药物很感兴趣，因为这种作用方式能避免副作用。$D_4$ 受体的表达很弱，主要在皮质和边缘系统，由于其与精神分裂症（见第 38 章）和药物依赖（见第 43 章）的可能关系引起了更大的关注。

◆ $D_4$ 受体在人类表现出意想不到的多态性，其中在第 3 个细胞内环表达并参与 G 蛋白偶联（见第 3 章）的 16 个氨基酸的重复序列有很多的变化（变化数目从 2 到 10）。然而，$D_2$ 受体的功能与多态性和长/短剪接变异的关系不大。起初预计 $D_4$ 受体的多态性可能和人类精神分裂症的发病有关，但令人沮丧的是，经过许多研究后并没有找到任何关系。$D_4$ 受体的多态性可能和注意缺陷障碍（伴多动）有联系（Tarazi 等，2004）。

多巴胺，同其他的递质和调质一样，在突触前和突触后都有作用。突触前的 $D_3$ 受体主要存在于多巴胺能神经元，例如纹状体和边缘系统的神经元；它们的激活可以抑制多巴胺合成和释放。多巴胺拮抗药通过阻断这些受体，增加多巴胺合成和释放，引起多巴胺代谢物在脑内这些部位的堆积。它们也能引起多巴胺能神经元活化速度的增加（Cooper 等，2003），可能是通过阻断神经元的反馈通路。

多巴胺受体也介导许多外周的作用（$D_1$ 受体介导），特别是肾血管舒张和心肌收缩性增加（多巴胺本身在临床用于治疗循环性休克；见第 19 章），但是它的有效性和安全性存在疑问。

## 功　能

广义的多巴胺能通路作用被分为：

- 运动调控（黑质纹状体系统）
- 行为作用（中脑边缘叶和中脑皮质系统）
- 内分泌调控（结节垂体系统）

### 多巴胺和运动系统

Ungerstedt 在 1968 年指出大鼠双侧黑质纹状体

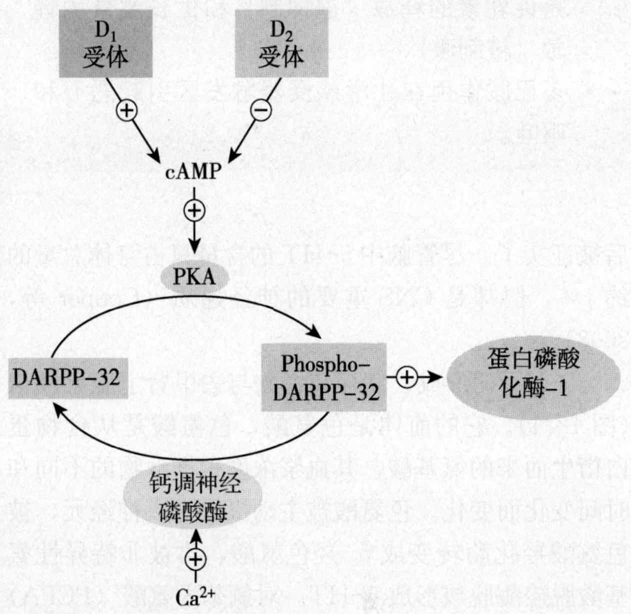


**图 34.5　神经特异性的磷蛋白 DARPP-32 在多巴胺受体信号传递中的作用（见正文）。**PKA，蛋白激酶 A。

切除后破坏了黑质纹状体的神经元，引起深度僵住，动物开始变得不活动，以至于如果不进行人工饲养的话会因饥饿而死亡。注射 6-羟基多巴胺诱导单侧损伤后，由于大脑两侧纹状体的多巴胺功能不平衡，导致动物向损伤侧绕圈运动。相反，单侧注射阿扑吗啡（多巴胺受体的激动剂）至纹状体内则会引起动物向注射部位的对侧绕圈运动。若全身系统性给予正常大鼠阿扑吗啡，和预期的一样，没有不对称运动出现；但如果预先数天或数周单侧损伤动物黑质纹状体后再系统性给予阿扑吗啡，动物出现向损伤侧对侧的循环绕圈运动。这是因为多巴胺能神经末梢破坏后单侧去神经超敏感性（见第 9 章）导致对阿扑吗啡的非对称性反应。在这些动物，给予促使多巴胺释放的药物（如苯丙胺）引起向损伤侧的绕圈运动，这是因为多巴胺能神经末梢只在正常侧存在。这种“转圈模型”对于研究药物对多巴胺能神经元和多巴胺受体的作用非常有用。

帕金森病（见第 35 章）是一种运动控制障碍，伴有黑质纹状体通路内多巴胺缺乏。

许多抗精神病药（见第 38 章）都是 $D_2$ 受体拮抗剂，它们的主要副作用是引起运动障碍，这可能与阻断了黑质纹状体通路内的 $D_2$ 受体有关。

缺乏 $D_2$ 受体的转基因小鼠，自主运动极大地减少，类似于帕金森病。

### 行为作用

苯丙胺有同时释放多巴胺和去甲肾上腺素的作用，给予大鼠苯丙胺可导致正常“鼠样”行为（探索和理毛）的终止，而同时出现重复与外界刺激无关“刻板”行为（用后腿站立、咬啮等）。这些作用过多巴胺受体拮抗药和破坏中脑的含多巴胺阻断，而非通过抑制去甲肾上腺系统的药丙胺诱导的大鼠运动障碍可能反映了的过度活动。

苯丙胺也能引起运动活性的定。例如，通过电子仪器计数一侧的频率。与“刻板”乎与中脑皮质和中脑边相关。有证据表明多巴胺能的过度予少数大鼠苯往，包括退避，与人类精神分裂症苯丙胺、可卡因（通过抑制多巴胺转运体起作用）（见第 9 章）以及其他的成瘾性药物（见第 43 章）可以激活中脑皮质的多巴胺能"奖赏"通路，这对药物依赖发挥了很重要的作用。主要参与的受体是 $D_1$ 受体，而且缺失 $D_1$ 受体的转基因小鼠失去了一般常规活动的能力，同时摄食减少，并对苯丙胺和可卡因不敏感（Sibley，1999）。

### 神经内分泌功能

结节垂体的多巴胺能神经通路（图 34.3）参与调控促乳素的分泌。下丘脑分泌多种介质（大多是小分子多肽类；见第 28 章），它们控制不同激素从垂体腺的分泌。其中，多巴胺对催乳素有抑制作用，这个系统有很重要的临床意义。很多抗精神病药物（见第 38 章）通过阻断 $D_2$ 受体增加促乳素的分泌并导致乳房发育和泌乳，甚至对男性亦如此。溴隐亭（bromocriptine）是从麦角衍生而来的多巴胺受体激动剂，临床用于抑制垂体腺瘤引起的促乳素分泌。

多巴胺可促进正常个体中生长激素的分泌量，但是溴隐亭却反常地抑制由于肢端肥大症引起的过度分泌（可能是由于它使多巴胺受体脱敏，与生理性多巴胺的脉动性释放相反）且有很有益的治疗作用，前提是给药前生长激素分泌过度。由于有其他更有效的药物（见第 28 章），现已很少应用溴隐亭。

### 呕　吐

药理学证据强烈提示，多巴胺能神经元对于产生恶心和呕吐有很重要的作用。因此，几乎所有的多巴胺受体激动剂（如溴隐亭）和其他增加脑内多巴胺释放的药物（如左旋多巴；见第 35 章）都有引起恶心和呕吐的副作用，而很多多巴胺拮抗剂（如吩噻嗪类和甲氧氯普胺；见第 25 章）有止吐作用。延髓（化学感受器触发区）的 $D_2$ 受体与呕吐的启动有关（见第 25 章），并推测可调节此效应。

**CNS 的多巴胺**

**要点**

- 多巴胺同它的前体去甲肾上腺素一样都是中枢的神经递质。它的降解方式与去甲肾上腺素相似，主要是代谢成为二羟苯乙酸和高香草酸，在尿中排泄。
- 3 条主要的多巴胺能通路：
  — 黑质纹状体通路，主要是运动控制。
  — 中脑边缘叶/中脑皮质通路，运行于中脑细胞群和部分边缘系统，特别是伏核和皮质；与情感和药物诱导的奖赏系统有关。
  — 结节垂体神经元起始于下丘脑到腺垂体，负责调节分泌功能。
- 有 5 种多巴胺受体亚型。$D_1$ 和 $D_5$ 受体和腺苷酸环化酶的活化有关。$D_2$，$D_3$ 和 $D_4$ 受体和腺苷酸环化酶的抑制有联系。大部分已知的多巴胺功能都主要由 $D_2$ 受体家族调节。
- $D_2$ 受体家族可能和精神分裂症有联系。$D_4$ 受体表示出明显的人类多态性，但与疾病之间的关系还没有明确建立。
- 帕金森病和黑质纹状体多巴胺能神经元的功能缺失有关。
- 多巴胺活性过强的行为学作用包括立体定位模式并可以被多巴胺释放药物（如苯丙胺）和多巴胺激动药（阿扑吗啡）诱导产生。
- 腺垂体的激素释放可以被多巴胺调节，特别是促乳素的释放（被抑制）和生长激素的释放（被刺激）。
- 多巴胺作用在化学感受器触发区引起恶心和呕吐。

## 5-羟色胺

5-羟色胺（5-HT）在外周的生成和作用在第 12 [illegible]已经介绍了。对 5-HT 可能作为 CNS 递质的兴趣[illegible]溯到 1953 年，当时 Gaddum 发现麦角酰二乙胺[illegible])，一种非常强的致幻药（见第 42 章），有外周[illegible]-HT 受体拮抗剂的作用，因此推测它的中枢[illegible]能与这一作用相关。脑内 5-HT 的存在几年之后被证实了。尽管脑中 5-HT 的含量只占身体总量的约 1%，但却是 CNS 重要的神经递质（Cooper 等，2003）。

5-HT 的形成、储存和释放与去甲肾上腺素类似（图 12.1）。它的前体是色氨酸，色氨酸是从食物蛋白衍生而来的氨基酸，其血浆浓度根据食物的不同和时间变化而变化。色氨酸被主动摄取进入神经元，被色氨酸羟化酶转变成 5-羟色氨酸，再被非特异性氨基酸脱羧酶脱羧形成 5-HT。对氯苯丙氨酸（PCPA）可以选择性且不可逆地抑制色氨酸羟化酶。色氨酸的含量和色氨酸羟化酶的活性被认为是调节 5-HT 合成的主要因素。这个脱羧酶与多巴脱羧酶非常类似，但不能调节 5-HT 的合成。释放后，5-HT 大部分被神经元重新吸收，这个机制可以被许多抑制儿茶酚胺再摄取的药物（如三环类抗抑郁药）所抑制。但是，儿茶酚胺和 5-HT 的载体并不相同，并且，针对儿茶酚胺和 5-HT 的抑制剂显示了不同水平的特异性。选择性 5-HT 再摄取抑制剂（见第 39 章）是一类很重要的抗抑郁药物。5-HT 几乎全部被单胺氧化酶降解（图 12.1），该酶将 5-HT 转化成 5-羟基吲哚乙醛，其大部分经脱氢后形成 5-羟基吲哚乙酸，由尿液排泄。

## CNS 的 5-HT 通路

含有 5-HT 的神经元的分布与去甲肾上腺素能神经元相似（图 34.6）。胞体在脑桥和上延髓聚集成团，与中脑接近（中缝），常被称为中缝核。通过前脑内侧束，位于头侧核，投射在皮质、海马、基底神经节、边缘系统和下丘脑的许多部位。位于尾侧的胞体投射到小脑、延髓和脊髓。

## CNS 的 5-HT 受体

主要的 5-HT 受体类型如表 12.1。除了 $5\text{-HT}_3$ 是配体门控离子通道，其余都是 G 蛋白偶联受体。所有的 5-HT 受体都在 CNS 中表达，而且它们的功能性作用被广泛分析。在已知 14 个确定的受体亚型，

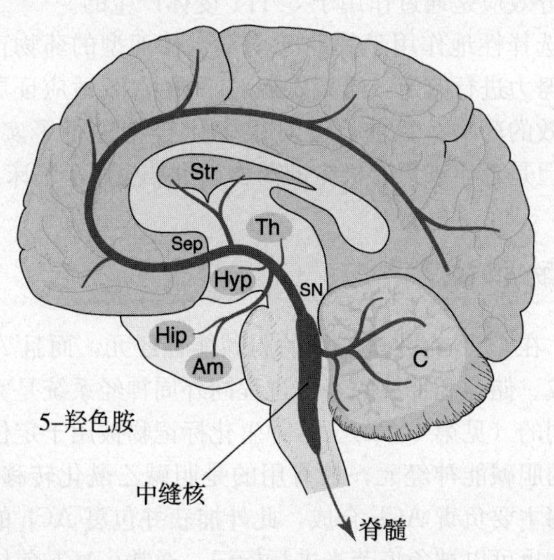


**图 34.6 脑内的 5-羟色胺通路，见图 34.1。缩写词与图 34.1 相同。**

拥有大量选择性相对较低的药理学工具药的情况下，清楚地指明各个 5-HT 受体的功能并不简单。Barnes 和 Sharp（1999）对现有知识给出了比较详细的介绍。新家族成员（$5\text{-HT}_{5-7}$受体）是由 Woolley 等（2004）和 Hedlund & Sutcliffe（2005）近期综述的。

从中可获得明确的一般性概念。

- $5\text{-HT}_1$ 受体的作用主要是抑制性的。$5\text{-HT}_{1A}$受体作为自身受体被中缝核内的 5-HT 神经元表达，它们的自体抑制性作用倾向于限制这些细胞的活化速率。它们在边缘系统也广泛分布，被认为是治疗焦虑和抑郁的主要药物靶标（见第 37 章、第 39 章）。$5\text{-HT}_{1B}$和 $5\text{-HT}_{1D}$受体主要作为基底神经节内的突触前抑制性受体被发现。作用于外周 $5\text{-HT}_{1D}$受体的激动药用于治疗偏头痛（见第 12 章）。
- $5\text{-HT}_2$ 受体（脑中大部分是 $5\text{-HT}_{2A}$）发挥突触后的兴奋作用，在皮质和边缘系统中含量丰富。被认为是多种致幻药的靶标（见第 42 章）。使用 $5\text{-HT}_2$ 受体拮抗药如二甲麦角新碱治疗偏头痛的作用在第 12 章讨论。
- $5\text{-HT}_3$ 受体主要存在于最后区（参与呕吐的延髓区；见第 25 章）和脑干的其他部分，延伸到脊髓背角。在皮质的某些部位和外周神经系统中也存在。它们是兴奋性离子型受体，特异性受体拮抗药（如奥坦西隆；见第 12 章、第 25 章）用于治疗恶心和呕吐。这些药物可能还有抗焦虑的作用，但还不是十分清楚。
- $5\text{-HT}_4$ 受体在胃肠道中很重要（见第 12 章、第 25 章），在脑内特别是纹状体中也有表达。它们发挥突触前的易化作用，特别是对于乙酰胆碱（ACh）释放，因此可提高认识行为能力。
- $5\text{-HT}_6$ 受体只在 CNS 存在，特别是在海马、皮质和边缘系统。它们被认为是改善认知和减轻精神分裂症症状药物的潜在靶标，但是目前还没有这样的药物可以使用。
- $5\text{-HT}_7$ 受体存在于海马、皮质、丘脑和下丘脑，在血管和胃肠道中也有。可能的 CNS 功能包括体温调节和内分泌调节，可能也参与调节情绪、认知功能和睡眠。选择性拮抗剂被开发用于多种临床适应证。

## 功能特性

5-HT 神经元在脑干的精确定位允许对它们的电

活动进行详细研究，电活动被认为与行为及影响5-HT神经通路药物的作用有关。5-HT细胞显示出异常的、高度规律的慢放电模式，而且被5-$HT_1$受体激动剂强烈抑制，揭示存在局部的负反馈抑制机制。

在脊椎动物，有以下一些特殊的生理功能和行为表现与5-HT通路相关（Barnes & Sharp，1999）：

- 幻觉和行为改变
- 睡眠、觉醒和情绪
- 饮食行为
- 感觉传递控制（特别是疼痛通路；见第41章）

### 致幻作用

很多致幻药物（如LSD；见第42章）是5-$HT_{2A}$受体激动剂并抑制脑干内5-HT神经元的放电。这些神经元对皮质神经元产生抑制作用，而且提示皮质抑制缺失是致幻作用以及实验动物的某些行为表现的基础，例如当5-HT的前体5-羟基色氨酸给予大鼠时出现的"湿狗式颤抖"。多种抗精神病药物（见第38章）除了阻断多巴胺$D_2$受体外，还是5-$HT_{2A}$受体的拮抗剂。

### 睡眠、觉醒和情绪

中缝核损伤或者给予PCPA诱导5-HT耗竭，可抑制实验动物睡眠，而在脑干特异的位点微量注射5-HT可以诱导睡眠。5-HT前体（色氨酸或者5-羟色氨酸）曾试用于治疗失眠症，但被证明是不成功的。有证据表明5-HT和去甲肾上腺素可能都参与情绪控制（见第39章），使用色氨酸来增加5-HT合成已试用于治疗抑郁，但并不成功。

### 饮食和食欲

对于实验动物，5-$HT_{1A}$激动剂如8-羟基-2-（二-正-丙氨基）四氢萘（8-OH-DPAT）诱导饮食过多，导致肥胖。作用于5-$HT_2$受体的拮抗剂，包括临床使用的一些抗精神病药物，也提升食欲，导致体重增加。另一方面，抑制5-HT再摄取（5-HT再摄取抑制剂；见第39章）的抗抑郁药物引起食欲消失。

### 感觉传导

中缝核损伤或者给予PCPA后，动物显示对多种感觉刺激的过度反应。它们很容易被惊吓，也很快出现回避反应，而这些刺激在正常情况时不会引起动物出现回避反应。看来拥有对不相关的感觉输入不加理会的正常能力需要具备完整的5-HT通路。致幻药物产生的"感觉增强"可能部分起因于5-HT的"看门人"功能受损。5-HT在脊髓和脑中对疼痛通路的传导也发挥抑制作用，而且5-HT和镇痛药如吗啡（见第38章）之间有协同作用。因此，用PCPA耗竭5-HT，或者选择性损伤投射到背角的含5-HT的下行神经元，都能阻断吗啡的镇痛作用，但是抑制5-HT的再摄取有完全相反的作用。

### 其他可能的作用

5-HT的其他可能作用包括多种自主和内分泌功能，如体温、血压和性功能的调节。更多的信息可以参看Azmitia和Whitaker-Azmitia（1995）以及Cooper等（2003）的报道。

临床使用的影响5-HT神经通路的药物分为以下几类：

- 5-HT再摄取抑制药，如氟西汀（fluoxetine），作为抗抑郁药（见第39章）。
- 5-$HT_{1D}$受体激动药，如舒马普坦（sumatriptan），用于治疗偏头痛（见第12章）。
- 5-$HT_{1A}$受体激动药，如丁螺环酮（buspirone），用于治疗焦虑症（第37章）。
- 5-$HT_3$受体拮抗药，如奥坦西隆（ondansetron），用于止吐（见第25章），对焦虑动物模型也有效。
- 抗精神病药（如氯氮平，见第38章），它们的部分效应是通过作用于5-HT受体产生的。
- 选择性地作用于其他5-HT受体亚型的药物正在努力进行鉴定，希望发现对不同CNS适应证更有效的药物。目前，已对很多化合物进行了实验，但是近年来只有极少的药物被批准应用于临床。

## 乙酰胆碱

在CNS有数量众多的胆碱能神经元，而且ACh合成、储存和释放的基本过程同外周神经系统是完全相同的（见第10章）。多种生化标记物被用于定位脑内的胆碱能神经元，最有用的是胆碱乙酰化转移酶，此酶主要负责ACh合成，此外捕获并包裹ACh的转运体也可以被免疫荧光进行标记。通常，ACh前体和代谢物的生化研究较其他氨基类递质的研究困难得多，因为相关的物质（胆碱和乙酸）除了参与ACh的代谢还参与很多其他过程。

CNS 的 5-羟色胺

要点

- 中枢神经系统（CNS）的 5-羟色胺合成、储存、释放、再摄取和降解的机制与外周系统是相同的（见第 12 章）。
- 色氨酸的可利用率是调节合成的主要因素。
- 尿液排泄的 5-羟吲哚乙酸可用于测定 5-HT 的周转。
- 5-HT 神经元集中于脑桥和延髓的中缝核中部，发散性投射到皮质、边缘系统、下丘脑和脊髓，和去甲肾上腺素的投射相似。
- 5-HT 通路相关的功能包括：
  — 多种行为反应（如幻觉行为、'湿狗式颤抖'）；
  — 摄食行为；
  — 情绪和感情控制；
  — 睡眠/觉醒调控；
  — 感觉通路控制，包括伤害感受；
  — 体温控制；
  — 呕吐。
- 5-HT 可以对单独的神经元发挥抑制或兴奋作用，作用在突触前或突触后。
- 在 CNS，主要的受体亚型（表 12.1）是 $5\text{-}HT_{1A}$，$5\text{-}HT_{1B}$，$5\text{-}HT_{1D}$，$5\text{-}HT_2$ 和 $5\text{-}HT_3$。这些受体的行为学和生理性功能已经部分研究清楚。其他受体亚型（$5\text{-}HT_{4-7}$）在中枢神经系统也存在，但功能了解得还不多。
- 选择性地作用于 5-HT 受体或影响其转运体的药物：
  — $5\text{-}HT_{1D}$激动剂，'TRIPTANS'（如舒马普坦），用于治疗偏头痛（见第 12 章）；
  — $5\text{-}HT_2$受体拮抗剂（如酮色林），用于预防偏头痛（见第 12 章）；
  — 选择性 5-HT 再摄取抑制剂（如氟西汀），用于治疗抑郁（见第 39 章）；
  — 如 $5\text{-}HT_3$受体阻断剂，奥坦西隆，用于治疗化疗药物诱导的呕吐（见第 12 章）。

## CNS 的胆碱能通路

乙酰胆碱在脑内广泛分布，存在于前脑的所有部位（包括皮质）、中脑和脑干，但是在小脑分布比较少。脑中主要的胆碱能通路如图 34.7。前脑和脑干的胆碱能神经元扩散性投射到皮质和海马的许多部分——和前面描述的胺类通路类似。这些神经元藏在基底前脑的不连续区域，形成前脑大细胞核群（因为这里的胞体显著较大，故这样命名），其中主要投射到皮质的迈内特基底核的退化与阿尔茨海默病有关（见第 35 章）。另一个被称为隔海马核的聚集丛主要提供海马的胆碱能输入，与记忆功能有关。除此以外，与单胺类递质通路不同，有很多局部的、特别是位于纹状体的胆碱能中间神经元，和帕金森病和亨廷顿舞蹈病有很重要的关系（见第 35 章）。

## 乙酰胆碱受体

乙酰胆碱主要是兴奋作用，这种作用是由多种亚型的烟碱型（离子型）或者毒蕈碱型（G 蛋白偶联型）受体参与介导的（见第 10 章）。部分毒蕈碱型 ACh 受体（mAChRs）是抑制性的。

脑内的 mAChRs 主要是 $M_1$ 类（也就是 $M_1$、$M_3$ 和 $M_5$ 亚型；见第 10 章），毒蕈碱受体拮抗药和胆碱酯酶抑制药的中枢作用取决于它们对这些受体的兴奋或是阻断作用。mAChRs 的突触前作用是抑制胆碱能神经元释放 ACh，毒蕈碱受体拮抗药阻断这种抑制作用，可以明显增加 ACh 释放。许多与胆碱能神经通路相关的行为学效应可以由 ACh 作用于 mAChRs 而产生。

烟碱型 ACh 受体（nAChRs）在中枢也广泛存

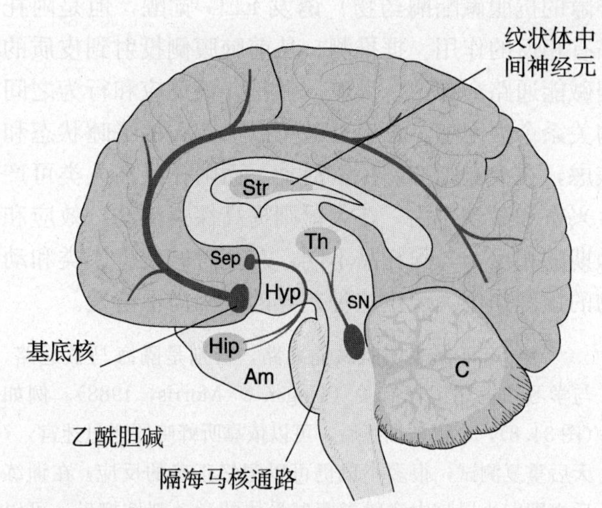


**图 34.7　脑内的乙酰胆碱通路，见图 34.1。**缩写词同图 34.1。

在，但远比 mAChRs 稀少。它们是典型的五聚体离子型受体（见第 3 章；Hogg 等，2003），由 α 和 β 亚基组成，每一个都有多种亚型（表 10.1）。脑中主要是异五聚体 $\alpha_4\beta_2$ 亚型（主要在皮质存在）和同型 $\alpha_7$ 亚型（主要在海马存在）。其他异构体在很多脑区的密度都比较低。如同在外周的作用一样，尽管在少数情况下 nAChRs 在突触后介导快速兴奋传递，然而大多数的 nAChRs 位于突触前，促进其他递质的释放，如谷氨酸和多巴胺。尼古丁（见第 43 章）通过激动 nAChRs 的 $\alpha_4\beta_2$ 亚基发挥中枢作用。

很多阻断 nAChRs 的药物（如氯筒箭毒碱；见第 10 章）不能穿过血脑屏障，即使可以通过血脑屏障（如美卡拉明），也只能产生中等程度的 CNS 作用。各种 nAChR 敲除的小鼠品系已被开发和研究，尽管可以观察到某些程度的认识功能损害，但是删除多种 CNS 特异的 nAChR 亚型一般只产生极小的影响。

## 功能特性

胆碱能通路的功能主要从模拟、增强或者阻断 ACh 作用的药物研究，特别是从近年来特定 nAChRs 基因敲除或突变的转基因动物研究（Cordero-Erausquin 等，2000；Hogg 等，2003）中推断而来。

胆碱能通路的主要功能归结为觉醒、学习和记忆以及运动控制。脑电图学（EEG）记录可用于监测人或实验动物的觉醒状态。昏睡、不活跃的状态和 EEG 记录中的高幅低频波有关，若有感觉刺激则转变成低幅高频波。给予毒扁豆碱（一种可以穿过血脑屏障的抗胆碱酯酶药物）诱发 EEG 觉醒，但是阿托品有相反的作用。据推测，从前脑腹侧投射到皮质的胆碱能通路介导这一反应。但是，该反应和行为之间的关系令人困惑。毒扁豆碱可以引起人的嗜睡状态和焦虑，在大鼠则抑制探索活动。而阿托品在人类可产生兴奋和激动作用，在大鼠则提高探索活动，效应和预期的相反。与阿托品不同，东莨菪碱产生人类和动物的镇静作用，产生这种差异的原因尚不清楚。

◆ 有证据表明胆碱能通路，特别是隔海马核通路，与学习和短期记忆有关（Hagan & Morris，1988）。例如（图 34.8），小鼠被训练后，可以依靠听蜂鸣器通过迷宫，7 天后重复测试，很多小鼠仍可以记忆正确的反应。在训练后立即向小鼠脑内注射毒蕈碱受体的激动剂槟榔碱，可以减少重复测试时忘记正确反应的小鼠百分比，然而注射毒蕈碱受体拮抗剂东莨菪碱则有相反的作用。在图 34.8 所示的实验中，一种预先设计的偏差被引入，即选择给予槟榔碱的小鼠特别迟钝（敏锐者已经被排除），而且训练时间很短，对照组的遗忘率是大约 70%；给予最佳剂量的槟榔碱的小鼠，遗忘率减少到约 15%。东莨菪碱实验用最聪明的小鼠进行（迟钝者被排除），而且训练更为彻底，对照组的遗忘率只有大约 20%，但这种遗忘率可以被东莨菪碱提高。最近，研究显示合成的毒蕈碱激动剂可以部分恢复隔海马核胆碱能通路损伤所致的实验动物学习与记忆缺陷。东莨菪碱也损害人类的记忆能力，当用于麻醉前给药时可引起遗忘症。然而 $M_1$ mAChR 敲除的小鼠只显示了轻微的学习和记忆损害（Wess，2004）。

与多种神经元 nAChRs 的合成激动剂类似，尼古丁能提高警觉状态以及学习和记忆能力。相反的是，有效的中枢神经系统 nAChR 拮抗剂如美卡拉明引起轻微的但仍可观测到的学习和记忆损害。破坏脑内 nAChRs 的转基因小鼠只有轻微的空间学习任务损伤。总而言之，nAChRs 和 mAChRs 两者都在学习和记忆中有作用，但是 nAChRs 还参与调节觉醒行为。奇怪的是受体敲除的小鼠几乎不受影响，表明 ACh 受体信号缺失后可能还有其他代偿机制。

过度表达乙酰胆碱酯酶的转基因小鼠（显示胆碱能传递受损）行为正常，但是数月之后出现学习缺陷（Beeri 等，1995）。然而解释并不简单，因为这些小鼠对于毒蕈碱受体激动剂和烟碱受体激动剂的反应均较差，表明出现了复杂的继发效应。

近来使用一种从蟾蜍的皮肤中提取的化合物地棘蛙素进行的研究提示，神经元 nAChRs 参与疼痛的传导。地棘蛙素是这些受体的选择性激动剂，同尼古丁一样在动物身上有强大的镇痛活性（见第 41 章）。

胆碱能神经元在神经退行性疾病如痴呆和帕金森病中的重要性将在第 35 章讨论。

胆碱酯酶，除了其快速分解释放出来的 ACh 的主要作用之外，还有多种营养功能（不与酶的活性必然相关）调节神经元的生长和突触形成（Soreq & Sediman，2001），关于这些我们现在了解得还比较少。

## 嘌 呤

腺苷和 ATP 都是 CNS 的递质和/或调质（Dunwiddie & Masino，2001；Robertson 等，2001），与它们在外周的作用一样（见第 12 章）。描绘通路比较困难，由于嘌呤能神经元不易用组织化学的方法确定，描绘通路比较困难。但已知腺苷可能作为广泛存在的神经调质，而 ATP 作为快速的递质和局部调质有更特异的突触功能。

腺苷在细胞内由 ATP 生成（图 12.4）。它并不储存在囊泡，主要由载体参与的转运过程释放。因

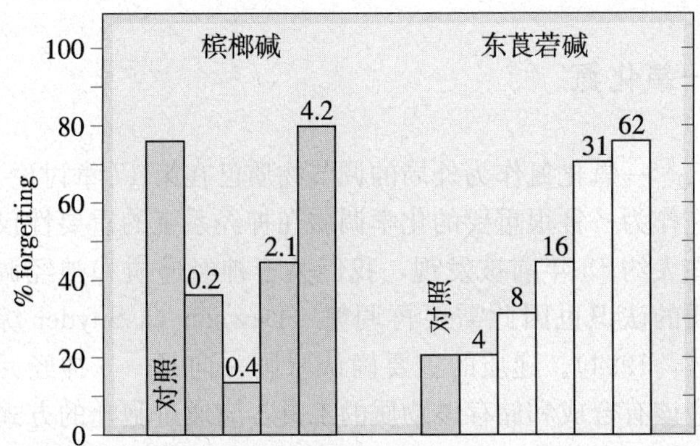


**图 34.8　槟榔碱和东莨菪碱对学习的作用。**小鼠被训练出一种可以避免电击休克的行为学技能，7 天后检测它们对这种技能的记忆能力。表现最差的一组小鼠（左侧）脑室内注射胆碱能激动药槟榔碱；低剂量时，它们的成绩明显提高，但在高剂量时成绩下降。在最初实验中表现最好的动物组给予毒蕈碱受体阻断药东莨菪碱，可以引起动物成绩的退步。（From Flood J F，Landry D W，Jarvik M E 等 1981 Brain Res 215：177-185.）

为细胞内的 ATP 浓度（每升若干毫摩尔）极大地超过了腺苷的浓度，转化一小部分 ATP 会大大增加腺苷的浓度。ATP 作为经典递质储存在囊泡并以胞吐方式释放，但在组织损伤的情况下也能大量从细胞漏出。在高浓度时，ATP 可能作为兴奋性毒素（类似谷氨酸，见第 33 章）导致进一步神经元损伤。它也可以被迅速转化成腺苷（图 12.4），发挥保护作用。腺苷代谢的特点提示，它主要以一种安全的机制在神经元的活性受到威胁时保护其免受损伤，比如局部缺血或癫痫发作时。

> **CNS 的乙酰胆碱**　　要点
>
> - 中枢神经系统（CNS）的乙酰胆碱（ACh）合成、储存、释放、再摄取和降解的机制与外周系统是相同的（见第 10 章）。
> - ACh 广泛分布在 CNS，重要的通路有：
>   — 前脑基底核（大细胞性的），可以广泛投射到大部分前脑，包括皮质；
>   — 隔海马核的投射；
>   — 在纹状体和伏核的短中间神经元。
> - 某些神经退行性疾病，特别是痴呆和帕金森病（见第 35 章）和胆碱能通路的异常有关。
> - CNS 的 ACh 受体既有烟碱型又有毒蕈碱型。前者参与烟碱的中枢作用。烟碱受体主要在突触前存在；突触后的烟碱受体参与传导的例子还很少。
> - 毒蕈碱型受体参与 ACh 介导的行为学作用，即影响觉醒、学习和短时期记忆。
> - 毒蕈碱型受体阻断药（如东莨菪碱）导致遗忘。
> - 神经元释放的乙酰胆碱酯酶可能有和胆碱能传递明显不同的作用。

如我们在第 12 章讨论的，腺苷通过 G 蛋白偶联受体（$A_1$、$A_{2A}$、$A_{2B}$和 $A_3$）发挥作用，而 ATP 作用于 $P_2$ 受体，$P_{2X}$是配体门控阳离子通道，$P_{2Y}$是 G 蛋白偶联受体。$P_{2Y}$受体主要产生抑制性作用，但 $P_{2X}$受体产生兴奋性作用，产生类似于 nAChRs 的突触前和突触后作用。所有这些受体在脑内都有或多或少的分布。

腺苷或各种 A 受体激动剂的整体作用是抑制，产生如困倦、运动失调、镇痛和抗惊厥等活性。黄嘌呤如咖啡因（见第 42 章）是 $A_2$ 受体的拮抗剂，产生觉醒和警觉。已开发出多种合成的腺苷激动剂，这类药物在治疗如癫痫、疼痛和各种睡眠障碍方面可能是有益的。更进一步的可能用途是神经保护，因为实验动物模型研究显示，腺苷对于神经元兴奋和谷氨酸释放的抑制作用可以保护脑组织免受缺血损伤（见第 35 章），但临床还没有这样的药物应用。

ATP 作为化学调质在脑中的功能所知不多。因为它很快被代谢成 ADP 和腺苷，它们的药理作用很难被揭示，并且几乎没有 ATP 受体的选择性激动剂和拮抗剂。因为组织损伤引起 ATP 释放，并刺激表达 $P_{2X}$受体的、无髓鞘的传入神经末梢，导致疼痛，所以它可能在伤害感受中有重要作用。

## 组　胺

◆ 组胺在脑中的含量比在其他组织（如皮肤和肺）中少，但毫无疑问的是，组胺作为神经递质起作用（Brown 等，2001）。组胺能神经元的胞体局限在下丘脑的一小部分，它们也合成和释放多种其他递质，而且它们的轴突事实上到达脑的所有部分——“气雾剂”排布，类似其他单胺类神经元。罕见的是，没有再摄取组胺的机制存在，其作用通过酶甲基化终止。

组胺通过 3 种类型的受体起效（$H_{1-3}$；见第 13 章），它们均是 G 蛋白偶联受体，并存在于大部分脑区。$H_1$ 受体主要位于突触后并引起兴奋作用；$H_2$ 和 $H_3$ 受体产生抑制作用，分别位于突触后和突触前；$H_3$ 受体为存在于组胺释放神经元的抑制性自身受体。

类似于其他单胺类递质，组胺参与CNS的多种不同功能。组胺释放遵循独特的生理节律，神经元白天激活、夜晚休眠。在皮质和网状激活系统中的 $H_1$ 受体参与唤醒和警觉，而且 $H_1$ 受体拮抗剂有镇静作用（见第13章）。组胺的其他功能包括摄食和饮水的控制和温度调节，但都不是很清楚。抗组胺药广泛用于控制恶心和呕吐，例如运动病和中耳失调，表明组胺在这些反射中有作用。

## CNS的其他调质

现在我们从熟悉的“单胺类递质”的神经药理领域到了前沿，近似于到了西部不发达的边城。在这个领域有用的药物还很少，如果您关注应用药理学，您可以放心地跳过接下来的部分等待规则建立起来。

### 褪黑素

◆ 褪黑素（Brzezinski，1997）有些神秘。它只在形成昼夜节律的内分泌腺松果腺体中合成。松果腺体含有两种，别的地方没有发现的酶通过乙酰化和O-甲基化将5-HT转变成褪黑素，其激素产物。褪黑素（在所有的动物，不管它们是昼行和还是夜行）夜间分泌高而白天分泌低，节律由视网膜的输入控制，通过去甲肾上腺素能视网膜下丘脑通路调控，这个通路终止在下丘脑的视交叉核上，该结构常被命名为“生物钟”，它产生昼夜节律。视交叉核不直接控制松果腺，而是间接地支配腺体的交感神经纤维。当光亮强度高时，视网膜控制系统抑制褪黑素分泌。该系统自身并不产生昼夜节律，而是“诱导”明-暗循环。昼夜节律，包括褪黑素的分泌节律，即使没有明-暗信号也会继续，但周期性大于24小时。

褪黑素受体广泛存在并有不同类型。主要的一类是典型的G蛋白偶联受体，主要存在于大脑和视网膜，但外周组织也有。另一类型是曾经被确定为“孤儿受体”中的一种（见第3章），是调节基因转录的细胞内视黄酸受体家族的一员。虽然在这个领域有较多研究，但我们现在对于褪黑素调控的生理过程知之甚少。

尽管几乎没有可能的对照实验证实其效果，褪黑素之于医疗目的已变成一种风行一时的“替代疗法”。褪黑素口服给药吸收很好但代谢很快，其血浆半衰期只有几分钟。基于褪黑素可以重新建立昼夜节律，它被提出用于调整时差或是提高夜间工作人员的效率，实验证明夜间给予褪黑素确实能够减轻时差的影响。虽然如何起效我们不清楚，但单次给药显示了同步化生理性分泌循环的效应。褪黑素诱导嗜睡，但对于它和经典的催眠药物之间的区别有不同的观点（见第37章）。褪黑素产生的其他作用（如对情绪和免疫功能的影响），还没有被确认。已合成其激动剂和拮抗剂，正在针对多种适应证（主要是睡眠失调）进行试验。

### 一氧化氮

一氧化氮作为外周的调节物质已在第17章讨论。它作为一种很重要的化学调质在神经系统的重要性仅在大约15年前被发现，我们关于神经递质和神经调质的认识也因此需要再调整（Dawson & Snyder 综述，1994）。递质的主要确认原则一向是——神经元应该有合成和储存该物质的工具，应通过胞吐的方式由神经元释放，应与特异性膜受体相互作用，并应有灭活机制——这些都不适用于NO。此外，它是无机的毒性气体，根本不像我们以前认识的递质分子。NO，可能还有一氧化碳（CO），其调质功能也已研究得较为清楚（Bredt & Snyder，1992；Vincent，1995；Barañano 等，2001）。NO快速扩散通过细胞膜，所以它的作用并不局限。它的半衰期很大程度上依赖于化学环境，范围从血液中的几秒到正常组织中的数分钟。NO的灭活速率（见第17章）与NO浓度的增加不成比例，所以低水平的NO相当稳定。超氧化物可以和NO反应（见下文），其存在可显著地缩短NO的半衰期。

神经系统中的一氧化氮主要通过神经元分泌的一氧化氮合酶（nNOS；见第17章）产生，nNOS可以通过组织化学或免疫标记的办法检测。这种酶只在约2%的神经元中存在，既有短的中间神经元也有长通路神经元，事实上在脑内所有区域，特别是小脑和海马中含量较高。nNOS在胞体、树突以及轴突末端都存在，提示（因为NO不能储存，一旦生成立刻被释放）NO的释放不局限在传统的神经递质释放部位。nNOS是钙调蛋白依赖性的酶，可因细胞内 $Ca^{2+}$ 浓度的增加而活化，细胞内钙离子增加的机制有很多，包括动作电位传导和神经递质作用。许多研究显示，通过突触通路的激活或其他方式如脑缺血可使NO生成增加（见第35章）。

一氧化氮通过两条主要途径发挥作用：

- 通过激活可溶的鸟苷酸环化酶，导致cGMP的生成，引起多种磷酸化级联反应（见第3章）。这种“生理学的”控制机制在NO低浓度（约0.1μmol/L）时起效。
- 通过和超氧化物自由基反应生成过氧化亚硝酸盐，过氧化亚硝酸盐是高毒性的阴离子通过氧化细胞内的多种蛋白发挥作用。这需要NO浓度在1～10μmol/L，在脑缺血时发生。

有很好的证据证明 NO 在长时程增强和抑郁中有重要作用（见第 33 章），因为这些现象可以被 NOS 抑制剂减弱或者阻断，nNOS 基因敲除的小鼠则没有这些现象。

基于相同类型的证据，NO 被认为在脑缺血导致的神经元死亡机制中也有重要作用（见第 35 章）。还推测它可能参与其他过程，包括帕金森病、老年痴呆和肌萎缩侧索硬化等神经退行性病变，以及与神经元活性相关的局部血流控制。如果得到证实，这些理论会在这些迄今为止难以控制的疾病领域中开创新的治疗可能性。

◆ 一氧化碳是我们熟知的导致呼吸衰竭的有毒气体，它和血红蛋白牢固结合，引起组织缺氧。但是，它也是内源性生成物，和 NO 有很多共同点（Verma 等，1993；Barañano 等，2001）。神经元和其他细胞含有 CO 的生成酶，血红素加氧酶。和 NO 相同，CO 可激活鸟苷酸环化酶。

**其他递质和调质**

要点

**嘌呤**

- ATP 作为神经递质发挥作用，被储存在囊泡内，以胞吐的方式释放。作为某些通路内的快兴奋递质通过离子型受体起效，通过代谢型受体作为神经调质。
- 细胞内液中 ATP 的相对浓度很高，如果神经元的生存力受到威胁时（如卒中）可以直接释放。过量的释放可以产生神经毒性。
- 释放出来的 ATP 被快速转换成 ADP、AMP 和腺苷。
- 腺苷不储存在囊泡中，而是通过载体机制释放，或者由释放出来的 ATP 产生（主要是在病理条件下）。
- 腺苷主要发挥抑制效应，通过 $A_1$ 受体和 $A_2$ 受体，产生镇静、抗惊厥和神经保护作用；而且作为安全机制起效。
- 甲基黄嘌呤（如咖啡因）是 $A_2$ 受体的拮抗剂增加觉醒状态。

**组胺**

- 组胺符合神经递质的标准。组胺能神经元起源于下丘脑的很小的一个部位但有广泛的分布。
- $H_1$、$H_2$ 和 $H_3$ 受体在脑内广泛分布。$H_1$ 和 $H_3$ 受体主要产生兴奋性作用，$H_2$ 受体是抑制性的。
- 组胺的作用还不完全清楚，主要的线索是组胺能神经元在觉醒的时候是活跃的，同时 $H_1$ 受体阻断剂有很强的镇静作用。
- $H_1$ 受体阻断剂是止吐剂。

**褪黑素**

- 褪黑素由 5-羟色胺合成，主要在松果腺，由松果腺释放作为一种循环激素。
- 分泌由光强度控制，白天分泌少而夜间分泌多。神经纤维从视网膜开始到视交叉上核（“生物钟”），通过交感神经支配松果腺。
- 褪黑素作用于中枢和外周的很多类型的受体。口服后，它产生镇静作用并且“重置”生物钟，因此用于调节飞行时差。
- 褪黑素的其他作用（如情绪和免疫功能）是有争议的。

**一氧化氮（见第 17 章）**

- 神经元一氧化氮合酶（nNOS）在中枢神经系统的很多神经元都存在，一氧化氮（NO）生成增加（递质作用）的机制是因为细胞内的 $Ca^{2+}$ 增多。
- NO 通过增加 CGMP 的生成影响神经元功能，对神经元有兴奋性和抑制性作用。
- NO 可形成大量过氧化亚硝酸盐，它有神经毒性。
- nNOS 抑制可以减少长时程增强和长时程抑制，可能因为 NO 的功能是作为一种逆行信使。抑制 nNOS 也可以保护性地对抗动物模型的脑缺血性损伤。
- CO 和 NO 的很多性质相似，可能也是神经调质。

**脂类调质**

- 花生四烯酸在神经元内通过受体介导的磷脂水解形成。它被转换成多种类花生酸类和花生四烯乙醇胺。
- 花生四烯酸本身以及它的活性产物通过调节离子通道和蛋白激酶的级联反应可以产生快的或慢的效应。这些效应可以在供体细胞或临近的细胞及神经末梢出现。
- 花生四烯乙醇胺是内源性的大麻素受体（见第 15 章）和辣椒素受体（见第 41 章）活化剂。
- 脂类调质在中枢神经系统的作用还不太清楚。

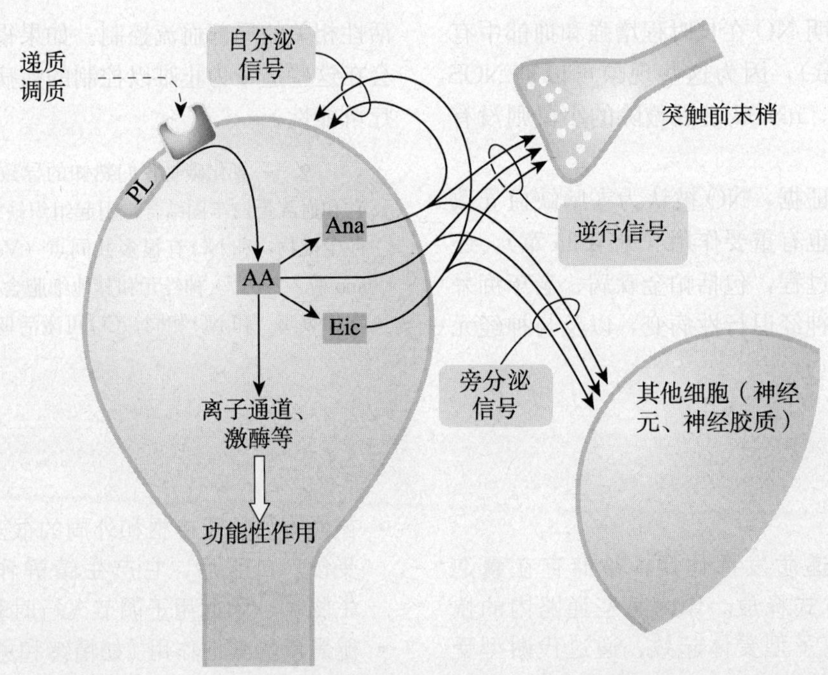


**图 34.9 脂类调质转导信号的假定模式。**花生四烯酸（AA）由受体介导的细胞膜磷脂分子水解形成。它可以直接作为细胞内的信使作用于离子通道或者蛋白激酶级联反应的不同步骤，产生多种长期和短期效应。它们也可以被转化成类花生酸类物质（前列腺素类、白三烯类或羟化廿碳四烯酸类［HETEs］）或转变成花生四烯乙醇胺（Ana）。HETEs 也可以直接作为细胞内信使。所有这些调质扩散到细胞外，作用于细胞内受体或者细胞外受体，在突触前神经末梢或邻近细胞发挥效应。有很多关于这些信号传递模型的例子，但对于它们在神经系统中的功能意义所知甚少。Eic，类花生酸类；PL，细胞膜磷脂分子。

CO 作为 CNS 调质的作用尚不明确，但已经有一些证据表明它在小脑和嗅觉神经元中有很重要的作用，在这些区域，cGMP 敏感的离子型通道与转导过程有关。

毫无疑问，脑内 NO 和 CO 更进一步的功能还有待确认，但是新的治疗方法可能来自于针对这些令人惊奇的调质的合成和信号转导通路不同步骤的作用物。我们可能必须承受冗长的关于 NO 的不同说法，但最终将是有价值的。

## 脂类介质

◆ 花生四烯酸的生成及其转化成类花生酸类物质（主要为前列腺素类、白三烯类和羟化廿碳四烯酸［HETEs］；见第 13 章）以及内源性大麻素受体的配体花生四烯乙醇胺（见第 13 章）都是已知发生于 CNS 的过程。尽管我们在这个领域的知识是不完整的，但毫无疑问它们有很重要的作用（Piomelli，1995；Piomelli 等，2000）。了解程度不够的部分原因是，几乎没有选择性的抑制剂作为探针去研究相当长的介质形成过程中的各个步骤。图 34.9 是不同可能性的简单示意，但是我们应该认识到，关于这些通路重要性的证据是很有限的。

磷脂分子裂解导致花生四烯酸的生成，在神经元中应答不同介质引起的受体活化。形成的花生四烯酸可以直接作为细胞内的信使，既控制离子通道又可以调节蛋白激酶级联反应的不同部分（见第 3 章），使神经元产生快速或者延迟的作用。花生四烯酸也可以代谢成花生四烯乙醇胺和类花生酸类，它们中的一些物质（主要是 HETEs）也可以作为细胞内信使作用于相同的细胞。类花生酸类也可以通过细胞表达的膜受体发挥自分泌作用。花生四烯酸和它的产物很容易从细胞内游离到细胞外，从而影响到附近的结构，包括突触前神经末梢（反馈信号）和临近的细胞（旁分泌信号），通过作用于受体或者作为细胞内信使直接发挥作用。理论上有多种可能性，但是至今我们知道的该系统能够发挥重要作用的情况只有几种，包括我们以前提及的长时程增强（见第 33 章），其中一个成分可以被磷脂酶 $A_2$ 的抑制所阻断，此过程中花生四烯酸作为反馈信号递质易化突触前的神经末梢释放递质。另一研究得比较清楚的系统是 *aplysia* 感觉神经元，其中多种抑制性递质作用于膜受体，通过花生四烯酸和其产物发挥细胞内作用。

这个领域令人惊奇的发现是花生四烯乙醇胺，除了属于大麻素受体激动剂之外，也激动辣椒素受体（见第 41 章），这个受体与外周感觉神经末梢对疼痛刺激的反应有关。花生四烯乙醇胺在疼痛传递中的作用还有待于观察。

## 结 语

在这两章的内容里，我们比较长而曲折地展现了脑和它的化学，在我们的脑海里有两个问题：什么介质以及什么受体在脑区有什么重要作用？这些信息和目前所用的以及将来可能出现的治疗功能失调的药物有什么关系？尽管很多的研究人员使用了大量新方法努力进行研究，这些问题的答案仍然和以往一样不明朗。虽然转基因技术使得特定的基因产物（如蛋白）可以在更为精确和可控的水平进行研究，但是转基因动物的行为学分析还不太成功。潜在的CNS靶标——大量的受体亚型，它们中的很多由异源多聚体组成，存在剪接变异等突变，加上相关的调节其表达和定位的机制——复杂性大大增加了。最好的改善脑功能失调（如卒中或者精神分裂症）的靶标的设想，还没有获得突破，即使二十多年过去了，我们已经了解了更多的信息。在随后的章节里，我们会发现目前的治疗成功事例大部分是偶然的经验性发现，几乎没有遵循逻辑科学和基于机制途径获得成功的。比较乐观的是，现在正在改变，未来的发现会越来越少地依靠运气而更多地依靠分子设计，但是进程比较慢。一个核心问题可能是，大脑将细胞、细胞器和分子严格地放在需要它们的位置，使用相同的分子在不同的区域履行不同的职责。药物研发专家正设计特异的配体药物分子（见第56章），但是我们缺少可以把分子运送到解剖学抑或是显微镜可见的脑区内的输送系统，更别提把药物运输到特异的细胞和亚细胞结构中。

## 参考文献与扩展阅读


### 一般参考文献

Cooper J R，Bloom F E，Roth R H 2003 Biochemical basis of neuropharmacology，Oxford University Press，New York (*Clear and well-written textbook giving more detailed information on many topics covered in this chapter*)

Davis K L，Charney D，Coyle J T，Nemeroff C (eds) 2002 Neuropsychopharmacology：the fifth generation of progress. Lippincott，Williams & Wilkins，Philadelphia (*A 2000-page monster with excellent and authoritative articles on basic and clinical aspects*)

Nestler E J，Hyman S E，Malenka R C 2001 Molecular neuropharmacology. McGraw-Hill，New York (*Good modern textbook*)

### 去甲肾上腺素

Ashton-Jones G 2002 Noradrenaline. In：Davis K L，Charney D，Coyle J T，Nemeroff C (eds) 2002 Neuropsychopharmacology：the fifth generation of progress. Lippincott，Williams & Wilkins，Philadelphia

### 多巴胺

Girault J-A，Greengard P 2004 The neurobiology of dopamine signalling. Arch Neurol 61：641-644 (*Short review article*)

Missale C，Nash S R，Robinson S W et al. 1998 dopamine receptors：from structure to function. Physiol Rev 78：198-225 (*Comprehensive review article*)

Seeman P，Van Tol H H M 1994 dopamine receptor pharmacology. Trends Pharmacol Sci 15：264-270 (*Introductory review article*)

Sibley D R 1999 New insights into dopaminergic receptor function using antisense and genetically altered animals. Annu Rev Pharmacol Toxicol 39：313-341

Svenningsson P，Nishi A，Fisone G et al. 2004 DARPP-32：an integrator of neurotransmission Annu Rev Pharmacol Toxicol 44：269-296 (*Review article describing the multiple roles of this component of the dopamine signalling pathway*)

Tarazi F I，Zhang K，Baldessarini R J 2004 dopamine $D_4$ receptors：beyond schizophrenia. J Recept Signal Transduct 24：131-147 (*Dismisses link between $D_4$ receptor polymorphism and schizophrenia，suggesting possible link with attention deficit hyperactivity disorder，impulsivity and cognitive function*)

### 5-羟色胺

Azmitia E C，Whitaker-Azmitia P M 1995 Anatomy，cell biology and plasticity of the serotonergic system. In：Bloom F E，Kupfer D J (eds) Psychopharmacology：a fourth generation of progress. Raven Press，New York (*General review article*)

Barnes N M，Sharp T 1999 A review of central 5-HT receptors and their function. Neuropharmacology 38：1083-1152 (*Detailed compilation of data relating to distribution，pharmacology and function of 5-HT receptors in the CNS；useful information source but not particularly illuminating*)

Hedlund P B，Sutcliffe J G 2004 Functional，molecular and pharmacological advances in 5-$HT_7$ receptor research. Trends Pharmacol Sci 25：481-486 (*Reviews current understanding of role of 5-$HT_7$ receptors，including data from receptor knockout mice*)

Woolley M L，Marsden C A，Fone K C 2004 5-$HT_6$ receptors. Curr Drug Targets CNS Neurol Disord 3：59-79 (*General review article focusing on the many possible clinical applications of 5-$HT_6$ receptor agonists and antagonists*)

### 乙酰胆碱

Beeri R，Andres C，Lev-Lehman E et al. 1995 Transgenic expression of human acetylcholinesterase induces progressive cognitive deterioration in mice. Curr Biol 5：1063-1071 (*Describes a transgenic mouse model with impaired chholinergic transmission leading to cognitive changes*)

Cordero-Erausquin M，Marubio L M，Klink R，Changeux J-P 2000 Nicotinic receptor function：new perspectives from knockout mice. Trends Pharmacol Sci 21：211-217 (*Short review article*)

Hagan J J, Morris R G M 1988 The chholinergic hypothesis of memory: a review of animal experiments. In: Iversen L L, Iversen S, Snyder S H (eds) Handbook of psychopharmacology, vol 20. Plenum, New York, pp 237-323 (*Useful summary, now rather dated, of evidence implicating ACh in learning and memory*)

Hogg R C, Raggenbass M, Bertrand D 2003 Nicotinic acetylcholine receptors: from structure to brain function. Rev Physiol Biochem Pharmacol 147: 1-46 (*General review of molecular and functional properties of brain nAChRs*)

Soreq H, Sediman S 2001 acetylcholinesterase—new roles for an old actor. Nat Rev Neurosci 2: 294-302 (*Speculative review of evidence suggesting functions for acetylcholinesterase other than ACh hydrolysis*)

Wess J 2004 Muscarinic acetylcholine receptor knockout mice: novel phenotypes and clinical implications. Annu Rev Pharmacol Toxicol 44: 423-450 (*Description of functional effects of deleting various peripheral and central mAChR isoforms*)

## 其他信使

Barañano D E, Ferris C D, Snyder S H 2001 Atypical neural messengers. Trends Neurosci 24: 99-106 (*Short trendy review on some established mediators, such as NO, and some speculative ones, such as CO and D-serine*)

Bredt D S, Snyder S H 1992 Nitric oxide, a novel neuronal messenger. Neuron 8: 3-11 (*Widely quoted review article that anticipates many later discoveries*)

Brown R E, Stevens D R, Haas H L 2001 The physiology of brain histamine. Prog Neurobiol 63: 637-672 (*Useful review article*)

Brzezinski A 1997 Melatonin in humans. New Engl J Med 336: 186-195 (*Clear and well-referenced review article; recommended as an introduction*)

Dawson T M, Snyder S H 1994 Gases as biological messengers: nitric oxide and carbon monoxide in the brain. J Neurosci 14: 5147-5159 (*Excellent introductory review summarising ideas in a new area*)

Dunwiddie T V, Masino S A 2001 The role and regulation of adenosine in the central nervous system. Annu Rev Neurosci 24: 31-55 (*Good short review emphasising the protective role of adenosine*)

Piomelli D 1995 Arachidonic acid. In: Bloom F E, Kupfer D J (eds) Psychopharmacology: a fourth generation of progress. Raven Press, New York (*Excellent review article*)

Piomelli D, Giuffrida A, Calignano A, Fonseca F R 2000 The endocannabinoid system as a target for therapeutic drugs. Trends Pharmacol Sci 21: 218-224 (*Short review article on role of anandamide in CNS*)

Robertson S J, Ennion S J, Evans R J, Edwards F A 2001 Synaptic P2X receptors. Curr Opin Neurobiol 11: 378-386 (*Review on transmitter role of ATP, focusing on receptor pharmacology*)

Verma A, Hirsch D J, Glatt C E et al. 1993 Carbon monoxide: a putative neural messenger. Science 259: 381-384 (*Speculative review that points out similarities with NO*)

Vincent S R (ed) 1995 Nitric oxide in the nervous system. Academic Press, London (*Useful compendium of review articles on all aspects of NO in the nervous system*)

（徐艳霞 译，金有豫 铁 璐 校，林志彬 审）

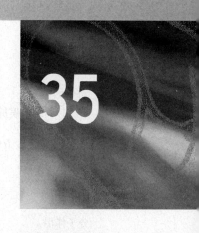

# 神经退行性疾病



## 概　述

就一般规律而言，成年人中枢神经系统中死亡的神经元是不能被替代的❶，而当神经元轴突受损、断裂后其末端亦不能再生，因而任何一种可导致神经元死亡的病理过程都能产生不可逆的结果。最初看来，这是一个用药理学方法干预毫无希望的领域，实际上除了帕金森病（PD），目前的药物治疗也确实十分有限。尽管如此，由于神经退行性脑功能障碍在老年人群中的发病率和社会影响，近年来人们在这一领域进行了大量的研究工作。

本章中，我们主要集中探讨 3 种常见的神经退行性疾病：阿尔茨海默病（AD），PD 和缺血性脑损伤（卒中）。此类包括各种朊蛋白病（如 CJD）在内的长期、缓慢发展的疾病中，AD 与 PD 是最常见的两种。它们都有相同的病因，即由于不同的正常生理性蛋白质错误折叠形成的聚合体而引起（Forman，2004；Mallucci & Collinge，2005）。这种病因学上新的认识提示，在这一重要领域中可开发一系列新的有效治疗策略。但目前为止，可行的治疗干涉手段仍是针对神经元丢失的功能代偿，而不是预防或逆转神经元的丢失。

由急性缺血性脑损伤引起的卒中同样是一种常见的、有巨大社会经济影响的疾病，其病因学与慢性神经退行性疾病差异很大，因此需要完全不同但同样具有挑战性的治疗方法。

本章探讨的主题有：

- 神经元死亡机制，着重在蛋白质凝聚（如淀粉样变）、兴奋性毒性、氧化应激和凋亡。
- 基于上述机制，产生神经保护作用的药理学方法。
- 针对神经元丢失进行补偿（主要应用于 AD 和 PD）的药理学方法。

## 慢性神经退行性疾病中的蛋白质错误折叠与聚集

错误折叠意味着某些正常表达的蛋白采用了不正常的构型，因而它们倾向于形成大的不溶性的聚集体（图 35.1）。由核糖体产生的线性氨基酸链，需要先被正确地折叠成一个紧凑的结构，其中特定的氨基酸正确地分布于该结构的表面，才能形成一种功能性蛋白。

❶ 一般认为新的神经元都由成年脑特定区域的干细胞形成，即便在灵长类也是如此。这种情况是否同样发生在皮层，以及它在学习和记忆功能中扮演的角色仍然存在争论（Gross，2000；Rakic，2002）。已经明确的是在脑的修复中，它的作用即使有也十分有限。但是，懂得如何利用神经干细胞的内在潜力来形成新的神经元仍然被视为治疗神经退行性紊乱的一种显而易见的方法。

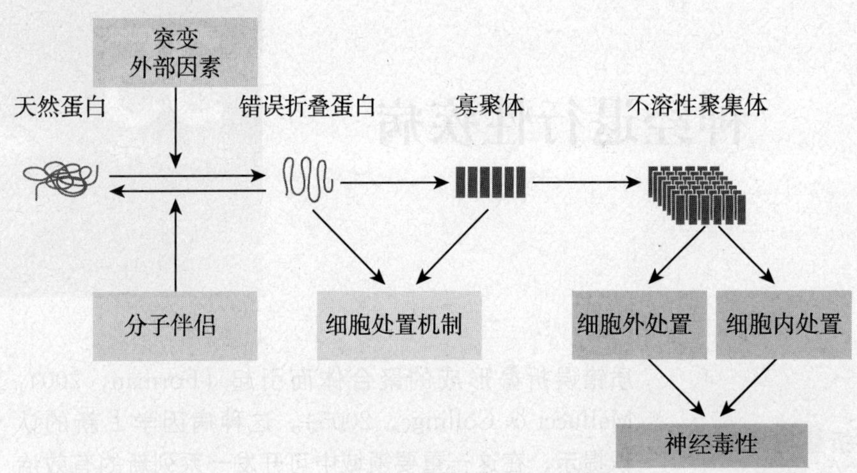


**图 35.1 蛋白质错误折叠：在多种神经退行性疾病中都存在的过程。**

这种复杂的级联次序很容易出错而导致大量的错误折叠，并且无法重新回到其“天然”的构型。与蛋白的正常功能相比，这些错误折叠的蛋白是没有功能的，但能在细胞内造成损伤。这些错误折叠通常意味着常规应处于蛋白中心的疏水基团被暴露在表面，从而造成分子产生很强的聚集倾向，最初是形成寡聚体，之后是不溶性的微聚集体（图 35.1）。这些聚集体同样倾向于黏附在细胞膜上。蛋白的特定突变，或朊病毒感染，可能增加蛋白质采取这种错误构象的倾向（见下文）。

在整个生命过程中，蛋白质的错误折叠都在低速自发产生，因而聚集体随年龄增长而逐渐堆积。在神经系统，这些聚集体经常会形成独特的结构，通常被称作淀粉样沉淀，在显微镜下可见，并成为神经退行性疾病的特征。尽管机制尚不清楚，但这些聚集体或者是错误折叠的蛋白前体可导致神经元的死亡。由这类蛋白质的错误折叠和聚集引起的神经退行性疾病见表 35.1。

脑具有多种多样的保护机制来限制这些蛋白质及聚集体的堆积，主要手段是产生“伴侣”蛋白，其与新合成或错误折叠的蛋白质相结合，使之能够正确折叠；或通过遍在蛋白化（ubiquitination）作用，使之在细胞内被销毁。当这些保护性机制不足时就会出现蛋白质聚集体的堆积。有关这些机制的综述，参见 Stefani & Dobson（2003）和 Selkoe（2004）。

## 神经元的死亡机制

急性细胞损伤导致坏死，病理学特征包括细胞肿胀、空泡化和溶解，伴随有细胞 $Ca^{2+}$ 超载和膜损伤（见下文）。典型的坏死细胞其内容物会流出到其他周围组织，从而引起炎性反应。细胞还可以通过凋亡即程序性死亡而死去（见第 5 章），这是生命的很多过程，如发育、免疫调节和组织重建中都非常必要的缓慢过程。凋亡和坏死均发生在多种神经退行性疾病中（包括卒中和头部损伤等急性状态；Jellinger，2001）。作为导致神经退行性变的方式，坏死和凋亡之间并无绝对区别，兴奋性毒性和氧化应激可能以坏死的方式就足以直接杀死细胞，但如果作用不是十分强烈，则可能诱导细胞产生凋亡，因而两个过程分别代表了神经保护性药物治疗的可能靶点。对凋亡途经的药理学干预在未来会成为可能，但目前大部分手段都是直接针对细胞坏死过程，以及用药理学方法针对神经元丢失进行功能补偿。

### 蛋白错误折叠

要点

- 多种慢性神经退行性疾病涉及正常生理蛋白质或其突变形式的错误折叠，包括阿尔茨海默病、帕金森病、侧索硬化性肌萎缩，以及其他不太常见的疾病。
- 错误折叠的蛋白质经常由细胞内降解途径清除，而这一途径在神经退行性疾病中可能发生改变。
- 错误折叠蛋白质倾向于聚集，最初是可溶性寡聚体，之后是大的不溶性聚集体；堆积于细胞内或细胞外，形成显微镜下可见的沉积物，对蛋白水解过程耐受并产生抗性。
- 错误折叠蛋白通常具有疏水性的表面基团，促进其自身聚集并与膜相交联。
- 神经元死亡的可靠机制尚不清楚，但有证据表明可溶性的聚集体和显微镜下可见的沉积物都可能有神经毒性。

**表 35.1 与蛋白错误折叠和聚集相关的神经退行性疾病举例[a]**

| 疾病 | 蛋白质 | 病理特征 | 说明 |
|---|---|---|---|
| 阿尔茨海默病 | β-淀粉样蛋白（Aβ） | 淀粉样斑块 | 少数家族性阿尔茨海默病有 Aβ 突变 |
| | 微管相关蛋白（Tau） | 神经纤维缠结 | 包括阿尔茨海默病和其他病理过程（tau 假说） |
| 帕金森病 | α-突触核蛋白 | 路易小体 | 在一些类型的家族性帕金森病有 α-突触核蛋白突变 |
| 克雅病 | 朊蛋白 | Prion 蛋白的不溶性聚集体 | 被错误折叠状态的朊蛋白感染 |
| 亨廷顿病 | 亨廷顿蛋白 | 无大体损伤 | 数种遗传性“多聚谷氨酸重复”紊乱之一 |
| 侧索硬化性肌萎缩（运动神经疾病） | 超氧化物歧化酶（SOD） | 运动神经元丢失 | 突变的超氧化物歧化酶倾向于形成聚集体；酶功能的丧失增加了对氧化应激的易感性 |

注：[a] 蛋白质沉积紊乱常被统称为淀粉样变性病，一般更多地影响器官而不是脑。

## 兴奋性毒性

尽管谷氨酸作为神经递质无处不在，但它对于神经元有很强的毒性，该现象称为兴奋性毒性（见第 33 章）。体外培养神经元中加入低浓度谷氨酸能杀死细胞，而且在 20 世纪 70 年代发现口服谷氨酸能导致神经退行性变，这引起了人们相当大的警觉，因为它作为一种“增味”的食品添加剂被广泛使用。“中国餐馆综合征”——颈部僵硬和胸痛的急性发作——已被人们熟知，但至今为止，更为严重的神经毒性的可能性仍然只是一种假设。

实验中采用局部注射红藻氨酸来产生神经毒性损伤。它通过兴奋局部的谷氨酸释放型神经元而起效，释放的谷氨酸作用于 NMDA 和代谢型受体（见第 33 章），导致神经元死亡。

钙超载是兴奋性毒性中的必要因素。其发生和导致细胞死亡的机制如下（图 35.2）：

- 谷氨酸激活 NMDA、AMPA 和代谢型受体（位点 1、2 和 3）。激活 AMPA 受体导致细胞去极化，使 NMDA 通道去阻断（见第 33 章），从而允许 $Ca^{2+}$ 进入。去极化同样会打开电压激活的钙通道（位点 4），导致更多谷氨酸释放。代谢型受体导致细胞内 $Ca^{2+}$ 从内质网释放。$Na^+$ 内流通过激活 $Ca^{2+}/Na^+$ 交换（位点 5）进一步加剧 $Ca^{2+}$ 内流。去极化还能抑制或逆转谷氨酸摄取（位点 6），因而增加了细胞外谷氨酸的浓度。
- 通常可以抵消 $[Ca^{2+}]_i$ 升高的机制包括 $Ca^{2+}$ 外排泵（位点 7）和间接作用的 $Na^+$ 泵（位点 8）。
- 线粒体和内质网相当于巨大的钙库，通常可以控制正常的 $[Ca^{2+}]_i$ 水平。然而当线粒体储库的 $Ca^{2+}$ 量超出某一界值，将破坏线粒体功能，减少 ATP 的合成，从而降低膜泵和 $Ca^{2+}$ 积聚于内质网所需的能量。活性氧的形成也同样增强；因而这代表一个危险点，此时正反馈将放大这一过程。
- $[Ca^{2+}]_i$ 的升高将影响多种过程，其中与神经毒性相关的主要有：
  - 增加谷氨酸释放；
  - 激活钙蛋白酶（calpain）和脂肪酶，导致膜损伤；
  - 激活一氧化氮合酶；虽然低浓度一氧化氮有神经保护作用，但高浓度一氧化氮在有活性氧存在的条件下，将产生过（氧化）亚硝酸盐和羟基自由基，从而造成包括膜脂质、蛋白质和 DNA 在内的许多重要生物分子的损伤；
  - 增加花生四烯酸的释放，从而加速自由基的产生并抑制谷氨酸的摄取（位点 6）。

由于谷氨酸和 $Ca^{2+}$ 分别是细胞外和细胞内介导脑功能的最普遍存在的两种化学信号，因而当它们失控后会导致细胞毒性损伤，这一点十分令人不安；而贮存于亚细胞器内的这两种物质的量非常危险，如同

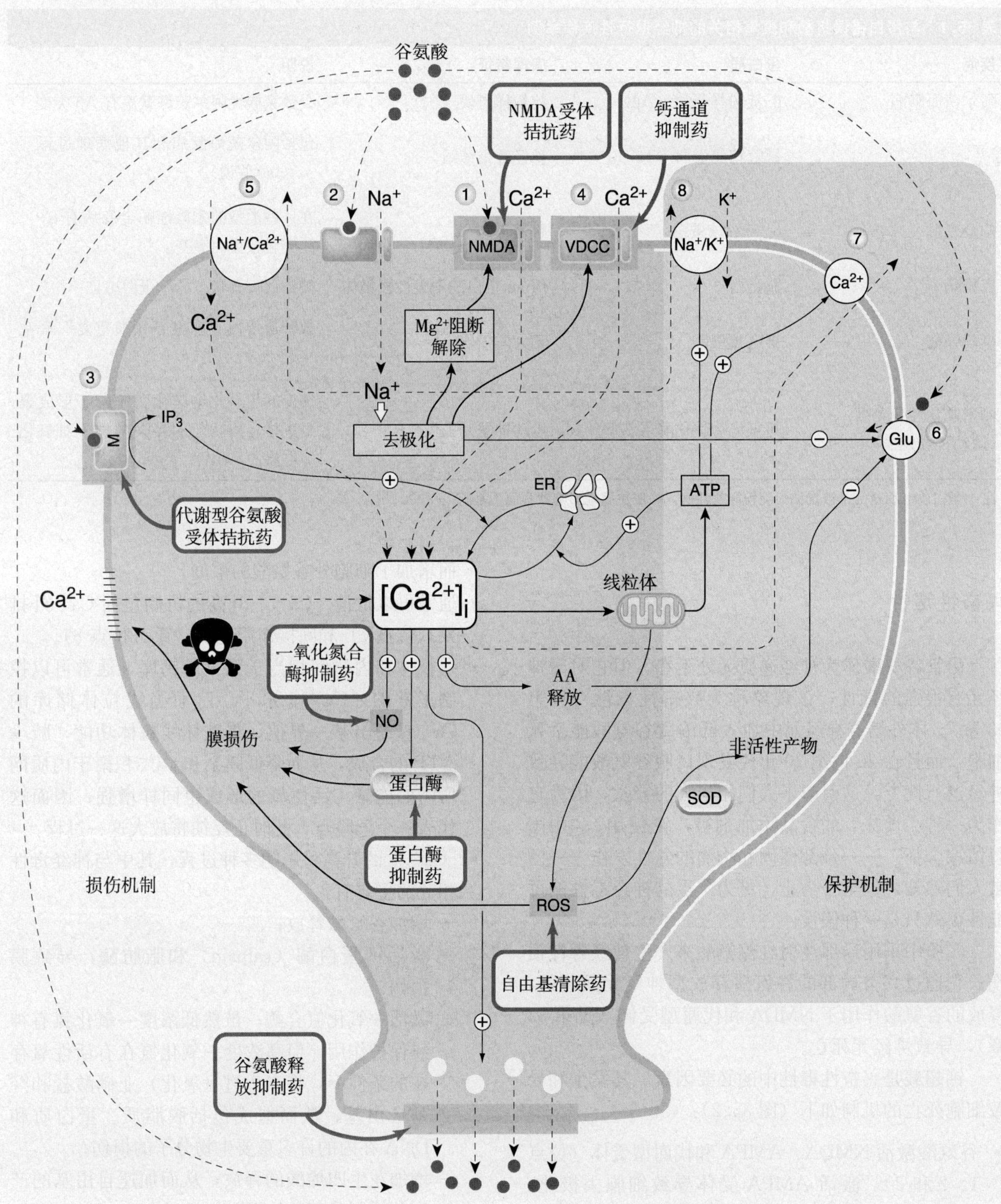


**图 35.2 兴奋性毒性的机制。**正文中已讨论了数字 1 至 8 所标识的膜受体、离子通道和转运体。神经保护性药物（尚未验证其临床价值）的可能作用位点在此作了重点标识。位于图左侧的机制是导致细胞死亡的，而右侧的则是保护性的。详细资料见正文。AA，花生四烯酸；ER，内质网；Glu，谷氨酸摄取；$IP_3$，肌醇三磷酸；M，MGluR，代谢型谷氨酸受体；NO，一氧化氮；ROS，活性氧族；SOD，超氧化物歧化酶；VDCC，电压依赖性钙通道。

弹药库中的手榴弹一样，因而只要大脑还有一丝存活的机会，对抗兴奋性毒性就是十分必要的。线粒体能量代谢提供了一条抵抗战线（见下文），然而线粒体功能的减退将使神经元对兴奋性毒性损伤更加敏感，这可能是包括 PD 在内的多种神经退行性疾病的一个影响因素。

兴奋性毒性在缺血性脑损伤中的作用已经确定（见下文），在下文所提到的其他神经退行性疾病中，它也同样被认为是一个影响因素（Lipton & Rosenberg，1994）。

◆ 神经退行性疾病中有很多病例是由于环境毒素作为激动剂作用于谷氨酸受体而引起的。软骨藻酸是由肌肉组织产生的谷氨酸类似物，其被确定是1987 年严重的精神和神经性疾病在一群纽芬兰人中流行的原因。在关岛，一种混合了痴呆、麻痹和 PD 特征的综合征的产生原因最终被追溯到当地一种植物的种子中存在的 β-甲氨基-丙氨酸，一种兴奋性毒性氨基酸。减少对这些种子的食用已经极大地降低了该疾病的发生。

## 凋 亡

凋亡可由细胞表面的多种信号启动（见第 5 章），细胞被有序拆分，缩小的剩余物由巨噬细胞清除而不会引发炎症。凋亡细胞可以由一种检测 DNA 断裂特征的染色技术来识别。虽然许多不同的信号通路都会导致凋亡，但在所有的情况下造成细胞死亡的最终途径是同一蛋白酶家族的激活（半胱天冬酶，caspase），这一蛋白酶家族能使多种细胞内蛋白质失活。通常神经性的生长因子可用于预防神经系统细胞的凋亡，在中枢神经系统中不同种类神经元的存活都需要神经生长因子和脑源性神经营养因子等分泌蛋白。这些生长因子能调节 Bax 和 Bcl-2 两种基因产物的表达，其中 Bax 能加速凋亡而 Bcl-2 则能对抗凋亡（见第 5 章）。虽然通过干扰这些途经的特定位点来阻断凋亡是发展神经保护性药物的一种颇具吸引力的策略，但目前还没有取得任何成果。

## 氧化应激

脑的能量需求很高，这些能量基本上全部由线粒体氧化磷酸化提供，在产生 ATP 的同时将分子氧还原成水。在特定条件下，高活性的氧族，如氧自由基、羟基自由基以及过氧化氢，可能以这一过程的副产物形式而产生（Coyle & Puttfarken，1993）。氧化应激是此类活性物质生成过量的结果。它们还可能是其他生化途径的附带产物，包括一氧化氮合成和花生四烯酸代谢（此途经与兴奋性毒性亦有关，见前文），以及混合功能氧化酶系统（见第 8 章）。这些活性氧自由基不受阻碍地对许多关键性生物分子，包括酶、膜脂质和 DNA，进行攻击。当然，机体也以多种形式提供抵御机制，酶的形式如超氧化物歧化酶（SOD）和过氧化氢酶；抗氧化剂的形式如维生素 C、谷胱甘肽和维生素 E。这些机制将使活性基团的作用受到限制。一些细胞因子，尤其是在脑缺血和炎症时产生的肿瘤坏死因子（TNF-α；见第 13 章），将发挥保护作用，而这种保护作用部分是由于增加了 SOD 的表达。缺少 TNF 受体的转基因动物对脑缺血的敏感性增强。编码 SOD 的基因突变与一种称为侧索硬化性肌萎缩的进行性运动神经疾病相关，该疾病是一种由运动神经元进行性退变而导致的严重瘫痪性疾病，表达突变型 SOD 的小鼠也发展出类似的症状❶。错误折叠的突变体 SOD 聚集物的沉积（见上文）可能同样参与神经退行性变。某些酶，如线粒体呼吸链酶，发生了聚集或遗传突变后，可能导致先天性或与年龄相关的对氧化应激敏感性增加，而这种敏感性增加也同样出现在不同种类的遗传性神经退行性疾病（如亨廷顿病）以及年龄相关的神经退行性变中。

表 35.2 中列举了多种神经保护药物进行治疗性干预的可能靶点。令人失望的是，根据兴奋性毒性所起的作用来寻找对一系列神经退行性疾病都有效的药物的巨大努力只取得了十分有限的成果。利鲁唑，一种能够抑制谷氨酸释放和突触后作用的化合物，在某种程度上能延缓侧索硬化性肌萎缩患者病情的恶化。美金刚，40 年前首次认为是一个弱的 NMDA 受体拮抗剂，对于中至重度的 AD 患者能够产生微弱的保护作用，近年来已被批准用于临床。

## 缺血性脑损伤

在欧洲和北美，脑卒中是位列心脏病和癌症之后的最常见致死病因，其中 70% 是非致命性的，也是最常见的致残原因。大约 85% 的卒中是缺血性的，通常都是由于较大的脑动脉处的血栓。其余是出血性的，原因是脑血管破裂。

❶ 令人惊讶的是，SOD 突变后比普通形态的酶活性更高而不是更低，而它导致神经退行性变的机制尚不清楚。

## 病理生理学

图 35.2 列出了由于脑血流供应中断而引发的神经细胞级联反应。这些级联反应依次引发次一级反应，包括脑水肿和炎症，这些症状同样会导致脑损伤 (Dimagl 等，1999)。再灌注使氧合作用得以恢复，产生活性氧族，从而导致进一步的损伤。再灌注损伤可能是卒中患者损伤的重要组成部分。这一继发性损伤过程通常需要数小时才会出现，这给治疗性干预提供了可能。重要的脑动脉阻断引起的损伤包括一个中心区，该处的神经元很快产生不可逆性坏死；中心区外围绕着半暗带，这部分组织在数小时后产生炎症和凋亡性细胞死亡。人们一般认为，在数小时之内给予神经保护性治疗，可能抑制这种继发性半暗带损伤。

### 兴奋性毒性和氧化应激

要点

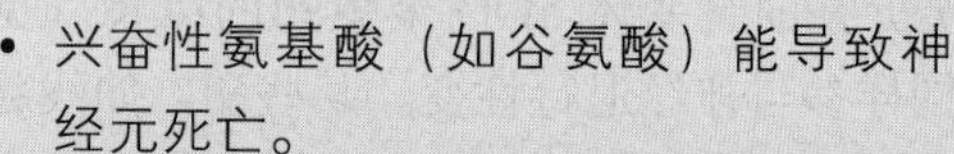

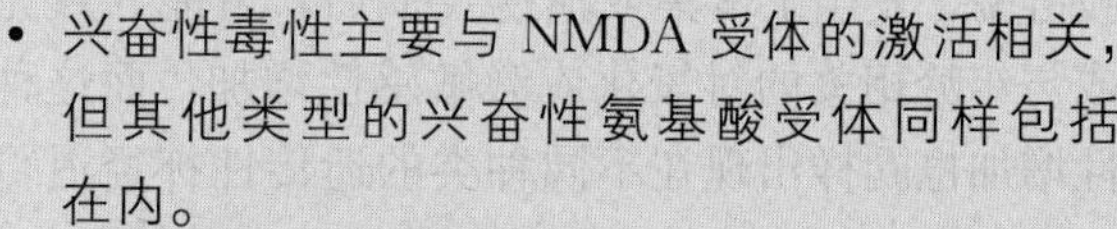

- 兴奋性氨基酸（如谷氨酸）能导致神经元死亡。
- 兴奋性毒性主要与 NMDA 受体的激活相关，但其他类型的兴奋性氨基酸受体同样包括在内。
- 兴奋性毒性是由持续升高的细胞内 $Ca^{2+}$ 浓度 ($Ca^{2+}$ 超载）产生的。
- 兴奋性毒性发生在有过量谷氨酸释放的病理条件下（如脑缺血、癫痫)。在给予红藻氨酸等化合物时也会发生。
- 升高的细胞内 $Ca^{2+}$ 将通过多种机制导致细胞死亡，这些机制包括蛋白酶的激活、自由基的形成及脂质过氧化；一氧化氮和花生四烯酸的形成也同样包括在内。
- 有多种不同的机制保护神经元以对抗兴奋性毒性，其中主要包括 $Ca^{2+}$ 转运系统，线粒体功能以及自由基清除剂。
- 氧化应激是指保护机制不足、氧自由基堆积、神经元对兴奋性毒性损伤更加敏感的情况（如缺氧)。
- 环境中化学物品产生的兴奋性毒性可能与一些神经退行性疾病相关。
- 原本设计用来减少兴奋性毒性的方法包括使用谷氨酸拮抗药、钙通道阻断药及自由基清除药，但还没有一个被验证可用于临床。

谷氨酸的兴奋性毒性在脑缺血中具有关键作用。缺血导致神经元去极化和大量谷氨酸释放。$Ca^{2+}$ 发生聚集的部分原因是由于谷氨酸作用于 NMDA 受体，因为脑缺血后的 $Ca^{2+}$ 内流和细胞死亡都可以被阻断 NMDA 受体或通道的药物所抑制（见第 33 章)。一氧化氮的产生也比正常神经活动时高很多（超过产生调节作用的量而到达产生毒性的量)。

## 治疗方法

当前批准用于治疗卒中的唯一药物是重组组织纤溶酶原激活物（tPA)，静脉给药后能溶解血栓，从而恢复血流（见第 21 章)。它能帮助存活的患者取得有显著意义的功能改善，虽然这种改善是轻微的；它必须在栓塞后 3 小时内给予才有效，而且对于 15% 的由于出血而不是栓塞引起的病例是不能使用的。因为这种情况只能用脑扫描来判断，tPA 事实上只用于 1%～2% 的卒中患者。

更可取的办法是应用神经保护剂来拯救半暗带的损伤细胞，否则这些细胞很可能会死亡。在脑动脉结扎的动物模型中，作用靶点在图 35.2 所述机制中的很多药物都是通过这一途径来降低梗死面积（更不用提其他基于更广泛理论基础上检测的药物)。这些药物包括谷氨酸拮抗剂、钙离子通道和钠离子通道阻断剂、自由基清除剂、抗炎药物、蛋白酶抑制剂，以及其他种类的药物，但似乎没有任何一种药物真正有效。Green 等人（2003）总结了 114 批次以上的临床试验检测过的超过 37 种的此类药物，所有的药物均未表现出有效活性。这些令人气馁的失败案例中包括钙离子通道和钠离子通道阻断药（如尼莫地平、磷苯妥英)、NMDA 受体拮抗药（如塞福太，依利罗地，右美沙芬)、抑制谷氨酸释放的药物（如腺苷类似物、洛苯达唑)、增强 GABA 效应的药物（如氯美噻唑)，以及各种自由基清除剂（如替拉扎特)。Green 等人（2003）有足够的理由怀疑试验中使用的动物模型不能够完全复制临床情形，并呼吁使用更严格的试验方案从而使动物模型更有预见性。对 37 个化合物的筛选成功率为零说明这些模型本身具有很大的缺陷。

对卒中患者的对照临床试验也同样存在问题，而且非常昂贵，部分是由于在功能恢复方面其结果有很大的可变性，这意味着需要对大批患者（一般是数百人）进行为期数月的观察。而治疗需要在疾病发作后的数小时内就开始则是另外一个问题。

很明显，至少到目前为止，卒中并不是药理学的成功领域，而该领域的医学希望更多地寄托于预防上(如使用阿司匹林控制血压[1]，并防止动脉粥样硬化)，而不是在治疗上。

## 阿尔茨海默病

认知能力随年龄的增加而丧失被认为是一种正常的过程，这一过程的速度和程度有很大的变异性。AD最初被定义为早老性痴呆，但现在人们认为这种痴呆有同样的病理变化，与发作年龄无关。AD是指无先兆原因，比如卒中、脑外伤或酒精，而出现的痴呆。其发作随年龄迅速上升，从65岁时的5%升高到95岁时的90%以上。直到最近，年龄相关性痴呆一直被认为与稳定的神经元丢失有关，这种丢失通常贯穿人的整个生命过程，并可能因动脉粥样硬化所致的血液供应不足而加剧。然而，过去三十余年的研究显示，AD有其特殊的基因和分子机制（Selkoe，1997；Bossy-Wetzel等，2004），这些机制提供了新的治疗机会（Yamada & Nabeshima，2004）。

### 阿尔茨海默病的发病机制

阿尔茨海默病与脑萎缩和特定部位的神经元丢失有关，这些部位主要是在海马和基底前脑。海马和前脑胆碱能神经元的丢失是其重要特征，并被认为是AD病程中发生的认知障碍和短期记忆缺失的基础。显微镜下的两种指标被认为是该疾病的重要特征，分别为由β-淀粉样蛋白（称为Aβ）在细胞外沉积形成的细胞外淀粉样斑块，以及由一种磷酸化的微管相关蛋白（Tau）细丝形成的细胞内神经纤维缠结。这些蛋白聚集体的沉积都是由于其天然蛋白的错误折叠而形成的，这在前文已进行了探讨。它们同样出现在正常脑中，虽然数量很少。淀粉样蛋白的早期出现预示着AD的进展，尽管其临床症状可能在数年内都不出现。从其前体（淀粉样前体蛋白，APP；Bossy-Wetzel等，2004）到淀粉样蛋白这一过程的改变现在被认为是AD发病机制的关键。这一结论是基于数个证据而得到的，尤其是对非常少见的、特定的、家族性AD的基因分析，其中APP基因或其他控制淀粉样蛋白形成的基因的突变已被发现。APP基因位于第21号染色体上，它在唐氏综合征中为2倍体，使APP过表达而产生类似AD早期的痴呆。

◆ 淀粉样蛋白沉积由包含40或42个氨基酸残基的Aβ的聚集体（图35.3）组成。正常情况下Aβ40的产生量很小，而上面提到的基因突变导致Aβ42的生成过量。两种蛋白都可以聚集而形成淀粉样斑块，但Aβ42比Aβ40有更强的聚集倾向，因而成为淀粉样斑块的主要成分。Aβ40和Aβ42是由APP（由770个氨基酸组成）通过蛋白水解而断裂形成的产物，APP是包括神经元在内的许多细胞都能够表达的一种正常膜蛋白。切出Aβ序列的蛋白酶被称为分泌酶。通常α-分泌酶使较大的细胞外部分释放，形成可溶性APP，发挥各种未知的营养功能。Aβ分泌酶的形成是β-分泌酶和γ-分泌酶分别作用于两个不同位点的结果（图35.3），其中一个位点位于APP的膜内部分。γ-分泌酶是一个较大的、由多种蛋白构成的膜内复合体，特异性较差、缺乏精度，可在APP膜内部分的不同位点进行剪切，最终形成包括Aβ40和Aβ42在内的不同长度的Aβ片断。在APP基因这一区域产生的突变会影响其水解位点，倾向于形成Aβ42片断。发生于早老素基因（presenilin）的突变将导致γ-分泌酶的活性增强，因为早老素是γ-分泌酶的组成部分。这些不同的AD相关的基因突变增加了Aβ42∶Aβ40的比率，由于可以在血浆中检测到，因而称为家族性AD的一个标志。载脂蛋白ApoE4的基因发生突变同样倾向于形成AD，可能是由于非正常的ApoE4蛋白的表达会加剧Aβ的聚合。

还不能准确地知道Aβ的聚集究竟如何导致神经退行性变，以及这种损伤究竟是由可溶性Aβ单体、Aβ寡聚体引起，或是由淀粉样斑块引起。有些证据表明细胞死于凋

**卒中** 要点

- 与脑内的血栓或出血（不十分常见）相关，导致中心区神经元以坏死的方式快速死亡，而半暗带的细胞则由于兴奋性毒性和炎症而产生渐进性（数小时）的消亡。
- 其功能可以自动恢复，但恢复程度的变异性很高。
- 尽管多种影响兴奋性毒性的药物（见“蛋白错误折叠”要点框）都能减小试验动物的梗死面积，但至今没有任何一种药物被证明对人有效。
- 在3小时内使用可以分散血凝块的组织纤溶酶原激活物，将对病情有利。
- 对于动物模型有效的许多神经保护药物中，没有一种在临床试验中有效。

[1] 与出血性卒中相反，尽管人们并不十分清楚为何高血压会加剧血栓形成，但研究表明血压正常化可有效地消除卒中增加的危险性。

亡，但同时也有炎性反应的证据。表达阿尔茨海默病相关基因突变的转基因动物发生斑块形成和神经退行性变，同时增加中枢神经系统神经元对其他损伤因素如缺血、兴奋性毒性和氧化应激的易感性，这种增强可能是 AD 患者进行性神经退变的原因。利用这些转基因动物模型对可能延缓神经退行性变的药物进行测试将十分有价值。

在生化水平的另一个主要因素是 Tau，该蛋白组成神经纤维缠结（图 35.3）。尽管在许多的神经退行性疾病中存在类似的"Tau 病变"（Lee 等，2001），它在神经退行性变中的作用尚不清楚。Tau 是一种正常的神经元组成，与细胞内微管相关。在 AD 和其他 Tau 病变中，它被异常磷酸化，并沉积在细胞内，形成配对的螺旋样纤维，显微镜下具有特征形态。细胞死亡后这些纤维聚集成胞外神经纤维缠结。Tau 磷酸化可能被 Aβ 斑块加剧，但没有得到证明。尽管已知 Tau 磷酸化将减弱一种称为快速轴突转运的依赖于微管的转运方式，人们尚不清楚 Tau 的过度磷酸化和在细胞内的沉积是否对细胞有害。

### 胆碱能神经元丢失

虽然通过对死后 AD 患者的脑组织进行检测，已经观察到很多递质系统的改变，但 AD 的主要特征仍然是相对有选择性的基底前脑胆碱能神经元丢失（见第 34 章）。1976 年的这一发现提示重建胆碱能功能的药理学方法是可行的，从而导致了使用胆碱酯酶抑制剂来治疗 AD（见下文）。

在 AD 患者的皮质和海马部位，胆碱乙酰基转移酶的活性、乙酰胆碱的含量、乙酰胆碱酯酶以及胆碱的转运都有大幅下降，而在其他神经紊乱性疾病如抑郁和精神分裂症患者中并没有出现。受体结合实验表明毒蕈碱受体密度并未受到影响，但烟碱受体数目下降，皮质尤其明显。目前尚不清楚由 Aβ 形成导致选择性胆碱能神经元丢失的原因。

**阿尔茨海默病** 要点

- 阿尔茨海默病（AD）是一种常见的与年龄相关的痴呆症，它和脑梗死相关的血管性痴呆症截然不同。
- AD 的主要病理特征包括淀粉样斑块、神经纤维缠结和神经元丢失（尤其是基底前脑的胆碱能神经元）。
- 淀粉样斑块由淀粉样前体蛋白（APP）的 Aβ 片断聚合形成。APP 是一种常见的神经细胞膜蛋白，由 β-分泌酶和 γ-分泌酶作用形成。AD 与 Aβ 形成过量有关，这种过量会导致神经毒性。
- 家族性 AD（罕见）是由 APP 基因或早老素基因（影响 γ-分泌酶功能）的突变引起，两种情况都将导致 Aβ 形成增多。
- 神经纤维缠结由一种正常神经蛋白（Tau）的高度磷酸化形式在细胞内的聚合体组成。这一结构与神经退行性变的关系尚不清楚。
- 胆碱能神经元的丢失被认为是 AD 患者学习和记忆障碍的主要原因。

## 治疗进展

对 AD 的神经退行性过程理解的最新进展并未导致足以延缓该疾病发展的治疗手段出现。尽管很多药物都被认为能够改善认知表现，几种新的方法也在研究当中（Citron，2004），但到目前为止，胆碱酯酶抑制剂（见第 10 章）和美金刚（memantine）（见下文）是仅有的被批准治疗 AD 的药物。

### 胆碱酯酶抑制剂

他克林（tacrine）是第一个被批准用来治疗 AD 的药物，其开发的基础是增强胆碱能传递或可代偿胆碱能功能低下。临床试验表明有 40% 的 AD 患者在记忆和认知能力上取得了中等程度的改善，但在对影响生活质量的其他功能的检测中未发现改善。他克林需每天给药 4 次，并且会产生恶心、腹痛等胆碱能副作用，在一些患者中会出现肝中毒，因而远远不能算是一个理想的药物。之后的化合物，如多奈哌齐（donepezil），利伐斯的明（rivastigmine）和加兰他敏（galantamine），虽然仍然只有有限的效应，但在改善生活质量方面比他克林要强（表 35.2）。这些药物对 AD 患者的认知功能会产生尽管轻微但是可见的改善作用，但这种改善对于每天的日常生活来说可能太小而没有显著的意义。

有些实验室研究的证据表明胆碱酯酶抑制剂可能通过未知途径减少 Aβ 的形成或降低其毒性，从而延缓 AD 的进展，同时改善症状。然而临床试验仅仅表现出很小的认知改善作用，而对于疾病的进展无效。

正在研究的拟增强胆碱能功能的药物包括其他胆碱酯酶抑制剂和一系列的毒蕈碱受体与烟碱受体激动剂，早期临床结果表明没有一个是有希望的。

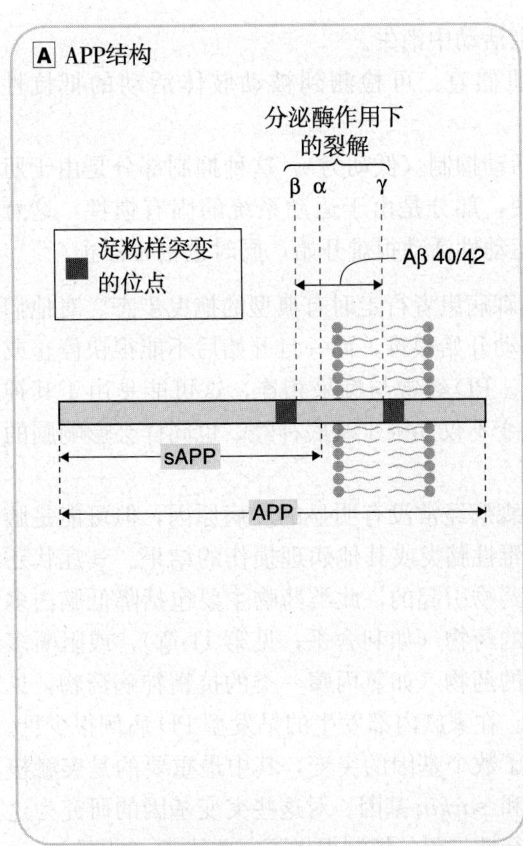


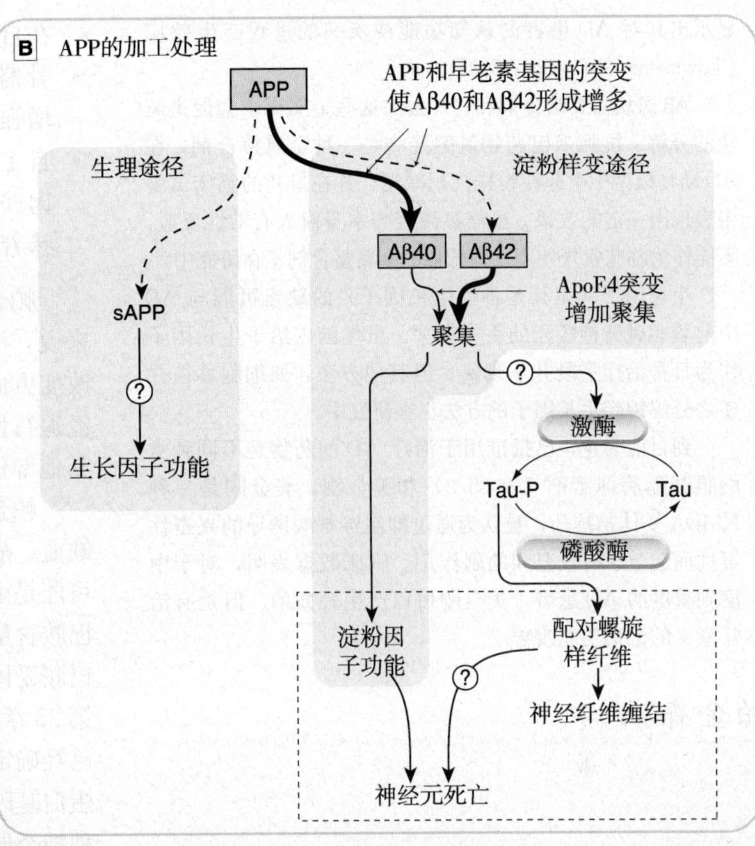


**图 35.3 阿尔茨海默病的发病机制。** A淀粉样前体蛋白（APP）的结构，表示分泌性 APP（sAPP）和 Aβ 淀粉样蛋白的来源。在一些家族性阿尔茨海默病例中发现的淀粉样突变区域在 Aβ 序列的两侧。APP 的裂解涉及 3 种蛋白酶：分泌酶 α、β 和 γ。α-分泌酶产生可溶性 APP，而 β-和 γ-分泌酶产生 Aβ 淀粉样蛋白。γ-分泌酶可以在不同的位点进行剪切，产生包括 Aβ40 和 Aβ42 在内的不同长度的 Aβ 多肽，Aβ42 有很高的形成淀粉样斑块的聚合倾向。B APP 的加工处理。主要的生理学途径产生 sAPP，发挥一系列的营养功能。APP 在不同位点的裂解生成 Aβ，其主要形式是 Aβ40，具有弱的淀粉样性质。APP 或早老素基因的突变增加了通过淀粉样途径降解的 APP 的比例，也使淀粉样斑块形成能力更强的 Aβ42 的比例增加。ApoE4 基因的突变会加剧 Aβ 的聚合。

## 其他药物

◆ 双氢麦角胺（dihydroergotamine）用于治疗痴呆已有多年。它作为脑血管扩张剂起效，但临床试验表明它只能产生极小的（如果有的话）认知改善。“益智药”类药物如吡拉西坦（piracetam）和茴拉西坦（aniracetam）在动物试验中能够改善记忆，该作用可能是通过增加谷氨酸的释放来实现的，但对 AD 可能无效。

## 抑制神经退行性变

◆ 对于在本章中讨论的包括 AD 在内的大部分神经紊乱性疾病，理想的药物应该能够延缓神经退行性变。现在我们有了数个特征明确的靶点，如由 β-和 γ-分泌酶产生 Aβ，以及 Aβ 的神经毒性，还有一系列可以用于化合物检测的 AD 转基因动物模型，寻找药物的前景应该比十余年前光明。个别进展值得关注（Selkoe & Schenk，2003；Citron，2004）。

β-和 γ-分泌酶抑制剂也被提出并进行了临床试验。γ-分泌酶在 Aβ 形成之外还参与其他信号途径，因而其抑制剂在产生有利效应的同时也可能产生我们不希望的作用。

Schenk 等人采用了一个有独创性的新方法（1999），他用 Aβ 蛋白对 AD 转基因小鼠进行免疫，发现这不仅能预防还可以逆转斑块的形成。虽然最初的临床试验由于神经炎性并发症而被迫取消，但发展更好的免疫策略的工作仍在继续。

流行病学研究发现，日常用来治疗关节炎的一些非甾体类抗炎药（NSAID；见第 14 章）能降低产生 AD 的可能性。布洛芬和吲哚美辛有此作用，但其他的 NSAID 如阿司匹林就没有此作用，类固醇类抗炎药如泼尼松龙也没有此作用。近来的工作（De Strooper & König，2001）表明，NSAID 可能通过调节 γ-分泌酶来减少 Aβ42 的形成，这一效应与 NSAID 减轻炎症时对环加氧酶的抑制作用无关。因而可能发现一些选择性作用于 γ-分泌酶而不抑制环加氧酶的化合物，这样就可以避免现有的 NSAID 的副作用。令人失望的是，到目前为止，对多种 NSAID 的临床试验都没有显示出其对 AD 患者的认知功能或疾病的进程产生效应（Townsend & Pratico，2005）。

Aβ 斑块需要结合铜和锌，去除这些金属离子会促进斑块的分解。抗阿米巴药物氯碘羟喹是一种金属螯合剂，在 AD 动物模型中引起淀粉样沉积减退，并在最初的临床试验中表现出一定的效果。虽然氯碘羟喹本身对人有毒性反应，不能作为临床常规使用，但低毒的金属螯合剂正在研究中。

生长因子（尤其是神经生长因子）的缺乏可能与 AD 中前脑胆碱能神经元的丢失有关。虽然脑内给予生长因子作为日常治疗手段并不现实，但其他方法，如细胞移植并使之分泌神经生长因子的方法正在研究中。

到目前为止，已批准用于治疗 AD 的药物是不同种类的胆碱酯酶抑制剂（表 35.2）和美金刚。美金刚是一种 NMDA 受体拮抗药，被认为通过抑制谷氨酸诱导的兴奋性毒性而起效，有较温和的副作用。临床数据表明，对于中度到重度的 AD 患者，美金刚可以产生轻微的、但是有治疗意义的记忆功能改善。

## 帕金森病

### 帕金森病的特征

帕金森病是一种主要在老年人中发生的进行性运动紊乱，其主要症状有：

- 静止时震颤，经常始发于手部（“搓球”样颤动），在自主活动中消失。
- 骨骼肌僵直，可检测到被动肢体活动的抵抗性增强。
- 自主活动抑制（低动力），这种抑制部分是由于肌肉僵硬，部分是由于运动系统的固有惯性，这意味着运动性活动很难开始，同时也很难停止。

帕金森病患者行走时有典型的拖曳步态。对他们来说，活动开始很难，而一旦开始后不能很快停止或改变方向。PD 经常与痴呆相连，这可能是由于其神经退行性变不仅局限于基底神经，也同样会影响脑的其他部位。

帕金森病经常没有明显的发病原因，但可能是脑缺血、病毒性脑炎或其他病理损伤的结果。其症状还可能是由药物引起的，此类药物主要包括降低脑内多巴胺含量的药物（如利舍平；见第 11 章），或阻断多巴胺受体的药物（如氯丙嗪一类的抗精神病药物，见第 38 章）。在家族内部发生的早发型 PD 病例很少见。已经确定了数个基因的突变，其中最重要的是突触核蛋白基因和 *parkin* 基因。对这些突变基因的研究为这种神经退行性过程的机制提供了一些线索（见下文）。

### 神经化学改变

帕金森病影响了基底神经节，而其神经化学起源于 1960 年 Hornykiewicz 的发现。他发现在死于 PD

**表 35.2 治疗阿尔茨海默病的胆碱酯酶抑制剂[a]**

| 药物 | 抑制类型 | 起效间隔 | 主要副作用 | 说明 |
|---|---|---|---|---|
| 他克林 | 作用短暂，可逆性影响 AChE 和 BuChE | ～6 小时 | 很少胆碱能副作用<br>可导致肝中毒 | 第一个对 AD 有效的抗胆碱酯酶药<br>需要监测肝毒性 |
| 多奈哌嗪 | 作用短暂，可逆性影响 AchE 选择性 | ～24 小时 | 轻微的胆碱能副作用 | - |
| 利伐斯的明 | 缓慢而可逆地影响 AChE 和 BuChE | ～8 小时 | 随持续使用而逐渐减弱的胆碱能副作用 | 逐渐增加剂量以减少副作用 |
| 加兰他敏 | 可逆性，非选择性<br>通过变构机制增加烟碱型乙酰胆碱受体的活化 | ～8 小时 | 很少副作用 | 双重作用机制 |

注：AchE，乙酰胆碱酯酶；BuChE，丁酰胆碱酯酶。[a]所有药物的有限临床效应水平相同。尽管动物试验显示这些药物是通过一种与胆碱酯酶抑制无关的机制使 Aβ 和斑块形成减少，但无临床证据表明其可以延缓疾病进程。

的患者脑中，黑质和纹状体（见第 34 章）的多巴胺含量极低（通常低于正常水平的 10%），并伴有黑质内多巴胺能神经元的丢失和纹状体内神经末梢的退行性变。其他的单胺类递质，如去甲肾上腺素和 5-羟色胺，都不像多巴胺受到的影响大。后来的研究（如应用正电子发射断层扫描揭示多巴胺在纹状体内的转运）表明，多巴胺在数年内出现丢失，而只有当纹状体内的多巴胺含量降低到正常水平的 20%～40% 才会出现 PD 症状。无论是黑质纹状体的损伤还是化学因素导致的多巴胺耗竭，都会使实验动物出现 PD 症状。与多巴胺缺乏最为明显相关的症状是运动减少，这一症状在损伤动物中总是立即出现。僵直和震颤涉及除多巴胺以外其他递质（尤其是乙酰胆碱、去甲肾上腺素、5-羟色氨和 GABA）的更为复杂的神经化学改变。在实验性损伤中，黑质纹状体损伤后出现两种继发后果，也就是剩余多巴胺能神经元活动过度引起的改变，表现为递质更新速度加快和多巴胺受体数量增加，导致去神经活动过度（见第 9 章）。纹状体主要表达 $D_1$（兴奋型）和 $D_2$（抑制型）受体（见第 34 章），极少表达 $D_3$ 和 $D_4$ 受体。在 PD 和亨廷顿病中包括的神经通路简图和受影响的主要途径见图 35.4。

PD 和亨廷顿病也涉及纹状体内的胆碱能中间神经元（在图 35.4 中未标识）。多巴胺能强烈抑制乙酰胆碱从纹状体内的释放，提示这些胆碱能神经元的活动过度同样也参与引起 PD 的症状；而在亨廷顿病中发生的情况正好相反。从某种水平上说，在 PD 和亨廷顿病两种情况下，基于重建多巴胺能和胆碱能神经元之间平衡的治疗手段都是有益的。

## 帕金森病的发病机制

尽管罕见的遗传性 PD 对帕金森病的发病机制提供了非常有价值的线索，但环境因素仍被认为是该病的主要病因。与其他神经退行性疾病一样，其损伤是由蛋白的错误折叠和聚集引起，而兴奋性毒性、氧化应激和凋亡这 3 种损伤因素（Lotharius & Brundin，2002 年；Vila & Przedhorski，2004）起到了促进作用。Beal（2001）描述了 PD 发病机制的各个方面和动物模型。

### 神经毒素

一个偶然发生的事件为 PD 可能的病因学说开启了新的希望。1982 年，加利福尼亚的一群年轻的药物成瘾者突然产生了异常严重的 PD 症状（被称为“木僵瘾君子”综合征），而病因被追溯到了化合物 1-甲基-4-苯基-1，2，3，6-四羟吡啶（MPTP），一种海洛因替代品制备中产生的杂质（Langston，1985）。MPTP 对多个物种都能导致不可逆的黑质纹状体多巴胺能神经元结构破坏，并在灵长类中产生 PD 样状态。MPTP 通过单胺氧化酶（MAO，尤其是 MAO-B 亚型；见第 39 章）转化为一种有毒代谢物 $MPP^+$ 而发挥作用。$MPP^+$ 被多巴胺转运系统摄取，因而选择性地作用于多巴胺能神经元；抑制线粒体氧化反应，导致氧化应激（见上文）。MPTP 似乎选择性地破坏黑质纹状体神经元，而不影响其他区域的多巴胺能神经元，其原因尚不清楚。司来吉兰（selegiline）是一种选择性 MAO-B 抑制药（见下文），可以通过阻断 MPTP 向 $MPP^+$ 的转化而预防 MPTP 诱导的神经毒性。该药同样用于治疗 PD（见下文），除了抑制多巴胺的降解，其作用可能还包括阻断内源性或外源性 MPTP 样物质的代谢，这些物质同样涉及 PD 的病因。也可能多巴胺本身就是罪魁祸首，因为多巴胺的氧化会产生毒性代谢物。无论 MPTP 的作用是否反映了 PD 的自然发病机制，MPTP 模型都是检测可能的治疗手段的非常有用的实验工具。

多种能选择性抑制线粒体功能的除草剂如鱼藤酮，能导致动物出现 PD 样症状，提示环境毒素可能是人类 PD 的影响因素，因为线粒体功能降低是这种疾病的特征之一。

**治疗痴呆药物的临床应用** 临床

- 临床试验虽然证明乙酰胆碱酯酶抑制剂和 NMDA 拮抗剂能改善认知障碍，但也有非常显著的副作用，因而临床应用有限。
- 定期检测药物对患者的药效，只有那些药物起效而且对功能和行为学恶化的减慢超过了药物副作用的患者才继续给药。
- 乙酰胆碱酯酶抑制剂：
  — 药物包括多奈哌齐、加兰他敏、利伐斯的明；
  — 应用于轻度到中度的阿尔茨海默病。
- NMDA 受体拮抗剂：
  — 如美金刚（见第 33 章）；
  — 应用于中度到重度的阿尔茨海默病。

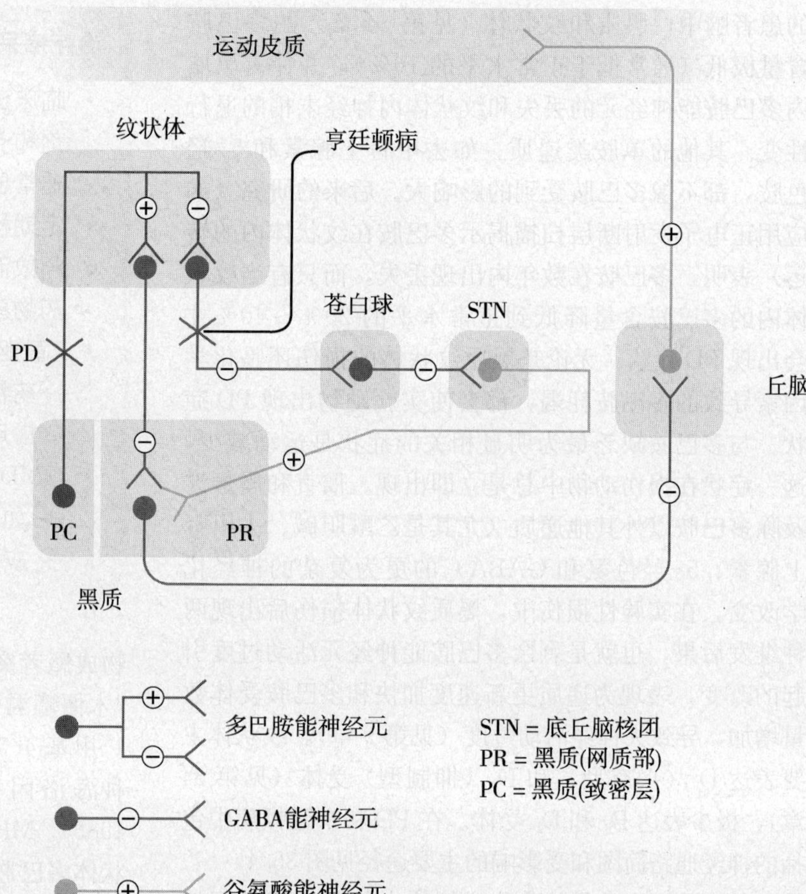


**图 35.4 锥体外系运动系统及帕金森病 (PD) 与亨廷顿病中发生的神经缺失简图。**正常情况下，黑质纹状体中多巴胺能神经元的活动既能导致纹状体黑质神经元兴奋，也能抑制透射到苍白球的纹状体神经元。由于涉及的途径不同，无论哪种情况，在黑质纹状体中 GABA 能神经元的活动都被抑制，从而解除了对丘脑和皮质的抑制，使得运动兴奋。在 PD 中，从黑质（致密层）出发到纹状体的多巴胺能神经通路减弱，而在亨廷顿病中，纹状体到苍白球的 GABA 能神经通路减弱，产生与 PD 中的变化相反的效应。PC：黑质（致密层）；PR：黑质（网质部）；STN：底丘脑核团。

## 分子机制方面

◆ 帕金森病与其他几种神经退行性疾病都与脑内不同区域的称作路易小体（Lewy bodies）的细胞内蛋白聚合物的形成有关。它主要由一种在正常脑内大量存在的突触核蛋白 α-synuclein 组成。罕见的遗传性 PD 中有突变发生（见上文），而这种突变抑制蛋白质在细胞内降解，造成其在路易小体中的堆积。α-synuclein 的正常功能可能与突触囊泡的循环利用有关（Lotharius & Brundin，2002），而其突变形式不具备这种功能，结果使囊泡内储存的多巴胺减少。这可能导致胞浆中的多巴胺增多，而多巴胺的降解会产生活性氧族，从而导致神经毒性。与 α-synuclein 假说一致，与 PD 相关的其他突变（*parkin* 基因突变）还涉及另一种蛋白，该蛋白参与细胞内其他有害蛋白质的降解。其他被确认为 PD 早期发作的危险因素包括编码线粒体功能相关的蛋白质的基因突变，这使细胞对氧化应激更加敏感。

如此一来，逐渐呈现出一幅与 AD 发病机制相似的画面。由于蛋白降解功能的减弱（*parkin* 缺陷的结果），错误折叠的 α-synuclein 在细胞内以路易小体的形式逐渐出现；这种 α-synuclein 的错误折叠可以由基因突变，也可能由环境因素而促发；而路易小体通过未知的机制影响细胞的存活。作为缺血、线粒体毒素或特异线粒体蛋白突变的结果，氧化应激的增加引起细胞死亡。

### 帕金森病

**要点**

- 基底神经节的退行性疾病，导致静止震颤，肌肉强直性运动功能减退，通常伴有痴呆。
- 伴有以路易小体的特征形式出现的突触核蛋白（α-synuclein，一种通常包含于囊泡循环的蛋白）聚集体。
- 通常为原发性，也可能发生于卒中或多种感染之后；可以是药物引起的（神经安定药物）。罕见的家族性形式也有发生，伴有各种基因突变，包括突触核蛋白（α-synuclein）。
- 伴有早期的多巴胺能黑质纹状体神经元退行性变，之后是更普遍的神经退行性变。
- 可以由一种影响多巴胺神经元的神经毒素 1-甲基-4-苯基-1，2，3，6-四氢吡啶（MPTP）诱导。环境中类似的神经毒素，以及遗传因素，都可能涉及人类帕金森病。

## 帕金森病的药物治疗

无论过去如何乐观，没有一种用于治疗 PD 的药物真正对这一疾病的病程产生影响。关于近年来的药物治疗进展参见 Hagan 等（1997）和 Olanow（2004）的综述。目前，治疗使用的主要药物是左旋多巴和各种多巴胺激动剂。其他不太重要的药物还包括：

- MAO-B 抑制剂（如司来吉兰）；
- 促进多巴胺释放的药物（如金刚烷胺，amantadine）；
- 毒蕈碱类乙酰胆碱受体拮抗药（如苯扎托品，benzatropine）。

### 左旋多巴

左旋多巴（levodopa）是治疗 PD 的一线药物，一般与外周多巴脱羧酶抑制剂如卡比多巴或苄丝肼合用，可使治疗所需剂量降低大约 10 倍，并能消除其外周副作用。尽管大部分都在小肠壁被 MAO 失活，但它在小肠的吸收依然很好，是一个依赖于主动转运的过程。其血浆半衰期短（大约 2 小时）。左旋多巴在外周转化为多巴胺，约 95%剂量的药物由此导致棘手的副作用，而这种外周转化在很大程度上可被脱羧酶抑制剂阻断。由于脱羧酶抑制剂不能透过血脑屏障，脑内的脱羧反应发生很快。尚不清楚其药效是依赖于残存多巴胺能神经元多巴胺释放的增加，还是由于突触部位外源性多巴胺的过量产生所致。因为合成的多巴胺激动剂（见下文）具有同等的活性，后一种解释更具可能性；而动物实验表明，即使没有多巴胺能神经末梢存在，左旋多巴同样有效。另一方面，随着疾病的发展，左旋多巴的治疗效果逐渐降低，因而其作用至少部分依赖于多巴胺能神经元功能的存在。对于深受“剂末期症状波动”困扰的患者，可在左旋多巴加多巴脱羧酶抑制剂的基础上合用恩他卡朋（entacapone），一种儿茶酚氧位甲基转移酶（COMT；见第 11 章）抑制剂，来抑制左旋多巴的降解。

#### 左旋多巴的治疗效果与不良反应

左旋多巴对约 80%的患者有早期改善作用，尤其是对僵直和运动减少症状有效；另外约 20%的患者真正恢复正常的运动功能。左旋多巴的作用随时间进程而逐渐降低（图 35.5）。在一项对 100 名患者为期 5 年的左旋多巴治疗研究中，只有 34 人比实验开始时的状态好，32 人死亡，21 人退出了实验。左旋多巴治疗效应的丧失可能主要反映了这一疾病的正常发展过程，而受体下调和其他代偿机制也可能参与其中。没有证据表明左旋多巴将按理论推测的那样通过产生过量的多巴胺而真正加剧神经退行性变的过程（见上文）。总之，尽管对有些症状不能改善（吞咽困难、认知减退），左旋多巴还是可能通过改善运动功能而提高 PD 患者的期望寿命。

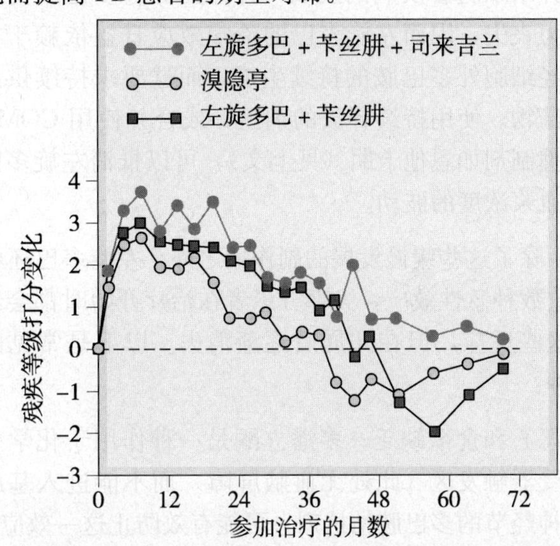


**图 35.5 左旋多巴/苄丝肼、左旋多巴/苄丝肼/司来吉兰以及溴隐亭对帕金森病症状进展的作用比较。** 采用标准残疾等级打分对患者（每治疗组 249～271 人）进行评价。治疗前功能减退的平均速度是 0.7 单位/年，3 种治疗方式在 2～3 年中都对其初始级别产生了改善作用，但效应逐渐减弱，这可能是由于疾病本身的难治性，也可能是由于疾病本身的发展进程。溴隐亭的效应似乎略弱于左旋多巴，而且由于其副作用，该组的试验退出率也更高。（Parkinson's Disease Research Group 1993 Br Med J 307：469-472.）

#### 不良反应

左旋多巴的不良反应主要有两大类：

- 非自主扭体运动（运动障碍）。在给药最初并不出现，但对于大部分患者来说，在使用左旋多巴 2 年内逐步出现。这种运动通常影响脸和四肢，并可能演变得非常严重。它们在治疗作用达峰值时出现，而且有益的效应和运动障碍之间的界限越来越窄。左旋多巴的作用短暂，其血浆药物浓度的波动可能促进运动障碍的发展，而作用较长久的多巴胺激动剂在这方面可能较少出现问题。

- 临床状态的快速波动。在这种波动中，运动障碍和僵直可能突然恶化，持续时间从数分钟到数小时，之后重新得到改善。这种“开-关效应”在未进行治疗或使用其他抗 PD 药物的患者中未观察到。“关效应”可能非常突然，以至于患者在行走时会突然停止，感觉被固定于该处，或是不能从他/她数分钟前坐下的椅子中站起来。与运动障碍一样，这一问题似乎反映了左旋多巴血浆浓度的波动，并暗示随着疾病的发展，神经元储存多巴胺的能力丧失，因而左旋多巴的治疗效应日益依赖于神经细胞外多巴胺的持续生成，而这要求持续供应药物。使用持续释放的剂型，或合并使用 COMT 抑制剂如恩他卡朋（见上文），可以抵消左旋多巴血浆浓度的波动。

除了这些缓慢发展的副作用之外，左旋多巴还将导致数种急性效应，大部分患者在治疗开始时都会经历这些反应，但在几周后逐渐消失。以下是常见的几种：

- 恶心和食欲缺乏。多潘立酮是一种作用于化学感受器触发区（此处无血脑屏障）而不能进入基底神经节的多巴胺拮抗剂，可能有效防止这一效应。
- 低血压：对于少数患者而言，体位性低血压是一个问题。
- 心理效应。通过增加脑内多巴胺的活性，左旋多巴能产生妄想和幻觉类精神分裂症样的症状（见第 38 章）。更为常见的是，大约 20%的患者可产生意识混乱、定向障碍、失眠或噩梦。

## 司来吉兰

司来吉兰（selegiline）是一种选择性作用于 MAO-B 的单胺氧化酶抑制剂，而 MAO-B 在中枢神经系统含多巴胺的区域中占主导地位，因此它能减少用于治疗抑郁症的非选择性 MAO 抑制剂（见第 37 章）的外周不良反应。与非选择性 MAO 抑制剂正好相反，它不会导致“干酪反应”或频繁地与其他药物发生相互作用。MAO-B 的抑制将保护多巴胺不受细胞内降解的影响，因而最初是作为左旋多巴的辅助药物使用。长期试验表明，合并使用司来吉兰和左旋多巴比单独使用左旋多巴在改善症状和延长生命方面更加有效。MAO-B 在神经毒性中的作用（见上文）提示我们，司来吉兰可能具有神经保护效应而不仅仅是增强左旋多巴的作用，然而临床研究并不支持这一点。一次大范围的临床试验（图 35.5）表明，在左旋多巴/苄丝肼的治疗中，是否加入司来吉兰并无差异。

## 用于帕金森病的其他药物

### 多巴胺受体激动剂

溴隐亭，麦角生物碱的衍生物（见第 12 章），是一种中枢神经系统多巴胺（$D_2$）受体的强激动剂。它能抑制促乳素从脑垂体的释放，最早用来治疗溢乳和男性乳房发育（见第 28 章），但对 PD 同样有效（图 35.5）。该药作用持续时间比左旋多巴长（血浆半衰期 6～8 小时），因而不需要特别频繁地给药。人们希望溴隐亭对于那些由于多巴胺能神经元丢失而难以用左旋多巴控制的患者能够有效，但目前还没有明确。溴隐亭主要的副作用与其他麦角碱衍生物一样（见第 12 章），包括恶心、呕吐，以及腹膜纤维化（极少见但非常严重）。新的多巴胺受体激动剂包括麦角乙脲（lisuride）、培高利特（pergolide）、罗匹尼罗（ropinirole）、卡麦角林（cabergoline）以及普拉克索（pramipexole）。它们的作用时间比左旋多巴长，因而每天只需要给药一次或两次，而且导致运动障碍和开关效应的倾向更小。它们的主要副作用是意识混乱和偶发的妄想以及睡眠障碍。普拉克索可能有抗氧化作用和线粒体保护作用。这些潜在的神经保护特性是否具有临床意义尚待证明。临床试验表明这些药物基本没有差异。

### 金刚烷胺

◆ 金刚烷胺最初是一种抗病毒药物，1969 年偶然发现它对 PD 有效。基于它能够增加多巴胺释放、抑制胺的摄取，以及对多巴胺受体直接作用的神经化学证据，人们提出了多种金刚烷胺的可能的作用机制。尽管还不是十分确定，但大部分作者现在都认为，多巴胺释放增加是其临床有效的主要原因。

金刚烷胺的疗效不如左旋多巴和溴隐亭，其作用随时间而减退。金刚烷胺的副作用在本质上与左旋多巴相似，但不那么严重。

### 乙酰胆碱拮抗药

◆ 直到左旋多巴被发现的一百多年中，阿托品及相关药物是治疗 PD 的主要方式。毒蕈碱类乙酰胆碱受体对多巴胺能神经末梢有抑制作用，对该类受体的抑制能代偿多巴胺的缺乏。毒蕈碱受体拮抗剂的副作用很棘手，包括口干、便秘、视力减退、尿潴留。所以除了对接受抗精神病药物（属于多巴胺拮抗剂，因而使左旋多巴无效；见第 38 章）而产生帕金森综合征的患者，现在很少使用。

**帕金森病用药** 临床

- 抵消基底神经节多巴胺不足或阻断毒蕈碱受体的药物。没有一种现有药物能够影响其神经退行性变。
- 药物包括：
  — 左旋多巴（多巴胺前体；见第 11 章），与外周多巴脱羧酶抑制剂（如卡比多巴）合用以减少副作用；有时会同时给予一种儿茶酚氧位甲基转移酶抑制剂（如恩他卡朋），尤其对于"剂末期症状波动"的患者；
  — 溴隐亭（多巴胺激动剂；见第 28 章）；
  — 司来吉兰（单胺氧化酶 B 抑制剂）；
  — 金刚烷胺（可能增加多巴胺释放）；
  — 苯扎托品（毒蕈碱受体阻断剂，用于抗精神病药物引起的帕金森综合征）。
- 神经移植，仍然处于试验阶段，可能有效但结果可变性大。

## 神经移植

◆ 帕金森病是 1982 年第一个试用神经移植方法治疗的神经退行性疾病，引起很多关注。利用将胚胎细胞直接注射到纹状体的技术，人们尝试了多种神经移植方法。对 PD 患者的试验（Bjorklund & Lindvall，2000；Barker & Rosser，2001）主要包括注射流产的人类胎儿的中脑神经元。结果表明这种移植能够存活并建立突触结构；尽管有痊愈的报道，但对照研究至今没有显示临床效应。一些患者的病情继续发展，导致严重的运动障碍，可能是由于多巴胺产生过量。而胎儿组织的应用，理所当然地困难重重（通常一次移植需要 5 个或更多胎儿的细胞）。未来的希望仍然主要寄托于制备永生性的可培养、增殖的神经元前体细胞，并且这些细胞将在移植后分化成有功能的神经细胞。人们仍在继续努力发展神经移植技术，用以治疗其他疾病，如亨廷顿病、脑卒中、癫痫和 PD，然而这一领域仍然非常有争议（Bjorklund & Lindvall，2000；Barker & Rosser，2001）。

## 亨廷顿病

◆ 亨廷顿病是一种导致脑组织退行性变的遗传性疾病（常染色体显性），成人期发作，导致快速退变和死亡。与痴呆一样，它能导致严重的非自主扭体运动症状，这种症状有很高的致残性。它是一组被称为三核苷酸串联重复的神经退行性疾病中最常见的一种，与特定基因中 CAG 序列重复数量的增加有关，因而导致在它所表达的蛋白质中连续的谷氨酸残基数量增加（50 个或更多）（Gusella & MacDonald，2000）。重复的数量越多，症状越早出现。亨廷顿病的基因 *huntingtin* 所编码的蛋白与多种调节蛋白产生相互作用，其中包括参与兴奋毒性和凋亡半胱天冬酶（见上文）。这些相互作用中有些能被突变蛋白的多聚谷氨酸重复序列加强，这可能是神经元丢失的原因；而这种丢失主要影响皮质和纹状体，导致进行性痴呆和严重的非自主（舞蹈病样）动作。如前所述，这一突变蛋白质同样倾向于发生错误折叠和聚集。对于死后大脑的研究表明，纹状体内多巴胺的含量正常或略有增高，而负责 GABA 合成的酶——谷氨酸脱羧酶——活性下降 75%（见第 34 章）。一般认为在基底神经节由 GABA 介导的抑制作用的丧失将导致多巴胺能突触活动过度，因而从某种意义上说，其症状与 PD 相反（图 35.4）。相应地，影响多巴胺能传递的药物，其效应与在 PD 中观察到的正好相反；多巴胺拮抗药对于减少非自主活动有效，而左旋多巴和溴隐亭等药物则使之恶化。能减轻运动症状的药物包括多巴胺拮抗药，如氯丙嗪（见第 38 章）和 GABA 激动药巴氯芬（见第 33 章）。这些药物对痴呆没有影响，也不能延缓疾病的进程；而那些能抑制兴奋毒性的药物，或可行的神经移植手段（见上文），可能对此有用。

## 神经退行性朊蛋白病

◆ 近年来，有一组人和动物的疾病成为研究的热点。这组疾病与一类特征性的神经退行性变有关；受侵袭的脑组织出现空泡样外观，被称为海绵状脑病（Collinge，2001；Prusiner，2001）。这些疾病的一个关键特征是能通过一种传染因子——错误折叠的蛋白质而传染，通常不能跨物种传染。然而，人们发现这种疾病在牛身上的形式——牛海绵状脑病（BSE），能够从牛转移到人，这极大地吸引了人们的兴趣。尽管还非常罕见，海绵样脑病在人类的表现形式包括克雅病（CJD，与 BSE 无关）及其新的变异形式（vCJD），通过食用或近距离接触被感染的牛或人体组织而产生。该病在人类的另一种表现形式是库鲁病，一种在巴布亚新几内亚感染食人部落的神经退行性疾病。这些疾病导致进行性的、有时是快速的痴呆和运动失调，而且在目前没有任何方法治疗。绵羊瘙痒病——一种家养羊常见的疾病，是另一个例子，而且很可能是因为使用家养牛的内脏残渣喂羊而造成了20世纪80年代BSE在英国的流行，最终导致90年代中期vCJD在人类的出现。尽管BSE的流行已经受到控制，但令人担忧的是，更多的人类病例可能在之后出现，因为该病的潜伏期已知很长，但尚未确定。

朊蛋白病是蛋白错误折叠性疾病（见上文）的例子，朊蛋白由于采用了一种错误折叠的构象而形成不溶性的聚合体。造成转移性海绵状脑病如vCJD的感染源，很罕见地，是一种蛋白质，被称为朊蛋白。相关蛋白（$PrP^C$）是脑和其他组织的一种正常胞质组分，其功能未知。作为糖基化改变的结果，该蛋白质被错误折叠，形成不溶性的$PrP^{Sc}$形式，其可将正常的$PrP^C$转变为错误折叠的$PrP^{Sc}$，从而开始一系列反应。传染源$PrP^{Sc}$沉积并聚合成不溶性纤维，是造成神经退行性变的原因。支持这种不同寻常的感染方式的证据是，给正常小鼠注射$PrP^{Sc}$将导致海绵状脑病，而在其他方面十分正常的*PrP*敲除的小鼠则对此表现出抗性，因为它们缺少自身催化产生$PrP^{Sc}$的底物。幸运的是，这种传染并不容易在物种间进行，因为不同的物种*PrP*基因不同。可能是羊或牛的*PrP*基因的突变导致了对人类有感染性的变异形式。

这一系列事件与AD存在一些相似性，AD也是患者脑内沉积了一种正常表达蛋白质的非正常形式。

到目前为止，没有任何方法可以治疗这种脑病，但是实验室研究暗示，两种十分熟悉的药物，米帕林（一种抗疟药）和氯丙嗪（一种广泛使用的抗精神病药物；见第38章），能够抑制$PrP^{Sc}$在小鼠模型中的聚集。目前正在对这两种药物进行治疗人类CJD的试验。Mallucci和Collinge（2005）讨论了其他可能的手段，但没有在患者中试验过。

## 参考文献与扩展阅读

### 发病机制


Bossy-Wetzel E, Schwarzenbacher R, Lipton S A 2004 Molecular pathways to neurodegeneration. Nat Med 10（suppl）: S2-S9（*Review of molecular mechanisms underlying various chronic neurodegenerative diseases, including those discussed in the chapter*）

Coyle J T, Puttfarken P 1993 Oxidative stress, glutamate and neurodegenerative disorders. Science 262: 689-695（*Good review article*）

Forman M S, Trojanowski J G, Lee V M-Y 2004 Neurodegenerative diseases: a decade of discoveries paves the way for therapeutic breakthroughs. Nat Med 10: 1055-1063（*General review on pathogenesis of neurodegenerative diseases—not much on therapeutic approaches, despite the title*）

Gusella J F, MacDonald M E 2000 Molecular genetics: unmasking polyglutamine triggers in neurodegenerative disease. Nat Rev Neurosci 1: 109-115（*General review on trinucleotide repeat disorders and how the brain damage is produced*）

Jellinger K A 2001 Cell death mechanisms in neurodegeneration. J Cell Mol Med 5: 1-17（*Useful review article covering acute as well as chronic disorders leading to neurodegeneration*）

Lee V M-Y, Goedert M, Trojanowski J Q 2001 Neurodegenerative tauopathies. Annu Rev Neurosci 24: 1121-1159（*Detailed review of the uncertain role of Tau proteins in neurodegeneration*）

Selkoe D J 2004 Cell biology of protein misfolding: the examples of Alzheimer's and Parkinson's diseases. Nat Cell Biol 6: 1054-1061（*Good review article by one of the pioneers in identifying the amyloid hypothesis*）

Stefani M, Dobson C M 2003 Protein aggregation and aggregate toxicity: new insights into protein folding, misfolding diseases and biological evolution. J Mol Med 81: 678-699（*Excellent review article on protein misfolding as the underlying cause of chronic neurodegenerative disease*）

Yamada K, Nabeshima T 2000 Animal models of Alzheimer's disease and evaluation of anti-dementia drugs. Pharmacol Ther 88: 93-113（*Describes pathology of AD, transgenic and other animal models, and therapeutic approaches*）


### 阿尔茨海默病


Citron M 2004 Strategies for disease modification in Alzheimer's disease. Nat Rev Neurosci 5: 677-685（*A review—generally optimistic—of the status of new therapeutic strategies for treating AD*）

Schenk D et al. 1999 Immunization with amyloid-beta attenuates Alzheimer-disease-like pathology in the PDAPP mouse. Nature 400: 173-177（*Report of an ingenious experiment that could have implications for AD treatment in humans*）

Selkoe D J 1997 Alzheimer's disease: genotypes, phenotype and treatments. Science 275: 630-631（*Short but informative summary of recent advances in Alzheimer genetics*）

Selkoe D J, Schenk D 2003 Alzheimer's disease: molecular understanding predicts amyloid-based therapeutics. Annu Rev Pharmacol Toxicol 43: 545-584（*Comprehensive review article*）


### 帕金森病


Beal F W 2001 Experimental models of Parkinson's disease. Nat Rev Neurosci 2: 325-332（*Useful review article covering many aspects of PD pathogenesis*）

Hagan J J, Middlemiss D N, Sharpe P C, Poste G H 1997 Parkinson's disease: prospects for improved therapy. Trends Pharmacol Sci 18: 156-163 (*Excellent review of current trends*)

Langston W J 1985 MPTP and Parkinson's disease. Trends Neurosci 8: 79-83 (*Readable account of the MPTP story by its discoverer*)

Lipton S A, Rosenberg P A 1994 Excitatory amino acids as a final common pathway for neurologic disorders. New Engl J Med 330: 613-622 (*Review emphasizing central role of glutamate in neurodegeneration*)

Lotharius J, Brundin P 2002 Pathogenesis of Parkinson's disease: dopamine, vesicles and α-synuclein. Nat Rev Neurosci 3: 833-842. (*Review of PD pathogenesis, emphasising the possible role of dopamine itself as a likely source of neurotoxic metabolites*)

Olanow C W 2004 The scientific basis for the current treatment of Parkinson's disease. Annu Rev Med 55: 41-60 (*Detailed review of current PD therapeutics, based on knowledge of pathophysiology*)

Vila M, Przedhorski S 2004 Genetic clues to the pathogenesis of Parkinson's disease. Nat Med 10 (suppl): S58-S62 (*Account of the various mutations associated with PD, and how they may contribute to pathogenesis*)

### 脑卒中

Dirnagl U, Iadecola C, Moskowitz M A 1999 Pathobiology of ischaemic stroke: an integrated view. Trends Neurosci 22: 391-397 (*Useful review of mechanisms underlying neuronal damage in stroke*)

Green A R, Odergren T, Ashwood T 2003 Animal models of stroke: do they have value for discovering neuroprotective agents? Trends Pharmacol Sci 24: 402-408 (*Article suggesting reasons why drug efficacy in animal models does not predict success in the clinic*)

### 朊蛋白病

Collinge J 2001 Prion diseases of humans and animals: their causes and molecular basis. Annu Rev Neurosci 24: 519-550 (*Useful review article*)

Prusiner S B 2001 Neurodegenerative disease and prions. New Engl J Med 344: 1544-1551 (*General review article by the discoverer of prions*)

### 治疗策略

Barker R A, Rosser A E 2001 Neural transplantation therapies for Parkinson's and Huntington's diseases. Drug Discov Today 6: 575-582 (*Informative and balanced review article on a controversial topic*)

Bjorklund A, Lindvall O 2000 Cell replacement therapies for central nervous system disorders. Nat Neurosci 3: 537-544 (*Upbeat review by pioneers in the field of neural transplantation*)

Citron M 2004 Strategies for disease modification in Alzheimer's disease. Nat Rev Neurosci 5: 677-685 (*A review—generally optimistic—of the status of new therapeutic strategies for treating AD*)

De Strooper B, König G 2001 An inflammatory drug prospect. Nature 414: 159-160 (*Informative commentary on publication by Weggen et al. in the same issue, describing effects of NSAIDs on APP cleavage*)

Gross C G 2000 Neurogenesis in the adult brain: death of a dogma. Nat Rev Neurosci 1: 67-73

Mallucci G, Collinge J 2005 Rational targeting for prion therapeutics. Nat Rev Neurosci 6: 23-34 (*Realistic review of possible approaches to treating prion diseases; a very difficult problem with nothing really in sight yet*)

Rakic P 2002 Neurogenesis in the adult primate cortex: an evaluation of the evidence. Nat Rev Neurosci 3: 65-71

Townsend K P, Pratico D 2005 Novel therapeutic opportunities for Alzheimer's disease: focus on nonsteroidal antiinflammatory drugs. FASEB J 19: 1592-1601 (*Discussion of possible drug targets for treatment of AD, including animal studies and clinical trials data—largely negative, so far*)

(熊 杰 译，成 亮 校，杨宝学 审)

# 36 全身麻醉药



## 概　述

全身麻醉药是在外科手术过程中用于解除疼痛刺激，使感觉和意识暂时消失的药物。与局部麻醉药阻断外周感觉神经冲动传导的作用不同（见第 44 章），它们用于全身给药，主要在中枢神经系统（CNS）发挥作用。尽管我们现在认为这是理所当然的，但应该认识到全身麻醉药的应用铺平了现代外科学道路，没有它们就没有大部分现代医学（外科学）。

本章介绍目前使用的主要麻醉药的药理学，这些麻醉药主要分为两部分：吸入药物和静脉注射药物。有关麻醉药物的临床药理学和应用方面的详细信息见专业教科书（如 Evers & Maze，2004）。

## 引　言

许多药物，包括乙醇和吗啡都可以产生对疼痛不敏感和不察觉的状态，但不作为麻醉剂使用。能够用于麻醉的药物，一定是易于控制而且可以很快诱导和复原的药物，使得在手术过程中能够依照要求调整麻醉水平。基于这种原因，在 1846 年，吸入性麻醉药的首次发现使得外科手术成为可能。之前的许多手术实际上是依赖于对痛苦万分的患者进行飞快的操作，那时大多数手术都是截肢手术。吸入是麻醉药的常用给药方式，但诱导麻醉剂通常需要静脉给药。

◆ 1800 年 Humphrey Davy 首次提出在外科手术中应用氧化亚氮来减轻疼痛。他是第一个制造氧化亚氮的人，并在几个人身上试用，包括他自己和首相；表明氧化亚氮可以引起欣快、镇痛和意识丧失。在广告中被说成“笑气”的氧化亚氮，在娱乐场所普遍应用，这引起了美国牙科医师 Horace Well 的注意，他自己挤压吸入气囊，在“笑气”的作用下拔了一颗牙。乙醚最初得以出风头，也是由不太名誉的方式得来的，即在聚会时喷洒“乙醚作乐”，可以使宾客产生欣快感（也会引起爆炸，有读者可能已经想到了）。William Morton 既是牙医又是哈佛医学院的学生，他在 1846 年成功地用乙醚进行了拔牙，然后将它推荐给 Warren——马塞诸塞州立总医院有名的外科主治医生，提议 Warren 应该在手术中试用乙醚，Warren 很勉强地同意了。1846 年 10 月 16 日，大量观众聚集在主手术室，[1] 经过初步摸索后，Morton 的示范非常成功，Warren 带给围观群众的一句最亲切的话就是“先生们，这不是欺骗”。随后冗长的赞赏来自 Oliver Wendell Holmes（1847 年）这位神经科医生、诗人和哲学家首创了“麻醉”一词。

他说：“手术刀是用来治病的，滑轮是用来复位的——自然的力量可以驱除原始的诅咒——即消除那些在手术中

[1] 乙醚罩至今仍作为收藏，保存在马塞诸塞州立总医院。

极度痛苦的患者的疼痛。现在即使再剧烈的手术也会沉浸在遗忘的河水中了，那些由于疼痛使得前额打成结的深深的皱纹也永远抚平了。”

Morton 随后陷入了无尽和痛苦的专利权之争，在医学上没有进一步的贡献。同年，格拉斯哥的产科教授 James Simpson 用氯仿减轻分娩的痛苦，但引起了教会人士的声讨。其中一个教会人士曾写道：“氯仿是撒旦的诱惑，它声称为妇女带来祝福，但最终使社会麻木，并使上帝不能听到人们在困境中深切呼唤、祈求帮助的哭喊。”

反面意见最终消失了，1853 年，维多利亚女王在氯仿的作用下生下了她第 7 个孩子，整个过程被称为“麻醉过程”（anaesthesie a la reine）。

## 麻醉药的作用机制

与大多数药物不同，吸入性麻醉药，包括不同种类的氟烷（halothane）、氧化亚氮（nitrous oxide）和氙（xenon），属于不够熟悉的化学药品类。分子的形状和电子排列相对来讲并不重要，但药理作用似乎仅与分子的物理化学特性有关。早期的理论，特别是关于脂质的理论（见下文），是建立在总体物理化学观点上的。因为目前我们对细胞膜的功能成分了解得比较多——膜的主要结构可以被麻醉药所影响——所以关注的重点是特异性蛋白质靶标的确认。

麻醉药的其他理论见 Halsey（1989），Little（1996）和 Franks & Lieb（1994）的叙述。

### 脂质理论

进入 20 世纪，Overton 和 Meyer 采用一组由简单的、无反应性的有机化合物组成的多样化分子检验了它们使蝌蚪停止游动的能力，展示了麻醉效能和脂溶性之间的密切关系。该实验导致了一个大胆的理论的建立，即由 Meyer 在 1937 年阐述的“当一些惰性化学物质在细胞脂质中积聚到一定浓度时，即产生麻醉作用”。

麻醉性和脂溶性之间的关系已经被确认，在人体的麻醉效能通常用 MAC 表示，即在外科手术时，能使 50% 的人消除疼痛反应所达到的最低肺泡浓度（minimal alveolar concentration，MAC）。图 36.1 显示了 MAC（与效能成反比）和脂溶性之间的关系，对大部分吸入性麻醉剂来讲，用油：水分布系数表示。Overton-Meyer 的研究没有提出特殊的机制，但揭示了一个深刻的关系，任何一种麻醉理论都需要考虑。油：水分布系数意味着药物在膜脂质中的分布程度，这与麻醉药的效应是由于改变膜功能的解释是一致的。

然而，在脂质双分子层中加入一种无功能的外来分子就能引起膜功能障碍的原理用脂质理论无法解释。两种可能的机制，容积增大和膜流动性增加，也已提出并经过验证，但没有得到广泛认可（Halsey，1989；Little，1996）。对于麻醉药理论的关注也从脂质转向了蛋白质，即麻醉药效应可用脂溶性对神经元细胞膜疏水区域中的靶蛋白周围药物浓度的影响来解释。

### 对离子通道的作用

早期研究发现，如同与脂质结合一样，麻醉药可以与各种蛋白质结合，还影响许多配体门控型离子通道（Franks & Lieb，1994；Rudolph & Antkowiak，2004）。当麻醉药达到一定浓度时，可以增强抑制性受体如 $GABA_A$ 受体和甘氨酸受体的功能，也可以抑制兴奋性受体的功能，如谷氨酸受体、乙酰胆碱受体或 5-羟色胺受体。$GABA_A$ 受体是苯二氮䓬类（见第 37 章）的唯一靶点，同时是静脉注射麻醉药如硫喷妥钠（thiopental）、异丙酚（propolol）和依托咪酯（etomidate）的靶点（见下文），这些麻醉药的作用位点与苯二氮䓬类与受体的结合位点不同。突变受体的实验研究（Rudolph & Antkowiak，2004）已经证明这一点，并且成功确定了麻醉药对通道功能的影响是通过特异性的“调节位点”来实现的。被称为

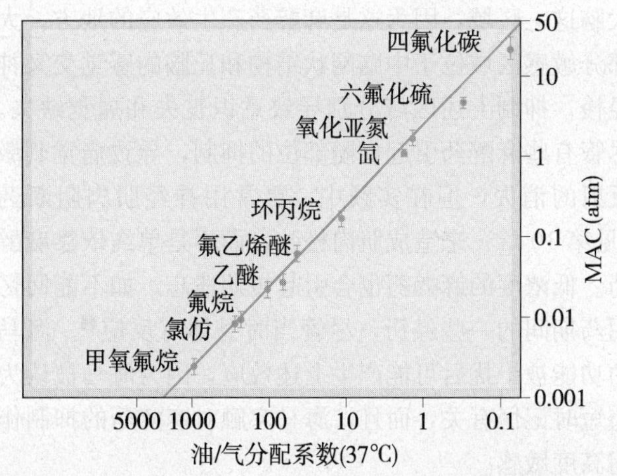


**图 36.1 麻醉剂在人体的效能和油：气分配系数的关系。** 麻醉剂的效能用所能产生外科麻醉所需的最小肺泡浓度（MAC）表示。与脂溶性密切相关，用油：气分配系数表示。（From Halsey，1989.）

TREK 的“双孔域”钾离子通道（见第 4 章）是另一个特殊的麻醉药敏感通道，被低浓度的挥发性麻醉药激活，从而降低膜的兴奋性（Franks & Liebs，1999）。

总之，全身麻醉药抑制兴奋性通道（特别是谷氨酸受体），易化抑制性通道（主要是 $GABA_A$ 受体，还有甘氨酸受体和其他钾离子通道），作用位点是通道蛋白的特异性疏水区。这可能是过分简单的理论，如 Little（1996）所假设的，每一种麻醉药通过不同的方式对细胞功能产生不同的影响。一元化的理论还不完善，但却提供了一个有用的起点。

## 麻醉药对神经系统的作用

在细胞水平，麻醉药的作用主要是抑制突触传递，对轴索传导的效应相对来说并非十分重要。

对突触传递的抑制可能与减少递质释放，抑制递质的功能，或减少突触后细胞的兴奋有关。尽管有以上 3 种效应，但大多数研究表明递质释放的减少和突触后反应的降低是主要因素。乙酰胆碱释放的减少发生在外周神经突触，兴奋性递质的敏感性降低（由于抑制了配体门控型离子通道；见上文）发生在所有外周和中枢神经突触。

抑制突触传递常常是由于全身麻醉药的作用，特别是巴比妥类，挥发性麻醉药也有类似的作用但较弱（Rudolph & Antkowiak，2004）。

麻醉过程由几部分组成，包括意识丧失、反射消失（肌肉松弛）和痛觉缺失。绝大多数的效应发生在大脑这一区域，因为这是麻醉药产生效应的地方。大部分敏感区域位于中脑网状结构和丘脑的感觉交叉神经梭，抑制上述区域分别导致意识丧失和痛觉缺失。尽管有些麻醉药引起脊髓部位的抑制，导致痛觉刺激反射的消失，但在实践中，更常用神经肌肉阻断药（见第 10 章）来造成肌肉松弛，而不是单纯依靠麻醉药。低浓度的麻醉药也会引起短期遗忘，如不能回忆用药期间的一些经历，尽管当时身体有反应[1]。海马的功能被干扰后可能产生上述效应，因为海马被认为与短时记忆有关，而且，海马突触对麻醉药的抑制作用高度敏感。

随着麻醉药浓度的增高，所有大脑的功能都会被影响，包括运动控制、反射活动、呼吸和自主调节。因此，对所有这些麻醉药引起的大脑反应不可能精确地确定具体的“靶点”。

**麻醉的理论** 要点

- 许多简单、无反应性的化合物产生麻醉作用，最极端的例子就是不活泼的氙气。
- 麻醉药的潜在作用与它的脂溶性密切相关（Overton-Meyer 相关作用），而与其化学结构关系不大。
- 早期的理论假说认为麻醉药是与膜脂质双分子层反应，近年的理论倾向于认为麻醉药与配体门控型离子通道反应。
- 大部分麻醉药增强抑制性 $GABA_A$ 受体的活性，部分麻醉药抑制兴奋性受体如谷氨酸受体和 N-乙酰胆碱受体的活化。

任何一种全身麻醉药在高浓度下会影响整个中枢神经系统，引起全身功能的停止，因此，如果没有人工呼吸机，患者会死于呼吸衰竭。在外科麻醉和潜在的呼吸及循环抑制之间的剂量范围是相当窄的，需要麻醉师小心监控并根据需要迅速调整麻醉水平。

## 麻醉药对心血管系统和呼吸系统的作用

所有麻醉药均减少心肌收缩力，对心输出量和血压的影响则依据其对交感神经系统和血管平滑肌的综合作用而变化。氧化亚氮（nitrous oxide）增加交感神经传出和血浆中去甲肾上腺素浓度，单独使用可增加心率和血压。氟烷（halothane）和其他卤族元素的麻醉药有相反的效应。

许多麻醉药，特别是氟烷可以引起心室的期前收缩，其机制包括对肾上腺素敏感。心电图显示，在应用氟烷时常会发生期前收缩，但对患者无明显伤害。不过，如果儿茶酚胺分泌过多（典型的是嗜铬细胞瘤；见第 11 章），则会有突发心室颤动的危险。

除了氧化亚氮和氯胺酮（ketamine）外，其他麻醉剂都会明显抑制呼吸并引起动脉二氧化碳分压升高。氧化亚氮在这方面的影响比较小，是因为它有一些微弱的作用，能够防止产生深度麻醉（见下文）。目前一些常用的吸入性麻醉药，特别是地氟烷（desflurane），有刺激性气味，易引起喉痉挛和支气管痉挛，所以，地氟烷不用于诱导麻醉而仅用于维持作用。

---

[1] 苯二氮䓬类药物氟硝西泮（rohypnol）有一个令人讨厌的恶名，因为其遗忘和安定作用使之成为强奸犯的“辅助手段”，同样的化合物还有氯胺酮（见第 43 章）和 γ-羟基丁酸。

**麻醉药的药理作用**

要点

- 麻醉剂引起 3 种主要的神经生理的改变：意识消失，对痛觉刺激的反应丧失及反射消失。
- 所有的麻醉剂如果超过麻醉剂量，会由于心血管反射消失和呼吸麻痹而造成死亡。
- 在细胞水平，麻醉剂影响突触传递，不影响神经元传导。兴奋性递质的释放和突触后受体的反应均被抑制，GABA 调节的抑制性传递被大多数麻醉剂所增强。
- 尽管神经系统的所有构件被麻醉剂所影响，但主要部位是在丘脑、皮质和海马。
- 大多数麻醉剂（除了氯胺酮和苯二氮䓬类）引起相同的神经生理效应，但药代动力学特性和毒性不同。
- 与作用在神经系统的效应一样，大多数麻醉剂会由于对心肌和血管的作用而引起心血管抑制。

  卤族麻醉剂可能会由于循环系统中儿茶酚胺类物质的堆积而引起心律异常。

## 吸入麻醉剂

我们下面要考虑的是全身性麻醉药的药理特性，应记住它们很少单独使用。麻醉状态包括 3 个主要部分，即意识消失、镇痛作用和肌肉松弛。实际上，这些效应是药物的综合作用所产生的。对于外科手术来说，最常用的方法是应用静脉注射诱导麻醉剂（如异丙酚）引起快速的意识消失，而用一种或更多的吸入性麻醉剂（如氧化亚氮和氟烷）保持意识消失和维持镇痛，并用静脉注射用镇痛剂（如阿片类镇痛药；见第 41 章）进行补充，以及用神经肌肉阻断剂（阿曲库铵；见第 10 章）造成肌肉麻痹。这些过程导致诱导更快，苏醒得也快，并避免长期（以及有害的）的半清醒状态，使得外科手术能够在内环境反射受伤害程度极微的状态下进行。

大多数吸入性麻醉药曾经被广泛使用，如乙醚（ether）、三氯乙烯（trichloroethylene）、环丙烷（cyclopropane）和甲氧氟烷（methoxyflurane），现在被以下药物特别是“氟烷”系列所替代，如恩氟烷（enflurane）、异氟烷（isoflurane）、七氟烷（sevoflurane）、地氟烷（desflurane），这些药物的药代动力学性质有所改善，如副作用更少以及不易燃。在那些老一代的药物中，氧化亚氮仍广泛应用（特别在产科手术），而氟烷偶尔使用。

像其他的神经抑制药一样，麻醉药也有潜在的成瘾性（见第 43 章）。

**全身麻醉剂的临床应用**

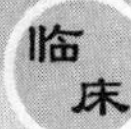

- 静脉麻醉剂用于：
  - — 诱导麻醉（如硫喷妥钠，依托咪酯）；
  - — 外科手术中维持麻醉状态（“全静脉麻醉”，如异丙酚合并肌肉松弛剂和镇痛剂）。
- 吸入性麻醉剂（气体或挥发性液体）用于维持麻醉。要点如下：
  - — 挥发性液体（如氟烷，七氟烷）用空气、氧气或氧-氧化亚氮作为载体；
  - — 氟烷的肝毒性常见于多次重复应用（见第 53 章）；
  - — 所有的吸入性麻醉剂对敏感个体都可能引起恶性高热（见第 10 章）。

### 药代动力学

吸入性麻醉药的一个重要特点是可以快速进入到动脉，达到有效血浓度，发挥药理作用，药物的血浓度随吸入气体的多少而改变。理想的情况下，血浓度应尽可能快速达到，使麻醉深度能很快控制。特别是，当停止给药后，血浓度应快速下降到麻醉水平以下，使患者可以在很短时间内恢复知觉。在呼吸反射变弱或缺失的情况下，半昏迷状态可能会延长，从而增加危险性。

肺是吸入性麻醉药进入和离开体内的唯一定量的重要器官。麻醉药的毒性尽管与其代谢降解（见下文）有关，但更主要的是由其在体内作用的时间决定。麻醉药是小分子、脂溶性物质，可以很快通过肺泡膜。因此，药物分别通过吸入的气体和血流进入和离开肺的速率，决定了麻醉药的上述动力学特性。各种麻醉药代谢动力学变化的因素由它们在血液和脂肪中的溶解度决定。

决定诱导和苏醒快慢的主要原因如下：

- 麻醉剂的特性
  - — 血液：气体分配系数（如在血液中的溶解度）
  - — 油：气分配系数（如在脂肪中的溶解度）

- 生理因素
  — 肺泡换气率
  — 心输出量

## 麻醉药溶解度

麻醉药在物理化学特性上是一种理想的气体，它们在不同媒介中的溶解度主要由分配系数决定，即药物在两种介质中平衡时的浓度比例。

血：气分配系数是决定吸入性麻醉药诱导和苏醒速率的主要因素，血：气分配系数越低，则诱导和苏醒的速度越快。

油：气分配系数是脂肪溶解度的衡量尺度，决定了麻醉药的效能（前面已叙述）并且影响其在体内的分布动力学，高度脂溶性会延迟从麻醉中苏醒的时间。所有麻醉药的血：气和油：气分配系数值见表 36.1。

表 36.1 吸入性麻醉剂特性

| 药物 | 分配系数 | | 最小肺泡浓度 (%, v/v) | 诱导/苏醒 | 主要副作用和缺点 | 说明 |
|---|---|---|---|---|---|---|
| | 血：气 | 油：气 | | | | |
| 乙醚 | 12.0 | 65 | 1.9 | 慢 | 呼吸刺激<br>恶心和呕吐<br>爆炸危险 | 现已不用，除非在缺乏现代化设备的地方 |
| 氟烷 | 2.4 | 220 | 0.8 | 中等 | 低血压<br>心律失常<br>肝毒性（连续用药时）<br>恶性高热（罕见） | 常用，但主张用较新的制剂，重要的代谢物为三氟化物 |
| 氧化亚氮 | 0.5 | 1.4 | 100* | 快 | 少见的贫血（延长使用时间或重复应用时）<br>气体蓄积在气腔内 | 镇痛效果好，但效能低，不能单独用于镇痛，需合用其他吸入性制剂 |
| 恩氟烷 | 1.9 | 98 | 0.7 | 中等 | 有惊厥危险（轻度）恶性高热（罕见） | 广泛应用，与氟烷特性一样，肝毒性较小 |
| 异氟烷 | 1.4 | 91 | 1.2 | 中等 | 对敏感患者有可能造成冠状动脉缺血 | 作为氟烷的替代品广泛应用 |
| 地氟烷 | 0.4 | 23 | 6.1 | 快 | 呼吸道刺激症状，咳嗽，支气管痉挛 | 由于其快速起效和苏醒，可用于日常外科手术（与氧化亚氮相似） |
| 七氟烷 | 0.6 | 53 | 2.1 | 快 | 理论上，氟化物有可能造成肾毒性 | 近来应用较多，同地氟烷 |

注：* 在高比重实验下的理论值

## 诱导和苏醒

脑血流是心输出量的一个主要部分，血脑屏障对麻醉药是自由通透的，因此，脑中的麻醉药浓度与动脉血中的浓度相近。麻醉药在吸入的气体和血液之间转运的动力学决定了药物效应的动力学。

如果吸入气体中的麻醉药达到了平衡的浓度，将会产生外科麻醉效果，达到平衡的浓度主要依赖于血：气分配系数。与我们的直觉正好相反，药物在血中的溶解度越低，则平衡过程越快。这是由于药物经肺吸收的量较少就可达到血中的分压，与吸入高溶解度药物相比，单个肺吸入的低溶解度药物的量更接近血中的分压，少量吸入（如短时吸入）就会达到平衡。同样的原则也适用于药物排出后的苏醒过程，药物溶解度越低，苏醒越快。如图 36.2 显示，与高溶解度的乙醚相比，低溶解度的氧化亚氮的平衡更快速。

麻醉药在血和组织间的传送也影响平衡参数。图 36.3 显示了一个简单示意循环的模式，其中包括两个

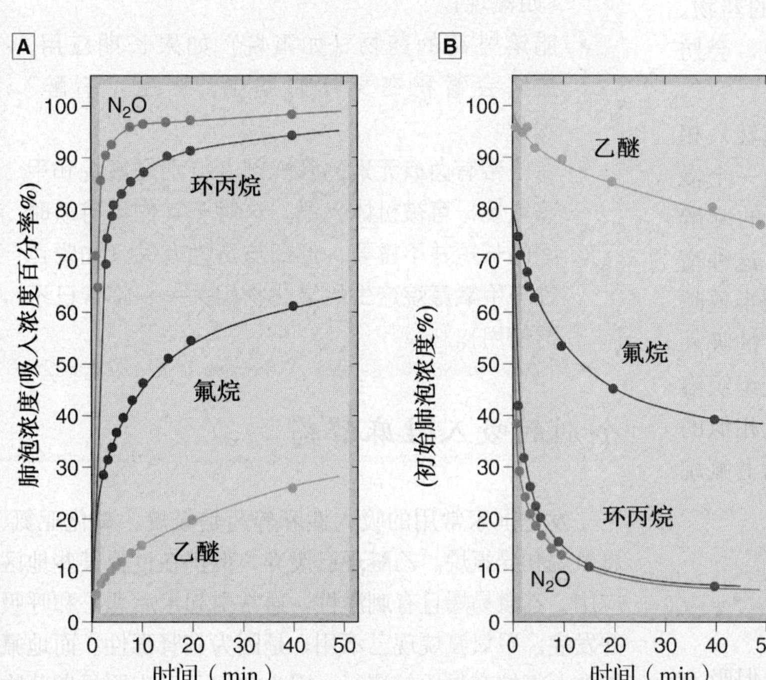


**图 36.2 吸入性麻醉剂在人体的平衡速度。**曲线显示肺泡浓度（近似反映动脉血浓度）在诱导和苏醒期间随时间的变化。最初的平衡速度反映了在血中的溶解度。有一个缓慢的平衡平台，显示高脂溶性物质（乙醚和氟烷）在血液和脂肪之间的转运很慢。Ⓐ：诱导过程；Ⓑ：苏醒过程。（From Papper E M，Kitz R（eds）1993 Uptake and distribution of anaesthetic agents. McGraw-Hill，New York.）

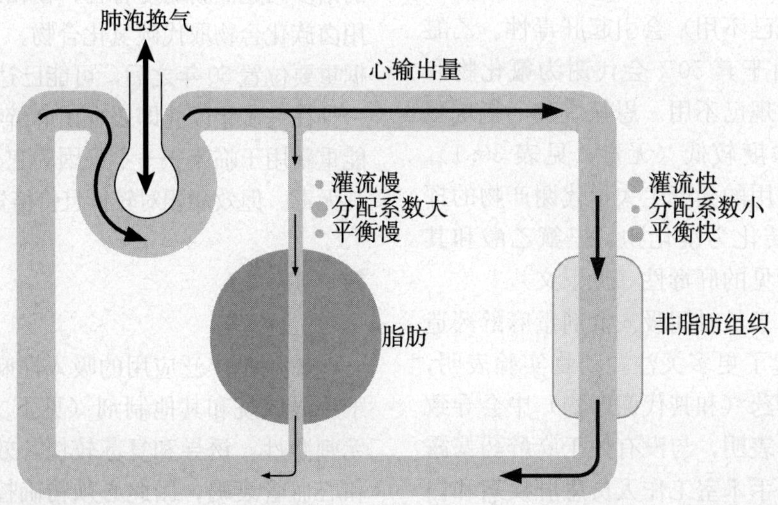


**图 36.3 影响吸入性麻醉剂在人体的平衡速度的因素。**人体被表示为二室，包括大脑在内的脂肪少的组织，血流量很大但麻醉剂的分配系数低，因此与血液中的药物平衡很快。脂肪组织血流量低但分配系数高，因此平衡慢，在苏醒期作为药物的储存库。

组织室。身体的脂肪部分血流慢且对麻醉药的溶解度通常较高（表 36.1），构成了一个典型男人的 20%的体积。因此，对于氟烷这样脂溶性比水溶性高 100 倍的药物来说，当在体内达到平衡后，其在脂肪中的量约为 95%。因为脂肪组织中血流量少，所以药物进入和离开脂肪都比较慢，因此在很快的血-气交换过程后会有一个较慢的平衡过程（图 36.2）。药物的脂溶性越大，患者越胖，则平衡状态越慢。

在影响吸入性麻醉药平衡速率的诸多生理因素中，肺泡通气量是最重要的。通气速率越高，平衡越快，特别是对于那些具有高血：气分配系数的药物。呼吸抑制药如吗啡（morphine）（见第 41 章），会妨碍从麻醉中复苏。

从麻醉中苏醒，是与诱导麻醉（但不是逆转）相似的过程（图 36.2），在快速的苏醒后会伴随一个慢的“宿醉”阶段。如果长时间应用高脂溶性的麻醉药，则脂肪有足够的时间蓄积大量的麻醉药，这种宿醉现象就会很明显，患者会处于持续数小时的半昏睡状态。由于这种动力学因素的存在，寻找更好的吸入性麻醉药的重点就在于找到那些低血溶性和低组织溶解性的药物制剂。新的药物显示了同氧化亚氮相似的那些动力学特性，但是具有更高的效能，包括七氟烷和地氟烷（表 36.1）。

## 吸入性麻醉药的代谢和毒性

尽管不像消除途径那样有定量的重要性，但吸入性麻醉剂的代谢也能产生毒性产物。由于在肝细胞中形成自由基，氯仿（现已不用）会引起肝毒性。乙醚的卤化物甲氧氟烷，由于其 50%会代谢为氟化物和草酸盐而引起肾毒性，现已不用。恩氟烷和七氟烷也会代谢成氟化物，但浓度较低（无毒；见表 36.1）。氟烷是唯一一个目前常用的会产生大量代谢产物的挥发性麻醉剂，约 30%转化为溴化物、三氟乙酸和其他代谢物，可能造成罕见的肝毒性（见下文）。

手术室工作人员由于长时间吸入低剂量麻醉药造成的毒性问题现在引起了更多关注，动物实验表明，长期暴露于低水平麻醉药（和其代谢产物）中会导致肝毒性。流行病学调查表明，与没有处于麻醉药暴露状态的对照人群相比，手术室工作人员患肝疾病和白血病的比例增加，自发性流产和畸形的病例也有所增增加。尽管起因并没有完全搞清楚，但已有严格的措施用于手术室换气来尽量减少麻醉药的影响。

**吸入性麻醉药的药物代谢动力学特点** 要点

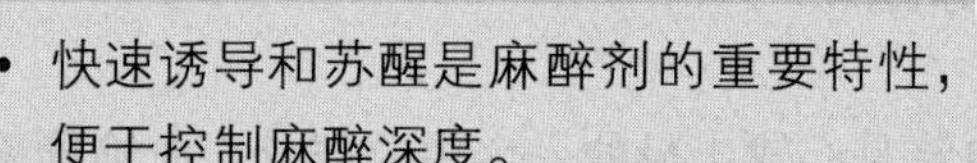

- 快速诱导和苏醒是麻醉剂的重要特性，便于控制麻醉深度。

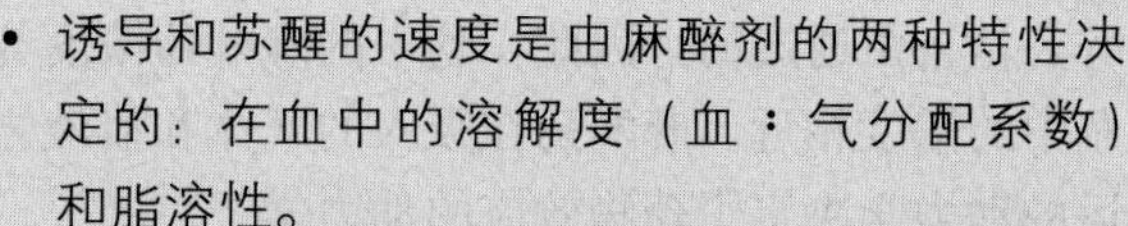

- 诱导和苏醒的速度是由麻醉剂的两种特性决定的：在血中的溶解度（血：气分配系数）和脂溶性。
- 血：气分配系数低的麻醉剂产生诱导和苏醒的速度快（如氧化亚氮、地氟烷）；血：气分配系数高的麻醉剂产生诱导和苏醒的速度慢（如氟烷）。
- 脂溶性高的药物（如氟烷）如果长期应用，最终会蓄积在身体脂肪中，产生“宿醉”现象。
- 有些带有卤族元素的麻醉剂（特别是氟烷和甲氧氟烷）可被机体代谢。这对于其作用持续时间的长短并不重要，但却与毒性有关（如肾毒性与甲氧氟烷产生的氟化物相关——临床已不再使用）。

## 个别的吸入性麻醉药

发达国家常用的吸入性麻醉药是氟烷、氧化亚氮、恩氟烷和异氟烷。乙醚现已废弃，但仍在世界某些地区应用。乙醚易爆且有刺激性，通常引起术后恶心和呼吸并发症。甲氧氟烷现已不用，是因为其肾毒性。而地氟烷和七氟烷变得比较流行，因为它们可以克服早期药物的诸多问题。新的复合物，在相同的结构位点上，已经用卤族化合物取代碳氢化合物。七氟烷在麻醉药品中占据重要位置 50 年之后，可能已达到了它的终点线。氙，一种在许多年以前即表现出麻醉特性的惰性气体，有可能重新用于临床——不仅因为它是惰性气体，而且由于其无毒。但效能相对较低且价格贵是其缺点。

### 氟　烷

氟烷是广泛应用的吸入性麻醉剂，但现在更倾向于用异氟烷和其他制剂（见下文）。氟烷无爆炸性和无刺激性，诱导和复苏较快，效能高但容易造成呼吸和心血管衰竭，因此必须精确控制麻醉浓度。即使在正常麻醉浓度，氟烷也会引起血压降低；部分归因于心肌抑制；部分因为血管舒张作用。氟烷对子宫有镇痛和肌肉松弛作用，限制了其在产科的应用。

### 不良反应

与许多同类的麻醉剂一样，氟烷增加心脏对肾上腺素的敏感性，更容易造成心律失常。这可能是重要的，特别是在嗜铬细胞瘤手术中（见第 11 章和上文）。两个少见的但却是很严重的不良反应是肝毒性和恶性高热。

#### 氟烷性肝炎

对 850 000 例麻醉药应用的研究表明，9 例死于不明原因的肝衰竭，其中 7 例接受了氟烷。接下来的研究表明肝毒性与重复接受氟烷有关。在英国的一项 62 例不明原因的严重肝疾病的研究表明，66％的病例与重复接受氟烷有关，与免疫机制一致。氟烷代谢生成三氟乙酸（见上文），与蛋白质共价结合，特别是在氟烷代谢的主要场所肝细胞中。目前认为氟乙酰化的肝蛋白质可启动免疫反应（见第 53 章）。

#### 恶性高热

由于肌浆网大量释放 $Ca^{2+}$，骨骼肌产生热量引起高热。其结果是肌肉收缩、酸中毒、代谢产物增加，引起身体产生高热，如果不及时治疗是致命的。与氟烷一样，其他卤族麻醉药和肌肉松弛药（见第 10 章）也会引起上述反应。易感性与遗传有关，与编码 ryanodine 受体的基因突变有关，此受体控制 $Ca^{2+}$ 从肌浆网释放（见第 4 章）。为什么突变会导致通道对麻醉药和其他药物的敏化还不是十分清楚。恶性高热可以用丹曲林（dantrolene）治疗，这种肌松药可以阻断钙通道。

## 氧化亚氮

氧化亚氮（$N_2O$；不要混同于一氧化氮，NO）是一种无味的、有许多优点的气体，可广泛应用于麻醉。由于其血∶气分配系数低（表 36.1），故起效快，并且在不引起意识消失的低浓度下即可产生镇痛作用，因此在分娩时用于减少疼痛。它效能低，即使在吸入的混合气体中达到 80％也不能产生外科的麻醉效果，因此很少单用，但常常作为挥发性麻醉药的辅助用药于低浓度使用。在氧化亚氮麻醉后的苏醒过程中，气体从血液向肺泡转移的过程足以减少肺泡的部分氧分压（通过稀释作用），产生短暂缺氧（即弥散性缺氧）。这对呼吸系统疾病的患者来说很重要。

氧化亚氮短期给药无严重毒性作用，但延长暴露时间（>6 小时）可以引起蛋氨酸合成酶失活，此酶为 DNA 和蛋白质合成所必需，因此会导致骨髓抑制，可能会引起贫血和白细胞减少，故不要用于因维生素 $B_{12}$ 缺乏所致的贫血患者。氧化亚氮短期应用不会引起骨髓抑制，但应避免长时间应用或重复应用。氧化亚氮“吸入器”易产生这种危险。

氧化亚氮易于进入气腔扩散。如果有气胸、血管气栓或肠梗阻则会变得很危险。

长期暴露在远低于麻醉水平的低浓度氧化亚氮中也会明显影响蛋白质和 DNA 的合成，对于手术室工作人员来说氧化亚氮有可能会增加流产和胎儿异常的危险。

**表 36.2　静脉麻醉剂的特性**

| 药物 | 诱导和苏醒的速度 | 主要不良反应 | 说明 |
|---|---|---|---|
| 硫喷妥钠 | 起较快（有蓄积，导致苏醒慢）“宿醉” | 心血管和呼吸抑制 | 作为诱导麻醉剂，日常广泛应用 |
| 依托咪酯 | 起效快，苏醒较快 | 在诱导和苏醒期间都会有兴奋作用；肾上腺抑制 | 与硫喷妥比，很少有心血管和呼吸抑制<br>注射部位引起疼痛 |
| 异丙酚 | 起效快，苏醒非常快 | 心血管和呼吸抑制 | 快速代谢，持续给药可能引起注射部位疼痛 |
| 氯胺酮 | 起效慢，苏醒期间有后效应 | 苏醒后有致幻觉效应<br>术后恶心、呕吐、流涎<br>颅内压增高 | 产生好的镇痛作用和健忘症 |
| 咪达唑仑 | 比其他制剂慢 | — | 微弱的呼吸和心血管系统抑制作用 |

### 恩氟烷

恩氟烷是乙醚的卤化物，与氟烷的效能类似，诱导速度中等。作为甲氧氟烷的替代品，它的优点在于治疗水平时很少产生氟化物（肾毒性小），而且脂溶性较低，诱导和苏醒都很快。其主要缺点是能引起癫痫，可发生于诱导麻醉或是苏醒过程中。与之相关的产物，即氟取代乙醚后变成的六氟丙烷，是一个强大的惊厥剂，但机制尚不清楚。恩氟烷可引起恶性高热。

### 异氟烷、地氟烷和七氟烷

异氟烷是应用最广的易挥发性麻醉药。它在很多方面与恩氟烷相似，但基本不代谢，且缺乏恩氟烷所具有的致惊厥的特点。制造异氟烷很昂贵，这主要是由于在合成过程中很难分离出异构体。异氟烷可引起低血压，而且是强的冠状动脉舒张剂。因为会加剧"冠脉窃流"现象（见第18章），所以对有冠状动脉心脏病的患者会使心肌缺血恶化。

地氟烷在化学上类似异氟烷，但其低血溶性和低脂溶性使其诱导和苏醒都非常快，所以更多地用于外科手术麻醉。地氟烷几乎不代谢，比上述药物的效能低，MAC约为6%。在诱导麻醉的水平（10%），会引起呼吸道刺激症状，可导致咳嗽和支气管痉挛。

七氟烷类似地氟烷，但效能更高且不引起呼吸道刺激。七氟烷部分代谢（3%），也会有氟化物产生，但看似不会引发毒性。与其他的卤族麻醉药一样，对于遗传易感患者来说会引起恶性高热。

许多吸入性麻醉药最后都被其他药物替代了，主要是由于药物本身的致炎特性或毒性。这些药物包括氯仿（肝毒性和心律异常），乙醚（易爆和强大的呼吸道刺激性，可导致术后并发症），乙烯醚（易爆性），环丙烷（易爆性，强烈抑制呼吸和导致低血压），三氯乙烯（化学性质不稳定，无特殊优点），甲氧氟烷（苏醒慢且有肾毒性）。

详细信息请见麻醉专业书籍（如Miller，1999）。

## 静脉全麻药

即使氧化亚氮这种快速起效的吸入性麻醉药，在产生麻醉前也会引起兴奋作用。静脉麻醉药起效更快，

**常用吸入性麻醉药** 要点

- 在发达国家常用的主要药物是氟烷，氧化亚氮、异氟烷、恩氟烷、地氟烷和七氟烷，乙醚已不再用。
- 罕见，但严重且危险的是，吸入麻醉药（尤其是氟烷）可引起恶性高热。
- 氟烷
  — 广泛应用的制剂；
  — 高效，不易爆，无刺激性，致低血压，可能引起心律失常；30%代谢；
  — 由于脂溶性高，可能有"宿醉"现象；
  — 如果重复使用，有引起肝损伤的危险。
- 氧化亚氮
  — 低效，所以必须与其他药物合用；
  — 诱导和苏醒都很迅速；
  — 有好的镇痛作用；
  — 延长使用时间可引起骨髓抑制；
  — 蓄积在气腔里。
- 恩氟烷
  — 与氟烷类似，同属卤化物类麻醉剂；
  — 比氟烷代谢少，因此毒性小；
  — 诱导麻醉和苏醒的速度比氟烷快（很少蓄积于脂肪）；
  — 有引起癫痫样发作的危险。
- 异氟烷
  — 与恩氟烷类似，但没有引起癫痫样的特性；
  — 在冠状动脉疾病患者有突发心肌缺血的可能。
  — 对呼吸道有刺激性。
- 地氟烷
  — 与异氟烷类似，但起效和苏醒比异氟烷快；
  — 对呼吸道有刺激性，有引起咳嗽和喉痉挛的可能；
  — 用于门诊手术。
- 七氟烷
  — 与地氟烷类似，但无呼吸道刺激作用。
- 乙醚
  — 很少用，只用在没有现代化设备的地方；
  — 易于给药和控制；
  — 起效和苏醒慢，有术后恶心、呕吐现象；
  — 有镇痛和肌肉松弛作用；
  — 易爆炸；
  — 对呼吸道有刺激性。

其他静脉诱导麻醉剂还包括苯二氮䓬类（见第37章），如地西泮和咪达唑仑，比上述药物起效慢。静脉麻醉药自身一般很难产生满意的维持麻醉效果，因为它与吸入性麻醉药相比从体内消除相对较慢，而异丙酚仍能用于此种麻醉。氯胺酮在没有吸入性麻醉药的情况下，其产生的作用时间也足以维持短时间的外科手术。

氟哌利多（droperidol）是阻断多巴胺受体的抗精神失常药（见第38章），芬太尼（fentanyl）是阿片类镇痛药（见第41章），二者合用可产生深度镇静和镇痛作用（即所谓的神经安定镇痛术）。患者能对简单问题有应答反应，但对痛觉刺激无反应，且手术过程产生短暂记忆消失。可用于类似内镜检查这种短时间的手术过程。

静脉麻醉药的特性见表36.2，丙泮尼地（propannidil）和安泰酮（althesin）由于可引起低血压和支气管收缩等过敏反应现已不用。

## 硫喷妥钠

硫喷妥钠（见第37章）是仅有的用于麻醉的巴比妥类药物。它具有高度脂溶性，静脉给药后起效快且维持时间短（见下文）。游离酸不溶于水，所以该药以钠盐的形式应用。溶液呈强碱性且不稳定，所以此药须在使用前迅速溶解。

### 药代动力学

硫喷妥钠静脉给药后在20秒内即引起意识消失，持续5～10分钟。麻醉效应与血液中硫喷妥钠进入脑内的浓度相一致，因为其脂溶性高，可以使其很快通过血脑屏障。

因为药物有一个再分布过程，在药物达到高峰后，血液中药物浓度很快下降，1～2分钟内即可下降80%。药物首先到达血流丰富的组织（如肝、肾、脑等组织），然后缓慢进入肌肉组织。尽管硫喷妥钠的脂溶性很高，但被再摄取进入脂肪的速度也比较慢。这是因为此处血流速度较慢。但经过几小时后，体内的大部分药物会蓄积在脂肪中，剩下的被代谢掉。5分钟左右即可苏醒，此作用完全由药物在灌注性良好的组织中的再分布决定，在此阶段药物很少代谢。药物浓度经过最初的快速下降后趋势变缓，由于被脂肪吸收和代谢，此后血药浓度的下降需要几个小时。接下来，硫喷妥钠会有很长一段时间的“宿醉”现象；静脉持续给药可造成较长时间的麻醉，这是由于药物在体内蓄积，造成体内血药浓度的坪值升高的缘故。鉴于这种原因，硫喷妥钠不用于维持麻醉，而仅用于诱导麻醉。

硫喷妥钠与血浆白蛋白结合（血液中大约有85%被结合）。在营养不良、肝病或肾病等情况下，结合的量减少，这是因为上述状况会影响血浆白蛋白的量和结合的程度，进而使诱导麻醉所需的剂量降低。

### 作用和副作用

硫喷妥钠对神经系统的作用与其他吸入性麻醉药非常相似，但此药没有镇痛作用，而且，即使在不能消除对疼痛刺激产生反射的剂量下，也会产生深度的呼吸抑制。

由于血浆浓度下降得较慢，此药会有一个较长的后效应，会有几个小时的昏睡和某种程度的呼吸抑制。

如果注射时渗出或误入动脉，可能引起局部组织的坏死、溃疡或严重的动脉痉挛，导致坏疽。可以通过注入普鲁卡因来解救。由于静脉注射的药物浓度较低，因此这种危险非常小。与其他巴比妥类药物一样，硫喷妥钠可引起敏感患者突发卟啉病。

## 依托咪酯

依托咪酯较之硫喷妥钠最大的优势是，在产生麻醉的剂量和引起呼吸及心脏抑制的剂量之间有很大的范围。它比硫喷妥钠代谢快，不易引起较长时间的“宿醉”。在其他方面，依托咪酯与硫喷妥钠很相似，在诱导麻醉期间会出现不自主的运动，术后恶心、呕吐，注射部位疼痛。如果长期应用，依托咪酯会抑制肾上腺皮质功能，在危重患者可能引起死亡。因此对肾上腺皮质功能不全的患者禁用。在患者有循环衰竭的危险时，依托咪酯比硫喷妥钠更可取。

## 异丙酚

1983年开始使用异丙酚，其与硫喷妥钠特点相似，但优点是代谢非常快，因此很快苏醒，且无宿醉现象。这使得异丙酚可持续静脉点滴以维持外科手术而无需吸入型麻醉药。它不像依托咪酯那样引起不随意运动和对肾上腺皮质的抑制。尤其适用于门诊手术。

## 其他诱导剂

### 氯胺酮

◆ 氯胺酮在化学和药理学方面与苯环利定（phencyclidine）——一种会引起明显的感觉能力异常的“街头药”；见第 43 章）非常相似，它们都产生类似的麻醉样状态和深度的镇痛作用，但氯胺酮几乎没有欣快感和感觉能力的异常，所以常用于麻醉。两种药物都通过抑制一种兴奋性氨基酸受体（NMDA 受体；见第 33 章）的激活而发挥作用。

静脉给药，氯胺酮比硫喷妥钠起效慢（需 2～5 分钟），并且产生不同的效应，即“分离麻醉”，在遗忘和运动麻痹的同时还出现明显的感觉丧失和镇痛作用，实际上意识并没有消失。在诱导麻醉和苏醒期间，都会有不自主运动和独特的感觉存在。氯胺酮并非简单的抑制剂，它引起的心血管和呼吸作用也与大多数麻醉剂差别很大。常有血压增高和心率加快，在有效的麻醉剂量范围内对呼吸没有影响。与其他静脉麻醉药不同，氯胺酮增加颅内压，所以不能用于颅内压增高或有脑缺血危险的患者。尽管由于不具有上述的抑制作用而相对安全，但氯胺酮最大的缺点是产生幻觉，在苏醒期还常见谵妄和不理智行为。这些后作用限制了此药的应用，但据称在儿童却很少出现❶，所以氯胺酮常与苯二氮䓬类合用，用于儿科的小手术。

### 咪达唑仑

咪达唑仑属于苯二氮䓬类（见第 37 章），起效较慢，且弥补了上述其他药物的作用，与氯胺酮相似，不引起呼吸和心血管系统的抑制。常用于术前和手术过程的镇静，如不需要完全麻醉的内镜检查。

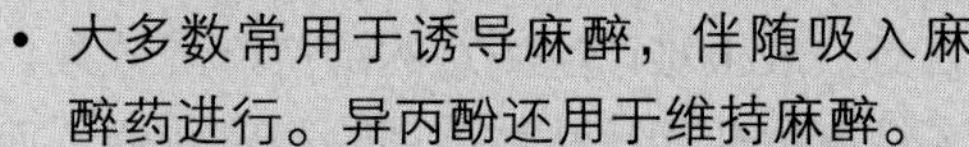

**静脉麻醉药** 要点

- 大多数常用于诱导麻醉，伴随吸入麻醉药进行。异丙酚还用于维持麻醉。
- 硫喷妥钠、依托咪酯和异丙酚最为常用；所有药物在静脉注入后 20～30 秒起效。
- 硫喷妥钠
  — 是巴比妥类中脂溶性最高的；
  — 由于易透过血脑屏障，所以起效快；由于有再分布，所以持续时间短（5 分钟），主要分布到肌肉；
  — 缓慢代谢，因此可能蓄积在体内脂肪，如果重复给药可能引起药效延长；
  — 无镇痛作用，麻醉剂量和引起心血管抑制的剂量之间范围很窄；
  — 如果误入动脉可能引起血管痉挛。
- 依托咪酯
  — 与硫喷妥钠类似，但很快代谢；
  — 很少引起心血管抑制；
  — 在诱导期间可能引起不自主运动；
  — 有引起肾上腺皮质功能不全的危险。
- 异丙酚
  — 快速代谢；
  — 快速苏醒；无蓄积；
  — 用于门诊手术。
- 氯胺酮
  — 苯环利定的同系物，特点相似；
  — 作用与其他制剂不同，可能与对 NMDA 型谷氨酸受体的效应有关；
  — 起效相对较慢（2～5 分钟）；
  — 产生“分离麻醉”，患者保持清醒，但产生遗忘和对痛觉不敏感；
  — 在苏醒期可引起烦躁和幻觉等，主要用于儿科小手术；
  — 升高颅内压。

❶ 注意：声称在儿童许多不良反应明显减少，或许是因为儿童不能用语言表达他们的体验。最近，在新生儿心脏手术时，才开始应用无麻醉作用的肌肉松弛药。婴儿没有痛的表现，但循环中的儿茶酚胺达到极高水平。

## 参考文献与扩展阅读


Evers A S, Maze M 2004 Anesthetic pharmacology. Churchill Livingstone, Philadelphia (*Comprehensive textbook covering basic and clinical pharmacology of anaesthetic agents*)

Franks N P, Lieb W J, 1999 Background $K^+$ channels: an important target for volatile anestheticsfi Nat Neurosci 2: 395 - 396 (*Short commentary on recent evidence suggesting that anaesthetics can activate TREK channels*)

Franks N P, Lieb W R 1994 Molecular and cellular mechanisms of general anaesthesia. Nature 367: 607-614 (*Good discussion of the opposing 'lipid' and 'protein' theories by pioneers from the protein camp*)

Halsey M J 1989 Physicochemical properties of inhalation anaesthetics. In: Nunn J F, Utting J E, Brown B R (eds) General anaesthesia. Butterworth, London (*Good summary of evidence supporting lipid theories of anaesthesia*)

Hemmings H C, Akabas M H, Goldstein P A et al. 2005 Emerging molecular mechanisms of general anaesthetic action. Trends Pharmacol Sci 26: 503 - 510 (*Describes effects of anaesthetics on ligand-gated and voltage-gated ion channels, particularly $GABA_A$ receptors*)

Little H J 1996 How has molecular pharmacology contributed to our understanding of the molecular mechanism(s) of general anaesthesia? Pharmacol Ther 69: 37 - 58 (*Balanced account of the strengths and shortcomings of current theories*)

R D (ed) 1999 Anaesthesia. Churchill Livingstone, New York (*Comprehensive textbook*)

Rudolph U, Antkowiak B 2004 Molecular and neuronal substrates for general anaesthetics. Nat Rev Neurosci 5: 709-720 (*Useful review article covering both the interaction of general anaesthetic agents with different ion channels, and the neuronal pathways that are affected*)


(唐　玉　译，罗大力　校，林志彬　审)

# 37 抗焦虑药和催眠药



## 概　述

本章将主要讨论焦虑及其治疗药物（抗焦虑药）以及失眠治疗药物（催眠药）。虽然临床用途不同，但这两类药物之间存在一些共同点，即抗焦虑药常常会引起一定程度的镇静和困倦，但多数镇静和催眠药却缺乏明确的抗焦虑作用。高剂量时，所有这些药物都可引起意识丧失，最终因呼吸系统和心血管系统抑制导致死亡。虽然很多早期开发的抗焦虑药和催眠药还在使用中，但苯二氮䓬类是其中最为重要的一类。近年来，许多作用于脑内5-羟色胺（5-HT）受体但没有强镇静作用的药物也被用作抗焦虑药。在本章中，还介绍了一些关于神经肽调节剂的新进展。

## 焦虑和抗焦虑药物的临床评价方法

对危险状态的恐惧反应常常包括防御行为、自主反射、觉醒和警觉、皮质类固醇分泌和负性情绪。正如所料，在焦虑状态下，这些反应都会不依赖于外部环境而存在。“病理性”和“正常”焦虑状态的划分虽没有明确界限，但仍可把出现影响正常工作和生活的症状这一点作为参考指标。尽管（或可能是因为）分界点不清晰，但抗焦虑药物过去一直属于常规医疗实践中最广泛使用的药物。但由于不确定的疗效和已明确的风险，抗焦虑药已不再受到人们的青睐。

临床上确认的焦虑症包括：

- 一般性焦虑症（持续的过度焦虑状态，缺乏明确的原因或诱因）。
- 惊恐性障碍（突发性异常恐惧，并伴随明显的躯体症状，例如出汗、心动过速、胸痛、震颤和窒息）。甚至，正常人输入乳酸钠也可能诱发此病，似乎存在某种遗传倾向。
- 恐惧症（对特定物体或环境特别恐惧，例如，蛇、开放性空间、飞行、社交）。
- 创伤后应激障碍（对过去应激经历的回忆诱发的焦虑）。
- 强制性障碍（由非理性焦虑导致的强迫性固执行为，例如对污染的恐惧）。

需要强调的是，治疗焦虑障碍时一般需结合心理疗法和药物治疗。而且，除了本章描述的抗焦虑药外，还经常使用其他类型的药物来治疗焦虑障碍，特别是抗抑郁药（见第39章）和抗精神病药（见第38章）。

### 焦虑的动物模型

人类焦虑时除了有主观（情绪）表现外，还会出现一些可测量的行为和生理效应，而这些效应在实验动物身上也可出现。从生物学角度看，焦虑可导致一种特殊的行为抑制模式，是对非奖赏性（期望得到奖赏的条件下）、危险性或疼痛性的新发事件的反应。对于动物来说，这种行为抑制可能会表现为不动性或反应性行为（例如压杆获取食物）的抑制（见下文）。为了开发新的抗焦虑药物，重要的一点就是确保动物实验能很好地代表药物对人体的有效性，为此研发了很多精巧的实验仪器并对此类实验的有效性进行了验证。

例如，将大鼠放入不熟悉的环境中，通常的反应是在一段时间内保持警觉不动（行为抑制），在一定程度上这可代表因陌生环境而引起的“焦虑”。当给予抗焦虑药后可减少此类不动行为。“高架十字迷宫”是一种使用广泛的实验模型。处于一定高度的水平交叉的横臂中两个是封闭的，另两个是开放的。正常情况下，大鼠大部分时间都停留在封闭的横臂内，避免进入开放的横臂（可能是因为害怕掉下）。给予抗焦虑药后可增加大鼠在开放横臂内的停留时间以及大鼠的活动次数，后者是根据穿过交叉点的频率判断的。

冲突实验则是训练大鼠反复压杆以获得食物，并且在正常情况下能保持稳定的高反应率，之后引入冲突性情境，如间断出现的声音信号表示压杆后不仅给予食物奖赏，同时给予一次电击“惩罚”。正常情况下，当出现声音信号时，大鼠会中止压杆（行为抑制）以避免受到电击。抗焦虑药物可缓解此类抑制作用，从而使大鼠尽管面临“惩罚”仍继续压杆以获得奖赏。而其他类型的精神药物，包括镇痛药均对此无效。其他证据证实，抗焦虑药影响的是“冲突性情境”引起的行为抑制水平，而不是简单地提高痛阈。

在其他实验方法中，通过损伤中脑隔膜或将小鼠离群孤养后放入一只陌生小鼠都可产生攻击性行为。而抗焦虑药不仅可以减少攻击性行为次数，而且还可以增加放入陌生环境中的成对大鼠的相互“接触”次数，而对照组大鼠间的“接触”次数明显减少。在这些实验中，动物的反应是行为活动增加，显然抗焦虑药产生了非特异性镇静之外的其他一些作用。

### 人体试验

很多主观的“焦虑量表”试验都是基于标准的患者问卷设计的。这些试验证实了很多抗焦虑药的有效性，但安慰剂治疗也常产生明显的效果。

其他试验都是基于测量与焦虑相关的躯体和自主效应设计的。举个例子来说，皮肤电反应试验就是通过皮肤的电传导性来测量出汗量。任何新鲜刺激，无论是愉快的或是不愉快的都会引起反应，这就是测谎仪试验的基本原理。如果间断重复出现无伤害刺激，反应的幅度就会下降（适应性）。焦虑患者的适应性低于正常人，而抗焦虑药可提高其适应性。

在人体冲突情境试验中，与动物试验不同的是用钱来代替食物，并依次采用不同强度的电击作为惩罚。与大鼠试验结果类似，给予地西泮后，虽然受试者申辩在电击惩罚期间的疼痛强度没有变化，但仍可观察到受试者为得到钱而进行的揿压开关操作率明显增加。所以，更加微妙的痛苦或奖赏心境也就不难理解了。

> **抗焦虑活性的测定** 　要点
>
> - 动物的行为学实验主要基于对冲突或新鲜环境引起的行为抑制（被认为代表了“焦虑”）的测量。
> - 抗焦虑药物的人体试验使用的是神经病学分级量表或测量自主反应的方法，如皮肤电反应。
> - 这些试验可以区分抗焦虑药（苯二氮䓬类、丁螺环酮等）和镇静药（如巴比妥类）。

## 抗焦虑药和催眠药分类

主要的药物分类（Argyropoulos 等，2000）如下：

- 苯二氮䓬类。这是抗焦虑药和催眠药中最重要的一类。
- 丁螺环酮。属于 5-$HT_{1A}$受体激动剂，具有抗焦虑作用，但没有可观察到的镇静作用。
- β-肾上腺素受体拮抗药（例如普萘洛尔；见第 11 章）。这类药用于治疗某些类型的焦虑，特别是出现烦人的躯体症状时，例如出汗、震颤和心动过速。这类药物的药效主要与其阻断外周交感神经反应有关，而非中枢作用。有时，演员和音乐家可使用这类药物来减少怯场症状，但禁止台球选手用此类药物来减少震颤，因为这违背了体育精神。
- 唑吡坦。虽然在化学结构上与苯二氮䓬类差异很大，两者却具有相似的催眠作用，但唑吡坦没有可观察到的抗焦虑作用。
- 巴比妥类。此类药已基本不用，取而代之的是苯二氮䓬类。巴比妥类现在仅限用于麻醉（见第 36 章）和癫痫治疗（见第 40 章）。

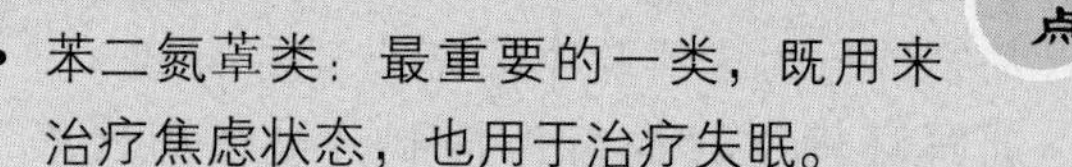

**抗焦虑和催眠药分类**

要点

- 苯二氮䓬类：最重要的一类，既用来治疗焦虑状态，也用于治疗失眠。
- 丁螺环酮：$5\text{-}HT_{1A}$受体激动药，具有抗焦虑活性，但镇静作用较弱，还有其他一些副作用。
- β-肾上腺素受体拮抗药：主要用来减少焦虑的躯体症状（震颤、心悸等），对情感反应无效。
- 其他各类药物（如甲喹酮、水合氯醛）仍偶尔用于治疗失眠（大多数情况下优先使用苯二氮䓬类）。
- 许多巴比妥类药物已不再作为抗焦虑/镇静药物使用。

- 其他各种类型药物（例如水合氯醛、甲丙氨酯和甲喹酮）。虽然已不再推荐使用此类药物，但由于治疗习惯很难完全摆脱，偶尔还会使用。镇静性抗组胺药（见第 13 章）例如苯海拉明，有时用作催眠药，特别是用于难以入睡的儿童。在各种用于改善儿童睡眠型态的非处方药中都含有此类成分。

## 苯二氮䓬类

氯氮䓬（chlordiazepoxide）是第一个苯二氮䓬类药物，于 1961 年在偶然情况下合成。Hoffman-la Roche 实验室在一次错误的反应中得到了此异常的七元环产物。而在常规的药物筛选实验中，发现了其意想不到的药理活性，之后苯二氮䓬类药物很快就变成了药典中使用最广泛的处方药。

### 化学和构-效关系

苯二氮䓬类的基本化学结构包括一个与苯环结合的带有 4 个主要取代基团的七元环，七元环上的 4 个取代基团被修饰后不丧失其活性。通过合成数以千计的结构修饰化合物和药效学研究，大约有 20 种已用于临床。其中最主要的药物见表 37.1。这类药物的

**表 37.1 苯二氮䓬类药物在人体的特征**

| 药物 | 原型药半衰期（h） | 活性代谢产物 | 代谢物的半衰期（h） | 作用时间 | 主要用途 |
|---|---|---|---|---|---|
| 三唑仑<br>咪达唑仑 | 2～4 | 羟基化衍生物 | 2 | 超短（<6h） | 催眠<br>咪达唑仑用于静脉麻醉 |
| 唑吡坦[b] | 2 | 无 | — | 超短（～4h） | 催眠 |
| 劳拉西泮<br>奥沙西泮<br>替马西泮<br>氯甲西泮 | 8～12 | 无 | — | 短（12～18h） | 抗焦虑，催眠 |
| 阿普唑仑 | 6～12 | 羟基化衍生物 | 6 | 中等（24h） | 抗焦虑，抗抑郁 |
| 硝西泮 | 16～40 | 无 | — | 中等 | 催眠，抗焦虑 |
| 地西泮<br>氯氮䓬 | 20～40 | 去甲西泮 | 60 | 长（24～48h） | 抗焦虑，肌肉松弛<br>地西泮静脉注射可用于抗惊厥 |
| 氟西泮 | 1 | 去甲基氟西泮 | 60 | 长 | 抗焦虑 |
| 氯硝西泮 | 50 | 无 | — | 长 | 抗惊厥，抗焦虑（特别是躁狂症） |

注：[a] 在英国，三唑仑因副作用已从市场上退出。[b] 唑吡坦不属于苯二氮䓬类，但作用于同一个复合受体，与佐匹克隆类似。

药理作用基本类似，虽然有报道认为各自的选择性存在程度上的差异。例如，一些药物如氯硝西泮显示出抗惊厥作用但镇静作用却较弱。从临床角度来看，不同的苯二氮䓬类药物（见下文）间药物代谢动力学的差异比活性强弱的差异更重要。已发现有些结构与苯二氮䓬类似的药物可以特异性拮抗苯二氮䓬类药物的作用，例如氟马西尼（见下文）。

## 作用机制

苯二氮䓬类（曾被认为是“非特异性镇静药”）选择性作用于 $GABA_A$ 受体（见第 33 章），此受体介导整个中枢神经系统（CNS）的快速抑制性突触传递。苯二氮䓬类通过易化 GABA 活化的氯离子通道的开放，从而增强 GABA 的效应（图 37.1）。苯二氮䓬类与受体的一个调节位点特异性结合，此位点不同于 GABA 的结合位点，可通过变构效应增加 GABA 对受体的亲和力。单通道记录结果显示，一定浓度的 GABA 可增加通道的开放频率，但不影响传导性或平均开放时间，与 GABA 结合后所产生的效应一致，而非通过通道门控机制。苯二氮䓬类不影响其他氨基酸受体，例如甘氨酸受体和谷氨酸受体（图 37.1）。

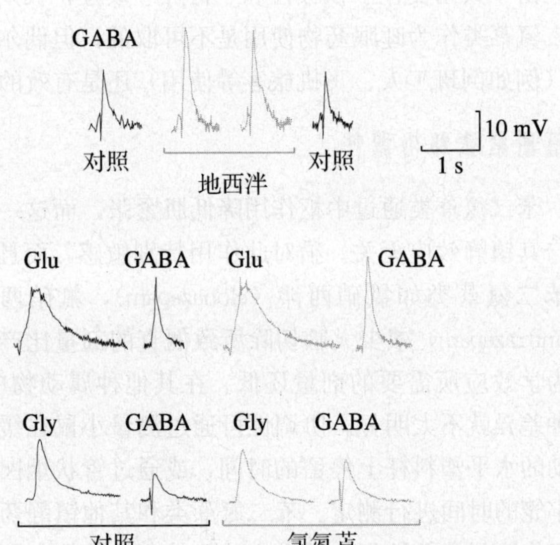


**图 37.1 苯二氮䓬类和氯氮䓬对 GABA 作用的增强效应。** 采用离子电泳法，经设置于细胞近旁的微量加液器向组织培养的小鼠脊髓神经元给药。细胞膜被超极化至－90 mV，从记录电极给予细胞 $Cl^-$，从而使抑制性氨基酸（GABA 和 Gly）和兴奋性氨基酸（Glu）产生去极化反应。地西泮的增强作用仅限于对 GABA 的反应，但谷氨酸和甘氨酸的反应则不受影响。

◆ $GABA_A$ 受体属于配体门控离子通道（见第 3 章），是由不同亚基构成的环状五聚体，主要由 α、β 和 γ 亚基组成，而每种亚基都有 3 种或多种亚型。因此可能的组合数目是巨大的，但在成人脑中主要有 3 种组合形式，分别为 $\alpha_1\beta_2\gamma_2$、$\alpha_2\beta_3\gamma_2$ 和 $\alpha_3\beta_3\gamma_2$。不同的脑区，组合形式各异；虽然结构类似，但也很难将其多样性与生理功能和药理学特性联系起来（Whiting，2003）。尽管如此，最近在分子水平上阐述苯二氮䓬类的作用方面还是取得了一定的进展（Rudolph 等，2001；Rudolph & Möhler，2004），从而为开发作用特异性更高的新药指明了道路。受体对苯二氮䓬类的反应敏感性需要 α 和 β 亚基同时存在，即使是 α 亚基中的一个氨基酸（组氨酸 101）的突变也会降低受体苯二氮䓬类受体的敏感性。这一特性已在一系列设计巧妙的转基因小鼠实验中得到应用，即这些转基因小鼠的不同 α 亚基中的这一残基已被诱发突变。利用这些转基因动物进行实验，可以阐明何种突变方式能可以引起苯二氮䓬类的效应减弱。并取得了有趣的实验结果。最广泛表达的变异体突变后消除了苯二氮䓬类药物的镇静作用和遗忘反应，并减弱其抗惊厥作用。但 $\alpha_2$ 的突变（主要在大脑边缘系统表达）的突变可消除其抗焦虑作用，而不影响其镇静作用。此类研究得出的结论说明，含有 $\alpha_1$ 亚基的 $GABA_A$ 受体主要与苯二氮䓬类的镇静、遗忘和抗惊厥作用相关，而含有 $\alpha_2$ 亚基的 $GABA_A$ 受体主要与其抗焦虑和肌肉松弛作用相关。这就为我们提示了开发比现有的、对不同 α 亚基没有选择性的苯二氮䓬类药物更具有选择性的新药物的可能性（Whiting，2003）。其结果，已发现了一种对 $\alpha_1$ 具有选择性的苯二氮䓬类药物 L 838417，现处于实验研究阶段。这一药物对实验动物只产生抗焦虑作用，而无镇静作用，这与从转基因动物得到的数据中预测的结果一致。但它对人体是否也会有同样的作用，尚待进一步观察和研究。

外周与 GABA 受体不相关的苯二氮䓬类化合物的结合物存在于许多组织中，但它们的功能和药理学特性尚不清楚。

## 药理学作用和应用

苯二氮䓬类的主要作用包括：

- 减轻焦虑和攻击性行为
- 镇静和诱导睡眠
- 降低肌肉紧张性和协调性
- 抗惊厥作用
- 顺行性遗忘

## 减轻焦虑和攻击性行为

如上所述，在动物试验中苯二氮䓬类显示出抗焦虑作用，同时，动物还表现出明显的“驯服性”，使动物更容易控制[1]。如果将成对的动物（例如小鼠或猴子）养在一个笼子中，其中一只处于统治地位，苯二氮䓬在减少统治个体的攻击次数的同时，可以增加其受到攻击的次数。除了阿普唑仑（alprazolam）可能有抗抑郁作用外（表 37.1），其余苯二氮䓬类药物都没有抗抑郁作用。苯二氮䓬类似乎还可能增加某些个体的易激惹性和攻击性，尤其是在使用超短效药物三唑仑（triazolam）后作用更明显（使得该药物在英国和其他一些国家被撤市），这种作用通常多见于短效化合物的使用过程中。这可能是苯二氮䓬类停药综合征中的一个突出症状，此类药物均会引起该症状（见下文），而且作用快速消失的药物发作更急。

苯二氮䓬类主要用于治疗急性焦虑状态，而在更严重的病例中，随着抗抑郁药物越来越受到重视以及行为疗法的联合应用，此类药物的使用正在逐步减少（见第 39 章）。

苯二氮䓬类作为抗焦虑药物的应用情况已有综述报道（Shader & Greenblatt，1993）。

## 镇静和诱导睡眠

苯二氮䓬类可缩短入睡时间，增加总睡眠时间，后一种作用只在每晚正常睡眠时间少于 6 小时的人群中产生。当连续使用苯二氮䓬类 1～2 周后，这两种作用都会逐渐减弱。

基于脑电图分析，可以识别出几个睡眠水平，其中具有重要生理学意义的是与做梦有关的快动眼（REM）睡眠，以及反映睡眠深度的慢波睡眠。慢波睡眠阶段代谢率和肾上腺类固醇的分泌都处于最低水平，但生长激素的分泌却处于最高水平（见第 28 章）。虽然大多数催眠药减少 REM 睡眠比例，但苯二氮䓬类对 REM 睡眠的影响比其他催眠药小，而唑吡坦（zolpidem）（见下文）的影响程度是最小的。即使总睡眠时间没有减少，但人为干扰 REM 睡眠可导致易怒和焦虑，而且缺失的 REM 睡眠会在此类实验结束后出现反弹性增加以作为补偿。在使用苯二氮䓬类或其他催眠药一段时间后也会观察到 REM 睡眠反弹现象。由此可以推测 REM 睡眠具有一定功能，而苯二氮䓬类对 REM 睡眠相对轻微的影响也是一个优势。

苯二氮䓬类可以明显减少慢波睡眠的比例，而不影响生长激素的分泌。图 37.2 显示一种苯二氮䓬类

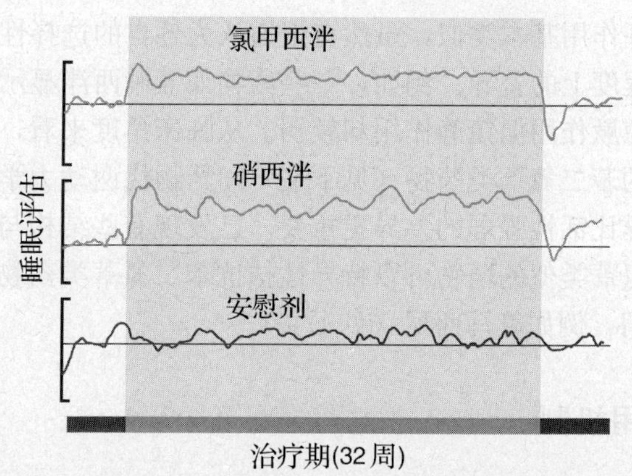


**图 37.2 长效苯二氮䓬类药物对睡眠质量的影响。**双盲试验中，一组 100 名睡眠质量差的患者每晚使用氯甲西泮 5mg、硝西泮 2mg 或安慰剂治疗 24 周，试验之前和之后分别实施 4 周安慰剂治疗。患者按照主观分级量表对每晚的睡眠质量进行自我评估，结果用连续 5 天评估得分的平均值表示。在 24 周的试验期间，睡眠质量持续得到改善，而当试验结束时出现了“反弹”式睡眠恶化（From Oswald I et al. 1982 Br Med J 284：860-864.）。

药物对睡眠质量主观分级的改善情况，但在 32 周的药物治疗结束时反弹减少。需要注意的是，虽然会对客观效果产生耐受，例如几天内睡眠潜伏期会减少，但对主观的分级没有明显的影响。

由于其耐受性、依赖性和“宿醉”效应，长期将苯二氮䓬类作为睡眠药物使用是不可取的，但偶尔使用（例如倒班工人、飞机旅客等使用）还是有效的。

## 降低肌紧张和协调性

苯二氮䓬类通过中枢作用降低肌紧张，而这一作用与其镇静效应无关。猫对此作用特别敏感，而且一些苯二氮䓬类如氯硝西泮（clonazepam），氟硝西泮（flunitrazepam）减少大脑切除所致僵直的剂量比产生行为学效应所需要的剂量还低。在其他种属动物中，这种差异就不太明显。协调性可通过测量小鼠在缓慢转动的水平塑料杆上停留的时间，或通过管状烟囱逃出牢笼的时间进行测定。苯二氮䓬类和其他镇静药物会损伤这些技巧性行为的表现，但并不清楚特定药物是否会对除猫以外的动物种属显示出同样的选择性。在人体研究中未能发现苯二氮䓬类药物之间的差异。

人类肌紧张性增加是焦虑状态的一个常见特征，

[1] 这取决于动物的种属。实际上，猫科动物会变得更兴奋，正如本书的一位作者在试图给巴尔的摩动物园里的一只老虎服用镇静剂时所发现的一样。为此他付出了很大代价。

进而可能引起疼痛，包括头痛，这常常困扰焦虑患者。因此苯二氮䓬类的松弛作用具有很好的临床应用价值。既减少肌紧张，又不影响协调性已成为可能。肌松剂的其他临床应用将在第 40 章讨论。

### 抗惊厥作用

所有的苯二氮䓬类在动物试验中都显示出抗惊厥活性。它们对化学试剂（戊四氮、荷苞牡丹碱及类似的药物）（见第 40、42 章）诱发的惊厥十分有效，但对电刺激诱发的惊厥作用较弱。在实验动物中，苯二氮䓬类对士的宁诱发的惊厥无效，这是因为士的宁是通过抑制甘氨酸受体（见第 42 章）而诱发惊厥的，而荷苞牡丹碱和其他一些化学致惊厥剂都是作用于 $GABA_A$ 受体的（见第 30 章）。苯二氮䓬类增强 GABA而非甘氨酸的作用，这就解释了它们抗惊厥作用的选择性。氯硝西泮（见上文）由于其选择性抗惊厥作用而用于治疗癫痫（见第 40 章）。与地西泮（diazepam）一样，氯硝西泮静脉注射可用于控制在癫痫持续状态中威胁生命的癫痫发作。

### 顺行性遗忘

苯二氮䓬类可消除对经历过的痛苦事件的记忆，其他 CNS 抑制药没有此作用。例如，进行小手术后不留下任何不愉快记忆。

## 是否存在内源性苯二氮䓬类介质?

仍不清楚是否存在调控 GABA 作用的苯二氮䓬类受体的内源性配体。主要的候选物质是从大鼠脑内分离出的地西泮结合抑制剂，一个 10kDa 的多肽。此肽可与 $GABA_A$ 受体的苯二氮䓬类结合位点紧密结合，显示出与苯二氮䓬类相反的作用，即抑制 GABA 诱导的氯离子通道的开放；而且当注入脑内时具有致焦虑和致惊厥作用。其他 $GABA_A$ 受体的内源性调节物可能有类固醇代谢物等（见第 33 章），也有证据表明脑内可能存在天然的苯二氮䓬类物质。目前，对内源性配体的识别和功能的研究尚未得出一致结论。

## 苯二氮䓬类反向激动药和拮抗药

反向激动药（见第 2 章）是指与苯二氮䓬类受体结合，但与传统苯二氮䓬类产生作用相反的药物，即产生焦虑和惊厥增加的症状。地西泮结合抑制剂就是

**苯二氮䓬类** 要点

- 通过与特定的 $GABA_A$ 受体上的调节位点结合起效，进而增强 GABA 的抑制作用。不同脑区存在不同的 $GABA_A$ 亚型，它们的功能也各不相同。
- 具有抗焦虑作用的苯二氮䓬类是此调节位点的激动剂。其他苯二氮䓬类（例如氟马西尼）是其拮抗药，并阻断具有抗焦虑作用的苯二氮䓬类的作用。后来发现的一类反向激动剂可以减弱 GABA 的作用，具有促焦虑作用，未在临床上使用。
- 抗焦虑作用是通过含有 $\alpha_2$ 亚基的 $GABA_A$ 受体介导的，而镇静作用是通过含有 $\alpha_1$ 亚基的 $GABA_A$ 受体介导的。
- 我们相信存在苯二氮䓬结合位点的内源性配体。可能是多肽和类固醇分子，但其具体生理功能仍不清楚。
- 苯二氮䓬类具有以下作用：
  —减轻焦虑和攻击行为
  —镇静，进而改善失眠症状
  —肌肉松弛和运动失调
  —抑制惊厥（抗癫痫作用）
  —顺行性健忘
- 不同的苯二氮䓬类药物的药理学特性差异较小，氯硝西泮的抗惊厥作用与它的其他作用相比似乎更强。
- 苯二氮䓬类药物口服即可起效，相互之间的差异主要表现在作用持续时间的不同。短效药（如劳拉西泮和替马西泮，半衰期 8～12 小时）代谢为无活性产物，主要用作催眠药。一些长效药（如地西泮和氯氮䓬）可代谢为具有长效活性的代谢产物（如去甲西泮）。
- 有时可静脉注射，如地西泮用于治疗癫痫持续状态和咪达唑仑用于麻醉时。
- 唑吡坦是短效药物，虽然不属于苯二氮䓬类，但作用类似，可用作催眠药。
- 苯二氮䓬类药物过量使用也是相对安全的。其主要缺点就是与酒精相互作用、长期“宿醉”效应、停药症状以及产生依赖性。

一个例子，还有一些苯二氮䓬类似物显示类似的作用。用第 2 章讨论的双态（二室）模型理论（见图 37.3），假设苯二氮䓬类受体存在 2 种截然不同的构象，其中只有一种构象（A）可与 GABA 分子结合并开放氯离子通道，另外一个（B）则不能与 GABA 结合，可以解释上述复杂现象。当不存在苯二氮䓬受体的配体时，这两种构象通常保持平衡状态，虽然仍保持对 GABA 的敏感性，但处于次级水平。苯二氮䓬激动剂（例如地西泮）可能优先与构象 A 结合，从而将平衡向构象 A 倾斜以增强对 GABA 的敏感性。而反向激动剂选择性地与构象 B 结合，产生相反作用。竞争性拮抗剂如氟马西尼（flumazenil）（见下文）与构象 A 和构象 B 的结合力相同，因而并不破坏构象平衡，在拮抗激动剂作用的同时，又拮抗反向激动剂的作用。一些 $GABA_A$ 受体分子的变异体（见上文）似乎对激动剂、拮抗剂和反向激动剂显示出不同的相对亲和性，这可能反映了 A、B 状态间平衡的差异性由受体的亚基组成来决定。

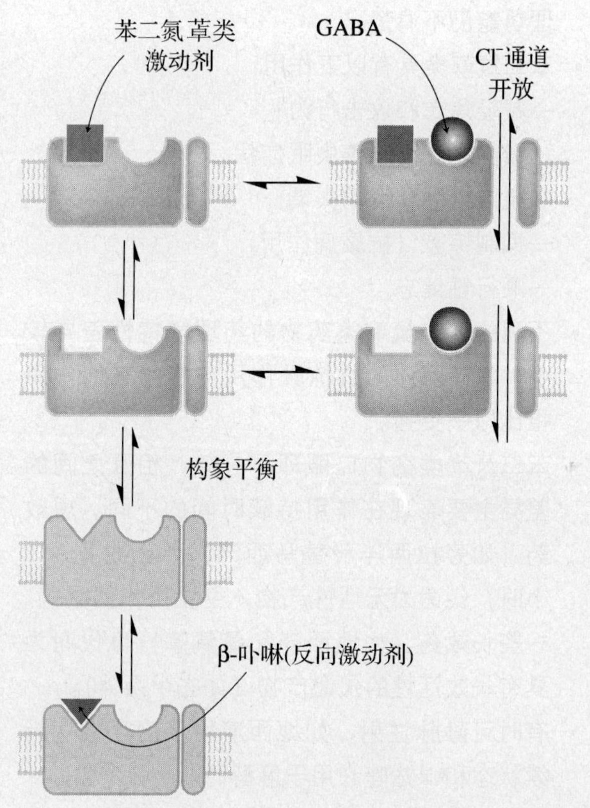


**图 37.3 苯二氮䓬类/GABA 受体相互作用模型。**苯二氮䓬类激动剂（如地西泮）和拮抗剂（如氟马西尼）与 GABA 受体结合的位点不同于 GABA 的结合位点。受体在其激动剂结合构象（上图）与其拮抗剂结合构象（下图）之间存在构象平衡。在后一种构象中，GABA 受体对 GABA 的亲和性明显降低，因此，氯离子通道保持关闭。

## 药代动力学

苯二氮䓬类口服吸收良好，大约 1 小时即可达血浆浓度峰值。但也有一些例外，例如奥沙西泮（oxazepam）、劳拉西泮（lorazepam）吸收较慢。它们与血浆蛋白的结合十分紧密，其高度的脂溶性使很多药物在体内脂肪中逐渐积聚。一般情况下都是口服给药，但也可静脉注射（例如，地西泮用于癫痫持续状态治疗时，咪达唑仑用于麻醉时）。肌内注射的吸收比较缓慢。

苯二氮䓬类经代谢后，最终以葡糖苷酸结合物的形式从尿中排泄。它们的作用持续时间差异很大，可粗略分为短效、中效和长效化合物（表 37.1）。一些可以转化为活性代谢产物，如 N-去甲西泮，半衰期大约为 60 小时，这说明了很多苯二氮䓬类药物重复给予后倾向于产生累积作用和较长的宿醉效应。短效化合物可直接与葡糖苷酸结合而代谢。图 37.4 显示了主要的代谢途径。图 37.5 显示的是每天使用地西泮，连续 15 天后人体血浆中去甲西泮的逐步积累和缓慢消失过程。

◆ 年龄的增长对氧化反应率的影响大于结合反应。因此，通常作为催眠药或抗焦虑药长期使用的长效苯二氮䓬类的作用，倾向于随着年龄的增加而增加，并常会慢慢地出现困倦和意识错乱❶。

## 不良反应

可分为：

- 急性过量使用导致的毒性反应；
- 正常治疗使用时出现的不良反应；
- 耐受性和依赖性。

### 急性毒性

苯二氮䓬类急性过量使用后产生的危险比其他抗焦虑/催眠药低得多。这是一个很强的优势，因为此类药物常用于治疗有自杀企图的患者。过量后，苯二氮䓬类可引起睡眠时间过长，但并不严重抑制呼吸和

---

❶ 本书一位作者的祖母，很多年来一直服用硝西泮治疗失眠，到 91 岁时健忘症和轻度智力障碍逐渐加重。一直让作者感到羞愧的是，祖母的病是由一名精明的全科医生而非他自己诊断的。而停用硝西泮后症状出现了明显改善。

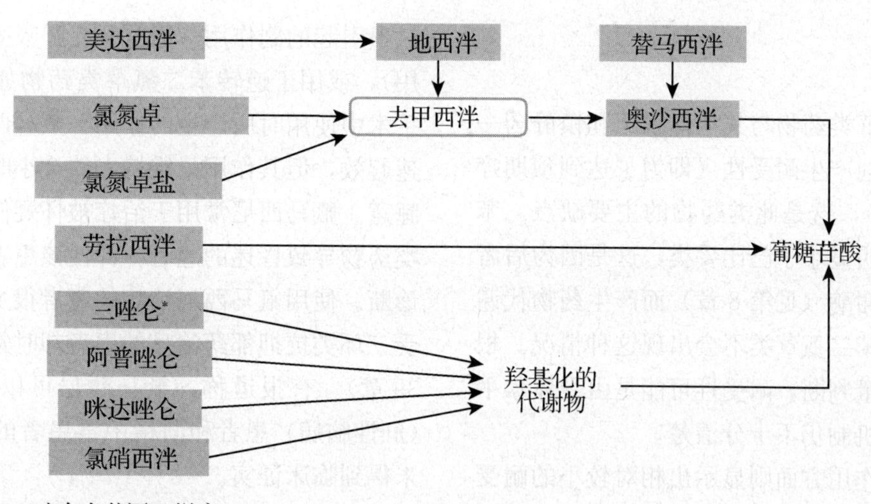


**图 37.4 苯二氮䓬类药物代谢。**许多苯二氮䓬类药物经 N-脱甲基化后，代谢成去甲西泮。这一点很重要，因为去甲西泮是具有生物活性，且半衰期很长的代谢产物。已标示出具有药理学活性的化合物。暗影框中显示的是可用于临床的药物。

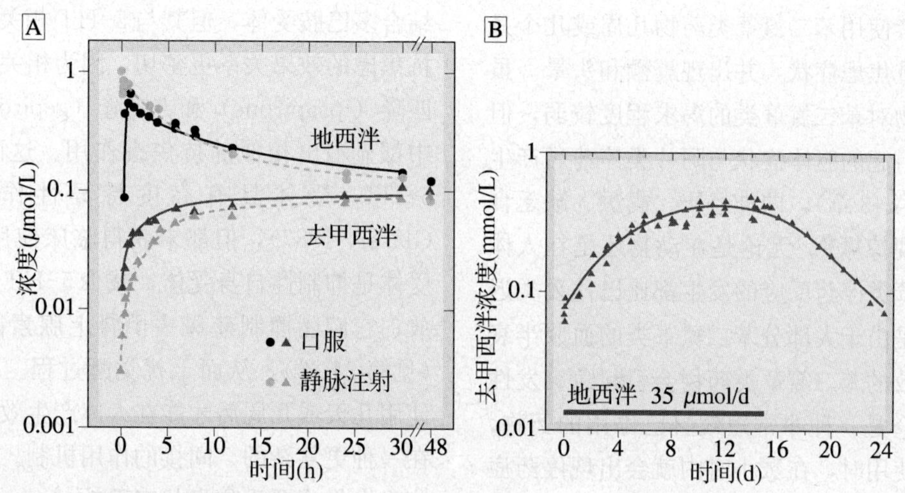


**图 37.5 人体内地西泮的药物代谢动力学。**Ⓐ单次口服或静脉注射后地西泮和去甲西泮浓度变化曲线。经过第一个 20 小时后，这两种物质的消除都很慢。Ⓑ连续 2 周使用地西泮后，去甲西泮的浓度蓄积；停用地西泮后缓慢消除（半衰期大约是 3 天）。(Data from Kaplan S A et al. 1973 J Pharmacol Sci 62：1789.)

心血管功能。但是，如果同时使用其他 CNS 抑制剂，特别是酒精，则可引起严重的，甚至是威胁生命的呼吸抑制。有效的拮抗剂氟马西尼的存在，意味着可抵抗苯二氮䓬类急性过量引起的副作用❶。遗憾的是大部分 CNS 抑制剂没有相应拮抗药。

## 应用过程中产生的副作用

苯二氮䓬类药物的主要副作用包括困倦、意识错乱、健忘和协调性受损等，这在相当程度上影响了诸如驾驶之类的操作技能。苯二氮䓬类增强包括酒精在内的其他药物的镇静作用，其增强作用不仅局限于相加作用。很多苯二氮䓬类药物的长期、不可预测的作用时间与其副作用关系密切。长效药如硝西泮已不再用作催眠药，甚至像劳拉西泮这样的短效化合物在应用后，也确实会损伤工作能力和驾驶技能。

❶ 实际应用过程中，通常让患者睡觉而不会采取解救措施，因为氟马西尼有导致惊厥的危险。但氟马西尼仍可作为排除其他原因导致昏迷的诊断用药。

### 耐受性和依赖性

所有的苯二氮䓬类药物与其他催眠药和镇静药一样，都会剂量依赖地产生耐受性（即为了达到预期疗效需逐渐增加剂量），这是此类药物的主要缺点。苯二氮䓬类的耐受性明显小于巴比妥类，这是因为后者可诱导肝脏药物代谢酶（见第8章）而产生药物代谢动力学耐受性，而苯二氮䓬类不会出现这种情况。根据发生耐受性的剂量判断，耐受性可能是由受体水平的变化引起的，但机制仍不十分清楚。

在诱导睡眠的作用方面则显示出相对较小的耐受性（图37.2）。正常受试者静脉注射地西泮可产生欣快感，但每日口服地西泮的受试者则没有出现欣快效应。还不清楚苯二氮䓬类药物对抗焦虑的作用是否具有明显的耐受性。

苯二氮䓬类药物可产生依赖性，这是其主要问题。受试者和患者使用苯二氮䓬类药物几周或几个月之后停药，可加重焦虑症状，并出现震颤和头晕。虽然自身给药的动物对苯二氮䓬类的渴求程度较弱，但慢性给药后停药引起的躯体症状与阿片类停药后产生的症状类似（见第43章），即神经质、震颤、缺乏食欲以及有时会出现惊厥[1]。无论是在动物还是在人体试验中，苯二氮䓬类停药反应的发生都比巴比妥类迟缓一些，这可能是由于大部分苯二氮䓬类的血浆半衰期都比较长。短效的苯二氮䓬类药物会引起急突发性停药症状。三唑仑是一种非常短效且已停用的药物，当其作为催眠药使用时，在数小时内就会出现停药症状，即使只使用过一次，也会引起清晨失眠和日间焦虑。

因为躯体和心理的停药症状，使患者很难放弃使用苯二氮䓬类药物，但不会像许多其他滥用药物一样发生严重的成瘾问题（即比躯体停药症状持续更久的心理依赖性）。

## 苯二氮䓬类拮抗药

1981年，首次发现了苯二氮䓬类的竞争性拮抗药。最为人所知的化合物是氟马西尼。最初研究报道认为此化合物单独使用时，对于行为或药物诱发的惊厥均无作用，但后来发现其具有一定的“致焦虑”和致惊厥作用。氟马西尼可用于逆转苯二氮䓬类药物过量引起的副作用（通常只在呼吸受到严重抑制时使用），或用于逆转苯二氮䓬类药物如咪达唑仑在微创手术中使用时所产生的作用。氟马西尼经注射后可快速起效，但其作用只维持大约2小时，所以又会重现睡意。氟马西尼常用于治疗被怀疑使用过量苯二氮䓬类药物导致昏迷的患者，即使该患者未经血液学检查诊断。使用氟马西尼治疗的患者很少发生惊厥，而接受三环类抗抑郁药治疗的患者却时常发生惊厥（见第39章）。有报道称，氟马西尼可以改善严重肝疾病（肝性脑病）患者和酒精中毒患者的精神状态，但尚未得到临床证实。

## 丁螺环酮

丁螺环酮（buspirone）是$5\text{-}HT_{1A}$受体的部分激动药（见第12章），用于治疗各种焦虑症。它也可以结合多巴胺受体，但其与5-HT相关的作用似乎与其抗焦虑的效果关系更密切，因为相关的化合物如伊沙匹隆（ipsapirone）和吉吡隆（gepirone）在动物实验中都显示出相似的抗焦虑作用。这两个化合物均对$5\text{-}HT_{1A}$受体具有高度特异性作用（Traber & Glaser，1987），但都未获得临床使用许可。$5\text{-}HT_{1A}$受体是抑制性自身受体，减少5-HT和其他介质的释放；它们还抑制蓝斑去甲肾上腺素能神经元的活性（见第34章），从而干扰觉醒过程。不过，丁螺环酮使用几天或几周后才能在人体产生效应，说明可能存在一种更复杂的、间接的作用机制。丁螺环酮对控制惊恐发作或严重焦虑状态无效。

**作为抗焦虑药的$5\text{-}HT_{1A}$受体激动药**

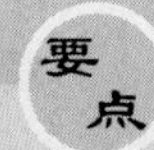


- 丁螺环酮是$5\text{-}HT_{1A}$受体的强效激动药（尽管缺乏选择性）。
- 用药几天或几周后，才出现抗焦虑作用。
- 与苯二氮䓬类相比，其副作用较小。副作用包括头晕、恶心、头痛，但不会出现镇静或协调障碍。

[1] 停药症状有可能比这更严重。本书一位作者的亲戚服用苯二氮䓬类药物20年后，医生建议停药，之后便开始出现幻觉。有一天因坚信窗帘着火，撕下了所有的窗帘。

丁螺环酮的副作用与苯二氮䓬类药物有很大区别。它不会引起镇静或运动失调，也未见停药反应报道。其主要副作用是恶心、头晕、头痛和坐立不安，副作用似乎比苯二氮䓬类药物更少一些。

## 巴比妥类

20世纪初期就发现巴比妥类具有诱导睡眠的特性，并合成和测试了数百种化合物。到20世纪60年代，它们成为临床使用数量最多的一类镇静催眠药。巴比妥类药物均具有抑制CNS活性的作用，产生类似于吸入式麻醉剂的作用。如果大剂量使用可因呼吸和心血管系统抑制而死亡，这就是它们现在很少作为抗焦虑药和催眠药使用的一个主要原因。戊巴比妥（pentobarbital）以及作用时间持续6～12小时的类似的典型巴比妥类药物，现在仍然偶尔作为催眠药和抗焦虑药使用，但它们的安全性低于苯二氮䓬类。戊巴比妥常作为实验动物的麻醉剂。

仍在临床上使用的巴比妥类药物包括偶尔用于治疗癫痫的苯巴比妥（phenobarbital）（见第40章）和广泛用作静脉麻醉剂的硫喷妥钠（thiopental）（见第36章）。巴比妥类药物与苯二氮䓬类一样，都具有增强GABA作用的能力，但两者在$GABA_A$受体/氯离子通道上的结合位点不同，且其作用的选择性较低。

巴比妥类除了过量时很危险外，还可产生高度的耐受性和依赖性。而且它们还具有很强的诱导肝细胞色素P450及其结合酶合成的作用，从而增加其他很多种药物的代谢降解速率，也增加了药物间相互作用的复杂性（见第52章）。由于具有酶诱导作用，患有代谢性卟啉病的患者使用巴比妥类会很危险。

**巴比妥类** 要点

- 非选择性中枢神经系统抑制药，产生的作用从镇静、减轻焦虑到意识丧失，直至因呼吸和循环系统衰竭而死亡——因此过量使用很危险。
- 部分作用是因其增强GABA的作用而产生的，其特异性不如苯二氮䓬类。
- 主要用于麻醉和癫痫治疗，而不再作为镇静/催眠药使用。
- 肝药酶的强效诱导剂，尤其是对细胞色素P450系统，所以容易引发药物的相互作用。敏感个体使用后，也会加重急性卟啉病的突然发作。
- 产生耐受性和依赖性。

## 其他类型抗焦虑药

选择性五羟色胺再摄取抑制剂（见第39章），如氟西汀（fluoxetine）、帕罗西汀（paroxetine）和舍曲林（sertraline）都可用于治疗特定类型的焦虑障碍，包括强迫性障碍和惊恐症。在本章中叙述的这些作用似乎与它们的抗抑郁作用无关。

◆ 除了已经讨论过的$GABA_A$受体和5-$HT_{1A}$受体机制外，还有许多其他递质和受体也可能与焦虑和惊恐性障碍有关（Sandford等，2000），特别是去甲肾上腺素和神经肽，如胆囊收缩素（CCK）及P物质。针对这些靶点的抗焦虑药物正在研发中，但迄今为止尚未开发出可用于临床的相关药物。许多可增强GABA作用的药物，虽然最初主要作为抗癫痫药物进行开发（见第40章），但可能对治疗焦虑障碍也有效（Nemeroff，2003）。这类药物包括加巴喷丁（gabapentin）、氨己烯酸（vigabatrin）、噻加宾（tiagabine）和丙戊酸盐（valproate）。

5-$HT_3$受体拮抗药如昂丹司琼（见第12章），在动物模型上显示具有抗焦虑活性，但其有效性未能在临床对照试验中得到证实。前文提到的用作抗抑郁药物的5-HT再摄取抑制剂，如氟西汀以及混合型5-HT/去甲肾上腺素再摄取抑制剂（见第39章），也都显示了对焦虑障碍的治疗效果。

神经肽CCK的拮抗剂（见第16章）已经作为抗焦虑药在进行试验了。CCK在参与觉醒、心境和情绪调节的脑干和中脑的很多区域都有表达，并被认为可能是惊恐发作的介质，但在临床试验中，已证实非肽类CCK拮抗药均无效。

**临床使用的抗焦虑药** 临床

- 许多抗焦虑药（如苯二氮䓬类）也是催眠药。只能短期（<4周）使用，以缓解严重且丧失能力的焦虑症。
- 丁螺环酮（5-$HT_{1A}$激动药）与苯二氮䓬类药物相比较，产生的副作用类型不同，滥用的可能性也较低。起效很慢（>2周）。

**催眠药（“睡眠片”）的临床应用** 临床

- 在给予催眠药之前，应明确失眠的原因。常见的原因有酒精或其他药物滥用（见第 43 章），以及躯体或精神异常（特别是抑郁）。
- 三环类抗抑郁药（见第 39 章）可引起困倦。所以，伴有睡眠障碍的抑郁患者晚上服用此药，可起到一石二鸟的效果。
- 慢性失眠症的最佳治疗方案是改变行为（如增加锻炼、白天保持清醒），而非药物治疗。
- 大部分催眠药作用于 $GABA_A$ 受体的特定调节位点（见第 33 章，图 33.4）并引起依赖性，因此，此类药物只能短期（<4 周）使用或用于治疗严重的失眠。对因入院、时差或紧急事件等暂时原因引起的失眠症治疗（几个夜晚）也有效。
- 催眠药包括：
  —苯二氮䓬类（如替马西泮、硝西泮）以及相关药物（如唑吡坦、佐匹克隆，也作用于苯二氮䓬类受体）
  —三氯乙醛和三氯福司，从前曾用于儿童，但缺乏正确的评价
  —具有镇静作用的抗组胺药（如异丙嗪），可引起困倦（见第 14 章），通常还用于治疗偶发失眠，使用后第 2 天会影响操作技能

## 参考文献与扩展阅读


Argyropoulos S V，Sandford J J，Nutt D J 2000 The psychobiology of anxiolytic drugs. Part 2：pharmacological treatments of anxiety. Pharmacol Ther 88：213-227（*General review article on clinically used anxiolytic drugs*）

Nemeroff C B 2003 The role of GABA in the pathophysiology and treatment of anxiety disorders. Psychopharmacol Bull 37：133-146（*Review article discussing the potential of various GABA-enhancing drugs as anxiolytics*）

Rudolph U，Crestani F，Möhler H 2001 $GABA_A$ receptor subtypes：dissecting their pharmacological functions. Trends Pharmacol Sci 22：188-194（*Describes recent work with transgenic mice expressing mutated $GABA_A$ receptors，suggesting that anxiolytic and sedative actions of benzodiazepines may be separable*）

Rudolph U，Möhler H 2004 Analysis of $GABA_A$ receptor function and dissection of the pharmacology of benzodiazepines and general anaesthetics through mouse genetics. Annu Rev Pharmacol Toxicol 44：475-498（*Detailed review of extensive data relating to $GABA_A$ receptor mutations in transgenic mice*）

Sandford J J，Argyropoulos S V，Nutt D J 2000 The psychobiology of anxiolytic drugs. Part 1：basic neurobiology. Pharmacol Ther 88：197-212（*Explains brain mechanisms thought to underlie actions of anxiolytic drugs*）

Shader R I，Greenblatt D J 1993 Use of benzodiazepines in anxiety disorders. New Engl J Med 328：1398-1405

Traber J，Glaser T 1987 5-$HT_{1A}$ receptor-related anxiolytics. Trends Pharmacol Sci 8：432-437

Whiting P 2003 GABA-A receptor subtypes in the brain：a paradigm for CNS drug discovery? Drug Discov Today 8：445-450（*Useful summary of the extensive data relating to $GABA_A$ receptor subtypes in relation to benzodiazepine and anaesthetic pharmacology*）


（师晓荣 译，张永鹤 校，林志彬 审）

# 抗精神病药



## 概 述

本章重点讨论精神分裂症及其治疗药物。首先介绍精神分裂症及已知的发病机制，包括各种神经化学假说，以及这些假说与临床使用或正在研发的主要类型的抗精神病药物之间的相互关系。

精神病包括各种病症，但抗精神病药——以前称神经安定药、抗精神分裂症药或强镇静药——一般是指那些用来治疗精神分裂症（最常见的、使人丧失正常生活能力的精神疾病）的药物。

药理学方面，这类药物的特征是均为多巴胺受体拮抗药，尽管它们中有很多还可作用于其他靶点，尤其是5-羟色胺（5-HT）受体，这可能与临床疗效有关。从疗效和副作用方面来说，现有药物有很多不足。随着新药研发，这方面逐渐得到改善，但要得到根本解决可能要等待对该病的生物学特性的深入了解，目前这方面仍然所知甚少❶。

## 精神分裂症的本质

精神分裂症（Lewis & Lieberman，2000）是一种常见的精神疾病，发病率约1%，且发病年龄较低，是一种慢性、高度致残的疾病。病因学上有显著的遗传因素，有证据表明患者基本的生物功能紊乱（见下文）。其主要临床特征如下所述：

- 阳性症状：
  —妄想（经常表现为偏执妄想）；
  —幻觉，经常出现有告诫类谈话的声音；
  —思维障碍，包括思维奔逸、言语混乱、决定的非理性，有时伴随有思维被外部因素插入或打断的感觉；
  —行为异常，如刻板动作，有时有攻击行为。
- 阴性症状：
  —社交能力降低；
  —情感淡漠。

另外，患者常见认知功能紊乱（如注意力、记忆力）❷，伴有焦虑和抑郁，大约有10%的患者因此而自杀。该病临床表型差别大，特别要注意阳性和阴性症状的平衡，这可能影响抗精神病药对个别病例的疗效。精神分裂症的表现令人捉摸不定，在年轻人中，常伴有显著的阳性特征如幻觉、妄想、无法控制的行为，而在老年患者中存在更多隐蔽的阴性特征如情感淡漠和社交能力降低。与前者炫目的表现相比，后者的表现可能更虚弱，且预后通常更坏。

◆ 精神分裂症的一种典型特征是选择性注意障碍。正常人可立即适应那些熟悉的或无关紧要的刺激，且仅对那些意料之外的或重要的刺激作出反应。而精神分裂症患者区分某一刺激有无意义的能力降低。因此，时钟的滴答声可能引起和同伴的言语同等的注意；一个被正常人认为不重要而不予考虑的偶然的想法，对于患者却难以抗拒。潜伏抑制是一种动物行为学测定方式，可作为这类感觉适

❶ 在这方面，精神分裂症的研究要落后阿尔茨海默病的研究若干年（见第35章）。阿尔茨海默病发病机制的研究已取得很大进步，现已发现了几个有前途的新药物靶点。从另一方面考虑，实用主义者称迄今为止药物对阿尔茨海默病疗效甚微，而目前抗精神病药物确实带来很大好处，即使我们仍不知它如何起作用。

❷ Kraepelin首次使用“早老性痴呆”来描述与精神分裂症相关的认知缺损。

应的模型。如果将大鼠暴露于一种条件刺激下（如铃声），接着给予动物非条件刺激（如足部电击），而后者可以通过压杆来避免。大鼠很快就能学会一听见铃声就去压杆，即条件反射；如果它以前多次听过铃声，但没有随后的足部电击，那么它学会这种条件反射就没有那么快，因为它学会了忽略这种铃声。潜伏抑制是用来测量在获知条件反射的前提下，对预先暴露于条件刺激的抑制效应。这种潜伏抑制在精神分裂患者以及用苯丙胺（amphetamine）或其他拟精神病药如麦角酰二乙胺（lysergic acid diethylamide，LSD）处理的实验动物中常常是减弱的，而许多抗精神病药可使其恢复。

精神分裂症常表现为病情不断复发和缓解的过程；或者，尤其对于迟发患者，常表现为慢性进行性加重的过程。慢性精神分裂症过去常见于长期住在精神病院的患者，随着英国许多精神病院的关闭，现在许多慢性患者成为社会遗弃者。

## 精神分裂症的病因学及其发病机制

### 遗传和环境因素

精神分裂症的病因目前仍不清楚，但包含有遗传和环境两种因素（Lewis & Lieberman，2000）。该病表现出明显但不完全的遗传趋势。在一级亲缘关系中，患病危险大约为10%，但即使是同卵双生的双胞胎，一人患病，而另外一人患病的几率仅有50%，这就指出环境因素可能具有的重要性。遗传关联性研究现已经发现了一些易感基因（Harrison & Owen，2003），但很明显没有任何单一基因对此具有决定作用。单个基因的多态性与个体发病的可能性之间有明显关联，但大部分作用都很弱，而且似乎没有任何单一基因起主导作用。

◆ 与发病有关联的第一个也是最具活性的基因是表达神经调节蛋白-1（neuregulin-1）的基因，该基因与突触的发育和可塑性有关，对NMDA受体的表达也有影响。*neuregulin*-1基因低表达的转基因小鼠表现出在某些方面类似人类精神分裂症的表型。之后发现另外8个易感基因，其中有几个通过某种方式参与谷氨酸介导的转运。它们包括D-氨基酸氧化酶（DAAO）基因，该酶参与合成D-丝氨酸（NMDA受体的变构调节剂，见第33章）和G72（DAAO的激活剂）。在其他相关基因中，有一些被认为影响单胺类的转运。除去重点关注谷氨酸（Moghaddam，2003），以及认为胺类如多巴胺可能也起一定作用外，遗传学研究直至目前尚未能指出任何特定的神经化学异常决定了精神分裂症的表型。

发病早期产生影响的环境因素，尤其是母体的病毒感染，被认为是可能的致病因素。这和其他证据都表明，精神分裂症与一种神经发育障碍有关，这种发育障碍主要影响大脑皮质，发生于出生前几个月（Harrison，1997）。这一观点得到了脑成像研究的支持。脑成像显示皮质萎缩，伴有脑室扩张。这些结构上的改变出现于初发精神分裂症患者，而且可能并非是进行性的，表明这些改变是脑发育过程中的一种早期的不可逆转的畸变，而不是一种渐进的神经退行性变。对精神分裂症患者死后大脑的研究也提示有异常形态的皮质神经元错位的迹象。某些特定的个体发展成明显的精神分裂症患者似乎是这些基因、发育因素以及社会环境因素相结合的结果。现在认为有重要作用的环境因素之一是吸食大麻（见第42章）。

### 神经化学学说

当前关于精神分裂症的神经化学机制的看法主要来自于对抗精神病和拟精神病药物的药理学分析而不是神经化学分析。神经化学学说并没有提供合理的药物治疗基础，相反，偶然发现的有效治疗药物提供了精神分裂症本质的主要线索。实际上，多年深入研究精神分裂症的神经化学异常的结果令人沮丧。无论是对死后的大脑组织还是活体标本分析均未能发现其生化标记物。但最近，成像学研究已成功地发现了神经化学的异常（见下文）。

虽然其他介质，特别是5-HT，也受到了重视，但神经化学学说主要集中于多巴胺和谷氨酸递质（Mortimer，2004）。

#### 多巴胺学说

多巴胺学说是由Carlson根据人类和动物研究的间接药理学证据提出的（于2000获诺贝尔奖）。苯丙胺可使大脑释放多巴胺，使人产生与急性精神分裂症发作一样的行为学表现——这对于治疗药物成瘾的医生来说是非常熟悉的。在动物实验中，多巴胺释放可导致特定的刻板行为，类似于有时在精神分裂症患者中见到的重复行为。强效的$D_2$受体激动药（如阿扑吗啡、溴隐亭；见第34章），在动物身上也可产生类似的效应，而这些药物与苯丙胺类似，可加重精神分裂症患者的症状。此外，多巴胺受体拮抗药和其他阻断神经元多巴胺存储的药物，如利舍平（reserpine），可有效控制精神分裂症的阳性症状，并能预防苯丙胺诱导的行为改变。临床抗精神病药的效能与阻断$D_2$

受体的活性之间有很强的相关性（图 38-1），受体影像学研究也表明，当 $D_2$ 受体的占领约达 80%时，抗精神病药便可显示出一致的临床疗效❶。

◆ 没有一致的生物学证据发现精神分裂症患者的多巴胺合成过量或释放增加；而且促乳素合成在精神分裂症患者表现正常，若多巴胺能传递易化则该激素水平会反常地降低。解释这些研究结果的困难之一是几乎所有的精神分裂症患者使用了已知会影响多巴胺代谢的药物，而非精神分裂症的对照组却没有使用这类药物。即使允许这一因素存在，大多数研究结果仍然被证明没有相关性。精神分裂症患者多巴胺释放增加的最佳证据来自于影像学研究（Laruelle 等，1999）。人们利用放射性配体成像技术来检测一种特定拮抗剂雷氯必利（raclopride）与 $D_2$ 受体在纹状体的结合。注射苯丙胺会促进多巴胺的释放，从而置换出雷氯必利，测定结果表现为信号强度降低。与对照个体相比，精神分裂症患者的这种信号降低是其 2 倍或更多，意味着苯丙胺诱导更多的多巴胺释放。该效应在精神分裂症急性发作时表现最强，在自发缓解时则消失——这是联系多巴胺释放与疾病症状的明确证据。

一些研究发现，精神分裂症患者多巴胺受体密度增加，但结果并不一致。而抗精神病药可使多巴胺受体表达增加又使对这一结果的解释变得更为复杂。

由于人 $D_4$ 受体表现出高度的遗传多态性，而且一些新型抗精神病药如氯氮平（clozapine；见下文）对该受体亚型表现出高度亲和力，从而使这一受体同样备受关注。然而，遗传学研究未能发现精神分裂症与 $D_4$ 受体多态性有任何联系；更有甚者，一种特异的 $D_4$ 受体拮抗剂在临床试验中也被证明无效。

另一个不同的多巴胺假说（Abi-Dargham & Laruelle，2005）认为精神分裂症反映了一种皮质下区域 $D_2$ 受体的过度激活（引起阳性症状）与皮质 $D_1$ 受体活性缺乏（引起阴性症状）之间的失衡。因此公正地说，多巴胺毫无疑问参与了该病的发展，但细节还远没有弄清。

## 谷氨酸学说

精神分裂症病理生理学中涉及的另一个神经递质是谷氨酸（Goff & Coyle，2001；Moghaddam，2003）。NMDA 受体拮抗剂如苯环利定（phencyclidine）、氯胺酮（ketamine）、地佐环平（dizocilpine）（见第 33 章）可使人产生精神病症状（如幻觉、思维障碍）；精神分裂症患者死后大脑中发现谷氨酸浓度和受体密度均下降，这是少数的几个相当一致的发现之一。

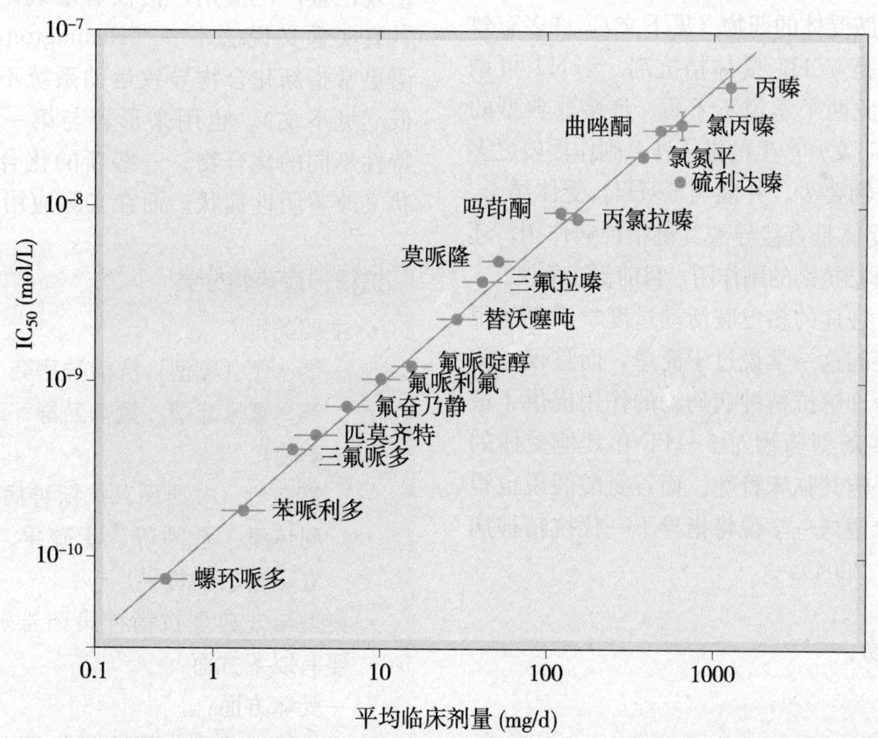


**图 38. 1 抗精神病药物对多巴胺 $D_2$ 受体的亲和力与临床效能的关系。**临床效能用治疗精神分裂症的每天剂量表示，受体结合活性用抑制氟哌啶醇 50%结合所需浓度表示。（From Seeman P et al. 1976 Nature 361：717.）

❶ 也有例外，即使 $D_2$ 受体阻断超过 90%，1/3 以上精神病患者也未出现效应。而氯氮平在低水平阻断时还能表现出其效应。

◆　虽然诊断小鼠是否患有精神分裂症比较困难，但 NMDA 受体低表达的转基因小鼠（非基因敲除，否则可以致命）表现出呆板动作，群间交往减少，提示患有精神分裂症，而且给予抗精神病药有效——这些都是支持谷氨酸假说的证据。根据这一观点，谷氨酸和多巴胺在 GABA 能纹状体神经元分别发挥兴奋和抑制作用，该神经元再投射到丘脑，构成感觉之“门”（见下文）。谷氨酸太少，或多巴胺过多，都可使该“门”的功能丧失，使得不受限制的感觉输入信号传至皮质。这也提示谷氨酸功能异常，特别是 NMDA 受体活性下降，可能是认知缺陷的原因，而这种缺陷越来越被认为是精神分裂症的主要特征；同时这种谷氨酸功能异常也是精神分裂症阴性症状的部分原因。因而，一种可能性是，过量的多巴胺受体激活是导致阳性症状的主要原因，而 NMDA 受体活化不足是阴性症状的主要原因。虽然这一推论显然过于简单，但这一观点推动着当前药物研发的方向，目的是开发增加 NMDA 受体活化的新型抗精神病药。

### 其他学说

其他可能的重要递质包括 5-HT 和去甲肾上腺素。精神分裂症中 5-HT 功能减退这一观点的提出是基于 LSD 能诱导精神分裂症样症状这一事实（见第 42 章），并曾多次受到关注（Busatto & Kerwin，1997）。

除了阻断多巴胺受体的药物（见下文），许多有效的抗精神病药物还是 5-HT 受体拮抗剂。5-HT 可调节多巴胺通路，因此两个学说不矛盾。许多非典型的抗精神病药物（见下文）产生的锥体外系副作用较之多巴胺选择性的化合物要少，并能与 $5\text{-}HT_{2A}$ 受体结合。对于阻断 $5\text{-}HT_{2A}$ 受体是直接导致其抗精神病作用，还是仅仅降低 $D_2$ 受体拮抗剂的副作用，目前仍有争议。

总之，精神分裂症的多巴胺活动过度学说仍然很有吸引力。毫无疑问这一学说过于简单，而且仅与阳性症状有关，但为理解抗精神病药物的作用提供了最佳框架，不过一些新型药物对 5-HT 和其他受体的作用也可能明显影响其临床特性。而谷氨酸假说也得到支持，有理由希望这一学说将指导下一代抗精神病药的研发（Javitt，2004）。

## 抗精神病药物

### 抗精神病药物分类

目前可供临床使用的抗精神病药有 20 多种，除了个别药外，各药之间差异不大。最初研发的药物，如

**精神分裂症的本质**　要点

- 精神疾病以妄想、幻觉和思维障碍为特征（阳性症状）；还包括社交能力降低、情感淡漠和认知障碍（阴性症状）。
- 急性发作（主要是阳性症状）经常反复出现，并有可能发展成以阴性症状为主的慢性精神分裂症。
- 该病的发生率约为人口的 1%，具有显著的遗传特性。基因相关性研究表明该病与多种和多巴胺能以及谷氨酸能传导相关的基因有关，但没有单一的“精神分裂症基因”。
- 药理学证据总体与多巴胺功能亢进/谷氨酸功能过低的学说一致，该学说得到生化及影像学结果的支持。另外也有证据表明该病与 5-HT 有关。

如氯丙嗪（chlorpromazine）、氟哌啶醇（haloperidol）及其他类似化合物，通常被称为第一代或典型的抗精神病药物。这些药物明显不同于近期研发的药物，如氯氮平（clozapine）和利培酮（risperidone），它们被称为非典型的抗精神病药物。非典型这一术语现已被广泛应用，但没有准确定义，专家们也对其真实含义说法不一（Remington，2003）。这一术语更常指新化合物导致运动系统不良反应的趋势降低（见下文），也用来形容与第一代药物的药理学特性不同的化合物；一些新的化合物既改善阳性症状又改善阴性症状。而在实际应用中，它经常用来

**抗精神病药物分类**

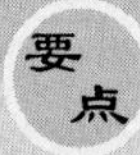


- 主要类别：
  —第一代（典型）抗精神病药（如氯丙嗪、氟哌啶醇、氟奋乃静、三氟噻醇、氯哌噻吨）；
  —第二代（非典型）抗精神病药（如氯氮平、利培酮、舍吲哚、喹硫平、氨磺必利、阿立哌唑、佐替平）。
- 典型与非典型抗精神病药差别并不明显，主要有以下方面：
  —受体方面；
  —锥体外系副作用的发生率（在非典型抗精神病药中较低）；
  —对“治疗抵抗”患者的疗效（特别是氯氮平）；
  —对阴性症状的疗效。

（虽然并不很有用）区别一大类很类似的第一代多巴胺拮抗药和下面所说的多种新型化合物。

表 38.1 总结了目前临床应用的抗精神病药物。

## 抗精神病药的一般特性

原型药物氯丙嗪对精神分裂症患者的治疗作用是法国外科大夫 Laborit 于 1947 年通过敏锐的观察发现的。他曾试验过许多药物，包括异丙嗪（promethazine）在内，观察它们是否能够缓解手术患者的应激症状，认为异丙嗪具有不同于纯粹镇静的安定作用。在 Laborit 的鼓励下，Delay 和 Deniker 于 1953 年对吩噻嗪的化学结构进行了仔细研究，并合成了氯丙嗪，其抗精神病效应也得到了验证。该药在控制精神病患者的症状方面有其独特性，不会对患者产生过分的镇静。吩噻嗪类的临床效应在人们猜测（更不必说理解）其作用机制之前很久就被发现了。

**表 38.1 抗精神病药物分类**

| 药物 | 受体亲和力 | | | | | | 主要副作用 | | | | 说明 |
|---|---|---|---|---|---|---|---|---|---|---|---|
| | $D_1$ | $D_2$ | αadr | $H_1$ | mACh | 5-HT$_2$ | 锥体外系 | 镇静 | 低血压 | 其他 | |
| **第一代** | | | | | | | | | | | |
| 氯丙嗪（chlorpromazine） | ++ | +++ | +++ | ++ | ++ | ++ | ++ | ++ | ++ | 促乳素分泌增加（男子乳腺发育）<br>低体温<br>抗胆碱能作用<br>过敏性反应<br>梗阻性黄疸 | 吩噻嗪类<br>氟奋乃静和三氟拉嗪相似，但：<br>• 无黄疸<br>• 较少引起低血压<br>• 锥体外系副作用明显<br>氟奋乃静可制备成缓释制剂 |
| 硫利达嗪（thioridazine） | + | ++ | +++ | + | ++ | ++ | + | ++ | ++ | 与氯丙嗪相似，但不引起黄疸 | 吩噻嗪类<br>第一个锥体外系副作用弱的药物<br>心脏副作用可致停药反应 |
| 氟哌啶醇（haloperidol） | + | +++ | ++ | − | ± | + | +++ | − | ++ | 与氯丙嗪相似，但无黄疸<br>抗胆碱副作用弱 | 丁酰苯类<br>广泛用于抗精神病<br>锥体外系副作用强 |
| 三氟噻醇（flupentixol） | ++ | +++ | ++ | ++ | − | +++ | ++ | + | + | 促乳素分泌增加（男子乳腺发育）<br>坐立不安 | 与氯哌噻吨相似<br>可制备成缓释制剂 |
| **第二代（非典型）** | | | | | | | | | | | |
| 舒必利（sulpiride） | − | +++ | − | − | − | − | + | + | − | 促乳素分泌增加（男子乳腺发育） | 苯甲酰胺类<br>选择性 $D_2/D_3$ 受体拮抗药<br>比氟哌啶醇锥体外系副作用小<br>吸收差<br>氨磺必利与匹莫齐特（长效型）相似 |

续表

| 药物 | 受体亲和力 | | | | | | 主要副作用 | | | | 说明 |
|---|---|---|---|---|---|---|---|---|---|---|---|
| | $D_1$ | $D_2$ | αadr | $H_1$ | mACh | 5-$HT_2$ | 锥体外系 | 镇静 | 低血压 | 其他 | |
| 氯氮平（clozapine） | ++ | ++ | ++ | ++ | ++ | +++ | − | ++ | + | 粒细胞缺乏的危险（约1%）<br>需血常规检测<br>癫痫发作<br>镇静<br>流涎<br>抗胆碱能副作用<br>体重增加 | 二苯并二氮䓬类<br>$D_4$ 受体阻断作用<br>无锥体外系副作用<br>对治疗抵抗患者有效<br>对阴性及阳性症状有效<br>奥氮平与之相似，无粒细胞缺乏症危险，但对治疗抵抗患者疗效不确切 |
| 利培酮（risperidone） | − | ++ | ++ | ++ | ++ | +++ | + | ++ | + | 体重增加<br>大剂量时有锥体外系副作用<br>低血压 | 有明显锥体外系副作用的危险<br>对阴性症状的有效性不确定<br>对 $D_4$ 受体有作用 |
| 舍吲哚（sertindole） | − | ++ | ++ | − | − | +++ | + | + | ++ | 室性心律失常（建议心电图检测）<br>体重增加<br>鼻充血 | 血浆半衰期长（约 3 天）<br>对阴性症状的有效性不确定 |
| 喹硫平（quetiapine） | − | + | +++ | − | + | + | + | ++ | ++ | 心动过速<br>激动<br>口干<br>体重增加 | 新型药物，主要作用于 α-肾上腺素受体<br>未作完全评价 |
| 阿立哌唑（aripiprazole）（PA） | − | +++ | + | + | − | ++ | − | + | − | − | 新批准的药物<br>作用时间长（血浆半衰期长，约 3 天）<br>副作用少，与部分激动 $D_2$ 受体有关<br>无促乳素分泌<br>无体重增加 |
| 佐替平（zotepine） | ++ | ++ | + | + | + | + | − | + | − | 体重增加<br>低血压<br>心律失常 | − |

注：5-$HT_2$：5-羟色胺 2 型受体；adr：肾上腺素受体；$D_1$、$D_2$、$D_3$、$D_4$：分别为多巴胺 1，2，3，4 型受体；ECG：心电图；$H_1$：组胺 1 型受体；mACh：毒蕈碱型乙酰胆碱受体；PA：部分激动剂。

药理学研究表明吩噻嗪类药物可阻断多种不同的介质，包括组胺、儿茶酚胺、乙酰胆碱以及 5-HT，这种多重作用也赋予氯丙嗪一个商品名 Largactil。现已清楚拮抗多巴胺作用是其抗精神病作用的决定性因素（图 38.1）。

## 作用机制

### 多巴胺受体与多巴胺能神经元

中枢神经系统多巴胺受体的分类在第 43 章讨论（表 34.1）。该受体分为 5 个亚型，按功能分为两类：$D_1$ 型，包括 $D_1$ 和 $D_5$；$D_2$ 型，包括 $D_2$、$D_3$ 和 $D_4$。抗精神病药主要通过阻断 $D_2$ 受体产生治疗作用。如上所述，抗精神病药需阻断约 80% 的 $D_2$ 受体。在单侧纹状体损伤的实验动物中，对 $D_2$ 受体的拮抗表现为抑制苯丙胺诱导的呆板行为，以及抑制阿扑吗啡诱导的旋转行为（见第 43 章）。这些在体实验也与离体实验结果一致，在体外实验中，具有放射活性的 $D_2$ 受体拮抗药如螺哌隆（spiperone）与脑膜的结合受到抑制。第一代抗精神病药对 $D_2$ 受体的选择性高于 $D_1$ 受体，而一些新型药物如舒必利（sulpiride）、氨磺必利（amisulpride）和瑞莫必利（remoxipride），对 $D_2$ 受体选择性高。氯氮平对 $D_1$ 受体、$D_2$ 受体相对无选择性，但对 $D_4$ 受体有高度亲和性。

动物实验中，所有的抗精神病药对于黑质和腹侧背盖区的中脑多巴胺能神经元的电活动具有先增强后抑制的作用，对含有多巴胺能神经末梢的区域中多巴胺的释放也有同样作用（O' Donnell & Grace，1996）。这些变化可能与多巴胺受体表达改变有关（见下文）。对中脑边缘/中脑皮质多巴胺通路的作用被认为与抗精神病作用一致，而对黑质纹状体通路的作用则是抗精神病药物产生运动系统不良反应的原因（见下文）。因此氟哌啶醇（haloperidol）—— 一种具有显著运动系统不良反应的第一代药物，作用于这两类多巴胺神经元，而氯氮平及其他较少导致运动系统不良反应的药物（表 38.1）主要作用于腹侧背盖区神经元。

抗精神病药，和其他很多具有神经活性的药物一样，需要数周才能显效，即使其受体阻断作用立即出现❶。长期给予抗精神病药时，多巴胺能神经元活性的升高是暂时的，大约 3 周后出现抑制效应（图 38.2），此时其生化及电生理标志物的活性下降。

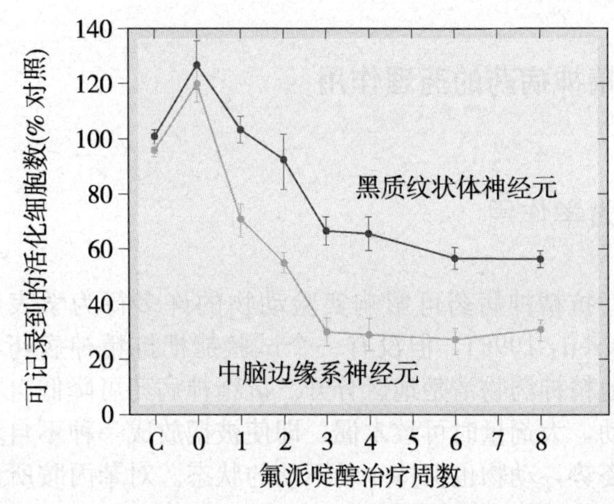


**图 38.2 长期给予氟哌啶醇对大鼠脑内多巴胺能神经元活性的影响。** 在两个区域内，用微电极记录到的麻醉动物脑内多巴胺能神经元活性。先增强后减弱，3 周后达到稳态（White F J，Wang R Y 1983 Life Sci 32：983.）

长期给予抗精神病药的另一个延迟效应是多巴胺受体的增多，该反应可通过氟哌啶醇结合的增加来检测（Seeman，1987），伴随有多巴胺的药理学超敏性，这使人联想到去神经性超敏感现象（见第 9 章）。对这些延迟反应的机制及其与临床效应的关系了解甚少。

抗精神病药在其受体阻断效应中表现出不同的受体选择性模式（表 38.1），有些药物对 $5-HT_2$ 和/或 $D_4$ 受体有高亲和力。尽管资料比较丰富，但这些药物的受体特异性与其功能和治疗效应之间的关系尚不清楚。一旦真的有所认识，就不必用“非典型”这种词来掩饰不确定性。

**抗精神病药物的作用机制** 要点

- 虽然所有的抗精神病药物都是 $D_2$ 受体拮抗药，但大部分药物也可阻断其他单胺受体，特别是 $5-HT_2$ 受体。氯氮平还可阻断 $D_4$ 受体。
- 抗精神病效应通常与对 $D_2$ 受体的活性一致，而其他活性可能与副作用有关。
- 影像学研究提示，药物产生治疗作用需占领 80% 的 $D_2$ 受体。
- 抗精神病药需服用数天或数周才显效，提示继发效应（如上调边缘系统 $D_2$ 受体数目）可能比对 $D_2$ 受体的直接阻断更为重要。

❶ 药物的镇静作用也是即刻出现的，因而可以用于急性行为学急症。

## 抗精神病药的药理作用

### 行为学作用

抗精神病药可影响实验动物的许多行为学表现（Ögren，1996），但没有一个试验能把抗精神病药与其他精神药物清楚地区分开。抗精神病药可降低自主运动，大剂量时可致木僵，即使被摆放成一种不自然的姿势，动物也保持一动不动的状态。对苯丙胺所诱导的活动过度的抑制作用与这些药物的抗精神病作用相似，而其导致的木僵表现与锥体外系副作用症状相似（见下文）。其抗精神病作用可能反映了对中脑边缘/中脑皮层 $D_2$ 受体通路的拮抗作用，而锥体外系副作用与对黑质纹状体通路多巴胺功能的抑制有关。

◆ 另外有些试验发现与运动抑制完全不同的效应。例如在条件回避模型试验中，训练大鼠对条件刺激如蜂鸣声产生反应，即维持静止不动以回避电击；在这个试验和其他要求运动反应的试验中，氯丙嗪使动物反应减弱。在很小的、不足以引起自主活动减少的剂量下，氯丙嗪可减少社会性接触活动（理毛、交配、打斗等），也可减弱对判别试验的反应（如要求动物对红光和绿光作出不同反应）。

所有的第一代抗精神病药物均可抑制苯丙胺诱导的行为变化，表明其作用于 $D_2$ 受体。而有些非典型药物对 $D_2$ 受体作用弱，对上述模型反应不佳，对僵住模型同样如此。但是和第一代药物一样，这些药物对条件回避试验有效。除此之外，典型与非典型药物均可减弱苯环利定（谷氨酸拮抗剂；见第 33 章）诱导的活动过度，苯环利定在人体可产生精神分裂症样症状。因此动物的条件回避和苯环利定试验可用于测试抗精神病药的作用。

对人类而言，抗精神病药可使受试者产生淡漠状态，同时主动性降低。受试者表现情绪淡漠，对外界刺激的反应变慢，并有嗜睡倾向。但受试者易被唤醒，并能对提问作出准确反应；智力无明显降低，攻击倾向受到强烈抑制。这些作用与催眠药及抗焦虑药的作用不同，后者同样可致困倦和思维混乱，但有欣快感而不是情感淡漠。

许多抗精神病药有止吐作用（见第 24 章），表明其对多巴胺受体、毒蕈碱受体、组胺受体，可能还对 5-HT 受体有拮抗作用。

### 不良反应

#### 锥体外系运动障碍和迟发性运动障碍

抗精神病药物在人类可产生两种主要的运动障碍类型：急性肌张力障碍和迟发性运动障碍，一起称为锥体外系副作用。这些都直接或间接地与阻断 $D_2$ 受体有关。锥体外系副作用是第一代抗精神病药物的主要缺陷之一。术语“非典型”最初用于一些仅有很弱的锥体外系副作用的新型化合物。

急性肌张力障碍是一类不自主运动，包括坐立不安、肌肉痉挛、伸舌、向上呆视、斜颈——即不自主的颈部肌肉痉挛造成头部扭曲等等，还常伴有帕金森病的症状（见第 35 章）。该症状一般发生于头几周，通常随着时间而减轻，停止药物治疗即可恢复。这种时间变化与多巴胺能黑质纹状体通路的阻断一致，而非典型药物对中脑边缘/中脑皮质通路的相对选择性可使急性肌张力障碍的风险降低。同时发生的对毒蕈碱型乙酰胆碱受体的阻断作用也可能减轻多巴胺受体拮抗药的运动反应，因为两个受体系统作用相反（见第 35 章）。

有 20%～40% 的患者在使用第一代抗精神病药物治疗数月或数年后（故称迟发性）产生迟发性运动障碍（Klawans 等，1988），这是抗精神病药物治疗的一个主要问题。其严重性在于此反应具有致残性，通常不可逆，若停止治疗则该症状加重，并且会产生抗药性。其症状包括不自主运动，通常涉及面部与舌，也会出现在躯干和四肢，具有严重的致残性。该症状与帕金森病患者经左旋多巴长期治疗后的表现相似。发生率很大程度上取决于所选药物、剂量以及患者年龄（大于 50 岁的患者最常见）。

◆ 关于迟发性运动障碍的机制有数个学说（Casey，1995）。其中之一与纹状体 $D_2$ 受体数量逐渐增加有关，与第一代抗精神病药物相比，应用非典型药物治疗时这种受体增加不那么明显。另一种可能性是长期阻断抑制性多巴胺受体增加了纹状体内儿茶酚胺和/或谷氨酸的释放，从而导致兴奋性毒性的神经退行性变（见第 35 章）。非典型抗精神病药，如氯氮平、奥氮平、舍吲哚（sertindole）对这方面表现更好的原因尚不清楚，一种可能的解释（Kapur&Seeman，2001）是药物与 $D_2$ 受体分离的速度不同。对于快速解离的化合物，短暂的多巴胺释放就可通过竞争而有效地抵消对受体的阻断（见第 2 章）；对于解离较慢的化合物，被阻断的受体需要较长时间才能对内源性多巴胺作出反应，这种作用实际上是非竞争性的。如果在多巴胺生理性释放期间，被占领的受体比例下降，其运动系统的不良反应则可能避免，这是一种有待证明的、有吸引力的动态解释。与 $D_2$ 受体相比，氯氮平对 $D_1$ 受体和 $D_4$ 受体的亲和力相对较高，同时还具有明显的抗毒蕈碱活性。其他一些抗精神病药如硫利达嗪同样对毒蕈碱受体有一定的亲和力。这种药理学特性能够抵消其运动系统不良反应（如给予苯扎托品可降低抗精神病药的锥体外系副作用）。

**抗精神病药所致的运动障碍**

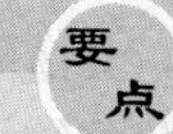


- 是抗精神病药物治疗的主要问题。
- 发生两种主要类型的障碍：
  —急性可逆的肌张力障碍与帕金森病样症状
  —缓慢发展的迟发性运动障碍，通常不可逆
- 急性症状包括不自主运动、震颤和强直，可能是直接阻断黑质纹状体内多巴胺受体的表现。
- 迟发性运动障碍主要包括面部和四肢的不自主运动，在抗精神病药治疗数月或数年后出现。可能与纹状体多巴胺受体（可能是突触前的）增加有关。治疗一般不成功。
- 应用非典型的抗精神病药物治疗时，急性肌张力障碍和迟发性运动障碍的发生率较低，特别是氯氮平、阿立哌唑和佐替平。这可能表明这些药物对毒蕈碱受体相对较强的阻断作用，或对中脑边缘系统一定程度的选择性，该作用与黑质纹状体多巴胺能通路作用相反。

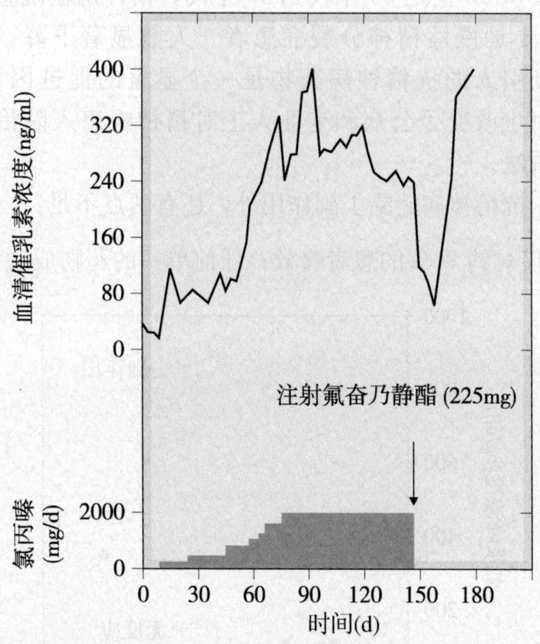


**图 38.3 抗精神病药对精神分裂症患者促乳素分泌的影响。** 如果用一次性注射氟奋乃静酯取代每天给予的氯丙嗪，由于吸收的延迟，血浆促乳素开始有所降低，随后又升至较高水平（From Meltzer H Y et al. 1978 In：Lipton et al.（eds）Psychopharmacology. A generation in progress. Raven Press, New York.）

### 内分泌效应

由结节漏斗束通路神经元释放到正中隆起的多巴胺（见第 27、33 章）通过 $D_2$ 受体的生理性作用而抑制促乳素的分泌，因此抗精神病药阻断 $D_2$ 受体可以升高血浆促乳素浓度（图 38.3），导致乳房肿胀、疼痛和泌乳，男性和女性均可发生。如图 38.3 所示，在长期应用抗精神病药物治疗期间，这种作用将一直会持续，没有任何适应性的减弱反应。其他不太显著的内分泌改变也有报道，包括生长激素的分泌减少，但这些与促乳素的反应不同，被认为在临床上并不重要。

### 其他不良反应

多种抗精神病药皆可引起镇静，该反应随着用药时间延长逐渐变弱。抗组胺（$H_1$）活性是吩噻嗪类的一个特性，并参与产生镇静及镇吐作用（第 25 章），但不是抗精神病作用。

在不同程度上，吩噻嗪类和其他抗精神病药物可阻断多种受体，特别是乙酰胆碱受体（毒蕈碱型）、组胺（$H_1$）受体、去甲肾上腺素（α）受体和 5-HT 受体（表 38.1）。

阻断 M 受体可产生各种外周反应，包括视物不清和眼内压升高、口眼干燥、便秘以及尿潴留（见第 10 章）。然而这可能有助于缓解锥体外系副作用。在基底神经节，乙酰胆碱可拮抗多巴胺的作用（见第 35 章），氯氮平和硫利达嗪（thioridazine）的锥体外系副作用相对较少也可能是由于它们较高的抗毒蕈碱特性（见上文）。

阻断 α-肾上腺素受体可导致直立性低血压（见第 19 章），但对于其抗精神病作用似乎并不重要。

体重增加是一个常见而棘手的副作用，特别是对一些非典型药物，这可能与对 5-HT 的拮抗作用有关。

各种特异质反应和过敏反应也会发生，最为重要的如下：

- 黄疸，好发于较老的吩噻嗪类药物如氯丙嗪。通常较轻，与血清碱性磷酸酶活性的升高（一种“阻塞”形式）有关，停药或换成另外一种化学不相关的抗精神病药物后很快消失。
- 白细胞减少和粒细胞缺乏相对少见，但可能致命，发生于治疗的最初几周。对于大部分抗精神病药物，白细胞减少症（通常可逆）的发生率小于万分之一，但氯氮平较高（1%～2%），因此使用此药需定期检查血细胞数。若出现白细胞减少或粒细胞缺乏的迹象时立即停药，其反应可逆。奥氮平（olanzapine）似乎没有这种不良反应。

- 荨麻疹样皮肤反应很常见，通常较轻。也可能发生对紫外线的过度敏感。
- 抗精神病药物致恶性综合征是一种少见但严重的并发症，类似于某些麻醉药所致的恶性高热（见第 36 章）。肌肉僵直伴随着体温的迅速升高和精神错乱。通常可逆，但有 10%～20% 的病例死于肾或心血管衰竭。

## 药代动力学

和其他吩噻嗪类药物一样，氯丙嗪口服吸收不规则。图 38.4 显示了 14 位患者的血浆药物峰浓度与给药剂量的关系，变化范围很宽。在给予 6～8 mg/kg 大剂量治疗的 4 位患者中，血浆峰浓度的变化有近 90 倍；其中两位患者出现明显的副作用，一位得到有效控制，另一位没有临床效应。

抗精神病药的临床效果与血浆药物浓度的关系可变性很大，剂量需要在反复试验的基础上进行调整。然而事实上至少 40% 的精神分裂症患者没有按照医嘱服药，这使得制订给药方案变得更加困难。特别庆幸的是抗精神病药物的急性毒性很轻，因而其临床反应不可预测。

**抗精神病药物的副作用** 要点

- 大多数抗精神病药物常见的重要副作用是锥体外系运动障碍（见“抗精神病药诱导的运动障碍”要点框）和内分泌失调（促乳素释放增加），这些是多巴胺受体阻断的继发反应。镇静、低血压、体重增加也很常见。
- 吩噻嗪类药物有时发生阻塞性黄疸。
- 其他副作用（如口干、视物模糊、低血压等）是由于阻断了其他类型受体，特别是 α-肾上腺素受体和毒蕈碱型乙酰胆碱受体。
- 一些抗精神病药物可致一种少见的、严重的特异质反应——粒细胞缺乏。服用氯氮平时，白细胞减少症较常见，需定期检查。
- 抗精神病药物致恶性综合征是一种罕见但有潜在危险的特异质反应。

大多数抗精神病药物的血浆半衰期为 15～30 小时，其清除率完全取决于通过氧化和结合反应在肝脏转化的结果。

大多数抗精神病药物可一天一次或两次进行口服或肌内注射。许多药物都有缓释制剂（depot），在这些制剂中活性药物与庚酮或癸酮成酯后溶于油中。肌内注射给药，药物可持续作用 2～4 周，开始时可能产生急性副作用。这些制剂现已广泛使用以减少依从性问题。

## 临床应用与临床疗效

抗精神病药物主要用于治疗精神分裂症和行为学急症，但作为其他疾病的辅助治疗也得到了广泛的应用，如精神病性抑郁症和躁狂症。一些新的抗精神病药物（如舒必利）被认为具有特殊的抗抑郁作用。吩噻嗪类及相关药物作为止吐剂也同样有用（见第 25 章）。次要的应用包括治疗亨廷顿舞蹈病（主要应用氟哌啶醇；见第 35 章）。

抗精神病药的临床疗效在许多对照试验中已得到证实，可使精神分裂症患者过上较为正常的生活。从 20 世纪 50 年代到 60 年代，精神病住院患者（主要是慢性精神分裂症患者）人数显著下降，临床新引入的抗精神病药物是一个显著的促进因素，同时也改变了公众和专业人士对精神疾患入院治疗的看法。

抗精神病药除了副作用外，还有两点不足：

- 仅对约 70% 的患者有效；任何单一的药物成功率

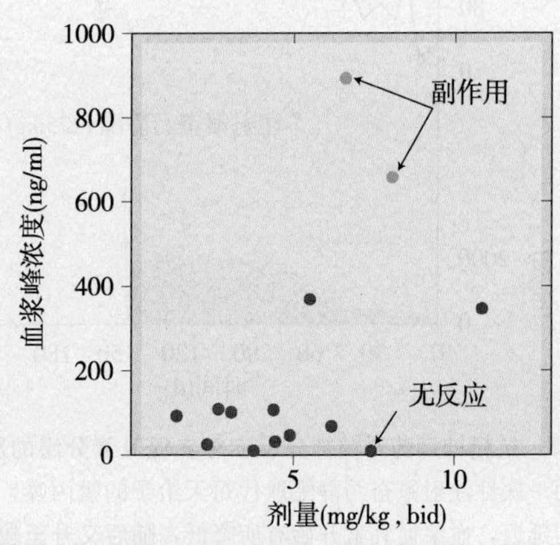


**图 38.4 一组精神分裂症患者中的氯丙嗪血浆浓度与剂量之间的个体差异。**（Data from Curry S H et al. 1970 Arch Gen Psychiatry 22：289.）

都很低。剩余的30%患者归于“治疗抗性”一类，是主要的治疗难题。造成这种分化的原因至今不清，虽然有证据（不是结论）提示这可能与多巴胺受体和5-HT受体家族的多态性有关（Basile等，2002）。

- 虽然这些药物可有效控制阳性症状（思维障碍、幻觉、妄想等），但对缓解阴性症状（情感淡漠、社交孤立）无效。

新型的非典型抗精神病药可能在某种程度上能克服这些不足，表现出对治疗抗性患者有效，在改善阳性症状的同时也可改善阴性症状。然而最近的一项荟萃分析（Geddes等，2000）提示，尽管这些新药降低了运动系统不良反应的危险，但在疗效或其他不良反应方面没有显著改善。Geddes等提出，老的药物可能由于常常超出有效治疗范围的过量应用，导致了棘手的副作用，故而不受推崇。通过对现有临床证据的详细回顾，英国国家临床评价鉴定协会（National Institute for Clinical Excellence，2002）推荐非典型抗精神病药作为新诊断的精神分裂症患者的一线治疗药物，因为这些药物只产生低水平的运动系统不良反应，但是——除了氯氮平用于治疗抗性的精神分裂症——没有证据表明在控制症状方面它们比第一代药物更有效。

**抗精神病药的临床应用** 临床

- 行为学急症（如患有包括躁狂症、中毒性谵妄、精神分裂症及其他一系列精神心理疾患的暴力型患者）。
  —典型的抗精神病药（如氯丙嗪，氟哌啶醇）能迅速控制过度兴奋的精神症状。
  —需要注意，由于系统前代谢，同一种药物肌内注射剂量比口服剂量要低。
- 精神分裂症
  —许多慢性精神分裂症患者应用第一代抗精神病药治疗。若口服治疗的依从性有问题，连续注射（如氟哌噻吨癸酸酯）可作为维持治疗。氟哌噻吨具有不同于其抗精神病作用的抗抑郁特性。
  —若锥体外系症状棘手，症状控制不充分，或为新诊断精神分裂症的患者，可使用非典型抗精神病药（如氨磺必利、奥氮平、利培酮）。
  —氯氮平可致粒细胞缺乏症，但对精神分裂症患者的阴性症状十分有效。该药仅用于症状控制不完全的患者，这些患者曾经使用了两种或更多抗精神病药物，而且至少一种是非典型药物。用药的前18周，每周检查一次血细胞计数，之后可减少次数。

## 参考文献与扩展阅读

### 精神分裂症的发病机制


Busatto G F, Kerwin R W 1997 Perspectives on the role of serotonergic mechanisms in the pharmacology of schizophrenia. J Psychopharmacol 11: 3-12 (*Assesses the evidence implicating 5-HT as well as dopamine in the action of antipsychotic drugs*)

Goff D C, Coyle J T 2001 The emerging role of glutamate in the pathophysiology and treatment of schizophrenia. Am J Psychiatry 158: 1367-1377 (*Good review article on pathophysiology, although referring to role in treatment is premature*)

Harrison P J 1997 Schizophrenia: a disorder of development. Curr Opin Neurobiol 7: 285-289 (*Reviews persuasively the evidence favouring abnormal early brain development as the basis of schizophrenia*)

Harrison P J, Owen M J 2003 Genes for schizophrenia? Recent findings and their pathophysiological implications. Lancet 361: 417-419 (*Recently identified schizophrenia-associated genes point to possible involvement of glutamate transmission*)

Laruelle M, Abi-Dargham A, Gil R et al. 1999 Increased dopamine transmission in schizophrenia: relationship to illness phases. Biol Psychiatry 46: 56-72 (*The first direct evidence for increased dopamine function as a cause of symptoms in schizophrenia*)

Lewis D A, Lieberman J A 2000 Catching up on schizophrenia: natural history and neurobiology. Neuron 28: 325-334 (*Useful review summarizing present understanding of the nature of schizophrenia*)

Moghaddam B 2003 Bringing order to the glutamate chaos in schizophrenia. Neuron 40: 861-864 (*Reviews evidence from recent genetic findings, suggesting the abnormalities in glutamate transmission may play a key role in schizophrenia*)

Mortimer A M 2004 Novel antipsychotics in schizophrenia. Expert Opin Investig Drugs 13: 315-329 (*A misleading title for a review dealing mainly with current ideas about the neurochemical abnormalities underlying schizophrenia*)

Seeman P 1987 Dopamine receptors and the dopamine hypothesis of schizophrenia. Synapse 1: 133-152 (*Convincing and widely quoted review of role of dopamine receptors in schizophrenia*)


### 抗精神病药


Abi-Dargham A, Laruelle M 2005 Mechanisms of action of second generation antipsychotic drugs in schizophrenia: insights from brain imaging studies. Eur Psychiatry 20：15-27（*Reviews recent evidence favouring imbalance between cortical and subcortical dopamine transmission in schizophrenia*）

Basile V S，Masellis M，Potkin S G，Kennedy J L 2002 Pharmacogenomics in schizophrenia：the quest for individualized therapy. Hum Mol Genet 11：2517-2530（*Review of inconclusive evidence for association between clozapine responsiveness and gene polymorphisms*）

Geddes J，Freemantle N，Harrison P，Bebbington P 2000 Atypical antipsychotics in the treatment of schizophrenia：systematic overview and metaregression analysis. Br Med J 321：1371-1376（*Survey of trials comparing atypical and classic drugs，showing few clear-cut differences apart from motor side effects*）

Javitt D C 2004 Glutamate as a therapeutic target in psychiatric disorders. Mol Psychiatry 9：984-997（*Summarises the evidence favouring disturbed glutamate function in schizophrenia，including data from recent clinical trials*）

Kapur S，Seeman P 2001 Does fast dissociation from the dopamine $D_2$ receptor explain the action of atypical antipsychotics? A new hypothesis. Am J Psychiatry 158：360-369（*Suggests that differences in dissociation rates，rather than receptor selectivity profiles，may account for differing tendency of drugs to cause motor side effects*）

National Institute for Clinical Excellence 2002 Guideline 43. Guidance for the use of newer（atypical）antipsychotic drugs for the treatment of schizophrenia. http：//www.nice.org.uk（*Official UK guidance on the use of atypical antipsychotic drugs*）

O'Donnell P，Grace A A 1996 Basic neurophysiology of antipsychotic drug action. In：Chernansky J G（ed）Antipsychotics. Handbook of experimental pharmacology，vol 120. Springer，Berlin（*Review of effects of antipsychotic drugs at the neurophysiological level，emphasising distinction between acute and chronic effects*）

Ögren S O 1996 The behavioural pharmacology of typical and atypical antipsychotic drugs. In：Csernasky J G（ed）Antipsychotics. Handbook of experimental pharmacology，vol 120. Springer，Berlin

Remington G 2003 Understanding antipsychotic 'atypicality'：a clinical and pharmacological moving target. J Psychiatry Neurosci 28：275-284（*An informative critique of the basis on which antipsychotic drugs are classified*）

**锥体外系副作用**

Casey D E 1995 Tardive dyskinesia：pathophysiology. In：Bloom F E，Kupfer D J（eds）Psychopharmacology：a fourth generation of progress. Raven Press，New York

Klawans H L，Tanner C M，Goetz C G 1988 Epidemiology and pathophysiology of tardive dyskinesias. Adv Neurol 49：185-197

（成 亮 译，熊 杰 校，杨宝学 林志彬 审）

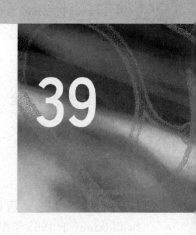

# 抗抑郁药



## 概　述

抑郁是一种极为常见的精神病症状，对此症状有许多不同的神经化学理论解释，因此也就出现了许多不同类型的治疗药物。这是一个主要靠经验进行治疗的领域，对机制的阐述往往滞后于治疗，其部分原因是由于动物模型无法正确反映人类情绪的变化。本章中，我们将对有关此类疾病本质的认识现状进行讨论，并对主要的治疗药物进行介绍。Wong 和 Licinio (2001) 对现阶段我们所了解的知识进行了很好的归纳和总结。

## 抑郁症的本质

抑郁是最常见的心境障碍性疾病（指情绪的障碍而非思维或认知障碍）；其严重程度从很轻微、临近正常边界，到伴随幻觉和妄想的严重（精神病样）抑郁。抑郁症是世界上造成能力丧失和未成年人死亡的一个主要原因。除了有明显的自杀倾向外，抑郁患者死于其他疾病（如心脏病或癌症）的可能性也增高了。

抑郁症状包括心境和生物学症状。

- 心境症状：
  —悲痛、情感淡漠和悲观
  —自我评价低：负罪感、无能感和丑陋感
  —缺乏决断能力和激情
- 生物学症状：
  —思维和动作迟缓
  —性欲减退
  —睡眠障碍和食欲缺乏

抑郁症分两种，一种是单相抑郁症，其情绪只向同一个方向变化。另一种是双相情感障碍，表现为抑郁症与躁狂症相互交替。大部分躁狂症的表现与抑郁症完全相反，过度活跃、过度热情和过度自信，并伴有冲动行为，同时还常出现易激惹、急躁和攻击性。有时还可能会出现夸大妄想，认为自己是和拿破仑一世一样的伟人。抑郁症的情绪和表现均与环境不协调。

一般（大约 75%）单相抑郁症无家族遗传性，而与应激性生活事件明显相关，并伴有焦虑和精神激动症状，有时又称为反应性抑郁症。其他病例（大约 25%，称为内源性抑郁症）则显示家族遗传特性，与外部应激无关，而且症状也有一定程度的差异。这是从临床角度区分的，但没有太多的证据证明抗抑郁药对这两种类型抑郁的治疗有明显的选择性。

双相抑郁症通常出现在成年早期阶段，并不多见，主要表现为数周内交替出现抑郁症和躁狂症症状。有很强的遗传倾向，但无论患病家族的基因连锁性研究，还是患病个体与未患病个体的比较研究，均未发现特异性的易感基因。

## 抑郁症相关理论

### 单胺假说

抑郁症的主要病因理论就是单胺假说，由 Schildkraut 于 1965 年提出。认为抑郁症是由于脑内某些部位功能性单胺递质缺乏而造成的，而躁狂症则刚好相反。相关理论的演变情况可参考 Baker & Dewhurst (1985)，Maes & Meltzer (1995)，Manji 等 (2001) 的综述。

单胺假说主要源于引起或减轻抑郁症状的各种药物的临床作用，以及早已为人们所熟知的此类药物与脑内单胺递质的神经化学效应之间的相互关系。最初，假说主要以去甲肾上腺素为中心，但后续大部分研究结果都一致认为 5-羟色胺 (5-HT) 同样是主要介质。本章对此药理学证据进行了综述，以阐释单胺假说，尽管该假说还有些不尽如人意之处。通过研究抑郁患者单胺代谢情况，或测量患者死后脑组织中单胺受体数目的变化，科学家们试图得到更多直接证据，但结果却存在很大差异，甚至相互矛盾，所描述的变化对抑郁症没有特异性，而且对这些研究的解释本身也存在问题。同样，通过功能试验检查抑郁症患者的单胺能通路活性（如控制垂体激素释放）的研究也未能得出明确的结论。

### 药理学证据

表 39.1 汇总了支持单胺假说的主要药理学证据进行了归纳总结。虽然提供了看似合理的阐述，但仍有些药物例外。按照单胺假说可以预测这些药物能改善或加重抑郁症状，但结果并不能让人信服。需要注意的是，预测药物对情绪有作用的依据还过于简单，缺乏实际意义。因此，提供某一种递质的前体物不一定就会增加该递质的释放，除非此前体物具有限速作用。同样，一种可促进单胺类从正常神经末梢释放的药物，在神经末梢功能缺损时可能就会失效。药理学证据无法明确区分抑郁症的去甲肾上腺素学说和 5-HT学说。临床上，去甲肾上腺素再摄取抑制药和 5-HT 再摄取抑制药对抑郁症似乎同样有效（见下），尽管患者个体可能对某一种药物反应性更佳。

任何一种抑郁症相关理论都不能忽视这样一个事实，即抗抑郁药产生生化效应的速度很快，但它们的抗抑郁作用却需要几周才能显现。这一现象与抗精神病药物（见第 38 章）和某些抗焦虑药物（见第 37 章）的情况类似，说明临床症状的改善是因为用药后继发的脑的适应性改变，而非药物的初始效应所致。我们不应该简单地认为单胺的缺乏直接引起了脑内假定的“快乐”或“悲伤”神经元活性的改变，而应将单胺递质看做长期营养效应的调节物，其作用时间与情绪改变相平行（见下文）。

**表 39.1 支持抑郁症单胺假说的药理学证据**

| 药物 | 主要作用 | 对抑郁患者的作用 |
|---|---|---|
| 三环类抗抑郁药 | 阻断 NA 和 5-HT 的再摄取 | 情绪↑ |
| 单胺氧化酶 (MAO) 抑制药 | 增加 NA 和 5-HT 的储存 | 情绪↑ |
| 利舍平 | 抑制 NA 和 5-HT 的储存 | 情绪↓ |
| α-甲基酪氨酸 | 抑制 NA 合成 | 情绪↓（稳定躁狂症患者） |
| 甲基多巴 | 抑制 NA 合成 | 情绪↓ |
| 电惊厥疗法 | ? 增强中枢神经系统对 NA 和 5-HT 的反应 | 情绪↑ |
| 色氨酸 (5-羟色氨酸) | 增加 5-HT 合成 | 情绪? 在某些研究中↑ |

## 生化研究

很多研究通过观察抑郁症或躁狂症患者的脑脊液、血液、尿液，或死后脑组织的生化异常来验证单胺假说。包括对单胺代谢物、受体、酶和转运体的研究，但大部分研究结果是阴性的。去甲肾上腺素和5-HT的主要代谢物分别为3-甲氧-4-羟苯乙二醇（MHPG）和5-羟（基）吲哚乙酸（5-HIAA）。它们出现于脑脊液、血液和尿液中（见第11、12、34章）。关于体液中这些代谢产物的变化是否与脑内递质功能的变化一致，需要解决两个基本问题。一是很多继发因素可能会影响代谢产物的浓度，如饮食，脑脊液、血液和尿液间的转运过程，或从脑以外部位释放单胺递质。二是很多患者治疗所使用的药物对这些代谢产物的浓度会产生明显影响。

对正常人和抑郁患者尿液中MHPG的研究结果证实，在双相抑郁患者中其含量是降低的，而且在抑郁期比躁狂期更低。但在单相抑郁患者中，尽管各个患者间MHPG分泌差异很大，但与对照组相比并没有明显降低，所以，这些对单胺学说而言充其量也只是值得怀疑的证据。抑郁患者血浆中去甲肾上腺素的浓度的确比正常受试者高，这可能是由于去甲肾上腺素反映了外周的交感神经活性，交感神经活性因焦虑而增加，并常伴随抑郁出现。双相抑郁患者体内去甲肾上腺素的浓度也呈现周期性变化。

关于5-HT代谢变化的研究结果也存在很大差异（Maes & Meltzer，1995）。对脑脊液和尿液中5-HIAA的研究未能证明其与抑郁症之间存在明确的相关关系。自杀者脑和脑脊液中5-HIAA的含量较低，但这可能与其暴力行为有关，而与抑郁症无关。血浆L-色氨酸（5-HT前体）浓度则表现出较为一致的改变。虽然抑郁症患者静息期血浆L-色氨酸浓度没有明显改变，但静脉或口服所引起的血浆L-色氨酸浓度升高却被抑制，说明抑郁症患者的“L-色氨酸利用率”较低。

其他一些支持单胺学说的证据还包括，阻断去甲肾上腺素或5-HT合成的药物可以逆转选择性作用于这两个递质系统的抗抑郁药的疗效（见下文）。

总之，有相当多的证据都支持单胺假说，但还存在一些矛盾的地方，其中，最明显的差异包括：

- 尽管苯丙胺和可卡因都可以增强单胺的传递，但二者均无抗抑郁作用。
- 一些临床有效的抗抑郁药似乎没有增强单胺传递的作用。
- 有些研究发现，在躁狂症患者中观察到的生化改变与抑郁相关的生化改变一样。

随着研究患者脑内神经递质功能的神经影像学方法的进一步改善（详见第38章），研究中的不足与矛盾有望得到解决。

## 神经内分泌机制

为了验证抑郁患者是否存在功能缺失的单胺通路，已经进行了各种实验。控制垂体功能的下丘脑神经元接受去甲肾上腺素能和5-HT能神经信号的传入，因此这些神经元的放电受到去甲肾上腺素能和5-HT能神经的控制。下丘脑细胞释放促肾上腺皮质素释放激素（CRH），CRH可刺激垂体细胞分泌促肾上腺皮质激素（ACTH），导致氢化可的松的分泌。抑郁患者血浆氢化可的松的浓度通常是高的，即使给予合成类固醇如地塞米松时，也不会出现正常的降低。这成为临床诊断试验的依据，即地塞米松抑制试验（也用于诊断库欣综合征；见第28章）。抑郁症时血浆中其他激素的浓度也有变化，例如生长激素浓度降低，而促乳素浓度增加。一般来说，这些变化与单胺传递的缺乏相一致，但并不是抑郁症的特异性表现。

促肾上腺皮质激素在脑内广泛分布，并且可以产生与其内分泌功能无关的行为效应。将CRH注入实验动物脑内，可模拟抑郁症对人类的影响，例如活动减少、食欲降低，以及加重焦虑体征。而抑郁患者脑内和脑脊液中CRH的浓度也都明显增加。因此可以推测，CRH功能亢进以及单胺功能减退可能都与抑郁相关（Holsboer，1999）。

## 神经可塑性和营养作用

近年来，出现了一个新观点（Duman，2004；Charney & Manji，2004），认为严重抑郁症与海马和前额叶皮质神经元的丢失有关，而不同类型的抗抑郁药是通过刺激神经发生来抑制或实际上逆转神经元的丢失，从而起治疗作用[1]。很多证据都支持了这一令

[1] 神经生成（见第35章）——从干细胞前体形成新的神经元——在成人海马中最明显，脑部其他区域也可能会出现，这与前期所认为的神经生成只出现在脑发育期有所不同。

人称奇的观点。

- 影像学和患者离世后的研究都显示抑郁患者的海马和前额皮质萎缩，神经元和神经胶质丢失。功能性影像学也发现这些脑区的神经元活性明显降低。
- 各种形式的慢性应激或给予糖皮质激素以模拟抑郁患者体内氢化可的松分泌增多，同样都会造成动物抑郁。人体内糖皮质激素分泌过多（库欣综合征；见第 28 章）常会引起抑郁。
- 抗抑郁药物或其他治疗方法，如电惊厥（见下文），可促使这些脑区的神经发生，并（像人体一样）重建功能活性。阻断大鼠海马神经发生可以抑制抗抑郁药的行为学效应（Santarelli 等，2003）。
- 5-HT 的作用可被许多抗抑郁药（见下文）增强。在发育期，5-HT 可促进神经发生，此作用可被脑源性神经营养因子（BDNF）所介导。抗抑郁药也可促进 BDNF 的生成。

图 39.1 归纳和总结了可能的机制。需要强调的是，这些假说还有待进一步证实。而此图着重描述了自单胺假说提出后，该领域的发展动向，并为新一代抗抑郁药的研究提出了一系列可能的作用靶点❶。

虽然 Schildkraut 的基本假说仍需要改进和精心推敲，但到目前为止，这却是解释当前抗抑郁药作用机制的最佳理论。

## 抑郁的动物模型

◆　正如精神药理学许多研究领域一样，由于缺乏良好的、可模拟临床情况的动物模型，使得神经生化机制的阐明受到制约。现在还没有动物模型可反映出人类抑郁症的本质，但已有许多方法可使动物产生人类抑郁症的典型行为（社交回避、食欲缺乏、活动减少等）　（Porsolt，1985）。例如，重复无法逃避的疼痛刺激，可产生一种“获得性无助”状态。在这种状态下，即使动物可以自由逃脱，也不会逃避。将猴“母-婴”分离，并给予像利舍平这样的单胺耗竭剂，也可以产生大致与人类抑郁症相似的行为状态。这些实验常常需要精心设计，费用昂贵且令人不快，而动物所产生的行为状态是否与人类的抑郁症相似，很值得怀疑。但获得性无助状态和母-婴分离后的行为都可被三环类抗抑郁药（TCAs）所逆转，而给予小剂量 α-甲基-*p*-酪氨酸（抑制去甲肾上腺素的合成）可加重这两种模型的行为表现，提示这两种动物模型与人类抑郁症基本相近。

**抑郁症的单胺学说**　要点

- 1965 年提出的单胺学说，认为抑郁是由于中枢神经系统中单胺能（去甲肾上腺素能和/或5-羟色胺能）传递的功能性缺乏引起的。
- 此理论的依据是已知的抗抑郁药（三环类抗抑郁药和单胺氧化酶抑制剂）可以增强单胺能传递，而利舍平类药物可引起抑郁。
- 抑郁症患者的生化研究并没有明确支持简单的单胺假说。
- 抑郁症患者的血浆可的松通常对外源性类固醇的反应异常微弱（地塞米松抑制试验），这可能表明下丘脑单胺传递功能已受到损伤。
- 新近的证据表明，抑郁可能与神经退行性病变和海马的神经元生成减少有关。
- 虽然简单的单胺假说不足以解释抑郁症，单胺传递的药理学调控方法仍然是最成功的治疗手段。
- 当前的研究主要聚焦于其他介质（如促肾上腺皮质素释放激素）、信号传导通路、生长因子等，但其中的原理仍不明。

## 抗抑郁药的类型

抗抑郁药分为下述几类（表 39.2）：

- 单胺再摄取抑制剂：
  —非选择性（去甲肾上腺素/5-羟色胺）再摄取抑制剂。包括三环类抗抑郁药（TCAs），例如丙米嗪（imipramine）、阿米替林（amitriptyline）和现在较为常用的 抗抑郁药，如文拉法辛（venlafaxine；对 5-羟色胺有一定的选择性，但没有选择性 5-羟色胺再摄取抑制剂作用强）和比 TCAs 副作用少的度洛西汀（duloxetine）。

---

❶　一些喜欢挑剔的人可能会认为，这些机制中，谷氨酸、神经营养因子、单胺类和类固醇都相互作用，参与神经元的死亡、存活和可塑性的调控；而之所以提出这些机制的原因可能只是由于人们热切地渴望解释从卒中、帕金森病到精神分裂症的几乎所有神经性和精神性疾病。他们可能会想，“我们是否没有考虑到什么?”，“这些疾病本质是否相同呢？如果相同的话，为什么它们的效应差别如此之大？或许，这只是科学流行趋势？抑或是这一机械的趋同现象只是为了迎合神经组织的一些基本原理?”当然，我们不清楚答案，但这的确是一个值得关注的领域。

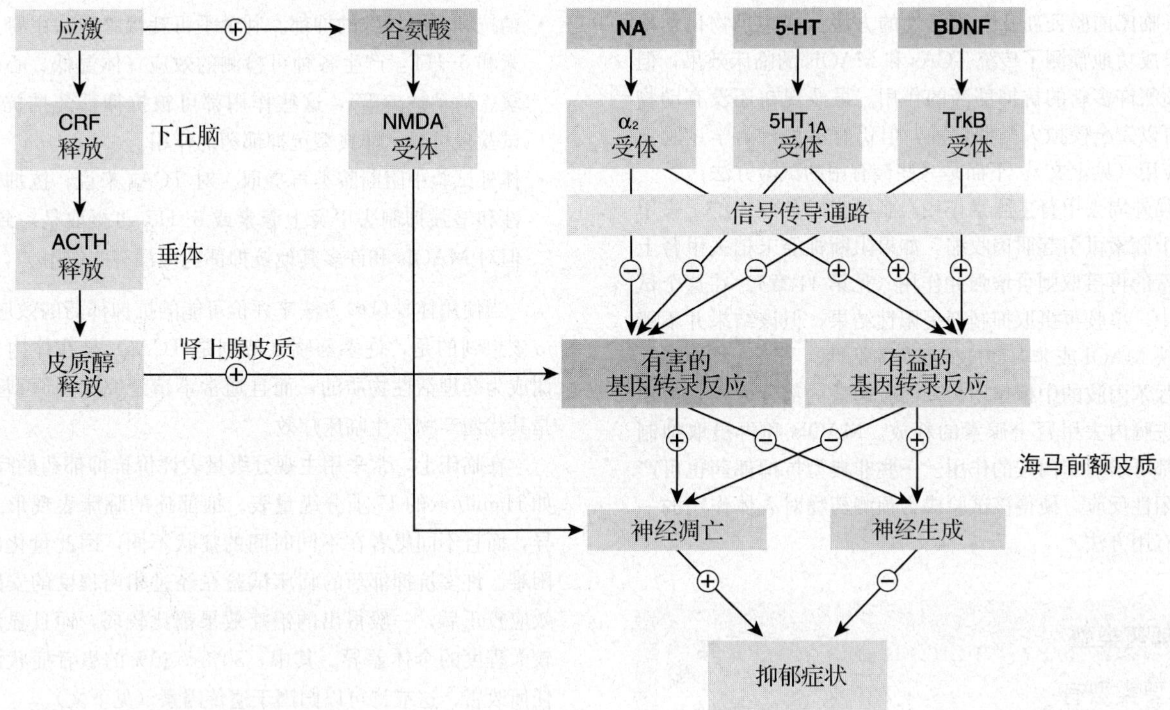


**图 39.1　简化示意图显示参与抑郁症的可能的病理生理机制。**主要的促抑郁通路可能包括下丘脑—垂体—肾上腺轴，应激可使其激活，并增强 NMDA 受体介导的谷氨酸兴奋性毒性作用（见第 33 章），开始表达促进海马和额叶前皮质神经元凋亡的基因。抗抑郁通路包括作用于 G 蛋白偶联受体的单胺类去甲肾上腺素（NA）和 5-羟色胺（5-HT），以及作用于激酶偶联受体（TrkB）的脑源性神经营养因子（BDNF），启动保护神经元抗凋亡和促进神经生成的基因表达。更多详细内容见 Charney & Manji (2004)。ACTH，促肾上腺皮质激素；CRF，促肾上腺皮质激素释放因子。BDNF，脑源性神经营养因子。

—选择性 5-羟色胺再摄取抑制剂（SSRIs）。例如，氟西汀（fluoxetine）、氟伏沙明（fluvoxamine）、帕罗西汀（paroxetine）和舍曲林（sertraline）。

—选择性去甲肾上腺素再摄取抑制剂。例如，马普替林（maprotiline）、瑞波西汀（reboxetine）。

## 抗抑郁药

- 单胺氧化酶（MAO）抑制剂（MAOIs）：
  —不可逆的、非竞争性抑制剂。例如，苯乙肼（phenelzine）、反苯环丙胺（tranylcypromine），对 MAO-A 和 MAO-B 亚型没有选择性（见下文）。
  —可逆的 MAO-A 选择性抑制剂，如吗氯贝胺（moclobemide）。
- 各种（非典型）受体阻断剂，其抗抑郁作用机制尚不清楚，如米安色林（moclobemide）、曲唑酮（trazodone）、米氮平（mirtazapine）。草药制剂圣约翰草，其主要活性成分是贯叶金丝桃素，与大多数处方抗抑郁药具有相似的疗效。它除了具有弱的再摄取抑制作用，还具有其他作用❶。

表 39.4 总结了这些药物的主要特点。新版书中（Bosker 等，2004；Pacher & Kecsemeti，2004）提供了更详细资料。需要指出，电惊厥疗法（ECT）是一种有效的治疗手段，而且通常比抗抑郁药物起效更快（见下文）。

## 抗抑郁药活性评价

◆ 第一代 MAOI 和 TCA 药物的临床效果是在偶然情况下发现的，当时这些药物是因为其他原因给予患者的。异丙异烟肼（第一代 MAOI）是异烟肼的化学同系物，最初用于治疗结核（见第 46 章）；丙米嗪是第一个 TCA，为氯丙嗪的同系物（见第 38 章），在临床上先是作为一种抗精神病药进行了试验性研究。后来，抑郁症的单胺假说为此类药物的抗抑郁作用提供了生物化学理论基础，也由此

❶ 相对而言，贯叶金丝桃素虽然没有急性副作用，但可激活细胞色素 P450，导致一些重要药物失效，并产生严重后果，这些药物包括环孢素、口服避孕药、一些抗-HIV 药和抗癌药，还有口服抗凝血药——这表明，草药在使用时，与其他药物一样，需要小心谨慎。

开创了临床前验证新化合物活性的方法。这些生物化学检验结果成功地预测了传统TCAs和MAOIs的临床效果，但未能预测许多新的抗抑郁药的作用。虽然现在还没有动物模型可以完全模拟人类抑郁症，但仍有多种行为学试验方法在应用（见上文）。下面是一些最有用的试验方法：

- 增强外周去甲肾上腺素作用。刺激交感神经或给予去甲肾上腺素可引起肌肉收缩，如果阻断神经末梢去甲肾上腺素的再摄取则可增强此作用（见第11章）。在这个试验中，单胺再摄取抑制剂呈阳性结果，但该结果并不能反映MAOI或非典型抗抑郁药的活性。
- 增强苯丙胺的中枢作用。苯丙胺起效的部分原因是由于促进脑内去甲肾上腺素的释放。MAOIs和再摄取抑制剂都可增强苯丙胺的作用。一些非典型抗抑郁药也可产生阳性反应，使得该试验成为预测药物对人体作用的一种有用方法。
- 拮抗利舍平导致的抑郁。利舍平可耗竭脑内去甲肾上腺素和5-HT，产生各种可检测的效应（体温低、心动过缓、活动减少等），这些作用都可被抗抑郁药拮抗。此试验也可显示非典型抗抑郁药的作用。
- 体外试验中阻断胺类再摄取。对TCAs来说，抗抑郁活性和增强抑制去甲肾上腺素或5-HT再摄取是一致的，但对MAOIs和许多其他抗抑郁药则没有此作用。

当使用体外试验方法来评价可能的抗抑郁药的效应时，应该想到的是，许多药物（特别是TCAs）是在体内才代谢成为药理活性物质的，而且通常不清楚究竟是原型药还是其代谢产物产生临床疗效。

在临床上，常采用主观分级量表评价抗抑郁药的疗效，如Hamilton的17项分级量表。抑郁症的临床表现形式各异，而且不同患者在不同时间的症状不同，因此量化比较困难。许多抗抑郁药的临床试验在经过相当程度的安慰剂效应校正后，一般得出的治疗效果都比较弱，而且显示了较大程度的个体差异。其中，30%～40%的患者症状没有任何改善，这或许可以归因于遗传因素（见下文）。

**抗抑郁药类型**

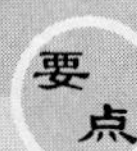


- 主要类型有：
  —单胺再摄取抑制药（三环类抗抑郁药、选择性5-羟色胺再摄取抑制药及其他类型）；
  —单胺氧化酶（MAO）抑制药；
  —其他（“非典型”）抗抑郁药，主要是非选择性受体拮抗药（如曲唑酮、米氮平）。
- 三环类抗抑郁药和选择性5-羟色胺再摄取抑制药是通过抑制单胺神经末梢的去甲肾上腺素和/或5-HT的再摄取，进而急速易化其传递。
- MAO抑制药对一种或全部两种类型的脑内MAO具有抑制作用，从而增加神经末梢囊泡中去甲肾上腺素和5-HT的存储。对MAO-A亚型的抑制作用与抗抑郁活性有关。大部分都是非选择性的，而吗氯贝胺是MAO-A的选择性抑制药。
- “非典型”抗抑郁药的作用机制仍不清楚。
- 所有类型的抗抑郁药都要经过至少2周治疗才会起效，即使可立即产生药理学效应，也说明继发的适应性改变很重要。
- 在不同类型的抗抑郁药中，最为一致的适应性改变则是β-和$\alpha_2$-肾上腺素受体以及5-$HT_2$受体的下调。但这种适应性改变与其治疗作用的关系仍不清楚。
- 新近证据提示，抗抑郁药可能通过促进海马内神经生成而起作用。

## 抗抑郁药的作用机制

由于缺乏一种简单的作用机制理论来解释抗抑郁药的作用（见上文），寻找各种药物共同的药理学作用就显得尤为有用，这些药理研究侧重于与疗效有相似时程的慢适应性变化。这一研究进展发现某些特定单胺受体，尤其是$\beta_1$-和$\alpha_2$-肾上腺素受体是随着长期抗抑郁治疗而持续下调的。在实验动物中，表现为结合位点数量的减少，以及对激动药的功能性反应降低（如用β-肾上腺素受体激动剂诱导cAMP形成）。

**抗抑郁药物试验**

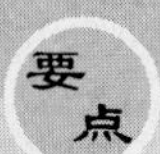


- 抑郁症的动物模型有：
  —获得性无助模型；
  —逆转利舍平诱导的行为症状；
  —灵长类的母婴分离。
- 对人类抑郁疾病来说，这些都不是最佳模型，但这是目前已有的、最好的评价新药的方法。
- 生化和药理学活性评价包括单胺再摄取的抑制作用、受体阻断作用、外周去甲肾上腺素能传递的增强作用。
- 抗抑郁药的临床试验效果，需要用大样本量的安慰药效应进行校正。

长期抗抑郁药物治疗后，内分泌系统对可乐定（一种$\alpha_2$-肾上腺素受体激动药）的反应下调，由此推测在人体也可能发生了受体下调。对其他受体的研究结果表明，$\alpha_1$-肾上腺素受体未受到影响，而5-$HT_2$受体被下调。

这些发现与单胺假说之间的关系尚不清楚。尽管相关报道一直不断，但将β-肾上腺素受体的缺失作为缓解抑郁症的一个因素，并不完全符合单胺理论，因为β-肾上腺素受体拮抗药并不是抗抑郁药。继发于$\alpha_2$-肾上腺素受体功能下调而受损的突触前抑制，促进单胺释放，进而有助于传递，但这还存在争议。与这种可能性相符的事实则是，一些新型抗抑郁药，如米氮平（表39.4）就是各种抑制性突触前受体（包括$\alpha_2$-肾上腺素受体）的拮抗药。

如上所述，很多抗抑郁药似乎都会促进海马区的神经生成，这可能是此类药物起效慢的一个原因。

## 三环类抗抑郁药

三环类抗抑郁药仍在广泛使用，但疗效并不十分理想。临床上需要作用更快、更可靠、副作用更少，且过量后危险度更低的药物。因此便产生了新型5-HT再摄取抑制剂和其他抗抑郁药。

### 化学性质

三环类抗抑郁药的结构与吩噻秦类（见第38章）很相似，最初是作为可能的抗精神病药合成的（1949年）。丙米嗪对精神分裂症无效，却对抑郁症有效，此后便合成了类似化合物，如氯米帕明。它们与吩噻秦类主要的区别点是中央环上加上了一个额外的碳原子（图39.2），从而使结构发生了扭转，而不再像吩噻秦类那样平坦。

对硫杂蒽类抗精神病药物的化学结构进行类似的改造，因而产生了像阿米替林这样的药物。所有这些化合物都是叔胺类，碱性氮原子上连接了2个甲基。在体内它们可以快速去甲基化（图39.3），产生相应的仲胺（地昔帕明、去甲替林等），此类代谢产物本身就具有活性，并可作为药物单独使用。桥接结构经稍微修饰后，产生的三环类衍生物包括多塞平。这些药物之间的药理学差异并不大，主要与其副作用相关。下面将对此作进一步阐述。

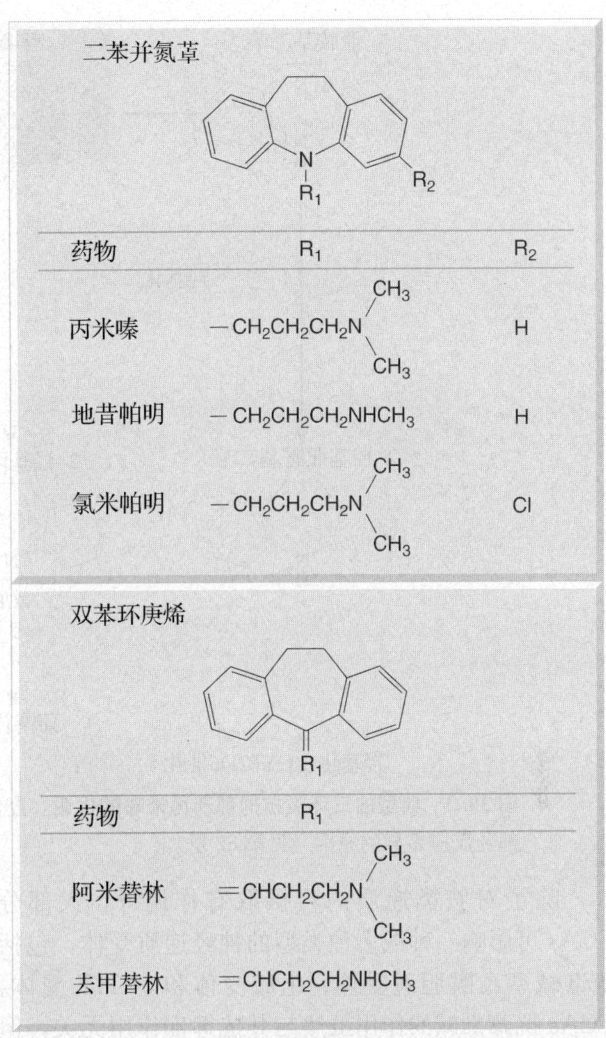


**图39.2 三环类抗抑郁药的化学结构。**

### 作用机制

如上所述，TCAs的即时效应主要是通过与胺类转运体竞争结合位点，而阻断神经末梢对胺类的再摄取（见第11章）；对胺类的合成、突触囊泡中的储存和释放没有直接作用。有些TCAs可以通过阻断突触前$\alpha_2$-肾上腺素受体而间接增加递质的释放。大部分TCAs通过脑内突触小体抑制去甲肾上腺素和5-HT的再摄取程度类似（图39.4），但对多巴胺再摄取的作用却很弱。有报道认为，情绪症状的改善，主要反映的是5-HT介导的传递作用的增强，而生物学症状的缓解，则有赖于去甲肾上腺素能传递的增强。TCAs的主要代谢物具有一定的药理学活性（某些情况下甚至比原型药活性更强），且对去甲肾上腺素/5-HT的选择性与其原型药不同（表39.2），现在还很难对此现象作出解释。

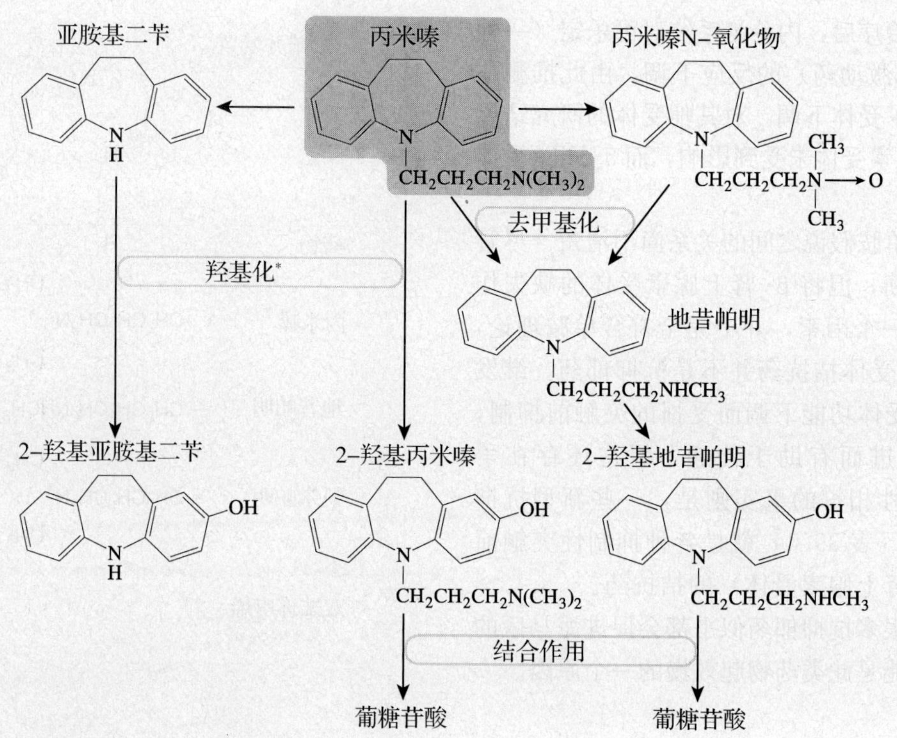


**图 39.3 典型的三环类抗抑郁药丙米嗪的代谢。**羟化酶 CYP2D6 具有遗传多态性，可能是个体对三环类抗抑郁药反应差异的原因（见第 52 章）。

除了对胺类递质的再摄取有作用外，大部分 TCAs 可影响一种或多种类型的神经递质受体，包括蕈毒碱型乙酰胆碱受体、组胺受体和 5-HT 受体。TCAs 抗蕈毒碱的作用虽然与其抗抑郁作用无关，但却与很多副作用相关（见下文）。

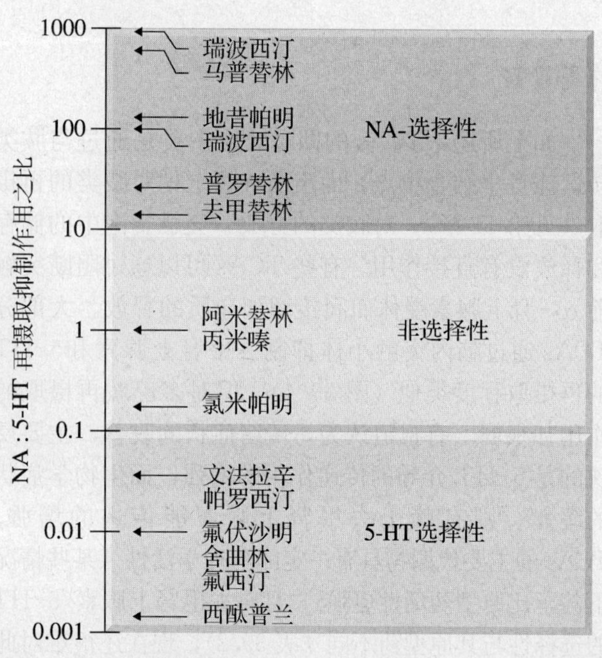


**图 39.4 各种抗抑郁药对去甲肾上腺素和 5-羟色胺再摄取抑制作用的选择性。**

### 作用和不良反应

非抑郁症受试者在使用 TCAs 后，可产生镇静、意识错乱和运动失调。抑郁患者在使用此类药物治疗时，最初几天也会出现这些症状，但 1～2 周后当抗抑郁作用出现时，这些症状会逐渐消失。在实验动物中，TCAs 虽然也会产生镇静作用，但同时也可逆转利舍平引起的抑郁效应。另外，TCAs 还可用于治疗神经性疼痛（见第 41 章）。

#### 临床常用剂量下的不良反应

三环类抗抑郁药可引起一系列不良反应，这主要与其干扰自主性节律有关。

阿托品样作用，包括口干、视物模糊、便秘和尿潴留。这些不良反应，在阿米替林表现较为严重，而在地昔帕明则较弱。TCAs 还会引起体位性低血压。很奇怪，增强去甲肾上腺素能传递的药物会产生这种效应，这可能是由于影响了髓质血管运动中枢的肾上腺素能传递。另外一个常见的副作用是镇静（见上文），而且持续时间很长，这就意味着白天的工作常会受到困倦的影响，且注意力很难集中。

表 39.2 三环类抗抑郁药及其代谢产物对神经元去甲肾上腺素和 5-HT 的再摄取抑制

| 药物 | 主要作用 | 对抑郁患者的作用 |
|---|---|---|
| 药物/代谢产物 | NA 再摄取 | 5-HT 再摄取 |
| 丙米嗪 | +++ | ++ |
| 地昔帕明（DMI） | ++++ | + |
| 羟基-DMI | +++ | − |
| 氯米帕明（CMI） | ++ | +++ |
| 去甲-CMI | +++ | + |
| 阿米替林（AMI） | ++ | ++ |
| 去甲替林（去甲基-AMI） | +++ | ++ |
| 羟化去甲替林 | ++ | ++ |

三环类抗抑郁药，尤其是在过量时，可导致伴随 QT 间期延长的心室节律异常（见第 18 章）。TCAs 常用的治疗剂量，可以显著增加心源性猝死的风险（虽然增加的比例不高）。

### 与其他药物的相互作用

当与其他药物联合应用时，三环类抗抑郁药很容易引起不良反应（见第 52 章）。TCAs 主要通过肝微粒体代谢系统来消除，一些竞争性药物（如抗精神病药和一些类固醇）可对此代谢过程产生抑制作用。

三环类抗抑郁药可增强酒精和麻醉药的作用，但具体原因尚不清楚。当大量饮酒引起严重呼吸抑制时，TCAs 甚至还会导致死亡。TCAs 还可影响多种抗高血压药物的作用（见第 19 章），并会产生危险的结局。因此，高血压患者在使用此类药物时，需密切监护。

### 急性毒性

三环类抗抑郁药过量时很危险；有段时期，此类药通常只用于有自杀倾向患者的治疗，这也是促使研究更安全抗抑郁药的一个重要因素。主要的毒性效应发生在中枢神经系统和心脏。TCA 过量后产生的最初效应是引起兴奋和妄想，有时也可能会伴发惊厥，随后还会出现持续数天的昏迷和呼吸系统抑制。也有报道会出现明显的阿托品样作用，包括潮红、口干和皮肤干燥、瞳孔扩大，以及肠和膀胱抑制。曾用抗胆碱酯酶药物来对抗此阿托品样作用，但已不再推荐使用。另外，常见心律失常（见上文），而且也可见心室纤颤后发生猝死（少见）。

### 药代动力学

三环类抗抑郁药口服吸收迅速，并与血浆白蛋白紧密结合，在达到治疗浓度时，约 90%～95% 都处于结合状态。它们也可以与血管外组织结合，因此导致其分布容积很大（一般为 10～50 L/kg；见第 7 章），清除率很低。血管外的结合以及与血浆白蛋白的强效结合，意味着无法采用血液透析的方法来增加药物消除速度。

三环类抗抑郁药在肝脏经过 2 条主要途径代谢（图 39.2），一条途径是 N-脱甲基化，使叔胺转化为仲胺（如丙米嗪转化为地昔帕明，阿米替林转化为去甲替林），另一条途径是环的羟基化。去甲基化和羟基化的代谢产物一般都保留生物活性（表 39.2）。在 TCAs 延长治疗期间，这些代谢产物的血药浓度常与原型药类似，但存在很大的个体间差异。药物的羟基化代谢产物与葡糖苷酸结合后失活，结合物可经尿液排出。

TCAs 的消除半衰期一般都很长，从丙米嗪和地昔帕明的 10～20 小时到普罗替林的 80 小时。而在老年患者，TCAs 的半衰期则更长，因此可能会产生蓄积效应，缓慢地产生不良反应。血药浓度与治疗效应之间的关系很复杂。事实上，对去甲替林的研究表明，过高的血药浓度反而会“降低”其抗抑郁作用，且存在“治疗窗”过窄的现象。

### 其他非选择性再摄取抑制剂

其他相对无选择性的胺类再摄取抑制剂（5-羟色胺/去甲肾上腺素再摄取抑制剂，或“SNRIs”[1]）包括文拉法辛和度洛西汀（表 39.4）。

---

[1] 不要被比 SSRI 选择性弱的药物的商品名所误导。

### 三环类抗抑郁药 要点

- 三环类抗抑郁药的化学结构与吩噻嗪类相似，而且有些具有类似的非选择性受体阻断作用。
- 重要的药物包括丙米嗪、阿米替林和氯米帕明。
- 大部分是长效的，并且常转化为活性代谢产物。
- 重要的副作用：镇静（$H_1$ 受体阻断）；体位性低血压（α-肾上腺素受体阻断）；口干、视物模糊、便秘（毒蕈碱受体的阻断）；偶尔也会出现躁狂和惊厥。由于对 HERG 通道的阻断作用，有可能产生室性心律不齐。
- 急性过量使用有可能造成意识错乱、躁狂、心律失常。
- 易与其他药物产生相互作用（如酒精、麻醉药、降压药和非类固醇类抗炎药，应该禁止与单胺氧化酶抑制药合用）。

### 三环类抗抑郁药和相关药物的临床应用 临床

- 三环类抗抑郁药（如阿米替林、丙米嗪）以及相关药物（如曲唑酮）用于：
  —中度到重度内源性抑郁症，特别是出现精神运动表现时，如失眠（使用如阿米替林一类的镇静性药物）或食欲下降等，曲唑酮的抗毒蕈碱作用较弱。
  —恐惧及相关障碍（如氯米帕明用于强迫症和惊恐状态）。
  —神经性疼痛（如带状疱疹后和其他形式的神经痛；见第 41 章）。
  —短期治疗大龄儿童的夜间遗尿症（见第 24 章）。
- 注意事项如下：
  —起效很慢：至少要治疗 4～6 周后，才能得出一个药物是否无效的结论。如果有一定疗效，应该再继续治疗几周，才可以考虑增加剂量。症状缓解后应继续治疗至少 4 个月。停药需在数周内逐渐进行。
  —三环类抗抑郁药过量使用，可引起严重的心脏毒性（心律失常）；在开处方前，应评估患者自杀的可能性。

**表 39.3 A 型和 B 型单胺氧化酶的底物和抑制药**

| | A 型 | B 型 |
|---|---|---|
| 优先底物 | 去甲肾上腺素<br>5-羟色氨 | 苯乙胺<br>苄胺 |
| 非特异性底物 | 多巴胺<br>酪胺 | 多巴胺<br>酪胺 |
| 特异性抑制药 | 氯吉兰<br>吗氯贝胺 | 司来吉兰 |
| 非特异性抑制药 | 帕吉林<br>反苯环丙胺<br>异卡波肼 | 帕吉林<br>反苯环丙胺<br>异卡波肼 |

## 选择性 5-羟色胺再摄取抑制剂

这是治疗抑郁症最常用的一类药（常称为选择性 5-羟色胺再摄取抑制剂或 SSRIs），包括氟西汀、氟伏沙明、帕罗西汀、西酞普兰（citalopram）和舍曲林（表 39.4）。此类药物对 5-HT 再摄取的选择性大于对去甲肾上腺素再摄取的选择性，因此不易产生类似 TCAs 的抗胆碱样副作用，而且过量使用后的风险也较小。与 MAOIs（见下文）不同，此类药不会引起“乳酪效应”。在治疗中度抑郁症方面，与 TCAs 和 MAOIs 同样有效，但在治疗严重抑郁症方面不如 TCAs。此类药还可用于治疗特定类型的焦虑障碍，即所谓的强制性障碍（见第 37 章）。

### 药代动力学

SSRIs 吸收好，大部分药物的血浆半衰期为 15～24 小时（氟西汀作用更长：24～96 小时）。与其他抗抑郁药的疗效延迟情况类似，用药后 2～4 周才开始起效。因为具有抑制 TCAs 的肝脏代谢作用，帕罗西汀和氟西汀不与 TCAs 联合使用，以免增加 TCA 的毒性。

### 不良反应

常见的不良反应包括恶心、食欲缺乏、失眠、性欲减退和性高潮缺乏。

SSRIs 与 MAOIs 合用，可导致“5-羟色胺综合征”，表现为震颤、体温过高和心血管性虚脱，也可导致死亡。

有报道指出，用氟西汀治疗的患者攻击性行为增加，偶尔也会出现暴力行为，但这些现象均未经对照研究所证实。对18岁以下的抑郁症患者，不建议使用SSRIs进行治疗，因为SSRIs对这些人群的有效性仍值得怀疑，而且在治疗开始数周内，可能会出现一些不良反应，包括兴奋、失眠和具有攻击性。对于这个年龄组来讲，更需关注可能会增加的自杀倾向。

尽管在副作用方面，5-HT再摄取抑制剂明显优于TCAs，但很多联合试验的结果显示，患者对两者的可接受性没有明显差异（Song等，1993）。

5-HT再摄取抑制剂广泛用于治疗抑郁症以及各种精神性障碍，包括焦虑障碍、惊恐发作和强制性障碍。

**选择性5-羟色胺再摄取抑制药（SSRIs）** 要点

- 如氟西汀、氟伏沙明、帕罗西汀、舍曲林、西酞普兰等。文拉法辛是一种选择性较差的5-HT再摄取抑制药。
- 与TCAs的抗抑郁作用和起效时程类似。
- 急性毒性（特别是心脏毒性）少于MAOI或TCAs，所以过量使用的风险降低。
- 副作用包括恶心、失眠和性功能障碍。SSRIs的镇静和抗毒蕈碱副作用小于传统的TCAs。
- 无食物反应，但如果与MAOIs合用，可发生危险的"5-羟色胺反应"（高热、肌肉强直、心血管性虚脱）。
- 目前最常用的抗抑郁药，也用于其他一些精神性疾病。文拉法辛已获许可，用于治疗广泛性焦虑障碍和抑郁疾病。
- 儿童和青少年患者使用SSRIs时需慎重。因为有报道显示，在治疗初期会增加自杀念头。

**其他单胺类再摄取抑制药** 要点

- 一组去甲肾上腺素选择性（如瑞波西汀）或非选择性（如文拉法辛、度洛西汀）抑制药。
- 与三环类抗抑郁药类似，但缺少主要的受体阻断作用，因此副作用少。
- 产生心脏效应的风险较低，所以即使过量使用，也比三环类抗抑郁药安全。

## 单胺氧化酶抑制剂

单胺氧化酶抑制剂（MAOIs）是首批作为抗抑郁药进入临床的药物，但大部分已被三环类和其他类型的抗抑郁药所替代。与MAOIs相比，三环类和其他类型的抗抑郁药临床疗效更好，副作用通常也少一些。主要代表药为苯乙肼、反苯环丙胺和异丙异烟肼。此类药物能不可逆地抑制单胺氧化酶的活性，并且对两种主要同工酶缺乏选择性（见下文）。新近发现的对同工酶有选择性的可逆性抑制剂，又激发了人们对此类药物的研究兴趣。虽然一些研究发现，特定类型的抑郁症患者血小板MAO活性低下，但并没有明确的证据证明抑郁症的发病机制与MAO活性异常相关。

单胺氧化酶（见第11章）在几乎所有组织中都能发现，具有两种相似的、由不同基因编码而成的分子形式（表39.3）。MAO-A是MAOIs抗抑郁作用的主要靶点，其作用底物主要是5-HT。而MAO-B的作用底物主要是苯乙胺。这两种酶都可作用于去甲肾上腺素和多巴胺。司来吉兰可选择性抑制MAO-B,用于治疗帕金森病（见第35章）。干扰小鼠MAO-A基因，可增加脑内5-HT和相对少量去甲肾上腺素的蓄积，并伴随攻击性行为（Shih等，1999）。已有报道，存在遗传性突变导致MAO-A活性丧失的家族，其成员出现智力低下和暴力行为表现。大部分抗抑郁的MAOIs对两种类型MAO都产生作用，但亚型特异性抑制剂的临床研究明确显示，MAOIs的抗抑郁活性以及主要的副作用都与其对MAO-A的抑制作用相关。MAO位于细胞内，与线粒体关系密切，具有两个主要功能。

- 在神经末梢，MAO调节去甲肾上腺素或5-HT在神经元内的游离浓度，从而调节这些递质从储存囊泡中释放。但不参与已释放递质的灭活。去甲肾上腺素能神经中MAO的生化作用和MAOI对递质代谢的影响已在第11章进行了讨论。
- MAO对于内源性和摄入的胺类的失活起着很重要的作用，否则，如果胺没有及时失活，就会产生副作用。以酪胺为例，它是一种摄入的胺，也是MAO-A和MAO-B的共同底物；在MAOIs与食物或其他药物之间，产生临床上严重的不良相互作用过程中，酪胺扮演重要角色。

## 化学性质

单胺氧化酶抑制药是一类具有苯乙胺样结构的酶底物的类似物，大部分都含有一个活性基团（如肼、炔丙基胺、环丙基胺），可以使抑制药与酶共价结合，产生非竞争性和长效的抑制作用。MAO 的活性被 MAOIs 抑制后，在多数情况下，要经过几周酶活性才能恢复。但被反苯环丙胺抑制的酶活性恢复较快，这是因为与酶结合不太稳定所致。吗氯贝胺是可逆性竞争抑制药。

单胺氧化酶抑制药的作用缺乏特异性，在抑制 MAO 的同时，还可以抑制很多其他酶，包括参与其他药物代谢的酶。这就是许多具有重要临床意义的药物之间产生与 MAOIs 相关的相互作用的原因。

## 药理作用

单胺氧化酶抑制药可引起脑内 5-HT、去甲肾上腺素和多巴胺的快速、持续增加；其中，对 5-HT 的作用最大，而对多巴胺的影响最小。外周组织也出现类似变化，如心、肝和肠道，而且还可以检测到血浆中这些胺类物质浓度升高的现象。虽然组织中胺类含量的升高主要是由于其在神经元中的蓄积所致，但神经兴奋诱导的递质释放并没有增加。与 TCAs 作用相反，MAOIs 不能增强心脏和血管等外周器官对交感神经刺激的反应性。MAOIs 的主要作用是增加神经末梢胞浆中的单胺浓度，对经神经刺激后可释放的、由囊泡储存的单胺池没有显著影响。胞浆池中物质的增加，可导致单胺自发性漏出率的增加，而拟交感神经兴奋性胺类（如苯丙胺和酪胺）也可通过间接作用，增加其释放（见第 11 章）。这是因为这些胺类可将去甲肾上腺素从囊泡中转移到神经末梢的胞浆中，而在末梢胞浆中，去甲肾上腺素可以漏出、产生效应，或被 MAO 降解（图 11.8）。抑制 MAO 活性，可增加溢出的胺类的浓度，从而增强其效应。因此，酪胺引起的血压升高作用，在 MAOI 处理后的动物中显得比对照组更强。这一机制与 MAOIs 引起的人体奶酪反应有密切关系（见后面章节）。

对正常人，MAOIs 可立刻引起活动增加，使用数日后，可逐渐产生欣快感和兴奋现象。这与 TCAs 不同，TCAs 对非抑郁人群只产生镇静和幻觉。MAOIs（和 TCAs 一样）也可逆转利舍平诱导的行为反应。MAOIs 对胺类代谢的影响迅速，而且单一剂量产生的作用就可持续数日。和 TCAs 一样，在快速的生化反应和滞后的抗抑郁作用之间有明显脱节。

MAOIs 的抗抑郁作用机制仍不清楚，但 MAOIs 与 TCAs 类似，引起延迟的 β-肾上腺素受体和 $5\text{-HT}_2$ 受体的下调。

## 副作用和毒性

多数 MAOIs 的副作用都直接来源于 MAO 的抑制作用，但有些则是由于其他机制所产生。

导致低血压是其常见的副作用。事实上，帕吉林曾一度被用作抗高血压药物。对这一副作用的一个可能的解释是，与预期作用相反，胺类如多巴胺或奥克巴胺（octopamine）在外周交感神经末梢蓄积，并替换储存囊泡中的去甲肾上腺素，从而减少因去甲肾上腺素释放引起的交感兴奋。

MAOIs 对中枢的过度刺激可导致震颤、兴奋和失眠，当 MAOIs 过量时，可引起惊厥。

MAOIs 增加食欲，导致体重明显增加，以至于必须停药。

MAOIs 常引起阿托品样副作用（口干、视物模糊、尿潴留等），但没有 TCAs 严重。

肼类的 MAOIs（如苯乙肼和异丙异烟肼）有可能出现严重的肝毒性，尽管很少见（小于万分之一）。其肝毒性可能是由于分子中的肼结构产生的。因此，肝病患者使用此类药物是一种不明智的选择。

### 与其他药物和食物间的相互作用

MAOIs 应用中最为严重的问题，是与其他药物和食物的相互作用，这是导致其临床应用量减少的主要原因。新型可逆性 MAOIs（如吗氯贝胺）的突出优点就是降低这些相互作用。

产生乳酪反应的直接原因是，当 MAO 活性被抑制后，食用了发酵过程中产生的、正常情况下无害的胺类（主要是酪胺）。酪胺一般在肠壁和肝中由 MAO 代谢，而且食用的酪胺很少进入循环系统。如前所述，抑制 MAO 可导致酪胺的吸收，同时也增强了酪胺的拟交感神经作用。由此而产生的结果就是急性高血压，导致严重的搏动性头痛，甚至偶尔会出现颅内出血。虽然很多食物中含有酪胺，但至少需要摄入 10mg 的酪胺才会出现此反应。主要的危险来源于熟透的乳酪和浓缩的发酵产物，如酵母调味品等。间接作用于拟交感神经的胺类（如麻黄碱、苯丙胺）也会导致应用 MAOIs 的患者出现严重的高血压，而直接作用于拟交感神经的药物，如去甲肾上腺素（例如与局麻药联合使用；见第 44 章）则无此危险。MAO-A 的特异性抑制剂吗氯贝胺不会引起乳酪反应，这可能是由于酪胺还可被 MAO-B 所代谢。

同时使用 TCAs 和 MAOIs 的患者，出现高血压发作的案例已有报道。其可能的解释是去甲肾上腺素的再摄取被抑制后，进一步增强了心血管对食物中酪胺的反应性，以致加重乳酪反应。这些药物的联合使用，也可产生兴奋性和活动过度。

单胺氧化酶抑制剂可与哌替啶（见第 41 章）相互作用，引起严重的高热、坐立不安、昏迷和低血压等症状。其机制尚不清楚，似乎与抑制脱甲基化而导致的哌替啶代谢异常有关。

在表 39.4 中，对 MAOIs 与其他抗抑郁药的主要特点进行了比较。

**表 39.4　抗抑郁药类型及其特点**

| 类型和举例 | 作用 | 副作用 | 过量风险 | 药物代谢动力学 | 说明 |
|---|---|---|---|---|---|
| | | | **单胺再摄取抑制药** | | |
| **TCA 类** | 抑制 NA/5-HT 再摄取 | 镇静；抗胆碱作用（口干、便秘、视物模糊、尿潴留等）；体位性低血压；癫痫发作；阳痿；与 CNS 镇静药（特别是酒精，MAO 抑制药）相互作用 | 室性心律失常与 CNS 抑制药合用危险性极高 | — | “第一代”抗抑郁药，仍广泛使用，但新型化合物副作用较少，过量后危险较低 |
| 丙米嗪 | 非选择性 | 如上 | 如上 | $t_{1/2}$ 4～18h；转化为地昔帕明 | — |
| 地昔帕明 | NA 选择性 | 如上 | 如上 | $t_{1/2}$ 12～24h | — |
| 阿米替林 | 非选择性 | 如上 | 如上 | $t_{1/2}$12～24h；转化为去甲替林 | 广泛使用，也用于神经性疼痛（见第 41 章） |
| 去甲替林 | NA 选择性（轻微） | 如上 | 如上 | $t_{1/2}$长（24～96h） | 作用持续时间长，镇静作用弱 |
| 氯米帕明 | 非选择性 | 如上 | 如上 | $t_{1/2}$ 18～24h | 还用于焦虑性障碍 |
| **其他非选择性再摄取抑制药** | | | | | |
| 文拉法辛 | 弱的非选择性 NA/5-HT 再摄取抑制药；也具有非选择性受体阻断作用 | 如 SSRIs（见下）；如果忘记服药常出现停药症状和不必要的麻烦 | 过量使用安全 | $t_{1/2}$短（～5h） | 起效比其他抗抑郁药快，而且对“治疗抵抗”的患者疗效较好；常被认为是非选择性 NA/5-HT 再摄取抑制药，但体外研究显示对5-HT具有选择性 |
| 度洛西汀 | 强效的非选择性 NA/5-HT 再摄取抑制药；对单胺受体无效 | 副作用比文拉法辛少；镇静、头晕、恶心；性功能障碍 | — | $t_{1/2}$～14h | 也用于治疗尿失禁（见第 25 章）和焦虑障碍 |
| 安非他酮 | 弱的多巴胺和 NA 再摄取抑制药；机制不清 | 头痛、口干、激动、失眠 | 高剂量时出现癫痫发作 | $t_{1/2}$～12h | 血浆半衰期～20h；主要用于抑郁症伴随焦虑症状；缓释剂型用于治疗尼古丁依赖（见第 43 章） |

续表

| 类型和举例 | 作用 | 副作用 | 过量风险 | 药物代谢动力学 | 说明 |
| --- | --- | --- | --- | --- | --- |
| **其他非选择性再摄取抑制药** | | | | | |
| SSRIs | 都对 5-HT 有高选择性 | 恶心、腹泻、激动、失眠、性快感缺失；抑制其他药物的代谢，所以有引起药物间相互作用的风险 | 过量后，风险较低，但不能与 MAO 抑制药合用 | — | — |
| 氟西汀 | 如上 | 如上 | 如上 | $t_{1/2}$长（24～96h） | — |
| 氟伏沙明 | 如上 | 如上 | 如上 | $t_{1/2}$ 18～24h | 比其他 SSRIs 出现的恶心反应少 |
| 帕罗西汀 | 如上 | 如上 | 如上 | $t_{1/2}$ 18～24h | 停药反应 |
| 西酞普兰 | 如上 | 如上 | 如上 | $t_{1/2}$ 24～36h | 依他普仑是西酞普兰的活性 S 型异构体；副作用报道较少 |
| 舍曲林 | 如上 | 如上 | 如上 | $t_{1/2}$ 24～36h | |
| **NA 选择性再摄取抑制药** | | | | | |
| 马普替林 | 选择性 NA 再摄取抑制药 | 与 TCAs 类似：无明显优点 | 与 TCAs 类似 | $t_{1/2}$长（～40h） | 与 TCAs 比无明显优势 |
| 瑞波西汀 | 选择性 NA 再摄取抑制药 | 头晕；失眠；抗胆碱作用 | 过量使用安全（心律失常的风险较低） | $t_{1/2}$～12h | 比 TCAs 更安全，副作用更少 |
| **MAO 抑制药** | | | | | |
| | MAO-A 和/或 MAO-B 抑制药；早期化合物因与酶共价结合，可产生长效作用 | | | | |
| 苯乙肼 | 非选择性 | 对含酪胺的食物发生“乳酪反应”（见正文）；抗胆碱能副作用；低血压；失眠；体重增加；肝损害（罕见） | 药物间相互作用较多（TCAs、阿片类、拟交感神经药物）——由于乳酪反应，会发生严重高 | $t_{1/2}$ 1～2h；由于不可逆结合，可产生长效作用 | — |
| 反苯环丙胺 | 非选择性 | 与苯乙肼类似 | 与苯乙肼类似 | $t_{1/2}$ 1～2h；由于不可逆结合可产生长效作用 | — |
| 异卡波肼 | 非选择性 | 与苯乙肼类似 | 与苯乙肼类似 | $t_{1/2}$长 ～36h | — |
| 吗氯贝胺 | 对 MAO-A 有选择性；短效。 | 恶心失眠、兴奋 | 与其他 MAO 抑制药相比相互作用弱；无乳酪反应的报道 | $t_{1/2}$ 1～2h | 早期 MAO 抑制药的安全性替代物 |

续表

| 类型和举例 | 作用 | 副作用 | 过量风险 | 药物代谢动力学 | 说明 |
|---|---|---|---|---|---|
| | | | 其他抗抑郁药 | | |
| 曲唑酮 | 弱的 5-HT 再摄取抑制药；也阻断 $5-HT_2$ 和 $H_1$ 受体（促进 NA/5-HT 释放） | 镇静；低血压；心律失常 | 过量使用安全 | $t_{1/2}$ 6～12h | 与奈法唑酮和米安色林类似 |
| 米氮平 | 阻断 $\alpha_2$、$5-HT_2$ 受体和 $5-HT_3$ 受体 | 口干；镇静；体重增加 | 无严重的药物相互作用 | $t_{1/2}$ 20～40h | 作用起效比其他抗抑郁药快 |

**其他抗抑郁药** 要点

- 不同种类，包括曲唑酮、米氮平和安非他酮。
- 作用机制无共同点。其作用可能主要是作为突触前受体的非选择性拮抗药，增强胺类释放而产生的。
- 疗效反应延迟现象与三环类抗抑郁药和单胺氧化酶抑制药类似。米氮平起效可能更快一些。
- 不良反应和急性毒性反应各异，但总体来说低于三环类抗抑郁药。

## 抗抑郁药的发展前景

由于抑郁症的生化发病机制不确定性，增加了发现作用于其他靶点（非胺相关的）的新型抗抑郁药的可能性。目前，通过不同的研究方法，一些化合物正处于研发当中（Pacher & Kecsemeti，2004）。其中包括神经肽类（CRH 和 P 物质）的拮抗剂，以及作用于 NMDA、胆碱和组胺受体的化合物，还有作用于调控神经生成、神经可塑性和凋亡的信号传导通路的化合物。研究目标就是要达到如下标准：

- 副作用少（如镇静和抗胆碱能作用）
- 过量使用毒性低
- 快速起效
- 疗效更高（如更完全地缓解症状）
- 对 TCAs 或 MAOIs 治疗无效的患者有效

迄今为止，虽然在临床试验中很多化合物都显示出一定的疗效，但以上述标准来衡量，还没有发现比现有的药物更好的药物。

**单胺氧化酶抑制药（MAOIs）** 要点

- 主要药物包括苯乙肼、反苯环丙胺、异卡波肼（不可逆、长效、对 MAO-A 和 MAO-B 无选择性）和吗氯贝胺（可逆、短效、对 MAO-A 有选择性）。
- 长效 MAOIs：
  - —主要副作用：体位性低血压（交感神经阻滞）；阿托品样作用（与 TCA 类似）；体重增加；CNS 兴奋、坐立不安、失眠、肝毒性和神经毒性（罕见）。
  - —急性过量使用，引起 CNS 兴奋，有时甚至引起惊厥。
  - —“奶酪反应”，即对含酪胺的食物（如奶酪、啤酒、葡萄酒、酵母或豆类提取物等）发生严重的高血压反应。停止治疗 2 周后，还可能继续出现此类反应。
  - —与其他胺类（如非处方解充血药麻黄碱，氯米帕明和其他 TCAs）和其他一些药物（如哌替啶）之间的相互作用，也可能是致命的。
- 吗氯贝胺用于治疗严重抑郁症和社交恐惧症。与长效 MAOIs 相比，其奶酪反应以及和与其他药物间的相互作用都比较弱，持续时间也短。
- 由于 MAOIs 的副作用和存在较强的药物相互作用，其应用较其他抗抑郁药少。
- 适用于其他药物无效的严重抑郁症患者。

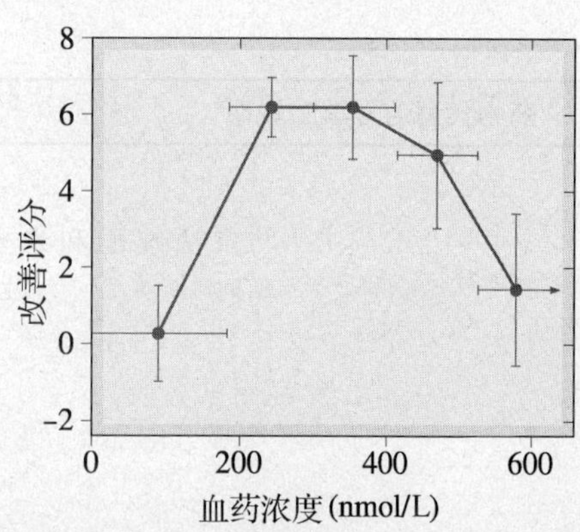


**图 39.5 去甲替林的“治疗窗”。**由主观分级量表反映的抗抑郁作用，在 200 nmol/L 到 400 nmol/L 的血浆浓度范围内效果最佳；高浓度时，反而下降。

## 电惊厥疗法（ECT）

有一个错误的推论，即所谓精神分裂症和癫痫症是相互排斥的理论，导致了在 19 世纪 30 年代使用诱发惊厥疗法来治疗心理障碍。虽然这一方法对精神分裂症无效，但其在治疗严重抑郁症中的疗效却得到反复证实。人的 ECT 方法是通过刺激安装在头部两侧的电极来实施的，此时患者处于轻微麻醉状态，同时使用短效神经肌肉阻滞剂（如氯琥珀胆碱；见第 10 章）使患者处于麻痹状态，以避免躯体损伤，并连接呼吸机。新近发明的一种经颅的电磁刺激技术，就不需要这些繁杂的预防措施。临床对照试验结果显示，ECT 至少与抗抑郁药同样有效，其有效率在 60%～80%之间。对有严重自杀倾向的抑郁症患者来讲，ECT 似乎是一种最有效的治疗手段。ECT 的主要副作用就是常常引起意识错乱和记忆丧失，并且可持续数天或数周。

人们仔细分析了 ECT 对实验动物的作用，以寻找与抗抑郁药物的作用方式相关的线索，遗憾的是，所观察到的“线索”都难以理解。实验结果表明，5-HT的合成和再摄取没有发生改变，而去甲肾上腺素的再摄取有所增加（与 TCAs 作用相反）。ECT 和抗抑郁药长期治疗都可引起 β-肾上腺素受体的反应性降低，进而产生相应的生化和行为学变化，但 5-HT 介导的反应变化趋向正好与其相反（Maes & Meltzer，1995）。

## 抗抑郁治疗的临床有效性

许多严格控制的对照临床试验都明确了抗抑郁药的临床疗效，尽管症状改善的程度有限❶。另外，很显然，也有相当一部分患者可以自愈，而 30%～40%的患者经药物治疗后，症状无明显改善。虽然抗抑郁药对中等或严重抑郁症患者可产生明显作用，但其对轻度病例的作用尚不十分明确。对照试验显示，目前所用药物的整体疗效无太多差异，尽管临床经验显示，个体患者可能由于某种原因，对某种药物的反应比对其他药物要好。

### 遗传药理学因素

◆ 对抗抑郁药物反应的个体差异，可能在一定程度上与遗传因素以及临床条件下的异质性有关。特别需要关注的两种遗传因素包括：

- 细胞色素 P450 基因的多态性，特别是与 TCAs 羟基化作用相关的 CYP2D6（Kirchheiner 等，2004）。
- 单胺转运体基因的多态性（Glatt & Reus，2003）。

将近 10%白人具有无功能的 CYP2D6 基因，因此有可能引起 TCAs 或许多经此途径代谢的药物（见第 51 章）的副作用。由此基因复制所产生的相反作用，常见于东欧和东非人群，这或许可能就是药物对某些个体缺乏临床疗效的原因。有些证据表明，对 SSRIs 的反应性可能与一种 5-羟色胺转运体基因的多态性有关，但对于这一结果仍存在争议。

虽然基因分型可能在将来会被证实是实现抑郁治疗个体化的一种有用的途径，但实践起来尚待时日。

### 自杀与抗抑郁药

各种无对照研究报告和一些确定性研究都显示，抗抑郁药可能增加抑郁患者的自杀倾向（Licinio & Wong，2005）。自杀倾向一词，包括自杀想法和计划，以及不成功的尝试；自杀虽然是造成青年人死亡的主要因素，但与自杀倾向相比却极为罕见。确认抗抑郁药物和自杀倾向之间关系的临床试验很难进行，因为抑郁与自杀之间存在明确的相关性，而且结果差异很大，一些研究结果显示，抗抑郁药物治疗开始的几周内自杀倾向可能会增加，但之后却恢复，而有些研究结果却显示，只些微增加实际自杀风险（Cipriani 等，2005）。现在还没有证据显示，SSRIs 的危险性高于其他抗抑郁药。虽然未得出结论性的结果，但这些数据还是促使管理当局对抗抑郁药的使用

❶ 在抗抑郁药的试验中，安慰剂反应也有特定意义，患者可受到处方医生态度的影响，反过来，医生也可受到一组药物中被认为是最新的药物的影响。这是医院处方委员会的噩梦！

提出了警告。经过对试验数据进行细致的再评价，结果提示抗抑郁药的临床有效性比预想的要弱，而且只对严重的抑郁症有显著性疗效，这就再次强化了这一警告的现实意义。关于抗抑郁药使用的观点分歧，引起了更多的争议，正如许多临床医生所坚持的，即使自杀风险是真实存在的，但对多数患者来讲，益处仍大于风险。

## 情绪稳定药

这类药物用于控制躁狂-抑郁症（双相）的情绪变动。锂剂是最常用稳定剂，但最近发现卡马西平、丙戊酸盐和加巴喷丁（见第 40 章）等抗癫痫药，也被证明是有效的情绪稳定剂，且其副作用比锂剂少。

作为双相抑郁症的预防性用药，情绪稳定药可以防止情绪的失控，从而减少了疾病的抑郁相和躁狂相。此类药物一般都用于长期治疗，而且在治疗 3～4 周后，才会出现疗效。对于急性发作，情绪稳定药只能减少躁狂症，而对抑郁相的症状无效（但锂剂有时也作为严重单相抑郁症的辅助治疗药）。

### 锂

锂（lithium）的精神治疗效应是在 1949 年由 Cade 医生发现的。他曾预测尿酸盐可以预防尿毒症引起的豚鼠的超兴奋状态，并发现尿酸锂可产生此作用，但很快发现这一作用应归功于锂，而非尿酸；进一步的研究发现，锂可以快速改善一些躁狂症患者的症状。美国推迟了将锂剂作为躁狂症的预防性用药上市的时间，这是因为，此前美国人曾将非处方药锂剂作为替代盐用于需要低盐饮食的心力衰竭患者，但不幸的是，锂剂对这些患者产生了严重的毒副作用。

其他药物（如抗精神病药）对治疗急性躁狂症同样有效。它们的作用更迅速、更安全，所以锂剂在临床上主要局限于躁狂-抑郁疾病的预防性控制。

#### 药理学作用及机制

锂的血药浓度在 0.5～1 mmol/L 时具有临床疗效，而超过 1.5 mmol/L 可产生各种毒性反应，其治疗窗很窄。对于正常人，1 mmol/L 锂的血药浓度不会产生明显的精神效应，但却会引起许多可检测到的生化改变，至今尚不清楚这些改变与疗效的关系。

锂是一价阳离子，具有在可兴奋组织中模拟 $Na^+$ 的作用，可透过能产生动作电位的电压门控 $Na^+$ 通道（见第 4 章）。但锂不会被 $Na^+/K^+$ ATP 酶泵出，因此，可在这些兴奋细胞中蓄积，引起细胞内 $K^+$ 的部分丢失和细胞的去极化。

锂的生化作用非常复杂，且可以抑制许多参与信号传导通路的酶的活性。其作用一般归因于下列两种机制（Phiel & Klein，2001）。

- 抑制肌醇单磷酸酶，通过阻断肌醇磷酸被水解为游离肌醇，抑制磷脂酰肌醇（PI）通路，并导致 PI 耗竭。这就阻止了通过各种 PI 关联受体的激动药引起的肌醇三磷酸的形成，进而阻断了许多受体介导的效应。
- 抑制糖原合成酶激酶，该激酶可以磷酸化许多参与凋亡和淀粉样蛋白形成通路的关键酶（Phiel & Klein，2001）。

锂还可抑制激素引起的 cAMP 生成，并阻断其他的细胞反应（如肾小管细胞对抗利尿激素的反应，甲状腺对促甲状腺激素的反应；详见第 24 章和第 29 章）。但这不是其在脑内的主要作用。

锂的细胞选择性似乎依赖于其选择性再摄取，这也反映了钠离子通道在不同细胞中具有不同的活性。这可能解释了其对脑和肾的选择性作用，即使许多其他组织也使用相同的第二信使。尽管有了这样的认识，但我们对双相抑郁症中导致情绪不稳定的根本原因还一无所知，因而促使我们继续探寻锂的生化效应及其预防作用之间的关联性。

#### 药代动力学和毒性

锂以碳酸盐的形式口服使用，经肾排泄。大约 12 小时，就会代谢单次口服剂量的一半，剩下的一半，过 1～2 周后才会代谢完，由此可以推测这部分锂可能被细胞所吸收。此慢消除相意味着，服用常规剂量锂，经过 2 周或更长时间的缓慢蓄积，才能达到药物的稳态浓度。有限的治疗窗（大约 0.5～1.5 mmol/L）意味着必须进行血药浓度的监测。$Na^+$ 耗竭可增加近曲小管对锂的重吸收，从而降低锂的排泄率，导致中毒的可能性增加。作用于近曲小管远侧的利尿药（见第 24 章）也会产生类似作用，而且肾疾病也容易导致锂中毒。

在治疗中可能出现的主要毒性反应如下：

- 恶心、呕吐和腹泻
- 震颤

- 肾的效应：抑制抗利尿激素引起的多尿（导致口渴）。同时，还伴有因醛固酮分泌增加而引起的 $Na^{+}$ 潴留。延长治疗可能会引起严重的肾小管损伤，从而有必要定期监测锂治疗患者的肾功能。
- 甲状腺肿大，有时伴有甲状腺功能减退。
- 体重增加。

急性锂中毒可引起各种神经效应，从意识错乱和运动损伤可逐渐发展为昏迷、惊厥；如果血药浓度达到 3～5mmol/L，甚至可引起死亡。

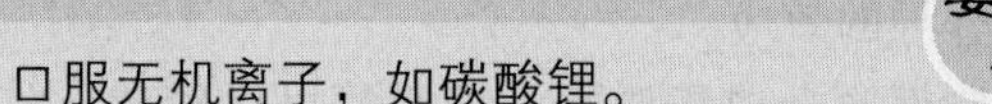

**情绪稳定药** 要点

- 口服无机离子，如碳酸锂。
- 作用机制不清。其主要的生化机制可能包括：
  —干扰肌醇三磷酸的形成；
  —抑制激酶。
- 替代药物（如卡马西平、丙戊酸盐、加巴喷丁）由于副作用少、安全性高，治疗躁狂症时成为首选。

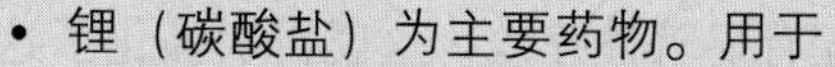

**临床使用的情绪稳定药** 临床

- 锂（碳酸盐）为主要药物。用于：
  —预防和治疗躁狂症，以及预防双相或单相障碍（躁狂性抑郁或再发性抑郁）。
- 注意点：
  —治疗窗窄，作用时间长；
  —急性毒性作用，包括小脑反应、肾性尿崩症（见第 24 章）和肾衰竭；
  —剂量应根据血浆浓度进行调整；
  —通过肾排出，近端肾小管的重吸收减少排出效应。利尿药可增强其重吸收，从而有可能加重锂的毒性；
  —长期用药时，有可能发生甲状腺疾病和轻度的认知损害。
- 卡马西平和丙戊酸（具有抗癫痫作用和镇痛作用的钠通道阻断药，见第 40 章和第 41 章）被分别用于预防和治疗对锂无反应的双相障碍患者的躁狂性发作。

## 参考文献与扩展阅读

**抑郁症的发病机制**

Baker G B, Dewhurst W G 1985 Biochemical theories of affective disorders. In: Dewhurst W G, Baker G B (eds) Pharmacotherapy of affective disorders. Croom Helm, Beckenham (*Useful review of earlier hypotheses relating monoamine disturbances to mood disorders*)

Charney D S, Manji M K 2004 Life stress, genes and depression: multiple pathways lead to increased risk and new opportunities for intervention. http://www.stke.org (*Detailed review of current understanding of the pathophysiology of depression, emphasising the role of neural plasticity, neurogenesis and apoptosis*)

Duman R S 2004 Depression: a case of neuronal life and death? Biol Psychiatry 56: 140-145 (*Reviews evidence suggesting that neuronal loss in the hippocampus and prefrontal cortex results in depressive symptoms, and that antidepressants act indirectly to promote neurogenesis*)

Maes M, Meltzer H Y 1995 The serotonin hypothesis of major depression. In: Bloom F E, Kupfer D J (eds) Psychopharmacology: the fourth generation of progress. Raven Press, New York (*Review showing how emphasis has shifted towards the involvement of 5-HT, rather than noradrenaline, in the aetiology of depression*)

Manji H K, Drevets W C, Charney D S 2001 The cellular neurobiology of depression. Nat Med 7: 541-547 (*Speculative review of the possible mechanisms and role of neurodegeneration and neuroplasticity in depressive disorders, attempting to move beyond the monoamine theory*)

Porsolt R D 1985 Animal models of affective disorders. In: Dewhurst W G, Baker G B (eds) Pharmacotherapy of affective disorders. Croom Helm, Beckenham (*Useful review of animal models, still mainly valid despite date*)

Santarelli L, Saxe M, Gross C et al. 2003 Requirement of hippocampal neurogenesis for the behavioural effects of antidepressants. Science 301: 805-809 (*Study in rats suggesting that growth of new hippocampal neurons is responsible for antidepressant effects; commentary in same issue of Science, p. 757*)

Shih J C, Chen K, Ridd M J 1999 Monoamine oxidase: from genes to behaviour. Annu Rev Neurosci 22: 197-217 (*Review of recent work on transgenic mice with MAO mutation or deletion*)

Wong M-L, Licinio J 2001 Research and treatment approaches to depression. Nat Rev Neurosci 2: 343-351 (*Excellent summary of the current—somewhat patchy—state of knowledge about the biochemical and genetic basis of depression, and the mechanism of action of antidepressant drugs*)

**抗抑郁药**

Bosker F J, Westerink B H, Cremers T I et al. 2004 Future antidepressants: what is in the pipeline and what is missing? CNS Drugs 18: 705-732 (*Focuses on new approaches to development of* antidepressants)

Cipriani A, Barbui C, Geddes J R 2005 Suicide, depression, and antidepressants. Br Med J 330: 373-374 (*Comment on detailed trials data in the same issue of the journal*)

Glatt C E, Reus V I 2003 Pharmacogenetics of monoamine transporters. Pharmacogenomics 4: 583-596 (*Discusses prospects for correlating transporter gene polymorphism to variation in response to psychoactive drugs*)

Holsboer F 1999 The rationale for corticotrophin-releasing hormone receptor (CRH-R) antagonists to treat depression and anxiety. J Psychiatr Res 33: 181-214 (*Reviews the evidence linking CRH with depressive illness*)

Kirchheiner J, Nickchen K, Bauer M et al. 2004 Pharmacogenetics of antidepressants and antipsychotics: the contribution of allelic variations to the phenotype of drug response. Mol Psychiatry 9: 442-473 (*Discusses effect of gene polymorphisms on antidepressant actions; principles are not yet incorporated into clinical practice*)

Licinio J, Wong M-L 2005 Depression, antidepressants and suicidality: a critical appraisal. Nat Rev Drug Discov 4: 165-171 (*Review of the equivocal evidence linking antidepressant use to suicide*)

Pacher P, Kecsemeti V 2004 Trends in the development of new antidepressants. Is there light at the end of the tunnel? Curr Med Chem 11: 925-943 (*Discusses new developments from the starting point of the monoamine theory*)

Song F, Freemantle N, Sheldon T A et al. 1993 Selective serotonin reuptake inhibitors: meta-analysis of efficacy and acceptability. Br Med J 306: 683-687 (*Summary of clinical trials data, showing limitations as well as advantages of SSRIs*)

**锂**

Phiel C J, Klein P S 2001 Molecular targets of lithium action. Annu Rev Pharmacol Toxicol 41: 789-813 (*Review of a topic that is still little understood*)

**(师晓荣　译，张永鹤　校，林志彬　审)**

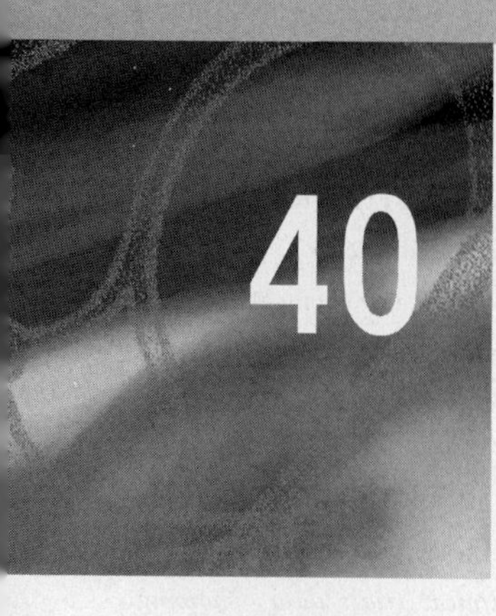

# 40 抗癫痫药



## 概　述

癫痫是一种非常常见的脑功能紊乱，以间歇的神经元放电导致的多种形式的癫痫发作为特征，其发作形式取决于脑内受影响的部位。人口的 0.5%～1%会受到癫痫侵袭。尽管这种疾病可以由脑损伤引起，如外伤、感染、肿瘤生长，以及其他类型的神经系统疾病（包括各种遗传性神经系统综合征等），但一般情况下没有可识别的病因。癫痫主要通过药物治疗，尽管对于很少的几种较合适的严重情况也可以应用外科手术治疗。现有的抗癫痫药物对于 70%的病例能有效控制其发作，但副作用经常限制了这些药物的使用。除去用于癫痫患者外，抗癫痫药物还用于治疗或预防其他脑部疾病引起的惊厥，例如脑外伤（包括神经外科术后）、感染（用抗生素所致）、脑肿瘤以及脑梗死。正是由于这个原因，它们有时候被称为是抗惊厥药物而不是抗癫痫药物。第 41 章中单独讨论了其在治疗神经痛中的重要应用。在过去的 15～20 年中，为努力改善药效并降低副作用，研发了许多新的抗癫痫药物，成为药物发展最活跃的领域之一。这种进展虽然不惊人但很稳固。尽管与控制那些决定情感、情绪和认知的脑功能相比，控制反复的神经元放电至少在表面上似乎是一个更简单的问题，但事实上，癫痫仍然是一个难题。

在本章，我们将对癫痫的本质、其神经生物机制以及用来研究这一疾病的动物模型进行说明。之后我们将进一步讨论用来治疗这一疾病的不同种类的药物、这些药物的作用机制以及它们的药理学特性。有关本章更多其他信息参见 Eadie & Vajda (1999) 和 Levy (2002)。

最后将对中枢性肌肉松弛药进行简单的讨论。

## 癫痫的本质

癫痫的特征性表现是癫痫发作，伴随脑内一组神经元的间歇性高频放电。开始只在局部的不正常放电可能传播到脑的其他区域。最初的放电部位及其传播范围决定了它产生的症状，其症状范围可以从短时的注意减退到持续数分钟的完整的痉挛发作，以及古怪的感觉与行为。特定的症状取决于脑内受影响部位的功能。所以，累及运动皮质导致惊厥，累及下丘脑导致外周自发放电，累及脑干上部网状结构导致意识的丧失。

在发作中和发作后的不正常电活动可以用脑电图描记术（EEG）通过分布在头皮表面的电极进行检测。可基于异常放电的本质和分布来识别不同的发作类型（图 40.1）。

### 癫痫的类型

临床上将癫痫分为两个主要的类别，局限性发作和全身性发作，但其间存在一些交叉，同时每种癫痫又有多种变化形式。任何一类都被分为简单（无意识丧失）和复杂（有意识丧失）两种。

#### 局限性发作

局限性发作是指那些放电起始于局部脑区、通常

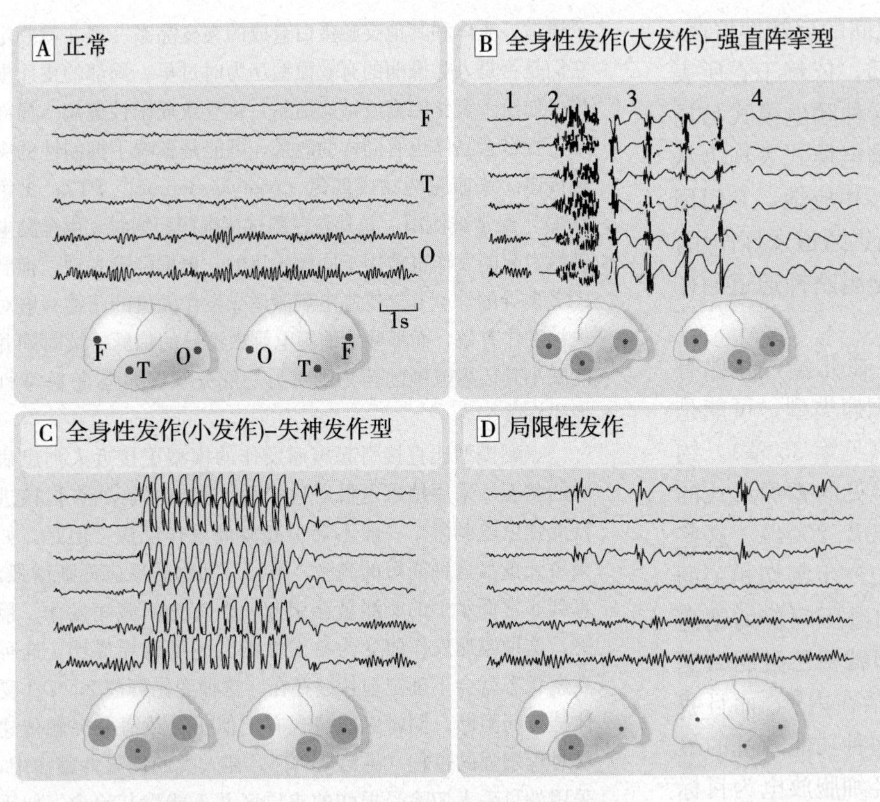


**图 40.1 癫痫的脑电图学（EEG）记录。**A两侧前脑（F）、颞页叶（T）和枕叶（O）的正常脑电，如位置见图中插入的图标形所示。枕叶可见一波（10 次/秒）。B 全身性的强直阵挛性发作（大发作）过程中的脑电图片断：1. 正常记录；2. 强直相的发作；3. 阵挛相；4. 惊厥后昏迷。C全身性的失神发作（小发作）表现出突发的 3 次/秒的短暂间歇性“棘波与波浪”式放电。D伴随有左侧前脑和颞页叶的同步不正常放电的局限性发作。(From Eliasson S G et al. 1978 Neurological pathophysiology, 2nd edn. Oxford University Press, New York.)

只停留在局部脑区的发作。其症状取决于受影响的脑区，包括不自主的肌肉收缩、不正常的感官体验或自发放电，或对情感和行为的影响，称作精神运动性癫痫。这种类型的癫痫其脑电图中的放电经常被限制在一侧半球（图 40.1D）。局限性发作经常是由于局部的脑损伤，并且其发生率随年龄而增加。在复杂的局限性发作中，意识丧失可能发生在发作的开始或稍后，当放电从最开始的区域传播到脑干网状结构时。

病灶在运动皮质导致的癫痫发作，有时被称为“杰克逊癫痫病”[1]，包括特定肌肉群的反复痉挛，始于机体一侧，常常是拇指、大脚趾或嘴角，这种痉挛向外传播并可能在逐渐消失前 2 分钟内影响到身体的大部分区域。患者对受影响的机体区域失去自主控制，但并不一定丧失意识。在病灶一般位于颞叶的精神运动型发作中，其发作可能包括刻板的目的动作，如摩擦或拍打动作，或更复杂的行为如穿衣、行走或梳头动作。这种发作一般持续几分钟，患者清醒后对整个事件没有记忆。发作期间患者的行为可能非常奇特，并伴随有强烈的情绪反应。

## 全身性发作

全身性发作影响包括网状结构系统在内的全脑，因而将产生贯穿于两个大脑半球的不正常电活动，意识的立即丧失是全身性发作的特征。强直-阵挛性发作（大发作，图 40.1B）和失神性发作（小发作，图 40.1C）是它的两个主要类型。强直-阵挛性发作包括最初的全身肌肉的强烈收缩，导致强直性伸肌痉挛和不自主的喊叫。经常发生呼吸停止、排便、排尿及流涎。强直期可持续约 1 分钟，期间面部变色发青（这是区别于昏厥的一个重要临床表现；昏厥表现为面色苍白，必须与痉挛相区别），之后是一系列剧烈、同步的肌肉痉挛，这种痉挛在 2～4 分钟内逐渐消失。患者处于无意识状态的时间持续几分钟，之后逐渐恢复，并感觉不适和困惑。痉挛期间可能发生伤害。脑电图显示，在强直期有全身性的、持续的高频活动，而阵挛期则有间歇性放电活动。

失神发作发生在儿童。与强直-阵挛性发作相比，这种发作没有那么剧烈，但发生可能更为频繁（一天可多次发作）。患者会突然中止自己正在进行的动作，有时会在一句话的中间停止，茫然凝视数秒钟，没有或很少出现行为改变。患者对所处的环境没有察觉，而且会突然恢复，没有任何后遗效应。脑电图模式显示在这种发作期间出现特征性放电波（图 40.1C）。这

[1] 以 Hughlings Jackson 的名字命名，他是 19 世纪约克郡著名的神经科医生，他的卓越工作发表于西区精神病院年报（*Annals of the West Riding Lunatic Asylum*）。

种规律性的表现是由于皮质和丘脑之间的反馈性振荡，反馈性振荡是丘脑神经元的特殊性质，依赖于它所表达的钙通道（Willoughby，1999）。这种脑电模式与局限性发作的脑电模式不同，后者的脑电模式表现为从病灶局部传播开的高频不同步放电。相应地，专门用来治疗失神发作的药物主要通过阻断钙通道发挥作用，而对其他类型癫痫有效的药物主要是阻断钾通道的作用或增强 GABA 介导的抑制作用。

Lennox-Gastaut 综合征是发生在儿童，并伴有进行性智力迟缓的一种非常严重的癫痫类型，可能是兴奋性毒性的神经退行性变的反映（见第 35 章）。约 1/3 的癫痫病例是家族性的，导致罕见的癫痫形式的几个基因缺陷也已经确定（Steinlein，2004）。这些基因大部分负责编码与控制动作电位产生密切相关的神经细胞离子通道（见第 4 章），如电压门控的钠离子和钾离子通道、$GABA_A$ 受体和烟碱型乙酰胆碱受体。其他功能未知的基因可能也包括在内❶，而且我们很清楚，癫痫发作可是细胞水平多种功能紊乱的最终结果。因此，以抑制不正常的神经细胞放电为目标的抗癫痫药物胜于校正其潜在病因的药物，这也是中枢神经系统药物的普遍规律。

采用最佳的药物治疗，有 75% 的癫痫病例能够完全控制，但还有约 10% 的患者（在英国有 50 000 人）仍然以间隔一个月甚至更短的时间发作，这种发作严重破坏了他们的生活和工作，因而迫切需要改善治疗的效果。

癫痫持续状态是指持续不间断的癫痫发作，需要进行紧急治疗。

## 癫痫的神经机制和动物模型

◆ 人们对于癫痫中潜在的神经细胞异常知之甚少。一般来说，兴奋很自然地倾向于沿一个由相互连接的神经元组成的神经网络传播开来，但通常这种传播会被抑制机制所阻止。因而，如果兴奋的传播被易化，或传播的抑制被减弱，将会导致癫痫形成。在某些方面，癫痫形成与长时程增强效应相似（见第 33 章），而且还可能与一些类似的具有使用依赖性的突触可塑性有关（Kulmann，2000）。因为癫痫这一疾病难以在患者身上进行更深入的研究，所以人们利用多种不同的癫痫动物模型进行研究（Sarkisian，2001）。这包括一系列表现出癫痫样特征的不同的基因品系（如由特定的声音引发惊厥的小鼠、由光引起癫痫发作的狒狒，以及与人类癫痫表现非常相似的遗传异常的狗）。近年来，人们报道了数个能自发产生癫痫发作的转基因小鼠品系，包括敲除不同的离子通道、受体和其他突触蛋白造成的突变品系。现在就判定它们是否是人类癫痫的有效模型还为时过早。局部的皮质损伤（如给予氧化铝糊或钴盐结晶）将导致局限性癫痫。局部给予青霉素晶体也有同样的效果，可能是影响了抑制性的突触传递。致惊厥药物戊四氮（pentylenetetrazol，PTZ；见第 42 章）经常被使用，尤其是在测试抗癫痫药物时。由全脑电刺激引起的发作也被用于同样的目的。根据经验发现，抑制 PTZ 诱导的惊厥并能提高电刺激诱导发作阈值的药物一般对失神发作有效，而那些能缩短电刺激诱导的惊厥持续时间并能减小其传播范围的药物则对另一部分癫痫如强直-阵挛性发作有效。

点燃模型比直接引起癫痫发作的模型更接近人类患病时的状态。采用植入电极对边缘系统特定脑区如杏仁核进行低强度电刺激，一般不会引起癫痫发作反应。但是，如果每天重复这种简短的刺激，数天后动物的反应逐渐增强，直到非常低水平的刺激就会引起一个完全的癫痫发作；最终，这种癫痫发作演变为自发性的。一旦诱导成功，这种点燃状态就会不确定地持续存在。这种变化可被 NMDA 受体拮抗药阻断，同时可能包含有类似于导致海马突触传递长时程增强的过程（见第 33 章）。在人类的局限性癫痫中，采用外科手术切除受损伤的皮质区并不能将其治愈，似乎最初损伤脑区的不正常放电不明原因地导致了脑内其他部位的兴奋性过度；而且，在严重的头部损伤后采用抗癫痫药物预防治疗 2 年能降低外伤后癫痫的发病率，说明这种类型的癫痫可能发生与点燃模型类似的现象。

红藻氨酸模型要求向大鼠杏仁核内单次注射谷氨酸受体激动药红藻氨酸（kainic acid）。在短暂的强烈刺激之后，于 2～4 周后开始出现自发的癫痫发作，之后这种发作会不确定地持续存在。可以认为抑制性神经元的兴奋性毒性损伤以及兴奋性突触连接的重构与此直接相关，这些变化可能是人类癫痫的影响因素。

癫痫样放电的初始神经元表现出一种不寻常的电活动，术语称为突发性去极化偏移（PDS），期间膜电位突然降低约 30mV，并在恢复正常前可保持去极化状态长达数秒；伴随这种去极化，经常产生动作电位的爆发（图 40.2），这可能是兴奋性递质的作用被不正常放大和延长的结果。NMDA 受体的激活（见第 33 章）将导致与 PDS 非常相似的“坪台样”去极化反应并激发癫痫发作。这一膜反应的产生是由于 $Mg^{2+}$ 对 NMDA 受体门控型通道的电压依赖性阻断作用（见第 33 章）。毫无疑问，谷氨酸必然参与这种癫痫样放电，然而将谷氨酸受体拮抗药发展为抗癫痫药物基本没有取得任何成效。众所周知，反复的癫痫发作将导致神经退行性变，这可能是由于兴奋性毒性的原因（见第 35 章）。

---

❶ 其中一种类型，突变发生于一种普遍存在的内源性蛋白酶抑制剂：cystatin B，之前从不认为其与任何一种神经功能相关。科学杂志上有一位癫痫遗传学专家评论：“天啊，多么令人惊讶！”

对点燃模型或红藻氨酸模型引起的实验性癫痫的研究发现，由GABA介导的抑制性传递的多种生化标志物缺乏，而与谷氨酸介导的兴奋性传递相关的标志物增加（Jarrott，1999)。人体研究显示的变化一致性较差；尽管对手术取出的人脑样本的研究表明癫痫病灶比正常组织谷氨酸的含量高，但GABA的含量不受影响。与正常组织相比，癫痫病灶组织中钾激活的谷氨酸释放也同样增加。

近年的研究表明（Binder，2001），神经营养因子，尤其是脑源性神经营养因子（BDNF)，可能在癫痫形成中起到一定的作用。BDNF是作用于膜上的受体酪氨酸激酶（见第3章），能增加膜的兴奋性并刺激突触形成。在点燃模型中BDNF的产生和释放增加，同样有证据表明它参与人类癫痫的发生。开发特异性的阻断药代表着未来可能的癫痫治疗策略，但仍需确定。

**癫痫的本质** 要点

- 癫痫影响大约0.5%的人口。
- 其特征性表现是癫痫发作，这种发作可能伴随有惊厥，但通常为其他表现形式。
- 癫痫的发作是由于一组神经元不同步的高频放电，这种放电起源于局部并可以传播到不同的区域，从而影响脑的其他部位。在失神发作中，这种放电十分有规律并且呈现往复振荡的特点。
- 局限性发作主要影响脑的局部区域，发作时主要影响运动、感觉和行为表现。当网状结构受到影响时会发生意识丧失。全身性发作影响全脑。
- 强直-阵挛性发作（大发作）和失神发作（小发作）是癫痫的两种常见的表现形式。持续性发作是一种有生命危险的状态，期间癫痫的发作是持续不间断的。
- 人们设计了多种癫痫的动物模型，包括电和化学诱导的全身性发作模型、局部的化学损伤引起的发作模型，以及点燃模型。这些都为寻找对人类有效的抗癫痫药物提供了良好的预测。
- 人们尚未完全理解不正常放电的神经化学基础。可能与兴奋性氨基酸的传递增强、抑制性传递受损，或受侵袭神经元的生物电特性不正常有关。数个易感基因已经确定，这些基因主要编码神经细胞离子通道。
- 反复性癫痫样放电能导致神经细胞死亡（兴奋性毒性）。
- 目前的药物治疗对大约70%～80%的患者有效。

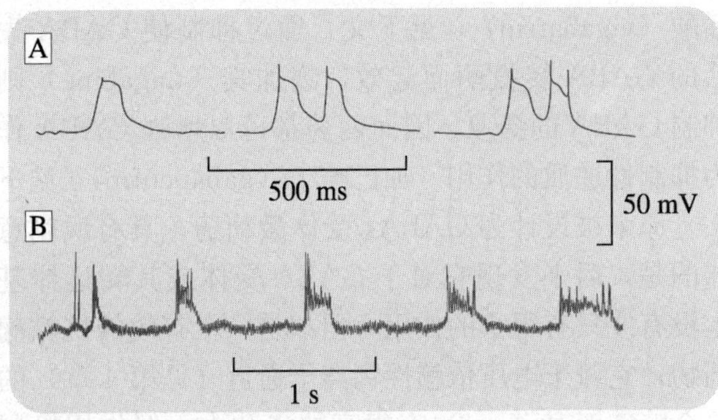


**图40.2 突发性去极化偏移（PDS）与NMDA型谷氨酸受体实验性激活的比较。**A麻醉猫皮层神经元的细胞内微电极记录PDS。采用经典的局部青霉素给药诱导癫痫发作。B麻醉猫的尾状核神经元细胞内记录。通过微电极附近的微型管利用离子电泳方式给予谷氨酸拮抗药NMDA。注意细胞的周期性去极化波，伴随有与PDS非常相似的动作电位的爆发。(From：(A) Matsumoto H，Marsan C A 1964 Exp Neurol 9：286；(B) Herrling P L et al. 1983 J Physiol 339：207.)

## 抗癫痫药物的作用机制

在抗癫痫药物作用中有3种主要机制看来比较重要（Meldrum，1996；Rogawski & Löscher，2004a)：

- 增强GABA的作用
- 抑制钠通道的功能
- 抑制钙通道的功能

其他机制还包括抑制谷氨酸释放和阻断谷氨酸受体。现有的大部分抗癫痫药物都是按照药物在动物模型中的作用经验性地发展来的，它们在细胞水平的作用机制尚不十分明确。与治疗心律失常的药物一样（见第18章），其目的是阻断突发性放电而不影响正常的冲动传播。很明确的是，要达到这种选择性，通道阻断药物（见第4章）的特性如使用依赖性及电压依赖性就显得非常重要，但我们的知识仍然很不系统。

### 增强GABA作用

一些抗癫痫药物（如苯巴比妥和苯二氮䓬类）能增强$GABA_A$受体的激活，从而易化由GABA介导的氯离子通道的开放（见第3章和第37章）[1]。氨己

[1] 与之相矛盾的是，失神小发作经常因增强GABA活性的药物而加重（Manning等，2003)，而使用其他作用机制的药物治疗效果会更好。

烯酸（vigabatrin）（见下文）通过抑制使 GABA 失活的 GABA 转氨酶而起效，噻加宾（tiagabine）则抑制 GABA 的摄取，因而两药都可以增强 GABA 作为抑制性递质的作用。加巴喷丁（gabapentin）（见下文）原来被设计为 $GABA_A$ 受体激动药，具有讽刺意味的是，后来发现它对于 GABA 受体或其转运体基本没有或只有很小的作用，但却是一个有效的抗癫痫药物；它对于电压依赖性钙离子通道（见第 4 章）的一个特殊亚基（$\alpha_2\delta$）有很高的亲和力，但作用机制仍不清楚（Macdonald，1999）。

### 抑制钠离子通道功能

一些最重要的抗癫痫药物（如苯妥英、卡马西平、丙戊酸钠和拉莫三嗪）通过对电压依赖性钠离子通道的作用而影响膜的兴奋性（见第 4 章），这种通道携带产生动作电位所必需的内向膜电流。这些药物对通道的阻断作用表明这种通道具有使用依赖性，换句话说，它们优先阻断那些正在反复放电细胞的激活，其放电的频率越高，阻断的效应越强。这种特性与药物阻断癫痫发作时的高频放电而不影响神经元在正常状态下的低频点燃的能力有关，来源于通道阻断性药物对静息、开放和失活状态的钠离子通道的识别能力。

神经细胞的去极化（如上文所述发生在 PDS 时的情况）增加了失活状态钠离子通道的比例。抗癫痫药物优先与这种状态下的通道结合，抑制这些通道从失活状态恢复到静息状态，从而减少能够产生动作电位、具有功能的通道的数量。

### 抑制钙离子通道

一些抗癫痫药物对钙离子通道也有微弱的作用（表 40.1），但只有乙琥胺（ethosuximide）能特异性阻断 T 型钙离子通道，这种钙离子通道的激活被认为参与了失神发作的规律性放电（Khosravani 等，2004）。加巴喷丁通过与 $\alpha_2\delta$ 亚基结合而作用于 L 型钙离子通道，但尚不清楚这对于它的抗癫痫作用是否重要。

### 其他机制

许多抗癫痫药物的作用还知之甚少（Meldrum，1996；Macdonald，1999；Levy 等，2002）。苯巴比妥是一种巴比妥酸盐（见第 37 章），与其他此类药物相比具有较强的抗癫痫活性和相对较弱的镇静作用，但这类药物加强 GABA 的作用是相似的。然而，苯巴比妥在大、小鼠模型中对抗电刺激引起的惊厥与对抗 PTZ 诱导的惊厥一样有效，而苯二氮䓬类虽然同样作用于 GABA 介导的传播，却对电刺激引起的惊厥无效。苯巴比妥能降低用化学方法诱导的皮质癫痫灶内神经元的电活动，而苯二氮䓬类药物地西泮不能抑制病灶部位的活性，但能防止其传播。因而苯巴比妥的作用不能单一地归因于它和 GABA 的相互作用，有可能还抑制兴奋性突触反应，但目前对此机制所知甚少。

对苯妥英的研究十分详尽。它不仅对钠离子通道产生使用依赖性的阻断作用（见上文），还能影响膜功能的其他方面，包括钙离子通道和强直后增强，以及钙调素激活的激酶对细胞内蛋白的磷酸化，而这些激酶也能影响膜的兴奋性和突触功能。

新型抗癫痫药物如左乙拉西坦（levetiacetam）和唑尼沙胺（zonisamide），尽管它们对上述的数个靶点都有微弱的作用，但作用机制尚不十分清楚[❶]。

总之，尽管对兴奋性氨基酸受体的拮抗作用在一些动物模型上有效，但由于所希望的抗惊厥效果与无法接受的副作用如运动失调之间的范围太小，在临床并未证明有用。这一点在本书前几章中枢神经系统部分已经为大家所熟知。

**抗癫痫药物的作用机制** （要点）

- 目前的抗癫痫药物被认为主要有 3 种机制：
  —主要通过阻断钠离子通道的使用依赖性降低细胞膜的电兴奋性。
  —增强 GABA 介导的突触抑制；这可以通过增强突触后 GABA 的作用，抑制 GABA 转氨酶，或使用 GABA 激动药来实现。
  —抑制 T 型钙离子通道（对于控制失神发作非常重要）。
- 作用于其他机制的药物尚有待说明。
- 阻断谷氨酸受体的药物对于动物模型有效，但不适合临床使用。

❶ 对于致力于发展作用机制简单、合理的新型药物的学者而言，目前抗癫痫药物高度复杂的作用令人气馁。似乎是意外而非科学的发现，才是治疗成功的途径。

## 抗癫痫药物

描述治疗癫痫（并不一定导致惊厥）的药物和治疗非癫痫的惊厥性症状的药物时，抗癫痫这个术语与抗惊厥是同义词。

尽管不良反应普遍，但抗癫痫药物在控制癫痫发作方面对于 50%～80% 的患者都非常有效（见下文）。癫痫患者通常需要连续数年使用药物，因而避免副作用就显得尤为重要。这也解释了为什么很多由于副作用在其他领域中已经基本不再使用的药物在这一领域仍然广泛应用，尽管这些药物并不适合新诊断的患者。显然，需要发展更特异、更有效的药物，几个新药近年来已被引入临床使用。长期确定的抗癫痫药物（表 40.1）包括苯妥英、卡马西平、丙戊酸钠、乙琥胺以及苯巴比妥，另外还有各种苯二氮䓬类药物，如地西泮、氯硝西泮（clonazepam）和氯巴占(clobazam)。新的药物包括氨已烯酸、加巴喷丁、拉莫三嗪（lamotrigine）、非尔氨酯（felbamate）、噻加宾、托吡酯（topiramate）、左乙拉西坦和唑尼沙胺(zonisamide)。这一长串药物反映了人们为了改进早期药物极不理想的特性而付出的努力。一般来说，新的药物更少出现与其他药物之间的药理学相互作用(见第 52 章)，副作用也更少，但它们控制癫痫发作的疗效并非更强。从这么多药物中挑选出合适的用药取决于很多临床因素，在专科教材中已有讨论。

## 苯妥英

苯妥英（phenytoin）是乙内酰脲类化合物中最重要的一个，此类化合物的化学结构与巴比妥类相似。尽管对 PTZ 诱导的惊厥无效，但对于降低电诱导的小鼠惊厥强度以及惊厥持续时间都非常有效。尽管它有很多的副作用和不可预测的药代动力学性质，苯妥英仍然被广泛地使用；对各种类型的局限性和全身性发作都有效，但对失神发作无效，甚至可能使之加重。

### 药代动力学

苯妥英的某些药代动力学特性在临床使用中必须充分地考虑。该药口服给药吸收好，血浆中 80%～90%的药物与白蛋白结合。其他药物如水杨酸盐、保泰松和丙戊酸钠，能竞争性抑制这种结合（见第 52 章）。这将增加游离型苯妥英的浓度，也将提高苯妥英的肝清除率，因而不可预测地增强或减弱苯妥英的作用。苯妥英由肝混合功能氧化酶系统代谢，主要以葡糖苷酸的形式排出。它会导致酶的诱导作用，从而加速其他药物的代谢（如口服抗凝药）。苯妥英本身的代谢可以被经过相同肝酶系统代谢的其他多种药物来增强或减弱。苯巴比妥兼具上述两种作用，由于竞争性抑制立即出现而诱导作用需要时间，因而它对于苯妥英的药理作用表现出先增强后减弱。乙醇也有类似的双向作用。

苯妥英的代谢机制显示出饱和性的特点（见第 8 章），即当血浆药物浓度超过治疗浓度时，药物的代谢速度并不随血浆浓度成比例地增加。产生的结果如下：

- 其血浆半衰期（大约 20 小时）随剂量的增加而增加。
- 每天一次持续给药，其稳态平均血药浓度变化较大，并且与剂量不成比例。图 40.3 表明，对某一

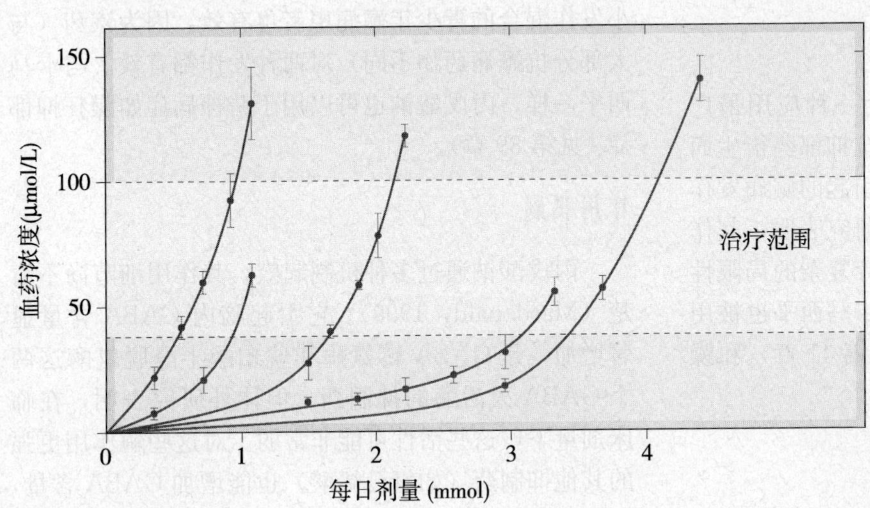


**图 40.3 五位患者的每日苯妥英剂量与稳态血药浓度之间的非线性关系。**尽管药物的治疗范围很宽（大约 40～100 μmol/L），但个体之间每日所需剂量的变化非常大；对任何一个个体而言，剂量都需要调节得非常合适，以确保其血药浓度落在可接受的范围之内。（Redrawn from Richens A, Dunlop A 1975 Lancet 2：247.）

患者，剂量增加 50% 导致稳态血药浓度的增加超过 4 倍。

苯妥英临床有效而又不产生过多副作用的血药浓度范围非常窄（大约 40～100 μmol/L）。该药的剂量与血药浓度之间呈极陡的曲线关系，且相互影响因素很多，意味着同样的给药剂量将导致血药浓度产生极大的个体差异。现在已经有放射免疫检测的方法可对血浆苯妥英进行测定，这一方法的应用对获得最佳治疗效应有极大的帮助。以前的方法是，若单次给药未使病情得到足够的控制，则增加药物的剂量。现在人们认识到很多药效的不确定性是由于代谢的差异，而常规的血浆药物浓度监测可以减少过量用药。

### 不良反应

当血药浓度超过 100 μmol/L 时，苯妥英的副作用开始显现，而超过 150 μmol/L 时则可能非常严重。轻微的不良反应包括眩晕、共济失调、头疼和眼震，但不出现镇静。在更高的血药浓度时则会出现伴有智力减退的显著意识错乱；如果医师不谨慎处方的话，特别容易导致癫痫发作频率的异常增加。这些不良反应都是急性的并且可以迅速恢复，牙龈增生一般是逐渐形成的；多毛症和面部粗糙也同样是慢性的，可能是雄激素分泌增加的结果。有时会出现由叶酸代谢紊乱引起的巨幼红细胞性贫血，给予叶酸能够纠正（见第 22 章）。超敏反应十分常见，主要是皮疹。苯妥英还被认为是患有癫痫的孕妇产下的胎儿畸形发生率增加的原因，特别是腭裂的发生，该症与一种环氧化代谢产物的形成有关。在少数患者中发生严重的特异质反应，包括肝炎、皮肤反应和瘤性淋巴细胞病症。

## 卡马西平

卡马西平（carbamazepine）作为一种应用最广泛的抗癫痫药物，在化学上从三环类抗抑郁药衍生而来（见第 39 章），在小鼠抑制电刺激引起的癫痫发作的常规筛选中被发现。药理学和临床研究表明，其作用类似于苯妥英，尽管它表现出对治疗复杂的局限性发作（如精神运动性发作）有特效。卡马西平也被用来治疗其他病症，如神经性疼痛（见第 41 章）和躁狂抑郁症（见第 39 章）。

### 药代动力学

卡马西平吸收好。单剂量给药时其血浆半衰期为大约 30 小时，而且它是一个强的肝药酶诱导剂，反复给药可使其血浆半衰期缩短至 15 小时。对于那些口服给药后出现与血浆峰浓度相合的瞬时副作用的患者应该使用缓释药物（见下文）。

### 不良反应

卡马西平会产生困倦、头晕、共济失调，以及一系列更严重的精神和运动系统失调的不良反应。它还会导致水潴留（从而产生低钠血症；见第 28 章）以及一系列胃肠道和心血管方面的副作用。但与其他药物相比，这些副作用的发生率和严重性相对较低。治疗一般从低剂量开始，逐渐增加，以避免与剂量相关的毒性。罕见导致嗜中性粒细胞减少症的严重骨髓抑制以及其他严重的超敏感性反应。

卡马西平是肝微粒体酶的强诱导剂，因而能加速很多药物如苯妥英、口服避孕药、华法林和皮质类固醇类的代谢。一般来说，不建议共同使用卡马西平和其他抗癫痫药物。最近开发的奥卡西平是一个前体药物，代谢后生成一个与卡马西平非常类似的化合物，其作用与卡马西平相近，但诱导药物代谢酶的作用更弱。

## 丙戊酸钠

丙戊酸钠（valproate）是一个简单的一元羧酸，化学结构与其他任何一种抗癫痫药物都无关，1963 年十分偶然地发现它有抗小鼠惊厥的特性。丙戊酸钠能抑制大部分实验诱导的惊厥，并对多种癫痫发作有效；尤其是对一些类型的婴儿痉挛有特效，此时其低毒性和无镇静作用的特点非常重要；它对于大发作和小发作混合的青少年癫痫患者也有效，因为该药（与大部分抗癫痫药物不同）对两种发作都有效。与卡马西平一样，丙戊酸钠也可以用于精神病症如躁狂抑郁症（见第 39 章）。

### 作用机制

丙戊酸钠通过多种机制起效，其作用细节尚不清楚（Macdonald，1999）。它引起脑内 GABA 含量显著增加，是 GABA 转氨酶和琥珀酸半醛脱氢酶这两个 GABA 灭活酶的抑制药。但体外研究表明，在临床剂量下，这些活性可能非常弱。对这些酶作用更强的其他抑制药（如氨己烯酸）也能增加 GABA 含量，并对实验动物有抗惊厥作用。有证据显示，丙戊酸钠能通过一种突触后作用增强 GABA 的效应，但没有迹象表明它能影响抑制性突触反应。该药还能抑制钠离子通道，但比苯妥英作用弱。

丙戊酸钠口服吸收好，主要以葡糖苷酸的形式从尿中排出，血浆半衰期大约 15 小时。

### 不良反应

与多数抗癫痫药相比，丙戊酸钠相对来说基本没有不良反应。它使 10% 的患者产生消瘦和毛发卷曲。最严重的副作用是肝毒性，通常发生血清谷草转氨酶升高，这一指标提示某种程度的肝损伤，但被证明由丙戊酸钠引起的肝炎十分少见。在用丙戊酸钠治疗的患者中，极少数的致命性肝炎可能是由于其他因素引起的。丙戊酸钠可致畸、导致脊柱裂和其他神经管缺陷。

## 乙琥胺

乙琥胺（ethosuximide）属于琥珀酰亚胺类，是另一个经验性修饰巴比妥酸的环状结构时得到的药物。然而，无论是其药理学还是临床疗效，它都不同于前面讨论的药物。乙琥胺对于 PTZ 诱导的动物惊厥以及对人类的失神发作都有效，而对其他类型的癫痫很少有效或基本无效。它替代了三甲双酮，后者是第一个被发现对失神发作有效的药物，有很多的副作用。乙琥胺由于其对失神发作的选择性作用在临床上使用。

乙琥胺和三甲双酮的作用机制似乎与其他抗癫痫药物不同。它们的主要作用是抑制 T 型钙离子通道，这种通道可能参与产生导致失神发作的丘脑中间神经元的 3 次/秒的放电节律。

乙琥胺吸收好，其代谢与排泄与苯巴比妥类似，血浆半衰期大约 50 小时。主要的不良反应是恶心和食欲缺乏，有时出现嗜睡和头晕，对于易感患者可导致突发强直阵挛发作。在极罕见的情况下会导致严重的超敏感性反应。

### 主要抗癫痫药物

要点

目前使用的主要药物有苯妥因、卡马西平、丙戊酸钠和乙琥胺。

- 苯妥因：
  - —主要通过使用依赖性地阻断钠离子通道而起效；
  - —对于多种类型癫痫都有效，但对失神发作无效；
  - —其代谢具有饱和性的动力学特征，因而血浆浓度的变化范围很大，需要进行监测；
  - —药物相互作用较为普遍；
  - —主要不良反应是意识错乱、牙龈增生、皮疹、贫血和畸形发生；
  - —广泛应用于癫痫治疗；也用作抗心律失常药物（见第 18 章）。
- 卡马西平
  - —三环类抗抑郁药的衍生物；
  - —与苯妥因的作用相似，但不良反应较少；
  - —对于大部分类型的癫痫（不包括失神发作）都有效；尤其对精神运动型发作有效；还用于三叉神经痛；
  - —肝药酶的强诱导剂，故药物相互作用多；
  - —不良反应发生率低，主要有镇静、共济失调、精神失常和水潴留。
- 丙戊酸钠
  - —化学上与其他抗癫痫药物不相关；
  - —作用机制不清；对 GABA 转氨酶有弱抑制作用，对钠离子通道略有作用；
  - —不良反应相对较少：秃顶、畸形发生、肝损伤（极少，但非常严重）。
- 乙琥胺
  - —用于治疗失神发作的主要药物。可能使其他类型癫痫恶化；
  - —通过阻断 T 型钙通道起效；
  - —不良反应相对较少，主要是恶心和食欲缺乏。
- 二线药物包括：
  - —苯巴比妥：强镇静作用；
  - —各种苯二氮䓬类药物（如氯硝西泮），其中地西泮用于治疗癫痫持续状态。
- 由于改善了副作用而被广泛使用的新型药物包括氨己烯酸，拉莫三嗪，非尔氨酯，加巴喷丁，普瑞巴林，噻加宾，托吡酯以及唑尼沙胺。

## 苯巴比妥

◆ 苯巴比妥（phenobarbital）是最早开发的巴比妥类药物之一，1912年已发现其抗癫痫特性。在其对抗实验诱导的惊厥以及各种类型的癫痫发作的作用中，苯巴比妥与苯妥因极其相似。该药物可影响人工诱导的癫痫发作的持续时间和强度，对癫痫发作阈值无影响，并且对失神发作无效（与苯妥因一样）。现已极少使用的扑米酮，通过代谢生成苯巴比妥而起作用。苯巴比妥经常导致超敏反应，其临床应用实质上与苯妥因一样，但苯妥因由于没有镇静作用而更适合临床使用。

### 药代动力学

◆ 苯巴比妥吸收很好，血液中约50%的药物与血浆白蛋白结合。它从血浆的消除缓慢（半衰期50～140小时），约25%以原型从尿液中排泄。由于苯巴比妥是一种弱酸，可离子化，因而当尿液被碱化时其肾排泄将增加（见第8章）。剩余的75%主要通过肝微粒体酶系经由氧化和结合而代谢。苯巴比妥是一个强的肝P450酶的诱导剂，它能使其他多种药物（如类固醇、口服避孕药、华法林、三环类抗抑郁药）的血浆浓度降低到对于临床非常重要的程度。

### 不良反应

◆ 苯巴比妥主要的副作用是镇静，经常发生在其血浆浓度处于控制癫痫发作的治疗范围内。因为该药可能需要连续使用数年，所以这是一个严重缺陷。虽然患者对这种镇静作用可能发生某种程度的耐受性，但研究表明，即使是长时间治疗后，认知与运动表现仍然有损伤。其他在治疗剂量下可能出现的不良反应包括巨幼红细胞性贫血（与苯妥英引起的反应相似）、中等程度的超敏反应及骨软化症。与其他巴比妥类一样（见第52章），不能用于卟啉病患者。当使用过量时，与所有巴比妥类一样，苯巴比妥会引起昏迷以及呼吸和循环衰竭。

### 临床应用

◆ 由于镇静作用的原因，苯巴比妥现在很少用于成年人。有很多年，该药被广泛地应用于儿童，包括幼儿热性惊厥后的预防用药。但由于该药能引起行为紊乱和运动过度，因而现在基本不用于新诊断的患者。

## 苯二氮䓬类

地西泮经静脉或直肠给药可用于治疗癫痫持续状态，这是一种有生命危险的状态，癫痫发作基本不停歇。与其他抗癫痫药物相比，该药的优势是作用非常迅速。对于绝大部分苯二氮䓬类药物而言（见第37章），其镇静作用过于显著，不能用于维持治疗。氯硝西泮及其相关化合物氯巴占（clobazam）被认为是相对具有选择性的抗癫痫药物。镇静是这些化合物的主要副作用，而另一个问题可能是停药症状，即如果突然停药可导致癫痫发作加重。

## 新的抗癫痫药物

从20世纪60年代中期开始，在大约25年的时间内，制药工业寻求更好的抗癫痫药物的努力没有获得任何进展。在1985年前后重现先机，在之后的10～15年内发展出大批的新药（Eadie & Vajda，1999）。

### 氨己烯酸

氨己烯酸（vigabatrin），即癫痫领域的首个“设计性药物”，是GABA的乙烯基取代的类似物，被设计为GABA代谢所需要的GABA转氨酶的抑制剂。氨己烯酸对该酶的作用非常特异，通过形成不可逆的共价键而起效。在动物研究中，该药能增加脑中GABA的含量，并能增加由刺激引起的GABA的释放，这也暗示对GABA转氨酶的抑制作用能增加可释放的GABA的量，从而有效地增强抑制性传递。临床研究发现，该药能增加脑脊液中GABA的含量。尽管血浆半衰期很短，但由于对酶的阻断是不可逆的，所以药物作用的持续时间很长，而且可每日口服给药一次。动物研究中发现该药有神经毒性，但对人体没有类似发现，从而消除了对该药的一个主要疑问。

氨己烯酸的主要缺陷是发生抑郁，在极少数患者中偶发精神错乱，但总的来说，较少出现副作用。

据报道，氨己烯酸对相当比例的已经对其他药物产生耐药性的患者依然有效，这可能是一种重要的治疗优势。

### 拉莫三嗪

尽管拉莫三嗪（lamotrigine）在化学结构上与苯妥英和卡马西平并无相关性，但在药理作用上类似，都作用于钠离子通道并抑制兴奋性氨基酸的释放。尽管作用机制相似，但拉莫三嗪较早期的药物治疗范围更广，对失神发作有显著功效（还被用于治疗与癫痫无关的精神疾病）。其主要的不良反应是恶心、头晕、共济失调，以及超敏反应（主要是轻度的皮疹，偶见更严重的情况）。其血浆半衰期大约 24 小时，无特殊的药物代谢动力学异常，并可口服。

### 非尔氨酯

非尔氨酯（felbamate）是曾用于抗焦虑的甲丙氨酯的类似物。它对于多种动物癫痫模型都有效，与早期的抗癫痫药物相比有更广泛的临床治疗谱，但是其细胞水平的作用机制尚不清楚。它对于钠离子通道只有微弱的作用，对 GABA 几乎无效，但能对 NMDA 受体通道产生一些阻断作用（见第 33 章）。其急性副作用都较轻微，主要是恶心、易激惹和失眠；偶见严重反应，导致再生障碍性贫血或肝炎。因此，该药仅推荐用于对其他药物无反应的儿童顽固性癫痫（Lennox-Gastaut 综合征）。其血浆半衰期大约 24 小时，并能增加同时给予的其他抗癫痫药物的血药浓度。

### 加巴喷丁

加巴喷丁（gabapentin）被设计为一种 GABA 的简单类似物，具有足够的脂溶性以穿过血脑屏障。该药在多种动物模型中表现为一个有效的抗惊厥药物，但令人惊讶的是，其并不作用于 GABA 受体，主要作用位点可能是 T 型钙离子通道上的一个特定的通道亚基 $\alpha_2\delta$。加巴喷丁还可抑制多种神经递质和调质的释放，但细节尚不清楚。与其他多种抗癫痫药物相比，加巴喷丁的副作用（主要是镇静和共济失调）并不十分严重。加巴喷丁从肠的吸收依赖于氨基酸转运系统，并具有饱和性，这意味着增加剂量并不能相应地增加吸收量。因此，加巴喷丁在过量时也相对安全，且副作用较其他抗癫痫药少。其血浆半衰期大约 6 小时，因而每天需要给药 2～3 次。该药以原型从尿液中排出，与其他药物没有相互作用。该药单独给药时疗效有限，因而主要用于添加（add on）治疗。该药还可作为镇痛药用于治疗神经性疼痛（见第 41 章）。最近开发的新一代药物普瑞巴林（pregabalin）比加巴喷丁有效性更佳，而其他方面非常相似。这些药物以原型从尿液中排出，因而对肾功能受损的患者应慎用。

### 噻加宾

噻加宾（tiagabine）是一种能够穿过血脑屏障的 GABA 类似物，通过抑制神经元和胶质细胞对 GABA 的摄取而起效，是合理药物设计的产物。微量渗析实验检测得知，该药能增加细胞外 GABA 浓度，并能加强和延长脑内 GABA 介导的突触反应。其血浆半衰期短，主要副作用是困倦和意识错乱。该药的临床有效性还没有被完全评估。

### 托吡酯

托吡酯（topiramate）是最近开发的药物，机制上表现为对各方面都略有作用，可阻断钠离子通道、增强 GABA 的作用、阻断 AMPA 受体，另外，还能微弱抑制碳酸酐酶。其作用谱与苯妥因相似，而产生的副作用据报道并不严重，而且没有苯妥英那样导致麻烦的药效学特性。该药的主要缺点（和很多抗癫痫药物相似）是畸形发生，因而不能用于育龄妇女。近来，该药被推荐用于难治愈癫痫的添加治疗。

### 左乙拉西坦

左乙拉西坦（levetiracetam）是用来改善认知功能的药物吡拉西坦（见第 35 章）的一种类似物，偶然被发现在动物模型上有抗癫痫活性。不同寻常的是，该药对于传统的模型如电休克模型和 PTZ 模型均无作用，但对点燃模型有效。左乙拉西坦对已知的靶点（离子通道和 GABA 相关机制）都没有或很少有作用，其作用机制未知。该药以原型从尿液中排出。

### 唑尼沙胺

唑尼沙胺（zonisamide）是一种磺胺类化合物，最初被作为抗菌药物开发，但偶然发现其有抗癫痫特性。该药被认为通过阻断钠离子通道而起效，也可能有其他效应。尽管该药能导致困倦，并可能与其他药物产生严重的相互作用，但没有重大不良反应。该药有抑制食欲的倾向并导致体重减轻，有时也用于这一目的。唑尼沙胺的血浆半衰期长，大约 60～80 小时，部分以原型排出，部分转化成葡糖苷酸代谢物。

## 抗癫痫药物的其他应用

抗癫痫药物已经被证明比最初的预见具有更广泛的临床应用，临床试验表明此类药物中有很多在下列情况下有效：

- 心律失常（如苯妥英，但并不用于临床；见第 18 章）；
- 双极紊乱（丙戊酸钠、卡马西平、奥卡西平、拉莫三嗪、托吡酯；见第 39 章）；
- 预防偏头疼（丙戊酸钠、加巴喷丁）；
- 焦虑性精神失常（加巴喷丁；见第 37 章）；
- 神经性疼痛（加巴喷丁、卡马西平、拉莫三嗪；见第 41 章）。

这种令人惊讶的临床适应证的多样性反映出这些疾病相似的内在神经生理机制，包括突触可塑性和相互连接的神经元的兴奋性增强（Rogawski & Loscher，2004b）。

### 抗癫痫药物的临床应用

临床

- 强直-阵挛性发作（大发作）：
  - —卡马西平（首选；因为具有较高的效应：危险比）、苯妥英、丙戊酸钠；
  - —在可能的情况下首选单一药物，以避免药效学的相互作用；
  - —新型制剂如氨己烯酸、拉莫三嗪、非尔氨酯、加巴喷丁。
- 部分（局限性）发作：卡马西平、丙戊酸钠；可供选择的还有氯硝西泮、苯妥英。
- 失神发作（小发作）：乙琥胺或丙戊酸钠
  - —失神小发作与强直-阵挛性发作共存时选用丙戊酸钠，因为大部分用于强直-阵挛性发作的药物会使失神发作恶化。
- 肌阵挛发作：地西泮静脉或直肠给药（无可进入的静脉的情况下）。
- 神经性疼痛：如卡马西平、加巴喷丁（见第 41 章）。
- 单极或双极情绪紊乱（锂剂的替代物）：如卡马西平、丙戊酸钠（见第 39 章）。

**表 40.1 主要抗癫痫药物的特点**

| 药物 | 作用位点 | | | | 主要应用 | 主要不良反应 | 药代动力学 |
|---|---|---|---|---|---|---|---|
| | $Na^+$ 通道 | $GABA_A$ 受体 | $Ca^{2+}$ 通道 | 其他 | | | |
| 苯妥英 | ++ | | | | 除失神发作外的其他所有类型 | 共济失调、眩晕、牙龈增生、多毛症、巨幼红细胞性贫血、胎儿畸形、超敏反应 | 血浆半衰期～24 小时；饱和动力学，因而不可预测血药水平，需要血药检测 |
| 卡马西平[a] | ++ | | | | 除失神发作外的其他所有类型，尤其是局限性发作（还用于三叉神经痛）；是应用最广泛的抗癫痫药物 | 镇静、共济失调、视物模糊、水潴留、超敏反应、白细胞减少、肝衰竭（少见） | 血浆半衰期 12～18 小时（开始时较长）；微粒体酶强诱导作用，因而有产生药物相互作用的危险 |
| 丙戊酸钠 | + | ?+ | | 抑制 GABA 转氨酶 | 包括失神发作在内的大部分类型 | 一般比其他药物少。恶心、脱发、体重增加、胎儿畸形 | 血浆半衰期 12～15 小时 |

续表

| 药物 | 作用位点 | | | | 主要应用 | 主要不良反应 | 药代动力学 |
|---|---|---|---|---|---|---|---|
| | $Na^{+}$ 通道 | $GABA_A$ 受体 | $Ca^{2+}$ 通道 | 其他 | | | |
| 乙琥胺[b] | | | ++ | | 失神发作；可能加剧强直-痉挛性发作 | 恶心、厌食、情绪改变、头疼 | 长血浆半衰期（~60 小时） |
| 苯巴比妥[c] | ?+ | + | | | 除失神发作外的所有类型 | 镇静、抑郁 | 长血浆半衰期（>60 小时）微粒体酶强诱导作用，因而有产生药物相互作用的危险（如与苯妥英同服） |
| 苯二氮䓬类（如氯硝西泮、氯巴占、地西泮） | | ++ | | | 所有类型；地西泮静脉内给药用于控制癫痫持续状态 | 镇静<br>停药症状（见第 37 章） | 见第 37 章 |
| 氨己烯酸 | | | | 抑制 GABA 转氨酶 | 所有类型；对其他药物无效的患者似乎有效 | 镇静、行为与情绪改变（偶见精神病）、视野减小 | 血浆半衰期短，但对酶的抑制作用持续时间长 |
| 拉莫三嗪 | ++ | | ?+ | 抑制谷氨酸释放 | 所有类型 | 眩晕、镇静、皮疹 | 血浆半衰期 24~36 小时 |
| 加巴喷丁[a] | | | ?+ | | 局限性发作 | 很少副作用，主要是镇静 | 血浆半衰期 6~9 小时 |
| 非尔氨酯 | ?+ | | | ? NMDA 受体阻断 | 因为特异质反应的危险，主要用于重症（Lennox-Gastaut 综合征） | 很少急性副作用，但可能导致再生障碍性贫血和肝损伤及少见的特异质反应 | 血浆半衰期~20 小时；原型排泄 |
| 噻加宾 | | | | 抑制 GABA 摄取 | 局限性发作 | 镇静 | 血浆半衰期~7 小时；肝脏代谢 |
| 托吡酯 | ?+ | ?+ | ?+ | 机制未知 | 同苯妥英 | 镇静；比苯妥英在药效上的相互作用少；胎儿畸形 | 血浆半衰期~20 小时；原型排泄 |
| 左乙拉西坦 | | | | 机制未知 | 局限性发作 | 镇静（轻微） | 血浆半衰期~7 小时；原型排泄 |
| 唑尼沙胺 | + | | | | 局限性发作 | 镇静（轻微）<br>食欲减退、体重减轻 | 血浆半衰期~7 小时；部分以原型排泄；部分以葡糖苷酸形式排泄 |

注：[a] 奥卡西平，最近引入，与之相似；副作用很少。[b] 三甲双酮与乙琥胺相似，选择性对抗失神发作。其严重的毒性（尤其是产生严重超敏反应的危险）意味着乙琥胺已经取代了该药的大部分临床应用。[c] 扑米酮的药理学与苯巴比妥相似，在体内转化为苯巴比妥。该药没有明确的优势，更有可能产生超敏反应，因而现在极少使用。

## 肌肉痉挛与肌肉松弛药

多种脑和脊椎疾病都导致肌张力增加，出现疼痛和失能。如出生损伤和脑血管疾病导致的痉挛状态，以及由脊椎损伤引起的麻痹。局部的损伤或炎症，如关节炎，也能导致同样的结果，慢性背部疼痛也经常与局部肌肉痉挛有关。

现在存在一些中枢性作用的药物，能够降低肌肉的背景张力而不会显著影响肌肉在自主控制下的短暂收缩能力。自主运动和"背景张力"的区别并没有明显界限，而这些药物的选择性也不是很完全。比如，作用于中枢的肌肉松弛药经常会危及体位的控制。此外，影响运动支配的药物通常会对中枢神经系统产生相当广泛的效应，而困倦和意识错乱则是这些药物常见的副作用。用来控制肌张力的药物主要有：

- 美芬新（mephenesin）及相关药物；
- 巴氯芬（baclofen）；
- 苯二氮䓬类（见第 37 章）；
- 肉毒杆菌毒素（botulinum toxin；见第 10 章）；肌内注射后，这种神经毒素能导致注射局部的长时间麻痹，在控制局部肌肉痉挛方面的应用在增加；
- 丹曲林（dantrolene；见第 4 章）。

### 美芬新

美芬新（mephenesin）是一种芳香醚，主要作用于脊髓，导致对运动神经元多突触兴奋的选择性抑制。因而该药能强烈抑制多突触屈肌的回缩反射，而不影响单突触肌腱的牵拉反射，从而取消去大脑僵直。该药在细胞水平的作用机制未知。美芬新基本不用于临床，但有时通过静脉注射给药来降低损伤引起的急性肌肉痉挛。

### 巴氯芬

巴氯芬（baclofen）（见第 33 章）是 GABA 的氯化苯基衍生物，最初作为亲脂性的 GABA 类似物来制备，以求通过血脑屏障（GABA 本身不能穿过血脑屏障）。巴氯芬是突触前 $GABA_B$ 受体的选择性激动药（见第 33 章）。巴氯芬的抗痉挛作用主要在脊髓，同时抑制运动神经元的单突触和多突触兴奋。该药口服有效，用于治疗与多发性硬化或脊髓损伤有关的痉挛状态。但对于脑损伤引起的痉挛状态无效。

巴氯芬能产生各种不良反应，尤其是困倦、运动失调及恶心，还可能导致行为变化。该药对癫痫治疗并没有帮助。

### 大麻

无对照的试验证据表明吸入大麻（cannabis；见第 43 章）能减轻与多发性硬化相关的、痛苦的肌肉痉挛。然而，针对四氢大麻酚（tetrahydrocannabinol；见第 15 章）的一项完全分级的对照试验表明，它对肌肉痉挛、震颤、膀胱支配或失能都没有明显效应，尽管有患者报告有主观改进（Zajicek，2003）。

## 参考文献与扩展阅读

**发病机制与癫痫类型**


Binder D K，Croll S D，Gall C M，Scharfman H E 2001 BDNF and epilepsy：too much of a good thing? Trends Neurosci 24：47-53 (*Recent ideas on possible role of BDNF in epileptogenesis*)

Jarrott B 1999 Epileptogenesis：biochemical aspects. Handb Exp Pharmacol 138：87 - 121 (*Review article describing possible neurochemical mechanisms underlying epilepsy—mostly speculative*)

Khosravani H，Altier C，Simms B et al. 2004 Gating effects of mutations in the Cav3.2 T-type calcium channel associated with childhood absence epilepsy. J Biol Chem 279：9681-9684 (*Study showing that calcium channel mutations seen in childhood absence seizures cause abnormal neuronal discharges in transgenic mice*)

Kulmann D M，Asztely F，Walker M C 2000 The role of mammalian ionotropic receptors in synaptic plasticity：LTP，LTD and epilepsy. Cell Mol Life Sci 57：1551 - 1561 (*Draws parallels between epileptogenesis and other well-studied forms of synaptic plasticity*)

Manning JP A，Richards D A，Bowery N G 2003 Pharmacology of absence epilepsy. Trends Pharmacol Sci 24：542-549 (*Short review emphasising the differences between absence seizures and other types of epilepsy*)

Sarkisian M R 2001 Overview of the current animal models for human seizure and epileptic disorders. Epilepsy Behav 2：201-216

Steinlein O K 2004 Genetic mechanisms that underlie epilepsy. Nat Rev Neurosci 5: 400 - 408 (*Describes the current, limited state of knowledge about genetic 'channelopathies' as a cause of epilepsy*)

Willoughby J O 1999 Epileptogenesis: electrophysiology. Handb Exp Pharmacol 138: 63-85 (*Review article*)

### 抗癫痫药物

Eadie M J, Vajda F J (eds) 1999 Antiepileptic drugs: pharmacology and therapeutics. Handb Exp Pharmacol 138 (*Useful collection of articles covering all aspects of antiepileptic drugs*)

Levy R H, Mattson R H, Meldrum B S, Perucca E (eds) 2002 Antiepileptic drugs, 5th edn. Lippincott, Williams & Wilkins, Philadelphia (*Comprehensive general textbook*)

Macdonald R L 1999 Cellular actions of antiepileptic drugs. Handb Exp Pharmacol 138: 123-150 (*Good review article including information on new drugs*)

Meldrum B S 1996 Update on the mechanism of action of antiepileptic drugs. Epilepsia 37 (suppl 6): S4 - S11 (*Excellent review article summarising knowledge on mechanisms*)

Rogawski M A, Löscher W 2004a The neurobiology of antiepileptic drugs. Nat Rev Neurosci 5: 553-564 (*Good general review article covering basic pharmacology and mechanisms of action of the major antiepileptic drugs*)

Rogawski M A, Löscher W 2004b The neurobiology of antiepileptic drugs for the treatment of nonepileptic conditions. Nat Med 10: 685-692

Zajicek J, Fox P, Sanders H et al. 2003 Cannabinoids for treatment of spasticity and other symptoms related to multiple sclerosis: multi-centre randomised placebocontrolled trial. Lancet 362: 1517 - 1526 (*Full-scale trial showing very limited efficacy of cannabinoids in multiple sclerosis*)

(熊 杰 译, 成 亮 校, 林志彬 审)

# 41 镇痛药



## 概　述

疼痛是许多临床疾病的一种失能性伴随症状，因而控制疼痛也就成为治疗中需要优先考虑的重要事情之一。

本章主要探讨不同类型疼痛的神经机制及相关镇痛药物。“经典”的镇痛药物，特别是阿片剂及非甾体抗炎药（NSAIDs；详见第 14 章），来源于使用长达几个世纪的天然植物。以吗啡和阿司匹林为代表，原有的化合物仍被广泛使用。同时，许多具有相同作用机制的人工合成的化合物得以成功研发。本章首先对各种阿片类镇痛药进行分类叙述，其次，介绍对某些类型疼痛有效的其他药物，如抗抑郁药、抗癫痫药等，最后展望了前景。过去十余年中，由于对疼痛神经机制的进一步认识，发现了许多潜在的新型药物靶点。本章结尾处简要介绍这些新的进展。

## 疼痛的神经机制

疼痛是一种难以准确定义的主观体验。一般而言，它是对于伴随组织损伤（如创伤、炎症、肿瘤等）的不愉快事件的直接反应。然而，严重性疼痛仍可不依赖于任何明显诱因而独立发生（如三叉神经痛），或在急性损伤痊愈后持续较长时间（如幻肢痛）。同时，它也可继发于脑或神经的损伤（如卒中或疱疹病毒感染后）。不与组织损伤直接相关的后一类型疼痛很常见，且常常引起失能及精神上的痛苦。通常，相对于起因明确的疼痛而言，这种疼痛对传统镇痛药的反应较差。在这种情况下，我们应像对待精神分裂症和癫痫一样，从神经功能紊乱的角度来看待疼痛，而不是简单地将其视为一种对组织损伤的“正常”反应。因此，清晰辨别以下两个因素具有重要意义，两者可能单独或共同参与了病理性疼痛状态的形成：

- 可被伤害性刺激激活的外周伤害性传入神经元
- 由外周传入信息产生痛觉的中枢机制

有关疼痛的神经基础可参见 McMahon 和 Koltzenburg（2006）。

### 伤害性传入神经元

正常情况下，疼痛常伴随外周神经中较细的初级传入纤维的冲动活动（Raja 等，1999）。这些神经在外周组织中存在感觉末梢，可被多种刺激（机械、热和化学刺激；Julius & Basbaum，2001；Julius & McCleskey，2006）激活。此类感觉末梢与其他类型的机械和热感受器的区别在于前者具有较高的阈值，因为通常只有当伤害性刺激的强度足以导致一定程度的组织损伤时，这些神经才能被激活。对人体受试者单个传入纤维的活动记录显示，能兴奋这些细小的传入纤维的刺激也可引发痛觉。这些纤维中的大部分是传导速率较慢（< 1m/s）的无髓鞘C纤维，被称为C多型伤害性感受器；其余为细的、有髓鞘的Aδ纤维，它的传导速度较快，但对于相似的外周刺激也可作出反应。尽管存在种属差异，大多数C纤维仍具有多型伤害性感受末端。肌肉和内脏的传入纤维同样可传递伤害性信息。源于这些组织的神经中，细的、有髓鞘Aδ纤维与高阈值的机械性感受器相连，而无髓鞘的C纤维则与皮肤中的多型感受器相连。

人体试验中，应用记录或刺激电极观察表皮感觉神经，结果显示，Aδ纤维兴奋可导致定位准确的剧痛，而C纤维兴奋则可导致不剧烈的、弥漫性的灼痛。

在许多病理情况下，组织损伤可产生急性疼痛，并可促使多种化学物质的局部释放。这些化学物质作用于神经末梢，或直接兴奋末梢，或增强其对其他形式刺激的敏感性。有关这些伤害性感受末梢的药理学研究将在下文中详细讨论。

脊髓伤害性传入纤维的胞体位于背根神经节内，传入纤维通过背根进入脊髓，终止于背角的灰质中(图41.1)。这些纤维大部分终止于背角的浅表区域，其中C纤维和部分Aδ纤维的胞体分布于Ⅰ、Ⅱ层，而其他A纤维则在背角中穿透较深（Ⅴ层）。Ⅰ层和Ⅴ层细胞的延伸是从背角到丘脑的主要投射通路。

无髓鞘传入神经元内含有若干神经肽（见第16章），特别是P物质和降钙素基因相关肽（calcitonin gene-related peptide，CGRP）。它们在中枢和外周神经末梢作为介质被释放，并在疼痛病理中扮演重要作用。

## 伤害性信息传递的调制

急性疼痛通常可从伤害性感受的角度加以解释，后者是一种由过度有害刺激导致的强烈的不愉快感受。相反，多数慢性疼痛状态❶伴随正常生理通路的异常，同时可导致痛觉过敏（轻度伤害性刺激伴随的疼痛强度增大）、异常性疼痛（非伤害性刺激引起的疼痛），或不伴有任何诱发性刺激的自发痛。这就好比一部旧收音机出现音量失控性增高（痛觉过敏）、同时收到两个电台（异常性疼痛），或突然发出尖锐的响声和嘘嘘作响声（自发痛发作）。目前，对这些传导过程中的异常表现已开始从伤害性传导路径中多种方式的正性、负性调节的角度进行理解，后文将对此进行详细阐述。其中一些主要的机制总结于图41.2中。

## 痛觉过敏及异常性疼痛

脚踝灼伤或扭伤的人可出现痛觉过敏和异常性疼痛。痛觉过敏涉及外周伤害性感受神经末梢的敏感化和背角、丘脑水平的中枢传输易化——这些变化被定义为神经可塑性。其中，外周的变化缘于一些介质的作用，如作用于神经末梢的缓激肽和前列腺素（见下文）。而中枢的变化则反映出突触传递的易化，在背角中曾被详细研究（Yaksh，1999）。当重复刺激按照生理频率出现时，背角神经元对伤害性传入的突触反应呈现出“兴奋升级（wing-up）现象”——例如，突触电位的幅度会随每次刺激逐渐增大（图41.3）。这种发生在传导中的活动依赖性易化作用与海马的长时程增强效应（见第33章）具有相同的特征，且两者潜在的化学机制也可能相似（Ji等，2003）。在背角中，这种易化作用可被NMDA受体拮抗剂、P物质拮抗剂及一氧化氮合成抑制剂所阻断。其中，P物质是由伤害性传入神经元（见上文）释放的一种慢性兴奋性介质，可使突触后细胞产生在重复刺激中逐步累加的缓慢去极化反应，并被认为可提高NMDA受体介导的传导作用。由此导致了$Ca^{2+}$内流和一氧化氮合酶的激活（见第17章），随之释放的一氧化氮促使传导易化，但其机制还有待阐明。初级传入神经元释放的P物质和CGRP还可作用于神经末梢，通过对血管和免疫细胞的效应，加速炎症的发展（见第13章）。该机制被称为神经源性炎症，它使炎症反应及与之伴随的伤害性传入纤维的兴奋得以放大和持续。

中枢易化是病理性痛觉过敏的一个重要组分（如伴随炎症反应时；图41.2），与其相关的介质包括P物质、CGRP及其他许多物质（Ji等，2003）。例如，神经生长因子（nerve growth factor，NGF）是一种

---

❶ 定义为在急性组织损伤后的持续疼痛。许多临床疼痛状态最后都发展为这种类型。疼痛与伤害性信息传入的分离在“幻肢”痛中尤为明显，这种疼痛发生在截肢术后，程度可能非常剧烈，且通常不能为局部注射麻醉剂所缓解，这就提示传入纤维的电活动并不是疼痛发生中的必要组分。在另一极端情况下，有伤害性信息传入却不能引发疼痛。在许多已被确证的报道中，神秘主义者和表演艺人可以经受刀、燃烧的余烬、钉子和钩子等的极其可怕的折磨（毫无疑问可产生大量伤害性传入）而无明显的疼痛。

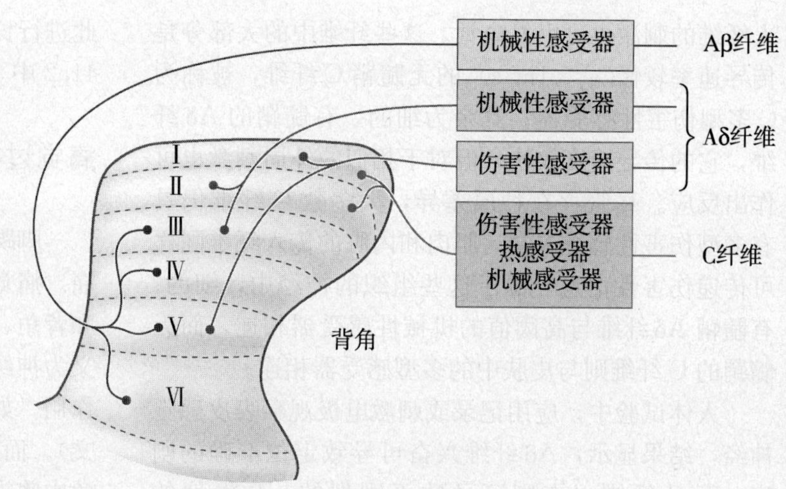


**图 41.1　传入纤维终端在脊髓背角 6 层中的分布。**

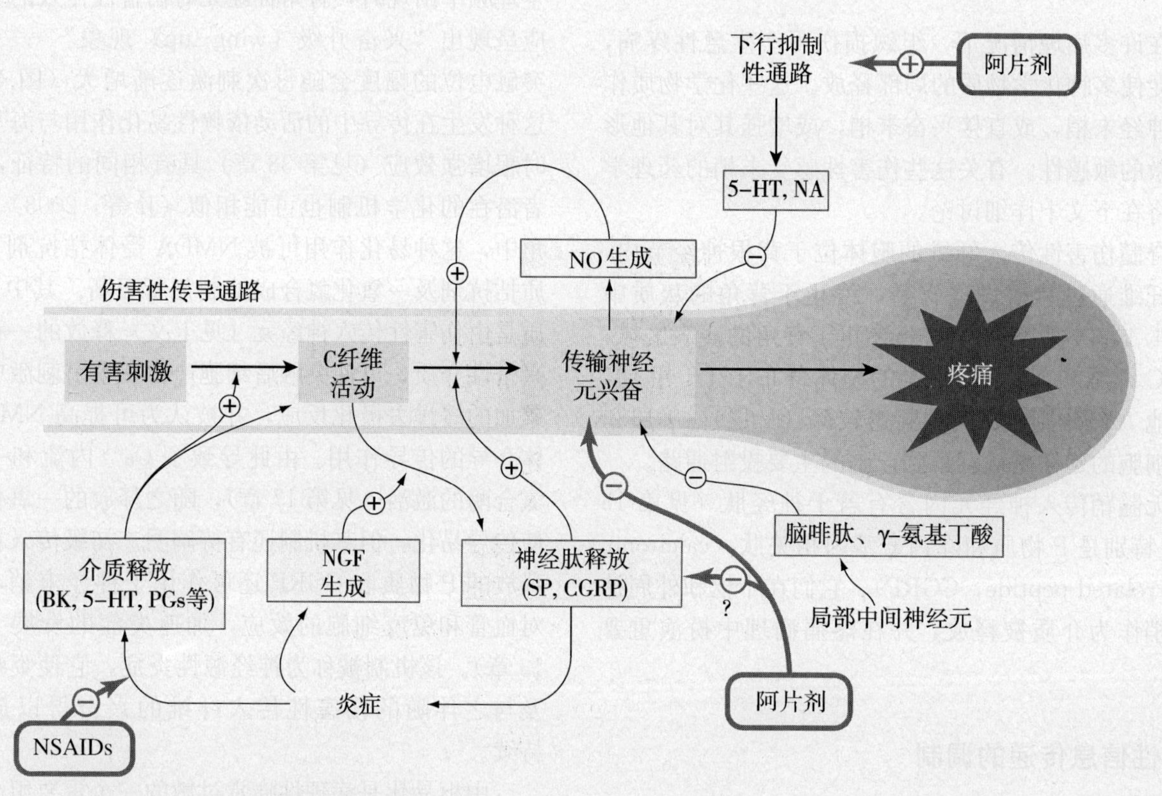


**图 41.2　伤害性信息传递调制机制的归纳。**5-HT，5-羟色胺（5-hydroxytryptamine）；BK，缓激肽（bradykinin）；CGRP，降钙素基因相关肽（calcitonin gene-related peptide）；NA，去甲肾上腺素（noradrenaline）；NGF，神经生长因子（nerve growth factor）；NO，一氧化氮（nitric oxide）；NSAIDs，非甾体抗炎药（non-steroidal anti-inflammatory drug）；PG，前列腺素（prostaglandin）；SP，P 物质（substance P）。

在外周组织（尤其是在炎症情况下）生成的细胞因子样介质，特异性地作用于伤害性传入神经元，增加后者的电兴奋性、化学敏感性及多肽含量，并且能促进突触连接的形成。NGF 生成的增加可能是伤害性传导因组织损伤而易化，从而导致痛觉过敏的一个重要机制（McMahon，1996）。NGF 还可与其他炎性介质共同诱导感觉神经元中基因表达水平的增加；上调的基因包括编码各种神经肽前体、受体和通道的多种基因，它们对脊髓背角第一级突触传递的易化具有全面效应。初级传入神经末梢释放的脑源性神经营养因子可激活背角中的传导通路，导致谷氨酸受体敏感化，继而产生突触易化。

与其他神经元相同（见第 4 章），伤害性感受神经元的兴奋依赖于电压门控性离子通道。在这些神经元中发现了其他细胞没有的钠离子通道亚型，确切证据（Lai 等，2004；Chahine 等，2005）显示这些通道的表达增加是炎症性痛和痛觉过敏中，外部刺激敏感化的基础。与这项假说一致的是，许多通过阻断钠离子通道起效的抗癫痫药和抗心律失常药物，在临床上同样可用于治疗疼痛。

## 脊髓背角胶质区和闸门控制学说

脊髓背角Ⅱ层（胶质区，the substantia gelatinosa，SG）中的细胞大都是短的抑制性中间神经元，分别投射到Ⅰ层和Ⅴ层，调控着位于初级传入纤维和脊髓丘脑束传输神经元之间的伤害性传导通路中第一级突触的信息传递。基于这种门控功能，Wall 和 Melzack 在 1965 年提出了闸门控制学说。据此学说（归纳于图 41.4），SG 细胞对进入脊髓的传入纤维（使经一组传入纤维到达的冲动得以调控另一通路上的冲动传导）及下行通路（见下文）的活动均可作出应答。SG 富含阿片肽及阿片受体，因此它可能是吗啡样药物的一个重要作用靶点（见下节）。有关脊髓背角环路的详细描述请参阅 Fields 等（2006）。相似的门控机制同样存在于丘脑中。

从脊髓丘脑束发出的投射纤维，主要在丘脑腹内侧与轴突延伸至躯体感觉皮层的细胞形成突触。在丘脑内侧部，许多细胞可对外周伤害性刺激产生特异应答，这个区域的损伤可引起痛觉缺失。对清醒受试者的功能性成像（Schnitzler & Ploner，2000）显示，痛觉的情感部分涉及扣带回皮质的一个特殊区域，而非躯体感觉皮层。

## 下行抑制性调控

如上所述，下行通路（图 41.5）属于控制背角冲动传导的闸门机制的一部分（Millan，2002）。中脑导水管周围灰质（periaqueductal grey，PAG）区是位于中央管周围的一小片灰质，也是下行系统的一个重要组成部分。1969 年，Reynolds 发现，对大鼠该脑区给予电刺激所产生的镇痛作用足以进行无麻醉的

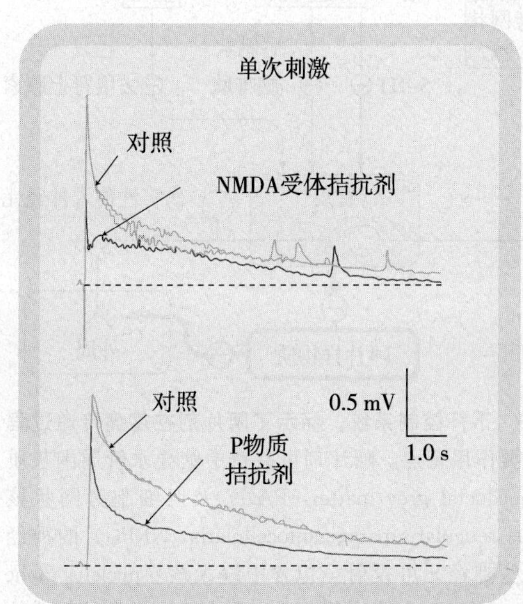


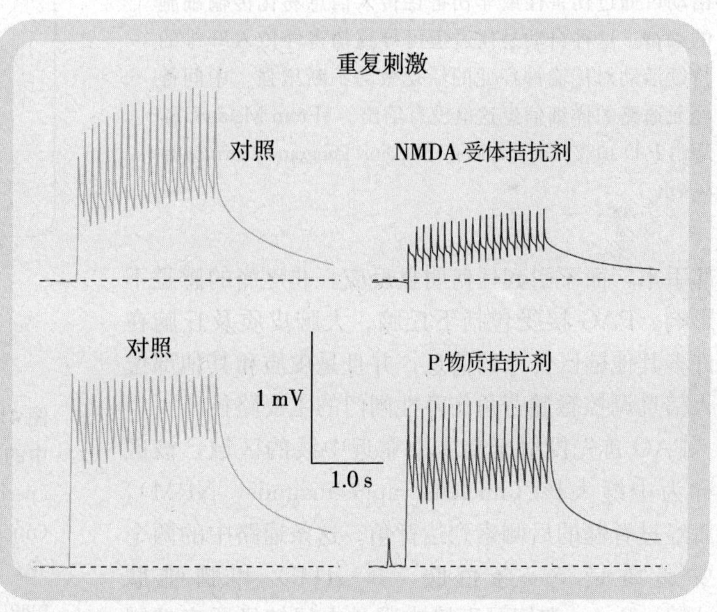


**图 41.3 谷氨酸和 P 物质拮抗剂对大鼠脊髓伤害性信息传递的作用。**实验前，鼠爪经紫外照射 2 天产生炎症，这一过程可诱导痛觉过敏和脊髓易化。记录刺激背根中 C 纤维腹根的突触应答，刺激分为单个刺激（左）和重复刺激（右）。NMDA 受体拮抗剂 D-AP-5（见第 33 章）和 P 物质拮抗剂 RP 67580（选择性拮抗神经激肽 2 型［neurokinin type 2，$NK_2$］受体）的效应得以体现。两种拮抗剂均可降低突触应答的慢性部分（左侧曲线），同时也可降低重复刺激引起的兴奋性升级（wind-up）现象（右侧曲线）。这些效应在正常动物中极少出现。因此，作用于 NMDA 受体的谷氨酸和作用于 $NK_2$ 受体的 P 物质均参与伤害性信息传递，且其效应可因炎症性痛觉过敏而增大。（Records kindly provided by L Urban and S W Thompson.）

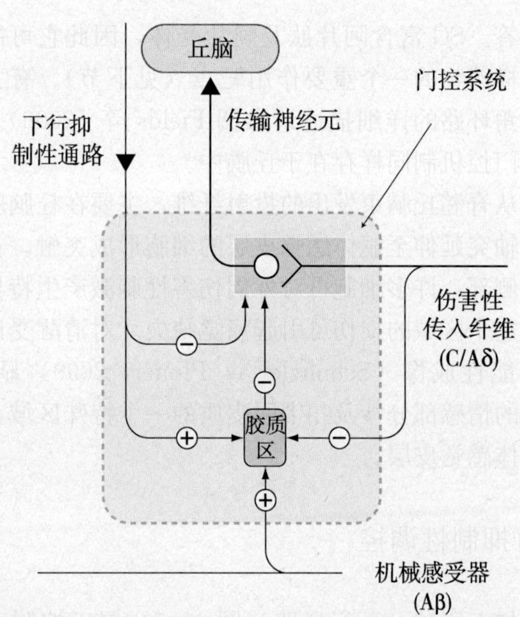


**图 41.4 门控系统示意图。**该系统可调控由外周传入纤维途经起始于背角的传输神经元最终到达丘脑的冲动的通行。背角胶质区（substantia gelatinosa，SG）的神经元可抑制这一传输通路。抑制性中间神经元可被下行抑制性神经元或非伤害性传入信息所激活，而被伤害性 C 纤维的传入信息所抑制，因此持续性 C 纤维活动可通过伤害性或非伤害性传入信息易化传输细胞的兴奋。这种自动易化过程可导致伤害性传入纤维的持续活动对传输神经元的活化效力不断增强。中间神经元通路的详细信息这里没有给出。(From Melzack R, Wall P D 1982 The challenge of pain. Penguin, Harmondsworth.)。

腹部手术，而不引起任何明显反应。非疼痛的感觉不受影响。PAG 接受包括下丘脑、大脑皮质及丘脑在内许多其他脑区传入的信息，并且是皮质和其他部位传入信息调控脊髓背角伤害性闸门的主要路径。

PAG 首先投射至髓质中靠近中线的区域，该区被称为中缝大核（nucleus raphe magnus，NRM），然后经过脊髓的后侧索到达背角。这条通路中的两个重要递质是 5-羟色胺（5-HT）和脑啡肽（enkephalin），它们可直接或通过中间神经元来抑制脊髓丘脑神经元的放电（图 41.5）。

下行抑制通路可能是阿片类镇痛药（见下文）的重要作用靶点。PAG 和 SG 区存在大量含脑啡肽的神经元，此外，阿片类拮抗剂如纳洛酮（见下节）可阻止电刺激诱发的痛觉缺失，提示阿片肽在此系统中可能作为递质发挥作用。但是，对于阿片肽在调控疼痛传导中的生理作用仍存有争议，主要由于正常状态下，纳洛酮对痛阈影响较小。然而，在病理条件下，纳洛酮可在应激产生时引起痛觉过敏，提示此时阿片系统已被激活。

另一条源于蓝斑的去甲肾上腺素能通路（见第 34 章），对背角中的信息传递具有相似的阻断效应（图 41.5）。三环类抗抑郁药的镇痛作用可能依赖于这条通路。

## 神经性疼痛

影响感觉传导通路的神经疾病可产生剧烈的慢性疼痛，这种疼痛与外周组织的损伤无关，称为神经性

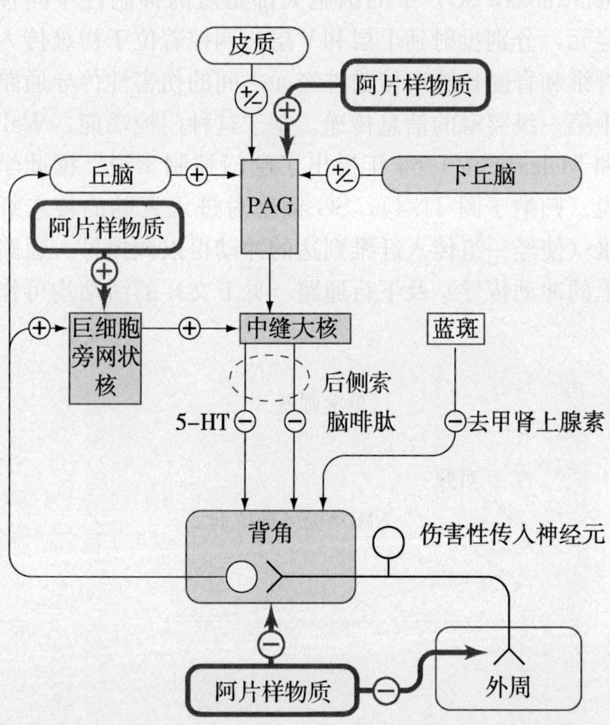


**图 41.5 下行控制系统，标示了阿片剂在疼痛传递过程中的主要作用靶点。**阿片剂可兴奋中脑导水管周围灰质（periaqueductal grey matter，PAG）及巨细胞旁网状核（nucleus reticularis paragigantocellularis，NRPG）的神经元，这些神经元可投射至包含中缝大核（nucleus raphe magnus，NRM）的腹内侧髓质。含有 5-HT 和脑啡肽的神经元从 NRM 延伸至背角胶质区，对痛觉传导产生抑制作用。阿片类除直接作用于伤害性传入神经元的外周末梢，还可作用于背角。蓝斑（locus coeruleus，LC）的去甲肾上腺素能神经元可投射至背角，同样也可抑制痛觉传导。图中所示的传导通路虽已过度简化，但却描绘出多种脊髓控制机制的大体构成。阴影区代表阿片受体的密集分布区域。（For more detailed information, see Fields & Basbaum, 1994.）

疼痛。它或伴发于卒中和多发性硬化等中枢神经系统疾病，或伴随外周神经损伤（如机械性创伤、糖尿病神经病变或带状疱疹病毒感染等）而出现。电压门控钠离子通道（见上文）过度表达或再分布可以引起神经元的损伤，由此产生的自发性活动是导致神经性疼痛的一个因素（Chahine 等，2005），但是，对于这种疼痛的潜在病理生理机制仍知之甚少。此外，由于损伤神经元可表达 α-肾上腺素受体，表现出对去甲肾上腺素的异常敏感性，因而交感神经系统在此过程中也发挥一定作用。这种引发交感反应的生理刺激可导致剧痛，临床上称此现象为交感神经介导的疼痛。神经性痛是多种临床疼痛（包括常见疼痛如背痛、癌性疼痛、截肢性疼痛等）的一个组成部分，通常很难为传统镇痛药所控制。潜在的新的药物靶点将在下文中讨论。

## 痛觉和伤害性感受

◆ 正如上文所强调，对伤害性刺激的感觉（由 Sherrington 定义为伤害性感受）与疼痛并不完全一致，后者是一种主观感受，包含有强烈的情绪（情感）成分。除刺激本身外，特定刺激引发的疼痛还取决于许多其他因素。同样的胸部穿透性感觉，在一个中年人身上自发产生时，要比由一个两岁小孩用尖棍刺他的肋骨而引发时要痛得多。两者的伤害性感受成分基本相同，但是情感因素却有很大差异。镇痛药物的动物试验通常会测量伤害性感受，并检测动物对温和性疼痛刺激的反应，一般为机械或热刺激。测定方法包括甩尾痛阈测定法（计算施以标准辐射热后大鼠甩尾所用的时间）和压脚痛阈测定法（计算正常或发炎的动物脚爪被施以逐渐增大的压力直至脚爪回缩时的压力阈值）。类似的试验同样可应用于人体受试者，在刺激开始引起痛觉时，受试者简单示意即可。但这种情形下，疼痛缺少了情感因素的参与。临床上，神经疾病引起的自发性和异常性疼痛已逐渐被认为具有特殊的重要性，但却难以建立动物模型进行研究。临床观察发现，在患者未表示有痛觉强度改变的情况下，以吗啡类为首的许多镇痛药物却可缓解疼痛引起的痛苦情绪。尽管设计试验来检测这些情感因素的变化具有相当难度，但重要的是我们应认识到镇痛药物的情感作用至少与其抗伤害作用具有同等的重要性。这也是镇痛药物在动物实验中（主要测定抗伤害性感受作用）的作用效果往往与临床实际疗效不相一致的原因。

## 伤害性传导通路中的化学信号

### 伤害性感受神经末梢的化学敏感性

多数情况下，外周伤害性感觉末梢感受的是化学物质的刺激。过度的机械或热刺激可导致明显的急性疼痛，但刺激结束后疼痛便不会持续，而组织炎症或缺血性改变引起的疼痛通常反映了痛觉传入过程中化学环境的改变。该领域的研究首先由 Keele 和 Armstrong 于 19 世纪 60 年代开启，他们设计出一个简易的方法，用以测量作用于表皮神经末梢的各种物质的致痛作用——首先使受试者的前臂上产生水泡，然后在水泡的基底部涂以各种化学物质，并记录受试者报告的疼痛程度。自此之后，感觉神经的电记录，培养神经元的胞膜反应及利用分子生物学技术识别伤害性感受神经元受体和信号转导通路等研究取得了大量创新成果。相对于高级别神经元，许多低级的伤害性感受神经元受到了更多的关注。有关这一领域的最新知识动态，已被 McMahon 等综述（2006），并总结于图 41.6。

激活皮肤中痛觉感受末端的几类主要化学物质将在后文中进行着重讨论。

**疼痛传导过程的调控**

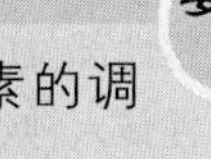


- 背角中的信息传递受到多种因素的调控，构成“门控”机制。
- 源自中脑和脑干的下行通路对背角信息传递具有强力的抑制作用。电刺激中脑导水管周围灰质可通过这一机制产生镇痛效应。
- 下行抑制主要通过脑啡肽、5-羟色胺、去甲肾上腺素和肾上腺素进行调控。阿片类药物的镇痛效应部分通过兴奋这些下行通路，部分通过抑制背角的痛觉传递，部分通过抑制外周感觉神经末梢的兴奋而产生。
- C 纤维的反复兴奋可激活 NMDA 受体和 P 物质受体，易化经由背角的痛觉传递（兴奋升级现象）。

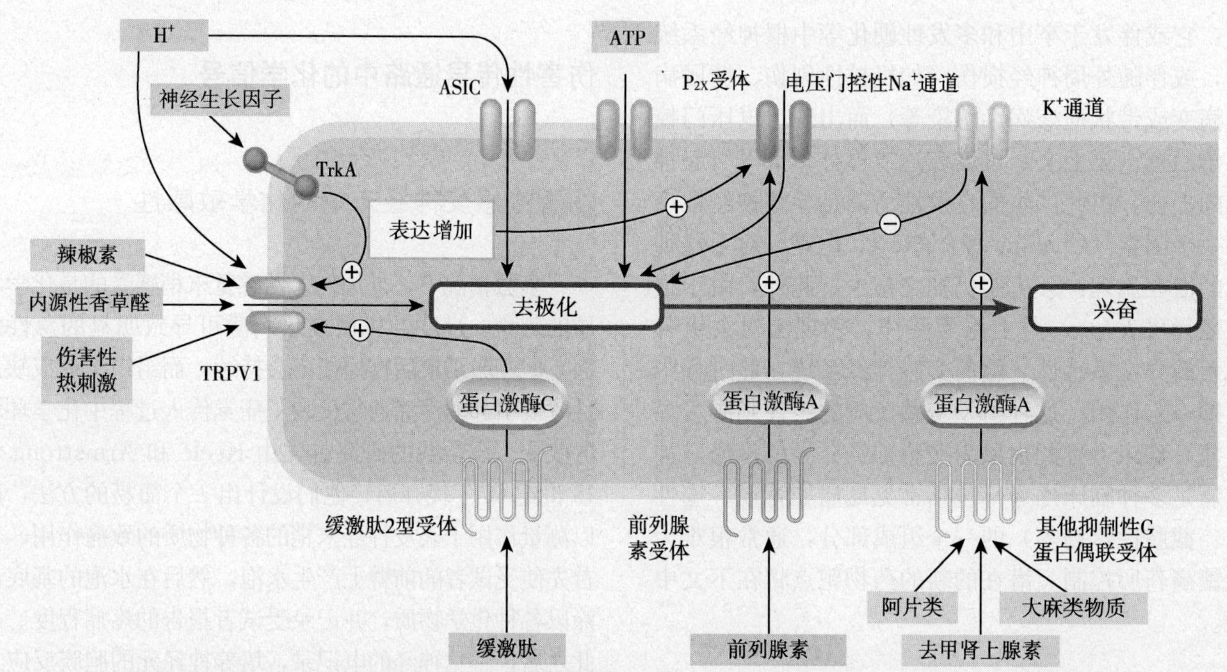


**图 41.6 伤害性传入末梢的通道、受体和转导机制。**图中只表示出主要的通道及受体。配体门控通道包括酸敏感性离子通道（acid-sensitive ion channels，ASICs），ATP 敏感性通道（$P_{2X}$受体）和辣椒素敏感性通道（TRPV1），最后一种通道对 $H^+$ 和温度变化同样敏感。图中还标示了多种易化性及抑制性 G 蛋白偶联受体（G-protein-coupled receptors，GPCRs），它们可通过多种第二信使系统调节通道的功能。以神经生长因子（nerve growth factor，NGF）为代表的各种生长因子通过激酶偶联受体（kinase-linked receptors，TrkA）来控制离子通道的功能及基因表达。

## 辣椒素受体

◆ 辣椒素，辣椒中产生辣味的主要成分，可选择性激活伤害性感觉神经末梢。将其注射入皮肤或涂于如角膜等敏感性部位时，可引起剧痛❶。这种效应通过辣椒素与伤害性传入神经元上的特异受体结合而产生。由于许多辣椒素样化合物都具有香草酸的基本结构，这种受体最初被称作香草酸受体（vanilloid receptor）。作为一种典型的配体门控阳离子通道，它又被称为瞬时受体电位香草酸受体 1 （transient receptor potential vanilloid receptor 1，TRPV1） （见第 3 章）。辣椒素等激动剂可使通道开放，$Na^+$、$Ca^{2+}$ 等阳离子得以进入细胞，从而导致去极化并引发动作电位。除辣椒素样激动剂外，TRPV1 还可对其他刺激产生应答，超过 45°C（痛阈）的温度和微摩尔级浓度的 $H^+$ 溶液（pH 等于或低于 5.5）均可引起疼痛。因此，这一受体也就具有了与伤害性传入神经元相对应的“多型（polymodal）”特征，并被认为在伤害性感受中发挥核心作用（Wang & Woolf，2005）。TRPV1 与其他离子型受体相同，都受磷酸化调控。可激活 G 蛋白偶联受体的致痛物质（如缓激肽；见下文）通过使 TRPV1 敏感化而发挥效应。对内源性 TRPV1 配体的研究令人惊奇地发现，花生四烯乙醇胺（一种脂类介质，之前被认定为大麻素受体激动剂；见第 43 章）同样是 TRPV1 的激动剂，但效能略低于辣椒素。其他内源性脂类介质被总称为内源性香草精（van der Stelt & Di Marzo，2004），目前这些介质均已被识别，但它们在伤害性感受中的作用仍未明确。研究发现 TRPV1 基因敲除小鼠对伤害性热刺激的反应性降低，且不能表现出炎症所致的热性痛觉过敏。后一发现很有意义，因为已知 TRPV1 的表达可因炎症而增加（Wang & Woolf，2005），这也可能是原发性痛觉过敏产生的一个关键机制。

TRPV1 通道代表了致痛介质兴奋伤害性感受器的普遍路径，被认为是今后开发镇痛药物的一个可能作用靶点（Krause 等，2005）

## 辣椒素及相关刺激性物质

◆ 如上所述，辣椒素是一种强有力的 TRPV1 激动剂，可选择性激活伤害性感觉神经末梢。其他辛辣食物（姜、黑胡椒等）中也存在类似物质，但效力均不及辣椒素。大戟属家族中一些植物的树浆可使皮肤产生刺激性反应，其中所含的树脂毒素是目前已知最强的激动剂。

辣椒素的作用具有如下一些有趣的特征：

- 由其引发的神经末梢大量 $Ca^{2+}$ 内流导致多肽类物质（主要是 P 物质和 CGRP）的释放，从而产生强烈的血管及其他生理性反应。一定量的 $Ca^{2+}$ 内流可引起神经末梢的

❶ 切完辣椒后揉眼睛的人可能体会过这一感受。

变性，这种变性需数天或数星期才能恢复。局部使用辣椒素以缓解皮肤疼痛的尝试取得了一定成功，但最初的刺激反应是一个较大的缺陷。

- 膀胱内灌注辣椒素可导致初级传入神经末梢的变性，已用于治疗卒中或脊髓损伤患者伴随膀胱高反应性的尿失禁。膀胱中的C纤维具有局部反射的功能，在膀胱胀满时可促进排尿。中枢性调控缺失时，这个反射将被放大。
- 给予新生动物辣椒素可导致多型伤害性感受器的不可逆性丢失，因为细胞的胞体（不仅仅是末梢）已被破坏。这些动物长大后对疼痛刺激的反应性明显降低。这种方法作为一项实验程序已被用于研究被破坏的神经元功能。
- 与哺乳动物不同，鸟类对辣椒素没有应答，因为禽类的TRPV1受体与哺乳动物存在差异。因此，鸟类可食用辣椒并为其播种，而哺乳动物（除外人类）却对其避而远之。

## 激肽

活性最高的物质是缓激肽和血管舒张素（见第13章）。组织损伤时，血浆中前体蛋白生成活性激肽，经蛋白水解后产生这两种密切相关的肽类物质（Dray & Perkins，1993）。缓激肽是一种强有力的致痛物质，它的效应部分地通过前列腺素的释放来实现，后者可显著提高缓激肽在神经末梢的直接作用（图 41.7）。缓激肽通过与特异的G蛋白偶联受体结合而起效，这些受体分为 $B_1$ 和 $B_2$ 两个亚型。伤害性感觉神经元中，$B_2$ 受体与蛋白激酶C的特定异构体（PKCε）相偶联，该酶激活后可使TRPV1发生磷酸化，并且易化TRPV1通道的开放。

缓激肽作用于 $B_2$ 受体，但在组织中可通过去除末端的精氨酸残基而转化为去-Arg[9]缓激肽，后者选择性作用于 $B_1$ 受体。$B_2$ 和 $B_1$ 受体均参与疼痛和炎症的发生。其中，$B_1$ 受体的特殊之处在于正常情况下表达水平很低，而在炎症组织中其表达明显上调（Calixto 等，2004）。转基因后缺失两类受体的动物，炎症性痛觉过敏也随之降低。特异性 $B_1$、$B_2$ 受体拮抗剂包括多肽类（如 $B_2$ 受体拮抗剂艾替班特）及非肽类物质，它们均表现出镇痛及抗炎的特性，有可能作为镇痛药用于临床（Marceau & Regoli，2004）。

## 前列腺素

前列腺素本身不引起疼痛，但可显著提高其他介质（如5-羟色胺或缓激肽）的致痛效应（图 41.7）。前列腺素E和前列腺素F在炎症（见第13章）和组织缺血时被释放。它们可使神经末梢对其他介质发生敏感化，其机制部分为抑制钾离子通道；部分为通过第二信使介导的磷酸化反应（见第13章）易化有害介质导致的阳离子通道开放。有趣的是，缓激肽本身就可引起前列腺素的释放，它也因此具备了对伤害性传入纤维强有力的“自身敏化”作用。其他的花生四烯酸类物质，如前列环素、白三烯类及不稳定的羟基廿碳四烯酸（HETE）衍生物（见第13章），同样具有重要作用（Samad 等，2002）。NSAIDs的镇痛效应（见第14章）就是通过抑制前列腺素合成来实现的。

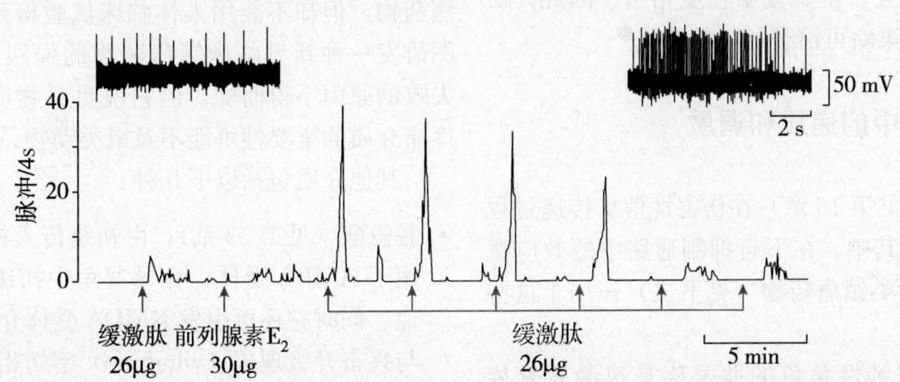


**图 41.7 伤害性传入神经元对缓激肽和前列腺素的应答。**记录支配肌肉的一条伤害性传入纤维，并将药物注射入动脉内。上方记录：单个纤维记录分别显示出由缓激肽单独引起（左）和由缓激肽连同前列腺素注射共同引起的放电情况。下方曲线：单根纤维的放电频率记录显示。注射前列腺素 $E_2$（$PGE_2$）后，缓激肽可引起长时程的应答增高。前列腺素本身不引发放电。（From Mense S 1981 Brain Res 225：95.）

### 其他外周介质

损伤或缺血细胞及炎症组织可释放多种代谢产物和其他物质，包括 ATP、$H^+$（由乳酸生成）、5-羟色胺、组胺和 $K^+$ 等，它们中的许多都可影响伤害性感觉神经末梢。

ATP 可通过作用于 $P_{2X3}$ 受体而兴奋伤害性感觉神经末梢，该受体是一种配体门控离子通道，选择性地表达于这些神经上。反义 DNA 技术可下调 $P_{2X3}$ 受体，并降低炎症性疼痛[1]。因此，可研发这一受体的拮抗剂以供临床使用。ATP 及其他嘌呤类介质（如腺苷等）同样作用于脊髓背角，其他类型的嘌呤受体也可能成为今后镇痛药物的作用靶点（Liu 和 Salter，2005）。

低 pH 可开放 $H^+$ 激活的阳离子通道（酸敏感性通道），易化 TRPV1（见上）受体；这二者都可兴奋伤害性传入神经元。

5-羟色胺也可产生兴奋效应，但利用拮抗剂进行的研究提示它可能只起次要作用。组胺也具有一定的活性，但只能引起瘙痒而不产生疼痛。这两种物质均在炎症局部释放（见第 13 章）。

外周释放的阿片肽及大麻素均可抑制伤害性感受器的兴奋性。这些介质作用于负性调控腺苷酸环化酶的 G 蛋白偶联受体，因而它们产生的效应与前列腺素恰好相反。这些介质在外周的生理性作用仍未明确。

总而言之，痛觉末梢可被多种内源性介质激活或敏化，这些介质的受体在病理生理情况下通常被上调或下调。神经可塑性在持续性疼痛状态中发挥着重要作用，与原发因素无关；疼痛的信号转导通路与前面章节描述的其他基于神经可塑性的 CNS 疾病的病理过程具有许多共同之处，至少复杂程度相当。因此，研发新型镇痛药物的策略可沿袭相似的路线[2]。

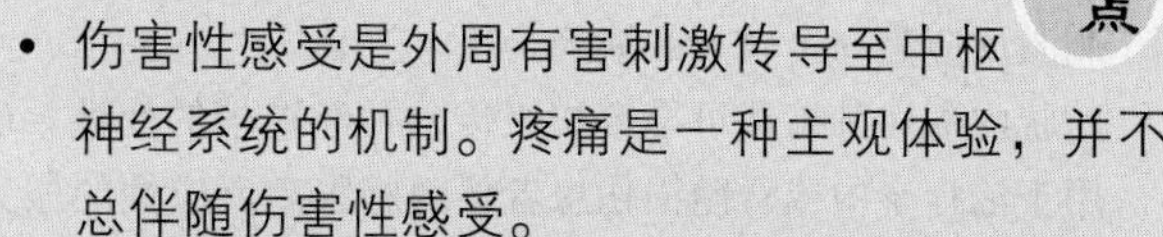


**痛觉和伤害性感受的机制**

- 伤害性感受是外周有害刺激传导至中枢神经系统的机制。疼痛是一种主观体验，并不总伴随伤害性感受。
- 多型伤害性感受器（PMNs）是对有害刺激进行应答的主要外周传入神经元。其中大部分为无髓鞘的 C 纤维，该纤维的末梢可对热、机械及化学刺激产生应答。
- 化学刺激作用于 PMNs，并产生包括缓激肽、$H^+$、ATP 及香草酸类（如辣椒素）在内的疼痛介质。前列腺素具有阿司匹林类药物的镇痛作用，它可使 PMNs 敏化，尤其是在炎症存在的情况下。
- 香草酸受体 TRPV1 可对伤害性热刺激及辣椒素样激动剂产生应答。脂类介质花生四烯乙醇胺是香草酸受体的激动剂，同时也是内源性大麻素受体的激动剂。
- 背角浅层中的伤害性传入纤维末梢可与延伸至丘脑的传输神经元形成突触。
- PMN 神经元可释放谷氨酸（快递质）和以 P 物质为代表的多种肽类（慢递质）。多肽类也可在外周组织中释放，促进神经源性炎症的发展。
- 神经性疼痛并非由外周过度刺激引起，而与伴发于伤害性传导通路中的神经元损伤有关。它通常是慢性疼痛的一个组成部分，对阿片类镇痛药物反应较差。

## 伤害性传导通路中的递质和调质

阿片肽家族（见第 16 章）在伤害性信息传递过程中起着重要作用；其中，在下行抑制通路中的效应概括于图 41.5。阿片类镇痛药物（见下文）作用于这些多肽的各种受体。

另一个扮演关键性角色的肽家族是速激肽家族（见第 16 章），P 物质是其中最为熟知的一员。P 物质由伤害性传入神经元的外周及中枢末梢释放。在外周，它可产生一些神经源性炎症的表现（见上文），而在脊髓背角它可能参与兴奋性升级现象（wind-up）及中枢的敏化。动物模型中，P 物质的拮抗剂是强效的镇痛药物，但却不能用人体临床试验得到证实，因此试图研发一种新型临床镇痛药物的强烈愿望又破灭了。失败的原因不得而知，但它说明 P 物质在人体中作为疼痛介质的重要性可能不及鼠类动物。

其他介质包括以下几种：

- 谷氨酸（见第 33 章），由初级传入神经元释放，作用于 AMPA 受体，介导背角中初级突触的快速传递。同时它还可引发 NMDA 受体介导的慢性反应，与兴奋升级现象（wind-up）密切相关（图 41.3）。

---

[1] 相反，$P_{2X3}$ 基因敲除小鼠在这方面的表现与正常时相同，推测可能有其他机制发挥作用。

[2] 而怀疑者可能会争辩说，将会遇到与特异性和不良反应有关的类似障碍。

- GABA（见第 33 章），由脊髓中间神经元释放，可抑制背角中初级传入末梢的递质释放。
- 5-羟色胺，是 NRM 至背角抑制性神经元中的递质。
- 去甲肾上腺素，是蓝斑至背角抑制性通路中的递质，可能同时存在于其他抗伤害性感受通路中。
- 腺苷，对伤害性信息传递具有双重效应。作用于外周神经末梢及背角神经元时，可激活 $A_1$ 受体而产生镇痛效应；作用于外周时，可激活 $A_2$ 受体产生反向效应（Liu & Salter，2005）。有证据显示下行抑制性嘌呤能通路可通过 $A_1$ 受体影响痛觉信息的传递。

## 镇痛药

### 吗啡类药物

阿片样物质（opioid）的定义是指可产生吗啡样效应，能被纳洛酮等拮抗剂阻断的内源性或人工合成物质。其较早概念——阿片剂（opiate），则专指不具有肽类结构的人工合成的吗啡类药物。Herz（1993）系统介绍了该领域的相关情况。

鸦片（opium）是罂粟原汁中的提取物。在过去数千年中，作为一种可产生欣快、镇痛、催眠和止泻效应的物质，用于社交和医疗目的。鸦片最初在 17 世纪末传入英国，“鸦片酊（tincture of laudanum）”为常见的口服制剂。随后的 200 年间，成瘾性成为其特定的社会印记。19 世纪中叶，随着皮下注射器和针头的出现，形势发生了改变，阿片依赖变得更加严峻。

#### 化学方面

鸦片中含有多种与吗啡相似的生物碱。吗啡的化学结构（图 41.8）于 1902 年被确定。此后，许多半合成的化合物（由吗啡进行化学修饰而成）及全合成的阿片剂被广泛研究。除吗啡类化合物外，鸦片中还含有罂粟碱——一种平滑肌松弛剂（见第 19 章）。

本节所讨论药物的大致分类如下：

- 吗啡类似物。这类化合物的结构与吗啡非常相似，通常在后者的基础上合成。可能是激动剂如吗啡（morphine）、二醋吗啡（海洛因，diamorphine [heroin]）和可待因（codeine），部分激动剂如烯丙吗啡（纳洛芬，nalorphine）和左洛啡烷（levallorphan）或拮抗剂如纳洛酮（naloxone）。
- 与吗啡结构不同的合成衍生物：
  - 苯基哌啶类，如哌替啶（pethidine）和芬太尼（fentanyl）；
  - 美沙酮类，如美沙酮（methadone）和右丙氧芬（dextropropoxyphene）；
  - 苯丙吗啡烷类，如喷他佐辛（pentazocine）和环佐辛（cyclazocine）；
  - 半合成二甲氢吗啡衍生物，如埃托啡（etorphine）和丁丙诺啡（buprenorphine）。

同时有必要提及洛哌丁胺（loperamide），它是一种不进入脑内的阿片剂，因此不具有镇痛效应。但同其他阿片剂（见下文）一样，可抑制胃肠蠕动，因而被用于控制腹泻（见第 25 章）。

##### 吗啡类似物

吗啡是一种具有两个平面环和两个脂肪环结构的菲类衍生物，大致在右角处占据一个平面，再延伸至分子的其余部分（图 41.8）。吗啡分子的异构体可通过取代一至两个羟基或氮原子而生成。

##### 合成衍生物

苯基哌啶类

哌替啶（麦啶）是第一个全合成的吗啡类药物，偶然发现于寻找新型阿托品类药物的过程中。尽管其药理学效应与吗啡非常相似，但在化学结构上却不同于吗啡。芬太尼和舒芬太尼（sufentanil）（后者在英国不被使用）是效力更强但作用时间较短的两种衍生物，通常静脉注射用于治疗重度疼痛或作为麻醉时的辅助药物，治疗慢性疼痛时可通过贴剂经皮给药。

美沙酮类

尽管美沙酮的结构式与吗啡没有明显的化学相关性，但在溶液中却呈现出与之相似的构象，而且它的设计也完全依照吗啡和哌替啶三维空间结构的共同特性

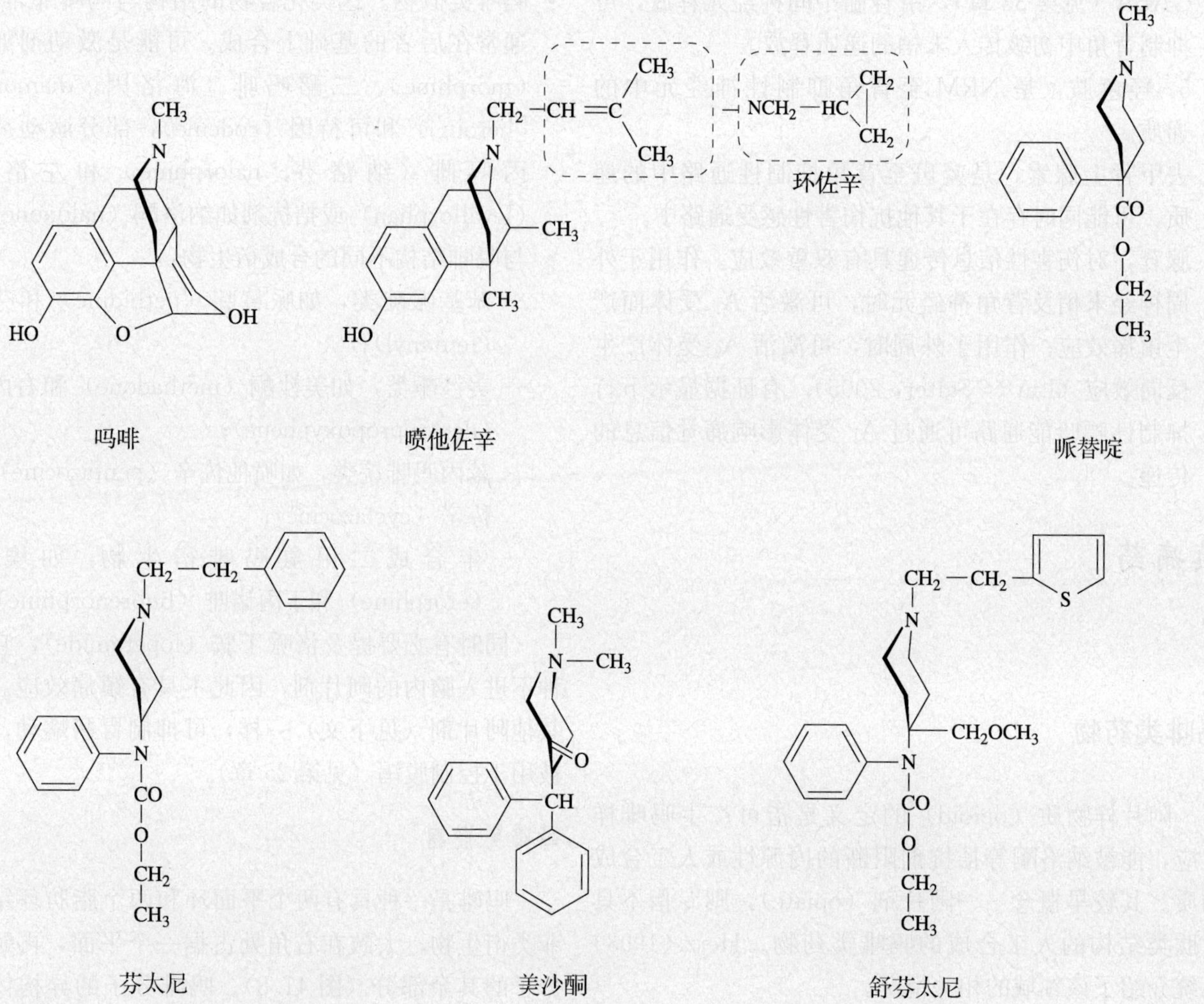

吗啡　喷他佐辛　环佐辛　哌替啶

芬太尼　美沙酮　舒芬太尼

**图 41.8 部分阿片类镇痛药物的化学结构。**

(图 41.8)。美沙酮作用时间较吗啡长，但其他方面的特性与其基本一致。右丙氧芬与美沙酮类似，临床上用于治疗轻、中度疼痛（由于其心脏毒性，目前已不再推荐使用)。

### 苯丙吗啡烷类

喷他佐辛和环佐辛（图 41.8）是此类药物中最重要的两种。它们与受体结合部位的方式（见下文）与吗啡不同，因此具有某些特殊的效应和副作用。环佐辛在英国已停止使用，喷他佐辛的应用也逐渐减少。

### 二甲氢吗啡衍生物

埃托啡是一种效力极强的吗啡类药物，主要作为兽药。丁丙诺啡与吗啡基本类似，但只是部分激动剂（见下文)；因此虽然效力强，但最大效应并不及吗啡，且可拮抗其他阿片剂的作用。

## 阿片受体

1972 年 Hughes 和 Kosterlitz 发现了内源性阿片肽。之后不久，Snyder 和他的同事便发现了其在脑内的特异性结合位点，并鉴定为特异性阿片受体；此前，关于存在药物作用受体从而产生吗啡拮抗效应的观点早已被提出。多项药理学实验提示不只一类的受体参与其中，而最初关于多个受体类型的假设来源于药物作用谱（镇痛、镇静、缩瞳、心动过缓等）的体内研究。同时发现一些阿片剂可减轻吗啡依赖性动物的戒断症状，有人曾从不同受体亚型的角度解释这一现象。对以上发现及多项后续药理学研究进行总结（Dhawan 等，1996）得出，存在 3 种类型的阿片受体，分别定义为μ、δ和κ[1]（均为G蛋白偶联受体；见第3章），它们可调控阿片制剂的主要药理学效应，归纳于表41.1[2]。这一结论随后经受体克隆证实。另有药理学证据显示这3种受体亚型可再进行细分，剪接异构体和受体的二聚作用可能有助于解释这种药理学多样性。对分别缺少3种受体中某一种的转基因小鼠品系进行研究发现，吗啡的药理学作用（如镇痛等）主要受μ受体调控。

多种阿片类药物及阿片肽与3种受体的相互作用总结于表41.2中。除内源性阿片肽和临床应用药物外，一些用于研究不同受体亚型的试验用工具药也归纳于该表中。

**阿片类镇痛药物**

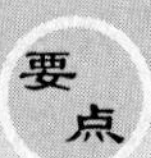


- **阿片类药物包括：**
  —与吗啡结构相似的菲类衍生物；
  —与吗啡结构不同的人工合成化合物，但其具有与吗啡相似的药理学效应。
- 重要的吗啡样激动剂，包括二醋吗啡和可待因；其他结构相似的化合物为部分激动剂（如烯丙吗啡和左洛啡烷）或拮抗剂（如纳洛酮）。
- 主要的人工合成类似物为哌啶类化合物（如哌替啶和芬太尼）、美沙酮类药物、苯并吗啡烷类（如喷他佐辛）和二甲氢吗啡衍生物（如丁丙诺啡）。
- 阿片类镇痛药可口服、注射或鞘内给用，以产生镇痛效应。

**表41.1 主要阿片受体的功能作用**

| | μ | δ | κ |
|---|---|---|---|
| 镇痛 | | | |
| 脊髓以上 | +++ | − | − |
| 脊髓 | ++ | ++ | + |
| 外周 | ++ | − | ++ |
| 呼吸抑制 | +++ | ++ | − |
| 缩瞳 | ++ | − | + |
| 胃肠运动降低 | ++ | ++ | + |
| 欣快 | +++ | − | − |
| 病理性心境恶劣 | − | − | +++ |
| 镇静 | ++ | − | ++ |
| 躯体依赖 | +++ | − | + |

## 激动剂与拮抗剂

不同的阿片剂不仅具有受体特异性，而且对不同类型受体的效力也不尽相同。有些药物对某种受体表现为激动作用，但对另一种受体就可能产生部分激动或拮抗效应，构成一幅复杂的药理学作用模式图。其中一些复杂性可反映出受体异源二聚体的存在，这些二聚体的作用性质与已充分研究的单体阿片受体不同。“激动剂主导的移位效应（agonist-directed trafficking）”（见第3章）可使不同配体作用于相同受体时产生不同的细胞反应，它或许可以解释部分复杂性。但目前对为何不同阿片剂具有不同作用的理解还远远不够。

3种主要的药理学类型（表41.2）如下：

- 完全激动剂。此类包括多数典型的吗啡类药物。它们对μ受体具有高亲和力，但通常对δ和κ受体亲和力较低。这类药物中的一些，如可待因、美沙酮和右丙氧芬，有时也被称为弱激动剂，因为它们的最大效应，包括镇痛作用和不良反应，均弱于吗啡，且不能形成依赖性。它们是否属于部分激动剂尚无定论。
- 部分激动剂和激动-拮抗剂。以烯丙吗啡和喷他佐辛为代表，该类药物对不同的受体同时存在一定程度的激动和拮抗作用。例如，烯丙吗啡作用于豚鼠的回肠时表现为激动效应，但同时也可完全抑制吗啡对该组织的作用（与部分激动剂的特性一致；见第2章）。在体内，烯丙吗啡也表现出类似的激动与拮抗混合作用。喷他佐辛和环佐辛与之相反，它们是μ受体的拮抗剂，但对δ和κ受体则表现出部分激动效应。此类药物中的大多数都可导致病理性心境恶劣而非欣快，可能与激动κ受体有关。
- 拮抗剂。该组药物单独使用时几乎不产生效应，但可以阻断阿片剂的作用。其中最重要的两例即纳洛酮和纳曲酮。

---

❶ 推测可能存在第4种亚型——σ，用以解释某些阿片制剂所产生的“焦虑”效应（忧虑、幻觉、噩梦等）。实际上，许多其他类型的精神药物也可与这几类阿片受体发生交互作用，且这些受体的生物学作用仍不明确，因此，它们并不是真正意义上存在的受体（Walker等，1990）。所有阿片类药物中，只有苯并吗啡烷类（如喷他佐辛和环佐辛等）略微与σ受体结合，这也与其致幻性一致。

❷ 在G蛋白偶联受体相关的介质系统中，阿片系统属于特例。体内存在多种（20种或更多）阿片肽，却只有3类受体。相反，以5-羟色胺为代表的单一介质与多种（约14种）受体相互作用是更为常见的形式。

**阿片受体** 要点

- 通常认为 μ 受体介导阿片样物质大部分的镇痛效应及主要的不良反应（如呼吸抑制、欣快、镇静和依赖等）。具有镇痛效应的阿片样物质多为 μ 受体的激动剂。
- δ 受体可能在外周更为重要，但它也可发挥镇痛效应。
- κ 受体在脊髓水平发挥镇痛效应，可引起镇静和病理性心境恶劣，但很少产生相关不良反应且不形成依赖。某些镇痛药物就选择性地作用于 κ 受体。
- σ 受体并不是真实存在的阿片受体，但却是某些致幻觉药的作用靶点，因此，这些药物可与阿片样物质产生交互作用。
- 所有的阿片受体都与 G 蛋白偶联，从而抑制腺苷酸环化酶。它们还可易化 $K^+$ 通道的开放（产生超极化）并抑制 $Ca^{2+}$ 通道的开放（抑制递质的释放）。但这些胞膜效应并不导致 cAMP 的生成减少。
- 不同类型阿片受体结合所生成的功能性异二聚体可能会出现，并产生更多的药理学多样性。

**表 41.2 阿片类药物及阿片肽对不同受体亚型的选择性**

| | μ | δ | κ |
|---|---|---|---|
| **内源性阿片肽** | | | |
| β－内啡肽 | +++ | +++ | +++ |
| 亮氨酸脑啡肽 | + | +++ | − |
| 甲硫氨酸脑啡肽 | ++ | +++ | − |
| 强啡肽 | ++ | + | +++ |
| **阿片类药物** | | | |
| **完全激动剂** | | | |
| 吗啡、可待因、羟吗啡酮<br>右丙氧芬 | +++ | + | + |
| 美沙酮 | +++ | − | − |
| 哌替啶 | +++ | + | + |
| 埃托啡、布马佐辛 | +++ | +++ | +++ |
| 芬太尼、舒芬太尼 | +++ | + | − |
| **部分/混合激动剂** | | | |
| 喷他佐辛、酮基环唑新 | + | + | ++ |
| 纳布啡 | + | + | (++) |
| 烯丙吗啡 | ++ | − | (++) |
| 丁丙诺啡 | (+++) | − | ++ |
| **拮抗剂** | | | |
| 纳洛酮 | +++ | + | ++ |
| 纳曲酮 | +++ | + | +++ |
| **试验工具药（受体选择性）** | | | |
| DAMGO[a] | +++ | − | − |
| DPDPE[a] | − | ++ | − |
| U50488[b] | − | − | +++ |
| CTOP[a] | +++ | − | − |
| Naltrindole，二丙诺啡 | − | +++ | − |
| Nor-binaltorphimine | + | + | +++ |

注：灰色的“+”表示激动剂活性；部分激动剂的活性标注于括号内，黑色的“+”表示拮抗剂活性。“−”表示活性很弱或缺失。[a]DAMGO、DPDPE 和 CTOP 是人工合成的阿片样肽类，受体选择性比内源性阿片肽高。[b]U50488 是人工合成的阿片剂。

## 阿片剂的作用机制

与其他类型的药物相比，阿片剂得到了更为深入的研究，希望能从分子、生化及生理角度理解其强效的作用，从而研发出比吗啡更具优势的阿片类镇痛药物。调控阿片剂的生理通路是镇痛和其他效应发生的基础，尽管受体生物学发展迅速（Waldhoer 等，2004），但对上述通路的了解仍然有限。即便如此，被 Osler 称为“上帝之药”的吗啡仍被作为评价新型镇痛药物的标准。关于阿片剂神经药理学的综述参见 Yaksh（1997）。

### 细胞效应

阿片受体属于 G 蛋白偶联受体家族，3 种亚型的阿片受体均可抑制腺苷酸环化酶，降低细胞内的 cAMP 含量（Dhawan 等，1996），继而影响蛋白磷酸化途径和细胞功能。同时，它们还可通过影响与离子通道直接偶联的 G 蛋白，对这些通道发挥作用。阿片剂在细胞膜水平的主要作用是通过上述方式促进 $K^+$ 通道开放，并抑制电压门控 $Ca^{2+}$ 通道开放。这些作用可降低神经元的兴奋性（因为增加的 $K^+$ 电导引起细胞膜的超极化）并减少递质释放（由于 $Ca^{2+}$ 的入胞被抑制），因而，细胞水平上的全面作用表现为抑制性。尽管如此，阿片剂仍可通过减少抑制性中间神经元的冲动发放来增加部分神经元的兴奋性（见下文)。在细胞水平，3 种受体亚型介导的效应基本相似，但各型受体分布不同意味着不同的激动剂将选择性影响特异的神经元及传导通路。

#### 对疼痛通路的影响

阿片受体在脑内广泛分布，它与伤害性传导通路的关系总结于图 41.5。鞘内给予微量阿片剂便可发挥强有力的镇痛作用，提示其镇痛效应可能与中枢作用有关。直接将吗啡注入 PAG 区可产生显著的镇痛作用，用外科手术切断下行至 NRM 的传导通路或药理学上用对氯苯丙氨酸抑制 5-羟色胺的合成可阻断该效应。后一种方法阻断了从 NRM 到背角的 5-羟色胺通路。此外，横断脊髓颈段后，全身给予吗啡对伤害性脊髓反射抑制的效力降低，而伴随下行抑制通路的神经元冲动发放则有所增加，说明脊柱水平以上的调控对整体效应的重要性。

在脊髓水平，吗啡作用于背角可抑制伤害性冲动的传导及伤害性脊髓反射，甚至对脊髓横断的患者也有效。同时，它还可抑制背角神经元中初级传入末梢的 P 物质释放，但对大鼠全身性给予镇痛剂量的吗啡时，类似效应并不能体现，提示吗啡对初级传入末梢的作用在治疗效应的产生中并不重要。

也有证据显示（Sawynok，2003）阿片制剂可抑制外周伤害性传入末梢的放电，特别是在炎症条件下，因为此时感觉神经元上的阿片受体表达增加。将吗啡注射入手术后的膝关节也可产生有效的镇痛效应，这就动摇了多年以来的看法——阿片制剂的镇痛作用仅仅是一个中枢现象。

## 药理学作用

吗啡是众多阿片类镇痛药的代表，下文中将其作为参照物进行论述。

虽然吗啡对其他系统也具有多种次要作用，但最重要的效应仍在于 CNS 和胃肠道。

#### 中枢神经系统效应

##### 镇痛

一般而言，阿片剂对神经性疼痛综合征（如幻肢痛、其他类型的去传入性疼痛和三叉神经痛）的治疗效果不及对组织损伤、炎症或肿瘤生长等的疼痛治疗，但吗啡却对大多数类型的急、慢性疼痛均有效。

除抗伤害作用外，吗啡还可减少疼痛中的情绪成分，这就反映出其作用于脊髓以上的效应。该效应的作用部位可能位于边缘系统，而后者可能参与致欣快作用。其他药物，如烯丙吗啡和喷他佐辛等，具有与吗啡相同的抗伤害作用，但对疼痛所致精神反应的疗效较差。

##### 欣快

吗啡可引发强烈的满足感和幸福感，这是其镇痛效应的一个重要组成部分，因为伴发于致痛疾病或组织损伤的躁动和焦虑得以减少。如果吗啡或二醋吗啡直接由静脉给药，可导致一种突发的、类似于“腹部性高潮（abdominal orgasm）”的冲动。吗啡的欣快效应很大程度上取决于所处的环境：对于因疼痛而苦恼的患者，它的作用是显著的；而对于习惯于慢性疼痛的患者，吗啡在发挥镇痛效应的同时，几乎或完全不产生欣快感。相同情形中，还有一些患者表现为坐立不安，而非欣快。

欣快感似乎由 μ 受体介导，并与因 κ 受体活化（表 41.1）而产生的病理性心境恶劣相互平衡。因此，不同阿片类药物在产生欣快感的程度上区别很大。无论多大剂量的可待因和喷他佐辛均不引起欣快，而烯丙吗啡在镇痛剂量时即可引发病理性心境恶劣。

##### 呼吸抑制

正常镇痛剂量的吗啡或相关化合物可引起呼吸抑制，从而导致动脉血 $P_{CO_2}$ 升高。镇痛和呼吸抑制效应均由 μ 受体调控，因此两者之间的平衡对大多数阿片剂来说是一致的。抑制效应同时伴随着呼吸中枢对 $P_{CO_2}$ 的敏感性降低。髓质呼吸中枢内的神经元并未表现出被直接抑制，但阿片剂作用于 $CO_2$ 化学敏感性最高的髓质腹侧面区域时，可产生强有力的呼吸抑制作用。

阿片制剂的呼吸抑制效应并不伴随髓质中心血管功能调控中枢的抑制反应（与麻醉剂及其他常见镇静剂的作用相反）。这意味着阿片剂引发的呼吸抑制比巴比妥类药物引起的类似程度的抑制更容易被耐受。尽管如此，呼吸抑制是这类药物最棘手的副作用。与常见 CNS 抑制药物引起的效应不同，它在治疗剂量时即可出现，并且是急性阿片中毒最常见的致死原因。

##### 抑制咳嗽反射

奇怪的是，咳嗽抑制与阿片制剂的镇痛及呼吸抑制效应并不密切相关，且其在受体水平的作用机制尚未明确。一般来说，吗啡分子上被取代的酚羟基越多，与镇痛相关的镇咳效应也越强。因此，可待因在镇痛剂量以下便可发挥镇咳效应，通常被用作镇咳药物（见第23章）。福尔可定（pholcodine）的选择性更高，但可引起便秘等不良反应。

恶心和呕吐

恶心和呕吐在给予吗啡治疗的患者中发生率高达40%，并且似乎与许多阿片类药物的镇痛效应分不开。其作用部位位于髓质中的最后区（化学感受器触发区），多种作用于该脑区的化学刺激均可引起呕吐❶（见第25章）。吗啡注射后的恶心和呕吐通常只是短暂的，多次重复给药后可消失。

缩　瞳

缩瞳效应由μ和κ受体介导的动眼神经核刺激所引发。针尖样瞳孔是阿片中毒的一个重要诊断性体征❷，因为其他原因导致的昏迷和呼吸抑制均表现为瞳孔散大。

### 胃肠道作用

吗啡可使胃肠道许多部位的鸣响增加、动力降低，从而导致便秘，这对患者来说可能是严重且难以解决的问题。由此导致的胃排空延迟可在相当程度上延缓其他药物的吸收。同时，胆囊和胆管括约肌的收缩还可使胆管内压力升高。对于因结石而罹患胆绞痛的患者不能使用阿片类镇痛药物，否则疼痛不仅不能缓解反而还会加剧。此外，胆管内的压力升高还可导致血浆中淀粉酶和脂肪酶的浓度短暂性增高。

吗啡对内脏平滑肌的作用可能主要通过壁内神经丛来调控，因为鸣音增加效应可被阿托品降低或消除。此外，该作用还部分地由吗啡的中枢效应调控，因为脑室内注射吗啡可抑制胃肠的推进运动。吗啡和其他阿片剂对肠肌丛神经元的局部效应表现为抑制性，同时伴随由$K^+$电导增加所致的超极化。参与此效应的受体类型有μ、κ和δ，并因制剂和种属而异。

### 阿片剂的其他作用

吗啡可以促进肥大细胞释放组胺，该作用与阿片受体无关。组胺的释放可引发一系列局部作用（如注射部位的荨麻疹及瘙痒）或全身作用（即支气管收缩和低血压）。其中，支气管收缩作用可引起哮喘患者的一系列不良后果，因此该类患者不能使用吗啡。哌替啶不会引发此类作用。

**吗啡的作用**

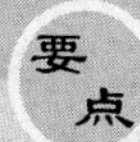


- 主要的药理学效应有：
  —镇痛；
  —欣快和镇静；
  —缩瞳；
  —呼吸抑制和镇咳；
  —恶心和呕吐；
  —降低胃肠运动，导致便秘；
  —促进组胺释放，导致支气管收缩和低血压。
- 最难控制的不良反应为便秘和呼吸抑制。
- 吗啡可注射（静脉注射或肌内注射）或口服给药（通常为缓释片剂）。
- 吗啡的急性过量可导致昏迷和呼吸抑制。
- 吗啡代谢为吗啡-6-葡糖苷酸，后者的镇痛效力更强。
- 吗啡和吗啡-6-葡糖苷酸是二醋吗啡及可待因的活性代谢物。

多数阿片剂大剂量使用时可通过对髓质的作用而引发低血压和心动过缓。吗啡及类似药物引起的组胺释放也可导致低血压。

尽管输尿管、胆囊及子宫痉挛时有发生，但不同于胃肠道及支气管反应的是，这种平滑肌效应较为轻微。Straub举尾反应是药理学家所关注的一个看似不可能的现象，表现为给予阿片类药物后，大鼠或小鼠尾部的举起并僵硬，这主要是由鼠尾基部的平滑肌痉挛所致。哌替啶的镇痛作用就是通过这个反应而发现的。

阿片剂也可发挥复杂的免疫抑制作用，它可能是神经系统与免疫功能间的一条重要纽带（Vallejo等，2004）。此药理学作用的重要性尚未明确，但有证据显示，长期滥用阿片剂的人群免疫系统被抑制，对感染的易感性增加。

---

❶ 吗啡的同系化合物阿扑吗啡虽为多巴胺激动剂，但催吐效应较前者更强；尽管起名为阿扑吗啡，但对阿片受体并无活性。它曾作为特定条件下的“厌恶疗法”用于治疗多种不良行为。

❷ 哌替啶除外，因为它可通过阻断毒蕈碱受体使瞳孔散大。

## 耐受和依赖

阿片制剂短时间内即可形成耐受（即产生原有药理学效应所需的剂量增加），并且容易观察。躯体依赖是指药物戒断后产生与原先相反的生理效应的一种状态，即戒断综合征。这些现象发生于使用阿片剂超过一定天数后的任何时段。上述概念需与成瘾（见第43章）进行区分，后者的躯体依赖更为显著，且精神依赖（或渴求）已成为主要驱动力。成瘾在使用阿片剂控制疼痛的患者中很少发生。目前，阿片戒断症状已可在实验动物中再现，并可能与耐受密切相关。

### 耐受

使用吗啡 12～24 小时后即可检测出耐受。图41.9显示出小鼠皮下埋植缓释吗啡药丸后，达到相同镇痛效果（通过热板试验计量）所需的吗啡剂量增加。皮下埋植药丸在试验前8小时取出，使所有体内已被吸收的吗啡在实验前得以消除。3天内，相同镇痛效应所需剂量大约升高4倍。敏感性在取出药丸后约3天内恢复正常。吗啡的多种药理作用均可出现耐受，包括镇痛、呕吐、欣快和呼吸抑制，但便秘和缩瞳作用受其影响较小。因此，成瘾者在使用50倍于正常镇痛剂量的吗啡时，可几乎不出现呼吸抑制，但便秘和缩瞳反应却很明显。

耐受相关的细胞机制在第43章讨论。某些可能性已被排除，如代谢性降解增加、与受体结合的亲和力降低、阿片受体下调和内源性阿片肽释放抑制等。耐受对于阿片受体的配体来说是很普遍的现象，且与其作用的受体亚型无关。交叉耐受发生在作用于同一受体的药物之间，但在作用于不同受体的阿片剂之间不会出现。临床上，有效缓解疼痛所需阿片剂的剂量会因耐受的出现而有所增加，但还不至于构成大的问题。

### 躯体依赖

躯体依赖突出表现为明显的戒断症状。在实验动物（如大鼠）中，慢性给予吗啡数天后突然停药可导致激惹增加、体重降低和多种异常行为表现，如身体抖动、扭体、跳跃和攻击行为。这些反应在几天后可逐渐减少，但异常激惹和攻击行为将持续数周。如果逐步戒断阿片剂，躯体依赖表现的剧烈程度将明显降低。使用阿片剂数日或数星期以缓解疼痛的患者在停药后也可出现戒断症状，表现为烦躁不安、流涕、腹泻、战栗和竖毛❶。戒断症状的剧烈程度差异较大，但依赖很少发展为成瘾，精神依赖（如药物渴求）是

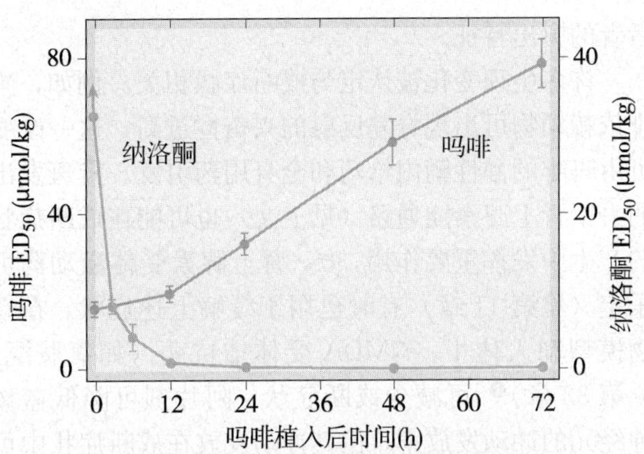


**图41.9 小鼠吗啡依赖的形成。**小鼠皮下植入吗啡的缓释片剂后，通过皮下注射试验剂量的吗啡，间断测量其镇痛效应（通过热板试验测量）的半数有效剂量（$ED_{50}$）。缓释片剂在测量前8小时取出，以便在给予试验剂量前，血液中的吗啡浓度得以降至零点。72小时后，$ED_{50}$增加了约4倍。同时，产生戒断症状所需的纳洛酮剂量明显降低。（From Way E L et al. 1969 J Pharmacol Exp Ther 167：1.）

**耐受与依赖** 要点

- 耐受发展迅速，并伴有躯体戒断症状。
- 耐受的机制可能涉及腺苷酸环化酶的适应性上调。其起因与药代动力学无关，且受体下调也不是其中的主要因素。
- 依赖可因 μ 受体激动剂而得以满足，戒断症状可由 μ 受体拮抗剂促成。
- 依赖由两部分组成：（i）躯体依赖，伴有戒断症状，持续数天；（ii）心理依赖，伴有渴求，持续数月或数年。心理依赖在阿片样物质作为镇痛药物使用时很少发生。
- μ 受体的长效弱激动剂（如美沙酮）可被用于缓解戒断症状。
- 某些阿片类镇痛药物，如可待因、喷他佐辛、丁丙诺啡和曲马多，引起躯体及心理依赖的可能性很小。

❶ 可产生鸡皮疙瘩。这也是用“冷火鸡”一词来形容吗啡戒断效应的由来。

后者的突出特征。

许多生理变化被认定与戒断症状相关。例如，吗啡依赖动物可出现脊髓反射的兴奋性过高，这一改变可由吗啡的慢性鞘内给药和全身用药引发。蓝斑发出的去甲肾上腺素能通路（见上文）也可能在戒断症状的产生中发挥重要作用，$\alpha_2$-肾上腺素受体激动药可乐定（见第11章）有时也用于缓解上述症状。在动物模型和人体中，NMDA受体拮抗药（如氯胺酮；见第33章）❶ 可减少戒断症状。阿片剂可降低蓝斑神经元的冲动发放率，但其冲动发放在戒断症状中可增高。类似的变化也可影响投射至伏核的腹侧被盖区多巴胺能神经元。这些神经细胞接收含阿片样物质神经元的传入信息，构成"奖赏通路"，在阿片剂的强化效应中起重要作用。

## 药代动力学

表41.3总结了主要阿片类镇痛药物的药代动力学特征。吗啡同系物口服吸收差异明显。吗啡吸收较慢且不规律，通常采用静脉或肌内注射来治疗急性重度疼痛；口服吗啡常用于治疗慢性疼痛，而缓释制剂可增加作用持续时间。可待因较易吸收，常口服。多数吗啡类药物都需经过相当程度的首关消除，因此口服药效较注射明显减弱。

多数吗啡类药物的血浆半衰期为3～6小时。肝代谢是其失活的主要方式，常通过与葡糖苷酸结合而实现。后者发生于3-和6-羟基，结合型药物在血浆药物总量中占有相当大的比例。令人惊讶的是，吗啡-6-葡糖苷酸的镇痛活性比吗啡本身更高，因而可发挥更大的药理作用。吗啡-3-葡糖苷酸被认为可拮抗吗啡的镇痛效应，但显著性不明确。吗啡葡糖苷酸由尿液排泄，因此肾衰竭的患者应减少用量。葡糖苷酸也可通过胆汁排泄进入肠道，并在此部位水解，大部分吗啡被重新吸收（肝肠循环）。新生儿的上述结合能力较低，吗啡类药物在体内的作用时间相对更为持久；加之轻微程度的呼吸抑制即可产生危险后果，因而吗啡及其同系物不得在新生儿期及围生期使用。对于此类情况，哌替啶（见下文）是较为安全的替代药物。

3-位缺乏游离羟基的吗啡类似物（如二醋吗啡，可待因）可被代谢为吗啡，这点可用以解释其全部或部分的药理作用。静脉注射给药时吗啡可产生强效镇痛作用，麻醉师通常采用这种给药方式，其优点在于可显著降低镇静及呼吸抑制效应，但不能完全避免。

在慢性疼痛和手术后疼痛的治疗中，为满足"需要"（患者自主控制的镇痛），阿片剂的使用逐渐增多。可提供患者一个自主控制的输液泵，限制其最大给药速率以防发生急性毒性反应。与最初的担心相反，患者几乎不会过度增大使用剂量及产生依赖，而是会将剂量调整到可产生镇痛效应但不伴有过度镇静作用的水平，并且在疼痛消退时降低使用剂量。由于可自行控制镇痛，患者的焦虑及痛苦情绪得以减少，而镇痛药物的消耗量实际上也趋向降低。

## 不良反应

吗啡及相关药物的主要不良反应列于表41.3中。

吗啡急性过量可导致昏迷和呼吸抑制，并伴随特征性的瞳孔缩小。治疗方法为静脉给予纳洛酮。同时，这也可以作为一项诊断试验，对纳洛酮无反应则提示昏迷状态是由非阿片中毒的其他原因所致❷。但该试验也存在突发严重戒断症状的危险，因为阿片中毒主要发生于成瘾者。

### 个体差异

- 不同个体对阿片类镇痛药物的敏感性差异可高达10倍。这是由于产生特定效应所需的血浆药物浓度不同，由此反映出药效学而非药代动力学的差异性。后者可能与μ阿片受体的基因多态性有关（Ikeda等，2005）。基因分型基本上可用于鉴别阿片抵抗的个体，但这项试验还未在临床上应用。

## 其他阿片类镇痛药物

二醋吗啡（海洛因）是吗啡的双乙酰衍生物。强烈的醋味通常为查找不法海洛因制造者提供线索，至少小说中这样描述。在体内，它可迅速去乙酰化转变为吗啡，但口服给药时其作用无法辨别。尽管如此，由于其脂溶性强于吗啡，故可更为迅速地通过血脑屏障并在静脉给药时引起大的突击效应。二醋吗啡的催吐作用弱于吗啡，但相关证据较少。虽然许多国家已禁用海洛因，但其在英国仍被作为镇痛药物使用。

---

❶ 阿片类药物右美沙芬在作为μ阿片受体激动剂的同时，还具有NMDA受体阻断效应；与其他阿片剂相比，右美沙芬不易引起躯体依赖。

❷ 出于未知原因，纳洛酮可能无法逆转"弱"阿片剂（如丁丙诺啡或右丙氧芬）的效应。

表 41.3 主要阿片类镇痛药物的特性

| 药物 | 用途 | 给药途径 | 药代动力学特征 | 主要不良反应 | 说明 |
|---|---|---|---|---|---|
| 吗啡 | 广泛用于急、慢性疼痛的治疗 | 口服，包括缓释制剂注射[a]<br>鞘内注射 | 半衰期 3～4h，转化为活性代谢物（吗啡-6-葡糖苷酸） | 镇静、呼吸抑制、便秘、恶心、呕吐、瘙痒（组胺释放）、耐受和依赖、欣快 | 耐受和戒断症状在用于镇痛时不常见 |
| 二醋吗啡 | 急、慢性疼痛 | 口服<br>注射 | 由于可快速穿透至脑内，起效比吗啡快；代谢为吗啡 | 与吗啡相同 | 被认为是镇痛的最后选择（不合理），也被称为海洛因 |
| 氢吗啡酮 | 急、慢性疼痛 | 口服<br>注射 | 半衰期 2～4h，无活性代谢物 | 与吗啡相同但镇静效应较低 | 左啡诺与其相似但作用时间较长 |
| 美沙酮 | 慢性疼痛成瘾者的维持药物 | 口服<br>注射 | 半衰期长（＞24h）起效慢 | 与吗啡相同但很少产生欣快效应；由于半衰期长，可出现蓄积 | 恢复慢，导致减弱的戒断症状 |
| 哌替啶 | 急性疼痛 | 口服<br>肌内注射 | 半衰期 2～4h，活性代谢物（去甲哌替啶）可产生兴奋效应 | 与吗啡相同；具有抗胆碱能效应；有导致兴奋和惊厥的危险 | 在美国被称为麦啶，可与单胺氧化酶抑制剂产生交互作用 |
| 丁丙诺啡 | 急、慢性疼痛 | 舌下含服<br>鞘内注射 | 半衰期约 12h；起效慢；因存在首关消除，口服无活性 | 与吗啡相同但有关呼吸抑制的报道较少；作用不能被纳洛酮翻转（因此不适用于产科） | 通常用于患者自控输注系统以治疗慢性痛 |
| 喷他佐辛 | 主要用于急性疼痛 | 口服<br>注射 | 半衰期 2～4h | 精神效应（病理性心境恶劣）；注射部位的刺激反应可促成吗啡戒断症状（μ受体拮抗效应） | 纳布啡与其相似 |
| 芬太尼 | 急性疼痛麻醉 | 静脉注射<br>表皮给药<br>经皮贴剂 | 半衰期 1～2h | 与吗啡相同 | 强大的效能使其可经皮给药；舒芬太尼与其相似，瑞芬太尼也与其相似，但起效及恢复较快 |
| 可待因 | 轻度疼痛 | 口服 | 为药物前体，代谢为吗啡及其他活性阿片样物质 | 主要为便秘；无致依赖潜力 | 仅在中脑起效；还可用于镇咳；双氢可待因与其类似 |
| 右丙氧芬 | 轻度疼痛 | 主要口服 | 半衰期～4h；活性代谢物去甲丙氧酚的半衰期～24h | 呼吸抑制可引起惊厥（可能由去甲丙氧酚引起） | 与可待因相似，已不再使用 |
| 曲马多 | 急性（主要为术后痛）和慢性疼痛 | 口服<br>静脉注射 | 易吸收；半衰期 4～6h | 眩晕；可引起惊厥；无呼吸抑制作用 | 为曲唑酮的代谢物；作用机制尚未明确；阿片受体的弱激动剂，还可抑制去甲肾上腺素的摄取 |

注：[a] 对大部分药物，可选用静脉、肌内或皮下注射方式。

相对于吗啡，它唯一的优势在于溶解度较高，口服、皮下注射或鞘内给药时所需剂量较低。其呼吸抑制作用与吗啡相同，静脉给药更易引起依赖。

可待因（3-甲基吗啡）口服给药时比吗啡更易吸收，但镇痛效能仅为吗啡的 20% 或更低。而且在高剂量水平其镇痛作用并无明显增加，因此主要作为轻度疼痛（头痛、背痛等）的口服治疗药物使用。与吗啡不同，它不会或很少产生欣快且不易成瘾，因此，可以不需要处方而自行获得。它常与对乙酰氨基酚配伍形成特定的镇痛药物。相对于镇痛作用来讲，可待因的呼吸抑制作用与吗啡相当，然而，即使高剂量给药时，药物的作用仍然有限，这意味着在实际应用时不至于产生问题。然而，该药可引起便秘。可待因具有显著的镇咳作用，常应用于镇咳合剂（见第 23 章）。双氢可待因的药理作用与其非常相似，相对于可待因没有大的优势或缺点。约 10% 的人抵抗可待因的镇痛作用，因为他们缺乏使其转化为吗啡的脱甲基酶。

哌替啶（度冷丁）的药理作用与吗啡极为相似，唯一的不同之处在于它倾向于引起躁动而非产生镇静作用。此外，它还具有抗毒蕈碱效应，可引起口干、视物模糊等副作用。哌替啶可产生类似的欣快效应并同样易于导致依赖。其作用持续时间与吗啡基本一致，但代谢降解途径与后者不同。哌替啶在肝中经 N-脱甲基化部分转化为去甲哌替啶，后者具有致幻及致惊厥效应。这点在大剂量口服时显得尤为重要，此过量症状与吗啡完全不同。分娩过程中的镇痛更倾向于使用哌替啶，因为它不会影响子宫收缩。哌替啶在新生儿体内消除缓慢，且可能需要使用纳洛酮来逆转其对婴儿的呼吸抑制作用［在这点上吗啡的危险性更大，因为新生儿缺乏吗啡（而非哌替啶）排泄所依赖的结合反应］。据报道，同时使用单胺氧化酶抑制剂和哌替啶的患者可出现兴奋、体温过高和惊厥构成的严重反应，其原因可能是由于抑制了某替代性代谢途径，从而导致去甲哌替啶生成增多，但具体机制尚未明确。

芬太尼和舒芬太尼是强效的苯基哌啶衍生物，具有与吗啡相似的效应，但起效更快而作用时间较短，特别是舒芬太尼。两者主要用于麻醉，可鞘内给药。同时，它们还因具有短效的优势而用于患者自控输注系统，以及通过皮肤贴剂用于治疗慢性重度疼痛。

埃托啡是效力极高的吗啡类似物，镇痛效能约为吗啡的 1000 倍，但其他方面的作用与吗啡相当。高效能并没有为其带来特殊的临床优势，但却可以在狩猎或研究中用于固定野生动物，因为即使一只大象所需的剂量也小到足以掺入标枪中或做成药片。

美沙酮在药理学效应上同样与吗啡相似，但与后者的主要区别在于作用持续时间相当长（血浆半衰期＞24 小时），且镇静作用较弱。作用持续时间较长可能与药物集中分布在血管外间隙并且释放缓慢有关。因此，与吗啡及其他短效药物相比，躯体戒断症状的严重程度较低，但心理依赖并未减轻。美沙酮被广泛用于吗啡及二醋吗啡成瘾的治疗。在美沙酮存在下，注射吗啡并不能引起通常的欣快效应，加上没有躯体戒断症状，使得定时口服一定剂量（疗效不佳可增量）的美沙酮有可能促使吗啡及二醋吗啡脱瘾❶。

喷他佐辛是一种混合激动-拮抗药（见前文），具有与吗啡相似的镇痛作用。它不产生欣快，而是引起明显的病理性心境噩劣，并伴有噩梦和幻觉，现在已很少使用。

丁丙诺啡是 μ 受体的部分激动剂，与喷他佐辛比较，不易引起病理性心境恶劣，但却易于引发呼吸抑制。其作用时间较长，滥用可能性要低于吗啡。

美普他酚（meptazinol）是新近研发的具有特殊化学结构的阿片剂。可口服或注射给药，作用时间比吗啡短。其吗啡样副作用相对较少，不引起欣快、病理性心境恶劣或呼吸抑制，但可引起恶心、镇静和眩晕，并可产生阿托品样副作用。由于作用时间短且无呼吸抑制作用，可能在产科镇痛中更具优势。

曲马多是抗抑郁药曲唑酮（见第 39 章）的代谢产物，广泛用于术后镇痛。该药是 μ 阿片受体的弱激动剂，同时也是去甲肾上腺素再摄取的弱抑制剂。其镇痛效果好，且副作用比多数阿片剂少，但有报道称它可引起精神反应。通常口服或肌内、静脉注射给药，用于治疗中重度疼痛。

## 阿片受体拮抗剂

烯丙吗啡结构与吗啡极为相似，是首个被发现的特效拮抗剂，首次为吗啡特异性受体的存在提供了明确证据，对该受体的识别引发了对内源性介质的成功探寻。实际上，烯丙吗啡具有较单纯竞争性拮抗剂（表 41.2）更为复杂的功效。低剂量时，烯丙吗啡表现为竞争性拮抗剂，在动物机体或分离组织中可阻断

❶ 其好处主要在于消除了自身注射的危险，并降低为筹措毒资而导致的犯罪率。

吗啡的大部分效应。然而，高剂量使用时，可作为镇痛药物并模拟吗啡的效应。上述作用反映出烯丙吗啡在发挥 μ 受体拮抗效应的同时，还伴有对 δ 受体和 κ 受体的部分激动效应，后一种效应可引起欣快，因此，该药不宜用作镇痛药物。烯丙吗啡本身可产生躯体依赖，并能促成吗啡或二醋吗啡成瘾者的戒断症状，目前已基本上不用于临床。

纳洛酮是首个阿片类完全拮抗剂，对 3 种阿片受体都具有亲和力。它可阻断内源性阿片肽及吗啡类药物的效应，作为一种实验工具，广泛用于确定阿片肽的生理作用，尤其是在疼痛传导通路中的作用。

单独使用时，纳洛酮对正常受试者的作用非常微小，但却可快速逆转吗啡及其他阿片剂包括部分激动剂（如喷他佐辛和烯丙吗啡）的效应。正常情况下，它对痛阈基本没有影响，但在应激或炎症导致内源性阿片肽生成时，却可引发痛觉过敏。这种情况可发生于接受口腔手术的患者，或经历身体应激的动物。纳洛酮也可抑制针刺镇痛，已知这种镇痛方式伴随阿片肽的释放。同样，通过刺激 PAG 区引起的镇痛效应也可被其阻断。

纳洛酮在临床上主要用于治疗阿片剂过量所致的呼吸抑制，偶尔在分娩过程中用于逆转阿片剂对新生儿的呼吸抑制作用。通常经静脉给药，并立即产生作用。纳洛酮经肝迅速代谢，作用仅持续 2～4 小时，相对于多数阿片类药物来说要短得多，因此需重复给用。

纳洛酮本身无明显不良反应，但却能促发成瘾者的戒断症状，可用来检测阿片类物质成瘾。

纳曲酮与纳洛酮非常相似，但具有作用时间明显延长的优势（半衰期约为 10 小时）。它可能对戒过毒的成瘾者较有价值，因为它可消除阿片剂的效应，使自身戒毒不成功的成瘾者脱瘾。尽管阿片肽在某些疾病中的作用颇受争议，但是，该药在酒精中毒和感染性休克等疾病中的应用仍在研究中。

μ、δ 和 κ 受体的特异性拮抗剂已被用于实验研究（表 41.2），但还未在临床使用。

> **阿片受体拮抗药** 要点
>
> - 完全拮抗药包括纳洛酮（短效）和纳曲酮（长效）。它们对 μ、δ 和 κ 受体的阻断效应大致相当。选择性拮抗剂已作为实验工具被使用。
> - 其他药物，如烯丙吗啡和喷他佐辛，可产生激动和拮抗的混合效应。
> - 纳洛酮正常状况下不影响痛阈，但可阻断应激引发的镇痛效应，加重临床疼痛。
> - 纳洛酮可快速逆转阿片诱导的镇痛和呼吸抑制效应，主要用于治疗阿片过量或改善因母亲使用阿片样物质所致的新生儿呼吸功能受影响。
> - 纳洛酮可促发吗啡依赖患者或动物产生戒断症状。喷他佐辛也有此作用。

## 对乙酰氨基酚

NSAIDs（具体讲述于第 14 章）广泛用于疼痛及炎症的治疗。对乙酰氨基酚（paracetamol，美国称为 acetaminophen）需引起特别注意。它早在一个多世纪前被合成，自 19 世纪 50 年代以来作为非处方药物广泛用于轻、中度疼痛的治疗。对乙酰氨基酚与其他 NSAIDs 的不同之处在于，它可产生解热镇痛作用却无抗炎作用，同样也不具备其他 NSAIDs 的致胃溃疡和胃出血倾向，这些差异产生的具体机制尚不清楚。生化试验显示对乙酰氨基酚仅为环加氧酶（COX）的弱抑制剂，对脑内 COX 具有部分选择性。近期报道，它可作用于一个新的 COX 变异体（COX-3），该变异体经证实为 COX 的主要单体形式 COX-1 的剪接变异体（见第 14 章）。然而，COX-3 在人体中的作用尚未明确，其作为对乙酰氨基酚作用靶点的重要性也仍有异议（Graham & Scott，2003；Davies 等，2004）。

对乙酰氨基酚口服吸收良好，血浆半衰期约为 3 小时。经羟基化代谢，主要结合形式为葡糖苷酸，随尿排出体外。在治疗剂量时，很少出现不良反应。但过量的对乙酰氨基酚可引起严重的肝损伤，通常可致命（见第 14、53 章），因而该药常用于蓄意自杀。

## 其他镇痛药物

◆ 一些其他类药物也作为镇痛药使用，尤其用于神经性疼痛的治疗，这种类型的疼痛对传统镇痛药物反应较差，从而成为临床上难以解决的一个问题。

这些药物包括以下几类：

- 三环类抗抑郁药，以丙米嗪和阿米替林为代表（见

第 39 章)。这些药物作用于中枢，通过抑制去甲肾上腺素再摄取，可有效缓解某些情况下的神经性疼痛，但并非所有情况都适用。其镇痛作用与抗抑郁作用无关，选择性 5-羟色胺再摄取抑制剂不具备上述功效。

- 抗癫痫药（见第 40 章)。卡马西平、加巴喷丁及苯妥英有时也对神经性疼痛有效。卡马西平和苯妥英作用于电压门控钠离子通道。而加巴喷丁的作用靶点则位于 L 型钙离子通道的 $\alpha_2\delta$ 亚基（见第 3 章)。
- 氯胺酮。是一种阻断 NMDA 受体通道的分离麻醉剂（见第 36 章)，其镇痛作用可能与脊髓背角的兴奋升级现象（wind-up）有关（图 41.3)。鞘内注射可在很大程度上避免对记忆及认知功能的影响。
- 利多卡因。是一种血浆半衰期较短的局部麻醉药（见第 44 章)，静脉给药可长时间缓解神经性疼痛。其作用机制可能为阻断损伤后感觉神经末梢的自发性放电，但其持久性镇痛的原因尚未明确。

**其他镇痛药物**

要点

- 对乙酰氨基酚与非甾体抗炎药类似，具有良好的镇痛疗效，但无抗炎活性。它通过阻断环加氧酶 COX-1 的剪接变异体 COX-3 而起效，同时也可具有其他效应。使用过量时，可产生肝毒性。
- 多种抗抑郁药（如阿米替林）和抗癫痫药（如卡马西平、加巴喷丁）主要用于治疗神经性疼痛。
- 其他偶尔使用的药物包括 NMDA 受体拮抗剂氯胺酮和局部麻醉药利多卡因。

## 新的进展

在神经药理学的其他领域，对疼痛感受相关的多种化学介质及信号通路的认识逐渐增加，促使许多新型镇痛方法相继出现。目前，在阿片剂和 NSAIDs 仍为主导治疗药物的同时，上述列举的各种其他类药物——全部都来自偶然发现，并非刻意设计——正逐渐应用于特定治疗中。尽管如此，目前的疼痛治疗还远不完善，一些新的治疗方法也正在探索当中。

- 以塞奥芬（thiorphan）为代表的脑啡肽酶抑制剂，通过抑制内源性阿片肽的代谢性降解而起效。除镇痛外，还可产生其他一系列吗啡样效应，但不引起依赖。
- 在伤害性神经（图 41.6）中发挥作用的各种离子通道可作为有效的药物作用靶点。其中包括已经鉴定了多种拮抗剂的 TRPV1 受体（Krause 等，2005)，以及特异性作用于上述神经末梢的特定钠离子通道亚型（Lai 等，2004)。
- 鞘内给予促生长素抑制素（见第 28 章）和降钙素（见第 29 章）为代表的神经肽时，可产生强的镇痛作用。也有临床报道称全身给药以治疗内分泌紊乱时，也可产生类似效应。
- 作用于 NMDA 受体或 AMPA 受体的谷氨酸拮抗剂在动物模型中可显示出镇痛活性，然而，在可接受副作用的情况下，人体还不可能获得同样的疗效。代谢型谷氨酸受体 $mGluR_5$ 的拮抗剂目前正在研发中，副作用较少。
- 腺苷类似物和腺苷激酶抑制剂可模拟或增强腺苷在伤害性传导通路中的抑制作用。
- 根据地棘蛙素（一种来源于蛙皮肤的生物碱，是强效的烟碱型乙酰胆碱受体激动剂，也是一种意想不到的有效镇痛物质）的研究结果，作用于烟碱型乙酰胆碱受体的激动剂具有镇痛效应。副作用较少的衍生物正在探索中。
- 包括四氢大麻酚在内的大麻素受体激动剂在动物模型中具有强效的镇痛作用，来自吸毒者的多份无对照报告也支持这一结论。大麻素受体在伤害性传入末梢及背角传导中具有抑制作用。评定此类化合物临床应用价值的正式试验正在逐步开展中。

有关新型治疗方法的更多相关信息，请见 Sawynok (2003) 和 Ahmad & Dray (2004)。

我们应回想起，上个世纪的大部分时间中，镇痛作为一种治疗需要仅能依赖于阿片剂和 NSAIDs，近年来研发的镇痛类新药也多类似于这两大家族。在过去的实践中，临床观察而非药理学发明拓展了新药发现的范围，如三环类抗抑郁药镇痛效应的发现。正在研究中的一系列新的可能性预示，沉寂之后，必有新的发明浪潮来临。然而，目前断言它是否能带来更好的治疗效果还为时过早（Hill，2006)。被称作“上帝之药”的吗啡，依然很难被超越。

### 镇痛药物的临床应用（1）

临床

- 镇痛药物被用于治疗和预防疼痛，例如：
  —用于手术前和手术后；
  —用于普通疼痛状态包括头痛、痛经、分娩、外伤、灼伤；
  —用于多种内科和外科急救（如心肌梗死和肾绞痛）；
  —末期疾病（如转移癌）。
- 阿片类镇痛药也可用于一些非疼痛情况，如急性心力衰竭（基于其血流动力学效应）和末期慢性心力衰竭（以缓解痛苦情绪）。
- 镇痛药物的选择及给药途径取决于疼痛的性质及持续时间。
- 通常使用渐进性方法，首先给予非甾体抗炎药（NSAIDs），随后先增用弱阿片受体激动药，继而使用强效的阿片样物质。
- 一般而言，严重的急性痛可通过注射强效阿片样物质（如吗啡、芬太尼）进行治疗。而轻度炎症性疼痛（如扭伤、轻度关节痛）的治疗可选用 NSAIDs（如布洛芬）或使用对乙酰氨基酚附加弱阿片样物质（如可待因、右丙氧芬）。严重性疼痛（如癌性痛）可口服或鞘内、硬膜外、皮下注射强效阿片样物质。患者自控输注系统常用于手术后镇痛。
- 慢性神经性痛对阿片样物质反应较差，通常用三环类抗抑郁药（如阿米替林）或抗惊厥药（如卡马西平、加巴喷丁）进行治疗。

### 镇痛药物的临床应用（2）

临床

- 包括对乙酰氨基酚在内的非甾体抗炎药常用于治疗肌肉和骨骼痛、牙痛及痛经。它们可降低急性（如术后痛）和慢性（如骨转移）疼痛治疗所需的阿片样物质剂量。
- 弱阿片样物质（如可待因）联合对乙酰氨基酚可在非阿片样物质效力不足时用于中度严重性疼痛的治疗。曲马多（弱阿片样物质，还可作用于 5-羟色胺和去甲肾上腺素的摄取）也作为替代药物使用。
- 强效阿片类物质（如吗啡）常用于严重性疼痛的治疗，尤其是内脏痛。
- 注意事项：
  —静脉注射给药可迅速缓解疼痛和痛苦情绪；
  —静注给药剂量应明显少于口服剂量，因为前者不经过首关消除；
  —吗啡口服给用时可配成溶液或制成“快速释放”的片剂，每 4 小时服用一次；
  —逐步增加剂量；当每日所需剂量一定时，可将制剂变为改良释放剂型，由此每日给药可减至 1～2 次；
  —经皮给药（如芬太尼贴剂）可作为一种给药的替代形式；
  —不良反应（恶心、便秘）可以预见并提前治疗；
  —用于末期疾病治疗时不需考虑成瘾性；
  —静脉注射吗啡治疗急性左心室衰竭是吗啡的一个特殊用途。
- 阻碍胺类摄取（如阿米替林）或阻断钠离子通道（如加巴喷丁或卡马西平）的药物对神经性疼痛有效
- 低于麻醉剂量的氧化亚氮（见第 36 章）具有镇痛效应，自主给用氧化亚氮和氧气的混合物广泛应用于分娩过程、救护途中，以及缓解敷料更换引起的疼痛。

## 参考文献与扩展阅读

**总体内容**

Fields H L, Basbaum A I 1994 Central nervous system mechanisms of pain modulation. In: Wall P D, Melzack R (eds) Textbook of pain. Churchill Livingstone, Edinburgh

Fields H L, Basbaum A I, Heinricher M M 2006 Central nervous system mechanisms of pain mudulation. In: McMahon S B, Koltzenburg M (eds) Wall & Melzack's textbook of pain, 5th edn. Elsevier, Edinburgh, pp. 125-142 (*Detailed account of central pathways that inhibit or enhance transmission in the dorsal horn*)

Hill R G 2006 Analgesic drugs in development. In: McMahon S B, Koltzenburg M (eds) Wall & Melzack's textbook of pain, 5th edn. Elsevier, Edinburgh, pp. 541-552 (*Balanced account of current approaches to develop novel analgesic drugs*)

Julius D, McCleskey E W 2006 Cellular and molecular properties of primary afferent neurons. In: McMahon S B, Koltzenburg M (eds) Wall & Melzack's textbook of pain, 5th edn. Elsevier, Edinburgh, pp. 35-48 (*Describes receptors, ion channels and signaling mechanisms of nociceptive neurons*)

McMahon S B, Koltzenburg M (eds) 2006 Wall & Melzack's textbook of pain, 5th edn. Elsevier, Edinburgh (*Large multiauthor reference book*)

Millan M J 2002 Descending control of pain. Prog Neurobiol 66: 355-474 (*Comprehensive review article covering inhibitory and facilitatory mechanisms in great detail*)

Raja S N, Meyer R A, Ringkamp M, Campbell J N 1999 Chapter 1. In: Wall P D, Melzack R (eds) 1999 Textbook of pain, 4th edn. Churchill Livingstone, Edinburgh, pp. 11-57 (*Good general account of peripheral nociceptor functions*)

Sawynok J 2003 Topical and peripherally acting analgesics. Pharmacol Rev 55: 1-20 (*Review of the numerous mechanisms by which drugs interfere with nociceptive mechanisms in the periphery*)

Schnitzler A, Ploner M 2000 Neurophysiology and functional neuroanatomy of pain perception. J Clin Neurophysiol 17: 592-603 (*Reviews findings of neuroimaging studies of pain in humans, showing that the affective component of pain involves brain regions distinct from the major somatosensory pathways*)

Yaksh T L 1999 Spinal systems and pain processing: development of novel analgesic drugs with mechanistically defined models. Trends Pharmacol Sci 20: 329-337 (*Good general review article on spinal cord mechanisms—more general than its title suggests*)

### 离子通道

Chahine M, Ziane R, Vijayaragavan K, Okamura Y 2005 Regulation of $Na_v$ channels in sensory neurons. Trends Pharmacol Sci 26: 496-502 (*Discusses role of regulation of expression and gating characteristics of voltagegated sodium channels in pathogenesis of pain*)

Clapham D E 2003 TRP channels as cellular sensors. Nature 426: 517-524

Julius D, Basbaum A I 2001 Molecular mechanisms of nociception. Nature 413: 203-210 (*Review article focusing mainly on receptors and channels involved in activation of sensory nerves by noxious stimuli*)

Krause J E, Chenard B L, Cortright D N 2005 Transient receptor potential ion channels as targets for the discovery of pain therapeutics. Curr Opin Investig Drugs 6: 48-57 (*A look ahead to the possibilities of developing transient receptor potential channel ligands as analgesic drugs*)

Lai J, Porreca F, Hunter J C, Gold M S 2004 Voltagegated sodium channels and hyperalgesia. Annu Rev Pharmacol Toxicol 44: 371-197 (*Useful review article on biology of sodium channels in relation to pain mechanisms*)

van der Stelt M, Di Marzo V 2004 Endovanilloids. Putative endogenous ligands of transient receptor potential vanilloid 1 channels. Eur J Biochem 271: 1827-1834

Wang H, Woolf C J 2005 Pain TRPs. Neuron 46: 9-12 (*Useful review of current knowledge about the role of transient receptor potential channels in pain*)

### 化学介质和受体

Ahmad S, Dray A 2004 Novel G-protein-coupled receptors as pain targets. Curr Opin Investig Drugs 5: 67-70 (*A look at future possibilities for analgesic drugs*)

Calixto J B, Medeiros R, Fernandes E S 2004 Kinin $B_1$ receptors: key G-protein-coupled receptors and their role in inflammatory and painful processes Br J Pharmacol 143: 803-818 (*Review emphasising the role of inducible $B_1$ receptors in various conditions, including inflammatory pain*)

Dray A, Perkins M 1993 Bradykinin and inflammatory pain. Trends Neurosci 16: 99-104

Ji R-R, Kohno T, Moore K A, Woolf C J 2003 Central sensitisation and LTP: do pain and memory share similar mechanisms? Trends Neurosci 25: 696-705 (*Review that emphasises the mechanistic parallels between pain and memory*)

Liu X J, Salter M W 2005 Purines and pain mechanisms: recent developments. Curr Opin Investig Drugs 6: 65-75

Marceau F, Regoli D 2004 Bradykinin receptor ligands: therapeutic perspectives. Nat Rev Drug Discov 3: 845-852

McMahon S B 1996 NGF as a mediator of inflammatory pain. Philos Trans R Soc Lond 351: 431-440 (*Review of evidence implicating NGF as a mediator of inflammatory pain and hyperalgesia, including studies of a novel type of NGF inhibitor*)

McMahon S B, Bennett D H L, Bevan S J 2006 Inflammatory mediators and modulators of pain. In: McMahon S B, Koltzenburg M (eds) Wall & Melzack's textbook of pain, 5th edn. Elsevier, Edinburgh, pp. 49-72 (*Review of the actions of many peripheral mediators on nociceptive nerve terminals*)

Samad T A, Sapirstein A, Woolf C J 2002 Prostanoids and pain: unravelling mechanisms and revealing therapeutic targets. Trends Mol Med 8: 390-396 (*Useful review article*)

### 阿片剂

Dhawan B N, Cesselin F, Raghubir R et al. 1996 Classification of opioid receptors. Pharmacol Rev 48: 567-592 (*The last word on opioid receptor classification, from the International Union of Pharmacology subcommittee entrusted with the task*)

Henderson G, McKnight A T 1997 The orphan opioid receptor and its endogenous ligand- nociceptin/orphanin FQ. Trends Pharmacol Sci 18：293-300（*Review article summarising what we know about the newly discovered opioid peptide and its receptor*）

Herz A（ed）1993 Opioids. Handb Exp Pharmacol 104（*Definitive compendium of reviews on all aspects of opioid pharmacology*）

Ikeda K，Ide S，Han W et al. 2005 How individual sensitivity to opiates can be predicted by gene analysis. Trends Pharmacol Sci 26：311-317（*Focuses on polymorphism of μ-opioid receptor gene as a cause of individual variation*）

Law P Y，Wong Y H，Loh H H 2000 Molecular mechanisms and regulation of opioid receptor signaling. Annu Rev Pharmacol Toxicol 40：389-430

Vallejo R，de Leon-Casasola O，Benyamin R 2004 Opioid therapy and immunosuppression：a review. Am J Ther 11：354-365

Waldhoer M，Bartlett S E，Whistler J I 2004 Opioid receptors. Annu Rev Biochem 73：953-990（*Comprehensive review article with discussion of mechanisms underlying tolerance and dependence*）

Walker J M，Bowen W D，Walker F O et al. 1990 Sigma receptors：biology and function. Pharmacol Rev 42：355-402

Yaksh T L 1997 Pharmacology and mechanisms of opioid analgesic activity. Acta Anaesthesiol Scand 41：94-111（*Review of evidence relating to sites of action and receptor specificity of analgesic effect of opioids*）

**对乙酰氨基酚**

Davies N M，Good R L，Roupe K A et al. 2004 Cyclooxygenase-3：axiom，dogma，anomaly or splice error? —not as easy as 1，2，3. J Pharm Pharm Sci 7：217-226（*Update on the confusing role of COX-3 as a target for paracetamol*）

Graham G G，Scott K F 2003 Mechanisms of action of paracetamol and related analgesics. Inflammopharmacology 11：401-413

（文睿婷　译，梁建辉　校，林志彬　审）

# 42 中枢神经系统兴奋药和致幻觉药



## 概　述

本章介绍对中枢神经系统有显著兴奋作用的药物；这些药物可分为3个宽泛的类别：

- 致惊厥药与呼吸兴奋药
- 精神运动性兴奋药
- 致幻觉药

第1类药物对精神功能的影响相对小，主要作用于脑干和脊髓，产生过度的反射性兴奋，使呼吸及血管运动中枢活动增强，并在大剂量下产生惊厥。第2类药物对精神活动和行为影响显著，产生兴奋和欣快，降低疲劳感，并且增强运动活动。第3类药物主要影响思维方式与感觉，通过某种复杂方式扭曲认知，产生类似于精神病样反应。

表42.1总结了本章中讨论的药物分类。

这些药物中有些并没有临床用途，但是由于其强烈的依赖性倾向而认定为滥用药物。这方面在第43章介绍。

## 惊厥药与呼吸兴奋药

致惊厥药与呼吸兴奋药（有时称苏醒药）是化学性质不同的一类化合物，其作用机制并不清楚（个别除外）。这类药物曾经用于治疗晚期昏迷或严重呼吸衰竭，但现已在很大程度上被机械性辅助呼吸手段所取代。虽然这类药物能暂时恢复呼吸功能，但不能降低死亡率，而且治疗存在很大的致惊厥风险，导致患者昏迷加重。因此临床仅用于治疗急性呼吸衰竭（见第23章），而多沙普仑（doxapram；见表42.1）由于比早期的药物致惊厥风险小，故最为常用。

另外这类药物还包括其他化合物 如士的宁（strychnine）、印防己毒素（picrotoxin）以及戊四氮（pentylenetetrazol，PTZ），但仅作为实验工具药，无临床用途。

士的宁是从印度的一种树木种子中发现的生物碱，几个世纪以来一直作为毒药使用（主要用于寄生虫，也有用于人的情形；常见于某些流派的侦探小说中）。该化合物具有强大的致惊厥作用，作用于整个中枢神经系统（CNS），但以脊髓最强，微弱的感觉刺激即可触发强烈的伸肌痉挛，表现为头向后仰、面部僵硬、恐怖的露齿笑。这些表现是甘氨酸受体阻断的结果，甘氨酸是作用于运动神经元的主要抑制性递质。士的宁的作用有些类似于破伤风毒素（一种厌氧的破伤风梭状芽胞杆菌合成的蛋白神经毒素），阻断甘氨酸从抑制性中间神经元的释放。也同样非常类似于肉毒杆菌毒素的作用（参见第10章），该毒素由另外一种梭菌属类细菌产生，通过阻断乙酰胆碱的释放而导致麻痹。小剂量时，士的宁可适度提高视觉和听觉的敏感性；基于其对CNS刺激能够恢复疲倦的大脑和疲惫的身体，直到不久之前，士的宁还出现在各式"补品"中。

荷包牡丹碱（bicuculline）也是一种植物碱，和士的宁的效应相似，但其阻断的是GABA受体而不是甘氨酸受体。该药仅作用于控制$Cl^-$通透性的$GABA_A$受体，而对$GABA_B$受体无影响（见第33章）。其主要作用在大脑而不是脊髓，是研究GABA介导的信号传导的有用工具药，没有临床应用。

印防己毒素（从印防己中得到）同样阻断 GABA 对 $Cl^-$ 通道的作用，但不是竞争性的。该植物名称反映了当地人把印防己（fishberry）浆果投到水中使鱼失去活动能力的一种习俗。印防己毒素与荷包牡丹碱一样，可致惊厥，无临床应用。

戊四氮（PTZ）的作用同上，但准确的机制不清。抗癫痫药物（见第 40 章）对 PTZ 诱导惊厥的抑制作用与它们抗失神小发作的作用非常一致。因 PTZ 可使敏感患者表现出失神小发作的典型脑电，故有时也用作诊断药物。

多沙普仑的作用与上面的药物类似，但其在呼吸刺激与惊厥之间安全范围宽。该药还能导致恶心、咳嗽及坐立不安，因而限制了其应用。该药代谢迅速，有时静脉内给药用于治疗急性呼吸衰竭。

**惊厥药与呼吸兴奋药**　要点

- 这是一类各不相同、临床很少使用的药物，有些可作为实验工具药。
- 某些短效的呼吸兴奋药（如多沙普仑）可用于治疗急性呼吸衰竭。
- 士的宁是致惊厥的毒药，主要作用于脊髓，阻断抑制性神经递质甘氨酸的受体。
- 印防己毒素和荷包牡丹碱为 $GABA_A$ 受体拮抗剂；荷包牡丹碱阻断 $GABA_A$ 受体位点，而印防己毒素阻断离子通道。
- 戊四氮（PTZ）通过未知机制起效。PTZ 诱导的惊厥为筛选抗癫痫药提供了动物模型，该作用与防止失神小发作的作用之间相关性很高。

## 精神运动性兴奋药

### 苯丙胺类及相关药物

苯丙胺（amphetamine）及其活性右旋异构体右苯丙胺（dextroamphetamine），还有去氧麻黄碱（methamphetamine）及哌甲酯（methylphenidate），是一类具有相似药理活性的药物（图 42. 1），还包括一些街头毒品如亚甲基二氧基甲基苯丙胺（methylenedioxymethamphetamine，MDMA 或“迷药”，见下文）。芬氟拉明（fenfluramine）虽然在化学性质上与其相似，但药理学效应略有不同。所有这些药物的作用都是使大脑神经末梢释放单胺类递质（Seiden 等，1993；Green 等，2003），包括去甲肾上腺素、5-羟色胺和多巴胺，同时也是这些递质的神经元摄取转运体的底物（见第 34 章），产生下文所述的急性效应。长期应用有神经毒性，可使胺类神经末梢变性，最终导致细胞死亡。该作用可能是由于母体化合物的活性代谢产物在神经末梢堆积。这已在实验动物中得到验证，并认为同样会发生于人类，这可能解释了苯丙胺衍生物成瘾后的长期药理学副作用。

有关其进一步的药理作用，应用及危险因素可参见 Iversen 的专著（2006）。

#### 药理作用

苯丙胺样药物的主要中枢作用有：

- 运动兴奋
- 欣快及兴奋

**表 42. 1　中枢神经系统兴奋药与致幻觉药**

| 药物分类 | 举例 | 作用方式 | 临床意义 |
|---|---|---|---|
| 致惊厥药与呼吸兴奋药（苏醒药） | | | |
| 呼吸兴奋药 | 多沙普仑 | 不清 | 短效呼吸兴奋，有时静脉输注治疗急性呼吸衰竭 |
| 各种致惊厥药 | 士的宁 | 甘氨酸拮抗药<br>主要作用是增强脊髓反射兴奋性 | 无临床应用 |
| | 荷包牡丹碱 | 竞争性 GABA 拮抗药 | 无临床应用 |

续表

| 药物分类 | 举例 | 作用方式 | 临床意义 |
| --- | --- | --- | --- |
| | 印防己毒素 | 非竞争性 GABA 拮抗药 | 临床作为呼吸兴奋剂（现已停用），有惊厥危险 |
| | 戊四氮 | 不清 | 无临床应用<br>对实验动物的致惊厥活性为检验抗癫痫药提供了有用的模型（见第 40 章） |
| 精神性运动兴奋药 | 苯丙胺及相关化合物（如右苯丙胺、哌甲酯、去氧麻黄碱、芬氟拉明） | 释放儿茶酚胺<br>抑制儿茶酚胺再摄取 | 哌甲酯与右苯丙胺曾用于治疗儿童 ADHD；其他方面很少临床应用<br>有些药物偶尔用作食欲抑制剂<br>有依赖性危险<br>拟交感副作用与肺动脉高压<br>药物滥用突出 |
| | 可卡因 | 抑制儿茶酚胺再摄取<br>局麻作用 | 药物滥用突出<br>胎儿损伤危险<br>偶用于鼻咽及眼部麻醉 |
| | 甲基黄嘌呤（如咖啡因、茶碱） | 抑制磷酸二酯酶活性<br>拮抗腺苷 $A_2$ 受体（其作用与中枢效应的关联性不清） | 虽然咖啡因出现于各种“补品”中，但其临床应用与兴奋活性无关<br>茶碱的应用是由于其对心脏和支气管平滑肌的作用（见第 18、28 章）<br>饮料成分 |
| 致幻觉药 | LSD | $5\text{-HT}_{2A}$ 受体激动药（见第 11 章） | 无临床应用<br>药物滥用突出 |
| | MDMA | 5-HT 释放并阻断再摄取 | 无临床价值<br>药物滥用突出 |
| | 麦斯卡林 | 不清，化学结构类似苯丙胺 | — |
| | 西洛西宾 | 化学结构类似 5-HT，可能作用于 5-HT 受体 | — |
| | 苯环利定 | 化学结构类似于氯胺酮（见第 36 章）<br>阻断 NMDA 受体操纵性离子通道（见第 33 章）<br>还阻断 σ 受体（见第 41 章） | 最早作为麻醉药使用；现在药物滥用突出，精神分裂症的造模药 |

注：5-HT：5-羟色胺；ADHD：注意力缺陷多动症；LSD：麦角酰二乙胺；MDMA：亚甲基二氧基甲基苯丙胺

- 木僵行为
- 食欲缺乏

另外，苯丙胺类具有外周拟交感活性，可导致血压升高，抑制胃肠蠕动。

苯丙胺类可增强实验动物的警觉性和运动活性，并增加其理毛行为和攻击行为。另一方面，苯丙胺可减少不受任何限制的大鼠对新奇物体的系统性探查活动。动物跑动增多，但对环境的注意力下降。条件反射研究提示，苯丙胺类可提高总的反应速度，而对训练过程无明显影响。在固定时间间隔实验中，动物压杆后可获得奖励，但奖品只在上次奖励后经过固定时间间隔（比如说 10 分钟）才出现，因此，受训后的动物在获得奖品后的最初几分钟压杆频率低，而在 10 分钟间隔的后期，即下一个奖励即将出现时，压杆频率增加。苯丙胺的作用是增加 10 分钟间隔时间的头几分钟内的无奖励的压杆次数，但不影响（甚至会减少）末期的压杆次数。对于更复杂的条件反射模型，如包含识别任务时，苯丙胺的作用不明显，而且也没

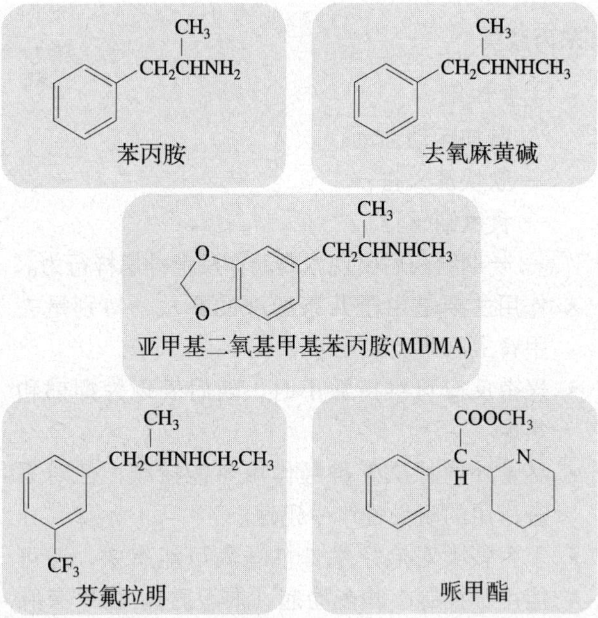

**图 42.1　苯丙胺样药物的化学结构。**

有明显的证据表明该药对此类任务的学习速度或最终达到的成绩水平有任何影响。大致上讲，苯丙胺使动物更为忙碌而不是聪明。

给予大剂量苯丙胺类药物，动物可表现木僵行为。这包括重复性动作，如舔、咬、跳或头与四肢的重复运动。这些活动通常与周围环境并不适应，而且随着使用苯丙胺剂量的增加，这种动作也越来越多。这些行为效应显然是由脑内儿茶酚胺释放造成的，因为预先给予 6-羟基多巴胺（6-hydroxydopamine）以消耗脑内的去甲肾上腺素和多巴胺，可以取消苯丙胺的作用，预先给予儿茶酚胺生物合成抑制剂 α-甲基酪氨酸（α-methyltyrosine；见第 11 章），也有同样效应。同样，三环类抗抑郁药及单胺氧化酶抑制剂（见第 39 章）可加强苯丙胺的作用，推测是由于阻断胺的再摄取或代谢。有趣的是，利舍平虽可抑制囊泡内儿茶酚胺的储存（见第 11 章），却不能阻断苯丙胺的行为效应。这可能因为苯丙胺释放的是胞浆内而不是囊泡内的儿茶酚胺（见第 11 章）。苯丙胺的行为效应可能主要是由于多巴胺而不是去甲肾上腺素的释放。其证据是：破坏中枢去甲肾上腺素能的神经丛不影响苯丙胺的运动反应，而破坏含有多巴胺的伏核（见第 34 章）或给予拮抗多巴胺的抗精神病药物（见第 38 章）则会抑制这一反应。

苯丙胺样药物可导致明显的食欲缺乏，但持续用药能使该作用在数天内消失，摄食量恢复正常。芬氟拉明及其异构体右酚氟拉明（优先影响 5-HT 的释放）的这一作用最为明显。

对人类而言，苯丙胺能导致欣快感；静脉注射时这一效应强烈到被形容为“高潮”。受试者表现出自信、活动亢进、健谈，据说性欲也增强，身心疲劳都可降低。许多研究表明对于疲劳的、未曾很好休息的受试者，苯丙胺能改善其精神和身体活动表现。精神方面，对简单乏味任务的成绩改善程度要比对复杂任务的成绩改善明显得多，并且苯丙胺曾用于改善士兵、军事飞行员以及其他那些处于极度疲劳状态又必须保持警觉的人的状态。它还是一种帮助学生在考前及考试期间集中精神的流行方法，但是减少疲劳带来的改善往往被自负导致的错误所抵消[1]。苯丙胺在体育方面的应用见第 54 章。

## 耐受性及依赖性

数天内反复服用苯丙胺，通常发生于用药者寻求维持单次剂量下的欣快感，但也会发展成“苯丙胺中毒性精神病”，与精神分裂症急性发作非常类似（见第 38 章），出现伴有妄想症状的幻觉以及攻击行为。同时可能产生反复的木僵动作（如刷鞋或串珠子）。这种情况与精神分裂症的极其相似性，以及抗精神病药物对此情况的有效控制，都与第 38 章所述的精神分裂症的多巴胺理论相一致。若数天后停药，通常出现深睡期，唤醒时受试者会感到瞌睡、抑郁、焦虑（有时甚至自杀）和饥饿。即使给予单一剂量的苯丙胺，且不足以导致精神病样症状，之后也会使受试者感到疲倦和抑郁。这种后遗效应可能是正常存储的去甲肾上腺素和多巴胺耗竭的结果，但证据不清。实验动物会出现苯丙胺依赖状态——大鼠很快学会压杆以获得苯丙胺，而且在停药阶段变得不活跃，容易激怒。芬氟拉明不产生这种作用。

苯丙胺的外周拟交感活性及食欲缺乏的耐受性发展快，但相对其他效应（如运动兴奋和木僵行为）则慢得多。苯丙胺的依赖性似乎是其令人不快的后遗效应的结果，也是基于对欣快感的深刻记忆，从而导致反复用药的渴望。没有明确的阿片样躯体戒断症状。据估计仅有 5% 的使用者会发展成完全依赖，通常的模式是：随着耐受性的加重，其使用剂量也随之增加，之后进入无法控制的“狂欢”状态，用药者在一天或几天内连续反复用药，以维持极度兴奋状态。这

[1] 注意以下严重的警告：据说某医学生曾经因服用大量右苯丙胺，花了 3 小时不断重复写自己的名字，并满怀自信地离开考场。

种状态下可能会使用大剂量药物，伴有高度的急性中毒风险，而且对药物的需求取代了其他所有必须考虑的事。

允许自由获取苯丙胺的实验动物，会摄入大量药物，以至于在数天内就死于心血管效应。若限定给药量，它们也可发展成依赖性的“狂欢”模式。

### 药代动力学

苯丙胺从胃肠道吸收很快，并能自由透过血脑屏障，比其他非直接作用的拟交感胺如麻黄碱或酪胺（见第11章）更快，这可能解释了为什么苯丙胺能比其他药物产生更强的中枢作用。苯丙胺主要以原型经肾排出体外，酸化尿液时排出速率加快（见第8章）。该药半衰期可从约5小时变化到20～30小时，取决于尿量及尿液pH。

### 临床应用及不良反应

苯丙胺类药物主要用于治疗注意力缺陷多动症（ADHD），尤其是治疗儿童患者，其中哌甲酯是最常用的药物，使用剂量低于造成欣快以及其他副作用的剂量。ADHD是一种儿童常见的病，这些儿童的无休止的过度活动以及非常有限的关注范围破坏了他们的教育和社交发展。苯丙胺的疗效已在许多对照试验中得以肯定。推测多巴胺通路的紊乱是产生ADHD症状的基础，但苯丙胺类的作用机制不清。

发作性睡病是一种可致残的病症，可能是癫痫的一种形式，在这种状态下，患者在白天频繁出现突然的、不可预期的昏睡，苯丙胺对此有帮助但不完全有效。

作为人类的食欲抑制剂，在用来治疗肥胖症时，苯丙胺衍生物被证明无效，而且由于有致肺动脉高压（可能严重到需要进行心肺移植）的倾向，很大程度上已经被废弃。

苯丙胺有限的临床作用被其多种不良反应所抵消，这些不良反应包括高血压、失眠、食欲缺乏、震颤，还有加重精神分裂症的危险以及依赖性危险。

对于成瘾者，甚至在单次的中等剂量后，会发生猝死。该药可诱发类似中暑的表现，伴有肌肉损伤和肾衰竭，也可引起抗利尿激素分泌失衡，导致口渴、水合过度以及低钠血症（“水中毒”）。有报道应用苯丙胺后可出现脑出血，可能是急性血压升高的结果。尽管由于用药者通常使用多种不同药物的事实给解释造成了困难，但有证据表明习惯性应用苯丙胺类药物与多种长期的精神改变（包括精神病症状、焦虑、抑郁以及认知损伤）有关，而且这种关联性可能表明这些改变是由于精神障碍患者药物应用增加，而不是药物的精神后遗效应所致。然而，与动物实验数据联系起来分析，临床数据提示苯丙胺类药物可导致长期损伤。

**苯丙胺类**

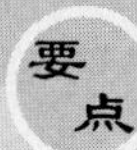


- 主要作用：
  - 增加运动活动；
  - 欣快及兴奋；
  - 食欲缺乏；
  - 长期给药后出现木僵动作及精神病样行为。
- 作用主要是由于儿茶酚胺的释放，特别是去甲肾上腺素及多巴胺。
- 兴奋反应可维持数小时，随后表现为抑郁和焦虑。
- 尽管外周拟交感神经作用可能持续，但对兴奋作用的耐受性产生迅速。
- 苯丙胺类对治疗发作性睡病可能有效，还可能用于控制小儿多动症（很矛盾）。由于有肺动脉高压危险，现已不用作食欲抑制剂。
- 长期用药后可产生苯丙胺样精神病，非常类似于精神分裂症。
- 药物滥用突出。

## 可卡因

可卡因（Gawin & Ellinwood，1988；Johanson & Fischman，1989）是从南美灌木古柯叶中发现的。南美土著人因其兴奋特性而使用这些叶子，特别是在山区的人，可用它来降低高海拔地区工作的疲劳。可卡因可提高衰弱患者的精神状态，弗洛伊德也在他的患者及家人身上对其进行了深入研究，并于1884年发表了一篇有影响的专题论文，称该药可作为精神兴奋剂使用[1]。他的眼科同事Köller获得了该药，并发

[1] 在18世纪60年代，科西嘉的一位药师Mariani发明了含有可卡因的饮料（Vin Mariani和Thé Mariani），作为滋补品销售，非常成功。效仿者随之而来，Thé Mariani也成为可口可乐的前身。由于可卡因与成瘾和犯罪行为的联系，从1903年开始可卡因已从可口可乐中去除（生动的描述见Courtwright，2001）。

现其具有局麻作用（见第 44 章），但可卡因的精神兴奋作用未被证明对临床有益。另一方面，这些效应导致可卡因成为西方国家广泛滥用的药物。可卡因滥用的机制及治疗在第 43 章论述。

### 药理作用

可卡因抑制去甲肾上腺素和多巴胺转运体对儿茶酚胺类递质的摄取（见第 11 章），从而提高了外周交感神经的活性，产生显著的精神运动兴奋效应。这一效应导致欣快、饶舌、运动活性增加以及愉悦感增强，与苯丙胺的作用类似，但可卡因产生木僵行为、妄想、幻觉以及偏执的趋向性更小。过量可能发生震颤和惊厥，之后出现呼吸和血管舒缩抑制。外周交感神经作用导致心动过速、血管收缩和血压升高。由于运动活性增强的同时伴有散热减少，故体温可能升高。和苯丙胺一样，可卡因无明确的躯体依赖性表现，但在最初的兴奋作用之后，有致抑郁和病理性心境恶劣的趋向，同时伴有用药渴望（见第 43 章）。给予可卡因数天后停药，可造成运动水平和已学会的行为发生退化，重新使用药物又可以恢复，因而有相当程度的精神依赖性。这种从偶尔用药、逐渐增加剂量到强迫性大剂量应用的依赖模式与在苯丙胺类药物应用中见到的非常类似。

可卡因的作用持续时间比苯丙胺短很多，静脉内给药约为 30 分钟。

### 药代动力学

可卡因通过多种给药途径均能快速吸收。曾经有很多年，违禁品都是其氢氯酸盐，可经鼻吸入或静脉给予。后一种给药途径可产生即刻而强烈的欣快感，而经鼻吸入的感受不强烈，同时有造成鼻黏膜和隔膜萎缩坏死的倾向。当可卡因的游离碱化合物（'crack'）成为一种可获得的街头毒品时，可卡因的使用激增。与氢氯酸盐不同，这种化合物可以抽吸，产生效应几乎和静脉给药一样快，且应用方便，也不会有社会羞愧感。这个结构上的小改变对社会、经济、甚至政治的影响可谓深远。

可卡因的一种代谢产物可沉积于毛发，因此，沿发丝轴的方向分析其含量，就可对使用可卡因的模式进行监测，这一技术发现了比自愿上报多得多的可卡因使用者。分析新生儿的毛发即可估计其在子宫中接触可卡因的量。

可卡因还偶然用作局麻药，主要用于眼科和鼻咽部的小手术，再无其他临床用途。由于在阻断去甲肾上腺素和多巴胺再摄取方面的特异作用，可卡因是研究儿茶酚胺类释放和再摄取的有价值的药理学工具药。

### 不良反应

可卡因滥用者常常发生毒性反应。主要的急性危险是严重的心血管事件（心律失常、主动脉壁夹层形成以及心脑梗死或出血）。即使没有急性心脏损伤史，进行性的心肌损伤也可导致心力衰竭。

可卡因可严重损伤胎儿在子宫内的大脑发育（Volpe，1992）。孕期接触可卡因的婴儿，脑体积显著变小，神经系统及四肢畸形增多。接触可卡因的婴儿，缺血和出血性脑损伤，以及婴儿猝死的发病率也较高。由于许多可卡因滥用者也使用其他可能影响胚胎发育的违禁药品，因而对数据的解读比较困难，但可能还是可卡因的损伤性较高。

依赖性是苯丙胺类及可卡因主要的精神方面不良反应，对生活质量有着潜在的严重影响（见第 43 章）。

## 甲基黄嘌呤

各种饮料，特别是茶、咖啡和可可均含有甲基黄嘌呤（methylxanthine），因此产生轻微的中枢兴奋作用。产生这一作用的化合物主要是咖啡因（caffeine）和茶碱（theophylline）。可乐树的坚果也含有咖啡因，在可乐味的软饮料中也有。然而，到目前为止最重要的来源是咖啡和茶，占咖啡因消费的 90%以上。一杯速溶咖啡或浓茶可含有 50～70mg 咖啡因，而渗滤式咖啡的咖啡因含量大约是其两倍。爱饮茶和咖啡的国家，成年人平均每天咖啡因的消耗量约 200mg。咖啡因的药理学和毒理学详细情况见 Fredholm 等（1999）。

**可卡因** 要点

- 可卡因通过抑制神经末梢儿茶酚胺的再摄取（特别是多巴胺）而发挥作用。
- 可卡因的行为学作用与苯丙胺类药物类似，但精神病样症状罕见。作用维持时间更短。
- 孕期使用可卡因会减慢胎儿发育，可能导致胎儿畸形。
- 滥用苯丙胺类药物和可卡因可导致强的精神依赖性和严重不良反应的高危险性。

**药理作用**

甲基黄嘌呤有如下的主要药理学作用：

- CNS 兴奋
- 利尿（见第 24 章）
- 心肌兴奋（见第 18 章）
- 松弛平滑肌，尤其是支气管平滑肌（见第 23 章）

后两种作用与 β-肾上腺素受体兴奋的作用相似（见第 11 章）。这种相似性被认为是由于甲基黄嘌呤（特别是茶碱）抑制磷酸二酯酶，该酶负责细胞内 cAMP 的代谢（见第 3 章）。这些药可由此增加细胞内 cAMP 的含量，从而产生类似于兴奋腺苷酸环化酶的调节剂作用。通过作用于 $A_1$ 和 $A_2$ 受体，甲基黄嘌呤也可拮抗腺苷的很多作用（见第 12 章）。功能型 $A_2$ 受体缺乏的转基因小鼠异常活跃并具有攻击性，咖啡因对其没有运动活性增加的效应（Ledent 等，1997），提示其中枢兴奋作用至少部分是由于对 $A_2$ 受体的拮抗作用。喝 2～3 杯浓咖啡后，血浆及脑内的咖啡因浓度（约 100μmol/L）就足以产生腺苷受体阻断和较低程度的磷酸二酯酶抑制作用。其利尿作用可能是扩张肾小球入球小动脉，导致肾小球滤过率增加的结果。

咖啡因和茶碱对 CNS 有非常相似的兴奋作用，受试者疲劳减少、注意力提高、思路更为清晰。这已经在目标实验中得以肯定，这些实验发现咖啡因可缩短反应时间，加快简单计算的速度（尽管没有提高准确性）。运动作业如打字和模拟驾驶等的表现也都有改善，对疲劳受试者的效果尤为明显。中剂量咖啡因（大于 200mg，或 3 杯咖啡）对智力作业如音节学习以及联想测试等有促进作用，但大剂量时削弱。失眠较常见。与苯丙胺类药物相比，甲基黄嘌呤类药物产生较少的运动兴奋，不引起欣快感、木僵行为模式或类精神病状态，但对抗疲劳及精神功能作用类似。

甲基黄嘌呤类药物在小范围内会出现耐受性及习惯性，但比苯丙胺类小很多，而且停药作用轻微。咖啡因不会导致实验动物的觅药行为，不归为致依赖性药物。

**临床应用及不良反应**

咖啡因临床应用很少。它和阿司匹林（aspirin）一起用于治疗头疼和其他疼痛，和麦角胺（ergotamine）一起用于抗偏头痛，目的是产生适度的警觉。茶碱主要作为支气管扩张药治疗严重的哮喘发作（见第 23 章）。咖啡因的不良反应少，即使大剂量也比较安全。体外实验表明其有致突变作用，较大剂量可致动物畸形。然而流行病学研究未发现喝茶或喝咖啡有致畸或致癌作用。

**甲基黄嘌呤类**

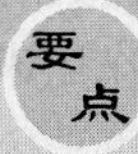


- 咖啡因和茶碱可产生精神运动兴奋作用。
- 饮料中摄入咖啡因的量平均约为 200mg/d。
- 主要的精神作用包括疲劳减少、精神活动改善、无欣快感。即使大剂量也不引起木僵行为或拟精神病样表现。
- 甲基黄嘌呤类的作用主要为拮抗 $A_2$ 嘌呤受体以及部分抑制磷酸二酯酶，从而产生与 β-肾上腺素受体激动剂类似的作用。
- 外周作用主要表现在心、平滑肌以及肾。
- 茶碱在临床上作为支气管扩张药使用，而咖啡因无临床应用。

## 致幻觉药

致幻觉药（又称拟精神病药）可影响思维、感知和情绪，同时不引起精神运动兴奋或抑郁（Nichols，2004）。思维及感知倾向于变得扭曲和虚渺，而不仅仅是敏锐或迟钝；情绪变化同样也更为复杂而不是简单地转向欣快或抑郁。重要的是，致幻觉药不引起依赖性和成瘾性，即使其精神作用与那些具有高度成瘾性的精神兴奋药如可卡因和苯丙胺类药物的作用存在交叉。

致幻觉药广义上分为两大类：

- 作用于 5-HT 转运体或受体的药物。包括麦角酰二乙胺（lysergic acid diethylamide，LSD）、西洛西宾（psilocybin）、麦斯卡林（mescaline）等 $5\text{-HT}_2$ 受体激动药（见第 12 章），以及 MDMA（迷幻药；见上文），主要通过抑制 5-HT 再摄取起效。MDMA 还作用于许多其他受体及转运体（Green 等，2003），产生强大的、典型的苯丙胺样精神兴奋作用，以及致幻觉作用。
- NMDA 型谷氨酸受体拮抗剂，如苯环利定（phencyclidine）。

## LSD、西洛西宾及麦斯卡林

LSD是一个异常强效的致幻觉药，低于1μg/kg的剂量就足以对人产生强大的效应。它是存在于谷类真菌麦角中的麦角酸的化学衍生物（见第12章），于1943年由Hoffman首次合成。Hoffman曾经有意吞服了约250μg的LSD，并于30年后描述了这次经历，“我周围那些人的脸好像带了一副古怪的彩色面具……显著不停的肌肉运动，与肌肉麻痹交替出现……头部、四肢和整个躯体的沉重感，似乎灌了铅……能清晰识别自己的处境，在这种状态下有时我好像作为一个独立的旁观者观察到自己处于半疯状态下大喊大叫”，这些反应持续了数小时，之后Hoffman沉入昏睡，“第二天早上醒来感觉非常好”。除了这些戏剧性的精神病样反应外，LSD几乎没有其他生理效应。麦斯卡林是从一种墨西哥仙人掌中提取的物质，数个世纪以前已知是一种致幻觉药，因Aldous Huxley的《感觉之门》（*The Doors of Perception*）而名声大噪。该药与苯丙胺有化学相关性，除对5-$HT_2$受体的激动作用外，还可抑制单胺转运。西洛西宾从真菌中获得，其特性与LSD非常类似。这3种药物的致幻觉作用相同。

### 药理作用

这些药物的主要作用表现在精神功能上，最明显的是知觉改变，表现为视觉和听觉变得扭曲和奇妙。幻视、幻听、幻触或幻嗅都会发生，感觉形式可能变得混乱，因此有时听觉被错认为视觉。思维过程变得不合逻辑也不连贯，但用药者十分清楚所经历的混乱是药物诱导的这一事实，而且通常认为这一经历令人愉快。LSD偶然会产生一种对用药者来说极其烦恼的综合征（“恶幻之旅”），此时的幻觉经历十分险恶，可能伴有妄想，有时甚至会产生杀人或自杀企图，并且在很多方面具有与急性精神分裂症发作相一致的特征。此外，有报道数周或数月后可再次出现“幻觉重现”。

LSD作用于各种5-HT受体亚型（见第12章），在CNS被认为主要是作为5-$HT_{2A}$受体的激动药（Nichols，2004）。LSD抑制中缝核含5-HT的神经元放电（见第34章），显然是作为激动药作用于这些细胞的抑制性自身受体。而麦斯卡林的作用显然不同，主要作用于去甲肾上腺素能神经元。然而还不十分清楚细胞放电频率的改变如何涉及这些药物的致幻觉作用。

对致幻觉药主要作用的判断是主观性的，因此尚未获得能可靠预期药物对人的致幻觉作用的动物实验方法就不足为奇了。在试图通过行为训练来检测知觉变化的研究中，其结果各式各样，但一些学者声称与增加的知觉“泛化”（如对任何一种感、知觉刺激的反应都相似的趋势）相一致的药物作用可用这种方法检测。一个更古怪的试验用到了蜘蛛，如果给予蜘蛛LSD，优美对称的蜘蛛网会变得混乱而古怪。

### 依赖性及不良反应

致幻觉药物（除了苯环利定；见下文）是不使实验动物产生自身给药行为的一类药。的确，与大部分广泛滥用的药物相比，这些药物在行为学测试中表现出有害的而不是改善的作用。其耐受性的产生也非常迅速。

在人或动物都没有躯体戒断症状。

许多相关报告发现，对于LSD和其他拟精神病药物，除导致危险性的“恶幻之旅”外，还可造成更为持久的精神障碍（Abraham & Aldridge，1993）。有病例记载，给予单一剂量的LSD后，知觉变化和幻觉可持续3周以上，而精神分裂症患者可能突然发病。此外，尽管缺乏确凿的证据，但LSD可能偶尔诱发永久性精神分裂症。这种可能性以及偶发的“恶幻之旅”可以导致暴力行为、产生严重伤害这一事实，意味着LSD和其他致幻觉药物必须被视为高度危险的药物，这与20世纪60年代嬉皮士亚文化群[1]所极力推崇的“体验增强剂”的宁静景象相差很远。

## MDMA

MDMA是苯丙胺的衍生物，对单胺类的功能有复杂作用（Green等，2003；Morton，2005；Iversen，2006）。其可抑制单胺转运体，主要是5-HT转运体，也可释放5-HT，这种网络效应的结果是某些特定脑区游离5-HT的量大大增加，随之被耗竭。多巴胺和去甲肾上腺素也发生类似改变，但变化程度小。相当简单，MDMA对5-HT功能的影响决定了它的致幻觉作用，而多巴胺以及去甲肾上腺素的变化解释了最

[1] 你可能回忆起Beatles唱的抒情歌曲*Lucy in the Sky with Diamonds*，以及Timothy Leary创作的*Drop out*，*tune in*；*turn on*；他们去世后骨灰于1997年被送上了太空。

### 致幻觉药

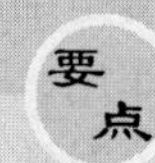


- 主要类型有:
  —麦角酰二乙胺(LSD)、西洛西宾及麦斯卡林(作用与 5-羟色胺及儿茶酚胺有关)
  —亚甲基二氧基甲基苯丙胺(MDMA,"摇头丸")
  —苯环利定
- 主要作用是引起奇异的和具有幻觉性质的知觉扭曲。
- LSD 非常强效,可产生持久的意识分离和思维混乱,有时伴有令人恐惧的幻觉和妄想,这些幻觉和妄想可能导致暴力。在一个长的时间间隔后,幻觉可复发。
- LSD 和苯环利定能使易感患者的精神分裂症突然发作。LSD 可导致永久的精神病理学改变。
- LSD 作为 5-$HT_2$ 受体激动剂起效,抑制中缝核 5-HT 神经元的电活动,这一作用与致幻觉作用一致。
- MDMA 为苯丙胺类似物,有很强的精神兴奋作用和致幻觉作用。
- MDMA 可导致急性高热反应,而且会致命。与 LSD 类似,有严重的长期精神作用。
- 致幻觉药不会产生躯体依赖性,对实验动物模型有毒性且无治疗作用。
- 苯环利定通过阻断谷氨酸激活的 NMDA 受体通道以及 σ 受体而发挥作用。

初的欣快及其后反弹的病理性心境恶劣。由于欣快、失去抑制和精力奔放,MDMA 作为"聚会药物"被广泛使用。虽然没有成瘾性,MDMA 仍然具有急性和长期的严重危险。

即使小剂量的 MDMA 也可造成突发性疾病甚至死亡。症状似乎由急性高热引起,造成骨骼肌损伤和肾衰竭。这可能反映了 MDMA 对线粒体功能的作用,而充满活力的舞蹈和环境的高温可加重病情。某些个体可能对这种危险尤其易感。

MDMA 的后遗效应可持续数天,包括抑郁、焦虑、易怒以及攻击性增强——"周三抑郁"。有证据表明,大剂量 MDMA 的使用者会出现记忆和认知功能的长期损伤。动物研究中,MDMA 能导致 5-HT 和多巴胺神经元变性,但对人是否具有同样的作用尚不清楚。总之,娱乐性使用 MDMA 被认为是不安全的。

## 苯环利定

苯环利定最初被用作静脉麻醉剂,但被发现对大部分患者会产生一段时间的定向功能丧失和幻觉,随后意识恢复。苯环利定的类似物氯胺酮是一种较好的麻醉剂,但同样会导致定向功能丧失。现在苯环利定主要是作为一种滥用的药物("天使粉",现已渐渐不流行)而引起关注。

### 药理作用

苯环利定的作用与其他致幻觉药物的作用类似,但还包括痛觉缺失,这也是该药被引入作为麻醉剂使用的原因之一。如同苯丙胺一样,它也导致僵化的动作。该药有与 LSD 同样的偶发"恶幻之旅"的倾向,并导致周期性的精神病发作。该药主要的药理学作用是阻断 NMDA 受体通道(见第 33 章),但它也是一个 σ 受体拮抗剂,该受体可被多种苯并吗啡烷(benzomorphan)型的阿片类药物激活(见第 41 章)。人们确信,NMDA 通道阻断作用是药物致幻觉作用的根本原因,这种致幻觉作用从行为和生化两方面都模拟了人的精神分裂症的表现(Morris 等,2005)。已知苯环利定能使稳定的精神分裂症患者的症状恶化,但不知道习惯性使用该药是否会导致疾病的进一步发展。

## 参考文献与扩展阅读

### 一般文献

Courtwright D T 2001 Forces of habit: drugs and the making of the modern world. Harvard University Press, Cambridge (*A lively historical account of habitforming drugs*)

### 精神兴奋药

Fredholm B B, Battig K, Holmes J et al. 1999 Actions of caffeine in the brain with special reference to factors that contribute to its widespread use. Pharmacol Rev 51: 83 - 133 (*Comprehensive review article covering pharmacological, behavioural and social aspects*)

Gawin F H, Ellinwood E H 1988 Cocaine and other stimulants. N Engl J Med 318: 1173 - 1182

Iversen LL 2006 Speed, Ecstasy, ritalin. The science of amphetamines. Oxford University Press (*Authoritative book on all aspects of the properties, use and abuse of amphetamines*)

Johanson CE, Fischman M W 1989 The pharmacology of cocaine related to its abuse. Pharmacol Rev 41: 3 -47

Ledent C et al. 1997 Aggressiveness, hypoalgesia and high blood pressure in mice lacking the adenosine $A_{2a}$ receptor. Nature 388: 674-678 (*Study of transgenic mice, showing loss of stimulant effects of caffeine in mice lacking $A_2$ receptors*)

Nehlig A, Daval J-L, Debry G 1992 Caffeine and the central nervous system: mechanisms of action, biochemical, metabolic and psychostimulant effects. Brain Res Rev 17: 139-170

Seiden L S, Sabol K E, Ricaurte G A 1993 Amphetamine: effects on catecholamine systems and behavior. Annu Rev Pharmacol Toxicol 33: 639-677

Volpe J J 1992 Effect of cocaine on the fetus. N Engl J Med 327: 399-407

**致幻觉药**

Abraham H D, Aldridge A M 1993 Adverse consequences of lysergic acid diethylamide. Addiction 88: 1327-1334

Green A R, Mechan A O, Elliott J M et al. 2003 The pharmacology and clinical pharmacology of 3, 4- methylenedioxymethamphetamine (MDMA, 'Ecstasy'). Pharm Rev 55: 463-508

Johnson K M, Jones S M 1990 Neuropharmacology of phencyclidine: basic mechanisms and therapeutic potential. Annu Rev Pharmacol Toxicol 30: 707-750

Morris B J, Cochran S M, Pratt J A 2005 PCP: from pharmacology to modelling schizophrenia. Curr Opin Pharmacol 5: 101-106 (*Review arguing that NMDA channel block by phencyclidine closely models human schizophrenia*)

Morton J 2005 Ecstasy: pharmacology and neurotoxicity. Curr Opin Pharmacol 5: 79 - 86 (*Useful short review focusing on adverse effects of MDMA*)

Nichols D E 2004 Hallucinogens. Pharmacol Ther 101: 131 - 181 (*Comprehensive review article focusing on $5HT_{2A}$ receptors as the target of psychotomimetic drugs*)

（成 亮 译，熊 杰 校，杨宝学 审）

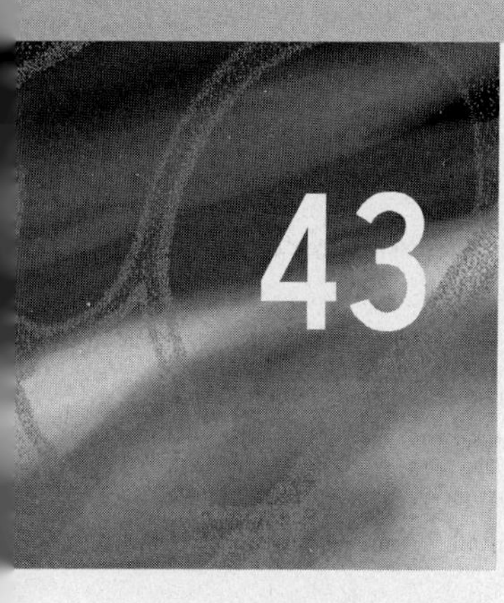

# 43 药物成瘾，依赖和滥用



## 概　述

在前面的章节里，我们讨论了几种能产生依赖性的药物（如苯并二氮䓬类药物、阿片剂、精神兴奋药）。事实上，还有许多药物是人们自己选择服用，而不是在医生指导下使用。通常社会对于这些药物的使用持反对态度，因为多数情况下这些药物的使用会造成一定社会成本的消耗；而对于部分药物而言，其消耗的社会资源被认为多于给个人带来的益处，因而在很多国家禁止使用这些药物。西方社会中人们最普遍使用的 3 种非治疗性药物是咖啡因、尼古丁和酒精，它们可以自由、合法地使用。很多其他药物的制造、销售和消费在多数西方国家是被明令禁止的（除了用于医疗目的外），但仍被广为使用，并且形成了巨大的交易网❶。表 43.1 中列出了较为重要的几类药物。其他有关“生活方式”和“运动”类药物的讨论请参阅第 54 章。

特殊药物的不当使用可引发社会问题，其原因较为复杂，超出了本书的讨论范围。社会普遍认为药物成瘾行为与其他形式的自我满足性成瘾行为，如欣赏歌剧、足球或者性行为等完全不同，药物及其药理作用只是这一问题的起点。显而易见的是，从药理学角度来看，“滥用性药物”的药理学差异很大；从分子和细胞水平上来说，吗啡、咖啡因或巴比妥类药物之间没有相似之处。由于使用这些药物之后会出现欣快感以及渴望重复用药的倾向，所以这些药物才被归结在一起。其中，渴望重复用药的倾向见于所有依赖性药物，其机制是兴奋中脑边缘系统的多巴胺能神经元（见下文）。在以下情况中，该类药物引发的快感可以带来下列问题：

- 持续的渴求行为不但主导了个人的生活方式，而且降低了个人生活质量。
- 成瘾行为本身对于个人或社会造成实质性的伤害。

属于第二种情况的具体例子有酒精造成的精神不健全和肝损伤，吸烟造成的许多疾病，感染性疾病的高危险性（特别是 HIV 感染），多数麻醉药品使用过程中的过量使用危险性，以及为了维持成瘾行为而进行的犯罪。

本章中论述了药物依赖和药物滥用的几个基本方面，此外还叙述了 3 种在治疗学中没有地位却被大量使用的药物（尼古丁、酒精和大麻）的药理学。其他具有潜在滥用性的药物可见本书的其他章节（表 43.1）。有关药物滥用更进一步的资料见 Friedman 等（1996），Karch（1997），Hyman & Malenka（2001）和 Winger 等（2004）。

❶ 据联合国估计，20 世纪 90 年代后期全球每年非法药物销售额近 8000 亿，相当于所有贸易总额的 8%，接近石油销售额，差不多是处方药销售额的 3 倍。

表 43.1 主要的滥用性药物

| 类型 | 代表物 | 依赖性 | 相关讨论章节 |
|---|---|---|---|
| 麻醉性镇痛药 | 吗啡 | 很强 | 41 |
| | 二醋吗啡 | 很强 | 41 |
| 常用中枢神经系统抑制剂 | 酒精 | 强 | 本章 |
| | 巴比妥酸盐类 | 强 | 37 |
| | 甲喹酮 | 中等 | 37 |
| | 格鲁米特 | 中等 | 37 |
| | 麻醉剂 | 中等 | 36 |
| | 溶剂 | 强 | – |
| 抗焦虑药 | 苯并二氮䓬类药物 | 中等 | 37 |
| 精神性运动兴奋药 | 苯丙胺 | 强 | 42 |
| | 可卡因 | 很强 | 42 |
| | 咖啡因 | 弱 | 42 |
| | 尼古丁 | 很强 | 本章 |
| 致幻觉药 | 麦角酸二乙胺 | 弱或者无 | 42 |
| | 麦斯卡林 | 弱或者无 | 42 |
| | 苯环利定 | 中等 | 42 |
| | 大麻 | 弱 | 本章 |

## 药物成瘾的本质

某些术语被用来描述连续服用欣快性药物所带来的后果，它们中有的可以相互替换。药物依赖（drug dependence）和过去使用的术语药物成瘾（drug addiction）指的是个体用药行为出现强迫性，并优先于其他需求之上，通常带来严重不良后果，一般包括躯体和精神依赖（见下文）。药物依赖可被视为一种可逆的药理现象，容易在动物中诱导形成，而成瘾是指见于人的一种慢性、反复状态，不同于那些可以通过戒断来治愈的急性疾病。药物滥用和物质滥用是更普遍的提法，指的是所有重复使用非法或伤害性药物的行为，包括体育运动中使用药物的行为。耐受（tolerance）即反复用药后出现的药效减退作用，往往伴随着药物依赖，有可能存在与这两种现象都相关的作用机制（见下文）。戒断综合征（withdrawal syndrome，或 abstinence syndrome）描述的是在停药之后的几天或者几周内，躯体和心理所出现的不良反应。部分精神药物的使用，包括抗抑郁药和抗精神病药，在停药之后也会出现戒断症状，但是这些药物不会造成成瘾行为。所以，区分此类普通的“反跳”现象和真正的药物依赖十分重要。

各种精神活性药物的共同之处在于这些药物可诱发奖赏效应（rewarding effect）。在动物研究中，类似的反应不能被直接推断为奖赏效应，而是被定义为正性强化（positive reinforcement），如通过增加某些行为来获得更多的药物。因此，在动物研究中所有可产生依赖性的药物都可以产生自主性自身给药。在反复或者持续给药时，除可引发直接奖赏作用外，同时还存在习惯性（habituation）、适应性（adaptation）的形成，在停药之后产生厌恶效应（aversive effect）。为了避免厌恶效应的发生，用药对象出现的自身给药行为被称为负性强化（negative reinforcement）。躯体的戒断症状以及相关的药物依赖状态是一种适应过程，不同种类的药物所产生的戒断综合征其强度和性质各不相同，尤其是阿片剂。心理习惯性（psychological habituation）比觅药行为（drug-seeking behaviour）的维持更为重要，这种习惯行为与非躯体性的药物渴求相关。患者在医院使用数天的阿片类镇痛药经常出现某些躯体依赖症状，但是这种情况很少引发成瘾。另一方面，药物成瘾者经过治疗并完全治愈躯体戒断综合征后仍很有可能再次用药。因此，躯体依赖并不是长期药物依赖的主要因素。除去用药和戒断所引发的正性和负性强化作用，条件性刺激（conditioning）在药物依赖的维持中起到了重要作用（Weiss，2005）。当某个特定环境、位置，或者看到注射器或香烟等与用药之后愉快的经验联系起来时，那么这些环境刺激本身就可以引起机体反应，如巴甫洛夫狗实验。反之，条件性刺激也可以引发对那些不能获取药物的经历的厌恶。这种条件性刺激比非条件性强化通常作用更为持久，更不容易消除，这也许就是“戒断”成瘾出现高复发率的原因。Koob（1996）的文章中讨论了药物依赖的心理因素，归纳总结在图 43.1 中。

◆ 药物依赖的动物模型主要建立在自身给药方案的基础上，即将给药与动物的某些行为如踏板联系起来。有些药物，例如乙醇，可由实验动物自发地自身给药；其他药物，例如可卡因，其自身给药需要通过前期给药诱发出药物依赖。当然，对于人而言，自身服用乙醇饮品不一定需要先产生依赖。为建立能更加准确地模拟成瘾强迫性本质的模型，自身给药的实验方法需要改进（Deroche-Gamonet 等，2004）。短期给予“非成瘾”剂量的可卡因，大鼠也会产生自身给药的踏板行为，但是一旦踏板行为与给药分离，或者给药的同时给予惩罚性足电击，大鼠就会停止踏板行为。若前期给予更强的“成瘾”处理，那么在以上两种情况下，大鼠照样会维持高频率踏板行为。后一种处理方式被认定更加符合人类成瘾的实际情况，可以作为药物试验的基础。然而，对于人类而言，药物依赖代表着稳定的大脑功能的改变，产生的神经生物学的改变比现在动物实验中观察到的更加复杂，更加持久。

> **药物依赖** 要点
>
> - 药物依赖被定义为由于反复使用药物所产生的强制性渴求。
> - 依赖可见于广泛的精神药物，并且具有多种作用机制。
> - 依赖性药物的共同之处在于它们都可以产生正性的强化作用（“奖赏”），这与中脑边缘系统多巴胺通路的兴奋相关。
> - 依赖通常与以下方面相关：①药物耐受，由多种生物化学机制形成；②躯体戒断反应，按照药物种类的不同其反应类型和反应强度具有差异；③心理依赖（渴求），与产生耐受的生物化学改变相关。
> - 心理依赖，通常比躯体戒断综合征持续的时间还要长，是造成反复用药的主要因素。
> - 虽然遗传因素对药物寻求行为有一定的影响，但是至今尚未确定特异的基因。

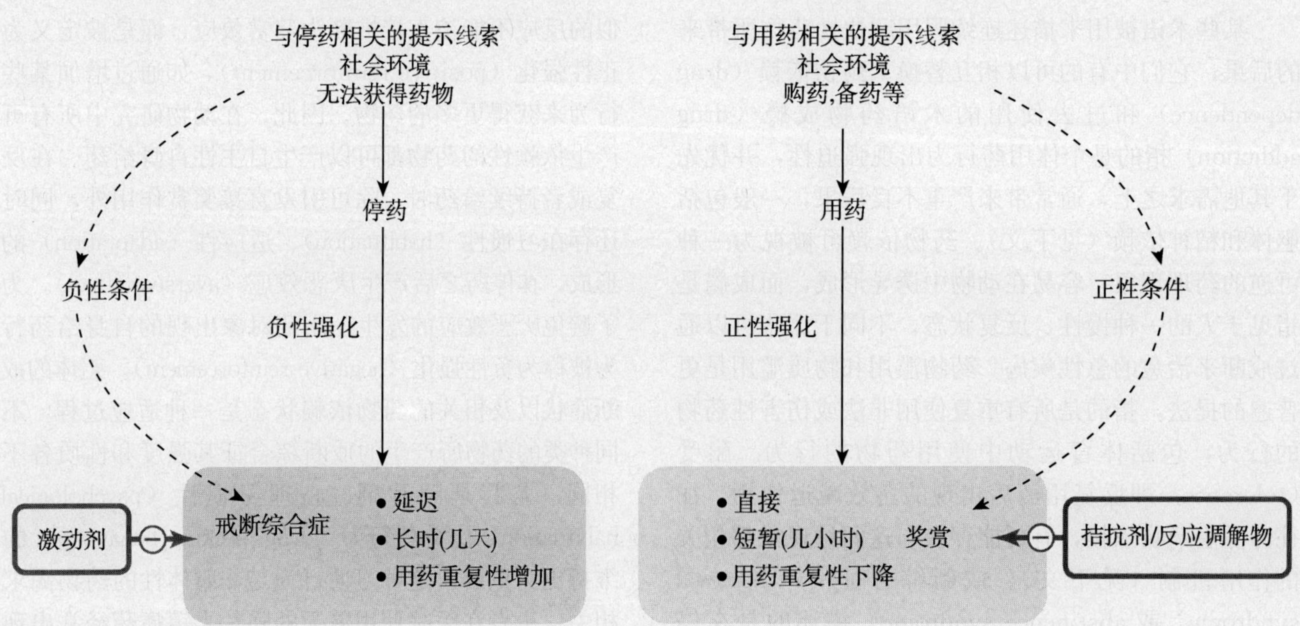


**图 43.1 涉及药物依赖的心理学因素。**

## 奖赏通路

◆ 迄今为止，基本上所有被试验过的依赖性药物，包括阿片样物质、尼古丁、苯丙胺类、酒精和可卡因，都可以刺激奖赏通路——中脑边缘系统多巴胺能神经通路（见第 34 章），即从中脑的腹侧被盖区（在大鼠为 A10 细胞群）通过前脑内侧束传递到伏核及边缘区（Nestler，2001）。即使这些依赖性药物主要发挥作用的位置在大脑的其他部位，但是它们都能增加伏核多巴胺的释放，这一结论已经通过微透析和其他技术得到了证实（Spanagel & Weiss，1999）。部分药物刺激 A10 细胞群，而其他药物，如苯丙胺和可卡因，则促进多巴胺的释放或者抑制细胞对多巴胺的重摄取（见第 11 章）。该类药物产生的欣快感是通过刺激这一通路所形成的，并不是通过药物所产生的其他作用（如机敏或者解脱感）来实现的。很多实验证实，通过化学或者手术方法干预多巴胺通路可以减少觅药行为。在转基因小鼠中删除 $D_2$ 受体可以消除吗啡所引起的奖赏作用，并且不影响阿片剂所引发的其他反应，同时不会消除吗啡依赖性动物中出现的躯体戒断症状（Maldonado 等，1997），这说明多巴胺通路只介导正性奖赏而不介导负性奖赏。$D_2$ 受体拮抗剂（抗精神病药；见第 38 章）并不能治疗成瘾，近期的研究（Heidbreder & Hagan，2005）表明 $D_3$ 受体在成瘾行为中起了重要作用。其他介质，特别是 5-羟色胺、谷氨酸和 GABA，也与该强制性觅药行为的条件性机制相关；此外，基于阻断以上通路的各种药理策略还在进一步研究中（Heidbreder & Hagan，2005）。从这方面讲，药物成瘾中所涉及的许多问题和其他章节中有关中枢神经系统（central nervous system，CNS）药物的问题十分相似，其中涉及许多相同的介质，此外还提出了很多类似的药理方案用于治疗成瘾，不过目前成功的方案并不多（见下文）。

## 生物化学机制

◆ 阿片样物质和可卡因等药物可产生适应性（habituation），相关细胞机制的研究已经取得较大进展（Nestler，2004）。通过慢性给药，两类药物可增加某些脑区如伏核中腺苷酸环化酶的活性，对 cAMP 合成的急性抑制作用进行补偿，并且在停药之后引发 cAMP 的反跳性增多（图 43.2）。慢性使用阿片样物质不但可提高腺苷酸环化酶的水平，同时还会增加信号传导通路中其他物质的数量，如 G 蛋白和各种激酶。cAMP 含量上升可以刺激 cAMP 依赖性蛋白激酶的活性，进而影响许多细胞功能，这些激酶不仅能调控各种酶和转录因子，还可以调控离子通道的活性（使细胞更易于兴奋）。其中特别值得一提的转录因子是 cAMP 反应元件结合蛋白（cAMP response element-binding protein，CREB），通过延长阿片剂或可卡因的给药时间可以增加伏核中该蛋白的数量。CREB 对于调节 cAMP 信号传导通路的各种成分起了关键作用。此外，缺乏 CREB 的转基因动物表现出较轻的戒断综合征（Chao & Nestler，2004）。以上各种变化（图 43.3）与短时间（几天或者几个星期）耐受或者依赖相关，但是与长期的药物渴求和复发（人类成瘾性的主要表现）有关的神经化学水平的知识尚十分缺乏。

腺苷是重要的中枢介质（见第 12 章），涉及药物依赖的形成。阿片剂、可卡因或者酒精的戒断使腺苷释放增多，可能与 cAMP 被大量转化为腺苷相关（Hack & Christie，2003）。通过作用于突触前 $A_1$ 受体，腺苷抑制突触兴奋时谷氨酸的释放，因此拮抗戒断时的神经元超兴奋性。所以，腺苷激动剂可能用于治疗药物依赖，不过目前还没有临床依据。

家系研究揭示成瘾易感性（susceptibility）具有遗传特质，目前已报道了多种候选基因，特别是与递质代谢、受体等相关的基因（Mayer 和 Höllt，2005）。目前普遍认为，每种基因对成瘾易感性的作用有限，因此相关的干预治疗并没有多大的价值。研究显示与酒精代谢相关的基因（见下文）具有多样性，这是基因直接影响药物滥用倾向的最好例证。

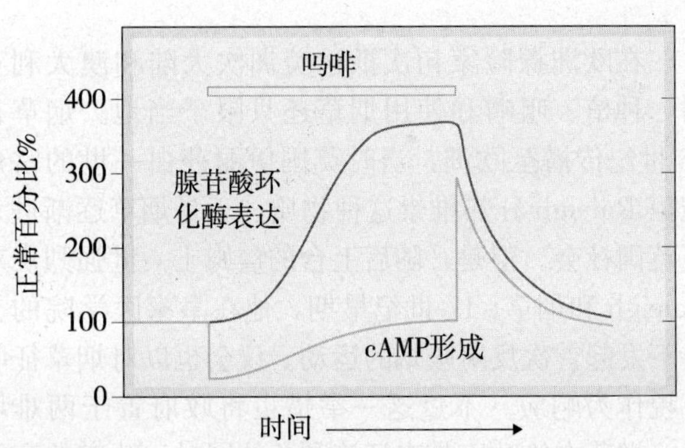


**图 43.2 吗啡耐受和依赖的生化机制。** 吗啡抑制腺苷酸环化酶，进而减少 cAMP 的形成。继发性的腺苷酸环化酶表达增加，使得 cAMP 生成量在给予吗啡的情况下恢复（即出现耐受）。停止给予吗啡，cAMP 的合成仍然过盛，产生戒断综合征。直到腺苷酸环化酶停止高水平表达，cAMP 的合成才恢复正常。后续的在体实验和体外实验已经证明，除腺苷酸环化酶以外，还有其他与 cAMP 信号传导通路相关的因素，这些因素同样受到慢性给药的影响。（From Sharma S K et al. 1975 Proc Natl Acad Sci USA 72: 3092.）

| | 用药 | | 停药 | |
|---|---|---|---|---|
| 状态 | 急性用药状态 —数天—数周→ | 慢性用药状态 | 急性戒除 —（数月—数年）→ | 慢性戒除 |
| 作用 | 奖赏 | 耐受,依赖 | 戒断综合征 | 渴求 |
| 机制 | 激活中脑边缘DA通路<br>?其他通路 | 受体、转运体以及第二信使等适应性改变（例如，↑腺苷酸环化酶，DA；↑转运体） | 非补偿的适应性改变（例如，↓DA，↑谷氨酸） | 未知 |

**图 43.3 涉及药物依赖的细胞和生理机制，图中显示了用药和停药时急、慢性作用的关系。DA：多巴胺。**

## 治疗药物成瘾的药理学策略

通过以上讨论我们可以很清楚地看到，药物成瘾涉及多种社会心理因素、遗传因素，以及神经药理学机制，因此药物治疗只能作为成瘾治疗中的一部分。

有关药理学策略的进一步资料（O'Brien，1997；Heidbreder & Hagan，2005）总结于表 43.2。

## 尼古丁和烟草

在欧洲探险家初次抵达美洲次大陆和澳大利亚时，种植、咀嚼和使用烟草还只限于当地。烟草在 16 世纪传播至欧洲，当时英国伊丽莎白一世的宫廷宠臣 Raleigh 狂热推崇这种物质，于是烟草逐渐进入了英国社会。但是，随后上台的詹姆士一世强烈反对 Raleigh 和烟草。17 世纪早期，他在皇家医学院的支持下发起首次反对吸烟的运动。议会也以对烟草征收重税作为响应。不过这一举措也将政府置于两难境地，烟草在给政府带来经济利益的同时，政府的高级顾问们又不忘强调此类物质可能带来的社会危害。

直到 19 世纪后半叶，烟草仍然只是男人们用烟斗吸食的物质。香烟制造业起源于 19 世纪末，如今已达到烟草总消费的 98%。20 世纪香烟消费量的变化趋势见于图 43.4。香烟消费量在 20 世纪 70 年代达到顶峰，之后逐年下降。现在英国国内香烟消费量较 70 年代下降了 50%，原因在于香烟价格上涨，公众对吸烟危害的了解增多，香烟广告受到限制以及强制性的健康警示。与传统香烟相比，过滤嘴香烟在一定程度上减少了焦油和尼古丁的吸入量。“低焦油”香烟不但焦油含量较低，尼古丁含量也比普通香烟低。这两种香烟在烟草总消费量中所占比重不断提高❶。在英国，吸烟者占全国人口的 27%，其中性别差异不明显，自 20 世纪 90 年代初以来这一比例没有多大改变。10～15 岁儿童中有 27% 的人是经常吸烟者（regular smoker）。目前，全球有 11 亿吸烟者，占总人口的 18%，发展中国家的吸烟者还在增多。每年出售的香烟达 5 兆（$5\times10^{12}$）根，即平均每个吸烟者一年吸掉 5000 根烟。

有关尼古丁和吸烟的综述见 Balfour & Fagerstrom (1996) 和 Benowitz (1996)。

### 吸烟的药理效应

除一氧化碳和致癌的焦油外，尼古丁（nicotine）❷是烟草中唯一具有药理活性作用的物质（见下文）。吸烟的急性效应可以通过注射尼古丁模拟，而且可以被神经系统烟碱型乙酰胆碱受体拮抗剂（antagonist at neuronal nicotinic acetylcholine receptors，nAChRs）美卡拉明（mecamylamine）阻断（见第 10 章）。

#### 吸烟对中枢神经系统的影响

尼古丁对于中枢神经系统的作用十分复杂，并非兴奋和抑制作用的简单相加。在细胞水平，尼古丁作用于 nAChRs 的 $\alpha_4\beta_2$ 亚型（见第 34 章），该亚型广泛存在于大脑内，特别是与认知相关的大脑皮质和海马。此外，腹侧被盖区也有 $\alpha_4\beta_2$ 亚型，多巴胺能神

❶ 吸烟者通过吸更多的低焦油香烟来维持尼古丁摄入量。

❷ 来自烟草这种植物，其英文名字源于法国驻葡萄牙大使 Jean Nicot，他于 1560 年向法国国王贡献了烟草种子，此前曾有人向国王谏言说南美的土著人通过吸烟草叶子来治疗疾病。当时，吸烟被认为可以预防疾病，尤其是瘟疫。

**表 43.2 治疗药物依赖的药理学策略**

| 机制 | 举例 |
|---|---|
| 缓解戒断症状 | 短期使用美沙酮缓解阿片剂的戒断综合征；苯并二氮䓬类药物缓解酒精戒断反应；<br>$\alpha_2$-肾上腺受体激动剂（如可乐定和洛非西定）缓解戒断综合征 |
| 长效替代 | 美沙酮作为替代药物治疗阿片剂成瘾；<br>尼古丁贴剂或者咀嚼口香糖用于戒烟 |
| 阻断性作用 | 纳曲酮阻断阿片剂的作用；<br>美卡拉明阻断尼古丁的作用；<br>免疫法抑制可卡因和尼古丁的作用，增加循环系统中的抗体浓度（未被证实） |
| 厌恶治疗 | 双硫仑引起饮酒后的厌恶反应 |
| 缓解渴求感 | 安非他酮（抗抑郁）；<br>纳曲酮（阻滞阿片受体，对于其他药物成瘾也有治疗价值）；<br>可乐定（$\beta_2$-肾上腺素受体激动剂） |

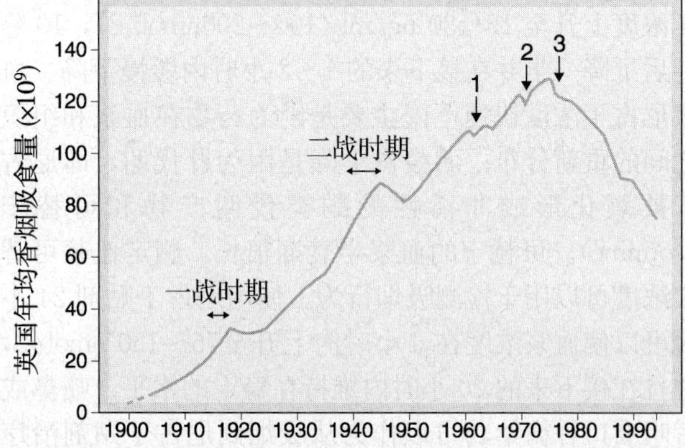


**图 43.4 1900—1994 年间英国香烟消费量。**数字 1，2，3 代表从皇家医学院公布的吸烟与健康报告中得到的数据。自 1980 年起，香烟消费量随香烟价格的上升而不断下降。从 1994 年开始，香烟消费量基本保持不变。（Data from Ashton H，Stepney R 1982 Smoking psychology and pharmacology. Tavistock Publications，London；Townsend 1996 Price and consumption of tobacco. Br Med Bull 52：132-142.）

经元通过此区投射到伏核（奖赏通路，见上文）。以上这些受体都属于配体门控离子通道，存在于突触前和突触后，可以分别促进递质的释放和神经兴奋（Wonnacott 等，2005）。除活化受体外，尼古丁还可以引起脱敏（desensitization），这是其作用的重要组成部分，即对于持续暴露于尼古丁的动物，尼古丁的作用会减弱。慢性尼古丁处理可使 nAChRs 数量激增（与给予多数受体激动剂产生的效应相反），可能是延

> **吸烟** 要点
> - 英国国内的香烟消费量在 20 世纪 70 年代中期达到顶峰，之后逐渐下降。
> - 全世界成年人中吸烟者所占的比例约为 18%，每个吸烟者每年平均吸 5000 支香烟。
> - 除一氧化碳和致癌的焦油以外，尼古丁是烟草中唯一的精神活性物质。
> - 平均从每支香烟中吸收的尼古丁约为 1.0～1.5mg，可以致使血浆尼古丁浓度上升至 130～200nmol/L。这一数值根据香烟类型和吸入程度的变化而有所不同。

长受体脱敏的适应性反应。尼古丁的总体效应似乎是兴奋 nAChRs 和脱敏作用之间的平衡状态，其中前者引发神经兴奋，后者造成突触传导阻滞。在脊髓水平，尼古丁可抑制脊髓反射，使骨骼肌松弛，通过肌电图可以观察到这些作用。其机制可能与尼古丁兴奋脊髓腹角的抑制性 Renshaw 细胞有关。大脑高级功能的主观意识表现为警觉状态，通过脑电图（EEG）也有对应的显示。因为摄入尼古丁的量和环境不同，其对大脑高级功能的影响可以是正性的，也可以是负性的。吸烟者报告说在昏昏欲睡时吸烟可以使人保持清醒，在神经紧张时吸烟使人平静，EEG 的检验证实了上述说法。此外，小剂量的尼古丁似乎能够提高警觉，但是大剂量摄入则起到相反的作用。人体运动

和感觉测试（如反应时间测试或警觉性测试）显示，吸烟提高了这两方面的成绩。此外，尼古丁可以增强老鼠的学习能力。有些设计非常精巧的试验，用于测试尼古丁对各种压力下的行为反应和攻击性的影响。例如，受试者被要求先说出一系列正方形的颜色（低压力环境），然后说出写着其他颜色名称的词语的颜色（高压力环境）。测试结果的差异反映了行为受压力影响的范围，这种差异可被吸烟消除。某些试验关注令人不快的反应，如受试者进行复杂的电脑逻辑游戏，初始时进行公平游戏，然后就不时作弊，以此引发受试者的压力和不满，使受试者的游戏成绩下降。有报道称，吸烟不会降低愤怒水平，但是可以拮抗这种表现水平的下降。

尼古丁和其他激动剂，如地棘蛙素（epibatidine；见第 41 章）有显著的镇痛作用。

### 外周作用

小剂量尼古丁的外周作用主要是由于兴奋心脏与肺的自主神经节（见第 10 章）以及外周感觉受体所致。受体兴奋可产生各种自主神经反射反应，导致心动过速、心输出量和动脉压增加、胃肠运动减慢，以及出汗。第一次吸烟时，吸烟者往往会恶心或时有呕吐反应，可能与烟草对胃部感觉受体的刺激有关。反复吸烟后，所有这些反应都将减少，但是吸烟对中枢神经系统的影响将继续保持。肾上腺髓质释放的肾上腺素和去甲肾上腺素是造成心血管功能改变的原因，垂体后叶释放的抗利尿激素导致尿量减少。血浆中自由脂肪酸浓度增加，可能与交感神经兴奋和肾上腺分泌有关。

与不吸烟的人相比，吸烟者平均体重约轻 4 公斤，主要是因为食物摄入减少；而戒烟通常会伴随体重上升，这与食物摄入量增加有关。

## 药代动力学

平均每支香烟包含 0.8 g 烟草和 9～17 mg 尼古丁，而其中有 10% 会被身体吸收。不过这一比例因为吸烟者的习惯和香烟类别的不同而存在很大差异。

尼古丁主要通过肺吸收，很少在口腔和鼻咽部吸收。因此，要吸收一定量的尼古丁就必须吸烟，每吸一口烟就给中枢神经系统输送一定量的药物。用烟斗吸烟或者吸雪茄的酸度比吸香烟要低，故前两种情况下尼古丁更多的是在口腔和鼻咽部吸收，而不是在肺部吸收。其吸收速度比吸香烟慢，因此造成血浆尼古丁浓度的峰值延后并维持更长的时间（图 43.5）。对于一般的香烟而言，吸烟超过 10 分钟可以造成血浆尼古丁浓度上升至 15～30 ng/ml（100～200nmol/L），10 分钟后下降一半并在接下来的 1～2 小时内缓慢下降。血浆尼古丁浓度快速下降主要是因为药物在血浆和组织之间的重新分布；而缓慢下降是因为肝代谢，即尼古丁被氧化形成非活性的酮类代谢产物和可替宁（cotinine）。可替宁的血浆半衰期很长，测定血浆可替宁浓度可以用于检测吸烟行为。使用尼古丁贴剂 24 小时可以使血浆浓度在 6 小时内上升至75～150 nmol/L，并且在接下来的 20 小时内维持在稳定的水平。喷鼻或者咀嚼口香糖给药可以作为从吸烟到尼古丁贴剂治疗过程中的过渡性给药方式。

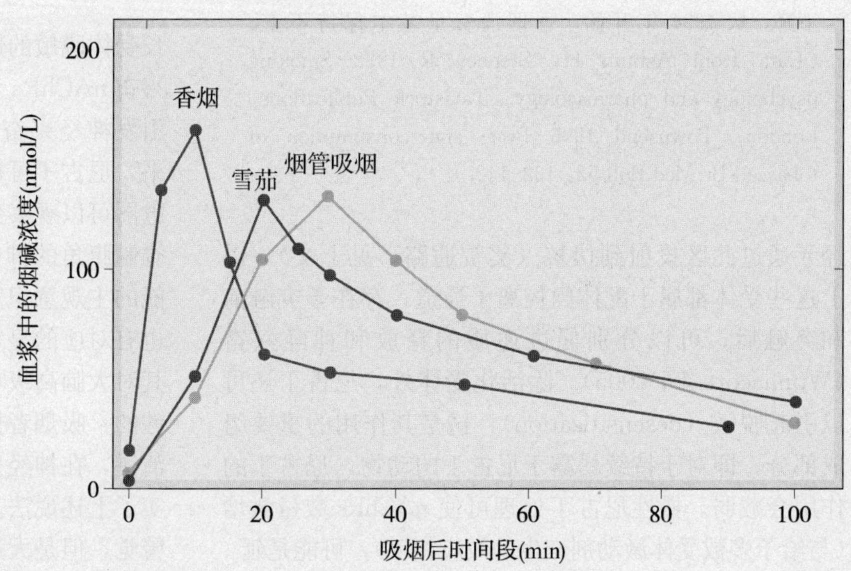


**图 43.5 吸烟时血浆中的尼古丁浓度变化。**试验对象为习惯性吸烟者，按他们的吸烟习惯选择吸香烟、雪茄或者用烟斗吸烟。（From Bowman W C, Rand M 1980 Chapter 4. In：Textbook of pharmacology. Blackwell，Oxford.）

## 耐受和依赖

与所有其他产生依赖性的药物一样，烟瘾的形成也包括3个独立但又相关的过程——耐受、生理依赖和精神依赖，它们造成药物依赖的全部反应，使得吸烟具有强迫性。

在兴奋周围神经节方面，尼古丁能引发快速耐受，可能与AChRs脱敏有关。大剂量摄入尼古丁时，脱敏可以阻断而非兴奋神经节传导（见第10章）。对尼古丁的中枢作用（如警觉反应）的耐受远小于对其周围神经作用的耐受。动物实验中，慢性给药所造成的大脑尼古丁受体增多（见上文）同样见于大量吸烟者中。由于尼古丁对细胞的作用降低，因此增加的结合位点与其说是代表了功能性受体，倒不如说是反映了脱敏效应。

尼古丁是造成烟瘾形成的物质。在稀释的尼古丁溶液和水之间，大鼠更倾向于选择前者；在踏板-尼古丁注射实验中，大鼠很快就学会了自身给药。在训练猴子学习吸烟的实验中，吸烟行为与奖赏相结合。但是，只要香烟中含有尼古丁，即使在没有奖赏的情况下，猴子仍会继续吸烟；如果香烟中不含尼古丁，那么猴子就不会继续这种行为。和其他成瘾性药物一样（见上文），尼古丁可兴奋中脑边缘系统的奖赏通路并增加伏核多巴胺的释放。在缺乏乙酰胆碱受体$\beta_2$亚基的转基因小鼠中，尼古丁不会产生奖赏作用，也不会影响多巴胺释放，证实了这一nAChRs亚型的作用以及尼古丁促使中脑边缘系统释放多巴胺。与正常小鼠不同，转基因小鼠即便能够诱发出可卡因自身给药，但也不能被诱发出尼古丁自身给药。对nAChRs拮抗剂美卡拉明的研究发现，大脑nAChRs是尼古丁成瘾的相关成分之一。若使猴子形成吸烟的习惯，它们选择吸入香烟喷雾胜于空气，给予美卡拉明则转变为吸入空气而非香烟喷雾。

在有尼古丁摄入习惯的人或者实验动物中都可见躯体戒断综合征，主要表现为易激惹、精神运动能力下降、攻击性增强和睡眠困难。与阿片剂相比，尼古丁产生的戒断综合征要轻许多。除摄入尼古丁可缓解这种戒断症状外，苯丙胺也具有缓解作用，这与假设存在多巴胺奖赏通路的观点相吻合。尼古丁的戒断综合征持续2～3周，觅烟行为的持续时间更长；戒烟后复吸的行为通常发生在躯体戒断综合征已经消失的阶段。

## 吸烟的危害

吸烟者的期望寿命比不吸烟者要短。例如，1971年英国医生的调查显示，重度吸烟者且年龄在35～65之间者死亡的比例为40%，而在不吸烟者中只有15%。新近的分析见Peto等（1996）。从很大程度上来说，吸烟是可预防性死亡的最大原因，全球1/10成年人的死亡与吸烟有关。除去艾滋病，吸烟是唯一仍在快速增长的死亡因素。1990年，吸烟所致死亡人数占全世界总死亡人数的10%（3000万中的300万人）；预期到2030年，这一比例将增加到17%（6000万人中的1000万人）。这主要是因为亚洲、非洲和拉丁美洲的吸烟人数还在增加（Peto等，1999）。

### 尼古丁的药理学

要点

- 在细胞水平，尼古丁作用于烟碱型乙酰胆碱受体（nAChRs），主要为$\alpha_4\beta_2$亚型，可以引起神经兴奋。尼古丁在中枢的效应可以被受体拮抗剂如美卡拉明阻断。
- 在行为方面，尼古丁既有抑制作用，又有兴奋作用。
- 尼古丁呈现强化作用，并与兴奋中脑边缘系统的多巴胺通路相关。此外，在动物实验中这种药物可以诱导自身给药。
- 脑电图上的改变显示尼古丁可以产生觉醒反应，用药者通常报告机敏性增强，伴随焦虑和紧张感下降。
- 尼古丁可以促进学习，特别是在压力环境下。
- 尼古丁的外周作用主要是对神经节的刺激作用，导致心动过速、血压升高和胃肠运动性降低。不过，很快对这些效应出现耐受。
- 尼古丁在1～2小时内主要经肝代谢。无活性的代谢产物可替宁的血浆半衰期长，可用于检测吸烟行为。
- 尼古丁可引起耐受、躯体依赖和心理依赖（渴求），具有很强的成瘾性。长期戒断的成功率只有20%。
- 尼古丁替代疗法（咀嚼口香糖或者皮肤贴剂）与积极的心理咨询相结合可以提高戒断的成功率。

主要的健康危险因素如下：

- 癌症，特别是在肺部和上呼吸道，还有食管、胰腺和膀胱。每日吸 20 根烟可使肺癌发病率增加约 10 倍。90%的肺癌患者是吸烟者。虽然用烟斗吸烟或者吸雪茄的危害要小于吸香烟，但是其实际危害性还是很大。焦油（而非尼古丁）是引发癌症的危险因素。
- 冠心病和其他周围血管疾病。在男性 55～64 岁间患有冠状动脉血栓症的人群中，每日吸 20 支烟的吸烟者其死亡率比非吸烟者高 60%。虽然吸烟对冠心病等心血管疾病发病率的影响没有它对肺病的影响显著，但是因为冠心病很普遍，所以实际上因为吸烟而死于冠心病的人很多。其他类型的血管疾病（如卒中、间歇性跛行和糖尿病坏疽）也和吸烟有很强的关联性。很多研究表明尼古丁是吸烟危害心血管的主要因素，另一个影响因素是一氧化碳（见下文）。有趣的是，尽管在用烟斗吸烟和吸雪茄的人的血液中尼古丁和碳氧血红蛋白的浓度与一般吸烟者相近，但是他们中缺血性心脏病的发病率并没有明显增加，因此尼古丁和一氧化碳可能不是唯一的决定性因素。
- 慢性支气管炎。相对于不吸烟的人而言，慢性支气管炎在吸烟者中更为常见。然而，与肺癌发病率不断增加相反，在过去 50 年间慢性支气管炎的发病率出现了下降的趋势。这与空气质量提高以及其他社会改变有关。从目前的情况来看，吸烟依然是引发慢性支气管炎的主要原因。烟草中含有的焦油和其他非尼古丁类刺激性物质很可能是造成慢性支气管炎的物质。
- 对怀孕的危害。吸烟，特别是在孕后期吸烟，可以显著降低胎儿体重（孕期内每日吸 25 支以上香烟的孕妇，其胎儿有 8%的几率出现体重下降）并且增加围生期死亡率（估计在孕后半期吸烟的孕妇中胎儿死亡率为 28%）。还有研究表明，吸烟的母亲生的孩子，在 7 岁或者更大一些之前，无论是在躯体还是智力发展方面都比一般儿童缓慢。但是到 11 岁时，这些差异将不再明显。吸烟对儿童的这些影响虽然是可以测量的，但是相对于其他因素如社会阶层和出生顺序而言，其影响就小多了。在吸烟的孕妇中，出现各种其他并发症的情况也较非吸烟者常见，包括自然流产（吸烟者高出 30%～70%），早产（高出 40%）和胎盘前置（高出 25%～90%）。通过乳汁，母体可以将足够导致心动过速的尼古丁传递给婴儿。

与吸烟人群相比，不吸烟人群中帕金森病的发病率高 1 倍。这反映出尼古丁可能具有相关的保护作用，也可能在吸烟行为和帕金森病易感方面存在共同的基因或环境因素。吸烟可以缓解炎症性肠道疾病的症状。不过，早期研究提出的吸烟者较少患阿尔茨海默病的观点目前尚未得到证实。

可能造成以上危害的物质包括：

- 焦油和刺激物，如二氧化氮和甲醛。香烟焦油中包括许多可以致癌的碳氢化合物以及促肿瘤物质，这可能是吸烟造成高致癌率的原因。此外，各种刺激物也是引发支气管炎和肺气肿的原因。
- 尼古丁可能与胎儿发育迟缓有关，因为其中含有缩血管的物质。
- 一氧化碳。平均每支香烟的一氧化碳含量是 3%。一氧化碳与血红蛋白的结合力很强，在吸烟者体内碳氧血红蛋白的含量是 2.5%，而在不吸烟的城市居民中是 0.4%。在重度吸烟者中，15%的血红蛋白与一氧化碳结合，已经证实这个程度的结合率可严重影响大鼠胎儿发育；过高的碳氧血红蛋白含量也和心血管疾病的发病率升高有关。此外，胎儿血红蛋白结合一氧化碳的能力强于成人，因此胎儿体内碳氧血红蛋白的含量高于母亲。
- 氧化应激增高可能是造成动脉粥样硬化形成（见第 20 章）和慢性阻塞性肺疾病（见第 23 章）的原因。

低焦油香烟与传统的标准香烟相比焦油含量和尼古丁含量较低。但是，调查显示如果香烟上标明焦油含量较低，吸烟者则倾向于吸更多的烟。所以，即便吸入焦油和尼古丁的量有轻微下降，一氧化碳的摄入量却增加了，这对个人健康并没有好处。

## 治疗尼古丁依赖的药理学方法

很多吸烟者都希望戒烟，但是真正做到的人很少[1]。心理和药物两方面的综合治疗是最成功的临床戒烟治疗方案，其成功率为 25%，这个结果是统计了治疗结束后 1 年内仍维持戒烟状态的人得到的。两个主要的药理学治疗（George & O'Malley，2004）

[1] 弗洛伊德去世前的几个月内曾试图戒除 45 年的烟瘾，但是并没有成功，最后他死于癌症，享年 83 岁。

**吸烟的危害**

要点

- 吸烟所致死亡占全球总死亡人数的10%，其危害主要包括以下方面：
  —癌症，特别是肺癌，90%的肺癌都与吸烟相关；致癌的焦油是导致肺癌的危害性物质。
  —缺血性心脏病；尼古丁和一氧化碳可能都与此有关。
  —慢性支气管炎；焦油是主要的诱因。
- 孕期吸烟会降低胎儿体重并且延缓儿童发育。此外，孕期吸烟还增加了流产几率和围生期胎儿死亡率。尼古丁或许还有一氧化碳都是相关的危害性物质。
- 吸烟者患帕金森病的发生率比不吸烟者低。

是尼古丁替代疗法和安非他酮（amfebutamone，或bupropion）疗法（也用于治疗抑郁；表 39.2）。

尼古丁替代疗法可以缓解吸烟者的心理和躯体戒断综合征，进而帮助吸烟者戒除烟瘾。由于尼古丁作用时间较短，并且在胃肠道的吸收情况不好，因此通常将尼古丁替代性药物设计成咀嚼口香糖的形式，一天中多次使用，或者也可以设计成皮肤贴片的形式每天更换。以上这些药物可引发各种副作用，特别是恶心、胃肠绞痛、咳嗽、失眠和肌肉疼痛。此外，也有可能使心脏病患者出现冠状动脉痉挛。皮肤贴片通常会产生局部过敏和瘙痒。尼古丁替代疗法的双盲试验表明，与安慰剂对照组相比，药物和专业心理咨询结合的治疗方案使戒烟成功率提高近 1 倍。但是，一年内不再复吸的成功率只提高了 25%。若没有心理咨询和支持疗法，单独使用尼古丁的作用并不会比安慰剂大，因此将其用于非处方性戒烟没有得到充分论证。不过，虽然只是效果不大的辅助性戒烟手段，长时间使用还是可以显著降低吸烟量。在瑞典，政府鼓励人们使用“无尼古丁型香烟”，当地由于吸烟造成的死亡率显著低于北美和欧洲其他国家。

目前，认为 $\alpha_4\beta_2$ nAChR 亚型可能是大脑中的“尼古丁受体（nicotine receptor）”，开发对应的选择性激动剂作为尼古丁替代物可能有助于减少副作用。不过，目前这方面的研究还只是停留在理论阶段。

最近的研究表明，安非他酮（见第 39 章）可能与尼古丁一样可以用于替代疗法，甚至非抑郁患者也可以使用这种药物，它的副作用较少。但是，服用安非他酮会降低惊厥阈值，因此在有惊厥危险时不应该使用这种药物（包括其他降低惊厥阈值的药物）。此外，患有饮食障碍或者双向情感障碍的人不宜使用这种药物，肝、肾疾病患者应该慎用该药。由于以上的原因，尼古丁还是许多戒烟治疗方案中的首选药物。

安非他酮可能通过提高伏核中多巴胺的活性而起作用。它是多巴胺和去甲肾上腺重摄取的弱阻断剂，但是目前仍不明确这是否是安非他酮治疗尼古丁依赖的机制。通常需要以缓释形式给予安非他酮。

临床实验还检测了其他几类药物，经证实有些药物在部分情况下具有疗效：

- 可乐定是 $\alpha_2$-肾上腺素受体激动剂（见第 11 章），可以减少几种依赖性药物的戒断症状，包括阿片、可卡因以及尼古丁❶。可乐定有口服或者皮肤贴剂两种给药形式，它和尼古丁替代物一样可以辅助戒断。但是由于存在很多麻烦的副作用（低血压、口干、嗜睡），这种药物未能获得广泛的临床应用。
- 三环类抗抑郁药，选择性 5-羟色胺重吸收抑制剂和单胺氧化酶抑制剂，主要被用作抗抑郁药（见第 39 章）。其发挥作用的基本原理可能是，通过缓解抑郁来减少重复吸烟的行为，因为抑郁可导致再次吸烟。
- 美卡拉明是尼古丁作用的拮抗剂，其疗效并不显著。少量的美卡拉明可以增加吸烟量，原因可能是其拮抗作用可被尼古丁水平提高所克服。大剂量美卡拉明可以有效消除尼古丁的作用，但同时带来大量自主神经的副作用（见第 10 章），依从性也不佳。该药的作用原理也值得深思，因为虽然美卡拉明可以减少尼古丁的奖赏作用，但是不能治疗与戒断相关的渴求行为。

在药物依赖治疗方面，新的策略是开发药物分子与蛋白结合的疫苗（Bunce 等，2003），目前主要应用于尼古丁和可卡因。注射疫苗之后所产生的抗体可以与游离的药物结合，防止药物到达大脑。在自身给药的动物模型上已经证实该方法有效，人体临床实验还在进行中。

---

❶ 同样可以减少绝经后由于生理性雌激素衰退反应所造成的面色潮红。

**治疗药物依赖的临床用药**

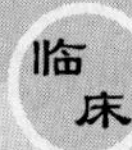


- 烟草依赖
  - — 短期使用尼古丁可以用于戒断行为的辅助治疗。
  - — 安非他酮同样有效，但可降低癫痫发作阈值。因此，有癫痫发作危险的人不能使用这种药物治疗成瘾。
- 酒精依赖
  - — 长时效的苯并二氮䓬类药物（如氯氮䓬）可以降低戒断综合征和癫痫发作的几率；这类药物的用量应该在1～2周内逐渐减少至停药，因为继续使用该药具有成瘾的危险性。
  - — 双硫仑被用作行为治疗方案中的辅助药物，以处理戒除后的醉酒行为；对于可能出现乙醛诱发低血压性反应的患者（如冠心病或者脑血管疾病患者）而言，双硫仑并不适用。
  - — 阿坎酸可以辅助维持戒断。在戒断之后，使用该药可以维持戒断，防止反复醉酒。这种药物的使用需要持续1年。
- 阿片依赖
  - — 阿片激动剂或部分激动剂（其代表性药物分别为美沙酮和丁丙诺啡），具有口服或者舌下含服两种给药方式，可用来替代麻醉药品的注射用药。注射用药是造成许多伤害的原因。
  - — 纳曲酮是长效阿片拮抗剂，可作为辅助药物防止戒断之后的重复用药（需在阿片戒断至少1星期之后使用）。
  - — 洛非西定是$\alpha_2$激动剂（可以将其与可乐定进行比较；见第11章），可以用于短期治疗（通常的用药时间为10天），以缓解阿片的戒断症状，达到疗效后2～4天内逐渐减少用药直至停止。

## 乙 醇

在摩尔质量的基础上判断，乙醇（酒精）的摄入量远远高于其他药物。各种酒类中所含乙醇的比例并不一致，其范围从2.5%（低度啤酒）到55%（烈酒），按照普通计量法，每杯酒含8～12 g（0.17～0.26 mol）乙醇。一口气饮用1～2摩尔乙醇很有可能相当于0.5 kg的许多其他药物。酒精的药理作用强度（pharmacological potency）不高，通过观察产生药理作用的血浆浓度范围就可以了解：出现轻微影响时血液乙醇浓度是10 mmol/L（46mg/100ml），该浓度的10倍则可能致命。欧洲每年人均酒精摄入量是10 L（按纯乙醇计算），这一数值在过去20年内没有改变。有关酒的主要变化是，与啤酒相比葡萄酒的摄入量不断增加。

实际上，乙醇的摄入通常以单位（unit）的形式表达出来。1单位是8g（10ml）乙醇，相当于半品脱普通度数的啤酒、一小杯白酒或者一杯葡萄酒所含的乙醇。按照下文中将提到的乙醇对健康的危害，当前官方推荐的最大饮酒量是男士每周最多21单位，女士每周最多14单位。据统计，英国大概有33%的男性和13%的女性超过了这个饮酒量。每年饮酒所付的税收约为70亿英镑，而医疗耗费大概是30亿英镑；而且，乙醇所造成的社会消耗毫无疑问更多。许多发达国家的政府试图限制酒精消费。

### 乙醇的药理作用

#### 对于中枢神经系统的影响

乙醇主要作用于中枢神经系统（Charness 等，1989），它对CNS的抑制作用与挥发性麻醉药（见第36章）类似。在细胞水平，乙醇具有单纯的抑制作用。据推测，通过脱抑制作用，乙醇可以兴奋部分CNS神经活动。值得一提的是，乙醇可以兴奋涉及奖赏机制的中脑边缘多巴胺神经通路，这在上文中已有提及。乙醇的主要作用机制（Little，1991；Lovinger，1997；Tabakoff & Hoffman，1996）包括：

- 促进GABA介导的抑制作用，类似苯并二氮䓬类药物的作用（见第37章）
- 抑制钙离子通过电压门控钙离子通道
- 抑制NMDA受体功能
- 抑制腺苷的转运

与苯并二氮䓬类药物相似，乙醇可促进GABA对$GABA_A$受体的作用（见第37章）。但是，乙醇的作用比苯并二氮䓬类药物要小且持续时间短，目前并没有明确证据证实乙醇可以影响CNS的抑制性突触传递。苯并二氮䓬类药物的拮抗剂氟马西尼(flumazenil)（见第37章）可以逆转乙醇的中枢抑制作用。此作用仅属于生理学的拮抗机制，并非直接的药理学相互作用的结果。多项研究并不支持氟马西尼用来缓解醉酒状态和治疗乙醇的依赖性；作为苯并二氮䓬受体的反向激动剂（见第2章），氟马西尼可带来癫痫发作的风险，并可使饮酒量加大，增加乙醇的长期毒性作用。

乙醇通过抑制神经元电压敏感性钙离子通道的开放，减少神经末梢去极化而引起递质释放。

在体研究表明，一定浓度的乙醇在产生中枢抑制作用的同时，也可以抑制谷氨酸的兴奋作用。此外，抑制NMDA受体活性的乙醇浓度通常低于影响AMPA受体所需要的浓度（见第34章）。乙醇的其他效应包括增强nAChRs受体和5-$HT_3$受体活化后所产生的兴奋作用。目前还不清楚以上各种效应在乙醇发挥中枢作用时的相对重要性。

乙醇对神经系统功能的抑制作用和腺苷对$A_1$受体的作用相似（见第12章）。在培养的细胞体系中乙醇通过抑制腺苷的重摄取来增加细胞外腺苷含量。目前有研究表明乙醇对腺苷转运体的抑制可能与其中枢作用有关（Melendez & Kalivas，2004）。

内源性阿片样物质也参与了乙醇的中枢作用，动物实验和人体实验都证实阿片受体拮抗剂纳曲酮可以减少乙醇产生的奖赏作用。

众所周知，急性乙醇中毒对人的危害包括言语不清、动作失调、过度自信和欣快。其中，酒精对情绪的影响因人而异，绝大多数人在中毒后变得喧闹和活泼，但是有些人表现为忧郁和退缩。更深度乙醇中毒时，人的情绪变得更加不稳定，出现欣快和忧郁、攻击性和服从性等对立情绪交替出现的情况。关于乙醇与暴力倾向的关联性有很多报道。

乙醇可以使人的智力、运动神经的表现，以及感觉分辨能力受损，但是醉酒者自己通常不能察觉这种变化。例如，要求司机驾驶汽车通过他们认为能通过的最小缝隙，结果对于相同的间隙，喝酒的司机所驾驶的汽车更容易撞到障碍物。此外，醉酒者也倾向于选择过窄的间隙，通常比实际汽车宽度窄。

与实验环境下的模拟测试相对应的很多研究调查了现实生活中饮酒对驾驶的影响。美国进行的一项城市驾驶员调查发现，当血液中的乙醇浓度在50 mg/100ml（10.9 mmol/L）以内时，车祸发生率和血液乙醇浓度无关。但是一旦该浓度上升到80 mg/100 ml（17.4 mmol/L）时，车祸发生率增加4倍；到150 mg/100 ml（32.6 mmol/L）时，增加25倍。在英国，驾驶员血液中的乙醇浓度高于80 mg/100 ml即被认为违法。

血液中乙醇浓度与其作用之间的关系有高度可变性，乙醇浓度持续上升时的影响大于保持稳定或者下降时。在习惯性饮酒者体内，组织对乙醇的耐受性增高，因此需要增加乙醇浓度来达到一定的效果（见下文）。在一项研究中，通过测试语言、步态和其他方面来评价“总的醉酒程度（gross intoxication）”，结果显示当血液乙醇浓度介于50～100 mg/100 ml之间时，30%的受试者处于醉酒状态；当浓度介于150 mg/100 ml之间时，则有90%处于醉酒状态。昏迷通常发生在乙醇浓度为400 mg/100 ml时，而超过500 mg/100 ml则可能导致呼吸衰竭性死亡。

除急性饮酒会影响神经系统外，慢性饮酒同样会对神经系统产生永久性影响（Harper & Matsumoto，2005），乙醇本身及其代谢产物如乙醛或脂肪酸酯是相关的影响因素。脑成像技术显示，重度嗜酒者体内大量出现的永久性痴呆和运动失调与大脑皮质变薄相关（脑室明显扩大）。此外，也可见小脑、其他脑区以及周围神经的退化。其中部分改变与乙醇本身无关，而与嗜酒者体内常见的维生素$B_1$缺乏有关。此外，酒精可以显著增强多种药物的中枢抑制作用，有时甚至引发危险，这类药物包括苯并二氮䓬类药物、抗抑郁药、抗精神病药和阿片剂。

### 对其他系统的影响

乙醇的急性心血管作用是扩张皮肤血管（该作用起源于中枢），因此饮酒可以产生温暖感但是实际上增加了热量流失。相矛盾的是，乙醇摄入和高血压之间呈正相关，可能与酒精戒断使交感兴奋增强有关。下文将提及适量饮酒对于改善心血管功能的作用。

乙醇使唾液和胃液分泌增多，部分原因在于乙醇的味道和刺激作用所产生的反射效应。大量饮白酒可以直接伤害胃黏膜，造成慢性胃炎。乙醇的这一不良影响以及引发的酸性分泌物增多都是造成酒精中毒者胃出血的原因。

乙醇可影响各种内分泌功能。特别是乙醇可以通过刺激垂体前叶分泌促肾上腺皮质激素来增加肾上腺类固醇激素的释放。然而，嗜酒者中常见的血浆氢化可的松增多（导致“假性库欣综合征”；见第28章）

部分是因为乙醇抑制了氢化可的松在肝中的代谢。

利尿是乙醇常见的效应，乙醇可以抑制抗利尿激素的分泌。但是，由于快速产生耐受性，利尿作用并不会持续很久。乙醇也可以抑制催产素分泌并以此延迟分娩。曾有人试图用乙醇控制早产，但是要达到这一目的所需乙醇量很大，足以使孕妇明显中毒。若在乙醇作用下仍然出现早产，那么婴儿很可能在出生时即乙醇中毒，继而产生呼吸抑制。所以，这种治疗方法会产生明显的不良后果。

男性慢性饮酒者往往有阳痿及女性化征兆。这与睾丸类固醇的合成受损有关。此外，乙醇诱导肝微粒体酶，使睾酮的灭活速率增加也是原因之一。

### 乙醇对肝的影响

除大脑损伤外，肝损伤是长期过量饮酒引发的最严重的后果（Lieber，1995）。乙醇对肝的损害，首先是脂肪堆积增多（脂肪肝）导致肝炎，然后导致不可逆性肝坏死和肝纤维化。环绕肝的门脉血流受阻、分流，常常引起食管静脉曲张，导致突发性的、严重的出血。单次给予大剂量酒精会使大鼠和人的肝出现脂肪堆积，其机制非常复杂，主要的因素包括：

- 由于应激增加使脂肪组织释放的脂肪酸增加，引起交感神经放电。
- 脂肪酸氧化功能受损，与酒精本身造成的代谢负担有关。

除慢性饮酒以外，还有许多其他因素和肝损伤相关。其中之一是营养不良，因为嗜酒者可以通过乙醇获得必要的能量，300 g 乙醇（相当于一瓶威士忌）提供 2000 kcal 能量。但是与正常饮食不同，乙醇中不含维生素、氨基酸和脂肪酸。维生素 $B_1$ 缺乏是导致神经损伤的重要因素（见上文）。嗜酒者的肝损伤也与慢性营养不良有关，但是主要还是乙醇的细胞毒性作用，造成肝脏炎性病变。

慢性肝病总的发病率与逐年累积的乙醇消耗量密切相关。因此，可以通过总的乙醇消耗量，即以每天每公斤体重的乙醇摄入量（g/kg）乘以饮酒年来准确地计算肝硬化发病预测指数。血清中肝 γ-谷氨酰转肽酶浓度的增高是评价肝损伤的指标，但不是乙醇特异性的。

### 对脂代谢，血小板功能和动脉粥样硬化的影响

适量饮酒可以降低冠心病的死亡率，每日 2～3 单位的饮酒量效果最佳，大约能降低 30% 的死亡率（Groenbaek 等，1994）。在血浆低密度脂蛋白胆固醇浓度较高的男性中，这一作用最为显著，可以使死亡率降低 50%以上（见第 20 章）❶。大多数研究显示乙醇本身是产生这种作用的关键因素，而不是某种特定的饮料如红葡萄酒。

目前提出了两种可能的作用机制：第一种机制涉及乙醇对血浆脂蛋白的作用，这种蛋白是血液中胆固醇和其他脂类物质的载体（见第 20 章）。流行病学调查以及对自愿者研究结果显示，控制每日饮用乙醇量在低于引发中枢反应的范围内，连续数周后可以增加血浆高密度脂蛋白浓度，预防动脉粥样硬化。

此外，乙醇通过抑制血小板聚集，预防缺血性心脏病。产生这一作用所需的乙醇浓度在人的正常饮酒量能达到的范围内（10～20 mmol/L），这可能与酒精抑制磷脂合成花生四烯酸有关。在人体中，每日脂肪摄入量决定了乙醇作用的大小。但是，目前乙醇的临床重要性还不明确。

### 乙醇对胎儿发育的影响

20 世纪 70 年代早期，人们发现了孕期内摄入乙醇对胎儿发育不利的影响，当时提出了胎儿乙醇综合征（fetal alcohol syndrome，FAS）的概念。

FAS 总的特征包括：

- 面部发育异常，表现为眼距宽、睑裂狭窄以及颊骨小
- 头颅周长缩短
- 发育迟缓
- 智力发育迟缓和行为异常，通常表现为运动过度和社会整合性差
- 其他解剖学上的异常，严重程度不等（如先天性心脏病，眼睛和耳朵畸形）

此外，相对较轻微的损伤被定义为乙醇相关神经发育障碍（alcohol - related neurodevelopmental disorder，ARND），可导致行为障碍、认知和运动缺陷，通常与脑体积变小相关。每 1000 名胎儿中有 3 名会出现典型的 FAS，饮酒孕妇所生的婴儿中发病率是 30%。若母亲每日饮酒量低于 5 单位则很少出现这种问题，而 FAS 胎儿的母亲常是“狂饮者”

❶ 仅仅对 45 岁以上的男性和 55 岁以上的女性而言，适量饮酒的益处会大于饮酒所带来的有害影响（如意外事故、癌症、肝损伤等）。

(binge drinker)，因为这些人大量摄入乙醇，导致体内乙醇峰值很高，其胎儿出现 ARND 的几率是普通人的 3 倍。尽管还没有确切定义饮酒的安全阈值，但是目前已有的研究显示，每日饮酒量低于 2 单位不会带来危害。孕期饮酒导致 FAS 并没有明确的关键期。不过，有研究表明孕早期饮酒和胎儿出现 FAS 的相关性最高。此外，研究还发现怀孕前饮酒也不利于胎儿发育，所以建议还未怀孕但是打算怀孕的妇女也不要大量饮酒。大鼠和小鼠的实验均显示，乙醇对面部发育的影响发生在孕早期（人类胎儿发育的前 4 周），但是对大脑的影响则比较迟（10 周以后）。

慢性饮酒所带来的其他不良反应包括胃酸分泌增多和乙醇的直接刺激作用所导致的胃炎，免疫抑制作用导致感染增加如肺炎，癌症发病的危险性增高（特别是在口腔、咽喉和食管等部位）。

## 药代动力学

### 乙醇的代谢

乙醇可以被机体快速吸收，大部分通过胃吸收并有相当部分经肝首关代谢清除。在血液中乙醇浓度非常低的情况下，其肝代谢呈饱和动力学趋势（见第 8 章），因此，随着肝中乙醇浓度的增加，其清除反而减慢。如果乙醇吸收快，门静脉血液中乙醇浓度高，大部分乙醇就流入体循环；然而，在缓慢吸收时，乙醇则通过首关代谢被清除。这就是空腹喝酒药理效应最明显的原因。乙醇很快分布到全身的体液中，再分布的速率则取决于各组织的血流量，这一点与挥发性麻醉药相似（见第 36 章）。

约 90% 的乙醇被代谢，5%～10% 则通过呼吸和尿液排出体外。这一小部分乙醇本身并不具有药代动力学意义，但是通过测量呼吸或者尿液中的乙醇浓度可以推算出血液的乙醇浓度。血液中的乙醇浓度与深呼吸气体中所含的乙醇浓度比例恒定，当血液中乙醇浓度为 80mg/100ml 时，机体呼出的气体中乙醇浓度为 35μg/100ml，这是测醉试验器的检验基础。尿液中乙醇浓度变化较大，据此所得到的血液乙醇浓度相对不够准确。

乙醇代谢主要在肝中进行，其主要代谢通路是一个连续的氧化过程，首先形成乙醛，然后氧化成乙酸（图 43.6）。酒精的摄入量通常比较大（与绝大多数药物相比），每日 1～2mol 并不少见，对肝氧化系统造成很大的负担。氧化 2mol 的乙醇需消耗约 1.5kg 的辅因子辅酶Ⅰ（$NAD^+$）。由于可用的 $NAD^+$ 的数量有限，所以会出现氧化动力学饱和现象（见第 8 章），正常成年人每小时的乙醇氧化量限制在 8g 内，这一数量与乙醇浓度无关（图 43.7）。此外，也存在乙醇和其他代谢底物竞争性利用 $NAD^+$ 的情况，这也许是乙醇导致肝损伤的原因之一（见第 53 章）。代谢中间产物乙醛是一种具有活性的有毒物质，可能也与肝中毒相关。在组织中，存在少量与各种脂肪酸结合的酯化乙醇，这些酯类物质与长期毒性有关。

**酒精的效应** 要点

- 乙醇摄取量通常以单位来计量，1 单位为 10ml (8g) 纯乙醇。在欧洲，平均每人每年摄入量是 10L。
- 作为普通的中枢神经系统抑制剂，乙醇可以引发急性中毒反应，这与挥发性麻醉药的作用相似。
- 细胞作用的机制有：抑制钙离子通道的开放，促进 GABA 作用，抑制 NMDA 型谷氨酸受体的作用。
- 有效血浆乙醇浓度：
  — 有效阈值：约 40mg/100ml (5mmol/L)；
  — 严重中毒：约 150mg/100ml；
  — 呼吸衰竭导致死亡：约 500mg/100ml。
- 主要的外周作用包括自限性利尿（减少抗利尿激素的分泌），皮肤血管扩张，以及分娩延迟（减少催产素的分泌）。
- 大量饮酒者可出现神经退行性病变，导致痴呆和周围神经病。
- 长期饮酒导致肝病，进一步恶化可以导致肝硬化和肝衰竭。
- 适量饮酒具有保护作用，可预防缺血性心脏病。
- 孕期过量饮酒可以导致胎儿发育迟缓，与之相关的是胎儿体积过小，面部畸形和其他机体异常及智力缺陷。
- 饮酒可产生耐受、躯体依赖和心理依赖。
- 用于治疗乙醇依赖的药物包括双硫仑（乙醛脱氢酶抑制剂）、纳曲酮（阿片受体拮抗药）和阿坎酸（NMDA 受体拮抗药）。

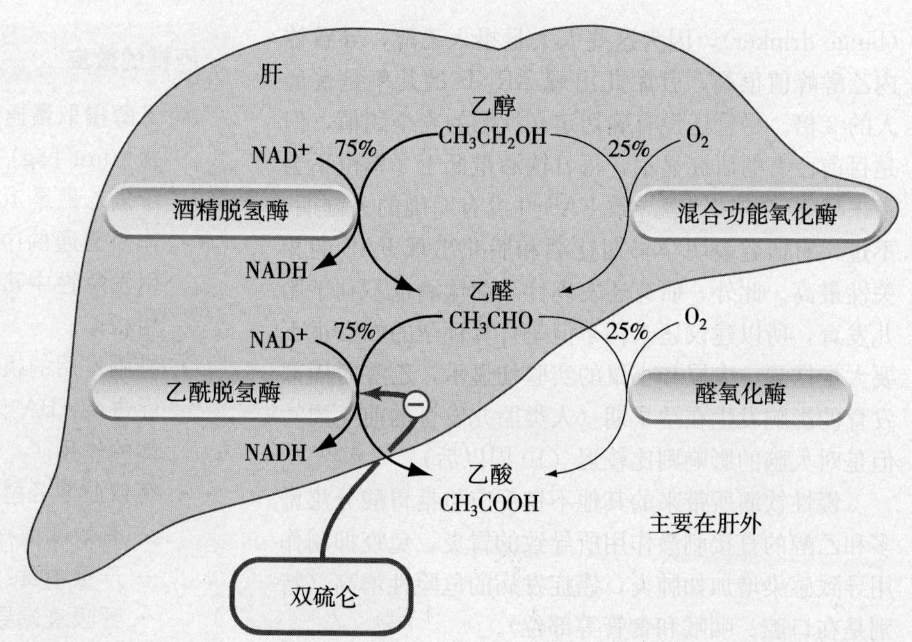


**图 43.6 酒精的代谢。**$NDA^+$，辅酶Ⅰ。

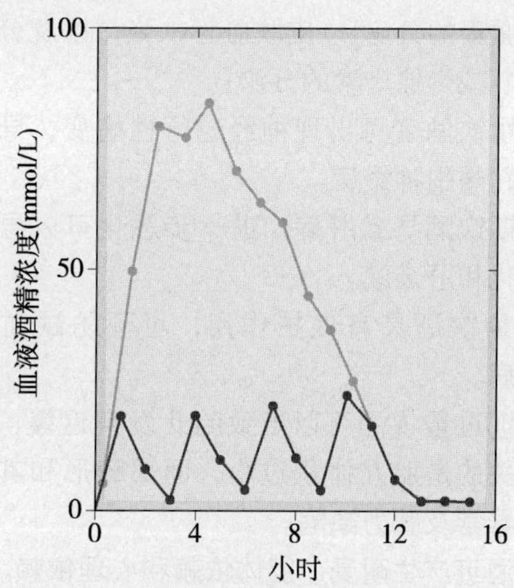


**图 43.7 大鼠乙醇清除的零级动力学。**给大鼠口服乙醇（104mmol/kg），单次或分 4 次给予。与多次给药相比，单剂量给药之后出现的血液乙醇浓度更高且持续时间更长。注意，单次给药后血液乙醇浓度按照线性关系下降。由于存在肝代谢的饱和现象，无论是小剂量还是大剂量给药，之后出现的乙醇含量的衰减率相似。（From Kalant H et al. 1975 Biochem Pharmcol 24：431.）

乙醇脱氢酶是可溶的细胞质酶，通常仅存在于肝细胞内，氧化乙醇的同时使 $NAD^+$ 还原为 NADH（图 43.6）。乙醇代谢使 $NAD^+$/NADH 的比值降低，从而影响其他代谢活动（例如增加乳酸盐含量和抑制三羧酸循环）。因为乙醇代谢受 $NAD^+$ 再生的限制，而 $NAD^+$ 再生的程度有限，因此有研究试图寻找一种"苏醒"剂来促进 NADH 再生为 $NAD^+$。果糖（fructose）就是其中之一，NADH 必需酶可以降低其含量。大剂量下，果糖可以使乙醇代谢率大幅度提高，但是还是不足以达到使人清醒的程度。

通常只有少量的乙醇被微粒体混合功能氧化酶系统代谢（见第 8 章），但是，嗜酒者中可见诱导效应。乙醇可以影响其他通过混合功能氧化酶系统进行代谢的药物（如苯巴比妥、华法林和甾类药物），初始的抑制作用是通过相互竞争产生的，随后，在酶诱导作用下则促进这些药物的代谢。

几乎所有生成的乙醛都被乙醛脱氢酶转变为乙酸（图 43.6），只有少量的乙醛会脱离肝脏代谢。摄入中毒剂量的乙醇后，人体血液中乙醛的浓度上升至 20～50μmol/L。循环系统中的乙醛通常作用很小或者没有作用，但是，在某些情况下血液乙醛浓度大幅度上升时会产生毒性作用。当乙醛脱氢酶被相关药物如双硫仑抑制时，可出现乙醛的毒性作用。单独使用双硫仑不会产生显著的影响，然而，同时饮酒时会使机体出现严重反应，包括脸红、心动过速、换气过度、极度恐慌和苦恼，这些都与血液中乙醛过度积聚有关。这些反应会使人极度不适但是对机体没有伤害，故双硫仑可以用于厌恶疗法以帮助戒酒。其他药物（如甲硝唑；见第 46 章）会对饮酒产生同样的作用。有趣的是，一种传统用于治疗乙醇成瘾的含黄豆苷元（daidzin）的中药是特异性乙醛脱氢酶抑制剂。在仓鼠（这种鼠自主摄取的乙醇量很大，就算是最严重的嗜酒者也无法比拟。此外，这种鼠在大量摄入乙醇的情况下还能保持完全清醒。当然，这里对清醒的评价是按照人的标准）体内进行的实验表明，黄豆苷元可以显著抑制乙醇摄入。

### 遗传因素

50%的亚洲人体内表达一种乙醛脱氢酶的非活性遗传变异体（ALDH-2），在饮用乙醇之后会出现双硫仑样反应，因此，在这一人群中嗜酒者很少（Tanaka 等，1997；Tyndale，2003）。

### 甲醇的代谢和中毒

◆ 甲醇的代谢途径和乙醇相似，但是其第一步氧化产物是甲醛而不是乙醛。与乙醛相比，甲醛的活性更强，它可以快速与蛋白作用，使三羧酸循环相关的酶失活。甲醛可被转变为另一种毒性代谢产物——甲酸。与乙酸不同，甲酸不能参与三羧酸循环且会损伤组织。使醇类转化为醛类的过程不仅仅发生在肝内，同时还可见于视网膜，由促使视黄醇转化为视黄醛的脱氢酶催化。甲醇主要的毒性作用就是在视网膜中形成甲醛，只要摄入 10g 甲醇就会导致失明。甲酸形成和三羧酸循环紊乱同样会导致严重的酸中毒。甲醇可以被用作工业溶剂，也可以被掺杂在工业乙醇中以防止人类饮用。甲醇中毒十分常见，可以通过摄入大量的乙醇来竞争脱氢酶、抑制甲醇代谢，进而达到治疗的目的、此外，对于小容量分布的、尚未代谢的甲醇，还可以采取血液透析来排出。

**酒精代谢** 要点

- 乙醇主要在肝中代谢，首先通过乙醇脱氢酶转化为乙醛，然后通过乙醛脱氢酶转化为乙酸。大约 25%的乙醛为肝外代谢。
- 少量的乙醇通过尿液和呼吸排出体外。肝代谢表现为饱和动力学，主要原因是辅酶Ⅰ（nicotinamide adenine dinucleotide，$NAD^+$）的可利用量有限。肝脏乙醇代谢的最大量是每小时 10ml。因此，血浆乙醇的浓度是呈线性下降的，而不呈指数下降。
- 乙醛可能产生毒性作用。使用双硫仑来抑制乙醛脱氢酶的作用会加重由于乙醛引发的恶心等反应，因此可以用于厌恶疗法中。
- 甲醇同样被代谢为甲酸，这是一种有毒物质，特别对于视网膜毒性很强。
- 在亚洲人群中，很多人存在乙醇脱氢酶和乙醛脱氢酶的遗传多态性，分别与嗜酒和乙醇的耐受相关。

## 耐受和依赖

乙醇耐受可见于动物和人体实验，持续饮酒 1～3 周后乙醇对机体的作用强度会降低 2～3 倍。其中小部分原因在于乙醇的代谢速度加快，主要还是因为组织耐受，能使乙醇作用的强度下降约 2 倍，离体实验（如测定乙醇对于突触释放递质的抑制作用）和在体实验均可以观察到这一现象。耐受的机制目前并不明确（Little，1991）。乙醇耐受与多种麻醉药的耐受有关，麻醉药如氟烷难于使嗜酒者麻醉。

慢性给予乙醇所产生的中枢作用与其引起的急性细胞作用相反（见上文），可以使 $GABA_A$ 受体密度轻微下降，电压门控钙通道和 NMDA 受体增多，尤其是对钙通道的影响值得关注（Charness 等，1989）。急性乙醇的作用（见上文）是降低钙通过电压门控钙离子通道，减少递质释放。但是，在慢性乙醇作用下，由于钙通道表达增多，使钙离子的总流入量恢复。戒断时，去极化刺激钙离子内流，递质的释放较正常增加，可能与躯体戒断综合征有关。与之相符合的是，在动物试验中二氢吡啶类钙通道阻滞剂（见第 19 章）可以减少乙醇的戒断症状（Little，1991）。

乙醇戒断可产生明显的躯体戒断综合征。和大多数依赖性药物一样，乙醇的躯体戒断症状可能是维持用药行为的短期因素，但是，其他因素（主要是心理因素）对于维持长期的饮酒行为更加重要。躯体戒断综合征通常在几天内消退，但是渴求和重复饮酒的倾向会持续很长一段时间。

严重的躯体戒断综合征通常在戒酒 8 小时之后出现。第一阶段主要表现为战栗、恶心、出汗、发热和偶发幻觉，一般持续 24 小时，之后出现惊厥（“朗姆酒发作”）。在接下来的几天内，可出现“震颤性谵妄”，表现为意识错乱、激动不安和频繁的攻击性，并饱受幻觉困扰。在动物实验中，乙醇戒断会导致中枢和自主神经系统功能亢进。

乙醇依赖（“嗜酒”）很常见，占人群的 4%～5%。和吸烟一样，嗜酒很难得到有效治疗。主要的药理学治疗方法（Zernig 等，1997；表 43.2）如下：

- 对于戒酒（‘drying out’）中出现的急性戒断综合征，苯并二氮䓬类药物（见第 37 章）、可乐定和普萘洛尔都具有一定的缓解作用。其中可乐定

（$\alpha_2$-肾上腺素受体激动剂）可以抑制戒断时递质的过度释放，而普萘洛尔（β-肾上腺素受体拮抗药）则可以阻断部分交感活动。

- 产生饮酒不适感—— 双硫仑（见上文）有效。
- 减少乙醇带来的奖赏作用—— 纳曲酮（见上文）有效。
- 减少渴求感——阿坎酸有效。这一牛磺酸的类似物是 NMDA 受体的弱拮抗剂，可能影响突触的可塑性。临床研究表明，该药可以提高戒酒成功率，不良反应较少。

## 大　麻

大麻的植物（cannabis sativa）生长在温带和热带地区，其提取物中含有活性物质 $\Delta^9$-四氢大麻酚（$\Delta^9$-tetrahydrocannabinol，THC；图 43.8）。大麻的干叶和花（marijuana）可以制成烟丝，大麻的茎和叶提取物可制成树脂剂（hashish）。几个世纪以来，这些物质被用于各种医疗目的或者被制成麻醉品。19 世纪大麻被移民者带入北美洲，在 20 世纪早期开始成为社会问题。20 世纪 30 年代，大麻被禁止使用。20 世纪 60 年代大麻的使用量剧增，最新数据显示，美国和西欧成年人中的 15% 间歇性使用大麻，而在青少年和年轻人中这一比例更高（接近 50%）。Iversen & Snyder（2000）科学地分析了相关统计数据。

### 化学方面

大麻提取物包括各种相关化合物，统称为大麻素类，绝大部分不溶于水。提取物中含量最丰富的化学物质是 THC，大麻二酚和大麻酚酸是 THC 前体，可以由 THC 自发生成。THC 是大麻中药理活性最强、含量最高的一种物质，约占 marijuana 和 hashish 总量的 1%～10%。代谢产物 11-羟基-THC 比 THC 本身更具活性，表现出较好的药理作用。放射免疫测定法可用于检测大麻素类，但是，这种方法的化学特异性不高，不能区分 THC 与粗提取物中大量的其他大麻素类，也不能区分机体所产生的各种代谢产物。因此，目前针对生物液体中具有药理活性 THC 的测定依然存在问题。

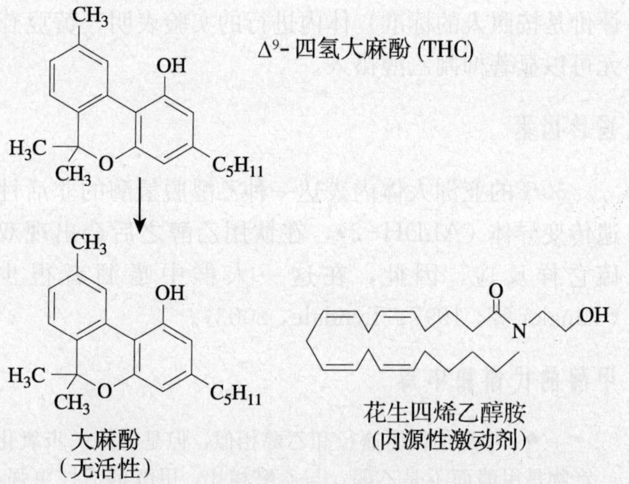

$\Delta^9$-四氢大麻酚 (THC)

大麻酚
（无活性）

花生四烯乙醇胺
（内源性激动剂）

**图 43.8　大麻类物质的结构。**花生四烯乙醇胺是花生四烯酸的衍生物，存在于大脑之中并且被认为是大麻素受体的内源性激动剂。

### 药理作用

$\Delta^9$-四氢大麻酚作用于大脑内广泛存在的大麻素 $CB_1$ 受体（见第 15 章），产生致幻觉和抑制的混合作用（Iversen，2003），同时伴有各种由中枢介导的外周自主神经效应。$CB_1$ 受体是典型的 G 蛋白偶联受体（见第 3 章），与腺嘌呤环化酶的抑制有关。此外，该受体还参与钾离子通道的激活和钙离子通道的抑制，进而抑制递质的释放。$\Delta^9$-四氢大麻酚对细胞的作用和阿片样物质类似。$CB_1$ 受体大量分布于海马（记忆损伤）、小脑与黑质（运动障碍）、中脑边缘系统多巴胺通路（奖赏机制）、皮质等区域。

对人的主要主观作用包括：

- 放松和安乐感，与酒精的作用相似但无伴随的攻击性；
- 感觉变得敏锐，声音和景观变得强烈、奇异。

这些作用和致幻觉药如 LSD 的效应相似，但是相对强度较小。大麻使用者称感觉时间过得很慢。LSD 引发的恐怖感觉和类偏执狂想在大麻使用者中较少出现，仅见于大剂量用药的情况下。

在人和动物实验中，能直接观测到的大麻中枢效应：

- 短时记忆和简单学习能力受损——主观感觉过于自信，实际表现却不能反映出高创造力；
- 运动协调能力受损（如驾驶能力）；
- 僵住——保持固定、非自然的姿势，见于大剂量大麻处理的动物；
- 痛觉缺失；

- 止吐作用；
- 增加食欲。

大麻的主要外周作用：

- 心动过速，可以通过使用阻断交感传递的药物预防；
- 扩血管作用，主要见于巩膜和结膜血管，可以使大麻使用者产生特征性的充血现象；
- 降低眼内压；
- 扩张支气管。

强效 $CB_1$ 受体拮抗剂 SR141716A 可以拮抗大麻素激动剂，促进活动能力和短时记忆，并增加周围组织递质的释放。提示在生理状态下，对 $CB_1$ 受体具有增强活化作用。

大麻对眼内压、支气管平滑肌、痛觉和呕吐反射的影响具有潜在的治疗价值。某些大麻衍生物如大麻隆（nabilone）已经被用于临床治疗。但是，这些药物可以引发明显的中枢效应，包括潜在的成瘾性（见下文），因此，它们的应用仍不广泛。有关 $CB_1$ 受体亚型的研究较少，曾认为它可以用于开发具有较好的中枢选择性效应的配体，然而，相关研究已经停止。另一种大麻素受体亚型 $CB_2$ 主要存在于免疫系统中，可以调节细胞的迁移和细胞因子的释放。目前，有关 THC 和其他大麻类物质对 $CB_2$ 的作用还不清楚。

## 耐受和依赖

大麻的耐受和躯体依赖只见于少部分人，并且通常是大剂量使用者。大麻的戒断症状类似于酒精和阿片剂，表现出恶心、情绪激动、易激惹、意识错乱、心动过速、出汗等，但是通常程度较轻，且不会产生强制性渴求药物的行为。虽然大麻不足以被划分为纯粹的成瘾性物质，但是使用大麻还是会出现一定程度的心理依赖并伴有渴求感。使用大麻处理大鼠数天后，给予 $CB_1$ 受体拮抗剂利莫那班，可以诱发类似阿片剂的戒断症状，但不发生自身给药行为。

## 药代动力学

大麻有吸食和静脉注射两种摄入形式，通常在 1 小时之后达到药效高峰并且持续 2～3 小时。少量大麻转变为 11-羟基-THC，与 THC 相比较，活性更强，但是大部分的大麻被转变为无活性的代谢产物。部分大麻结合后进入肠肝循环。由于具有高亲脂性，THC 及其代谢产物贮存在机体的脂肪中，因此，单次用药之后的药物排泄需要数天时间来完成。

## 不良反应

在过量用药时，THC 相对较为安全，主要引起嗜睡和意识错乱，但是不会造成威胁生命的呼吸或心血管抑制作用。从这一点来讲，大麻较大多数滥用物质，特别是阿片剂和酒精，更加安全些。然而，低剂量时 THC 以及合成的衍生物如大麻隆可产生欣快和嗜睡作用，有时伴有感觉异常和幻觉。近期使用过大麻的人发生交通事故的几率显著高于一般人。

在啮齿类动物实验中，发现 THC 可以引起畸形和基因突变。人群调查报告显示，大麻使用者中存在循环白细胞染色体断裂增加的现象。不过，这种断裂并不仅仅见于大麻使用者中，流行病学调查并没有发现大麻使用者中胎儿畸形或者癌症发病率增加。

大麻可以影响人的内分泌功能，典型的是血浆睾酮下降和精子数量减少。有调查发现每周吸 10 支或更多大麻烟的人，血浆睾酮和精子的数量下降 50% 以上。

最近大麻相关研究的热点在于使用大麻对神经和心理障碍的长期影响。流行病学研究显示，大量使用大麻和认知功能低下关系密切（Kalant，2004），不过这并不一定意味着二者之间存在因果关系，而且，缺乏直接证据来表明大麻可以引起神经退行性病变或者造成不可逆的认知损害（Iversen，2005）。大麻诱发精神病的可能性已经引起了很多关注，有报道称青少年使用大麻使精神病发病率增高了 6 倍余（Arsenault 等，2004）。此话题仍有很大的争议性，不过人们现在通常认为青少年使用大麻可以使“亚精神病”（prepsychotic）个体更早出现精神病症状，并使症状恶化。据估计，如果能完全禁止 15 岁以下的青少年使用大麻，精神病的发病率可以下降 8%（Arsenault 等，2004）。不过，目前尚不清楚大麻是否会诱发健康个体出现精神病。

长期以来，有关大麻合法化的争论主要集中在大麻的危害性上。反对大麻合法化的人认为，改变法律以支持一般大众使用大麻是十分愚蠢的行为。而支持大麻合法化的人则认为，当前的法律完全失效且刺激了犯罪，同时，相比于酒精和香烟而言，大麻对健康的威胁毫无疑问要小一些。

**大麻** 要点

- 大麻主要的活性成分是 $\Delta^9$-四氢大麻酚 $\Delta^9$-tetrahydrocannabinol，THC)。具有药理活性的代谢产物也很重要。
- 大麻对中枢神经系统的作用包括抑制作用和致幻觉作用两个方面。
- 从主观上讲，使用大麻后主要感觉欣快和放松，感知变得敏锐。
- 客观测试显示，学习、记忆以及运动能力下降。
- THC同样表现出镇痛和止吐作用，在动物实验中也可引起僵住和体温下降。
- 外周作用主要包括舒张血管、降低眼内压和扩张支气管。
- 大麻素受体属于G蛋白偶联受体家族，可抑制腺嘌呤环化酶并且作用于钙离子通道和钾离子通道，抑制突触传递。脑内受体（$CB_1$）和外周受体（$CB_2$）各不相同，外周受体主要见于免疫细胞中。目前已有对应的选择性激动剂和抑制剂。
- 花生四烯乙醇胺是花生四烯酸的衍生物，是大麻素受体的内源性中枢配体，具体作用目前尚不明确。
- 与阿片、尼古丁和乙醇相比，大麻所产生的依赖作用并不强，但是可能造成长期的心理效应。
- 大麻隆是THC类似物，目前已用于止吐。
- 尽管大麻素类不可用于临床，但是仍有试验研究其在多发性硬化和AIDS对症治疗中的作用。

## 大麻的临床应用：一个争议性话题

无对照的研究显示大麻可能具有某些疗效，特别是在以下方面：镇痛和缓解多发性硬化相关的肌肉痉挛；缓解其他形式的慢性神经性疼痛，包括AIDS相关的疼痛；促进食欲和预防AIDS患者的机体消耗；缓解化疗引起的恶心。不过，现在很多国家禁止将大麻类药物列为处方药用于医疗目的[1]。目前有部分患者强烈要求推进THC的临床应用，对许多适应证的临床试验正在进行中。大麻临床应用的前景目前仍不明确，在欧洲和美国，无论是THC还是大麻合成物都未获得临床使用的许可。对于多发性硬化所产生的痉挛和疼痛，大麻的作用虽然不大但是很显著，不会带来严重的不良反应。对其他神经性疼痛，大麻也有类似的疗效（Iversen，2005）。目前也有试验研究大麻对其他疾病的疗效，包括颅脑损伤、抽动秽语综合征和食欲缺乏。现在并不清楚大麻素类物质到底是疗伤万能药，还是一种终究要失败的尝试。不过，两种观点的支持者们都有很高的热情。

[1] 屈大麻酚（dronabinol）是纯化的THC，与植物提取物不同，它包括其他活性作用。目前美国已经批准将该药用于治疗化疗引起的呕吐和提高AIDS患者的食欲。

# 参考文献与扩展阅读

### 总的资料


Bunce C J, Loudon P T, Akers C et al. 2003 Development of vaccines to help treat drug dependence. Curr Opin Mol Ther 5：58-63

Chao J, Nestler E J 2004 Molecular neurobiology of addiction. Annu Rev Med 55：113-132 (*Useful review article by leading scientists in addiction research*)

Deroche-Gamonet V, Belin D, Piazza P V 2004 Evidence for addiction-like behaviour in the rat. Science 305：1014 - 1017 (*See also commentary by Robinson, ibid. 951-953, Experimental strategy for distinguishing between self -administration and addiction -like behaviour in rats*)

Friedman L, Fleming N F, Roberts D H, Hyman S E 1996 Source book of substance abuse and addiction. Williams & Wilkins, Baltimore (*Useful source of factual information*)

Hack S P, Christie M J 2003 Adaptations in adenosine signalling in drug dependence：therapeutic implications. Crit Rev Neurobiol 15：235 -274

Heidbreder C A, Hagan J J 2005 Novel pharmacological approaches for the treatment of drug addiction and craving. Curr Opin Pharmacol 5：107 - 118 (*Describes the numerous theoretical strategies, based mainly on monoamine pharmacology, for treating addiction*)

Hyman S E, Malenka R C 2001 Addiction and the brain：the

neurobiology of compulsion and its persistence. Nat Rev Neurosci 2: 695-705 (*Reviews long-term changes in the brain associated with addiction, emphasising semipermanent alterations in gene expression*)

Karch S B (ed) 1997 Drug abuse handbook. CRC Press, Boca Raton

Koob G F 1996 Drug addiction: the yin and yang of hedonic homeostasis. Neuron 16: 893-896

Maldonado R, Saiardi A, Valverde O et al. 1997 Absence of opiate rewarding effects in mice lacking dopamine $D_2$ receptors. Nature 388: 586-589 (*Use of transgenic animals to demonstrate role of dopamine receptors in reward properties of opiates*)

Mayer P, Höllt V 2005 Genetic disposition to addictive disorders—current knowledge and future perspectives. Curr Opin Pharmacol 5: 4-8 (*Describes the current inconclusive understanding of the genetic basis of addiction*)

Nestler E J 2001 Molecular basis of long-term plasticity underlying addiction. Nat Rev Neurosci 2: 119-128 (*Good review article focusing on long-term changes in gene expression associated with drug dependence*)

Nestler E J 2004 Molecular mechanisms of drug addiction. Neuropharmacology 47 (suppl 1): 24-32

O'Brien C P 1997 A range of research-based pharmacotherapies for addiction. Science 278: 66-70 (*Useful overview of pharmacological approaches to treatment*)

Spanagel R, Weiss F 1999 The dopamine hypothesis of reward: past and current research. Trends Neurosci 22: 521-527 (*Summarises evidence for activation of mesolimbic dopamine pathways as a factor in drug dependence*)

Weiss F 2005 Neurobiology of craving, conditioned reward and relapse. Curr Opin Pharmacol 5: 9-19 (*Review of recent studies on the neurobiology of addiction, focusing mainly on animal models*)

Winger G, Woods J H, Hofmann F G 2004 A handbook on drug and alcohol abuse, 4th edn. Oxford University Press, New York (*Short and informative textbook on biomedical aspects*)

## 尼古丁相关资料

Balfour D J K, Fagerstrom K O 1996 Pharmacology of nicotine and its therapeutic use in smoking cessation and neurodegenerative disorders. Pharmacol Ther 72: 51-81 (*Review of the pharmacology of nicotine and its usefulness as replacement therapy*)

Benowitz N L 1993 Nicotine replacement therapy. Drugs 45: 157-170

Benowitz N L 1996 Pharmacology of nicotine: addiction and therapeutics. Annu Rev Pharmacol 36: 597-613 (*General review article including information on potential therapeutic uses of nicotine other than reduction of smoking*)

George T P, O'Malley S S 2004 Current pharmacological treatments for nicotine dependence. Trends Pharmacol Sci 25: 42-48

Peto R, Chen Z-M, Boreham J 1999 Tobacco—the growing epidemic. Nat Med 3: 15-17

Peto R, Lopez A D, Boreham J et al. 1996 Mortality from smoking worldwide. Br Med Bull 52: 12-21

Wonnacott S, Sidhpura N, Balfour D J K 2005 Nicotine: from molecular mechanisms to behaviour. Curr Opin Pharmacol 5: 53-59 (*Useful review on the acute and long-term CNS effects of nicotine*)

## 乙醇相关资料

Charness M E, Simon R P, Greenberg D A 1989 Ethanol and the nervous system. N Engl J Med 321: 442-454

Groenbaek M et al. 1994 Influence of sex, age, body mass index and smoking on alcohol intake and mortality. Br Med J 308: 302-306 (*Large-scale Danish study showing reduced coronary mortality at moderate levels of drinking, with increase at high levels*)

Harper C, Matsumoto I 2005 Ethanol and brain damage. Curr Opin Pharmacol 5: 73-78 (*Describes deleterious effects of long-term alcohol abuse on brain function*)

Keung W-M, Vallee B L 1993 Daidzin and daidzein suppress free-choice ethanol intake by Syrian golden hamsters. Proc Natl Acad Sci USA 90: 10 008-10 012

Lieber C S 1995 Medical disorders of alcoholism. N Engl J Med 333: 1058-1065 (*Review focusing on ethanol-induced liver damage in relation to ethanol metabolism*)

Little H J 1991 Mechanisms that may underlie the behavioural effects of ethanol. Prog Neurobiol 36: 171-194

Lovinger D M 1997 Alcohols and neurotransmitters-gated ion channels: past present and future. Naunyn-Schmiedebergs Arch Pharmacol 356: 267-282 (*Review article arguing that alcohol effects depend on interaction with synaptic ion channels*)

Melendez R I, Kalivas P W 2004 Last call for adenosine transporters. Nat Neurosci 7: 795-796 (*Commentary on a study supporting a role for adenosine in the CNS effects of ethanol*)

Tabakoff B, Hoffman P L 1996 Alcohol addiction: an enigma among us. Neuron 16: 909-912 (*Review of alcohol actions at the cellular and molecular level—ignore the silly title*)

Tanaka F, Shiratori Y, Yokusuka O et al. 1997 Polymorphism of alcohol-metabolizing genes affects drinking behaviour and alcoholic liver disease in Japanese men. Alcohol Clin Exp Res 21: 596-601 (*Describes polymorphism of aldehyde and alcohol dehydrogenases, and their effect on drinking behaviour*)

Tyndale R F 2003 Genetics of alcohol and tobacco use in humans. Ann Med 35: 94-121 (*Detailed review of the many genetic factors implicated in alcohol and nicotine consumption habits*)

Zernig G, Fabisch K, Fabisch H 1997 Pharmacotherapy of alcohol dependence. Trends Pharmacol Sci 18: 229-231 (*Short review of drug therapies used in alcoholism*)

## 大麻相关资料

Arsenault L, Cannon M, Whitton J, Murray R M 2004 Causal association between cannabis and psychosis: examination of the evidence. Br J Psychiatry 184: 110-117 (*Summarises evidence relating to cannabis as a possible cause of schizophrenia*)

Dewey W L 1986 Cannabinoid pharmacology. Pharmacol Rev 38: 151-178

Iversen L L 2003 Cannabis and the brain. Brain 126: 1252 - 1270 (*Useful review on neuropharmacology of cannabis and assessment of risk to humans*)

Iversen L L 2005 Long-term effects of exposure to cannabis. Curr Opin Pharmacol 5: 69 - 72 (*Review suggesting that the dangers of cannabis have been overstated*)

Iversen L L, Snyder S H 2000 The science of marijuana. Oxford University Press, New York (*Short textbook presenting all aspects of cannabis*)

Kalant H 2004 Adverse effects of cannabis on health: an update of the literature since 1996. Prog Neuropsychopharmacol Biol Psychiatry 28: 849-863

(刘 青 译，梁建辉 校，张永鹤 林志彬 审)

# 局部麻醉药及其他作用于钠离子通道的药物

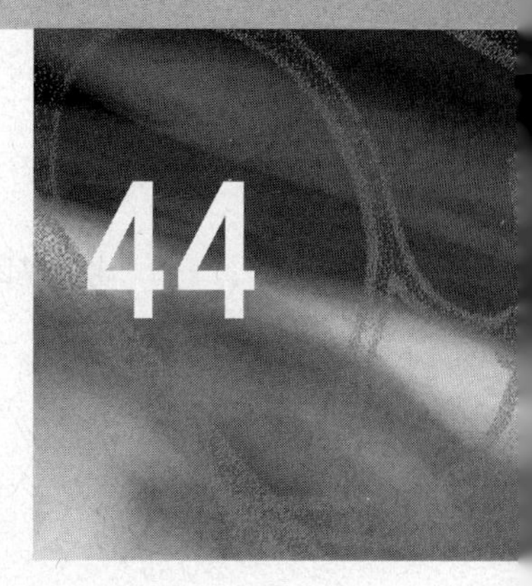




## 概　述

如第 4 章所述，电兴奋的特点是能使神经和肌肉细胞膜产生传播性动作电位，此动作电位的产生是神经系统信号传递和横纹肌及心肌细胞机械活动形成的基础。电兴奋主要依赖于电压门控钠离子通道，当膜去极化时，此通道短暂开放。同样重要的是与钠离子通道相似的电压依赖性的钾离子通道和钙离子通道，尽管它们产生各种不同的生理功能并且可以受不同药物的影响（见第 4、18、19 章）。这里我们讨论局部麻醉药，即主要通过阻断钠离子通道产生作用的麻醉药物；同时简要论述其他影响钠离子通道的药物。

广义地，有两种方式可以对通道的功能进行修饰，阻断通道或对通道的“门控”行为进行调节。两种方式都可以增加或减少电兴奋性，阻断钠离子通道可以减少兴奋，而阻断钾离子通道有可能增加兴奋。同样，如果一些药物能够影响钠离子通道的门控系统从而增加通道开放频率的话，将有可能增加兴奋性，反之亦然。

## 局部麻醉药

尽管许多药物阻断电压依赖性钠离子通道并且抑制动作电位的生成，但其中真正能用于临床的药物是局部麻醉药、各种抗癫痫药（见第 40 章）和Ⅰ类的抗心律失常药（见第 18 章）。

### 历　史

南美印第安人咀嚼可可叶从而影响他们的精神状态已经有上千年的历史（见第 42 章），他们知道这种东西可以使口腔和舌头产生麻木感。1860 年，可卡因被分离出来并且作为局部麻醉药用于外科手术。Sigmund Freud 曾试图将其作为“精神能量药”但未获成功。他将这种药物给了他在维也纳的朋友眼科医生 Carl Köller，Kölle 医生在 1884 年首先将可卡因滴入眼内用于可逆的角膜麻醉，这种做法很快传开，并在几年内将可卡因用于牙科和普外科麻醉。在 1905 年，合成的替代品普鲁卡因（procaine）被发现，后来其他一些有用的化合物相继被发现和应用。

### 化　学

局部麻醉药的分子是由芳香基团通过酯键或酰胺键与胺相连接（图 44.1）。它们是弱碱类，$pK_a$ 范围主要为 8～9，因此它们主要（但不完全）在接近生理 pH 的情况下解离。这一点非常重要，与它们能否穿透神经鞘和轴突膜的能力密切相关；一些四元的衍生物在任何 pH 条件下均完全解离，因此不能作为局部麻醉药使用。苯佐卡因（benzocaine）因为没有碱性基团，是一个非典型的局部麻醉药。

局部麻醉药分子中的酯键和酰胺键十分重要，因为这使其容易被水解代谢。含酯键的化合物容易在血浆和组织（主要是肝）中被非特异性的酯酶失活。酰胺键则更稳定，这些麻醉药有比较长的血浆半衰期。

### 作用机制

局部麻醉药通过阻滞电压依赖性的钠离子转导，从而阻断动作电位的形成和传播（图 4.5）。尽管药物对膜功能有各种非特异性作用，但主要的作用是与通道蛋白的 S6 跨膜螺旋域的残基结合，堵塞膜孔，从而阻断钠离子通道（Strichartz & Ritchie，1987；Ragsdale 等，1994；Hille，2001）。

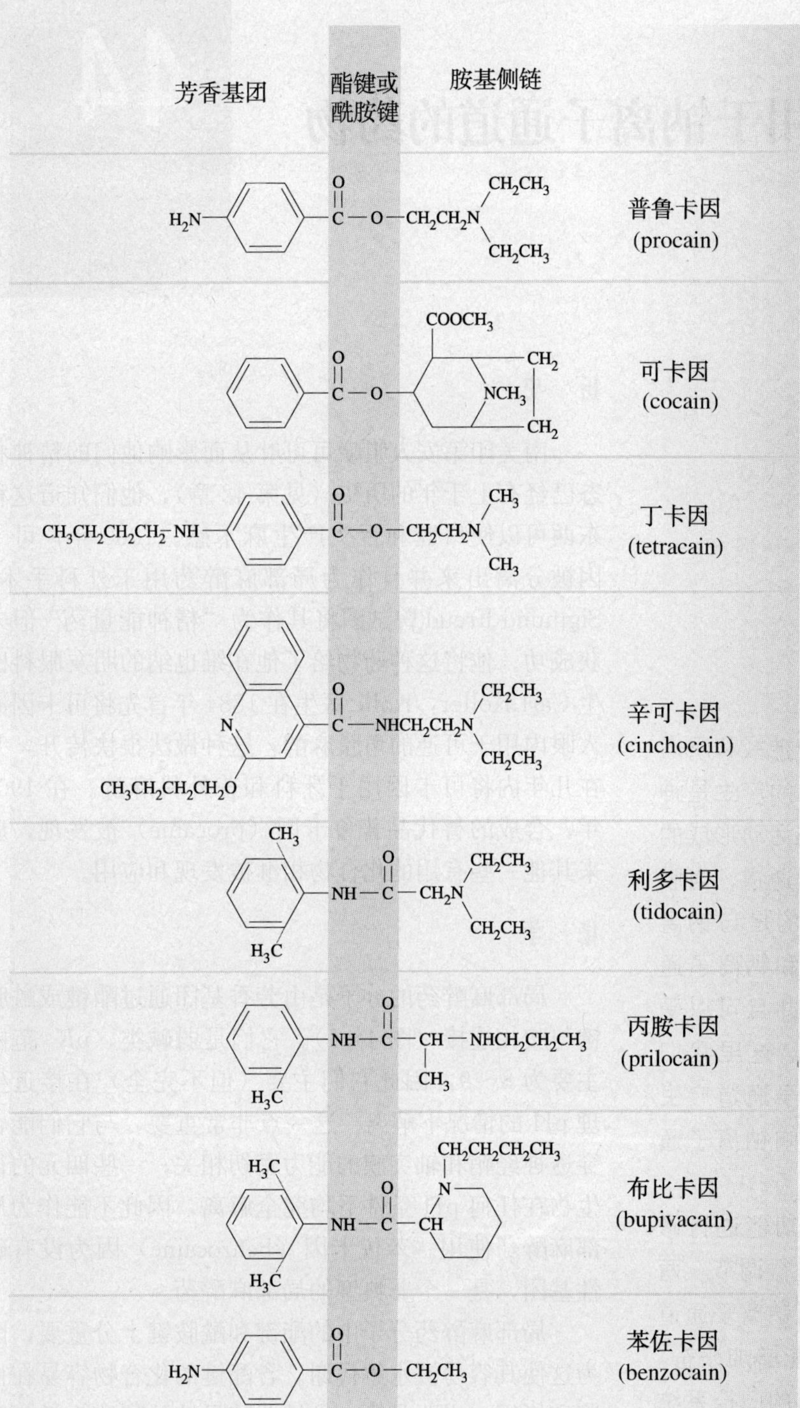


**图 44.1 局部麻醉药的结构。**局部麻醉药分子的结构通式包含芳香基团（左）、酯键或酰胺键（阴影处），以及胺基（右）。

◆ 局部麻醉药的活性与 pH 密切相关，在碱性 pH 时作用增强（如：离子化分子的比例较低时），而酸性 pH 时作用减弱。这是因为药物必须穿透神经鞘或轴突膜进入到钠离子通道的内侧（那里有局部麻醉药的结合点）。由于离子化的形式没有膜通透性，在酸性环境下通透力非常弱。而在轴突内侧，局部麻醉药是呈离子状态的，使它可以和通道结合（图 44.2）。这种 pH 依赖性在临床上非常重要，因为炎症组织常常是酸性的，因此可能削弱局部麻醉药的作用。

对麻醉药进一步的分析（Strichartz & Ritchie，1987）表明，许多药物起效时，表现出对钠离子通道“使用依赖性”阻滞的性质，即在某种程度上影响通道的门控，通道越开放，阻断作用越强。这也是许多Ⅰ类抗心律失常药（见第 18 章）和抗癫痫药（见第 40 章）的特性，与通道关闭时相比，这些阻断分子进入通道的数量在通道开放时要多得多。四元的局部麻醉药在膜的内侧起作用，因此在阻断效应出现前，通道要经历数次关闭—开放的循环状态才行。另外，带有叔基的局部麻醉药，即使通道不开放也能发挥阻断作用，因为

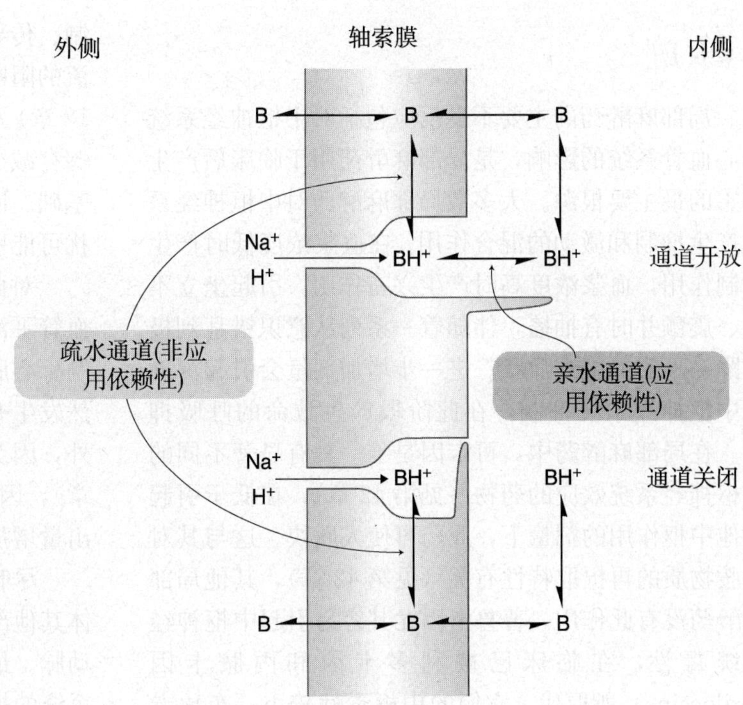


**图 44.2 局部麻醉药与钠离子通道的作用。**带电的 $BH^+$ 可以通过位于细胞膜内侧的开放的通道与通道内的阻断位点结合（亲水通路），或由不带电的 B 直接穿过细胞膜（疏水旁路）来实现。

它们既可以直接从膜进入也可以从门控系统进入通道（图 44.2）。这两种阻断途径——通过膜的疏水途径以及通过通道内侧口的亲水途径——的相对重要性依据药物的脂溶性和相关的使用依赖性程度不同而改变。

如第 4 章所讨论的，通道以 3 种功能状态存在，静息、开放和失活。许多局部麻醉药更多的是与通道的失活状态相结合，那么在任何特定的膜电位水平，当有局部麻醉药存在时，通道从静息到失活的平衡，更倾向于向失活状态倾斜，这个因素是上述阻断作用的主要原因。动作电位的跨膜传播引起通道从开放到失活状态的周期性活动，开放和失活状态的通道比静息状态更容易与局部麻醉药结合；这也是对使用依赖性的最好解释。

总之，局部麻醉药对直径小的神经纤维的阻断传导作用比对直径大的纤维更容易。因为与伤害有关的冲动是由 Aδ 和 C 神经传导的（见第 41 章）。痛觉比其他感觉（触觉、本体感受等）更容易被阻断。而直径较粗的运动神经则相对具有抗性。尽管在实验中可以测量到不同神经纤维中敏感性的不同，其在临床并没有实际意义，也不可能出现对其他感觉无影响而只阻断痛觉的效应。

如其名称，局部麻醉药是主要用于产生局部神经阻断作用的药物。在低于产生神经阻断的浓度时，能够抑制感觉神经元的自主神经冲动，这被认为是产生神经性疼痛的原因（见第 41 章）。利多卡因（lidocaine；见下文）静脉给药能控制神经性疼痛，一些抗心律失常药（如美西律、妥卡尼、氟卡尼；见第 18 章）也可以口服缓解神经性疼痛（Lai 等，2004），但这种应用还没有得到许可。

各类局部麻醉药的特性总结见表 44.1。

**局部麻醉药的作用** 要点

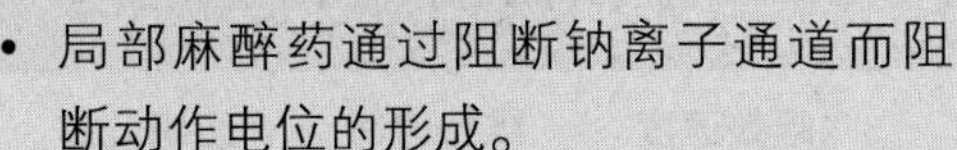

- 局部麻醉药通过阻断钠离子通道而阻断动作电位的形成。

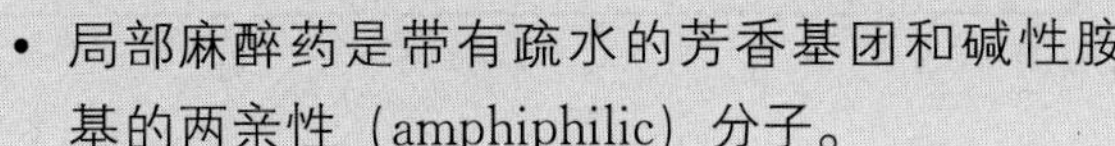

- 局部麻醉药是带有疏水的芳香基团和碱性胺基的两亲性（amphiphilic）分子。
- 局部麻醉药可能通过其阳离子形式产生作用，但必须以非解离状态透过神经鞘和轴突膜达到作用位点，因此须为弱碱。
- 许多局部麻醉药表现使用依赖性（阻断的深度与动作电位的频率增加有关）。因为：
  - 当通道开放时麻醉药更容易穿过通道
  - 麻醉药分子对失活状态通道的亲和力比对静息状态的通道更高
- 钠离子通道阻断药的使用依赖性对其抗心律失常和抗癫痫的效应非常重要。
- 局部麻醉药按下列顺序阻断传导：小的有髓鞘轴突，无髓鞘轴突，大的有髓鞘轴突。伤害性传导和交感神经传导首先被阻断。

## 不良反应

局部麻醉药的主要不良反应包括对中枢神经系统和心血管系统的影响，是局部麻醉药用于临床后产生伤害的最主要根源。大多数局部麻醉药对中枢神经系统产生抑制和激动的混合作用。在血浆浓度低时产生抑制作用，血浆浓度高时产生兴奋作用，引起坐立不安、震颤并时有抽搐，伴随着一系列从意识错乱到极度躁动不安的主观症状。进一步增加剂量会引起深度的中枢神经系统抑制，在此阶段产生致命的呼吸抑制。在局部麻醉药中，可卡因是唯一具有显著不同的中枢神经系统效应的药物（见第 42 章），在低于引起其他中枢作用的剂量下，此药可使人欣快。这与其对单胺物质的再摄取特性有关（见第 42 章），其他局部麻醉药没有此作用。普鲁卡因尤其容易引起中枢神经系统毒性，在临床已被利多卡因和丙胺卡因（prilocaine）所取代，它们的中枢毒性较小。布比卡因（bupivacaine）是被广泛应用的长效局部麻醉药，为两种光学异构体的消旋体，研究表明其中枢和心脏毒性主要是由 *S*（+）异构体造成的，而 *R*（−）异构体（左布比卡因，levobupivacaine）因为有很大的安全范围而得以应用。

局部麻醉药对心血管的不良反应主要是心肌抑制、传导阻断和血管舒张。由于对心肌细胞钠离子内流的阻断，很可能间接引起心肌收缩力降低（见第 18 章）。$[Na^+]_i$ 减少的结果，导致了细胞内 $Ca^{2+}$ 的储存减少（见第 4 章），从而削弱了心肌收缩的物质基础。同其他类型的心律失常一样，对房室传导的干扰可能引起部分或完全的心脏传导阻滞。

对血管的舒张，主要影响微动脉，一部分归结于血管平滑肌的舒张，另一部分归结于交感神经的抑制。心肌的抑制和血管的舒张导致血压下降，可能突然发生并危及生命。可卡因在心血管效应方面是例外，因为其抑制去甲肾上腺素的再摄取（见第 11 章），因而增强交感神经活性，导致心动过速、心输出量增加、血管收缩和动脉压升高。

尽管局部麻醉药常用的给药方式可以减少其在身体其他部位的传播，但有可能因为意外进入到静脉或动脉。最危险的不良反应是上述对心血管和中枢神经系统的损害，如呼吸抑制导致的坐立不安和惊厥，以及低血压，甚或心脏停搏。局部麻醉药有时也可引起超敏反应，一般是发生变应性皮炎，很少出现急性过敏性反应。其他的不良反应局限于个别药物，包括黏膜刺激（可卡因）和高铁血红蛋白血症（大量应用丙胺卡因时，会产生毒性代谢产物）。

**表 44.1 局部麻醉药的特性**

| 药物 | 起效速度 | 维持时间 | 组织分布 | 血浆半衰期（h） | 主要不良反应 | 说明 |
|---|---|---|---|---|---|---|
| 可卡因 | 中等 | 中等 | 好 | ～1 | 由于抑制单胺的再摄取而产生心血管和 CNS 效应 | 很少用，仅用于上呼吸道喷雾 |
| 普鲁卡因 | 中等 | 短 | 少 | <1 | CNS：坐立不安、颤抖、焦虑，偶可引起因呼吸抑制导致的惊厥。心血管系统：心动过缓、心输出量降低、血管舒张，可能引起心血管性虚脱 | 第一个合成的药物，不再使用 |
| 利多卡因 | 快 | 中等 | 好 | ～2 | 与普鲁卡因相似，但较少引起 CNS 效应 | 广泛用于局部麻醉。静脉给药用于治疗室性心律失常（见第 18 章）；与甲哌卡因类似 |

续表

| 药物 | 起效速度 | 维持时间 | 组织分布 | 血浆半衰期（h） | 主要不良反应 | 说明 |
|---|---|---|---|---|---|---|
| 丁卡因 | 非常慢 | 长 | 轻度 | ～1 | 同利多卡因 | 主要用于脊髓和角膜麻醉 |
| 布比卡因 | 慢 | 长 | 轻度 | ～2 | 同利多卡因<br>但心脏毒性较大 | 由于作用时间长，因此广泛应用。类似的还有罗哌卡因，其心脏毒性较小。近年来发展的左布比卡因与消旋体的布比卡因比，较少产生心脏毒性和 CNS 抑制 |
| 丙胺卡因 | 中等 | 中等 | 轻度 | ～2 | 无血管舒张作用；可能引起高铁血红蛋白血症 | 广泛应用；不用于产科止痛，因为可引起新生儿高铁血红蛋白血症 |

注：CNS，中枢神经系统

**局部麻醉药的不良反应和药代动力学** 要点

- 局部麻醉药主要为酯类和酰胺类，酯类很容易被血浆中的胆碱酯酶水解，酰胺类主要在肝中代谢。血浆半衰期大多数较短，约 1～2 小时。
- 不良反应主要由局部麻醉药进入体循环造成。
- 主要不良反应：
  - — 中枢神经系统：焦虑，意识错乱，震颤直至惊厥和呼吸抑制；
  - — 心血管系统：心肌抑制和血管扩张作用，导致血压降低；
  - — 偶有超敏反应。
- 局部麻醉药通透组织的速度和作用持续时间不同。利多卡因通透迅速，适合表面麻醉；布比卡因作用持续时间长。

## 药代动力学

各种局部麻醉药通透组织的速度变化很大，这决定了它们进入组织后，造成神经阻断的速度不同，起效和从麻醉中苏醒的速度也不同（表 44.1）。还会影响它们是否能够用于黏膜表面麻醉。

大多数酯类的局部麻醉药（如丁卡因）容易被血浆胆碱酯酶水解，所以它的血浆半衰期非常短。普鲁卡因（现在很少用）被水解成一种叶酸的前体物——对氨基苯甲酸，可削弱磺胺类抗菌药的作用（见第 46 章）。酰胺类的药物（如利多卡因和丙胺卡因）主要在肝代谢，通常为 N-脱烷基作用，而不是裂解酰胺键，产生的代谢产物大多具有药理活性。

苯佐卡因是一种与众不同的溶解度非常低的局部麻醉药，用其干的粉剂洒在疼痛的皮肤溃疡面，或作为口含片（锭剂）。此药慢慢释放产生长久的表面麻醉作用。

局部麻醉药的给药途径、用途和主要不良反应总结于表 44.2。

大多数局部麻醉药有直接的血管扩张作用，会增加吸收入体循环的速度，引起潜在的毒性并减少局部麻醉作用。通常在局部麻醉药溶液中加入肾上腺素以产生血管收缩，但需小心应用以避免肾上腺素造成的心血管功能改变。

**表 44.2 局部麻醉药的给予方式、应用及不良反应**

| 方式 | 应用 | 药物 | 说明及不良反应 |
|---|---|---|---|
| 表面麻醉 | 鼻腔、口腔、支气管（常用喷雾制剂）、角膜、尿道<br>对皮肤无效[a] | 利多卡因、丁卡因、辛可卡因、苯佐卡因 | 当大面积使用和浓度很高时会有全身的毒性 |
| 浸润麻醉 | 直接注入神经干和末梢附近的组织；用于小手术 | 大多数 | 常加入肾上腺素和苯赖加压素作为缩血管物质（不用于手指、脚趾，以免引起组织缺血坏死）；仅适合小区域，否则引起全身毒性 |
| 静脉区域麻醉 | 在阻断血流的压力绷带远端，静脉注入局麻药，药效维持到循环重建；用于肢体手术 | 主要是利多卡因、丙胺卡因 | 当提早松开绷带时，会有全身毒性的危险；如果持续保持压力至少 20 分钟，则毒性减轻 |
| 神经干阻断麻醉 | 局麻药注入神经干附近（臂丛、肋间神经和牙神经）使外周感觉丧失；用于外科、牙科镇痛 | 大部分 | 比浸润麻醉用量少；准确进针很重要；起效较慢；可通过加入缩血管物质延长麻醉时间 |
| 脊髓麻醉 | 局麻药注入蛛网膜下隙（含脑脊液），使脊神经根和脊髓麻醉；有时加入葡萄糖，以限制斜位患者的局麻作用扩散；主要用于不能使用全麻药时的腹部、骨盆及大腿部外科手术 | 主要是利多卡因 | 主要危险是心动过缓和血压降低（由于交感阻断）、呼吸抑制（由于膈神经或呼吸中枢受抑制），可通过减少颅脑扩散避免；常见术后尿潴留（骨盆自主神经被阻断） |
| 硬膜外麻醉[b] | 局麻药注入硬膜外，阻断神经根；用途同脊髓麻醉，也用于分娩止痛 | 主要是利多卡因、布比卡因 | 不良反应同脊髓麻醉但可能性较少，因为局麻药的纵行传播减慢；常有术后尿潴留 |

注：[a] 尽管利多卡因和布比卡因的非晶体混合物（局部麻醉药的低共熔混合物，即 EMLA）已被开发应用于皮肤，但表面麻醉对皮肤效果不好，在大约 1 小时后产生麻醉作用。[b] 阿片剂（见第 41 章）和局部麻醉药合用于鞘内或硬膜外，比单用阿片剂镇痛效果强。当局部麻醉药浓度较小时，不足以产生可感觉到的感觉丧失或其他副作用。这种协同作用的机制尚不清楚，但此方法对治疗疼痛有效。

### 发展方向

抑制特定亚型的钠离子通道看起来有望对下述疾病提供临床治疗方法，如癫痫、神经退行性变、卒中、神经性疼痛和肌病。

目前有效的局部麻醉药对不同的钠离子通道亚型没有选择性（Lai 等，2004），当全身给药后可能产生各种不良反应。值得期待的是，随着对不同病理生理状态下特异的钠离子通道亚型的深入了解，有可能开发有选择性的阻断剂用于不同的临床状况。在这方面作了很多努力，但进展较慢，这是因为鉴定能对不同钠离子通道亚型有高度选择的阻断剂非常困难。

大多数局部麻醉药注入局部后可维持 2～3 小时，常常不足以解除疼痛。为增加作用时间，一些将局部麻醉药包裹在脂质体中的特殊剂型正在被开发为缓释剂。

## 其他影响钠离子通道的药物

### 河鲀毒素和蛤蚌毒素

◆ 我们不必惊讶，大自然中一些物质比药物更有效地显示出对兴奋性组织中钠离子通道选择性阻断的特性。河鲀毒素（tetrodotoxin，TTX）是由海洋中的细菌产生并蓄积在一种有毒的太平洋鱼类身体组织中的一种毒素，此鱼受到刺激后就会膨胀变形成为一个带刺的球形，因此被称为吹气鱼（puffer fish）。很明显此鱼具有优越的自卫能力，但日本人并不放过它，把它作为一种特殊的美味食用，因为在吃它的肉后有一种轻微的麻刺感。公共餐馆可以烹饪此鱼，但厨师必须是注册的，有足够技术将其毒性器官（特别是肝和卵巢）去除，使得鱼肉可以食用（另一种策略是，养殖没有毒素蓄积的鱼，然后加安全量的 TTX 化合物，以提供一定的麻刺感，但却一直没有流行起来，这到底是文化因素还是美食因素，只能去猜测）。河鲀毒素中毒非常常见。在一些航海记录中有记载，食用此鱼后出现严重的虚弱、进行性至完全的肌肉麻痹和死亡。

蛤蚌毒素（saxitoxin，STX）由海洋微生物产生，大量繁殖时会将海面污染。称为“赤潮”现象。在一定时间里，海洋的贝类可能蓄积毒素并对人类产生危害。

这些毒素与我们熟知的局部麻醉药不同，作用于膜的外侧。两种毒素都是复合分子，具有带正电荷的胍基（guanidinium），胍基阳离子能穿透电压敏感性钠离子通道；当 TTX 或 STX 的这部分插入通道时，分子的其余部分阻断通道的外口。与局部麻醉药相反，TTX 和 STX 与门控或阻断反应无关，它们和通道结合或解离与通道的开放或关闭状态无关。有些电压敏感性钠离子通道对 TTX 不敏感，特别是在心肌和伤害性外周敏感神经元，后者作为研究新镇痛药的靶点引起人们的兴趣。

不论是河鲀毒素还是蛤蚌毒素都不适宜作为局部麻醉药用于临床，一方面是由于它们成本很高，而且因为脂溶性低不易透过细胞膜。但无论如何，它们在分离和克隆钠离子通道方面是非常重要的实验用工具药。

## 影响钠离子通道的药物

◆ 各种物质，大多数是复合物或化学修饰的分子，通过增加通道开放频率来改变钠离子通道（Hille，2001）。它们包括各种毒素，主要来源于蟾蜍皮肤（如蟾蜍毒素）、蝎子或海葵毒液；植物生物碱如无定形藜芦碱；杀虫剂如滴滴涕（DDT）和除虫菊酯，使钠离子通道在正常静息电位下易于激活而开放。这些物质还抑制失活，如果膜处于去极化状态则通道不能关闭，因此使膜处于超应激状态，动作电位延长。最开始有自发放电，随后处于持久去极化且无反应。所有这些物质都影响心脏，导致期前收缩和心律失常，最后引起肌纤维震颤。还引起神经和肌肉自发放电，导致抽搐和惊厥。有很高脂溶性的 DDT 还可作为杀虫剂，通过体表皮肤很快吸收。这类药物只是作为工具药用于研究钠离子通道，无临床使用价值。

**局部麻醉药的临床应用**

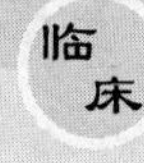


- 局部麻醉药可渗透到软组织中（如牙龈），阻断神经或神经丛。
- 与缩血管药物（如肾上腺素）合用可以延长作用时间。
- 脂溶性药物（如利多卡因）可以从黏膜吸收，用于表面麻醉。
- 布比卡因起效慢但持续时间长。经常用于硬膜外阻断（如在分娩过程中提供持续的硬膜外阻断）和脊髓麻醉。如果误入血管，其同分异构体左布比卡因的心脏毒性更小。

# 参考文献与扩展阅读


Hille B 2001 Ionic channels of excitable membranes. Sinauer，Sunderland（*Excellent，clearly written textbook for those wanting more than the basic minimum*）

Lai J，Porreca F，Hunter J C，Gold M S 2004 Voltagegated sodium channels and hyperalgesia. Annu Rev Pharmacol 44：371－397（*Review summarising the role of particular sodium channel subtypes in the pathogenesis of pain，and the use of local anaesthetic and antidysrhythmic drugs in controlling neuropathic pain*）

Ragsdale D R，McPhee J C，Scheuer T，Catterall W A 1994 Molecular determinants of state－dependent block of $Na^+$ channels by local anesthetics. Science 265：1724－1728（*Use of site－directed mutations of the sodium channel to show that local anaesthetics bind to residues in the S6 transmembrane domain*）

Strichartz G R，Ritchie J M 1987 The action of local anaesthetics on ion channels of excitable tissues. Handb Exp Pharmacol 81：21－52（*Excellent review of actions of local anaesthetics—other articles in the same volume cover more clinical aspects*）


（唐　玉　译，罗大力　校，杨宝学　审）

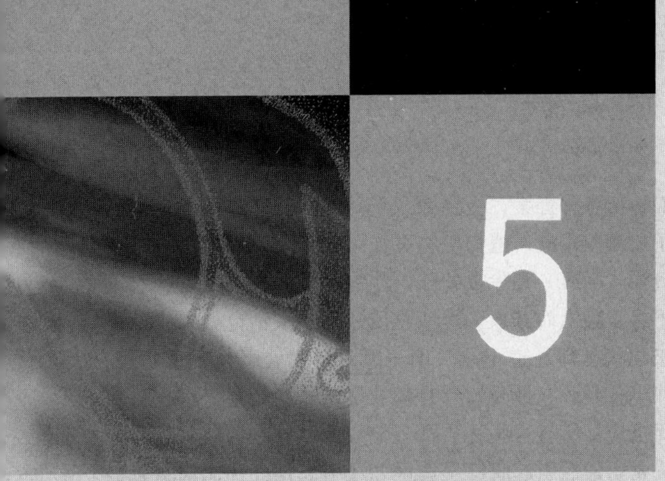


# 用于治疗感染和癌症的药物

# DRUGS USED IN THE TREATMENT OF INFECTIONS AND CANCER

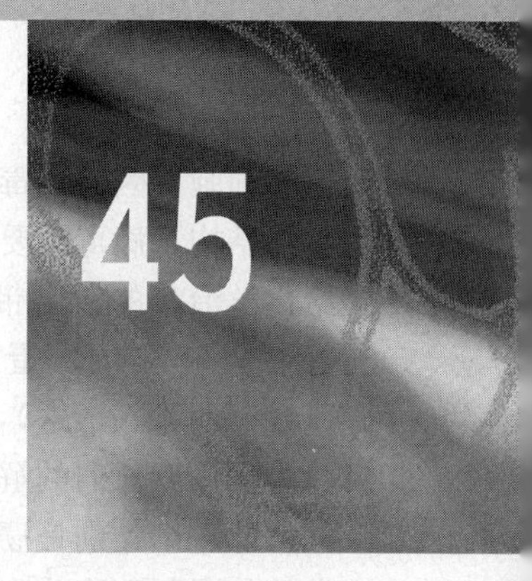

# 用于治疗感染和癌症的药物



## 概　述

化学治疗学最初是描述对于侵袭微生物具有“选择性毒性”而对宿主细胞影响很小的药物治疗方法，也包括以肿瘤为靶点的药物治疗，实际上目前对肿瘤的化学治疗已逐渐成为药理学的一个专门分支。本章所述的化学治疗学涵盖这两个方面，虽然至少在公众的意识里，化学治疗仅与那些可引起诸如脱发、恶心和呕吐等不良反应的抗癌药物相联系。

所有生物都会受到感染的困扰，人类也不例外，容易受到病毒、细菌、原生动物、真菌和寄生虫所引起疾病的影响。化学疗法的药物应用历史可追溯到Ehrlich和其他人的工作，他们开发出含砷的药物如胂凡钠明（salvarsan）用于治疗梅毒❶。在过去的80年中，这类药物的成功开发尤其是“抗生素革命”，是整个医学史中最重要的治疗学进展之一。

很显然，选择性毒性的可行性取决于对侵袭性（微）生物（或是癌细胞，它是我们体内的“入侵者”）和宿主之间生化差异的利用能力。本书中这一部分的多数章节是讲述用于抗感染的药物，但是在这介绍性的一章中，我们将宽泛地探讨这些生化区别的本质，并概述药物作用的分子靶点。

不幸的是，在我们成功开发出攻击入侵者药物的同时，入侵者也产生了抵抗药物的能力，导致耐药性产生。目前，入侵者（尤其是某些细菌）似乎更占上风。这是一个非常重要的问题，我们将用一定篇幅讨论耐药性的产生机制和耐药性的传递方式。

## 背　景

化学治疗学这一术语是Ehrlich本人在20世纪初创造的，用来描述人工合成的抗感染化学药物的应用。近年来，这一术语的定义已被扩展至抗生素；抗生素是由某些微生物产生的（或由药物化学专家合成），能杀死或抑制其他微生物生长繁殖的物质。此处我们将抗生素的概念进一步拓展至能杀死癌细胞或抑制癌细胞生长的药物。

## 化学治疗的分子基础

化学治疗药物就是对病原微生物（或癌细胞）具有毒性但对宿主无害的化合物。在讨论这种选择毒性的分子基础之前，我们需要对所谓的有传染性的微生物下一个定义。“微生物”通常指细菌、病毒和真菌类，“寄生虫”指原生动物和寄生虫。然而我们只关注那些可以引起疾病和引发人体宿主免疫反应的微生物，这种分类与上述分类间没有明显的区别，纯粹是为了语义表达方便。我们将用病原体描述这些入侵者。记住，许多微生物分享我们机体的空间（如消化道）却不引发疾病（被称为共生体），但是在不利的条件下（例如宿主免疫功能低下）这些微生物可能变成病原体。

生物体分为原核生物或真核生物，原核生物没有细胞核（细菌），真核生物有细胞核（如原生动物、真菌、寄生虫）。另一个独特的类型是病毒，它不是

❶ 含汞化合物也曾经被用于治疗梅毒。“一夜偷欢，终生服毒（One night with Venus，a lifetime with Mercury）”是那个时代的一句谚语。

真正的细胞，因为病毒自身没有产生能量或合成物质的生化结构。病毒需要利用宿主细胞的代谢结构，这就给化学治疗的攻击带来了一个特殊的难题。此外，还有一类神秘的、蛋白质性质的物质——朊病毒（prions；见第 35 章），可引发疾病，但难以归类，目前为止没有任何的解药。

另外一个类别是癌细胞，它们是不知何故能避开正常的、限制细胞分裂调控机制的机体细胞。癌细胞无疑比任何致病的侵袭者更像正常的宿主细胞，这给实现选择毒性制造了一个特别的难题。然而，现已取得重要进展，主要是沿袭 George Hitchings 和 Gertrude Elion 的开拓性工作，他们的“合理药物设计”思路引领了许多重要的“抗代谢”药物的开发，包括抗白血病药。

事实上所有生物，包括宿主和病原体，都有同样的基本遗传信息——DNA（RNA 病毒除外），因此某些生化过程在大多数生物体内是相同的。要想寻找到只影响病原体或癌细胞但不影响人体细胞的药物，就必须寻找到二者间定量或定性的生化差异。

细菌是绝大多数感染性疾病的感染源，图 45.1 以简图的形式说明了“一般”细菌细胞的主要结构和功能。细菌细胞的最外层是细胞壁（支原体没有细胞壁），其主要成分是肽聚糖。肽聚糖是原核细胞所特有的，真核细胞没有相似的成分。细胞壁内侧是质膜，与真核细胞的质膜相似，包括磷脂双分子层和蛋白质。其功能是作为一个选择性的可通透膜，对于各种营养物质具有特定的转运机制。然而，细菌细胞膜不含有任何的固醇，这可能改变了细胞膜对某些化学物质的通透性。

细胞壁的功能就是支持下层的细胞膜，细胞膜承受内部渗透压，革兰阴性菌的内部渗透压大约是 5 个大气压，革兰阳性菌的内部渗透压大约是 20 个大气压（见下文）。细胞壁和细胞膜共同组成细胞外膜。

细胞膜内侧是细胞质。像真核细胞一样，细胞质含有可溶性酶和其他蛋白质、参与蛋白质合成的核糖体、参与代谢的小分子介质，也包括一些无机离子。然而细菌的细胞不像真核细胞那样，它没有细胞核，遗传物质以包含所有遗传信息的单个染色体形式存在，位于细胞质，没有核膜环绕。与真核细胞相比更多的不同是没有线粒体，细胞能量由位于质膜中的酶系统产生。

一些细菌还有附加结构如荚膜和/或一个或更多的鞭毛，但是唯一与化学治疗相关的附加结构是细胞壁外部的外膜。外膜的结构性质是分类的重要依据，因为这决定了细菌是否被革兰（Gram's）染料染色，并据此进行分类；可被着色的是革兰阳性菌，反之则是革兰阴性菌，具体内容详见第 46 章。革兰阴性菌的外膜可以阻止抗生素渗透，并且防止溶菌酶的轻易进入（见于白细胞、泪液和其他组织液的一种细菌溶解酶，可以溶解肽聚糖）。

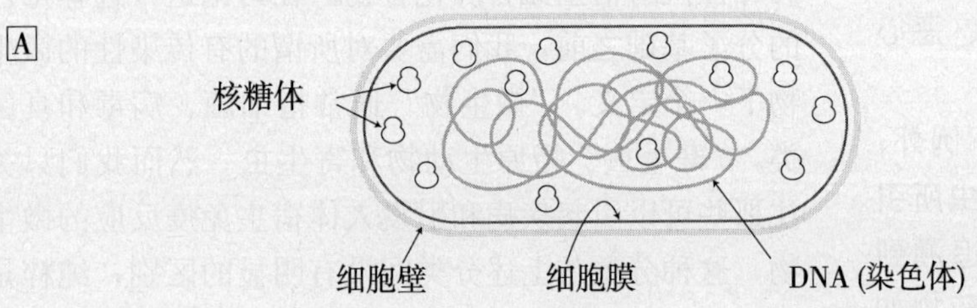


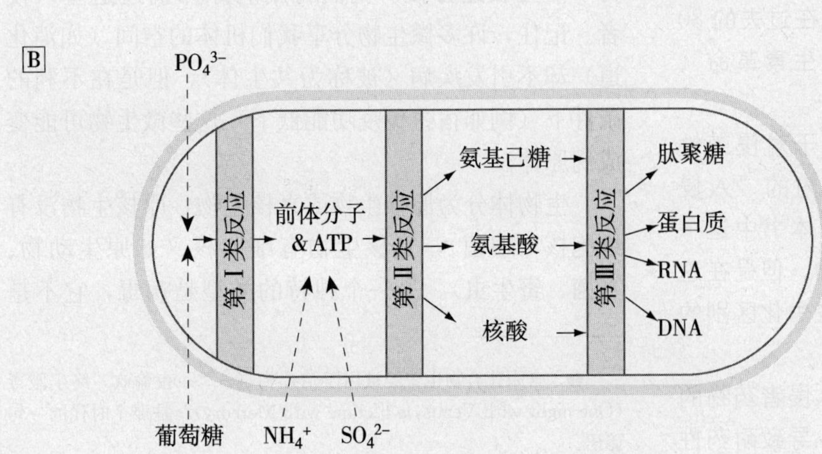


**图 45.1 一个典型的细菌细胞的结构和代谢简图。**Ⓐ细菌细胞的示意图。Ⓑ流程图显示细菌细胞内主要的大分子物质合成的过程。第Ⅰ类反应合成第Ⅱ类反应所需的前体物质，前体物质用来合成组织分子，通过第Ⅲ类反应使这些组织分子装配成大分子。（Modified from Mandelstam J，McQuillen K，Dawes I（eds）1982 Biochemistry of bacterial growth. Blackwell Scientic，Oxford.）

作为抗生素的潜在作用靶点的生物化学反应在图45.1中标明有3类。

第Ⅰ类：利用葡萄糖或某些备选的碳源产生能量(ATP)并合成简单的碳化合物，作为下一阶段反应的前体物质。

第Ⅱ类：利用这些前体物质进行能量依赖性合成，合成细胞生存和生长所必需的所有氨基酸、核苷酸、磷脂、氨基糖、糖类和生长因子。

第Ⅲ类：将这些小分子装配成大分子，即蛋白质、RNA、DNA、多糖和肽聚糖。

其他潜在的靶点是已经形成的结构，如细胞膜或较高等生物（真菌和癌细胞）内的微管及其他特定组织（如寄生虫的肌肉组织）。就这些靶位而言，我们的重点放在细菌，但是也会涉及原生动物、寄生虫、真菌、癌细胞，也可能涉及病毒。以下的分类很明显不太严格，一种药物可能影响一类以上的生化反应或一类反应中的多个亚类。

## 生物化学反应作为潜在靶点

### 第Ⅰ类反应

第Ⅰ类生化反应不是有希望的靶位，有两个原因：首先，细菌和人体细胞利用相同的机制（糖酵解途径和三羧酸循环）从葡萄糖获得能量。其次，即使葡萄糖氧化受到阻滞，其他化合物（氨基酸、乳酸等）也可以被细菌作为备选的能量来源加以利用。

### 第Ⅱ类反应

第Ⅱ类生化反应是比较好的靶点，因为一些途径存在于寄生细胞但不存在于人体细胞。例如，人体细胞不能合成所谓的“必需”氨基酸和一些生长因子（人体生理学称之为维生素），而细菌则具有这种合成能力，类似这些差异可作为潜在靶点。当细菌细胞和人体细胞的代谢途径相同但是对药物敏感性不同时，也提供了另外一种机会。

#### 叶酸

叶酸的生物合成就是一个代谢途径方面的例子，细菌细胞具有但人体细胞没有。叶酸是细菌和人体DNA合成所必需的物质（见第22章和第46章）。人体细胞不能合成叶酸，必须从食物中获取，并通过特异性的摄取机制使其转运至细胞内。相反，大多数的细菌以及无性繁殖的疟原虫都缺乏必需的转运机制，不能直接利用叶酸，必须自己从头合成。这是一个差异方面的主要的例子，已证实对化学治疗来说特别有用。磺胺类药物含有磺胺结构，是对氨基苯甲酸(PABA)的结构类似物，PABA是合成叶酸的基本原料（图22.2和图46.1），磺胺类药物与PABA竞争结合参与叶酸合成的酶，从而抑制细菌的叶酸代谢。磺胺类药物是抑菌剂而不是杀菌剂[❶]（也就是说它们抑制细菌细胞的分裂但不能杀死细菌），因此只有当宿主细胞呈现足够的防御能力时药物才能起效（这一点已在第13章讨论）。

叶酸以四氢叶酸的形式被利用，四氢叶酸是胸苷酸合成的辅因子（图22.3和图46.2），叶酸利用是一个很好的关于人体和细菌的酶对化疗药物呈现不同敏感性的例子（表45.1）。虽然在微生物和人体内叶酸的代谢途径是相同的，其中一个关键性的酶即二氢叶酸还原酶可将二氢叶酸还原成四氢叶酸（图22.2），但是细菌的二氢叶酸还原酶对叶酸拮抗剂甲氧苄啶（trimethoprim）的敏感性比人强很多倍。一些疟原虫体内这种酶对甲氧苄啶的敏感性比细菌稍差一些，但是对乙胺嘧啶（pyrimethamine）和氯胍(proguanil)更为敏感，它们都是抗疟疾药（见第49章）。在表45.1中给出了细菌、疟原虫和哺乳动物的二氢叶酸还原酶的相对$IC_{50}$剂量（引起50%抑制作用的浓度）。相比较而言，人体内二氢叶酸还原酶对叶酸类似物甲氨蝶呤（methotrexate）的作用非常敏感（表45.1），甲氨蝶呤可用于癌症的化学治疗（见第51章）。甲氨蝶呤对细菌无效，因为它具有与叶酸非常相似的结构，需要被细菌细胞主动摄取。甲氧苄啶和乙胺嘧啶通过扩散方式进入细胞内。

两种药物联合应用以相继阻断影响同一途径的不同位点，例如磺胺类药物和叶酸拮抗剂合用比单独应用更为有效（如在治疗肺孢子虫病时），并且较低浓度即可起效。因此乙胺嘧啶和磺胺类药物磺胺多辛(sulfadoxine)合用可治疗恶性疟疾。一个既含有一个磺胺类药物又含有甲氧苄啶的抗菌剂的复方就是磺胺甲噁唑，曾被广泛应用，这一复方疗效逐渐降低的原因是因为磺胺耐药性的产生。

❶ 一种药物是杀菌药还是抑菌药是由严格的技术标准来确定的，但实际上在治疗过程中很难加以区分。

**表 45.1 二氢叶酸还原酶抑制药的特异性**

| 抑制药 | 二氢叶酸还原酶的 $IC_{50}$（μmol/L） | | |
|---|---|---|---|
| | 人 | 原生动物 | 细菌 |
| 甲氧苄啶 | 260 | 0.07 | 0.005 |
| 乙胺嘧啶 | 0.7 | 0.0005 | 2.5 |
| 甲氨蝶呤 | 0.001 | ～0.1[a] | 无作用 |

注：[a] 用柏格鼠疟原虫（导致啮齿动物疟疾的病原体）进行试验。

### 嘧啶和嘌呤类似物

嘧啶类似物氟尿嘧啶（fluorouracil）用于癌症的化学治疗（见第 51 章），它可以转变为伪核苷酸而干扰胸苷酸的合成。其他用于癌症化学治疗产生伪核苷酸的药物是嘌呤类似物巯嘌呤（mercaptopurine）和硫鸟嘌呤（thioguanine）。抗真菌药物氟胞嘧啶（flucytosine）（见第 48 章）在真菌细胞内经过脱氨基形成氟尿嘧啶，但在人体细胞内该反应很少见，所以具有一定选择性。

## 第Ⅲ类反应

因为细菌不能从外界直接摄取它们自己独有的大分子，第Ⅲ类反应尤其适合作为选择毒性的特异性靶点，第Ⅲ类反应在哺乳动物细胞和寄生细胞间存在显著性差异。

### 肽聚糖合成

细菌细胞壁含有肽聚糖，是一种真核细胞内不存在的物质。它相当于一个非弹性纤维袋包绕在整个细菌周围。一些细菌（革兰阴性菌）的这个袋子由 1 层肽聚糖组成，但另外一些细菌（革兰阳性菌）却包含有 40 层之多的肽聚糖。每层含有复杂的氨基聚糖骨架，氨基聚糖骨架由 N-乙酰葡糖胺和 N-乙酰胞壁酸交替间隔排列（图 45.2），后者由短的多肽侧链交联形成一个多聚网络，十分坚韧，足以抵抗高的细胞内渗透压，含量高达细胞干重的 10%～15%。不同细菌种类具有不同的交联桥，葡萄球菌的交联桥由 5 个甘氨酸残基组成。

在细胞膜外侧构成这种非常庞大的不溶解的肽聚糖层，细菌面临一个问题，就是如何通过疏水性的细胞膜结构转运存在于细胞质中的亲水性“构件”。这就需要将细胞质中的亲水性成分与一个巨大的脂质载体相结合，脂质载体含有 55 个碳原子（$C_{55}$ lipid），它可

> **化学治疗的分子基础**（要点）
>
> - 化学治疗药物应该对于侵袭病原体具有毒性而对宿主无毒。这种选择毒性取决于我们发掘病原体和宿主间能被利用的生物化学差异的能力。
> - 通常有 3 类生物化学反应是细菌化学治疗的潜在作用靶点
>   —第Ⅰ类：利用葡萄糖和其他次选的碳源产生 ATP 和简单碳化合物的反应；
>   —第Ⅱ类：利用能量和第Ⅰ类化合物合成一些小分子（如氨基酸、核苷酸）；
>   —第Ⅲ类：将小分子转化成大分子，如蛋白质、核酸和肽聚糖。

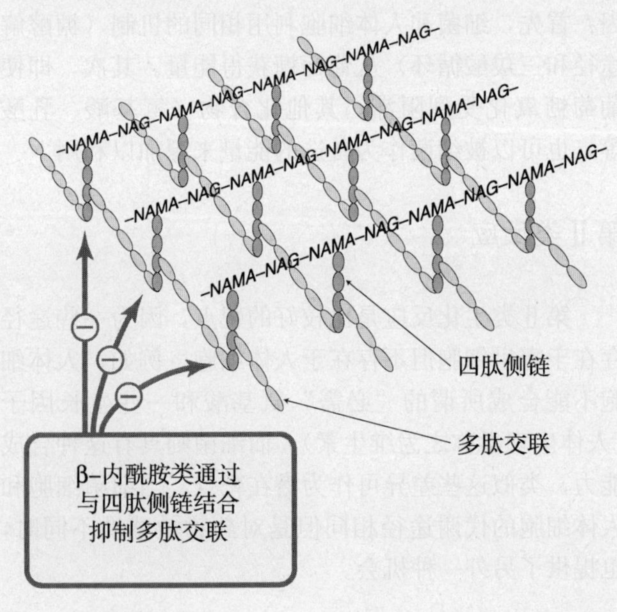


**图 45.2 细菌细胞（例如金黄色葡萄球菌）的单层肽聚糖示意图，表示出了 β-内酰胺类抗生素的作用位点。**在金黄色葡萄球菌中，交联桥由 5 个甘氨酸残基组成。革兰阳性菌有若干层肽聚糖（NAMA，N-乙酰胞壁酸；NAG，N-乙酰葡糖胺；更多细节见图 45.3）。

以"拖着"细胞质内的亲水物质穿过细胞膜。肽聚糖的合成过程在图 45.3 中简要描述。首先是 N-乙酰胞壁酸连接上尿苷二磷酸（UDP）和一个五肽链，被转运至细胞膜上的 $C_{55}$ 脂质载体，同时释放出尿苷酸。随后发生一个与 UDP-N-乙酰葡糖胺的反应，最终形成连接在脂质载体上的双糖-五肽复合物。这一复合物是肽聚糖的基本构件。在金黄色葡萄球菌中，5 个甘氨酸残基在这一阶段连接到肽链上；这一构件被转运至细胞外侧，并连接到肽聚糖生长端即"接纳体"上，同时释放出仍然带有两个磷酸基团的 $C_{55}$ 脂质。然后脂质载体减少一个磷酸基团，可以再进行下一循环。继而，肽聚糖层糖基上的多肽侧链间发生交叉连接，水解去掉末端的丙氨酸可以提供反应必需的能量。

肽聚糖合成是一个脆弱的步骤，在若干位点可以被抗生素阻断（图 45.3；另见第 46 章）。环丝氨酸（cycloserine）是 β-丙氨酸的结构类似物，通过竞争性抑制阻止两个末端丙氨酸残基连接到 N-乙酰胞壁酸最初的三肽侧链上。万古霉素（vancomycin）抑制肽聚糖的组成构件从磷脂载体释放，从而进一步阻止其连接到肽聚糖的生长末端。杆菌肽（bacitracin）通过阻止脂质载体脱磷酸而干扰脂质载体的再生。青霉素（penicillin）、头孢菌素类（cephalosporins）和其他 β-内酰胺类抗生素可与具有转肽酶和羧肽酶活性的青霉素结合蛋白（penicillin-binding proteins）形成共价键，从而抑制最终的转肽作用，故可阻止肽聚糖交叉连接。

## 蛋白质合成

蛋白质合成发生在核糖体。真核生物和原核生物

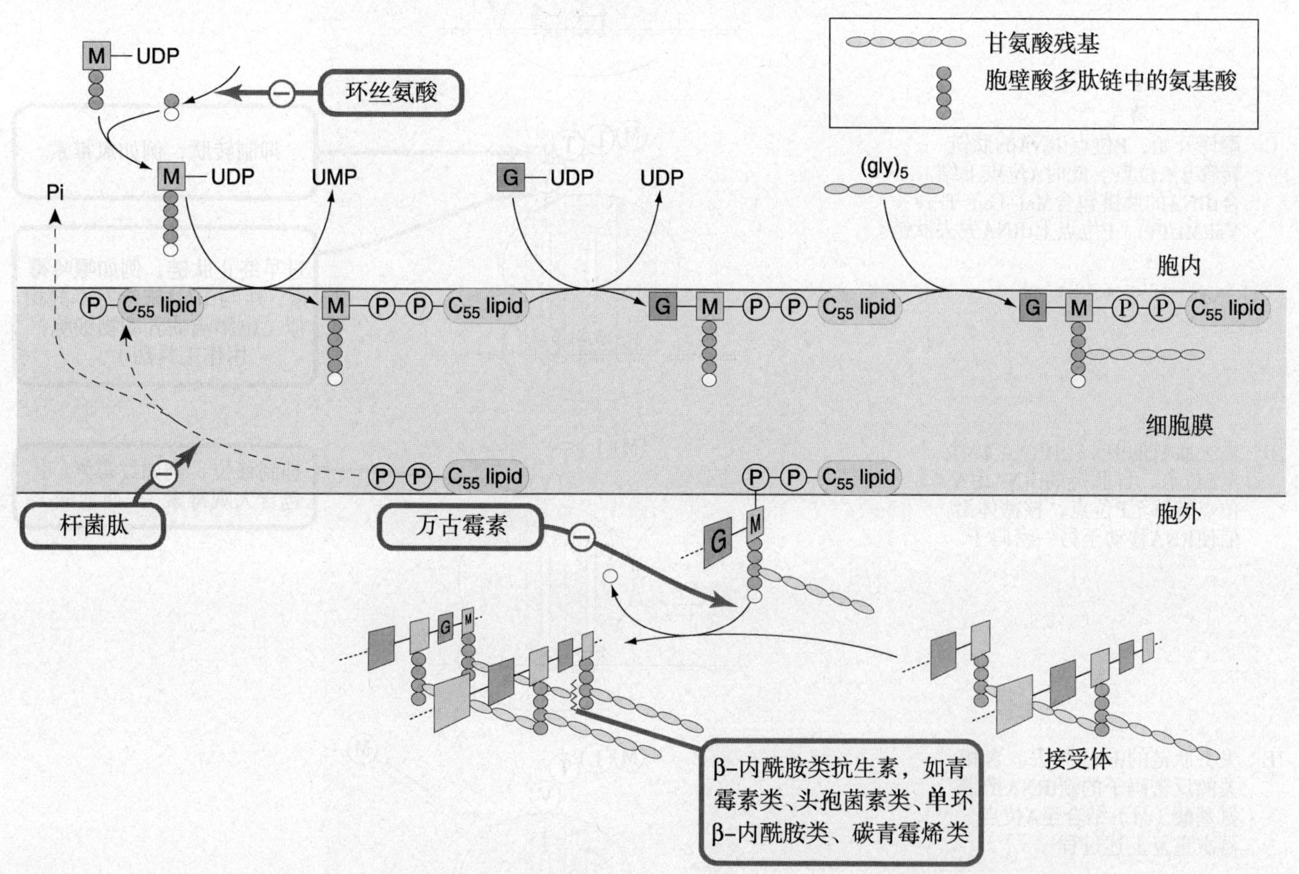


**图 45.3 细菌细胞（例如金黄色葡萄球菌）肽聚糖生物合成的示意图，标有各种抗生素作用靶点。** 亲水性双糖-五肽通过焦磷酸桥（-P-P-）连接到巨大的脂质（$C_{55}$ lipid）上，才能穿过细胞膜。细胞膜外侧，该复合物通过酶的作用连接到"接受体"（正在生长的肽聚糖层）上。最终的反应是转肽作用，释放出肽链末端的 5 个甘氨酸；5 个甘氨酸连接在接受体内一个 N-乙酰胞壁酸的侧链上，这期间末端的氨基酸（丙氨酸）丢失。脂质载体通过丢失一个磷酸基团（Pi）而再生。G，N-乙酰葡糖胺；M，N-乙酰胞壁酸；UDP，尿苷二磷酸；UMP，尿苷酸。

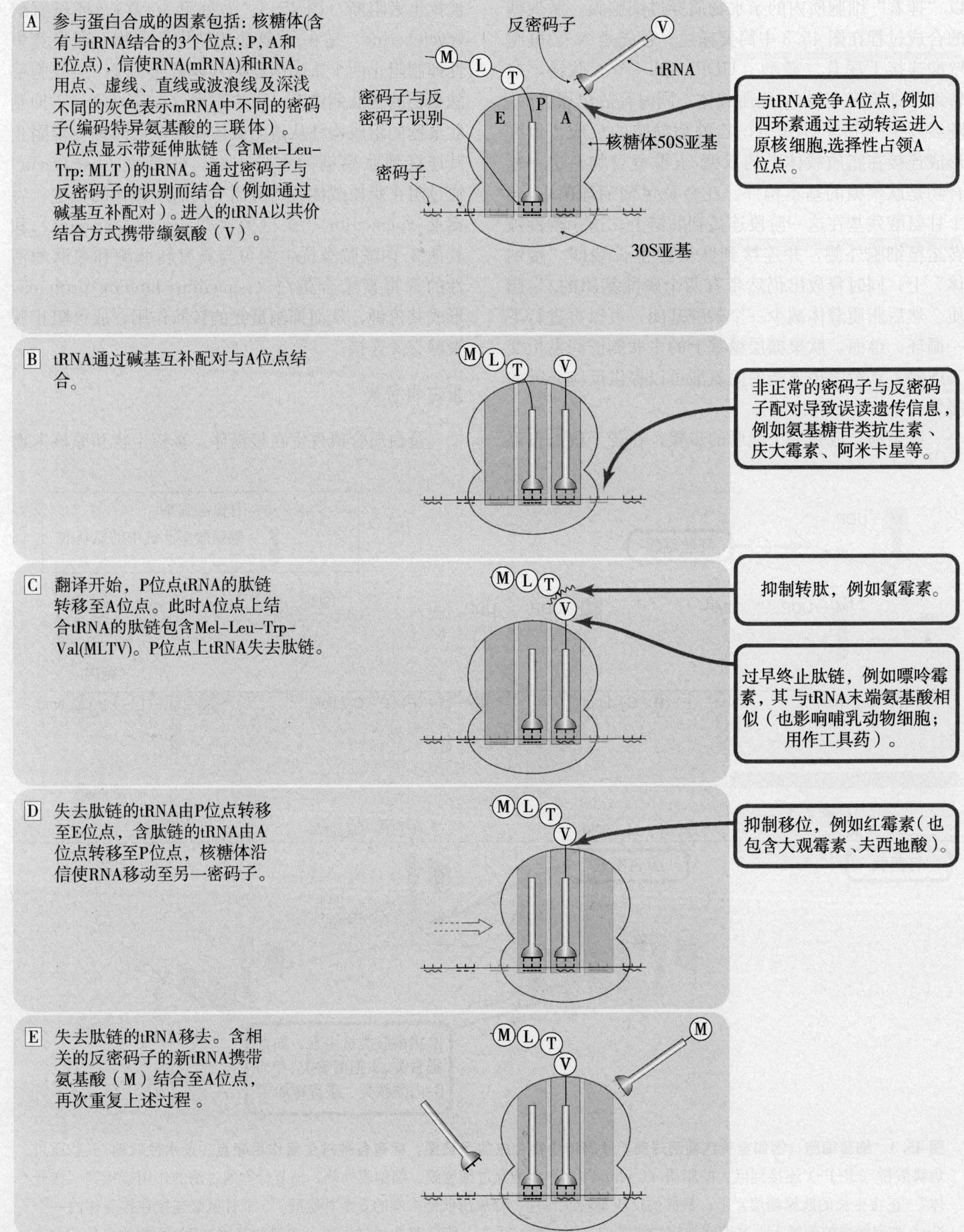

A 参与蛋白合成的因素包括：核糖体(含有与tRNA结合的3个位点：P, A和E位点)，信使RNA(mRNA)和tRNA。用点、虚线、直线或波浪线及深浅不同的灰色表示mRNA中不同的密码子(编码特异氨基酸的三联体)。P位点显示带延伸肽链（含Met-Leu-Trp: MLT）的tRNA。通过密码子与反密码子的识别而结合（例如通过碱基互补配对）。进入的tRNA以共价结合方式携带缬氨酸（V）。
反密码子
tRNA
密码子与反密码子识别
密码子
核糖体50S亚基
30S亚基
与tRNA竞争A位点，例如四环素通过主动转运进入原核细胞,选择性占领A位点。
B tRNA通过碱基互补配对与A位点结合。
非正常的密码子与反密码子配对导致误读遗传信息，例如氨基糖苷类抗生素、庆大霉素、阿米卡星等。
C 翻译开始，P位点tRNA的肽链转移至A位点。此时A位点上结合tRNA的肽链包含Mel-Leu-Trp-Val(MLTV)。P位点上tRNA失去肽链。
抑制转肽，例如氯霉素。
过早终止肽链，例如嘌呤霉素，其与tRNA末端氨基酸相似（也影响哺乳动物细胞；用作工具药）。
D 失去肽链的tRNA由P位点转移至E位点，含肽链的tRNA由A位点转移至P位点，核糖体沿信使RNA移动至另一密码子。
抑制移位，例如红霉素（也包含大观霉素、夫西地酸）。
E 失去肽链的tRNA移去。含相关的反密码子的新tRNA携带氨基酸（M）结合至A位点，再次重复上述过程。


**图 45.4 细菌蛋白质合成的示意图，指出了抗生素抑制这一过程的作用靶点。**

的核糖体是不同的，这为一些抗生素的选择性抗菌作用提供了理论基础。细菌核糖体由一个 50S 亚基和一个 30S 亚基组成（图 45.4），然而哺乳动物核糖体的亚单位是 60S 亚基和 40S 亚基。其他参与多肽合成的因素是信使 RNA（mRNA），为蛋白质合成模板；转运 RNA（tRNA），其特异性地将单个氨基酸转运至核糖体。核糖体有 3 个 tRNA 结合位点，称为 A、P 和 E 位点。

图 45.4 显示细菌蛋白质合成的简化模型。从 DNA 模板转录（见下文）而来的 mRNA，首先与核糖体的 30S 亚基结合以启动翻译过程，然后 50S 亚基与 30S 亚基结合形成 70S❶ 复合物，这一复合物随着 mRNA 向前移动使三联密码子信息沿核糖体从 A 位传递到 P 位。抗生素可以作用于蛋白质合成的任何一个阶段（图 45.4；另见第 46 章）。

### 核酸合成

细胞核酸有两类，分别是 DNA 和 RNA。其中 RNA 有 3 种类型：mRNA、tRNA 和核糖体 RNA（rRNA）。后者是核糖体的一个完整的部分，除了有利于 mRNA 结合以外它也是核糖体进行装配所必需的部分，装配核糖体也显示转肽酶活性。

DNA 是合成 DNA 和 RNA 的模板。它以双股螺旋结构存在于细胞内，每股都是核苷酸的线性聚合物。每个核苷酸由碱基、糖（脱氧核糖）和磷酸组成，有两种嘌呤碱基：腺嘌呤（A）和鸟嘌呤（G）；

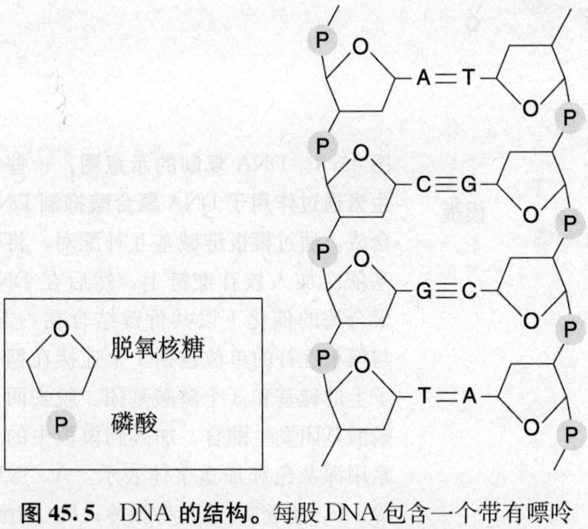

**图 45.5 DNA 的结构。**每股 DNA 包含一个带有嘌呤或嘧啶碱基的糖-磷酸骨架。嘌呤包括腺嘌呤（A）或鸟嘌呤（G），嘧啶包括胞嘧啶（C）和胸腺嘧啶（T）。糖是脱氧核糖。两条 DNA 链间互补结合主要依靠碱基间氢键（2 个或 3 个）来维持。

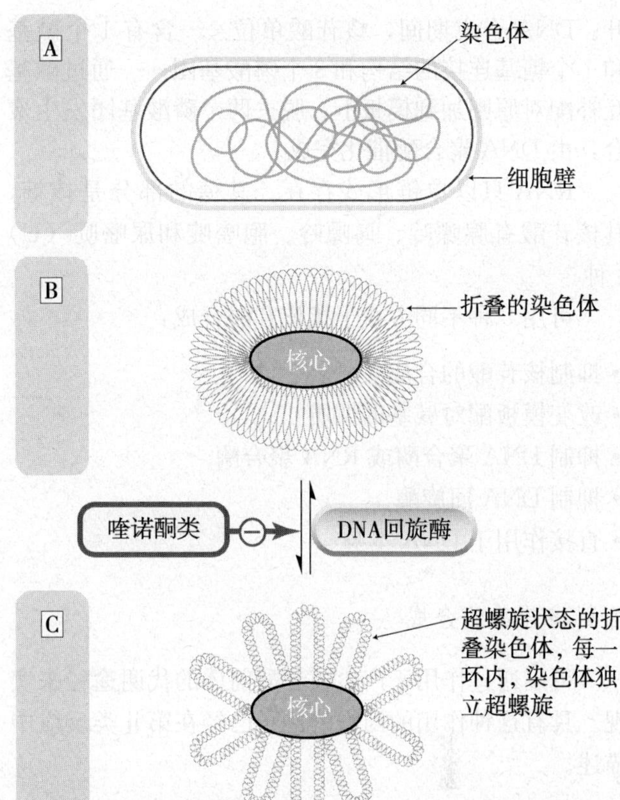


**图 45.6 DNA 回旋酶作用的示意图：喹诺酮类抗菌药的作用部位。**A 细菌细胞和染色体（如大肠杆菌）。注意大肠杆菌染色体的长度是 1300mm，被包裹在一个 2μm×1μm 的细胞外膜内，接近于将 50 米长的棉线折叠装进一个火柴盒内。B 染色体折叠环绕在 RNA 核周围。C 在 DNA 回旋酶（拓扑异构酶Ⅱ）作用下形成超螺旋结构，喹诺酮和抗菌药物干扰这种酶的作用。（Modified from Smith J T 1985 In：Greenwood D，O'Grady F（eds）Scientic basis of antimicrobial therapy. Cambridge University Press，Cambridge，p69）

两种嘧啶碱基：胞嘧啶（C）和胸腺嘧啶（T）。单链 DNA 由连接有碱基的糖基和磷酸基团交替排列组成（图 45.5）。每一螺旋的两股 DNA 链间由 G 和 C、A 和 T 之间的特异性氢键相联系（即碱基互补配对），形成 DNA 双螺旋的基本结构。DNA 螺旋自身进一步盘绕。在试管内，每一圈螺旋有 10 对碱基。在体内，每一圈螺旋展开大约有 20 对碱基，它们形成负超螺旋结构。

启动 DNA 合成首先需要一个能使双螺旋分开的蛋白质的作用。复制过程会插入一个正超螺旋体，它被 DNA 回旋酶（又称为拓扑异构酶Ⅱ；图 45.6）解

❶ 你可能会质疑，"30S ＋ 50S ＝ 70S 吗？"是的，确实如此。因为我们用的是沉降系数单位，用于衡量沉降率而不是质量。

开。DNA 合成期间，核苷酸单位——含有 1 个碱基和 1 个糖基连接的结构和 3 个磷酸基团——通过碱基互补配对原则加到模板上。脱去两个磷酸基团发生聚合，由 DNA 聚合酶催化完成。

RNA 只以单链形式存在。其糖的部分是核糖，其核苷酸有腺嘌呤、鸟嘌呤、胞嘧啶和尿嘧啶（U）4 种。

可用 5 种不同方式干扰核苷酸合成：

- 抑制核苷酸的合成
- 改变模板配对碱基的性质
- 抑制 DNA 聚合酶或 RNA 聚合酶
- 抑制 DNA 回旋酶
- 直接作用于 DNA 本身

## 抑制核苷酸的合成

可以通过作用于产生核苷酸前体的代谢途径来实现。具有这种作用的药物的例子已经在第Ⅱ类反应中描述。

## 改变模板配对碱基的性质

嵌入 DNA 分子的药物具有这种作用。例子包括吖啶氮蒽类（原黄素和吖啶黄），是局部消毒防腐药。吖啶氮蒽类与相邻碱基对间有双倍的距离，引起移码突变（图 45.7），从而导致某些嘌呤或嘧啶类似物错配。

| mRNA（正常） | UCU Ser | UUU Phe | CUU Leu | AUU Ile | GUU Val | UCU... Ser |
|---|---|---|---|---|---|---|
| mRNA（突变） | UCU Ser | UUG Leu | UCU Ser | UAU Tyr | UGU Cys | UUC... Phe |

**图 45.7 DNA 移码突变影响 RNA 和蛋白质合成的例子。**移码突变包括一个碱基缺失或插入一个额外的碱基。上述例子中，一个额外的胞嘧啶插入到 DNA 模板中，造成当 mRNA 形成时多出一个额外的鸟嘌呤（G），用深灰色圆圈标示。改变一个碱基和其后的所有碱基（图中用灰色方框标示），则合成一个完全不同的蛋白质，因为含有不同的氨基酸（Leu 代替 Phe，Ser 代替 Leu，等等）。A，腺嘌呤；C，胞嘧啶；U，尿嘧啶。

## 抑制 DNA 聚合酶或 RNA 聚合酶

放线菌素 D（更生霉素）与 DNA 鸟嘌呤结合并阻断 RNA 聚合酶的前进，因而阻止转录和抑制蛋白质合成。用于人类癌症的化学治疗（见第 51 章）；也作为实验工具药，但不作为抗菌药使用。特异性抑制细菌 RNA 聚合酶的药物通过与原核细胞而非真核细胞的这种酶结合发挥作用，包括利福霉素（rifamycin）和利福平（rifampicin），对结核分枝杆菌（导致结核病；见第 46 章）特别有效。鸟嘌呤类似物阿昔洛韦（aciclovir）在感染疱疹病毒的细胞内被磷酸化，开始是被病毒特异性激酶磷酸化产生三磷酸阿昔洛

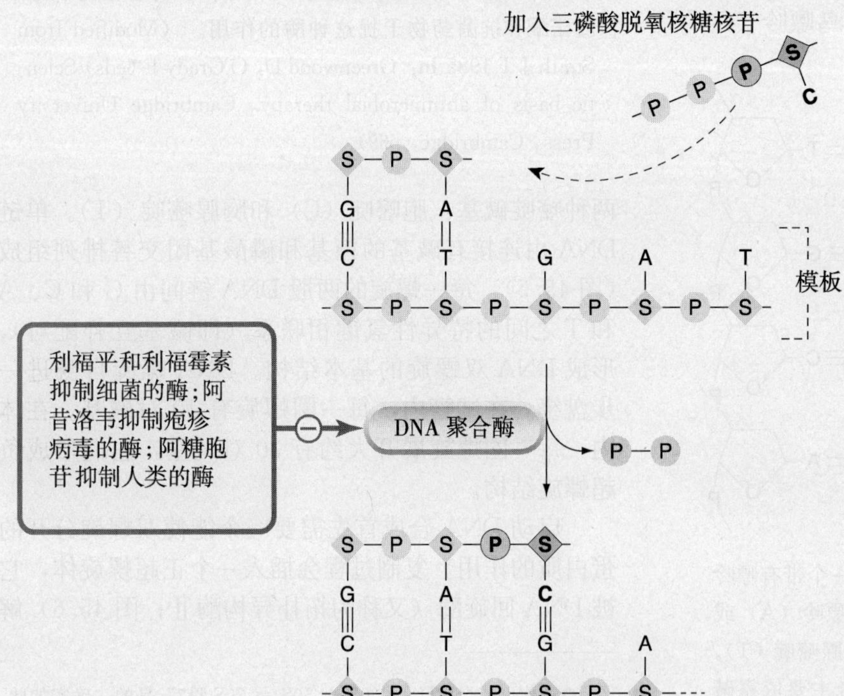


**图 45.8 DNA 复制的示意图，一些抗生素通过作用于 DNA 聚合酶抑制 DNA 合成。**通过模板链碱基互补配对，将碱基依次加入核苷酸链上，然后在 DNA 聚合酶的催化下以共价键结合在一起。与模板互补的单位包括 1 个连接在糖分子上的碱基和 3 个磷酸基团。脱去两个磷酸基团发生缩合。加入到模板中的元素用深灰色和加重字体表示。A，腺嘌呤；C，胞嘧啶；G，鸟嘌呤；P，磷酸；S，糖；T，胸腺嘧啶。

韦，它具有抑制疱疹病毒 DNA 聚合酶的作用（图 45.8；另见第 47 章）。

RNA 逆转录病毒由逆转录酶（病毒 RNA 依赖性 DNA 聚合酶）复制病毒 RNA 为 DNA，作为原病毒整合到宿主细胞的基因组内。各种药物（齐多夫定、去羟肌苷）被细胞内酶磷酸化为三磷酸盐的形式，可与原病毒 DNA 合成所需的宿主细胞内的前体物质产生竞争。

阿糖胞苷（cytarabine）用于癌症的化学治疗（见第 51 章）。它的三磷酸衍生物在哺乳动物细胞内是一个有效的 DNA 聚合酶抑制药。膦甲酸（foscarnet）通过与焦磷酸盐结合位点结合而抑制病毒 RNA 聚合酶。

#### 抑制 DNA 回旋酶

图 45.6 是 DNA 回旋酶作用的简单示意图。氟喹诺酮类（西诺沙星、环丙沙星、萘啶酸和诺氟沙星）通过抑制 DNA 回旋酶发挥作用，这些化学治疗药物尤其适用于革兰阴性菌感染（见第 46 章）。这些药物可选择性地作用于细菌的 DNA 回旋酶，因其与哺乳动物细胞的 DNA 回旋酶在结构上是不同的。一些抗癌药物如多柔比星（doxorubicin），可作用于哺乳动物细胞的拓扑异构酶Ⅱ。

#### 直接作用于 DNA 本身

烷化剂（alkylating agents）与 DNA 的碱基共价结合并阻止复制。这种化合物只用于癌症的化学治疗，包括氮介（nitrogen mustard）衍生物和亚硝（基）脲（见第 51 章）。丝裂霉素（mitomycin）以共价键与 DNA 结合，但没有抗菌药物通过这种机制发挥作用。博来霉素（bleomycin）是一个抗癌药物，可引发自由基形成而使 DNA 链断裂（见第 51 章）。

## 作为潜在靶点的细胞组织结构

### 细胞膜

细菌细胞膜与哺乳动物相似，都是由磷脂双分子层构成，蛋白质镶嵌其中，但是某些细菌和真菌的细胞膜更容易被瓦解。

多黏菌素类（polymyxins）是阳离子多肽类抗生素，既含有亲脂性基因又含有亲水性基团，选择性作用于细胞膜。它们发挥去污剂一样的作用，瓦解细胞膜磷脂，杀死细胞。

不像哺乳动物和细菌细胞，真菌细胞的细胞膜含有大量的麦角固醇。有利于多烯类抗生素（如制霉菌素和两性霉素；见第 48 章）与之结合，发挥离子载体的作用，引起阳离子泄漏。

唑类（azoles）如伊曲康唑（itraconazole）通过抑制麦角固醇合成而杀死真菌细胞，因此破坏细胞膜相关酶的功能。唑类也可作用于革兰阳性菌，它们选择性地作用于敏感菌细胞膜中高浓度的游离脂肪酸（见第 48 章）。

### 细胞内的细胞器

#### 微管和/或微丝

苯并咪唑类（如阿苯达唑）通过选择性地与寄生虫微管蛋白结合并阻止其形成微管而发挥驱虫作用（见第 50 章）。长春花生物碱类长春碱（vinblastine）

**作为化学治疗潜在靶点的生化反应**

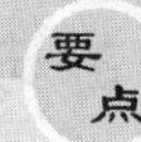


- 第Ⅰ类反应是较差的靶点。
- 第Ⅱ类反应是较好的靶点：
  - 磺胺类药物抑制细菌叶酸合成；
  - 叶酸拮抗药抑制叶酸代谢，如甲氧苄啶（细菌）、乙胺嘧啶（疟原虫）、甲氨蝶呤（癌细胞）；
  - 嘧啶类似物（如氟尿嘧啶）和嘌呤类似物（如巯嘌呤）产生伪核苷酸，用于治疗癌症。
- 第Ⅲ类反应是重要的靶点：
  - β-内酰胺类抗生素（如青霉素）可选择性抑制细菌肽聚糖合成；
  - 抗生素可选择性抑制细菌蛋白质合成：阻止 tRNA 结合（如四环素类）、促进 mRNA 错配（如氨基糖苷类）、抑制转肽作用（如氯霉素）或抑制 tRNA 从 A 位点向 P 位点移位（如红霉素）；
  - 抑制核酸合成：改变 DNA 模板配对碱基（如抗病毒药阿糖腺苷）、抑制 DNA 聚合酶（如抗病毒的阿昔洛韦和膦甲酸）或抑制 DNA 回旋酶（如抗菌药环丙沙星）。

和长春新碱（vincristine）是抗癌药物，在细胞分裂期破坏微管功能（见第 51 章）。

**食物液泡**

疟原虫的红细胞型以宿主血红蛋白为食，血红蛋白在原虫的食物液泡内被蛋白酶降解，终产物为血红素，通过聚合作用被解毒。氯喹（chloroquine）通过抑制疟原虫血红素聚合酶而发挥驱虫作用（见第 49 章）。

### 肌肉纤维

一些驱虫药选择性地作用于寄生虫肌肉细胞（见第 50 章）。哌嗪（piperazine）是线虫肌肉上寄生虫特异性的 GABA 门控氯离子通道的激动药，使肌肉纤维细胞膜超极化并使虫体麻痹，阿凡曼菌素（avermectins）增加寄生虫肌肉的 $Cl^-$ 通透性——可能是通过类似机制。噻嘧啶（现已很少应用）和左旋咪唑（levamisole）是线虫肌肉烟碱型乙酰胆碱受体的激动药，引起先兴奋后麻痹（见第 50 章）。

## 抗菌药耐药性

自 20 世纪 40 年代以来，安全有效的抗细菌和抗其他感染药物的发展对内科治疗具有革命性的意义，与这些病原体相关疾病的发病率和死亡率急剧下降。不幸的是，有效抗菌药的开发伴随着耐药性的产生。这是意料之中的事，因为许多种类细菌短暂的细胞周期为进化适应提供了充足的机会。耐药现象迫使我们严格限制抗细菌感染药物的应用。原生动物、多细胞的寄生虫也会产生耐药性（Foley & Tilley，1997；Martin & Robertson，2000；St Georgiev，2000），恶性肿瘤细胞群也会产生耐药性（在第 51 章讨论），但本章主要限定于讨论细菌耐药性产生的机制。

**作为化学治疗药靶点的细胞组织结构**

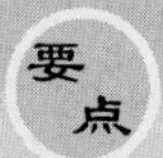


- 细胞膜：
  —两性霉素，在真菌细胞中充当离子载体；
  —唑类，抑制真菌细胞膜麦角固醇的合成。
- 微管：
  —长春花生物碱（抗癌药物）；
  —苯并咪唑类（驱虫药）。
- 肌肉纤维：
  —阿凡曼菌素（驱虫药），增加 $Cl^-$ 通透性；
  —噻嘧啶（驱虫药），兴奋线虫烟碱型乙酰胆碱受体，最终引起肌肉麻痹。

细菌的抗生素耐药性以 3 种方式进行传播：

- 人体间通过（耐药）细菌传递
- 细菌间耐药基因传递（通常是通过质粒）
- 转座子在细菌基因组间进行耐药基因传递

理解细菌耐药性的机制，对于我们明智地应用现有抗菌药物和设计新的抗菌药物而言是十分关键的。研究细菌耐药性的副产品就是创造出了以质粒为载体的 DNA 克隆技术，利用细菌生产用于临床治疗的重组蛋白质（见第 55 章）。

## 抗生素耐药性的遗传因素

### 染色体因素：突变

细菌任何特有基因的自发性突变率是非常低的，概率近似每 1 千万个细胞仅有 1 个细胞会发生突变，分裂时仅引起一个子代细胞含有突变基因。然而，感染过程中可能会有更多细胞突变，由于基因突变引起细菌对药物从敏感到耐药的概率对于一些种类的细菌和一些药物可以很高。幸运的是，大多数情况下，少数突变不足以产生耐药性，因为尽管选择优势会导致突变菌株产生，由抗生素引起的细菌数目急剧减少通常能使宿主细胞的固有防御体系占优势（见第 13 章）。然而，如果原发感染是由耐药菌株引起，这种情况就不会发生。

由于染色体突变引起的耐药性在某些情况下是很重要的，对耐甲氧西林的金黄色葡萄球菌（MRSA；见下文）和结核杆菌感染尤其重要，但是这种类型的耐药性临床意义有限，可能因为这种突变菌株的致病性往往已经有所降低。

### 染色体外决定因素：质粒

除了染色体本身外，许多种类的细菌含有染色体以外的遗传物质，称为质粒；质粒游离在细胞质中，也是遗传物质，能独立复制。在结构上，它们是闭合的 DNA 环，可能由单一基因或 500 个以至更多基因组成。只有少数质粒副本可能存在于细胞内，可一旦出现就经常有多个质粒副本同时出现，每个细菌细胞内可能有一个以上类型的质粒存在。携带耐药性基因（*r* 基因）的质粒被称为 R 质粒。临床上遇到的耐药性多数是质粒介导的。这些基因是如何出现的不详。

## 细菌体内遗传物质之间的耐药基因传递

### 转座子

一些展开的 DNA 片断能迅速地传递（移位），能从一个质粒传递到另一个质粒，也包括从质粒传递到染色体或反之亦然。这是因为整合这些 DNA 片断即转座子到受体 DNA 内，能引发正常的同源染色体基因重组。和质粒不同，转座子不能独立复制，但少数可以在整合过程中复制（图 45.9），结果是在供体和受体 DNA 分子内都有一个转座子的副本。转座子可能携带一个或更多的耐药基因（见下文）并且能"搭质粒便车"，使耐药基因传递给一个新的细菌种类。即使质粒不能在新的宿主细胞内复制，转座子也能插入到新的宿主染色体或其固有的质粒中。这能解释一些耐药基因在不同 R 质粒和没有亲缘关系的细菌间传播的现象。

### 基因盒和整合子

质粒和转座子不能完成全部的自然选择机制，这使微生物学家/化学治疗学家希望渺茫。耐药性（实际上是多药耐药）也可被另外的可动元件传播，即基因盒，它包含一个附有小的识别位点的耐药基因。

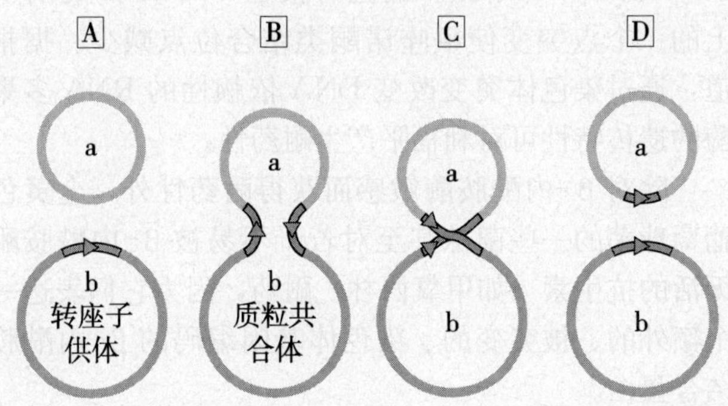


**图 45.9 转座子传递和复制的例子，转座子携带耐药基因。** A a 和 b 两个质粒，b 质粒含有转座子（黑色表示）。B 转座子编码的一种酶对供体质粒和目标质粒进行切割并使其形成一个共合体。在此过程中，转座子复制。C 转座子编码的酶使共合体解离。D 两个质粒都含有转座子 DNA。

一些基因盒在一个多基因盒阵列上可被包装在一起，可以依次被整合到一个大的被称为整合子的可动 DNA 单元中。整合子（可能位于一个转座子上）包含一个酶的基因，该酶被称为整合酶（重组酶），它可以在整合子上特殊位点插入基因盒。"转座子/整合子/多重耐药基因盒阵列"这一系统使多药耐药基因在同种细菌和不同种细菌遗传物质间进行快速而有效的传递。

## 细菌间耐药基因的传递

耐药基因在相同的和真正不同种属细菌间的传递是抗生素耐药性传播的根本原理。这种传递最重要的机制是接合。其他的耐药基因转移机制，如转导和转化，在耐药基因传递方面则不太重要。

### 接合

接合包括细胞与细胞接触时染色体或染色体以外的 DNA 从一个细菌传递到另一个细菌，是耐药性传播的主要机制。有接合能力的质粒称为接合性质粒，这些质粒包含传递基因，在大肠杆菌内编码宿主细菌蛋白质性的表面微管，将两个细菌连接在一起，这种微管被称为性菌毛（sex pili）。接合性质粒就从一个细菌传递到另一个细菌（通常是同一种属）。多数革兰阴性菌和一些革兰阳性菌能进行接合。一些泛宿主性的质粒可以跨越种属屏障，宿主很容易接受它们。多数 R 质粒是可以接合的。非可接合的质粒，如果它们在一个供体细胞内与接合性质粒共存，就可以搭便车与接合性质粒一起从一个细菌传递到另一个细菌。以接合方式进行耐药性传递在细菌种群间是很重要的，常见于高密度菌群如消化道菌群。

### 转导

转导是指质粒 DNA 包装在噬菌体外壳内并被传递到另一个同一种属细菌内的过程。转导是一种遗传物质传递相对无效的方式，但是对于葡萄球菌和链球菌菌株间耐药基因的传递有很重要的临床意义。

### 转化

在自然条件下，少数细菌经历转化，通过从外界环境摄取 DNA 并通过正常的基因重组将其整合入基因组中。转化可能在临床上不太重要。

**抗生素耐药性**

要点

- 细菌菌群耐药性能被传播；通过细菌从一个人传播到另一个人，通过质粒从一个细菌传播到另一个细菌，通过转座子从一个质粒传播到另一个质粒（或染色体）。
- 质粒是染色体外的遗传物质，能独立复制，能携带编码抗生素耐药性的基因（*r* 基因）。
- *r* 基因从一个细菌传递到另一个细菌主要是通过接合性质粒。细菌形成一个与其他细菌的连接管，通过它进行质粒传递。
- 一个不太常见的传递方式是转导，例如通过噬菌体使携带 *r* 基因的质粒传递给另一细菌。
- 转座子是展开的DNA，能从一个质粒传递到另一个质粒，从质粒传递到染色体或反之亦然。质粒含有携带 *r* 基因的转座子，可以编码一些酶，使携带 *r* 基因的转座子被整合到另外一个质粒上。然后它们分开，转座子复制使得两个质粒都含有 *r* 基因。

## 抗生素耐药性的生物化学机制

### 灭活抗生素的酶的产生

#### 灭活 β-内酰胺类抗生素

通过灭活方式产生耐药性，最重要的例子就是 β-内酰胺类抗生素。β-内酰胺类抗生素的灭活酶是 β-内酰胺酶。β-内酰胺酶可以使青霉素类和头孢菌素类抗生素的 β-内酰胺环断开（见第 46 章）。这两类药物间存在不完全的交叉耐药，因为一些 β-内酰胺酶优选青霉素类而另外一些则优选头孢菌素类。

◆ 葡萄球菌是产生 β-内酰胺酶的最主要的细菌，而编码这种酶的基因在质粒上可以通过转导的方式进行传递。在一些葡萄球菌体内，β-内酰胺酶是诱导产生的（也就是说缺乏药物时组织不表达），但是瞬间亚抑菌浓度的药物就可使这种基因脱抑制，表达量增加到原来的 50～80 倍。β-内酰胺酶通过细菌外膜可使培养基中的抗生素分子灭活，耐药的葡萄球菌能分泌 β-内酰胺酶，为解决这一问题又开发出了半合成青霉素（如甲氧西林）、新型 β-内酰胺类抗生素（单环 β-内酰胺类和碳青霉烯类）和头孢菌素类（如头孢孟多），它们对钝化酶较不敏感。日益增长的甲氧西林耐药金黄色葡萄球菌（MRSA）的问题将在下文讨论。

革兰阴性菌也产生 β-内酰胺酶，这是对半合成的广谱 β-内酰胺类抗生素耐药的一个重要因素。革兰阴性菌 β-内酰胺酶可能是被染色体或质粒基因编码的。对于前者，这种酶是诱导型的，但后者则是固有型的。当产生这种酶时，酶不能灭活培养基中的药物但可以附着在细胞壁上，阻止药物进入到细胞膜的相应靶点。多数 β-内酰胺酶是被转座子编码的，其中一些转座子携带其他若干抗生素的耐药决定因子。

#### 灭活氯霉素

氯霉素被氯霉素乙酰转移酶灭活，是一种革兰阳性菌和革兰阴性菌耐药菌株都可产生的酶，耐药基因由质粒携带。这种酶是革兰阴性菌固有的，所致耐药性是革兰阳性菌的 5 倍，革兰阳性菌的氯霉素乙酰转移酶是诱导型的。

#### 灭活氨基糖苷类抗生素

氨基糖苷类抗生素通过磷酸化作用、腺苷化作用、乙酰化作用被灭活，革兰阳性菌和革兰阴性菌耐药菌株都可产生上述作用所需的酶。耐药基因由质粒携带，有的则位于转座子。

### 药物敏感性或药物结合位点的改变

氨基糖苷类抗生素的结合位点在核糖体的 30S 亚基，可以被染色体突变改变。质粒介导的发生在核糖体 50S 亚基结合位点的改变也会导致对红霉素（erythromycin）耐药。最近有报道，DNA 回旋酶 A 上的一个点突变使氟喹诺酮类结合位点减少。据报道，通过染色体突变改变 DNA 依赖性的 RNA 多聚酶的遗传特性可对利福平产生耐药性。

除对 β-内酰胺酶敏感而获得耐药性外，金黄色葡萄球菌的一些菌株甚至对若干不易被 β-内酰胺酶灭活的抗生素（如甲氧西林）耐药，因为它们表达一个额外的、被突变的、染色体基因编码的 β-内酰胺结合蛋白。

### 减少药物在细菌体内的蓄积

一个重要的减少菌体内药物浓度的例子是质粒介导的对四环素类（tetracyclines）的耐药性，这种耐药

**抗生素耐药性的生物化学机制**

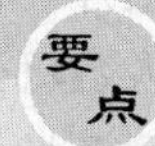


- 主要机制如下：
  - —产生能灭活药物的酶：如 β-内酰胺酶灭活青霉素、乙酰转移酶灭活氯霉素、激酶和其他的酶灭活氨基糖苷类；
  - —改变药物结合位点：这种耐药发生于氨基糖苷类、红霉素、青霉素；
  - —减少药物摄取：例如四环素类；
  - —改变酶的途径：二氢叶酸还原酶变为对甲氧苄啶不敏感。

**多药耐药**

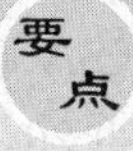


- 许多致病细菌已经发展为对常用抗生素都耐药。例如：
  - —葡萄球菌和肠球菌的一些菌株实际上对当前所有的抗生素耐药，耐药性可通过转座子和/或质粒传递，这样的菌株能引起严重的、事实上无法治愈的医源性感染。
  - —一些结核分枝杆菌菌株已变得对大多数抗结核药耐药。

性可发生于革兰阳性菌或革兰阴性菌。这个例子中，质粒中的耐药基因编码细菌细胞膜中的诱导型蛋白，促进能量依赖性的四环素类外流，因而耐药。这种类型的耐药非常常见，并大大降低了四环素对人体和牲畜的治疗价值。金黄色葡萄球菌对红霉素和其他大环内酯类药物以及氟喹诺酮类的耐药性也由能量依赖的药物外流引起。

也有新近的证据表明，质粒介导的细胞外膜孔道蛋白合成的抑制能影响那些通过外膜中的水通道进入菌体内的亲水性抗生素。染色体突变导致涉及革兰阴性菌外膜多糖类物质的膜通透性发生改变，可以增强其对氨苄西林的耐药性。据报道，影响外膜成分的突变使氨基糖苷类、β-内酰胺类、氯霉素、多肽类抗生素和四环素的浓度降低。

### 抗生素抑制旁路的形成

对甲氧苄啶耐药是质粒介导的，合成与甲氧苄啶亲和力低或没有亲和力的二氢叶酸还原酶，可导致耐药。这种耐药性通过转导方式传递并且可能通过转座子进行传播。

许多细菌对磺胺类的耐药性是质粒介导的，起因于合成了一种与磺胺类药物亲和力低的二氢蝶酸合成酶，但该酶并不改变对 PABA 的亲和力。在引起严重感染的细菌体内发现了携带有对磺胺类药物和甲氧苄啶耐药的质粒基因。

## 细菌的抗生素耐药性现状

大多数令人烦恼的耐药性在葡萄球菌中都有，葡萄球菌引发最常见的医院血液感染，许多菌株对所有当前可用的抗生素都产生耐药。葡萄球菌除了通过产生 β-内酰胺酶对一些 β-内酰胺类抗生素耐药，以及产生 β-内酰胺结合蛋白使金黄色葡萄球菌对甲氧西林耐药以外，金黄色葡萄球菌还可对其他抗生素产生以下的耐药性：

- 对链霉素耐药（由于染色体决定的靶点改变）
- 对氨基糖苷类耐药（由于改变作用靶点和质粒产生灭活酶）
- 对氯霉素和大环内酯耐药（由于质粒产生的灭活酶）
- 对甲氧苄啶耐药（由于转座子编码的耐药二氢叶酸还原酶）
- 对磺胺类药物耐药（由于染色体决定的 PABA 合成增加）
- 对利福平耐药（由于染色体和质粒决定的药物泵出增加）
- 对夫西地酸（fusidic acid）耐药（由于染色体决定的靶点亲和力降低和质粒编码的药物通透性降低）
- 对喹诺酮类如环丙沙星、诺氟沙星等耐药（由于染色体决定的药物摄取减少）

甲氧西林耐药的金黄色葡萄球菌（MRSA）感染已成为一个主要难题，尤其是医源性的，因为它们可以在医院内的老年患者和/或危重患者以及烧伤或创伤患者间迅速传播。许多医院的外科病房是封闭的，因为 MRSA 在患者间的感染率很高。直至前不久，糖肽类的万古霉素曾是对抗 MRSA 的最后手段，但不幸的是，1997 年对这种药物耐药的 MRSA 菌株在美国和日本的住院患者体内已被分离出来[❶]。MRSA

❶ Noble 等人已经将万古霉素耐药基因从肠球菌传递给葡萄球菌。如果这种情况发生于临床，后果将不堪设想。一些微生物学家建议 Noble 和他的研究团队必须完全停止该项实验。

感染在不断上升。Bax 等（2000）报道在美国医院内 MRSA 感染已由 1985 年的 11%～13% 上升为 1998 年的 26 %。

万古霉素的耐药性似乎是自然发生的，耐药性的产生可能主要与临床研究有关，而不仅仅是医源性的 MRSA 影响造成。以前曾经认为抗生素耐药菌只对危重患者、住院患者危害大，是因为带有多重耐药基因的菌株致病力会降低。然而令人烦恼的是，目前已有证据表明由甲氧西林敏感的和甲氧西林耐药的葡萄球菌引发的疾病种类和发病率是相似的。

在过去几年中，肠球菌已经快速地对许多化疗药物产生耐药性，并且逐渐成为处于第 2 位的常见的医源性病原体。没有致病性的肠球菌在肠道内是普遍存在的，对许多抗菌药物存在固有耐药性，通过摄取质粒和携带耐药基因的转座子能很快变得对其他药物耐药。这种耐药性很容易传递给其他致病菌。

已经多重耐药的肠球菌最近发展到对万古霉素耐药。这显然是通过将多肽链上 *D*-Ala-*D*-Ala 用 *D*-Ala-*D*-lactate 取代而获得，这条多肽链在肽聚糖合成的第一步连接到 N-乙酰葡糖胺-N-乙酰胞壁酸（G-M）复合物上（图 45.3；另见第 46 章）。这种情况正在变成住院患者的一个主要问题，在不到 10 年的时间里，美国肠球菌万古霉素耐药的发生率已经从 0.5%上升到 18%（Bax 等，2000）。特别令人担心的是，万古霉素耐药性从肠球菌传递给葡萄球菌的可能性，因为肠球菌和葡萄球菌可在患者体内共存。

许多其他病原体正在或已经产生对常规药物的耐药性，名单中除了分枝杆菌、弯曲杆菌属和拟杆菌属外，还包括铜绿假单胞菌、化脓性链球菌、肺炎链球菌、脑膜炎双球菌、奈瑟淋球菌、流感嗜血杆菌和杜克雷嗜血杆菌。*M.* 结核杆菌中一些菌株现在能逃过临床医生可用的所有抗生素的作用，结核病曾经很容易治疗，但是据报道目前全世界由于结核病引起死亡的人数已经超过疟疾和 AIDS 的总和。唯一有可能挑战耐药性的抗生素是利奈唑胺（linezolid）（至少在本文撰写时），它是一个具有新的作用机制的噁唑烷酮类（oxazolidinones）新药（Zurenko 等，2001；见第 46 章）。

开具处方的医师和消费者也必须为耐药问题的萌发承担责任。在人体和牲畜的治疗中滥用抗生素，甚至在动物性食品中应用抗生素，的确促进耐药菌株的生长。一些政府和共同体（如欧盟）已经设立了行政性的和社会性的措施来遏制这种过度应用，至少已初见成效（Bax 等，2000）。

然而针对抗生素效应降低的问题，不应该仅从细菌角度寻找对策。制药工业研究抗生素类新药的兴趣正在下降。历史上，这一领域曾经是药品生产的主要产业之一，但如今大多数有效药物的获得是通过对药物的基本分子骨架如 β-内酰胺主核进行结构改造而得到的。众所周知，以这种方式寻找到新的和有效的药物的时代正逐渐离我们远去。

傲慢也曾产生一定影响。1967 年，美国公共卫生局局长有力地宣布感染性疾病已被攻克，并宣称研究人员应该将他们的注意力转向慢性疾病。因此，许多制药公司减少了他们在这一领域的工作，只是在最近的几年里，由于已经意识到迫切需要开发新的化合物，这方面的研究才又重新开始（Bax 等，2000；Barrett & Barrett，2003）。

然而，自然界已经赋予微生物恶魔般的有效适应机制来战胜我们的最佳治疗策略，并且到目前为止，若干种细菌耐药性的产生速度已经与我们消灭它们的步伐同步。这种充满挑战的形势已由 Shlaes（2003）和 Barrett & Barrett（2003）进行了深入分析。

## 参考文献与扩展阅读

**总体阅读**

Amyes S G B 2001 Magic bullets，lost horizons：the rise and fall of antibiotics. Taylor & Francis，London（*Thought-provoking book by a bacteriologist with wide experience in bacterial resistance and genetics；he opines that unless the problem of antibiotic resistance is solved in the next 5 years，'we are going to slip further into the abyss of uncontrollable infection'*）

Bush K，Macielag M 2000 New approaches in the treatment of bacterial infections. Curr Opin Chem Biol 4：433-439（*Concise discussion of new antibacterial agents in phase Ⅱ or phase Ⅲ trial or already approved*）

Croft S L 1997 The current status of antiparasite chemotherapy. Parasitology 114：S3-S15（*Comprehensive coverage of current drugs for protozoal，coccidial and helminth infections，with outline of approaches to possible future agents*）

Knodler L A，Celli J，Finlay B B 2001 Pathogenic trickery：deception of host cell processes. Mol Cell Biol 2: 578-588 (*Discusses bacterial ploys to subvert or block normal host cellular processes: mimicking the ligands for host cell receptors or signalling pathways. Useful list of examples*)

Martin R J, Robertson A P 2000 Electrophysiological investigation of anthelmintic resistance. Parasitology 120 (suppl): S87-S94 (*Uses patch clamp technique to study ion channels in resistant and non-resistant nematode tissue*)

Recchia G D, Hall R M 1995 Gene cassettes: a new class of mobile element. Microbiology 141: 3015-3027 (*Detailed coverage of this unusual mechanism*)

Shlaes D M 2003 The abandonment of antibacterials: why and wherefore? Curr Opin Pharmacol 3: 470-473 (*A good review that explains the reasons underlying the resistance problem and the regulatory and other hurdles that must be overcome before new antibacterials appear on to the market; almost apocalyptic in tone*)

Tan Y T, Tillett D J, McKay I A 2000 Molecular strategies for overcoming antibiotic resistance in bacteria. Mol Med Today 6: 309-314 (*Succinct article reviewing strategies to exploit advances in molecular biology to develop new antibiotics that overcome resistance; useful glossary of relevant terms*)

Zasloff M 2002 Antimicrobial peptides of multicellular organisms. Nature 415: 389-395 (*Thought-provoking article about the potent broad-spectrum antimicrobial peptides possessed by both animals and plants, which are used to fend off a wide range of microbes; it is suggested that exploiting these might be one answer to the problem of antibiotic resistance*)

Zurenko G E, Gibson J K, Shinabarger D L et al. 2001. Oxazolidinones: a new class of antibacterials. Curr Opin Pharmacol 1: 470-476 (*A ray of hope!*)

**抗药性**

Barrett C T, Barrett J F 2003 Antibacterials: are the new entries enough to deal with the emerging resistance problem? Curr Opin Biotechnol 14: 621-626 (*Good general review with some compelling examples and a round-up of new drug candidates*)

Bax R, Mullan N, Verhoef J 2000 The millennium bugs—the need for and development of new antibacterials. Int J Antimicrob Agents 16: 51-59 (*Excellent review of the problem of resistance and some of the new agents in the pipeline*)

Courvalin P, Trieu-Cout 2001 Minimizing potential resistance: the molecular view. Clin Infect Dis 33: S138-S146 (*Reviews the potential contribution of molecular biology to preventing the spread of resistant bacteria*)

Foley M, Tilley L 1997 Quinoline antimalarials: mechanisms of action and resistance. Int J Parasitol 27: 231-240 (*Good, short review; useful diagrams*)

Hawkey P M 1998 The origins and molecular basis of antibiotic resistance. Br Med J 7159: 657-659 (*Succinct overview of resistance; useful, simple diagrams; this is one of 12 papers on resistance in this issue of the journal*)

Jones M E, Peters E et al. 1997 Widespread occurrence of integrons causing multiple antibiotic resistance in bacteria. Lancet 349: 1742-1743

Levy S B 1998a Antibacterial resistance: bacteria on the defence. Br Med J 7159: 612-613 (*Resistance seen from the point of view of the bacterium; this is one of seven editorial articles on the subject of resistance in this issue of the journal*)

Levy S B 1998b The challenge of antibiotic resistance. Sci Am March: 32-39 (*Simple, clear review by an expert in the field; excellent diagrams*)

Michel M, Gutman L 1997 Methicillin-resistant *Staphylococcus aureus* and vancomycin-resistant enterococci: therapeutic realities and possibilities. Lancet 349: 1901-1906 (*Good review article; useful diagram; suggests schemes for medical management of infections caused by resistant organisms*)

Noble W C 1992 FEMS Microbiol Lett 72: 195-198

St Georgiev V 2000 Membrane transporters and antifungal drug resistance. Curr Drug Targets 1: 184-261 (*Discusses various aspects of multidrug resistance in disease-causing fungi in the context of targeted drug development*)

Van Belkum A 2000 Molecular epidemiology of methicillin-resistant *Staphylococcus aureus* strains: state of affairs and tomorrow's possibilities. Microb Drug Resist 6: 173-187

Walsh C 2000 Molecular mechanisms that confer antibacterial drug resistance. Nature 406: 775-781 (*Excellent review outlining the mechanisms of action of antibiotics and the resistance ploys of bacteria; very good diagrams*)

Woodford N 2005 Biological counterstrike: antibiotic resistance mechanisms of Gram-positive cocci. Clin Microbiol Infect 3: 2-21 (*A useful reference that classifies antibiotic resistance as one of the major public health concerns of the 21st century and discusses drug treatment for resistant strains*)

（高春艳　译，聂珍贵　校，章国良　审）

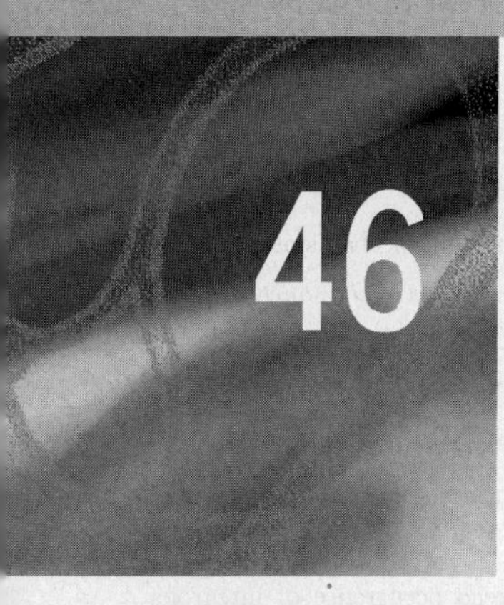

# 46 抗菌药



## 概 述

详细的医学上的细菌分类超出了本书的范畴，表 46.1 列举了临床上常见的细菌种类，同时列举出常用的化疗药物及其抗菌作用的适应证。此外还阐述了这些细菌引起的特征性疾病，但要理解大多数病原体都可以导致一系列的疾病。

## 引 言

根据能否被革兰染色剂着色，大多数微生物（见表 46.1）可被归类为革兰阳性或革兰阴性细菌❶。这不仅仅是一种分类方式，因为它反映了一些根本上的差异，比如细菌细胞壁结构不同，从而导致抗生素对其作用也各不相同。

革兰阳性菌的细胞壁结构相对简单，厚度为15～50nm。它们由大约 50% 的肽聚糖（见第 45 章），40%～45%的酸性多聚体（导致细胞表面的高度极性并携带负电荷）和 5%～10% 的蛋白质以及多糖组成。高极性的多聚体层影响了离子型分子的穿透，有利于带有正电荷的化合物如链霉素（streptomycin）进入细胞。

革兰阴性菌的细胞壁结构要复杂得多。从细胞膜依次向外，成分如下：

- 含有酶和其他成分的壁膜间隙（periplasmic space）。
- 2nm 厚的肽聚糖层，占细胞壁质量的 5%，这层肽聚糖常常与外向伸展的脂蛋白分子相连。
- 由脂质双层构成的外膜，某些方面与细胞膜相似，该层含有蛋白质分子和（内侧面）脂蛋白，后者与肽聚糖相连。其他蛋白质形成跨膜的含水通道，称为孔蛋白，亲水性抗生素可以自由通过该通道。
- 复合多糖是外表面的重要成分。不同菌株的细菌其多糖的组成不同，这是细菌抗原性的主要决定因素。复合多糖是内毒素的来源，后者在体内可通过激活补体引起各种炎性反应，导致发热等症状（见第 13 章）。

❶ 按照发明该技术的丹麦医师革兰姆·克里斯琴（Hans Christian Gram）的名字来命名。

表 46.1 常用的对抗常见或重要细菌的抗生素选择方案[a]

| 细菌[b] | 首选抗生素[c] | 次选抗生素[c] |
|---|---|---|
| **革兰阳性球菌** | | |
| 葡萄球菌（疖、感染伤口等） | | |
| 非产 β-内酰胺酶的菌属 | 青霉素（青霉素 G）或青霉素 V | 头孢菌素或万古霉素 |
| 产 β-内酰胺酶的菌属 | 耐 β-内酰胺酶的青霉素，如氟氯西林 | 头孢菌素或万古霉素，或大环内酯类药物，或喹诺酮类药物 |
| 耐甲氧西林的菌属 | 万古霉素±庆大霉素±利福平 | 复方新诺明，或环丙沙星或大环内酯±夫西地酸，或利福平 |
| 耐甲氧西林/万古霉素的菌属 | 奎奴普丁/达福普汀或利奈唑胺 | — |
| 溶血性链球菌（脓毒性感染如菌血症、猩红热、中毒性休克综合征） | 青霉素 G 或青霉素 V±氨基糖苷类 | 头孢菌素或大环内酯，或万古霉素 |
| 肠球菌（心内膜炎） | 青霉素＋庆大霉素 | 万古霉素 |
| 肺炎球菌（肺炎） | 青霉素或青霉素 V 或氨苄西林，或大环内酯类药物 | 头孢菌素 |
| **革兰阴性球菌** | | |
| 卡他莫拉菌（鼻窦炎） | 阿莫西林＋克拉维酸 | 环丙沙星 |
| 淋病奈瑟菌（淋病） | 阿莫西林＋克拉维酸，或头孢曲松 | 头孢噻肟或喹诺酮类 |
| 脑膜炎奈瑟菌（脑膜炎） | 青霉素 G | 氯霉素或头孢噻肟，或米诺环素 |
| **革兰阳性杆菌** | | |
| 棒状杆菌（白喉） | 大环内酯 | 青霉素 |
| 梭状芽胞杆菌（破伤风、坏疽） | 青霉素 | 四环素类药物或头孢菌素 |
| 单核细胞增多性李斯特菌（可致新生儿脑膜炎和一般感染，少见） | 阿莫西林±氨基糖苷类药物 | 红霉素±氨基糖苷类药物 |
| **革兰阴性杆菌** | | |
| 肠杆菌（大肠菌属）、大肠杆菌、肠道细菌、克雷白杆菌 | | |
| （尿道感染） | 口服头孢菌素或喹诺酮类药物 | 广谱青霉素 |
| （败血病） | 氨基糖苷类药物（静脉注射）或头孢呋辛 | 亚胺培南或喹诺酮类 |
| 志贺菌（痢疾） | 喹诺酮类药物 | 氨苄西林或甲氧苄啶 |
| 沙门菌（伤寒、副伤寒） | 喹诺酮类药物或头孢曲松 | 氨苄西林或氯霉素或甲氧苄啶 |
| 流感嗜血杆菌（呼吸道、耳、窦的感染，脑膜炎） | 氨苄西林或头孢呋辛 | 头孢呋辛（脑膜炎除外）或氯霉素 |
| 百日咳杆菌（百日咳） | 大环内酯类药物 | 氨苄西林 |
| 出血败血性巴斯德菌（感染伤口、脓肿） | 阿莫西林＋克拉维酸 | 氨苄西林 |
| 霍乱弧菌（霍乱） | 四环素 | 喹诺酮类 |
| 嗜肺性军团病杆菌（肺炎、军团病） | 大环内酯类±利福平 | — |

续表

| 细菌[b] | 首选抗生素[c] | 次选抗生素[c] |
|---|---|---|
| 幽门螺旋杆菌（与胃溃疡有关） | 甲硝唑＋阿莫西林＋雷尼替丁[d]（治疗2周） | 克拉霉素＋甲硝唑 |
| 铜绿假单胞菌 | | |
| （尿路感染） | 一种喹诺酮类药物 | 抗假单胞菌青霉素 |
| （其他感染如烧伤等） | 假单胞菌青霉素加妥布霉素[e] | 亚胺培南±氨基糖苷类，或头孢他定 |
| 布氏菌属（布氏菌病） | 多西环素＋利福平 | — |
| 脆弱拟杆菌 | | |
| （口咽部感染） | 青霉素 | 甲硝唑或克林霉素 |
| （胃肠道感染） | 甲硝唑，林可霉素 | 亚胺培南 |
| 革兰阴性厌氧菌（除了脆弱拟杆菌） | 青霉素或甲硝唑 | 头孢菌素或克林霉素 |
| 弯曲杆菌属（腹泻） | 大环内酯类或喹诺酮类 | 四环素或庆大霉素 |
| 螺旋体 | | |
| 梅毒螺旋体（梅毒、雅司病） | 青霉素 | 大环内酯类或头孢曲松 |
| 回归热螺旋体（回归热） | 四环素 | 青霉素 |
| 伯氏疏螺旋体（莱姆病） | 四环素 | — |
| 钩端螺旋体（Weil病） | 青霉素 | 四环素 |
| 立克次体（斑疹伤寒、蜱叮咬热、Q热等） | 四环素 | 喹诺酮类 |
| 其他微生物 | | |
| 肺炎支原体 | 四环素或大环内酯类 | 环丙沙星 |
| 衣原体（沙眼、鹦鹉热、泌尿生殖器感染） | 四环素 | — |
| 放线菌属（脓肿） | 青霉素 | 四环素 |
| 肺囊虫（肺炎，尤其是AIDS患者） | 复方新诺明（大剂量） | 喷他脒或阿托伐醌或三甲曲沙 |
| 诺卡菌（肺病、脑脓肿） | 复方新诺明 | — |

注：[a]表格中所列举的抗生素并非临床治疗的固定选择，但是可作为主要抗菌作用的常用方案，因此也就是常用抗生素使用的参考标准。更为详细的信息见Laurence（1997）。[b]仅列举出每种细菌引起的主要疾病（括号内）。[c]±标志着一种药物和或不和另外一种药物同时使用；如果两种药物同时使用，仅用加号。[d]一种抗溃疡药物，非抗生素（见第25章）。[e]不能在同一注射器内使用。

一些抗生素对革兰阴性菌的作用弱于对革兰阳性菌的作用，其原因可能是它们不易穿过革兰阴性菌复杂的外层。这是铜绿假单胞菌可对抗生素产生很强的耐药性的基础，这种细菌可使中性白细胞减少症患者或有烧伤/创伤的患者发生致命性感染。

细胞壁脂多糖也是一些药物穿过细胞的主要障碍。这些抗生素包括青霉素（benzylpenicillin）、甲氧西林（methicillin）、大环内酯类（macrolides）、利福平（rifampicin）、夫西地酸（fusidic acid）、万古霉素（vancomycin）、杆菌肽（bacitracin）和新生霉素（novobiocin）。

## 干扰叶酸合成或作用的抗微生物药

### 磺胺类

作为20世纪30年代中一个里程碑式的发现，杜马科（Domagk）证实了一种药物有可能影响细菌感染过程。这种药物就是偶氮磺胺（prontosil），偶氮磺胺是一种染料，它被证明为一种无活性的前体药物，但在体内代谢后可产生活性产物，即磺胺（sulfanilamide）（图 46.1）。此后很多磺胺类药物被陆续开发出来，其中一些药物目前仍在使用，但由于耐药性逐渐增加，它们在临床上的重要性已经降低了。这些药物包括磺胺嘧啶（sulfadiazine）（图 46.1）、磺胺二甲嘧啶（sulfadimidine）（短效）、磺胺林（sulfametopyrazine）（长效）、柳氮磺吡啶（sulfasalazine）（胃肠道吸收极少，见第 14、25 章）和磺胺甲基异噁唑（sulfamethoxazole）（中效，与甲氧苄啶组成复方新诺明）。在英国，只有磺胺甲基异噁唑、磺胺嘧啶和甲氧苄啶可以在临床上应用。

## 作用机制

磺胺是一种对氨基苯甲酸（*p*-aminobenzoic acid，PABA）的结构类似物（图 46.1），后者是细菌叶酸合成所必需的前体物质。正如在第 45 章中解释的那样，无论对于哺乳动物还是细菌，叶酸都是合成 DNA 和 RNA 的前体所必需的，不同的是细菌需要自己合成叶酸，而哺乳动物可以从食物中摄取。磺胺类物质能够与 PABA 竞争二氢叶酸合成酶，而过量的 PABA 可以拮抗磺胺产生的作用。这就是为什么一些属于 PABA 酯类的局麻药（如普鲁卡因；见第 44 章），可以拮抗磺胺类药物的抗菌作用的原因。

磺胺的作用是抑制细菌的生长，而非杀死它们；也就是说，它是抑菌剂而非杀菌剂。在有脓液或组织分解产物存在的情况下，磺胺的抗菌作用减弱。这是因为这些物质中含有胸腺嘧啶和嘌呤，从而可以被细菌直接利用，这样就规避了对叶酸的需求。常见的耐药性的发生由质粒介导（见第 45 章），细菌合成一种对药物不敏感的酶，从而导致了耐药性的产生。

## 药代动力学

多数磺胺药物经胃肠道吸收良好，在 4～6 小时内达到最大血浆浓度。由于药物可能产生致敏作用或过敏反应，通常不采用局部用药。

这些药物可以进入炎性渗出物，能够通过胎盘和血脑屏障。主要经肝代谢，其主要产物是一种无抗菌活性的乙酰化衍生物。

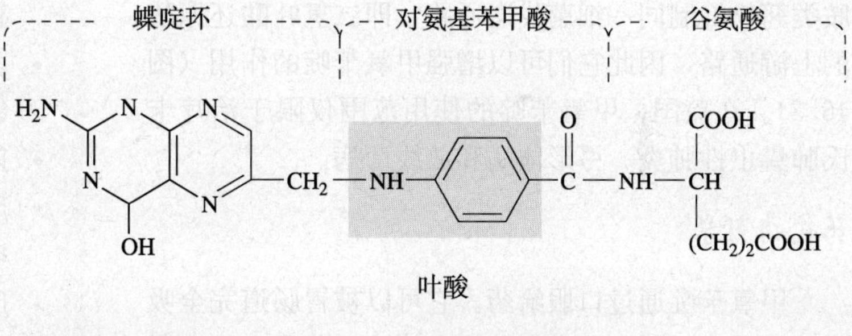

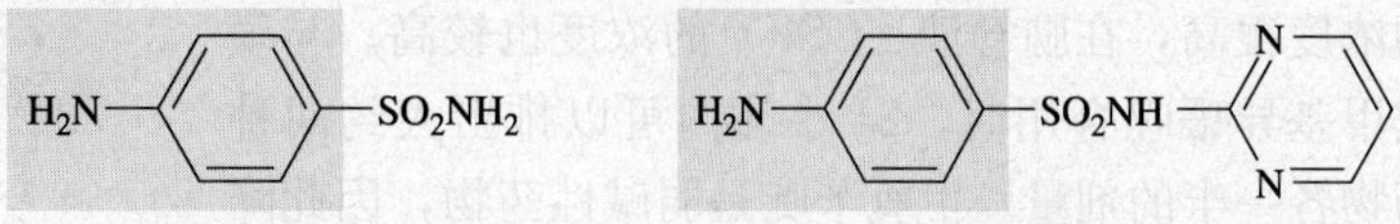

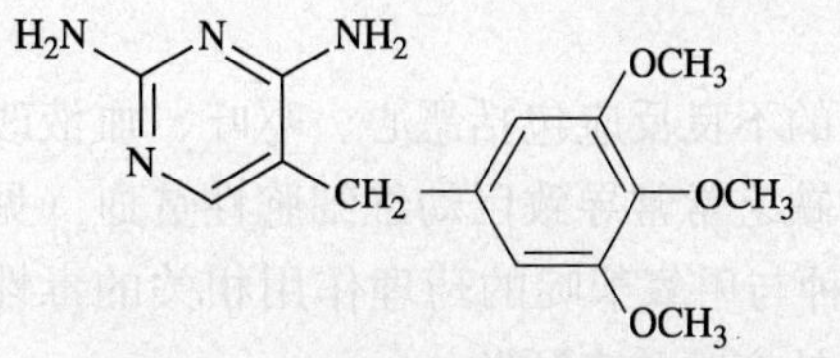

**图 46.1 两种磺胺代表药物和甲氧苄啶的结构。**这些结构表明磺胺和叶酸中的对氨基苯甲酸部分（灰色部分）之间的关系，以及抗叶酸药物和蝶啶部分之间的可能联系。复方新诺明是磺胺甲基异噁唑和甲氧苄啶的混合物。

### 不良反应

轻、中度不良反应包括恶心、呕吐、头痛和精神抑郁。高铁血红蛋白血症引起的发绀也可出现，但往往不像看起来那样危险。严重的、需要终止治疗的不良反应包括肝炎、过敏症（皮疹、发热、过敏样反应）、骨髓抑制和结晶尿。结晶尿是乙酰化代谢产物在尿中沉积所致。

## 甲氧苄啶

### 作用机制

甲氧苄啶（trimethoprim）是与一种抗疟药乙胺嘧啶（pyrimethamine）在化学上相关的药物（图49.3），两者都是叶酸拮抗剂。在结构上（图46.1），甲氧苄啶与叶酸的蝶啶部分相似，其相似程度足以使细菌的二氢叶酸还原酶发生混淆，而这种存在于细菌内的酶对甲氧苄啶的敏感性比人类的二氢叶酸还原酶对该药的敏感性高很多（表45.1）。

甲氧苄啶对大多数常见的细菌都敏感，也是抑菌剂。有时人们将它与磺胺甲基异嘧唑制成混合物，称为复方新诺明（co-trimoxazole）（图46.1）。由于磺胺类药物抑制同一细菌代谢通路，即二氢叶酸还原酶的上游通路，因此它们可以增强甲氧苄啶的作用（图46.2）。在英国，甲氧苄啶的使用范围仅限于治疗卡氏肺囊虫性肺炎、弓形体病和放线菌病。

### 药代动力学

甲氧苄啶通过口服给药。它可以被胃肠道完全吸收，而后广泛分布于全身组织和体液。药物在肺和肾的浓度很高，在脑脊液（CSF）的浓度也较高。与磺胺甲基异嘧唑合用时，24小时内可以排出大约两种药物各一半的剂量。甲氧苄啶是弱碱性药物，因此降低尿液 pH 可以加速药物经肾的排泄。

### 不良反应

甲氧苄啶的不良反应包括恶心、呕吐、血液改变和皮疹。叶酸缺乏常常导致巨幼红细胞性贫血（见第22章），是一种与甲氧苄啶的药理作用相关的毒性反应，可以通过补充叶酸来预防。

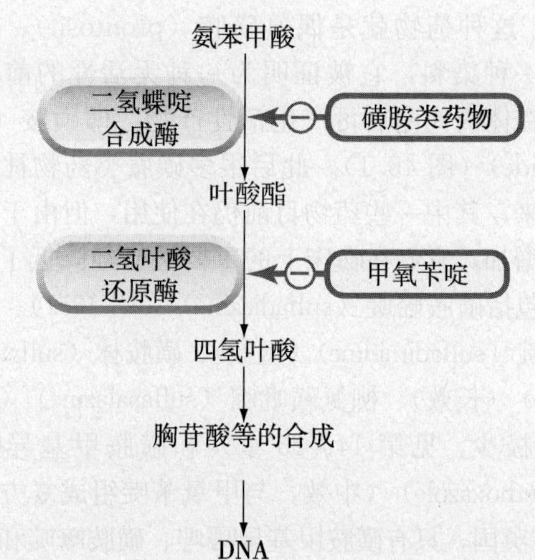


**图46.2 磺胺类药物和甲氧苄啶在细菌叶酸合成中的作用。**四氢叶酸合成的过程详见图22.2，抗叶酸药物的比较详见表45.1。

**磺胺类药物的临床应用** 临床

- 与甲氧苄啶联合使用（复方新诺明）治疗卡氏肺囊虫。
- 与乙胺嘧啶联合使用治疗耐药性疟疾（表49.1）或弓形体病。
- 炎症性肠病：使用柳氮磺吡啶（磺胺吡啶与氨基水杨酸盐的复合物）（见第14章）。
- 用于烧伤感染（磺胺嘧啶银局部使用）。
- 用于一些性传播的感染（如沙眼、衣原体感染、软下疳）。
- 用于呼吸道感染：目前仅限于一些特殊情况（如放线菌感染）。
- 用于急性尿路感染（现已少用）。

**甲氧苄啶/复方新诺明的临床应用** 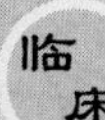 临床

- 用于尿路感染和呼吸道感染：通常首选甲氧苄啶单独使用。
- 用于卡式肺囊虫感染（可导致 AIDS 患者发生肺炎）：大剂量使用复方新诺明。

干扰叶酸合成或作用的抗微生物药

要点

- 磺胺类药物有抑菌作用；它们通过干扰叶酸合成从而阻碍核酸合成以发挥作用。不良反应包括结晶尿和超敏反应。
- 甲氧苄啶也有抑菌作用，通过拮抗叶酸发挥作用。
- 复方新诺明是甲氧苄啶和磺胺甲基异噁唑的混合物，它可影响细菌核酸合成通路中的两个环节。

## β-内酰胺类抗生素

### 青霉素

1928 年，在伦敦的 St Mary 医院工作的 Alexander Fleming 观察到一个接种了葡萄球菌的培养板被青霉菌所污染，而且在青霉菌的周围，葡萄球菌的生长被抑制。他分离并培养了青霉菌，证实其可以产生一种有抗菌作用的物质，并将这种物质称为“青霉素”。此后，这种物质在 1940 年被牛津大学的 Florey 和 Chain 以及他们的同事提取出来，并对其抗菌作用进行了分析。他们以感染小鼠为研究对象，结果表明青霉素具有强大的化疗作用，并且没有毒性。

1941 年，青霉素对人体的显著抗菌效应被证实。牛津大学 Dunn 病理学院的实验室从粗培养物中人工提取了少量的青霉素，用于治疗一名兼有葡萄球菌性和链球菌性败血症和多发性脓肿并伴有开放性窦道的患骨髓炎的警察。这名警察病情危重，痛苦不堪，尽管当时磺胺类药物已经被使用，但在有脓液时却不能发挥抗菌作用。研究者采用青霉素静脉注射，每 3 小时给药一次。所有该患者的尿液被收集起来，每天排出的青霉素被提取出来并再次使用。5 天后，患者的状况有很大改善，体温恢复正常，进食也很好，脓肿有明显吸收。此外，没有出现药物的毒性反应。不幸的是，由于青霉素的供应不足，这名警察的状况逐渐恶化，一个月后死亡。

虽然这是青霉素在人体通过全身给药后发挥明显抗菌作用的第一个证据，实际上在 10 年前 St Mary 医院的研究生 Paine 在从 Fleming 那里获得了一些青霉菌后，已经成功地通过局部给药的方式治愈了 5 名患者的眼部感染。

青霉素类是非常有效的抗生素，并且被广泛使用，但它们可以被细菌的酰胺酶和 β-内酰胺酶（青霉素酶）所破坏（图 46.3）。

#### 作用机制

所有的 β-内酰胺类抗生素都可以干扰细菌细胞壁肽聚糖的合成（见第 45 章，图 45.3）。这些药物与细菌青霉素结合蛋白（不同种类的细菌具有不同的青霉素结合蛋白，可能有 7 种或更多）结合后，能够抑制将附着于肽聚糖骨架的肽链交联起来的转肽酶的活性。

此外，青霉素类还可以灭活细胞壁的自溶酶的抑制因子，从而使细菌溶解以发挥杀菌作用。一些细菌，即“耐药菌”，由于缺乏自溶酶，所以只能被药物所抑制但不能杀灭。对青霉素的耐药性的产生可能有多种原因，在第 45 章中有详细的讨论。

#### 青霉素的种类及其抗菌活性

最早出现的青霉素是天然存在的青霉素和它的同源物，包括青霉素 V（苯氧甲基青霉素）。青霉素对多种细菌都有抗菌作用，是很多感染的首选药物（见表 46.1 和“青霉毒的临床应用”框）。它的主要缺陷在于胃肠道吸收差（这就意味着只能通过注射给药）以及对细菌的 β-内酰胺酶的敏感性。

通过在青霉素核上加以不同的侧链（图 46.3 中 $R_1$ 位置），可以制备各种半合成青霉素。按这种方法，耐 β-内酰胺酶的青霉素类药物如氟氯西林（flucloxacillin）和广谱青霉素类如氨苄西林（ampicillin）、匹氨西林（pivampicillin）和阿莫西林（amoxicillin）已被制备出来。抗假单胞菌的广谱青霉素如替卡西林（ticarcilin）也已经被开发出来，在某种程度上克服了铜绿假单胞菌感染带来的问题。阿莫西林有时与 β-内酰胺酶抑制剂克拉维酸制成联合制剂复方阿莫西林（co-amoxicillin）。

#### 药代动力学

口服给药时，不同种类的青霉素吸收程度各异，其吸收程度取决于它们在胃酸中的稳定性和它们对肠道中食物的吸附。青霉素类可以通过肌内注射或静脉注射给药，但不建议进行鞘内给药，尤其是在使用青霉素时，因为它可以引起惊厥。

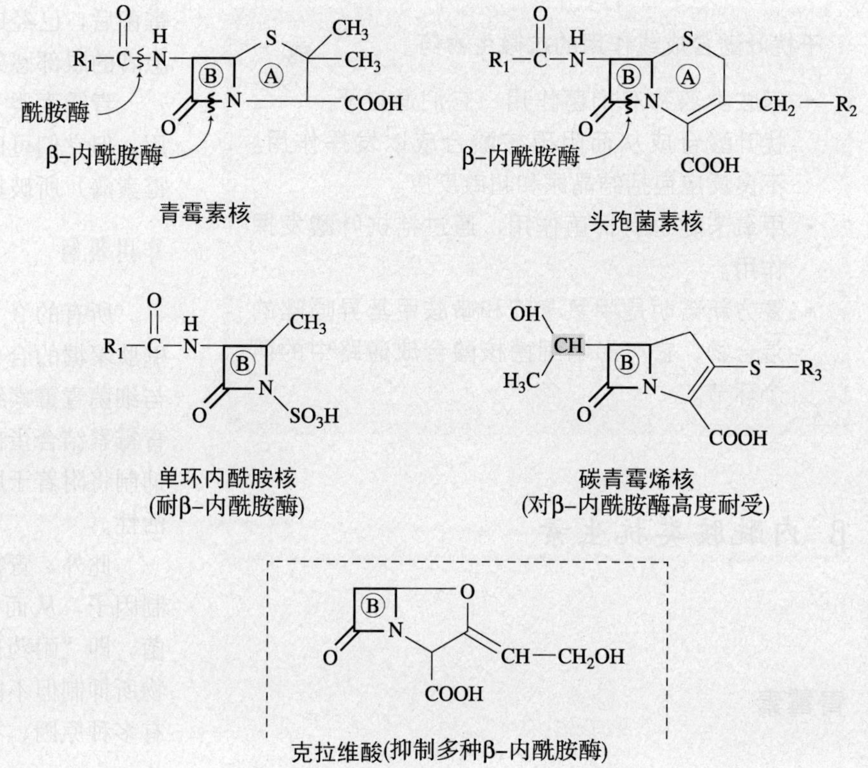

青霉素核

头孢菌素核

单环内酰胺核
(耐β-内酰胺酶)

碳青霉烯核
(对β-内酰胺酶高度耐受)

克拉维酸(抑制多种β-内酰胺酶)

**图 46.3 4组β-内酰胺类抗生素和克拉维酸的基本结构。**图中显示β-内酰胺环(B)以及细菌酶的作用部位(A,四氢噻唑环),这种作用可以使抗生素失活。在$R_1$、$R_2$和$R_3$位点上可以添加不同的替代基团,从而产生不同特性的药物。碳青霉烯的β-内酰胺环部分的立体化学构型在图中以粗线标出,它与青霉素和头孢菌素分子的相应部分不同,这可能是碳青霉烯耐受β-内酰胺酶的基础。而克拉维酸的β-内酰胺环被认为可以和β-内酰胺酶紧密结合,同时还防止其他β-内酰胺基团同酶结合。

青霉素类可广泛分布于全身体液,可进入关节以及胸膜腔和心包腔;可以进入胆汁、唾液和乳汁,并且还可以通过胎盘。由于青霉素不溶于脂质,所以它们不能进入哺乳动物细胞,也不能通过血脑屏障,但脑膜发生炎症时例外,此时药物在脑脊液中可以很容易地达到有效治疗浓度。

大多数青霉素类都会很快排出体外,主要是经肾排泄,其中90%是通过肾小管分泌的方式。青霉素的半衰期较短,这成为其临床应用的潜在问题,青霉素在细菌分裂时通过抑制细胞壁合成来发挥作用,所以间歇给药比持续用药更为有利。

### 青霉素的临床应用

青霉素在抗菌治疗过程中很重要,常常与其他抗生素合用,用于多种感染的治疗。药物的临床使用列表见临床框和表46.1。

### 不良反应

青霉素的直接毒性反应(除了鞘内给药所致的促惊厥效应)相对较少。主要的不良反应是超敏反应,常常由青霉素的降解产物引起,这些产物与宿主蛋白结合后具有抗原性。皮疹和发热常见,迟发型血清病样反应则很少发生。更为严重的是急性过敏性休克,尽管很少发生,但有时可导致死亡。口服给药时,青霉素类尤其是广谱青霉素类可以改变肠道内细菌菌群。这可能与胃肠道紊乱有关,有时与其他耐青霉素的微生物二重感染有关。

## 头孢菌素类和头霉素

头孢菌素N和头孢菌素C与青霉素在化学结构上有相关性,而头孢菌素P则是一种类似于夫西地酸的甾体类抗生素(见下文),最先从头孢霉型虫草菌中被分离出来。头霉素是链霉菌属产生的β-内酰胺类抗生素,与头孢菌素密切相关。

通过在头孢菌素C的$R_1$和/或$R_2$处加上不同的侧链可以制备半合成广谱头孢菌素(图46.3)。这些药物是水溶性的,对酸较稳定。它们对β-内酰胺酶的稳定性各不相同。目前已经有很多种头孢菌素和头霉素应用于临床。这类药物中的早期产品如头孢拉定(cefradine)、头孢氨苄(cefalexin)和头孢羟氨苄(cefadroxil)大多被第2代药物如头孢呋辛(cefuroxime)、头孢克洛(cefaclor)和头孢丙烯(cefprozil)或者第3代药物如头孢噻肟(cefotaxime)、头孢他定(ceftazidime)和头孢曲松(ceftriaxone)所替代。表46.2列举了其中一些药物的作用和性质。

**青霉素的临床应用** 临床

- 青霉素可口服给药，较为严重的感染可静脉给药，并且常常与其他抗生素联合使用。
- 用于敏感菌感染，可包括（但亦可不包括，因个体敏感试验往往在一定程度上取决于局部条件——见下文）：
  — 细菌性脑膜炎（如脑膜炎奈瑟菌、肺炎链球菌引起的脑膜炎）：青霉素大剂量静脉给药；
  — 骨和关节感染（如金黄色葡萄球菌引起的感染）：氟氯西林；
  — 皮肤和软组织感染（如化脓性链球菌或金黄色葡萄球菌引起的感染）：青霉素、氟氯西林；动物咬伤：复方阿莫西林；
  — 咽炎（化脓性链球菌引起）：青霉素V；
  — 中耳炎（致病菌通常包括化脓性链球菌、流感嗜血杆菌）：阿莫西林；
  — 支气管炎（通常为混合感染）：阿莫西林；
  — 肺炎：阿莫西林；
  — 尿路感染（如大肠杆菌引起的感染）：阿莫西林；
  — 淋病：阿莫西林＋丙磺舒（probenecid）；
  — 梅毒：普鲁卡因、青霉素；
  — 心内膜炎（如草绿色链球菌或粪肠球菌）；
  — 铜绿假单胞菌引起的严重感染：替卡西林、哌拉西林。
- 本列表并不详尽。临床上如果认为其可能的致病菌对青霉素敏感，常根据经验开始应用青霉素进行治疗，同时等待实验室结果来确认致病菌，以决定该细菌的抗生素敏感性。

#### 作用机制

这些药物的作用机制与青霉素类相似，都是通过与β-内酰胺结合蛋白结合后干扰细菌肽聚糖合成来发挥作用。第45章中对此进行了详细的阐述，并以图45.3说明。由于质粒或染色体编码的β-内酰胺酶的存在，使得细菌对这类药物的耐药性逐渐增加。几乎所有的革兰阴性菌都有一种编码β-内酰胺酶的基因，而这种酶水解头孢菌素的能力高于其水解青霉素的能力。几种细菌的单突变就可能导致这种酶的高水平组成性表达。当因外膜蛋白的改变导致药物通透性下降或者结合位点蛋白发生突变时，也可能会产生耐药性。

#### 药代动力学

一些头孢菌素可以通过口服给药（表46.2），但大多数是经注射途径给药，肌内注射（可能产生疼痛）或静脉注射。吸收后，药物广泛分布于全身，一些药物如头孢噻肟、头孢呋辛和头孢曲松甚至可以通过血脑屏障。药物主要经肾排泄，大多数经肾小管排泌，但40%的头孢曲松从胆汁排泄。

#### 临床应用

表46.2和下面的临床框列举出了一些头孢菌素的临床应用。

#### 不良反应

可能发生超敏反应，并且反应与青霉素很相似。可能有一定的交叉过敏，对青霉素过敏的人中大约10%也对头孢菌素过敏。中毒性肾损害亦有报道（尤其是在使用头孢拉定时），还可引起酒精不耐受现象。口服头孢菌素和头孢哌酮（cefoperazone）可引起腹泻。

## 其他β-内酰胺类抗生素

### 碳青霉烯类和单环β-内酰胺类

碳青霉烯类（carbapenems）和单环β-内酰胺类

**头孢菌素的临床应用** 要点

头孢菌素可以治疗敏感菌引起的感染。与其他抗生素一起使用时，其敏感性因地域的不同而各异，通常是根据经验开始治疗。头孢菌素可以治疗很多类型的感染，包括：
— 败血症（如头孢呋辛、头孢噻肟）；
— 敏感菌引起的肺炎；
— 脑膜炎（如头孢曲松、头孢噻肟）；
— 胆管感染；
— 尿路感染（尤其是孕妇或对其他药物不敏感的患者）；
— 鼻窦炎（如头孢羟氨苄）。

表 46.2 头孢菌素类和头霉素类

| 药物种类 | 重要性质 | 类似药物 |
| --- | --- | --- |
| **口服药** | | |
| 头孢氨苄（半衰期 1 小时） | 第 1 代头孢菌素的代表药；对革兰阳性菌较敏感，对革兰阴性菌的作用较弱 | 头孢克洛，半衰期 0.8 小时，是第 2 代头孢菌素；对革兰阴性菌的作用更强，但可引起皮肤损伤 |
| **胃肠道外用药** | | |
| 头孢呋辛（半衰期 1.5 小时） | 第 2 代头孢菌素的代表药；对大多数革兰阳性菌仅有弱的作用，对革兰阴性菌的作用较强 | 头孢孟多酯钠、头孢噻吩；半衰期均为 1 小时，对革兰阴性菌效佳，对革兰阴性杆菌产生的 β-内酰胺酶稳定，对脆弱拟杆菌、肠道菌群的作用较强 |
| 头孢噻肟（半衰期 1 小时） | 第 3 代头孢菌素的代表药；第 3 代药物对革兰阳性菌的作用比第 2 代弱，但对革兰阴性菌的作用比第 2 代强。对假单胞菌有一定作用。 | 头孢唑肟，半衰期 1.5 小时；头孢曲松，半衰期 8.5 小时，大部分从胆汁排泄；头孢哌酮（半衰期 2 小时），主要从胆汁排泄，可导致维生素 K 依赖的凝血因子的缺乏 |

(monobactams)（图 46.3）被开发用于对抗耐青霉素的、产 β-内酰胺酶的革兰阴性菌。

### 碳青霉烯类

亚胺培南（imipenem）是碳青霉烯类的代表药，与其他 β-内酰胺类药物的作用方式相同（图 46.3）。抗菌谱广，对多种需氧和厌氧的革兰阳性菌和革兰阴性菌都有作用。然而，很多耐甲氧西林的葡萄球菌对其敏感性相对较差，并且用药过程中出现了铜绿假单胞菌的耐药菌株。最初亚胺培南对所有的 β-内酰胺酶都很稳定，但目前一些细菌有了编码水解亚胺培南的 β-内酰胺酶的染色体基因。有时亚胺培南与西司他丁（cilastatin）联合使用，后者可以抑制肾脏的酶对亚胺培南的降解。美罗培南（meropenem）与亚胺培南相似，但不被肾脏代谢。艾他培南（ertapenem）的抗菌谱很广，但仅被许可应用于有限的一些适应证。

不良反应与其他 β-内酰胺类相似，恶心、呕吐最常见。较大剂量时可出现神经毒性。

### 单环 β-内酰胺类

主要的单环 β-内酰胺类药是氨曲南（aztreonam），一种简单的单环 β-内酰胺，在 $R_3$ 基团带有一个复杂的取代基（图 46.3），对大多数 β-内酰胺酶稳定。氨曲南需注射给药，血浆半衰期为 2 小时。氨曲南的抗菌谱较为特殊，仅对需氧革兰阴性杆菌如假单胞菌、脑膜炎双球菌和流感嗜血杆菌敏感。对革兰阳性菌和厌氧菌无效。

不良反应通常与其他 β-内酰胺类抗生素相似，但该药并不一定会与青霉素及其产物发生免疫学上的交叉反应，所以那些对青霉素及其产物过敏的人群使用氨曲南通常不发生过敏反应。

## 影响细菌蛋白质合成的抗微生物药

### 四环素类

四环素类是广谱抗生素。四环素类包括四环素（tetracycline）、土霉素（oxytetracycline）、地美环素（demeclocycline）、赖甲环素（lymecycline）、多西环素（doxycycline）和米诺环素（minocycline）。

#### 作用机制

四环素类被敏感菌以主动转运的方式摄取后，可

**β-内酰胺类抗生素**

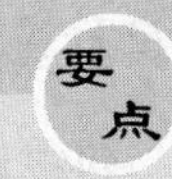


- 通过干扰肽聚糖合成而杀菌。

青霉素类
- 治疗多种感染的首选药物。
- 青霉素：
  - — 注射给药，半衰期短，可被β-内酰胺酶破坏；
  - — 抗菌谱：革兰阳性和革兰阴性球菌，部分革兰阴性杆菌；
  - — 目前已有很多葡萄球菌对其耐药。
- 耐β-内酰胺酶的青霉素类（如氟氯西林）：
  - — 口服给药；
  - — 抗菌谱：同青霉素；
  - — 目前已有很多耐药的葡萄球菌。
- 广谱青霉素类（如阿莫西林）：
  - — 口服；对β-内酰胺酶敏感；
  - — 抗菌谱：同青霉素，但抗菌作用比青霉素弱；对革兰阴性菌也有效。
- 抗铜绿假单胞菌的广谱青霉素类（如替卡西林）：
  - — 可口服；对β-内酰胺酶不稳定；
  - — 抗菌谱：同广谱青霉素类；对假单胞菌亦有效。
- 青霉素类的不良反应：主要是超敏反应。
- 克拉维酸和阿莫西林或替卡西林的联合制剂对多种产β-内酰胺酶的细菌有效。

头孢菌素类和头霉素类
- 多种感染的次选药物。
- 口服药（如头孢克洛），常用于尿路感染。
- 注射用药物（如头孢呋辛，对金黄色葡萄球菌、流感嗜血杆菌、肠杆菌敏感）。
- 不良反应：主要是超过敏反应。

碳青霉烯类
- 亚胺培南与西司他丁合用，后者可以抑制亚胺培南在肾脏的降解。
- 亚胺培南是广谱抗生素。

单环β-内酰胺类
- 氨曲南仅对需氧革兰阴性菌有效，对大多数β-内酰胺酶稳定。

以通过抑制蛋白质合成来发挥作用。其作用详见第45章（图45.4）。四环素类被认为是抑菌剂，而非杀菌剂。

### 抗菌谱

四环素类的抗菌谱很广，包括革兰阳性和革兰阴性菌、支原体、立克次体、衣原体、螺旋体和一些原生动物（如阿米巴原虫）。米诺环素对脑膜炎双球菌也有作用，已经用于杀灭携带者鼻咽部的细菌。但是，广泛出现的耐药性限制了它们的应用。耐药性主要是由质粒转移。并且，由于控制四环素耐药性的基因与控制其他抗生素耐药性的基因密切相关，细菌可能会对多种药物同时耐药。四环素的临床应用见下页的临床框。

### 药代动力学

四环素通常口服，也可以注射给药。多数药物经胃肠道的吸收不规则，吸收也不完全，空腹时服用吸收较好。由于四环素类可以螯合金属离子（钙、镁、铁、铝），形成不能被吸收的复合物，如同时服用牛奶、某些抗酸药和铁制剂会使药物吸收减少。米诺环素和多西环素可以被完全吸收。

### 不良反应

常见的不良反应是胃肠道紊乱，早期可能是由于药物的直接刺激，后期则是由于肠道菌群的改变所致。可出现维生素B族的缺乏，也可发生二重感染。由于可以螯合钙离子，四环素类可以沉积在生长的骨和牙齿，引起着色，有时可导致牙发育不全和骨畸形。因而儿童、孕妇或哺乳期妇女不宜使用四环素。对怀孕妇女的另外一个危害是肝毒性。还可出现光毒性（对阳光过敏），尤其是在应用地美环素时。米诺环素可以引起剂量相关的前庭功能紊乱（眩晕和恶心）。大剂量四环素类可以减少宿主细胞的蛋白质合成——一种可以导致肾损害的分解效应。长期用药可以引起骨髓功能障碍。

**四环素类的临床应用**

临床

- 由于耐药性的广泛出现，四环素类的使用已经大大减少。大多数四环素类药物在微生物学上的特性相似；多西环素可每日给药一次，可用于已有肾功能损害的患者。临床应用（有时与其他抗生素合用）包括：
  - — 立克次体和衣原体感染、布氏菌病、炭疽和莱姆病；
  - — 为次选药物，用于对首选药物过敏的患者。适用于几种感染（适应证见表 46.1），包括支原体感染和螺旋体感染；
  - — 呼吸道混合感染（如慢性支气管炎恶化）；
  - — 痤疮；
  - — 抗利尿激素异常分泌（如由一些恶性肺部肿瘤引起），可引起低钠血症；地美环素可抑制这种激素的作用（见第 28 章）。

## 氯霉素

氯霉素（chloramphenicol）最先是从链霉菌属培养基中分离出来的。药物与红霉素和克林霉素一样，都可以结合细菌核糖体的 50S 亚基，从而抑制细菌的蛋白质合成，对此第 45 章中已有叙述（图 45.4）。氯霉素的临床应用见临床框。

### 抗菌谱

氯霉素的抗菌谱广，包括革兰阴性菌、革兰阳性菌和立克次体。氯霉素对大多数细菌都只有抑菌作用，但可以杀灭流感嗜血杆菌。耐药性产生的原因是氯霉素乙酰转移酶的产生所致，该过程是通过质粒介导的。

### 药代动力学

氯霉素口服后吸收迅速而完全，2 小时内可达到血浆峰浓度。氯霉素也可注射给药。药物广泛分布于全身组织和体液，包括脑脊液，且在脑脊液中的浓度可达血药浓度的 60%。在血浆中，大约 30%～50% 的药物与血浆蛋白结合，半衰期约 2 小时。大约 10%的药物以原型经尿液排出，剩余的药物在肝中被灭活。

### 不良反应

氯霉素最重要的不良反应是严重的、特异性的骨髓抑制，可导致全血细胞减少症（所有血细胞都减少的病症）——虽然少见，但在某些个体中即使使用很小剂量的氯霉素亦可能出现。新生儿应用氯霉素也要特别小心，因为药物的灭活和排泄障碍（见第 52 章）可能引起“灰婴综合征”——呕吐、腹泻、肌无力、体温低和灰白色皮肤，致死率约 40%。如果必须使用，需要监测氯霉素的血药浓度，及时调整剂量。亦可发生超过敏反应，肠道菌群的改变可以导致胃肠道功能紊乱。

## 氨基糖苷类

氨基糖苷类（aminoglycosides）是一类化学结构复杂的抗生素，在抗菌活性、药物代谢动力学特征和毒性方面都很相似。主要的药物包括庆大霉素（gentamicin）、链霉素（streptomycin）、阿米卡星（amikacin）、妥布霉素（tobramycin）、奈替米星（netilmicin）和新霉素（neomycin）。

### 作用机制

氨基糖苷类可抑制细菌的蛋白质合成（见第 45 章）。它们穿透细菌细胞膜的能力部分取决于氧依赖的多胺载体主动转运系统，因而对厌氧菌几乎没有抗菌作用。氯霉素可以抑制这种转运系统。氨基糖苷类是杀菌剂，其作用可以被干扰细胞壁合成的药物所加强。表 46.1 列举了氨基糖苷类的一些临床适应证。

**氯霉素的临床应用**

临床

- 氯霉素可产生少见但严重的血液学毒性，所以仅仅在估计其利大于弊时，才可用于一些严重感染。应用如下：
  - — 流感嗜血杆菌引起的感染，其他药物无效时；
  - — 不能使用青霉素类药物的脑膜炎患者。
- 对细菌性结膜炎有效、安全（局部使用）。
- 对伤寒有效，但环丙沙星、阿莫西林和复方新诺明同样有效，而且毒性更小。
- 其他的应用见表 46.1。

### 耐药性

氨基糖苷类的耐药性逐渐成为一个问题。耐药性的发生有多种原因，最重要的是被细菌酶灭活，目前已经知道的这类酶有 9 种或更多。阿米卡星被设计为这些酶的不敏感底物，但一些细菌已经产生了可以使阿米卡星失活的酶。如果同时使用青霉素和/或万古霉素，可以解决由于药物不能进入细菌所导致的耐药性的问题。

### 抗菌谱

氨基糖苷类对多种需氧的革兰阴性菌和一些革兰阳性菌有抗菌作用（表 46.1）。最常用于革兰阴性肠道细菌感染和败血症。在发生李斯特菌属链球菌感染或铜绿假单胞菌感染时，可联合使用一种青霉素类药物（表 46.1）。庆大霉素是最常用的氨基糖苷类药物，但发生铜绿假单胞菌感染时，应用妥布霉素效果更好。阿米卡星的抗菌谱最广，并且，与奈替米星联合使用可以抑制对庆大霉素和妥布霉素耐药的细菌。

### 药代动力学

氨基糖苷类有多个阳离子，因而具有很高的极性。药物不能被胃肠道所吸收，通常需肌内注射或静脉给药。它们可以通过胎盘，但不能通过血脑屏障。可以进入眼的玻璃状液、大多数分泌液或体液，但在关节液和胸膜液的药物浓度较高。血浆半衰期是 2～3 小时。所有药物都通过肾小球滤过，24 小时内 50%～60% 的药物以原型经肾排出。如有肾功能损害，就可能使药物在体内快速蓄积，从而导致剂量相关的药物毒性（如耳毒性和肾毒性，见下文）增加。

### 不良反应

使用氨基糖苷类可能会发生严重的、剂量相关的毒性反应，可以随着治疗的延续而逐渐加重。它们主要的危害是耳毒性和肾毒性。

耳毒性是渐进性的，最终会导致耳蜗和前庭器官感觉细胞的破坏。损害常常是不可逆的，如果有前庭器官的损害，可表现为眩晕、共济失调和平衡觉障碍。如果有耳蜗损害，则表现为听觉障碍或耳聋。每种氨基糖苷类药物都能产生这两种不良反应，但使用链霉素和庆大霉素更容易引起前庭功能障碍，而新霉素和阿米卡星大多影响听力。与其他氨基糖苷类相比，奈替米星的耳毒性较小，因而如需长期使用这类药物时，奈替米星是较为理想的选择。联合使用其他有耳毒性的药物（如髓袢利尿剂；见第 24 章）时，耳毒性可进一步加重。

肾毒性包括对肾小管的损害，如及时停药可被逆转。对于肾病患者、尿量减少或同时应用其他有肾毒性药物（如头孢菌素类）的患者，肾毒性更容易发生。需注意这些药物几乎都经肾消除，而其肾毒性可影响它们的自身排泄，从而导致恶性循环。血浆药物浓度应定期监测。大观霉素（spectinomycin）在结构上与氨基糖苷类相关，但仅用于治疗患有淋病且对青霉素过敏的患者，或者发生耐青霉素淋球菌感染的患者。

使用氨基糖苷还可以出现少见而严重的因神经肌肉阻滞导致的麻痹。该反应通常仅在同时使用神经肌肉阻断药时才会出现，发生的原因是钙摄取被抑制，而钙离子是乙酰胆碱释放到胞外不可缺少的因素（见第 10 章）。

## 大环内酯类

红霉素作为唯一的大环内酯类（macrolides）抗生素，在临床上使用长达 40 年。（大环内酯是按照结构命名的，这类药物都有内酯环，并带有一个或多个脱氧糖侧链）。目前已经有几种其他的大环内酯类和相关的抗生素应用于临床，其中最为重要的是克拉霉素（clarithromycin）和阿奇霉素（azithromycin）。螺旋霉素（spiramycin）和泰利霉素（telithromycin）也是大环内酯类药物，但很少被使用。

### 作用机制

大环内酯类可以通过影响易位来抑制细菌蛋白质合成（图 45.4）。它们可以抑制或杀死细菌，作用的性质取决于药物浓度和细菌种类。它们与氯霉素和克林霉素一样，都与细菌核糖体的 50S 亚基结合，这些药物同时应用时有相互竞争作用。大环内酯类的临床应用见表 46.1。

### 抗菌谱

红霉素的抗菌谱与青霉素很相似，已经被证实是安全、有效的青霉素替代药物而用于对青霉素敏感的患者。红霉素对革兰阳性菌和螺旋体有效，对大多数革兰阴性菌无效。红霉素对一些革兰阴性菌如奈瑟淋球菌有效，对流感嗜血杆菌、肺炎支原体和军团菌有较弱的作用，对一些衣原体也有效（表 46.1）。耐药性的发生是由于质粒控制的细菌核糖体对红霉素结合位点的改变引起的（图 45.4）。

阿奇霉素对革兰阳性菌的作用比红霉素弱，但对流感嗜血杆菌的作用要强大得多，对军团菌的作用可能也更强。阿奇霉素对鼠弓形体的作用很强，甚至可以杀死包囊。克拉霉素对流感嗜血杆菌的作用强度与红霉素相似，而它的代谢产物的作用则是红霉素的两倍。克拉霉素对鸟胞内分枝杆菌（常感染有免疫缺陷的个体或有慢性肺病的老人）也敏感，也可用于麻风病和幽门螺旋杆菌感染（见第 25 章）。这两种大环内酯类药物都可有效地治疗莱姆病。

#### 药代动力学

大环内酯类可口服给药。与红霉素相比，阿奇霉素和克拉霉素对酸更为稳定。红霉素也可以通过注射给药，但静脉注射可能会并发局部血栓性静脉炎。这 3 种大环内酯类药物可扩散到体内大多数组织，但不能通过血脑屏障，也很难进入关节滑液。红霉素的血浆半衰期约为 90 分钟，克拉霉素的血浆半衰期是红霉素的 3 倍多，阿奇霉素的血浆半衰期是红霉素的 8～16 倍以上。大环内酯类可进入并聚集在吞噬细胞，阿奇霉素在吞噬细胞溶酶体中的浓度是其血药浓度的 40 倍以上，能够增强吞噬细胞的杀菌能力。

红霉素部分在肝中失活，阿奇霉素的抗失活能力更强，克拉霉素可被转变为一种有活性的代谢产物。这些药物对 P450 细胞色素系统的作用可影响其他药物的生物利用度（见第 52 章）。药物主要经胆汁消除。

#### 不良反应

胃肠道反应常见，但不严重。应用红霉素还可发生以下反应：超敏反应如皮疹、发热、暂时性听力障碍，使用红霉素超过 2 周还可发生胆汁淤积性黄疸，但少见。胃肠道或阴道的机会性感染也可发生。

### 链阳性菌素类

奎奴普丁（quinupristin）和达福普汀（dalfopristin）是自始旋链霉菌中分离出的链阳性菌素（streptogramin）家族成员。这些药物都有一个环肽结构，通过抑制细菌蛋白质合成发挥作用。单独使用时，奎奴普丁和达福普汀只有较弱的抑菌作用，但如以静脉注射剂的形式联合使用，则可对抗多种革兰阳性菌。

#### 作用机制

奎奴普丁和达福普汀联合使用（奎奴普丁和达福普汀的重量比为 3∶7）是治疗严重感染的有效措施，常常在没有其他合适的抗菌药时使用。例如，联合制剂对甲氧西林敏感的金黄色葡萄球菌有效，对耐万古霉素的粪肠球菌也有效。药物通过与细菌核糖体的 50S 亚基相结合来抑制蛋白质合成。达福普汀可以改变细菌核糖体的结构从而促进奎奴普丁的结合，这可能就是两者联合使用时药效增加的原因。

#### 药代动力学

奎奴普丁和达福普汀都在肝内被分解破坏，因此必须经静脉输注给药。每种化合物的半衰期都是 1～2 小时。

#### 不良反应

不良反应包括输注部位的炎症和疼痛、关节痛、肌痛、恶心、呕吐以及腹泻。迄今为止，对奎奴普丁和达福普汀的耐药性似乎尚未成为一个主要的问题。

### 林可酰胺类

克林霉素（clindamycin）对革兰阳性球菌，包括很多耐青霉素的葡萄球菌和多种厌氧菌如拟杆菌属都有效。它的作用机制是以类似于大环内酯类和氯霉素的形式（图 45.4）来抑制蛋白质合成。除了可用于治疗拟杆菌属所致的感染，克林霉素还可以治疗骨和关节的葡萄球菌感染。克林霉素也可局部使用，如作为滴眼液用于葡萄球菌性结膜炎。

#### 药代动力学

克林霉素可口服或注射给药，广泛分布于组织（包括骨）和体液，但不能通过血脑屏障。白细胞可主动摄取克林霉素。半衰期为 21 小时，部分药物在肝中被代谢，且代谢产物也有活性。经胆汁和尿液排泄。

#### 不良反应

不良反应主要包括胃肠道反应，还可发生一种可致命的反应，即假膜性结肠炎。这是一种结肠的急性炎症，是由耐克林霉素的艰难梭菌（可形成部分正常粪菌群）产生的致死性毒素所引起的❶。万古霉素（口服给药）和甲硝唑（见下文）可治疗这种假膜性肠炎。

### 噁唑烷酮类

该药作为“数十年来第一类真正上市的新型抗菌药物”而受到欢迎（Zurenko 等，2001），噁唑烷酮类抗生素（oxazolidinones）抑制细菌蛋白质合成的机制与其他药物不同；通过抑制 N-甲酰蛋氨酰-tRNA 与 70S 核糖体的结合发挥作用。利奈唑胺（linezolid）是这种新型抗生素家族的第一个成员。它对多种革兰阳性菌均有效，尤其对耐药菌如耐甲氧西林的金黄色葡萄球菌、耐青霉素的肺炎链球菌和耐万古霉素的肠球菌有效。该药对一些厌氧菌如艰难梭菌也有效。大多数常见的革兰阴性菌对利奈唑胺都不敏感。利奈唑胺可被用于治疗肺炎、败血症和皮肤、软组织感染，通常仅用于应用其他抗生素无效时的严重细菌感染。

值得高兴的是，迄今为止，有关利奈唑胺耐药性的报道很少，但如果长期给药量不足时仍可能出现耐药性。

#### 药代动力学

利奈唑胺可口服，严重感染时可通过静脉给药。口服利奈唑胺后，很快达到血药峰浓度，血浆半衰期是 5～7 小时。药物代谢是通过吗啉环结构的氧化完成的。

#### 不良反应

不良反应包括血小板减少、腹泻、呕吐，皮疹和眩晕少见。利奈唑胺是单胺氧化酶的非选择性抑制剂，使用时需注意观察（见第 37 章）。

### 夫西地酸

夫西地酸（fusidic acid）是窄谱甾体抗生素，主要对革兰阳性菌有效，通过抑制蛋白质合成来发挥作用（图 45.4）。夫西地酸钠盐经胃肠道吸收良好，可广泛分布于全身组织。一些药物排泄到胆汁，一部分被代谢。

不良反应如胃肠道紊乱很常见。皮疹和黄疸也可发生。夫西地酸也可局部使用以治疗葡萄球菌性结膜炎。

## 影响拓扑异构酶的抗微生物药

### 氟喹诺酮类

氟喹诺酮类（fluoroquinolones）包括广谱药物环丙沙星（ciprofloxacin）、左氧氟沙星（levofloxacin）、氧氟沙星（ofloxacin）、诺氟沙星（norfloxacin）和莫西沙星（moxifloxacin），也包括用于尿路感染的窄谱药物萘啶酸（nalidixic acid；第一种喹诺酮类药物，未氟化）。这些药物可抑制拓扑异构酶Ⅱ（一种细菌 DNA 回旋酶），这种酶可使 DNA 产生负超螺旋，从而进行转录和复制（图 46.4）。

A

环丙沙星

B

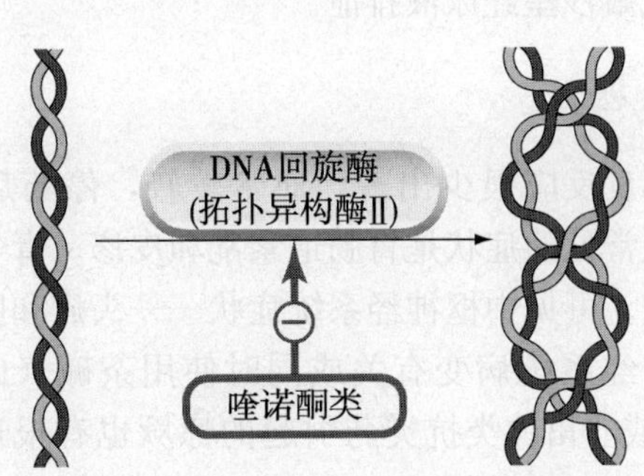


**图 46.4 氟喹诺酮类作用机制示意图。** A一种氟喹诺酮类药物（喹诺酮部分用加粗的线条显示）。B（左）双螺旋和（右）超螺旋示意图（见图 45. 6）。DNA 回旋酶能够打开 RNA 诱导的正超螺旋（未显示），形成负超螺旋。

❶ 在应用一些青霉素和头孢菌素时也可发生。

### 抗菌谱和临床应用

环丙沙星是最常用的氟喹诺酮类药物，被认为是这类药物的代表药物。它是广谱抗生素，对革兰阳性菌和革兰阴性菌都有效。环丙沙星对肠杆菌（肠道革兰阴性杆菌）包括很多对青霉素类、头孢菌素类和氨基糖苷类耐药的细菌都有很强的抗菌作用；对流感嗜血杆菌、产青霉素酶的奈瑟淋球菌、弯曲杆菌和假单胞菌亦有效。在这些革兰阳性菌中，链球菌和肺炎球菌对环丙沙星的敏感性弱，而葡萄球菌对环丙沙星很容易产生耐药性。环丙沙星应避免用于耐甲氧西林的葡萄球菌性感染。临床上，氟喹诺酮类对兼性和需氧革兰阴性杆菌和球菌的感染最有效[1]。金黄色葡萄球菌和铜绿假单胞菌的耐药菌株已经出现。有关氟喹诺酮类的临床应用详见下页的临床框。

### 药代动力学

氟喹诺酮类口服后吸收良好。环丙沙星和诺氟沙星的半衰期是 3 小时，氧氟沙星的半衰期是 5 小时。药物可以在一些组织中聚集，尤其是肾、前列腺和肺。所有的喹诺酮类都能聚集在吞噬细胞内。这些药物大多数都不能通过血脑屏障，但氧氟沙星可进入脑脊液，在脑脊液的药物浓度是其血浆浓度的 40%。铝镁抗酸药可妨碍喹诺酮类的吸收。环丙沙星和诺氟沙星部分被肝 P450 酶（可被这些药抑制，从而与其他药物发生相互作用；见下文）代谢，部分经肾排泌。氧氟沙星经尿液排泄。

### 不良反应

不良反应很少出现，通常较轻，停药后反应消失。最常见的症状是胃肠道紊乱和皮疹。青年人可见关节病。可见中枢神经系统症状——头痛和眩晕，与中枢神经系统病变有关或同时使用茶碱（theophylline）或非甾体类抗炎药引起的惊厥也有报道，但较少见。

环丙沙星和茶碱在临床上有重要的相互作用（通过抑制 P450 酶），可以加重同时使用氟喹诺酮类药物的哮喘病患者的茶碱毒性。该问题在第 23 章中有详细的讨论。

**影响细菌蛋白质合成的抗微生物药** 要点

- 四环素类（如米诺环素）。口服有效，为抑菌剂，广谱抗生素。耐药性逐渐增加。胃肠道紊乱常见。四环素类可螯合钙，沉积于生长活跃的骨组织。儿童和孕妇禁用四环素类药物。
- 氯霉素。口服有效，抑菌剂，广谱抗生素。可发生严重毒性反应，包括骨髓抑制、灰婴综合征。适应证应仅限于致命性感染。
- 氨基糖苷类（如庆大霉素）。需注射给药。杀菌剂，广谱抗生素（但对厌氧菌、链球菌和肺炎球菌的作用较弱）。耐药性逐渐增多。主要不良反应是剂量相关的肾毒性和耳毒性。应监测血药浓度。此外，链霉素还是一种抗结核药物。
- 大环内酯类（如红霉素）。可口服或注射给药。抑菌或杀菌。抗菌谱与青霉素相同。红霉素可引起黄疸。新型药物包括克拉霉素和阿奇霉素。
- 克林霉素。可口服或注射给药。可引起假膜性肠炎。
- 奎奴普丁/达福普汀。二者联合静脉给药。分别给药时抗菌作用大大下降。对几种耐药菌株有效。
- 夫西地酸。是一种通过抑制蛋白质合成发挥作用的窄谱抗生素。可进入骨组织。不良反应包括胃肠道反应。
- 利奈唑胺。口服或静脉给药。对几种耐药菌株有效。

## 其他抗菌药

万古霉素（vancomycin）是一种糖肽类抗生素，替考拉宁（teicoplanin）是长效的同类药物。万古霉素是杀菌剂（对链球菌除外），它的作用是通过抑制细胞壁合成来完成的（图 45.3），主要用于革兰阳性

[1] 当环丙沙星被引入临床时，临床药理学家和微生物学家明智地建议该药应仅用于对其他药物耐药的细菌，以防耐药性的发生。然而，到 1989 年为止，大约 44 个美国人中就有 1 个使用过环丙沙星，用药的情况不仅没有受到控制，反而有变本加厉之势。

**氟喹诺酮类的临床应用**

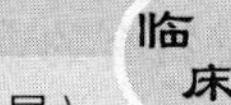


- 复杂尿路感染（诺氟沙星、氧氟沙星）
- 伴有囊性纤维化病的铜绿假单胞菌引起的呼吸道感染
- 铜绿假单胞菌引起的侵袭性外耳炎（又称“恶性耳炎”）
- 革兰阴性杆菌引起的慢性骨髓炎
- 根除携带者体内的沙门氏菌
- 淋病（诺氟沙星、氧氟沙星）
- 细菌性前列腺炎（诺氟沙星）
- 宫颈炎（氧氟沙星）
- 炭疽

**影响DNA拓扑异构酶Ⅱ的抗微生物药**

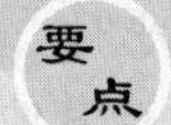


- 氟喹诺酮类干扰DNA的超螺旋化。
- 环丙沙星抗菌谱广，尤其对革兰阴性大肠杆菌有很强的抗菌作用，其中包括很多对青霉素、头孢菌素和氨基糖苷类耐药的细菌。它对流感嗜血杆菌、产青霉素酶的奈瑟淋球菌、弯曲杆菌和假单胞菌亦有效。葡萄球菌对环丙沙星很容易产生耐药性。口服有效，血浆半衰期大约为4.5小时。
- 不良反应包括胃肠道紊乱、超过敏反应；中枢神经系统紊乱少见。

菌感染，也可用于耐甲氧西林的葡萄球菌的感染。万古霉素不能被胃肠道吸收，只有在治疗艰难梭菌引起的胃肠道感染时才口服给药。用于胃肠外适应证时，静脉给药后的血浆半衰期大约为8小时。

万古霉素的临床应用主要限于假膜性肠炎（见克林霉素）和一些多重耐药的葡萄球菌感染。对于那些发生严重葡萄球菌性感染并对青霉素类和头孢菌素类都过敏的患者，以及某些心内膜炎患者，万古霉素仍有使用价值。

不良反应包括发热、皮疹和注射部位的静脉炎。耳毒性和肾毒性也可发生，超过敏反应偶见。

呋喃妥因（nitrofurantoin）是人工合成的药物，对一系列革兰阳性菌和革兰阴性菌有效。敏感菌很少出现耐药现象，也没有交叉耐药。它的作用机制不清，口服后从胃肠道吸收迅速而完全，很快经肾排泄。呋喃妥因的临床应用限于治疗尿路感染。

不良反应中胃肠道反应比较常见。也可以发生皮肤和骨髓的超敏反应（如白细胞减少症）。也有肝毒性和外周神经病变的报道。

临床上使用的多黏菌素类抗生素包括多黏菌素B（polymyxin B）和黏菌素E（colistin E；即多黏菌素E）。它们有阳离子去污剂的性质，通过破坏细胞膜磷脂来发挥抗菌作用（见第45章）。它们对革兰阴性杆菌，尤其是假单胞菌和大肠杆菌选择性强，有快速杀菌作用。这些药物不能被胃肠道吸收。它们的临床应用也由于其毒性受到很大限制（见下文），主要用于肠道杀菌和敏感菌引起的耳、眼或皮肤感染的局部治疗。

可发生严重的不良反应，包括神经毒性和肾毒性。

甲硝唑（metronidazole）被当做一种抗原虫药引进（见第49章），但它对厌氧菌如拟杆菌、梭菌和一些链球菌也有作用。甲硝唑对假膜性肠炎（一种梭菌引起的感染，有时与抗生素治疗有关）也有效，并且对一些严重的厌氧菌感染（如肠疾病继发的败血症）有重要的治疗作用。

## 抗分枝杆菌药

人类发生的分枝杆菌感染主要是结核病和麻风——分别由结核分枝杆菌和麻风杆菌引起的典型的慢性疾病。这两种细菌具有共同的特征，就是被吞噬后仍可在巨噬细胞中存活，除非这些细胞被辅助型T淋巴细胞1型产生的细胞因子所激活（见第13章）。

**其他抗菌药**

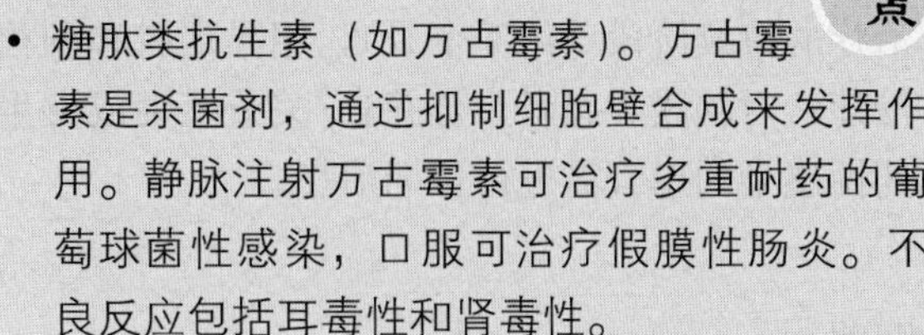

- 糖肽类抗生素（如万古霉素）。万古霉素是杀菌剂，通过抑制细胞壁合成来发挥作用。静脉注射万古霉素可治疗多重耐药的葡萄球菌性感染，口服可治疗假膜性肠炎。不良反应包括耳毒性和肾毒性。
- 多黏菌素类（如黏菌素）。这类药物为杀菌剂，通过破坏细菌细胞膜发挥作用。它们有很强的神经毒性和肾毒性，仅限于局部用药。

## 治疗结核病的药物

几个世纪以来，结核病一直是一种主要的致死性疾病，但自从 20 世纪 60 年代引入利福平（rifampicin）和乙胺丁醇（ethambutol）后，治疗上取得了革命性的突破，使得结核病成为一种容易治疗的疾病。但遗憾的是，这种状况不复存在了——致病的分枝杆菌卷土重来，且毒性更强，或者常常呈现多药耐药现象（Bloom & Small，1998）。目前结核病又重新成为人类的主要威胁，世界卫生组织的数据表明，约 1/3 的世界人口感染结核杆菌，在 2000－2020 年间将有 10 亿人会感染结核杆菌，导致超过 3500 万人死亡（2003 年有 175 万人死亡）。非洲受到这种疾病的严重侵害，原因之一是分枝杆菌（如结核分枝杆菌和鸟型胞内分枝杆菌）和 HIV 间的协同作用。非洲大陆上大约 15％的与 HIV 相关的死亡病例是由结核病导致的。这种疾病在很多国家失去控制，目前是单因素致死疾病的首要病因。

我们的治疗对策首先是使用一线药物如异烟肼（isoniazid）、利福平、利福布汀（rifabutin）、乙胺丁醇和吡嗪酰胺（pyrazinamide）。一些二线药物包括卷曲霉素（capreomycin）、环丝氨酸（cycloserine）、链霉素（在英国目前很少使用）、克拉霉素和环丙沙星也可以治疗结核病。这些药物用于可能对一线药物耐药的感染，或者由于不良反应而不得不放弃一线药物时。

为了减少耐药菌出现的几率，常常采用联合用药方案。这种治疗方案通常包括：

- 治疗的初始阶段（大约 2 个月），采用异烟肼、利福平和吡嗪酰胺联合用药（如细菌可能耐药则加上乙胺丁醇）。
- 治疗的持续阶段（约 4 个月），用异烟肼和利福平治疗；对脑膜炎患者、合并骨/关节感染或发生耐药性感染的患者需进行长期治疗。

### 异烟肼

异烟肼（isoniazid）仅对分枝杆菌有抗菌作用，能够停止静息细菌的生长（即抑菌），也可以杀死分裂的细菌。该药可以自由进出哺乳动物细胞，因此对细胞内细菌有效。作用机制尚不清楚，有证据表明异烟肼可以抑制分枝菌酸的合成，该物质是分枝杆菌细胞壁特有的重要成分。也有报道称异烟肼还可以抑制一种特异性存在于对异烟肼敏感的分枝杆菌中的酶，从而干扰细胞的代谢。耐药性可能出现，往往是由于药物进入细菌的穿透力下降引起的，但与其他抗结核病的药物之间没有交叉耐药。

#### 药代动力学

异烟肼很容易经胃肠道吸收，广泛分布于全身组织和体液，包括脑脊液。很重要的一点是它容易进入干酪样结核灶（也就是干酪样坏死病灶）。代谢主要与乙酰化有关，取决于遗传因素；遗传决定了个体使药物发生快乙酰化或是慢乙酰化（见第 8 章和第 52 章），而慢代谢型的个体治疗效果更佳。药物在慢代谢型个体内的半衰期是 3 小时，在快代谢型个体内为 1 小时。异烟肼一部分以原型的形式，一部分以乙酰化或其他失活的形式从尿中排出。

#### 不良反应

不良反应取决于药物剂量。大约 5％的人出现不良反应，最常见的是过敏性皮疹。其他不良反应如发热、肝毒性、血液学改变、关节炎症状和血管炎等也有报道。涉及中枢或周围神经系统的不良反应大多是由于维生素 $B_6$（吡哆醇）缺乏的结果，常常发生于营养不良的患者，除非额外补充了这种物质。吡哆醛腙（pyridoxal-hydrazone）的形成主要发生于慢乙酰化型的患者。异烟肼可以导致葡萄糖-6-磷酸脱氢酶缺乏的个体出现溶血性贫血，并可以减慢抗癫痫药苯妥英（phenytoin）、乙琥胺（ethosuximide）和卡马西平（carbamazepine）的代谢，使这些药物的血浆浓度升高，从而增加它们的毒性。

### 利福平

利福平（rifampicin）通过与原核细胞（而非真核细胞）内 DNA 依赖的 RNA 聚合酶结合并抑制其活性而发挥作用（见第 45 章）。它是已知的作用最强的抗结核病药物之一，并且对大多数革兰阳性菌和很多革兰阴性菌也有作用。它可以进入吞噬细胞，因此可以杀死细胞内的细菌包括结核杆菌。在进行单阶段治疗时耐药性可以很快出现，其原因被认为来源于染色体突变导致的细菌 DNA 依赖的 RNA 聚合酶的化学修饰。

### 药代动力学

利福平通过口服给药，可以广泛分布于全身组织和体液，并使患者的唾液、痰、泪液和汗液呈现橙色。药物在脑脊液中的浓度可达其血浆浓度的10%～40%。利福平部分经尿液排泄，部分经胆汁排泄；其中一部分经历肠肝循环。利福平的代谢产物仍有抗菌活性，但胃肠道吸收较差。药物半衰期为1～5小时，治疗期间由于肝微粒体酶的诱导其半衰期逐渐变短。

### 不良反应

不良反应相对较少。最常见的是皮疹、发热和胃肠道反应。有很少一部分病例出现肝损害和黄疸，这种情况往往危及生命，因此用药之前应该先评估肝功能。利福平能够诱导肝代谢酶，从而使一些药物的降解加速。这些药物包括华法林（warfarin）、糖皮质激素、麻醉性镇痛药、口服降糖药、氨苯砜（dapsone）、雌激素，对后者的作用可以导致口服避孕药减效。

## 乙胺丁醇

乙胺丁醇（ethambutol）仅对分枝杆菌有作用。它可以被细菌摄取，并在24小时后发挥抑菌作用，具体机制尚不清楚。单独用药很快出现耐药。乙胺丁醇口服给药，可以很快被人体吸收，4小时内在血浆中达到治疗浓度，发生结核性脑膜炎时在脑脊液内也可以达到治疗浓度。在血液中，它可以被红细胞摄取并缓慢地释放。部分乙胺丁醇在体内代谢并从尿中排出。半衰期3～4小时。

### 不良反应

不良反应少见。主要包括视神经炎，往往与药物剂量有关，如果肾功能下降则更易发生。视神经炎起初多表现为红绿色盲，逐渐进展为视敏度降低。长期用药须监测色觉。

## 吡嗪酰胺

吡嗪酰胺（pyrazinamide）在中性环境下没有活性，在酸性环境下有抗结核病作用。它对巨噬细胞内的细菌有效，因为细菌存在于pH较低的吞噬溶酶体内。耐药性很容易出现，但不会发生与异烟肼的交叉耐药。吡嗪酰胺口服后很快被吸收，分布广泛，很容易穿过脑脊膜。吡嗪酰胺主要通过肾小球滤过的方式经肾排泄。

### 不良反应

不良反应包括痛风，该症状与高血尿酸盐有关。胃肠道紊乱、抑郁和发热可见。既往使用大剂量吡嗪酰胺时曾导致严重的肝损害。现在采用较低剂量/更短疗程的方案后，这种情况很少出现，但在治疗前应对肝功能做评估。

## 卷曲霉素

卷曲霉素（capreomycin）是一种多肽类抗生素，肌内注射给药。它与氨基糖苷类药物卡那霉素有一些交叉反应。

不良反应包括肾损害和第8神经损害，可导致耳聋和共济失调。卷曲霉素不应与链霉素或其他可能损害第8神经的药物同时使用。

## 环丝氨酸

环丝氨酸（cycloserine）是广谱抗生素，可抑制多种细菌的生长，包括大肠杆菌类和分枝杆菌。能溶于水，在酸性环境下可被破坏。环丝氨酸通过竞争性抑制细菌细胞壁合成来发挥作用，通过阻止$D$-丙氨酸和$D$-丙氨酸－$D$-丙氨酸二肽（加至最初的N-乙酰胞壁酸的三肽侧链上）的形成，即它可以阻碍肽聚糖较大组件的形成（图45.3）。口服后，药物很快吸收，4小时内可达到峰浓度。它可以分布于全身组织和体液，在脑脊液中的药物浓度可与其血浆浓度相当。药物大部分以活性形式排泄到尿液中，而大约35%的药物经代谢转化为无活性产物。

环丝氨酸的不良反应主要体现在中枢神经系统。可出现从头疼、易怒到抑郁、惊厥和精神失常等多种症状。它的应用仅限于对其他药物耐药的结核病。

## 治疗麻风的药物

麻风是人类所知的最为古老的疾病之一，在公元前600年的文字中就有相关记载。它是一种慢性的、可损毁容貌的疾病，潜伏期长，受感染者曾被排斥，被迫离开他们的居住地，但事实上这种疾病并没有明显的传染性。麻风曾被认为是不治之症，直到 20 世纪 40 年代氨苯砜（dapsone）的引入，以及 60 年代利福平和氯法齐明（clofazimine）的出现，才完全改变了我们对麻风的认识。目前认为麻风的诊断和治疗都比较容易，总体数据表明该疾病的发病率从 1985 年后已经降低了 90%，而且在 122 个麻风曾被认为是主要健康问题的国家中，有 108 个国家完全消灭了这种疾病。现在，每年大约有 650 000 例新病例的报道（2002 年数据）。这些病例的大多数（70%）是在印度次大陆。

1982 年世界卫生组织提出的多药治疗方案已经成为目前麻风治疗的主流。少菌型麻风以 1～5 块“无知觉区”为特征，主要是结核样型麻风，用氨苯砜和利福平治疗，持续 6 个月。多菌型麻风往往有 5 块以上的皮肤无知觉区，主要是瘤型麻风❶，需要以利福平、氨苯砜和氯法齐明治疗至少 2 年。米诺环素或氟喹诺酮类的疗效尚在观察中。

## 氨苯砜

氨苯砜（dapsone）与磺胺类药物在化学上相关，由于氨苯砜的作用可以被 PABA 所拮抗，因此它可能是通过抑制细菌的叶酸合成来发挥作用的。其耐药性逐渐增多，目前推荐药物联合疗法。

氨苯砜可口服给药，药物吸收良好，广泛分布于全身体液和组织。其血浆半衰期为 24～48 小时，但一些氨苯砜可在某些组织（如肝、肾，皮肤和肌肉中也有）中存留更久。可发生药物的肠肝循环，而其中一部分被乙酰化，排于尿中。氨苯砜也用来治疗疱疹样皮炎——与乳糜泻有关的一种慢性的、皮肤起疱的状态。

### 不良反应

不良反应很常见，包括红细胞溶血（通常不会严重到引起贫血）、高铁血红蛋白血症、食欲缺乏、恶心、呕吐、发热、过敏性皮炎和神经病变。麻风反应（麻风结节的加重）可见，一种可能致死的、类似传染性单核细胞增多症的综合征偶有发生。

## 利福平

利福平在“治疗结核病的药物”中已有介绍。

### 抗结核病药物

要点

- 为防止耐药菌群的产生，应该采用联合给药的方式（例如先采用 3 种药物联用，然后采用两种药物联用的方案）。

**一线药物**

- 异烟肼能够杀死宿主细胞内生长活跃的分枝杆菌，其具体机制尚不清楚。异烟肼口服后可以进入病灶的坏死区域，也可以进入脑脊液，慢乙酰化代谢型患者（遗传决定的）应用异烟肼效果好。异烟肼毒性很小。维生素 $B_6$ 缺乏可以增加并发神经毒性的风险。异烟肼与其他药物间没有交叉耐药。
- 利福平是一种强力的、口服有效的药物，可抑制细菌的 RNA 聚合酶。可以进入脑脊液。不良反应少见，但使用者曾发生严重肝损害。它可以诱导肝药酶。耐药性可很快出现。
- 乙胺丁醇可抑制细菌的生长，其机制不明。它可以通过口服给药，并能进入脑脊液。不良反应少见，但可发生视神经炎。耐药性可很快出现。
- 吡嗪酰胺是对细胞内分枝杆菌有效的抗结核药，作用机制不清。口服后，可进入脑脊液。耐药性可很快出现。不良反应包括血尿酸盐升高和大剂量时的肝毒性。

**二线药物**

- 卷曲霉素通过肌内注射给药。不良反应包括肾损害和第 8 神经损害。
- 环丝氨酸是广谱抗生素。它可以抑制肽聚糖的早期合成。口服后，它可以进入脑脊液。不良反应主要影响中枢神经系统。
- 链霉素是一种氨基糖苷类抗生素，通过抑制细菌的蛋白质合成来发挥作用。链霉素可肌内注射。不良反应包括耳毒性（主要是前庭损害）和肾毒性。

---

❶ 结核样型麻风和瘤型麻风的区别在于结核样型麻风患者的 T 细胞不断产生干扰素-γ（IFN-γ），它可以使巨噬细胞杀死细胞内细菌，而瘤型麻风患者的免疫反应主要是由白介素-4 介导的，它阻碍了 IFN-γ 的作用。见第 13 章。

## 氯法齐明

氯法齐明（clofazimine）是一种结构复杂的染料。其抗麻风杆菌的作用机制可能与它对DNA的作用相关。它还有抗感染活性，可用于对氨苯砜引起的感染性副作用的治疗。

氯法齐明可口服给药，并在体内蓄积，隐藏于单核巨噬细胞系统中。其血浆半衰期可长达8周。它的抗麻风作用可持续一段时间，通常在用药后6～7周时就不明显了。

### 不良反应

不良反应可能与氯法齐明的染料特性有关。皮肤和尿液可呈现红色，伤口处可出现深蓝色。可出现剂量相关的恶心、眩晕、头痛和胃肠道紊乱。

## 可能的新型抗菌药

读者可参考第45章的总结部分。

**抗麻风药**

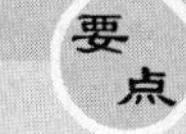


- 结核型麻风：氨苯砜和利福平。
- 氨苯砜是类磺胺药物，可能抑制叶酸合成。口服给药。不良反应常见，其中有些较严重。耐药性逐渐增多。
- 瘤型麻风：氨苯砜、利福平和氯法齐明。
- 氯法齐明是一种可口服的染料，通过储存于巨噬细胞在体内蓄积。作用可延迟6～7周，半衰期为8周。不良反应包括皮肤和尿液变红，有时也有胃肠道紊乱。

## 参考文献与扩展阅读


**抗菌药**

Allington D R, Rivey M P 2001 Quinupristine/dalfopristin: a therapeutic review. Clin Ther 23: 24-44

Ball P 2001 Future of the quinolones. Semin Resp Infect 16: 215-224 (*Good overview of this class of drugs*)

Blondeau J M 1999 Expanded activity and utility of the new fluoroquinolones: a review. Clin Ther 21: 3-15 (*Good overview*)

Blumer J L 1997 Meropenem: evaluation of a new generation carbapenem. Int J Antimicrob Agents 8: 73-92

Bryskier A 2000 Ketolides—telithromycin, an example of a new class of antibacterial agents. Clin Microbiol Infect 6: 661-669

Duran J M, Amsden G W 2000 Azithromycin: indications for the futurefi Expert Opin Pharmacother 1: 489-505

Finch R 1990 The penicillins today. Br Med J 300: 1289-1290

Fish D N, North D S 2001 Gatifloxacin, an advanced 8-methoxy fluoroquinolone. Pharmacotherapy 21: 35-59 (*Comprehensive evaluation of the effects of a novel fluoroquinolone*)

Greenwood D (ed) 1995 Antimicrobial chemotherapy, 3rd edn. Oxford University Press, Oxford

Jacoby G A, Medeiros A 1991b More extended-spectrum β-lactamases. Antimicrob Agents Chemother 35: 1697-1704

Laurence D R, Bennett P N, Brown M J 1997 Clinical pharmacology, 8th edn. Churchill Livingstone, Edinburgh

Lowy F D 1998 *Staphylococcus aureus* infections. N Engl J Med 339: 520-541 (*Basis of* Staph. *aureus pathogenesis of infection, resistance; extensive references; impressive diagrams*)

Moellering R C 1985 Principles of anti-infective therapy. In: Mandell G L, Douglas R G, Bennett J E (eds) Principles and practice of infectious disease. John Wiley, New York

Perry C M, Jarvis B 2001 Linezolid: a review of its use in the management of serious gram-positive infections. Drugs 61: 525-551

Quagliarello V J, Scheld W M 1997 Treatment of bacterial meningitis. N Engl J Med 336: 708-716

Raoult D, Drancourt M 1994 Antimicrobial therapy of rickettsial diseases. Antimicrob Agents Chemother 35: 2457-2462

Sato K, Hoshino K, Mitsuhashi S 1992 Mode of action of the new quinolones: the inhibitory action on DNA gyrase. Prog Drug Res 38: 121-132

Shimada J, Hori S 1992 Adverse effects of fluoroquinolones. Prog Drug Res 38: 133-143

Stojiljkovic I, Evavold B D, Kumar V 2001 Antimicrobial properties of porphyrins. Expert Opin Investig Drugs 10: 309-320

Tillotson G S 1996 Quinolones: structure activity relationships and future predictions. J Med Microbiol 44: 320-324

Zurenko G E, Gibson J K, Shinabarger D L et al. 2001. Oxazolidinones: a new class of antibacterials. Curr Opin Pharmacol 1: 470-476 (*Easy-to-assimilate review that discusses this relatively new group of antibacterials*)

**耐药性**

Bax R, Mullan N, Verhoef J 2000 The millennium bugs—the need for and development of new antibacterials. Int J Antimicrob Agents 16:

51-59 (*Good review that includes an account of the development of 'resistance' and a round-up of potential new drugs*)

Cohn D L, Bustreo F, Raviglioni M C 1997 Drug-resistant tuberculosis: review of the worldwide situation and the WHO/IUATLD global surveillance project. Clin Infect Dis 24: S121-S130

Courvalin P 1996 Evasion of antibiotic action by bacteria. J Antimicrob Chemother 37: 855-869 (*Covers recent developments in the understanding of the genetics and biochemical mechanisms of resistance*)

Gold H S, Moellering R C 1996 Antimicrobial drug resistance. N Engl J Med 335: 1445-1453 (*Excellent well-referenced review; covers mechanisms of resistance of important organisms to the main drugs; has useful table of therapeutic and preventive strategies, culled from the literature*)

Heym B, Honoré N et al. 1994 Implications of multidrug resistance for the future of short-course chemotherapy of tuberculosis: a molecular study. Lancet 344: 293-298

Iseman M D 1993 Treatment of multidrug-resistant tuberculosis. N Engl J Med 329: 784-791

Jacoby G A, Archer G L 1991a Mechanisms of disease: new mechanisms of bacterial resistance to antimicrobial agents. N Engl J Med 324: 601-612

Livermore D M 2000 Antibiotic resistance in staphylococci. J Antimicrob Agents 16: S3-S10 (*Overview of problems of bacterial resistance*)

Michel M, Gutman L 1997 Methicillin-resistant *Staphylococcus aureus* and vancomycin-resistant enterococci: therapeutic realities and possibilities. Lancet 349: 1901-1906 (*Excellent review article; good diagrams*)

Nicas T I, Zeckel M L, Braun D K 1997 Beyond vancomycin: new therapies to meet the challenge of glycopeptide resistance. Trends Microbiol 5: 240-249

Woodford N, Johnson A P et al. 1995 Current perspectives on glycopeptide resistance. Clin Microbiol Rev 8: 585-615 (*Comprehensive review*)

### 细菌逃避宿主防卫及其他

Bloom B R, Small P M 1998 The evolving relation between humans and *Mycobacterium* tuberculosis. Lancet 338: 677-678 (*Editorial comment*)

Loferer H 2000 Mining bacterial genomes for antimicrobial targets. Mol Med Today 6: 470-474 (*An interesting article focusing on the way in which a better understanding of the bacterial genome may lead to new drugs*)

### 有用的网站

http://www.who.int (*Once again, the World Health Organization web site is a mine of information about the demographics and treatment of infectious diseases. The sections on leprosy and tuberculosis are especially worthwhile studying. The site includes photographs, maps and much statistical information, as well as information on drug resistance. Highly recommended*)

(孙丽娜 译，李宇航 校，章国良 审)

# 抗病毒药



## 概　述

本章讨论抗病毒药物。首先介绍一些基础知识：病毒的结构、主要的致病性病毒及其简要的生活史。在此基础上，再讨论病毒-宿主相互作用：人体宿主抗病毒的防御系统和病毒的逃避策略。最后，讲述各种抗病毒药物及其作用机制，重点放在艾滋病病原体——人类免疫缺陷病毒（HIV）的治疗药物上。

## 病毒背景知识

### 病毒结构概述

病毒是体积微小（通常 20～30nm）、不能在宿主细胞外繁殖的致病体。能独立生存（比如在宿主细胞外）的病毒颗粒称为病毒体。病毒体内含有核酸片段（RNA 或 DNA），核酸被包裹在由对称结构单元构成的蛋白质壳体（capsid）内；壳体以及其内的核酸核心共同称为核壳（nucleocapsid）（图 47.1）。此外，有些病毒的最外层有脂蛋白膜包裹，此膜称为包膜。包膜是病毒穿过宿主细胞膜以出芽方式向细胞膜外释放时，从宿主细胞获得的。因而它含有细胞膜的磷脂成分，其内镶嵌有具有抗原性的病毒糖蛋白。某些病毒含有在宿主细胞内启动自身基因复制所需要的酶。

通常，根据病毒含有的核酸成分，将其分为 DNA 病毒和 RNA 病毒两大类。可以依据病毒核酸是单链或是双链，以及复制时核酸所起的作用，将其进一步细分为 6 个亚类。

### 致病病毒举例

病毒能够感染现有的各类生物，人类也不例外，这种感染是共同的。

◆ 病毒感染所致重要疾病举例如下：

- DNA 病毒：痘病毒（天花），疱疹病毒（水痘，带状疱疹，唇疱疹，传染性单核细胞增多症），腺病毒（咽喉痛，结膜炎）和乳头瘤病毒（疣）
- RNA 病毒：正黏病毒（流行性感冒），副黏病毒（麻疹，流行性腮腺炎，呼吸道感染），风疹病毒（风疹），杆状病毒（狂犬病），微小核糖核酸病毒（感冒，脑膜炎，脊髓灰质炎），逆转录病毒（艾滋病，T 细胞白血病），沙粒病毒（脑膜炎，拉沙热），肝 DNA 病毒（血清性肝炎），虫媒病毒（节肢动物传播脑炎和各种发热性疾病如黄热病）。

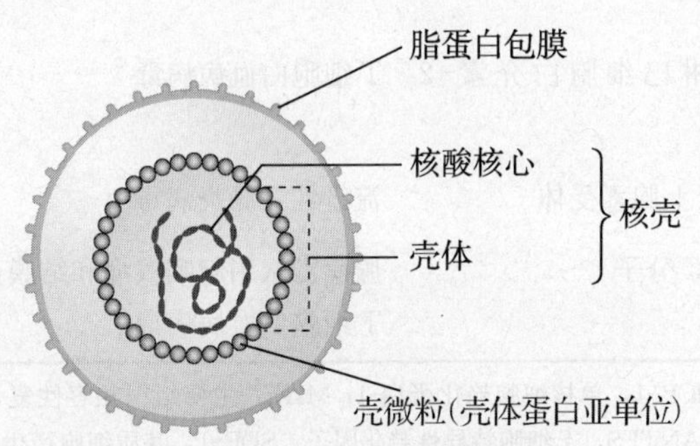


**图 47. 1　病毒颗粒或病毒体的示意图。**

## 病毒功能和生活史

由于病毒本身没有代谢机制，它们必须通过吸附进入活的宿主细胞（动物细胞、植物细胞和细菌），利用宿主细胞的代谢过程进行复制。该过程的第一步是病毒包膜或壳体上的多肽和宿主细胞膜上的受体结合。这些受体是正常的细胞膜组成成分，包括细胞因子受体、神经递质或激素的受体、离子通道和膜内在糖蛋白等。病毒利用的宿主细胞受体见表 47.1。

吸附后，病毒-受体复合物进入细胞（通常借助胞吞作用），在宿主细胞酶（常为溶酶体）的作用下脱去壳体。当然也有例外，有些病毒可绕过这一途径。一旦进入宿主细胞，病毒核酸就开始利用宿主细胞合成核酸和蛋白质，继之装配成新的下一代病毒颗粒。DNA 和 RNA 病毒的这一实际过程略有差别。

### DNA 病毒复制

病毒 DNA 进入宿主细胞核，利用宿主 RNA 聚合酶转录合成 mRNA。mRNA 翻译成特异的病毒蛋白，这些蛋白部分为酶类，可以合成更多的病毒 DNA；另一部分为组成壳体和包膜的蛋白质。病毒 DNA 和壳体组装在一起后，完整的病毒体以出芽方式或宿主细胞裂解方式从宿主细胞中释放出来。

**表 47.1 可作为病毒受体的一些细胞成分**

| 宿主细胞成分[a] | 病毒 |
|---|---|
| 辅助 T-淋巴细胞 CD4 糖蛋白 | HIV（引起艾滋病） |
| MCP-1 和 RANTES 趋化因子的 CCR5 受体 | HIV（引起艾滋病） |
| 细胞因子 SDF-1 的趋化因子受体 CXCR-4 | HIV（引起艾滋病） |
| 骨骼肌细胞上的乙酰胆碱受体 | 狂犬病病毒 |
| B-淋巴细胞补体 C3d 受体 | 腺热病毒（引起传染性单核细胞增多症） |
| T-淋巴细胞白介素-2 受体 | T 细胞白血病病毒 |
| β-肾上腺素受体 | 流行性胃肠炎病毒 |
| MHC 分子 | 腺病毒（引起咽喉痛和结膜炎）<br>T 细胞白血病病毒 |

注：MCP-1，单核细胞趋化蛋白-1；MHC，主要组织相容性复合物；RANTES，T 细胞特异性趋化因子；SDF-1，基质细胞衍生因子-1。补体、白介素-2、T 辅助淋巴细胞上的 CD4 糖单白、MHC 分子等见第 13 章；SDF-1 见第 22 章。

### RNA 病毒复制

在病毒体中酶利用病毒的 RNA 模版合成 mRNA，有时，病毒的 RNA 即作为它自己的 mRNA。mRNA 被宿主细胞翻译成多种酶类，其中包括 RNA 聚合酶（该酶指导更多病毒 RNA 的合成），以及病毒颗粒体的结构蛋白。病毒颗粒体的装配和释放如上所述。就 RNA 病毒而言，宿主细胞核通常不直接涉及病毒的复制。但某些 RNA 病毒（如正黏病毒）只能在宿主细胞核内进行复制。

### 逆转录病毒的复制

逆转录病毒的病毒体[1]含有逆转录酶（依赖病毒 RNA 的 DNA 聚合酶），该酶从病毒 RNA 复制 DNA。随后，这种 DNA 拷贝可整合入宿主细胞基因组中，因此被称为原病毒。原病毒 DNA 再转录成新的病毒基因组 RNA 和病毒的 mRNA。在宿主细胞中，新合成的 mRNA 进一步翻译成病毒的蛋白质，装配好的病毒以出芽方式释放。多数逆转录病毒的复制并不杀死宿主细胞。

另外，有几种病毒感染细胞后，病毒持续存在于细胞内并与宿主 DNA 共同复制，呈潜伏性感染。例如唇疱疹病毒（唇疱疹）和水痘带状疱疹病毒（水痘和带状疱疹）引起的感染性疾病，某些情况下呈潜伏状态，不引起临床症状。日后，由于一些因素影响，或者在人体免疫功能低下时，疾病再次复发。另外某些逆转录病毒能够把正常细胞转化成恶性细胞。

## 宿主和病毒的相互作用

### 宿主的抗病毒防御

第一道防线是完整皮肤的简单屏障功能，多数病毒不能穿透。然而，受损的皮肤（如伤口或昆虫叮咬）

[1] 可以用 RNA 为模版合成 DNA（同正常情况相反）的病毒。

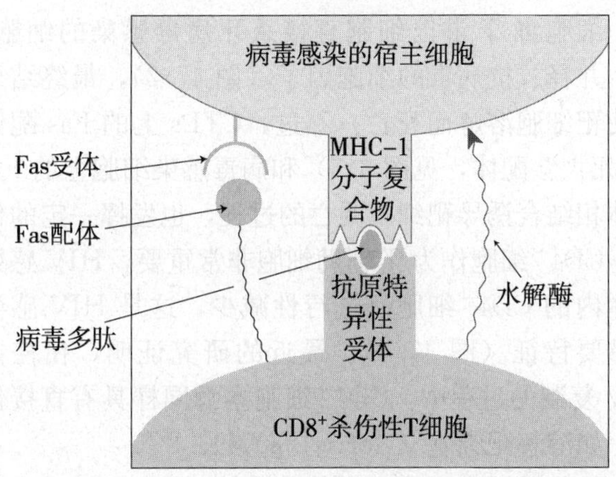


**图 47. 2　CD8⁺ T 细胞杀伤病毒感染细胞的机制。** CD8⁺ T 细胞识别病毒感染细胞表面表达的病毒多肽和 MHC-1 分子复合物，然后，释放水解酶杀伤之。同时，CD8⁺ T 细胞还表达 Fas 配体，与感染细胞上的 Fas 受体相结合，启动凋亡机制，导致感染细胞凋亡。

和黏膜则易受病毒侵袭。如果病毒进入体内，宿主可以产生天然免疫反应和获得性免疫反应（见第 13 章）。病毒肽与主要组织相容性复合物Ⅰ类分子（MHC-Ⅰ）形成的复合物呈递在感染细胞表面上，淋巴细胞可识别此复合物并杀死被感染的细胞（图 47.2）。这可能是通过淋巴细胞释放的溶解蛋白（如穿孔素和粒酶）或者感染细胞的 Fas 受体（死亡受体；见第 5 章）被激活后启动细胞凋亡机制而实现的，后者还可能通过释放肿瘤坏死因子 TNF-α 而被间接地触发。如果病毒变异，使病毒多肽 - MHC 复合物发生改变而逃脱细胞毒淋巴细胞（CTL）的监督，它仍可被自然杀伤（NK）细胞杀死。这种对缺乏 MHC 分子的反应可被称为“母火鸡”策略（杀死一切听起来不像小火鸡的东西），但某些病毒仍能设法逃脱 NK 细胞的杀伤（见下文）。

生物细胞已经进化出一种复杂而巧妙的机制，称为基因沉默，可提供进一步的保护（Schutze，2004）。病毒在利用宿主本身转录和翻译机制的过程中，常产生短小的双链 RNA（dsRNA）片断，这些片断可引起编码 RNA 的基因沉默，或者说基因被关闭。这一现象可能由 DNA 磷酸化所产生，这意味着基因不能进一步指导病毒蛋白的合成，从而中断病毒的复制过程。这种机制可用于许多生物学实验。小干扰 RNA（siRNA）技术是一项有应用价值的技术，利用此技术可以暂时抑制研究中的某特定基因的表达。试图用此技术杀灭病毒已取得部分成功（Barik，2004）。

## 病毒突破宿主防御的策略

病毒也进化出种种策略，成功感染宿主细胞。某些手段甚或改变宿主的反应方向，以利病毒繁殖和生长。

### 颠覆免疫反应

病毒能够抑制具有先天性和获得性免疫调节作用的细胞因子如 IL-1、TNF-α 和抗病毒干扰素（IFNs）。例如一些痘病毒感染后，表达蛋白质，这些蛋白质模拟细胞因子受体的细胞外配基结合域。这些假受体可结合细胞因子，阻止细胞因子到达免疫细胞上的天然受体，因而减轻了对感染细胞的正常免疫反应。还有一些病毒可干扰细胞因子的信号转导，如巨细胞病毒、EB 病毒、疱疹病毒和腺病毒等。

### 逃避免疫监视和杀伤细胞的攻击

在细胞内，病毒仍然可以用多种方法逃避免疫监视以及细胞毒淋巴细胞和 NK 细胞的致死性攻击。所用方法如下：

- 干扰感染细胞表面蛋白标记以逃避杀伤细胞的攻击。一些病毒抑制抗原肽的生成和/或 MHC-多肽复合物的呈递，结果中断了被感染细胞的信号传导，使病毒不被免疫系统发现，腺病毒、单纯疱疹病毒、人巨细胞病毒、EB 病毒和流感病毒等都具有这种能力。
- 干扰凋亡通路。某些病毒，如腺病毒、人巨细胞病毒、EB 病毒能够破坏凋亡通路。
- 采用“小火鸡”策略。某些病毒（如巨细胞病毒）表达一种 MHC-1 类似物（相当于小火鸡的叫声），使周围的“母火鸡”即 NK 细胞被欺骗。

显然，进化已经赋予病毒突破宿主细胞防御的多种手段，对于这方面知识的深入了解，将有利于开创抗病毒治疗的新途径。幸运的是，生物武器竞赛并非是单方面的，进化同样赋予宿主复杂而精巧的对抗机制。通常情况下，除非宿主免疫系统受损，否则病毒感染将能得到自然解决。但事实上，情况并不总是如此美好。某些病毒感染，像拉沙热和埃博拉病毒感染，其死亡率相当高。下面要进一步讨论的严重例子是 HIV，其具有与其他病毒感染一样的共同特征。由于艾滋病已成为全球性的严峻问题，故 HIV 已被推到抗病毒靶点名单的首位。

**病毒** 要点

- 病毒是微小的感染性微生物，由核酸（RNA或DNA）和包围在核酸外面的蛋白质壳体组成。
- 病毒不是细胞，没有自己的代谢机制，必须在细胞内寄生，使用宿主细胞的代谢过程复制自身。
- DNA病毒通常进入宿主细胞核，指导新病毒颗粒的生成。
- RNA病毒同样指导新病毒颗粒的生成，但通常不涉及宿主细胞核（流感病毒例外，仅在细胞核内进行复制）。
- RNA逆转录病毒（如HIV和T细胞白血病病毒）携带一种酶，称逆转录酶。逆转录酶以病毒RNA为模板，合成病毒的DNA链，随后，病毒DNA整合入宿主细胞基因组中，指导新病毒颗粒的生成。

## 人类免疫缺陷病毒和艾滋病

人类免疫缺陷病毒（HIV）属于RNA逆转录病毒，它有两种类型，HIV-1和HIV-2，HIV-1是世界上广泛流行的艾滋病（AIDS）的病原体。HIV-2和HIV-1类似，同样引起免疫抑制但毒性较低。HIV-2只在非洲西部呈地区性流行。在本章中我们将它们一并论述。

◆ 根据世界卫生组织2004年的报告，全世界艾滋病患者近4000万，其中一半为妇女和儿童。同年，约300万人死于艾滋病，包括64万年龄在15岁以下的儿童。HIV的蔓延速度非常之快，据统计，这一年又有500万人被HIV感染。从流行地域分布来看，全球艾滋病患者总数的2/3集中在非洲撒哈拉沙漠以南地区。在这一地区，成人感染率为7.4%，而欧洲仅为0.3%。有关艾滋病发病机制的综述参看Mindel &Tenant-Flowers (2001)。

HIV与免疫系统的相互作用较为复杂，主要涉及细胞毒淋巴细胞（CTLs，$CD8^+$ T细胞）和$CD4^+$辅助T淋巴细胞（CD4细胞），但其他免疫细胞如巨噬细胞、树突状细胞、NK细胞也都与HIV有部分关系。宿主还可以产生抗病毒各种组成成分的抗体，但就最初阻止HIV在体内传播的作用而言，CTLs和CD4细胞尤为重要。

细胞毒T淋巴细胞直接杀死病毒感染的细胞，产生并释放抗病毒的细胞因子（图47.2），最终结果是使靶细胞溶解而死亡，不过，CTLs上的Fas配体（“死亡”配体，见图5.5）和病毒感染细胞上的Fas受体相结合诱导靶细胞凋亡的过程，也发挥一定的作用。$CD4^+$细胞作为T辅助细胞非常重要，HIV感染者体内的$CD4^+$细胞呈进行性减少，这是HIV感染的重要特征（图47.4)。最近的研究证明，在控制HIV复制的过程中，$CD4^+$细胞本身同样具有直接作用，如溶解靶细胞（Norris，2004）。

HIV进入细胞后，整合入宿主DNA（以原病毒形式），当细胞活化时，转录产生新的病毒体（图47.3），在未经治疗的患者体内，每天产生$10^{10}$个病毒颗粒，这个数字令人惊愕。细胞内的HIV可以长期沉默（潜伏）。

◆ 在诱导相，初始T细胞被激活变成CTLs，首先需要T细胞受体复合物与抗原呈递细胞（APCs；见图13.3和图13.4）表面上的与MHC-Ⅰ类分子相关的抗原性HIV多肽相互作用，同时还要求有$CD4^+$细胞的存在和参与。一般认为，这两类细胞需要识别同一抗原呈递细胞上的抗原（图13.3）。

如此产生的CTLs在病毒感染的初期具有抗病毒作用，但它最终不能阻止疾病的发展，其可能的原因是CTLs消耗殆尽，以及CTLs功能异常。两种不同机制可能与此有关，概述于下：

- 在最近深入研究不同的病毒感染的基础上，提示有一种可能的机制。研究显示，在激活过程的早期，$CD4^+$细胞的协助对CTLs自主再激活时的再次扩增是必需的。证据是，激活时$CD4^+$细胞协助决定相应CTL记忆的开发和产生CTL再次应答的能力。否则，当再次与抗原相互作用时，大多数CTL细胞或被耗尽，或走向凋亡（Jansen，2004）。这引发了关于$CD4^+$细胞在对HIV的免疫应答中作用的新观点。
- 基于最近对其他病毒感染的研究工作，CTLs耗尽的另一可能的解释是，这些CTLs过度表达凋亡基因。根据实验，给予抗体阻断这些因子和其受体之间的相互作用，可以恢复CTLs增殖的能力，并杀死感染细胞，因此可以减少病毒数量。上述认识，为HIV所致的慢性病毒感染提供了新的免疫治疗策略（Barber，2006）。

HIV吸附到宿主细胞表面，经胞吞进入细胞。主要靶点是CD4（辅助T淋巴细胞表面的糖蛋白标记）和CCR5［一些细胞因子的复合受体，配体包括单核细胞趋化蛋白-1（MCP-1）和RANTES（调节活化的正常T细胞表达与分泌)］。通常，$CD4^+$细胞协调组织对病毒的免疫应答，但HIV要进入细胞，利用这些细胞作为生产

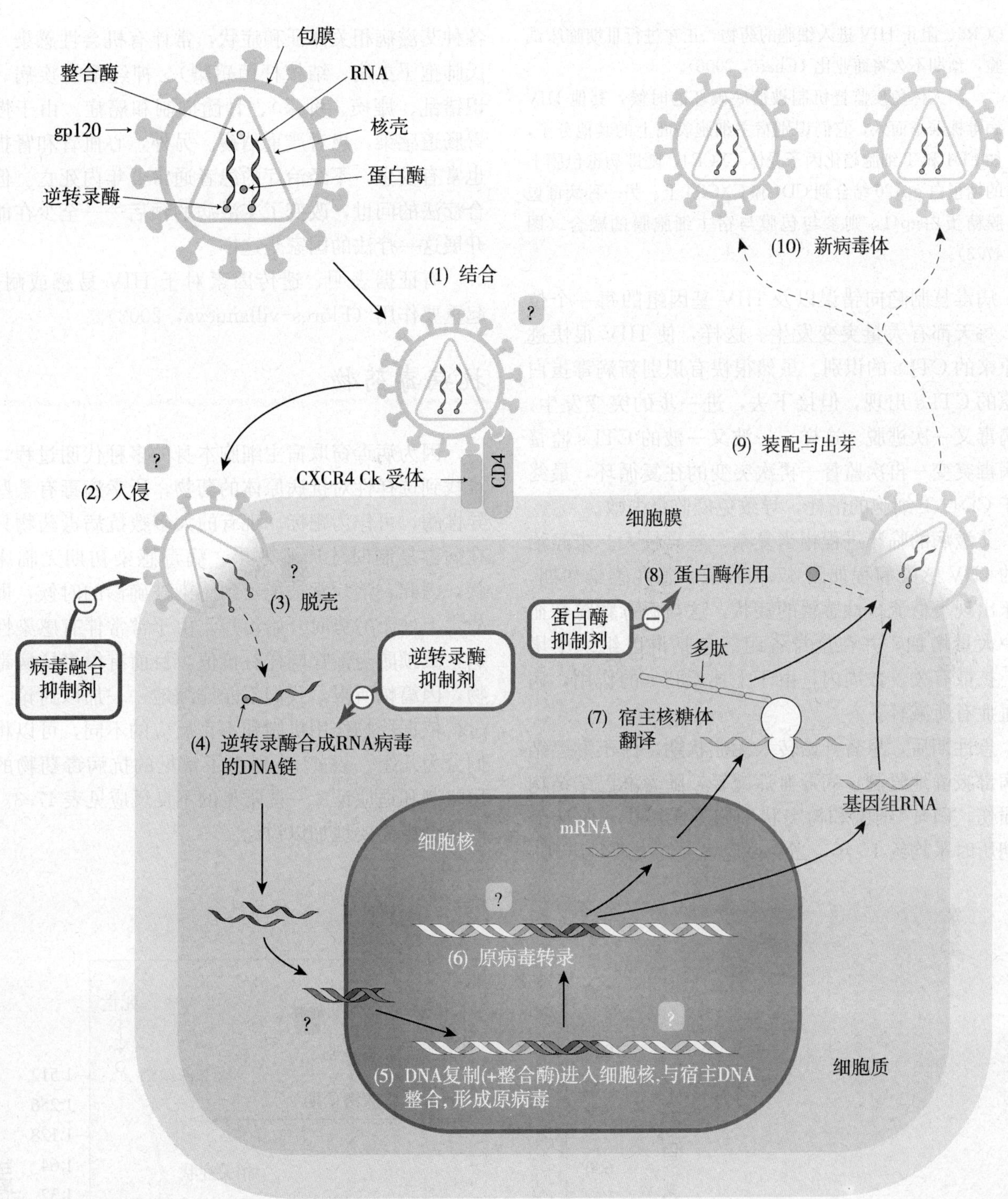


**图 47. 3 HIV 病毒体在受感染 CD4⁺ T 细胞中的生活周期及两类主要抗 HIV 药物的作用位点示意图。**从病毒体吸附到细胞表面到释放新病毒体共分 10 个步骤：病毒首先结合到 CD4 分子和趋化因子受体 CXCR4 上，以便其进入细胞内并整合到细胞 DNA 中（步骤 1 至 5）。启动转录（步骤 6 步），T 细胞活化，转录因子 NFκB 启动宿主细胞和病毒 DNA 转录，病毒蛋白酶将新生的病毒蛋白链水解（步骤 7、8）成结构蛋白和酶（整合酶、逆转录酶、蛋白酶）。新病毒体装配和释放，开始新一轮的感染（步骤 9、10）。抗 HIV 药物作用位点如图所示。

更多病毒体的工厂，所以 HIV 实际上削弱了这种免疫反应。图 47.3 显示 HIV 病毒体感染 $CD4^+$ T 细胞的过程。感染并激活了的 $CD4^+$ T 细胞成了产生 HIV 的主要场所，感染的巨噬细胞则是另一个生产场所。

从不知何故避免了感染的暴露个体上证明，CCR5 这种表面蛋白在 HIV 发病机制上起主要作用。一种封闭

CCR5、阻止 HIV 进入细胞的药物，正在进行Ⅲ期临床试验，预期不久将商业化（Charo，2006）。

当人体免疫监督机制被彻底破坏的时候，其他 HIV 病毒株乘虚而入，它们识别宿主细胞表面上的其他分子，如 CD4 和 T 细胞趋化因子受体 CXCR4，随即病毒包膜上的糖蛋白 gp120 结合到 CD4 和 CXCR4 上。另一种病毒包膜糖蛋白 gp41，则参与包膜与宿主细胞膜的融合（图 47.3）。

病毒复制趋向错误以及 HIV 基因组的每一个位点，每天都有大量突变发生。这样，使 HIV 很快逃脱原来的 CTLs 的识别。虽然很快有识别新病毒蛋白抗原的 CTLs 出现，但接下去，进一步的突变发生，使病毒又一次逃脱。这样，一波又一波的 CTLs 监督—病毒突变—再次监督—再次突变的往复循环，最终由于 $CD4^+$ T 细胞的消耗，导致免疫监督失败。

艾滋病的临床进程相当复杂，差异较大。未经治疗的 HIV 感染病程如图 47.4 所示。急性感染初期，临床出现类似流行性感冒的症状，这与病毒颗粒在血液中大量增加，并在全身各组织包括淋巴组织中增殖、扩散有关。数周内，由于上述 CTLs 的作用，病毒血症有所减轻。

急性期后，患者开始转入无症状期。由于淋巴结中病毒寂静地复制，病毒血症减轻，随着淋巴结结构的损伤，$CD4^+$ 细胞和树突状细胞不断减少。临床潜伏期历时平均约 10 年，当免疫应答最终失败时出现各种艾滋病相关体征和症状，常伴有机会性感染（卡氏肺孢子虫病、结核杆菌感染）、神经系统疾病（意识错乱、瘫痪、痴呆）、骨髓抑制和癌症。由于慢性胃肠道感染，患者严重消瘦。另外，心血管和肾损害也常有发生，不经治疗的患者通常 2 年内死亡。但复合疗法的问世，改变了艾滋病的预后——至少在能够开展这一疗法的国家是这样。

有证据表明，遗传因素对于 HIV 易感或耐受，起重要作用（Flores-villanueva，2003）。

## 抗病毒药物

因为病毒窃取宿主细胞本身的多种代谢过程，很难找到选择性对抗病原体的药物，所幸病毒有某些特异性酶，可作为靶标。现有的大多数抗病毒药物只有在病毒复制时才产生效果。病毒感染初期无临床症状，因此，治疗常被拖延到感染被确诊的时候，即在战术上处于劣势时开始治疗。由于常常伴有感染性疾病，故预防与治疗同样有价值。目前有很多抗病毒药物，因篇幅所限，我们不能详细地一一加以讨论。不过，依据药物作用机制和不良反应的不同，可以将它们分为几组。表 47.2 列出了常见的抗病毒药物的作用机制和适应证。一些常见的不良反应见表 47.3。下面将分组简要地加以讨论。

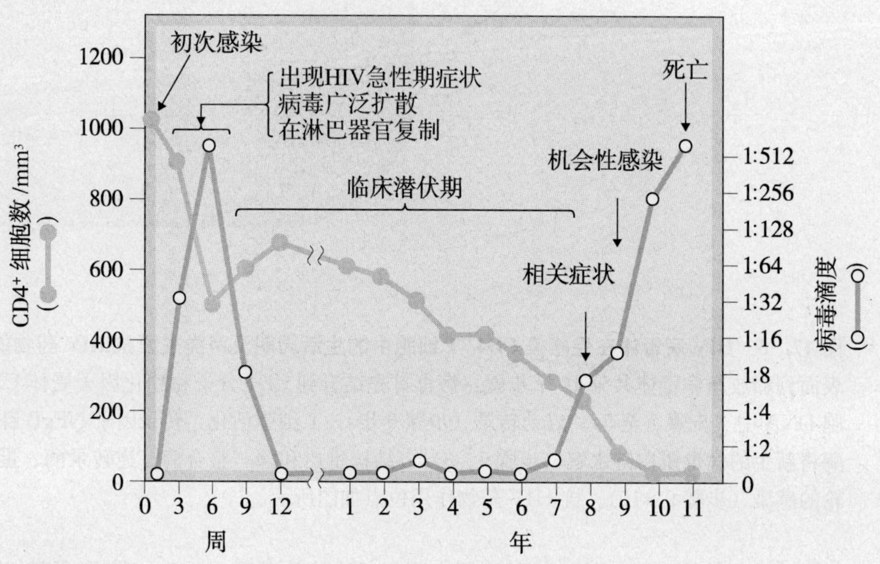


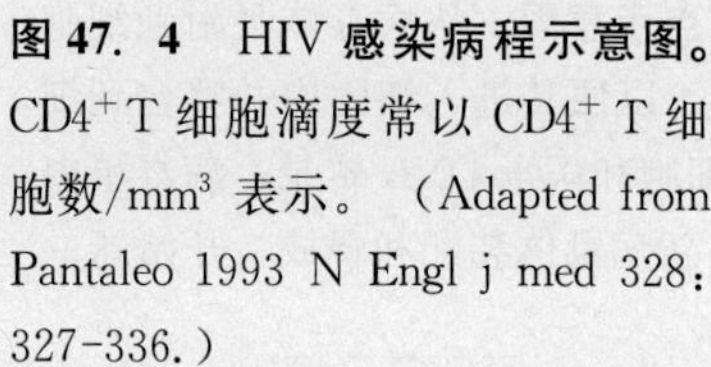
**图 47.4 HIV 感染病程示意图。** $CD4^+$ T 细胞滴度常以 $CD4^+$ T 细胞数/$mm^3$ 表示。（Adapted from Pantaleo 1993 N Engl j med 328：327-336.）

**表 47.2 抗病毒药物的主要类型和一些常见的治疗应用**

| 药物类型 | 常见的治疗适应证 |
|---|---|
| 核苷逆转录酶抑制药：阿巴卡韦、阿德福韦、去羟肌苷、恩曲他滨、拉米夫定、司他夫定、替诺福韦、扎西他滨、齐多夫定 | 主要用于 HIV 感染，通常与其他逆转录病毒抑制药联合使用。拉米夫定和阿德福韦也用于乙型肝炎的治疗 |
| 非核苷逆转录酶抑制药：依法韦仑、奈韦拉平 | 主要用于 HIV 感染，通常与其他逆转录病毒抑制药联合使用 |
| 蛋白酶抑制药：安泼那韦、阿扎那韦、茚地那韦、洛匹那韦、那非那韦、利托那韦、沙奎那韦 | 主要用于 HIV 感染，通常与其他逆转录病毒抑制药联合使用 |
| 病毒 DNA 聚合酶抑制药：阿昔洛韦、西多福韦、泛昔洛韦、膦甲酸，更昔洛韦、碘苷、喷昔洛韦、利巴韦林、伐昔洛韦、缬更昔洛韦 | 治疗疱疹病毒，巨细胞病毒或丙型肝炎病毒和呼吸道合胞病毒感染等 |
| HIV-宿主细胞融合抑制药：恩夫韦地 | 主要用于 HIV 感染，通常与其他逆转录病毒抑制药联合使用 |
| 病毒脱衣壳和神经氨酸酶抑制药：金刚烷胺、奥司他韦、扎那米韦 | 治疗流感 A 或流感 A 和 B |
| 生物制品和免疫调节剂：干扰素-α、聚乙二醇干扰素-α、异丙肌苷、帕利珠单抗 | 治疗乙型肝炎和丙型肝炎、疱疹病毒感染和呼吸道合胞病毒感染 |

**表 47.3 一些抗病毒药物的主要常见不良反应**

| 药物类型 | 常见不良反应 | 备注 |
|---|---|---|
| 核苷逆转录酶抑制药：齐多夫定、阿巴卡韦、去羟肌苷、恩曲他滨、拉米夫定、司他夫定、替诺福韦、扎西他滨 | 胃肠功能紊乱：包括恶心、呕吐、腹疼和腹泻；中枢神经系统：包括头疼、失眠、头晕和神经病；肌肉骨骼肌和皮肤系统：包括疲劳、肌痛、关节痛、皮疹、荨麻疹和发热；血液系统：包括贫血、中性粒细胞减少、血小板减少；代谢影响：包括胰腺炎、肝损伤和脂肪营养不良 | |
| 非核苷酸逆转录酶抑制药：依法韦仑，奈韦拉平 | 皮肤系统：包括皮疹和荨麻疹；中枢神经系统：包括疲劳、头疼、睡眠障碍、抑郁、头晕；胃肠功能紊乱：包括恶心、呕吐、腹痛和腹泻；血液系统：包括贫血、中性粒细胞减少、血小板减少[a]；代谢影响：包括胰腺炎、胆固醇升高、肝功能异常和脂肪营养不良 | 皮疹发生率高（15%～25%） |
| 蛋白酶抑制药：安泼那韦、阿扎那韦、茚地那韦、洛匹那韦、那非那韦、利托那韦、沙奎那韦 | 胃肠功能紊乱：包括恶心、呕吐、腹痛和腹泻；中枢神经系统：包括疲劳、头痛、睡眠障碍、头晕、味觉障碍和感觉异常；骨骼肌和皮肤系统：包括肌痛、关节痛、横纹肌溶解、皮疹、荨麻疹、发热；血液系统：包括贫血、中性粒细胞减少、血小板减少[a]；代谢影响：包括胰腺炎、肝功能异常和脂肪营养不良 | |

注：[a]给予红细胞生成素（EPO）和重组人粒细胞巨噬细胞集落刺激因子（recombinant human granulocyte macrophage colony-stimulating factor；见第 22 章），可以减少这些不良反应。

## 核苷类逆转录酶抑制药

这是一大组核苷类似物。进入人体后，被宿主细胞的酶磷酸化为5′-三磷酸核苷衍生物。在病毒的逆转录酶（病毒的依赖RNA的DNA聚合酶）合成原病毒DNA时，5′-三磷酸核苷类似物同宿主细胞中三磷酸底物竞争DNA合成。最终，5′-三磷酸类似物并入生长的病毒DNA链中，导致链的延伸终止。相对来说，哺乳动物α-DNA聚合酶可抵抗此作用。然而，宿主细胞线粒体中的γ-DNA聚合酶对逆转录酶抑制药相当敏感，这可能是产生不良反应的基础。这类药物主要用于HIV的治疗，但其中许多药对其他病毒也有效。下面是一些核苷类逆转录酶抑制药。

### 齐多夫定

齐多夫定（zidovudine）为胸腺嘧啶脱氧核苷类似物，能延长HIV感染者的生命，减少HIV相关的痴呆症状。临产母亲和新生儿均用药治疗后，母婴HIV传播可减少20%以上。一般口服给药，一日两次，但也可静脉输注。生物利用度为60%～80%。给药30分钟后，血药浓度可达峰值。半衰期为1小时。活化的三磷酸盐（triphosphate）的细胞内半衰期为3小时。在脑脊液中的药物浓度可达血浆浓度的65%。药物大多在肝中被代谢为无活性的葡糖苷酸，仅20%的药物以活性形式从尿液中排出。

#### HIV对齐多夫定的耐药性

HIV可快速突变，逃避药物攻击长期用药使病原菌产生耐药性，特别在疾病后期治疗效果欠佳。此外耐药菌株能够在患者之间转移，耐药性问题就更加突出。其他使药物效力降低的因素包括，齐多夫定活化为三磷酸盐，以及宿主免疫应答减低造成的病毒荷载增加。

### 去羟肌苷

去羟肌苷（didanosine）为脱氧腺苷类似物，口服给药，吸收迅速，以主动形式经肾小管分泌，其脑脊液中的药物浓度可达血浆药物浓度的20%。血浆中药物半衰期为30分钟，细胞内药物半衰期则长达12小时以上。

### 扎西他滨

扎西他滨（zalcitabine）为胞嘧啶同系物。它在T细胞中经不同的磷酸化途径从齐多夫定活化而成。口服给药，药物血浆半衰期为20分钟，细胞内半衰期约3小时。其脑脊液中药物浓度可达血浆药物浓度的20%。

### 拉米夫定

拉米夫定（lamivudine）为胞嘧啶类似物。口服给药，吸收好，大部分药物不经代谢从尿中排出，其脑脊液中药物浓度可达其血药浓度的20%。拉米夫定可单独用于对药物和其他逆转录酶抑制药耐药的HIV突变株。另外，拉米夫定也用来治疗乙型肝炎。

### 司他夫定

司他夫定（stavudine）为胸苷类似物，口服给药，血浆中药物半衰期为1小时。大部分药物经肾小管主动排泌。在脑脊液中的药物浓度可达血药浓度的55%。

### 阿巴卡韦

阿巴卡韦（abacavir）为鸟苷类似物。临床应用证明，阿巴卡韦的疗效优于目前所用的其他核苷类逆转录酶抑制药。口服吸收好，在肝中代谢为无活性的化合物。在脑脊液中的药物浓度为血浆药物浓度的33%。

## 非核苷类逆转录酶抑制药

非核苷类逆转录酶抑制药是一组化学结构差别显著的化合物。它们结合在逆转录酶的催化位点附近，使其失去酶的活性。多数非核苷类逆转录酶抑制药是肝细胞色素P450酶的不同程度的诱导物、底物和抑制剂。最近问世的有奈韦拉平（nevirapine）和依法韦仑（efavirenz）。

### 奈韦拉平

奈韦拉平口服给药，生物利用度大于90%，其脑脊液中的药物浓度为血浆药物浓度的45%。在肝中代谢，代谢物自尿中排泄。如果对临产母亲和新生儿同时给药治疗，奈韦拉平能够阻止HIV在母婴之间垂直传播。

### 依法韦仑

依法韦仑口服给药，每天一次，药物血浆半衰期约 50 小时，99% 的药物与白蛋白相结合。在脑脊液中药物浓度约为血浆药物浓度的 1%，该药物在肝中代谢灭活。

## 蛋白酶抑制药

HIV 和其他病毒感染过程中，从原病毒转录来的 mRNA 翻译成无生物活性的多聚蛋白，然后在适当的位点，由病毒特异的蛋白酶将多聚蛋白再水解成病毒的结构蛋白和功能蛋白（图 47.3）。这种病毒特异的蛋白酶在宿主中并不存在，是化学药物治疗的良好靶标。HIV 特异的蛋白酶抑制药结合在水解酶的作用位点，阻止多聚蛋白水解；蛋白酶抑制药与逆转录酶抑制药联合应用治疗艾滋病已取得一定疗效。目前使用的蛋白酶抑制药见表 47.2，包括沙奎那韦、奈非那韦、茚地那韦、利托那韦和安泼那韦。

### 药代动力学

这些药物通常口服给药，沙奎那韦的首关效应强，在脑脊液中的浓度很低，可以忽略不计。茚地那韦在脑脊液中的浓度最高，可达血药浓度的 76%。奈非那韦和利托那韦最好与食物同服，沙奎那韦在饭后 2 小时内服用。几种药物的不良反应相似（表 47.3）。

## DNA 聚合酶抑制药

### 阿昔洛韦

阿昔洛韦是鸟苷类衍生物，它开辟了选择性病毒药物治疗的新纪元，对单纯疱疹病毒和水痘带状疱疹病毒有效。单纯疱疹病毒感染可引起唇疱疹、结膜炎、口腔溃疡、生殖器感染[1]，以及少见但很严重的疱疹性脑炎等，对免疫力低下的患者危害更严重。水痘带状疱疹病毒引起带状疱疹和水痘。单纯疱疹病毒较水痘带状疱疹病毒对阿昔洛韦易感。EB 病毒（一种引起传染性单核细胞增多症的疱疹病毒）对阿昔洛韦轻度敏感。阿昔洛韦对巨细胞病毒作用较弱。巨细胞病毒可对胎儿产生严重后果，对免疫力低下的成人可引起传染性单核细胞增多症样综合征和严重的疾病（如视网膜炎，可以致盲）。

**疱疹病毒治疗药物的临床应用（如阿昔洛韦、泛昔洛韦、伐昔洛韦）** 临床

- 水痘带状疱疹病毒感染（水痘、带状疱疹）：
  — 有免疫力的患者，口服给药；
  — 无免疫应答的患者，静脉注射给药。
- 单纯疱疹病毒感染（生殖器疱疹、黏膜与皮肤疱疹和疱疹性脑炎）。
- 预防性给药：
  — 将进行免疫抑制药治疗和放射治疗的患者，以及有病毒再激活风险的潜伏感染患者；
  — 经常复发的生殖器疱疹病毒感染的患者。

#### 作用机制

阿昔洛韦进入细胞后，被疱疹病毒特异的胸苷激酶磷酸化成单磷酸盐，由于该酶比宿主细胞内相同作用的酶活性更高，因此阿昔洛韦只在被感染的细胞内被充分活化；然后，宿主细胞激酶再将单磷酸盐磷酸化为三磷酸盐。阿昔洛韦三磷酸盐可以抑制病毒 DNA 聚合酶，使病毒 DNA 合成和链的延伸终止。阿昔洛韦对疱疹病毒 DNA 聚合酶有高度选择性，对正常宿主细胞 DNA 聚合酶的影响较小，二者相差 30 倍。阿昔洛韦三磷酸盐可能很快被宿主细胞磷酸酶水解失活。据报道，病毒胸苷激酶基因和 DNA 聚合酶基因突变可引起病毒对阿昔洛韦耐药，耐阿昔洛韦的单纯疱疹病毒是引起免疫力低下患者发生肺炎、脑炎和黏膜皮肤感染的主要病原体。

#### 药代动力学

阿昔洛韦可通过口服、静脉给药和局部用药 3 种形式给药，口服吸收率仅 20%，血浆药物浓度在服药后 1～2 小时达到峰值。药物分布广泛，脑脊液药物浓度是血浆药物浓度的 50%；药物经肾排出，部分经肾小球滤过，部分经肾小管分泌。

[1] 性病学家（venereologist）喜欢嘲讽地发问：“真爱与生殖器疱疹的区别是什么？”他们的答案是，生殖器疱疹是永恒的。但可能并非如此。

不良反应

不良反应小。静脉给药时，药物溶液外渗可引发局部炎症；有时可见肾功能异常，但慢速输注则风险减低，恶心、头痛偶有发生，脑病少见。目前，有很多药理作用与阿昔洛韦相似的药物问世（表47.2），它们分别是缬昔洛韦（valaciclovir；一种阿昔洛韦的药物前体）和泛昔洛韦（famciclovir）。泛昔洛韦在体内代谢后，转变成有活性的药物，即喷昔洛韦（penciclovir）。其他病毒DNA聚合酶抑制药见下文。

**更昔洛韦**

更昔洛韦（ganciclovir）是另一种阿昔洛韦类药物，用于治疗巨细胞病毒所引起的感染。器官移植患者、骨髓移植患者以及艾滋病患者免疫功能低下时，常发生巨细胞病毒的机会性感染，这种感染反过来又成为移植成功的巨大障碍。

更昔洛韦与阿昔洛韦一样，在体内首先活化成三磷酸盐，然后再与dGTP竞争，抑制病毒DNA复制。更昔洛韦不是DNA链的终止剂，其作用时间长，在感染细胞中可持续存在10～20小时。

药代动力学

更昔洛韦通过静脉给药，从尿中排泄，半衰期4小时。

不良反应

更昔洛韦不良反应严重，包括骨髓抑制和潜在的致癌性，因此，仅在威胁生命和视力的严重巨细胞病毒感染时应用。口服给药用于艾滋病的维持治疗。

**利巴韦林**

利巴韦林（ribavirin）是化学合成的核苷类化合物，结构类似于鸟苷。一般认为，它通过改变病毒核酸合成所需的核苷池，或者通过干扰病毒mRNA的合成，从而对多种DNA和RNA病毒，包括许多引起下呼吸道感染的病毒，发挥抑制作用。以气雾剂剂型给药，常用来治疗流感和呼吸道合胞病毒（一种RNA副黏病毒）引起的感染，对丙型肝炎和拉沙热（一种非常严重的腺病毒感染性疾病）也有治疗效果。临床经验表明，对拉沙热患者如及时给药，患者死亡率可以从76%降低到9%。

**膦甲酸**

膦甲酸（foscarnet，或phosphonoformate）为合成的焦磷酸盐的非核苷类似物，它通过直接结合到DNA聚合酶的焦磷酸结合位点，抑制病毒DNA聚合酶，从而阻抑病毒的复制。可产生严重的肾毒性。临床上仅作为二线药物，静脉输注用于治疗免疫功能低下患者的眼部巨细胞病毒感染。

## HIV-宿主细胞融合抑制药

本组仅一种药物，称作恩夫韦肽（enfuvirtide）。此药皮下注射并与其他抗HIV药物合用，可治疗耐药或不能耐受其他药物的患者。

不良反应

不良反应包括流感样综合征，中枢神经系统症状如头痛、头晕、情绪改变，可出现胃肠道不适，有时出现超敏反应。

## 神经氨酸酶抑制药和病毒脱衣壳抑制药

神经氨酸酶是流感病毒基因组编码的3种跨膜蛋白之一。流感病毒感染时，首先经其血凝素（HA）吸附到宿主细胞表面糖蛋白末端的神经氨酸分子上。经胞吞作用后病毒进入细胞，通过离子通道蛋白M2进入的$H^+$使内体（endosome）酸化，易化病毒结构解体，使病毒RNA进入宿主细胞核，由此开始新一轮病毒复制。新复制出的病毒以出芽的方式从宿主细胞逃逸，病毒的神经氨酸酶通过切断病毒衣壳和宿主唾液酸之间的联结促进此过程。

神经氨酸酶抑制药扎那米韦（zanamivir）和奥司他韦（oseltamivir）对流感病毒A和B感染引起的流感均有效，批准用于感染的早期或不可能应用疫苗时。市场上扎那米韦有吸入粉雾剂，奥司他韦有口服剂，本书正在撰写时，世界各国政府均在储备奥司他韦，以期对禽流感突变株感染人类时提供某些防卫。

不良反应

两种药物均有胃肠道不适，包括恶心、呕吐、消化不良、腹泻，但服用吸入粉雾剂时，不良反应轻微，且较少出现。

**金刚烷胺**（amantadine）[1]

是1966年问世的一种老药，现已很少使用，它能有效封闭M2离子通道，抑制病毒结构解体。对流感病毒A有效，对流感病毒B无效。结构近似的金刚乙胺（rimantadine）作用与金刚烷胺类似。

药代动力学

口服后金刚烷胺吸收好，唾液中药物浓度较高，大部分药物以原型经肾排出，可用气雾剂给药。

不良反应

相对少见，且不严重，约5%～10%的人出现。常见不良反应为头晕、失眠、言语不清等。

## 生物制剂和免疫调节剂

一些其他药物也被用来防治病毒感染，包括免疫球蛋白制剂、干扰素、免疫调节剂、单克隆抗体。

### 免疫球蛋白

混合的免疫球蛋白（immunoglobulin）制剂含有抵抗人群中多种病毒的抗体。抗病毒包膜抗体和病毒结合，可"中和"某些病毒，阻止病毒吸附和穿透宿主细胞。若症状出现前及时应用混合免疫球蛋白制剂，对麻疹、传染性肝炎、风疹、狂犬病或脊髓灰质炎等多种病毒性疾病均有疗效。

针对特殊病毒制备的高效价免疫球蛋白制剂，临床上用于对乙型肝炎、水痘带状疱疹和狂犬病的治疗。

### 帕利珠单抗

帕利珠单抗（palivisumab）是一种抗呼吸道合胞病毒表面糖蛋白的单克隆抗体（见第13章和第55章），属免疫球蛋白类制剂，肌内注射用于预防婴儿呼吸道合胞病毒感染。

### 干扰素

干扰素（interferon）是一组由哺乳动物细胞产生的具有抗病毒活性的糖蛋白。至少有3种类型，干扰素-α，干扰素-β和干扰素-γ，由参与细胞生长、分化调节以及免疫反应调节的激素家族组成。干扰素-γ被称为免疫干扰素，主要由病毒抗原和非病毒抗原刺激T淋巴细胞产生，非病毒抗原包括细菌及其代谢产物、立克次体、原生动物、真菌多糖、大分子化学聚合物和其他细胞因子。干扰素-α和干扰素-β，由病毒和细胞因子激发B淋巴细胞、T淋巴细胞、巨噬细胞和成纤维细胞产生。干扰素的主要生物学作用已在第13章简要叙述。

抗病毒机制

干扰素结合到宿主细胞膜上的特异性神经节苷脂受体上，诱导宿主细胞产生数种酶，通过这些酶抑制病毒mRNA翻译成病毒蛋白，终止病毒复制。体外实验表明，干扰素抗病毒谱广，能抑制多数病毒的复制。

药代动力学

静脉注射给药，半衰期为2～4小时。肌内注射后5～8小时，血药浓度可达到峰值。干扰素不能通过血脑屏障。

临床应用

干扰素-α-2a可用于治疗乙型肝炎和艾滋病相关的卡波西肉瘤。干扰素-α-2b可用于治疗丙型肝炎。有报告指出，三叉神经根切断术后，干扰素能阻止单纯疱疹复发，并能阻止带状疱疹病毒在癌病患者中的传播。聚乙二醇干扰素（pegylated IFNs）在血液中可长期存在。

不良反应

不良反应常见，包括发热、乏力、头痛、肌痛等。另外，反复注射常引起身体不适、骨髓抑制、皮疹和脱发。心血管、甲状腺和肝功能也可能受到影响。

### 异丙肌苷

异丙肌苷（inosine pranobex）通过调节对病毒的免疫应答或利用针对一种病毒或其他细菌的免疫机制来发挥作用，该药具有干扰病毒核酸合成的作用，同时兼有增强机体免疫功能的作用，有时用来治疗疱疹病毒所致的黏膜和皮肤感染。

## HIV的联合治疗

治疗艾滋病有两类药物：一类是逆转录酶抑制药，另一类是蛋白酶抑制药。这两类药有不同的作用

[1] 对帕金森病有轻微的益处（见第35章）。

机制（图 47.3），它们联合使用显著改变了艾滋病的预后。这种联合疗法被叫做“高活性抗逆转录酶治疗”（highly active antiretroviral therapy，HAART）。典型的 HAART 使用两种核苷类逆转录酶抑制药，同时合用一种非核苷类逆转录酶抑制药或者 1～2 种蛋白酶抑制药。

使用 HAART 方案，患者体内的 HIV 复制被抑制，血浆中病毒的 RNA 减少至检测不到的水平，患者生存期大大延长。但是药物搭配复杂，不良反应多，需要终身进行治疗，且病毒潜伏在宿主的记忆 T 细胞的基因组中，如果停止治疗，HIV 病毒就会再度被激活，导致艾滋病复发。

HAART 治疗法中可能存在 3 种药物成分之间的不利的相互作用，还可能存在患者吸收药物能力的个体差异。某些药物很难通过血脑屏障，造成脑中药物浓度低，可能导致局部病毒增生繁殖。此外，虽然当前尚未发现 3 类药物间的交叉耐药，但是，要记住 HIV 具有很高的基因突变率，耐药问题将来还是有可能发生的。HIV 并未被战胜。

对患有艾滋病的孕妇或哺乳期妇女而言，药物选择有一定困难，主要考虑的问题是避免损害胎儿和阻止病毒传播给新生儿。在这些情况下，常单独采用齐多夫定进行治疗。另外一个特别需要关注的问题是意外接触 HIV 后预防被感染的处理措施。现已制订出一套处理方案，不过这不在本章的讨论范围之内，这里不再赘述。

## 抗病毒药物的前景

20 世纪 90 年代初，治疗病毒感染的药物仅有 5 种；15 年后，药物的数量增加了大约 7 倍。随着病毒生物学知识的增长，将不断有新思路涌现，人们将从多方面应对病毒性疾病给人类带来的苦难（Declercq 等，2000）。然而，战胜病毒的最终武器是疫苗接种，这一点在实践中已经得到证明，例如通过疫苗接种，已能部分控制甚至最终消灭某些病毒所致的传染病：脊髓灰质炎、天花、流行性感冒（A 型和 B 型）以及乙型肝炎等。虽然一些预防 HIV 的疫苗正在研究和临床试验中，但是要开发出对抗 HIV（或许多其他病毒）的理想疫苗，似乎仍很遥远。其中的关键问题是由于病毒基因突变所产生的“抗原漂移”。有几篇综述已就这方面的问题作了详细讨论。（Stratov 等，2004 ；Tonini 等，2005）。

### 抗病毒药物

要点

- 抗病毒药物一般分成下列几类：
  — 核苷类似物：抑制病毒逆转录酶，阻止病毒 DNA 复制（如拉米夫定，齐多夫定）；
  — 非核苷类似物：同核苷类似物的作用（如依法韦仑）；
  — 蛋白酶抑制药：阻止病毒蛋白加工（如沙奎那韦、茚地那韦）；
  — 病毒 DNA 聚合酶抑制药：阻止病毒 DNA 复制（如阿昔洛韦、泛昔洛韦）；
  — 病毒脱衣壳抑制药（如金刚烷胺）；
  — 神经氨酸酶抑制药：阻止病毒从感染细胞中释放（奥司他韦）；
  — 免疫调节剂：增强宿主防御（如干扰素和异丙肌苷）；
  — 含有多种病毒的中和抗体的免疫球蛋白和相关制品。

### HIV 感染抑制药

要点

- 逆转录酶抑制药（RTIs）：
  — 核苷类逆转录酶抑制药被宿主细胞酶磷酸化为 5’-三磷酸化合物，该 5’-三磷酸化合物同细胞中正常的三磷酸核苷竞争逆转录酶，抑制病毒 DNA 的合成，阻止原病毒 DNA 形成，如齐多夫定和阿巴卡韦，它们通常同蛋白酶抑制药联合应用。
  — 非核苷类逆转录酶抑制药是化学结构差异较大的一组化合物，它们结合到逆转录酶催化位点附近，使其失活，如奈韦拉平。
- 蛋白酶抑制药抑制新生病毒蛋白被水解成为功能蛋白和结构蛋白，它们常常与逆转录酶抑制药联合应用，如沙奎那韦。
- 治疗艾滋病，联合用药是必要的，通常采用两个核苷类 RTIs 与一个非核苷类 RTI，或者 1～2 个蛋白酶抑制药联合应用。

## HIV/艾滋病的治疗

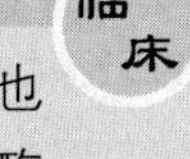


- 艾滋病的治疗原则如下：
  — 检测血浆中 HIV 的数量和 $CD4^+$ 细胞数；
  — 免疫缺陷显现前开始进行治疗；
  — 尽可能足量、长时间用药以减少血浆病毒的浓度；
  — 至少使用 3 种抗 HIV 药物联合治疗，也就是两种逆转录酶抑制药和一种蛋白酶抑制药联合治疗；
  — 如果血浆病毒浓度增加，需更换新的治疗方案。

# 参考文献与扩展阅读


### 普通病毒感染

Hanazaki K 2004 Antiviral therapy for chronic hepatitis B: a review. Curr Drug Targets Inflamm Allergy 3: 63 - 70 (*Reviews the use of IFN and lamivudine, alone or in combination, in the treatment of this viral infection*)

Lauer G M, Walker B D 2001 Hepatitis C virus infection. N Engl J Med 345: 41 - 52 (*Comprehensive review of pathogenesis, clinical characteristics, natural history and treatment of hepatitis C infection*)

Lee W M 1997 Hepatitis B virus infection. N Engl J Med 337: 1733 - 1746 (*Detailed coverage of the epidemiology and pathogenesis of hepatitis B, the life cycle of the virus in the human host, and the treatment of the disease*)

Moomaw M D, Cornea P, Rathbun R C, Wendel K A 2003 Review of antiviral therapy for herpes labialis, genital herpes and herpes zoster. Expert Rev Antiinfect Ther 1: 283 - 295 (*Useful review focusing on the role of aciclovir, famcicolovir, penciclovir and valaciclovir in treating various manifestations of herpesvirus infections*)

Schmidt A C 2004 Antiviral therapy for influenza: a clinical and economic comparative review. Drugs 64: 2031 - 2046 (*A useful review of influenza biology, together with a comprehensive evaluation of drug treatments, their mechanisms of action and relative economic costs*)

Whitley R J, Roizman B 2001 Herpes simplex virus infections. Lancet 357: 1513 - 1518 (*A concise review of the viral replication cycle and the pathogenesis and treatment of herpes simplex virus infections*)

### HIV 感染

Barber D L, Wherry E J, Masopust D et al. 2006 Restoring function in exhausted CD8 T cells during chronic viral infection. Nature 439: 682 - 687 (*Deals with a potential mechanism whereby the exhaustion of T cells may be reversed*)

Cairns J S, D' Souza M P 1998 Chemokines and HIV-1 second receptors: the therapeutic connection. Nat Med 4: 563 - 568 (*Excellent review of therapeutic strategies that target the chemokine receptors used by HIV-1 to invade host cells*)

Charo I F, Ransohoff R M 2006 The many roles of chemokines and chemokine receptors in inflammation. N Engl J Med 354: 610 - 621 (*Useful review of the role of these receptors in facilitating HIV entry*)

Jansen CA, Piriou E, Bronke C et al 2004 Characterisation of virus-specific CD8 (+) effector T cells in the course of HIV-1 infection: longitudinal analyses in slow and rapid progressors. Clin Immunol 11: 299 -309

Mindel A, Tenant-Flowers M 2001 Natural history and management of early HIV infection. Br Med J 322: 1290 - 1293 (*A clinical review covering the current classification of HIV disease, clinical manifestations of primary HIV infection and general treatment of HIV patients*)

Norris P J, Moffett H F, Brander C et al. 2004 Fine specificity and cross-clade reactivity of HIV type 1 Gag-specific $CD4^+$ T cells. AIDS Res Hum Retroviruses 20: 315 - 325

### 病毒逃逸免疫监控和耐药机制

Hirsch M S 2002 HIV drug resistance: a chink in the armor. N Engl J Med 347: 438 - 439 (*Editorial on the challenge of drug-resistant HIV; see also Little S J et al. N Engl J Med 346: 385 - 394*)

Murphy P M 2001 Viral exploitation and subversion of the immune system through chemokine mimicry. Nat Immunol 2: 116 - 122 (*Excellent description of virus - immune system interaction*)

Tortorella D, Gewurz B E et al. 2000 Viral subversion of the immune system. Annu Rev Immunol 18: 861 - 926 (*A comprehensive and clearly written review of the various mechanisms by which viruses elude detection and destruction by the host immune system*)

### 对病毒攻击的免疫防御

Guidotti L G, Chisari F V 2001 Noncytolytic control of viral infections by the innate and adaptive immune response. Annu Rev Immunol 19: 65 -91 (*Detailed review emphasising the role of cytokines, for example IFN-α/β and TNF-α, in the endogenous control of viral infections*)

Levy J A 2001 The importance of the innate immune system in controlling HIV infection and disease. Trends Immunol 22: 312 - 316 (*Stresses the role of innate immunity in the response to HIV; clear exposition of the various components of the innate and adaptive immune systems, as well as the role of non-cytotoxic $CD8^+$ cell response to HIV*)

Schutze N 2004 siRNA technology. Mol Cell Endocrinol 213: 115 - 119 (*An article explaining the siRNA concept*)

### 抗病毒药作用机制

Balfour H H 1999 Antiviral drugs. N Engl J Med 340：1255 - 1268 (*An excellent and comprehensive review of antiviral agents other than those used for HIV therapy; describes their mechanisms of action, adverse effects and clinical use*)

De Clercq E 2002 Strategies in the design of antiviral drugs. Nat Rev Drug Discov 1：13 - 24 (*Outstanding article describing the rationale behind current and future strategies for antiviral drug development*)

Flexner C 1998 HIV-protease inhibitors. N Engl J Med 338：1281 - 1292 (*Excellent and comprehensive review covering mechanisms of action, clinical and pharmacokinetic properties, potential drug resistance and possible treatment failure*)

Gubareva L, Kaiser L, Hayden F G 2000 Influenza virus neuraminidase inhibitors. Lancet 355：827 - 835 (*Admirable coverage of this topic; lucid summary and clear diagrams of the influenza virus and its replication cycle; description of the structure and the action of, and resistance to, zanamivir and oseltamivir, and the relevant pharmacokinetic aspects and clinical efficacy*)

Patick A K, Potts K E 1998 Protease inhibitors as antiviral agents. Clin Microbiol Rev 11：614 - 627 (*A useful review that summarises some of the general features of the viral proteases of the HIV virus, the human rhinovirus and the viruses causing herpes simplex and hepatitis C; the authors discuss the clinically useful inhibitors of HIV protease in some detail and outline the possible development of inhibitors of the proteases of the other viruses*)

### HIV 联合治疗

Carr A, Cooper D A 2000 Adverse effects of antiretroviral therapy. Lancet 356：1423 - 1430 (*A review that focuses on the pathogenesis, clinical features and management of the main unwanted actions of current antiretroviral drugs*)

Flexner C 2000 Dual protease inhibitor therapy in HIV-infected patients: pharmacologic rationale and clinical benefits. Annu Rev Pharmacol Toxicol 40：649 - 674 (*Review emphasising interactions between individual protease inhibitors and the potential benefits and disadvantages of dual therapy*)

Hammer S M 2002 Increasing choices for HIV therapy. N Engl J Med 346：2022 - 2023 (*Succinct article; see also Walmsley et al. N Engl J Med 346：2039 - 2046*)

Richman D D 2001 HIV chemotherapy. Nature 410：995 - 1001 (*Outstanding article; covers pathogenesis and natural history of HIV infection and the impact on viral dynamics and immune function of antiretroviral therapy; discusses the main antiretroviral drugs, drug resistance of HIV and targets for new drugs; excellent figures and comprehensive references*)

Weller I V D, Williams I G 2001 Antiretroviral drugs. Br Med J 322：1410 - 1412 (*Part of* a British Medical Journal *series on the ABC of AIDS; clear, succinct coverage of antiretroviral regimens, and a list of potential targets for new drug development*)

### 抗病毒药治疗的新导向

Barik S 2004 Control of nonsegmented negative-strand RNA virus replication by siRNA. Virus Res 102：27 - 35 (*Interesting article explaining how siRNA technology might be used to inhibit viral replication*)

Flores-Villanueva P O, Hendel H, Caillat-Zucman S et al. 2003 Associations of MHC ancestral haplotypes with resistance/susceptibility to AIDS disease development. J Immunol 170：1925 - 1929 (*A paper that deals with the hereditary component of HIV susceptibility/resistance; a bit complex for the non-geneticist but worth the effort*)

Kilby J M, Eron J J 2003 Novel therapies based on mechanisms of HIV-1 cell entry. N Engl J Med 348：2228 - 2238 (*Excellent review on this innovative strategy*)

Kitabwalla M, Ruprecht R M 2002 RNA interference: a new weapon against HIV and beyond. N Engl J Med 347：1364 - 1368 (*An article in the series Clinical implications of basic research*)

Moore J P, Stevenson M 2000 New targets for inhibitors of HIV-1 replication. Nat Rev Mol Cell Biol 1：40 - 49 (*Excellent coverage of stages of the viral life cycle that might be susceptible to new drugs: attachment to host cell, membrane fusion, integration, accessory gene function, and assembly. Introduces various potentially promising chemical compounds*)

Morgan R A 1999 Genetic strategies to inhibit HIV. Mol Med Today 5：454 - 458 (*Discusses recent progress in gene therapy strategies; good diagram of potential targets for gene therapy*)

Stratov I, DeRose R, Purcell D F, Kent S J 2004 Vaccines and vaccine strategies against HIV. Curr Drug Targets 5：71 - 88 (*Discusses the enormous challenges to the development of a successful vaccine against this disease*)

Tonini T, Barnett S, Donnelly J, Rappuoli R 2005 Current approaches to developing a preventative HIV vaccine. Curr Opin Investig Drugs 6：155 - 162 (*An update on the issues surrounding the development of an effective HIV vaccine*)

### 有用的网站资源

http://www.aidsinfo.nih.gov/ (*The official HIV/AIDS site of the US National Institutes of Health. This comprehensive web site carries authoritative and completely up-to-date information on every aspect of this disease and its treatment, including data on drugs and drug action as well as the results of recent clinical trials and the latest progress in developing a vaccine. Superb.*)

http://www.unaids.org/en/default.asp (*This is the official site of the United Nations Programme on HIV/AIDS. It deals with a wide range of issues but focuses on the demographics of the epidemic. It carries photographs, maps, slides and statistics, and other resources that bring home the enormous problems faced by the international community in dealing with this disease. Prepare to be appalled*)


（孙丽娜 译，聂珍贵 林志彬 校，章国良 审）

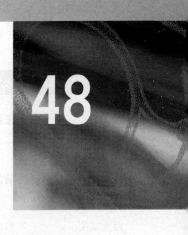

# 抗真菌药



## 概　述

真菌感染（真菌病）在人群中十分普遍，常表现为皮肤感染（如足癣）或黏膜感染（如鹅口疮）。在温带气候区如英国和其他气候区的健康人群中，真菌感染多数为良性，不会威胁生命。然而，当机体免疫系统功能低下或者当真菌侵入全身循环时，真菌感染则非常严重甚至可致命。本章简要介绍真菌感染的主要类型并讨论治疗药物。

## 真菌与真菌感染

真菌属于真核细胞，与原核生物相比，其结构更为复杂，进化更为完全。人类已认识的真菌种类数以千计，主要以寄生形式存在于自然界。许多真菌具有经济学意义，是因其既可用于生产其他物质（如用于酿造业或生产抗生素），亦可对农作物或食物造成损害。对人类致病的真菌大约有 50 种，它们存在于周围环境中或寄生于人体而不致病。然而自从 20 世纪 70 年代以后，严重的继发性真菌全身感染的发生率在稳步上升，原因之一是广谱抗生素的广泛使用，广谱抗生素杀灭或抑制了制约真菌的非病原菌群。其他原因包括 AIDS 的流行、免疫抑制剂或癌症化疗药物的应用，其结果是导致了机会性感染的增加，这些条件致病菌在健康个体中极少引发疾病。老年人、糖尿病患者、孕妇、烧伤创面易感染真菌（如念珠菌）。曾经在世界温带气候区的许多地方罕见的原发性真菌感染也因国际间旅行的增多而开始经常发生。

根据形态学及其他特征，具有临床意义的真菌可分为 4 种类型，具有分类学意义的特征是其菌丝——许多菌丝交织在一起，形成团簇状的菌丝体，具有霉菌的结构特征。药物对于不同类型真菌的作用效力不同，真菌的致病性与其最初侵入机体的位置有关。主要菌属如下：

- 酵母菌（如新型隐球菌）
- 假丝酵母菌，形成类似菌丝体的结构（如白色念珠菌）
- 丝状真菌，具有真正菌丝体（如烟曲霉菌）
- 双相型真菌，受营养限制可生长为酵母或丝状真菌（如夹膜组织胞浆菌）

另一种生物体——卡氏肺孢子虫具有原生动物（见第 49 章）和真菌的双重特征，对于免疫功能低下的患者（如 AIDS 患者），卡氏肺孢子虫是一种重要的条件致病菌，然而抗真菌药对其不敏感，因此本章不讨论。

表 48.1 列出了常见真菌所致疾病及常选药物。

浅表真菌感染分为皮肤癣菌病和念珠菌病，皮肤癣菌病包括皮肤、毛发和指甲（甲癣）感染。主要由毛癣菌属、小孢子菌属、表皮癣菌属引起，形成各种类型的环状癣（ringworm）（不要与寄生虫感染混淆；见第 50 章）和癣。头癣累及头皮，股癣累及腹股沟，足癣累及脚部，体癣累及机体的无毛皮区。浅表念珠菌感染中，假丝酵母菌可侵犯口腔、阴道黏膜及皮肤（引起鹅口疮）。继发的细菌感染使症状和治疗更加复杂。

在英国，最常见的全身性（播散性）真菌感染为念珠菌病，其他更严重的感染有隐球菌性脑膜炎、心内膜炎、肺曲霉病和毛霉病。目前侵袭性肺曲霉病是导致骨髓移植患者或中性粒细胞减少症患者死亡的主要原因。曲霉菌侵袭哮喘或囊性纤维化患者的肺部后引起过敏性支气管肺曲霉病。

**表 48.1 常见真菌感染及对不同抗真菌药的敏感性**

| 病原体 | 主要疾病 | 常用治疗药物 | | | |
|---|---|---|---|---|---|
| | | 多烯类 | 棘球白素类 | 唑类 | 氟胞嘧啶[a] |
| **酵母菌** | | | | | |
| 新型隐球菌 | 脑膜炎 | +++ | − | + | + |
| **假丝酵母菌** | | | | | |
| 白念珠菌 | 鹅口疮，播散性念珠菌病 | ++ | 很少 | ++ | − |
| **丝状真菌** | | | | | |
| 毛癣菌属 | 可致皮肤、指/趾甲感染 | − | − | +++ | − |
| 小孢子菌属 | | | | | |
| 絮状表皮癣菌 | | | | | |
| 烟曲霉 | 肺曲霉病 | ++ | + | + | − |
| **双相型真菌** | | | | | |
| 夹膜组织胞浆菌 | 组织胞浆菌病 | ++ | − | ++ | − |
| 粗球孢子菌 | 球孢子菌病 | ++ | − | ++ | − |
| 芽生菌 | 芽生菌病 | ++ | − | + | − |

注：[a] 常作为两性霉素的辅助用药

在世界其他地区，常见的全身性真菌感染包括芽生菌病、组织胞浆菌病、球孢子菌病及副球孢子菌病，这些疾病通常为原发感染，因为它们并不是继发于免疫功能降低或寄生在人体的微生物菌群改变。

## 治疗真菌感染的药物

目前治疗药物可广义地分为两类：一类是抗真菌抗生素，如多烯类和棘球白素类；第二类为人工合成的药物：唑类和氟化嘧啶类。因为多数真菌感染为浅表感染，所以有多种局部给药制剂。许多抗真菌药毒性很强，用于全身治疗时，需要在严密的医学监护下使用。

### 抗真菌抗生素

#### 两性霉素

两性霉素 B (amphotericin B) 系由链霉菌培养液中提取的抗真菌物质的混合物，均具有大环内酯结构，属于多烯类抗真菌药。

##### 作用机制

与其他多烯类抗生素相似（见第 46 章），两性霉素的作用位点为真菌细胞膜，干扰细胞膜的通透性和转运功能。两性霉素的作用机制可能不止一种，最重要的性质是在细胞膜上形成大的孔道，这种亲水性孔道形成离子跨膜通道，导致包括细胞内 $K^+$ 丢失的离子失衡。两性霉素的作用具选择性，它与真菌及某些原生动物的细胞膜结合力强，与哺乳动物细胞膜结合力弱，不与细菌细胞膜结合。此种选择性是基于药物与麦角固醇的高亲和力，真菌细胞膜中的甾醇为麦角固醇，动物细胞膜中不含此物质（其甾醇主要为胆固醇）。

两性霉素对多种真菌有效，是治疗包括曲霉菌、念珠菌等多种真菌引起的播散性感染的最佳药物。两性霉素可增强氟胞嘧啶的抗真菌作用（见下文），产生有益的协同作用。

##### 药代动力学

两性霉素口服吸收很差，口服给药只用于上消化道真菌感染。局部给药有效，但是对于全身感染，通常使用其脂质体制剂或含脂类的制剂缓慢静脉注射给药，这种给药方式可提高药物代谢动力学参数，降低其严重的副作用。长效制剂或含两性霉素的脂质体可产生良好的效应。

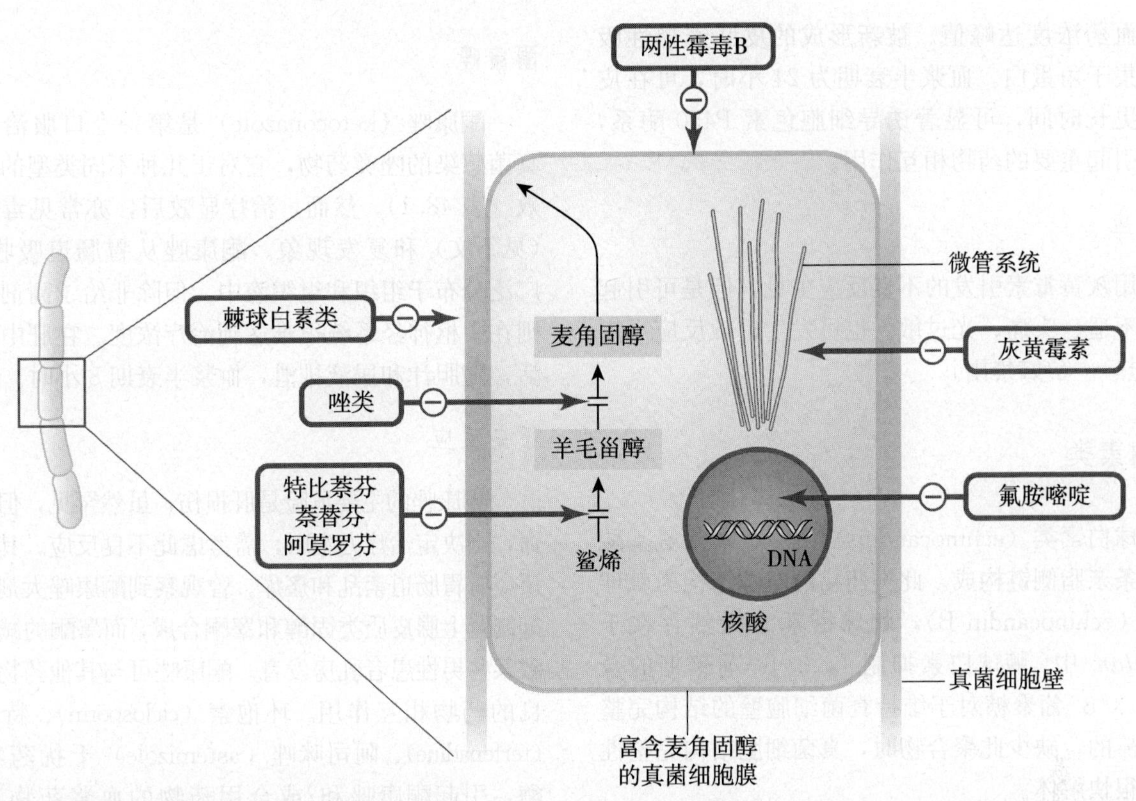


**图 48.1 常用抗真菌药作用位点。**真菌是具有多种形态的生物体，本图是真菌的示意结构，本章涉及的主要抗真菌药物（方框内）的作用位点已标注。

两性霉素与血浆蛋白结合率很高，难以透过组织和细胞膜（如血脑屏障），但在炎性渗出物中浓度很高，当脑膜发生炎症，合用两性霉素与氟胞嘧啶静脉给药治疗隐球菌性脑膜炎时，两性霉素易通过血脑屏障。两性霉素经肾缓慢排泄，停药 2 月或以上时，仍可在尿液中检出。

### 不良反应

两性霉素最常见和严重的不良反应是肾毒性。超过 80%的患者发生不同程度的肾功能减退，虽然当治疗终止后，肾功能多可恢复，但是肾小球滤过率的降低仍然持续。25%的患者发生低钾血症，需补充氯化钾。也可发生低镁血症及贫血。其他不良反应包括肝功能受损，血小板减少和过敏反应。频繁注射导致寒战、发热、耳鸣、头痛，约 1/5 患者发生呕吐。药物刺激静脉血管内皮，静脉注射给药有时发生血栓性静脉炎。鞘内注射给药可发生神经毒性，局部给药导致皮疹。与原型药物相比，两性霉素的脂质体胶囊剂和脂质体复合物制剂（价格昂贵）在药效方面没有提高，但是可显著减少不良反应。

## 制霉菌素

制霉菌素（制霉素，nystatin）是一种多烯类大环内酯类抗生素，结构与两性霉素相似，作用机制相同。不从黏膜或皮肤吸收。主要限用于皮肤、黏膜及胃肠道念珠菌感染。不良反应包括恶心、呕吐和腹泻。

## 灰黄霉素

灰黄霉素（griseofulvin）是一窄谱抗真菌药，从灰黄青霉菌（*Penicillium griseofulvum*）培养液中提取而得。通过与真菌微管相互作用并干扰其有丝分裂而产生抑制真菌的效应。用于当局部治疗无效时，皮肤或指/趾甲癣菌感染的治疗，但是治疗持续时间长，常被其他药物替代。

### 药代动力学

灰黄霉素经口服给药，难溶于水。吸收程度因制剂不同而异，特别是与颗粒大小有关。给药大约 5 小时后，血药浓度达峰值。被新形成的皮肤选择性吸收，浓集于角蛋白。血浆半衰期为24小时，可在皮肤存留更长时间，可显著诱导细胞色素P450酶系，临床上引起重要的药物相互作用。

不良反应

应用灰黄霉素引发的不良反应少见，但是可引起胃肠道不适、头痛、光过敏。也可发生过敏反应（皮疹、发热）。孕妇禁用。

## 棘球白素类

棘球白素类（echinocandins）由一个六元氨基酸环和一条亲脂侧链构成。此类药物的基本结构为棘球霉素B（echinocandin B），棘球霉素B天然存在于*A. nidulans*中。棘球白素抑制1，3-β-葡聚糖的合成，1，3-β-葡聚糖对于维持真菌细胞壁的结构完整性是必需的，缺少此聚合物时，真菌细胞结构完整性丧失并很快解体。

体外试验显示，棘球白素类对于多种真菌有效，已经证实可有效治疗念珠菌病和两性霉素难控制的侵袭性曲霉菌感染。卡泊芬净（caspofungin）口服吸收差，在血液中与血浆蛋白广泛结合，每日一次静脉给药，人类血浆半衰期为9～10小时。

## 合成抗真菌药

## 唑　类

唑类（azoles）是一系列具有广谱抗真菌活性的人工合成抗真菌物，包括咪唑类（如克霉唑、益康唑、芬替康唑、酮康唑、咪康唑、噻康唑、硫康唑）和三唑类（如伊曲康唑、伏立康唑、氟康唑）。

作用机制

唑类抑制真菌细胞色素P450 3A酶——羊毛甾烷-14α-去甲基酶，该酶催化羊毛甾醇转化为麦角固醇，后者是真菌细胞膜中的主要甾醇。麦角固醇的耗尽改变了细胞膜的流动性，干扰了膜偶联酶的活性，最终抑制真菌繁殖。唑类也抑制念珠菌属酵母细胞生成菌丝，而菌丝是病原菌入侵和致病的形式。麦角固醇的耗竭减少了与两性霉素的结合位点。

### 酮康唑

酮康唑（ketoconazole）是第一个口服治疗全身真菌感染的唑类药物，它对于几种不同类型的真菌有效（表48.1）。然而，治疗显效后，亦常见毒性反应（见下文）和复发现象。酮康唑从胃肠道吸收良好，广泛分布于组织和组织液中。但除非给予高剂量，否则在中枢神经系统很难达到治疗浓度。在肝中代谢失活，随胆汁和尿液排泄，血浆半衰期8小时。

不良反应

酮康唑的主要危险是肝损伤，虽然罕见，但是可致命，当决定治疗方案时，需考虑此不良反应。其他不良反应有胃肠道紊乱和瘙痒。曾观察到酮康唑大剂量时可抑制肾上腺皮质类固醇和睾酮合成，而睾酮的减少可导致某些男性患者乳房发育。酮康唑可与其他药物发生不良的药物相互作用。环孢素（ciclosporin）、特非那定（terfenadine）、阿司咪唑（astemizole）干扰药物代谢酶，引起酮康唑和/或合用药物的血浆药物浓度升高。利福平、组胺$H_2$受体拮抗药和抗酸药可降低酮康唑的吸收。

### 氟康唑

氟康唑（fluconazole）吸收良好，可口服或静脉给药，在脑脊液和眼中可达到较高浓度，是治疗多种真菌性脑膜炎的首选药。在阴道、唾液、皮肤和指/趾甲中可达到抗真菌浓度。半衰期约25小时，90%以原型由尿液排泄，10%经粪便排泄。

不良反应

通常较轻微，包括恶心、头痛及上腹部疼痛。部分患者，特别是正在服用多种药物的AIDS患者，可发生剥脱性皮肤损伤（如偶发的Stevens-Johnson综合征[❶]）。有关肝炎的报道很少见。与酮康唑不同的是，氟康唑在常用剂量下不抑制药物的肝代谢，也不抑制类固醇合成。

### 伊曲康唑

伊曲康唑（itraconazole）对皮肤真菌有效，可口服，但是吸收程度不稳定，吸收后大量被肝代谢，因

❶ 这是一种严重的、常可致死的疾病，病变累及皮肤、口腔、眼和生殖器，常伴有发热、多关节炎及肾衰竭。

其具有高脂溶性（难溶于水），可制成β-环糊精包被剂型。以这种剂型静脉给药，克服了胃肠道给药吸收率变化大的问题。口服给药，半衰期约 36 小时，由尿液排泄，不能进入脑脊液。

不良反应

可发生胃肠道紊乱、头痛、眩晕。罕见不良反应有肝炎、低钾血症及阳痿。有发生皮肤过敏反应（如 Stevens-Johnson 综合征；见上文）的报道，无抑制类固醇合成的报道。因抑制细胞色素 P450 酶，可发生药物相互作用（与酮康唑相似）。可产生肝损伤。

**咪康唑**

咪康唑（miconazole）口服给药用于治疗口腔和胃肠道的其他感染，血浆半衰期短，需每 8 小时给药 1 次。可在骨骼、关节、肺组织内达到治疗浓度，而中枢神经系统内浓度低。在肝中灭活。

不良反应

不良反应较少，常见的有胃肠道紊乱，而瘙痒、血液恶病质、低钠血症也有报道，有导致肝损伤的个别报道，禁用于肝功能不全患者。

**其他唑类**

克霉唑、益康唑、噻康唑、硫康唑只用于局部治疗。克霉唑通过作用于细胞膜，干扰真菌氨基酸的转运，对于包括念珠菌在内的多种真菌有效。

## 氟胞嘧啶

氟胞嘧啶（flucytosine）是人工合成的口服抗真菌药，抗菌范围窄，主要对酵母菌属引起的全身感染有效。单独给药，治疗期间常发生耐药现象，因此对于严重全身性感染如念珠菌病和隐球菌性脑膜炎，常与两性霉素合用。

作用机制

氟胞嘧啶在真菌体内转化为抗代谢物氟尿嘧啶，抑制胸苷酸合成酶，因而干扰 DNA 合成（见第 5、51 章），耐药突变会很快发生，故本药不宜单用。

药代动力学

氟胞嘧啶通常静脉输注给药，也可口服。广泛分布于全身体液（包括脑脊液），约 90%以原型经肾排泄，血浆半衰期 3～5 小时。肾功能受损时适当减量。

不良反应

很少发生。可见胃肠道紊乱、贫血、中性粒细胞减少、血小板减少、脱发，通常较轻微（但是对于 AIDS 患者而言较严重），治疗停止后可恢复。据报道尿嘧啶可减少氟胞嘧啶的骨髓毒性，而不减低其抗真菌作用。肝炎有报道，但少见。

## 特比萘芬

特比萘芬（terbinafine）是高脂溶性、亲角质的抗真菌药，对于多种皮肤真菌感染有效，特别是甲癣。特比萘芬选择性抑制鲨烯环氧酶，此酶催化真菌细胞壁内的鲨烯转化为麦角固醇，细胞内鲨烯的堆积对菌体产生毒性 。

口服给药用于治疗癣菌或甲癣，吸收迅速，被皮肤、指/趾甲和脂肪组织摄取。局部给药可透过皮肤黏膜。被肝细胞色素 P450 酶系代谢，代谢产物经肾排出。

不良反应

约 10%患者发生不良反应，通常轻微，并有自限性。包括胃肠功能紊乱、皮疹、瘙痒、头痛、头晕。有关节和肌肉疼痛的报道，肝炎的报道更为罕见。

萘替芬（naftifine）与特比萘芬作用相似。另外，吗啉衍生物阿莫罗芬（amorolfine）能干扰真菌甾醇合成，可用做指/趾甲涂液，对甲癣有效。

## 潜在的新型抗真菌疗法

对常用抗真菌药物出现耐药的真菌种类在不断增加（所幸，耐药性并不在真菌中传递），药物毒性和有效性低的原因也迫切需要开发更好的抗真菌药。另外，由共生转为致病的新型真菌已经出现。真菌感染的发生率正在上升，部分原因是由于癌症化疗和与移植相关的免疫抑制疗法的开展。可喜的是新的化合物正在研制，其中一些化合物具有新的作用机制（Neely & Ghannoun，2000），联合治疗也在进一步探索。

虽然在英国尚未应用，新的棘球白素类药物如米卡芬净（micafungin）和阿尼芬净（anidulafungin）对于曲霉菌属和假丝酵母菌属引发的感染已显示出治疗前景，甚至对于免疫功能缺损的ADIS患者也有作用，而且不良反应轻微，发生率低于两性霉素。一些新一代唑类药物也很有希望，泊沙康唑（posaconazole）和雷夫康唑（ravuconazole）对多种真菌有效。对其他药物进展的介绍已超出本章范围，有兴趣的读者可参阅此方面文献（Boucher等，2004）。

由于真菌感染多继发于宿主防御功能降低，所以可通过使用粒细胞-巨噬细胞集落刺激因子（见第13章）或其他细胞因子以增加宿主白细胞的数量或功能。研制抗真菌疫苗的想法最早萌发于20世纪60年代，但迄今只在动物体内取得有限成功，而且只鉴定出极少的真菌抗原。希望抗体技术的进展能尽快改善这一黯然的境况。

## 参考文献与扩展阅读


Altamura M, Casale D, Pepe M, Tafaro A 2001 Immune responses to fungal infections and therapeutic implications. Curr Drug Targets Immune Endocr Metabol Disord 1：189-197（*This paper discusses the role of the host immune response in fungal infection and examines novel strategies for antifungal therapy drawing on these data*）

Blau I W, Fauser A A 2000 Review of comparative studies between conventional and liposomal amphotericin B（Ambisome）in neutropenic patients with fever of unknown origin and patients with systemic mycosis. Mycoses 43：325-332（*This review deals with a comparison between normal amphotericin and liposomal preparations*）

Boucher H W, Groll A H, Chiou C C, Walsh T J 2004 Newer systemic antifungal agents：pharmacokinetics, safety and efficacy. Drugs 64：1997-2020（*A useful review of the newer echinocandins and triazoles*）

Como J A, Dismukes W E 1994 Oral azole drugs as systemic antifungal therapy. N Engl J Med 330：263-272（*A bit dated now but still worth reading for the review of ketoconazole, fluconazole and itraconazole*）

Denning D W 2003 Echinocandin antifungal drugs. Lancet 362：1142-1151（*General review on the echinocandins, focusing on their clinical use*）

Dodds E S, Drew R H, Perfect J R 2000 Antifungal pharmacodynamics：review of the literature and clinical applications. Pharmacotherapy 20：1335-1355（*Good review of antifungals used to treat systemic infections; somewhat clinical in tone*）

Gruszecki W I, Gagos M, Herec M, Kernen P 2003 Organization of antibiotic amphotericin B in model lipid membranes. A mini review. Cell Mol Biol Lett 8：161-170（*If you are interested in understanding how amphotericin works, then this will be of interest*）

Gupta A K, Tomas E 2003 New antifungal agents. Dermatol Clin 21：565-576（*Quite a comprehensive review that deals mainly with the newer antifungals, their mechanisms of action and resistance*）

Hoeprich P D 1995 Antifungal chemotherapy. Prog Drug Res 44：88-127（*A bit dated now but contains very detailed coverage of the main classes of drug：chemical formulae, mode of action, pharmacokinetics, adverse effects*）

Kauffman C A 2001 Fungal infections in older adults. Clin Infect Dis 33：550-555（*Interesting account of fungal infections and their treatment*）

Neely M N, Ghannoun M A 2000 The exciting future of antifungal therapy. Eur J Clin Microbiol Infect Dis 19：897-914

Van Spriel A B 2003 Novel immunotherapeutic strategies for invasive fungal disease. Curr Drug Targets Cardiovasc Haematol Disord 3：209-217（*Another paper that discusses the role of the host immune response in fungal infection and examines novel strategies for antifungal therapy drawing on these data*）

Vermes A, Guchelaar H J, Dankert J 2000 Flucytosine：a review of its pharmacology, clinical indications, pharmacokinetics, toxicity and drug interactions. J Antimicrob Chemother 46：171-179（*The title is self-explanatory!*）

Wiederhold N P, Lewis R E 2003 The echinocandin antifungals：an overview of the pharmacology, spectrum and clinical efficacy. Expert Opin Investig Drugs 12：1313-1333（*Another review of the echinocandins—very comprehensive*）


有用的网站

http：//www.doctorfungus.org（*This is an excellent site sponsored by a consortium of pharmaceutical companies. It covers all aspects of fungal infections and drug therapy, and has many compelling images and video clips. Highly recommended—and fun!*）

（聂珍贵 译，高春艳 校，章国良 审）

# 抗原虫药



## 概　述

原生动物（protozoon，复数形式为 protozoa）也称原虫，是一类能独立运动的单细胞真核生物体，在自然界各种生态环境中广泛存在。根据其运动方式，原虫主要分为阿米巴、鞭毛虫、孢子虫、纤毛虫及其他一些分类尚不明确的有机体（如上一章提到的卡氏肺孢子虫）等 4 类。原虫的生活方式多样，其中一部分营寄生生活。许多寄生原虫生活史复杂，可能有多个不同宿主，故有关蠕虫的内容将在第 50 章进行讨论。

原虫可以在人类、驯养及野生动物中引起多种疾病。表 49.1 中列出了部分具有重要临床意义的原虫和所致疾病，以及治疗药物。本章中，我们首先讨论原虫-宿主相互作用的一般特征，然后依次介绍治疗每类原虫所致疾病的药物。鉴于疟原虫在全球范围内的严重危害性，有关疟疾的讨论将占很大篇幅。

## 宿主-寄生虫相互作用

进化过程中，哺乳动物体内形成了有效防御寄生虫入侵的机制，相应地，寄生虫也形成了许多巧妙逃避宿主防御系统的策略。关于此话题，我们将在介绍每种寄生原虫时分别讨论，现在仅讨论一些共同的特征。

寄生虫的常用策略之一是躲避在宿主细胞内而免除抗体的攻击。大多数原虫都采用这种方式，有些寄居在红细胞内（如疟原虫），有些特异性感染巨噬细胞（如利什曼原虫），有些感染其他多种类型的细胞（如各种锥虫）。宿主也产生出针对此类细胞内寄生虫的抵御措施，即细胞介导的免疫反应，主要包括 T 辅助淋巴细胞（Th）1 型通路中的细胞因子，如 IL-2、TNF-α 和 IFN-β。这些细胞因子激活巨噬细胞和细胞毒 $CD8^+$ T 细胞（见第 14 章）。活化的巨噬细胞吞噬细胞内寄生虫，细胞毒 T 细胞通过产生巨噬细胞活化因子对巨噬细胞起辅助作用。

Th1 通路的反应可被 Th2 型细胞因子如 TGF-β、IL-4、IL-10 下调。有些细胞内寄生虫能够刺激 Th2 型细胞因子的产生，降低细胞介导的免疫反应，调节 Th1-Th2 之间的平衡，使之向有利于寄生虫的方向发展，如利什曼原虫入侵巨噬细胞后，诱导 TGF-β 产生。锥虫入侵 T 细胞、B 细胞和巨噬细胞后诱导 IL-10 生成（Handman & Bullen，2002；Sacks & Toben-Trauth，2002）。蠕虫感染时也发生相似的反应（见第 50 章）。

鼠弓形虫的策略与其他不同：可上调某些宿主反应。它的终宿主（进行有性生殖）为猫，人类有时可成为中间宿主，为其提供无性生殖的场所。在人体内，鼠弓形虫感染多种细胞类型，具有高毒复制阶段，因此宿主存活对它非常重要。鼠弓形虫可刺激 IFN-γ 的产生，调控宿主细胞介导的反应，从而促进组织内寄生虫包囊的形成。

表49.1 常见原虫感染及治疗药物

| 病原体 | 疾病 | 常用药物 |
| --- | --- | --- |
| **阿米巴** | | |
| 溶组织内阿米巴 | 阿米巴痢疾 | 甲硝唑，替哨唑，二氯尼特 |
| **鞭毛虫类** | | |
| 罗得西亚锥虫<br>冈比亚锥虫 | 昏睡病 | 苏拉明，喷他脒，美拉胂醇，依氟鸟氨酸，硝呋替莫 |
| 克氏锥虫 | 恰加斯病 | 硝呋替莫，苄硝唑 |
| 热带利什曼原虫<br>杜氏利什曼原虫<br>巴西利什曼原虫<br>墨西哥利什曼原虫 | 皮肤利什曼病<br>黑热病<br>鼻咽黏膜利什曼病<br>糖胶树胶工人溃疡 | 葡萄糖酸锑钠，两性霉素，羟乙磺酸喷他脒 |
| 阴道毛滴虫 | 阴道炎 | 甲硝唑，替哨唑 |
| 兰伯贾第虫 | 腹泻，脂肪痢 | 甲硝唑，替哨唑 |
| **孢子虫** | | |
| 恶性疟原虫 | 恶性间日疟 | 阿莫地喹，青蒿素及其衍生物 |
| 间日疟原虫 | 良性间日疟 | 阿托伐醌，氯喹，氨苯砜 |
| 卵形疟原虫 | 良性间日疟 | 多西环素，卤泛群，本芴醇 |
| 三日疟原虫 | 三日疟 | 甲氟喹，伯氨喹，氯胍，乙胺嘧啶，奎宁，他非诺喹和四环素 |
| 鼠弓形虫 | 脑炎，先天畸形，眼部疾病 | 乙胺嘧啶，磺胺嘧啶，羟乙磺酸喷他脒 |
| **纤毛虫及其他** | | |
| 卡氏肺孢子虫 | 肺孢子虫性肺炎 | 复方新诺明，阿托伐醌，羟乙磺酸喷他脒 |

(After Greenwood，1989.)

对宿主-寄生虫相互作用的深入认识有利于开拓抗原虫药物研制的新领域。人们已在研究利用细胞因子类似物和/或拮抗剂治疗原虫感染性疾病（Odeh，2001）。

## 阿米巴病和抗阿米巴病药

本部分主要讨论溶组织内阿米巴，它是阿米巴病的主要病原体，可导致重度结肠炎（阿米巴痢疾），有时造成肝脓肿。

◆ 阿米巴感染呈世界性分布，在温热带气候区更易发生。调查显示全球约5亿人感染此病，每年死亡约4万～10万人（stanley，2003）。在寄生虫病引起死亡的病因中，阿米巴病列于第2位。

阿米巴生活史简单，人类是主要宿主。恶劣的卫生条件下，吞食了被含有成熟包囊的人粪便污染的水或食物可引起感染，成熟包囊进入结肠，在结肠内发育为营养子。这些活动的营养子黏附于结肠上皮细胞，以宿主细胞膜中含半乳糖的凝集素为食物，繁殖并形成包囊，最终包囊随粪便排出，从而完成整个生活史。部分人群是无症状的原虫携带者，他们携带寄生虫，而未出现症状，其粪便中含有包囊，可感染其他人群。包囊在体外湿冷环境中至少可存活一星期。

营养子通过阿米巴孔（可在细胞膜上形成孔道的多肽）或诱导宿主细胞凋亡的方式使宿主结肠黏膜细胞溶解（因此称为“溶组织内阿米巴”）。随后病原体侵犯黏膜下层，释放各种因子，改变宿主的防御反应。此过程可导致特征性的血样腹泻和上腹疼痛，但是也有许多患者不发生痢疾，而表现为慢性肠道感染。有些患者肠壁出现阿米巴肉芽肿（阿米巴瘤）。营养子还可穿过破损的肠壁组织，经门静脉进入肝脏，造成肠外症状——阿米巴肝脓肿。

依据感染部位和感染类型选择药物（见要点框“抗阿米巴药”），不同药物对急性阿米巴性痢疾、慢性肠阿米巴病、肠外感染和原虫携带状态的作用不同。目前常用药物为：甲硝唑（metronidazole)、替哨唑（tinidazole）和二氯尼特（diloxanide)。这些药物也可联合使用。

不同类型阿米巴病的药物选用如下：

- 急性侵袭性肠阿米巴病导致的急性重度阿米巴痢疾首选甲硝唑（或替硝唑)，随后选用二氯尼特
- 慢性肠阿米巴病选用二氯尼特
- 肝阿米巴病首选甲硝唑（或替硝唑)，随后选用二氯尼特
- 原虫携带状态选用二氯尼特

### 甲硝唑

甲硝唑（metronidazole）可杀灭溶组织内阿米巴的营养子，但是对包囊无作用。是治疗侵袭性肠道或肝脏阿米巴感染的选用药物，对于肠腔内阿米巴无明显疗效。甲硝唑经厌氧菌代谢活化，可破坏寄生虫的DNA，导致寄生虫凋亡。

#### 药代动力学

甲硝唑常口服给药，吸收迅速完全，1～3 小时血浆药物浓度达峰值，半衰期约 7 小时。也可采用直肠或静脉给药。给药后甲硝唑迅速分布到全身组织，在体液中（包括脑脊液）达到较高浓度。部分被代谢，多数以原型由尿液排出。

#### 不良反应

服用甲硝唑后，口腔有金属味、苦味。治疗剂量使用时不良反应很少，有轻微胃肠道不适和中枢神经系统症状（头晕、头痛、感觉神经病）的报道。该药可干扰乙醇代谢，应严格避免与之合用。孕妇禁用。

替硝唑（tinidazole）的作用机制和不良反应与甲硝唑相似，消除更慢，半衰期为 12～14 小时。

**抗阿米巴病药** 要点

- 阿米巴病是由溶组织内阿米巴引起的感染，引起阿米巴痢疾和肝脓肿。病原体有营养子和包囊两种形式，主要治疗药物如下：
  — 甲硝唑口服给药（半衰期7小时)。对于消化道和肝脏的侵袭型阿米巴虫有效，对包囊无效。不良反应（罕见)：胃肠功能紊乱和中枢神经系统症状。
  — 二氯尼特口服给药，无严重不良反应。未被吸收时，对于胃肠道的非侵袭型的阿米巴有效。

### 二氯尼特

二氯尼特（diloxanide）及其不溶性酯（二氯尼特糠酸酯，diloxanide furoate）是无症状感染者的选用药物，也经常用于甲硝唑控制疾病症状后。两种药物通过影响囊前期而产生直接杀灭阿米巴原虫的作用。二氯尼特糠酸酯为口服给药，其未吸收部分杀灭阿米巴原虫，安全性极高。

英国以外的地区经常使用的其他治疗药物有：双碘喹啉（iodoquinol）、去氢依米丁（dehydroemetine）和巴龙霉素（paromomycin）。

## 鞭毛虫类

本类寄生虫中主要的致病性病原体为锥虫、利什曼原虫、滴虫和贾第虫，下文中将依次进行讨论。

### 锥虫病和抗锥虫药

对人类致病的 3 种主要锥虫类型是：在非洲引起昏睡病（sleeping sickness）的冈比亚锥虫和罗得西亚锥虫，在南美洲引起恰加斯病（Chagas 病）的克氏锥虫。每年有大约 100 000 例新发昏睡病病例的报道，36 个国家中的 6 千万人口为易感人群。罗得西亚锥虫引起的昏睡病更具侵袭性。由于社会动荡、饥荒和 AIDS 使人们无法接受适当的药物治疗，或者由于患者的免疫功能缺陷，所有类型的锥虫疾病都有复发的迹象。锥虫也会导致家畜感染，因而间接影响人类健康。

◆ 锥虫感染的传播者是采采蝇。在两类疾病中，最初都发生局部损害，继而可发展为锥虫下疳（如罗得西亚锥虫）。当寄生虫进入血液淋巴系统后，导致阵发性寄生虫血症和发热。在疾病第二阶段，寄生虫体及其释放的毒素引起器官损伤。当病原体进入 CNS 后引起多寐和进行性神经损伤（昏睡病），或病原体损害心脏、肌肉，有时可损害肝、脾、骨骼和肠（恰加斯病）。未经治疗的感染可致命。

非洲昏睡病早期阶段（血液淋巴系统阶段）的治疗药物是苏拉明（suramin)，喷他脒（pentamidine）为替代药物，用于血液和淋巴系统感染的阶段。美拉胂醇（arsenical melarsoprol）用于发生 CNS 损伤的后期阶段（Burchmore 等，2002；Burri & Brun，2003)，其

他药物包括硝呋替莫（nifurtimox），依氟鸟氨酸（eflornithine）。硝呋替莫和苄硝唑（只用于急性期，在英国不使用）也用于治疗恰加斯病。然而，实际上对于这种类型的锥虫病还没有真正有效的治疗措施。

### 苏拉明

1920年，苏拉明（suramin）开始用于治疗锥虫病。该药与宿主血浆蛋白紧密结合，结合物通过胞吞作用进入锥虫体内，同时被溶酶体酶解离。苏拉明并不立即杀灭病原体，而是抑制锥虫体内的酶，导致病原体的细胞器逐渐损伤、破坏，然后虫体从血液循环中排出。

苏拉明经缓慢静脉注射给药，开始的几小时内，血药浓度迅速下降，以后几天内，缓慢降低，残留药物浓度可维持3～4个月。苏拉明可在宿主的单核巨噬细胞系统内和肾近曲小管细胞内聚集。

#### 不良反应

苏拉明对于营养不良的患者毒性相对较大，主要为肾毒性。其他缓慢发生的毒性包括视神经萎缩、肾功能不全、皮疹、溶血性贫血和粒细胞减少。少数患者注射苏拉明后发生急性特异质反应，症状包括恶心、呕吐、休克、癫痫发作和意识丧失。

### 羟乙磺酸喷他脒

羟乙磺酸喷他脒（pentamidine isethionate）在体外有直接杀灭锥虫的作用。该药通过高亲和力的能量依赖性载体迅速被锥虫摄取，与病原体的DNA发生相互作用。该药为每日一次静脉给药或深部肌内注射，通常持续10～15天。药物从给药部位吸收后，与组织（特别是肾）紧密结合。消除缓慢，5天以后，只有50%的药物被排泄。肾内的药物可持续高浓度存在，肝和脾内的药物可维持几个月。喷他脒不能通过血脑屏障。其不良反应限制了该药的应用，不良反应包括：急性低血压伴心动过速、呼吸急促、呕吐，以及晚期严重毒性，如肝肾损伤、血液恶液质和低血糖。

较新的锥虫治疗药物依洛尼塞（eflornithine；是过去50年中批准的唯一新药）对冈比亚锥虫显示很好的作用，已作为美拉胂醇（melarsoprol）的支持药物，但是它对于罗德西亚锥虫的作用有限。本药的作用靶点是锥虫的鸟氨酸代谢。不良反应常见且较严重，但停药后可迅速逆转。一种新研发的候选药物DB289显示了较好的治疗前景（Legros 等，2002），但是另一研制中的硝基咪唑类抗锥虫药 megazol 由于其遗传毒性而被放弃（Nesslany 等，2004）。不幸的是，锥虫对标准治疗药物逐渐耐药，而目前只有极少的抗锥虫化合物正在研制中，死于这种疾病的人数将会不断上升。尽管针对寄生虫抗原的研究具有可能性，但当前制备寄生虫疫苗的希望仍很渺茫（Naula & Burchmore，2003）。

## 利什曼病和抗利什曼原虫药

有多种利什曼原虫可使人类致病（有时可致命），影响90个国家的1200万人口。每年新增病例约200万，主要发生在热带和亚热带地区。随着国际间旅行的增多，利什曼病被引入那些以前没有发生过该病的地区，条件性感染（特别是AIDS患者）的发生也有报道。

◆ 本病的昆虫媒介是白蛉，病原体有两种形式：鞭毛型（前鞭毛体）见于感染的白蛉消化道内，无鞭毛的细胞内型（无鞭毛体）见于感染的哺乳动物宿主体内，隐匿在单核巨噬细胞内。在巨噬细胞内，病原虫在吞噬溶酶体内生殖，通过在其表面形成脂磷酸聚糖（Handman & Bullen，2002），改变巨噬细胞的杀菌系统，躲避细胞内的杀伤作用。无鞭毛体原虫不断繁殖，最终使被感染的细胞破裂，释放新一代的病原虫到血液淋巴系统，继续感染新的巨噬细胞和其他类型的细胞。

不同种属的利什曼原虫分布在不同的地理区域，引起不同的临床表现（表49.1），典型的症状包括：

- 单纯皮肤感染，可出现下疳（也称“东方疖”、“糖胶树胶工人溃疡”和其他名称），可自愈。
- 黏膜皮肤型（鼻咽黏膜利什曼病和其他名称），皮肤黏膜出现大面积的溃疡。
- 严重内脏型（黑热病或其他名称），病原虫经血液传播，引起肝脾肿大、贫血和间歇热。

用于治疗内脏利什曼病的药物主要是五价锑化合物，例如葡萄糖酸锑钠和葡甲胺（在英国不使用），但是病原体对这些药物的耐药现象正在增加，而且药物毒性很大。两性霉素（见第48章）是一种有效的备选药物。羟乙磺酸喷他脒（见上文）也用于对锑类耐药的利什曼病。在有些国家，最初作为抗肿瘤药开发的米替福新（miltefosine）也成功用于治疗本病。

### 葡萄糖酸锑钠

葡萄糖酸锑钠（sodium stibogluconate）为肌内注射或缓慢静脉注射，疗程10天。该药迅速由尿液排泄，6小时内可排泄70%。治疗需要一个以上疗程。不良反应包括食欲缺乏、呕吐、心动过缓和低血压，也可发生带状疱疹。静脉滴注时可发生咳嗽和胸骨下疼痛。葡萄糖酸锑钠的作用机制未明，但该药可使对病原体有毒的氧自由基生成增加。

米替福新（十六烷胆碱磷酸）对皮肤型和内脏型利什曼病都有效。该药为口服给药，耐受良好，不良反应轻微，包括恶心、呕吐。体外试验中，米替福新可诱导病原体DNA断裂和凋亡（Verma & Dey，2004）。

其他药物如抗生素和抗真菌药可与上述药物合用，这些药物本身可有一定抗利什曼病原虫的作用，但是它们的主要作用是控制继发感染。Murrey（2000）综述了当前治疗利什曼病的药物用法和将来可能的治疗方法。

现今，还没有针对利什曼病的疫苗，应用利什曼病原虫重组蛋白作为疫苗的方法参见Kubar & Fragaki（2005）。

### 滴虫病和抗滴虫药

对人类致病的滴虫主要是阴道毛滴虫，滴虫可导致女性阴道炎症，也导致男性尿道炎症。甲硝唑仍然是主要治疗药物，但对该药的耐药现象亦在增多。高剂量的替硝唑也有疗效，不良反应很少。

### 贾第虫病

最后讨论的鞭毛虫类是兰伯贾第虫，它的营养子寄生在上消化道，包囊随粪便排出。摄入被含包囊的粪便污染的水或食物后引起感染。贾第虫病在全世界分布，卫生条件差常常导致疾病流行。甲硝唑是有效的治疗药物。

## 孢子虫

### 疟疾

疟疾曾被认为起源于沼泽地（因此命名为“malaria”，即坏的或有毒的空气），现今人们知道这种疾病是由疟原虫引起的。感染人体的4种疟原虫分别是间日疟原虫、恶性疟原虫、卵形疟原虫和三日疟原虫。疟原虫的昆虫媒介是雌性按蚊，它在静止的水中产卵，由此传播的疾病是地球上主要致死性疾病之一。

世界卫生组织统计的数值令人吃惊，数值显示，疟疾流行区域超过90个国家，有24亿人（约为世界人口的40%）感染。疟疾每年约引起3亿急性病例，至少造成100万人口死亡。超过90%的病例发生在非洲撒哈拉沙漠以南地区，据估计此病每30秒导致一名非洲儿童死亡，幸存者的智力也会受到永久性损伤。其他高危人群包括孕妇、难民和进入疫区的劳工。疟疾也给当地政府增加了一项沉重的经济负担❶。

疟疾的症状包括发热、寒战、关节痛、头痛、反复呕吐、全身抽搐和昏迷。被感染的蚊虫叮咬后7～9天就开始出现症状。最凶险的疟原虫是恶性疟原虫。

在20世纪，疟疾已从许多温带气候区国家消失，WHO正在通过使用强效“滞效”杀虫剂和高效抗疟疾药，努力根除其他区域的疟疾。到20世纪50年代末，疟疾发病率显著下降，但是在70年代期间，根除疟疾的行动仍没有取得成功，主要原因是按蚊对杀虫剂及疟原虫对药物都产生了抗药性。目前，在疟疾曾经得到控制或根除的一些国家，又重新出现病例。通过空中旅行引起的零星感染在西欧和美国已很普遍，但引起广泛传染的危险性尚不存在❷。

### 疟原虫的生活史

疟原虫的终宿主是蚊子，而不是人类。据认为人类的作用是使疟原虫能感染更多的蚊子，以便发生更多的有性生殖。疟原虫的生活史包括在雌性按蚊体内发生的有性生殖和在人体内发生的无性生殖（图49.1和要点框“疟疾”）。

- 感染的雌蚊叮咬人体后，少量的子孢子侵入血流。30分钟内，子孢子从血液中消失，进入肝细胞内。接下去的10～14天内，子孢子进入红细胞前期发育、增殖。最后，含疟原虫的肝细胞破裂，释出大量裂殖子。这些裂殖子进入血流，钻入红细胞内，形成细胞内活动型病原体，称为“营养子”。疟原虫在这些细胞内的生长和增殖构成红细胞内期。病原体在红细胞内发育成熟，破坏宿主细胞，向红细胞膜内

❶ 考虑到初期的贫穷和经济政策等因素，受疟疾严重感染的国家每人每年经济增长率较无疟疾感染国家低1.3%，当疟疾发生率降低1.1%时，经济增长率提高0.3%。

❷ 例如“飞机场疟疾”，1997年英国记录了2364例疟疾，所有感染者都是外来旅行者。“周末疟疾”指非洲的城镇居民在乡村度周末时感染疟疾，这种感染正在成为日趋严重的问题。

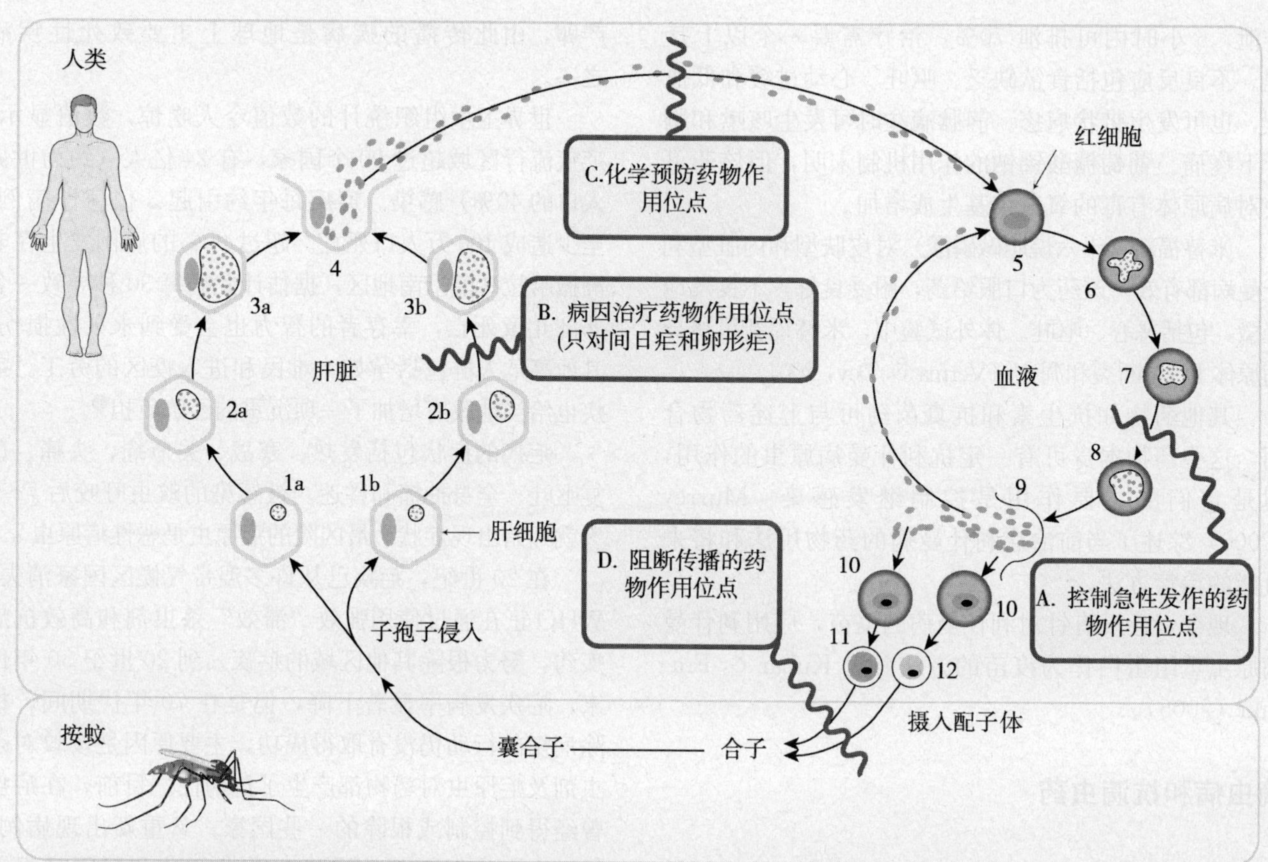


**图 49.1 疟原虫生活史和药物作用位点。**红细胞前期和红细胞外期发生在肝细胞内，红细胞内期发生在血液中。1a. 子孢子侵入肝细胞（疟原虫以含点圆圈表示，肝细胞核以卵圆形表示）。2a 和 3a. 裂殖体在肝细胞内发育；4. 肝细胞破裂，释放裂殖子（一些裂殖子重新进入肝细胞形成睡眠子孢子）；5. 裂殖子进入红细胞；6. 红细胞中的营养子；7 和 8. 裂殖体在红细胞内发育；9. 红细胞破裂，释放裂殖子，多数裂殖子侵入其他红细胞；10—12. 裂殖子侵入红细胞，发育成雌雄配子母细胞；1b. 肝细胞内休眠形式的疟原虫（睡眠子孢子）；2b 和 3b. 睡眠子孢子的生长和增殖。下面是药物的作用位点：A. 用于控制急性发作的药物（也称为“血液裂殖体杀灭剂”或“用于抑制或临床治疗的药物”）；B. 作用于红细胞外期睡眠子孢子，可以根治间日疟和卵形疟的药物；C. 阻断红细胞外期和红细胞内期的连接，用于化学预防的药物（也称为病因预防药）和防止疾病发展的药物；D. 阻断传播，防止疾病在人类发作的药物。

插入病原体的蛋白质和磷脂。宿主的血红蛋白裂解，运输到病原体的食物泡内，为病原体提供氨基酸。对病原体有毒的游离血红素通过聚合成疟色素而使毒性消失，一些抗疟疾药通过抑制此阶段的血红素聚合酶而发挥作用（见下文）。

病原虫细胞核进行有丝分裂后，红细胞内的疟原虫称为裂殖体，可快速生长分裂进行裂体增殖。增殖的另一个时相产生了更多的裂殖子，胀破红细胞后被释放。然后这些裂殖子结合进入其他红细胞，重新开始红细胞内的周期。在疟原虫的特定时期，子孢子进入肝细胞形成睡眠子孢子，或称休眠状态，数月或数年后又可以复活进入红细胞外期进行增殖。

疟原虫可在体内以显著速度繁殖，一个间日疟原虫在 14 天内可产生 25 000 万个裂殖子。评价抗疟疾药的作用时，需要注意即使每 48 小时消灭 94% 的疟原虫，也只能使疟原虫的数目维持平衡，不能进一步减少其数量，或降低其增殖的倾向。裂殖子进入红细胞后，分化为雌雄配子母细胞。蚊媒吸吮感染者的血后，被蚊媒摄取的配子母细胞在蚊子体内交配，完成其生活史。

- 在蚊子体内的生活史包括雌、雄配子母细胞交配，产生合子，合子继续发育成囊合子（孢囊），囊合子进一步分裂、增殖，最后破裂释放出子孢子，子孢子进入蚊唾液腺内，当蚊子叮咬人时，子孢子侵入另一个人体。

疟疾周期性发热的特征源于红细胞的成批破裂，释放出裂殖子和细胞碎片。体温升高与血浆内TNF-α浓度升高一致。疟疾的复发常与具有“红细胞外期”的疟原虫有关，因为在肝内休眠的子孢子可在几星期或几个月后重新侵入红细胞，引起新的感染。

人类疟疾感染的不同类型特征（图 49.1）表现如下：

- 恶性疟原虫，在人体具有 48 小时的红细胞内生活史，产生恶性间日疟。“间日”是指隔日发热一次

**疟疾** 要点

- 疟疾是由不同种类的疟原虫引发的感染，经雌性按蚊传播。蚊子叮咬人体后，子孢子（寄生虫的无性生殖型）进入人体，继而在肝中发育为：
  — 裂殖体（红细胞前期），释放裂殖子，钻入红细胞内发育成活动的营养子，继续发育繁殖后，释放另一批可感染红细胞的裂殖子，引起发热。此过程构成疟原虫的红细胞内期；
  — 休眠的睡眠子孢子，休眠期过后可释放裂殖子（红细胞外期）。
- 引起间日疟的疟原虫主要有：
  — 间日疟原虫，引起良性间日疟；
  — 恶性疟原虫，引起恶性间日疟，与间日疟原虫不同，恶性疟原虫无红细胞外期。
- 部分裂殖子发育为疟原虫的有性生殖形式——配子母细胞，配子体被蚊子摄取后，在蚊子体内进入疟原虫的另一生活史。

（实际上会有变化），“恶性”是指它是最严重的疟疾形式，可致死。在感染的红细胞膜上，疟原虫诱导内皮细胞表达黏附分子受体。这些含疟原虫的红细胞与未感染的红细胞粘合，形成细胞簇（玫瑰花结），黏附于微循环内皮细胞，干扰组织血流，导致器官功能改变，包括肾衰竭和脑病（脑型疟疾）。恶性疟原虫没有“红细胞外期”阶段，因此，如果红细胞内期感染被根除，就不再复发。

- 间日疟原虫，引发良性的间日疟，“良性”是因为它较恶性疟症状轻，极少致死。“红细胞外期”的疟原虫可持续存在若干年，引起复发。
- 卵形疟原虫，具有 48 小时生活史，具有“红细胞外期”阶段，引起一种罕见的疟疾类型。
- 三日疟原虫，具有 72 小时生活史，引起三日疟，疟原虫不具有“红细胞外期”阶段。

生活在疟疾流行区的人们能够获得自然免疫力，但是如果离开疫区 6 个月以上，免疫力将消失。

## 抗疟疾药

首先，避免蚊子叮咬是预防疟疾的最好方法。

◆ 到疟疾感染区的旅行者需要常备防护措施，穿能遮盖大部分皮肤的衣服，日常生活中特别是睡觉时使用驱虫剂，因为蚊子常在清晨和黄昏时叮人。喷有杀虫剂如苄氯菊酯的蚊帐也非常有效。

一些药物可用于预防疟疾，另外有些药物主要针对急性发作。一般情况下，根据药物对疟原虫生活史不同阶段的作用而对药物进行分类（图 49.1）。

### 用于控制急性发作的药物

血液裂殖体杀灭剂（图 49.1 ，A 位点）用于控制急性发作，也被称为产生“抑制”或“临床治疗效果”的药物。本类药物作用于疟原虫的红细胞内期，对于没有红细胞外期的恶性疟或三日疟可以治愈。对于间日疟或卵形疟，本类药物可控制急性发作时的症状，但是疟原虫的红细胞外期可导致疾病复发。

本类药物包括喹啉-甲醇类（如奎宁和甲氟喹），各种 4-氨基喹啉类（如氯喹）、卤泛群（phenanthrene halofantrine）、干扰叶酸合成的药物（如砜类）或影响叶酸作用的药物（如乙胺嘧啶和氯胍）、羟萘醌类化合物阿托伐醌，这些药物经常联合应用。有些抗生素如四环素和多西环素（见第 46 章）与以上药物合用时，也有疗效。来源于青蒿素的药物，如蒿甲醚（artemether）、阿替夫林（arteflene）、青蒿琥酯（artesunate）也被证实有效。

关于目前推荐治疗方案的简要总结，参见要点框“抗疟疾药”和表 49.2。有关疟疾治疗的更多细节请参阅 Newton & White（1999）和 Baird（2005）。

### 用于病因治疗的药物

组织裂殖体杀灭剂通过作用于肝内的疟原虫（图 49.1，B 位点）而达到根除作用（即作用于感染源）。只有 8-氨基喹啉类（如伯氨喹和他非诺喹）具有此作用。本类药物也可杀灭配子母细胞，从而减少疾病的传播。

**抗疟疾治疗和疟原虫生活史** 要点

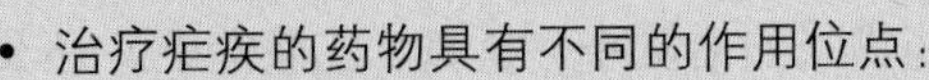

- 治疗疟疾的药物具有不同的作用位点：
  — 控制疟疾急性发作的药物，作用于血液中的疟原虫，可治疗无红细胞外期的疟疾感染（如恶性疟）；
  — 用于化学预防的药物（病因性预防药），作用于裂殖子从肝细胞释出阶段；
  — 具有根治作用的药物，作用于肝内疟原虫；
  — 作用于配子母细胞，阻止蚊子传播疾病。

**表 49.2 疟疾的治疗和预防用药[a]**

| 感染 | 控制急性发作用药 | 预防用药 |
|---|---|---|
| 所有疟原虫感染 | | |
| （耐氯喹的恶性疟原虫除外） | 口服氯喹或磺胺多辛＋乙胺嘧啶 | 口服氯喹或氯胍 |
| 耐氯喹的恶性疟原虫 | 口服奎宁＋以下药物： | 口服氯喹＋以下药物： |
| | (i) 四环素或 | (i) 氯胍或 |
| | (ii) 多西环素，口服卤泛群或甲氟喹 | (ii) 多西环素或 |
| | | (iii) 乙胺嘧啶、马拉隆（malarone）[b]或口服甲氟喹 |

注：来源于英国国家药典。[a]必须注意，这里只是一个总结，而不是权威的用药指南，推荐用药时需要考虑患者、地域、感染危险程度、有无耐药性等因素。 [b]马拉隆是阿托伐醌和盐酸氯胍的复合物。

### 化学预防药物

用于化学预防的药物（也称病因预防药），通过阻断红细胞外期和红细胞内期的连接而产生预防疟疾发作的作用。真正的病因预防药能够通过杀灭侵入宿主的子孢子发挥作用，目前应用的药物还不能达到此目的，将来可能利用疫苗实现。杀灭经历红细胞前期后从肝脏释放的疟原虫可起到预防疾病发作的作用（图 49.1，C 位点）。本类药物主要有：氯喹、甲氟喹、氯胍、乙胺嘧啶、氨苯砜和多西环素，这些药物常联合应用。

- 化学预防药物适用于那些将要到疟疾流行区旅行的人们。进入疫区前 1 周开始用药，在疫区停留期间直到离开后至少 1 个月内都需连续用药。没有一种预防药能达到 100%效果，药物的选用也是非常困难的。选择药物时除了参照通常采用的标准外，也要考虑到抗疟疾药的不良反应及严重可致命的寄生虫血症。另外一个问题是治疗方案的复杂性，要求在不同时间服用不同药物，到不同的旅行目的地也可能需要不同的药物。目前推荐的预防用药方案参见表 49.2。

### 用于阻断传播的药物

有些药物（如伯氨喹、氯胍、乙胺嘧啶）还具有杀灭配子母细胞的作用（图 49.1，D位点），可以防止蚊子传播，从而减少人类感染。但是这些药物很少单独用于这一目的。

下面我们详细阐述有关药物。

## 4-氨基喹啉类

临床应用的 4-氨基喹啉类（4-aminoquinolines）主要是氯喹（图 49.2）。阿莫地喹（amodiaquine）与氯喹作用相似，由于引起粒细胞缺乏而在几年前已退出市场，但是因为氯喹耐药性的出现，现在世界一些区域开始重新使用阿莫地喹。

### 氯 喹

氯喹（chloroquine）是一种老药（19 世纪 40 年代上市），目前仍是有效的裂殖体杀灭剂（图 49.1，A 位点），对于 4 种疟原虫的红细胞内期有效（前提是疟原虫对药物敏感），但是对于子孢子、睡眠子孢子和配子母细胞无效。该药作用机制复杂，尚未完全清楚。在中性 pH 条件下，药物分子不带电荷，可以自由地扩散进入病原体的溶酶体内。在溶酶体的酸性 pH 条件下，氯喹带正电荷，不能透过溶酶体膜而停留在寄生虫体内。氯喹高浓度时抑制蛋白质、RNA 和 DNA 的合成，但是这些作用与其抗疟疾活性关系不大。氯喹可能主要通过抑制疟原虫对血红蛋白的分解，作用于血红素解离阶段，从而减少了疟原虫生存必需的氨基酸供应。氯喹也可抑制血红素聚合酶，该酶可催化有毒的游离血红素聚合为疟色素，使之对疟原虫无毒。氯喹也用作改善风湿性关节炎症状的抗类风湿药（见第 14 章），还对心脏有奎尼丁样作用。有关氯喹临床应用的总结见表 49.1 和表 49.2 及要点框“抗疟疾药”。

#### 耐药性

现在世界很多地区的恶性疟原虫都对氯喹耐药。耐药原因是由于疟原虫转运基因突变造成药物从疟原虫体内流出增加（Baird，2005）。间日疟原虫对氯喹的耐药性也在世界许多地区出现。

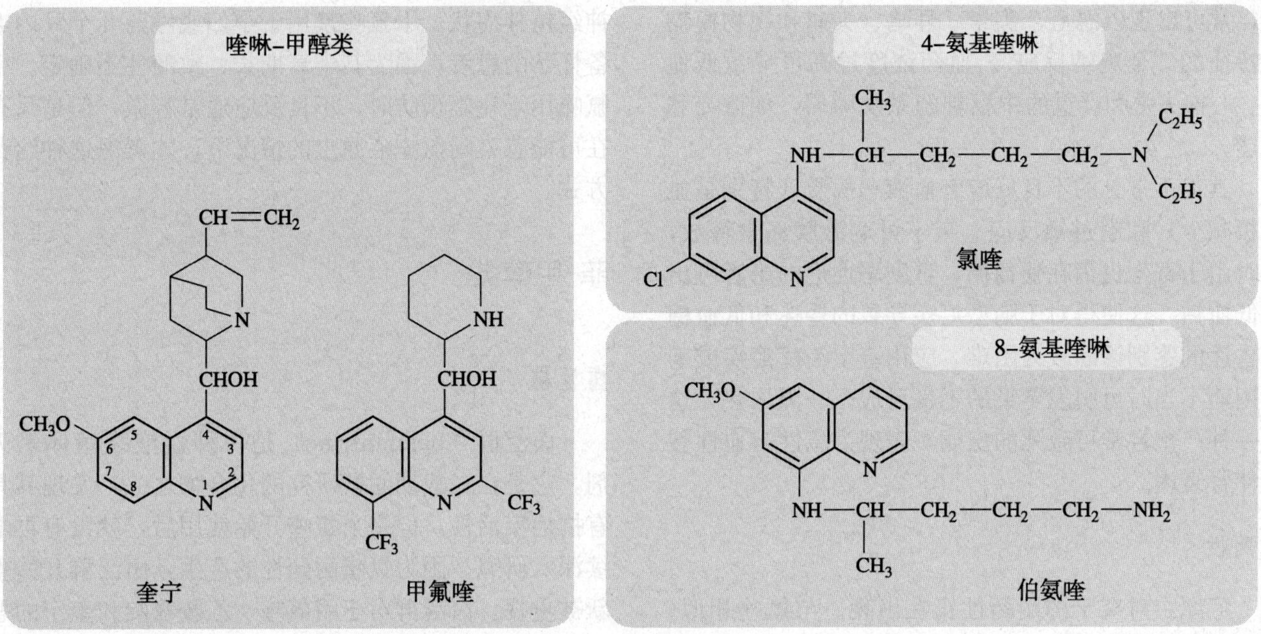

喹啉-甲醇类

奎宁　　甲氟喹

4-氨基喹啉

氯喹

8-氨基喹啉

伯氨喹

**图 49.2　部分喹啉类抗疟疾药的化学结构，喹啉环以加粗的黑线表示。**

给药方法和药代动力学

氯喹通常口服给药，用于恶性疟时，需要多次小剂量肌内注射或皮下注射，或采取缓慢静脉滴注的方法。口服给药后吸收完全，组织分布广泛，可浓集于感染疟原虫的红细胞内。从组织和感染的红细胞内排泄的速度缓慢。该药经肝代谢，以 70%原型、30%代谢产物的形式由尿液排出。消除缓慢，主要消除相半衰期为 50 小时，药物在体内可残留几星期或几个月。

不良反应

用于预防给药时，氯喹不良反应较少。当大剂量给药用于控制疟疾急性发作时，经常发生不良反应，如恶心、呕吐、头晕、视物模糊、头痛和荨麻疹。大剂量给药有时导致视网膜病变。静脉推注给药可发生低血压，大剂量时可发生致死性节律障碍。目前认为孕妇使用氯喹安全。

## 喹啉-甲醇类

广泛使用的两种喹啉-甲醇类药物是奎宁和甲氟喹（图 49.2）。

### 奎　宁

奎宁（quinine）是从金鸡纳树皮中提取的一种生物碱。公元 16 世纪，传教士将金鸡纳从秘鲁带到欧洲，奎宁也开始被用于治疗“发热”。奎宁是血液裂殖体杀灭剂，可杀灭处于红细胞内期的 4 种疟原虫的（图 49.1，A 位点），但是对于红细胞外期或恶性疟原虫的配子母细胞无效，作用机制与氯喹相似，与抑制疟原虫血红素聚合酶有关，但是与氯喹不同的是，奎宁不在疟原虫体内高度浓集，因此奎宁的抗疟疾作用可能涉及其他机制。由于对氯喹耐药性的出现和传播，目前奎宁重新成为治疗恶性疟的主要化学药物。奎宁对宿主机体的其他药理作用包括抑制心脏，轻微兴奋妊娠子宫，轻度阻断神经肌肉传递，以及弱的退热作用。奎宁的临床应用参见表 49.1、表 49.2 及要点框“抗疟疾药”。

药代动力学

奎宁吸收良好，常用给药方案是口服 7 天，对于严重的恶性疟或呕吐患者，也可缓慢静脉滴注给药。使用时需要先予负荷剂量，但是禁止静脉推注给药，以防发生心律失常。半衰期为 10 小时，经肝代谢，代谢产物在 24 小时内随尿液排出。

不良反应

奎宁味苦，口服给药顺从性差[1]。刺激胃黏膜，引起恶心、呕吐。当血浆药物浓度超过 30～60μmol/L

[1] 因此发明了含药物的美味饮料，包括由杜松子酒及其他饮料制成的滋补饮品。

时，常可出现以恶心、头晕、耳鸣、头痛和视物模糊为特征的“金鸡纳反应”。血药浓度过高可导致低血压、心律失常和严重的中枢神经系统障碍，如谵妄和昏迷。

其他不常见的不良反应有血液恶病质（特别是血小板减少）和超过敏反应。奎宁可刺激胰岛素释放，同时由于寄生虫消耗葡萄糖，重度恶性疟的患者可出现低血糖，这使得对于脑型疟疾导致的昏迷和低血糖性昏迷的鉴别诊断较为困难。应用奎宁治疗疟疾或奎宁用药不当时可引发罕见的不良反应——黑尿热，这是一种严重且常可致死的疾病，表现为急性溶血性贫血伴肾衰竭。

#### 耐药性

疟原虫对奎宁的耐药性正在出现。与氯喹相似，奎宁产生耐药性的原因也是疟原虫药物外排转运蛋白表达增加。

### 甲氟喹

甲氟喹（mefloquine）（图 49.2）是一种血液裂殖体杀灭剂，属于喹啉-甲醇类药物，对于恶性疟原虫和间日疟原虫有效（图 49.1，A 位点）。对肝内疟原虫无效。因此治疗间日疟时需要继续使用伯氨喹（见下文）以根除睡眠子孢子。甲氟喹常与乙胺嘧啶合用，其抗疟疾作用与抑制血红素聚合酶有关。然而，由于甲氟喹和奎宁一样，并不是高度浓集于寄生虫体内，故其抗疟疾作用可能涉及其他机制。

在部分地区，特别是东南亚地区，恶性疟原虫对于甲氟喹的耐药性已经出现，据认为耐药机制与奎宁相同，是由于寄生虫体内药物外排转运蛋白表达增加。甲氟喹的临床应用参见表 49.1、表 49.2 及要点框“抗疟疾药”。

#### 药代动力学

甲氟喹口服给药可迅速吸收，起效缓慢，血浆半衰期长（可达 30 天），可能与肝肠循环或在组织内贮存有关。

#### 不良反应

甲氟喹用于控制急性发作时，50%的患者发生胃肠不适。可发生短暂的 CNS 毒性如眩晕、意识错乱、病理性心境恶劣和失眠。偶有发生房室传导异常的报道，皮肤病变严重但是罕见，甲氟喹极少引起严重的神经精神症状。甲氟喹禁用于孕妇或停药 3 个月内准备怀孕的患者，因为其半衰期长、致畸性不确定。甲氟喹用于化学预防时，不良反应通常轻微，但是只有在可能感染耐氯喹疟原虫的情况下，才考虑这种给药方式。

## 菲-甲醇类

### 卤泛群

卤泛群（halofantrine）是一种血液裂殖体杀灭剂，它是在二战期间被研究的化合物之一，发现其具有抗疟疾活性，但是当氯喹开始使用后，就没有再继续深入研究。因为氯喹耐药性的产生，卤泛群开始重新被重视。卤泛群对于耐氯喹、乙胺嘧啶和奎宁的恶性疟原虫有效，对于间日疟原虫的红细胞内期有效（图 49.1，A 位点），对睡眠子孢子无效。但卤泛群不常用于间日疟，因为该病对氯喹更敏感。有报道治疗恶性疟原虫感染时，卤泛群和甲氟喹之间存在交叉耐药。卤泛群的作用机制未明，临床应用见表 49.1 和表 49.2 及要点框“抗疟疾药”。

#### 药代动力学

卤泛群口服给药，吸收缓慢且不规则。口服后大约 4～6 小时血药浓度达峰值，半衰期 1～2 天，其主要代谢产物具有同等效力，半衰期为 3～5 天。脂肪性食物可显著增加药物吸收，经粪便排泄。

#### 不良反应

可发生腹痛、胃肠道紊乱、头痛、肝药酶一过性升高和咳嗽。有发生瘙痒的报道，但是没有氯喹引起的反应严重。该药可导致心电图变化（最明显的是 QT 间期延长），与其他相似药物合用时更易发生，需慎用于心律失常的患者。可引起心源性猝死。罕见的不良反应有溶血性贫血和惊厥。因此，卤泛群不再只是治疗疟疾的备用药物，而是用于耐药虫株引起的感染。即使如此，已有恶性疟原虫对本药敏感性降低和出现耐药现象的报道。

## 影响叶酸合成或利用的药物

抗叶酸药物分为两类，第一类为磺胺和砜类，通过与对氨基苯甲酸竞争而抑制叶酸合成（见第 45、

46 章)。第二类抗叶酸药包括乙胺嘧啶和氯胍，通过抑制二氢叶酸还原酶，干扰二氢叶酸转化为四氢叶酸，从而抑制叶酸的利用。两类药物合用影响叶酸代谢的不同环节，起到连续拮抗作用，产生协同效果。

乙胺嘧啶是一种 2，4-二氨基嘧啶（图 49.3），与甲氧苄啶（trimethoprim）结构相似（见第 46 章)。氯胍具有不同的结构，但是可形成与乙胺嘧啶相似的构象（表 49.3）。这些化合物可抑制四氢叶酸的合成，从而抑制 DNA 代谢，见第 51 章概述。两种药物与疟原虫酶的亲和力高于与人类酶的亲和力。药物对于疟原虫红细胞内期起效缓慢（图 49.1，A 位点），氯胍对于疟原虫初期感染时的肝细胞内阶段也有作用（图 49.1，1a-3a），但是对于间日疟原虫的睡眠子孢子无效（图 49.1，B 位点）。乙胺嘧啶只能与氨苯砜或磺胺类药物联合应用。

用于治疗疟疾的磺胺类药物主要有磺胺多辛，砜类药物只有氨苯砜（图 49.3）。有关这些药物的详细介绍见第 46 章。磺胺类和砜类药物对于恶性疟原虫的红细胞内期有效，但是对于间日疟原虫的红细胞内期效果较弱，对于子孢子和睡眠子孢子无效。乙胺嘧啶与磺胺多辛联合广泛用于对氯喹耐药的疟疾，但是在很多地区疟原虫对这种联合用药也已产生了耐药。

药代动力学

乙胺嘧啶和氯胍均可口服给药，吸收虽然缓慢但吸收程度良好。乙胺嘧啶的血浆半衰期为 4 天，产生有“抑制效应”的有效血浆药物浓度可维持 14 天。一周给药一次。氯胍的半衰期为 16 小时。它是一种前药，经肝代谢为活性形式，恩波环氯胍（cycloguanil）主要由尿液排出。氯胍需要每日给药。氨苯砜药代动力学的详细介绍见第 46 章。

不良反应

谨慎应用治疗剂量时不良反应较少。高剂量乙胺嘧啶-氨苯砜合用可导致严重不良反应，如溶血性贫血、粒细胞减少和嗜酸性粒细胞肺泡炎。乙胺嘧啶与磺胺多辛连用产生严重的皮肤反应、血液病变和过敏性肺泡炎。此类药物不推荐用于化学预防。高剂量时，乙胺嘧啶抑制哺乳动物二氢叶酸还原酶，引起巨幼红细胞性贫血（见第 22 章）。怀孕期间应用时，需补充叶酸。抗叶酸药耐药性的产生是由于编码疟原虫二氢叶酸还原酶的基因发生了点突变。

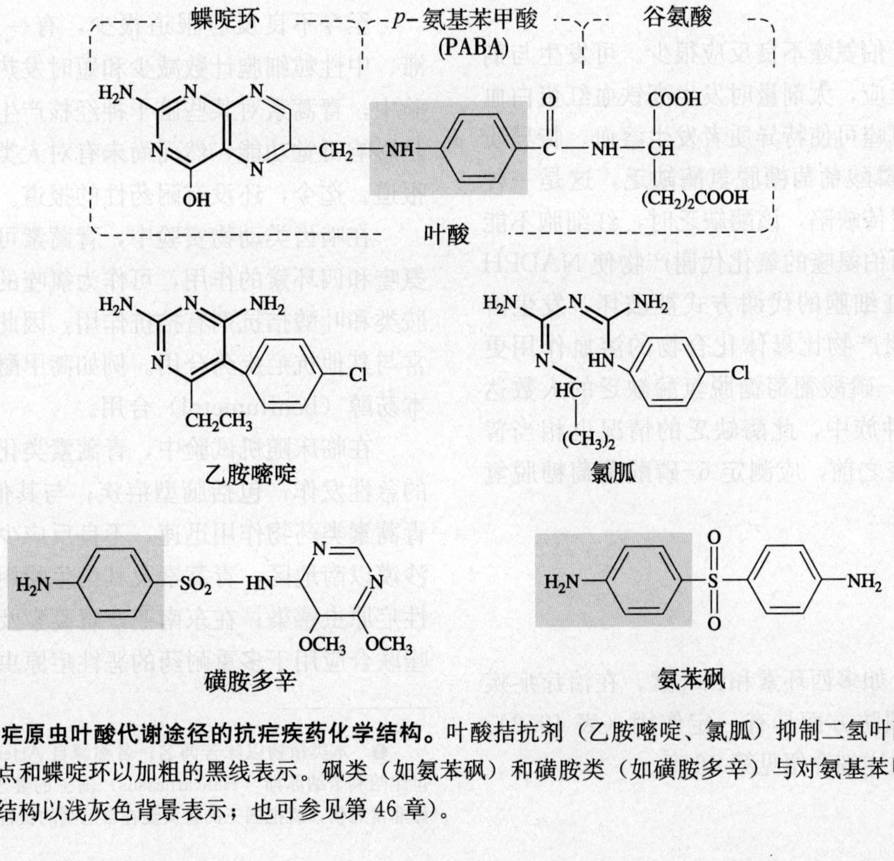

**图 49.3 作用于疟原虫叶酸代谢途径的抗疟疾药化学结构。**叶酸拮抗剂（乙胺嘧啶、氯胍）抑制二氢叶酸还原酶，这些药物的结构共同点和蝶啶环以加粗的黑线表示。砜类（如氨苯砜）和磺胺类（如磺胺多辛）与对氨基苯甲酸竞争二氢喋酸合成酶（共性结构以浅灰色背景表示；也可参见第 46 章）。

## 8-氨基喹啉

目前被批准用于疟疾的8-氨基喹啉类药物只有伯氨喹（primaquine）（图49.2）。依他喹（etaquine）和他非诺喹（tafenoquine）是活性更强、代谢更慢的伯氨喹同系物。这些较新化合物的作用机制不明了。

本类药物通过作用于肝内的睡眠子孢子而产生抗疟疾作用，可根治那些具有显著肝细胞内期的疟疾，如间日疟和卵形疟。伯氨喹不抑制子孢子，对于疟原虫的红细胞内期作用微弱，但是可杀灭配子母细胞，因而是控制4种疟原虫传播最有效的药物。常与氯喹合用。对伯氨喹的耐药现象极少，但是已有报道显示有些间日疟原虫对伯氨喹敏感性降低。关于伯氨喹及其相似药物药理作用的介绍见Shanks等（2001）的综述。

### 药代动力学

伯氨喹口服给药，吸收良好，代谢迅速，给药10～12小时后，几乎无药物在体内存留。血浆半衰期为3～6小时。他非诺喹代谢更加缓慢，可以每周给药一次。

### 不良反应

治疗剂量时，伯氨喹不良反应很少。可发生与剂量相关的胃肠道反应，大剂量时发生高铁血红蛋白血症伴随发绀。伯氨喹可使特异质者发生溶血，特异质者的红细胞内6-磷酸葡萄糖脱氢酶缺乏，这是一种X染色体相关的遗传缺陷，该酶缺乏时，红细胞不能再生NADPH，而伯氨喹的氧化代谢产物使NADPH浓度降低，结果红细胞的代谢方式被破坏，发生溶血。伯氨喹的代谢产物比母体化合物的溶血作用更强。黑人男性中6-磷酸葡萄糖脱氢酶缺乏的人数达到15%，在其他种族中，此酶缺乏的情况也相当普遍。在使用伯氨喹之前，应测定6-磷酸葡萄糖脱氢酶活性。

## 抗疟疾抗生素

有些抗生素，如多西环素和四环素，在治疗疟疾急性发作和化学预防方面具有一定作用（表49.2）。关于这些抗生素的详细介绍见第46章。

## 青蒿素及相关化合物

青蒿素类化合物从植物青蒿中提取得到，是中国治疗疟疾的传统药物。根据Linnaeus对植物的分类，该草药名为苦艾（artemisia）[1]。青蒿素（artemisinin）是从苦艾中提取的一种难溶性化学物质，可迅速杀灭血液中的裂殖体，对于疟疾急性发作有效（包括氯喹耐药株和脑型疟疾）。青蒿琥酯（artesunate）是一种水溶性衍生物，其合成同系物蒿甲醚（artemether）和蒿乙醚（arteether）作用更强，吸收更好。青蒿素类药物在疟原虫感染的红细胞内浓集。作用机制未明，可能涉及含碳自由基（由含铁原卟啉Ⅸ降解产生）或是通过蛋白烷基化使疟原虫的细胞膜损伤。本类药物对肝内的睡眠子孢子无效，不用于预防。青蒿素可口服、肌内注射或直肠给药。蒿甲醚的给药方式为口服或肌内注射，青蒿琥酯可肌内注射或静脉给药。本类药物吸收迅速，分布广泛，在肝内代谢为活性产物双氢青蒿素（dihydroartemisinin），青蒿素的半衰期为4小时，青蒿琥酯为45分钟，蒿甲醚为4～11小时。

### 不良反应

至今不良反应报道很少，有一过性心脏传导阻滞、中性粒细胞计数减少和短时发热的报道。动物试验中，青蒿素对某些脑干神经核产生异常损伤，特别是影响听觉功能，然而尚未有对人类产生神经毒性的报道。迄今，还没有耐药性的报道。

在啮齿类动物实验中，青蒿素可加强甲氟喹、伯氨喹和四环素的作用，可作为氯喹的辅助用药，对磺胺类和叶酸拮抗剂有拮抗作用，因此青蒿素的衍生物常与其他抗疟疾药合用。例如蒿甲醚与氨基醇类药物本芴醇（benflumetol）合用。

在临床随机试验中，青蒿素类化合物可控制疟疾的急性发作，包括脑型疟疾；与其他抗疟疾药相比，青蒿素类药物作用迅速，不良反应少。在非洲撒哈拉沙漠以南地区，青蒿素及其衍生物用于多重耐药的恶性疟原虫感染；在东南亚，青蒿素及其衍生物与甲氟喹联合应用于多重耐药的恶性疟原虫感染。然而在许

[1] 本类植物以味苦闻名，名称源自Artemisia，Artemisia是四世纪哈利卡纳苏斯（Halicarnassus）国王的妻子和妹妹，国王死后，她非常悲伤，就把国王的骨灰混在自己喝的饮料中使其味道更苦涩。

多国家目前现有的临床前和临床试验数据还不能满足药品管理的需要。关于此主题的综述，见 Olliaro 等 (2001)。

## 羟萘醌类药物

阿托伐醌（atovaquone）用于治疗疟疾，可阻止疾病的发展。阿托伐醌通过模拟内源性底物泛醌（辅酶 Q）的作用阻断寄生虫的线粒体电子传递链。阿托伐醌常与抗叶酸药氯胍合用，可以产生协同抗疟疾作用，联合使用的作用机制未明，但是对这两种药物而言，协同作用是特异的，与其他的抗叶酸药或电子传递链抑制剂合用则没有这样的效果。与氯胍合用时，阿托伐醌作用明显，耐受性好，不良反应很少，可发生上腹部疼痛、恶心、呕吐。孕妇和哺乳期妇女禁用阿托伐醌。对阿托伐醌的耐药性产生迅速，原因是编码细胞色素 b 的基因发生点突变。阿托伐醌与氯胍合用时，耐药性不常见。

## 潜在的新型抗疟疾药

目前有一些新药正处于检测抗疟疾活性阶段，在动物实验和初步的人体试验中已取得阳性结果。其中，咯萘啶（pyronaridine）已在中国应用近 10 年。它对于恶性疟和间日疟有效，对于耐氯喹的恶性疟也有效。咯萘啶口服有效，毒性低。作用机制未明。本芴醇与奎宁结构类似，对恶性疟原虫有效，特别是与甲氟喹或青蒿素合用时。

## 弓形虫病和抗弓形虫药物

鼠弓形虫的终宿主是猫（它是弓形虫发生有性生殖的唯一宿主），具有感染性的包囊由猫粪排出，人类无意中摄入后成为病原虫无性生殖阶段的中间宿主，摄入人体的囊合子发育为子孢子、营养子，最后在组织中发育为包囊。多数患者的弓形虫感染属于隐性感染

### 抗疟疾药

要点

- 氯喹是血液裂殖体杀灭剂，在疟原虫体内聚集，抑制血红素聚合酶。口服有效，半衰期 50 小时。不良反应有：胃肠功能紊乱、头晕和荨麻疹，静脉推注给药可引起节律障碍。
- 奎宁也是血液裂殖体杀灭剂，可口服或静脉给药，半衰期 10 小时。不良反应有：胃肠功能紊乱、耳鸣、视物模糊，大剂量时可引起节律障碍和中枢神经系统障碍。常和以下药物合用：
  - — 乙胺嘧啶，为叶酸拮抗剂，属于慢性血液裂殖体杀灭剂（口服有效，半衰期 4 天）
  - — 氨苯砜，一种砜类药物（口服有效，半衰期 24～48 小时）
  - — 磺胺多辛，长效磺胺类药物（口服有效，半衰期 7～9 天）
- 氯胍为叶酸拮抗剂，属于慢性血液裂殖体杀灭剂，对间日疟原虫的肝细胞内期有一定作用，口服有效，半衰期 16 小时。
- 甲氟喹，为血液裂殖体杀灭剂，对于恶性疟和间日疟有效，通过抑制疟原虫血红素聚合酶发挥作用。口服有效，半衰期 30 天。起效缓慢，不良反应有：胃肠功能紊乱，神经毒性和精神症状。
- 卤泛群是血液裂殖体杀灭剂，对于所有疟原虫有效，包括多重耐药的恶性疟原虫。口服有效，半衰期 1～2 天（活性代谢产物的半衰期 3～5 天）。不良反应有：腹痛，胃肠功能紊乱，头痛，有时发生严重的心脏反应。
- 伯氨喹对于肝内睡眠子孢子和配子母细胞有效。口服，半衰期 36 小时。不良反应有：胃肠功能紊乱，大剂量时出现高铁血红蛋白血症。6-磷酸葡萄糖脱氢酶遗传缺陷患者发生红细胞溶血。
- 青蒿素衍生物在亚洲和非洲广泛应用，但是在其他一些国家没有获得批准。该类药物是快速起效的血液裂殖体杀灭剂，对于恶性疟和间日疟有效。水溶性的青蒿琥酯可口服或通过静脉、肌肉或直肠给药，不良反应罕见。
- 阿托伐醌（与氯胍合用）用于无并发症的急性恶性疟。口服合用有效，每隔 3～4 天给药。不良反应有：腹泻，恶心和呕吐。如单独应用耐药性产生迅速。

或具有自限性。子宫内感染可严重影响胎儿发育，免疫功能低下或 AIDS 患者发生子宫内感染时可导致致死性全身传播，如发生弓形虫脑炎。在人体，鼠弓形虫可感染多种类型细胞，具有高毒复制阶段。

治疗弓形虫感染的药物有乙胺嘧啶-磺胺嘧啶（孕妇禁用）；甲氧苄啶-磺胺甲基异噁唑和喷他脒（pentamidine）。最近研究显示，阿奇霉素也有治疗作用。

## 纤毛虫及其他

卡氏肺孢子虫在 1909 年初次被人们认识，开始被归属于原虫，但是最近的研究显示，卡氏肺孢子虫具有原虫和真菌的双重特征，其确切分类还未确定。以前曾被认为是传播广泛但基本无害的微生物，现在可对免疫低下患者造成机会性感染。AIDS 患者中肺孢子虫肺炎是常见症状，也是主要致死因素。

治疗药物可选用高剂量磺胺甲基异噁唑（见第 46 章），喷他脒为替代品。其他治疗方案包括甲氧苄啶-氨苯砜，或阿托伐醌，或克林霉素-伯氨喹。

## 抗原虫新疗法

本领域面临巨大挑战，因为对于抗原虫药研发者而言，每种原虫都会形成各自特殊的课题。在本章中，我们已经探讨了抗原虫药可能的研究和发展方向。感兴趣的读者可以参阅推荐文献读物和网站。毋庸置疑，很多技术问题已经解决，但这并不是根除原虫感染的主要问题，还要首先考虑许多社会经济问题。

人们非常清楚，原虫感染引发的疾病使全球面临巨大威胁，但是新药的供应和分配问题更令人畏惧。对于本领域新药研发经费的管理是非常复杂的，跨国项目如被忽视疾病的药物研发项目（Drugs for Neglected Diseases Initiative）和慈善基金会如 OneWorld 健康基金会（Institute for OneWorld Health）可以提供有益的帮助，但是问题不仅仅只是缺少新药。由于经济原因，非常需要药物的国家和人群缺乏有效的机构去分配和安全管理我们已经提供的药物。文化态度、国内战争、饥荒、伪劣药品的流行、干旱和自然灾害等都会加重这一问题。现在，还没有很好的办法使人们走出这一困境。

## 参考文献与扩展阅读


### 宿主-寄生虫相互作用

Brenier-Pinchart M-P, Pelloux H, Derouich-Guergour D et al. 2001 Chemokines in host-parasite interactions. Trends Parasitol 17: 292-296 (*Good review of role of immune system*)

### 阿米巴病

Haque R, Huston C D, Hughes M et al. 2003 Amebiasis. N Engl J Med 348: 1565-1573 (*Good review; concentrates on the pathogenesis of the disease but has a useful table of drugs and their side effects*)

Martinez-Palomo A, Espinosa-Cantellano M 1998 Amoebiasis: new understandings and new goals. Parasitol Today 14: 1-3

Stanley S L 2001 Pathophysiology of amoebiasis. Trends Parasitol 17: 280-285 (*A good account of the human disease that incorporates some results from animal models also*)

Stanley S L 2003 Amoebiasis. Lancet 361: 1025-1034 (*Comprehensive and easy-to-read account of this disease, covering all aspects from diagnosis to treatment—excellent*)

### 锥虫病

Aksoy S, Gibson W C, Lehane M J 2003 Interactions between tsetse and trypanosomes with implications for the control of trypanosomiasis. Adv Parasitol 53: 1-83 (*A very substantial and comprehensive article covering the biology of the tsetse fly, which also discusses alternative methods from controlling the insect population. Less good on drug therapy, but if you are interested in the biology of the insect vector of trypanosomiasis then this is for you*)

Burchmore R J, Ogbunude P O, Enanga B, Barrett M P 2002 Chemotherapy of human African trypanosomiasis. Curr Pharm Des 8: 256-267 (*Very good concise article; nice discussion of future therapeutic possibilities*)

Burri C, Brun R 2003 Eflornithine for the treatment of human African trypanosomiasis. Parasitol Res 90 (suppl 1): S49-S52

Denise H, Barrett M P 2001 Uptake and mode of action of drugs used against sleeping sickness. Biochem Pharmacol 61: 1-5 (*Good coverage of drug therapy*)

Keiser J, Stich A, Burri C 2001 New drugs for the treatment of human African trypanosomiasis: research and development. Trends Parasitol 17: 42-49 (*Excellent review on an increasingly threatening disease*)

Legros D, Ollivier G, Gastellu-Etchegorry M et al. 2002 Treatment of human African trypanosomiasis—present situation and needs for research and development. Lancet Infect Dis 2: 437-440

Naula C, Burchmore R 2003 A plethora of targets, a paucity of drugs: progress towards the development of novel chemotherapies for human African trypanosomiasis. Expert Rev Antiinfect Ther 1: 157-165

Nesslany F, Brugier S, Mouries M A et al. 2004 In vitro and in vivo chromosomal aberrations induced by megazol. Mutat Res 560: 147-158

### 利什曼病

Berman J 2003 Current treatment approaches to leishmaniasis. Curr Opin Infect Dis 16: 397-401 (*Good general review that includes some data on new clinical trials*)

Handman E, Bullen D V R 2002 Interaction of Leishmania with the host macrophage. Trends Parasitol 18: 332-334 (*Very good article describing how this parasite colonises macrophages and evades intracellular killing; easy to read*)

Jayanarayan K G, Dey C S 2002. Microtubules: dynamics, drug interaction and drug resistance in Leishmania. J Clin Pharm Ther 27: 313-320 (*Deals with the action on parasite microtubules of antileishmanial drugs—very specialised*)

Kubar J, Fragaki K 2005 Recombinant DNA derived Leishmania proteins: from the laboratory to the field. Lancet Infect Dis 5: 107-114 (*Some interesting discussion and observations on possible drug targets but a bit specialised*)

Murrey H W 2000 Treatment of visceral leishmaniasis (kala-azar): a decade of progress and future approaches. Int J Infect Dis 4: 158-177 (*Clear account of present clinical therapy and potential new drugs*)

Sacks D, Toben-Trauth N 2002 The immunology of susceptibility and resistance to *Leishmania major* in mice. Nat Rev Immunol 2: 845-858 (*A lengthy article that explores the host response to Leishmania parasite infection using mouse models of the disease; fascinating and authoritative—but only attempt it if your immunology is up to scratch*)

Verma N K, Dey C S 2004 Possible mechanism of miltefosine-mediated death of *Leishmania donovani*. Antimicrob Agents Chemother 48: 3010-3015

### 疟 疾

Ashley E A, White N J 2005 Artemisinin based combinations. Curr Opin Infect Dis 18: 531-536 (*This review details the results of successful clinical trials of artemisinin combinations in South-east Asia*)

Baird J K 2005 Effectiveness of antimalarial drugs. N Engl J Med 352: 1565-1577 (*An excellent overview covering many aspects of drug therapy, drug resistance and the socioeconomic factors affecting the treatment of this disease—thoroughly recommended*)

Berent A R, Craig A G 1997 Plasmodium falciparum—sticky jams and PECAM pie. Nat Med 3: 1315-1316 (*Deals with malaria parasites and host adhesion molecules*)

Foley M, Tilley L 1997 Quinoline antimalarials: mechanisms of action and resistance. Int J Parasitol 27: 231-240 (*Good, short review; useful diagrams*)

Holt R A, Subramanian G M et al. 2002 The genome sequence of the malaria mosquito *Anopheles gambiae*. Science 298: 129-149 (*For those who want to explore the genomic aspects more thoroughly*)

Krishna S 1997 Malaria. Br Med J 315: 730-732 (*Good, short review in the series Science, medicine and the future; useful diagram*)

Lell B, Luckner D et al. 1998 Randomised placebo-controlled study of atovaquone plus proguanil for malaria prophylaxis in children. Lancet 351: 709-713 (*States that this combination is highly effective and well tolerated*)

Newton P, White N 1999 Malaria: new developments in treatment and prevention. Annu Rev Med 50: 179-192 (*Excellent review of drug treatment and management of malaria*)

O'Brien C 1997 Beating the malaria parasite at its own game. Lancet 350: 192 (*Clear, succinct coverage of mechanisms of action and resistance of current antimalarials and potential new drugs; useful diagram*)

Odeh M 2001 The role of tumour necrosis factor - alpha in the pathogenesis of complicated falciparum malaria. Cytokine 14: 11-18

Olliaro P L, Haynes R K, Meunier B et al. 2001 Possible modes of action of artemisin-type compounds. Trends Parasitol 17: 266-268

Shanks G D, Kain K C, Keystone J S 2001 Malaria chemoprophylaxis in the age of drug resistance. II Drugs that may be available in the future. Clin Infect Dis 33: 381-385 (*A useful look ahead to new drugs*)

Targett G A 1998 Malaria—variety is the price of life. Nat Med 4: 267-268 (*The biological roles of the surface proteins of malaria-infected red cells*)

### 肺孢子虫肺炎

Warren E, George S et al. 1997 Advances in the treatment and prophylaxis of *Pneumocystis carinii* pneumonia. Pharmacotherapy 17: 900-916

### 治疗原虫感染药物展望

Croft S L 1997 The current status of antiparasite chemotherapy. Parasitology 114: S3-S15 (*Comprehensive coverage of current drugs and outline of approaches to possible future agents*)

Rosenblatt J E 1999 Antiparasitic agents. Mayo Clin Proc 74: 1161-1175 (*Broad review article, wide coverage*)

### 有用的网络资源

http://archive.bmn.com/supp/part/swf012.html (*An interactive animation showing the infection of a human host with Leishmania by a tsetse fly vector—fun*)

http://mosquito.who.int/cmc_upload/0/000/015/372/RBMInfosheet_1.htm (2001-10 *is the decade of the United Nations Roll Back Malaria programme, and this site contains a wealth of statistics, photographs, maps and explanatory text covering every aspect of this depressing disease. Together with the other web sites shown below, it forms the nucleus of a comprehensive resource for exploring the implications of the global malaria problem more closely*)

http://www.oneworldhealth.org (*The web page of the visionary 'non profit pharmaceutical company', with details of their current programmes dealing with global health issues*)

http://www.who.int/en/ (*The WHO home page, with links to all other sites relevant to this chapter*)

http://www.who.int/mediacentre/factsheets/fs094/en/ (*This web site is a subsite of the WHO home page and contains links to all the major information on the site dealing with malaria, including the sites above—a terrific starting point for further investigation*)

（聂珍贵 译，高春艳 校，王 昕 章国良 审）

# 50 抗寄生虫药



## 概　述

在所有慢性感染中最常见的是由各种类型的寄生虫（蠕虫）所致的感染，例如，估计半数以上的世界人口可能被胃肠道寄生虫所感染，热带和亚热带地区低收入国家的居民是易感人群，婴儿刚出生时就可能感染一种或几种寄生虫，在其一生中也有可能持续感染。某些感染（如蛲虫感染）仅引起不适，不会引起实质性疾病，但是有些感染造成的疾病，例如血吸虫病和钩虫病，均有很高的发病率。因此，治疗寄生虫感染具有重要的现实意义。兽医学中，寄生虫感染也是主要疾病，影响家庭宠物和家畜。在世界一些地区，片形吸虫病可引起大量家畜死亡。

## 寄生虫感染

寄生虫主要包括两类多细胞蠕虫，由6亿年前的共同祖先逐渐演化为两种不同类型：线形动物门（线虫和蛔虫）以及扁形动物门（扁形虫），后者又分为吸虫（flukes）和绦虫（tapeworms）。人类中已发现约350种寄生虫，多数寄生在胃肠道。

寄生虫生活史复杂，经常涉及不同宿主。寄生虫感染可以通过多种途径，卫生条件差是主要原因。感染的主要途径是经口感染，如饮用水不洁或食用未经过彻底烹饪的感染动物或鱼类的肉。也可由于皮肤受损、昆虫叮咬甚至游泳或在被污染的土壤中行走而被感染。一般情况下，人类是寄生虫感染的主要宿主（或称终宿主），这意味着寄生虫的性成熟阶段发生在人体。虫卵和幼虫离开人体后继续感染第二宿主（中间宿主）。某些情况下，卵和幼虫可存留在人体形成被肉芽组织包裹的囊，引发囊虫病，特征是囊存于肌肉和内脏中，更严重的情况是存留在眼睛或脑内。有临床意义的寄生虫约20种，分为两类：一类存在于宿主的消化道，另一类寄生在宿主机体的其他组织。

寄生于宿主消化道的寄生虫如下：

- 绦虫：牛带绦虫、猪带绦虫、短膜壳绦虫、阔节裂头绦虫。在亚洲、非洲和美洲部分地区，约8500万人感染这些类型的绦虫。在英国只发现了前两种绦虫。最常见的两种绦虫（牛带绦虫、猪带绦虫）的中间宿主分别是牛和猪。人类由于食用含有幼虫的生肉或未彻底烹饪的肉而被感染，这些幼虫在动物的肌肉中被囊包被。短膜壳绦虫在同一宿主中以成虫（肠内蠕虫）和幼虫两种形态同时存在，宿主为人或啮齿动物，有些昆虫（跳蚤、甲虫）也可以作为中间宿主，感染后多数没有症状。阔节裂头绦虫具有两种序贯的中间宿主：淡水甲壳动物和淡水鱼。人类由于食用含有幼虫的生鱼肉或未经彻底烹饪的鱼肉而感染，也可发生维生素 $B_{12}$ 的缺乏（见第22章）。
- 肠道线虫：蛔虫、蛲虫（美国称为 pinworm）、鞭虫、粪类圆线虫（美国称为 threadworm）、美洲板口线虫和十二指肠钩虫。蛔虫、蛲虫、鞭虫感染的途径是食用污染的食品或未经彻底烹饪的肉类，而钩虫的感染途径是其幼虫经皮肤侵入。

寄生在宿主其他组织的寄生虫有：

- 吸虫：埃及血吸虫、曼氏血吸虫和日本血吸虫，引起血吸虫病。血吸虫的雌雄成虫在肠壁或膀胱壁的静脉或小静脉内寄居交配，虫卵进入膀胱或肠腔，导致这些器官的炎症，前者出现血尿，后者出现便血。虫卵离开人体后在水中孵化，入侵第二宿主——一种特殊的螺，在此宿主中发育为可自主游动的无尾尾蚴，通过破损皮肤感染人体。

大约2亿人口被血吸虫感染。

- 组织内线虫：毛线虫、麦地那龙线虫和丝虫。丝虫包括班氏吴策线虫（Wuchereria bancrofti）、罗阿丝虫（Loa loa）、旋盘尾丝虫（Onchocerca volvulus）和马来丝虫（Brugia malayi）。丝虫的成虫生活在宿主的淋巴系统、结缔组织和肠系膜，产生活性胚胎或微丝蚴，释入血液，可被蚊子或其他叮咬昆虫摄取。在第二宿主内发育一段时间后，幼虫进入昆虫口腔，叮咬人体时重新进入机体。引起疾病的丝虫主要是班氏吴策线虫和马来丝虫，引起淋巴管堵塞，产生象皮病，其他丝虫相关疾病有旋盘尾丝虫病（微丝蚴感染眼部，引起"河盲症"）和罗阿丝虫病（微丝蚴引起皮肤和其他组织炎症）。毛线虫引起毛线虫病，在小肠内的幼虫离开母体侵入骨骼肌，在骨骼肌内形成包囊。麦地那龙线虫感染时，幼虫从水井或水管中的甲壳类动物中被人类摄取后，离开肠道，在组织内发育繁殖；怀孕的雌虫移至腿或足部的皮下组织，通过皮肤溃疡向外突出，虫体可长达1米，需要手术切除，或将虫体缠绕在棍棒上在几天内将虫体拖出。
- 细粒棘球绦虫，属于棘球绦虫属，犬科动物是主要宿主，绵羊是中间宿主。寄生虫的主要生活阶段——肠内阶段不发生在人体。特殊情况下，人类可成为中间宿主，幼虫在人体组织内发育为棘球囊（包囊）。

通常在动物胃肠道寄居的某些线虫可以感染人类，进入人体组织。皮肤侵袭又称为皮肤幼虫移行症，由寄居在犬或猫体内的钩虫幼虫引起。弓蛔虫病或内脏幼虫移行症由寄居在犬或猫体内的弓蛔虫属线虫引起。

## 抗寄生虫药

从古代开始，人类就试图治疗寄生虫感染。草药或植物中的提取物，如绵马贯众（male fern）提取物是许多早期治疗方式的基础，在20世纪，出现了含有重金属的药物，如含砷（对氨苯胂酸钠）和含锑（酒石酸锑钾），这些药物对于锥虫病和血吸虫病有效。

一般而言，目前驱虫药的作用机制为麻痹虫体（如阻断肌肉收缩），或破坏虫体，使宿主免疫系统能够消灭寄生虫或改变寄生虫代谢过程（如影响微管功能）。因为不同寄生虫代谢方式差异很大，因此对一种类型寄生虫有效的药物可能对其他寄生虫无效。很明显，药物必须穿透寄生虫虫体外部坚硬的角质层或在虫体消化道内达到足够浓度才能起作用。这有一定难度，因为有些寄生虫是寄生在血液中（食血），而另外一些则寄生在组织内。另一复杂的问题是许多寄生虫具有活跃的药物泵，可将药物泵出体外，降低虫体内的药物浓度。因此选择驱虫药的给药方式和剂量非常重要，需要慎重考虑，因为驱除寄生虫不一定需要过多的药物。

下面简要介绍几种驱虫药，其适应证见表50.1。有关抗寄生虫药的详细介绍和在人类和动物中的应用可见参考相关文献。在英国，其中几个药物（如氯硝柳胺，阿苯达唑、噻苯达唑、左旋咪唑和吡喹酮）只能用于"指定的患者"❶。

### 苯并咪唑类

临床应用的主要抗寄生虫药物是苯并咪唑类（benzimidazoles），属于广谱驱虫药，包括甲苯达唑（mebendazole）、噻苯达唑（tiabendazole）和阿苯达唑（albendazole）。本类药物抑制蠕虫β-微管蛋白的聚合，干扰微管依赖的功能，如葡萄糖的摄取。这种抑制作用具有选择性，对寄生虫的作用强度是对哺乳动物组织的250～400倍。然而。本类药物起效缓慢，几天内蠕虫才会被驱除。对于多数寄生虫，治愈率一般在60%～100%。

甲苯达唑口服给药，只有10%被吸收，脂肪性食物可增加药物吸收。代谢迅速，给药后24～48小时内，由尿液和胆汁排泄。治疗蛲虫时，通常单剂量给药，对于钩虫和蛔虫感染，每日两次，连续给药3天。噻苯达唑从胃肠道很快吸收，代谢迅速，以结合型由尿液排泄。对于麦地那龙线虫和类圆线虫属感染，每日两次，连续给药3天。对于钩虫和蛔虫感染，须用药5天。阿苯达唑和甲苯达唑相似，吸收也较差，脂肪性食物也可增加药物的吸收，首关代谢显著，代谢产物为亚砜和砜类物质。前者可能是具有药理活性的物质。

阿苯达唑和甲苯达唑的不良反应较少，但胃肠道反应偶有发生。噻苯达唑的不良反应多见，但通常较短暂，最常见的是胃肠道反应，也可发生头痛、头晕、困倦以及过敏反应（如发热、皮疹）。孕妇和2岁以下儿童禁用甲苯达唑。

❶ 一种极为少见的情形是内科医生希望允许将制药公司的某种药物用于某个特定的患者。这一药物可能是在临床试验中显示特殊作用的新药，但是尚未注册；或者是一种作用已明确的药物，其尚未被注册是由于制药公司还没有申请上市许可（可能是由于商业上的原因所致）。

## 吡喹酮

吡喹酮（praziquantel）是一种高效广谱驱虫药，应用已有 20 多年，是治疗所有类型血吸虫的选用药物，也是开展大规模根除血吸虫运动时的常用药物。本品对囊虫有效，在应用吡喹酮之前，没有有效治疗囊虫感染的药物。本品不仅对血吸虫成虫有效，也可杀灭幼虫和无尾尾蚴。无尾尾蚴是血吸虫穿透皮肤感染人类的形式。

吡喹酮通过与血吸虫电压依赖性 $Ca^{2+}$ 通道 β 亚基上的蛋白激酶 C 结合位点结合（Greenberg，2005），破坏虫体内 $Ca^{2+}$ 的平衡，导致离子内流，加快并延长肌肉收缩，终致虫体麻痹、死亡。吡喹酮也破坏虫体外膜，暴露新型抗原，结果使虫体对宿主正常的免疫反应更加敏感。

口服给药，吡喹酮吸收良好。多数药物在肝脏发生首关代谢，非活性的代谢产物由尿液排出。母体药物的血浆半衰期为 60～90 分钟。

治疗量时，吡喹酮非常安全，不良反应很少，即使发生，也十分短暂而且临床上意义不大。不良反应包括胃肠道不适、头晕、关节肌肉酸痛、皮疹和低热。有些不良反应在寄生虫感染量高的患者中表现更严重，可能是由于死亡的寄生虫释放某些物质所致。吡喹酮对于孕妇和哺乳妇女安全，是在国家疾病控制行动中的常用药物。但寄生虫对本品的耐药性已产生。

**表 50.1 用于治疗寄生虫感染的主要药物**

| 寄生虫/寄生虫病 | 药物 |
|---|---|
| **蛲虫** | |
| 蠕形住肠线虫 | 阿苯达唑，哌嗪，甲苯达唑 |
| 粪类圆线虫 | 阿苯达唑，噻苯达唑，伊维菌素 |
| **蛔虫** | |
| 似蚓蛔线虫 | 左旋咪唑，甲苯达唑，哌嗪 |
| **其他线虫（丝虫）** | |
| 班氏吴策线虫，罗阿丝虫 | 乙胺嗪，伊维菌素 |
| 旋盘尾丝虫 | 伊维菌素 |
| 麦地那龙线虫 | 吡喹酮，甲苯达唑 |
| 毛线虫病 | 甲苯达唑，阿苯达唑 |
| 囊虫病（猪带绦虫幼虫感染） | 吡喹酮，阿苯达唑 |
| 绦虫（牛带绦虫，猪带绦虫） | 吡喹酮，氯硝柳胺 |
| 棘球囊病（细粒棘球绦虫） | 阿苯达唑，吡喹酮 |
| 钩虫（十二指肠钩虫，美洲板口线虫） | 甲苯达唑，阿苯达唑 |
| 鞭虫 | 甲苯达唑，阿苯达唑，乙胺嗪 |
| **血吸虫** | |
| 埃及血吸虫 | 吡喹酮 |
| 曼氏血吸虫 | 吡喹酮 |
| 日本血吸虫 | 吡喹酮 |
| **皮肤幼虫移行症** | |
| 犬钩虫 | 阿苯达唑，伊维菌素，噻苯达唑 |
| **内脏幼虫移行症** | |
| 犬弓首线虫 | 阿苯达唑，噻苯达唑，乙胺嗪 |

注：资料主要源自英国药典（2004）。

## 哌嗪

哌嗪（piperazine）用于治疗蛔虫（Ascaris lumbricoides）和蛲虫（Enterobius vermicularis）感染。该药可逆地抑制虫体内神经肌肉的信号传递，作用类似于抑制性神经递质 GABA 或者线虫肌肉内 GABA 门控的 $Cl^-$ 通道，麻痹的寄生虫随肠道正常蠕动被排出体外。哌嗪口服给药，部分被吸收。部分药物经肝脏代谢，其余药物以原型经肾排泄。药物极少影响宿主。用于治疗蛔虫时，单次给药有效；治疗蛲虫时，需要低剂量长疗程（7 天）给药。

不良反应少见，偶尔发生胃肠道紊乱、荨麻疹和支气管痉挛。有些患者出现头晕、感觉异常、眩晕和共济失调。孕妇、肝肾功能损伤者禁用。

## 氯硝柳胺

氯硝柳胺（niclosamide）与吡喹酮合用，广泛用于绦虫感染，药物不可逆地损伤虫体头节（绦虫头部与宿主小肠壁结合的部位）及邻近节片。虫体从小肠壁脱离，被排出体外。治疗猪带绦虫时，食用易消化食物后给予单剂量氯硝柳胺，2 小时后，必须服用泻药，因为破损的虫体节片会释放虫卵，而药物对虫卵无效，因此有可能发生囊虫病，对于其他类型的绦虫感染，不需要使用泻药。氯硝柳胺从胃肠道很少吸收。

不良反应短暂并且少见，可出现恶心、呕吐。

## 乙胺嗪

乙胺嗪（diethylcarbamazine）是哌嗪的衍生物，对于班氏吴策线虫和罗阿丝虫引发的丝虫感染有效，可迅速将微丝蚴从血液循环中驱除，对淋巴系统中的成虫作用弱，对体外微丝蚴无效。据认为乙胺嗪可调节寄生虫使之对宿主正常的免疫反应敏感。乙胺嗪也干扰寄生虫花生四烯酸的代谢。口服后吸收，除脂肪组织外，药物分布于机体的其他组织细胞；部分药物代谢，原型和代谢产物均从尿液排泄，48 小时内从机体清除。

不良反应常见，但短暂，即使继续给药在一天之内也可消失，药物本身引起的不良反应包括胃肠道紊乱、关节痛、头痛、全身无力。过敏反应的发生与丝虫死亡后释放的产物有关，也与寄生虫类型有关。一般情况下，这些不良反应发生于开始治疗的第 1 天并持续 3～7 天，包括皮肤反应、淋巴结肿大、头晕、心动过速和胃肠道及呼吸系统功能紊乱，当这些症状消失后，可大剂量给药。乙胺嗪禁用于盘尾丝虫病（“河盲症”）的患者，因为可能发生严重的不良反应。

## 左旋咪唑

左旋咪唑（levamisole）对蛔虫（Ascaris lumbricoides）感染有效，具有尼古丁样作用，可先兴奋后阻断虫体的神经肌肉接头功能，使虫体麻痹，随粪便排出。不能杀死虫卵，口服给药，吸收迅速，分布广泛，可通过血脑屏障，在肝脏代谢失活，经肾排泄，血浆半衰期 4 小时。

单剂量给药时，不良反应较少，并很快消失，包括胃肠功能紊乱、头晕和皮疹。高浓度时对宿主的自主神经节产生尼古丁样作用。有使用左旋咪唑引起脑病的极少量报道。

## 伊维菌素

伊维菌素（ivermectin）最初在 1981 年作为兽药应用，应用于人体后取得巨大成功，是一种安全、高效、广谱的驱虫药；是治疗丝虫感染的首选药，对盘尾丝虫病也有效。自 1990 年后，已有 2.5 亿剂量的药物在世界范围内被应用，该药也是全球公共卫生运动中的常用药物。在化学方面，伊维菌素是天然产物除虫菌素的半合成品，后者由放射菌的培养液中提取而得。伊维菌素对于人类丝虫病疗效高，也可杀死引起“河盲症”的旋盘尾丝虫，对于引起象皮病的班氏吴策线虫也有效。单剂量可杀死旋盘尾丝虫未成熟的微丝蚴，但是对于成虫无效，可使“河盲症”的发生率减少 80% 以上。本品对于一些线虫感染有效，如蛔虫、鞭虫，以及蛲虫的英国变种（Enterobius vermicularis）和美国变种（Strongyloides stercoralis），但是对于钩虫无效。口服给药，半衰期 11 小时。

伊维菌素杀虫的作用机制是开放谷氨酸门控的 $Cl^-$ 通道（仅在无脊椎动物中发现），增加 $Cl^-$ 内流；或与烟碱型乙酰胆碱受体的新变构位点结合，增加递质传递，导致虫体运动麻痹，或者与氨基酸受体结合。

不良反应包括皮疹、发热、眩晕、头痛、肌肉关节和淋巴结疼痛。总体而言，该药耐受良好。

## 抗寄生虫药的耐药性

对驱虫药的耐药现象是一个非常广泛并且不断严重的问题，不仅影响人类，也影响动物的健康。在 20 世纪 90 年代，感染绵羊（以及一部分牛）的蠕虫对大量不同类型的驱虫药产生不同程度的耐药现象。耐药性可遗传给后代，导致治疗失败和寄生虫感染的持续。农场中广泛使用的抗寄生虫药也增加了耐药性的传播。

人们已经认识到几种因素参与耐药性的形成。如某些线虫中出现了 P-糖蛋白转运载体，应用维拉帕米阻断载体可以部分逆转锥虫对苯并咪唑类药物的耐药。然而，苯并咪唑耐药的部分原因可能是由于药物与寄生虫 β-微管蛋白高亲和力位点的损伤。同样，对左旋咪唑的耐药也与药物靶点（烟碱型乙酰胆碱受体）的结构改变有关。这些改变是由于随机产生的遗传多态性现象还是寄生虫生物学的其他因素所致，尚未明确。

具有重要意义的是寄生虫对于宿主免疫防御系统的逃避方式。寄生虫甚至可以在免疫暴露位点如淋巴系统和血液中生存，许多寄生虫可以与宿主共存很多年，而不严重影响宿主的健康，甚至在有些情况下不被宿主发觉。令人惊讶的是，两类以不同方式进化的寄生虫，却采取相同的方式逃避宿主的免疫防御系统，很明显，免疫逃避对于寄生虫的生存非常重要。

在第 14 章，我们讨论了两种主要类型的炎症/免疫途径，即 Th1 途径和 Th2 途径。Th2 途径以抗体介导的免疫反应（而非细胞介导的免疫反应）为特征。许多寄生虫能够调控宿主的免疫反应，减少局部的 Th1 反应（该反应对寄生虫的破坏力更强），而促使全身性的 Th2 反应途径发生改变。这种调控与产生抗炎细胞因子 IL-10 有关，对寄生虫有利，至少使寄生虫更能耐受药物。这种机制的产生很复杂，超过本章的探讨范围，感兴趣的读者可参阅 Pearce & MacDonald（2002）和 Maizels 等（2004）的报道。

具有讽刺意义的是，寄生虫对于宿主免疫反应的调控也可以对宿主自身的生存有益。例如，寄生虫感染除了引发局部抗炎反应外，也可使伤口快速修复。显然，这对寄生虫有利，因为它们需要进入宿主组织内而不伤害宿主，但这一反应同样对宿主有益。据推测，寄生虫感染可以缓解一些形式的疟疾和其他疾病，可能增加了这些疾病流行区域的人群生存率。使克罗恩病患者感染线虫，是一种缓解病情的策略，可能是因为在寄生虫感染过程中 Th2 途径被激活，从而下调导致肠道炎症的 Th1 反应（Hunter & McKay，2004）。这种现象可通过小鼠实验验证，在用猪鞭虫感染人类的实验研究中也得到一些证据，这种方法可成为一种有希望的治疗选择。因为 Th2 反应可以抑制 Th1 介导的疾病，因此可推测，在发展中国家，克罗恩病和另外一些自身免疫性疾病的低发生率与寄生虫的高感染率有关。而西方国家这些疾病的发病率高，则与卫生条件好，降低了寄生虫感染有关。这一观点通常被称为“卫生假说”。

## 疫苗和其他抗寄生虫的新措施

虽然临床感染很严重，但是近年来抗寄生虫药的增加很少。目前对于自主生活的线虫——秀丽隐杆线虫（*Caenorhabditis elegans*）的基因组测序已完成，另外几种寄生虫的部分基因组测序工作也已完成。将来可以建立一种转基因虫株，表达在耐药寄生虫中发生的突变基因，以便深入理解耐药机制。另外，可以搜索基因组数据库以寻找新的治疗途径，这些信息也可用于研发其他类型的抗寄生虫药。例如以反义 DNA 或小干扰 RNA 为基础的药物（Boyle & Yoshino，2003）。

在抗寄生虫疫苗领域已出现激动人心的进展(Dalton 等，2003)，进展的关键是 DNA 重组技术。鉴定在幼虫期（高感染阶段）虫体表面表达的蛋白抗原，进行基因克隆，在大肠杆菌中大量表达，用作免疫原。应用这种方法，在兽医学领域已取得相当成功，例如已成功制备针对羊绦虫、细粒棘球绦虫（绵羊中）、牛带绦虫（牛中）和猪带绦虫（猪中）的疫苗。据报道治愈率达到 90%～100%（Dalton & Mulcahy，2001；Lightowlers 等，2003）。针对其他寄生虫的疫苗也取得成功。这种治疗措施中其他重要的蛋白靶点包括对寄生虫生存至关重要的分泌蛋白（如肝片吸虫的组织蛋白酶、血吸虫和钩虫的天冬氨酸肽酶）。

因为羊绦虫和牛带绦虫引起的寄生虫感染具有经济和医学方面的重要性，所以这种进展是激动人心的，如果能够制备针对更严重的寄生虫感染如血吸虫病的疫苗，那无疑具有革命性的作用。疫苗的应用也可降低耐药问题，减少杀虫剂残留对环境的破坏，这是抗寄生虫运动经常造成的后果。将来可能发展针对病原体的 DNA 疫苗，而不需要制备任何基于蛋白的免疫原。

## 参考文献与扩展阅读


### 寄生虫及相关疾病的文章

Drake L J, Bundy D A 2001 Multiple helminth infections in children: impact and control. Parasitology 122 (suppl): S73-S81 (*The title is self-explanantory*)

Horton J 2003 Human gastrointestinal helminth infections: are they now neglected diseases? Trends Parasitol 19: 527-531 (*Accessible review on helminth infections and their treatments*)

### 抗寄生虫药

Boyle J P, Yoshino T P 2003 Gene manipulation in parasitic helminths. Int J Parasitol 33: 1259-1268 (*Deals with approaches such as antisense therapy; for the interested reader only*)

Burkhart C N 2000 Ivermectin: an assessment of its pharmacology, microbiology and safety. Vet Hum Toxicol 42: 30-35 (*Useful paper that focuses on ivermectin pharmacology*)

Croft S L 1997 The current status of antiparasite chemotherapy. Parasitology 114: S3-S15 (*Comprehensive coverage of current drugs and outline of approaches to possible future agents*)

Dayan A D 2003 Albendazole, mebendazole and praziquantel. Review of non-clinical toxicity and pharmacokinetics. Acta Trop 86: 141-159 (*Comprehensive review of the pharmacokinetics and toxicity of these important drugs*)

Fisher M H, Mrozik H 1992 The chemistry and pharmacology of the avermectins. Annu Rev Pharmacol Toxicol 32: 537-553 Geary T G, Sangster N C, Thompson D P 1999 Frontiers in anthelmintic pharmacology. Vet Parasitol 84: 275-295 (*Thoughtful account of the difficulties associated with drug treatment*)

Greenberg R M 2005 Are $Ca^{2+}$ channels targets of praziquantel action? Int J Parasitol 35: 1-9 (*Interesting review on praziquantal action for those who wish to go into it in depth*)

Liu L X, Weller P F 1996 Antiparasitic drugs. N Engl J Med 334: 1178-1184 (*Excellent coverage of antiparasitic drugs and their clinical use*)

Prichard R, Tait A 2001 The role of molecular biology in veterinary parasitology. Vet Parasitol 98: 169-194 (*Excellent review of the application of molecular biology to understanding the problem of drug resistance and to the development of new anthelminthic agents*)

Robertson A P, Bjorn H E, Martin R J 2000 Pyrantel resistance alters nematode nicotinic acetylcholine receptor single channel properties. Eur J Pharmacol 394: 1-8

World Health Organization 1995 WHO model prescribing information: drugs used in parasitic diseases, 2nd edn. WHO, Geneva

### 寄生虫疫苗

Dalton J P, Brindley P J, Knox D P et al. 2003 Helminth vaccines: from mining genomic information for vaccine targets to systems used for protein expression. Int J Parasitol 33: 621-640 (*Very comprehensive but may be overcomplicated in parts for the non-specialist*)

Dalton J P, Mulcahy G 2001 Parasite vaccines—a reality? Vet Parasit 98: 149-167 (*Interesting discussion of the promise and pitfalls of vaccines*)

Lightowlers M W, Colebrook A L, Gauci C G et al. 2003 Vaccination against cestode parasites: anti-helminth vaccines that work and why. Vet Parasitol 115: 83-123 (*Very comprehensive review for the dedicated reader*)

### 寄生虫的免疫逃逸及其潜在的治疗应用

Hunter M M, McKay D M 2004 Review article: helminths as therapeutic agents for inflammatory bowel disease. Aliment Pharmacol Ther 19: 167-177 (*Fascinating review on potential therapeutic uses of helminths and why they work*)

Maizels R M, Balic A, Gomez-Escobar N et al. 2004 Helminth parasites—masters of regulation. Immunol Rev 201: 89-116 (*Excellent and very comprehensive review dealing with mechanisms of immune evasion; complicated in parts for the non-specialist*)

Pearce E J, MacDonald A S 2002 The immunobiology of schistosomiasis. Nat Rev Immunol 2: 499-512 (*Deals mainly with the immunology of schistosome infections in mice*)


（聂珍贵 译，高春艳 校，章国良 审）

# 51 癌症的化学治疗



## 概　述

本章我们将讨论癌症和抗癌治疗。在叙述治疗药物之前，我们先讨论癌症的发病机制。最后，我们将介绍因肿瘤生物学知识的扩展而产生的新的治疗措施。

## 背　景

癌症是一种以机体自身细胞的异常增生和扩散为特征的疾病。在发达国家，癌症是导致死亡的主要原因之一，3 个人中就有 1 个被诊断患有癌症。例如，英国在 2001 年报道了 270 000 例新的病例。在英国因癌症导致的死亡人数大约占总死亡人数的 1/4，其中肺癌和肠癌居多，其次是乳腺癌和前列腺癌。回顾过去一百余年，发达国家的癌症发病率正在逐渐增加，但是癌症绝大多数发生在生命后期，随着公共健康和医学科学的发展，现在更多的人能活到容易患上癌症的年龄。

癌症、恶性肿瘤（肿瘤即新生物）和恶性肿块这 3 个词是同义名词。良性和恶性肿瘤均显示不可控制的增殖，但是恶性肿瘤表现为明显的去分化、侵袭和转移（扩展到机体的其他部分）能力。本章我们仅集中讨论恶性肿瘤或癌症的治疗。这些异常表现反映了由于遗传突变导致的癌细胞基因表达的改变。

对已经确诊的癌症有 3 种治疗方法——外科手术、放射治疗和化学治疗（化疗）。依据肿瘤的类型及发展阶段，来对这 3 种方法进行选择和评价。可以单独使用化疗或与其他的治疗方法相结合。除上述方法以外，一些基于不断增加的癌症病理学知识基础之上的治疗方法正在探索中（见下文），并且已产生了有价值的结果。

与细菌性疾病相比，癌症的化疗有一个难以解决的问题。从生物化学上看，微生物不论是在数量上还是在性质上都不同于人体细胞（见第 45 章），但是癌细胞与正常的细胞在诸多方面都非常相似，很难在它们之间找到普遍的、可利用的生物化学上的差异。

## 癌症的发病机制

要了解目前抗癌药物的作用及缺陷，并评价那些必须由新药来克服的治疗难题，仔细地研究疾病的病理学非常重要。

癌细胞呈现出与正常细胞差异程度不同的如下 4 个特征，即：

- 不受控制的增殖
- 去分化和功能缺失
- 侵袭
- 转移

## 癌细胞的发生

由于 DNA 在结构上发生后天或遗传的一个或者多个突变，使正常细胞变成癌细胞。一个很好的例子就是乳腺癌，遗传了肿瘤抑制基因 *BRCA*1 或 *BRCA*2（见下文）中任一单一缺陷拷贝的妇女患乳腺癌的危险明显增加。然而，肿瘤发生却是一个复杂的多步骤过程，通常包括不止一个遗传改变以及其他的后天因素（激素、辅助致癌物和肿瘤促进剂等）。这些遗传外因素本身并不致癌，但是它们会增加由于遗传突变导致癌症发生的可能性。

有两类主要的遗传改变是重要的：

- 原癌基因激活成癌基因。原癌基因是正常地控制细胞分裂、凋亡、分化的基因。原癌基因在病毒或致癌物质的诱导下能够转变成癌基因。
- 肿瘤抑制基因的失活。正常细胞中含有一些能够抑制恶性转变的基因，称作肿瘤抑制基因（抗癌基因）。现在有很好的证据可以证明这些基因的突变与许多不同的癌症有关。抗癌基因功能的缺失是导致癌症发生的一个非常重要的因素。

目前，已证实大约 30 个肿瘤抑制基因和 100 个占优势的原癌基因。导致恶性肿瘤的主要改变是因为病毒或化学致癌物引起的基因点突变、基因扩增和染色体易位。

## 癌细胞的特征

### 不受控制的增殖

一些健康细胞（如神经元）没有或只有微弱的发生分裂和增殖的能力，然而其他细胞如骨髓细胞和胃肠道的上皮细胞具有持续快速分裂的能力。有的癌细胞增殖很慢（例如浆细胞瘤中的癌细胞），有的肿瘤细胞增殖非常快（如 Burkitt 淋巴瘤细胞）。因此通常所说的癌细胞增殖比正常细胞快是不正确的。主要的问题是癌细胞避开了正常调节细胞分裂和组织生长的机制。正是这个原因而不是它们的增殖速率，使它们区别于正常细胞。

是什么导致了肿瘤细胞不可控制的增殖呢？肿瘤抑制基因的失活或者原癌基因转化为癌基因能使细胞自主生长，并通过一系列细胞系统的改变导致肿瘤细胞的不可控增殖（图 51.1），包括：

- 生长因子、生长因子受体及其信号通路
- 细胞周期调节因子，如细胞周期蛋白（cyclin）、细胞周期蛋白依赖性激酶（CDKs）或其抑制剂
- 机体正常移除异常细胞的凋亡机制
- 端粒酶表达
- 因肿瘤介导的血管发生而生成的局部血管

虽然上述因素导致恶性肿瘤发展的机会不同，但是编码上述成分的基因都可以被认为是潜在的癌基因或者肿瘤抑制基因（图 51.2）。因此上述几个因素的恶性转化是癌症发展所必需的。

#### 凋亡和癌细胞发生

细胞凋亡是程序性细胞死亡（见第 5 章），通常抗凋亡基因的遗传突变是导致癌症的先决条件；事实上，凋亡抵抗是疾病发展的一个特征。凋亡抵抗可以通过促凋亡因子的失活或者抗凋亡因子的活化而产生。

#### 端粒酶表达

端粒是位于染色体末端的特殊结构——像鞋带末端的小金属管——可防止染色体的降解、重排和与其他的染色体融合。简单讲，就是 DNA 聚合酶不能轻松地复制 DNA 末端的最后几个核苷酸，端粒阻止末端基因的缺失。在每一次完整的细胞分裂周期中，都有一部分端粒被破坏，最终端粒将彻底失去活性；此时，DNA 复制停止，细胞衰老。

快速分裂的细胞，例如干细胞、骨髓细胞、生殖细胞以及胃肠道上皮细胞表达端粒酶，端粒酶可以保持和稳定端粒。大多数完全分化的体细胞却缺失这种酶。而大约 95% 的晚期恶性肿瘤确实表达这种酶，它导致癌细胞“不朽”。

#### 肿瘤相关血管的控制

上述因素导致了单个癌细胞的不可控增殖，但是我们也要考虑那些影响整个肿瘤的因素。实体瘤的生长完全依赖其自身的血液供应。直径 1～2mm 的肿瘤能通过扩散获得营养，但是其进一步的发展就要求血管发生，即产生新的血管。血管发生是对肿瘤产生的生长因子的反应（Carmeliet & Jain，2000；Griffioen & Molema，2000）。

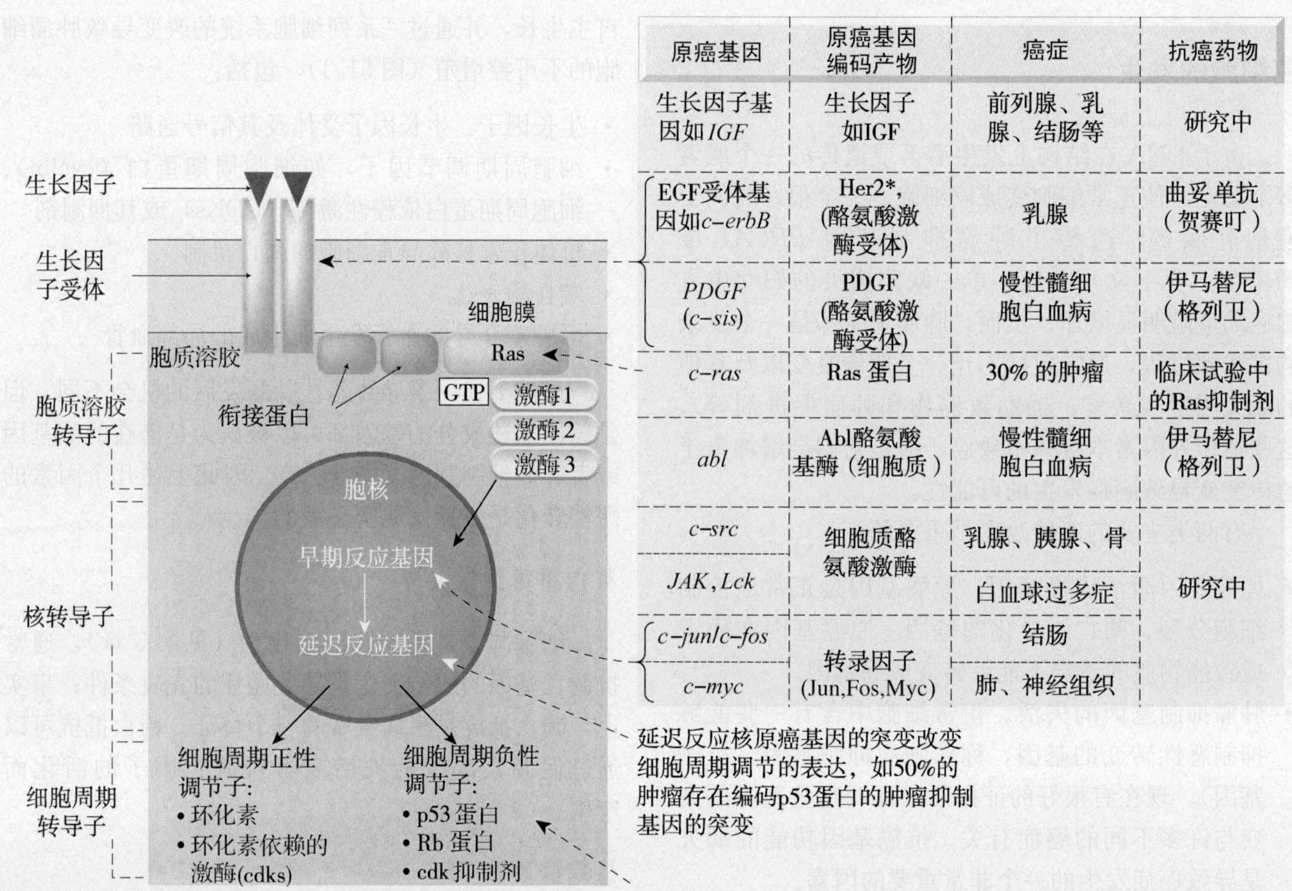


| 原癌基因 | 原癌基因编码产物 | 癌症 | 抗癌药物 |
|---|---|---|---|
| 生长因子基因如*IGF* | 生长因子如IGF | 前列腺、乳腺、结肠等 | 研究中 |
| EGF受体基因如*c-erbB* | Her2*，(酪氨酸激酶受体) | 乳腺 | 曲妥单抗（贺赛叮） |
| *PDGF* (*c-sis*) | PDGF (酪氨酸激酶受体) | 慢性髓细胞白血病 | 伊马替尼（格列卫） |
| *c-ras* | Ras 蛋白 | 30% 的肿瘤 | 临床试验中的Ras抑制剂 |
| *abl* | Abl酪氨酸基酶（细胞质） | 慢性髓细胞白血病 | 伊马替尼（格列卫） |
| *c-src* | 细胞质酪氨酸激酶 | 乳腺、胰腺、骨 | 研究中 |
| *JAK*, *Lck* | | 白血球过多症 | |
| *c-jun*/*c-fos* | 转录因子(Jun,Fos,Myc) | 结肠 | |
| *c-myc* | | 肺、神经组织 | |

**图 51.1 生长因子促发的信号传导通路及其与癌症的关系。**表中给出了几个原癌基因以及它们所编码的产物，以与原癌基因转化成致癌基因有关的癌症为例。图中也展示了一些药物（一些在应用中，其他处于研究阶段）。许多生长因子受体是受体酪氨酸激酶，含衔接蛋白的胞质溶胶转导子结合受体磷酸化的酪氨酸残基。Ras 蛋白是鸟嘌呤核苷酸结合蛋白并且具有鸟苷三磷酸酶（GTPase）活性；降低的 GTPase 活性也就意味着 Ras 保持活化状态。EGF，表皮生长因子；IGF，胰岛素样生长因子；PDGF，血小板源生长因子。* *Her2* 也写成 *her2/neu*。

## 细胞去分化和功能缺失

组织中正常细胞的增殖是伴随着未分化的干细胞分裂生成子细胞开始的。这些子细胞最终分化变成相关组织的成熟细胞，进而执行其功能。例如，当成纤维细胞成熟后，它们就会分泌和形成细胞外基质；成熟的肌细胞则能够收缩。癌细胞的主要特征之一就是它们在某种程度上能去分化。通常，低分化癌症相对于高分化癌症增殖更快并且预后更差。

## 侵 袭

正常细胞不会出现在原发指定的组织外；例如，肝细胞不会存在于膀胱内，胰细胞不会存在于睾丸内。这是因为在细胞分化、组织或器官成长过程中，正常细胞彼此之间建立结构关系。这些关系是受各种能够阻止细胞凋亡的组织特异性生存因子（见第 5 章）维持的。这样，那些偶尔逃脱的细胞就会失去这些生存信号并且死亡。

因此，虽然正常直肠黏膜上皮细胞不断地增殖，但由于内层脱落，可以始终保持着单层状态。但直肠黏膜癌能侵袭到直肠的其他组织，甚至可以侵袭到其他骨盆器官的组织。癌细胞不仅通过突变失去了那些能作用于正常细胞的抑制作用，而且它们还分泌一些酶（如金属蛋白酶；见第 5 章）来降解细胞外基质从而使它们能够扩散。

## 转 移

转移指从原发肿瘤扩散的细胞通过血管或淋巴系统到达机体其他部位或者脱落到机体的体腔内所形成的继发肿瘤。转移是导致癌症死亡和发病的首要原因，也是癌症治疗面临的主要难题。

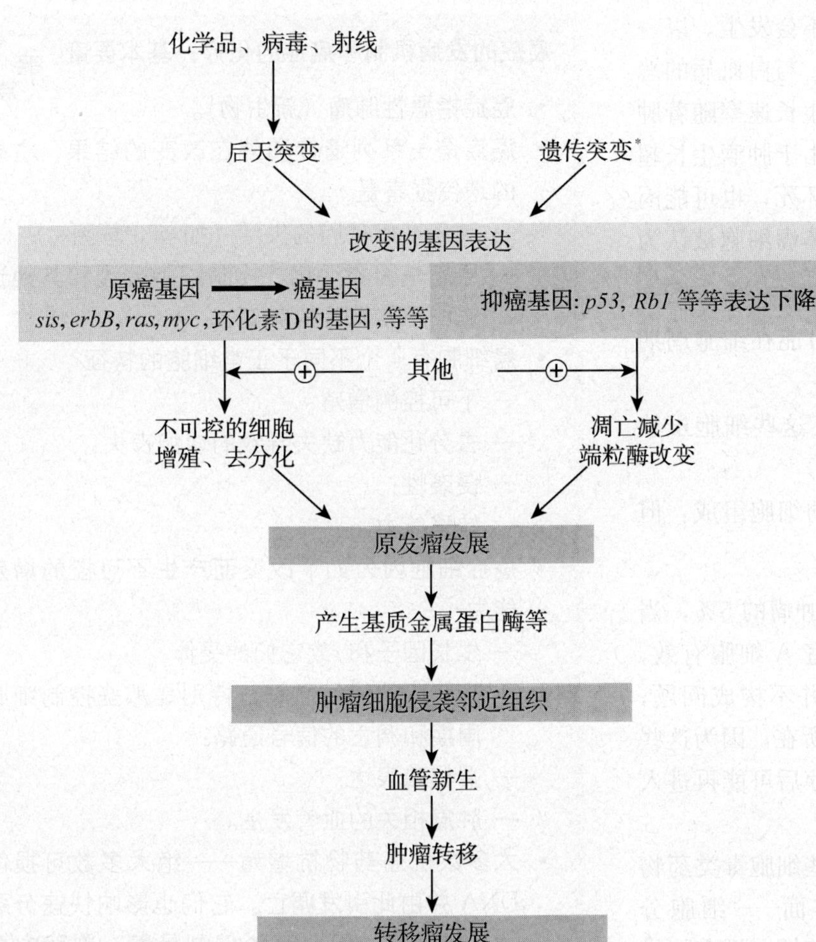


**图 51.2 癌症发生简述。**该图总结了文中内容。癌症的发生通常是多因素的，涉及不止一个遗传改变。"其他因素"如上所述，可能包括启动子、助癌剂、激素等。这些物质本身不致癌，但是增加了导致癌症的遗传突变的可能性。* 不是遗传的癌症，而是已经发生突变并偏向于产生癌症的基因。

正如上面所讨论的一样，由于缺乏抗凋亡因子，所以正常细胞的移出或异常的迁移将导致细胞的程序化死亡。但发生转移的癌细胞已经进行了一系列的遗传改变，从而使其对调节因子的反应发生改变（这些调节因子控制着正常组织细胞的结构），使得转移的癌细胞能够在区域以外生存。肿瘤诱导的新血管生成（见上文）有助于肿瘤转移。

继发肿瘤常发生在某些组织。例如，乳腺癌的转移常常发现在肺、骨和脑。其原因是乳腺癌细胞表面表达趋化因子受体如 CXD4，而且能识别这些受体的趋化因子在这些组织相对于其他组织（如肾）高表达，有利于细胞在这些部位选择性地积聚。

## 细胞毒类抗癌药物的基本作用机制

生长迅速的移植白血病小鼠实验已经证实，所给治疗剂量的细胞毒药物❶能破坏一定数量的恶性肿瘤细胞。因此如果用能杀死 99.99% 肿瘤细胞的剂量去处理有 $10^{11}$ 个细胞的肿瘤，仍会剩下一千万（$10^7$）个有活力的恶性肿瘤细胞。同理，对人体内快速生长的肿瘤也有相同的情形，采用化学治疗的目的是尽可能杀死所有癌细胞，与发生在微生物上的情形不同，几乎不能依靠宿主的免疫防御机制对抗剩余的癌细胞。

治疗癌症的主要困难之一就是在癌症得到诊断之前肿瘤已经生长到晚期了。我们假设肿瘤从一个单细胞开始，并且其生长呈指数递增，因为在起始阶段它可能是健康的。然后出现"倍增"期，例如 Burkitt 淋巴瘤大约是 24 小时，一些白血病的癌细胞是两周，而乳腺癌细胞为 3 个月。大约 30 个倍增就会产生直径 2cm、拥有 $10^9$ 个细胞的细胞群。这样的肿瘤在可被诊断的限度内，但如果长在肝脏这样的组织中很可能被忽略。再过 10 个倍增之后，将产生 $10^{12}$ 个肿瘤细胞，如果是实体瘤，其直径将达到 20cm，瘤块就可能成为致命性的。

❶ 细胞毒药物指那些能破坏或杀死细胞的药物。实际上，细胞毒药物更严格地是指那些能抑制细胞分裂而在癌症的化疗中有潜在作用的药物。

但是，这种持续的指数增长通常不会发生。以一些实体瘤（如肺、胃、子宫等）为例，与白血病的恶性细胞（白细胞肿瘤）相比，它们的生长速率随着肿瘤的生长而减慢。其部分原因可能是由于肿瘤生长超出了血液供应的能力，导致肿瘤局部坏死，也可能因为并不是所有的细胞都持续增殖。实体瘤细胞被认为属于3个区室：

- 区室A由正在分裂的细胞组成，可能在细胞周期中持续存在。
- 区室B由休眠细胞组成（$G_0$期），这些细胞虽然不分裂但是具分裂潜能。
- 区室C由那些不再具有分裂能力的细胞组成，但它们影响肿瘤的体积。

实际上，区室A的细胞只占实体肿瘤的5%，当前主要的细胞毒类抗肿瘤药物对区室A细胞有效，原因在下文中解释。区室C的细胞并不构成问题，但是区室B的细胞是癌症化疗的困难所在，因为这些细胞对细胞毒类药物不敏感，并且化疗后可能再进入区室A。

目前大多数抗癌药物，特别是那些细胞毒类药物仅仅作用于癌细胞生物学的一个方面——细胞分裂——但对侵袭性、分化缺失或者转移倾向没有特异性抑制作用。在许多情况下，抗增殖是对细胞周期中S期的作用，这种对DNA的破坏引起细胞凋亡。而且，因为它们作用的主要靶点是细胞分裂，它们将影响所有快速分裂的正常组织，因而或多或少产生如下毒性反应：

- 骨髓毒性（骨髓抑制），伴随白细胞产生减少，从而降低抗感染能力
- 削弱伤口愈合能力
- 脱发（秃发症）
- 破坏胃肠道上皮细胞
- 儿童发育缓慢
- 不育
- 致畸性

在某些环境下，细胞毒类药物本身也可能致癌。快速的细胞破坏也会使大量的嘌呤分解代谢，尿酸沉积于肾小管并且导致肾损伤。所有的细胞毒药物都会使那些使用了一个治疗疗程的患者产生严重的恶心和呕吐，这叫“固有毒性”。有些化合物具有特殊毒性。我们将在述及各个药物时再讨论这些问题。

**癌症的发病机制和癌症的化疗：基本要素**

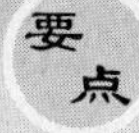


- 癌症指恶性肿瘤（新生物）。
- 癌症是一系列遗传和外在改变的结果，主要的遗传损害是：
  - 肿瘤抑癌基因的失活（如*p*53基因）；
  - 原癌基因的活化（控制细胞分裂和其他过程的正常基因的突变）。
- 癌细胞有4个不同于正常细胞的特征：
  - 不可控的增殖；
  - 去分化能力缺失导致的功能丧失；
  - 侵袭性；
  - 转移能力。
- 癌症细胞因为如下改变而产生不可控的增殖能力：
  - 生长因子和/或它们的受体；
  - 细胞内的信号通路，特别是那些控制细胞周期和凋亡的信号通路；
  - 端粒酶表达；
  - 肿瘤相关的血管发生。
- 大多数抗癌药物抗增殖——绝大多数可损伤DNA并由此引发凋亡。它们也影响快速分裂的正常细胞，因此可能抑制骨髓，削弱愈合能力和抑制生长。多数药物导致恶心、呕吐、不育、脱发和畸形发生。

## 常用的癌症化疗药物

主要的抗癌药物可以被分成如下常用的几类：

- 细胞毒药物。这些药物的作用机制将全面地讨论如下，并且总结在图51.3中；它们包括：
  - 烷化剂及相关化合物，它们通过与DNA形成共价键从而阻止其复制；
  - 抗代谢药，它们通过阻滞或者干扰DNA合成中的一个或者多个代谢途径发挥作用；
  - 细胞毒抗生素，例如抑制哺乳动物细胞分裂的微生物来源的物质；
  - 植物衍生物（长春花碱类、紫杉烷类、喜树碱类）——它们大多数特异性地影响微管功能，从而影响有丝分裂纺锤体的形成。
- 激素。激素中最重要的是类固醇类，也就是糖皮质激素、雌激素、雄激素以及抑制激素分泌和对

抗激素作用的药物。

- 上述分类以外的其他药物。包括许多最近开发的影响特异的肿瘤相关靶点的药物。

抗癌药物的临床应用是肿瘤学专家的研究领域。肿瘤学专家针对相应的患者，以治疗癌症、延长生命或者姑息性治疗为目的，选择相应的治疗方案。这些问题不在此讨论，我们将更多地集中在药理学方面，如常用抗癌药物的作用机制和副作用。

## 烷化剂和相关化合物

烷化剂（alkylating agents）及相关化合物含有能与细胞内特殊的亲核物质形成共价键的化学基团。就烷化剂本身而言，关键的步骤是碳正离子的形成——碳原子外层仅仅有 6 个电子。这样的离子是高反应性的，并且瞬间就会和电子供体如氨基、羟基或者巯基反应。大多数细胞毒抗癌烷化剂是双功能的，它们有两个烷化基团（图 51.4）。

虽然腺嘌呤 1 位和 3 位的氮原子（N1 和 N3）以及胞嘧啶的 N3 也被影响，但是鸟嘌呤 7 位的氮原子（N7）有强亲核性，可能是 DNA 烷化的主要分子靶点（图 51.5）。能够与两个基团反应的双功能制剂能引起链内或者链间交联（图 51.4）。这样不仅干扰了转录也干扰了复制，这可能就是抗癌烷化剂最为重要的效应。鸟嘌呤 N7 位发生烷化的其他作用就是鸟嘌呤的碱基和主链分离，或者烷化的鸟嘌呤与胸腺嘧啶而不是与胞嘧啶配对，最终 GC 碱基对被 AT 碱基对取代。它们主要的影响是在复制期（S 期），那时 DNA 的一些区域是未配对的，更易于烷基化。这就会导致 $G_2$ 期阻滞（图 5.3），引起细胞凋亡。

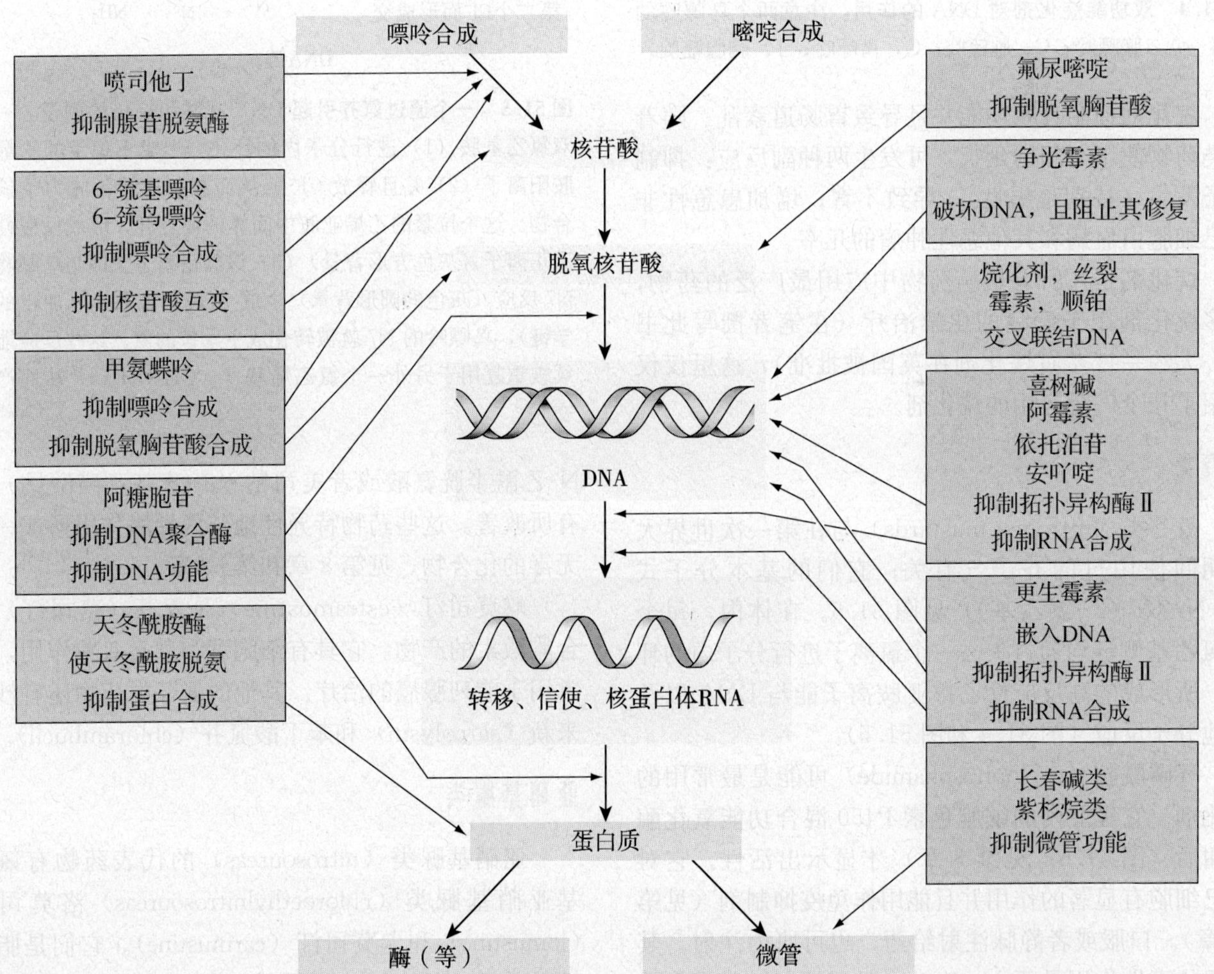


**图 51.3 细胞毒药物主要作用位点的总结。**对于某类药物，仅仅给出 1～2 个代表药。DTMP，2-脱氧胸苷酸。（Adapted from Calabresi P，Parks R E 1980 In：Gilman A G，Goodman L S，Gilman A（eds）The pharmacological basis of therapeutics，6th edn. Macmillan，New York.）

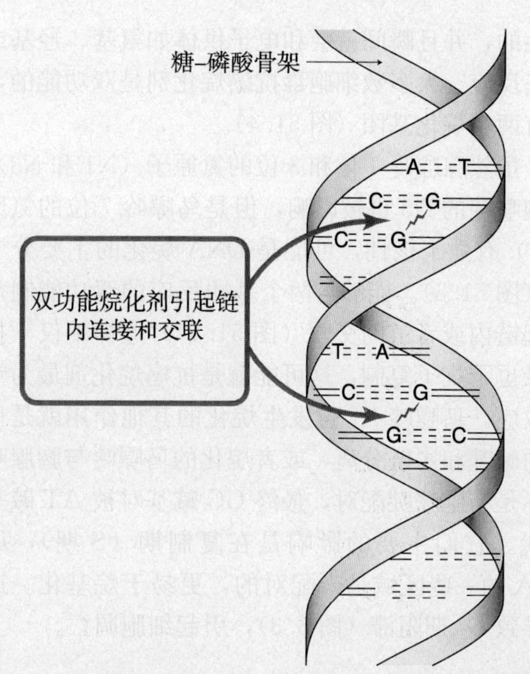


**图 51.4 双功能烷化剂对 DNA 的作用。**注意两个鸟嘌呤的交联。A，腺嘌呤；C，胞嘧啶；G，鸟嘌呤；T，胸腺嘧啶。

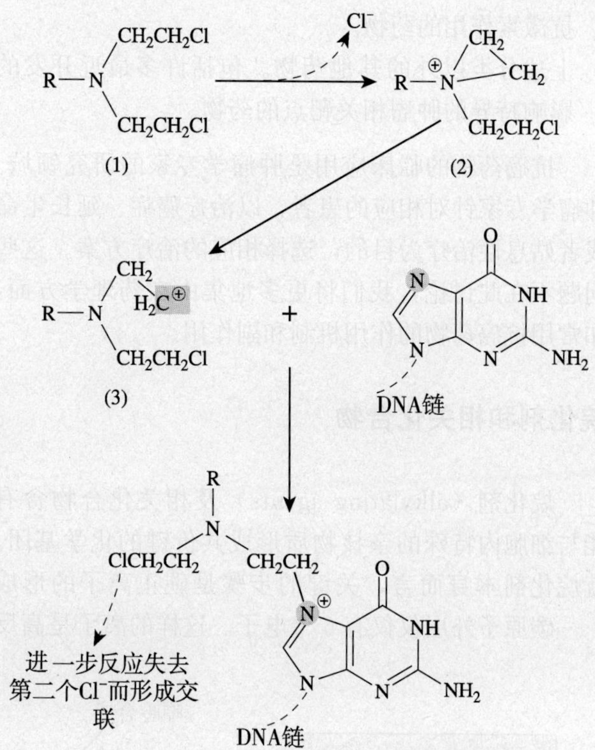


**图 51.5 一个通过氮芥引起 DNA 交联和烷化的例子。**一个双氯乙基胺（1）进行分子内的环化，形成不稳定的乙烯亚胺阳离子（2）并且释放 $Cl^-$，从而叔胺被转化成为季铵化合物。这个拉紧的乙烯亚胺中间体的环打开，形成反应性的碳正离子（灰色方形背景）（3）该碳正离子立即与鸟嘌呤的 N7 反应（灰色的圆形背景）生成 7-烷基鸟嘌呤（加粗的化学键），鸟嘌呤的 N7 就被转化成了季铵的氮。这些反应能继续被重复用于另外一个氯乙烯基（$-CH_2CH_2Cl$）从而产生交联。

烷化剂抑制骨髓功能并且导致胃肠道紊乱。随着这类药物使用时间的延长，可发生两种副反应：抑制配子发生（特别是男性），导致不育；增加患急性非淋巴细胞白血病和其他恶性肿瘤的几率。

烷化剂是在所有抗癌药物中应用最广泛的药物，许多烷化剂用于癌症的化学治疗（在笔者撰写此书时，大约一打左右烷化剂在英国被批准），这里仅仅介绍了几个广泛应用的烷化剂。

## 氮芥类

氮芥类（nitrogen mustards）与在第一次世界大战期间使用过的芥子气有关；它们的基本分子式（R-N-双-（2-氯乙基））见图 51.5。在体内，每个 2-氯乙基侧链均通过失去一个氯离子进行分子内的环化。所形成的高反应性乙撑亚胺离子能与 DNA 以及其他分子反应（图 51.4 和图 51.5）。

环磷酰胺（cyclophosphamide）可能是最常用的烷化剂。它经肝内的细胞色素 P450 混合功能氧化酶代谢后（图 51.6；见第 8 章）才显示出活性。它对淋巴细胞有显著的作用并且能用作免疫抑制剂（见第 14 章）。口服或者静脉注射给药，也可肌内注射。其严重的毒性作用是恶心、呕吐、骨髓抑制以及出血性膀胱炎，相关的药物异环磷酰胺（ifosfamide）也有最后一种不良反应。出血性膀胱炎是由代谢物丙烯醛导致的，增加液体的摄入或补给巯基供体化合物，如 N-乙酰半胱氨酸或者美司钠（2-巯基乙磺酸钠）能有所改善。这些药物特异性地与丙烯醛作用形成一个无毒的化合物。见第 8 章和第 53 章。

雌莫司汀（estramustine）是氮芥（莫司汀）结合雌激素的产物。它具有细胞毒和激素双重作用，通常用于前列腺癌的治疗。其他的氮芥类药物还有沙可来新（sarcolysin）和苯丁酸氮芥（chlorambucil）。

## 亚硝基脲类

亚硝基脲类（nitrosoureas）的代表药物有氯乙基亚硝基脲类（chloroethylnitrosoureas）洛莫司丁（lomustine）和卡莫司汀（carmustine）。它们是脂溶性的并且能够穿过血脑屏障，因此它们可以用来治疗脑及脑膜肿瘤。然而，大多数亚硝基脲类药物在开始使用 3～6 周后对骨髓产生严重的累积抑制作用。

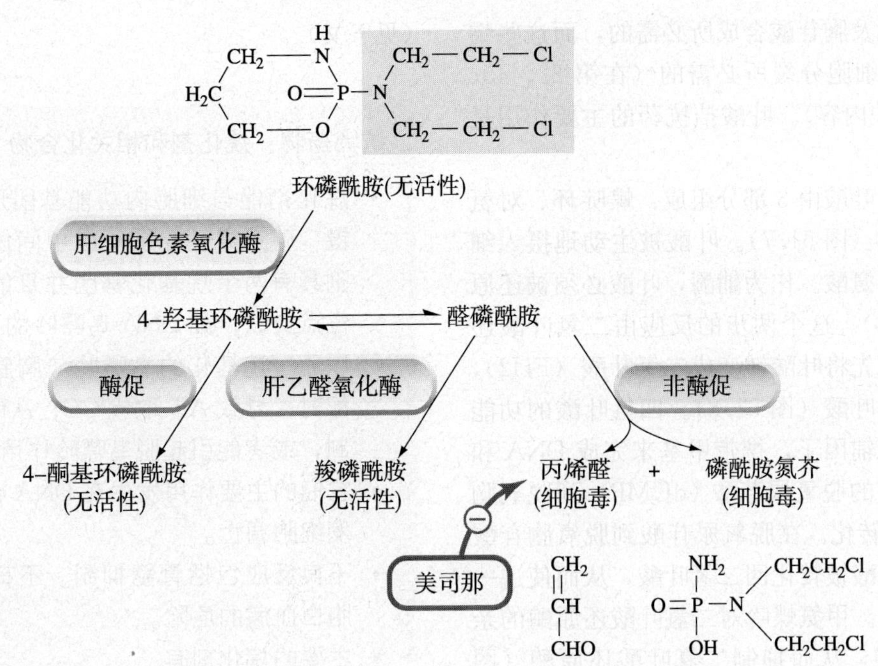


**图 51.6 环磷酰胺的作用机制。**环磷酰胺在肝脏经 P450 混合功能氧化酶代谢成 4-羟基环磷酰胺，然后可逆地形成醛磷酰胺才会起作用。醛磷酰胺被转运到机体的其他组织，在那里其又转化为磷酰胺氮芥（真正的细胞毒分子）和丙烯醛，丙烯醛能导致许多不良反应。图中灰色的方形背景显示了环磷酰胺分子中产生的活性代谢物部分。美司钠（Mesna，2-巯乙烷磺酸钠）能与丙烯醛反应形成一个无毒的化合物。

### 白消安

白消安（busulfan）能选择性地作用于骨髓，低剂量就可以抑制粒细胞和血小板的生成，高剂量可以抑制红细胞的生成。该药对淋巴组织和胃肠道几乎没有作用，主要用于慢性粒细胞性白血病。

### 其他烷化剂

其他临床使用的烷化剂还包括塞替派（thiotepa）和曲奥舒凡（treosulfan）。

### 铂制剂

顺铂（cisplatin）是水溶性平面配合体，含有一个中心铂原子，周围是两个氯原子和两个氨分子。它的作用类似于烷化剂，进入细胞时氯离子解离，留下一个能与水反应然后再与 DNA 反应的复合物。该复合物导致 DNA 链内交联，交联可能发生在相邻的鸟嘌呤分子的 N7 和 O6 之间，从而导致 DNA 的局部变性。

顺铂完全改变了睾丸和卵巢实体瘤的治疗。通过缓慢静脉注射或滴注给药。具有严重的肾毒性，应实施严格的水化和利尿措施。其骨髓毒性低，但能导致非常严重的恶心、呕吐。5-$HT_3$ 受体拮抗药（如昂丹司琼；见第 12 章和第 25 章）对于预防不良反应和改进以顺铂为基础的化疗非常有效。耳鸣和高频听力丧失也可能出现，还能导致外周神经病变、高尿酸血症和过敏反应。

卡铂（carboplatin）是顺铂的衍生物。相对于顺铂而言，卡铂引起的肾毒性、神经毒性、耳毒性、恶心和呕吐较轻（但骨髓毒性高），因此它有时用于门诊患者。奥沙利铂（oxaliplatin）是另一个应用有限的含铂化合物。

### 达卡巴嗪

达卡巴嗪（dacarbazine）是一个前药，它在肝内活化，产生的化合物随后在靶细胞断裂从而释放一个烷基化衍生物。不良反应包括骨髓毒性、严重的恶心和呕吐。替莫唑胺（temozolomide）是其类似物，应用有限（恶性神经胶质瘤）。

## 抗代谢药物

### 叶酸拮抗药

主要的叶酸拮抗药是甲氨蝶呤（methotrexate），是在癌症的化学治疗中应用最广泛的抗代谢药物之一。

叶酸是嘌呤核苷酸及胸苷酸合成所必需的，而这些物质是 DNA 合成和细胞分裂所必需的（在第 22、45、49 章中也涉及相关内容）。叶酸拮抗药的主要作用是干扰胸苷酸的合成。

从结构上看，叶酸由 3 部分组成：蝶啶环、对氨基苯甲酸和谷氨酸（图 51.7）。叶酸被主动地摄入细胞，转变成多聚谷氨酸。作为辅酶，叶酸必须被还原成四氢叶酸（FH4）。这个两步的反应由二氢叶酸还原酶催化，该酶首先将叶酸转变成二氢叶酸（FH2），然后再转变成四氢叶酸（图 51.8）。四氢叶酸的功能是作为一个必需的辅因子，携带甲基来完成 DNA 和嘌呤合成时所必需的脱氧尿苷酸（dUMP）到脱氧胸苷酸（dTMP）的转化。在脱氧尿苷酸到脱氧胸苷酸的转化中，四氢叶酸被转化回二氢叶酸，从而使这一周期能够反复进行。甲氨蝶呤对二氢叶酸还原酶的亲和力高于二氢叶酸，从而抑制二氢叶酸还原酶（图 51.8），耗尽细胞内的四氢叶酸。甲氨蝶呤与二氢叶酸还原酶结合时涉及一个额外的键，当二氢叶酸与二氢叶酸还原酶结合时不涉及该键。对于四氢叶酸耗竭最敏感的反应是脱氧胸苷酸的形成。

甲氨蝶呤通常口服，但也可以肌内、静脉或者鞘内给药。该药脂溶性低，不易穿过血脑屏障。然而，细胞可以通过叶酸转运系统主动摄取甲氨蝶呤，甲氨蝶呤在体内代谢为多聚谷氨酸衍生物。在没有细胞外药物的情况下，多聚谷氨酸衍生物可以在细胞内保留几个星期（在一些病例中甚至能保留几个月）。在肿瘤细胞中，甲氨蝶呤的耐药可能通过多种机制产生（见下文）。

**抗癌药物：烷化剂和相关化合物** 要点

- 烷化剂能与细胞内功能基团形成共价键；碳正离子就是反应中间体。大多数烷化剂具有两个烷基化基团并且能够与两个亲核位点交联，如 DNA 鸟嘌呤的 N7 位。交联可以通过烷基化的鸟嘌呤与胸腺嘧啶之间形成配对，导致 AT 取代 GC，从而引起错误的复制，或者能引起脱鸟嘌呤作用以及链的断裂。
- 它们的主要作用发生在 DNA 合成期间，并引发细胞凋亡。
- 不良反应包括骨髓抑制、不育和患非淋巴细胞白血病的危险。
- 主要的烷化剂有：
  — 氮芥类。例如环磷酰胺，转化成醛磷酰胺后被活化，进而转变成磷酰胺氮芥（细胞毒分子）和丙烯醛（导致膀胱损害，可以用美司钠缓解）。环磷酰胺的骨髓抑制作用对淋巴细胞影响最显著。
  — 亚硝基脲类。例如洛莫司汀可以作用于非分裂的细胞，可以穿透血脑屏障，并且导致延迟的、累积的骨髓毒性。
- 顺铂导致 DNA 链内交联。其骨髓毒性低，但可导致严重的恶心和呕吐，并且具有肾毒性。它已经彻底改变了生殖细胞肿瘤的治疗。

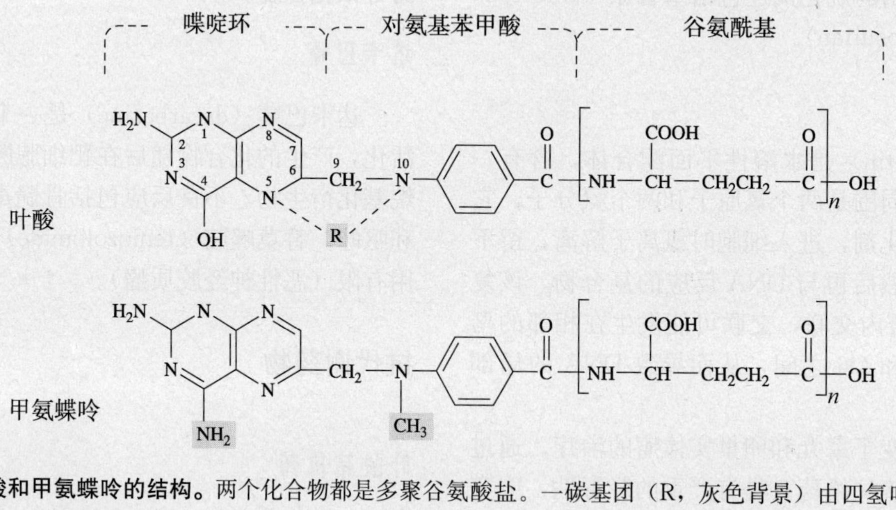

**图 51.7 叶酸和甲氨蝶呤的结构。**两个化合物都是多聚谷氨酸盐。一碳基团（R，灰色背景）由四氢叶酸分子式中第 5 位和/或第 10 位氮原子传递。甲氨蝶呤与内源性叶酸结构不同的部位为图中带灰色背景的-$CH_3$ 和-$NH_2$。

不良反应包括骨髓抑制和胃肠道上皮细胞损坏，也可发生肺炎。而且当给予高剂量时，由于药物或代谢物沉积在肾小管可导致肾毒性。有时对耐药患者给予高剂量甲氨蝶呤（标准剂量的10倍以上），必须应用甲酰四氢叶酸（四氢叶酸的另一种形式）解救。

### 嘧啶类似物

尿嘧啶的衍生物氟尿嘧啶（fluorouracil）可干扰dTMP的合成（图51.8）。它在体内被转化成“伪”核苷酸，一磷酸氟代脱氧尿苷。它可以和胸苷酸合成酶发生反应但是不能转化为dTMP。所以它可以抑制DNA的合成而不能抑制RNA和蛋白质的合成。雷替曲塞（raltitrexed）也能抑制胸核苷合成酶。培美曲塞（pemetrexed）作用于胸核苷转移酶。

氟尿嘧啶通常是肠道外给药。主要的不良反应是胃肠道上皮细胞损伤和骨髓毒性。也可能发生小脑紊乱。另外一个药是卡培他滨（capecitabine），在体内代谢成氟尿嘧啶。

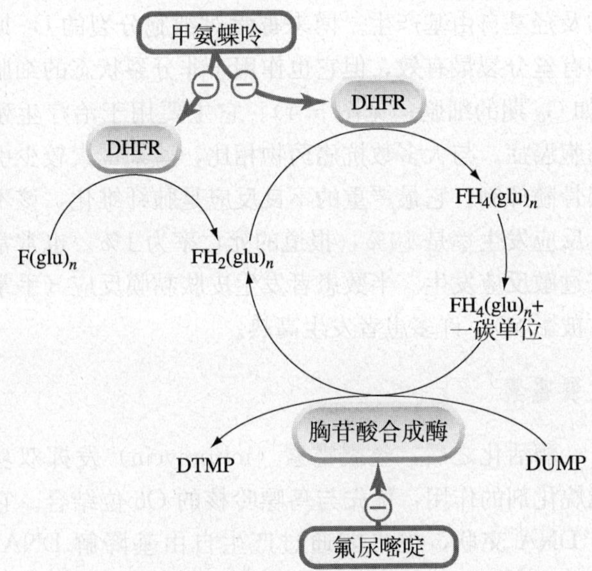


**图51.8　甲氨蝶呤和氟尿嘧啶对胸腺嘧啶核苷酸合成酶作用的简图。**四氢叶酸多聚谷氨酸盐$FH_4(glu)_n$起到一碳单位载体的作用，提供必要的甲基，通过胸苷酸合成酶来完成2-脱氧尿苷酸（DUMP）到2-脱氧胸苷酸（DTMP）的转化。一碳单位的转移导致了四氢叶酸多聚谷氨酸盐FH4（glu）$_n$氧化成二氢叶酸多聚谷氨酸盐FH2（glu）$_n$。氟尿嘧啶则被转化成为氟脱氧尿苷酸（FDUMP），进而抑制胸苷酸合成酶。DHFR，二氢叶酸还原酶。

阿糖胞苷（cytarabine）是脱氧胞苷酸的类似物。它进入靶细胞并且像内源性的核苷一样进行磷酸化反应，产生阿糖胞苷三磷酸，抑制DNA聚合酶（图51.9）。主要的副作用在骨髓和胃肠道。它也可以导致恶心和呕吐。

吉西他滨（gemcitabine）一个相对新的阿糖胞苷类似物，具有较少的不良反应，最主要的不良反应是感冒样症状和轻微的骨髓毒性。它常和其他药物（如顺铂）合用。

### 嘌呤类似物

主要的抗癌嘌呤类似物包括氟达拉滨（fludarabine）、喷司他丁（pentostatin）、克拉屈滨（cladribine）、巯嘌呤（mercaptopurine）和硫鸟嘌呤（tioguanine）。

氟达拉滨被代谢成三磷酸盐并且通过类似于阿糖胞苷的作用机制抑制DNA合成，它具有骨髓抑制作用。喷司他丁具有不同的作用机制，它抑制腺苷脱氨酶，这个酶可以将腺苷转化为肌苷。该作用干扰了嘌呤代谢的关键途径，对细胞增殖具有明显的抑制作用。克拉屈滨、巯嘌呤和硫鸟嘌呤主要用于白血病治疗。

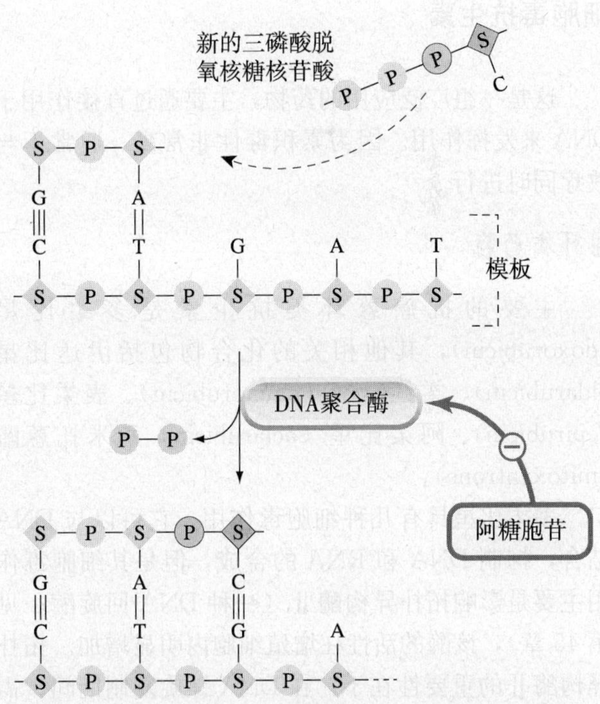


**图51.9　阿糖胞苷的作用机制。**对于DNA聚合酶作用的详细信息见图45.8。阿糖胞苷是胞嘧啶的类似物。

**抗癌药物：抗代谢药**

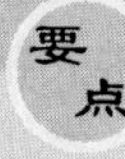

- 抗代谢药能够阻滞和扰乱 DNA 合成的途径。
- 叶酸拮抗药。甲氨蝶呤抑制二氢叶酸还原酶，阻止四氢叶酸产生，干扰胸苷酸合成。甲氨蝶呤经叶酸载体被摄取进入细胞，像叶酸一样，在细胞内转化成多聚谷氨酸盐形式。受高剂量药物影响的正常细胞可以应用甲酰四氢叶酸解救。不良反应是骨髓抑制和可能的肾毒性。
- 嘧啶类似物。氟尿嘧啶在体内被转化为“伪核苷”，并且抑制胸苷酸的合成。阿糖胞苷的三磷酸形式能抑制 DNA 聚合酶。有严重的骨髓抑制作用。
- 嘌呤类似物。巯嘌呤在体内被转化为“伪核苷”。氟达拉滨的三磷酸形式能抑制 DAN 聚合酶，也具有骨髓抑制作用。喷司他丁抑制腺苷脱氨酶——嘌呤代谢的一个至关重要的途径。

## 细胞毒抗生素

这是一组广泛应用的药物，主要通过直接作用于 DNA 来发挥作用。因为累积毒性非常高，通常不与放疗同时进行。

### 蒽环类药物

主要的抗癌蒽环类抗生素是多柔比星 (doxorubicin)，其他相关的化合物包括伊达比星 (idarubicin)、柔红霉素 (daunorubicin)、表柔比星 (epirubicin)、阿柔比星 (aclarubicin) 和米托蒽醌 (mitoxantrone)。

多柔比星具有几种细胞毒作用。它可以与 DNA 结合，抑制 DNA 和 RNA 的合成，但是其细胞毒作用主要是影响拓扑异构酶Ⅱ（一种 DNA 回旋酶；见第 45 章)，该酶的活性在增殖细胞内明显增加。拓扑异构酶Ⅱ的重要性在于：在 DNA 螺旋复制期间，需要在复制叉附近发生可逆的回旋来阻止新生的 DNA 分子在有丝分裂分离时发生不可解的缠绕。这一旋转由拓扑异构酶Ⅱ产生；它打开 DNA 双链，然后再封好缺口。多柔比星插入 DNA，其作用实质上是在双链打开以后稳定 DNA-拓扑异构酶 Ⅱ复合体，这样就在这一点上终止了复制过程。

多柔比星静脉滴注给药，若在注射部位溢出会导致局部组织坏死。另外，它常见的不良反应是因自由基产生引起累积的、剂量相关的心脏损害，进而导致心律失常和心衰。也常常导致大量脱发。

### 放线菌素 D

放线菌素 D (dactinomycin) 能插入 DNA 分子中相邻的鸟苷-胞嘧啶碱基对的小沟，干扰 RNA 聚合酶沿着基因的移动，从而阻止转录。也有证据表明它有类似于蒽环类药物对拓扑异构酶Ⅱ的作用。除了心脏毒性，还有大多数上面所总结的大多数不良反应。主要用于治疗儿科癌症。

### 博来霉素

博来霉素 (bleomycin) 是一组螯合了金属的糖肽抗生素，它们能降解形成的 DNA，进而导致链断裂和释放游离的碱基。这一作用包括亚铁离子的螯合作用以及与氧的相互作用，导致铁离子氧化，超氧化物及羟基自由基产生。博来霉素对细胞分裂的 $G_2$ 期和有丝分裂最有效，但它也作用于非分裂状态的细胞（如 $G_0$ 期的细胞；见图 5.4)。它主要用于治疗生殖细胞癌症。与大多数抗癌药物相比，博来霉素较少引起骨髓抑制。它最严重的不良反应是肺纤维化，该不良反应发生率是 10%，报道的死亡率为 1%。也常常有过敏反应发生。半数患者发生皮肤黏膜反应（手掌常被影响)，许多患者发生高热。

### 丝裂霉素

酶活化之后，丝裂霉素 (mitomycin) 发挥双功能烷化剂的作用，优先与鸟嘌呤核的 O6 位结合。它与 DNA 交联，也可能通过产生自由基降解 DNA，并导致明显延迟的骨髓抑制、肾损伤以及肺组织纤维化。

### 丙卡巴肼

丙卡巴肼 (procarbazine) 能抑制 DNA 和 RNA 合成，干扰有丝分裂间期，其作用是通过产生的活性代谢产物介导的。口服给药，主要用于治疗霍奇金病。它与酒精合用能引起双硫仑样作用（见第 52 章)，加强中枢神经系统镇静剂的作用，而且由于是弱的单胺氧化酶抑制剂，如果合用拟交感神经药物（见第 39 章）能导致高血压。该药能产生常见的不良反应，因此，易导致白血病、癌症和畸形形成。如发生皮肤过敏反应须停止用药。

### 羟基脲

羟基脲（hydroxycarbamide）又称羟基尿素（hydroxyurea），是尿素的类似物，能抑制核苷酸还原酶，从而干扰核苷酸转化为脱氧核苷酸。主要用于治疗白血病，具有细胞毒抗癌药物常见的不良反应，骨髓抑制是最严重的。

## 植物衍生物

一些天然产物发挥着潜在的细胞毒作用，并且已经在抗癌药物领域争得一席之地。

### 长春花碱类

长春花碱类是从植物长春花中提取出来的生物碱。这一类药物的主要成员是长春新碱（vincristine）、长春碱（vinblastine）和长春地辛（vindesine）。长春瑞滨（vinorelbine）是一种半合成的长春花碱，它具有相似的活性，主要用于治疗乳腺癌。这类药物与微管蛋白结合，抑制其聚合成为微管，阻止分裂细胞中纺锤体的形成，致使细胞有丝分裂停止于中期。它们的作用仅在有丝分裂期间才变得明显。也可抑制与微管有关的其他细胞内活动，如白细胞吞噬作用、趋化作用，以及神经元内的轴突运输。

长春花碱类是相对无毒的。长春新碱有非常弱的骨髓抑制活性，但能导致感觉异常（与感觉相关的改变）、腹痛、经常性的肌无力。长春碱的神经毒性较低，但能导致白细胞减少。长春地辛有中等的骨髓毒性和神经毒性。该类药物均能导致可逆性脱发。

**抗癌药物：细胞毒抗生素** 要点

- 多柔比星抑制 DNA 和 RNA 合成；对 DNA 的作用主要通过干扰拓扑异构酶Ⅱ的作用实现。不良反应包括恶心、呕吐、骨髓抑制和脱发。高剂量产生心脏毒性。
- 博来霉素可以引起 DNA 链断裂。它作用于非分裂细胞。不良反应包括发热、过敏、皮肤黏膜反应和肺纤维化。该药实际上无骨髓抑制作用。
- 放线菌素 D 插入 DNA，干扰 RNA 聚合酶并且抑制转录。它也能干扰拓扑异构酶Ⅱ的作用。不良反应包括恶心、呕吐和骨髓抑制。
- 丝裂霉素在体内活化后产生烷基化代谢物发挥作用。

### 紫杉烷类

紫杉醇（paclitaxel）和紫杉萜（docetaxel）是从紫杉树皮中提取的天然产物。它们作用于微管，稳定微管（“冻结”它们）于聚合状态，从而获得类似长春花碱类的作用。紫杉醇通过静脉输注的方式给药，紫杉萜口服给药。二者均用于乳腺癌的治疗，紫杉醇常与卡铂合用治疗卵巢癌。

不良反应严重，包括骨髓抑制和蓄积的神经毒性。紫杉萜还可发生持续的液体潴溜（特别是腿水肿）。二者均易导致超敏反应，因此需提前应用皮质激素和抗组胺药。

### 依托泊苷

依托泊苷（etoposide）是从曼陀罗的根部提取出来的。其作用机制还不清楚，但是它可以抑制线粒体的功能和核苷转运、并具有类似多柔比星对拓扑异构酶Ⅱ的作用（见上文）。不良反应包括恶心、呕吐、骨髓抑制和脱发。

### 喜树碱类

喜树碱类：伊立替康（irinotecan）和托泊替康（topotecan），从喜树树干中分离得到。它们能结合并抑制拓扑异构酶Ⅰ，该酶在整个细胞周期中高表达。虽然该类药物能产生腹泻和可逆的骨髓抑制，但总的来说，这些生物碱的不良反应少于其他抗癌药物。

## 激素类

那些原发于激素敏感组织的肿瘤可能是激素依赖性的，激素依赖性与恶性细胞中类固醇类受体的存在相关。它们的生长能够被与其作用相反的激素、激素拮抗药或者抑制内源性激素合成的药物所抑制。对靶组织有抑制作用的激素或其类似物能用来治疗这些组织

**抗癌药物：植物衍生物** 要点

- 长春新碱与微管蛋白结合，在细胞分裂中期抑制有丝分裂。它是一个相对无毒的药物，但是它可以导致神经肌肉方面的不良反应。
- 依托泊苷通过作用于拓扑异构酶Ⅱ抑制 DNA 合成并且也可以抑制线粒体的功能。常见的不良反应包括呕吐、骨髓抑制和脱发。
- 紫杉醇稳定微管、抑制有丝分裂；有毒，易发生超敏反应。
- 伊立替康抑制拓扑异构酶Ⅰ；它具有相对少的不良反应。

的肿瘤。仅这个单独的过程很难达到治疗目的，但是确实可以减轻癌症的症状，因此在临床上对性激素依赖性肿瘤的治疗起着重要的作用。

### 糖皮质激素类

糖皮质激素类如泼尼松龙（prednisolone）和地塞米松（dexamethasone），对淋巴细胞的增殖有明显的抑制作用（见第 14、28 章），用于治疗白血病和淋巴瘤。它们能降低上升的颅内压，减轻一些抗癌药物的副作用，从而作为治疗其他癌症时的辅助手段和用于姑息性治疗。

### 雌激素类

乙烯雌酚（diethylstilbestrol）和炔雌醇（ethinyloestradiol）这两个雌激素在临床上用于雄激素依赖性前列腺肿瘤的姑息性治疗，后者副作用较少。这些肿瘤也能用促性腺激素释放激素类似物治疗（见下文）。

雌激素类药物能用来使静止期的乳腺癌细胞（区室 B 的细胞；见上文）进入增殖状态（转入区室 A），从而被细胞毒药物杀死。

### 孕激素类

孕激素类如甲地孕酮（megestrol）、炔诺酮（norethisterone）、甲羟孕酮（medroxyprogesterone）用于子宫内膜肿瘤和肾肿瘤的治疗。

### 促性腺激素释放激素的类似物

正如第 30 章所解释的一样，促性腺激素释放激素类似物如戈舍瑞林（goserelin）、布舍瑞林（buserelin）、亮丙瑞林（leuprorelin）和曲普瑞林（triptorelin）在某些环境下能抑制促性腺激素的释放。因此这些药物用于治疗女性绝经前的晚期乳腺癌和男性前列腺癌。在用这种方法治疗前列腺癌时患者可出现暂时性的睾酮分泌上升，这种情况可以通过应用抗雄性激素药物如环丙孕酮抑制。

生长抑素类似物如奥曲肽（octreotide）和兰瑞肽（lanreotide）用于缓解神经内分泌肿瘤包括胃肠道的激素分泌肿瘤如舒血管肠肽（VIP）瘤、胰升糖素瘤、类癌综合征、胃泌素瘤的症状。这些肿瘤表达促生长素抑制素受体，该受体的激活能抑制细胞增殖以及激素的分泌。

## 激素拮抗药

除了激素本身，激素拮抗药也能有效治疗一些类型的激素敏感性肿瘤。

### 抗雌激素药

他莫昔芬（tamoxifen）是一种抗雌激素药，对一些激素依赖性乳腺癌病例非常有效，也可能起预防这些癌症的作用。在乳腺组织中，他莫昔芬与内源性的雌激素竞争雌激素受体，因此它可以抑制雌激素敏感基因的转录。有报道称雌激素具有心脏保护作用，可能是由于其保护低密度脂蛋白免于氧化受损。

不良反应类似于绝经期妇女所表现的症状。较严重的不良反应是可能发生恶性转化的子宫内膜增生和血栓栓塞形成。

其他的雌激素受体激动药包括托瑞米芬（toremifene）和氟维司群（fulvestrant）。非类固醇型芳香化酶抑制药如阿那曲唑（anastrozole）、来曲唑（letrozole）和依西美坦（exemestane）能抑制从雄激素合成雌激素的过程，是治疗乳腺癌的有效药物。氨鲁米特（aminoglutethimide）能阻断所有类固醇的产生，现在几乎由非类固醇型芳香酶抑制药取代了。

### 抗雄激素药

雄激素拮抗药氟他胺（flutamide）、环丙孕酮（cyproterone）和比卡鲁胺（bicalutamide）可以单独使用，也可以与其他的药物合用于治疗前列腺肿瘤。它们也可用来控制在应用戈那瑞林（gonadorelin）及类似物治疗时患者症状突然加重的情况。

### 肾上腺激素合成抑制药

一些能够抑制肾上腺激素合成的药物对绝经后患乳腺癌的患者有作用。这些药物包括曲洛司坦(trilostane)和氨鲁米特（图 28.5），氨鲁米特抑制性激素合成的早期阶段，现在几乎不使用。使用这些药物后还需采用类固醇激素替代治疗。

## 放射性同位素

放射性同位素在治疗某些肿瘤时起着重要的作用，如放射性碘（$^{131}$I）用于甲状腺肿瘤的治疗（见第 29 章）。

## 其他抗肿瘤药物

### 门冬酰胺酶

Crisantaspase 是门冬酰胺酶（asparaginase）的制备品，可以肌内注射，也可以静脉内给药。它可以将天冬酰胺分解为天冬氨酸和氨，从而有效抑制肿瘤细胞，如用于治疗急性淋巴细胞白血病；这些细胞失去了合成天冬酰胺的能力，因此需要外源性的天冬酰胺。由于正常的体细胞能够合成天冬酰胺，所以该药具有较好的选择性，对骨髓、胃肠黏膜、毛囊的抑制作用很小。不良反应为恶心、呕吐、中枢神经系统抑制、过敏反应和肝损伤。

### 安吖啶

安吖啶（amsacrine）与多柔比星作用机制相似。文献报道安吖啶具有骨髓抑制和心脏毒性。

**抗癌药物：激素类和放射性同位素** 要点

- 激素类或其拮抗药用于治疗激素敏感的肿瘤：
  - — 糖皮质激素用于白血病和淋巴瘤；
  - — 他莫昔芬用于乳腺癌；
  - — 促性腺激素释放激素类似物用于前列腺癌和乳腺癌；
  - — 抗雄激素药用于前列腺癌；
  - — 性激素合成抑制药用于绝经后乳腺癌的治疗。
- 放射性同位素能被导向至特异性的组织，如$^{131}$I 用于治疗甲状腺肿瘤。

### 单克隆抗体

单克隆抗体是由杂交瘤细胞在细胞培养时产生的一种分子类型❶的免疫球蛋白，它可以和表达在癌细胞上的靶蛋白反应。有些是人源化的，也就是说它们是与鼠类或者灵长类的抗体骨架嵌合或杂合的人源化抗体（因此很少产生免疫原性；详见第 55 章）。在一些例子中，抗体与其靶分子结合后激活宿主的免疫机制并且通过补体介导的溶细胞作用或通过杀伤细胞杀死癌细胞。一些其他的单克隆抗体则黏附于癌细胞上的生长因子受体并使其失活，因此抑制生存通路，促进细胞凋亡（图 5.5）。

目前临床上应用的两个单克隆抗体是利妥昔单抗（rituximab）和曲妥单抗（trastuzumab）。

#### 利妥昔单抗

利妥昔单抗（结合其他的化疗药物）是用于治疗某种类型淋巴瘤的单克隆抗体。它与形成 CD20 蛋白的 $Ca^{2+}$ 通道结合，激活补体系统而溶解 B 淋巴细胞。它还能敏化那些对其他化疗药物耐药的肿瘤细胞。在结合其他标准化疗时，它对 40%～50% 的病例有效。

该药通过静脉滴注给药，第 1 次给药后，其血浆半衰期大约是 3 天并随着给药次数而增加，到第 4 次给药时，其血浆半衰期是 8 天。

在最初滴注给药后出现的不良反应包括低血压、寒战、发烧，之后出现超敏反应。也可能导致致命的细胞因子释放反应。该药可能加剧心血管系统失调。

阿仑单抗（alemtuzumab）是另外一个能溶解 B 淋巴细胞的单克隆抗体，用于治疗耐药的慢性淋巴细胞白血病。它能导致类似于利妥昔单抗的细胞因子释放反应。

#### 曲妥单抗

曲妥单抗（赫赛汀）是人源化的鼠单克隆抗体，它能与 HER2（人表皮细胞生长因子受体 2）蛋白结合，HER2 是带有酪氨酸激酶活性的受体大家族的成员之一（图 51.1）。有一些证据表明，除了激发宿主免疫效应，曲妥单抗还能诱导细胞周期抑制物 p21 和 p27 的表达（图 5.2）。在大约 25% 的乳腺癌患者中，肿瘤细胞过度表达 HER2 受体而且肿瘤细胞增殖迅速。早期结果显示，曲妥单抗结合标准化疗使高侵袭

❶ 与一般来源于机体的针对外源抗原的“多克隆”抗体不同，多克隆抗体由多个抗原决定簇组成。

性乳腺癌的初始治疗患者的 1 年生存率达到 79%。该药经常与紫杉烷类如紫杉萜结合使用。

不良反应与利妥昔单抗相似。

### 伊马替尼

甲磺酸伊马替尼（imatinib mesylate）是信号通路激酶的一个小分子抑制剂，其应用打破了传统的靶向化疗的观念。它不仅抑制血小板源生长因子（一种受体酪氨酸激酶；图 51.1），而且抑制细胞质激酶（Bcr/Abl 激酶；图 51.1），该酶被认为是慢性髓细胞白血病发病机制中的唯一因素。伊马替尼已被批准用于对其他治疗方法耐药的肿瘤的治疗，以及一些不适合外科手术治疗的胃肠道肿瘤。

口服给药，几乎完全吸收，但其血浆蛋白结合率很高（95%）。半衰期长，大约 18 个小时，主要经肝代谢，大约 75% 的药物在肝中转化成有生物活性的代谢物 。大多数（81%）代谢的药物经粪便排出。

不良反应包括胃肠道症状（疼痛、腹泻、恶心）、疲劳、头痛以及偶见皮疹。

### 生物反应调节药

能增强宿主反应的制剂被称作生物反应调节药。其中如干扰素-α（及其聚乙二醇衍生物）用于治疗实体瘤和淋巴瘤，阿地白介素（aldesleukin；重组白介素 2）用于治疗一些肾肿瘤。维 A 酸（tretinoin；一种维生素 A）是导致白血病的癌细胞强有力的细胞分化诱导剂，可作为化疗的辅助剂。

**抗癌药物：其他药物** 要点

- 丙卡巴肼抑制 DNA 和 RNA 合成并干扰有丝分裂。
- 门冬酰胺酶用于治疗急性淋巴细胞白血病，急性淋巴细胞性白血病细胞不能合成天冬酰胺。
- 羟基脲抑制核苷酸还原酶。
- 安吖啶作用于拓扑异构酶Ⅱ。
- 米托蒽醌致 DNA 链断裂。
- 曲洛司坦抑制肾上腺皮质激素的合成。
- 单克隆抗体：利妥昔单抗和阿仑单抗溶解 B 淋巴细胞，用于 B 淋巴细胞瘤治疗。曲妥单抗靶向定位于表皮生长因子受体，用于乳腺癌的治疗。
- 甲磺酸伊马替尼抑制酪氨酸激酶信号通路，用于慢性髓细胞白血病的治疗。

## 抗癌药物的耐药性

肿瘤细胞对细胞毒药物所表现出来的耐药性可以是原发的（当第一次给药时就已经存在了）或者继发的（在应用药物治疗期间产生的）。继发的耐药性可能因肿瘤细胞对药物的适应或者突变引起，出现对药物不敏感的细胞或者能耐受药物的细胞。药物对敏感细胞有选择性作用。以下是各种耐药机制：

- 细胞毒药物在细胞内的累积浓度降低是因细胞表面能量依赖性的药物传输蛋白表达增加引起。这是一些结构不相似的抗癌药物（多柔比星、长春碱、放线菌素 D；Gottesman 等，2002）产生多药耐药的原因。P-糖蛋白（PGP/MDR1）是这类蛋白之一。P-糖蛋白的生理作用是保护细胞免受环境毒素的影响。当外来物质进入细胞膜时，它的作用就像是一个疏水性的“真空吸尘器”，俘获外来的化学物质如药物，并且清除它们。能逆转多药耐药的非细胞毒药物可以用作潜在的治疗辅助药物。
- 细胞摄入药量的降低（例如甲氨蝶呤）。
- 药物未充分活化（巯嘌呤、氟尿嘧啶和阿糖胞苷）。有些药物要通过代谢活化才能体现出它们的抗肿瘤活性。如果药物活化失败了，它们就无法发挥作用而阻止肿瘤细胞的代谢途径。例如，氟尿嘧啶不能转化成脱氧氟尿嘧啶核苷酸（FDUMP），阿糖胞苷不能进行磷酸化，巯嘌呤不能转化成伪核苷酸。
- 失活增加（例如阿糖胞苷和巯嘌呤）。
- 靶酶浓度增加（甲氨蝶呤）。
- 降低了对底物的要求（门冬酰胺酶）。
- 增加了对可选择的代谢途径的利用（抗代谢药）。
- 药物诱导损伤的快速修复（烷化剂）。
- 靶分子活性的改变，如修饰的拓扑异构酶Ⅱ（多柔比星）。
- 各种基因的突变，产生耐受的靶分子。例如，*p53* 和过表达的 *Bcl-2* 家族（几种细胞毒药物）。

## 治疗方案

几种抗癌药物联合用药能够增加对癌细胞的细胞毒作用而不增加其常规毒性。例如，有骨髓抑制毒性的甲氨蝶呤可以和具有神经毒性的长春新碱联合使用。具有低骨髓毒性的药物很适合用于联合用药，如顺铂和博来霉素。联合用药也会降低肿瘤对单一药物耐药的可能性。抗癌药物常常采取在几个治疗周期内大剂量间歇给药的方法，治疗周期间隔2～3周，而不采取小剂量持续给药，原因是在治疗周期间隔内骨髓可以再生。而且已经证实相同总剂量的药物通过一次或者两次大剂量给药要比小剂量多次给药更加有效。

#### 作用于细胞周期的药物作用的临床应用

不断复制的细胞构成肿瘤的"生长分数"。抗癌药物可以按照它们作用于细胞周期的特殊时期进行分类（见下文），这一信息对于选择单一的抗癌药物或者是联合治疗都是有意义的。然而，并不是所有的权威人士都同意基于上述治疗原则的治疗方案优于纯粹的经验方案。

- 细胞周期时相特异性药物。许多细胞毒药物作用于细胞周期的不同阶段。例如，长春花碱类作用于细胞有丝分裂时期，而阿糖胞苷、羟基脲、氟尿嘧啶、甲氨蝶呤和巯嘌呤作用于S期。这些化合物中有一些也作用于$G_1$期，并可能会减慢细胞进入S期，在S期细胞将更加容易受药物影响。
- 周期特异性药物。作用于细胞周期所有阶段，但是在细胞周期以外没有明显作用的药物（如烷化剂、放线菌素D、多柔比星、顺铂）。
- 周期非特异性药物。在细胞周期内、外均能发挥作用的药物（博来霉素和亚硝脲类）。

## 治疗呕吐和骨髓抑制的方法

### 呕 吐

许多癌症化疗药物导致恶心和呕吐，使患者的治疗顺应性受到阻碍（见第25章）。对于顺铂来说，呕吐是个严重的问题，然而对于其他的化合物如烷化剂，呕吐也使治疗变得复杂化。5-$HT_3$受体拮抗药如昂丹司琼或格拉司琼（见第12、25章）对细胞毒药物引起的呕吐有效，彻底改变了顺铂的化疗状况。其他可利用的止吐药如甲氧氯普胺(metoclopramide)，高剂量静脉给药也有效，也常常与地塞米松（见第28章）或者劳拉西泮（见第37章）结合使用，这两者都可以进一步减轻化疗的不良反应。因为甲氧氯普胺通常容易对儿童以及青年人产生锥体外系副作用，所以可用苯海拉明（见第14章）代替。

### 骨髓抑制

骨髓抑制限制了许多抗癌药物的应用，克服这一问题的方法包括在治疗之前清除一些患者的骨髓，清洗含癌细胞的骨髓（用特异性的单克隆抗体；见下文）以及在细胞毒治疗完成后替换新的骨髓。现在经常用的方案是从给予莫拉司亭（重组人粒细胞-巨噬细胞集落刺激因子）的患者血液中获得干细胞并在体外进一步用造血因子进行扩增（见第22章），骨髓置换后应用这些生长因子在一些病例中效果良好。更进一步的可能性就是将多药耐药的突变基因导入新提取的骨髓中，当进行骨髓置换后，骨髓细胞（而不是癌细胞）将对抗癌药物的细胞毒作用产生耐药。

## 癌症化学治疗的未来发展策略

正如读者所知，我们目前用于癌症化疗的方法是药物和技术折中的混合应用，目的是选择性作用于癌细胞。癌症作为一种疾病（实际上许多其他疾病具有类似的结局）还没有被战胜，对未来的研究者仍然是巨大挑战，但是它已经获得了真正的治疗进展。在癌症治疗领域，关于治疗的利弊以及患者的生活质量的争论可能要远胜于其他任何领域，已经成为焦点，并且受到广泛地关注。一些晚期癌（如转移的肺癌）实际上仍不可治愈，而且化疗具有令人痛苦的副作用，且仅能轻微地延长寿命，在这些病例中使用化疗药物是非常多余的。但亦并非总是如此，化疗虽然常常受患者讨厌，但是相对于传统的姑息性疗法可能是一个非常好的选择。就乳腺癌来说，即使患者寿命只有适度的增加就足以劝说患者进行一个疗程的化疗(外加手术治疗)，不过还要受到其他家庭因素的影响，如家属的意见。这些困难的问题已经在最近的几篇报道里被探究，如 Duric & Stockler（2001）和 Klastersky & Paesmans (2001)。

寻求低毒的治疗方式是抗癌的中心任务，一系列未知的新药（或修饰的化合物）或新的结合疗法正处在临床试验或者研究早期（例如，Kurtz 等，2003；Socinski，2004)。新的、不同的治疗方法的成功可能需要下一个十年的努力。

#### 酪氨酸激酶抑制药

伊马替尼（imatinib）的成功促使进一步发展这一类有用的化合物（Krause & Van Etten，2005)。到目前为止，这方面的成就微乎其微，但它无疑是可能对未来治疗产生深远影响的药物探索的一个重要领域。

### 血管发生和金属蛋白酶抑制剂

肿瘤细胞产生金属蛋白酶和血管生成相关因子，有利于肿瘤生长、侵入正常组织和转移，其相关机制可指导我们开发抗肿瘤转移药物。几个抑制血管发生和金属蛋白酶的药物正处于临床试验阶段（Griffioen & Molema，2000；Rosen，2000）。

### 环加氧酶抑制药

充分的流行病学证据显示应用环加氧酶（COX）抑制药（见第 14 章）能保护胃肠道以及其他可能的部位免于癌症困扰。环加氧酶-2（COX-2）在大约 85%的癌症中高表达，环加氧酶催化产生的前列腺素可以激活信号通路，从而使细胞避免凋亡。环加氧酶-2抑制药塞来昔布（celecoxib）在动物模型中能降低乳腺癌和胃肠癌的发生率，使肿瘤消退，它正作为一种家族型结肠肿瘤的抑制药进行临床试验。总之，环加氧酶-2 现在被认为是抗癌药物发展中一个有潜力地重要靶标。最近的文献有一些关于它们确切作用机制的争论（Marnett & DuBois，2002；Karamouzis & Papavassiliou，2004；Amir & Agarwal，2004）。

### 作为抗癌靶标的 *p53* 基因

超过 50%的人类肿瘤有 *p53* 肿瘤抑癌基因突变（图 51.1），已利用这一特性进行了许多尝试。由病毒介导引入的野生型（正常的）*p53* 基因还不是非常成功，但是使溶瘤病毒 ONYX-015 进入肿瘤并结合标准化疗已显示了很好的初步结果。ONYX-015 在肿瘤细胞内复制并且溶解肿瘤细胞，但是这不会发生在表达正常 p53 蛋白的细胞中。

### 反义寡核苷酸

反义寡核苷酸是与特异性的 mRNA 编码区互补的单链 DNA 合成序列，它可以抑制基因表达。*Bcl-2*的反义寡核苷酸 augmerosen 能下调抗凋亡因子 Bcl-2。在早期临床试验中，它能使恶性黑色素瘤对标准的抗癌药物敏感。这些药物不得不借助病毒或者其他的“载体”加以导入（见下文）。

### 基因治疗

详细的治疗方法将在第 55 章进行讨论。从概念上讲，就其对癌症细胞的选择性毒性而言，基因治疗相对于传统的方法具有巨大优势。虽然有许多技术难题如基因的导入或者反义构建（如 p53 或者生长因子的反义 DNA）进入靶组织等尚待解决，但是一些方法已经处于临床试验阶段，其中一些略有成效，如 Wolf & Jenkins（2002）对卵巢癌临床试验的报道。

### 多药耐药性的逆转

一些抑制 P-糖蛋白的非细胞毒药物（如维拉帕米）能够逆转多药耐药性。相关化合物的研发将会克服这种类型的耐药性。而且抗体、免疫毒素、反义寡核苷酸（见上文）或者脂质体包裹制剂的应用有助于消除细胞的多药耐药性（Gottesman & Pastan，1993）。

#### 癌症化疗的常规方法

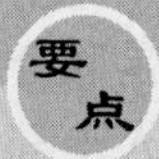


- 杀死或者除去恶性肿瘤细胞：
  — 细胞毒药物[a]；
  — 外科手术[a]；
  — 放射疗法[a]；
  — 靶向的细胞毒药物（如与抗体相连的毒素或者放射性药物）[b]。
- 使原癌基因信号通路失活：
  — 生长因子受体抑制药（如受体酪氨酸激酶）[a]；
  — 衔接蛋白（如 Ras）抑制药、细胞内激酶、细胞周期蛋白、细胞周期蛋白依赖性激酶等[c]；
  — 反义寡核苷酸[b]；
  — 抗凋亡因子抑制药或者促凋亡因子激活药[c]。
- 恢复肿瘤抑制基因功能：
  — 基因治疗[b]。
- 应用组织特异性增殖抑制药：
  — 雌激素、抗雌激素、雄激素、抗雄激素、糖皮质激素、促性腺激素释放激素类似物。
- 抑制肿瘤的生长、侵袭和转移：
  — 血管发生抑制药[b]；
  — 基质金属蛋白酶抑制药[b]。
- 增强宿主的免疫应答：
  — 基于细胞因子的治疗[b]；
  — 基于基因治疗的方法[b]；
  — 基于细胞的方法（如抗肿瘤 T 细胞）[c]；
- 逆转药物耐药性：
  — 多药耐药转运抑制药[b]。

注：[a]常规治疗方法；[b]研发中的治疗方法；[c]潜在（可能）的方法。

## 参考文献与扩展阅读


### 致癌作用的机制

Blume-Jensen P, Hunter T 2001 Oncogenic kinase signalling. Nature 411: 355-365 (*Excellent article. Emphasises oncogenic receptor tyrosine kinases and cytoplasmic tyrosine kinases. Useful figures and tables. Note that there are eight other relevant articles in the same issue of Nature*)

Buys C H C M 2000 Telomeres, telomerase and cancer. N Engl J Med 342: 1282-1283 (*Clear, concise coverage*)

Carmeliet P, Jain R K 2000 Angiogenesis in cancer and other diseases. Nature 407: 249-257 (*Gives details of mechanisms involved in angiogenesis; lists biological activators and inhibitors, and agents in clinical trials; excellent figures*)

Chambers A F, Groom A C, MacDonald I C 2002 Dissemination and growth of cancer cells in metastatic sites. Nat Rev Cancer 2: 563-557 (*Review; stresses the importance of metastases in most cancer deaths, discusses the mechanisms involved in metastasis and raises the possibility of targeting these in anticancer drug development*)

Greider C W, Blackburn E H 1996 Telomeres, telomerase and cancer. Sci Am Feb: 80-85 (*Simple, clear overview with high-quality figures*)

Griffioen A, Molema G 2000 Angiogenesis: potentials for pharmacologic intervention in the treatment of cancer, cardiovascular diseases and chronic inflammation. Pharmacol Rev 52: 237-268 (*Comprehensive review covering virtually all aspects of angiogenesis and the potential methods of modifying it to produce an antineoplastic effect*)

Haber D A, Fearon E R 1998 The promise of cancer genetics. Lancet 351: 1-8 (*Excellent coverage; detailed tables of mutations in proto-oncogenes and tumour suppressor genes in human cancers*)

Streiter R M 2001 Chemokines: not just leukocyte attractants in the promotion of cancer. Nat Immunol 2: 285-286 (*Elegant, crisp article on the role of chemokines in tumour growth, invasion and metastasis; good diagram*)

Talapatra S, Thompson C B 2001 Growth factor signalling in cell survival: implications for cancer treatment. J Pharmacol Exp Ther 298: 873-878 (*Succinct overview of death receptor-induced apoptosis, the role of growth factors in preventing it and potential drugs that could be used to promote cell death*)

Weinberg R A 1996 How cancer arises. Sci Am Sept: 42-48 (*Simple, clear overview, listing main oncogenes, tumour suppressor genes and the cell cycle; excellent diagrams*)

Yarden Y, Sliwkowski M X 2001 Untangling the ErbB signalling network. Nat Mol Cell Biol 2: 127-137 (*Describes ErbBs epidermal growth factor receptors, their ligands and their signalling pathways, their involvement in cancer and their potential as targets for anticancer drugs*)

Zörnig M, Hueber A-O et al. 2001 Apoptosis regulators and their role in tumorigenesis. Biochim Biophys Acta 1551: F1-F37 (*Extensive review describing the genes and mechanisms involved in apoptosis, and summarising the evidence that impaired apoptosis is a prerequisite for cancer development*)

### 抗癌治疗

Gottesman M M, Fojo T, Bates S E 2002 Multidrug resistance in cancer: role of ATP-dependent transporters. Nat Rev Cancer 2: 48-56 (*Outlines cellular mechanisms of resistance; describes ATP-dependent transporters, emphasising those in human cancer; considers resistance reversal strategies*)

Houghton A N, Scheinberg D 2000 Monoclonal antibody therapies—a 'constant' threat to cancer. Nat Med 6: 373-374 (*Lucid article; very useful diagram*)

Hurwitz H, Fehrenbacher L, Novotny W et al. 2004 Bevacizumab plus irinotecan, fluorouracil, and leucovorin for metastatic colorectal cancer. N Engl J Med 350: 2335-2342 (*Reports the results of an encouraging clinical trial using combination therapy*)

Krause D S, Van Etten R 2005 Tyrosine kinases as targets for cancer therapy. N Engl J Med 353: 172-187 (*Excellent review on tyrosine kinases as targets; good diagrams and tables as well as a highly readable style*)

Kurtz J-E, Emmanuel A, Natarajan-Ame S et al. 2003 Oral chemotherapy in colorectal cancer treatment: review of the literature. Eur J Int Med 14: 18-25 (*Discusses potential new leads in colorectal cancer; good tables summarising recent advances and clinical trials*)

Norman K L, Farassati F, Lee P W K 2001 Oncolytic viruses and cancer therapy. Cytokine Growth Factor Rev 12: 271-282 (*Describes mechanisms of action and efficacy of three oncolytic viruses in clinical trial*)

Overall C M, López-Otin C 2002 Strategies for MMO inhibition in cancer: innovations for the post-trial era. Nat Rev Cancer 2: 6577-7672 (*Review of matrix metalloproteinases and their role in tumour metastasis; also discusses various approaches that could be used to target metalloproteinases, thus producing new anticancer drugs*)

Reed J C 2002 Apoptosis-based therapies. Nat Rev Drug Discov 1: 111-121 (*Excellent coverage, useful tables, good diagrams*)

Rosenberg S A 2001 Progress in human tumour immunology and immunotherapy. Nature 411: 380-384 (*Commendable coverage of current status*)

Savage D G, Antman K H 2002 Imatinib mesylate—a new oral targeted therapy. N Engl J Med 346: 683-693 (*Review with detailed coverage of this relatively new drug for chronic myelogenous leukaemia; very good diagrams*)

Senderowicz A M, Sausville E A 2000 Preclinical and clinical development of cyclin-dependent kinase modulators. J Natl Cancer Inst 92: 376-387 (*Outlines cell cycle control and targets for intervention, and discusses preclinical pharmacology of several agents in clinical trial*)

Socinski M A 2004 Cytotoxic chemotherapy in advanced non-small cell lung cancer: a review of standard treatment paradigms. Clin Cancer

Res 10：4210s - 4214s（*A discussion of the role of combination regimens in treating this form of cancer*）

White C A，Weaver R L，Grillo - López 2001 Antibody - targeted immunotherapy for treatment of malignancy. Annu Rev Med 52：125-145（*Clear，comprehensive review；includes tables of monoclonals and radiolabelled monoclonals in clinical trial*）

Workman P，Kaye S B（eds）2002 Cancer therapeutics. A *Trends Guide* with eleven reviews on various new potential approaches to the development of anticancer drugs. Trends Mol Med Suppl 8：S1 -S73（*A series of short reviews covering the main approaches to developing novel anticancer drugs*）

**新方法及其他**

Adjei A A 2001 Blocking oncogenic Ras signaling for cancer therapy. J Natl Cancer Inst 93：1062-1074（*Gives details of Ras processing，activation，mutations，cytoplamsic targets and physiological role，and outlines therapeutic implications*）

Amir M，Agarwal H K 2004 Role of COX-2 selective inhibitors for prevention and treatment of cancer. Pharmazie 60：563-570（*Review of the role of COX inhibitors in cancer therapy；discusses various mechanisms by which they might act*）

Anderson W F 2000 Gene therapy scores against cancer. Nat Med 6：862-863（*Short crisp article*）

Armstrong A C，Eaton D，Ewing J C 2001 Cellular immunotherapy for cancer. Br Med J 323：1289 -1293（*Brief discussion of rationale and possible future exploitation of tumour cell and dendritic cell vaccines and T cell therapy*）

Carter P 2001 Improving the efficacy of antibody - based cancer therapies. Nat Rev Cancer 1：118 - 128（*Review considering the possible future use of monoclonal antibodies to treat cancer；lists antibodies in advanced clinical trials*）

Dempke W，Rie C et al. 2001 Cyclooxygenase - 2：a novel target for cancer chemotherapy. J Cancer Res Clin Oncol 127：411 - 417（*Discusses role of COX - 2 in apoptosis，angiogenesis and invasiveness*）

Duric V，Stockler M 2001 Patients' preferences for adjuvant chemotherapy in early breast cancer. Lancet Oncol 2：691-97（*The title is self-explanatory；deals with patients' assessment of quality if life issues*）

English J M，Cobb M H 2002 Pharmacological inhibitors of MAPK pathways. Trends Pharmacol Sci 23：40-45（*Lists mitogen-activated protein kinases and discusses small - molecule inhibitors under investigation*）

Favoni R E，de Cupis A 2000 The role of polypeptide growth factors in human carcinomas：new targets for a novel pharmacological approach. Pharmacol Rev 52：179 - 206（*Thorough review that describes 14 growth factor families，their signalling pathways and their possible role in cancer；it also deals with drug action on signalling pathways*）

Gottesman M M，Pastan I 1993 Biochemistry of multidrug resistance mediated by the multidrug transporter. Annu Rev Biochem 62：385-427

Gupta R A，Dubois R N 2001 Colorectal cancer prevention and treatment by inhibition of cyclooxygenase-2. Nat Rev Cancer 1：11-21（*Reviews evidence from human，animal and cell culture studies that COX - 2 may be implicated in the development of colorectal cancer，and discusses inhibition of COX - 2 as a viable strategy for cancer prevention and/or therapy*）

Karamouzis M V，Papavassiliou A G 2004 COX-2 inhibition in cancer therapeutics：a field of controversy or a magic bullet? Expert Opin Investig Drugs 13：359 - 372（*Good review of the field of COX inhibitors in cancer therapy*）

Klastersky J，Paesmans M 2001 Response to chemotherapy，quality of life benefits and survival in advanced non-small lung cancer：review of literature results. Lung Cancer 34：S95-S101（*Another paper that addresses quality of life issues surrounding chemotherapy*）

Marnett L J，DuBois R N 2002 COX - 2：a target for colon cancer prevention. Annu Rev Pharmacol Toxicol 42：55-80（*Colon cancer was one of the first tumours to be investigated in the context of anti-COX therapy；the field is reviewed here by two of the researchers who were responsible for much of the original work*）

Rosen L 2000 Antiangiogenic strategies and agents in clinical trial. Oncologist 5：20-27（*Succinct coverage；useful summary tables*）

Sikic B I 1999 New approaches in cancer treatment. Ann Oncol 10：S149-S153（*Pithy coverage of monoclonal antibodies，angiogenic inhibitors，agents for supportive care；very useful tables*）

Smith I E 2002 New drugs for breast cancer. Lancet 360：790 - 792（*Succinct coverage*）

Various authors.（Nature Insight 2006 441，is a compendium volume devoted to Signalling in Cancer，and contains many useful and interesting papers relevant to future directions in anti — cancer therapy. Strongly recommended if you are interested in the latest ideas on the subject).

Wolf J K，Dwayne Jenkins A 2002 Gene therapy for ovarian cancer (review). Int J Oncol 21：461 - 468（*Very readable review of ovarian cancer and basic concepts in gene therapy，coupled with a round-up of data on compounds in clinical trial*）

Zwick E，Baaange J，Ullrich A 2002 Receptor tyrosine kinases as targets for anticancer drugs. Trends Mol Med 8：17-23（*Review of receptor tyrosine kinases，RTKs，highlighting their crucial role as main mediators of extracellular signals for cell proliferation. It also discusses strategies for targeting RTKs in anticancer therapy. Lists RTK-based anticancer drugs in clinical trial*）

**有用的网址**

http：//www.cancer.org/（*The US equivalent of the above. The best sections for you are those marked* Health Information Seekers *and* Professionals）

http：//www.cancerresearchuk.org（*The web site of Cancer Research UK，the largest cancer charity in the UK. Contains valuable data on the epidemiology and treatment of cancer，including links to clinical trials. An excellent resource*）

（潘 燕 译，李学军 祝晓玲 校，林志彬 审）

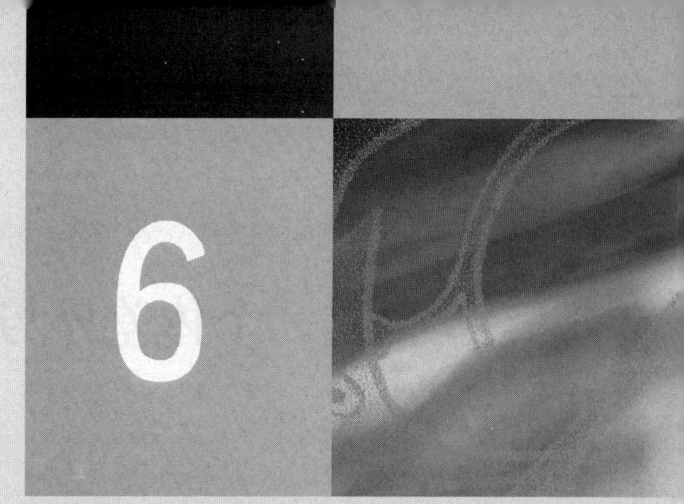

# 特殊主题
# SPECIAL TOPICS

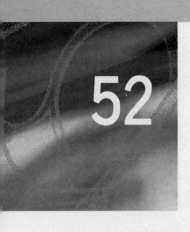

# 52 个体差异与药物相互作用



## 概　述

如果对同一剂量药物的反应总是相同的话，治疗就会变得容易得多。但事实上，个体之间甚至个体内的变异是经常存在的。医师需要知道这些变异的根源以便安全有效地用药。变异可由作用于靶点的不同药物浓度引起，亦可被相同药物浓度的不同反应引起。第 1 种被称之为药物代谢动力学变异，是由于吸收、分布、代谢或排泄的不同所致（见第 7、8 章）。第 2 种则被称之为药物效应动力学变异。

变异通常是数量上的，即药物所引起的效应变得更大或更小，或作用时间变得更长或更短，与此同时在性质上仍然表现出相同的效应。此外尚有一些变异是在作用性质上有所不同。这称之为特异质反应（牛津英语大辞典将特异质定义为“某一个体或种类的体格特殊性”），常常是由于个体间在遗传或免疫学上的不同所致。

变异性对于药物生物利用度中的吸收和消除、摄食，以及胃液和尿液 pH 的影响，在第 7 章和第 8 章中进行了讨论。本章讨论以下各项重要的参与药物反应变异性的因素，即：

- 种族
- 年龄
- 妊娠
- 遗传因素
- 特异质反应
- 疾病

## 种族的影响

种族（ethnic）的意思是“与人种有关的固有属性”（牛津英语大辞典，Oxford English Dictionary），而许多人类学家对于该概念的价值持怀疑态度（Cooper 等，2003）。一些现代社会的公民被要求从选项清单中确定他们的人种（race）或种族划分（ethnicity）（如 2001 年英国国家统计局在全国人口普查时所提供的选项清单中的“白种人”，“黑种人”，“混血”，“中国人”，“亚洲人”或“其他”等）。自定义群体（self- defined groups）的成员以这样的方式在共享其遗传和文化遗产的基础上，共享某些族群特征，不过，在每一族群内也具有极为明显的多样性。

尽管这样的分类方法尚不够成熟，但仍可得出一些对药物反应性的评价指标。典型的证据如第 19 章中讨论过非洲裔美国人在肼屈嗪（hydralazine）与硝酸酯类合用时心力衰竭的发生率增加，而白种美国人则未见发生的例子。

某些不良反应亦可根据种族得以预知，例如许多中国人对酒精的代谢方式与白种人不同，其生成的乙醛血浆浓度更高，因而引起颜面潮红和心悸（见第 53 章）。中国人对于普萘洛尔（propranolol）的心血管效应较之白种人更为敏感（见第 11 章），而非洲-加勒比族裔个体则较白种人更不敏感，尽管中国人对 β-肾上腺素受体拮抗药的敏感性增加了，但他们代谢普萘洛尔较之白种人更快，提示在药动学方面的差异超过了对 β-肾上腺素受体敏感性的差异。

吉非替尼（gefitinib）对晚期肺癌患者的疗效总体来说不能令人满意，但其中大约有 10% 的患者可见肺部肿瘤快速地缩小，在这些治疗有效的患者中日本患者的人数 3 倍于白种人，其差异性的潜在基础在于

**个体变异**

要点

- 变异性是一个严重的问题，如果不予以重视的话，可导致：
  — 缺乏疗效；
  — 意外的副作用。
- 变异可分为以下几类：
  — 药物代谢动力学变异；
  — 药物效应动力学变异；
  — 特异质性变异。
- 变异的主要原因是
  — 年龄；
  — 遗传因素；
  — 免疫因素（见第 53 章）；
  — 病理状态（如肾或肝疾病）；
  — 药物相互作用。

对药物反应良好的患者的表皮生长因子受体发生了特异性突变（Wadman，2005）。也许有许多这样的种族差异是源于遗传，但环境因素如相关的饮食习惯等亦可能参与了差异性的机制。研究中重要的是要采用非常成熟的评价方法，以探讨在遗传药理学（pharmacogenomics）的基础上个体化用药的途径（见下文）；正因为采用更为简单和价格更为低廉的确定患者种族的方法已经取得了一定的成功，这就更应该成为一种鞭策：如果这样不够细致和不够完善的方法都能够取得一定成功的话，那我们采用遗传学的试验方法就能够取得更大的成功！

## 年龄的影响

年龄影响药物作用的主要原因是由于新生儿和老年人对于药物的消除能力更低，因此一般来说药物的效应在生命的两端更强且更为持久。其他与年龄相关的因素，如药效动力学敏感性的变异，对一些药物来说也是重要的。在中老年人群中常见的生理学因素（如心血管反应性的改变）以及病理学因素（如体温的降低），也影响药物效应。机体的成分随年龄而改变，脂肪在中老年人体重的改变中起了很大的作用，随之而来的变化是药物分布的量发生了改变。中老年人较之年轻人消耗更多的药物，因此发生药物间相互作用的可能性也随之增加（见下文）。

### 年龄对药物肾排泄的影响

新生儿的肾小球滤过率（GFR）如果以体表面积为标准进行折算的话，大约仅为成人量的 20%，并且肾小管功能也较低。因此，婴儿肾清除药物的血浆消除半衰期（plasma elimination half-lives）较之成年人更为持久（表 52.1）。足月儿的肾功能可在生后一周内增至与青年成人相似的数值，此后亦持续地增加，在生后 6 个月时可增至大约 2 倍于成人数值的最大值。

**表 52.1　年龄对各种药物血浆清除半衰期的影响**

| 药物 | 半衰期平均值或范围（h） | | |
|---|---|---|---|
| | 足月新生儿[a] | 成人 | 中老年人 |
| **主要经尿排泄的原型药** | | | |
| 庆大霉素（gentamicin） | 10 | 2 | 4 |
| 锂制剂（lithium） | 120 | 24 | 48 |
| 地高辛（digoxin） | 200 | 40 | 80 |
| **主要经尿排泄的药物代谢物** | | | |
| 地西泮（diazepam） | 25～100 | 15～25 | 50～150 |
| 苯妥因（phenytoin） | 10～30 | 10～30 | 10～30 |
| 磺胺间甲氧嘧啶（长效磺胺，sulfamethoxypyridazine） | 140 | 60 | 100 |

注：[a]早产儿与成人之间肾功能数值的差异性甚至更大。（Data from Reidenberg 1971 Renal function and drug action. Saunders，Philadelphia；and Dollery 1991 Therapeutic drugs. Churchill Livingstone，Edinburgh.）

早产儿肾功能的改善则更为缓慢，早产儿因肾功能不完善可对药物消除产生重要的影响。例如，在早产儿体内，抗生素庆大霉素（gentamicin）的血浆半衰期为 18 小时或更久，而成人为 1～4 小时，足月儿为约 10 小时。因此早产儿需要减量和/或增大给药间隔以避免药物的毒性。

肾小球滤过率大约在 20 岁左右开始缓慢地降低，50 岁时降低约 25%，而 75 岁时降至接近 50%。图 52.1 显示，如果以肌酸酐清除作为测定 GFR 的指标，地高辛（digoxin）的肾清除在青年人和老年人是接近的。因此，长期对某一患者给予同一剂量的地高辛，他或她则会随年龄的增加而导致其血浆中药物浓度的蓄积，这是该类药物在中老年人中易引起中毒的常见原因（见第 18 章）。

◆ 不同于肌酸酐清除，与年龄相关的 GFR 减退不能用血浆肌酸酐浓度的增加来反映。尽管中老年人的 GFR 已显著地减少，但其血浆肌酸酐通常仍维持在正常成人的范围内。这是由于中老年人肌肉质量有所减少从而导致肌酸酐合成减少。因此，所谓“正常的”血浆肌酸酐在中老年人并不表示其 GFR 也是正常的。如果没有对此加以充分认识并减少经肾排泄的药物剂量，则有可能导致药物中毒。

## 年龄对于药物代谢的影响

几种重要的酶，包括肝微粒体氧化酶、葡糖醛酸基转移酶、乙酰基转移酶和血浆酯酶在新生儿尤其是早产儿体内的活性均较低，需要 8 周甚至更长时间才能达到成人水平。新生儿相对缺乏酶转化活性可导致严重的后果，如核黄疸是由于胆红素在其白蛋白结合位点上的药物处置发生改变所致（见下文），而“灰婴”综合征是由于抗生素氯霉素（chloramphenicol）的药物处置发生改变（见第 46 章）所致。最初认为这种有时可致命的情况是由于幼小的婴儿对于药物的特殊的生物化学敏感性，而实际上仅仅是由于肝结合反应变慢而使氯霉素以非常高的组织浓度蓄积所致。如果减小剂量的话，氯霉素对于婴儿并不比对于成人的毒性更大。结合反应延缓也是吗啡（morphine）（其主要是以葡糖醛酸结合形式排泄）为何不用于分娩镇痛的原因之一，由于经过胎盘转运的药物在新生儿体内半衰期较长，可导致较为持久的呼吸抑制。

肝微粒体酶的活性随年龄缓慢地下降（且具有很大变异性），同时脂溶性药物在体内分布的量亦随之增加，因为体内脂肪的比例随着年龄而增加。抗焦虑药地西泮（diazepam）的半衰期随年龄而增加（图 52.2）就是这样的结果之一。其他一些苯二氮䓬类及其活性代谢物甚至显示出更大的随年龄增加的半衰期。由于半衰期决定着反复用药期间药物蓄积的时间过程（见第 8 章），不良反应在中老年人中往往几天或几周后方才显现，并可能被误以为是与年龄相关的记忆损害而非药物蓄积所致。年龄的影响对许多其他的药物来说显著减小，尽管平均半衰期也许并未有大的改变，但是在个体之间随着年龄的增加其半衰期的变异性（variability）常有显著性增加。这是重要的问题，因为中老年人群中会有一些人的药物代谢率极其低下，然而，这样极端的情况通常在年轻人群中并不出现。因此药品管理部门常常要求在药物评价工作中对中老年患者进行研究。

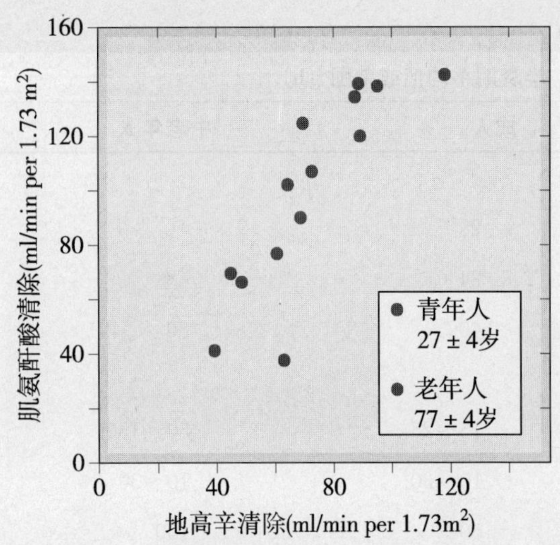


**图 52.1 青年人和老年人中肾功能（根据肌酸酐清除率测定）与地高辛清除的相关性。**（From Ewy G A et al. 1969 Circulation 34：452.）

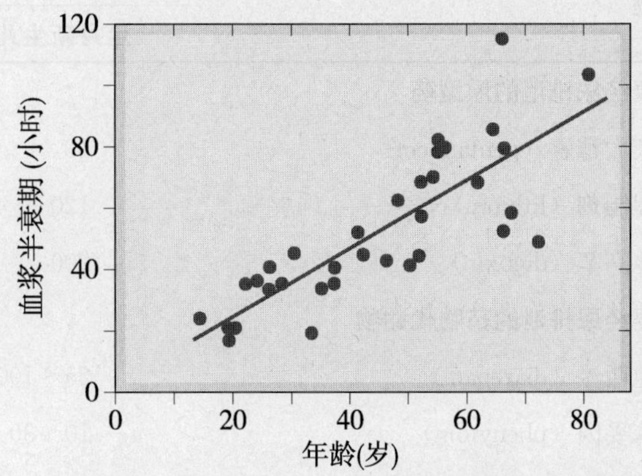


**图 52.2 在 33 个正常个体中，地西泮的血浆半衰期随年龄的增加而增加。**注意变异性的增加也像半衰期那样随年龄而增加。（From Klotz U et al. 1975 J Clin Invest 55：347.）

### 与年龄相关的药物敏感性的变异

一个药物的相同血浆浓度能够在青年人和中老年人中引起不同的效应。以苯二氮䓬类（见第 37 章）为例，可使中老年人较之青年人更常产生意识错乱且镇静作用更小。同样，降血压药物（见第 19 章）在中老年人中引起体位性低血压的情况亦较青年成人患者更为常见。

## 妊娠的影响

妊娠引起的生理性变化可影响母亲和胎儿对药物处置的改变。母亲的血浆白蛋白浓度减少的话，可影响药物与蛋白结合（见第 7 章）。心输出量的增加，导致肾血流和 GFR 的增加，并增加药物的肾排泄（见第 8 章）。亲脂性的分子可迅速地穿透胎盘屏障，反之亲水性的药物透过则慢，限制了母亲单次用药后对胎儿的药物暴露。胎盘屏障可有效地屏蔽某些药物（例如低分子量肝素；见第 21 章），故母亲可长期用药而不至于对胎儿产生影响，但是药物一旦进入胎儿体内则消除缓慢。在胎儿肝中大多数药物代谢酶的活性较之成人低得多。此外，胎儿的肾并不是一条有效的消除通路，因为排泄的药物进入羊水后，又可被胎儿缓慢地吞入。

## 遗传因素

有关同卵双生子和异卵双生子的研究已经显示，许多个体间变异是由遗传所决定的。因此，肝药物氧化作用的探针药物安替比林（phenazone；见第 8 章）以及口服抗凝血剂华法林（warfarin；见第 21 章）的半衰期值在同卵双生子中的变异性均较异卵双生子少 6～22 倍。遗传可影响药物代谢动力学、药物效应动力学以及对特异质反应的敏感性。为了更好地理解这一点，需要复习一些基本的遗传学知识。

突变改变 DNA 的碱基序列，这可能引起（或不引起）该基因编码的蛋白质的氨基酸序列改变❶。大多数蛋白质结构的改变是有害的，因此改变了的基因就作为自然选择的结果在今后的进化中被淘汰。然而，某些改变也许是有益的，至少在某些周围环境下。一个例子是葡糖-6-磷酸脱氢酶（glucose 6-phosphate dehydrogenase，G6PD）的 X-连锁基因，缺乏这种酶可致对疟疾产生部分的抵抗力（对世界上这种疾病属于常见病的地区来说，这是一种相当重要的选择性优势），代价是在各种饮食成分包括药物造成氧化应激时，对溶血的易感性（见下文和第 53 章，也见于第 49 章）。这种二重性使变异的基因在今后的进化中得以保存，保存的频率取决于环境中选择性压力的平衡。因此，G6PD 缺乏的频率与疟疾的地理学分布相类似。

在一个群体中常可见到存在着几种功能上各不相同的基因的情况，这可称之为“平衡的多态性”。目前可以快速地对基因进行测序，显然这种达到平衡的多态性是非常普遍的，虽然仍不知道这是否是由突变的基因带来的选择性优势。

### 个体化用药：遗传的影响

多态性（polymorphism）既可以剂量依赖性地影响，也可以非剂量依赖性地影响个体对于药物不良反应的易感性。易感性的决定因素包括药物代谢动力学因素（例如编码细胞色素 P450 酶的遗传多态性）和药物效应动力学因素（如受体和酶等药物靶标的多态性）。由于可能有多个基因参与其中，因此通过对全基因组扫描来寻找单核苷酸多态性（single nucleotide polymorphism）的方法是极为令人振奋和可行的，可作为一种预测不良反应的个体易感性的手段。很可能需要将基因所参与的机制与药物作用的某种分子（例如受体）相结合起来进行考察，因此对于有用的单倍体型（haplotype；是往往被一起遗传的相连锁的等位基因的组群）来说，亦可能需要被阐明。这种方法的有用性一经证实是最好的方式，就一定会（而且必然会）极大地推动临床研究。如果成功的话，就能够从根本上取代目前凭经验选择药物的方法。例如在治疗高血压病时，不是在反复试验的基础上从一系列抗高血压药物中选择某种药物，或者在所选药物不能奏效或患者无法耐受时再更换药物，而是根据患者个体的 DNA 特性来选择药物——吸引人的“个体化用药（personalized medicine）”方法。

在药物开发过程中，常采用贮存血样以期回顾性

---

❶ 遗传编码是“过剩的”，即每个氨基酸由多套三联体核苷酸碱基编码。如果某个碱基突变后还可组成编码相同氨基酸的三联体碱基，则蛋白质就不会发生变化，其功能亦不会发生改变。这样的突变既无益也无害，因此既不会在自然选择中被淘汰也不会在人群中以失去野生型基因为代价而被积累。

地进行测试的方法，但尚需证实这种方法的价值。同时，有几个例子可明确地说明单基因变异亦可引起药物反应变异性，见下文所述。

图 52.3 显示，给予单剂量水杨酸（salicylic acid）3 小时后达到的血药浓度大致为正态分布（Gaussian distribution），而给予单剂量异烟肼（isoniazid）后血药浓度则呈双峰分布（bimodal distribution）。异烟肼的血药浓度在人群中约有半数低于 20 μmol/L，该组的药物浓度约为 9 μmol/L。另外一半人群的血药浓度则高于 20 μmol/L，该组的药物浓度约为30 μmol/L。异烟肼的消除主要依赖于乙酰化作用，包括乙酰基辅酶 A（acetyl-CoA）以及一种乙酰基转移酶（见第 46 章）。白种人群中的“快乙酰化者”和“慢乙酰化者”大约各占一半（即“平衡的多态性”，如上文所述）。快或慢乙酰化的特点由一个与降低肝乙酰转移酶活性相关的隐性基因所调控。其他种族人群具有不同的快乙酰化者和慢乙酰化者的比例。异烟肼引起两种明显的毒性形式，一种是周围神经病变，这是由异烟肼自身所致，通常发生在慢乙酰化者人群中；另一种是肝毒性，与转化生成的乙酰化代谢物乙酰烟肼相关，通常发生在快乙酰化者中。因此这种类型的遗传变异导致不同人群中药物所致毒性的模式发生性质上的改变。乙酰转移酶对其他药物的代谢也是重要的，包括肼屈嗪（见第 19 章）、普鲁卡因胺（见第 18 章）和各种磺胺类药物（见第 46 章）。

有 10 种细胞色素 P450 酶亚型参与了大多数治疗药物的氧化代谢（见第 8 章）。多态性变异对催化活性的影响最常见于 3 种亚型（CYP2C9、CYP2C19 和 CYP2D6），三者合计参与了大约 40% 的细胞色素 P450 介导的药物氧化作用（Caraco，2004）。对 CYP2D6 已深入地进行了研究，已知其参与多种重要药物的代谢，包括许多 β-肾上腺素受体拮抗剂（见第 11 章）、抗心律失常药（见第 18 章）、阿片类（见第 41 章）以及其他中枢神经系统药物。已发现有 80 多种等位基因变异（http：//www. imm. ki. se/CYP-alleles/cyp2d6. htm），导致所编码的蛋白质活性减少或缺失，并且发现在不同的地理区域具有极为不同的频率。反之，一些个体表达 CYP2D6 基因的额外的拷贝，导致超快代谢（Gasche 等，2004）。使情况更为复杂化的原因是，尽管大多数细胞色素 P450 介导的代谢引起失活反应，但某些前药（prodrug）（如可待因；见第 7 章）是由 CYP2D6 活化的，而且因为不同基因之间的相互作用（例如编码可待因葡糖醛酸化基因的多态性可影响作为 CYP2D6 底物的可待因转化为吗啡的量，并且编码与吗啡作用的 μ 受体的基因亦有功能多态性；见第 41 章）。目前，仍然无法从基因型去预测表型（后者用药物反应来衡量），尽管如此我们仍然可从这样的遗传学试验获得有关安全性和有效性的临床有用的信息。

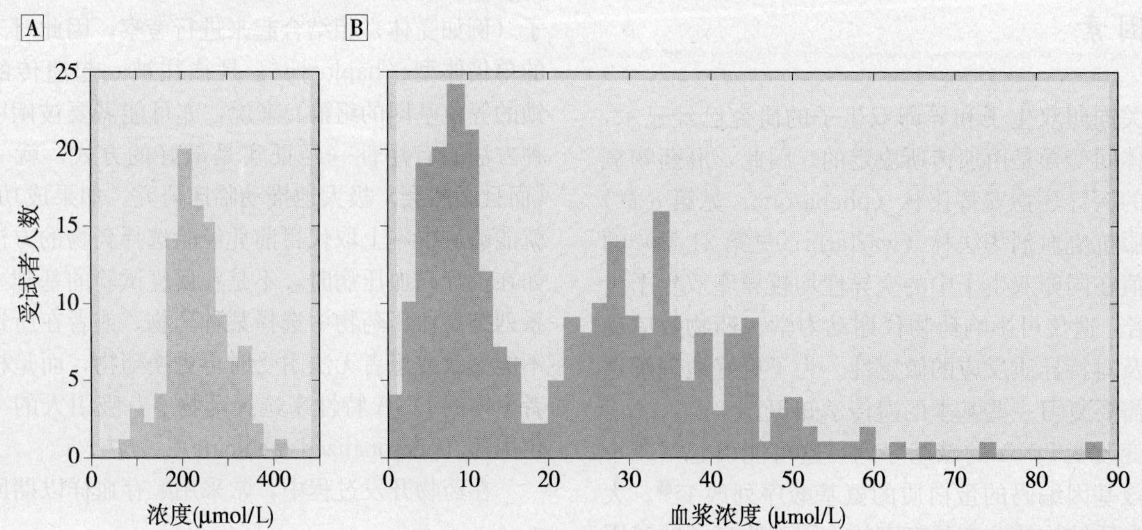


**图 52.3 两种药物的血浆浓度在人群中的个体化分布。**Ⓐ水杨酸钠 0.19 mmol/kg 口服 3 小时后血浆中水杨酸盐的浓度。Ⓑ口服异烟肼 6 小时后的血浆药物浓度。注意比较正态的水杨酸盐分布数值与双峰的异烟肼分布值。

（From：（A）Evans & Clarke 1961 Br Med Bull 17：234-280；（B）Price-Evans D A 1963 Am J Med 3：639.）

**遗传因素**

**要点**

- 遗传变异是一种导致药物代谢动力学变异的重要根源。
- 有几个清楚的例子可说明遗传变异影响药物反应，包括：
  - — 快/慢乙酰化者（肼屈嗪，普鲁卡因胺，异烟肼）；
  - — 血浆胆碱酯酶变异（氯琥珀胆碱）；
  - — 羟化酶多态性（异喹胍）。
- 将来可通过对某一个体进行 DNA 分型（例如与单核苷酸多态性相结合），提供一种预测药物反应性的途径。

氯琥珀酰胆碱（suxamethonium chloride）就是一个已深入研究过的具有孟德尔常染色体隐性特质的遗传变异影响药物代谢的例子。这种短效的神经肌肉阻断药被广泛地用于麻醉而且通常迅速被血浆胆碱酯酶水解（见第 10 章）。大约有 1/3000 的个体在用药后氯琥珀酰胆碱不能迅速地失活，致使其神经肌肉阻断作用被延长，这是由于一种隐性基因突变使血浆胆碱酯酶变异所致。变异的酶在修饰底物的方式和抑制剂的选择性方面均具有特异性。这是通过测定抑制剂辛可卡因（cinchocaine）的效应发现的，该抑制剂对变异酶的作用小于正常酶。突变型杂合子（heterozygote）对琥珀酰胆碱的水解或高于或低于正常比率，但其血浆胆碱酯酶对于辛可卡因的敏感性降低，介于正常受试者和突变型纯合子（homozygote）之间（图 52.4）。由于其他非遗传性因素亦可减少某一患者对氯琥珀胆碱的水解，因此重要的是要发现这种遗传变异是否存在于那些用该药治疗后麻痹作用延长了的患者体内，并检查其家庭成员是否受到影响。

## 特异质反应

特异质反应（idiosyncratic reaction）是一种质的异常，通常是有害的药物效应，在人群中出现的几率很小。例如，氯霉素大约在 50 000 名患者中引发 1 例再生障碍性贫血。遗传异常与多种疾病的病因相关，尽管对其机制常知之甚少。G6PD 缺乏（见上文）是最广为人知的遗传决定药物不良反应的基础，这是从对抗疟药伯氨喹（primaquine）的研究中发现的（见第 49 章），虽然大多数个体对该药可以很好耐受，但在 5%～10% 的非洲-加勒比人中可引起溶血，从而导致严重的贫血。这种反应在敏感个体使用其他药物时也可出现，包括氨苯砜（dapsone）、多柔比星（doxorubicin）和某些磺胺类药物，以及在食用蚕豆或吸入其花粉后。造成这种情况的基础称之为豆类中毒，这在古代的地中海国家和中国已有记载。G6PD 为维持红细胞内还原型谷胱甘肽（GSH）含量所必需，而 GSH 为防止溶血所必需。伯氨喹及其相关物质可无害地减少正常红细胞中的 GSH，但足以引起 G6PD 缺乏的红细胞发生溶血。如上文所述，杂合子女性不表现溶血倾向，其对于疟疾的抵抗力亦增强，这为那些疟疾流行的地区具有选择性优势的基因得以保存提供了解释。

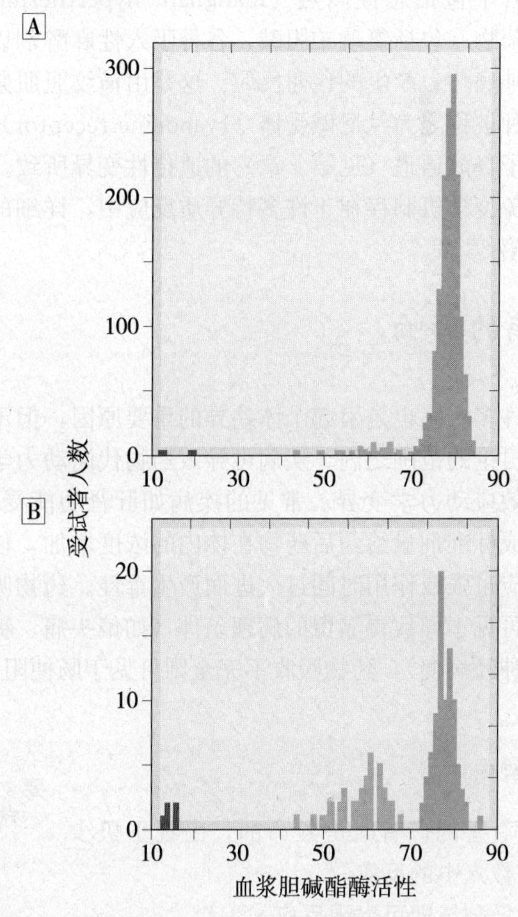


**图 52.4 血浆胆碱酯酶表型在人群中的分布。**血浆胆碱酯酶活性通过辛可卡因 10～5 mol/L 所抑制的血浆胆碱酯酶作用的百分比测定。变异的酶，除了酶活性降低以外，还具有较低的辛可卡因量。A 正常人群；B 家族成员中有辛可卡因含量降低或中等度降低者。（From Kalow 1962 Pharmacogenetics. Saunders，Philadelphia.）

肝卟啉病（porphyria）是典型的遗传药理性紊乱。尽管患病几率非常小，但仍具有重要的临床意义。出于善意地给予肝卟啉病患者服用镇静剂、安定药或镇痛药有可能致其死亡[1]，然而恰当的支持疗法则可使大多数患者完全恢复。这些紊乱的表现特征为缺乏某种合成血红素所必需的酶，引起各种卟啉（含有血红素的前体）蓄积，导致胃肠、神经及行为失调的急性发作。许多药物，尤其是但不限于那些并不能专一性地诱导肝混合功能P450氧化酶的药物（例如巴比妥类、灰黄霉素、卡马西平、雌激素），对于易感性的个体可骤然地引起急性发作。卟啉是δ-氨基乙酰丙酸（ALA）经ALA合酶在肝脏合成的。这种酶就像其他各种肝酶那样被药物如巴比妥类所诱导，引起ALA生成增加并因此而增加卟啉蓄积。

其他各种疾病可引起由遗传因素决定的特异质反应，其中包括恶性高热（malignant hyperthermia），即对药物（包括氯琥珀胆碱、各种吸入性麻醉剂以及抗精神病药）产生的代谢反应。这是由横纹肌肌浆网上一种被称之为兰尼碱受体（ryanodine receptor）的钙离子释放通道（见第4章）的遗传性变异所致。

免疫学机制存在于许多特异质反应中，详细的阐述见第53章。

## 疾病的影响

许多疾病也是引起个体差异的重要原因，但不在本书讨论的范围之内。疾病可导致药物代谢动力学或药物效应动力学变异。常见的疾病如肝肾功能受损，可造成标准剂量给药后药物在体内的浓度增加，使药物效应过强或作用时间过久进而产生毒性。药物吸收延缓可见于导致胃潴留的病理条件（如偏头痛、糖尿病性神经病变），药物吸收不完全则可见于肠梗阻或胰腺疾病等所致营养不良的患者，或心力衰竭、肾病综合征等所致胃肠黏膜水肿的患者。肾病综合征（表现特征为严重的蛋白尿、水肿及血浆白蛋白浓度降低）由于小肠黏膜水肿而改变药物的吸收，由于血浆白蛋白浓度及结合力发生变化而改变药物的分布，并影响肾小管上皮细胞腔膜面离子转运机制（见第24章），通过结合管腔内液的白蛋白而引起对利尿剂如呋塞米（furosemide）敏感性的改变。甲状腺功能减退与几种广泛应用的药物（如镇痛药哌替啶）的敏感性增加相关，但其机制尚为未知。体温降低（尤其在中老年人多见此倾向）亦可显著地减少许多药物的清除。

其他一些疾病虽然并不常见，却也很重要，因为其可阐明许多更具有普遍意义的机制。举例如下：

- 影响受体所致的疾病：
  - 重症肌无力（myasthenia gravis），一种对烟碱型乙酰胆碱受体产生抗体的自身过敏性疾病（见第10章）。
  - X-连锁肾性尿崩症（X-linked nephrogenic diabetes insipidus），特征为抗利尿激素（即垂体后叶加压素；见第24章）受体异常。
  - 家族性高胆固醇血症（familial hypercholesterolaemia），一种低密度脂蛋白受体的遗传性疾病（见第20章）。
- 影响信号转导机制所致的疾病：
  - 假性甲状旁腺功能减退症（pseudohypoparathyroidism）是由于腺苷酸环化酶受体结合障碍所致。
  - 家族性性早熟（familial precocious puberty）及功能性甲状腺瘤所致甲状腺功能亢进，均为G蛋白偶联受体发生变异，使其维持于"开"的状态所致（即使在缺乏其天然的激动剂激素的条件下）。

> **特异质反应**　要点
>
> - 有害的，有时是致命的，出现于极少数人中的反应。
> - 低剂量即可出现反应。
> - 遗传因素可能与其发生相关（例如伯氨喹敏感性、恶性高热），尽管其原因常为未知（例如氯霉素所致骨髓抑制）。
> - 免疫因素也是重要的诱因（见第53章）。

## 药物相互作用

许多患者尤其是中老年人长期持续地应用一种或多种药物治疗慢性疾病，如高血压、心力衰竭、骨关节炎等，当发生急性事件（如感染、心肌梗死）时则

[1] 根据教区记载，对斯堪的纳维亚地区确诊为卟啉病的患者进行回顾性分析，发现在19世纪引入并广泛应用巴比妥类和阿片类药物之后，其预期寿命由正常转为骤然降低。

**疾病所致变异**

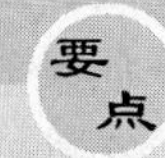


药物代谢动力学改变：

- 吸收：
  - — 胃潴留（如偏头痛）；
  - — 营养吸收障碍（如胰腺疾病所致脂肪痢）；
  - — 肠黏膜水肿（如心力衰竭、肾病综合征）。
- 分布：
  - — 血浆蛋白结合率改变（如慢性肾衰竭时用苯妥英）；
  - — 血脑屏障功能的减弱（如脑膜炎时用青霉素）。
- 代谢：
  - — 慢性肝病；
  - — 体温降低。
- 排泄
  - — 急性和/或慢性肾衰竭。

药物效应动力学改变：

- 受体（如重症肌无力，家族性高胆固醇血症）
- 信号转导（如假性甲状旁腺功能减退症，家族性性早熟）
- 未知的机制（如甲状腺功能减退时对镇痛药哌替啶的敏感性增加）

需要加用其他药物进行治疗，故潜在的药物间相互作用就不可避免地发生了。药物也可与饮食中的成分（如葡萄柚汁，其可下调肠道内 CYP3A4 表达），或草药（如贯叶连翘）相互作用[1]。给予一种药物（A）可通过两种常见机制之一改变另一种药物（B）的作用：

- 改变药物 B 的药理学效应，而不改变其在组织液中的浓度（药物效应动力学相互作用）。
- 改变到达作用位点的药物 B 的浓度（药物代谢动力学相互作用）。

这些相互作用具有重要的临床意义，药物 B 的治疗范围必然很窄（即效应稍有减少就可导致无效，而效应稍有增加即可导致中毒）。鉴于药物代谢动力学相互作用的临床重要性，药物 B 的浓度—反应曲线必然是陡峭的（以至于血浆浓度微小的变化即可导致效应的明显改变）。对许多药物来说，并不会遇到这样的情况：即使血浆药物浓度发生了相当大的改变，药物也是相对无毒性的，如青霉素（penicillin）就不可能产生临床问题，因为在常用剂量与引起无效或毒性效应剂量的血药浓度之间通常留有足够的安全余地。个别的几种药物具有陡峭的浓度—反应关系和狭窄的治疗窗，因此药物相互作用可引起较大的问题，如抗血栓药、抗心律失常药和抗癫痫药之间；锂制剂以及几种抗肿瘤药和免疫抑制药物之间。

## 药效动力学相互作用

药效动力学相互作用可以多种不同的方式出现（包括在第 2 章讨论过的药物拮抗性问题）。有多种机制参与了这种相互作用，以下几类实例说明了其临床重要性。

- β-肾上腺素受体拮抗剂减少 β-肾上腺素受体激动剂的效应例如沙丁胺醇（salbutamol）（见第 11 章）。
- 许多利尿剂降低血钾浓度（见第 24 章），因此易使地高辛和第Ⅲ类抗心律失常药产生毒性（见第 18 章）。
- 西地那非（sidenafil）抑制磷酸二酯酶亚型（Ⅴ型）使 cGMP 失活（见第 17、30 章）；因此可增强有机硝酸酯类的作用，活化鸟苷酸环化酶，可导致服用该药的患者发生严重的低血压。
- 单胺氧化酶抑制剂增加储存在去甲肾上腺素能神经末梢中的去甲肾上腺素的量，并与药物发生危险的相互作用，如麻黄碱（ephedrine）或酪胺（tyramine），后者可释放储存的去甲肾上腺素。这也可出现在酪胺丰富的食物中，如充分发酵过的法国 Camembert 奶酪（见第 39 章）。
- 华法林（warfarin）与维生素 K 相竞争，防止肝脏合成各种凝血因子（见第 21 章）。如果抑制了肠内维生素 K 的产生（如抗生素），抗凝血药华法林的作用就会增加。
- 华法林所致出血的风险，尤其是胃出血的风险，可被经不同机制引起出血的药物所增加（如阿司匹林可抑制血小板血栓素 $A_2$（$TXA_2$）的生物合成并损伤胃黏膜；见第 14 章）。
- 磺胺类药物防止细菌及其他微生物的叶酸合成，甲氧苄啶抑制叶酸还原成为四氢叶酸。二者同时给药，可协同治疗卡氏肺孢子虫病（见第 49 章）。

[1] 应该提及的第 3 类药物相互作用是，药物在体外的相互反应使一种或两种药物失活，其原理属于化学而非药理学的范畴。例如硫喷妥钠与氯琥珀胆碱之间可形成复合物，故二者不能在同一注射器中混合。肝素具有高电荷并可与多种碱性药物发生反应，常用于保持静脉插管或套管的畅通，而如果注射碱性药物时不先用盐水清洗管路的话就能被肝素失活。

- 非甾体抗炎药（NSAIDs；见第 14 章）如布洛芬（ibuprofen）或吲哚美辛（indometacin），可抑制前列腺素的生物合成，包括肾血管扩张剂/尿钠排泄性前列腺素（$PGE_2$ 和 $PGI_2$）。如果用于接受高血压治疗的患者，可引起显著的血压升高或波动。如与利尿剂一起用于慢性心力衰竭患者的治疗，则可引起水钠潴留并因此导致心脏代偿失调❶。
- 组织胺 $H_1$ 受体拮抗剂，如异丙嗪（promethazine），通常可引起嗜睡。如果该药与乙醇同服则更为危险，可导致工作中或驾驶时发生事故。

## 药代动力学

决定药物代谢动力学的所有 4 个主要的过程（吸收、分布、代谢和排泄）均可受到药物的影响。药物代谢动力学相互作用已引起人们极大的关注，相关的文献如雨后春笋般涌现。在下文中举例说明其中较为重要的机制。

### 吸 收

抑制胃肠排空的药物可延缓药物的胃肠吸收，如阿托品（atropine）或阿片，而促进胃肠排空的药物可加速吸收（如甲氧氯普胺；见第 25 章）。另外，药物 A 可与药物 B 在肠道相互反应，从而抑制药物 B 的吸收（药学上的相互反应，见前页脚注）。例如，钙离子（还有铁离子）可与四环素形成一种不溶性复合物并延缓其吸收，胆汁酸结合树脂考来烯胺（colestyramine）可与几种药物结合（如华法林、地高辛），如果同时服用的话可阻止它们的吸收。另一个例子是在注射局麻药的基础上再给予肾上腺素，可引起血管收缩，延缓麻醉剂的吸收，故可延长其局部效应（见第 44 章）。

### 药物分布

一种药物可改变另一种药物的分布，但这样的相互作用并不具有多大的临床意义。药物从血浆或组织结合位点置换下来可短暂地增加游离型（非结合型）药物的浓度，但随后其消除亦增加，因此，血浆中总的药物浓度减少，而游离型药物的浓度则与使用第 2 种“置换性”药物之前的浓度相似，导致二者达到新的稳定状态。其结果具有几种潜在的临床意义：

- 游离型药物浓度在达到新的稳态之前就瞬时地增大，从而可产生毒性。
- 如果剂量是根据测定总的血浆浓度来调整的，那么就必须考虑到治疗浓度范围可被同服的置换性药物所改变。
- 当置换下来的药物还减少首关消除时，游离浓度不仅急剧增加而且也可缓慢增加以达到新的稳态，随之可发生严重的毒性。

虽然许多药物对血浆白蛋白具有可评估的亲和力并因此期待其可能以这种方式产生潜在的相互作用，但很少有在临床具有重要意义的相互作用的实例。蛋白结合性药物可以给予足够大的剂量以使其产生置换性作用的药物包括各种磺胺类（sulfonamides）和水合氯醛（chloral hydrate），水合氯醛代谢物三氯醋酸与血浆白蛋白的结合非常牢固，这些药物可将胆红素从白蛋白分子上置换下来，故如果用于发生黄疸的新生早产儿就可引发临床严重的后果。早产儿肝脏对于胆红素的代谢功能并不完善，而且游离型的胆红素能够穿透未发育完善的血脑屏障引起核黄疸（胆红素可致脑基底神经节着色），这可导致痛苦和永久性的运动失调，亦称之为舞蹈徐动症，该病以小儿的不随意性肢体翻转和扭曲动作为表现特征。

苯妥英的剂量如果是根据其血浆浓度测定来调整的，这样的测定通常并不能区别游离或结合的苯妥英（因此，这反映的是总的药物浓度）。给予病情稳定的癫痫患者（见第 40 章）一种置换性药物的话，可减少血浆中总的苯妥英浓度，这是由于增加了游离药物的消除，但是并未见效应的减少，因为非结合型（有活性的）苯妥英的浓度在新的稳态条件下未被改变。如果不对治疗范围内的血浆浓度已经被这种方式减少了的情况加以考虑的话，按原处方开出的药物剂量就会过大而引起中毒。

有几个实例可说明药物改变蛋白结合并减少置换下来的药物的消除，引起具有临床重要意义的相互反应。保泰松（phenylbutazone）可将华法林从血浆蛋白的结合位点上置换下来，更为重要的是可选择性地抑制后者具有药理学活性的亚型（S-）的代谢（见下文），延长凝血时间从而导致出血增加（见第 21 章）。水杨酸盐类（salicylates）可将甲氨蝶呤从血浆白蛋白的结合位点上置换下来并通过与阴离子转运载

---

❶ 除了此处所阐述的药效动力学效应以外，与利尿剂的相互作用还可能有药代动力学的相互作用参与，因为 NSAIDs 可与弱酸性药物包括利尿药在肾小管分泌环节产生竞争。见下文。

体竞争从而减少后者分泌进入肾单位（见第 8 章）。奎尼丁（quinidine）和其他几种抗心律失常药物包括维拉帕米和胺碘酮（amiodarone）（见第 18 章）可将地高辛（digoxin）从组织结合位点上置换下来，同时还可减少其肾排泄，因此这些药物可通过地高辛的毒性而引起严重的心律失常。

### 药物代谢

药物既可抑制（表 52.2）也可诱导（表 52.3）药物代谢酶。

#### 酶诱导作用

酶诱导作用（如被巴比妥类、乙醇或利福平诱导；见第 8 章）是药物相互作用的重要原因。有 200 多种药物可引起酶诱导作用并因此降低许多其他药物的药理学活性，这样的一些例子如表 52.3 所示。由于诱导剂其自身通常还是所诱导酶的底物，诱导过程中可逐渐产生耐受性。一般来说药物代谢动力学耐受性明显少于药效动力学耐受性，例如阿片（见第 41 章），但是当开始采用卡马西平治疗时，这种对阿片的耐受性就具有了重要的临床意义（见第 40 章）。这种治疗以低剂量起始以避免毒性（因为肝药酶在起初给药时尚未被诱导），并在几周内逐渐增加剂量，在此过程中其自身代谢亦可被诱导。

如图 52.5 所示，抗生素利福平在给药 3 天后减少了抗凝血剂华法林的效应。反之，如果合用的第 2 种药物的毒性效应是通过其活化的代谢物介导的话，酶诱导作用则可增加其毒性。

**表 52.2　药物抑制药物代谢酶的实例**

| 抑制酶作用的药物 | 受代谢影响的药物 |
|---|---|
| 别醇嘌呤（allopurinol） | 巯嘌呤（mercaptopurine），硫唑嘌呤（azathioprine） |
| 氯霉素（chloramphenicol） | 苯妥英（phenytoin） |
| 西咪替丁（cimetidine） | 胺碘酮（amiodarone），苯妥英（phenytoin），哌替啶（pethidine） |
| 环丙沙星（ciprofloxacin） | 茶碱（theophylline） |
| 皮质类固醇（corticosteroids） | 三环抗抑郁药（tricyclic antidepressants），环磷酰胺（cyclophosphamide） |
| 环丙沙星（ciprofloxacin） | 茶碱（theophylline） |
| 双硫仑（disulfiram） | 华法林（warfarin） |
| 红霉素（erythromycin） | 环孢素（ciclosporin），茶碱（theophylline） |
| 单胺氧化酶抑制剂（monoamine oxidase inhibitors） | 哌替啶（pethidine） |
| 利托那韦（ritonavir） | 沙奎那韦（saquinavir） |

**表 52.3　药物诱导药物代谢酶的实例**

| 诱导酶作用的药物 | 受代谢影响的药物 |
|---|---|
| 苯巴比妥（phenobarbital） | 华法林（warfarin） |
| 利福平（rifampicin） | 口服避孕药（oral contraceptives） |
| 灰黄霉素（griseofulvin） | 皮质类固醇（corticosteroids） |
| 苯妥英（phenytoin） | 环孢素（ciclosporin） |
| 乙醇（ethanol） | （左侧所列药物也受酶诱导影响） |
| 卡马西平（carbamazepine） | |

对乙酰氨基酚（paracetamol）的毒性就是因此而产生的（图 53.1）：由细胞色素 P450 所形成的N-乙酰基-对-苯醌-亚胺所致。因此，在细胞色素 P450 系统已被诱导的患者中，比如慢性酗酒者，过量的对乙酰氨基酚可增加严重的肝损伤的发生风险。这可能是不同个体间药物代谢率具有变异性的部分原因，是由于环境污染物的暴露程度有所不同，其中有些还是药酶的强诱导剂所致。

酶诱导作用被探索性地用于临床治疗，通过给予早产儿苯巴比妥以诱导葡糖醛基转移酶，增加胆红素结合并减少核黄疸的发生风险（见下文）。

### 酶抑制作用

酶抑制作用，尤其是对于细胞色素 P450 系统的抑制，可延缓代谢并由此增加其他经此酶代谢的药物的作用。这种效应在临床具有重要意义，并且是采用三联疗法或四联疗法治疗 HIV 感染患者的主要的考量依据，因为某些蛋白酶抑制剂是强效的细胞色素 P450 抑制剂（见第 47 章）。另有一个例子是说明在非镇静性抗组胺药特非那定（terfenadine）与咪唑类抗真菌药如酮康唑（ketoconazole）及其他具有 CYP3A 酶亚型抑制作用的药物之间的相互作用（见第 8 章）。这种抑制作用可引起易感的个体在心电图上 QT 间期延长❶并形成室性心动过速。葡萄柚汁（Grapefruit juice）可减少特非那定及其他药物的代谢，包括环孢素和几种钙通道拮抗剂。此外，某些药物代谢抑制剂可选择性地影响不同的立体异构体的代谢。如表 52.4 所示，不同药物对华法林有活性的亚型（*S*）和低活性的亚型（*R*）代谢的选择性抑制作用。

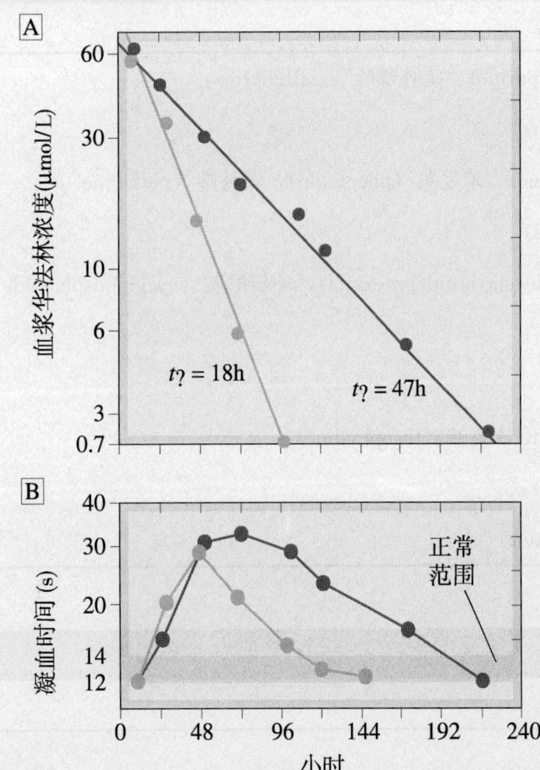


**图 52.5 利福平对华法林代谢和抗凝血作用的影响。**Ⓐ单剂量口服华法林（5 μmol/kg）后血浆浓度（对数级）的经时变化。患者服用利福平后（600 mg/d，数天），华法林的血浆半衰期从 47 小时（红色曲线）降至 18 小时（绿色曲线）。Ⓑ红色曲线为正常条件下单剂量口服华法林对凝血时间的影响，绿色曲线为加用利福平后。（Redraw from O'Reilly 1974 Ann Intern Med 81：337.）

某些药物的治疗效应是由于对酶的直接抑制作用所致（例如黄嘌呤氧化酶抑制剂别嘌呤醇，可用于预防痛风，见第 14 章）。黄嘌呤氧化酶代谢几种细胞毒和免疫抑制剂类药物，包括巯嘌呤（硫唑嘌呤的活性代谢物），因此这些药物的作用可被别嘌呤醇所增强或延长。乙醛脱氢酶抑制剂双硫仑可使人产生一种对乙醇发生厌恶的反应（见第 43 章），也可抑制其他药物的代谢，其中包括增强其作用的华法林。甲硝唑是一种用于治疗厌氧菌感染和严重的原虫病（第 46、49 章）的杀菌剂，也可抑制该酶，因此患者用此药时应注意戒酒以避免发生不良的相互反应。

在其他情况下则较少考虑药物代谢的抑制作用，因为此时酶抑制作用并不是招致药物副作用的主要的机制。因此甾族化合物和西咪替丁可增强一系列药物包括某些抗抑郁药和细胞毒药物的作用。对于开药的医生来说唯一的准则是：如果怀疑可能存在有药物间的相互作用，就要查书（比如英国国家药典，其中有关药物相互作用的附表具有重要的临床参考价值）。

## 血流动力学效应

肝血流的变异可影响药物失活的比率，从而广泛地影响经肝脏代谢的药物（如利多卡因、普萘洛尔）。由于减少了心输出量也就减少了肝血流，因此具有负变力性作用的药物（如普萘洛尔）可通过这种机制减少利多卡因的代谢率。

❶ QT 间期（图 18.1）随着心脏的生理性节律而正常地变化，其数值是采用校正过的 QT 间期值（QTc）除以 RR 间期的平方根计算得来。

**表 52.4　华法林代谢的立体选择性和非立体选择性抑制作用**

| 代谢抑制作用 | 药物 |
|---|---|
| 对（*S*）亚型有立体选择性 | 保泰松（phenylbutazone） |
| | 甲硝唑（metronidazole） |
| | 磺吡酮（sulfinpyrazone） |
| | 甲氧苄啶（trimethoprim） |
| | 磺胺甲基异噁唑（sulfamethoxazole） |
| | 双硫仑（disulfiram） |
| 对（*R*）亚型有立体选择性 | 西咪替丁（cimetidine[a]） |
| | 奥美拉唑（omeprazole[a]） |
| 对两种亚型均无立体选择性效应 | 胺碘酮（amiodarone） |

注：[a]仅对凝血时间有微弱效应（From Hirsh 1991 N Engl J Med 324：1865-1875.）

## 药物排泄

一种药物影响另一种药物经肾排泄率的主要机制如下：

- 改变蛋白结合，提高滤过率；
- 抑制肾小管分泌；
- 改变尿量和/或尿液的 pH。

### 抑制肾小管分泌

丙磺舒（Probenecid；见第 24 章）可抑制青霉素的分泌并因此延长其作用；也可抑制其他药物的分泌，包括齐多夫定（zidovudine；见第 47 章）。如表 52.5 所示，其他药物偶可产生丙磺舒样效应并可增强依赖于肾小管分泌而排泄的底物的作用。由于利尿剂的作用是在肾小管腔内，故可抑制其分泌进入肾小管的药物，如 NSAIDs，减少其效应。

### 改变尿量及尿液 pH

利尿剂往往增加其他药物的经尿排泄，但这在临床上很少有重要的意义。反之，髓袢利尿剂和噻嗪类利尿剂可间接地增加锂制剂的近曲小管重吸收（类似于置换 $Na^+$ 的方式），这可导致采用碳酸锂治疗情绪障碍的患者发生锂中毒（见第 39 章）。尿液 pH 对弱酸性和弱碱性药物排泄的影响提示其可用于治疗水杨酸盐（salicylate）中毒（见第 7 章），但这并不引起意外的相互作用。

**表 52.5　抑制肾小管分泌的药物**

| 引起抑制作用的药物 | 受影响的药物 |
|---|---|
| 丙磺舒（probenecid） | |
| 磺吡酮（sulfinpyrazone） | |
| 保泰松（phenylbutazone） | 青霉素（penicillin） |
| 磺胺类药物（sulfonamides） | 齐多夫定（azidothymidine） |
| 阿司匹林（aspirin） | 吲哚美辛（indometacin） |
| 噻嗪类利尿剂（thiazide diuretics） | |
| 吲哚美辛（indometacin） | |
| 维拉帕米（verapamil） | |
| 胺碘酮（amiodarone） | 地高辛（digoxin） |
| 奎尼丁（quinidine） | |
| 吲哚美辛（indometacin） | 呋塞米（furosemide） |
| 阿司匹林（aspirin） | 甲氨蝶呤（methotrexate） |
| 非甾体抗炎药（non-steroidal anti-inflammatory drugs） | 甲氨蝶呤（methotrexate） |

**药物相互作用**

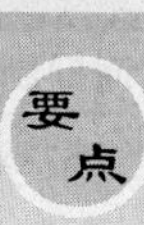


- 种类繁多且形式多变。如有疑问时，请查药典。
- 相互作用既可以是药效动力学的也可以是药代动力学的。
- 药效动力学相互作用常常可根据药物的作用进行预测 。
- 药物代谢动力学相互作用可包括对以下方面的影响:
  — 吸收;
  — 分布（如竞争蛋白质结合位点）;
  — 肝代谢（诱导或抑制）;
  — 肾排泄。

# 参考文献与扩展阅读


**深入阅读**

Bailey D G, Malcolm J, Arnold O, Spence J D 1998 Grapefruit juice-drug interactions. Br J Clin Pharmacol 46: 101-110 (*Review*)

Barry M, Mulcahy F, Merry C et al. 1999 Pharmacokinetics and potential interactions amongst antiretroviral agents used to treat patients with HIV infection. Clin Pharmacokinet 36: 289 - 304 (*Multidrug combinations have transformed the outlook for patients with HIV infection; drug interactions are one of the main problems associated with these*)

Carmichael D J S 2005 Handling of drugs in kidney disease. In: Davison A M et al. (eds) Oxford textbook of clinical nephrology, 3rd edn. Oxford University Press, Oxford, pp. 2599-2618 (*Principles and practice of dose adjustment in patients with renal failure*)

Cooper R S, Kaufman J S, Ward R 2003 Race and genomics. N Engl J Med 348: 1166 - 1170 (*Scholarly and appropriately sceptical analysis*)

Fugh-Berman A, Ernst E 2001 Herb-drug interactions: review and assessment of report reliability. Br J Clin Pharmacol 52: 587-595 (*Warfarin the most common drug, St John's wort the most common herb; more data needed! See also Fugh-Berman A 2000 Lancet 355: 134-138*)

Hanratty C G, McGlinchey P, Johnston G D, Passmore A P 2000 Differential pharmacokinetics of digoxin in elderly patients. Drugs Aging 17: 353 - 362 (*Reviews pharmacokinetics of digoxin in relation to age, concomitant disease and interacting drugs*)

Ito K, Iwatsubo T, Kanamitsu S et al. 1998 Prediction of pharmacokinetic alterations caused by drug - drug interactions: metabolic interactions in the liver. Pharmacol Rev 50: 387-411 (*Can one predict pharmacokinetic changes from findings in isolated human hepatocytes? Reviews influences of plasma protein binding, hepatic uptake, transport systems, etc.*)

Lin J H, Liu A Y H 2001 Interindividual variability in inhibition and induction of cytochrome P450 enzymes. Annu Rev Pharmacol Toxicol 41: 535-567 (*Examines sources of interindividual variability in inhibition and induction of P450 enzymes*)

Morgan D J 1997 Drug disposition in mother and fetus. Clin Exp Pharmacol Physiol 24: 869-873 (*Review*)

Pirmohamed M, Park B K 2001 Genetic susceptibility to adverse drug reactions. Trends Pharmacol Sci 22: 298-304 (*Review, with sensibly sceptical approach to the possibility that genotyping will prove useful in preventing adverse drug reactions, which 'needs to be proven by use of prospective controlled clinical trials'*)

Price-Evans D A 1993 Genetic factors in drug therapy, clinical and molecular pharmacogenetics. Cambridge University Press, Cambridge (*A classic*)

Ritter J M, Lewis L D, Mant T G K 1999 A textbook of clinical pharmacology, 4th edn. Edward Arnold, London (*Chapters on drugs at extremes of age, pregnancy and drug interactions provide an introduction*)

Roden D M, George A L 2002 The genetic basis of variability in drug responses. Nat Rev Drug Discov 1: 37-44 (*Discusses the concept that genetic variants determine much of the variability in response to drugs*)

Rowland M, Tozer T N 1995 Clinical pharmacokinetics, concepts and applications. Williams & Wilkins, Baltimore, pp. 203-312 (*See section IV: Individualisation*)

Sproule B A, Hardy B G, Shulman K I 2000 Differential pharmacokinetics in elderly patients. Drugs Aging 16: 165 - 177 (*Reviews age-related changes in pharmacodynamics as well as pharmacokinetics and drug interactions, all of which are clinically important*)

Weinshilboum R, Liewei Wang 2004 Pharmacogenomics: bench to bedside. Nat Rev Drug Discov 3: 739-748 (*Reviews convergence of pharmacogenetics with human genomics, and influences on translation to the clinical arena*)

Westphal J F 2000 Macrolide - induced clinically relevant drug interactions with cytochrome P450A (CYP) 3A4: an update focused on clarithromycin, azithromycin and dirithromycin. Br J Clin Pharmacol 50: 285 - 295 (*Review: theophylline, ciclosporine, warfarin, involvement of P-glycoprotein as well as metabolism*)

Wood A J J 2001 Racial differences in response to drugs—pointers to genetic differences. N Engl J Med 344：1393-1396

Xie H-G，Kim R B，Wood A J J，Stein C M 2001 Molecular basis of ethnic differences in drug disposition and response. Annu Rev Pharmacol Toxicol 41：815 - 850（*Recent developments in understanding genetic variations that may underlie ethnic differences in drug-metabolising enzymes，transporters，receptors and second messenger systems*）

Zevin S，Benowitz N L 1999 Drug interactions with tobacco smoking—an update. Clin Pharmacokinet 36：425 - 438（*Polycyclic aromatic hydrocarbons in tobacco smoke induce various P450 enzymes. 'Cigarette smoking should be specifically studied in clinical trials of new drugs'*）

**参考阅读**

Caraco Y 2004 Genes and the response to drugs. N Engl J Med 351：2867-2869（*Beautifully clear succinct account，especially focused on CYP2D6*）

Gasche Y et al. 2004 Codeine intoxication associated with ultrarapid CYP2D6 metabolism. N Engl J Med 351：2827 - 2831（*Multiple functional alleles of CYP2D6 associated with ultrarapid metabolism of codeine and consequent morphine intoxication*）

Wadman M 2005 Drug targeting：is race enough? Nature 435：1008-1009（*No*）

**（章国良　译，林志彬　审校）**

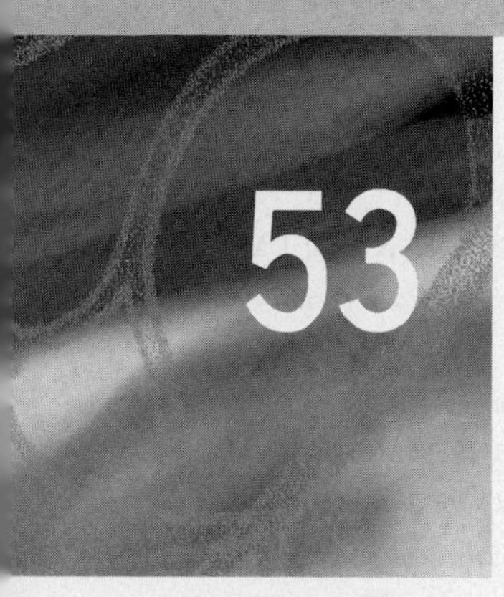

# 53 药物的有害影响



## 概　述

临床上重要的药物不良反应常见，所付出的代价昂贵，而且是可以避免的（Pirmohamed 等，2004）。任何器官均可以成为主要靶标，并且可同时累及多个系统。药物不良反应的时间进程有时与药物使用和停用有密切关系，但有些情况下不良反应可延迟出现，首次出现的不良反应可于开始治疗后的数月或数年后才显现。对延迟的不良反应的早期识别是一个巨大的挑战，尤其是当一些常见疾病诸如恶性肿瘤或心肌梗死的发生率增加的时候。甚至当这种不良事件在流行病学上已确证无疑时，在个体患者上确定这种因果关系也是不可能的。一些不良反应在停药时的治疗末期却典型地表现出来。因此，对药物不良反应的预见、避免、识别和反应是临床实践中最具挑战性和最重要的组成部分。本章将讨论：

- 药物不良反应的类型
- 动物毒性试验
- 毒素引起的细胞损伤和细胞死亡的一般机制
- 诱发突变和致癌
- 致畸作用
- 药物的过敏反应

## 药物不良反应的类型

所有的药物都会产生有害的和有益的作用。这些反应有些与药物的主要药理作用有关，有些则无关。药品管理机构对不良反应十分关注，药品管理机构主要负责确定药物获得上市许可之前的安全性和有效性。除了那些难以预测的事件受到特别关注外，还需要关注与药物使用无关的人群中，高背景事件发生率所掩盖的事实。

### 与药物主要药理作用有关的不良反应

很多与药物主要药理作用相关的不良反应是可以预见的，至少在对这类作用了解很透彻时是这样的。有时这些反应被称为 A 型（“增强型”）不良反应（Rawlins & Thomson，1985）。许多这类反应在前面的章节中已有描述。例如，使用 $\alpha_1$-肾上腺素受体拮抗药时产生的体位性低血压，使用抗凝血药时的出血，使用抗焦虑药时产生的镇静作用等。在许多病例中，这种类型的不良反应是可逆的，通常可通过减少药物的剂量来解决问题。有时这些不良反应比较严重（如抗凝药引起的颅内出血，胰岛素引起的低血糖昏迷），并且有时是不容易逆转过来的，例如由阿片类镇痛药引起的药物依赖性就难以消除（见第 43 章）。

阻断环加氧酶-2 的药物（昔布类），如罗非昔布（rofecoxib），塞来昔布（celecoxib），伐地昔布（valdecoxib）可增加血栓疾病如心肌梗死发生的风险，这是可以预见的（见第 14 章）。这种可能性明显地通过这些药物的药理性质，尤其是在抑制前列环素生物合成的能力上表现出来，已有早期研究显示了这些问题。由于冠状动脉血栓形成在人群中的高发生率，使药物的这些作用难以被证实，只有当安慰剂对照试验用于检测药物的另一个适应证时（希望这些药物可以预防肠癌），其产生血栓的作用才能够被明确地证实。除非存在高风险性的个体使用了昔布类药物，否则产生血栓风险的绝对水平是相当低的。这种风险需要量化，为了保护公众，药品管理机构需要在这方面采取更为主动的立场。

### 与药物主要药理作用无关的不良反应

与药物主要药理作用无关的不良反应一般是可以预见的（例如用药过量时对乙酰氨基酚的肝毒性、阿司匹林引起的耳鸣、氨基糖苷类的耳毒性）；或患者处于妊娠期间（例如沙利度胺的致畸作用）或有某些疾病倾向时（例如伯氨喹诱发葡糖-6-磷酸脱氢酶缺乏症的患者发生溶血；见第 52 章）。

有时，一个可预见的次要药理作用可严重影响极少数易感个体；基于这个原因，要关注对心电图 QT 间期有影响的药物（如抗组胺药特非那定以及可预见的这类药物与可降低血浆中钾离子浓度的药物的相互作用）。

罕见但严重的不可预测的不良反应在前几章中已提及，包括氯霉素引起的再生障碍性贫血，青霉素引起的过敏反应和普拉洛尔（practolol）引起的眼-黏膜-皮肤综合征（由于出现这个问题，选择性的 $\beta_1$ 拮抗药已被撤回）。这些特异质反应在 Rawlins & Thomson（1985）的分类中被称为 B 型反应。这类反应通常都很严重，抑或是难以识别，并且其存在对药物安全性的确定是很重要的。

◆ 如果不良反应的发生率是 1/6000，那么要有 3 例不良事件发生，就需要大约 18 000 位患者接触到药物，如果要检测到这 3 例事件并发现其与药物的可能关系并报告出来，即使问题事件没有背景发病率，则接触药物的患者数要达到大约 36 000。因此，这类反应不能通过早期阶段的临床试验（通常可能只有数千人会接触到药物）排除，只有在数年的使用后才有可能发现其相互的联系，所以需要药品监管机构在药物获准上市后进行持续的监测。一个例子就是，已使用数年的食欲抑制药芬氟拉明（fenfluramine）及其具有药理活性的异构体右芬氟拉明（dexfenfluramine）与肺动脉高压和瓣膜性心脏病之间的联系。这一经验要求，如果有合适的现有药物作为替代药，在开发新药时要慎重保守。这与药品的营销文化相冲突，尤其是涉及直接向消费者推销产品时。

特异质反应，往往由化学活性代谢产物引发，而不是母体药物。这种间接毒性可以控制或具有免疫学性质，如肝或肾损害，骨髓抑制，致癌作用和胎儿发育异常。这种反应（不仅限于药物，任一种化学物质均易发生）常规属于毒理学的领域，而不在药理学范围内。

## 药物毒性

### 毒性试验

在人们使用新药之前，必须进行该药的动物毒性试验以确定其潜在的危害，包括对不同的物种进行大范围的长期药物试验，定期监测其生理或生化异常，以及在试验结束时进行详细的尸体解剖检验，从而检测任何总体上的或组织学上的异常。近年来，非哺乳动物种属特别是透明斑马鱼的使用，有希望在体外的细胞和组织毒性研究与哺乳动物体内毒性试验之间作为一个中间阶段来进行研究（Parng，2005）。毒性试验时所使用的剂量远高于预期的治疗剂量范围，并确定了可能是药物毒性作用“靶标”的组织或器官。进行康复研究是为了评估毒性作用是否是可逆的，特别是要注意不可逆的变化，如致癌或神经退行性病变。这些研究的基本前提是，药物的毒性作用在人类和其他动物之间是相似的。这在本质上是合理的，因为高等生物之间在细胞和分子水平上是相似的。当然也存在着较大的种属差异，尤其在代谢酶上更是如此；因此，在一个种属体内形成的一种毒性代谢产物在另一种属体内可能就不会产生，所以在动物体内进行的毒性试验结果并不总是一个可靠的指导。在英国化学工业公司（ICI）由 James Black 合成的第一个 β 受体拮抗药丙萘洛尔（pronethalol），由于在小鼠体内有致癌性，当时并没有继续开发；随后，发现其致癌性只发生在 ICI 小鼠品系，这个化合物又显露了出来，但其时，其他 β-受体阻断药已经研发出来。

毒性作用可以从忽略不计到严重至阻碍化合物的进一步开发。治疗严重疾病（如艾滋病或癌症）的药物具有中等毒性较容易被接受，但要决定是否需要继续开发往往是困难的。如果要进行开发，安全性的监测可以集中于作为毒性的潜在试验靶标的动物研究系统[1]。药物的安全性（相对于毒性）只有在人们使用时才能确定。

[1] 曲帕拉醇（triparanol）的经验说明了毒性试验的价值。曲帕拉醇是作为一种降胆固醇药物，于 1959 年在美国上市。3 年后，根据举报，美国食品和药品管理局的一个小组对该制药企业进行了突击检查，发现他们篡改了毒理学数据。原始数据显示，该药物可诱发大鼠和狗产生白内障。虽然该药物已被撤回，但有些已使用了一年或更长时间的患者出现了白内障。现在，药品监管机构要求毒性试验必须在严格规定的试验规范下进行（药物非临床研究质量管理规范，GLP），其中体现了许多安全性保障措施，以尽量减少出错或欺诈行为的风险。

### 药物毒性的类型

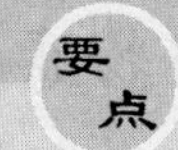


- 药物的毒性作用可以是：
  — 与主要的药理作用有关（如抗凝血药引起的出血）；
  — 与主要的药理作用无关（如对乙酰氨基酚引起的肝损伤）。
- 有些不良反应在正常治疗剂量时就可发生，这是难以预料的、严重的和罕见的（如卡比马唑引起的粒细胞缺乏症）。这种特异质反应只有在一种新药被广泛应用后才能被检测出。
- 与药物主要的药理作用无关的不良反应通常由活性代谢产物和/或免疫反应引起。

## 毒素引起的细胞损伤和细胞死亡的一般机制

毒性浓度的药物或药物代谢产物可能会导致坏死；然而，程序性细胞死亡（细胞凋亡；见第 5 章）被越来越多地认识到具有极其重要的意义，尤其是在发生慢性毒性时（Pirmohamed，2003）。

具有化学活性的药物代谢产物可与靶分子形成共价键或通过非共价相互作用改变靶分子，一些代谢产物兼有这两种作用。肝脏在药物代谢中是非常重要的（见第 8 章），肝细胞暴露于高浓度的新产生的代谢产物，因为这些代谢产物都是通过细胞色素 P450 依赖性的药物氧化作用形成的。药物和它的极性代谢产物在肾小管液中由于水的重吸收而被浓缩，因此肾小管比其他组织暴露于更高浓度的药物。此外，肾的血管机制是维持肾小球滤过的关键，且易受影响入球和出球小动脉收缩的药物的作用。因此，在毒性试验阶段，肝或肾功能损害成为放弃药物开发的常见原因，就不足为奇了。

### 非共价相互作用

药物的活性代谢产物可以参与一些相关的、潜在的细胞毒性和非共价键相互作用，包括：

- 脂质过氧化作用；
- 毒性活性氧族的产生；
- 造成谷胱甘肽（glutathione，GSH）耗竭的反应；
- 巯基的修饰。

有些作用也可由共价反应产生。

#### 脂质过氧化

不饱和脂类的过氧化作用可由活性代谢产物或活性氧族引发（见下文）。脂质过氧化自由基（ROO˙）可产生过氧化氢脂质（ROOH），而后者可产生更多的脂质过氧化自由基。此链式反应——过氧化级联反应——最终可能影响大部分膜脂。防御性机制如 GSH 过氧化物酶和维生素 E 可防止此反应的发生。细胞损伤产生自膜通透性的改变或脂质过氧化产物与蛋白质的反应。

#### 活性氧族

分子氧还原产生超氧阴离子（$O_2^{-}$˙），经酶的转换变为过氧化氢（$H_2O_2$）、过氧氢自由基（HOO˙）、羟基自由基（OH˙）或单线态氧。这些活性氧既具有直接的细胞毒性，也可通过脂质过氧化发挥作用（见上文），在兴奋性毒性和神经退行性变化（见第 35 章，图 35.1）中发挥着重要作用 。

#### 谷胱甘肽耗竭

GSH 的氧化-还原循环可保护细胞免于氧化损伤。GSH 可因正常细胞代谢过程中氧化产物的积累，或毒性化学物质的活动而耗竭。GSH 及其二硫化物 GSSG 通常保持在一个氧化-还原对中。活性氧可将 GSH 转化为 GSSG，后者通过依赖 NADPH 的 GSSG 还原酶再生成 GSH。当细胞内 GSH 含量下降到正常值的约 20%～30%时，细胞抵抗有毒化合物的能力受损并可导致细胞死亡。

#### 巯基的修饰

巯基的修饰可由可逆性地改变巯基的活性氧族或共价作用引起。游离巯基对许多酶的催化活性起着重要作用。由活性代谢产物引起巯基修饰的重要靶点包括细胞骨架肌动蛋白、GSH 还原酶（见上文）以及在细胞膜和内质网上的 $Ca^{2+}$ 转运 ATP 酶。这些物质将细胞质 $Ca^{2+}$ 浓度维持在约 0.1μmol/L，同时使细胞外 $Ca^{2+}$ 浓度超过 1 mmol / L。这些酶失活（或膜的通透性增加；见上文）后，细胞内 $Ca^{2+}$ 持续上升，从而使细胞存活率下降。急性钙超载后，一系列致死性程序导致细胞死亡，包括降解酶（中性蛋白酶、磷脂酶、内切酶）和蛋白激酶的激活、线粒体损伤和细胞骨架改变（例如肌动蛋白和肌动蛋白结合蛋白之间的连接发生改变）。

## 共价相互作用

共价相互作用的靶点包括 DNA、蛋白质/多肽、脂质和糖类。与 DNA 的共价结合是致突变化学物质的基本作用机制，将在下文中详细介绍。一些非诱变化学物质也可与大分子形成共价键，但这和细胞损伤之间的关系还不完全明了。举例来说，胆碱酯酶抑制药对氧磷（paraoxon）与乙酰胆碱酯酶在神经肌肉接头处结合，引起骨骼肌组织坏死。从一种毒性极大的伞菌中提取出的毒素毒鹅膏，可与肌动蛋白和 RNA 聚合酶结合，从而分别干扰肌动蛋白的解聚和蛋白质合成。

## 肝毒性

许多治疗药物都可造成肝损伤，临床表现为肝炎或（在不严重的情况下）实验室指标异常（例如血浆天冬氨酸转氨酶活性的增加，此酶可由受损的肝细胞释放）。对乙酰氨基酚、异烟肼、异烟异丙肼和氟烷主要是通过上述细胞损伤机制导致肝毒性。有些情况（如异烟肼、苯妥英）涉及药物代谢上的遗传差异（见第 52 章）。轻度的药源性肝功能异常并不少见，但肝损伤的机制往往不确定（例如他汀类；见第 20 章）。发生这种轻度的指标异常时并不总是需要停药，但当因长期低剂量使用甲氨蝶呤治疗（见第 14 章）关节炎或银屑病（一种不明原因引起的、通常是轻度的剥落性慢性皮肤疾病，只有极少数患者可出现病情加重❶）而发生不可逆的肝病（肝硬化）时，主张谨慎用药。另一种肝毒性即可逆性阻塞性黄疸，在使用氯丙嗪（见第 38 章）和雄激素（见第 30 章）时可发生。

对乙酰氨基酚过量所造成的肝损伤仍然是药物自身中毒后的一个常见死亡原因。第 14 章已有概述。由于机体对此药物的处理充分体现了上述很多细胞损伤的一般机制，故在此要重述一遍。对乙酰氨基酚达到中毒剂量时，酶催化的正常共轭反应是饱和的，混合功能氧化酶将药物转化为活性代谢产物 N-乙酰-对-苯醌亚胺（NAPBQI）。正如第 8 章和第 52 章所解释的，细胞色素 P450 酶被诱导的患者（例如慢性过度饮酒者）可加重对乙酰氨基酚的毒性。NAPBQI 启动数个共价和非共价相互作用，如上文及图 53.1 所示 。GSH 耗竭造成的氧化应激对诱导细胞死亡是很重要的。从 GSSG 再生成 GSH 取决于是否有可用的半胱氨酸，而细胞内可用的半胱氨酸是有限的。乙酰半胱氨酸或甲硫氨酸可以代替半胱氨酸，以增加 GSH 的可用性和降低对乙酰氨基酚中毒患者的死亡率。

> **细胞死亡和细胞损伤的一般机制** 要点
>
> - 药源性细胞损伤和细胞死亡通常由药物的活性代谢产物引起，包括与靶分子的非共价和/或共价相互作用。细胞死亡通常是通过触发细胞凋亡而“自我损害”的。
> - 非共价键相互作用包括：
>   — 通过链式反应进行的脂质过氧化；
>   — 细胞毒性活性氧族的产生；
>   — 还原型谷胱甘肽的耗竭；
>   — 关键酶（如 $Ca^{2+}$-ATP 酶）和结构蛋白中巯基的修饰。
> - 共价键相互作用，如对乙酰氨基酚的代谢产物（NAPBQI：N-乙酰-对-苯醌亚胺）和细胞大分子之间的加合物的形成（图 53.1）。与蛋白质的共价结合可产生免疫原；与 DNA 的结合有致癌作用和致畸作用。

肝损伤也可由免疫机制产生（见下文），特别涉及氟烷引起的肝炎（见第 36 章）。

> **肝毒性** 要点
>
> - 肝细胞由于 P450 酶的作用而暴露于药物的活性代谢产物。
> - 数种细胞损伤机制均可导致肝损伤，可通过对乙酰氨基酚得到证实（图 53.1）。
> - 有些药物（如氯丙嗪）可导致可逆性的胆汁淤积性黄疸。
> - 有时涉及免疫机制（如氟烷）。

## 肾毒性

药源性肾毒性是一个常见的临床问题：非甾体抗炎药（NSAIDs；表 53.1）和血管紧张素转换酶（ACE）抑制药是引起急性肾衰竭最常见的原因，通

❶ Dennis Potter 迷们会记得电视剧《歌唱侦探》中的主角；Potter 自己患有该病最严重的类型。

常是由这些药物的主要药理作用引起的。虽然健康人群对这些药物的耐受性很好，但可使患有肾小球滤过率降低的患者发生肾衰竭。患有心脏病或肝病的患者，肾小球滤过率（GFR）关键取决于血管扩张剂前列腺素的合成。NSAIDs 可抑制这一过程（见第 14 章），因此，这类药物可减少这类患者的肾灌注。同样，双侧肾动脉狭窄（在年轻女性最常由肌肉纤维组织引起，在老年人最常由动脉粥样硬化引起）患者的肾小球滤过率，取决于血管紧张素Ⅱ介导的出球小动脉收缩作用（可被 ACE 抑制药抑制；见第 19 章）；开始使用 ACE 抑制药时可发生急性肾损伤，如果及时停药，损伤可逆转。此外，NSAIDs 可通过抑制肾前列环素 $I_2$ 的生物合成间接抑制肾素和醛固酮分泌，ACE 抑制药可抑制血管紧张素Ⅱ刺激的醛固酮分泌，导致低肾素/低醛固酮的状态（“由低肾素血症引起的醛固酮减少症”），这在糖尿病患者尤其显著。醛固酮减少可导致高钾血症，特别是在 GFR 也减少的情况下。

此外，这些作用与这些药物的主要药理活性有关，NSAIDs 也可以导致过敏性间质性肾炎。这是一个罕见的情况，通常发生在治疗开始后的数月至 1 年。它在临床上主要表现为急性肾衰竭，往往伴随着嗜酸性粒细胞尿和蛋白尿，或表现为肾病综合征（严重蛋白尿，低蛋白血症和水肿）。非诺洛芬（fenoprofen）尤其容易造成这种类型的肾损害，可能是因为它的代谢产物与白蛋白发生不可逆的结合。青霉素类（见第 46 章）尤其是甲氧西林（meticillin），也会导致间质性肾炎。

镇痛药导致的肾病是与 NSAIDs 相关的第 3 种肾损害。包括肾乳头坏死[1]和慢性间质性肾炎。临床病程典型、危险，最终可导致终末期慢性肾衰竭。这与长期、大规模的过度使用镇痛药有关。非那西丁尤其可导致严重的肾损伤，而对乙酰氨基酚和 NSAIDs 也可导致肾损害。咖啡因的作用（通常与镇痛药和 NSAIDs 组成合剂用于治疗偏头痛）尚不确定，但可能很重要。这种镇痛剂相关的肾病与肾前列腺素合成的抑制可能具有因果关系，但其发病机制还不清楚。

高剂量卡托普利可以造成严重的蛋白尿（见第 19 章）。这主要是对肾小球损伤造成的，也可由其他一些与卡托普利一样含有巯基的药物（如铜螯合剂青霉胺，最初用于治疗肝豆状核变性病，但更广泛地用于缓解类风湿性关节炎；见第 14 章）引起 。因此认为，这种不良反应是由于其化学特性，而非 ACE 抑制药本身的作用所导致的。

环孢素（ciclosporin）是一种用于防止移植排斥反应（见第 14 章）的药物，可通过肾血管收缩作用引起肾损害，从而降低肾小球滤过率，导致高血压。它改变了肾前列腺素的生物合成。

许多具有肝毒性的药物（如对乙酰氨基酚）也可对肾产生损伤，导致肾小管上皮细胞坏死。机制如上文所述。

### 肾毒性

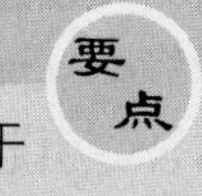


- 由于尿液的浓缩，肾小管细胞暴露于高浓度的药物及代谢产物中。
- 肾损伤可导致肾乳头和/或肾小管坏死。
- NSAIDs 可抑制前列腺素的合成，从而导致血管收缩和肾小球滤过率降低。

## 诱发突变和致癌作用

突变改变了细胞的基因型，当细胞分裂时，基因变异可向下传递。化学剂通过共价修饰 DNA 造成突变，某些种类的基因突变可导致癌变，因为受影响的 DNA 序列编码的蛋白质涉及生长调节。通常在单个细胞内需要一个以上基因突变来启动可导致恶性肿瘤的变化，特别是原癌基因（调节细胞生长）和肿瘤抑制基因（编码的产物可抑制癌基因的转录）的突变（见第 5 章）。一些原癌基因编码修饰后的生长因子或生长因子受体，或细胞内转导机制元件（生长因子通过这一机制调节细胞增殖）。生长因子是刺激细胞分裂的多肽介质，如表皮生长因子和血小板源生长因子。这些生长因子的受体通过酪氨酸磷酸化控制许多细胞过程（图 3.15）。虽然有很多细节需要填补，但人们对接触化学诱变剂和癌症发生之间的复杂联系已经开始有所了解。

### 致突变作用和致癌作用

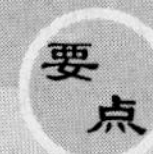


- 致突变作用包括 DNA 的修饰。
- 原癌基因或肿瘤抑制基因突变可导致癌变。
  — 通常需要不止一种突变。
- 相对来说药物导致出生缺陷和癌症并不常见（但并非不重要）。

---

[1] 值得再次强调的是，肾乳头是肾接触最高浓度溶质（包括药物代谢产物）的部分；由于肾小管的逆流交换作用使它的血流量比其他部分要低。

物是引起胎儿畸形和癌症的非普遍（但并非不重要）原因。

## 突变的生化机制

◆ 大多数化学致癌物质通过修饰DNA的碱基发挥作用，特别是鸟嘌呤，其O6和N7的位置易与化学致癌物的活性代谢产物发生共价键结合。O6位置的取代更可能产生一个永久性的诱变作用，因为N7取代通常会被很快修复。

当DNA处于复制过程中（即在细胞分裂期）时，碱基最易受化学物质的攻击。因此许多诱变原造成遗传损害的几率与细胞分裂的频率有关。发育中的胎儿特别容易受到影响，诱变原也有潜在的致畸作用（见下文）。生殖细胞的诱变也是很重要的，尤其在女孩，因为人类初级卵母细胞的产生是在胚胎发育早期通过一种快速连续的有丝分裂完成的。然后，每个初级卵母细胞只在很久以后（排卵时）经历两次进一步的分裂。因此，在妊娠早期发育中的女性胚胎的生殖细胞最有可能发生诱变，接触诱变原后发生的突变可传递给多年后所孕育的后代。在男性，生殖细胞的分裂发生于整个生命过程，其对诱变原的敏感度是连续的。

与其他化学物质如污染物和食物添加剂相比，药物作为一个诱变因素的重要性还未被证实，有流行病学证据表明，药

## 致癌作用

在复杂的、多级的癌变过程中（见第5章），DNA的改变是第一步。引起癌症的致癌物是化学物质，能直接与DNA相互作用或在稍后的阶段发挥作用，以增加突变导致肿瘤的可能性（图53.2）。致癌物可分为两类。

- 遗传毒性致癌物（即诱变原，见上文）或“引发剂”，其进一步可分为：
  — 初级致癌物，直接作用于DNA。
  — 次级致癌物，在它们影响DNA之前必须先转变为活性代谢产物；大部分临床重要的致癌物均是次级致癌物。
- 后天形成的致癌物（即自身不会引起遗传损伤，但可增加遗传损伤导致癌症的几率）。最重要的有以下几类：

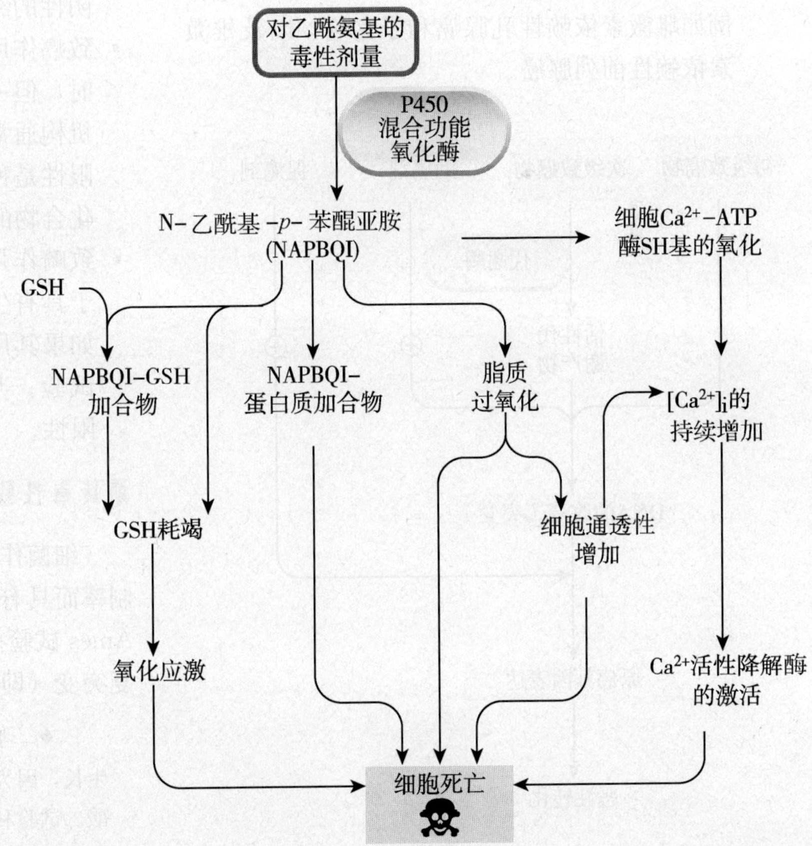


**图53.1 对乙酰氨基酚代谢为N-乙酰-对苯醌亚胺造成肝细胞死亡的潜在机制。**GSH，谷胱甘肽。（Based on data from Boobis A R et al. 1989 Trends Pharmacol Sci 10：275-280 and Nelson S D, Pearson P G 1990 Annu Rev Pharmacol Toxicol 30：169.）

**表 53.1 非甾体抗炎药对肾的不良影响**

| 原因 | 不良影响 |
|---|---|
| 主要药理活性<br>（抑制前列腺素的合成） | 急性缺血性肾衰竭<br>钠潴留（导致或加重高血压和/或心力衰竭）<br>水潴留<br>低肾素血症性醛固酮减少症（导致高钾血症） |
| 与主要药理活性无关<br>（过敏性间质性肾炎）<br>不确定是否与主要药理活性有关<br>（镇痛剂肾病） | 肾衰竭<br>蛋白尿<br>肾乳头坏死<br>慢性肾衰竭 |

(Adapted from Murray & Brater 1993.)

— 促癌剂：接触遗传毒性剂后，使用这类物质可导致癌症；包括佛波酯和香烟烟雾（除了致癌的芳香烃类）。

— 助癌剂：与遗传毒性剂同时使用时可增加前者的作用，包括佛波酯和各种芳香烃类和脂肪烃类物质。值得重视的是，有些化学物质兼有遗传毒性、促癌剂和助癌剂的活性。

— 激素：有些肿瘤具有激素依赖性（见第51章），例如雌激素依赖性乳腺癌和子宫癌，以及雄激素依赖性前列腺癌。

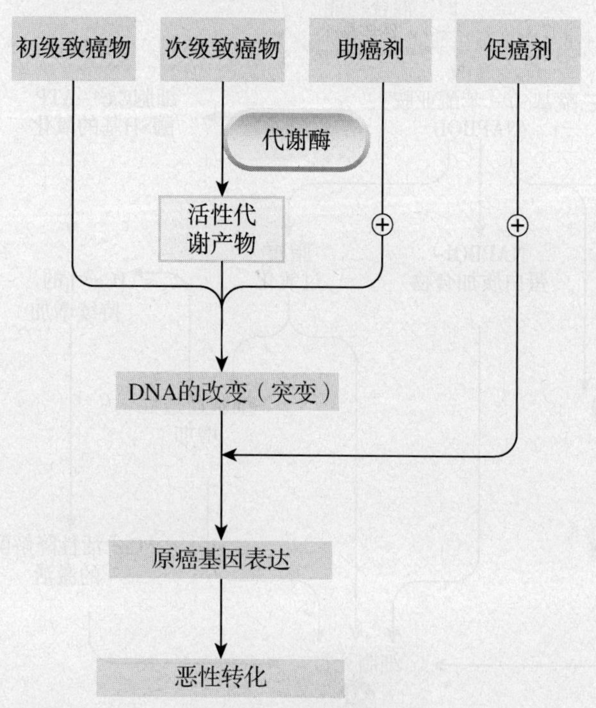


**图 53.2 突变和致癌事件的顺序。**

## 诱变作用和致癌作用试验

人类已经在致诱变作用和致癌作用的检测方法的开发上作了大量的努力。这些工作大致可分为：

- 诱变作用的体外检测。这些方法适用于大量化合物的筛选，但对于致癌作用可以得出假阳性或假阴性的结果。
- 致癌作用的整体动物试验。这类试验昂贵并且费时，但一个新药在获准用于人类之前，药品监管机构通常要求进行这类试验。这种研究的主要局限性是种属之间的显著差异，主要体现在外源性化合物的代谢和活性产物的形成过程中。
- 致畸作用的整体动物试验（生殖毒性试验）。用于具有生育能力女性的药物，特别是（很明显）如果其用于怀孕期间，就需要对妊娠的动物进行试验。与致癌作用的检测试验具有类似的局限性。

### 遗传毒性致癌物的体外试验

细菌作为一个突变作用的检测系统，由于其高复制率而具有很大的优势。最广泛使用的检测方法基于Ames试验来设计，这项试验测定鼠伤寒沙门菌的回复突变（即从突变体到野生型的转变）。

◆ 野生型菌株能在一个没有额外氨基酸的培养基中生长，因为它可以利用简单的碳源和氮源合成所需的氨基酸。试验利用了这样一个事实，即某种突变型菌株不能以这种方式合成组氨酸，因此，只能在含有这种氨基酸的培养基中才能生长。试验涉及在含有少量组氨酸的培养基中生长突变型菌株，并将待测药物添加到培养基中。经过数次分裂，组氨酸耗竭后能够继续分裂的细胞就是那些回归突变产生的野生型。在缺乏组氨酸的培养板上进行传代培养后的克隆株的数量提供了突变率的测定方法。

初级致癌物通过直接作用于细菌的 DNA 而引起突变，但大多数致癌物都必须转变为活性代谢产物（见上文）。因此，在培养中有必要加入催化必需的转化酶。通常使用小鼠肝脏的提取物，而该小鼠事先应给予苯巴比妥以诱导肝药酶。基于同样的原理，也可以有许多不同的具体方法。

遗传毒性化学物质的其他短期体外试验包括小鼠淋巴瘤细胞诱变的检测，以及中国仓鼠卵巢细胞染色体畸变和姐妹染色单体交换的检测。然而，所有体外试验都会出现一些假阳性和假阴性的结果。

### 致癌作用的体内试验

致癌作用的体内试验需要检测受试动物组的肿瘤发生情况。不可避免，致癌试验的进度比较缓慢，因为肿瘤的发生通常有数月或数年的潜伏期。此外，对照组动物也可自发形成肿瘤，其结果往往只提供待测药物致癌作用的可疑证据，从而使制药企业和药品管理机构很难决定是否进一步开发以及是否许可产品上市。所以，到目前为止，没有一项试验能够可靠地检测后天形成的致癌物。为此，有必要测定待测物质与一种阈剂量的遗传毒性剂同时使用时对肿瘤发生的作用。这样的试验目前正在评估。

众所周知，少数治疗药物可增加癌症发生的风险，最重要的药物组是那些作用于 DNA 的药物，即细胞毒药物和免疫抑制药（分别见第 51 章和第 14 章），以及性激素（如雌激素；见第 30 章）。高浓度的乙胺嘧啶（见第 49 章）具有诱变作用，其对 A 系小鼠（但不包括其他品系或种属）的致癌作用呈阳性，使肺部肿瘤的发生率增加了 3 倍。甲氧沙林（methoxsalen；一种补骨脂素，与紫外线一起使用，主要在专科皮肤疾病中心用于治疗银屑病），在动物模型上，其既有诱变作用又有致癌作用，并可能会增加人类皮肤癌的发病率。

**致癌物**

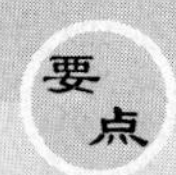


- 致癌物可以是：
  - — 遗传毒性致癌物，即直接导致基因突变（初级致癌物）或转化后生成活性代谢产物（次级致癌物）；
  - — 后天形成的致癌物，即虽然本身不具诱变作用，但能增加诱变剂引发癌症的可能性。
- 后天形成的致癌物，包括“促癌剂”，在应用诱变剂后使用它们可增加癌症患病率；“助癌剂”，用后可增加癌变几率。佛波酯兼有这两种作用。
- 新药都必须进行诱变作用和致癌作用的毒性试验。
- 诱变作用试验的主要方法是，在下列物质分别存在的条件下，在不含组氨酸的培养基中检测突变型鼠伤寒沙门菌（它不同于野生型，没有组氨酸不能生长）回复突变的存在：
  - — 待测化学物质；
  - — 肝微粒体酶催化生成活性代谢产物。
- 克隆株的增长表明已发生了诱变。该试验快速、经济，但可出现假阳性和假阴性结果。
- 致癌作用试验：
  - — 包括整体动物的长期给药；
  - — 昂贵并费时；
  - — 没有真正适合检测后天形成的致癌物的试验。

## 致畸作用及药源性胎儿损伤

致畸作用意味着在胎儿发育期间发生了大体结构畸形，不同于其他类型的药源性胎儿损伤，如生长迟缓、发育异常（如与碘相关的甲状腺肿），或由可卡因引起的血管收缩而导致不对称的肢体缺陷（见第 43 章）。表 53.2 中列举了一些可对胎儿发育带来不良影响的药物。

自 19 世纪 20 年代发现妊娠期间照射 X 线可导致胎儿畸形以来，众所周知，外来物质可以影响胎儿发育。20 年后，人们认识到风疹感染的重要性，但直到 1960 年，药物才被确定是导致畸形的原因：令人震惊的使用沙利度胺的经验，导致了对临床使用的许多其他药物的广泛的重新评估，并且许多国家设立了药品管理机构。大多数的出生缺陷（约 70%）并没有可识别的诱发因素。妊娠期间接触的药物或化学物质导致的胎儿畸形只占全部胎儿畸形的 1%。相对来说，这个百分比是比较小的（唇裂等胎儿畸形是极其常见的），但受影响的儿童的绝对数量却非常大。

## 致畸作用的机制

与胎儿发育有关的致畸损伤的时程是决定损害的类型和程度的关键。哺乳动物的胎儿发育经过3个阶段（表53.3）：

- 胚泡形成；
- 器官发生；
- 组织发生和功能成熟。

细胞分裂是胚泡形成期发生的主要过程。在这一阶段，药物可通过抑制细胞分裂而杀死胚胎，但如果胚胎存活，其后面的发育通常似乎并不受影响。乙醇是一种例外，其可以影响这一早期阶段（见第43章）。

如果在器官发生期（第17～60天）使用药物可导致大体畸形。胚胎的结构性器官是按照一个严格的顺序发生的：眼睛和大脑、骨骼及四肢、心脏和主要导管、腭、泌尿生殖系统。该类型畸形的产生取决于接触致畸剂的时间。

致畸物质发挥其作用的细胞机制还不是很清楚。在诱变作用和致畸作用之间有相当多的重叠。在一项对78个化合物的大型调查中，34种物质同时具有致畸作用和诱变作用，有19种化合物在这两项试验中呈阴性，有25种物质（包括沙利度胺）只对其中一项试验呈阳性。对DNA的损伤虽然很重要，但作为致癌作用，这并不是唯一的因素。对形态发生的控制还不甚了解；这其中就包括维生素A衍生物（维A酸类），这是一类强致畸剂（见下文）。已知的致畸剂还包括几种药物（如甲氨蝶呤和苯妥英），这些药物不直接与DNA作用，但可通过影响叶酸代谢而抑制DNA合成（见第22章）。妊娠期间服用叶酸可降低自发性和药源性畸形，特别是降低神经管缺陷的发生率。

胎儿在组织发生和功能成熟的最后阶段依赖于充足的营养供给，其发育受多种激素调控。在这一阶段接触致诱变剂一般不会出现大体结构畸形，但影响营养供给或激素环境的药物可能会对胎儿的生长和发育产生不良影响，在此阶段接触雄激素的女性胎儿可发生男性化。20世纪50年代，由于不健全的原因，对有习惯性流产的孕妇普遍给予己烯雌酚（stilbestrol），从而导致婴儿阴道发育不良，在她们十几岁至二十几岁期间，阴道癌的发病率增加。血管紧张素Ⅱ在胎儿发育后期和胎儿肾功能发育方面起着重要的作用，如果在妊娠后期使用ACE抑制药和血管紧张素受体拮抗药（“沙坦类”）则可导致羊水过少和肾衰竭。在实验动物，这些药物还与颅骨缺损有关。

## 致畸作用试验

沙利度胺导致的灾难明确地揭示了规范新型治疗药物致畸作用研究的必要性。由于种种原因，对人类的致畸作用的评估是一个特别困难的问题。原因之一是“自发”畸形的发生率很高（根据显著畸形的定义为3%～10%），并且在不同地区、年龄组和社会阶层的变化很大。因此需要进行大规模的研究，但这又要耗费许多时间和金钱来完成，并且通常只能给出提示性而不是决定性的结果。

胚胎干细胞的研究在发育毒性评估方面给出了一些提示（Bremer & Hartung，2004，从管理角度的评论）。然而，基于细胞、器官或整个胚胎培养的体外方法，迄今尚未发展到能够良好地预测体内致畸作用的水平，大多数药品管理机构要求在一种啮齿动物和一种非啮齿动物（例如家兔）身上进行致畸试验。在某些方面，家兔的卵黄囊和绒毛尿囊胎盘的发育比啮齿动物更接近于人类（Foote & Carney，2000）。在器官发生的关键阶段给予雌性妊娠动物不同剂量的药物，并检测胎儿的结构异常。不过，种属之间很低的关联性意味着试验预测不能可靠地外推至人类，通常建议，新型药物不应用于妊娠期间，除非是必须用的。

## 一些明确的和可能的人类致畸剂

虽然许多药物被发现对实验动物有不同程度的致畸作用，但已知只有其中极少数对人类有致畸作用（表53.2）。一些较重要的药物在下文讨论。

### 沙利度胺

沙利度胺（thalidomide）的致畸作用是独一无二的，妊娠开始的3～6周内服用治疗剂量的该药时，可100%地导致婴儿畸形。1957年，沙利度胺作为一种具有特殊性质的催眠药和镇静药进入临床，其服用过量的危险性比巴比妥类小，甚至被推荐专门用于妊娠妇女（其广告的宣传口号是“安全催眠药”）。对该

表 53.2 己报道的对人类胎儿发育有不良影响的一些药物

| 药物 | 作用 | 致畸作用[a] | 相关章节 |
|---|---|---|---|
| 沙利度胺 | “海豹肢”畸形，心脏疾病，肠闭锁等 | K | 53 |
| 青霉胺 | 皮肤松弛等 | K | 14 |
| 华法林 | 鞍鼻；发育迟缓；四肢、眼睛、中枢神经系统缺陷 | K | 21 |
| 皮质激素类 | 腭裂和先天性白内障（罕见） | — | 28 |
| 雄激素 | 女性男性化 | — | 30 |
| 雌激素 | 睾丸萎缩 | — | 30 |
| 己烯雌酚 | 女性胎儿阴道腺病，阴道或子宫颈癌 | 20 多年后 | 30 |
| 苯妥英 | 唇裂/腭裂，小头，精神发育迟滞 | K | 40 |
| 丙戊酸钠 | 神经管缺陷（如脊柱裂） | K | 40 |
| 卡马西平 | 胎头发育迟缓 | S | 40 |
| 细胞毒药物（尤其是叶酸拮抗药） | 脑积水，腭裂，神经管缺陷等 | K | 51 |
| 氨基糖苷类 | 耳聋 | — | 46 |
| 四环素 | 骨骼和牙齿染色，牙釉质薄，骨骼生长受损 | S | 46 |
| 乙醇 | 胎儿酒精症候群 | K | 43 |
| 维 A 酸类 | 脑积水等 | K | 52 |
| 血管紧张素转换酶抑制药 | 羊水过少，肾衰竭 | K | 19 |

注：[a]K，已知的致畸剂（对实验动物和/或人类）；S，可疑致畸物（对实验动物和/或人类）。（Adapted from Juchau 1989 Annu Rev Pharmacol Toxicol 29：165.）

药只进行过急性毒性试验，而没有做过慢性毒性[❶]或致畸试验，这在当时是很正常的。沙利度胺的市场营销非常有力并且获得了成功，对该药致畸作用的首次质疑出现在 1961 年“海豹肢”畸形发病率突然增高的报道中。这种畸形包括手臂和腿部的长骨发育缺失，而在那之前很少有人知道这种畸形。而这时，在西德每日约有 1 000 000 片沙利度胺售出。汉堡和悉尼同时出现了“海豹肢”畸形的报道，因此发现了这与沙利度胺有关。该药于 1961 年末被撤回，到那时为止，据估计已有 10 000 名畸形婴儿出生（图 53.3)。尽管作了深入的研究，流行病学调查也将接触时间和发生的畸形类型之间的关系显示得很清楚，但对其作用机制仍然了解甚少（表 53.4）。

## 细胞毒药物

在妊娠早期使用许多烷化剂（如苯丁酸氮芥和环磷酰胺）和抗代谢药（如硫唑嘌呤和巯嘌呤）可导致畸形，但更容易导致流产（见第 51 章）。叶酸拮抗药（如甲氨蝶呤）使严重畸形的发病率增高了许多，在活产及死产胎儿上均反映得很明显（相反，在妊娠前和妊娠的前 12 周服用叶酸可减少“自发性”神经管缺陷的风险；见第 22 章要点）。

## 维 A 酸类药物

阿维 A 酯（etretinate）是一种对表皮分化有显著影响的维 A 酸类药物（即维生素 A 的衍生物），其也是一种已知的致畸剂，可对暴露的胎儿导致高比例的严重畸形（尤其是骨骼畸形）。皮肤科医师使用维 A 酸类治疗数种皮肤疾病，如痤疮和银屑病，常见于年轻女性。阿维 A 酯可累积在皮下脂肪组织中，消除极其缓慢，在长期给药停止后数月仍可检测到一定

❶ 一种严重的周围神经病变，导致不可逆的瘫痪和感觉丧失，在药物上市后不到一年即出现不良反应的报道，其后，在许多报告中得到证实，生产该药的制药公司没有采取相应的措施（Sjostrom & Nilsson，1972)，最初的报道很快就因药物的致畸作用被发现而显得不太重要，不过其神经毒性作用的严重性已足以将该药物从正常使用的药物类别中剔除。今天，由于几项特殊应用的申请，沙利度胺又得以在小范围内重新使用。须由专家（其中有皮肤科和 HIV 感染方面的专家）在严格控制和限定的条件下处方。

| 表 53.3 影响胎儿发育的药物性质 | | | |
|---|---|---|---|
| 阶段 | 人类的妊娠时期 | 主要的细胞过程 | 影响因素 |
| 胚泡形成 | 0～16 天 | 细胞分裂 | 细胞毒药物，？乙醇 |
| 器官发生 | 约 17～60 天 | 细胞分裂 | 致畸原 |
| | | 细胞迁移 | 致畸原 |
| | | 细胞分化 | 致畸原 |
| | | 细胞死亡 | 致畸原 |
| 组织发生和功能成熟期 | 60 天至分娩 | 同上 | 其他药物（如乙醇、尼古丁、抗甲状腺药物、甾体类药物） |

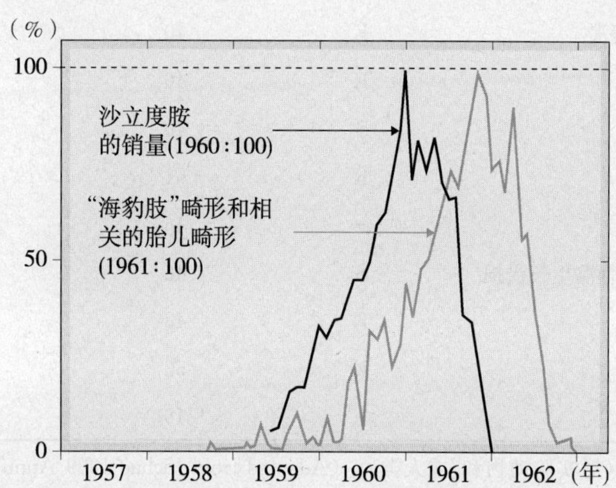


图 53.3 随着沙利度胺的引入和撤回，西欧重大胎儿畸形的发生率。

| 表 53.4 沙利度胺的致畸作用 | |
|---|---|
| 妊娠天数 | 畸形的类型 |
| 21～22 | 耳朵畸形 |
| | 颅神经缺陷 |
| 24～27 | 手臂的"海豹肢"畸形 |
| 28～29 | 手臂和腿部的"海豹肢"畸形 |
| 30～36 | 手部畸形 |
| | 肛门直肠狭窄 |

量的原型药物。正因为如此，女性在治疗后的 2 年内均应避免怀孕。阿维 A 昔曲丁（acitretin）是阿维 A 酯的一个活性代谢产物。它具有同样的致畸作用，但组织中的积累不太明显，因此其消除可能更迅速。

### 重金属

铅、镉和汞均可导致人类胎儿畸形。主要证据来自水俣病——根据日本发生疫情的地区命名，当地居民因食用了被农业杀菌剂甲基汞污染的鱼而发病。暴露于甲基汞的胎儿脑部发育受损，从而导致脑瘫和精神发育迟滞，常并发小头畸形。

汞，与其他重金属一样，通过与巯基和其他基团形成共价键使许多酶失活，这被认为是此类发育异常的主要原因。

### 抗癫痫药

患有癫痫的母亲的婴儿，其先天畸形率增加 2～3 倍。值得关注的是，所有现有的抗癫痫药物均被认为有致畸作用，包括苯妥英（尤其是唇/腭裂）、丙戊酸钠（神经管缺陷）和卡马西平（脊柱裂和尿道下裂——男性尿道畸形），以及较新的药物（见第 40 章）。

### 华法林

妊娠前 3 个月使用华法林（见第 21 章）与鼻发育不全及各种中枢神经系统畸形有关，可影响约 25%接触药物的婴儿。在妊娠末 3 个月，由于其在婴儿分娩期有导致颅内出血的风险，因此禁止使用。

### 止吐药

止吐药被广泛用于治疗早孕晨吐，但有些药物对动物有致畸作用。对人类的调查结果还不确定，没有提供致畸作用的明确证据。不过，出于慎重考虑，如有可能对妊娠的患者应避免使用此类药物。

## 遗传潜在毒性的评估

药品注册需要全面评估其潜在的遗传毒性。因为仅进行一个试验是不够的，因此国际协调会议（ESRA Rapporteur，1997，4：5-7）建议的常用方法是进行一系列体外和体内的遗传毒性试验。以下是常用的试验：

- 细菌基因突变试验
- 染色体损伤的体外细胞遗传学试验
- 利用啮齿动物造血细胞进行染色体损伤的体内试验
- 生殖毒性试验
- 致癌作用试验

**致畸作用和药源性的胎儿损伤** 要点

- 致畸作用是指胎儿发生了大体结构畸形（如服用沙利度胺后产生的四肢缺失）。一些药物可能产生少数几种常见的损伤（表 53.2）。妊娠期间母亲服用药物导致的先天性胎儿缺损不到 1%。
- 器官发生期间如果有致畸原作用时才产生大体畸形。这发生在怀孕的前 3 个月，但是在胚泡形成期之后也可产生。胚泡形成期（胎儿酒精综合征例外）和怀孕 3 个月后（血管紧张素转换酶抑制剂和沙坦类例外）产生的药源性的胎儿损伤少见。
- 虽然 DNA 损伤是一种因素，但致畸原的作用机制并不清楚。
- 新药试验通常至少应在一种啮齿和一种非啮齿（例如家兔）的怀孕雌性动物身上进行。

## 药物的过敏反应

各种类型的过敏反应是药物不良反应的常见形式。大部分药物都是低分子量物质，其本身不具有免疫原性。然而，药物或其代谢产物作为半抗原可与蛋白质形成稳定的共轭物质从而具有免疫原性（见第 13 章）。有些药物过敏反应的免疫学基础已很清楚，但往往是根据反应的临床特点推断出来的，而缺乏免疫学机制的直接证据。提示成为免疫反应的主要标准如下：

- 药物产生过敏反应的时间进程与其主要作用的时间过程不同；可以延迟发作或仅在反复接触药物时发作。
- 药物使用剂量小到不能产生药效学作用时，也可能发生过敏反应。
- 这种反应符合与 Gell 和 Coombs 分类的第Ⅰ、Ⅱ、Ⅲ和Ⅳ 型（见下文和第 13 章）过敏反应有关的临床症状之一，并且与药物的药理作用无关。

有关药物过敏反应的整体发病率变化很大，在 2%～25%之间，大部分过敏反应是轻微的皮疹。可致命的严重反应（如过敏症、溶血和骨髓抑制）比较罕见。青霉素是药源性过敏反应最常见的原因，发病率为 1/50 000。皮疹可以很严重，发生 Stevens- Johnson 综合征（可由磺胺类等药物引发）和中毒性表皮坏死（可由别嘌呤醇造成）时可导致死亡。

### 免疫学机制

一个小分子和一种内源性蛋白质之间形成免疫共轭物需要共价键的参与。在大多数情况下，主要是活性代谢产物而不是药物本身起着主要作用。这些活性代谢产物可由药物氧化或皮肤的光活化作用产生，也可由激活的白细胞产生的毒性氧代谢产物的作用产生。极少数情况下（例如药源性红斑狼疮），这些活性物质与细胞核成分（DNA、组蛋白）而不是与蛋白质相互作用形成免疫原（见下文）。与高分子形成共轭物通常是必不可少的，但青霉素是一个例外，因为它可以在溶液中形成足够大的聚合物，即使不形成共轭物，也可以诱发敏感个体的过敏性反应。青霉素及其代谢产物也可与蛋白质共轭连接，形成免疫原。

### 药物过敏反应的临床类型

在 Gell 和 Coombs 的分类中（见第 13 章），Ⅰ、Ⅱ和Ⅲ型超敏反应是由抗体介导的，而Ⅳ型超敏反应是由细胞介导的。药物的不良反应包括抗体和细胞介导的反应。过敏反应更重要的临床表现包括过敏性休克、血液学反应、过敏性肝损伤及其他超敏反应。

### 过敏性休克

过敏性休克（见第 23 章）是Ⅰ型超敏反应，是一种突发性并可危及生命的反应，由组胺、白三烯和其他介质的释放引起（见第 13 章）。主要特点包括荨麻疹样皮疹、软组织肿胀、支气管收缩和低血压。

青霉素类是最易造成过敏反应的药物，约占过敏性死亡的 75%，这反映了其在临床实践中所使用的频率。其他可引起过敏反应的药物包括各种酶，例如链激酶（见第 21 章）、天冬酰胺酶（见第 51 章）；激素，如促肾上腺皮质激素（见第 28 章）；肝素（见第 21 章）；葡聚糖（dextran）；放射性对比剂；疫苗和其他血清制品。也有局麻药（见第44章）、防腐剂氯己定（chlorhexidine）和其他许多药物引起过敏反应的报道，但并不常见。过敏反应的治疗见第23章。

有时为了发现过敏性超敏反应可进行皮肤试验，即在皮下注射很小剂量的药物。如果患者报告他或她对某一特定药物过敏，即可进行这样的测试。然而，皮试并不完全可靠，并且皮试本身可能就会引起严重的反应。青霉噻唑多赖氨酸（penicilloylpolylysine）作为一种对青霉素进行过敏皮试的试剂，较使用青霉素有所改进，因为它可以避开共轭结合的前提，从而减少假阴性的可能性。其他的专门试验可用来检测血浆中特异性免疫球蛋白E的存在，或衡量患者的嗜碱性粒细胞释放的组胺，但这些都不经常使用。

其他药源性Ⅰ型超敏反应包括：支气管痉挛（见第23章）和荨麻疹。

### 血液学反应

药物诱发的血液学反应可由第Ⅱ、Ⅲ或Ⅳ型超敏反应产生。Ⅱ型反应可以通过影响循环血细胞本身或其骨髓中的前体来损伤任何一种或所有成熟的血液成分，这涉及药物-大分子复合物与抗体在细胞膜表面的结合。抗原-抗体反应可激活补体，导致细胞破裂和溶解（图13.1）；或激发杀伤性淋巴细胞或巨噬细胞的攻击。溶血性贫血是磺胺类及其相关药物（见第46章）和抗高血压药物甲基多巴最常见的不良反应（见第11章），甲基多巴仍然广泛用于治疗妊娠期高血压。使用甲基多巴时，不到1%的患者可发生显著的溶血，但经Coombs试验可检测到15%的患者产生了直接针对红细胞表面的抗体，这些抗体针对的是Rh抗原，但并不清楚甲基多巴是如何产生这种效应的。

药源性粒细胞缺乏症（血液循环中完全缺乏中性粒细胞）通常在药物治疗开始后2～12周延迟发作，但也可能突然发作。往往表现为口腔溃疡、严重的咽喉疼痛或其他感染。这类患者的血浆可以溶解其他人的白细胞，而循环中的抗白细胞抗体通常可通过免疫学方法检测。与粒细胞缺乏症有关的药物包括NSAIDs，特别是保泰松（见第14章）；卡比马唑（见第29章）；氯氮平（见第38章）；磺胺类及其相关药物（例如噻嗪类和磺脲类）。粒细胞缺乏症是罕见的，但可威胁生命；停药后机体的恢复往往非常缓慢，或根本无法恢复。抗体介导的白细胞杀伤作用必须与细胞毒药物的直接作用相区别（见第51章），后者可导致粒细胞减少症的急性发作，可以预见，发作与剂量有关，并且是可逆的。

由奎宁（见第49章）、肝素（见第21章）和噻嗪类利尿药（见第24章）引发的Ⅱ型过敏反应可导致血小板减少。

有些药物（特别是氯霉素）对所有3个造血细胞谱系均有抑制作用，可引起再生障碍性贫血（与粒细胞缺乏症和血小板减少有关的贫血）。

Ⅲ型和Ⅳ型超敏反应在引起血液学反应的机制之间的区别还不是很清楚，可能涉及一到两种机制。

### 过敏性肝损伤

大多数药源性肝损伤都由药物或其代谢产物的直接毒性作用引起，如上文所述。但是，有时会涉及超敏反应，一个特殊的例子就是氟烷导致的肝组织坏死（见第36章）。Trifluoracetylchloride是氟烷的一种活性代谢产物，它可与大分子结合形成免疫原。大多数因氟烷导致肝损伤的患者都有能与氟烷-载体结合物反应的抗体。氟烷-蛋白质抗原可在肝细胞表面表达。由Ⅱ型过敏反应导致的细胞损伤涉及杀伤性T细胞，而且Ⅲ型过敏反应参与其中。

### 其他超敏反应

Ⅳ型超敏反应的临床表现是多种多样的，从轻微的皮疹到没有显著特点的自身免疫性疾病，这些反应均可能伴有发热。皮疹可由抗体反应介导，但通常由细胞反应介导，可表现为轻度的皮疹到致命的表皮脱落。Stevens-Johnson综合征是一种非常严重但没有明显特征的皮疹，可延伸到消化道，死亡率很高。在某些情况下，这种病变由光敏反应引起，可能是由于紫外线将药物转变为活性产物所致。

有些药物（尤其是肼屈嗪和普鲁卡因胺）可以产生一种与系统性红斑狼疮相似的自身免疫综合征。这是一种多系统病变，可发生多种器官和组织（包括关节、皮肤、肺、中枢神经系统及肾）的免疫功能损伤，特异性但不是专一性地由Ⅲ型过敏反应所引起。针对“自体”成分的一系列众多抗体被称为“自身免疫风暴”，这些抗体能与许多分子共有的决定簇反应，如DNA、RNA和磷脂的磷酸二酯骨架。发生药源性系统性红斑狼疮时，免疫原可能由活性药物基团与核内分子的相互作用产生，并常常出现关节和肺的损伤。停止使用这种有问题的药物后，情况通常可以得到改善。

### 药物的过敏反应

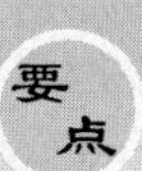


- 药物或其活性代谢产物可与蛋白质共价结合而形成免疫原。青霉素（也可形成免疫原性多聚体）是一个重要的例子。
- 药源性过敏（超敏）反应可以是抗体介导的（Ⅰ、Ⅱ、Ⅲ型）或细胞介导的（Ⅳ型）。重要的临床表现包括以下方面：
  — 过敏性休克（Ⅰ型）：许多药物可导致此类反应，最常见的死亡病例由青霉素引起；
  — 血液学反应（Ⅱ、Ⅲ或Ⅳ型）：包括溶血性贫血（如甲基多巴）、粒细胞缺乏症（如卡比马唑）、血小板减少（如奎宁）和再生障碍性贫血（如氯霉素）；
  — 肝炎（Ⅱ、Ⅲ型）：如氟烷，苯妥英；
  — 皮疹（Ⅰ、Ⅳ型）：通常是轻度的，但也可以威胁生命（如Stevens-Johnson综合征）；
  — 药源性系统性红斑狼疮（主要是Ⅱ型）：形成抗核抗体（如肼屈嗪）。

## 参考文献与扩展阅读


Bhogal N, Grindon C, Combes R, Balls M 2005 Toxicity testing: creating a revolution based on new technologies. Trends Biotechnol 23: 299-307 (*Reviews current and likely future value of new technologies in relation to toxicological evaluation*)

Bremer S, Hartung T 2004 The use of embryonic stem cells for regulatory developmental toxicity testing in vitro—the current status of test development. Curr Pharm Des 10: 2733-2747 (*Summarises requirements for an in vitro embryotoxicity test needed for regulatory toxicity testing*)

Briggs G G, Freeman R K, Sumner J Y 2001 Drugs in pregnancy and lactation, 6th edn. Williams & Wilkins, Baltimore (*Invaluable reference guide to fetal and neonatal risk for clinicians caring for pregnant women*)

Brimblecombe R W, Dayan A D 1993 Preclinical toxicity testing. In: Burley D M, Clarke J M, Lasagna L (eds) Pharmaceutical medicine, 2nd edn. Edward Arnold, London, pp. 12-32 (*Scholarly review*)

Collins M D, Mayo G E 1999 Teratology of retinoids. Annu Rev Pharmacol Toxicol 39: 399-430 (*Overviews principles of teratology as they apply to the retinoids, describes signal transduction of retinoids and toxikinetics*)

Davila J C, Rodriguez R J, Melchert R B, Acosta D 1998 Predictive value of in vitro model systems in toxicology. Annu Rev Pharmacol Toxicol 38: 63-96 (*Overviews in vitro model systems to investigate target organ toxicity, with examples of cutaneous and ocular toxicity and the role of drug metabolism in hepatotoxicity, plus use of in vitro model systems in drug development*)

Farrar H C, Blumer J L 1991 Fetal effects of maternal drug exposure. Annu Rev Pharmacol 31: 525-547 (*Reviews teratology, fetal drug effects, teratogenesis and fetal pharmacology*)

Foote R H, Carney E W 2000 The rabbit as a model for reproductive and developmental toxicity studies. Reprod Toxicol 14: 477-493 (*Discusses the use of the rabbit in developmental toxicity and teratology studies*)

Glassman A H, Bigger J T 2001 Antipsychotic drugs: prolonged QTc interval, torsade de pointes, and sudden death. Am J Psychiat 158: 1774-1782 (*Reviews mechanisms and risks of torsade and sudden death with antipsychotic drugs; the greatest risk is with thioridazine*)

Hanson J W, Streissguth A P, Smith D W 1978 The effects of moderate alcohol consumption during pregnancy on fetal growth and morphogenesis. J Paediatr 92: 457-460

Hay A 1988 How to identify a carcinogen. Nature 332: 782-783

Hinson J A, Roberts D W 1992 Role of covalent and noncovalent interactions in cell toxicity: effects on proteins. Annu Rev Pharmacol Toxicol 32: 471-510

Huff J, Haseman J, Rall D 1991 Scientific concepts, value, and significance of chemical carcinogenesis studies. Annu Rev Pharmacol Toxicol 31: 621-652

Kenna J G, Knight T L, van Pelt F N A M 1993 Immunity of halothane metabolite-modified proteins in halothane hepatitis. Ann NY Acad Sci 685: 646-661

Lutz W K, Maier P 1988 Genotoxic and epigenetic chemical carcinogens: one process, different mechanisms. Trends Pharmacol Sci 9: 322-326

Moss A J 1993 Measurement of the QT interval and the risk of QTc prolongation: a review. Am J Cardiol 72: 23B-25B

Murray M D, Brater D C 1993 Renal toxicity of the nonsteroidal anti-inflammatory drugs. Annu Rev Pharmacol Toxicol 33: 435-465

Nicotera P, Bellomo G, Orrenius S 1992 Calciummediated mechanisms in chemically-induced cell death. Annu Rev Pharmacol Toxicol 32: 449-470 (*Discusses the role of* $Ca^{2+}$ *in the early development of cell damage*)

Park B K, Kitteringham N R, Maggs J L et al. 2005 The role of metabolic activation in drug-induced hepatotoxicity. Annu Rev Pharmacol Toxicol 45: 177-202 (*Reviews evidence for reactive metabolite formation from hepatotoxic drugs such as paracetamol, tamoxifen, diclofenac and troglitazone, and the current hypotheses of how this leads to liver injury*)

Parng C 2005 In vivo zebrafish assays for toxicity testing. Curr Opin Drug Discov Devel 8: 100-106 (*Effective in vivo toxicity screening early in development can reduce the number of compounds that progress to laborious and costly late-stage animal testing. The transparent zebra fish provides accessibility to internal organs, tissues and even cells, and has emerged as a model organism for toxicity testing. Straightforward in vivo zebra fish assays can serve as an intermediate step between cell-based and mammalian testing, thus streamlining the drug development timeline*)

Pirmohamed M 2003 Drug-induced apoptosis: clinical significance. Drug Metab Rev 35: 24-24 48 (suppl 1)

Pirmohamed M 2004 Role of the immune system in idiosyncratic drug reactions. Drug Metab Rev 36: 29-29; 58 (suppl 1)

Pirmohamed M, James S, Meakin S et al. 2004 Adverse drug reactions as cause of admission to hospital: prospective analysis of 18, 820 patients. Br Med J 329: 15-19 (*There were 1225 admissions related to an adverse drug reaction. The median bed stay was 8 days, accounting for 4% of the hospital bed capacity. The projected annual cost is £466 million. Most reactions were avoidable. Drugs most commonly implicated were aspirin and other NSAIDs, diuretics, warfarin; the most common reaction was gastrointestinal bleeding*)

Plante I, Charbonneau M, Cyr D G 2002 Decreased gap junctional intercellular communication in hexachlorobenzene-induced gender-specific hepatic tumor formation in the rat. Carcinogenesis 23: 1243-1249 (*Hexachlorobenzene, an epigenetic carcinogen, induces gender-specific long-term alterations in intercellular gap junctional communication in female rat liver; this effect appears to be a critical mechanism in liver carcinogenesis and tumor promotion*)

Pohl L R, Satoh H, Christ D D, Kenna J G 1988 The immunologic and metabolic basis of drug hypersensitivities. Annu Rev Pharmacol 28: 367-387

Pumford N R, Halmes N C 1997 Protein targets of xenobiotic reactive intermediates. Annu Rev Pharmacol Toxicol 37: 91-117 (*Intrinsic versus idiosyncratic toxicity*)

Raffray M, Cohen G M 1997 Apoptosis and necrosis in toxicology: a continuum or distinct modes of cell death? Pharmacol Ther 75: 153-177 (*Essentially distinct processes with only limited molecular overlap*)

Rawlins M D, Thomson J W 1985 Mechanisms of adverse drug reactions. In: Davies D M (ed) Textbook of adverse drug reactions, 3rd edn. Oxford University Press, Oxford, pp. 12-38 (*Type A/type B classification*)

Scales M D C 1993 Toxicity testing. In: Griffin J P, O'Grady J, Wells F O (eds) The textbook of pharmaceutical medicine. Queen's University Press, Belfast, pp. 53-79 (*Thoughtful review*)

Sjostrom H, Nilsson R 1972 Thalidomide and the power of the drug companies. Penguin Books, London Svensson C K, Cowen E W, Gaspari A A 2001 Cutaneous drug reactions. Pharmacol Rev 53: 357-380 (*Covers epidemiology, clinical morpholog y and mechanisms. Assesses current knowledge of four types of cutaneous drug reaction: immediate-type immune-mediated, delayed-type immune-mediated, photosensitivity and autoimmune. Also reviews the role of viral infection as predisposing factor*)

Uetrecht J 2003 Screening for the potential of a drug candidate to cause idiosyncratic drug reactions. Drug Discov Today 8: 832-837 (*Highlights current mechanistic hypotheses of idiosyncratic drug reactions and discusses future directions in the development of better predictive tests*)

Walker D K 2004 The use of pharmacokinetic and pharmacodynamic data in the assessment of drug safety in early drug development. Br J Clin Pharm 58: 601-608 (*Pharmacokinetic profile is a factor in assessing safety during early drug development, especially in relation to safety parameters such as QT interval prolongation, where free plasma concentrations are predictive; procedures are available that allow this on the microdose scale—potential limitations are discussed*)

Weisburge J H, Williams G M 1984 New, efficient approaches to test for carcinogenicity of chemicals based on their mechanisms of action. In: Zbinden G et al. (eds) Current problems in drug toxicology. Libbey, Paris (*Scheme of classification of carcinogens*)

(薛　明　武　莉　译，孙丽娜　校，林志彬　审)

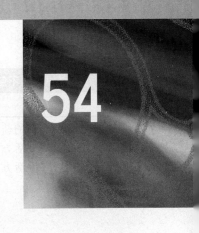

# 生活方式药和体育运动违禁药



## 概　述

生活方式药泛指非医疗用途的一类药物，包括滥用药物、用于提高运动成绩的药物以及美容用药或单纯因社交因素而使用的药物。其中许多药物也作为常规治疗用药使用，本书其他章节中已介绍了这些药的药理学知识。本章总结了非医疗用途药物的分类，并探讨了由于此类药物使用的增加而导致的社会和医学法律和伦理方面的问题。其中，将官方禁止使用的、可提高比赛成绩的生活方式药特别列出。可用于此目的的药物十分广泛，本书在其他相关章节中介绍其药理学特性，本章探讨在竞技体育中使用这类药物的一些特殊问题。

## 何为生活方式药

“生活方式药”（lifestyle drugs）是近期出现的词语，尚无准确定义。普遍为人们所接受的定义是，用于满足欲望或用于达到非健康相关目的的一类药物，或是用来解决健康与安乐边缘问题的药物。例如，抗高血压药米诺地尔（minoxidil）可用于秃发的治疗，西地那非（sildenafil）用于治疗无其他潜在病因时的勃起困难。属于主流药物的口服避孕药也可被认为是生活方式药。此类药物也指治疗由“生活方式的选择”（如吸烟、酗酒或暴食）引起“生活方式疾病”的药物，而且还有许多其他有潜在意义的药物。此类药物还包括食品添加剂和其他公众普遍选择使用的相关制品，即使没有证据表明这些制品是有效的。

## 生活方式药的分类

对所有可能归于此类的不同药物进行分类，并给出一个普遍认可的标准定义是比较困难的，而且超出了这本专著所采用的药理学分类。表 54.1 是根据 Gilbert 等（2000）和 Young（2003）的工作所总结的分类方案。这个方案包括了以往用于生活方式选择的药物，如口服避孕药，以及治疗有可能导致身体虚弱的“生活方式疾病”的药物，如用于治疗烟瘾的安非他酮（bupropion）；还包括如咖啡因、酒精等在世界范围内大量使用的药物，以及药物滥用，如可卡因和一些营养添加剂。

随着时间的推移，这些药物也可以从“生活方式药”转变为“主流药”。例如，阿托品（见第 10 章）由于可以使瞳孔放大，起初作为美容药物使用。南美洲的印第安人最初将可卡因（图 54.1）描述为生活方式药，早期的探险家这样评价可卡因：它可以“消除饥饿感，使精疲力竭的人恢复精力，并可以使忧愁的人忘掉烦恼”。后来，欧洲将可卡因作为局部麻醉药使用（见第 44 章）。现在可卡因基本上又转变为生活方式药，但可惜的是，它成为犯罪的源头，为一些非法制药厂商带来了巨额的收益。另一个经典的例子是大麻，它曾被认为（至少在西方）是纯粹的娱乐药物，但现在临床上应用其（以四氢大麻酚的形式）来缓解慢性疼痛和恶心（见第 15、43 章）。

许多被广泛使用的生活方式药由天然产物组成（如银杏提取物、褪黑激素、贯叶连翘、金鸡纳树皮提取物），药品监察部门对这些产品的生产和销售没有统一的管理，因此，这些产品组分的含量差异很大，并且其功效和安全性一般也没有经过充分的试验验证。许多药物含有的活性成分（如合成药）在产生有益作用的同时也可导致不良反应。

**表 54.1 生活方式药（不包括体育运动违禁药）**

| 类别 | 举例 | 所在章节 | 最初的临床用途 | "生活方式"用途 |
|---|---|---|---|---|
| 批准用于特殊适应证的药物，可用于满足"生活方式选择"或治疗"生活方式疾病" | 西地那非 | 30 | 勃起障碍 | 勃起障碍 |
| | 口服避孕药 | 30 | 避孕 | 避孕 |
| | 奥利司他（orlistat） | 27 | 肥胖症 | 减轻体重 |
| | 西布曲明（sibutramine） | 27 | 食欲抑制剂 | 减轻体重 |
| | 安非他酮 | 37 | 治疗尼古丁依赖 | 治疗尼古丁依赖 |
| | 美沙酮（methadone） | 41 | 治疗阿片依赖 | 治疗阿片依赖 |
| 批准用于特殊适应证的药物，但也可作为其他生活方式用途 | 米诺地尔 | 19 | 高血压 | 毛发再生 |
| | 非那雄胺（finasteride） | 24 | 前列腺增生 | 毛发再生 |
| | 阿片制剂 | 41 | 止痛 | 欣快 |
| 属于生活方式用药但临床很少使用或现已不用的药物 | 酒精 | 43 | 无 | 作为饮品广泛使用 |
| | 肉毒杆菌毒素 | 10 | 缓解肌肉痉挛 | 美容 |
| | 咖啡因 | 42 | 治疗偏头痛 | 作为饮品广泛使用 |
| | 大麻 | 15，43 | 治疗慢性疼痛和肌肉痉挛（尚待研究） | 欣快 |
| 无临床用途但用于满足生活方式需要的药物（通常为非法） | 甲撑二氧甲基苯丙胺（MDMA，"摇头丸"） | 42 | 无 | 欣快 |
| | 烟草（尼古丁） | 43 | 仅在治疗烟草依赖时作为皮肤贴剂使用 | 欣快 |
| | 可卡因（及一些处方） | 44 | 局部麻醉（基本上已不再使用） | 欣快 |
| 用于满足生活方式需要的天然产物、大部分未定活性标准和安全性 | 鱼油 | — | 很少用，或可作为营养补剂 | 广泛应用于多种情况 |
| | 维生素C | — | 很少用，或可作为营养补剂 | 广泛应用于多种情况 |
| | 褪黑激素 | — | 无 | 广泛应用于多种情况 |
| | 许多草药和其他制剂 | — | 无 | 广泛应用于多种情况 |

(After Gilbert et al. 2000 and Young 2003.)

## 体育运动违禁药

尽管官方禁止，但用于提高运动成绩的药品仍被广泛使用。世界反兴奋剂组织（The World Anti-Doping Agency，http：//www.wada-ama.org）每年都会公布一份最新的禁用药物名单，列出了男女运动员在比赛期间和非比赛期间均不得使用的药物。药物检测主要依据严格规程对血样或尿样进行分析，并且要求化学分析（主要依赖于气相色谱/质谱或免疫测定技术）必须在有认证的实验室进行。

表54.2总结了体育比赛中禁用药的主要类别。为了增加赢的机会，运动员很容易违规使用各种各样的药物来提高成绩，但应强调的是，通过对照试验证

明，服用这些药物而真正能够提高运动成绩的例子很少，实际上许多类似的试验结果是阴性的。然而，运动成绩略微的提高（通常为1%甚至更少）是难以通过试验测量到的，但却能区分出输赢；并且，运动员和教练的竞技状态比科学试验更重要。

以下简要列出了一些较为重要的常用药物。如需参考更加全面的内容，见 British Medical Association（2002）以及 Mottram（2005）。

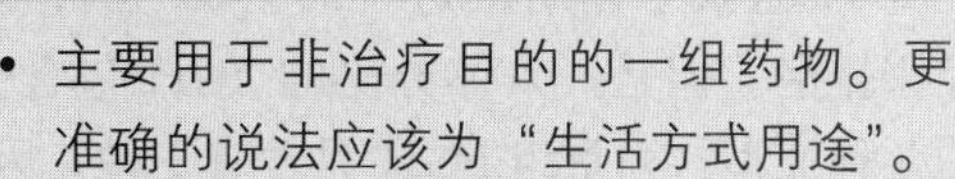

生活方式药

要点

- 主要用于非治疗目的的一组药物。更准确的说法应该为“生活方式用途”。
- 包括处方药，如西地那非，以及酒精和咖啡因等物质，“合成的”甾体类物质和多种营养制剂。
- 与“非疾病”概念相关联。
- 是医药市场中一个正在兴起的领域。
- 常通过互联网或药品直销市场来吸引消费者的注意。

## 同化类固醇

同化类固醇（见第30章）包括一大类具有类似睾酮样作用的化合物，其中包括约50种已上禁药名单的药物。新型的化学衍生物（人工合成的类固醇）不断出现，并且这些衍生物被非法地提供给运动员，成为负责鉴定和检测这些化合物的药品监察部门的一个长期问题。进一步的问题在于某些禁用药物是人体内源性物质或其代谢产物，这就使得证明这些物质是否是来源于非法服用的药物变得很困难。同位素比率技术是基于内源性和外源性类固醇的$^{12}C:^{13}C$的比率存在轻微的差异，从而可以分析、区别这两类物质。

同化类固醇能发挥长效作用，可在整个训练过程中而不是在竞赛期间应用，因此，竞赛外的检测是非常必要的。

尽管应用同化类固醇的同时结合训练和高蛋白质摄入确实能提高肌肉量和体重，但几乎没有证据能证明对于肌肉力量的增强或比赛成绩的提高，药物的作用超过了训练效果。另一方面，这些药物具有明显的长期副作用，包括男性不育、女性男性化、肝和肾肿瘤、高血压和心血管风险的增高，以及青春期骨骼早熟引起的不可逆的生长停止。同化类固醇能使人感到身体健壮、攻击性增强，有时能发展为真正的精神疾病。停药后常发生抑郁，有时可导致长期精神疾病。

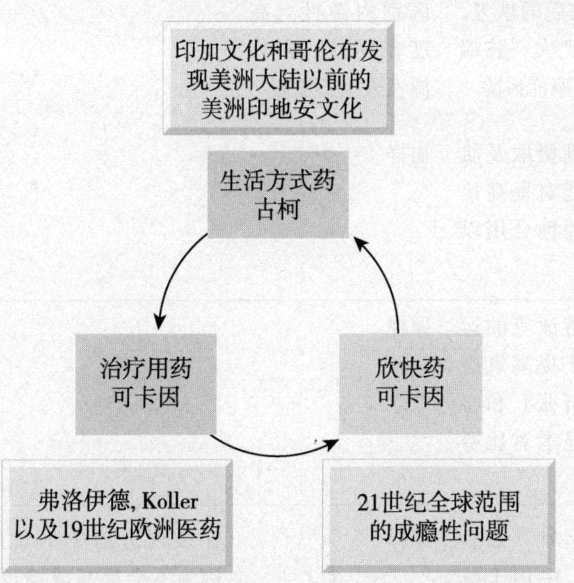


**图 54. 1 可卡因：生活方式药，治疗用药和现代欣快药。**

近年来，在运动员中开始有人使用β-受体拮抗药克仑特罗（clenbuterol）（见第11章）。克仑特罗能产生与雄性类固醇激素相似的合成代谢反应，但机制未明，其不良反应明显较其他药物轻微。克仑特罗可在尿样中被检出，在体育比赛中是禁用的。

尽管同化类固醇具有明显的生理作用，但很少有证据表明它能提高运动成绩。

## 人生长激素

重组人生长激素（human growth hormone，hGH；见第28章）问世后即为运动员所使用。hGH常用于治疗内分泌紊乱，但由于该类药物必须注射使用，因此可能造成传播感染的风险，如AIDS和肝炎等。人生长激素的作用与同化类固醇相似，有报道称hGH可使人产生一种类似健康的感觉，并且不会伴有攻击性及性发育和性行为的改变。hGH可增加身体非脂肪部分的重量，并减少体内脂肪，但其对肌肉力量和运动成绩的作用仍不明确。据称它可提高组织损伤后的恢复速度，随后可进行更强的日常训练。

hGH主要的不良反应是肢端肥大症，能引起颌增大及手指增厚（见第28章），也可能引发心脏肥厚和心肌病，并可能增加患癌症的风险。

生理上hGH的分泌是波动式的，所以正常情况下其血浆浓度范围很宽，这就给检测药用 hGH 带来了困难。hGH 血浆半衰期很短（20～30 分钟），仅有痕量经尿排泄。但是，人体分泌的 hGH 包含分子量不同的 3 种亚型，而重组 hGH 只含有 1 种，因此，测定 3 种亚型的相对含量可以检测是否使用了外源性的 hGH。

生长激素部分依靠肝释放的胰岛素样生长因子而发挥作用，并且，运动员已经开始使用胰岛素样生长因子。

另一种是可以促进红细胞产生（见第 22 章）的激素——红细胞生成素（erythropoietin），注射数日或数周即可提高红细胞数，从而提高血液的运氧能力。重组红细胞生成素的开发使其应用变得更为广泛，并且使用后难以检测到；可增加神经系统疾病和血栓形成的风险。

**表 54.2 体育运动违禁药**

| 药物类别 | 举例 | 作用 | 检测 | 说明 |
|---|---|---|---|---|
| 合成代谢类 | 雄性类固醇（睾酮、诺龙及其他；见第 30 章） | 主要是增加肌肉发育，提高攻击性。有严重的长期不良反应（见正文部分） | 尿样或血样 | 许多为内源性化合物，因此，要注意的是明显不在生理范围内的结果 |
| | 克仑特罗（见第 11 章） | 具有合成代谢作用和 $\beta_2$-肾上腺素受体激动作用，能提高肌肉力量 | | 运动员有时使用人绒毛膜促性腺激素来促进雄激素分泌 |
| 激素及相关物质 | 红细胞生成素（见第 22 章） | 增强红细胞生成和氧的运输。增加血液黏度，引发高血压和增加卒中及冠心病的危险。主要用于耐力运动 | 血浆半衰期短，难以检测 | 可以应用其他血浆标记物检测药用红细胞生成素。“注血瘾”（提前取出 1～2L 血液，在比赛前进行自身血液回输）具有相似作用，甚至更加难以检测 |
| | 人生长激素（见第 28 章） | 增加非脂肪体重并减少机体脂肪。可加速组织损伤后的恢复。不良反应包括心脏肥大、肢端肥大、肝损伤、增加癌症风险 | 血液检测。难以区别内源性（高度多样性）和外源性人生长激素 | — |
| | 胰岛素（见第 26 章） | 有时用于促进葡萄糖摄取及肌肉能量的产生。可能对提高比赛成绩无效（与葡萄糖合用以防止发生低血糖） | 血样 | — |
| $\beta_2$-肾上腺素受体激动药（见第 11 章） | 沙丁胺醇及其他药物 | 被赛跑、自行车、游泳等的运动员使用。目的在于提高氧摄入量（通过支气管舒张）和心脏功能。对照研究显示对比赛成绩没有提高作用 | 尿样 | — |
| β-肾上腺素受体拮抗药（见第 11 章） | 普萘洛尔等 | 在一些“精确”的运动（如射击、体操、跳水等）中用于减少震颤和焦虑 | 尿样 | 在多数运动中不禁用，因为不会提高成绩反而会阻碍比赛水平 |

续表

| 药物类别 | 举例 | 作用 | 检测 | 说明 |
|---|---|---|---|---|
| “兴奋剂”（见第 42 章） | 麻黄碱及其衍生物<br>苯丙胺<br>可卡因<br>咖啡因 | 许多研究显示在非耐力运动中（如短跑、游泳、田赛等）对肌肉力量和比赛成绩有轻微的提高作用 | 尿样 | 与同化类固醇同为应用最广泛的一组药物 |
| 利尿药（见第 24 章） | 噻嗪类、呋塞米 | 主要用于称重前迅速减轻体重。通过稀释作用也用于掩饰尿中存在的其他药物 | 尿样 | — |
| 麻醉性镇痛药（见第 41 章） | 可待因、吗啡等 | 用于受伤后的镇痛 | 尿样 | — |

## 兴奋剂

在这类药物中，主要被运动员使用并被官方禁用的品种有：麻黄碱和甲麻黄碱（methylephedrine）；不同类型的苯丙胺及类似药物，如芬氟拉明（fenfluramine）和哌甲酯（methylphenidate）；可卡因以及其他多种 CNS 兴奋剂，如尼可刹米（nikethamide）、阿米苯唑（amiphenazole）和士的宁（strychnine）（见第 42 章）；也有人使用咖啡因。

一些研究已表明，与甾体类药物不同，这些药物能在一些比赛中提高成绩，如短跑、举重，并且在实验条件下可显著增强肌肉力量并减轻肌肉疲劳。与生理作用比较，兴奋剂对心理方面的作用可能更为重要。令人惊讶的是，较之其他更加强力的兴奋剂，咖啡因在提高肌肉能力方面表现出了更加持久的作用。

在一些耐力竞赛中，服用苯丙胺类和麻黄碱样药物已导致若干运动员死亡。主要原因为：冠状动脉功能不全伴随高血压，体温过高伴随皮肤血管收缩，脱水。

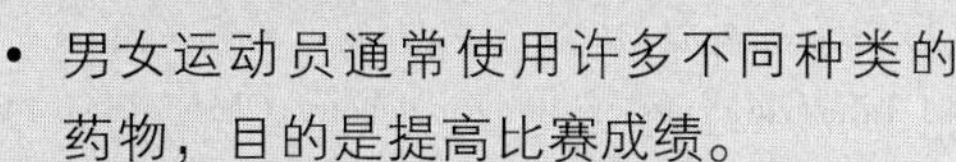


- 男女运动员通常使用许多不同种类的药物，目的是提高比赛成绩。
- 主要使用的药物类型：
  — 同化激素类药，主要是雄性类固醇和克仑特罗；
  — 激素，特别是红细胞生成素和人生长激素；
  — 兴奋剂，主要是苯丙胺、麻黄碱衍生物及咖啡因；
  — β-肾上腺素受体拮抗药，用于降低在“精确”运动中的焦虑和震颤。
- 官方禁止在体育比赛中使用药物——在大多数情况下，在比赛期间和赛外均被禁用。
- 检测主要依赖于对尿样和血样中的药物及其代谢产物的分析。难以对内源性激素类药物的滥用进行检测，如红细胞生成素、生长激素和睾酮。
- 一些对照研究已最大限度地证明了药物不能提高运动成绩。同化激素类药物能增加体重和肌肉体积，但并不明显增加力量。兴奋剂的作用是在心理上而不是生理上。

## 结　论

近期对生活方式药的争论是广泛且长期存在的问题的一个方面，即“疾病”的本质是什么？医学在试图缓解非病理性疾病所导致的人类痛苦、功能障碍，或在提高健康人的幸福感时应该做到何种程度？有关这些问题的讨论内容已超出了本书的范围，但是可以从本章最后列出的参考文献中找到。

有一些理由可以解释使用生活方式药（不论我们如何去定义）的现象为什么越来越受到人们的关注。互联网使人们更加容易得到健康相关的信息，并且，一些国家的制药企业直接对公众发布药品广告，这的确促使人们对药品的需求持续增加，也因此促使制药商研发更多的生活方式药。也有一些患者不顾某些特殊药物的巨额花费及其效用而道听途说地进行宣扬，给药监部门和社会医疗系统的保健部门造成了很大难题。

从药理学角度公正地说，用于提高运动成绩的药物会带来很多风险，并且其有效性也令人怀疑。这些药物逐渐盛行，反映了与推广、介绍生活方式药相同的社会驱动力：既希望改善人们的体质，使其不易受疾病伤害，又不考虑与效果和风险相关的科学证据。

## 参考文献与扩展阅读


### 生活方式药

Atkinson T 2002 Lifestyle drug market booming. Nat Med 8：909 (*Interesting comments on the financial value of this sector*)

Flower R J 2004 Lifestyle drugs：pharmacology and the social agenda. Trends Pharmacol Sci 25：182-185 (*Accessible review that enlarges on some of the issues raised in this chapter*)

Gilbert D，Walley T，New B 2000 Lifestyle medicines. Br Med J 321：1341-1344 (*Short but focused review dealing mainly with the clinical implications of the 'lifestyle medicine' phenomenon*)

Lexchin J 2001 Lifestyle drugs：issues for debate. CMAJ 164：1449-1451 (*Excellent review highlighting many important issues*)

Walley T 2002 Lifestyle medicines and the elderly. Drugs Aging 19：163-168 (*Excellent review of the whole area and its relevance to the treatment of the elderly*)

Young S N 2003 Lifestyle drugs，mood，behaviour and cognition. J Psychiatry Neurosci 28：87-89

### 体育运动违禁药

British Medical Association 2002 Drugs in sport：the pressure to perform. BMJ Publications，London (*Useful coverage of the whole topic*)

Mottram D R (ed) 2005 Drugs in sport，4th edn. Routledge，London (*Comprehensive description of pharmacological and regulatory aspects of drugs in sport，with balanced discussion of evidence relating to efficacy and risk*)


（薛 明 刘 蕴 译，李宇航 校，杨宝学 审）

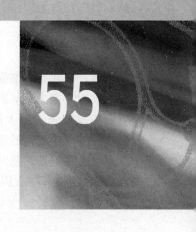

# 55 生物药学与基因治疗



## 概　述

在对基因的理解以及基因操作技术不断进展的基础上，本章将对两个治疗概念进行探讨。生物药学是一个广义概念，指核酸、工程蛋白质以及抗体在医学中的应用。而基因治疗特指应用核酸来改造细胞以预防、缓解或者治愈疾病。两者中，前者的价值已经在临床应用中得以证明，而后者仍然没有获得批准的产品出现。但是，现在已经有很多基因治疗项目正在进行试验，只要最后的技术难关得以解决，其应用前景将是巨大的。本章除了介绍一些中心概念外，还将探讨与这些治疗相关的技术问题、安全性问题，并回顾到目前为止所取得的进展。

## 引　言

“分子生物学革命”起源于20世纪50年代DNA结构的发现，其后，细胞生物学的进展为我们提供了可以在治疗实践中有效应用的操作细胞遗传物质的知识和能力。分离出目的基因，使其在体外表达以生产出那些难以人工合成的有用的蛋白质的设想，或者直接将基因导入到机体中使其合成一些重要的细胞组分的更为大胆的设想，使得这一领域得以爆炸性地飞速发展。

生物药学（考虑到本章的目的，现将遗传工程蛋白质也包含进来）是治疗学中已经认识很透彻的一部分，在本书的其他章节也有相关内容（例如第14章“人单克隆”抗肿瘤坏死因子抗体）。在这个领域仍然有许多问题需要解决，而不仅仅是生产成本，但是这一技术已经建立并且成熟得很快。Walsh在2004年回顾这个领域时，已经注意到在之前的一年里，全世界已经批准了140种生物药剂，并且有2.5亿患者使用这些产品，共花费300亿美元。

虽然这两种方法有着相同的基本概念和技术，但是基因治疗所面临的挑战更加巨大。然而，这一理念所具有的巨大吸引力给它的发展带来了巨大的资源（公共的以及私人的）。产生吸引力的主要原因如下：首先，这一方法为根除单基因疾病（如囊性纤维化病和血红蛋白变异等）给全世界许多患者造成的痛苦带来了可能。其次，在其他更加常见的情况下（包括恶性变、神经退行性变和感染等），遗传因素也具有很重要的作用。正如本书读者感受到的，对于上述疾病来说，传统治疗方法是非常不够的，因此一个全新方法的产生具有巨大的吸引力。最后，即使对于那些与遗传完全不相关的疾病来说，控制基因表达的能力也将为疾病的治疗带来革命性的变化。

专家强调“基因治疗革命的概念已经明确”——那么治疗方法呢？困难当然是存在于细节中：

- 药代动力学，将基因导入到适当的靶细胞
- 药效学，目的基因表达的可控性
- 临床有效性和长期的可行性

但是，最根本的障碍也许在于基因导入；这方面，现代病毒学促进了技术发展：借助病毒可以把功

能核酸导入哺乳动物细胞。原理十分简单，而潜在的回报（人道主义方面，科学和商业方面）如此巨大，不可避免地带来了巨大的期待，而同样不可避免的是，在没能取得实际的进展时给人以挫折感。

广泛的共识是，基因治疗应当针对体细胞，而那些改变生殖细胞 DNA 因而可能影响后代的治疗应用应当被延迟。

## 生物药学

首先我们考虑将蛋白质作为药物来使用。当然这并不是一种新设想；从动物胰腺组织（见第 26 章）提取的胰岛素，以及从人尸体脑垂体提取的人生长激素（见第 28 章），是首先用于治疗学的蛋白质，也是多年来治疗激素缺陷疾病的唯一选择。但是仍存在一些问题：第一，提取困难并且产量低；第二，就胰岛素来说，动物激素注射到人体可以引起免疫反应；第三，总有跨物种传染和人与人之间传染的危险。20 世纪 70 年代，发生了使用从尸体中生产的人生长激素治疗后，患者发生克雅病（Creutzfeldt - Jakob disease）的事件（见第 35 章），使得这一问题成为焦点。通过追查，发现这一严重事件是由供体的脑垂体朊病毒感染引起的。遗传工程技术的出现为这些问题的处理提供了新的方法。

**生物药学和基因治疗：定义和潜在应用**

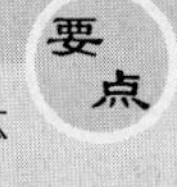


- 生物药包括用作药物的蛋白质、抗体（和寡核苷酸）
  — 第 1 代生物药主要是通过 DNA 重组技术仿制的内源性蛋白质或抗体；
  — 第 2 代生物药通过工程技术改善蛋白质或抗体的性质。
- 应用：
  — 治疗用单克隆抗体；
  — 重组激素。
- 基因治疗是改变细胞基因来防止、减轻或治疗疾病。
- 潜在应用：
  — 单基因疾病的根治（例如囊性纤维化病和血红蛋白变异）；
  — 改善有或没有遗传因素的疾病，包括许多恶性变、神经退行性变和传染疾病。

### 蛋白质和多肽

现在使用的生物药通常分为“第 1 代”或“第 2 代”。第 1 代生物药通常是将人类基因转染到合适的表达系统（高产率产生蛋白质的细胞系）中来复制、生产人类激素或者其他蛋白质，通过收获和纯化即可使用的重组蛋白质。第 1 个用这种方法生产的试剂是 1982 年获得的人重组胰岛素；其他见表 55.1。

第 2 代生物药是被基因工程改造过的药物，要么是在转染之前对基因进行改造使蛋白质的结构有所改变，要么是对纯化后的终末产物进行改造；这些改造一般都是为了改善蛋白质的活性。该类中首先市场化的是经过设计使作用更快或者更持久的人胰岛素，其他例子见表 55.1。第 3 代生物药将是那些为了实现特定的生物学功能而从头设计的蛋白质。这一技术仍然有待继续发展。

### 生产中的问题

与任何重组蛋白质的生产都相关的问题有几个，其中最大的问题是表达体系的选择。许多重组蛋白质在细菌体系表达（例如大肠杆菌），因为菌种生长快并且普遍便于操作。缺点是它们可能包含细菌内毒素，在用于患者前必须小心翼翼地除去，而且细菌细胞不能与哺乳动物细胞完成相同类型的翻译后加工（例如糖基化）。如果蛋白质的作用恰好取决于这个修饰就将带来困难。为克服这些问题，哺乳动物细胞如中国仓鼠卵巢（CHO）细胞也被用作表达体系，但产量又成为常见的问题。这样的细胞培养需要更小心，细胞生长缓慢并且生成的产物较少，所有这些问题造成最终医疗费用的增加。

然而，通过许多新涌现的技术可以改革生产过程。利用植物产生重组蛋白质具有相当大的吸引力（Daniell 等，2001；Fischer 等，2004）。几种植物都很有希望，包括烟草，可以很容易地利用烟草花叶病毒作为载体将人们感兴趣的基因转染到植物；植物生长迅速（产量高）并且有许多其他优点。已经开始受到关注的有食用植物，例如莴苣和香蕉，其优势是在植物表达的某些口服有活性的蛋白质（例如疫苗）可以直接食用，不需纯化。有几个蛋白质已经在应用植物进行生产，另外一些正在进行临床试验。

另一个技术是利用转基因牛，可以增加人重组蛋白质的产量。一头乳牛每年可以生产大约 10 000 L 的牛奶以及一些被引入基因组的重组蛋白质，在对其他牛乳蛋白质进行调控的启动子的作用下可以获得高达 1g/L 的产量（Brink 等，2000）。

## “工程”蛋白质

有多个方法可以在表达前对蛋白质进行改造。改变蛋白质编码基因的核苷酸序列可用于单一氨基酸或多肽链整个区域的改造。另外，可以通过添加其他化学基团在表达后对蛋白质进行改造，例如聚乙二醇（PEG），这可改变蛋白质在体内的性能。有充分的理由说明在表达前对蛋白质进行基因工程改造具有多种优势：

- 改变药代动力学性质
- 产生新的融合蛋白质或其他蛋白质
- 减少免疫原性

改变重组蛋白质的药代动力学性质有很多优势。例如，改变人胰岛素的结构，给糖尿病患者提供一种在储存时不自我缔合，因而作用更快、更易于管理的激素。将 PEG 附加到分子上进行 PEG 化能延长血中蛋白质的半衰期。翻译后加工的方法已经应用于某些人激素，例如重组生长激素、干扰素以及其他分子。延长半衰期不仅方便了患者，还可以减少治疗的总成本，而采用这类治疗时经济因素是很重要的。

基因工程可将两个或者多个蛋白质表达为由单一多肽链构成的融合蛋白，它们之间有时会插入短的连接链。一个例子是用于治疗类风湿性关节炎及其他疾病的依那西普（见第 14 章），由肿瘤坏死因子的配体结合域与人类免疫球蛋白 G 抗体的 Fc 结构域相连组成，后一个组分可延长其在血液中的存在时间。关于通过基因工程方法减少免疫原性的细节见下文。

## 单克隆抗体

尽管抗体已经用于临床（并且仍然将继续应用）以产生被动免疫，但是其生产和使用过程中许多固有的缺点限制了它的应用。通常，抗血清从被免疫的人血中（例如抗破伤风血清）或从用抗原免疫的动物血中获得（例如失活的蛇毒素），将它们转化为含有高水平特异抗体的血清，可在临床中用于中和患者血液中的病原体或其他危险物质。

这一制备方法得到的是多克隆抗体——来自对特异抗原作出反应的全部浆细胞克隆的抗体混合物，它们的实际组分和疗效随着时间不断变化，并且显然受到一次能够采集到的血量的限制。1975 年提出了一种方法，将免疫小鼠得到的特定淋巴细胞克隆与永生化的肿瘤细胞融合产生永生化的杂交瘤细胞，这是第一种可以高丰度产生特定单克隆抗体的离体方法。因为这些杂交瘤是永生的，细胞系可以被永久保存并无限扩增，同时仍然保持产物的完整性。

**表 55.1　一些第 2 代生物药剂**

| 改变类型 | 蛋白 | 适应证 | 改变原因 |
|---|---|---|---|
| 改变氨基酸序列 | 胰岛素 | 糖尿病 | 激素作用更快 |
| | 组织型纤维蛋白溶酶原活化剂类似物 | 血栓溶解 | 循环半衰期更长 |
| | 干扰素类似物 | 抗病毒 | 抗病毒作用更强 |
| | Ⅷ因子类似物 | 血友病 | 分子更小、活性更强 |
| | 白喉毒素-白介素-2 融合蛋白 | T 细胞淋巴瘤 | 对适当的细胞有靶毒性 |
| | 肿瘤坏死因子受体-人免疫球蛋白 GF。融合蛋白 | 类风湿病 | 抑制肿瘤坏死因子，半衰期长 改变糖类残基 |
| 改变糖类残基 | 葡萄糖脑苷脂酶 | 戈谢病 | 促进吞噬细胞摄取酶 |
| | 红细胞生成素类似物 | 贫血 | 延长半衰期 |
| 与聚乙二醇共价连接 | 干扰素 | 丙型肝炎 | 延长半衰期 |
| | 人生长激素 | 肢端肥大症 | 延长半衰期 |

(Modified from Walsh，2004.)

### 第 1 代单克隆抗体

与上面提到的蛋白质产品一样，单克隆抗体可被分为第 1 代或第 2 代。第 1 代单克隆抗体是鼠源单克隆（或是其片段），它有几个缺点：作为鼠源蛋白，1/2～3/4 的受试者会出现免疫反应；其他限制因素还有循环半衰期短，鼠抗体不能激活人补体。

嵌合或人源化单克隆抗体的使用解决了一些问题，它们分别代表对单克隆抗体所进行的基因工程改造的不同程度。图 55.1 显示了这一改造是如何完成的，抗体分子包括恒定区（Fc）和抗体结合区（Fab），位于抗体结合区的高度可变区可以识别和结合抗原。嵌合的单克隆抗体由鼠 Fab 序列和人 Fc 序列的 cDNA 编码并融合而成，它极大（约 5 倍）地延长了血浆半衰期，改善了抗体激活人防御机制的活性。更大的进步（现在首选的方法）是除高度可变区外用人的 Fc 和 Fab 序列取代鼠的序列，由此得到的分子本质上是含有鼠源抗体结合位点的人单克隆抗体。抗癌单克隆抗体曲妥单抗（赫赛汀；见第 51 章）就是一种治疗用抗体，其他见表 55.2。

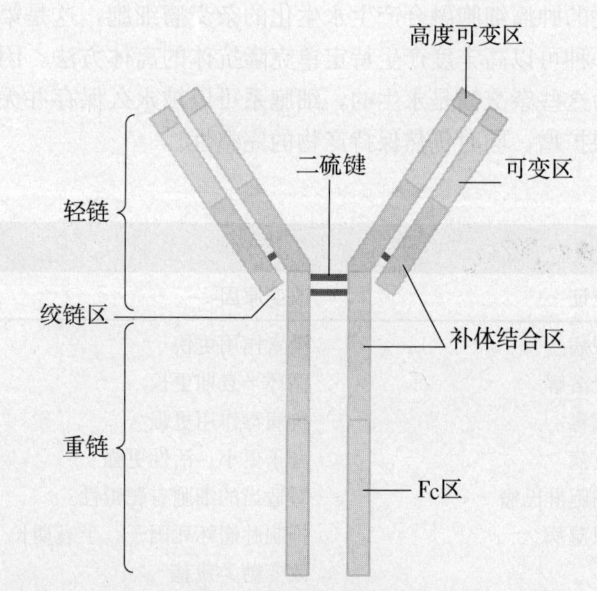


**图 55.1 嵌合和人源化单克隆抗体的工程产物。**Y 型抗体分子有两个主要结构域：Fc 区（恒定区）和 Fab 区（抗体结合域）。Fab 区（Y 的两个臂）的高度可变区可与抗体结合。嵌合型抗体是通过改变和剪接基因序列产生人的同等物以取代鼠的 Fc 区形成的。人源化抗体，仅有鼠的高度可变区，其余与人的同源。（After Walsh，2004.）

## 基因治疗方法

### 基因导入

重组核酸导入靶细胞，可以看做药物分布的一个特例，是基因治疗成功的关键。核酸必须穿过细胞外间隙、胞浆、核膜，最终整合到染色体上。因为 DNA 负电性较强且单个基因的分子量约是常规药物的 10 000 倍，所以基因治疗的研发与常规药物研发相比，在进程上有着很大的不同。

在选择导入系统时应注意以下几项内容，包括：

1. 导入系统的能力（如 DNA 承载量）；
2. 转染效率（如转染细胞数）；
3. 转染材料的寿命（取决于细胞类型）；
4. 组织安全性，对病毒导入系统尤其重要。

人们着重研究了病毒系统（表 55.3），认为它有希望成为将来最优的基因导入系统。

基因导入患者体内主要有两种策略：体内途径和体外途径。体内途径就是将含有治疗用基因的载体注射入患者体内，可通过静脉注射（要求对器官和组织具有靶向作用），也可直接注射入靶器官（如癌组织）。体外途径采取首先把靶细胞（如骨髓干细胞、外周血干细胞、横纹肌活检得到成肌细胞）从患者体内移出，转染重组载体后注射回机体内的策略。

理想的载体，应该既安全又具有高的转染率（即可高效率地把治疗基因导入靶细胞），同时还应具有表达选择性：只表达靶细胞中的治疗用蛋白，而不表达病毒载体的蛋白。假如导入了基因的细胞可以较长时间存活，理想状态下，载体也应该可以持续表达，这样可以避免重复治疗。后者在一些组织中可能是一个问题。例如，囊性纤维化病是一种常染色体隐性疾病，是由于气道上皮细胞膜上缺乏一种被称作囊性纤维化跨膜转运调节因子（CFTR）的氯离子通道而发生的功能紊乱。气道上皮细胞持续死亡并被其他细胞替代，故即使 CFTR 基因稳定地转染了上皮细胞，也仅暂时满足需要；除非把基因导入到干细胞里，否则这个问题无法解决。相同的问题也存在于其他持续更新的细胞内，如胃肠上皮细胞和皮肤细胞。

### 病毒载体

现在的许多基因导入策略都试图利用病毒对感染

细胞转录系统的干扰作用以及它们（在一些情况下）将自身基因整合到宿主基因组的能力。然而这种方法也存在许多现实问题，如病毒侵入人体细胞的方式一直在进化，人类的免疫系统和阻碍病毒入侵的能力也一直在进化。虽然这在某种角度上让人有些懊恼，但出于安全的考虑也不失为一个好消息。

### 逆转录病毒

干细胞的研究使逆转录病毒引起人们的兴趣。因为它可以整合入宿主 DNA 并随之复制，从而使治疗用基因可以随着细胞分裂输送到子代细胞中。然而，逆转录病毒插入染色体是随机的，所以这样做可能有破坏作用。由于几乎没有特异性，在体内实验中逆转录病毒可以感染生殖细胞或非靶细胞，产生人们不希望的效应。由于这个原因，逆转录病毒主要用于体外基因治疗。

自然发生的逆转录病毒的生命周期可以被利用于开发有用的基因治疗载体（图 55.2）。人们希望将来能够改变逆转录病毒的外膜以增加其感染特异性，以便全身给药时仍可以靶向治疗目标细胞群。其中一个例子就是利用人类水泡性口膜炎病毒的外膜蛋白取代非病原载体（如鼠白血病病毒）的外膜蛋白，从而特异性感染人类上皮细胞。大多数逆转录病毒载体不能穿透核膜，因为细胞分裂时核膜发生溶解，所以这种载体仅可以感染分裂细胞而不能感染非分裂细胞，如成熟的神经元。

### 腺病毒

腺病毒载体之所以受到欢迎是因为其具有高的转基因表达率。它可以将所携带基因带入宿主细胞核，但与逆转录病毒不同，它不会插入宿主细胞基因组，所以不会延长转染细胞的生命周期。这种特性决定了尽管其效应短暂，却排除了对细胞其他基因功能的干扰以及致癌可能性。因为这些有用的特性，腺病毒载体已被用于体内基因治疗。这些载体在病毒的基因组基础上删除了某些基因，失去了复制的能力却可以在宿主细胞内大量转染，同时删除基因的位置为治疗基因的插入提供了空间。

**表 55.2 一些第 2 代治疗用单克隆抗体**

| 抗体 | 类型 | 靶点 | 应用 |
|---|---|---|---|
| 英夫利昔单抗 | 嵌合单克隆 | 肿瘤坏死因子 | 克罗恩病，类风湿病 |
| 阿达木单抗 | 人重组单克隆 | 肿瘤坏死因子 | 类风湿病 |
| 曲妥单抗 | 人源化单克隆 | 表皮生长因子受体 | 乳腺癌 |
| 帕利珠单抗 | 人源化单克隆 | 呼吸道合胞病毒 | 幼儿呼吸道感染 |
| 奥马佐单抗 | 人源化单克隆 | 免疫球蛋白 E | 免疫球蛋白 E 介导的哮喘 |
| 巴利昔单抗 | 嵌合单克隆 | 白介素-2（α 链） | 肾移植排斥 |

(Source: Walsh 2004 and British National Formulary.)

**表 55.3 基因治疗的导入系统**

| 载体 | 优点 | 缺点 |
|---|---|---|
| 脂质体 | 无病毒 | 低效，有时有细胞毒性 |
| DNA 盒 | 无病毒 | 低效，表达短暂 |
| 单纯疱疹病毒 I | 传染性强，表达持久 | 不能与宿主 DNA 整合，细胞毒性，难处理 |
| 腺病毒 | 在上皮传染性强 | 免疫原性和短效性 |
| 腺伴随病毒 | 稳定 | 低容量，需要辅助病毒 |
| 逆转录病毒 | 有效，永久 | 低容量，不稳定，必须整合到宿主 DNA |

(After Wolf & Jenkins, 2002.)

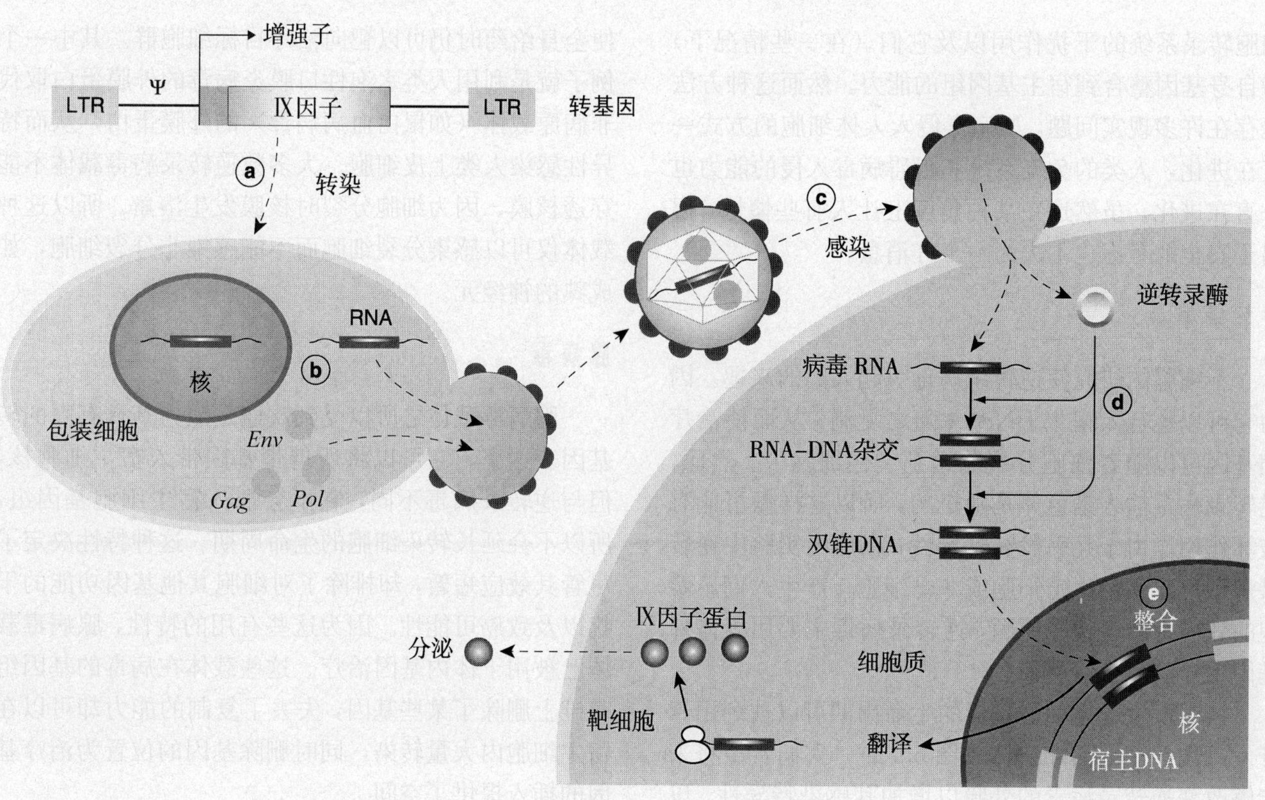


**图 55.2 逆转录载体制备原理。**载体链中的转基因（例如Ⅸ因子基因）被转入包装细胞（a），在其中被整合到核染色体；转录产生载体 mRNA（b），其被装配到逆转录病毒载体，从包装细胞释放，然后感染靶细胞（c）。病毒编码的逆转录酶（d）把载体 RNA 变为 RNA-DNA 杂交体，然后形成双链 DNA，被整合到靶细胞基因组（e）。该过程可转录和翻译生成Ⅸ因子蛋白。LTR：长末端重复序列；*Env*，*Gag*，*Pol* 是反转录病毒的 3 个结构基因。（Redrawn from Verma I M，Somia N 1997 Nature 389：239—242.）

最早使用的一个腺病毒载体去掉了被称作 E1 的生长控制区。这个缺陷病毒被放入具有 E1 功能的细胞内生长。重组病毒感染带有质粒的靶细胞，而质粒携带有治疗基因、基因表达盒以及腺病毒的部分基因，这些基因与 E1 缺陷腺病毒基因组骨架间的重组产生了可编码目的基因的载体重组病毒。这种方法似乎有更加广阔的应用前景，并用细胞系和疾病动物模型得到证实，但应用于人体（如囊性纤维化病患者）得到的结果却是令人失望的。主要的问题是低剂量只产生低转染率，而高剂量又会引起感染、宿主免疫、基因表达时限短等问题。而且，由于中和抗体的产生使治疗无法重复进行。故近期有人试图突变或者去除其较强的免疫原性来改善腺病毒载体。

### 其他病毒载体

研究中的潜在病毒载体包括腺伴随病毒、疱疹病毒和减毒的人免疫缺陷病毒（HIV）。腺伴随病毒可与宿主 DNA 结合，但除非细胞感染腺病毒，否则不被激活。与其他的载体相比，其免疫原性较弱。但是很难大量生产，且不能被用于装载大的转基因产物。疱疹病毒不与宿主 DNA 结合，可长期寄居于神经组织，在神经系统疾病的治疗中有望产生特殊应用。艾滋病病毒与大多数逆转录病毒不同的是，它可以感染非分裂细胞如神经元。人们已具备把艾滋病病毒控制复制的基因去除或用其他基因取代之的能力，换句话说，把控制艾滋病病毒穿过核膜的基因导入其他非致病逆转录病毒中已不是空谈。

## 非病毒载体

### 脂质体

非病毒载体包括一种脂质体变体（见第 7 章）。质粒（直径大约 2 μm）由于太大而不能包装入常规脂质体（直径 0.025～0.1μm）。另一种由带正电的脂质组成的大颗粒载体（脂质复合体），可以与带负电的细胞膜和 DNA 作用，增强其入核及与宿主染色体结合的能力。该载体已应用于人白细胞抗原 HLA-B7、白细胞介素-2 和 CFTR 的基因治疗。由于其转染效率低于病毒，现在尝试在细胞外膜整合各种病毒信号蛋白（如膜融合蛋白）以克服这一弱点。将其直接导入实体肿瘤（例如黑素瘤、乳腺癌、肾癌和结肠癌）可达到较高的局部浓度。

#### 微　球

以延胡索酸和癸二酸为原料的二元共聚物生成的可生物降解的微球也可装载质粒 DNA。这种方法生成的含有细菌 β-半乳糖苷酶活性质粒的剂型给大鼠口服可被全身组织吸收，在大鼠的肝脏表达该细菌酶，提示了口服途径进行基因治疗的可能性！

#### 质粒 DNA

令人惊讶的是，似乎质粒 DNA 本身（裸 DNA）就可以进入某些细胞的核并进行表达，但当被包装入载体时其转染效率反而降低。该 DNA 无病毒复制的危险，且通常不产生免疫原性（尽管全身性红斑狼疮患者有针对 DNA 的自身抗体产生），但它却不能靶向进入感兴趣的细胞。现在人们对于这一发现非常感兴趣，试尝使用裸 DNA 制备疫苗，因为即使是十分少量的异种蛋白也可以促进免疫反应的发生。利用这种技术生成的流感疫苗已进入临床研究阶段，更多的、但需要长期研究的目标是针对疟原虫、结核杆菌、幽门螺杆菌、衣原体和肝炎病毒等的疫苗。

### 基因表达的调控

要想实现基因治疗的所有潜力，只将基因选择性导入感兴趣的靶细胞，并维持其产物的一定量表达显然是远远不够的，更艰难但也必须做到的是控制基因的活性。历史上，这个想法来源于对人类血红蛋白变异的研究（首先采用基因治疗的疾病）。要矫正人类血红蛋白变异，要求机体内正常的 α-和 β-球蛋白链的合成取得平衡，出于此目的（还有许多其他潜在的需要），必须精确控制基因的表达。

人体控制转入基因的可能性还没有得到证明，但一些技术可能使我们实现这个目标，四环素诱导表达系统就属其中之一，这是第一个应用于细胞和小鼠活体的实验系统。利用两个逆转录病毒载体使红细胞生成素在骨骼肌组织特异的成肌细胞内呈多西环素诱导性表达，将这些工程细胞肌内注射后，在受体骨骼肌可检测到转基因的表达。通过给予或者撤去多西环素，可对红细胞生成素的表达产生“开”或“关”的效应。遵循这个策略，有必要寻找生理性刺激控制治疗基因表达的可能性。显然，在需要非常快速反应的情况下（如改变糖尿病患者血糖），这个技术面临更大的挑战。

在基因靶向治疗中，转染基因的控制是至关重要的。如果可能使感兴趣的基因与组织特异性启动子直接拼接，至少在理论上就可能在全身注射给予该载体的情况下使转染基因仅仅在靶组织表达。这种方法已经用于卵巢癌的基因治疗，卵巢癌中有几个蛋白质存在高丰度表达，包括蛋白酶抑制因子 SLP1。使用 SLP1 启动子，带有不同基因的质粒就可以充分且选择性地在卵巢癌细胞系中表达这些基因。

## 安全性

除注意特殊性治疗的安全性外（如红细胞生成素过量表达发生的红细胞增多症、血栓形成和高血压病；见上文和图 55.3），通常引起较多关注的是病毒载体的使用。这些病毒载体被选用的原因通常是由于它们的非致病性或经修饰后的无害性，但仍有人担心在人体使用期间，病毒可能获得毒性。逆转录病毒可随机插入到宿主 DNA 分子，可能损伤宿主基因组并且干涉宿主调节细胞周期的保护性机制，如果正巧干扰重要的细胞功能，则可以增加发生恶性肿瘤的风险，这个危险大于理论可能性。例如一个因严重的联合免疫缺陷（SCID；见下文）接受基因治疗的儿童发展出白血病样疾病，这一病例中逆转录病毒载体插入到一个被称为 *LMO*-2 的基因中，该基因的突变与儿童期癌症相关联。

另一个问题是具有免疫原性的病毒蛋白质被表达可能引起炎症反应，这在某些情况下可能是有害的（例如在囊性纤维化病患者的气道内）。初期的临床试验是使人安心的，但亦有不幸的事件发生，一个患有非致命的鸟氨酸脱羧酶缺陷（可以通过饮食和药物得到控制）的 18 岁志愿者接受基因治疗试验而死亡的事件导致人们对载体引起的免疫反应安全性的关注。试验报告中的违规过程被曝光，紧接着又发现 6 例在其他两个基因治疗试验中未曾报道的死亡病例。此类事件的报道对商业利益的可能影响当时曾被讨论过（见“参考文献与扩展阅读”），对于这项研究的公众监督尺度目前尚存在争议。

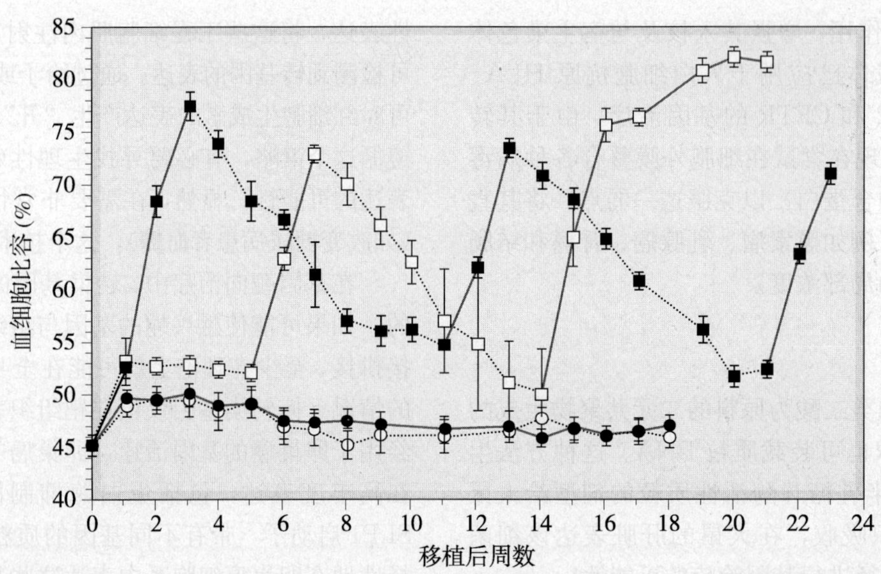


**图 55.3 多西环素对小鼠分泌促红细胞生成素的控制。**给小鼠移植的生肌细胞含有转基因促红细胞生成素，含有（方块）不含有（圆圈）多西环素诱导性的基因。在小鼠的饮用水中间断给多西环素（实线），在接受多西环素诱导性基因 5 个月的动物开始分泌促红细胞生成素（并增加血细胞比容）(From Bohl D, Naffakh N, Heard J M 1997 Nat Med 3：299-305.)

### 基因导入和表达

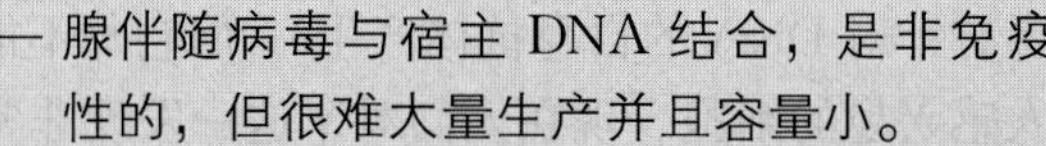


- 基因导入是实用基因治疗的主要难点之一。
- 利用载体转移重组基因，载体通常是合适改变的病毒。
- 导入基因到患者体内有两个主要策略：
  — 患者体内直接注射载体（如注入恶性肿瘤内）；
  — 患者细胞体外处理（例如来自骨髓或外周血液的干细胞），然后再注入患者体内。
- 一个理想载体将是安全、有效、有选择性的，并且用于治疗的基因表达持久。
- 病毒载体包括逆转录病毒、腺病毒、腺伴随病毒、疱疹病毒和人免疫缺陷病毒（HIV）。
  — 逆转录病毒感染许多类型的分裂细胞并且随机嵌入宿主 DNA。
  — 改变腺病毒基因，从而阻止复制并纳入用于治疗的基因。腺病毒将治疗基因转移到核而不是到宿主细胞的基因组。现存问题包括强的宿主免疫应答、炎症和表达短暂。由于抗体中和使治疗不能重复。
  — 腺伴随病毒与宿主 DNA 结合，是非免疫性的，但很难大量生产并且容量小。
- 疱疹病毒不能与宿主 DNA 结合，可在神经组织内长期存在，并可能对治疗神经系统疾病有用。
- 丧失致病能力的艾滋病病毒不同于其他许多逆转录病毒，因为它们感染非分裂细胞，包括神经元。
- 非病毒载体包括：
  — 脂质体的变体，使用带正电的脂质制成并称为“脂复合体”；
  — 可生物降解的微球，可能用于口服基因治疗；
  — 质粒 DNA（裸 DNA），能被用作疫苗。
- 四环素诱导的表达系统或类似的技术可以控制治疗基因的活性。

## 疾病的基因治疗

### 单基因病

单基因病是相对不常见的，但基于它们的发病本质，这类疾病显而易见可作为基因治疗试验的起始点。血红蛋白异常是第 1 个采用基因工程手段进行治疗的靶疾病。但在基因治疗的初期（20 世纪 80 年代），由于前面提到的问题，如必须精确控制编码不同血红蛋白分子多肽链的基因表达，早期的尝试曾被搁置。患有珠蛋白生成障碍性贫血（最常见的单基因疾病）的患者呈现很大的表型多样性，由此表现出多变的临床症状，原因是即使在单基因疾病，其他的基因和环境因素的影响也是十分重要的。而后，研究焦点转移到一种罕见的遗传疾病——腺嘌呤脱氨酶缺陷，其导致 SCID 的产生。这项研究致使第 1 个治疗性基因转移方案通过美国国立卫生研究院（NIH）的批准。随后一个法国研究组治疗了 11 名患另一类型 SCID 的儿童。其结果首次证实了基因治疗可以用于危及生命的疾病，但遗憾的是，结果也证实了逆转录病毒载体可以引起恶性肿瘤。

治疗用蛋白质表达的精确调控在其他疾病的治疗中可能不是重要的（例如囊性纤维化病和血友病）。对这类疾病和其他单基因病基因治疗的努力仍在延续。已经通过重组 DNA 顾问委员会审批可进行基因治疗临床试验的疾病有 α1 抗胰蛋白酶缺陷（它可引起慢性肺疾病），慢性肉芽肿病（一种嗜中性粒细胞功能紊乱的 X 连锁疾病），家族性高胆固醇血症（见第 20 章），迪谢内肌营养不良（另一种 X 连锁病，患该病的男童渐进地丧失行为能力）和各种各样的溶酶体贮藏异常疾病包括 Gaucher 病和 Hunter 综合征（在多种脏器出现脂质或黏多糖异常聚集）。

## 癌症的基因治疗

所有当前的临床基因治疗大约一半涉及癌症的应用。第 1 个通过美国国立卫生研究院批准的基因转移试验是 20 世纪 80 年代后期用于非治疗目的一个方法，其将一个标志基因（用于抵抗新霉素相似物）导入一类可以渗透进入各种肿瘤组织的淋巴细胞中。基因转移在体外进行，然后把经基因转移的细胞再注入患者体内以跟踪它们在随后的再分布。该策略对于跟踪其他细胞和确定各种白血病骨髓移植后的复发原因十分有用。几个治疗方法正在研究中，而且从动物模型已经获得它们潜在效用的极好证据，当然传统的抗肿瘤药的经验警示我们，从细胞、动物实验外推到临床可能存在很大的风险，这应该引起足够的注意。很有潜力的方法包括：

- 修复保护性蛋白质例如肿瘤抑制基因产物 p53（见第 5 章）；
- 钝化致癌基因的表达（例如利用逆转录病毒载体装载 *k-ras* 致癌基因的反义 RNA）；
- 输送特定基因到恶性肿瘤细胞使之对药物易感（例如胸苷酸激酶，它可以激活更昔洛韦）；
- 输送蛋白质到健康的宿主细胞以起到保护宿主作用（例如在体外给骨髓细胞加入多种抗药通道，使之对化学疗法中使用的药物具有抵抗力）；
- 用表达的蛋白质给恶性肿瘤细胞带上标签，使之更容易被免疫系统识别（如人白细胞抗原 B7 或细胞因子如粒巨噬细胞集落刺激因子以及白细胞介素-2）。

恶性肿瘤细胞间的缝隙连接可能促进所需效应，使得载体可以在相邻的细胞间进行流通。基于这种方法的试验在头颈部癌症治疗中正在进行，其把携带人 *p*53 基因的重组腺病毒载体注射入肿瘤。在针对恶性胶质瘤（一种在英国每年波及 4000～5000 人的脑瘤）的临床试验中，采用携带有 1 个可以激活前体药物的基因的带状疱疹病毒作为载体。当前恶性胶质瘤基因治疗的最大进展是利用带有编码单纯疱疹病毒胸苷酸激酶基因的逆转录病毒载体进行的临床Ⅲ期试验，载体可以在手术时转入肿瘤，并且可以使肿瘤对抗瘤药物如更昔洛韦更加敏感。

卵巢癌被认为是一个基因治疗有利的靶疾病，原因是载体可以直接给入腹膜腔，其始终保持一个封闭的环境。采用多种基因包括 *p 53* 和药物抗性基因，利用逆转录病毒、腺病毒和脂质体作为载体的几个相关的临床试验正在进行中或已经完成（Wolf & Jenkins，2002）。

> **安全性** （要点）
>
> - 特殊的安全性考虑与某些特殊治疗有关（例如促红细胞生成素过表达引起红细胞增多症），另外还有一般的安全性考虑，如载体的性质。
> - 病毒载体：
>   — 可能在使用时获得毒性；
>   — 包含病毒蛋白质，其可引起免疫反应；
>   — 可以引起炎性反应；
>   — 可能损伤宿主基因组和干扰细胞周期，引起恶性肿瘤。
> - 迄今为止有限的临床经验还没有提供不能超越难题的证据。

## 基因治疗与感染性疾病

除了上述的 DNA 疫苗，人们对艾滋病病毒感染的基因治疗有相当大的兴趣。在所有基因治疗的临床

**癌症的基因治疗**　要点

- 有效的方法包括：
  — 修复保护蛋白例如 p53；
  — 致癌基因失活；
  — 输送基因到恶性细胞，使其对药物敏感；
  — 输送基因到健康的宿主细胞，保护它们免受化学疗法损伤；
  — 用基因标记癌细胞使其产生免疫原性。

研究中，10%集中在这个领域，通常干细胞（可分化为免疫细胞）在成熟之前对艾滋病病毒有抵抗力，故此人们想利用这一特性来阻止艾滋病病毒的复制和扩散到未感染的细胞。正在进行中的各种策略包括利用编码 HIV 蛋白质变异体的基因作为阻断剂（所谓的“显性负相”突变，例如于 1995 开始临床试验的 *rev*）、RNA 诱饵和 CD4 分子的可溶形式（艾滋病病毒利用 CD4 作为受体进入淋巴细胞；见第 47 章）等，希望它们能与细胞外的艾滋病病毒结合并使其失活。

## 基因治疗与心血管疾病

血管的基因转移引起了人们较大兴趣，这不仅是因为心脏病专家和血管外科医生在所进行的侵入性研究中提供了进行体外（如切除一段血管进行自身移植）或体内局部（如通过病变的冠状动脉或股动脉插管进行注射）基因治疗的机会，血管的基因转移为几种心血管疾病（YläHerttuala & Martin，2000）提供潜在性新的治疗手段。许多血管疾病的性质，例如血管成形术（即利用一个可以通过导管进行膨胀的球囊对狭窄的动脉进行扩张）后再狭窄，提示瞬时的基因表达在治疗上是必要的。血管中可进行治疗性超表达的候选基因并不短缺，包括一氧化氮合酶、前列环素合酶、胸苷酸激酶、细胞周期蛋白、生长抑制同源框以及许多其他蛋白质。血管再狭窄动物模型中进行的研究显示，超表达的血管内皮生长因子和成纤维细胞生长因子可以增加缺血性的心肌膜和腿部肌肉的血流和并行血管的生长，这将成为一个大有可为的领域。血管原性基因治疗的相关综述参见 Hammond & McKirnan（2001）。

## 其他基于基因的治疗手段

迄今为止，我们主要考虑整个基因的加入，但还有其他相关的、基于核酸的治疗策略。其中一种尝试就是矫正一个发生了不良突变的基因。这样的治疗手段具有很大的理论优势，如矫正的基因可以保持在生理学的控制范围之内，避免许多上面讨论到的问题。但这种技术仍然处于初级阶段且超过这本书的范围。

其他有效的治疗方法，按照惯例不包括在本章范围以内，如通过器官移植以矫正一种基因的缺陷（例如通过肝移植以矫正纯合的家族性高胆固醇血症患者体内低密度脂蛋白受体缺陷；见第 20 章）或用传统药物改变基因表达，例如利用甾体类药物（可以调节许多基因的表达）或羟基脲以增加 β-链球蛋白的表达，利用胎儿血红蛋白改善镰状细胞贫血。

另一个上面提及的利用反义寡核苷酸的方法在理论上也有很大吸引力。该技术是采用与部分基因或基因产物互补的寡核苷酸（15～25 个单体组成）的短片段产生所需要的抑制作用。该方法通过形成含有染色体 DNA 调控成分的三聚体（三螺旋）或者结合 mRNA 的部分区域影响基因的表达。不管寡核苷酸的分子量大小和电荷有什么不同，它们都可以通过胞吞作用和直接扩散进入胞浆和核膜。由于血浆和细胞胞浆中含有丰富的酶可以降解外源的 DNA，因此一种方法是在合成的核苷酸骨架中用甲基取代氧原子的位置，制成磷酸二甲酯类似物；另一种方法是用带负电荷的硫原子取代氧原子，制成硫代磷酸酯类似物（所谓的硫原子低聚物）。这些方法均可增加其水溶性和对酶降解的抵抗力。该低聚物需要至少有 15 个碱基以提高其特异性和对靶分子的结合力。

通过胃肠外给药，该低聚物广泛分布（除外中

**其他基于基因的治疗手段**

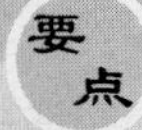

- 突变基因的校正。处于研究初期。
- 反义寡核苷酸（15～25 个单体组成）与靶基因部分互补，通过与靶基因形成三股螺旋或通过结合 mRNA 的部分区域影响表达。sRNAi 可被同法应用。
- 寡核苷酸可以透过细胞质和核膜，但大量的酶可以分解外源性 DNA，因此使用水溶性的磷酸二甲酯或硫代磷酸酯类似物，可抑制酶的降解。用于治疗艾滋病病毒感染和恶性肿瘤的临床试验正在进行。

枢神经系统），部分干扰 mRNA 的转录，部分通过核糖核酸酶 H 将 mRNA 降解。这种方法正被用于病毒性疾病（包括艾滋病病毒感染）和恶性肿瘤（包括非 Hodgkin 淋巴瘤住院患者皮下给予 *Bcl*-2 反义治疗）的临床治疗研究。基因沉默即 sRNAi 构建体也采用这类方法。

## 参考文献与扩展阅读


### 生物药学、基因治疗和应用的一般综述

*Scientific American* published an issue devoted to gene therapy in June 1997, which is an excellent introduction, including articles by T Friedmann (on 'overcoming the obstacles to gene therapy'), P L Felgner (on non-viral strategies for gene therapy), R M Blaese (on gene therapy for cancer) and D Y Ho and R M Sapolsky (*on gene therapy for the nervous system*)

Brink M F, Bishop M D, Pieper F R 2000 Developing efficient strategies for the generation of transgenic cattle which produce biopharmaceuticals in milk. Theriogenology 53: 139 - 148 (*A bit specialised, as it focuses mainly on the husbandry of transgenic cattle, but interesting nonetheless*)

Daniell H, Streatfield S J, Wycoff K 2001 Medical molecular farming: production of antibodies, biopharmaceuticals and edible vaccines in plants. Trends Plant Sci 6: 219-226 (*Interesting paper with some good examples*)

Fischer R, Stoger E, Schillberg S et al. 2004 Plant-based production of biopharmaceuticals. Curr Opin Plant Biol 7: 152 -158. (*Interesting general review on the use of plants for the production of biopharmaceuticals*)

Guttmacher A E, Collins F S 2002 Genomic medicine: a primer. N Engl J Med 347: 1512 -1520 (*First in a series on genomic medicine*)

Reichert J M, Healy E M 2001 Biopharmaceuticals approved in the EU 1995-1999: a European Union - United States comparison. Eur J Pharm Biopharm 51: 1 - 7 (*Lists recently approved biopharmaceuticals*)

Verma I M, Somia N 1997 Gene therapy—promises, problems and prospects. Nature 389: 239 - 242 (*The authors, from the Salk Institute, describe the principle of getting corrective genetic material into cells to alleviate disease, the practical obstacles to this, and the hopes that better delivery systems will overcome them*)

Walsh G 2004 Second - generation biopharmaceuticals. Eur J Pharm Biopharm 58: 185-196 (*Excellent overview of therapeutic proteins and antibodies; some good tables and figures*)

Weatherall D J 2000 Single gene disorders or complex traits: lessons from the thalassaemias and other monogenic diseases. Br Med J 321: 1117 - 1120 (*Argues that relating genotype to phenotype is the challenge for genetic medicine over the next century*)

### 问题

Anson D S 2004 The use of retroviral vectors for gene therapy—what are the risks? A review of retroviral pathogenesis and its relevance to retroviral vector-mediated gene delivery. Genet Vaccines Ther 2: 9 (*Comprehensive review*)

Check E 2002 A tragic setback. Nature 420: 116-118 (*News feature describing efforts to explain the mechanism underlying a leukaemia -like illness in a child previously cured of SCID by gene therapy*)

Marshall E 1999 Gene therapy death prompts review of adenovirus vector. Science 286: 2244-2245 (*Deals with the tragic 'Gelsinger affair'*)

Patten P A, Schellekens H 2003 The immunogenicity of biopharmaceuticals. Lessons learned and consequences for protein drug development. Dev Biol (Basel) 112: 81-97 (*Deals with several aspects relating to the immunogenicity question; good tables*)

### 治疗应用

Athanasopoulos T, Fabb S, Dickson G 2000 Gene therapy vectors based on adeno - associated virus: characteristics and applications to acquired and inherited diseases (review) . Int J Mol Med 6: 363-375 (*Good review*)

Bauerschmitz G J, Barker S D, Hemminki A 2002 Adenoviral gene therapy for cancer: from vectors to targeted and replication competent agents (*review*)

Int J Oncol 21: 1161-1174 (*Superb review: very comprehensive*)

Coutelle C, Themis M, Waddington S et al. 2003 The hopes and fears of in utero gene therapy for genetic disease—a review. Placenta 24 (suppl B): S114-S121 (*Review of rather a specialised form of gene therapy; for aficionados only*)

Hammond H K, McKirnan M D 2001 Angiogenic gene therapy for heart disease: a review of animal studies and clinical trials. Cardiovasc Res 49: 561 - 567 (*Comprehensive review spanning animal and human trials of gene therapy for myocardial ischaemia*)

Klink D T, Glick M C, Scanlin T F 2001 Gene therapy of cystic fibrosis (CF) airways: a review emphasizing targeting with lactose. Glycoconj J 18: 731 - 740 (*A bit specialist but contains some interesting material relative to cystic fibrosis*)

Li F, Hayes J K, Wong K C 2000 Gene therapy: a novel method for the treatment of myocardial ischemia and reperfusion injury—mini - review. Acta Anaesthesiol Sin 38: 207 - 215 (*The title is self - explanantory*)

Nathwani A C, Davidoff A M, Linch D C 2005 A review of gene therapy for haematological disorders. Br J Haematol 128: 3-17 (*The title is self -explanantory; easy to read and comprehensive in scope*)

Roth J A, Grammer S F 2004 Gene replacement therapy for non-small cell lung cancer: a review. Hematol Oncol Clin North Am 18: 215-229 (*Useful and readable paper on 'replacement therapy' in cancer therapy*)

Wolf J K, Jenkins A D 2002 Gene therapy for ovarian cancer (*review*) . Int J Oncol 21: 461-468 (*Excellent review and general introduction to gene therapy*)

Ylä-Herttuala S, Martin J F 2000 Cardiovascular gene therapy. Lancet 355: 213 - 222 (*Reviews rationale, vectors, delivery, therapeutic targets, human trials, ethics and future directions*)


(赵树雍　王　毅　译，谭焕然　校，杨宝学　审)

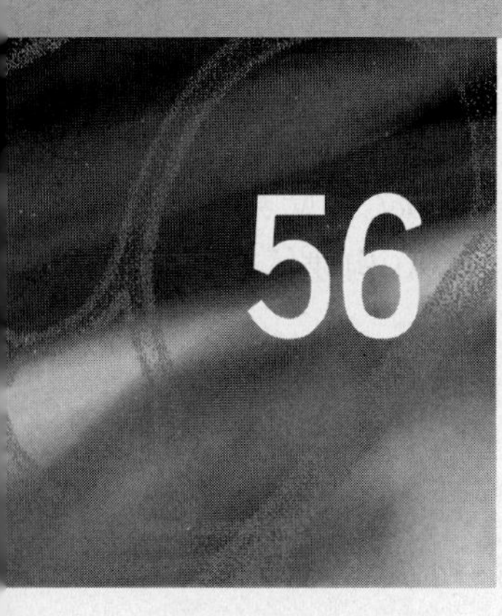


# 56 药物发现与开发



## 概　述

19 世纪末叶，随着制药工业的发展，药物发现逐渐成为密集型和系统化过程。开发新型药物的主角也从善于发明创造的医生转变为服务于这一目标的科学家。目前，大部分现代治疗方法和现代药理学是以来自制药公司实验室研发的药物为基础的。没有这种基础，治疗学实践和药理学的科学研究也不会取得如此全面的成就。

在本章，我们将讨论药物发现过程的主要阶段：①发现阶段，例如鉴定一个新的化合物是否为潜在的治疗药物；②开发阶段，在此期间检验该化合物对一个或更多的临床适应证的安全性和有效性，以及适当的剂型和给药途径。目的是能够通过权威管理部门的注册，使药品合法进入市场，应用于人类。本章内容简明扼要，详细的内容可以参考其他文献（Drews，1998；Rang，2006）。

## 研发阶段

图 56.1 用一种理想化的方式表示一个典型药物研发项目实施的各个阶段，项目目的是生产出可以满足特殊医疗需求的商品化药物（如延缓帕金森病或心力衰竭的进程，或者预防偏头痛的发作）。

这个过程可粗略地划分为 3 个主要阶段：

- 药物发现阶段，即根据药理学特性选择候选分子的阶段；
- 临床前开发阶段，即进行广泛的非人体研究的阶段（如毒理学实验、药物代谢动力学分析和剂型）；
- 临床开发阶段，即利用志愿者和患者进行所选择化合物的药效学、不良反应和潜在危险评估。

这些阶段不一定如图 56.1 中显示的那样遵循严格的顺序，而通常是重叠的。

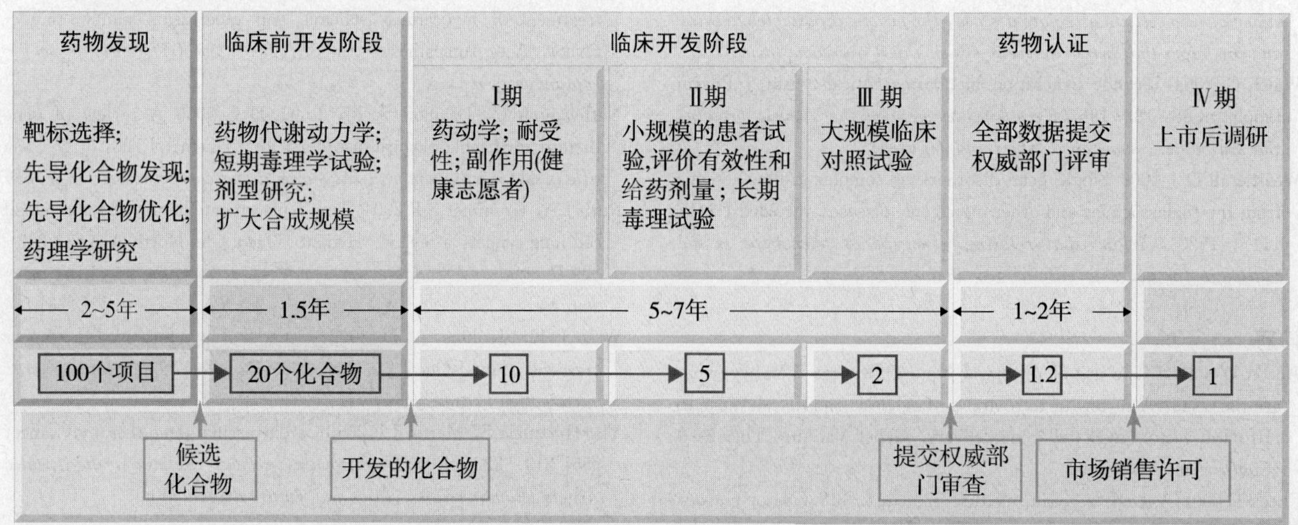


**图 56.1　一个“典型”新药研发项目（即从合成化合物到应用于人体）实施的各个阶段。**图中只列了每一阶段主要的研发工作，细节随药物类别有所不同。

## 药物发现阶段

设立研发新的治疗药物的项目计划，例如开发治疗帕金森病的药物，应该从哪里起步？如果我们是在寻找一个新药，而不是对一个临床上已经应用的药物进行小的结构改造（“me too”）[1]，我们首先需要选择一个新的分子靶点。

## 药靶选择

正如第 2 章中讨论的那样，除了少数例外的情况，药物的作用靶点多是功能蛋白（如受体、酶、转运蛋白）。虽然，过去成功的药物发现计划的制订主要基于测定药物在体的综合应答反应，例如预防实验性癫痫、降低血糖、抑制炎症反应等，不需要预先证实药物作用靶点。但是现在如果没有明确的蛋白靶点，很少启动药物发现计划。因此，第一步是药靶确认，这常常依靠生物学知识。例如，对于通过抑制血管紧张素转换酶抑制血管紧张素的形成来降低血压的认识，提示我们去寻找血管紧张素Ⅱ受体的拮抗剂，结果成功地开发了“沙坦”类抗高血压药物（见第 19 章）。同样，由于了解到乳腺癌通常对雌激素敏感，而开发了可以抑制雌激素合成的芳香酶抑制剂，例如阿那曲唑（anastrozole）。目前的临床治疗药物主要作用于大约 120 个特定的药物靶点（Hopkins & Groom，2002；Rang，2006），还有许多蛋白被认为在疾病过程中起作用，但尚未发现相关治疗药物，其中的一些可能是药物发现的潜在靶点。估计尚有几百个到几千个潜在药物作用靶点有待开发（Betz，2005）。

由对病理机制和化学通路的丰富认识所积累的传统生物学知识仍然是选择新药靶的基础。但展望未来，基因组学由于可揭示信号通路所涉及的蛋白质和致病基因，将显得越来越重要。由于篇幅所限，这里无法讨论该蓬勃发展的领域，对此有兴趣的读者可查阅更详细的文献（Lindsay，2003；Kramer & Cohen，2004；Betz，2005；Rang，2006）。

总之，新药靶点在改进疾病治疗方面的广泛应用前景是显而易见的。其限制因素不是生物学和药理学，而是药物研发过程的资金投入和复杂性以及相关的健康卫生经济学发展。

## 先导化合物的发现

当已经确定生化靶点并进行项目规划和可行性风险评估后，下一步就是发现先导化合物。通常的方法是克隆靶蛋白基因（靶蛋白常由于物种间的基因序列变异而与药理学差异相关，优化其在人类的活性是必要的。因此，药靶常用人源形式）。另外，还需建立一个测定靶蛋白功能活性的分析系统，其可能是无细胞的酶分析、膜结合分析或细胞应答分析系统。尽可能把它设计成一个自动化系统，并能配备光学测量装置（例如荧光或光吸收）。从速度和经济角度考虑，小型多孔板的模式为最佳。制药工业实验室常用机器人控制分析系统，可以同时进行几个平行试验，每天可检测上万个化合物。该自动化系统已被看作药物发现项目的标准起点。如果想了解该项技术的最新发展，请参考 Sundberg（2000）的文章。

为了维持大规模的药物筛选运行，需要建立非常大的化合物库。大型药物研发公司的化合物库常拥有上百万具有代表性的合成化合物。每当一个新的分析体系被建立起来，就会对这些化合物进行常规筛选。过去，化合物通常需要被逐一合成和纯化，合成每一个化合物经常要花费一周或更多的时间。而当今的趋势是利用组合化学，使数百个或数千个相关化合物族同时合成。在多数情况下，通过将快速的化学合成系统和高通量的分析系统整合，以往需要花费几年时间的先导化合物发现阶段已经缩减到几个月。尽管高通量随机筛选技术看似很机械，但该技术常常可以成功地鉴别有适当的药理学活性的先导化合物，在此基础上可对先导化合物进行进一步的化学修饰。然而，建立和维持庞大的化合物库的费用浩大，而且，即便是切实可行的最大的化合物库也仅仅代表理论上存在的、可以成为药物分子的化合物中很小的一部分，其数目估计大约为 $10^{60}$ 个。

随机筛选伴有的一个问题是在最初筛选中确定的

[1] 过去许多商业上成功获利的药物确实产生于这种“模仿药物”（“me too”）计划，例如随着普萘洛尔的出现开发了数十个受体阻断剂，或者随着舒马普坦用于治疗偏头痛，出现“曲坦”类药物的过剩。已经证明伴随着强大的市场销售攻势，仅对药物进行很微小的改进（如在药物代谢动力学或副作用方面）就足够了。但是重新进行注册的难度变得越来越大，因此药物发现正朝着开发针对新靶标的创新药物（Ⅰ类新药）的方向发展。

一些线索分子（Hit），可能会具有某些不适合开发为药物的不良特征，例如分子量太大、极性过高和具有毒性相关基团等。计算机初筛化合物库的方法常常可剔除这些化合物。

初步筛选得到的线索化合物可作为组合化学合成一组类似物的基础，由此可确定选择性结合药靶的关键分子结构。获得一个或几个先导化合物常需要重复几次合成和筛选过程。

### 作为先导化合物的天然产物

历史上，作为治疗药物，特别是治疗传染病、抗肿瘤和产生免疫抑制作用的天然产物主要来源于真菌和植物。我们熟悉的例子有青霉素、链霉素和许多其他的抗生素；长春碱；紫杉醇；环孢素和西罗莫司（雷帕霉素）。基于特殊的自我保护作用，这些物种通过进化产生特殊物质去准确地识别它们的“敌人”或竞争者体内易受攻击的靶标分子。这些资源尚未被完全开发，许多药物研发公司为了发现先导化合物正在积极地从事建立和检测天然产物化合物库的工作。由于真菌和其他微生物普遍存在、种类繁多，而且易于在实验室收集和生长，常被优先选用。而来源于植物、动物或海洋有机体的天然化合物要成为商业化产品是比较困难的。天然产物作为先导化合物的主要缺点是，分子组成复杂，难以用常规的化学方法合成或修饰。因此先导化合物的优化十分困难而且生产成本昂贵。

## 先导化合物优化

随机筛选发现的先导化合物是下一个阶段进行“优化”的基础，通常其目的是增加化合物对药物靶点的作用强度，并且优化先导化合物其他方面的特性，例如选择性和代谢稳定性。在这个阶段，实验研究要在不同的分析系统进行广泛的分析，包括在体测定化合物的活性和血药浓度变化过程（可以用动物模型模拟临床状态），在动物体内检验不良反应、遗传毒性以及口服是否可以吸收等。先导化合物优化阶段的目标是鉴定一个或更多的适宜进一步开发的候选化合物。

正如图 56.1 所示，4 个项目中大约仅有 1 个可以成功筛选到候选药物化合物，而且这个过程可能要花费 5 年的时间。最常见的问题是尽管付出了许多努力和极其繁重的工作，却证实该先导化合物的优化是无法实现的。某些先导化合物就像一个“不良少年”，拒绝放弃其坏习惯。在其他的一些情况中，尽管一些化合物对药靶分子产生了所期望的作用而且没有其他明显的副作用，但是它们在疾病的动物模型上不能产生我们期待的药理学作用，这些结果提示用于筛选的药物靶点可能不是很合适。只有少数适合开发的化合物可以继续进入下一个阶段——临床前药物开发阶段。

## 临床前药物开发阶段

该阶段的目的就是满足一个新化合物第一次在人体检验的所有要求。主要有 4 个方面的工作：

- 药理学试验：验证药物无任何明显的急性不良作用，如支气管痉挛、心律失常、血压改变和共济失调，这部分工作被称为安全药理学。
- 初步的毒理学试验：排除化合物的遗传毒性，确定其最大的无毒性剂量（通常在两个不同种属中试验；每日给药，连续给予 28 天并进行观察）。除了定期检测体重和其他大体指标的变化以外，在试验结束后处死动物进行详细观察，记录组织损害的组织学和生化学指标。
- 药物代谢动力学试验：研究药物在实验动物体内的吸收、代谢、分布和清除（即 ADME 研究）。
- 化学和制药学研发：评价大规模合成和纯化的可行性，评价不同条件下药物的稳定性，开发适于临床研究的组分。

许多临床前开发工作特别是关于药物安全性方面的研究要在合法的规范下进行，即众所周知的药品安全性试验规范（GLP），它涵盖试验记录保存规则、数据分析、仪器校正和工作人员培训等。GLP 的目的是尽可能排除人为错误，并确保上报到权威管理机构的数据的可信度，同时要定期检查工作人员对 GLP 标准的遵守情况。GLP 的严格规定通常不利于进行药物发现早期阶段的开拓性研究，因此 GLP 规范常常在完成了药物发现阶段之后才被采用。

粗略地估计，有一半的候选化合物在临床前研究阶段就被淘汰了；而对于剩余的化合物，可以整理详细的研究材料并上报给权威管理机构，例如欧洲药品评价机构或者美国食品药品管理局，进一步的人体试验需要得到这些机构的允许。得到许可很困难，而且管理机构可以拒绝申请或在给予认证前提出需要进一步完成的工作。

在临床试验期间，非临床的研究工作同时继续进行，尤其是需要利用动物实验模型收集长期毒理学数据时。如果一个药物打算在临床上长期应用，毒理学研究可能必须延长至2年，而且还会包括对生育能力和胚胎发育影响的研究，这些研究很耗时间。在这个阶段，任何一个失败的候选化合物都已花费了很多的财力和物力，因此，应考虑尽量在药物发现过程的较早期，通过体外实验或者甚至计算机模拟（*in silico*）的方法，排除有潜在毒性的化合物。

## 临床开发

临床开发阶段主要划分为4个不同的时期（具体内容见1996年Friedman等的文献）。

- Ⅰ期试验是通过一小群健康志愿受试者（一般20～80人）来完成的。试验的目的是为了检验安全性（药物是否会产生一些潜在的危害，例如对心血管系统、呼吸系统、肝功能、肾功能等的影响）、耐受性（药物是否会产生不舒服的症状，例如头痛、恶心、嗜睡）和药物代谢动力学特征（药物是否能被很好地吸收？血药浓度持续时间？是否具有蓄积性或非线性的动力学?）。Ⅰ期临床研究也包括对志愿者进行药效学研究（如新的止痛药能否阻断实验性诱发的疼痛？是否具有剂量依赖关系?）。
- Ⅱ期试验是通过多组患者（一般100～300人）来检验临床上的功效。如果临床功效被证实，将设计用于Ⅲ期研究的剂量。通常，这些研究将包括不同的临床适应证（如抑郁症、焦虑症和恐惧症），以确定新药的剂量和治疗指征。在研发新的药物时，只有完成Ⅱ期研究，研究人员才能确定原来的假设是否正确，缺乏预期疗效是常见的失败原因。
- Ⅲ期研究是限定性的随机双盲试验。通常进行多中心的试验，包括1000～3000名患者，旨在比较新药与常用药的疗效。这种研究需要相当多的费用，难以组织，常需要很多年才能完成，尤其是用于延缓慢性疾病进展的治疗性研究。有些药物在Ⅱ期限定性的患者群中表现出高效，在更严格条件下的Ⅲ期却效果不佳，这种情况并不罕见。

Ⅲ期试验正逐渐地被要求包括药物经济学分析（见第1章）的内容，即要求不仅要评估新治疗方案的临床优势，还要评估其经济效益。整个过程必须遵循一个详尽的标准——药品临床试验管理规范（GCP），包括患者群体的每一个细节、数据收集方法、信息记录法、统计分析方法和文档编制工作❶。

Ⅲ期末，将向相关的许可管理部门提交此药品的审批材料，所需材料包含大量详细的临床前与临床研究的数据。管理部门评估通常需要一年或更长的时间，如果递交的材料中有需要澄清的部分或要求提供更多数据时，评估将会需要更长的时间。最终，大约2/3申报可获得销售许可。

- Ⅳ期包含强制性的售后监察，旨在发现由于药品在长期临床应用中，给患者带来的罕见或长期的不良反应。当发现引起不良反应时，此药品可能会被限制应用于特殊患者或者甚至会被取缔❷。

### 生物制药学

生物制药学即治疗药物是利用生物工程技术而不是传统化学合成方式生产的。在第55章已讨论过，此种治疗药物所占的比例逐渐增长——目前大约占每年新药品注册的30%，生物药剂的研发和检验过程与合成药物基本一致。实际上，生物药剂通常比合成药物更少涉及毒理学问题，但更容易出现涉及生产、质量控制和给药途径的问题。Walsh（2003）对有关问题进行了详尽的讨论。

## 商业方面

表56.1是基于几个大制药公司最近提供的一些数据而总结的药物开发各阶段和整体的时间花费和淘汰率，提示：①这是一种高风险的行业，50个项目中只有1个可进入市场；②其花费时间很长，平均大约12年；③发展一种药品需要花费大量资金（目前估计，大约5亿～10亿英镑，这个数目还在增加；

❶ 实验室试验同样要遵循极其严格的规范，以确保药物安全性（药物安全性试验规范，GLP）和药物的生产质量（优质生产规范，GMP）。

❷ 近期被关注的事件包括撤回罗非昔布（rofecoxib，一种环加氧酶-2抑制剂；见第14章）和西立伐他汀（cerivastatin，一种降脂药），前者被发现增加心脏病发作的几率，后者则被发现可造成少数患者严重的肌肉损伤。

Betz，2005）❶。几乎每一个项目在研发阶段的花费均急剧增加，Ⅲ期试验和长期毒理学研究尤其昂贵。时间因素是很重要的，因为新药品必须在发明阶段末期获得专利。在专利保护阶段（大多数国家为 20 年），公司可以避免市场竞争。20 年后专利期满，其他没有支付研发费用的公司可以自由生产、廉价出售此药品，自此拥有专利的公司收入急剧减少。因此，缩短专利申请后的研发时间是所有公司非常关注的问题，但到目前为止，仍需大约 10 年的时间，部分原因是管理部门批准药品上市前要求申请者提供更多的临床数据。实际上，仅 1/3 的药品能够带来很大的经济效益以抵消研发费用。公司取得成功需依赖于利用一种药品的利润支付其他新药的研发费用❷。

图 56.2 显示，尽管投资增加，技术提高，投入世界主要市场的新药却稳步减少。考虑原因，乐观的观点认为这将产生少而精的药品，而且最近的技术飞跃一定会对其产生影响。

## 展 望

1990 年以来，由于分子生物学、基因组学、信息学的快速发展，同时，人们迫切期望以速度、投资、成功率换取巨大的回报，高通量筛选手段无疑是一种强大的超前技术。但总体上，投入与效益比仍不明确：费用稳步增加，成功率呈下降趋势（图 56.2），研发时间并没有减少。但是毫无疑问，如果所研发出的药物提高了医疗质量，前景还是乐观的。近年来，针对新药靶合成的药物（例如，选择性5-羟色胺再摄取抑制剂、他汀类药物和激酶抑制剂甲磺酸伊马替尼）已对提高疾病治疗水平作出了主要贡献，这些是“先期革新”的药物。对于评价新技术是否在新药申报方面产生影响似乎还为时过早。但我们有理由期待适用于药物研发机制的新药靶将在疾病治疗中产生有效的作用。

具有发展趋势的方面包括日益增长的候选生物药物的数目，尤其是单克隆抗体类，如曲妥单抗（trastuzumab，一种雌激素受体的抗体，用于治疗乳腺癌）以及英夫利昔单抗（infliximab，一种肿瘤坏死因子抗体，用于治疗炎性不适；见第 14 章）。这些是最近成功的例子，更多单抗还在研发过程中。另一个有前途的革新将是利用基因型鉴定及赋予个体化药物治疗，其可减少所给药物非疗效作用的可能性（见第 15 章）。已有文献记载遗传多态性影响药物代谢酶、受体和蛋白激酶的特性，这意味着应以个体的基因型为基础来选择药物进行个体化治疗，有人预测个体化治疗将得到迅速发展，由此带来“药物基因组学革命”。折中的观点见 Evans 和 Relling2004 年的文章。由于患者群体分隔而引起市场减小，将导致早年大市场联盟的终结。因此，药物研发的意义将是深刻的。同时，因为不同基因型群体将必须被包括在药物研发设计中，临床试验将变得更加复杂（和昂贵）。愿望是治疗效果将被改善，而不是单纯追求经济效益和研发速度。

❶ 研发费用评估已受到了舆论界的质疑（Angell，2004），舆论认为制药公司为了提高药价而高于几倍地评估了他们的研发费用。

❷ 实际上，制药公司在市场广告和管理方面的花费是药物研发过程费用的两倍。

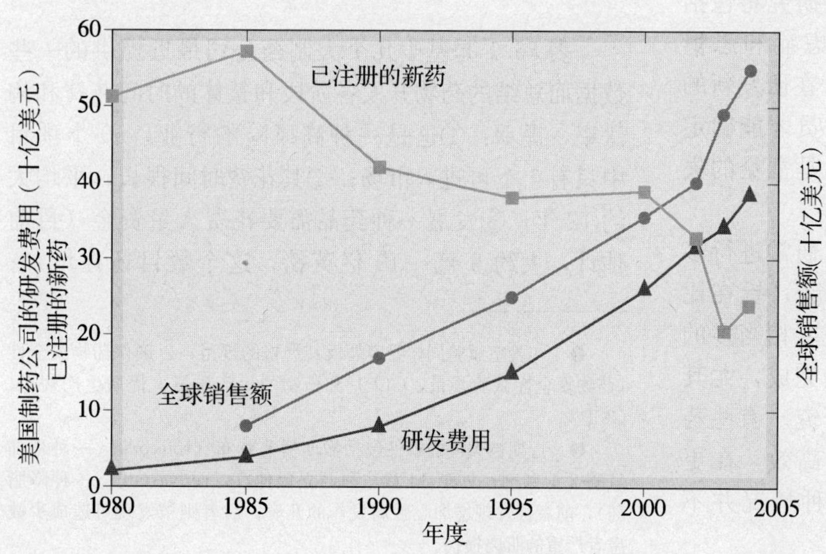


**图 56.2 1980 —2004 年期间药物研究和开发的费用、销售额和新药注册数。**注册参照新的化学命名（包括生物药物，不包括已存在的注册药物的新剂型和复方）（数据从不同来源汇总，包括美国药物研究中心和美国药品研究与制造商协会）。

## 结　语

近年来，制药业已招致越来越多的负面报道，其中一些是值得注意的，例如，药物价格和市场利润；掩盖负面试验数据；忽视全球性主要健康问题，如结核、疟疾；欺行霸市等问题（Angell，2004）。值得注意的是，尽管制药业有其缺点，在过去的半个世纪中，制药业对医疗水平的提高已作出很大贡献。没有制药业，医疗发展将停步不前。

## 参考文献与扩展阅读


Angell M 2004 The truth about the drug companies. Random House, New York (*A powerful broadside directed against the commercial practices of pharmaceutical companies*)

Betz U A K 2005 How many genomics targets can a portfolio afford? Drug Discov Today 10：1057-1063 (*Interesting analysis—despite its odd title—of approaches to target identification in drug discovery programmes*)

Drews J 1998 In quest of tomorrow' s medicines. Springer，New York (*Thoughtful and non-technical account of the history，principles and future directions of drug discovery*)

Evans W E，Relling M V 2004 Moving towards individualised medicine with pharmacogenomics. Nature 429：464-468 (*Good review article discussing the likely influence of pharmacogenomics on therapeutics*)

Friedman L M，Furberg C D，DeMets D L 1996 Fundamentals of clinical trials，3rd edn. Mosby，St Louis (*Standard textbook*)

Hopkins A L，Groom C R 2002 The druggable genome. Nat Rev Drug Discov 1：727-730 (*Interesting analysis of the potential number of drug targets represented in the human genome*)

Kramer R，Cohen D 2004 Functional genomics to new drug targets. Nat Rev Drug Discov 3：965-972 (*Describes the various approaches for finding new drug targets，starting from genomic data*)

Lindsay M A 2003 Target discovery. Nat Rev Drug Discov 2：831-836 (*Well-balanced discussion of the application of genomics approaches to discovering new drug targets；more realistic in its stance than many*)

Rang H P (ed) 2006 Drug discovery and development. Elsevier，Amsterdam (*Short textbook describing the principles and practice of drug discovery and development at the beginning of the 21st century*)

Sundberg S A 2000 High-throughput and ultra-high-throughput screening：solution and cell-based approaches. Curr Opin Biotechnol 11：47-53

Walsh G 2003 Biopharmaceuticals，2nd edn. Wiley，Chichester (*Comprehensive textbook covering all aspects of discovery，development and applications of biopharmaceuticals*)


（周　虹　译，杨宝学　李学军　校，林志彬　审）

# 部分重要药剂

学生们常常会因为药理学教科书中介绍的大量药物而感到不堪重负。我们要强调一点，理解药理学一般原理更为重要，应掌握主要类别药物的药理学特点，而不是试图记住每个药物的所有细节。在实习或床旁授课讲解药物治疗时，当遇到特定的主题时（如去甲肾上腺素能传递）学生才会对具体药物有最好的理解。下述列表中列举了部分非常重要的药物制剂，我们的目的不是用它作为药理学学习的起点，也告诫学生不要试图记住所有的药物名称和性质。我们将这里所列举的例子分为主要的和次要的药物，对于某些学科的学生，或是在不同地理区域，某一个或者其他类别的药物可能会更重要或更不重要（例如驱虫药对兽医和蠕虫病多发地区的所有医生非常重要），所以这里的分类只作为一种概略的指导。列表中不仅包括了治疗用药物，还包括了内源性介质/递质（med/trnsm），对进行基础或应用药理学研究的学生非常重要的某些实验工具药（exp. tool），以及非治疗性营养或娱乐用药物（recreat）。某些内源性介质（如肾上腺素）同时也是重要的治疗药物。学生应对临床实习中可能遇到的、标为“主要”类别的药物，逐步掌握其药理作用和作用方式，治疗药物的药代动力学特性，不良反应，毒性和主要用途等方面的知识。对于“次要”类别中的药物，通常知道其作用机制，并了解其与相应主要类别中药物的区别即可。

临床用药的选择常常会有一定随意性。医院处方委员会（其中药剂师发挥着至关重要的作用）掌握着药房中会采购哪一种药品的权力。往往需要在同一类药物的几个不同品种之间进行最后选择，但它们对不同的适应证都应有很好的疗效，而最后选择的品种可能是有一些间接证据证明其具有同一类药物不同成员之间的共同特点。有时还会出现地方性的差别（例如医院药房购置的血管紧张素转化酶抑制药或非甾体抗炎药）。如果学生或者临床医务工作者（医生、牙医、兽医或护士）遇到这些状况时（例如更换工作到一个新的医院），只要很好地理解所用药物的一般药理学原理和各类药物的特点，他/她就能够很快查询并掌握当地所用药物的细节并且合理用药。[学习如何应对变化是英国医学总理事会（General Medical Council）建议为那些即将成为未来医生的大学生们的医疗训练所设定的一个主要教育目标，同时也是其重要性的一个体现。]

所有药物大致按照各章节内容分组，某些可能在列表中多次出现。

说明：

med/trnsm ＝ 介质/递质

exp. tool ＝ 实验工具药

recreat ＝ 营养/娱乐用药

antag ＝ 拮抗药

| 主要药物 | 次要药物 |
|---|---|
| **1. 胆碱能传递（见第 10 章）** | |
| **激动药** | |
| 乙酰胆碱（med/trnsm） | 卡巴胆碱 |
| 氯琥珀胆碱 | 毛果芸香碱 |
| 尼古丁（recreat） | |
| **拮抗药** | |
| 阿托品 | 托吡卡胺 |
| 筒箭毒碱（exp. tool） | 哌仑西平 |
| 六甲双铵（exp. tool） | 阿曲库铵 |
| 维库溴铵（见第 36 章） | α-银环蛇毒素（exp. tool） |
| 奥昔布宁（见第 24 章） | |
| **抗胆碱酯酶和相关药物** | |
| 新斯的明 | 吡斯的明 |
| 滕喜隆 | 解磷定 |
| | 乙酰胆碱酯酶活化药 |

| 2. 非肾上腺素能传递（见第 11 章） | |
|---|---|
| **激动药** | |
| 肾上腺素（med/trnsm） | 可乐定 |
| 去甲肾上腺素（med/trnsm） | 去氧肾上腺素 |
| 异丙肾上腺素 | 沙丁胺醇 |
| **拮抗药** | |
| 普萘洛尔 | 哌唑嗪 |
| 阿替洛尔 | 多沙唑嗪 |
| 美托洛尔 | 比索洛尔 |
| **影响去甲肾上腺素能神经元的药物** | |
| 可卡因（见第 43 章） | 胍乙啶（exp. tool） |
| 酪胺（exp. tool） | 利舍平（exp. tool） |
| 甲基多巴（见第 19 章） | 丙米嗪（见第 39 章） |
| 苯丙胺（recreat）（见第 43 章） | α-甲基酪氨酸（exp. tool） |
| | 苯乙肼（见第 39 章） |

| 3. 5-羟色胺和嘌呤（见第 12 章） | |
|---|---|
| **作用于 5-羟色胺受体的药物（5-羟色胺再摄取抑制剂）** | |
| 5-羟色胺（med/trnsm） | 麦角胺/二氢麦角胺 |
| LSD（recreat） | 甲氧氯普胺（高剂量；另见第 25 章） |
| 昂丹司琼（见第 25 章） | 格拉司琼 |
| 美西麦角 | 苯噻啶 |
| 阿米替林（如舒马普坦） | 酮替芬 |
| **作用于嘌呤受体或嘌呤摄取的药物或介质** | |
| 腺苷（med/trnsm）（另见第 18 章） | |
| 茶碱（另见第 23 章） | 双嘧达莫 |
| 咖啡因（recreat） | |
| ATP（med/trnsm） | |
| ADP（med/trnsm）（见第 21 章） | |
| 氯吡格雷（见第 21 章） | |

注：5-HT，5-羟色胺；LSD，麦角酰二乙胺

| 4. 局部激素（见第 13 章；另见表 7、8 中肽类和一氧化氮） | |
|---|---|
| **类花生酸类物质（都为 med/trnsm）** | |
| 前列腺素 E 和 F | 血小板活化因子 |
| 前列腺素 $I_2$（前列腺素，依前列醇） | |
| 血栓素 $A_2$ | |
| 白三烯类 | |
| **白三烯拮抗药（如孟鲁司特；见第 23 章）** | |
| 组胺（med/trnsm） | |
| **组胺拮抗药（表 5）** | |
| 激肽（缓激肽，速激肽；表 7）（med/trnsm） | 艾替班特（缓激肽拮抗药）（exp. tool） |
| **细胞因子（都为：med/trnsm）** | |
| 白介素 | |
| 趋化因子 | |
| 肿瘤坏死因子 | |
| **肿瘤坏死因子拮抗药：依那西普，英夫利昔单抗** | |
| 干扰素（med/trnsm） | |
| 集落刺激因子（见第 22 章）（med/trnsm） | |

| 5. 抗炎药和免疫抑制药（见第 14 章） | |
|---|---|
| **环加氧酶抑制药（NSAIDs）** | |
| 阿司匹林（另见第 21 章） | 萘普生 |
| 对乙酰氨基酚（扑热息痛） | |
| 布洛芬 | 考昔类（如塞来考昔） |
| 吲哚美辛 | |
| **组胺拮抗药** | |
| 美吡拉敏 | 特非那定 |
| 异丙嗪 | 非索非那定 |
| 雷尼替丁 | 西咪替丁 |
| **痛风治疗药** | |
| NSAIDs（见上） | 秋水仙碱 |
| 别嘌醇（预防用药） | 丙磺舒（预防用药） |
| | 磺吡酮 |
| **免疫抑制药** | |
| 硫唑嘌呤 | 阿那白滞素（白介素-1 拮抗药） |
| 环孢素 | |
| 他克莫司 | |
| 甲氨蝶呤 | |
| 泼尼松龙 | |
| **肿瘤坏死因子拮抗药** | |
| 英夫利昔单抗 | |
| 依那西普 | |
| **其他疾病相关抗风湿药** | |
| | 金诺芬 |
| | 羟氯喹 |
| | 青霉胺 |
| | 柳氮磺吡啶 |

注：NSAIDs，非甾体抗炎药

| 6. 大麻素类和相关药物（见第 15 章） | |
|---|---|
| $\Delta^9$-四氢大麻酚（recreat） | 大麻隆 |
| 花生四烯酰乙醇酰胺（med/trnsm） | |
| **拮抗药/反向激动药** | |
| 利莫那班 | |

| 7. 肽类和蛋白（见第 16 章；另见表 10） | |
|---|---|
| **肾素-血管紧张素系统** | |
| 血管紧张素Ⅱ（med/trnsm） | |
| 血管紧张素转化酶抑制药（如卡托普利） | |
| $AT_1$ 拮抗药（“沙坦类”，如氯沙坦） | |
| **各种肽类** | |
| 缓激肽（med/trnsm） | 艾替班特（exp. tool） |
| 利钠肽（心房利钠肽，B 型利尿钠激素，C 型利尿钠激素）（med/trnsm） | |
| 内皮素（med/trnsm） | 波生坦（另见第 19 章） |
| 降钙素（med/trnsm） | 降钙素基因相关肽（med/trnsm） |
| 催产素（med/trnsm） | 阿托西班（另见第 30 章） |
| P 物质（med/trnsm） | 阿瑞匹坦（另见第 25 章） |
| 加压素（med/trnsm） | 托伐普坦（另见第 19 章） |
| | 胆囊收缩素（med/trnsm） |
| | 奥曲肽（另见第 25 章） |

| 8. 一氧化氮（见第 17 章） |
|---|
| 一氧化氮（med/trnsm） |
| L-$N^G$-单甲基精氨酸（L-NMMA）（exp. tool） |
| 硝酸甘油（另见第 18、19 章） |
| 硝普盐（另见第 19 章） |

| 9. 心脏（见第 18 章） | | |
|---|---|---|
| **抗心律失常药（沃恩威廉姆斯分类法 Vaughan-Williams）** | | |
| Ⅰ类 | 利多卡因 | 氟卡尼 |
| Ⅱ类 | 美托洛尔 | |
| Ⅲ类 | 胺碘酮 | 索他洛尔 |
| Ⅳ类 | 维拉帕米 | |
| 未分类的 | 腺苷 | |
| | 地高辛 | |
| **抗心绞痛药** | | |
| **硝酸盐类** | 硝酸甘油 | |
| | 单硝酸异山梨酯 | |
| **β-阻滞药** | | |
| 美托洛尔 | | |
| **钙拮抗药** | | |
| 地尔硫䓬 | | |

## 10. 血管系统（见第 19 章）

**抗高血压药（A，B，C，D）**

**A：血管紧张素转化酶抑制药和血管紧张素Ⅱ（$AT_1$ 受体）拮抗药**

| | |
|---|---|
| 卡托普利 | 赖诺普利 |
| 依那普利 | 群多普利 |
| 氯沙坦 | 厄贝沙坦 |
| 坎地沙坦 | |

**B：$\beta_1$-肾上腺素受体拮抗药**

美托洛尔

**C：钙拮抗药**

氨氯地平

硝苯地平

**D：噻嗪类和其他利尿药**

苄氟噻嗪

氢氯噻嗪

吲达帕胺

氯噻酮

**$\alpha_1$-肾上腺素受体拮抗药**

多沙唑嗪

**其他血管扩张药**

| | |
|---|---|
| 肼屈嗪 | 米诺地尔 |
| | 硝普盐（另见第 17 章） |

**作用于中枢的药物**

| | |
|---|---|
| | 甲基多巴 |
| | 莫索尼定 |

**治疗心力衰竭和休克的药物**

**利尿药（另见第 24 章）**

| | |
|---|---|
| | 螺内酯 |
| 呋塞米 | 依普利酮 |
| 阿米洛利 | |

**血管紧张素转化酶抑制药和 AT1 受体拮抗药：见上文抗高血压药物**

**强心苷**

地高辛

**作用于肾上腺素受体的药物**

| | |
|---|---|
| 卡维地洛 | 多巴酚丁胺 |
| 比索洛尔 | 多巴胺 |
| 美托洛尔 | |

**血管扩张药**

肼屈嗪

单硝酸异山梨酯

**肺动脉高压**

依前列醇

伊洛前列素

昔多芬

波生坦

## 11. 动脉粥样硬化和血脂障碍（见第 20 章）

| | |
|---|---|
| 辛伐他汀 | |
| 阿托伐他汀 | 普伐他汀 |
| 依泽替米贝 | |
| | 吉非贝齐 |
| | 非诺贝特 |
| | 烟酸 |
| | 考来烯胺 |
| | 鱼油 |

## 12. 止血和血栓形成（见第 21 章）

**口服抗凝血药及相关药物**

| | |
|---|---|
| 华法林 | 希美加群 |
| 甲萘醌（antag） | |

**肝素类药物**

| | |
|---|---|
| 肝素 | 鱼精蛋白（antag） |
| 依诺肝素 | 磺达肝癸钠 |

**抗血小板药**

| | |
|---|---|
| 阿司匹林 | 双嘧达莫 |
| 氯吡格雷 | 依前列醇 |
| 阿昔单抗 | |

**纤维蛋白溶解（纤溶）药和纤溶抑制药**

链激酶

组织纤维蛋白溶酶原激活剂

氨甲环酸（抑制药）

## 13. 血红素酸和补血相关药物（见第 22 章）

| | |
|---|---|
| 硫酸亚铁 | 非格司亭 |
| 去铁胺（铁螯合剂） | |
| 叶酸 | |
| 羟钴胺 | |
| 促红细胞生成素 | |

**14. 呼吸系统（见第 23 章）**

| | |
|---|---|
| **$\beta_2$-肾上腺素受体激动药** | |
| 沙丁胺醇 | 特布他林 |
| 沙美特罗 | 福莫特罗 |
| **吸入性糖皮质激素** | |
| 倍氯米松 | |
| 莫米松 | |
| **吸入性毒蕈碱拮抗药** | |
| 异丙托铵 | 噻托溴铵 |
| **黄嘌呤生物碱** | |
| 茶碱 | |
| **茶碱白三烯拮抗药和 5-脂氧合酶抑制药** | |
| | 孟鲁司特 |
| | 齐留通 |
| **抗免疫球蛋白 IgE** | |
| | 奥马珠单抗 |
| **镇咳药** | |
| 可待因 | |

**15. 肾脏（见第 24 章）**

| | |
|---|---|
| **噻嗪类和相关利尿药** | |
| 见上文血管系统表 10 | |
| **袢利尿药** | |
| 呋塞米 | 布美他尼 |
| **保钾利尿药** | |
| 螺内酯 | 氨苯蝶啶 |
| 阿米洛利 | 依普利酮 |
| **渗透性利尿药** | |
| 甘露醇 | |
| **碳酸酐酶抑制药** | |
| 乙酰唑胺 | |
| **抗利尿激素（加压素）$V_2$ 激动药和拮抗药** | |
| 去氨加压素 | 地美环素（antag） |
| **阴离子交换树脂** | |
| | 司维拉姆 |

**16. 胃肠系统（见第 25 章）**

| | |
|---|---|
| **溃疡治疗药** | |
| **$H_2$ 受体拮抗药** | |
| 雷尼替丁 | 西咪替丁 |
| **质子泵抑制药** | |
| 奥美拉唑 | |
| 兰索拉唑 | |
| **治疗幽门螺杆菌的抗生素** | |
| 阿莫西林 | |
| 克拉霉素 | |
| 甲硝唑 | |
| **前列腺素类似物** | |
| | 米索前列醇 |
| **铝复合物** | |
| | 硫糖铝 |
| **缓泻药** | |
| 乳果糖 | 匹可硫酸钠 |
| 番泻叶 | |
| **止吐药** | |
| 酚噻嗪系类（另见第 38 章） | |
| 抗组织胺类（另见第 14 章） | |
| 多潘立酮 | 格拉司琼 |
| 甲氧氯普胺 | 大麻隆 |
| 昂丹司琼 | 阿瑞吡坦 |
| **止泻药** | |
| 可待因 | |
| 洛哌丁胺 | |
| **治疗炎性肠病的药物** | |
| 泼尼松龙（另见第 28 章） | |
| 柳氮磺吡啶 | 美沙拉秦 |
| **解痉药** | |
| 东莨菪碱 | |
| 赛克力嗪 | |
| **促胃分泌药** | |
| 胃泌素（med/trnsm） | 五肽胃泌素 |

| 17. 内分泌胰腺和相关药物（见第 26 章） | |
|---|---|
| **激素** | |
| 胰岛素 | 白糊精（med/trnsm） |
| 甘精胰岛素 | 生长抑素（med/trnsm） |
| 赖脯胰岛素 | |
| 高血糖素 | |
| **作用于磺酰脲受体的药物** | |
| 甲苯磺丁脲 | 那格列奈 |
| 格列本脲 | gliburide |
| **双胍** | |
| 二甲双胍 | |
| **α-糖苷酶抑制药** | |
| 阿卡波糖 | |
| **噻唑烷二酮类** | |
| 罗格列酮 | |
| 吡格列酮 | |

| 18. 肥胖症（见第 27 章） | |
|---|---|
| 来普汀（med/trnsm） | 神经肽 Y（med/trnsm） |
| | 奥利司他 |
| | 西布曲明 |
| | 芬氟拉明 |
| | 利莫那班（另见第 15 章） |

| 19. 肾上腺皮质和垂体（见第 28 章） | |
|---|---|
| **糖皮质激素和相关药物（另见第 23 章吸入性制剂）** | |
| 氢化可的松 | 美替拉酮（阻断合成） |
| 泼尼松龙（med/trnsm） | |
| 地塞米松 | |
| **盐皮质激素（及其拮抗药）** | |
| 氟氢可的松 | |
| 螺内酯（antag） | 依普利酮（antag） |
| **垂体激素和相关药物** | |
| 促皮质素（促肾上腺皮质激素）（med/trnsm） | |
| 生长激素（med/trnsm） | 舍莫瑞林（生长激素释放激素类似物） |
| 生长抑素（med/trnsm） | |
| 奥曲肽 | 兰瑞肽 |
| 加压素（med/trnsm） | 去氨加压素 |
| 催产素（med/trnsm） | |
| 促乳素（med/trnsm） | |
| 促性腺激素释放激素 | |
| 溴隐亭（见第 35 章） | |

| 20. 甲状腺（见第 29 章） |
|---|
| **激素和前体** |
| 甲状腺素（med/trnsm） |
| 碘塞罗宁（med/trnsm） |
| 降钙素（med/trnsm）（另见第 31 章） |
| 碘/碘化物 |
| **抗甲状腺药** |
| 卡比马唑 |
| 丙硫氧嘧啶 |
| 放射性碘（$^{131}I$） |

| 21. 生殖系统（见第 30 章） | |
|---|---|
| **雌激素** | |
| 雌二醇（med/trnsm） | |
| **抗雌激素（作用）药** | |
| 他莫昔芬 | 氯米芬 |
| **黄体酮** | |
| 孕酮（med/trnsm） | 炔诺酮 |
| **抗孕激素** | |
| 米非司酮 | |
| **雄激素** | |
| 睾酮（med/trnsm） | |
| **抗雄激素药物** | |
| 环丙孕酮 | 比卡鲁胺 |
| 氟他胺 | 氟他胺（5-α 还原酶抑制药） |
| **促性腺激素释放激素类似药** | |
| 布舍瑞林 | |
| 戈舍瑞林 | |
| **作用于子宫的药物** | |
| 麦角新碱 | |
| 催产素 | 阿托西班 |
| 地诺前列酮（前列腺素 $E_2$） | |
| **用于勃起功能障碍的药物** | |
| 昔多芬 | |
| 他达那非 | |

| 22. 药物和骨骼（见第 31 章） | |
|---|---|
| 甲状旁腺素（med/trnsm） | 降钙素 |
| 维生素 D | 特立帕肽 |
| 钙盐 | |
| 雌激素（med/trnsm） | |
| 雷洛昔芬 | |
| 阿伦膦酸盐 | 依替膦酸钠 |
| 利塞膦酸盐 | 雷奈酸锶 |

| 23. 中枢神经系统的化学介质（见第 32 章） | |
|---|---|
| **神经递质和相关药物** | |
| 谷氨酸 | |
| NMDA（exp. tool） | 氯胺酮（NMDA 通道阻滞药）（recreat） |
| 甘氨酸（med/trnsm） | 士的宁（exp. tool）（甘氨酸 antag） |
| GABA（med/trnsm） | 巴氯芬 |
| | 荷包牡丹碱（GABAA antag） |
| **胺类** | |
| 去甲肾上腺素（med/trnsm） | 褪黑激素（med/trnsm） |
| 多巴胺（med/trnsm） | |
| 5-羟色胺（med/trnsm） | |
| 乙酰胆碱（med/trnsm） | |
| 组胺（med/trnsm） | |

| 24. 神经退行性疾病（见第 35 章） | |
|---|---|
| **帕金森病** | |
| 左旋多巴 | 司来吉兰 |
| 卡比多巴 | 苯扎托品 |
| 溴隐亭 | 金刚烷胺 |
| | 阿扑吗啡 |
| | MPTP（exp. tool） |
| **肌萎缩性脊髓侧索硬化** | |
| | 利鲁唑 |
| **阿尔茨海默病** | |
| 多奈哌齐 | 利伐斯的明 |
| 美金刚 | 加兰他敏 |

| 25. 全身麻醉药（见第 36 章） | |
|---|---|
| **吸入** | |
| 氟烷 | 乙醚 |
| 氟烷类（恩氟烷，异氟烷，地氟烷，七氟烷） | 氯仿 |
| 氧化亚氮 | |
| **静脉注射** | |
| 丙泊酚 | |
| 依托咪酯 | |
| 硫喷妥钠 | 氯胺酮 |

| 26. 抗焦虑药，催眠药及相关药物（见第 37 章） | |
|---|---|
| **苯二氮䓬类和相关药物** | |
| 替马西泮 | 硝西泮 |
| 地西泮 | 劳拉西泮 |
| 咪达唑仑 | 氟马西尼（antag） |
| **巴比妥类** | |
| | 苯巴比妥 |
| **其他** | |
| 其他丁螺环酮（5-$HT_{1A}$受体激动药） | |

| 27. 抗精神病药（见第 38 章） | |
|---|---|
| **典型药物** | |
| 氯丙嗪 | 氟奋乃静 |
| 氟哌啶醇 | 硫利达嗪 |
| **非典型药物** | |
| 氯氮平 | 利培酮 |
| 奥氮平 | 舒必利 |

| 28. 治疗情感障碍药物（见第 39 章） | |
|---|---|
| **三环抗抑郁药** | |
| 阿米替林 | 丙米嗪 |
| **选择性 5-羟色胺（5-HT）再摄取抑制药** | |
| 氟西汀 | 氟伏沙明 |
| 舍曲林 | |
| **单胺氧化酶抑制药** | |
| 吗氯贝胺 | 苯乙肼 |
| | 反苯环丙胺 |
| **其他抗抑郁药** | |
| 文拉法辛 | 曲唑酮 |
| | 安非他酮 |
| 情绪稳定药 | |
| 锂制剂 | |
| 卡马西平 | |

| 29. 抗癫痫药和中枢性肌松药（见第 40 章） | |
|---|---|
| 苯妥英 | 苯巴比妥 |
| 卡马西平 | 地西泮 |
| 丙戊酸 | 氯硝西泮 |
| 氨己烯酸 | 乙琥胺 |
| 加巴喷丁 | |
| 拉莫三嗪 | |
| 巴氯芬 | |

| 30. 镇痛药和相关物质（见第 41 章） | |
|---|---|
| **阿片样物质和相关药物** | |
| 吗啡 | |
| 可待因 | |
| 芬太尼 | 美沙酮 |
| 哌替啶 | 二醋吗啡（海洛因） |
| 纳洛酮（antag） | 纳曲酮（antag） |
| **中度镇痛药（另见第 14 章）** | |
| 阿司匹林 | |
| 对乙酰氨基酚 | |
| **其他镇痛药** | |
| 曲马多 | |
| 卡马西平 | |
| 加巴喷丁 | |
| 阿米替林 | |
| **伤害性知觉中的其他化合物** | |
| 脑啡肽和内啡肽：强啡肽（med/trnsm） | |
| P 物质（med/trnsm） | |
| 辣椒辣素（exp. tool） | |

| 31. 中枢神经系统兴奋药和拟精神病药（见第 42 章） | |
|---|---|
| 苯丙胺（recreat） | 哌甲酯 |
| 可卡因（recreat） | MDMA（“狂喜”） |
| 咖啡因（recreat） | LSD（recreat） |
| | 苯环利定（recreat） |
| | 士的宁（exp. tool） |
| | 荷包牡丹碱（exp. tool） |
| | 戊四氮（exp. tool） |

注：LSD，麦角酰二乙胺；MDMA，亚甲二氧基甲基苯丙胺。

| 32. 药物依赖和药物滥用（见第 43 章） | |
|---|---|
| 阿片制剂（吗啡，海洛英） | Δ9-四氢大麻酚（recreat） |
| 尼古丁（recreat） | 苯丙胺（recreat） |
| 乙醇（recreat） | 溶剂（recreat） |
| 可卡因（recreat） | 苯二氮䓬类 |

| 33. 局部麻醉药和其他影响 $Na^+$ 通道和 $K^+$ 通道的药物（见第 44 章） | |
|---|---|
| **局部麻醉药** | |
| 利多卡因 | 丁卡因（阿美索卡因） |
| 布比卡因（及左布比卡因） | 罗哌卡因 |
| **选择性 $Na^+$ 通道阻滞药** | |
| 河豚毒素（exp. tool） | |
| **$K^+$ 通道阻滞药** | |
| 四乙胺（exp. tool） | |
| 磺脲类（见第 26 章） | |
| **$K^+$ 通道激活药** | |
| 尼可地尔（见第 19 章） | 米诺地尔 |
| | 色满卡林 |

| 34. 抗菌药（见第 46 章） | |
|---|---|
| **细菌细胞壁抑制药** | |
| 青霉素 | 哌拉西林 |
| 阿莫西林 | |
| 氟氯西林 | |
| 头孢菌素类（头孢羟氨苄，头孢噻肟，头孢曲松） | |
| 万古霉素 | |
| **拓扑异构酶抑制药** | |
| 环丙沙星 | |
| **叶酸抑制药** | |
| 甲氧苄啶 | 磺胺类 |
| **细菌蛋白合成抑制药** | |
| 庆大霉素 | |
| 阿米卡星 | |
| 四环素 | |
| 氯霉素 | |
| 红霉素 | |
| 克拉霉素 | |
| **抗厌氧菌药** | |
| 甲硝唑 | |
| **抗分枝杆菌药** | |
| 异烟肼 | 乙胺丁醇 |
| 利福平 | 链霉素 |
| 吡嗪酰胺 | 氨苯砜 |

## 35. 抗病毒药（见第 47 章）

**DNA 聚合酶抑制药**

| | |
|---|---|
| 阿昔洛韦 | 膦甲酸 |
| | 更昔洛韦 |
| | 三氮唑苷（利巴韦林） |

**逆转录酶抑制药**

| | |
|---|---|
| 齐多夫定（AZT） | 地达诺新 |
| 依法韦仑（非核苷逆转录酶抑制药） | 扎西他滨 |

**蛋白酶抑制药**

沙奎那韦

**免疫调节药**

干扰素类（med/trnsm）（见第 13 章）

**神经氨酸酶抑制药**

扎那米韦

**HIV 与宿主细胞融合抑制药**

恩夫韦肽

## 36. 抗真菌药（见第 48 章）

**多烯类抗生素**

| | |
|---|---|
| 两性霉素 B | 制霉菌素 |

**唑类**

| | |
|---|---|
| 氟康唑 | 咪康唑 |

**抗代谢物**

| | |
|---|---|
| | 氟胞嘧啶 |

**其他**

| | |
|---|---|
| | 特比萘芬 |
| | 棘球白素 B |

## 37. 抗原虫药（见第 49 章）

**抗疟药**

| | |
|---|---|
| 氯喹 | 乙胺嘧啶＋磺胺多辛 |
| 奎宁 | |
| 青蒿素 | |
| 伯氨喹 | |

**治疗肺囊虫的药物**

| | |
|---|---|
| 磺胺甲基异噁唑（高剂量） | 喷他脒 |

**抗阿米巴药**

甲硝唑

**抗利什曼原虫药**

锑制剂（如葡萄糖酸锑盐）

喷他脒

**抗锥虫药**

| | |
|---|---|
| 苏拉明 | 喷他脒 |

**抗弓形虫药**

乙胺嘧啶-磺胺嘧啶

## 38. 驱虫药（见第 50 章）

**广谱**

甲苯达唑

**蛔虫，蛲虫**

哌嗪

左旋咪唑（蛔虫）

**血吸虫**

吡喹酮

**河盲**

伊维菌素

| 39. 癌症化疗药（见第51章） | |
|---|---|
| **烷化剂和相关药物** | |
| 环磷酰胺 | 洛莫司汀 |
| 美法仑 | 白消安 |
| 顺铂 | 苯丁酸氮芥 |
| **抗代谢物** | |
| 阿糖胞苷 | 氟尿嘧啶 |
| 甲氨蝶呤 | 巯嘌呤 |
| **硫鸟嘌呤** | |
| 喷司他丁 | 吉西他滨 |
| **细胞毒抗生素** | |
| 多柔比星 | |
| 博来霉素 | 放线菌素D |
| **植物来源的药物** | |
| 长春花碱（长春新碱，长春碱） | 依托泊苷 |
| 紫杉烷类（紫杉醇，紫杉萜） | |
| **激素和相关药物** | |
| 泼尼松龙 | |
| 地塞米松 | |
| 氟他胺 | |
| 布舍瑞林 | 阿那曲唑 |
| 他莫昔芬 | |
| **单克隆抗体类** | |
| 利妥昔单抗 | |
| 曲妥单抗 | |

（王　昕　译，林志彬　审校）

（This appendix was originally adapted from that in Dale M M, Dickenson A H, Haylett D G 1996 Companion to pharmacology, 2nd edn. Churchill Livingstone, Edinburgh, with permission.）

# 中英文对照缩写词

| | |
|---|---|
| α-Me-5-HT | α-甲基-5-羟色胺<br>α-methyl-5-hydroxytrypamine |
| α-MSH | α-促黑素细胞激素<br>α-melanocyte-stimulating hormone |
| 12-S-HETE | 12-S-羟基花生四烯酸（12-S-羟基二十碳四烯酸）<br>12-S-hydroxyeicosatetraenoic acid |
| 2-AG | 2-花生四烯酸甘油<br>2-arachidonoyl glycerol |
| 2-Me-5-HT | 2-甲基-5-羟色胺<br>2-methyl-5-hydroxytrypamine |
| 5-CT | 5-羧基酰氨基色胺<br>5-carboxamidotryptamine |
| 5-HIAA | 5-羟吲哚乙酸<br>5-hydroxyindoleacetic acid |
| 5-HT | 5-羟色胺（血清素）<br>5-hydroxytryptamine (serotonin) |
| 8-OH-DPAT | 8-羟四氢萘；8-羟-2-（二-*n*-丙胺）四氢萘<br>8-hydroxy-2-（di-*n*-propylamino）tetraline |
| AA | 花生四烯酸<br>arachidonic acid |
| AC | 腺苷酸环化酶<br>adenylate cyclase |
| ACAT | 酰基辅酶 A：胆固醇酰基转移酶<br>acyl coenzyme A：cholesterol acyltransferase |
| AcCoA | 乙酰辅酶 A<br>acetyl coenzyme A |
| ACE | 血管紧张素转换酶<br>angiotensin-converting enzyme |
| ACh | 乙酰胆碱<br>acetylcholine |
| AChE | 乙酰胆碱酯酶<br>acetylcholinesterase |
| ACTH | 促肾上腺皮质激素<br>adrenocorticotrophic hormone |
| AD | 阿尔茨海默病<br>Alzheimer’s disease |
| ADH | 抗利尿激素<br>antidiuretic hormone |
| ADHD | 注意力缺陷障碍（伴多动）<br>attention deficit-hyperactivity disorder |
| ADMA | 不对称二甲基精氨酸<br>asymmetric dimethylarginine |
| ADME | 吸收、分布、代谢和排泄（研究）<br>absorption, distribution, metabolism and elimination (studies) |
| ado-$B_{12}$ | 5′-脱氧腺苷钴胺素<br>5′-deoxyadenosylcobalamin |
| ADP | 腺苷二磷酸<br>adenosine diphosphate |
| AF1 | 活化功能 1<br>activation function 1 |
| AF2 | 活化功能 2<br>activation function 2 |
| AGEPC | 乙酰甘油醚磷酸胆碱<br>acetyl-glyceryl-ether-phosphorylcholine |
| AGRP | 豚鼠相关蛋白<br>agouti-related protein |
| Ah | 芳香烃<br>aromatic hydrocarbon |
| AIDS | 获得性免疫缺陷综合征<br>acquired immunodeficiency syndrome |
| AIF | 凋亡起始因子<br>apoptotic initiating factor |
| ALA | δ-氨基乙酰丙酸<br>δ-amino laevulinic acid |
| ALDH | 醛脱氢酶<br>aldehyde dehydrogenase |
| AMP | 腺苷一磷酸<br>adenosine monophosphate |
| AMPA | α-氨基-5-羟基-3-甲基-4-异噁唑丙酸<br>α-amino-5-hydroxy-3-methyl-4-isoxazole propionic acid |
| ANF | 心钠素<br>atrial natriuretic factor |
| ANP | 心房钠尿肽<br>atrial natriuretic peptide |

| | | | |
|---|---|---|---|
| AP | 连接蛋白（接合蛋白）<br>adapter protein | BMPR-2 | 骨形态生成蛋白受体 2<br>bone morphogenetic protein receptor type 2 |
| Apaf-1 | 凋亡蛋白酶活化因子-1<br>apoptotic protease-activating factor-1 | BNP | B 型钠尿肽<br>B-type natriuretic peptide |
| APC | 抗原呈递细胞<br>antigen-presenting cell | BSE | 牛海绵状脑病<br>bovine spongiform encephalopathy |
| APP | 淀粉样前体蛋白<br>amyloid precursor protein | BuChE | 丁酰胆碱酯酶<br>butyrylcholinesterase |
| APTT | 活化部分促凝血酶原激酶时间<br>activated partial thromboplastin time | CaC | 钙通道<br>calcium channel |
| AR | 醛还原酶<br>aldehyde reductase<br>雄激素受体<br>androgen receptor | CAD | 冠状动脉疾病<br>coronary artery disease |
| | | cADPR | 环腺苷二磷酸核糖<br>cyclic ADP-ribose |
| Arg | 精氨酸<br>arginine | CaM | 钙调蛋白<br>calmodulin |
| ARND | 醇相关的神经发育障碍<br>alcohol-related neurodevelopmental disorder | cAMP | 3′，5′-环腺苷一磷酸；环腺苷酸<br>cyclic 3′，5′-adenosine monophosphate |
| ASCI | ATP 敏感钙不敏感的<br>ATP-sensitive $Ca^{2+}$-insensitive | CAR | 组成性雄烷受体<br>constitutive androstane receptor |
| ASIC | 酸敏感性离子通道<br>acid-sensing ion channel | CARE | 胆固醇和复发事件（试验）<br>Cholesterol and Recurrent Events (trial) |
| AT | 血管紧张素<br>angiotensin | CAT | 胆碱乙酰转移酶<br>choline acetyltransferase |
| $AT_1$ | 血管紧张素Ⅱ受体亚型 1<br>angiotensin Ⅱ receptor subtype 1 | CBG | 皮质类固醇结合球蛋白<br>corticosteroid-binding globulin |
| $AT_2$ | 血管紧张素Ⅱ受体亚型 2<br>angiotensin Ⅱ receptor subtype 2 | CCK | 缩胆囊素<br>cholecystokinin |
| ATⅢ | 抗凝血酶Ⅲ<br>antithrombin Ⅲ | cdk | 周期蛋白依赖激酶<br>cyclin-dependent kinase |
| ATP | 腺苷三磷酸<br>adenosine triphosphate | cDNA | 环状脱氧核糖核酸<br>circular deoxyribonucleic acid |
| AUC | 曲线下面积<br>area under the curve | CETP | 胆固醇脂转移蛋白<br>cholesteryl ester transfer protein |
| AV | 房室的<br>atrioventricular | CFTR | 囊性纤维化传递（跨膜传导）调节蛋白<br>cystic fibrosis transport (transmembrane conductance) regulator |
| AZT | 齐多夫定<br>zidovudine | cGMP | 环鸟苷酸，环鸟苷一磷酸<br>cyclic guanosine monophosphate |
| BARK | β-肾上腺素受体激酶<br>β-adrenoceptor kinase | CGRP | 降钙素基因相关肽<br>calcitonin gene-related peptide |
| BDNF | 脑源性神经营养因子<br>brain-derived neurotrophic factor | ChE | 胆碱酯酶<br>cholinesterase |
| Bmax | 结合容量<br>binding capacity | CHO | 中国仓鼠卵巢（细胞）<br>Chinese hamster ovary (cell) |
| BMI | 体质指数<br>body mass index | CICR | 钙诱发性钙释放<br>calcium-induced calcium release |

| | |
|---|---|
| CIP | 抑制蛋白<br>cdk inhibitory proteins cdk |
| CJD | Creutzfeldt-Jakob 病<br>Creutzfeldt-Jakob disease |
| CL | 药物总清除率<br>total clearance of a drug |
| CNP | C 型利钠肽<br>C-natriuretic peptide |
| CNS | 中枢神经系统<br>central nervous system |
| CO | 一氧化碳<br>carbon monoxide |
| CoA | 辅酶 A<br>coenzyme A |
| COMT | 儿茶酚氧位甲基移位酶<br>catechol-O-methyl transferase |
| COPD | 慢性阻塞性肺病<br>chronic obstructive pulmonary disease |
| COX | 环氧化酶<br>cyclo-oxygenase |
| CREB | cAMP 反应元件结合蛋白<br>cAMP response element-binding protein |
| CRF | 促肾上腺皮质激素释放因子<br>corticotrophin-releasing factor |
| CRH | 促肾上腺皮质激素释放激素<br>corticotrophin-releasing hormone |
| CRLR | 降钙素受体样受体<br>calcitonin receptor-like receptor |
| CSF | 脑脊液<br>cerebrospinal fluid<br>集落刺激因子<br>colony-stimulating factor |
| Css | 稳态血浆（药物）浓度<br>steady-state plasma concentration |
| CTL | 细胞毒性 T 淋巴细胞<br>cytotoxic T lymphocyte |
| CTZ | 化学感受器触发区<br>chemoreceptor trigger zone |
| CYP | 细胞色素 P450（系统）<br>cytochrome P450 (system) |
| DAAO | *d*-氨基酸氧化酶，右旋氨基酸氧化酶<br>*d*-amino acid oxidase |
| DAG | 二酰甘油<br>diacylglycerol |
| DAGL | 二酰甘油脂肪酶<br>diacylglycerol lipase |
| DAT | 多巴胺转运体<br>dopamine transporter |
| DBH | 多巴胺-β-羟化酶<br>dopamine-β-hydroxylase |
| DDAH | 二甲基精氨酸二甲氨基水解酶<br>dimethylarginine dimethylamino hydrolase |
| DHFR | 二氢叶酸还原酶<br>dihydrofolate reductase |
| DHMA | 3，4-二羟基苦杏仁酸<br>3，4-dihydroxymandelic acid |
| DHPEG | 3，4-二羟苯基乙二醇<br>3，4-dihydroxyphenylglycol |
| DIT | 双碘酪氨酸，二碘酪氨酸<br>diiodotyrosine |
| DMARD | 缓解疾病的抗风湿药物<br>disease-modifying antirheumatic drug |
| DMPP | 二甲基苯基哌嗪<br>dimethylphenylpiperazinium |
| DNA | 脱氧核糖核酸<br>deoxyribonucleic acid |
| DOH | 氧化（羟基化）药物<br>oxidised (hydroxylated) drug |
| DOPA | 多巴<br>dihydroxyphenylalanine |
| DOPAC | 二羟苯乙酸<br>dihydroxy phenylacetic acid |
| DSI | 去极化引起的抑制降低<br>depolarisation-induced suppression of inhibition |
| DTMP | 2-脱氧胸苷酸<br>2-deoxythymidylate |
| DUMP | 2-脱氧尿苷酸<br>2-deoxyuridylate |
| EAA | 兴奋性氨基酸<br>excitatory amino acid |
| $EC_{50}/ED_{50}$ | 半数有效浓度/半数有效剂量<br>concentration/dose effective in 50% of the population |
| ECG | 心电图<br>electrocardiogram |
| ECM | 细胞外基质<br>extracellular matrix |
| ECP | 嗜酸性粒细胞阳离子蛋白<br>eosinophil cationic protein |
| ECT | 电休克治疗<br>electroconvulsive therapy |

| | |
|---|---|
| EDHF | 内皮源性超极化因子<br>endothelium-derived hyperpolarising factor |
| EDRF | 内皮细胞舒血管因子<br>endothelium-derived relaxing factor |
| EEG | 脑电图学<br>electroencephalography |
| EET | 环氧二十碳四烯酸<br>epoxyeicosatetraenoic acid |
| EGF | 表皮生长因子<br>epidermal growth factor |
| EG-VEGF | 内分泌腺源性血管内皮生长因子<br>endocrine gland-derived vascular endothelial growth factor |
| $E_{max}$ | 药物最大效应<br>maximal response that a drug can produce |
| EMBP | 嗜酸性粒细胞主要碱性蛋白<br>eosinophil major basic protein |
| EMT | 内源性大麻素膜转运蛋白<br>endocannabinoid membrane transporter |
| ENaC | 上皮细胞钠通道<br>epithelial sodium channel |
| eNOS | 内皮型一氧化氮合酶（NOS-Ⅲ）<br>endothelial nitric oxide synthase（NOS-Ⅲ） |
| epp | 终板电位<br>endplate potential |
| EPS | 锥体外系副作用<br>extrapyramidal side effects |
| epsp | 兴奋性突触后电位<br>excitatory postsynaptic potential |
| ER | 内质网<br>endoplasmic reticulum<br>雌激素受体<br>（o）estrogen receptor |
| FA kinase | 黏着斑激酶<br>focal adhesion kinase |
| FAAH | 脂肪酸酰胺水解酶<br>fatty acid amide hydrolase |
| FAD | 黄素腺嘌呤二核苷酸<br>flavin adenine dinucleotide |
| FAS | 胎儿乙醇综合征<br>fetal alcohol syndrome |
| FDUMP | 氟化脱氧尿苷一磷酸<br>fluorodeoxyuridine monophosphate |
| $Fe^{2+}$ | 亚铁，二价铁<br>ferrous iron |
| $Fe^{3+}$ | 高铁，三价铁<br>ferric iron |
| $FeO^{3+}$ | 环氧乙烯铁<br>ferric oxene |
| FEV1 | 一秒用力呼气量<br>forced expiratory volume in 1 second |
| FGF | 成纤维细胞生长因子<br>fibroblast growth factor |
| $FH_2$ | 二氢叶酸<br>dihydrofolate |
| $FH_4$ | 四氢叶酸<br>tetrahydrofolate |
| FKBP | FK 结合蛋白<br>FK-binding protein |
| FLAP | 5-脂氧合酶活化蛋白<br>five-lipoxygenase activating protein |
| FMN | 黄素单核苷酸<br>flavin mononucleotide |
| formyl-$FH_4$ | 甲酰四氢叶酸<br>formyl tetrahydrofolate |
| FSH | 促卵泡激素<br>follicle-stimulating hormone |
| FXR | 法尼醇（胆汁酸）受体<br>farnesoid（bile acid）receptor |
| G6PD | 葡糖-6-磷酸脱氢酶<br>glucose-6-phosphate dehydrogenase |
| GABA | γ-氨基丁酸<br>gamma-aminobutyric acid |
| GAD | 谷氨酸脱羧酶<br>glutamic acid decarboxylase |
| GC | 鸟苷酸环化酶<br>guanylate cyclase |
| G-CSF | 粒细胞集落刺激因子<br>granulocyte colony-stimulating factor |
| GDP | 鸟苷二磷酸<br>guanosine diphosphate |
| GFR | 肾小球滤过率<br>glomerular filtration rate |
| GH | 生长激素<br>growth hormone |
| GHB | γ-羟基丁酸<br>γ-hydroxy butyrate |
| GHRF | 生长激素释放因子<br>growth hormone-releasing factor |
| GHRH | 生长激素释放激素<br>growth hormone-releasing hormone |

| | | |
|---|---|---|
| GI | 胃肠的<br>gastrointestinal |
| GIP | 肠抑胃肽<br>gastric inhibitory polypeptide |
| GIRK | G 蛋白敏感的内向整流钾通道<br>G-protein-sensitive inward-rectifying potassium (channel) |
| GIT | 胃肠道<br>gastrointestinal tract |
| Gla | γ-羧基谷氨酸<br>γ-carboxylated glutamic acid |
| GLP | 胰高血糖素样肽<br>glucagon-like peptide |
| Glu | 谷氨酸<br>glutamic acid |
| GM-CSF | 粒细胞-巨噬细胞集落刺激因子<br>granulocyte-macrophage colony-stimulating factor |
| GnRH | 促性腺激素释放激素<br>gonadotrophin-releasing hormone |
| GP | 糖蛋白<br>glycoprotein |
| GPCR | G 蛋白偶联受体<br>G-protein-coupled receptor |
| GPL | 甘油磷脂<br>glycerophospholipid |
| GR | 糖皮质激素受体<br>glucocorticoid receptor |
| GRE | 糖皮质激素反应原件<br>glucocorticoid response element |
| GRK | G 蛋白偶联受体激酶<br>GPCR kinase |
| GSH | 谷胱甘肽<br>glutathione |
| GSSG | 谷胱甘肽，氧化型<br>glutathione, oxidized |
| GTP | 鸟苷三磷酸<br>guanosine triphosphate |
| $H_2O_2$ | 过氧化氢<br>hydrogen peroxide |
| HAART | 高效抗反转录病毒治疗<br>highly active antiretroviral therapy |
| HCG | 人绒毛膜促性腺激素<br>human chorionic gonadotrophin |
| HCl | 盐酸<br>hydrochloric acid |
| HDAC | 组织蛋白去乙酰化酶<br>histone deacetylase |
| HDL | 高密度脂蛋白<br>high-density lipoprotein |
| HDL-C | 高密度脂蛋白胆固醇<br>high-density lipoprotein cholesterol |
| HER2 | 人表皮生长因子受体 2<br>human epidermal growth factor receptor 2 |
| HERG | 人 ether-a-go-go 相关基因<br>human ether-a-go-go related gene |
| HETE | 羟基二十碳四烯酸<br>hydroxyeicosatetraenoic acid |
| hGH | 人生长激素<br>human growth hormone |
| HIT | 肝素诱发的血小板减少症<br>heparin-induced thrombocytopenia |
| HIV | 人免疫缺陷病毒<br>human immunodeficiency virus |
| HLA | 组织相容性抗原<br>histocompatibility antigen |
| HMG-CoA | 3-羟基-3-甲基戊二酰辅酶 A<br>3-hydroxy-3-methylglutaryl-coenzyme A |
| HnRNA | 核不均一 RNA<br>heterologous nuclear RNA |
| HPA | 下丘脑-腺垂体-肾上腺（轴）<br>hypothalamic-pituitary-adrenal (axis) |
| HPETE | 过氧化氢二十四碳四烯酸<br>hydroperoxyeicosatetraenoic acid |
| HRT | 激素替代疗法<br>hormone replacement therapy |
| HSP | 热激蛋白质<br>heat shock protein |
| HVA | 高香草酸<br>homovanillic acid |
| IAP | 凋亡蛋白抑制因子<br>inhibitor of apoptosis protein |
| $IC_{50}$ | （药物）半数有效抑制浓度<br>concentration causing 50% inhibition in the population |
| ICAM | 细胞间黏附分子<br>intercellular adhesion molecule |
| ICE | 白细胞介素-1 转换酶<br>interleukin-1-converting enzyme |
| ICSH | 间质细胞刺激激素<br>interstitial cell-stimulating hormone |

| | |
|---|---|
| IDDM | 胰岛素依赖型糖尿病（现称 1 型糖尿病）<br>insulin - dependent diabetes mellitus (now known as type 1 diabetes) |
| IFN | 干扰素<br>interferon |
| Ig | 免疫球蛋白<br>immunoglobulin |
| IGF | 胰岛素样生长因子<br>insulin-like growth factor |
| IL | 白细胞介素<br>interleukin |
| Ink | 激酶抑制剂<br>inhibitors of kinases |
| iNOS | 诱导型一氧化氮合酶<br>inducible nitric oxide synthase |
| INR | 国际标准化比率<br>international normalised ratio |
| IP | 肌醇磷酸<br>inositol phosphate |
| $IP_3$ | 肌醇三磷酸<br>inositol trisphosphate |
| $IP_3R$ | 肌醇三磷酸受体<br>inositol trisphosphate receptor |
| $IP_4$ | 肌醇四磷酸<br>inositol tetraphosphate |
| ipsp | 抑制性突触后电位<br>inhibitory postsynaptic potential |
| IRS | 胰岛素受体底物<br>insulin receptor substrate |
| ISI | 国际敏感指数<br>international sensitivity index |
| ISO | 异丙肾上腺素<br>isoprenaline |
| IUPHAR | 国际药理学联合会<br>International Union of Pharmacological Sciences |
| JRA | 幼年型类风湿关节炎<br>juvenile rheumatoid arthritis |
| $K_{ACh}$ | 钾通道<br>potassium channel |
| $K_{ATP}$ | ATP 敏感性钾离子（活化物，通道）<br>ATP-sensitive potassium (activator, channel) |
| KIP | 激酶抑制蛋白<br>kinase inhibitory protein |
| LA | 局部麻醉药<br>local anaesthetic |
| LC | 蓝斑<br>locus coeruleus |
| LCAT | 磷脂酰胆碱胆固醇酰基转移酶<br>lecithin cholesterol acyltransferase |
| $LD_{50}$ | 半数致死量<br>dose that is lethal in 50% of the population |
| LDL | 低密度脂蛋白<br>low-density lipoprotein |
| LDL-C | 低密度脂蛋白胆固醇<br>low-density lipoprotein cholesterol |
| LGC | 配体门控阳离子通道<br>ligand-gated cation channel |
| LH | 黄体生成素<br>luteinising hormone |
| LMWH | 低分子量肝素<br>low-molecular-weight heparin |
| L-NAME | NG-硝基-L-精氨酸甲酯<br>NG-nitro-L-arginine methyl ester |
| L-NMMA | NG-单甲基-L-精氨酸<br>NG-monomethyl-L-arginine |
| LQT | 长 QT（通道，综合征）<br>long QT (channel, syndrome) |
| LSD | 麦角酰二乙胺<br>lysergic acid diethylamide |
| LT | 白三烯<br>leukotriene |
| LTP | 长时程增强<br>long-term potentiation |
| LXR | 肝氧化类固醇受体<br>liver oxysterol receptor |
| lyso-PAF | 可溶性甘油-磷酸胆碱<br>lysoglyceryl-phosphorylcholine |
| mAb | 单克隆抗体<br>monoclonal antibody |
| MAC | 最低肺泡有效浓度<br>minimal alveolar concentration |
| mAChR | 毒蕈碱型乙酰胆碱受体<br>muscarinic acetylcholine receptor |
| MAGL | 单酰基甘油脂肪酶<br>monoacyl glycerol lipase |
| MAO | 单胺氧化酶<br>monoamine oxidase |
| MAOI | 单胺氧化酶抑制剂<br>monoamine oxidase inhibitor |
| MAP | 丝裂原活化蛋白<br>mitogen-activated protein |

| | |
|---|---|
| MAPK | 丝裂原活化蛋白激酶<br>mitogen-activated protein kinase |
| MCP | 单核细胞趋化蛋白<br>monocyte chemoattractant protein |
| M-CSF | 巨噬细胞集落刺激因子<br>macrophage colony-stimulating factor |
| MDMA | 亚甲二氧基甲基苯丙胺（迷幻药）<br>methylenedioxymethamphetamine (ecstasy) |
| MeNA | 甲基去甲肾上腺素<br>methylnoradrenaline |
| methyl-$FH_4$ | 甲基四氢叶酸<br>methyltetrahydrofolate |
| MGluR | 亲代谢性谷氨酸受体<br>metabotropic glutamate receptor |
| MHC | 主要组织相容性复合物<br>major histocompatibility complex |
| MHPEG | 3-甲氧基-4-羟基苯乙二醇<br>3-methoxy-4-hydroxyphenylglycol |
| MHPG | 3-羟基-4-甲氧基苯乙二醇<br>3-hydroxy-4-methoxyphenylglycol |
| MIT | 一碘酪氨酸<br>monoiodotyrosine |
| MLCK | 肌球蛋白轻链激酶<br>myosin light-chain kinase |
| MPTP | 1-甲基-4-苯基-1，2，3，6-四氢吡啶<br>1-methyl-4-phenyl-1，2，3，6-tetrahydropyridine |
| MR | 盐皮质激素受体<br>mineralocorticoid receptor |
| mRNA | 信使核糖核酸<br>messenger ribonucleic acid |
| MRSA | 耐甲氧西林金黄色葡萄球菌<br>methicillin-resistant *Staphylococcus aureus* |
| MSH | 促黑（素细胞）激素<br>melanocyte-stimulating hormone |
| $N_2O$ | 氧化亚氮<br>nitrous oxide |
| NA | 去甲肾上腺素<br>noradrenaline (norepinephrine) |
| NAADP | 烟酸二核苷酸磷酸<br>nicotinic acid dinucleotide phosphate |
| NaC | 电压门控钠通道<br>voltage-gated sodium channel |
| nAChR | 烟碱型乙酰胆碱受体<br>nicotinic acetylcholine receptor |
| NAD | 烟酰胺腺嘌呤二核苷酸（辅酶Ⅰ）<br>nicotinamide adenine dinucleotide |
| NADH | 烟酰胺腺嘌呤二核苷酸，还原型（还原型辅酶Ⅰ）<br>nicotinamide adenine dinucleotide, reduced |
| NADPH | 烟酰胺腺嘌呤二核苷酸磷酸，还原型（还原型辅酶Ⅱ）<br>nicotinamide adenine dinucleotide phosphate, reduced |
| NANC | 非去甲肾上腺素能非胆碱能<br>non-noradrenergic non-cholinergic |
| NAPBQI | N-乙酰-对-苯醌亚胺<br>N-acetyl-*p*-benzoquinone imine |
| NAPE | N-酰基-磷脂酰乙醇胺<br>N-acyl-phosphatidylethanolamine |
| NASA | 美国国家航空和航天管理局<br>National Aeronautics and Space Administration |
| NAT | N-酰基转移酶<br>N-acyl-transferase |
| NCX | 钠-钙交换转运体<br>$Na^+$-$Ca^{2+}$ exchange transporter |
| NET | 去甲肾上腺素转运体<br>norepinephrine transporter |
| NF | 核因子<br>nuclear factor |
| NF-κB | 核因子 κB<br>nuclear factor kappa B |
| NGF | 神经生长因子<br>nerve growth factor |
| nGRE | 阴性糖皮质激素反应元件<br>negative glucocorticoid response element |
| NIDDM | 非胰岛素依赖型糖尿病（现称 2 型糖尿病）<br>non-insulin-dependent diabetes mellitus (now known as type 2 diabetes) |
| NIS | 钠/碘同向转运体<br>$Na^+$/$I^-$ symporter |
| NK | 自然杀伤细胞<br>natural killer |
| NM | 去甲甲基麻黄素<br>normetanephrine |
| NMDA | N-甲基-D-天冬氨酸<br>N-methyl-D-aspartic acid |
| nNOS | 神经元型一氧化氮合酶（NOS-Ⅰ）<br>neuronal nitric oxide synthase (NOS-I) |
| NNT | 需要治疗的病例数<br>number needed to treat |

| | |
|---|---|
| NO | 一氧化氮<br>nitric oxide |
| NOS | 一氧化氮合酶<br>nitric oxide synthase |
| NPR | 钠尿肽受体<br>natriuretic peptide receptor |
| NPY | 神经肽 Y<br>neuropeptide Y |
| NRM | 中缝大核<br>nucleus raphe magnus |
| NRPG | 巨细胞旁网状核<br>nucleus reticularis paragigantocellularis |
| NSAID | 非甾体抗炎药<br>non-steroidal anti-inflammatory drug |
| ODQ | 1H-（1，2，4）-噁二唑-（4，3-α）-喹噁啉-1-酮<br>1H-（1，2，4）-oxadiazole-（4，3-α）-quinoxalin-1-one |
| OPG | 护骨素<br>osteoprotegerin |
| oxLDL | 氧化型低密度脂蛋白<br>oxidised low-density lipoprotein |
| PA | 部分激动药（剂）<br>partial agonist<br>磷脂酸<br>phosphatidic acid |
| PABA | 对氨基苯甲酸<br>*p*-aminobenzoic acid |
| $P_ACO_2$ | 动脉血二氧化碳分压<br>partial pressure of carbon dioxide in arterial blood |
| PAF | 血小板活化因子<br>platelet-activating factor |
| PAG | 导水管周围灰质<br>periaqueductal grey |
| PAH | 对氨基马尿酸<br>*p*-aminohippuric acid |
| PAI | 纤溶酶原激活物抑制剂<br>plasminogen activator inhibitor |
| PAMP | 病原体相关的分子模式<br>pathogen-associated molecular pattern |
| $P_AO_2$ | 动脉血氧分压<br>partial pressure of oxygen in arterial blood |
| PAR | 蛋白酶激活受体<br>protease-activated receptor |
| PARP | 多聚（ADP-核糖）聚合酶<br>poly-（ADP-ribose）-polymerase |
| PC | 磷酸胆碱<br>phosphorylcholine |
| PCPA | 对-氯苯丙氨酸<br>*p*-chlorophenylalanine |
| PD | 帕金森病<br>Parkinson' s disease |
| PDE | 磷酸二酯酶<br>phosphodiesterase |
| PDGF | 血小板依赖性生长因子<br>platelet-dependent growth factor |
| PDS | 氯/碘转运蛋白<br>pendrin<br>阵发性去极化偏移<br>paroxysmal depolarising shift |
| PE | 磷脂酰乙醇胺<br>phosphatidylethanolamine |
| PECAM | 血小板内皮细胞黏附分子<br>platelet endothelium cell adhesion molecule |
| PEFR | 呼气流速峰值<br>peak expiratory flow rate |
| PEG | 聚乙二醇<br>polyethylene glycol |
| PG | 前列腺素<br>prostaglandin |
| PGE | 前列腺素 E<br>prostaglandin E |
| $PGI_2$ | 前列环素（前列腺素 $I_2$）<br>prostacyclin（prostaglandin $I_2$） |
| PI | 磷脂酰肌醇<br>phosphatidylinositol |
| PIN | 神经元型一氧化氮合酶抑制蛋白<br>protein inhibitor of nNOS |
| $PIP_2$ | 磷脂酰肌醇二磷酸<br>phosphatidylinositol bisphosphate |
| PKA | 蛋白激酶 A<br>protein kinase A |
| PKC | 蛋白激酶 C<br>protein kinase C |
| PKK | 依赖 cGMP 的蛋白激酶<br>cGMP-dependent protein kinase |
| PL | 磷脂<br>phospholipids |
| $PLA_2$ | 磷脂酶 $A_2$<br>phospholipase $A_2$ |
| PLC | 磷脂酶 C<br>phospholipase C |

| | |
|---|---|
| PLCβ | 磷脂酶 Cβ<br>phospholipase Cβ |
| PLD | 磷脂酶 D<br>phospholipase D |
| Plk | Polo 样激酶<br>Polo-like kinase |
| PLTP | 磷脂转移蛋白<br>phospholipid transfer protein |
| PMCA | 质膜 $Ca^{2+}$-ATP 酶<br>plasma membrane $Ca^{2+}$-ATPase |
| PMN | 多形性伤害感受器<br>polymodal nociceptor |
| PNMT | 苯乙醇胺 N-甲基转移酶<br>phenylethanolamine N-methyl transferase |
| PNS | 周围神经系统<br>peripheral nervous system |
| $PO_2$ | 氧分压<br>partial pressure of oxygen |
| POMC | 前阿黑皮素原<br>prepro-opiomelanocortin |
| PPADS | 吡哆醛-磷酸-6-偶氮苯基-2′，4′-二磺酸<br>pyridoxal-phosphate-6-azophenyl-2′，4′-disulfonate |
| PPAR | 过氧化物酶体增生物激活受体<br>peroxisome proliferator-activated receptor |
| PR | 孕酮受体<br>prolactin receptor<br>催乳素受体<br>progesterone receptor |
| PRF | 催乳素释放因子<br>prolactin-releasing factor |
| PRIF | 催乳素释放抑制因子<br>prolactin release-inhibiting factor |
| Pro-CCK | 缩胆囊素原<br>procholecystokinin |
| pS | 皮西门子<br>picosiemens |
| PT | 凝血酶原时间<br>prothrombin time |
| PTH | 甲状旁腺激素<br>parathyroid hormone |
| PTZ | 戊四氮<br>pentylenetetrazol |
| PUFA | 多不饱和脂肪酸<br>polyunsaturated fatty acid |
| PUVA | 补骨脂素加紫外线 A（波段）<br>psoralen plus ultraviolet A |
| QALY | 质量调整的寿命年<br>quality-adjusted life year |
| R & D | 研究和发展<br>research and development |
| RA | 类风湿关节炎<br>rheumatoid arthritis |
| RAMP | 受体活性修饰蛋白<br>receptor activity-modifying protein |
| RANK | 核因子 κB 受体活化因子<br>receptor activator of nuclear factor kappa B |
| RANKL | 核因子 κB 受体活化因子配体<br>RANK ligand |
| RANTES | 调节活化正常 T 细胞表达和分泌<br>regulated on activation normal T-cell expressed and secreted |
| RAR | 视黄酸受体<br>retinoic acid receptor |
| Rb | 视网膜母细胞瘤<br>retinoblastoma |
| REM | 快速动眼（睡眠）<br>rapid eye movement (sleep) |
| RGS | G 蛋白信号调节蛋白<br>regulator of G-protein signaling |
| RIMA | A 型单胺氧化酶可逆抑制剂<br>reversible inhibitor of the A-isoform of monoamine oxidase |
| RNA | 核糖核酸<br>ribonucleic acid |
| RNAi | 核糖核酸干扰<br>ribonucleic acid interference |
| ROS | 活性氧簇<br>reactive oxygen species |
| rRNA | 核糖体核糖核酸<br>ribosomal ribonucleic acid |
| RTI | 反转录酶抑制剂<br>reverse transcriptase inhibitor |
| RTK | 受体酪氨酸激酶<br>receptor tyrosine kinase |
| RXR | 类维生素 A X 受体<br>retinoid X receptor |
| RyR | 兰尼碱受体<br>ryanodine receptor |
| SA | 窦房的<br>sinoatrial |
| SAH | 蛛网膜下腔出血<br>subarachnoid haemorrhage |

| | |
|---|---|
| SCF | 干细胞因子<br>stem cell factor |
| SCID | 重度联合免疫缺陷<br>severe combined immunodeficiency |
| SERCA | 肌质/内质网 APT 酶<br>sarcoplasmic/endoplasmic reticulum APTase |
| SERM | 选择性雌激素受体调节剂<br>selective (o)estrogen receptor modulator |
| SERT | 5-羟色胺转运体<br>serotonin transporter |
| SG | 胶状质<br>substantia gelatinosa |
| SH | 巯基（—SH）<br>sulfhydryl (—SH group) |
| siRNA | 小（短）干扰 RNA（还见下文 sRNAi）<br>small (short) interfering ribonucleic acid (see also sRNAi below) |
| SLE | 系统性红斑狼疮<br>systemic lupus erythematosus |
| SNAP | S-亚硝基乙酰青霉胺<br>S-nitrosoacetylpenicillamine |
| SNOG | S-亚硝基谷胱甘肽<br>S-nitrosoglutathione |
| SNRI | 5-羟色胺/去甲肾上腺素再摄取抑制剂<br>serotonin/noradrenaline reuptake inhibitor |
| SOC | 钙池操纵的钙通道<br>store-operated calcium channel |
| SOD | 超氧化物歧化酶<br>superoxide dismutase |
| SP | P 物质<br>substance P |
| SR | 肌质网<br>sarcoplasmic reticulum |
| sRNAi | 小 RNA 干扰（见上文 siRNA）<br>small ribonucleic acid interference (see also siRNA above) |
| SRS-A | 过敏性慢反应物质<br>slow-reacting substance of anaphylaxis |
| SSRI | 选择性 5-羟色胺再摄取抑制剂<br>selective serotonin reuptake inhibitor |
| STX | 石蛤毒素<br>saxitoxin |
| SUR | 磺酰脲类受体<br>sulfonylurea receptor |
| SVT | 室上性心动过速<br>supraventricular tachycardia |
| SXR | 异质物受体<br>xenobiotic receptor |
| $T_3$ | 三碘甲状腺原氨酸<br>triiodothyronine |
| $T_4$ | 甲状腺素<br>thyroxine |
| TBG | 甲状腺素结合球蛋白<br>thyroxine-binding globulin |
| TC | 筒箭毒碱<br>tubocurarine |
| TCA | 三环类抗抑郁药<br>tricyclic antidepressant |
| TEA | 四乙铵<br>tetraethylammonium |
| TF | 转录因子<br>transcription factor |
| TGF | 转化生长因子<br>transforming growth factor |
| Th | T 辅助（细胞）<br>T-helper (cell) |
| THC | 9-四氢大麻酚<br>9-tetrahydrocannabinol |
| Thp | T 辅助细胞前体（细胞）<br>T-helper precursor (cell) |
| TIMI | 心肌梗死溶栓（试验）<br>Thrombolysis in Myocardial Infarction (trial) |
| TIMP | 组织型金属蛋白酶抑制剂<br>tissue inhibitors of metalloproteinases |
| TLR | Toll 受体<br>Toll receptor |
| TNF | 肿瘤坏死因子<br>tumour necrosis factor |
| TNFR | 肿瘤坏死因子受体<br>tumour necrosis factor receptor |
| tPA | 组织纤维蛋白溶酶原激活剂<br>tissue plasminogen activator |
| TR | 甲状腺受体<br>thyroid receptor |
| TRAIL | 肿瘤坏死因子 α 相关的凋亡诱导配体<br>tumour necrosis factor-α-related apoptosis-inducing ligand |
| TRH | 促甲状腺素释放激素<br>thyrotrophin-releasing hormone |
| tRNA | 转移核糖核酸<br>transfer ribonucleic acid |
| TRP | 瞬时型受体电位（通道）<br>transient receptor potential (channel) |

| | |
|---|---|
| TRPV1 | 瞬时型受体电位香草酸受体 1<br>transient receptor potential vanilloid receptor 1 |
| TSH | 促甲状腺激素<br>thyroid-stimulating hormone |
| TTX | 河豚毒素<br>tetrodotoxin |
| TX | 血栓烷<br>thromboxane |
| $TXA_2$ | 血栓烷 $A_2$<br>thromboxane $A_2$ |
| TXSI | 血栓素 $A_2$合成抑制剂<br>$TXA_2$ synthesis inhibitor |
| UCP | 解偶联蛋白<br>uncoupling protein |
| UDP | 尿苷二磷酸<br>uridine diphosphate |
| UDPGA | 尿苷二磷酸葡糖醛酸<br>uridine diphosphate glucuronic acid |
| UMP | 尿苷一磷酸<br>uridine monophosphate |
| vCJD | 变异性 Creutzfeldt-Jakob 病<br>variant Creutzfeldt-Jakob disease |
| Vd | 分布容积<br>volume of distribution |
| VDCC | 电压依赖性钙通道<br>voltage-dependent calcium channel |
| VDR | 维生素 D 受体<br>vitamin D receptor |
| VEGF | 血管内皮生长因子<br>vascular endothelial growth factor |
| VGCC | 电压门控钙通道<br>voltage-gated calcium channel |
| VIP | 血管活性肠肽<br>vasoactive intestinal peptide |
| VLA | 非常晚期抗原<br>very late antigen |
| VLDL | 极低密度脂蛋白<br>very low-density lipoprotein |
| VMA | 香草基扁桃酸<br>vanillylmandelic acid |
| VMAT | 囊泡单胺转运体<br>vesicular monoamine transporter |
| VOCC | 电压操纵性钙通道<br>voltage-operated calcium channel |
| WHO | 世界卫生组织<br>World Health Organization |

（祝晓玲　译　林志彬　校　林志彬　审）

# 索　引